向精神薬開発秘話

村 崎 光 邦
（北里大学名誉教授）

星和書店

「向精神薬開発秘話」の発刊によせて

山内 俊雄
埼玉医科大学名誉学長

　医療における薬物療法の歴史の中で，精神疾患に対する薬物治療の辿った道はさして古いものではない。その理由の一つとして，精神疾患の本態が明らかでなかったこともあって，試行錯誤的，あるいは経験的にさまざまな治療が試みられてきたこととも関係しているといえよう。たとえば，統合失調症やうつ病などに対して，インシュリン・ショック療法や電気けいれん療法などのいわゆるショック療法が一定の役割を果たしたが，そこには限界があり，治療としての行き詰まりが感じられている時に登場したのが精神疾患の薬物療法である。

　わが国における精神疾患の薬物治療の嚆矢とされるのは，chlorpromazine と reserpine である。北海道大学医学部精神医学教室を主宰する諏訪望教授，ならびに大阪大学医学部精神医学教室の佐野勇教授の下で，両教室がこれら最初の向精神薬の臨床効果を検討し，その結果が，1955年に札幌で開催された第52回日本精神神経学会の宿題報告として，諏訪教授，佐野教授によって報告された（「精神神経誌」59：1173，1957ならびに60：1，1958）。この研究が端緒となり，我が国の精神医療に薬物療法が取り込まれ，治療の中心となったのである。

　その後，次々と新しい向精神薬が開発され，臨床の現場に供されたことは周知のとおりである。しかし，精神疾患に対する薬物療法の辿った道を俯瞰すると，症状をいかに抑え込むかが主眼とされた時期から効果とともに多剤療法から単剤療法へ，そして副作用をどうやって少なくするかが重視された時代を経て，それぞれの薬がどのような機序で効果を表すかを主として脳内レセプターの面から検討され，その特徴が臨床とどう結びつくかが重視されるようになり，やがては認知機能に与える影響やQOLをいかに高めるかが配慮されるようになった。そのコンセプトがコンプライアンスからアドヒアランスへと変わったように，精神疾患の病態とともに病める人を個別的，

かつ包括的に捉えて治療するというテイラーメイド治療へと進んできた．

　このような向精神薬の開発と臨床への応用の歴史を見るとき，それはまさに現代精神医学の辿った道そのものであり，その時どきの精神医療のコンセプトを反映しているといえよう．換言すれば，精神医療における薬の開発は，脳の科学であり，精神医療の進歩変遷を表現しているといえよう．

　このように考えると，本著「向精神薬開発秘話」は単に薬の開発ということにとどまらず，開発の背景にある脳の科学や精神医療に対する考え方が包含されているという意味で，そこから学ぶことが多い．そのうえ，新しいものが生みだされる時の偶然性や目指したものとは異なった，思わぬものが生まれるという，いわゆるセレンディピティの面白さも味わうことができる．基礎医学から臨床への広がり，意図しない宝物が掘り出される意外性，そんな尽きない話題満載の開発秘話である．読者はそこから精神医学・医療に関する多くのことを読み取ってもらいたい．

序　文

　私が本格的な向精神薬の臨床試験に参加したのは，1971年に北里大学に移って間もなくの抗うつ薬 amoxapine の開発であった。もともと慶應大学時代から電気生理班に属して，恩師の原 俊夫北里大学医学部精神科初代教授に手取り足取り実験てんかん，情動，睡眠の研究を教わっていた。ところが，原教授は優れて多彩な才能の持ち主で，電気生理学はいうに及ばず，大脳病理学，臨床精神薬理学など何事にも興味を示され，深い学識に満ちあふれ，とくに薬が大好きであられた。その影響下で向精神薬の開発にも参加させて頂いていたところ，1975年にわが国創製では初の butyrophenone 系抗精神病薬 timiperone の第Ⅰ相試験を依頼され，自分なりに工夫して実施した試験を論文化した。これが大きな契機となり，第Ⅰ相試験の依頼が殺到し，以後ほとんど全ての向精神薬の第Ⅰ相試験を実施し，続く第Ⅱ相，第Ⅲ相の試験にも参加することになり，ふと気がつけば開発した向精神薬の数がギネスものとなっていたのである。とても大きな出来事として，若くして倒れられた原教授の後任の三浦貞則教授には臨床精神薬理学を手取り足取り教えて戴けたことであった。こうして私は，二人の良き師に恵まれて電気生理学と臨床精神薬理学の二足の草鞋を履く時代が続き，むしろ臨床精神薬理学の方の仕事が主になっていった。そして，決定的であったのは，星和書店が1998年に『臨床精神薬理』誌を創刊するにあたって，私が編集委員長を仰せつかった事であった。自ら選ばせて戴いた将来のわが国の臨床精神薬理学界を背負って立つべき若い編集委員の先生方から多くの刺激を受けて，『臨床精神薬理』誌の成長，編集委員の成長とともに私も随分と勉強させて戴いた。

　時は流れて，2011年，『臨床精神薬理』誌の14巻から編集委員長を石郷岡 純東京女子医科大学教授（現 CNS 薬理研究所主幹）にお願いした機会に，普段から私がよく，面白おかしく喋っていた向精神薬の開発時の裏話を入れた物語を連載しないか，と星和書店の編集部より提案された。文才に乏しい私に書き続けることができるのか不安を抱いたが，試しにひとまず最初の3篇を書いてみたところ，すんなり書けたのである。

これならいけると，2011年，14巻8号から"私が歩んだ向精神薬開発の道：秘話でつづる向精神薬開発の歴史"の連載をスタートさせた。私が直接，間接に開発に関わった開発物語を可能な限り，エピソードを盛り込んで書き続けてきた。判らないところや忘れたところは当時，開発に関わった製薬会社の方々に教えて戴いた。もう退職されている方のほうが多く，出かけて行ってお話を伺ったり，わざわざ来てくださった方もおられて恐縮した。昔，ご一緒して何十年ぶりにお会いした方も多くおられて，懐かしい思いをしたものである。書き進むほどに，書き方のスタイルが徐々により詳しい成績の紹介の方へ変わっていったが，とにかく苦労することなく，楽しみながら書く事ができ，暇があるとどこででも書いた。ハワイへゴルフ旅行に出かけては書いたことも多かった。途中で長すぎるのでは，と気になったが，とても喜んで読んでくださっておられる読者の方も多く，このような物語はほかに書ける人はいないのだからと励まされ，書き続けて7年を過ぎた。これが私のライフワークだとかの意識はなく，ただただ面白くなって書き続けてここまで来た，というのが実感である。最後はclozapineの開発物語で締める，と思っていたので，それも実現できて幸せであった。

『臨床精神薬理』誌に連載させてもらった物語を一冊にまとめて出版しようと，星和書店も編集委員会も刊行会（巻末参照）を作って下さり，多くの先生方が発起人になって下さったことはなによりも嬉しかった。私が常日頃から尊敬してやまない山内俊雄埼玉医科大学名誉学長に「推薦のことば」を書いて戴けて感謝し，長い長い連載をじっと我慢して見守って下さった石郷岡 純編集委員長にして刊行会代表，ならびに編集委員の先生方および星和書店編集部の皆様に御礼申し上げたい。

2018年10月

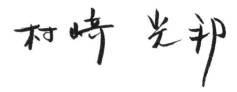

目　次

「向精神薬開発秘話」の発刊によせて …………………………………………………… 山内俊雄 … iii
序文 ……………………………………………………………………………………………………… v

§1　Amoxapine 開発に触発された臨床試験への目覚め ………………………………………… 1
§2　Amoxapine にまつわる新しい展開 ………………………………………………………… 13
§3　初めての第Ⅰ相試験の依頼が運命を大きく変えた ………………………………………… 23
§4　Butyrophenone 系抗精神病薬の開発──Timiperone と bromperidol の
　　　第Ⅰ相試験を通して ………………………………………………………………………… 34
§5　Butyrophenone 系抗精神病薬の開発の歴史──総集編 …………………………………… 48
§6　わが国で花咲いた初の iminodibenzyl 系抗精神病薬の開発 ……………………………… 59
§7　Iminodibenzyl 系抗精神病薬は第二世代抗精神病薬との
　　　比較試験でどう戦ったか …………………………………………………………………… 71
§8　Benzamide 物語──その1　強烈な第Ⅰ相試験を体験し，興味あふれる
　　　臨床成績と PET 試験の所見を残した sultopride ………………………………………… 91
§9　Benzamide 物語──その2　わが国初の benzamide 系抗精神病薬
　　　nemonapride の栄枯盛衰 …………………………………………………………………… 103
§10　Benzamide 物語──その3　わが国で陽の目を見なかった
　　　3つの benzamide 系抗精神病薬 …………………………………………………………… 113
§11　国産初の oxazolobenzodiazepine の開発──oxazole 環の存在をどう読む ……… 129
§12　世界に冠たる triazolobenzodiazepine 物語──その1
　　　Triazolobenzodiazepine の誕生 …………………………………………………………… 146
§13　Triazolobenzodiazepine 物語──その2
　　　世界を制覇した alprazolam ………………………………………………………………… 156
§14　Triazolobenzodiazepine 物語──その3
　　　失われた benzodiazepine 系抗うつ薬の物語 …………………………………………… 166
§15　非 benzodiazepine 系睡眠薬の開発物語──その1　Zopiclone の果たした
　　　役割と続いて開発された eszopiclone ……………………………………………………… 178
§16　非 benzodiazepine 系睡眠薬の開発物語──その2
　　　Zolpidem の開発の経緯とその後の展開 ………………………………………………… 190

§17 非 benzodiazepine 系睡眠薬の開発物語——その 3
　　わが国への導入が叶わなかった zaleplon とわが国で誕生したものの
　　治験まで至らなかった SX-3228 ･････････････････････････････････････ 204

§18 悲運の大本命 fluperlapine にまつわる物語——その 1
　　3-hydroxy benzodiazepine, temazepam から perlapine まで ････････････ 214

§19 悲運の大本命 fluperlapine にまつわる物語——その 2
　　Fluperlapine 物語：スイスとフランスの思い出をまじえて ･･･････････ 221

§20 Thienodiazepine 物語——その 1
　　わが国で生まれた clotiazepam と etizolam ･･････････････････････････ 229

§21 Thienodiazepine 物語——その 2　Etizolam を参考にしたか brotizolam ････ 239

§22 Azapirone 物語——その 1　あと一歩で夢破れた buspirone の物語 　　248

§23 Azapirone 物語——その 2　見事に成功した tandospirone の物語 ････････ 263

§24 Azapirone 物語——その 3　Azapirone 系抗不安薬の総括と
　　それに続いた non-azapirone 物語 ･･････････････････････････････････ 273

§25 Benzodiazepine 受容体部分作動薬物語 ････････････････････････････････ 286

§26 SSRI の開発物語——その 1　SSRI の誕生とその時代的背景 ･･･････････ 304

§27 SSRI の開発物語——その 2　見事に生き残りに成功し，わが国で花開かせた
　　世界初の SSRI, fluvoxamine の開発物語 ････････････････････････････ 315

§28 SSRI の開発物語——その 3　Fluvoxamine と sigma 受容体作動作用の発見と
　　その後の展開：sigma 受容体の作動薬と拮抗薬の意義について･･･････････ 330

§29 SSRI の開発物語——その 4　SSRI の導入に活躍し，独特な地位を
　　確保した trazodone の開発物語 ･･･････････････････････････････････ 339

§30 SSRI の開発物語——その 5　中断後遅れて登場した大本命
　　paroxetine の開発物語 ･･･ 352

§31 SSRI の開発物語——その 6　波瀾万丈の sertraline の開発物語：その 1 ･･････ 369

§32 SSRI の開発物語——その 7　波瀾万丈の sertraline の開発物語：その 2 ･･････ 383

§33 SSRI の開発物語——その 8　Citalopram と escitalopram ････････････････ 392

§34 SNRI の開発物語——その 1　わが国初の SNRI milnacipran
　　：レーダーに映らない戦闘機といわれて ･･････････････････････････････ 406

§35 SNRI の開発物語——その 2　波瀾万丈の末に世界制覇に成功した
　　duloxetine の開発物語：前編　海外での開発の経緯 ･････････････････ 420

§36 SNRI の開発物語——その 3　波瀾万丈の末に世界制覇に成功した
　　duloxetine の開発物語：中編　わが国での開発 ･･･････････････････ 430

§37 SNRI の開発物語——その 4　波瀾万丈の末に世界制覇に成功した
　　duloxetine の開発物語：後編　試行錯誤の末に大成功したわが国での開発の経緯
　　･･ 446

§ 38　NaSSA, mirtazapine の開発物語——苦節22年の跡を辿る ……………………… 464
§ 39　第二世代抗精神病薬の開発物語——その1　Risperidone への道 ……………… 484
§ 40　第二世代抗精神病薬の開発物語——その2　Risperidone の開発始まる ………… 496
§ 41　第二世代抗精神病薬の開発物語——その3　わが国での risperidone
　　　の開発物語 …………………………………………………………………………… 508
§ 42　第二世代抗精神病薬の開発物語——わが国初の SDA 系抗精神病薬
　　　perospirone の開発物語　その1 …………………………………………………… 524
§ 43　第二世代抗精神病薬の開発物語——わが国初の SDA 系抗精神病薬
　　　perospirone の開発物語　その2 …………………………………………………… 538
§ 44　第二世代抗精神病薬の開発物語——Olanzapine に次いで世界を征した
　　　quetiapine の開発物語　その1：Quetiapine への橋渡しとなったか
　　　clothiapine-忘れられた宝物といわれて …………………………………………… 550
§ 45　第二世代抗精神病薬の開発物語——Quetiapine の開発物語　その2：
　　　その創製から開発まで ……………………………………………………………… 561
§ 46　第二世代抗精神病薬の開発物語——Quetiapine の開発物語　その3：
　　　承認からその後に続いた展開 ……………………………………………………… 580
§ 47　第二世代抗精神病薬の開発物語——大 olanzapine の登場　その1：
　　　Olanzapine の合成とその薬理学的プロフィール ………………………………… 596
§ 48　第二世代抗精神病薬の開発物語——大 olanzapine の登場　その2：
　　　わが国での olanzapine の開発物語 ………………………………………………… 615
§ 49　第二世代抗精神病薬の開発物語——大 olanzapine の登場　その3：
　　　Olanzapine の緊急安全性情報の教えたこと ……………………………………… 634
§ 50　第二世代抗精神病薬の開発物語——大 olanzapine の登場　その4：
　　　双極性障害への適応 ………………………………………………………………… 646
§ 51　わが国から世界制覇を成し遂げた aripiprazole の開発物語——その1：
　　　すべては OPC-4392 から始まった ………………………………………………… 666
§ 52　わが国から世界制覇を成し遂げた aripiprazole の開発物語——その2：
　　　OPC-4392 から OPC-14597 へ, aripiprazole の誕生物語 ………………………… 686
§ 53　わが国から世界制覇を成し遂げた aripiprazole の開発物語——その3：
　　　Aripiprazole の臨床試験始まる …………………………………………………… 699
§ 54　わが国から世界制覇を成し遂げた aripiprazole の開発物語——その4：
　　　Aripiprazole の適応症拡大物語—双極性障害および大うつ病補助療法 ………… 728
§ 55　世界初の dopamine serotonin antagonist か— blonanserin の躍進——その1：
　　　創薬の独創性と blonanserin の開発物語 ………………………………………… 758
§ 56　世界初の dopamine serotonin antagonist か— blonanserin の躍進——その2：
　　　Risperidone との大一番とその後の展開 ………………………………………… 790

§57	遅れて来た世界初の SNRI, venlafaxine の開発物語——その1: 合成からわが国での後期第Ⅱ相試験まで	809
§58	遅れて来た世界初の SNRI, venlafaxine の開発物語——その2: 最初の第Ⅲ相試験から承認に至るまで	829
§59	特異な薬理学的プロフィールを持つ asenapine の開発物語——その1: Asenapine の誕生から海外で承認されるまで	844
§60	特異な薬理学的プロフィールを持つ asenapine の開発物語——その2: 長い中断のあったわが国での開発物語	864
§61	わが国初の placebo 対照試験を実施した新規抗精神病薬 paliperidone の開発物語	884
§62	第二世代抗精神病薬の持続性筋注製剤の開発物語——その1: Risperidone（Risperdal Consta®）	910
§63	第二世代抗精神病薬の持続性筋注製剤の開発物語——その2: Paliperidone palmitate（Xeplion®）	934
§64	第二世代抗精神病薬の持続性筋注製剤の開発物語——その3: Aripiprazole 持続性筋注製剤（Abilify®持続性水懸筋注用）	958
§65	新規作用機序を持った睡眠薬の開発物語——その1: 世界初の melatonin 受容体作動薬 ramelteon	981
§66	新規作用機序を持った睡眠薬の開発物語——その2-1: 世界初の orexin 受容体拮抗薬 suvorexant: orexin の発見から suvorexant の薬理まで	1002
§67	新規作用機序を持った睡眠薬の開発物語——その2-2: 世界初の orexin 受容体拮抗薬 suvorexant の臨床試験から承認まで	1015
§68	新規作用機序を持った睡眠薬の開発物語——その3: 生まれ変わった eszopiclone	1032
§69	新規抗てんかん薬の開発物語——その1: 先陣を切った gabapentin	1050
§70	新規抗てんかん薬の開発物語——その2: 糖尿病治療薬開発から生まれた topiramate	1068
§71	新規抗てんかん薬の開発物語——その3: 抗マラリア薬開発の中から創成された lamotrigine（1）Lamotrigine の発見から抗てんかん薬として大成するまで	1087
§72	新規抗てんかん薬の開発物語——その3: 抗マラリア薬開発の中から創成された lamotrigine（2）双極性障害への大開発物語	1109
§73	新規抗てんかん薬の開発物語——その4: 抗てんかん薬初の SV2A 親和性を作用機序とする levetiracetam	1121
§74	新規抗てんかん薬の開発物語——その5: わが国で創製された世界初の AMPA 受容体拮抗性抗てんかん薬 perampanel	1143

§75　新規抗てんかん薬の開発物語——その6：米国NIHの抗てんかん薬
　　　スクリーニング計画に沿って開発されたlacosamide …………………………… 1161

§76　新規抗てんかん薬の開発物語——その7：期待の星からorphan drug
　　　となったvigabatrin ……………………………………………………………………… 1179

§77　新規抗てんかん薬の開発物語——その8：最強のLennox-Gastaut症候群治療薬
　　　となったrufinamide …………………………………………………………………… 1191

§78　新たに登場したADHD治療薬の開発物語——その1：OROS方式で
　　　生まれ変わったmethylphenidate …………………………………………………… 1204

§79　新たに登場したADHD治療薬の開発物語——その2：眠っていた
　　　atomoxetine，ADHDで目覚める …………………………………………………… 1227

§80　新たに登場したADHD治療薬の開発物語——その3：降圧薬から
　　　その作用機序を利して転身に成功したguanfacine ……………………………… 1249

§81　残された大物zotepineの開発物語——Clozapineに続く非定型抗精神病薬 … 1267

§82　究極の抗精神病薬clozapineの開発物語——その1：Clozapineの創製から
　　　欧州での承認とそれに続いたフィンランドからの無顆粒球症の報告まで…… 1288

§83　究極の抗精神病薬clozapineの開発物語——その2：わが国における
　　　第Ⅰ期開発物語………………………………………………………………………… 1307

§84　究極の抗精神病薬clozapineの開発物語——その3：米国で復活を遂げたclozapine
　　　……………………………………………………………………………………………… 1326

§85　究極の抗精神病薬clozapineの開発物語——その4：わが国における
　　　clozapineの再開発：前期第Ⅱ相試験から後期第Ⅱ相試験まで ……………… 1342

§86　究極の抗精神病薬clozapineの開発物語——その5：わが国における
　　　clozapine再開発：第Ⅲ相試験と夢にまで見た承認 ……………………………… 1360

初出一覧……………………………………………………………………………………………… 1387

「向精神薬開発秘話」刊行会 ……………………………………………………………………… 1391

薬剤別目次

Abecarnil	293
Adinazolam	166
Alprazolam	156
Amoxapine	1, 13
Amisulpride	113
Aripiprazole	666, 686, 699, 728
Aripiprazole 持続性筋注製剤	958
Asenapine	844, 864
Atomoxetine	1227
B-HT 920	678
Blonanserin	758, 790
Bromperidol	34
Brotizolam	239
Buspirone	248
Carpipramine	60
Citalopram	392
Clothiapine	552
Clotiazepam	229
Cloxazolam	134
Clozapine	1288, 1307, 1326, 1342, 1360
Desvenlafaxine	834
DN-2327	288
Duloxetine	420, 430, 446
Escitalopram	392
Estazolam	150
Eszopiclone	178, 1032
Etizolam	229

Felbamate	1200
Fluperlapine	214, 221
Fluvoxamine	315, 330
Gabapentin	1050
Guanfacine	1249
Haloperidol	48
Indalpine	309
Ipsapirone	277
Lacosamide	1161
Lamotrigine	1087, 1109
Levetiracetam	1121
Loxapine	15
Methylphenidate	1204
Mexazolam	138
Milnacipran	406
Mirtazapine	464
NE-100	333
Nemonapride	103
Olanzapine	596, 615, 634, 646
OPC-4392	666
Oxazolam	131
Oxazolo benzodiazepine	129
Paliperidone	884
Paliperidone palmitate	934
Paroxetine	352
Perampanel	1143
Perlapine	214
Perospirone	524, 538
Pipamperone	52
Quetiapine	550, 561, 580
Quetiapine XR	586
Ramelteon	981

Remoxipride	113
Risperdal Consta	910
Risperidone	484, 496, 508
Ritanserin	491
Rufinamide	1191
Sertraline	369, 383
Sertindole	598
Setoperone	489
Sultopride	91
SUN8399	279
Suriclone	187
Suvorexant	1002, 1015
SX-3228	204
Talipexole	678
Tandospirone	263
Temazepam	214
Tiagabine	1201
Timiperone	34
Topiramate	1068
Trazodone	339
Triazolobenzodiazepine	146
Venlafaxine	809, 829
Vigabatrin	1179
Y-20024	113
Y-23684	290
Zaleplon	204
Zolpidem	190
Zopiclone	178
Zotepine	1267

§1 Amoxapine開発に触発された臨床試験への目覚め

I. はじめに——臨床精神薬理学への目覚め

　筆者はもともと慶應義塾大学医学部の精神科に入局して電気生理班に所属していた。慶應では，精神病理学，大脳病理学，精神薬理学（神経化学），組織培養学，電気生理学（神経生理），催眠療法学，精神分析学などの研究室があり，それぞれに著名な指導者がおられて，活発な研究活動を展開していた。筆者は入局した1962年4月から約半年後の11月に三鷹市にある井之頭病院へ出向となり，右も左もわからない状況の中で臨床精神医学の真っ直中に置かれた。この井之頭病院には立派な電気生理研究室があり，勢い，その研究室で先輩の先生方に手ほどきを受けながらネコを用いた実験てんかん学の研究に従事することになった。とくに，大脳辺縁系の扁桃核や海馬の電気的刺激で生じてくる精神運動発作がヒトてんかんの精神運動発作と行動上も脳波所見も全く同じパターンで生じてくるのを目撃して新鮮な魅力にとりつかれ，精神運動発作の発生機序やその脳内伝播の研究に魅了されていた。Oil waxを脳内に注入して線維連絡を遮断して，大脳辺縁系発作の伝播には視床背内側核が重要な役割を荷っていることを発見して学位論文を書いた[17, 23]。当時は，脳波・筋電図学会やてんかん研究会およびそれから発展したてんかん学会に参加するのが大きな楽しみであった。

　電気生理研究室の指導者であった原俊夫御大（当時慶應の講師でのち，初代の北里大学の精神科教授）は筆者を東京大学の脳研の研究会へ連れていってくれて，「あの人が将来を嘱望されている大熊輝雄先生だよ」と紹介してくれたのもこのような中であった。原俊夫御大は電気生理学のみならず，大脳病理学や精神薬理学など多方面に大いなる興味を示し，ヘルペス脳症後のKlüver-Bucy症候群やPick病，Alzheimer病などの症例報告などをこなすかたわら，薬物の臨床治験にも積極的であった。その影響もあって，筆者の薬物に関わる研究の最初のものはてんかんに対するGABOB（Gamibetal®）の臨床研究であり[9]，carbamazepineの使用経験[10]であった。とくに，carbamazepineについては，慶應の薬事委員会で採用されるには使用経験のpublishしたものが必要とされて，週1回の慶應への出向日にSeizure clinicに通院中の患者のカルテの1枚1枚をひっくり返してcarbamazepineの使用例の臨床効果をまとめていく下調べの仕事をした。先輩から，こういう仕事は若い医師の勤めだからと言われながら，地道な作業の重要性を教わったものである。

　井之頭病院時代では，haloperidolの治験が行われ，のちにclozapineが入ってきたが，筆者自

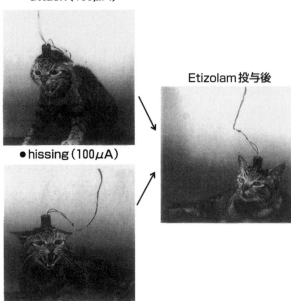

図1 ネコ視床下部刺激による attack および hissing に及ぼす etizolam の影響（小口ら，1977[25]）
Etizolam は電気刺激による attack や hissing などの防御攻撃行動を強力に抑制する。

身が中心になって実施したのは吉富製薬の開発した phenothiazine 系の spiclomazine（Diceplon®）の治験[18]であり，臨床試験をまとめた最初の経験となった。初発例にはよく効いたとの記憶が残っているが，Diceplonそのものはこれといった特徴を見い出せないまま，自然に消えていったのは残念である。

9年間の井之頭病院での勤務はとても楽しく，良き先輩や後輩に恵まれ，一生居たいと思っていたところへ，1971年原俊夫教授に呼ばれて新設の北里大学医学部へ移ったのである。浅学の筆者が大学には似つかわしくないと，一部国内留学の気分でいたが，好きなゴルフも止めると恐る恐る申し出たところ，北里の隣にはゴルフ場があり，北里の職員は皆ゴルフを楽しんでおり，止める必要はない，と言われて胸をなでおろしたものである。この相模原ゴルフクラブが筆者のホームコースになっているのであるが，教授の職を棒にふって，ゴルフで身を持ち崩していると言われたのは井之頭病院時代のことである。しかし筆者はよくゴルフをする者はよく仕事をするとの信念があり，教授の職への志向などなかったのである。

ところで，北里では，「生物物理系」という研究棟内の電気生理研究室で実験てんかんや視床下部—中心灰白質の情動系および睡眠研究などに従事して，日常の臨床に直結する研究ができていた。情動系として視床下部後部に植え込んだ電極を通して起こさせたネコの防御・攻撃行動に当時治験中の etizolam や zotepine を投与して，抗不安薬と抗精神病薬の情動系への作用の仕方が全く異なることを見たのはこの時（図1）で，のちに etizolam（Depas®）発売時のパンフレットに筆者達の情動反応の写真が採用され，片や zotepine の研究発表は藤沢製薬に差し止められた苦い経験がある。承認前の zotepine を患者に試用して，その有用性を十分に認識していたのにである。

さて，この間にも治験には積極的に参加しており，nortriptyline の臨床治験を書いた[19]。当時，抗うつ薬は三環系抗うつ薬（tricyclic antidepressant：TCA）の全盛期であり，一部に MAO 阻害

薬が用いられていた。TCAとしてはすべてがiminodibenzyl系（imipramine, clomipramine, trimipramine, lofepramine）とdibenzocycloheptadiene系（amitriptyline, nortriptyline）で，この世代のものでは後に開発されたlofepramine[20]を除くと，nortriptylineは最後のものであった。Imipramineが1959年に日本に入り，amitriptylineが米国，日本ともに1961年に発売されたのであるが，Merck社，Roche社，Lundbeck社の三社が同時発売に入ったため，三社間で裁判となり，抗うつ作用とamitriptylineとしての特許を申請していたMerck社が勝ち，わが国には万有製薬（現MSD）を通してMerck社のものが導入された。一方，敗けたLundbeck社はその活性代謝物nortriptylineを開発し，それを大日本製薬（現大日本住友製薬）が日本へ導入したものである。このTCAを中心とする抗うつ薬物語は後に詳しく書きたい[24]。

その後，当時としては第二世代の抗うつ薬と銘うって登場してきたのがamoxapine, lofepramine, dosulepinの新しいTCAに加えてmaprotiline, mianserin, setiptilineの四環系抗うつ薬である。筆者が臨床精神薬理の道に片足を突き込んだのはamoxapineの臨床試験に参加させてもらったことに依り，両足ともに突き込んでしまったのは，これも後に書かねばならない日本初のbutyrophenone誘導体のtimiperoneの第I相試験[21]を依頼され，その成績をpublishしたことに依るのである。

長々と前置きを書いてきた。大袈裟なタイトルではあるが，浅学菲才の筆者が体験した開発秘話を通してわが国の向精神薬の開発の歴史をシリーズで書き綴る機会を頂いたことはまことに光栄である。堅苦しさを排し，できるだけエピソード的に書いていくつもりである。

最初はamoxapineの話から始めよう。

II. Amoxaineの臨床試験の経験が与えてくれたもの

1. 第II相試験の成績に目を見張る

Amoxapineは1963年スイスのWander研究所の

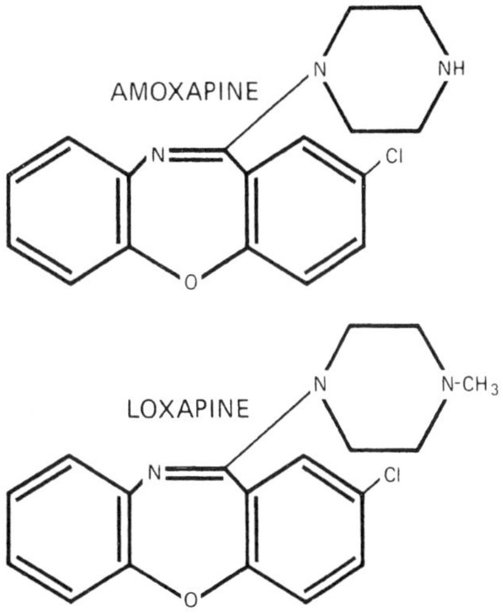

図2　Amoxapineとloxapineの化学構造式

Schmutzらによって合成されたTCAであるが[29]，従来のTCAとは異なり，三環の中央の7因環がoxazepineの形をとるdibenzoxazepine誘導体で，抗精神病薬loxapineの脱methyl体である（図2）（loxapine, amoxapineの本態については§2詳述）。1970年に米国Cyanamid社が導入してLederle研究所が開発に入り[3,6,7]，わが国へは日本Lederle社が1972年に導入したものである。米国では，小規模な探索的試験や二重盲検比較試験が行われて，従来のimipramineやamitriptylineと同等の効果を示し，抗コリン作用に基づく副作用が弱い上に，何よりもその速効性が強調されていた[1,2,4,27,36,37]。なお，ここで強調しておくべきは，斉藤と東條が1972年に実施したamoxapineの第I相試験の膨大な論文を1976年に発表していることである[28]。

筆者らは導入後直ちに1972年10月から北里大学病院精神科外来通院中，あるいは入院中のうつ病患者23例を含む30例で瀬踏み試験を行った[11]。投与量は20～150mg/日で，とにかく効果発現が速いとの印象が強かった。中等度改善以上の15例中，1週以内が14例に及び，しかも3日以内が12例，1日で効果の認められたのが6例もあって，効く症例にはものすごく速い。抗コリン作用によると思われる副作用は5例と少ないことも判明した。このような速効性の抗うつ薬は初めて体験し

たのである。国内の他の施設で行われた探索的試験でも同様な結果が得られている[8,15,16,26]。

2．Imipramineとの二重盲検比較試験——WHOうつ病評価尺度の演習を通した貴重な体験

Amoxapineの効果発現の速さは海外での報告とともに私達自身が探索的試験でよくよく体験していたことから，第Ⅲ相のimipramineとの二重盲検比較試験に自信をもって参加したのは言うまでもない。Amoxapineの第Ⅲ相試験を実施した模様については，「臨床精神薬理」誌に風祭[14]が治療薬誕生秘話シリーズの中で詳しく書いているが，ここでは筆者自身の思い入れをこめて，重複しながらでも書いておきたい。

本試験を実施するに当っては，試験総括医師の高橋が当時長崎大学でWHO（世界保健機関）の精神疾患の疫学調査研究に参加しており，のちに長崎大学にこの研究施設が置かれたこともあって，WHOうつ病患者標準症状評価尺度（Standard Assessment of Depression：SAD）を用いてみようと提案された。当時は，抗うつ薬の治験にはHamiltonのうつ病評価尺度か臨床精神薬理研究会（Clinical Psychopharmacology Research Group）が作成したCPRG Depression Rating Scalesが用いられていたことから，これは大きな冒険であった。開発会社の日本Lederle社もこれに同意し，初めてのSADを用いるに当っては，これを十分に評価者が理解し，評価者間の一致率を高める必要があるとのことから，高橋良会長，原俊夫副会長を中心に，斉藤陽一，森温理，風祭元を幹事として5大学12名のSAD研究会を組織したのである（表1）。こうして臨床試験に入る前に評価尺度の勉強会を通して評価の標準化を行うことになったのである。

1975年3月から8月までに5大学12名の会員（治験担当者）が一堂に会して計10回の演習を行った。第1回目こそ発会式を兼ねて竹橋のアラスカという一流の会場で実施されたが，載ける研究費を無駄に使いたくないとの原の提案で，それ以降は費用を切り詰めることを目的に，会社の会議室や六本木にあった会社の研修所あるいは大学の会議室で，折詰弁当を食べながら月1回の割合

表1　SAD研究会参加者

長崎大学：高橋良，桜井征彦，杠葉太朗
北里大学：原俊夫，村崎光邦，小口徹
東京大学：斉藤陽一，栗田広
東邦大学：森温理，黒川英蔵
帝京大学：風祭元，竹村道夫
東京医歯大（コントローラー）佐久間昭

で土曜日の午後に集まった。

なお，SADは，うつ病患者の背景資料を得るための17項目の第1部と，症状と徴候，病歴を得るための58項目の第2部，および診断と分類についての6項目の第3部から成り立っており，それぞれについてグロッサリー（専門用語注釈：長崎大学にて翻訳した緑色の表紙の本で，思い出すだに懐かしい）があり，これに従って演習を行った。表2にSADD（後述）目録の第2部：症状と徴候の一部を紹介しておくが[35]，治験に用いたものと一部異なっており，37項目のSADの症状項目の再グループ化したもの（表3）[33]も紹介しておく。SADは後にSchedules of Standardized Assessment of Patients with Depressive Disorders-SADD目録（WHO）と改称されている。この時，症状と徴候が37項目から40項目へ増えている。各項目ごとに，（0）無し，（1）軽度，（2）中等度，（3）高度，（4）極端に高度，（（9）不明）の5段階で評価した。

当時は，今日のようなビデオなどなく，SAD用に問診を行ったカルテのコピーやテープを各担当医が持ち寄り，それを評価しては評価者間の一致率を高める演習を繰り返した。筆者が最も興味深く，また勉強になり，血となり肉となったのは，症状の1項目ごとに参加者全員が自分の評価点数を読み上げていく，そして，評価がかけ離れた場合には，その原因を全員で検討し，グロッサリーを改めて読み合わせ，全員の理解が一致するまで討議を行っていったことである。初めこそ評価にばらつきがみられたが，回を重ねるにつれてSADへの理解が進み，毎回の参加者の評価点の一致率が高まる様子を評価者間信頼度（Kappa係数）として算出していった。評価尺度とは学問上導出された約束事であり，これを十分に勉強する

表2 SADD 目録——第Ⅱ部 症状と徴候（高橋ら，1983[35]）

2. a. 症状と徴候

コード説明：0＝無し
1＝有，軽度
2＝有，持続的にまたは強度に
9＝面接者に不確かかまたは情報不足

もし過去1ヵ月の項を無しと評価したら，現病期を通じいつでもの項もまた考慮せよ。もし過去1ヵ月の項を有りと評価したら，現病期を通じいつでもの項は空白にしておけ。

症状番号		過去1ヵ月	現病期を通じいつでも
1	悲哀感，抑うつ気分	☐	☐
2	喜びを失くし，楽しめない	☐	☐
3	希望喪失	☐	☐
4	不安および／あるいは緊張	☐	☐
5	攻撃性	☐	☐
6	刺激性	☐	☐
7	気力喪失	☐	☐
8	社会的機能の破壊	☐	☐
9	一人になりたい	☐	☐
10	思考緩徐および思考遅滞の主観的体験	☐	☐

（もし質問が患者に理解されなければ9と評価せよ。客観的な緩徐は35項目で評価されるべきである。）

11	優柔不断	☐	☐
12	自信喪失	☐	☐
13	興味喪失	☐	☐
14	集中力欠如	☐	☐
15	記憶喪失の主観的体験	☐	☐
16	早朝覚醒	☐	☐
17	入眠困難	☐	☐
18	断続的睡眠	☐	☐
19	睡眠過剰	☐	☐
20	食欲不振	☐	☐
21	体重の変化	☐	☐
22	便秘	☐	☐
23	圧迫感	☐	☐
24	その他の身体的徴候と症状	☐	☐

説明せよ _____

_____

表2 SADD目録（つづき）

25	その他の心理学的症状	□	□
	説明せよ＿＿＿＿＿＿＿＿＿＿		
	＿＿＿＿＿＿＿＿＿＿＿＿＿		
26	性欲の低下	□	□
27	時間感覚の変化	□	□
	（もし患者が質問を理解できないときは 9と評価せよ。）		
28	自殺観念	□	□

29—33番の症状については，それぞれの症状が妄想である時はコード3が使用される。

29	罪業と自責感および／あるいは観念	□	□
30	不全症，不適応感，自己無価値感	□	□
31	心　気　症	□	□
32	貧困観念	□	□
33	関係および／あるいは被害観念	□	□
34	その他の妄想		
	説明せよ＿＿＿＿＿＿＿＿＿＿		
	＿＿＿＿＿＿＿＿＿＿＿＿＿		
35	知覚の障害：錯覚あるいは幻覚	□	□
	（もし幻覚ならば3　を使用せよ）		
	＿＿＿＿＿＿＿＿＿＿＿＿＿		
	＿＿＿＿＿＿＿＿＿＿＿＿＿		
36	精神運動抑制	□	□
37	精神運動不穏および興奮	□	□
	気分の日内変動		
38	1日の他のときよりも朝方が悪い	□	□
39	1日の他のときよりも夕方が悪い	□	□
40	身体的疾患あるいは虚弱	□	□
	説明せよ＿＿＿＿＿＿＿＿＿＿		

ことによって，ベテランも新人も同じ答えが出てくるものであると悟ったのであった。

　このSAD研究会の模様や本試験そのものの成績は，1977年ハワイはオアフ島での第6回世界精神医学会議で，病気療養中の高橋会長に代って風祭によって発表されている[32]。筆者にとっては初めてのハワイ旅行で，この上ない楽しい経験であり，以後ハワイ行きが病みつきとなったが，この時，当時大阪医科大学の講師をされていた堺俊明氏と初めてマカハウエストでゴルフを御一緒し，以後ゴルフ仲間としてお付き合いさせて頂いたものである。堺名誉教授は2011年4月4日ご逝去された。御冥福をお祈りする。

　このSAD研究会で印象に残っていることの1

表3 WHO うつ病評価尺度（SAD）による症状項目の再グループ化（高橋ら，1977[33]）

1. 抑うつ気分	1. 悲哀感，抑うつ気分 2. 喜びを失くし，楽しめない 13. 興味喪失
2. 悲観・自殺観念	3. 悲観（希望喪失） 20. 自殺観念
3. 不安・緊張	4. 不安 5. 緊張
4. 刺激・興奮	6. 刺激性 7. 攻撃性 24. 不穏，激越
5. 行為抑制	8. 気力喪失 9. 社会的機能の破壊 23. 精神運動抑制
6. 一人でいたい気持	10. 一人でいたい気持
7. 思考抑制	11. 思考緩徐または遅滞 12. 優柔不断 14. 集中力欠如
8. 時間感覚の変化	15. 時間感覚の変化
9. 微小観念	16. 罪悪感，自責 17. 不全感，不適応感，自己の無価値感，自信喪失 18. 心気症 19. 貧困観念
10. 被害・関係観念	21. 被害観念と自己関係観念 22. その他の妄想（説明せよ）
11. 気分の日内変動	25. 気分の日内変動　1）朝方悪い 26. 気分の日内変動　2）夕方悪い
12. 身体症状	27. 性欲の減退 32. 食欲不振 33. 体重の変化 34. 便秘
13. 睡眠障害	28. 早期覚醒 29. 入眠困難 30. 熟睡感喪失 31. 睡眠過剰
14. 痛みとその他の身体症状	35. 圧迫感 36. その他の身体的徴候と症状 37. その他の症状（説明せよ）

つは，米国の Cyanamid 社で amoxapine の開発を担当されていた藤森正大先生が講演されたことと，もう1つは帝京大学と東邦大学で演習の一環としてあらかじめ同意を得ていた入院中のうつ病患者を担当医が全員の前で問診して，SAD の評価を実際に行ったことで，とくに当時東邦大学の

森温理教授の診察風景は昨日のことのように鮮明に記憶に残っている。とにかく，楽しみながら大きな勉強をさせて頂いたのである。Amoxapineの日本への導入に当っては，当時，慶應義塾大学病院の内科の吉澤久雄氏が日本 Lederle 社の開発を担当されていて，毎回演習会に出席されて，内科医の立場から評価したり，質問されたり，意見を述べられていたが，いつも最後には，「精神科医の言ってることはよくわからん」とおっしゃられていたのも印象に残っている。今日，amoxapine がうつ病治療に果たしている役割は大きく，第一選択薬として TCA のトップに位置づけられているのも，loxapine でなく amoxapine の導入を決断し，また，SAD 研究会を立ちあげ，十分な準備のもとに臨床試験を実施してこれを成功させ，我々全会員に大きなインパクトを与えたのも，吉澤久雄氏の勇気ある決断によるものであり，その功績は大きい。

肝腎の本試験の成績は次項に述べるが，1996年メルボルンで行われた第20回 CINP に当時，日米で開発していた non-benzodiazepine の超短時間作用型睡眠薬でω_1選択性の zaleplon（Sonata®）の発表で来られていた藤森正大氏に，なぜ日本で評価の高い amoxapine が米国で評価されていないのかをお聞きしたことがある。米国では imipramine や amitriptyline に勝つためには300mg/日を超える高用量が用いられて，活性代謝物7-OH amoxapine によると思われる抗 dopamine 作用による錐体外路症状の出現が問題となっており，使われる機会が極めて低いとおっしゃられて納得した記憶がある。わが国でも悪性症候群の症例報告がある[31]。

III. わが国での imipramine 対照比較試験の意義

すでに amoxapine の速効性については述べてきたが，本試験でも物の見事にそれが証明された[33,34]。1週目，2週目，3週目の全般改善度の累積曲線を図示しているが（図3），1週目では amoxapine 群の改善度が imipramine 群に優り（$p=0.0011$），2週目ではこの差がさらに明瞭となり（$p=0.0002$），有効例の過半数は4日以内に改善傾向を示すというすさまじい成績である。さすがに imipramine も3週以降は有意差なく，詰め寄ってはいる。風祭[14]の「私はこれまで多くの抗うつ薬の治験に関係したが，第Ⅲ相の二重盲検多施設共同研究で，全般改善度，有用度，安全性などすべてについて対照薬とはっきりした有意差がみられたのはこの治験が初めてであった」との記述にあるように，本試験は筆者に言わしめれば，歴史的な臨床試験となったのである。ののち，このような成績を残した臨床試験は経験していない。

本試験の意義は，評価尺度の妥当性と信頼性を検証する目的で，トレーニングを積み，正しい評価が行われれば，薬物自体の持つ力を十分に発揮させうることを示している。今日，行われている抗うつ薬の治験では，20〜30施設あるいはそれ以上での多施設共同試験を余儀なくされており，Kick-off Meeting での1回のビデオを用いた評価尺度の研修という形をとらざるをえないとしても，通り一遍の研修であってはならないと考える。

なお，風祭[14]は「amoxapine は現在では抗うつ薬として広く用いられているが，長期間の臨床試験では，速効性はあるが持続的に増量しないと抗うつ効果はそれほど強くない印象があり，難治性うつ病にはあまり効果がなく，抗コリン作用もはじめ考えられていたよりも強いように思われる」とも述べておられるが，常に尊敬してやまない風祭氏に対してこの点に関しては，"amoxapine の村崎"と呼ばれている筆者にとっては全く不同意である。1980年わが国で上市されて10年以上を経た1991年当時，北里大学東病院精神科外来での使用抗うつ薬の薬剤別構成をみても（図4）[22]，群を抜いて amoxapine が多く処方されている。当時の外来患者数は精神科は1日400名平均であり，北里大学病院，北里大学東病院の外来総数4000名/日の実に1割を占めており，それだけに長い治験の経験でも amoxapine はナンバーワンの力を持つ抗うつ薬であると考えている。初診の内因性うつ病患者に対して，「来週はにこにこしながらここへ来られますよ」と自信をもって amoxa-

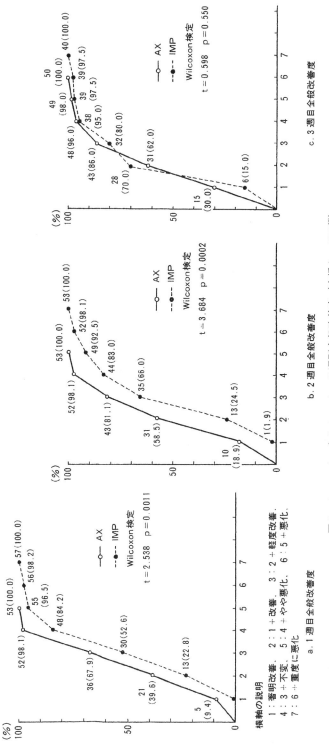

図3　Amoxapine と imipramine の週別全般改善度（高橋ら，1977[33]）
AX：amoxapine，IMP：imipramine

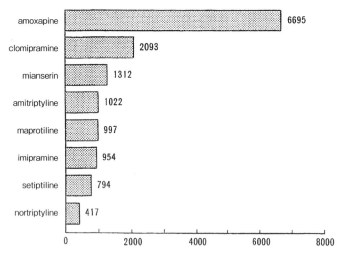

図4 北里大学東病院精神神経科外来使用抗うつ薬総数の薬剤別構成
(1991年4月〜9月)(村崎, 1992[22])

pine を処方していたのである。今日では，SSRI や SNRI にその席を譲っているとはいえ，苦しい時の amoxapine 頼みは多くの精神科医が同意してくれるものと考えている。SSRI での効果不十分例に amoxapine を併用した場合の有効率の上昇ぶりに満足している筆者にとって，米国での STAR*D[5] 研究で，amoxapine が選ばれずに nortriptyline が選ばれた理由は藤森正大氏の説明に尽きるが，より低い用量で安全に使用できるだけに，筆者自身は切歯扼腕している。

VI. 同じ方式での zimelidine の臨床試験

SAD を用いた少人数による amoxapine の多施設共同試験の様子を伝え聞いた藤沢アストラ社が，SAD 研究会のメンバーに順天堂大学（井上令一，永田俊彦）を加えた6大学を中心に，今回は Hamilton のうつ病評価尺度（HAM-D 21項目）を用いて，同じ方式で zimelidine の臨床試験を行うとの話になった。SAD 研究会発足当時とかなりメンバーは替っており，東京大学は平松謙一，岡崎祐士，安西信雄，中安信夫，長崎大学は高城昭紀，吉本静志，北里大学は病に倒れた原俊夫教授に替って山角駿など各先生方が新しく参加された。なお，森温理教授は東邦大学から東京慈恵会医科大学へ移られて伊藤洋とともに参加してい

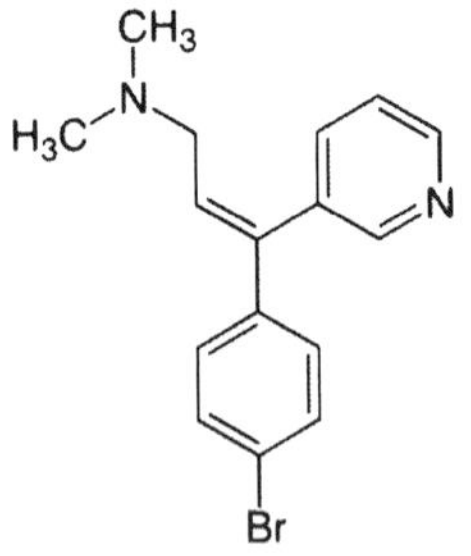

図5 Zimelidine の化学構造

る。

なお，zimelidine はスウェーデンの Astra Làkemedel 社の Hans Corrodi が合成した薬剤で，1982 年フランスで上市された indalpine（Upsténe®）に次ぐ選択的セロトニン再取り込み阻害薬である（図5）。なお，SSRI という用語は paroxetine が1993年米国で発売される時に GlaxoSmithKline 社が新しく命名したもので，当時はまだ用いられていなかった（SSRI の開発の項で詳述の予定）。

同じ方式というのは SAD 研究会の時と同じように，少し人数が増えはしたがなお少人数での，診断分類（Research Diagnostic Criteria : RDC）[30] と Hamilton のうつ病評価尺度の試験前および試験期間中に計5回演習を繰り返して，評価者間の信頼性を保ちながらの臨床試験ということであ

る。この時の様子は平松が詳しく報告している[12]。また，1981年から実施された imipramine との二重盲検比較試験も見事に成功し[13]，SAD 研究会発足当時の精神は受け継がれていて，二重の喜びを感じたものである。

ところがである。Zimelidine 自体は1982年にヨーロッパで Zelmid® として発売されており，わが国での治験に成功して当時の厚生省へ承認申請を提出した後に，英国から有害事象としての Guillain Barré 症候群が報告されて申請を取り下げるという事件が起きた。Astra 社は Zelmid® を市場から撤退した。まるで狐に化かされたような出来事であったが，製薬企業にとっては極めて深刻であり，その上に Astra 社は，わが国でも吉富製薬が導入して開発中の remoxipride（benzamide 系の非定型抗精神病薬で海外では Roxiam® として上市され，シグマ受容体の拮抗作用を有するとしてわれわれは大いに期待した）が米国での再生不良性貧血の惹起という報告により市場から撤退，治験は中止という悲劇に見舞われたのである。

なお，話は全く変るが，zimelidine の治験の最中に長崎大学に WHO の疫学研究機関（機能性精神病に関する研究センター）が設置されて，開設記念日に SAD 研究会の主だったメンバーが長崎へ招待された。1979年8月1日のことである。その時に斉藤茂太先生も呼ばれていて，珍しい所でと御挨拶申しあげたら，「俺の親父（斉藤茂吉）は長崎大学の2代目精神科教授だった縁からだ」と教えられた。帰りに長崎でのゴルフで大叩きして口惜しい思いをしたのも憶えている。

V. おわりに

開発秘話の最初として amoxapine の治験にまつわるエピソードを書いてきたが，本格的治験に参加させてもらって貴重な体験をしたことが筆者にとって大きな財産になったからである。その amoxapine でこれまでどれだけ多くのうつ病患者を救うことができたことか。Amoxapine や残念なことになった zimelidine の開発に関わって得た教訓は今も脈々と生き続けていると信じている。

筆者が世に送り出した向精神薬の数は確実にギネスブックの記録になるから申請するように言われながら果たせないでいるが，今後もさらに治療の世界に興味と好奇心を持ち続けていきたいものである。

文　献

1) Aberg, A., Holmberg, G. : Controlled trial of a new antidepressive, amoxapine, in comparison with amitriptyline. Curr. Ther. Res., 22 : 304-315, 1977.
2) Bagadia, V. N., Shah, L. P., Pradham, P. V. et al. : A double-blind controlled study of amoxapine and imipramine in cases of depression. Curr. Ther. Res., 26 : 417-429, 1979.
3) Chermat, R., Simon, P., Boissier, J. R. : Amoxapine in experimental psychopharmcology : a neuroleptic or an antidepressant?. Arzneim. Forsch., 29 : 814-820, 1979.
4) Fabre, L. F., McLendon, D. M., Gainey, A. : Double-blind placebo controlled comparison of amoxapine and imipramine in depressed outpatients. Curr. Ther. Res., 22 : 611-619, 1977.
5) Fava, M., Rush, A. J., Wisniewski, S. R. et al. : A comparison of mirtazapine and nortriptyline following two consecutive failed medication treatments for depressed outpatients : a STAR*D report. Am. J. Psychiatry, 163 (7) : 1161-1172, 2006.
6) Fujimori, M. : Amoxapine, a new antidepressant ; Overview. In : New Vista in Depression, Advances in the Biosciences, Vol. 40, (ed. by Langer, S., Takahashi, R., Segawa, T. et al.), pp. 287-294, Pergamon Press, Oxford, 1982.
7) Greenblatt, E. N., Lippa, A. S., Osterberg, A. C. : The neuropharmacological actions of amoxapine. Arch. Int. Pharmacodyn. Ther., 233 : 107-135, 1978.
8) 葉田　裕：Amoxan の臨床効果の評価．薬理と治療，4 : 153-172, 1976.
9) 原　俊夫，斉藤昌治，村崎光邦：精神科領域における GABOB の使用経験．条件反射，10 : 1721-1726, 1963.
10) 原　俊夫，村崎光邦，伊藤　斉 他：抗てんかん剤 tegretol の使用経験．診療と新薬，3 : 41-45, 1966.
11) 原　俊夫，村崎光邦，山角　駿：Amoxapine の臨床治験．臨床精神医学，5 : 115-130, 1976.

12) 平松謙一：抗うつ状態患者群に対するRDC, DSM-Ⅲ, ICD-9適用の経験. 臨床精神医学, 11：221-228, 1982.
13) 平松謙一, 高橋 良, 森 温理 他：多施設協同二重盲検法によるzimelidineとimipramineのうつ病に対する臨床的有効性の比較. 臨床精神医学, 25：1341-1350, 1983.
14) 風祭 元：Amoxapine（アモキサン）―十分な準備のもとに行われた抗うつ薬の多施設二重盲検の経験. 臨床精神薬理, 1：551-555, 1998.
15) 切替辰哉：Amoxanの臨床使用経験. 薬理と治療, 4：179-185, 1976.
16) 森 温理, 黒川英蔵, 功刀 融 他：新抗うつ剤Amoxapineの使用経験. 薬理と治療, 4：2035-2046, 1976.
17) 村崎光邦：精神運動発作の焦点とその発作発射伝播に関する実験的研究―とくに視床背内側核の役割について. 精神経誌, 70：63-82, 1968.
18) 村崎光邦, 村瀬 寛, 田中宣夫 他：精神分裂病に対するdiceplonの臨床治験. 薬理療法, 4：1189-2207, 1972.
19) 村崎光邦, 種田真砂雄, 小口 徹 他：抗うつ剤Noritren（nortriptyline）の臨床治験. 診療と新薬, 9：2197-2207, 1972.
20) 村崎光邦, 佐藤喜一郎, 望月保則 他：新しい抗うつ剤lofepramineの臨床使用経験. 臨床と研究, 51：2994-3004, 1975.
21) 村崎光邦, 山角 駿：新しいbutyrophenone誘導体の第Ⅰ相試験（Phase I Study）. 薬理と治療, 5：2075-2110, 1977.
22) 村崎光邦：うつ病治療の第一選択薬としてのamoxapine. Medicament News, 1368：26-27, 1992.
23) 村崎光邦：精神運動発作を再考する. 精神経誌, 109：813-821, 2007.
24) 村崎光邦：Imipramineから50年―わが国における抗うつ薬開発の歴史的展開. 臨床精神薬理, 13：1831-1846, 2010.
25) 小口 徹, 村崎光邦, 稲見允昭 他：ネコおよびラットの視床下部性情動反応に及ぼすthienodiazapine系化合物（Y-7131）の効果について. 脳研究会誌, 3 (1)：82-83, 1977.
26) 岡本重一, 今野正洋, 錦織 壮 他：Amoxanの臨床使用経験. 薬理と治療, 4：2311-2320, 1976.
27) Rickels, K., Case, W. G., Werblowsky, J. et al. : Amoxapine and imipramine in the treatment of depressed outpatients : a controlled study. Am. J. Psychiatry, 138：20-24, 1981.
28) 斉藤洋一, 東條正城：健康成人に対するamoxapine投与効果の臨床薬理学的研究―ポリグラフ的手法による. 薬理と治療, 4：1663-1705, 1976.
29) Schmutz, J., Künzle, F., Hunziker, F. et al. : Über in ll-Stellung amino-substituierte Dibenzo〔b, f〕-1, 4-thiazepine und-oxazepine. 9. Mitteilung über siebengliedrige Heterocyclen. Helv. Chim. Acta, 50：245-254, 1967.
30) Spitzer, R. L., Endicott, J. E., Robin, E. : Research Diagnostic Criteria (RDC) for a Selected Group of Functional Diseases, 3rd ed. New York, New York State Psychiatric Institute, Biometric Research, 1977.
31) 住吉秋次, 石郷岡純, 松見達俊 他：Amoxapineによる悪性症候群を示した1例. 神経精神薬理, 8 (1)：37-40, 1986.
32) Takahashi, R., Sakuma, A., Hara, T. et al. : Comparison of efficacy of Amoxapine and Imipramine in a multi-clinic, double-blind study using the WHO Schedule for a standard assessment of patients with depressive disorers, The VIth World Congress of Psychiatry, Honolulu, Hawaii, August 29, 1977.
33) 高橋 良, 佐久間昭, 原 俊夫 他：二重盲検法によるAmoxapineとImipramineのうつ病に対する効果比較―WHOうつ病標準評価スケジュールを用いた多施設共同研究. 臨床精神医学, 6：845-861, 1977.
34) Takahashi, R., Sakuma, A., Hara, T. et al. : Comparison of efficacy of amoxapine and imipramine in a multi-clinic double-blind study using the WHO Schedule for a standard assessment of patients with depressive disorders. J. Internat. Med. Res., 7：7-18, 1979.
35) 高橋 良, 藤井 薫, 中根允文：躁うつ病. 精神医学書, 下巻（新福尚武, 島薗安雄編）, pp. 377-442, 金原出版, 東京, 1983.
36) Wilson, I. C., Loosen, P. T., Pettus, C. W. et al. : A double-blind clinical comparison of amoxapine, imipramine and placebo in the treatment of depression. Curr. Ther. Res., 22：620-627, 1977.
37) Yamhure, A., Villalobos, A. : Amoxapine : a double-blind comparative clinical study of amoxapine and amitriptyline in depressed hospitalized patients. Curr. Ther. Res., 21：502-506, 1977.

§2 Amoxapine にまつわる新しい展開

I. はじめに

§1で述べたように用意周到な準備のもとにWHOうつ病評価尺度を勉強するSAD研究会を組織し，演習に演習を重ねて，評価者間の一致率（inter-rater-reliability）を高めた上で，amoxapineとimipramineとの多施設共同試験に入り，ものの見事に成功し，amoxapineが歴史上唯一のimipramineに勝った三環系抗うつ薬（tricyclic antidepressant：TCA）として世に出て，北里大学を中心に高い評価を受けるに至った経緯を明らかにした。

同じ方式で選択的セロトニン再取り込み阻害薬（selective serotonin reuptake inhibitor：SSRI）zimelidineの臨床試験を実施し，試験そのものには成功し，厚生省（当時）に申請までしながら，英国でのGuillain Barré症候群の報告のため，撤退せざるを得なかったことも述べた。Amoxapineやzimelidineのような臨床試験の方法を，現在のように20～30施設を越える多施設共同試験を実施する時代にそのまま採用できないにしても，この治験の精神は生かすべき努力が必要である。

ところで，本稿では，amoxapineそのもののその後の新しい展開を述べておきたい。

II. Amoxapineは単なるTCAではない

Amoxapineはスイスの Schmutz によって1963年合成された。筆者が興味を惹かれるのは，1967年の Schmutz らの報告では[32]，dibenzoxazepine誘導体の loxapine, amoxapine に加えて，dibenzothiazepine 誘導体の clothiapine も合成されていることである。本稿を書くに当っての取材の中で，1960年代初期に大日本製薬（現大日本住友製薬）におられて haloperidol の開発を中心に活躍されていた市川一男氏[17]から次のような話をうかがった。

1960年代初め，大日本製薬はヨーロッパに何人かの開発コンサルタントを置いていた。そのうちの一人が，日本には名前が通っていないがスイスに Wander 社というベンチャー企業があり，大日本製薬と手を組みたがっており，興味を持ちそうな3つの化合物を紹介するとして，dibenzodiazepine 系の clozapine, dibenzoxazepine 系の amoxapine, dibenzothiazepine 系の clothiapine を送ってきた（図1）。当時，大日本製薬はアメリカ G. D. Searle 社から導入した haloperidol（Serenace®）が順調に伸び，その錐体外路症状（extrapyramidal symptom：EPS）にも biperiden（Akineton®）

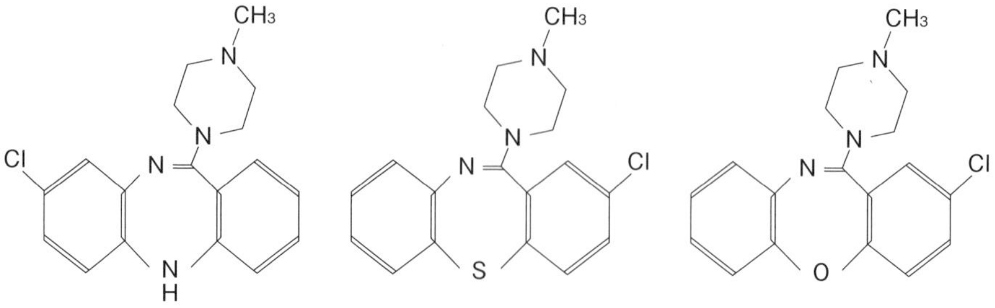

図1 1970年前後に大日本製薬に Wander 社から持ち込まれた3製剤（市川一男氏私信）

が処方されて，完全に thalidomide 禍から脱出してきていた。その頃，業界筋では精神科の御三家として，吉富製薬と塩野義製薬と並び称されていた（筆者が入局した頃のことである）。そこへ先述の3つの化合物が持ち込まれ，抗精神病作用（dopamine D₂ 受容体遮断作用）を中心に評価し，clozapine と clothiapine が採択され，dopamine D₂ 受容体拮抗作用をほとんど示さなかった amoxapine は非採用となった。Clozapine は別にその導入の詳細を§82～86に紹介したが，ここでとても興味があるのは以下の2点である。

第1点は dibenzothiazepine 系の clothiapine である。後に Deliton® として上市されたが[3, 19]，化学構造からわかるように（図1），今日，向精神薬の中で世界第1位の売り上げを誇っている quetiapine と酷似している。1960年代初めに quetiapine の属する dibenzothiazepine 誘導体が合成されて，その1つである clothiapine がわが国に導入され，薬理学的プロフィールが十分に検討されないまま，chlorpromazine より作用が弱いとして，clothiapine は姿を消しているのである。Clothiapine にも serotonin-dopamine antagonist（SDA）の作用があったと思われるだけに惜しい。筆者も陰性症状への賦活作用を有する Deliton® としての記憶がわずかに残っているのみである。再度，clothiapine の薬理学的特性を調べなおしたいところである[34]。

もう1点は amoxapine である。当時，大日本製薬は Lundbeck 社から nortriptyline を導入して開発していたこともあり，採用されなかった。その後，武田薬品工業が抗うつ薬として取り上げたとのことである。Amoxapine の開発権は米国 Cyanamide 社へ移って，1967年には Lederle 研究所で非臨床試験が始まり，1970年前には臨床試験に入っている。武田薬品工業と関係の深い日本 Lederle 社が amoxapine を導入したという結末で，大日本製薬は長蛇を逸したことになるが，当時としてはやむをえなかったのである。

なお，ここで，図1と図2とをとっくり眺めて欲しい。今日，quetiapine の抗うつ作用がクローズ・アップされて，双極性障害[4]にも単極性の大うつ病への増強作用[7]も確認されており，わが国でもその治験が始まっている。その quetiapine の抗うつ作用は活性代謝物の norquetiapine が5-HT₂A受容体拮抗作用の他に，強力な noradrenaline の再取り込み阻害作用と serotonin 5-HT₁A受容体部分作動作用を有することにあると考えられている[21]。図1と図2を眺めれば眺めるほど clothiapine への思い入れが出てこようというものである。

こうした話は，筆者にとって血沸き肉踊る物語であり，§82にて詳述した。とくに，imipramine の化学的操作の中から1958年に clozapine が合成されており，先述の Wander 社がさらに loxapine, amoxapine, clothiapine を合成した過程はぜひ知っておきたいのである。なお，1958年 clozapine が合成された年にベルギーでは Janssen が haloperidol の合成に成功している。じっとしていられない気持である。

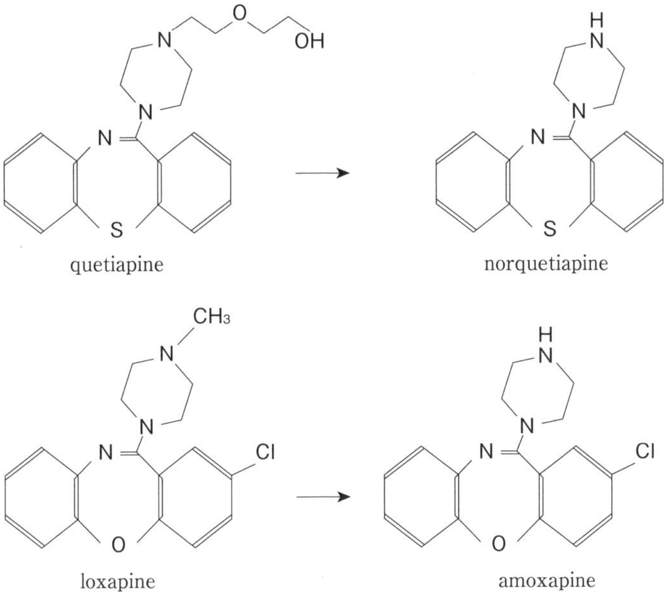

図 2　Norquetiapine と amoxapine の化学構造式
norquetiapine の clothiapine（図 1）との類似性に注目

Ⅲ．Amoxapine の親化合物 loxapine は定型の抗精神病薬か

　Loxapine が合成された1963年といえば，丁度，Carlsson と Lindqvist が抗精神病薬の dopamine D_2 受容体遮断作用を発見した年である[8]。Chlorpromazine を初めとする phenothiazine 誘導体が，また，haloperidol を中心とする butyrophenone 誘導体が定型抗精神病薬として隆勢を極めていた時代である。すでに，clozapine の臨床試験も始まっていた。Loxapine の米国での治験成績については，11編のメタ解析で妄想患者の症例にて20～120mg/日の用量で，20～60mg/日の trifluoperazine や100～1200mg/日の chlorpromazine より有意に優れる改善を示したという報告[5]や，haloperidol より優れるとの報告がある[29]。こうした報告の中で目を引くものとしては，Moyano[28] は20～80mg/日というやや低い用量で trifluoperazine 20～40mg/日に比べて，とくに感情障害，情意鈍麻など陰性症状と考えられる症状の改善に有意に優れ，Brief Psychiatric Rating Scale（BPRS）の anergia subscale での有利性を強調している。

ほかにも loxapine の250～400mg/日という高用量が治療抵抗性に有効であったという症例報告や，clozapine 抵抗性症例に loxapine を上乗せして成功した症例や，risperidone 抵抗性症例への上乗せ療法などが紹介されている[10,20]。

　なお，Ereshefsky[11] は clozapine と loxapine の薬理学的プロフィールを Stahl 風のイラストで説明しており（図 3），また，ヒト受容体（in vitro）への親和性については，loxapine とその代謝物集団は risperidone と極めて類似した性質を有することを Richelson の表を利用して述べている（表 1）[30]。

　Loxapine の代謝は図 4 のようであるが，各代謝物の薬理的なプロフィールは Burch ら[6]の表 2 にもある。Richelson の表 1 と総合して考えると，loxapine とその代謝物は SDA のプロフィールを有することが明白である。Loxapine の化学構造は clozapine のそれに酷似しており，loxapine にも強力な 5-HT$_{2A}$ 受容体拮抗作用が発見されて[30]，にわかに loxapine の非定型性が注目されることになった。同じことがわが国で創製された zotepine についても言えるのであるが[16,35]，§81で取り上げた。

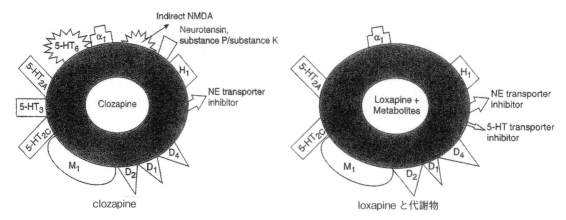

図3 Clozapine と loxapine およびその代謝物の薬理学的プロフィール（Ereshefsky, 1999[11]）
a_1 = a_1-adrenergic receptor blockade
5-HT = serotonin receptor blockade (subtypes 2A, 2C, 3 and 6)
D = dopamine receptor blockade (subtypes 1, 2, and 4)
H_1 = histamine-1 receptor blockade
M_1 = acetylcholine muscarinic-1 receptor blockade
NE = norepinephrine
NMDA = glutamate N-methyl-D-aspartate receptor

表1 ヒト受容体（in vitro）に対する抗精神病薬の親和性（Richelson, 1999[30]）

Drug/Metabolite	$1/K_d \times 10^7$ for D_2	$1/K_d \times 10^7$ for 5-HT$_{2A}$	Ratio of $(-\log K_d\ 5\text{-HT}_{2A})/(-\log K_d\ D_2)$	$1/K_d \times 10^7$ for M_1	$1/K_d \times 10^7$ for a_1-Adrenergic Receptor
Haloperidol	39	1.6	0.84	0.0042	5.9
Fluphenazine	125	5.3	0.85	0.053	11
Clozapine	0.47	39	1.29	11	15
Risperidone	27	660	1.17	0.0029	37
Loxapine	6.1	73	1.14	0.22	3.6
Amoxapine	5.6	97	1.16	ND	ND
7-Hydroxyloxapine	108	359	1.06	ND	ND
7-Hydroxyamoxapine	93	238	1.05	ND	ND
8-Hydroxyloxapine	2.6	14	1.07	ND	ND
8-Hydroxyamoxapine	1.5	14	1.13	ND	ND

D_2 = dopamine D_2受容体, 5-HT$_{2A}$ = serotonin-2A 受容体, K_d = equilibrium dissociation constant in molarity, M_1 = muscarinic-1, ND = not done

　非定型抗精神病薬の臨床上の特徴は，①陰性症状にも有効である，②治療抵抗性にも有効性を示す，③ EPS，遅発性ジスキネジア，高プロラクチン血症をきたさない，などが挙げられるが，Glazer[13]は loxapine の臨床報告を詳細に調べなおして，このことを証明している。

　Loxapine が当初その非定型性を見逃されていたのは用量にあり，100mg 前後の高い用量では非定型性が十分に認められないが，Meltzer ら[27]は retrospective に100mg 前後の loxapine と50mg 以下の loxapine の成績を再解析して，低用量の loxapine に非定型性を認めている。1989年の昔に非定型抗精神病薬の定義づけを行っている Meltzer ら[25,26]にとっては loxapine の非定型のプロ

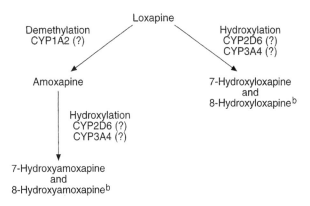

図4　Loxapine の代謝（Ereshefsky, 1999[11]）

表2　Loxapine, amoxapine およびその代謝物の相対的神経生化学的作用
（Burch と Goldschmidt 1983[6] が Cooper と Kelly 1979[9] から作成）

化合物	活性化 serotonin	活性化 norepinephrine	遮断 dopamine
Loxapine	0	0	+
7-OH-Loxapine	0	0	+ + + +
8-OH-Loxapine	0	0	0
Amoxapine	+	+ +	+
7-OH-Amoxapine	+	+	+ +
8-OH-Amoxapine	+ +	+ +	0

フィールを臨床の場で証明したかったものと考えられる。

Loxapine の SDA としての非定型性の報告は多いが，極めつけは Kapur らの loxapine と amoxapine の positron-emission tomography（PET）研究にある（図5）[22,23]。

以上のように，loxapine の非定型性は20世紀終盤には確認されていながら，当時，続々と誕生してきた新しい非定型抗精神病薬としての risperidone, olanzapine, quetiapine あるいは ziprasidone, aripiprazole の前に圧倒されて，片隅へ追いやられてしまったのであろうか。わが国で同じ立場の zotepine のようにである。一部に知る人ぞ知る存在であるにしても，主役の舞台に立てないでしまっている。

なお，loxapine はその活性代謝物をも含めて，精神病性うつ病に有効とする考え方は当然ありえて，Burch と Goldschmidt[6] はその有用性を1983年の昔に報告している。

IV. Amoxapine の開発の歴史

Amoxapine を合成した Schmutz らは1967年，その神経薬理学的作用について発表しており[32]，これが最も古いものである。そして，翌1968年 Greenblatt と Osterberg[14] は amoxapine が TCA 類似の抗うつ作用を有することを発表している。すなわち，tetrabenazine によるうつ病症状を抑制すること，yohimbine による致命性を増強することおよび reserpine による低体温を抑制することなどの実験データを提示したのである。さらに，彼らは amoxapine が amphetamine による致命性を保護することと四肢運動活動を減少させる効果をみて，抗精神病作用をも有するとした[15]。後に，Itil らは Lederle 研究所へ脳波学的解析から抗精神病薬様の性質をも有すると，個人的に連絡している。なお，Itill らは，mianserin の脳波学的解析からその抗うつ作用をいい当てて，一躍有

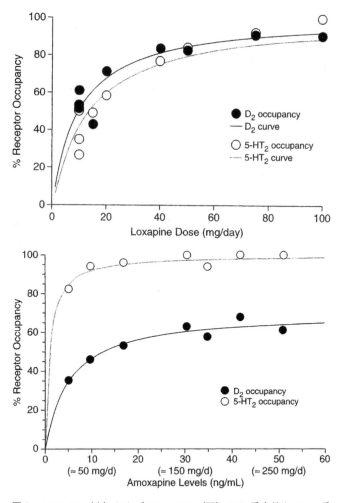

図5 Loxapine（上）およびamoxapine（下）のD₂受容体と5-HT₂A受容体の占有率
[¹¹C] raclopride と [¹⁸F] setoperone を用いて測定。
上図：Kapur ら，1997[22]，下図：Kapur ら，1999[23]

名になったことはよく知られている事実であり[18]，わが国では関西医科大学の斎藤正己，木下利彦両教授に引き継がれてきている。

1971年から米国でamoxapineの臨床試験が始まり，多くの報告からamoxapineの抗うつ薬としての作用が示されてきたことはすでに述べたが，1973年にGallantら[12]とSathanathanら[31]の二重盲検比較試験の成績から抗うつ作用が確認されたといってよい。

なお，わが国へ導入された1970年代初めに，わが国でも君島ら[24]や渋谷ら[33]によってamoxapineの中枢作用などの詳細が調べられている。

V．Amoxapineの速効性は

Amoxapineの抗うつ薬としての治験が始まった当時はノルアドレナリン（noradrenaline：NA）の再取り込み阻害薬であると聞かされていた。探索的試験に入って，その効果の速さに目を見張ったもので，外来で処方されたamoxapineを服用して帰りの電車の中で抑うつ気分が少し楽になっていくのを実感したという症例も経験した。なぜ

このように効果発現が速いのか，その後の薬理学的プロフィールが明らかにされていく中で，考えられる理由を挙げてみたい。

まず amoxapine およびその代謝物は強力な5-HT_{2A}受容体拮抗作用を有している。Amitriptyline などの TCA もこの作用を共有している。次に amoxapine 自体は中等度の NA 再取り込み阻害作用と弱い5-HT 再取り込み阻害作用および弱い抗DA_2受容体拮抗作用を有している。そして，活性代謝物の7-OH amoxapine は中等度の D_2遮断作用と弱い NA と5-HT の両方の再取り込み阻害作用を有しているが，この7-OH amoxapine は微量代謝物で，高用量の amoxapine を服用しないとその効力を発揮しない。ところが，もう1つの8-OH amoxapine は amoxapine の主要代謝物で中等度の NA と5-HT の再取り込み阻害作用を有している。この amoxapine と活性代謝物の薬理学的プロフィールを合計すると，比較的強い NA と5-HT の再取り込み阻害作用を有する serotonin-noradrenaline reuptake inhibitor (SNRI) のパターンとなる。そして，弱い D_2遮断作用と強い5-HT_{2A}拮抗作用を有することから，前頭前野の DA 濃度を上昇させながら，大脳辺縁系での DA 系を抑える作用を有することになる。

つまり，amoxapine は非選択的な，すなわち，他の脳内受容体に何がしかの親和性を有する SNRI であるとともに SDA 系の非定型抗精神病薬のパターンを有しており，これらが総合的に作用して速効性を発揮すると考えている。

筆者は，第二世代抗精神病薬が登場してくる前には，第一世代抗精神病薬に amoxapine を併用して好結果を得てきていたし，難治性のうつ病に対して，SSRI や SNRI に amoxapine を併用して現在も対応している。

なお，amoxapine が抗精神病薬に特有の pre-pulse inhibition (PPI) 抑制効果を示す研究も報告されている[36]。

海外では，治療抵抗性うつ病に SSRI や SNRI の増強療法 (augmentation) として第二世代抗精神病薬が利用されることが承認されており，わが国でもその臨床試験の最中にある。わが国に導入される可能性のない fluoxetine と olanzapine の合剤 (Symbyax®) も，quetiapine や aripiprazole の増強療法も正しくこれなのである。

Amoxapine は一剤であらゆる事態に対応しうるプロフィールを有しており，当初弱いと考えられていた抗コリン作用や心・循環系への作用が高い用量で出現することさえなければ，無敵の抗うつ薬となり得たのである。副作用のない amoxapine を開発して欲しいとの願いを持つ精神科医は多いのではないかと考える。

なお，amoxapine は精神病性うつ病の第一選択薬となることはこれまでの説明で当然のことといえよう。

Ⅵ. Amoxapine は非定型抗精神病薬として使えるか

以上に述べた amoxapine の薬理学的プロフィールは SDA 型抗精神病薬と同じであることから，当然，非定型抗精神病薬としても期待できる。メキシコで Apiquian ら[1]は予備的に17名の統合失調症患者で open-label の試験を行い，amoxapine が有意の改善を示すことを PANSS の陽性症状評価尺度，陰性症状評価尺度，総合精神病理評価尺度を用いて確認し，また EPS の出現率の低いことをみている。そして，6週間の risperidone との二重盲検比較試験を実施している[2]。試験の目的は，① amoxapine が risperidone と同等の効果を見せるか，② EPS の出現率はどうか，③プロラクチン値，体重増加ではどうか，といった3点で，48名をエントリーし，43名 (amoxapine 群22名，risperidone 群21名) が完了している。用量比は Kapur らの PET 研究の成績に基づいて50対1とし，amoxapine 150mg/日対 risperidone 3mg/日から開始し，CGI-I (Clincal Global Impression-Improvement) での評価のもとに amoxapine 250mg/日，risperidone 5mg/日まで増量としている。両薬剤の平均投与量は amoxapine 228.0mg/日，risperidone 4.5mg/日であった。

PANSS で評価した両群の改善率は表3にみるように同じであり，まったく有意差を示していない。Amoxapine 群で EPS が少なく，プロラクチ

表3 Amoxapineとrisperidoneの比較試験：試験完了者のPANSSの基準値からの変化（LOCF法）（Apiquianら，2005[2]）一部改変

	Amoxapine (n=20) 平均	SD	Risperidone (n=21) 平均	SD
PANSS 陽性症状				
基準値	22.8	6.3	22.9	5.5
平均変化	−9.8	7.0	−9.5	7.8
PANSS 陰性症状				
基準値	21.7	9.2	24.7	7.3
平均変化	−6.4	9.1	−8.4	7.2
PANSS 総合病理				
基準値	43.6	9.5	43.0	9.0
平均変化	−14.8	14.2	−12.9	13.6
PANSS 合計				
基準値	88.7	23.0	90.7	16.6
平均変化	−31.5	28.4	−30.8	25.0

全項目で両群に有意差なし

ン値の上昇も低い結果が得られている。

　この試験では，amoxapineはrisperidoneと同等の成績を示しており，収入の低い患者層でamoxapineは十分に使えるとしている。メキシコでは，olanzapine，risperidone，aripiprazoleなどで治療すると，100～300USドルを要するのに対して，amoxapineでは10USドルで済むとして，その意義を認めている。

　Apiquianらの試験のみから，直ちにamoxapineが新規の第二世代抗精神病薬に互して戦えるとはいわないが，コスト面からみてamoxapineの利用価値は生かされてよいと考える。

VII. おわりに

　§1ではamoxapineのimipramineとの比較試験に参加させて頂いて得た貴重な体験を中心に書いた。WHOうつ病評価尺度やHamiltonうつ病評価尺度を用いて演習を繰り返すという本格的な臨床試験であり，筆者は治験のあり方にこれで1つ大きく目覚めさせられた。

　本稿は，§1で触れることのできなかったamoxapineとその親化合物のloxapineについてそれぞれの薬理学的プロフィールから，今後これらがどう生かされるのか，筆者の思い入れを込めて書かせてもらった。1958年の昔にimipramineの化学的操作の中からclozapineが合成された。それに続いてSchmutzらは類似化学構造を有するloxapine，amoxapine，clothiapineを合成している。今，考えればこれらはSDAのプロフィールを持った抗精神病薬であり，抗うつ薬である。当時は，その意義，とくに5-HT$_{2A}$拮抗作用の意義を十分に理解しないまま，臨床に生かすことができないで，1990年中頃から始まった第二世代抗精神病薬の時代にのみ込まれてしまった。いつか，Schmutzらの仕事を再評価すべく稿を起こしたいと考えて§82～§86のclozapineの項で取り挙げた。

文　献

1) Apiquian, R., Ulloa, R., Fresan, A. et al. : Amoxapine shows atypical antipsychotic effects in patents with schizophrenia : results from a prospective open-label study. Schizophr. Res., 59 : 35-39, 2003.
2) Apiquian, R., Fresan, A., Ulloa, R. E. et al. : Amoxapine as an atypical antipsychotic : a comparative study vs risperidone. Neuropsychopharmacology, 30 : 2236-2244, 2005.
3) 浅田成也, 河村隆弘, 宮地秀幸 他 : W-130の精神分裂病に対する薬効検定──double-blind, controlled trial を通じて. 臨牀と研究, 46 : 1557-1579, 1969.
4) Bauer, M., Pretorius, H. W., Constant, E. L. et

al. : Extended-release quetiapine as adjunct to an antidepressant in patients with major depressive disorder : results of a randomized, placebo-controlled, double-blind study. J. Clin. Psychiatry, 70 (4) : 540-549, 2009.
5) Bishop, M. P., Simpson, G. M., Dunnett, C. W. et al. : Efficacy ofl oxapine in the treatment of paranoid schizophrenia. Psychopharmacology, 51 : 107-115, 1977.
6) Burch, E. A., Goldschmidt, T. J. : Loxapine in the treatment of psychotic-depressive disorders : Measurement of antidepressant metabolites. South. Med. J., 76 : 991-995, 1983.
7) Calabrese, J. R., Keck, P. E. Jr, Macfadden, W. et al. : A randomized, double-blind, placebo-controlled trial of quetiapine in the treatment of bipolar I or II depression. Am. J. Psychiatry, 162 : 1351-1360, 2005.
8) Carlsson, A., Lindqvist, M. : Effect of chlorpromazine or haloperidol on formation of 3-methoxy tryptamine and normetanephrine in mouse brain. Acta Pharmacol. Toxicol. (Copen), 20 : 140-144, 1963.
9) Cooper, T. B., Kelly, R. G. : GLC analysis of loxapine, amoxapine, and their metabolites in serum and urine. J. Pharm. Sci., 68 : 216-219, 1979.
10) Ereshefsky, L., Lehmann, C. R., Saklad, S. R. : "Refractory" patients and loxapine : schizophrenia or mania? Am. J. Psychiantry, 139 : 701-702, 1982.
11) Ereshefsky, L. : Pharmacologic and pharmacokinetic considerations in choosing an antipsychotic. J. Clin. Psychiatry, 60 (suppl. 10) : 20-30, 1999.
12) Gallant, D. M., Swanson, W. C., Mielke, D. H. et al. : Amoxapine : a double-blind evaluation of antidepressant activity. Curr. Ther. Res. Clin. Exp., 15 : 56-59, 1973.
13) Glazer., W. M. : Does loxapine have "atypical" properties? Clinical evidence. J. Clin. Psychiatry, 60 (suppl. 10) : 42-46, 1999.
14) Greenblatt, E. N., Osterberg, A. C. : The pharmacodynamic actions of 2-chloro-11-(l-piperazinyl) dibenz [b, f] [1, 4] oxazepine, a new psychoactive agent. Fed. Proc., 27 : 438, 1968.
15) Greenblatt, E. N., Lippa, A. S., Osterberg, A. C. : The neuropharmacological actions of amoxapine. Arch. Int. Pharmacodyn. Ther., 233 : 107-135, 1978.
16) 原田俊樹：Zotepine—抗躁効果の発見から非定型抗精神病薬としての今日的位置づけまで．臨床精神薬理, 1 : 1187-1193, 1998.
17) 市川一男：ハロペリドール誕生への道．精神科・治療の発見（大原健士郎，渡辺昌祐 編），pp. 139-155, 星和書店，東京，1988.
18) Itil, T. M. : the discovery of antidepressant drugs by computer-analyzed human cerebral bio-electrical potentials (CEEG). Prog. Neurobiol., 20 : 185-249, 1983.
19) 伊藤 斉，岡本正夫，三浦貞則 他：二重盲検法による dibenzothiazepine 誘導体（clothiapine＝W-130）と phenothiazine 誘導体（perphenazine）の精神分裂病に対する薬効比較．精神医学, 11 : 465-475, 1969.
20) James, B. McIntyre, M., Hannah, J. : A study of parenteral loxapine succinate in very disturbed psychotic patients. N. Z. Med. J., 95 : 123-124, 1982.
21) Jensen, N. H., Rodriguiz, R. M., Caron, M. G. et al. : N-desalkylquetiapine, a potent norepinephrine reuptake inhibitor and partial 5-HT$_{1A}$ agonist, as a putative mediator of quetiapine's antidepressant activity. Neuropsychopharmacology, 33 (10) : 2303-2312, 2008.
22) Kapur, S., Zipursky, R., Remington, G. et al. : PET evidence that loxapine is an equipotent blocker of 5-HT$_2$ and D$_2$ receptors : implications for the therapeutics of schizophrenia. Am. J. Psychiatry, 154 : 1525-1529, 1997.
23) Kapur, S., Cho, R., Jones, C. et al. : Is amoxapine an atypical antipsychotic? positron-emission tomography investigation ofi ts, dopamine$_2$ and serotonin$_2$ occupancy. Biol. Psychiatry, 45 : 1217-1220, 1999.
24) 君島健次郎，田辺恭子，木下ゆか子 他：Amoxapine の中枢作用．米子医誌, 27 : 523-536, 1976.
25) Meltzer, H. Y. : Clinical studies on the mechanism of action of clozapine. The dopamine-serotonin hypothesis of schizophrenia. Psychopharmacology, 99 : Suppl. S18-27, 1989.
26) Meltzer, H. Y., Matsubara, S., Lee, J. C. : Classification of typical and atypical antipsychotic drugs on the basis of dopamine D$_{-1}$, D$_{-2}$ and serotonin$_2$ pKi values. J. Pharmacol. Exp. Ther., 251 : 238-246, 1989.
27) Meltzer, H. Y., Jayathilake, k. : Low-dose

28) Moyano, C. Z. : A double-blind comparison of Loxitane—loxapine succinate and trifluoperazine hydrochloride in chronic schizophrenic patients. Dis. Nerv. Syst., 36 : 301-304, 1975.
29) Paprocki, J., Barcala, M. P., Andrade, N. M. et al. : A controlled double-blind comparison between loxapine and haloperidol in acute newly hospitalized schizophrenic patients. Psychopharmacol. Bull., 12 : 32-34, 1976.
30) Richelson, E. : Receptor pharmacology of neuroleptics : relation to clinical effects. J. Clin. Psychiatry, 60 (suppl. 10) : 5-14, 1999.
31) Sathananthan, G. L., Matz, R., Thompson, H. et al. : Amoxapine and imipramine : a double-blind study in depressed patients. Curr. Ther. Res. Clin. Exp., 15 : 919-922, 1973.
32) Schmutz, J., Künzle, F., Hunziker, F. et al. : Über in 11-stellung amino-substituierte Dibenzo [b, f]-1, 4-thiazepine und-oxazepine. 9. Mitteilung über siebengliedrige Heterocyclen. Helv. Chim. Acta, 50 : 245-254, 1967.
33) 渋谷 健, 松田宏三, 佐藤勝彦 他：Dibenzoxazepine 誘導体 amoxapine に関する薬理学的検索. 東京医大誌, 35 : 115-129, 1977.
34) Stille, G., Ackermann, H., Eichenberger, E. et al. : The pharmacological properties of a potent neurotroptic compound from the dibenzothiazepine group. Int. J. Neuropharmacol., 4 : 375-391, 1965.
35) 武田 哲, 兼子 直：非定型抗精神病薬としての zotepine—臨床と基礎. 臨床精神薬理, 8 : 969-977, 2005.
36) Wadenberg, M. G., Sills, T. L., Fletcher, P. J. et al. : Antipsychoticlike effects of amoxapine, without catalepsy, using the prepulse inhibition of the acoustic startle reflex test in rats. Biol. Psychiatry, 47 : 670-676, 2000.

§3

初めての第Ⅰ相試験の依頼が運命を大きく変えた

Ⅰ. はじめに

　1971年に筆者は北里大学に移って，それまでの電気生理学的研究に従事しながら，向精神薬の治験にも積極的に参加していた。当時の原俊夫教授の意向も強く働いていた。§1〜2では，わが国における抗うつ薬の治験ほとんど全てに参加していたことを述べたが，書きもらしたものにlopramine（Lofepramine, Amplit®）がある。この抗うつ薬はamoxapineに続いた第二世代の三環系抗うつ薬（TCA）で，1969年スウェーデンのLeo社で合成されたiminodibenzyl系（図1）である。Serotonin（5-HT）とnoradrenaline（NA）の再取り込み阻害作用を有する優れた抗うつ薬で第一製薬（現，第一三共社）が導入して治験を実施していた。1970年代初め頃のことで，筆者達もpilot study（探索的試験）から第Ⅲ相試験にまで参加しており[14,16]，第一製薬の開発担当の方々との接触が何かと多かった。

　ちなみに当時，1962年米国のWinthrop社（現Sanofi-Aventis社）が開発した抗精神病薬のoxypertine（図1）が，reserpineやtetrabenazineと同様にcatecholamineを枯渇させる作用で抗精神病作用を発揮するとされ[3,7]，後に，dopamine D$_2$受容体遮断作用を有することが確認されており[15]，これが，当時問題になりかけていた遅発性ジスキネジアに有効との風説の有名な報告もある[12]。第一製薬はこのoxypertineを抗不安薬として使えないかとの思惑で，当時の三共のoxazolo-benzodiazepineと比較試験を実施して一蹴されたとの逸話もある。

　話は飛んだが，中枢神経系の薬物の開発に積極的であった当時の第一製薬は，後に詳しく述べるbutyrophenone系薬物の開発を始めており，成功したものとしては国産初で最後となったbutyrophenone誘導体のtimiperone（図1）を合成し，第Ⅰ相試験の実施場所を探していたのである。ちょうど，lopramineの開発で担当者らが出入りしていた北里大学が新設された大学の中で臨床試験に積極的であり，施設も新しく，スタッフも揃っているとみて，その白羽の矢が筆者達に立ったのである。筆者には，第Ⅰ相試験を実施した経験もなかったが，好奇心が強く，怖いもの知らずで前向きの気持でこれを引き受けた。そして，その資料を論文化して世に問うた[17]。これが運命の別かれ目というか，その後，次々に向精神薬の第Ⅰ相試験の依頼が舞い込むこととなり，完全に臨床精神薬理の領域に両足を突っ込むこととなった発端である。

　本稿では，まずこの思い出深いという表現では済まない大きな出来事となったtimiperoneの第

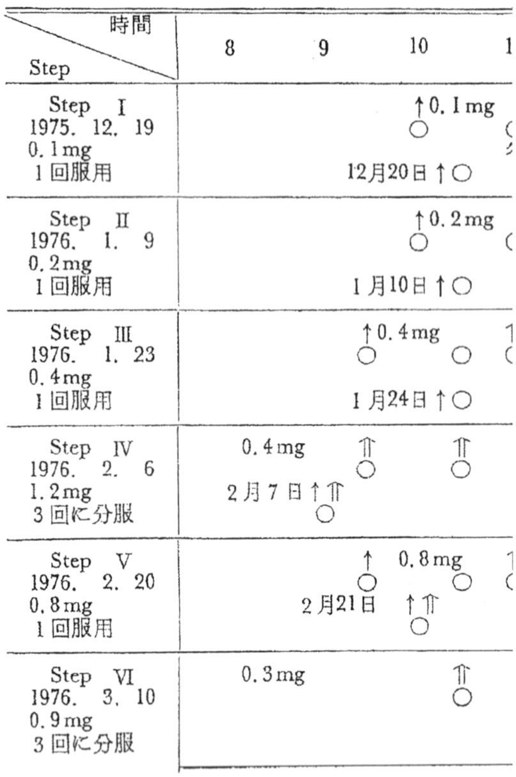

Step \ 時間	8	9	10	
Step I 1975. 12. 19 0.1 mg 1回服用			↑0.1 mg ○ 12月20日 ↑○	
Step II 1976. 1. 9 0.2 mg 1回服用			↑0.2 mg ○ 1月10日 ↑○	
Step III 1976. 1. 23 0.4 mg 1回服用			↑0.4 mg ○ 1月24日 ↑○	
Step IV 1976. 2. 6 1.2 mg 3回に分服		0.4 mg 2月7日 ↑⇑ ○	⇑ ○	
Step V 1976. 2. 20 0.8 mg 1回服用			↑ 0.8 mg ○ 2月21日 ↑⇑○	
Step VI 1976. 3. 10 0.9 mg 3回に分服		0.3 mg	⇑ ○	

図1 第一製薬（現第一三共社）の保有する向精神薬の化学構造式

I相試験について述べていきたい。

II. 第I相試験を引き受けて

1. 第I相試験の計画表を作るまでの経過

第I相試験とは，非臨床試験（動物実験）にて薬効薬理が明らかにされて，あるいは作用機序は不明であるが臨床的効果が大いに期待される薬物で，急性および慢性の毒性試験を含めた諸々の安全性試験での安全性が確認された上で，初めてヒトに用いてその臨床薬理作用や安全性の確認と最大耐用量の決定，吸収・代謝・排泄などの薬物動態学的検索を行うものである[2,3]。可能ならば，臨床的有用性の指標を見ておきたい試験である。多くは健常男子成人を対象とし，薬物によっては適応疾患の患者を対象とする。

筆者が依頼されたのは健常成人男子を対象とする第I相試験であるが，たとえば後に依頼されたclozapineの第I相試験に相当する前期第II相試験では，健常成人への安全性が予測できず，統合失調症患者を対象として実施している。

当時は，海外からの導入薬物については第I相試験を実施しないで済むこともあったが，国内創製薬では必須の試験となっていた。筆者自身は第I相試験の経験がなく，また，第I相試験の成績を読んだこともなかったことから，第I相試験のやり方の勉強から始まった。その頃，いくつかの向精神薬で第I相試験が実施されていたはずであるが，論文化されたものがなく，やむなく，他領域の第I相試験の資料を集めたりしたが，最終的には非ステロイド系抗炎症・鎮痛剤である2-phenyl-5-benzothiazole acetic acid（K308）の安部らの第I相試験を最もよく参考にした[1,2]。

初めて知ることばかりで，当時得た知識では第I相試験は単回投与試験と反復投与試験から成り，単回投与試験では，初期投与量の決定が最も大切で，たとえば，ラット LD_{50} の約1/100,000に相当する量から開始して漸増し，非臨床試験から想定される臨床用量のおおよそ2倍まで上げていく。そして，反復投与試験では，臨床用量と想定される用量を7日間投与するというのが基本となっている。

Timiperoneはbutyrophenone系の抗精神病薬であり，健常人と統合失調症患者とでは抗精神病薬に対する感受性がかなり異なることが判っていたことから，初期投与量は計算できるが，どこまで投与量を上げられるかが判らない状況にあった。単回投与でStepごとに初回投与量の倍，倍と上げていき最大耐用量と考えられる用量になった段階で反復投与試験の用量を決定する方式を考えた。

ちなみに，timiperoneの第I相試験計画スケジュールは最終的には表1にみるようなものとなった。

表中の単回投与試験はStep IからVまで，Step VIは反復投与試験である。本試験は全Stepを通して同じ被験者を対象として実施した。表1から1975年12月19日に開始されて，1976年3月12日に終了したことがわかる。このStep IとかStep IIという用語はいろいろな第I相試験の論

§3 初めての第I相試験の依頼が運命を大きく変えた　25

表1 Timiperone 第I相試験のスケジュール表 (村崎, 山角, 1977[17])

Step \ 時間	8	9	10	11	12	13	14	15	16	17	18	19	20	21
Step I 1975. 12. 19 0.1 mg 1回服用			↑0.1 mg 12月20日↑○	○ クレペリン	⇑○	○	○	HTP, ベンダー・ゲシュタルト	○		○			
Step II 1976. 1. 9 0.2 mg 1回服用			↑0.2 mg 1月10日↑○	○	○	○	⇑○	○	○		○			
Step III 1976. 1. 23 0.4 mg 1回服用			↑0.4 mg 1月24日↑○	⇑○	⇑○	ECG, EEG 視聴覚検査	⇑○	○	○	○	○			
Step IV 1976. 2. 6 1.2 mg 3回に分服	0.4 mg 2月7日↑服		⇑○ 0.8 mg	⇑○	⇑○ 0.4 mg	○	⇑○	○	⇑○ 0.4 mg		○	⇑○	○	
Step V 1976. 2. 20 0.8 mg 1回服用			↑ 0.8 mg 2月21日↑⇑	⇑○	⇑○	ECG	⇑○	○	⇑○	○	○			
Step VI 1976. 3. 10 0.9 mg 3回に分服	0.3 mg		⇑ 0.4 mg	⇑○	0.3 mg	○	⇑○	○	0.3 mg		○	⇑○	○	
1976. 3. 11 1.2 mg 3回に分服	⇑ 0.4 mg		⇑○	○	0.4 mg	○	⇑○	○	0.4 mg		○	⇑○	○	
1976. 3. 12 0.9～1.5 mg 3回に分服	0.3～0.4～0.5 mg		⇑○ 0.3～0.4～0.5 mg	⇑○	0.3～0.4～0.5 mg	ECG, EEG, 視聴覚検査, 平衡機能検査	⇑○	○	0.3～0.4～0.5 mg クレペリン, HTP, ベンダー・ゲシュタルト		○	⇑○	○	
3月13日 ↑⇑○	○													

↑: 臨床検査用採血　　⇑: 血中濃度測定用採血　　○: 血圧, 脈拍, 体温, 効果表チェック

文から拝借したもので，その後の第Ⅰ相試験のすべてで用いさせてもらっている。

2．被験者の選定

良い試験を実施するためには，良い被験者を選ぶことが必要で，初めてのことであり，依頼会社の社員にお願いするということで，社内の志願者の中から6名を選んだ（表2）。創薬や製剤あるいは代謝などに関わった方々が多く，第Ⅰ相試験を実施する上で，被験者からいろいろ教わったことも多かったのである。このことは，後に詳しく述べよう。現在では，被験薬との利害関係を有する者は被験者になりえないという条項から製薬会社の社員の被験者は許されておらず，したがって，良い被験者の選定に一苦労している現状がある。

3．倫理委員会に相当する組織

医薬品の臨床試験の実施の基準（Good Clinical Practice：GCP）が最初に制定されたのは1990年10月のことで，治験審査委員会（Institutional Review Board：IRB）の設置が義務づけられた。治験参加者の人権と安全性を守るために，治験の依頼を受けた医療施設とは利害関係のない人や医薬専門外の人を加えて組織され，いわゆる倫理委員会として活動することになったが，1997年3月27日の厚生省令第28号で新しいGCPが制定されて今日に至っている。

こうした厳しい制度のもとに一時治験の暗黒時代ともいわれて，治験が停滞し，治験の空洞化といわれる現象が起きて苦労したもので，有望な被験薬の開発が進まず，断念されたものも少なくない。MAO-Aの阻害薬moclobemideもその1つで，筆者が統括医師となりながら，開発断念は無念であった。

1970年代にはこうした制度がなく，倫理委員会に替るものとして，企業側にお願いして，薬効薬理や毒性学の専門家と第Ⅰ相試験を実施する筆者達と企業の担当者が集まって，あらかじめ筆者達が作成した第Ⅰ相試験案の内容の妥当性や倫理的問題を検討してもらったものである。各被験薬の第Ⅰ相試験ごとに担当企業に組織して頂いたこと

表2　被験者[17]

被験者	年齢	身長 (cm)	体重 (kg)
A	44	160	63
B	26	172	72
C	45	164	54
D	35	169	61
E	36	162	61
F	36	169	63

から，大森義夫先生，植木昭和先生，佐久間昭先生，亀山勉先生，鍋島俊隆先生，柳田知司先生をはじめ，普段，簡単にはお目にかかれない多くの偉い先生方の薫陶を受けたことは筆者にとって大きな財産となり，とても幸せなことであったと考えている。

4．第Ⅰ相試験実施施設と実施スタッフ

本試験実施の1975年には，北里大学病院には専用の実施施設はなく，単回投与試験では被験者には近くの旅館に泊ってもらい，早朝，北里大学病院精神科外来カンファランスルームに集まって，そこを根城として，必要に応じて会議室を利用したり，検査室を利用したりしたものである。そして，反復投与試験は3日間とした。本来，7日間の連投を行うべきものであるが，当時，健常者に抗精神病薬を7日間服用してもらうことは困難と判断して3日間としたのであるが，最低，4泊の宿泊が必要なことから，北里大学病院の空き病棟の病室を利用させてもらった。北里大学病院は1971年7月26日の開院であり，当時はまだ全病棟がオープンしておらず，患者の入っていない病棟があったのである。後の第Ⅰ相試験では，病院の前のホテルを利用したこともあるが，多くは，職員厚生施設や研修医用のドミトリーの空き棟を利用したりで，被験者の方々に不便をかけ，苦労したものである。のちの1986年4月に開設された北里大学東病院の中には，大学病院としては初の臨床薬理専用病棟（16床）ができて，非常に楽になった。専用病棟の設置は，筆者達が数多く実施した第Ⅰ相試験が病院の採算のとれる事業であると認められたことが大きな理由であったと考える。

表3　主観的効果チェック表[17]

		7:00	8:00	9:00	10:00	11:00	12:00	13:00	14:00	15:00	16:00
1	頭（重い，痛い，のぼせる，ボーッとする）										
2	眼（チカチカする，痛い，ぼやける，まぶしい）										
3	耳（耳鳴，ひびく，聞こえにくい）										
4	鼻（つまる，スースーする，変な臭い）										
5	口（かわく，喋りにくい，よだれ）										
6	胸部（動悸，痛い，苦しい）										
7	腹部（腹痛，嘔気，嘔吐，便秘，下痢）										
8	四肢（ふるえる，重い）										
9	皮膚（かゆい，熱感，発汗）										
10	泌尿器系（頻尿，尿閉，残尿感，排尿時痛）										
11	平衡感覚（めまい，ふらつき，よろけ）										
12	錐体外路系（手のふるえ，眼が釣りあがる，舌がつれる，首がまがる，いらいらしてじっと坐っていられない）										
13	気分（わるい，いらいらする，うきうきする，異和感）										
14	ねむ気（ねむい，だるい，眠った）										
15	集中力（集中できない，本が読めない，テレビがみられない）										
16	睡眠（ねつき，夢，途中覚醒，早朝覚醒，熟眠感）										
17	朝覚醒時の気分（だるい，頭重，残薬感）										
18	食欲（おいしい，まずい，食べたくない）										
19	その他										

スタッフについては，筆者と研修医（当時）の山角駿の2名，非番の看護師1名，あとは第一製薬の開発担当の方が2～3名と少人数で，筆者らはせっせと試験管のラベルに被験者の名前を書いたり，それを試験管立てに並べたり，検体を検査室へ運んだりと，一人何役もこなしながら喜々として走りまわっていたものである。

III. Timiperone の第I相試験から学んだこと

1. Timiperone の健常男子被験者に及ぼす精神運動機能への影響

第I相試験の目的の1つは，ヒト（本来は対象疾患患者）に薬理学的効果をもたらすのに必要な投与量領域（dose range）を決定することである。しかし，抗精神病薬に対する感受性は健常人と統合失調症患者とでは著しく異なることが判っていた。本試験の共同実施者の山角駿は，学位論文[27]で haloperidol の薬物動態の研究として血漿中濃度と唾液中濃度を測定したのであるが，自分で4.5mgを服用して頭は重く，いらいらしてじっと坐っておられず，物事を考えたり判断することができず，鉛の鎧を着たような気分といった苦しい体験を有していた。本試験ではラット LD_{50} の1/100,000量相当の0.1mgから開始して，表1にみるようなスケジュールで実施していったが，あらかじめ出現が予測される症状項目の表を作成しておき（表3），これに基づいて評価した。ここではほぼ定型的な反応を示した被験者AとBの経過表をみながら説明しよう（表4）。被験者Aは0.1mgでは何の影響もみられず，0.2mgで頬部の軽度の硬ばり，0.4mgで，それに加えて週刊誌

表4　Timiperoneの第Ⅰ相試験における被験者AとBの主観的所見（村崎と山角，1977[17]から作成）

	被験者A	被験者B
単回投与試験		
Step Ⅰ 0.1mg 服用	影響なし	影響なし
Step Ⅱ 0.2mg 服用	頬部のごく軽度のこわばり	影響なし
Step Ⅲ 0.4mg 服用	頬部の軽度のこわばり 週刊誌が読みづらい	影響なし
Step Ⅳ 1.2mg 3分服	13:30-20:30　たまらなくねむい。起きていられず，坐っているのが苦痛。倦怠感もあり，まったく本も読めない。相談室のベッドで寝てすごす。夜，風呂に入らず21:00就寝して熟睡。翌朝はまったく平常となる。	13:30-14:30　ねむ気。集中力ややわるく，本を読みづらい。 夜は早く寝ついた程度で主観的に変化なし，睡眠良好。
Step Ⅴ 0.8mg 服用	11:30よりねむ気とだるさ。頭がボーッとして雑誌が読めない。昼食を食べかねて午後もほとんど寝てすごす。睡眠中2〜3回途中覚醒あり，翌朝ややだるさが残り，寝不足を感じる。	11:30-14:00　ねむ気が強く，こらえるのがつらい。雑誌さえ読めず，11:30と14:00に10分ずつ眠る。体がだるく，頭重感もある。睡眠は1回途中覚醒あるも，翌朝まで残らず，気分わるくない。
反復投与試験		
Step Ⅵ 1日目 0.9mg 3分服	12:30頃からねむ気，だるさ。とても坐っていられず，集中して本が読めない。 午後は半分くらい眠る。 睡眠良好。	午後からねむ気が出て，約2時間うたた寝。睡眠良好。
2日目 1.2mg 3分服	午前中の散歩時ややふらふら感あり。14:30-22:30だるく，ねむい。舌が少ししびれ，若干ろれつがまわらない。午後ほとんど眠ってすごす。 就眠わるく，腰痛あり，3回途中覚醒。翌朝体がだるく，寝不足感あり。	12:30　2回目服用後から舌が釣りあがり，ろれつがまわらず，喋れない。このまま治らないのではないかと強い不安状態となる。ことに17:30　3回目服用後さらに舌の釣りあがりが強くなり，もう明日は薬のみたくないという。17:00-20:00がピークで22:00から徐々に軽減し，0:00ほとんど消失して入眠。睡眠良好にて翌朝は平常通りとなる。
3日目 A：1.2mg 3分服 B：0.9mg 3分服	12:30より寝るまでねむ気が持続，1時間半昼寝。じっとしていられない。ゆったりできない。おちつきがない。頭がボーッとする。本を読んでも集中できない。気分はわるいというほどではない。睡眠は3回途中覚醒あり。翌朝ややだるく，普段の朝とやや違う感じ。食事の頃にもとへもどる。	朝覚醒時は気分そう快で，昨夜の騒ぎが嘘のよう。一時は実験中断まで考えたが，0.9mgを3回に分服して続行。日中ねむ気もなく，薬が体に作用している感じがない。ただ，就眠がわるく，am2:00まで起きている。翌朝の気分もわるくない。

が読みづらくなっている。Step Ⅳの1.2mgの3分服では抗精神病薬による定型的な症状が出現して，これはStep Ⅴの0.8mgでも同様である。一方，被験者BはStep Ⅲの0.4mgまでは影響なかったが，Step Ⅳでは軽い症状が出始め，Step ⅤではAと同様な状態となっている。

反復投与試験であるStep Ⅵでは被験者Aはさらに影響が強く出て，通常の日常生活がさらに困

難となっているのに対して，Bは2日目に舌が釣りあがり，ろれつがまわらず喋れない状態に陥り，このまま治らないのではないかと強い不安状態となっている。急性のジストニアとも考えられ，3日目の服薬をやめたいと申し出ている。特別な処置をすることなく経過をみたところ，夜間にこれらが自然に消退して翌朝は平常通りになったことから，3日目は1日量を0.9mg 3分服に減量して服用してもらった。幸い，3日目はさほどの影響もなく，無事試験を終えている。

他の3名の被験者も同様な経過を示しており（文献7）の表5参照），Step Ⅳの1.2mg 3分服やStep Ⅴの0.8mg 1回投与では通常の日常生活が困難なくらいに，眠気とだるさ，集中障害が出現している。明確に錐体外路症状（EPS）と判断される急性ジストニアが出現したのは被験者Bのみであったが，Aにも近い症状が認められており，これ以上増量するとさらに多くの被験者に出現した可能性が高いと考えられた。初めての第Ⅰ相試験ながら，それだけに投与量を周到に検討したのが本試験を成功させたと思われる。すなわち，単回投与試験では，影響を及ぼさない最少用量0.1mg/日から，これ以上は耐えられない0.8mg/日を知ることができたことと，3日間の反復投与試験ではこれらの症状が強く出現して1名にははっきりEPSが出現したことから，1.2mg/日のみ分服が限度であることも判った。これで第Ⅰ相試験の2番目の目的である最大耐用量も決定されたのである。

以上のような主観的，客観的な精神運動機能に及ぼす影響をより客観的に調べるために，心理検査（内田・クレペリン検査，ベンダー・ゲシュタルト検査，矢田部デルフォード性格検査，家・木・人物画テスト）と脳波検査と精密平衡機能検査（表5）など多くの検査を実施している。初めてのこともあり，やや欲ばった検査内容となったが，最も明瞭な影響を示したのは内田・クレペリン精神作業検査であった（表6）。コントロール値としての0.1mg/日投与時の成績と反復投与時の3日目の成績を比較しているが，全被験者で集中困難が著しく，練習効果が得られず，疲労感とともに能率が低下している。この第Ⅰ相試験で，

表5　精密平衡機能検査[17]

1. 直立時重心動揺検査
2. 注視眼振
3. 非注視眼振
4. 頭位眼振
5. 視運動性眼振
6. 運動視標追跡
7. 振子様回転眼振
8. 温度刺激眼振
9. 遮眼書字検査

抗精神病薬の投与が最も精神運動機能に及ぼす影響が明らかに出てくるのは，内田・クレペリン精神作業検査であることが判明し，以後の第Ⅰ相試験で必須の検査とした。なお，今回は用いなかったが，タッピングテストやフリッカーフュージョン試験，反応時間測定検査あるいはメモリードラム検査など，簡便にできる検査として後の第Ⅰ相試験に加えていった。

第Ⅰ相試験の3番目の目的である副作用の観察については，すでに述べたように表3に基づいて詳細に観察して表4に2名分を記載したが，精神運動機能に及ぼす影響としては，内田・クレペリン精神作業検査に精神機能，運動機能ともによく現わされている。また，血液検査，尿検査，心電図，脳波，精密平衡機能検査も実施しているが，今回の試験では特記すべき所見は得られなかった。

第Ⅰ相試験の4番目の目的で極めて重要な項目が薬物動態学的検索である。当時の血中濃度測定の技術から判断するに，試験開始前から6mg/日以上の投与が必要とされていた。本試験では，最大耐用量が単回で0.8mg/日，反復投与で1.2mg/日と判明したことから，本第Ⅰ相試験からは薬物動態を知ることは試験前から不可能であることは判っていた。

健常者と統合失調症者の抗精神病薬に対する感受性の差は極めて大きく，dopamine（DA）過剰活動時への抗精神病薬投与の影響が，健常者では一桁は異なることが改めて確認された。

Timiperoneの薬物動態学的検索については，血漿中濃度と血中プロラクチン値の関係につい

表6 内田・クレペリン精神作業検査（村崎，山角，1977[17]）

作業曲線（型）		平均作業量			
1回目	2回目	1回目 Step I		2回目 Step VI	
Step I	Step VI	前半	後半	前半	後半
a′ 準定型	F 疑問型	55.4	66.2 +19%	55.2	55.5 0%
\multicolumn{6}{	l	}{前半の作業量に変化ないが，疲労の度合が高くなり，練習効果もない。集中困難で，新しい学習が妨げられている。}
au′ 準定型	F 疑問型	63.0	77.9 +23%	64.3	63.5 −2%
\multicolumn{6}{	l	}{緊張の持続は弱くなり，初めの練習効果は高いが，疲労が早く，能率の低下が著しい。}
au″ 準々定型	P 異常型	68.0	81.5 +20%	69.6	71.6 +3%
\multicolumn{6}{	l	}{緊張状態にあると，比較的安定した情緒を保つが，疲労が増すと，気分のムラが大きくなる傾向がある。}
au″ 準々定型	F 疑問型	66.6	79.7 +19%	56.7	58.4 +3%
\multicolumn{6}{	l	}{作業能率が低下し，練習効果もほとんどなくなる。時として緊張が持続できなくなる落込みもみられる。能率の低下が著しい。}
F 疑問型	P 異常型	56.4	58.5 +3%	45.3	41.8 −8%
\multicolumn{6}{	l	}{能率は低下するが，気分のムラはなく，安定している。むしろ外界の刺激に対する情緒的な反応性に乏しくなる。}

て，別の試験で，北里大学病院と駒木野病院に入院中の統合失調症患者7名の方々にお願いして実施している[19]。

初めての第I相試験とはいえ，血中プロラクチン値の変動を各Stepで経時的に追跡していないことは痛恨の極みで，これを実施していれば，血中濃度を追えないにしても，ある程度の動きを知りえたのではないかと反省している。後に実施した第I相試験ではこの経験を生かして，薬物動態学的追跡と血中プロラクチン値の動きを同時に追跡することにしたのはいうまでもない。

IV. 被験者の頑張り

本第I相試験には，第一製薬の社員が志願して参加してくれた。中には創薬や合成，あるいは製剤に関わった研究所の方々もおられて，timiperone に限らず向精神薬に造詣の深い被験者が多く，試験の合間にいろいろ教えて頂いた憶えがある。

投与量が低い間は，自覚的に問題はなかったが，用量が増えるにつれて，眠気，頭が重い，不快感などが出現し，薬物が体にこたえてかなりつらい思いを体験していったのであるが，辛抱強く耐えてくれた。蒼白で硬い表情をしながらも，「大丈夫です。これくらいなら耐えられます」と頑張ってくれたりした。反復投与の中で1名（被験者B）が明らかな急性ジストニアの所見が認められて，このまま治まらないのではと強い不安感を訴えたりしたが，一晩寝れば治まったと，翌日

の服薬にチャレンジしてくれたりしている．創薬に携わっている被験者は頑張りすぎて，最大耐用量が高く出てしまう危険性があるが，本試験では，ギリギリの用量まで上げられたとも考えられる．ある被験者の方が，反復投与時の際に，自分の体に薬がこたえてきている経緯から自分なりに血中濃度の推移を図で示して，このように上昇して来ていると説明してくれたりして感激したものである．その図は当時のカルテに残されているはずであるが，確かめようがなく残念ではある．

利害関係を有する社員を被験者とすることの可否が問題となり，のちに社内ボランティアの制度は禁止となっていったのであるが，筆者自身は随分，社内ボランティアに助けられたと感謝している．

V．抗精神病薬の第Ⅰ相試験で薬効を評価できるか

抗精神病薬を正常被験者に投与してその影響をみた研究は数少ない[8]．Davisら[4]は健常成人男子にchlorpromazine 75mgを投与してMultiple-Cue Personality Learning Taskへの影響をみたところ，適切な経験を有していない段階では単純な作業でもその作業遂行が妨げられるが，適切な経験を積んでくると，たとえ複雑な作業にも妨げられることがなくなる．すなわち，熟練した作業や学習したものの遂行を妨げないとしている．

さて，DiMascio[5]は16人の正常男子学生を対象にchlorpromazine 200mgを投与して，鎮静-催眠作用を除くと，なんら有益な治療価値を示すような薬理作用はみられなかったが，被験者の性格特徴によって作用の仕方が有意に違って反応を示すとしている．

さらに，藤田ら[6]はperphenazine, imipramine, trifluperidolの少量では健康人でも例外なくeuphorizationを惹き起こし，その気分変化の主観的体験はそれぞれの向精神薬によって特有であって判明可能である．したがって，抗精神病薬の治療作用を健康人による内服時の主観的体験からある程度評価することが可能である，としている．

筆者らのtimiperoneの健常成人男子被験者への影響の詳細[17]をみると，少量投与でeuphorizationをきたした者はおらず，統合失調症患者にみられるのと同質の抗精神病薬による有害事象をきたすことと，精神運動機能の遂行を妨げる方向の作用が明確になっている．投与量が少量のため薬物動態を追えなかったが，おそらく血中濃度と比例した有害事象が出現したと考えられ，よって投与量の増加とともに統合失調症患者への何らかの効果が認められるであろうことが推測されたことになる．

初めての第Ⅰ相試験からは，健常者の感受性が非常に高いことと，統合失調症患者にどう効くかまで類推することは不可能であるが，第Ⅱ相試験へ進むことは十分に可能であり，その効果のあり方に強い興味と関心が持たれたことは確実である．

VI．おわりに

第二世代抗うつ薬lopramine（lofepramine, Amplit®）の開発への協力のあり方をみていた第一製薬（現，第一三共社）から，わが国初の創薬であるbutyrophenone系抗精神病薬timiperoneの第Ⅰ相試験を依頼された．先行する向精神薬の第Ⅰ相試験の資料が何もない中で，山角駿と筆者は当時としては考え得る最良の策を練り，ベストを尽くしたとの自信を持った．この第Ⅰ相試験の成績をもって，島薗安雄先生を統括医師とする第Ⅱ相以降の試験が始まったのであるが[9,10,24,25]，その治験審査委員会で本試験の論文化の是非を融道男先生にお聞きした．当時は，東京大学安田講堂事件や浅間山荘事件の直後であり，健常者に抗精神病薬を服用してもらい，苦しい体験を強いるような試験の発表には躊躇するところがあった．融先生の励ましのもとに思い切って「薬理と治療」誌に投稿した．これが大きな転機となり，以後，わが国におけるほとんどすべての向精神薬の治験の依頼が来ることとなった．その後間もなく，わが国創製のbutyrophenoneの第Ⅰ相試験が関西から2編[11,13]報告されて，意を強くしたものである．なお残念ながら，2剤とも臨床試験に進むことができなかったと聞いている．当時，筆者は電

気生理学的研究として，てんかん，睡眠，情動などに従事し，とくにてんかんの精神運動発作重積の研究に熱中していたのであるが[18, 20, 22]，ここに二足の草鞋をはくことになり，次第に臨床精神薬理学の方へ傾斜していった。初めは門前の小僧で習わぬ経を読んでいたのである。そして，気がついたら，こんなにお経を読む人はいないくらいになっていた。

本稿では，筆者にとっては大きな大きな出来事となったtimiperoneの第I相試験の経験について述べた。ありがたかったのは，butyrophenone系抗精神病薬として引き続いてtimiperone注射剤の第I相試験[26]とJanssen最後のbutyrophenoneと言われたbromperidolの第I相試験[21]を依頼されたことで，§4ではわが国におけるbutyrophenone系抗精神病薬の開発の歴史をtimiperoneとbromperidolの臨床試験を含めて書いておきたい。

文献

1) 安部 英，宮下英夫，清水直容 他：2-Phenyl-5-benzothiazoleacetic acid (K-308)の第一相試験―第一報 単一用量. 臨床評価, 2 : 139-155, 1974.
2) 安部 英，宮下英夫，清水直容 他：2-Phenyl-5-benzothiazoleacetic acid (K-308)の第一相試験―第二報 多重用量. 臨床評価, 2 : 157-167, 1974.
3) Bak, I. J., Hassler, R., Kim, J. S. : Differential monoamine depletion by oxypertine in nerve terminals. Granulated synaptic vesicles in relation to depletion of norepinephrine, dopamine and serotonin. Z. Zellforsch. Mikrosk. Anat., 103 : 448-462, 1969.
4) Davis, K. E., Evans, W. O., Gillis, J. S. : The effect of amphetamine and chlorpromazine on cognitive skills and feelings in normal adult male. In : The Psychopharmacology of the Normal Human (ed. by Evans, W. O., Kline, N. S., Thomas, C. C.), pp. 126-161, Springfield, Illinois, 1969.
5) DiMascio, A. : The use of "normal" in predicting clinical utility of psychotropic drugs. ibid., pp. 114-125.
6) 藤田貞雄，後藤基裕，関口英雄 他：抗精神病薬の作用機序に関する臨床精神薬理学的研究―第一報 抗精神病薬の健康人に対する作用. 精神薬療基金研究年報, 1 : 85-87, 1969.
7) Fuxe, K., Grobecker, H., Hökfelt, T. et al. : Some observations on the site of action of oxypertin. Naunyn-Schmiedebergs Arch. Pharmakol. Exp. Pathol., 256 : 450-463, 1967.
8) Hollister, L. E. : Prediction of therapeutic uses of psychotherapic drugs from experiences with normal volunteers. Clin. Pharmacol. Ther., 13 : 803-808, 1972.
9) 金森 健，菅野圭樹：抗精神病薬DD-3480の初期臨床試験. 薬理と治療, 8 (Suppl. 1) : 3-23, 1980.
10) 仮屋哲彦，島薗安雄，山下 格 他：二重盲検法によるtimiperoneとhaloperidolの精神分裂病に対する薬効比較. 臨床精神医学, 10 : 1281-1301, 1981.
11) 川北幸男，市丸精一，工藤義雄 他：Butyrophenone系抗精神病薬ID-4708の第一相試験. 臨床評価, 6 : 29-44, 1978.
12) Kazamatsuri, H. : Treatment of tardive dyskinesia with oxypertine-preliminary clinical experience and a brief review of the literature. Compr. Psychiatry, 21 : 352-357, 1980.
13) 工藤義雄，市丸精一，川北幸雄 他：新しいButyrophenone系誘導体Y-8910の第一相試験. 臨床評価, 7 : 233-264, 1979.
14) 森 温理，野口拓郎，岡田導夫 他：二重盲検法によるlofepramineとimipramineのうつ病に対する薬効比較. 臨床精神医学, 6 : 417-442, 1977.
15) 諸治隆嗣，高橋恵子，池田ちか 他：Oxypertineの薬理作用の再検討―線条体dopaminergic cholinergic interaction oxypertineの作用について. 抗精神病薬の生化学, pp. 105-115, 第一製薬，東京，1980.
16) 村崎光邦，佐藤喜一郎，望月保則 他：新抗うつ薬lopramineの臨床使用経験. 臨床と研究, 51 : 2994-3004, 1975.
17) 村崎光邦，山角 駿：新しいbutyrophenone誘導体 (DD-3480) の第一相試験 (Phase I Study). 薬理と治療, 5 : 2075-2110, 1977.
18) Murasaki, M., Inami, M., Okamoto, K. et al. : Psychomotor status induced by temporal lobe encephalitis. Folia Psychiatr. Neurol. Jpn., 35 : 129-138, 1981.
19) 村崎光邦，岡本呉賦，村岡英雄 他：Timiperoneのpharmacokinetics―血漿中濃度と血中プロラクチン値の関係. 診療と新薬, 19 : 443-

462, 1982.
20) Murasaki, M., Okamoto, K., Takahashi, A. et al. : Psychomotor status. A female case in the 34th week of pregnancy. Folia Psychiatr. Neurol. Jpn., 37 : 435-442, 1983.
21) 村崎光邦, 岡本呉賦, 高橋明比古 他：Bromperidol の第Ⅰ相試験. 臨床評価, 13：813-861, 1985.
22) Murasaki, M., Takahashi, A. : Complex partial status epilepticus. Jpn. J. Psychiatry Neurol., 42 : 515-519, 1988.
23) 村崎光邦：向精神薬と第Ⅰ相臨床試験. 新薬開発評価の基礎と臨床（栗原雅直 監修）, pp. 83-95, デジタルプレス, 東京, 2001.
24) 山角 駿, 山角 博, 小尾契子 他：精神分裂病に対するDD-3480の初期臨床試験. 薬理と治療, 8 (Suppl. 1)：25-37, 1980.
25) 山角 駿, 村崎光邦：精神分裂病に対するDD-3480の臨床治験. 薬理と治療, 8 (suppl. 1)：161-177, 1980.
26) 山角 駿, 村崎光邦, 岡本呉賦 他：新しい butyrophenone 誘導体 timiperone 注射剤の第Ⅰ相試験. 薬理と治療, 19：4535-4582, 1981.
27) 山角 駿, 三浦貞則：健常人を対象にした haloperidol の pharmacokinetics. 北里大学医学部精神科10周年記念論文集, pp. 184-189, 1983.

Butyrophenone 系抗精神病薬の開発

―― Timiperone と bromperidol の第Ⅰ相試験を通して ――

Ⅰ. はじめに

　筆者らは初めて butyrophenone 系抗精神病薬の timiperone の第Ⅰ相試験を経験し[8]、そのときの様子を前回紹介した。このときにはすでに butyrophenone としては、haloperidol, trifluperidol, floropipamide, methylperidol（moperone）, spiroperidol がわが国に導入されており[2]、さらに国の内外で多くの企業が butyrophenone に大いなる関心を抱いて、新しい butyrophenone の開発に力を注いでいた。そうした中で、全世界を見渡して Janssen 社以外の製品で butyrophenone 系抗精神病薬として唯一成功したのが timiperone であった。筆者らが butyrophenone として第Ⅰ相試験を依頼され、実施したのは timiperone とその注射製剤および Janssen 社最後の butyrophenone となった bromperidol である。

　本稿では、timiperone と bromperidol の開発にまつわる物語とそれぞれの臨床試験の成績を紹介しておきたい。

Ⅱ. Timiperone はどのように合成されたか

　Haloperidol の登場以来、全世界ですでに堂々の第一選択薬となっていた butyrophenone 系抗精神病薬には多くの製薬企業が強い関心を抱いて、新しい butyrophenone を作ろうとそれぞれ創意・工夫をこらしていた。わが国の第一製薬（現、第一三共社）もその1つで、いくつかの butyrophenone を試作した中で、図1のように右半分の側鎖を2-thioxo-1-benzimidazolinyl に置き替えたものが優れた非臨床試験での成績を示すことに注目した。当時、butyrophenone の中では田辺製薬（現、田辺三菱製薬）が Janssen 社から導入して臨床試験に入っていた benperidol の1,3-dihydro-2H-benzimidazol-2-one を念頭に置いて、酸素を硫黄に置き替える方法を採用したのである（図1）。当時の創薬上の常識として、硫黄をつけるという発想はなく、硫黄をつけると有害事象が起きやすくなるとの反対意見も強かったが、それを押して、この形の butyrophenone を採用して非臨床試験にかけて成功したと聞いている。Timiperone の誕生である。結果的には、Janssen 社のこれまで発表したもの、および後に出て来る bromperidol を除くと、世界で唯一の butyrophenone 系抗精神病薬として堂々と船出をしていっ

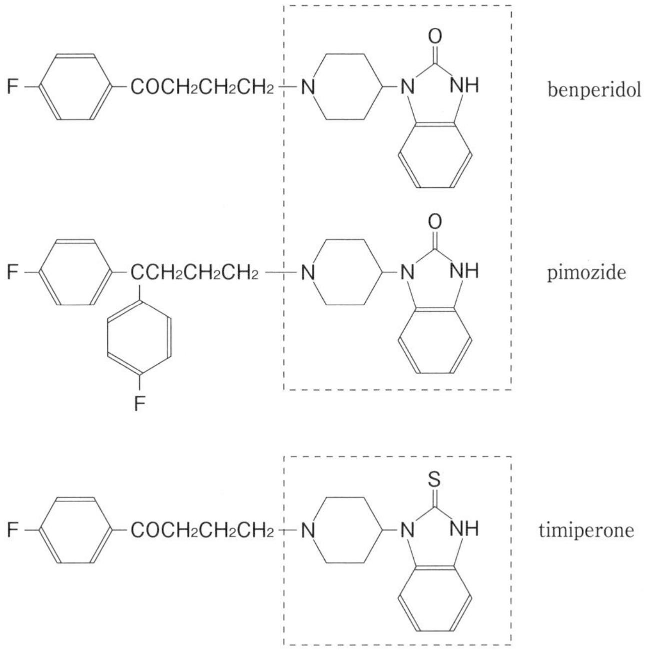

図1 Timiperone 合成の参考となった benperidol と pimozide
右半分の側鎖に 1,3-dihydro-2H-benzimidazol-2-one を所有するものに benperidol と pimozide があり，前者は治験中に撤退したが，pimozide はのちに成功している．酸素を硫黄に置き替えた 2-thioxo-1-benzimidazolinyl を butyrophenone につけたのが timiperone であり，これが見事に成功した．Timiperone は Janssen 社以外で成功した唯一の butyrophenore 系抗精神病薬となった．

たのである．

ちなみに timiperone の非臨床試験の成績をまとめると[23]，抗 methamphetamine 常同行動作用，抗 apomorphine 常同行動作用および条件回遊反応に対する抑制作用は haloperidol の 8～9 倍の強さを示し，抗 apomorphine 嘔吐作用は 56 倍，カタレプシー惹起作用，rotarod 試験，hexobarbital 麻酔増強作用は haloperidol より弱いことが確認された．中でも，ラットでの主薬理作用とカタレプシー惹起作用との間に大きな乖離がみられることに興味が集まった（図2）[23]．こうした抗精神病作用を予測する優れた非臨床試験とともに，同時に実施された安全性試験に合格して，いよいよ臨床試験をという話になり，§3 の話のように筆者達のところで第 I 相試験のスタートを切ったのである．

III．Timiperone の第 III 相試験

筆者達が苦労もし，楽しみにもして第 I 相試験を仕上げただけに，timiperone の第 II 相試験にも勇躍参加した[24,25]．そして，期待通りの成績に基づいて実施された pivotal study としての第 III 相試験には期待するところが大きかった．わが国では 3 本の治験が組まれた．

1．Haloperidol との比較試験

1964 年にわが国へ導入されて徐々に抗精神病薬の主役となり，新しい抗精神病薬の開発時には常に標準薬としての役割を果たしてきている haloperidol との比較試験がまず実施された[5]．

力価は 1 対 1.5 で 3～12 錠の用量で，比較的新

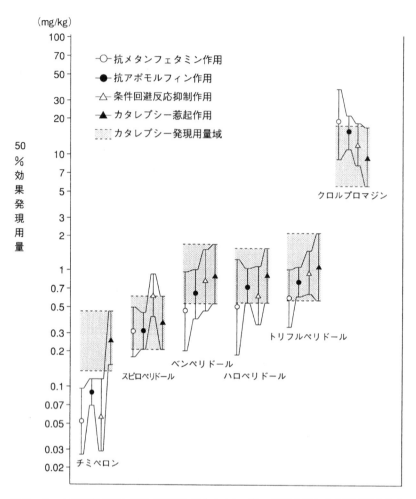

図2　ラット経口投与における主薬理作用とカタレプシー惹起作用との分離に関する成績（Yamasaki, T. et al. 1981[23]）

しい症例（初発例24例と21例を含む）を対象として12週間にわたる試験であった。最終評価をみると（表1），最終全般改善度では，中等度改善以上で44％対33％と数値で優りながら有意差はなく，軽度改善以上を含めると73％対56％と有意に優れ（p＜0.05），悪化例をみてもtimiperoneが有意に優れる結果となっている（p＜0.05）。当時は計算していないが，その後一時用いられていた同等性検証は十分に達成されていたと考えられる。なお，各週別改善度をみると，1，2週時で有意差がみられて効果発現の速さが確認されており，症状項目別では，幻覚・妄想などの病的体験への効果に優れ，治療開始時の状態像では，「自発性欠如，感情鈍麻の群」および「幻覚・妄想が前景に立つ群」でhaloperidolに対し有意に優れる成績を残している。

概括安全度では両群間に有意差は認められなかったが，初期にtimiperone群でakathisiaの出現が高く（48％対39％），抗パーキンソン薬の併用率はtimiperone群に有意に高かった。なお，パーキンソン症候群の出現そのものには差は認めていない。

有用度では，「かなり有用以上」は42％対30％と差はついたが有意差には至らず，「多少は有効以上」以下で有意にtimiperoneが優れていた。

以上のようにtimiperoneは，最も定評のある

表1 Timiperone と haloperidol の二重盲検比較試験の最終評価（仮屋 他, 1981[5]）

1. 最終全般改善度

	著明改善 (#)	中等度改善 (#)	軽度改善 (+)	不変 (−)	悪化 (×)	不明 (?)	計	χ^2 検定 中等度改善以上／軽度改善以下	χ^2 検定 軽度改善以上／不変以下	χ^2 検定 悪化／計―悪化	U 検定
DD	20 (20)	24 (44)	29 (73)	19 (—)	7 (7)	1 (—)	100	N.S.	DD>HP *	DD>HP *	DD>HP *
HP	15 (14)	20 (33)	24 (56)	27 (—)	19 (18)	1 (—)	106				

( )内は％。ただし中等度改善，軽度改善は累積％

2. 概括安全度

	まったく副作用なし	継続服用が可能	減量	中止	不明	計	副作用出現率％	χ^2 検定	U 検定
DD	13	66	10	10	1	100	86	N.S.	N.S.
HP	13	57	13	20	3	106	85		

3. 有用度

	きわめて有用 (#)	かなり有用 (#)	多少は有用 (+)	とくに有用とは思われない (−)	好ましくない (×)	不明 (?)	計	χ^2 検定 かなり有用以上／多少は有用以下	χ^2 検定 多少は有用以上／とくに有用とは思われない以下	χ^2 検定 好ましくない／計―好ましくない	U 検定
DD	16 (16)	26 (42)	34 (76)	15 (—)	7 (7)	2 (—)	100	N.S.	DD>HP ***	DD>HP *	DD>HP **
HP	11 (10)	21 (30)	23 (52)	32 (—)	18 (17)	1 (—)	106				

( )内は％。ただし，かなり有用，多少は有用は累積％

+ : P<0.1, * : P<0.05, ** : P<0.01, *** : P<0.001, DD : timiperone, HP : haloperidol

haloperidol に優るとも劣らない優れた成績を示したのである。ただし，非臨床試験でみた抗精神病作用とカタレプシー惹起作用との乖離はこの試験では証明されなかった。

2. Clocapramine との比較試験[14]

次に対照薬として指定された clocapramine は iminodibenzyl 系抗精神病薬で陰性症状への効果に定評のあるものとして，新規抗精神病薬の二重盲検比較試験によく採用される標準薬の1つである。

主として慢性期の症例を対象とし，1錠中に timiperone 2mg, clocapramine 25mg を含有する錠剤を1～3錠から開始して最高1日6錠とする8週間の比較試験である。なお全例に，基礎薬として levomepromazine 15～75mg/日が併用されている。両群44例ずつと規模は小さいが，最終全般改善度，概括安全度および有用度の最終評価では，いずれも両群間に差は認めていない（表2）。

「中等度改善」以上で44％対32％と timiperone 群に高く，有用度でも「かなり有用以上」が51％対34％と高かった。精神症状項目では，「接触（対人的な態度）」で優れる傾向が，「妄想」で有意に優れ，「幻覚および自我障害」では有意差は

表2 Timiperone と clocapramine の二重盲検比較試験の最終評価（中澤 他，1982[14]）

1．最終全般改善度

	著明改善 (#)	中等度改善 (#)	軽度改善 (+)	不変 (−)	悪化 (×)	不明 (?)	計	χ^2 検定 著明改善〜中等度改善／軽度改善〜悪化	U 検定
DD	8 (19)	11 (44)	11 (70)	12	1	1	44	N.S.	N.S.
CC	4 (9)	10 (32)	18 (73)	10	2	0	44		

改善の( )内数字は累積%

2．概括安全度

	まったく副作用なし	継続服用が可能	減量	中止	不明	計	出現率 %	χ^2 検定	U 検定
DD	20	22	1	0	1	44	53	N.S.	N.S.
CC	14	26	3	1	0	44	68		

3．有用度

	極めて有用 (#)	かなり有用 (#)	多少は有用 (+)	特に有用とは思われない (−)	好ましくない (×)	不明 (?)	計	χ^2 検定 極めて有用〜かなり有用／多少は有用〜好ましくない	U 検定
DD	9 (21)	13 (51)	13 (81)	7	1	1	44	N.S.	N.S.
CC	4 (9)	11 (34)	20 (80)	6	3	0	44		

有用の( )内数字は累積%
DD：timiperone, CC：clocapramine

認められなかったが，改善率は timiperone の方が高かった．

　以上の成績から，timiperone は慢性状態の統合失調症における陰性症状のみならず，陽性症状にも clocapramine に優るとも劣らない薬剤であるとまとめられて，優れた抗精神病作用を発揮するとともに，陰性症状にも優れた成績を残したのである．

3．Perphenazine との比較試験[20]

　当時，phenothiazine 誘導体の中で最も抗精神病作用に優れ，かつ陰性症状にも有効として評判の高かった perphenazine を対照薬とする二重盲検比較試験である．Timiperone 1〜12mg，perphenazine 4〜48mg を効力比とする12週間の試験で，比較的罹病期間が長い症例が対象となった103例対102例の当時としては堂々の大規模試験である．

　最終評価では（表3），最終全般改善度で，悪化率の低さで timiperone が有意に優れ，精神症状項目ごとの改善度では陽性症状のみならず，陰性症状を示す項目においても優れる成績を示している．概括安全度では両群に差がなく，個々の随伴症状で dyskinesia が timiperone で1週目に多

表3 Timiperone と perphenazine の二重盲検比較試験の最終評価（高橋 他, 1982[20]）

1. 最終全般改善度

	著明改善 (#)	中等度改善 (#)	軽度改善 (+)	不変 (−)	悪化 (×)	計	χ² 検定 中等度改善以上/軽度改善以下	χ² 検定 軽度改善以上/不変以下	χ² 検定 悪化/不変以上	U 検定
DD	14 (14)	21 (35)	27 (63)	27 (−)	10 (10)	99	N.S.	N.S.	DD＞PP **	N.S.
PP	13 (13)	20 (33)	24 (58)	17 (−)	25 (25)	99				

軽度改善以上の( )内は累積%

2. 概括安全度

	まったく副作用なし	継続服用が可能	減量	中止	不明	計	出現率(%)	χ² 検定	U 検定
DD	19	59	8	13	0	99	81	N.S.	N.S.
PP	17	60	5	15	2	99	82		

3. 有用度

	極めて有用 (#)	かなり有用 (#)	多少は有用 (+)	特に有用とは思われない (−)	好ましくない (×)	計	χ² 検定 かなり有用以上/多少は有用以下	χ² 検定 多少は有用以上/特に有用とは思われない以下	χ² 検定 好ましくない/特に有用とは思われない以上	U 検定
DD	14 (14)	22 (36)	27 (64)	24 (−)	12 (12)	99	N.S.	N.S.	N.S.	N.S.
PP	10 (10)	22 (32)	20 (53)	29 (−)	18 (18)	99				

多少は有用以上の( )内は累積%

＋：P＜0.1, *：P＜0.05, **：P＜0.01, ***：P＜0.001, DD：timiperone, PP：perphenazine

かっただけであった．

以上の結果から，timiperone は perphenazine に対しても優るとも劣らない成績を示している．

IV. Timiperone のその後の動向

わが国初の butyrophenone 系抗精神病薬 timiperone の臨床試験について，当時の各系の代表である butyrophenone 系の haloperidol, iminodibenzyl 系の clocapramine, そして phenothiazine 系の perphenazine との二重盲検比較試験を行い，timiperone はいずれに対しても抗精神病作用，陰性症状への作用において優るとも劣らない成績をあげている．

当時は，定型抗精神病薬の真只中にあっただけに，錐体外路症状（EPS）が出てあたり前という背景の中で，対照薬と timiperone との間の詳細な出現率や出現の仕方の違いなどがこまかく検討されていない．

すでに述べた如く，timiperone は非臨床試験でも，抗精神病作用を呈する用量ではカタレプシー惹起作用が弱いとの成績が示されている[23]．また，dopamine 系への作用のみでなく，serotonin 系（5-HT₂受容体への親和性）への作用も調べており，timiperone の創薬に関わり，非臨床試験を担当された山崎輝清氏によれば（私信），今に

なって現在の第二世代抗精神病薬の薬理学的プロフィールを見ると，blonanserin[13]に最も近いプロフィールであるとの印象を抱いているそうである。非定型性の芽を持っていたというのである。用法・用量を工夫すれば，もっと営業成績を伸ばせた抗精神病薬ではなかったろうかとの気持が強いと拝聴した。ただ，承認された維持量は3〜12mg/日と，むしろhaloperidolよりも高くなっており，非臨床試験と実際の臨床との間にギャップのあることがここでも証明されている。

当時，第一製薬は抗精神病薬ではoxypertine，抗うつ薬ではスウェーデンのLeo社から第二世代抗うつ薬のlofepramine（lopramine）を導入して中枢系薬物に力を入れており，Janssen社以外では最初で最後のbutyrophenoneの開発に成功し，haloperidolに倣って注射製剤の製品化にも成功している[18,19,26]。当然，大きく処方量を伸ばしてよいはずであったが，同社の中枢系薬物の営業の力が十分でなかったと聞く。当時，第一製薬は社運をかけて自社製剤の抗菌剤levofloxacin（Cravit®）の発売に力を入れており，事実，第一製薬の業績を大きく伸展させたのである。ドイツ系のWinthrop社を買い取り，その営業陣のほとんどがlevofloxacinの方へ取られ，せっかくのtimiperoneへの販売に十分な力を入れられない状況にあった。Timiperoneの創薬や開発に関わった人達にとっては，単なるbutyrophenoneとは異なる新しい芽を持つものへの期待が大きかっただけに残念な結果となっている。わが国では，1986年にJanssen最後のbutyrophenoneといわれたbromperidolが吉富製薬（現，田辺三菱製薬）によって導入されて，ベストセラーの地位を築いていっただけになおさらである。

V．Bromperidolのわが国での開発の経緯

ここでは筆者らがbromperidolの第Ⅰ相試験を実施するまでの経緯とその成績を一部紹介し，さらに臨床試験にも触れておきたい。

Bromperidolは1974年Janssen最後のbutyrophenoneとして合成された[15,16]。これまでの誘導体と違ってhaloperidolとは図3のようにClの代

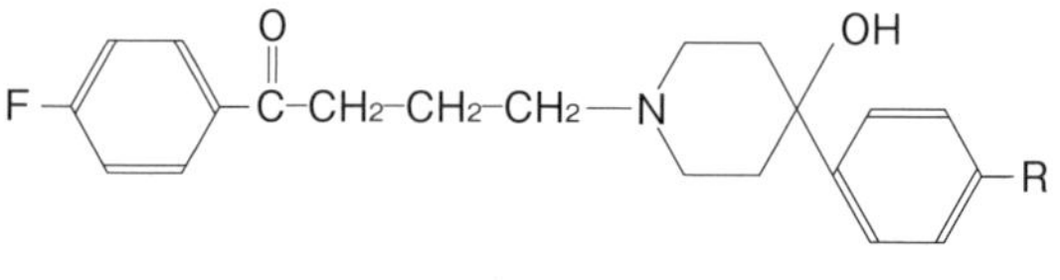

図3 Haloperidolとbromperidolの化学構造
R：Cl haloperidol
R：Br bromperidol

わりにBrをつけただけのもので，特別な工夫のない製剤ともいえ，haloperidolとの異同が問題となった。現に海外では，1981年にベルギー，オランダ，ルクセンブルグのベネルクス三国のみでの承認にとどまっている（Impromen®）。

ところで，わが国への導入を決意した当時の吉富製薬では次のような状況にあった。抗不安薬として開発したtriazolo-thienodiazepineのetizolamは極めて順調に売上げ，処方頻度とも伸ばしていたが，御三家筆頭でありながら抗精神病薬の領域では今ひとつ停滞していた。最初に導入したtrifluperidolがそれなりの臨床成績を示していながら[1,17,22]，視覚障害などの有害事象のために1977年撤退を余儀なくされる中で，自社開発に乗り出したbutyrophenoneのY-8910[6]も第Ⅰ相試験の段階で，非臨床試験の段階では特別な問題のなかった半減期がヒトを対象とした試験では思いの外に長時間に及ぶことが判明して，次の臨床試験の実施を断念することになった。そうした中で，すでにベネルクス三国で発売されているbromperidolの導入を決定したのである。背に腹は変えられない思いとともに背水の陣を敷いたともいえる。化学構造上および非臨床試験の成績でhaloperidolと大きくは変わらない効果と安全性は確保されていたと考えられる。

1983年から第Ⅱ相試験を経て[3,21]手応えを得ていた。引き続いて第Ⅲ相試験を計画して，治験の依頼交渉の際，九州大学で薬剤部長にこれまでの成績を説明したとき，第Ⅰ相試験の成績を問われた。当時，吉富製薬は健常者への抗精神病薬の投与に倫理的問題があると判断したか，bromperidolがすでに海外で使用されている導入品でもあり，第Ⅰ相試験の必要性に疑問を抱いていたため，未実施である旨を打ちあけた。ところが，九

表4 Bromperidol 第Ⅰ相試験の投与スケジュール
(村崎 他, 1985[12])

	step	用量	各試験の間隔
単回投与	Ⅰ	1mg, 1日1回	}2週間
	Ⅱ	3mg, 1日1回	
反復投与	Ⅲ	3mg, 1日1回3日間	}3週間

Bromperidol と haloperidol を等価とみなして同じ用量を bromperidol 5 名,haloperidol 2 名が単盲検下に服用している。

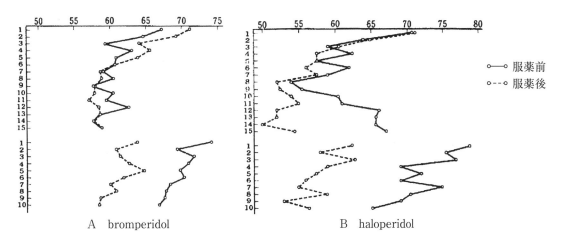

図4 Bromperidol と haloperidol の内田・クレペリン精神作業検査に及ぼす影響(村崎 他, 1985[12])
Bromperidol 服薬群では,前半に一部練習効果が認められているが,持続せず,後半では大きく作業量が低下している。Haloperidol 服薬群では,さらにこの傾向が大きくなり,日常生活への障害度の大きさが示されている。

州大学の薬剤部長はこの説明に納得せず,重要な抗精神病薬の第Ⅰ相試験が未実施とは何事かと大いに叱られたという。そこで,吉富製薬から急拠,筆者らに第Ⅰ相試験の依頼が舞い込んできた。Timiperone に続いて合計 5 本[8-11, 26]の第Ⅰ相試験の経験に意気込んでいた筆者らはこの大型の butyrophenone の第Ⅱ相試験に参加しており,何故,第Ⅰ相試験をやらないのかと不満を持っていた。それだけに直ちにこれを了承するとともに,手慣れた試験としてこれを実施した[12]。ここでも,7名の吉富製薬の社員を被験者としてお願いし,5名に bromperidol,2名に haloperidol を単盲検で表4のように両剤を等価とみて服用してもらった。今回も全試験を通じて同一被験者で通した。本試験は第Ⅱ相試験のあとに実施するという変則的なこともあって,用量は臨床用量内の3mgまでの高いものとすることができて,精神身体症状や精神運動機能に及ぼす影響をしっかり追うことができた。さらに,prolactin 値への影響も薬物動態学的検討も十分に検索ができたといえる。

以下に本試験のまとめをごく簡単に述べる。

①臨床症状としては,眠気,脱力感,倦怠感が中心で,億劫,集中力の障害,持続性の低下などがみられ,bromperidol も haloperidol もともに timiperone でみられたのと同じ所見であった。

両剤ともに3日間の反復投与時に軽い akathisia をきたしたが,parkinsonism は認められなかった。

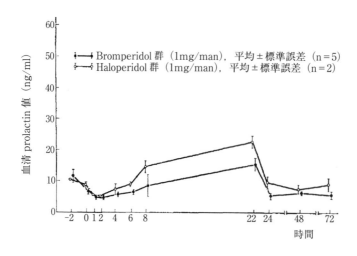

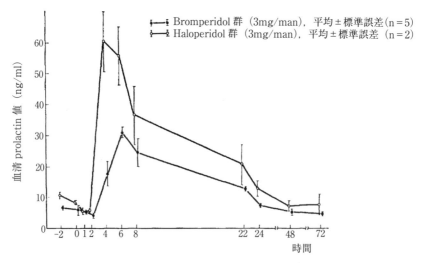

図5 Bromperidol および haloperidol 単回投与時の血清 prolactin 値に及ぼす影響
(村崎 他, 1985[12])

②心理作業検査でも，内田・クレペリン精神作業検査で timiperone の場合と同様に平均作業量の低下が目立ち，休憩効果率も低下している（図4）。今回採用した tapping test とともに第Ⅰ相試験には必須の検査であることがここでも示された。なお，bromperidol の方が haloperidol よりも影響が少なかったことは注目に値する。

③ Prolactin 値への影響

両薬剤とも1.0mgではほとんど変化が認められなかったが，3mgでははっきり上昇がみられ（図5），3mgの3日間反復投与では図6にみるようなパターンを示して，haloperidol の方が上昇させる力が強かった。

④薬物動態学的検討

両薬剤とも1.0mgでは検出限界以下であり，3mgの単回投与と3日間反復投与時の血中濃度推移をみると（図7），bromperidol では $t_{1/2}$ は 24.21±4.1時間となっている。Haloperidol は C_{max} が高く，T_{max}，$t_{1/2}$ とも bromperidol より早く，かつ短くなっている。AUC は両薬剤ともほぼ同じ値を示した。連投した場合の経過は両薬剤とも日一日と C_{max} が上昇していく傾向を示し，投与開始4～5日で定常状態となることが推測された。なお，Step 2 と 3 で血漿中濃度と prolactin 値の相

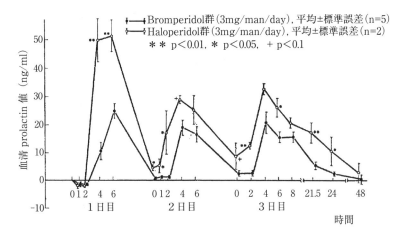

図6 Bromperidolおよびhaloperidol反復投与時の血清prolactin値に及ぼす影響（村崎 他, 1985[12]）

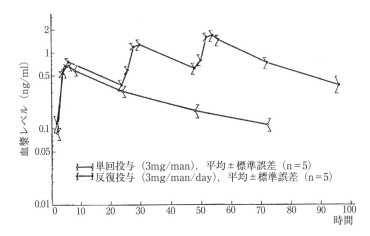

図7 健常者へのbromperidolの単回および反復経口投与時の平均血漿レベル（村崎 他, 1985[12]）

関をみたが, 両薬剤とも高い相関が認められた。

今回の第Ⅰ相試験でみられたように, 内田・クレペリン精神作業検査や血中prolactin値への影響もbromperidolの方が有意に少なく, 臨床的に有利に作用する可能性が示唆された。いずれにせよ, 対象患者の身体的変化に十分注意を払えば, 第Ⅱ相試験への移行は可能と考えられた。もっとも, 既に述べたように, 実際には第Ⅱ相試験が先に行われている。

Ⅵ. Bromperidolの第Ⅲ相試験成績とその後

筆者らの実施した第Ⅰ相試験の後を追うかのように, あるいはほとんど同時に, わが国ではhaloperidolを対照薬とするものと, clocapramineを対照薬とする2本の第Ⅲ相試験が行われた。

1. Haloperidol対照の二重盲検比較試験[4]

1977年2月から1983年11月にかけて実施された試験の成績を結果のみ示す。力価は等価とみなし, 投与量はともに1mg錠の3～18錠とする12

表5 Bromperidol と haloperidol の二重盲検比較試験最終評価（伊藤 他, 1985[4]）

最終全般改善度（FGIR）

薬剤名	著明改善	中等度改善	軽度改善	不変	軽度悪化	中等度悪化	著明悪化	判定不能	合計	U検定	著明改善 %	χ^2検定	中等度改善以上 %	χ^2検定	軽度改善以上 %	χ^2検定	軽度悪化以下 %	χ^2検定
BPD	7	19	20	25	9	3	1		84	B>H[†]	8		31		55	B>H[*]	15	
HPD	3	12	15	36	4	4	4	2	80		4		19		38		15	

[†]($p<0.1$) [*]($p<0.05$)

概括安全度（OSR）

薬剤名	極めて安全	安全	ある程度安全	安全とは言えない	判定不能	合計	U検定	安全以下 %	χ^2検定
BPD	17	44	21	2		84		80	
HPD	8	46	20	5	1	80		89	

有用度（GUR）

薬剤名	極めて有用	かなり有用	やや有用	思われ とくに 有用と ない	ないやや 好ましくない	くないかなり 好ましくない	くない極めて 好ましくない	判定不能	合計	U検定	極めて有用 %	χ^2検定	かなり有用以上 %	χ^2検定	やや有用以上 %	χ^2検定	やや好ましくない以下 %	χ^2検定
BPD	6	32	23	13	5	5			84	B>H[**]	7		45	B>H[*]	73	B>H[**]	12	
HPD	2	21	18	23	5	4		5	80		3		29		51		18	

[*]$P<0.05$, [**]$P<0.01$, BPD : bromperidol, HPD : haloperidol

週間の試験である。

最終評価は表5に示すように，最終全般改善度は，bromperidol が haloperidol に優る傾向が示され，概括安全度には差がなく，有用度については bromperidol は haloperidol より有意に優れていた。各週別全般改善度では，bromperidol の改善が早くからみられた。

症状項目別改善度については慶大式，BPRSの2種類の rating scale による評価の上で，「妄想」「幻覚および自我障害」「作業またはレク」（以上慶大式），「抑うつ気分」「幻覚」「非協調性」（以上BPRS）において bromperidol が haloperidol に有意に優り，haloperidol が bromperidol に優る症状項目は「感情的引きこもり」のみであった。

以上の結果から，bromperidol は haloperidol と比較して，統合失調症に対して同等以上の臨床効果を有する薬物であるとされている。

2．Clocapramine 対照の二重盲検比較試験[7]

1977年12月から1983年9月にかけて実施された。1錠中 bromperidol 2mg 含有するものと，対照薬は1錠中 clocapramine 25mg を含有するものを，1週目は1日3錠に固定し，2週目以降は1日1～9錠の間で適宜増減する8週間の試験である。

最終評価は表6に示すように，最終全般改善度は両薬剤間に有意差は認められなかったが，bromperidol 群の改善率がやや高かった。概括安全度では，clocapramine 群が有意に優れていた（$p<0.05$，U-検定）。有用度では両群間に全く有意差はみられなかった。

各週別の全般改善度では，1週目より bromperidol 群が有意に優れ，効果の発現の速いことがうかがわれた。

精神症状別改善度について，BPRS と慶大式の

表6 Bromperidol と clocapramine の薬効比較最終評価（工藤 他，1984[7]）

最終全般改善度(FGIR)

薬剤名	著明改善	中等度改善	軽度改善	不変	軽度悪化	中等度悪化	著明悪化	判定不能	計	著明改善(%)	中等度改善以上(%)	軽度改善以上(%)	軽度悪化以下(%)	検定
BPD	9	19	19	25	5	7	3	1	88	10	32	53	17	N.S.
CF	5	17	18	26	3	7	3	2	81	6	27	49	16	

概括安全度(OSR)

薬剤名	全く副作用なし	軽い副作用で治療そのまま	減量を要した	中止した・中止すべきだった	判定不能	計	検定
BPD	37 (42)	35 (40)	6 (7)	10 (11)	0	88	U-test BPD＜CF*
CF	46 (57)	31 (38)	0	3 (4)	1 (1)	81	χ^2-test（軽い副作用以下）BPD＜CF+

+ (P＜0.10) ** (P＜0.05) （ ）内は%

有用度(GUR)

薬剤名	極めて有用	かなり有用	やや有用	とくに有用と思われない	やや好ましくない	かなり好ましくない	極めて好ましくない	判定不能	計	極めて有用	かなり有用以上(%)	やや有用以上(%)	やや好ましくない以下(%)	検定
BPD	9	19	19	24	5	9	3	0	88	10	32	53	19	N.S.
CF	4	20	19	26	2	7	2	1	81	5	30	53	14	

BPD：bromperidol, CF：clocapramine

2種類の rating scale で評価しており，bromperidol 群は BPRS で「思考解体」「思考内容の異常」「興奮」などで，慶大式で「言葉数の増加」「幻覚及び自我障害」などで clocapramine 群より優れていた．一方，clocapramine 群は，BPRS で「心気的訴え」「抑うつ気分」「見当識障害」において bromperidol 群より優れていた．

層別の最終改善度の，試験開始時の主要状態像において，「幻覚・妄想が前景に出ている場合」には bromperidol 群が優れる傾向がみられ，一方，「自発性欠如・感情鈍麻が前景にある場合（Ⅱ）（荒廃状態・末期状態）」には clocapramine 群が有意に優れ，悪化率も有意に低いという clocapramine の特徴とその実力を示している．

概括安全度で clocapramine 群が有意に優れていたが，副作用の発現率で両群間にほとんど差は認めていない．

以上，bromperidol は統合失調症に対して，clocapramine と同様に十分有用な薬剤であり，特に幻覚・妄想が前景にある症例で適していると考えられている．

こうして1986年上市された bromperidol に対して当時の吉富製薬はその販売に力を入れた．当時，薬価の高い薬の方が病院の収益を上げるという事実も手伝ってか，haloperidol より高い薬価がついた bromperidol は，処方頻度は haloperidol を抜くことはできなかったが，売上げにおいて抗精神病薬のトップの座についた．1996年以降に risperidone を初めとする第二世代抗精神病薬が続々と導入されて大きく時代が動くまでの約10年間，その地位を守ったのである．

Ⅵ. おわりに

本稿では，筆者達が実施した butyrophenone 系抗精神病薬の timiperone と bromperidol の導入の経緯とその臨床成績を紹介したが，とくに bromperidol の第Ⅰ相試験の成績にも触れた．

Timiperone は Janssen 社が開発した butyrophenone 系抗精神病薬が世界中を席捲する中で，唯一の Janssen 社以外の開発した butyrophenone として世界に誇るべきものと評価している．注射製剤をも開発して存在感を示したが，営業努力の点において，十分な力を入れることができなかった点が悔まれる．

一方，bromperidol は haloperidol に優るとも劣らぬ成績を示し，物性上の違いからか鎮静作用がより弱く，EPS の頻度も軽いこともあり，当時の吉富製薬の営業関係の方々の地道な努力もあって，売上げにおいて haloperidol を抜く働きを示した．

さて，§5 では butyrophenone 系抗精神病薬の総集編を書く予定である．

文 献

1) 原 俊夫, 延島信也, 馬場謙一：新向精神薬 Triperidol の分裂病に対する効果. 診療, 17：1549-1553, 1964.
2) 原 俊夫：Butyrophenone 系薬剤の歴史と展望. 精神医学, 9：549-563, 1967.
3) 市丸精一, 川北幸男, 工藤義雄 他：新しい butyrophenone 系抗精神病薬・bromperidol の精神分裂病に対する効果・安全性の検討―予備臨床試験. 診療と新薬, 21：1281-1295, 1984.
4) 伊藤 斉, 安野英紀, 藤井康男 他：精神分裂病に対する bromperidol の臨床効果―haloperidol を対照薬とした二重盲検比較試験. 臨床評価, 13：105-136, 1985.
5) 仮屋哲彦, 島薗安雄, 山下 格 他：二重盲検法による timiperone と haloperidol の精神分裂病に対する薬効比較. 臨床精神医学, 10：1281-1301, 1981.
6) 工藤義雄, 市丸精一, 川北幸男 他：新しい Butyrophenone 系誘導体 Y-8910 の第一相試験. 臨床評価, 7：233-264, 1979.
7) 工藤義雄, 市丸精一, 川北幸男 他：精神分裂病に対する bromperidol と clocapramine の二重盲検法による薬効比較. 臨床精神医学, 13：1283-1301, 1984.
8) 村崎光邦, 山角 駿：新しい butyrophenone 誘導体（DD-3480）の第一相試験（Phase I Study）. 薬理と治療, 5：2075-2110, 1977.
9) 村崎光邦, 山角 駿, 鈴木泰代 他：新しい phenothiazine 誘導体 E-0663 の第Ⅰ相試験. 薬物療法, 12：779-809, 1979.
10) 村崎光邦, 山角 駿, 岡本呉賦 他：新しい benzamide 誘導体 sultopride の第Ⅰ相試験. 臨床評価, 9：557-627, 1981.
11) 村崎光邦, 山角 駿, 岡本呉賦 他：新しい benzamide 誘導体 YM-09151-2 の第Ⅰ相試験. 臨床評価, 11：265-338, 1983.
12) 村崎光邦, 岡本呉賦, 高橋明比古 他：Bromperidol の第Ⅰ相試験. 臨床評価, 13：813-861, 1985.
13) 村崎光邦：Blonanserin の薬理学的特徴と臨床的位置付け. 臨床精神薬理, 11：461-476, 2008.
14) 中澤恒幸, 松井 博, 杉村史郎 他：精神分裂病に対する timiperone と clocapramine の二重盲検法による薬効比較. 臨床精神医学, 11：101-115, 1982.
15) Niemegeers, C. J., Janssen, P. A.：Bromperidol, a new potent neuroleptic of the butyrophenone series. Comparative pharmacology of bromperidol and haloperidol. Arzneimittelforschung, 24：45-52, 1974.
16) Niemegeers, C. J., Laduron, P. M., Janssen, P. A.：Pharmacolgy and biochemistry of bromperidol. Acta Psychiatr. Belg., 78：37-50, 1978.
17) 野村章恒, 長谷川和夫, 佐藤春夫 他：Triperidol の使用経験. 診療と新薬, 1：131-134, 1964.
18) 島薗安雄, 森 克己, 宮坂松衛 他：Timiperone（DD-3480）注射剤の精神分裂病と躁病に対する多施設治療経験. 臨床精神医学, 13：477-491, 1984.
19) 菅野圭樹, 島薗安雄, 融 道男 他：精神分裂病に対する Timiperone（DD-3840）注射剤の臨床的有用性―多施設二重盲検法による haloperidol との比較試験. 臨床医薬, 1：1311-1328, 1985.
20) 高橋 良, 稲永和豊, 亜島 健 他：多施設二重盲検試験による新しい butyrophenone 系抗精神病薬 timiperone と perphenazine との薬効比較. 臨床と研究, 59：939-951, 1982.

21) 和木祐一,伊藤斉,開沢茂雄 他：ブチロフェノン系化合物 bromperidol の初期第2相試験（Open Trial）. 診療と新薬, 21：1243-1280, 1984.
22) 山村道雄,米倉教男,平野千里 他：精神分裂病に対する Triperidol の使用経験. 診療と新薬, 2：59-66, 1965.
23) Yamasaki, T., Kojima, H., Sakurai, T. et al. : Pharmacological studies on timiperone, a new neuroleptic drug. Part I : Behavior effects. Arzneimittelforschung, 31：701-707, 1981.
24) 山角駿,山角博,小尾契子 他：精神分裂病に対する DD-3480 の初期臨床試験. 薬理と治療, 8 (Suppl. 1)：25-37, 1980.
25) 山角駿,村崎光邦：精神分裂病に対する DD-3480 の臨床治験. 薬理と治療, 8 (Suppl. 1)：161-177, 1980.
26) 山角駿,村崎光邦,岡本呉賦 他：新しい butyrophenone 誘導体 timiperone 注射剤の第一相試験. 薬理と治療, 19：4535-4582, 1981.

§5

Butyrophenone系抗精神病薬の開発の歴史

——総集編——

I. はじめに

　抗精神病薬の開発は1950年代初頭のreserpineやphenothiazine誘導体のchlorpromazineに始まり，それが統合失調症の近代的薬物療法の幕明けとなったことは周知である。

　その後，多くのphenothiazine誘導体が世に出るとともにreserpineに近いtetrabenazineやoxypertine，あるいはthioxanthene系のthiothixene（Navane®）などが出た中で，抗精神病薬界屈指のbutyrophenone系抗精神病薬がJanssenの炯眼のもとに登場して世界を征覇していったことも周知である。

　§3では筆者らが日本初のbutyrophenoneとして成功したtimiperoneの第I相試験[21]を依頼され，それを論文化したことが大切な出来事となり，以後ほとんどすべての向精神薬の第I相試験の依頼が舞い込み，筆者にとって臨床精神薬理関係の仕事がすっかり面白くなってしまったことを述べた[23]。

　そして，§4は筆者らが第I相試験を実施したbutyrophenoneの2製剤，すなわちJanssen社以外のものとして成功した唯一の薬剤となったtimiperoneと，Janssen最後のbutyrophenoneでわが国で大輪の花を咲かせたbromperidolのわが国での臨床成績を，とくにbromperidolでは第I相試験の成績[22]を含めて紹介した[24]。

　本稿は，話は相前後するが，第二世代抗精神病薬が登場するまでの精神医学界で定型抗精神病薬として君臨してきたbutyrophenone系抗精神病薬の開発の歴史の総集編を書くこととした。加えて，1969年の早期にわが国へ導入され，後にrisperidone合成のヒントを与えたfloropipamide（pipamperone）で，わが国初ともいえる抗精神病薬のplacebo-controlled studyが長野ら[25]によって見事に実施されているので紹介しておきたい。

II. Haloperidol誕生の経緯

　Butyrophenoneといえば，haloperidolの発見物語を書かねばならないが，これについてはすでに市川[9]が極めて詳しくしかも見事に紹介している。ここではそれに基づいて一部を書くにとどめる。1954年，Paul Janssenはモルヒネ系鎮痛薬meperidineを操作してモルヒネ様作用のない鎮痛薬を作ろうとしているうちに，1957年最初のbutyrophenone誘導体に辿りついた。R-1187である（図1）。Butyrophenoneとはbutyl基（炭素元子の4連鎖の化合物）にphenyl基のついたものである。さて，このR-1187がモルヒネ様の鎮

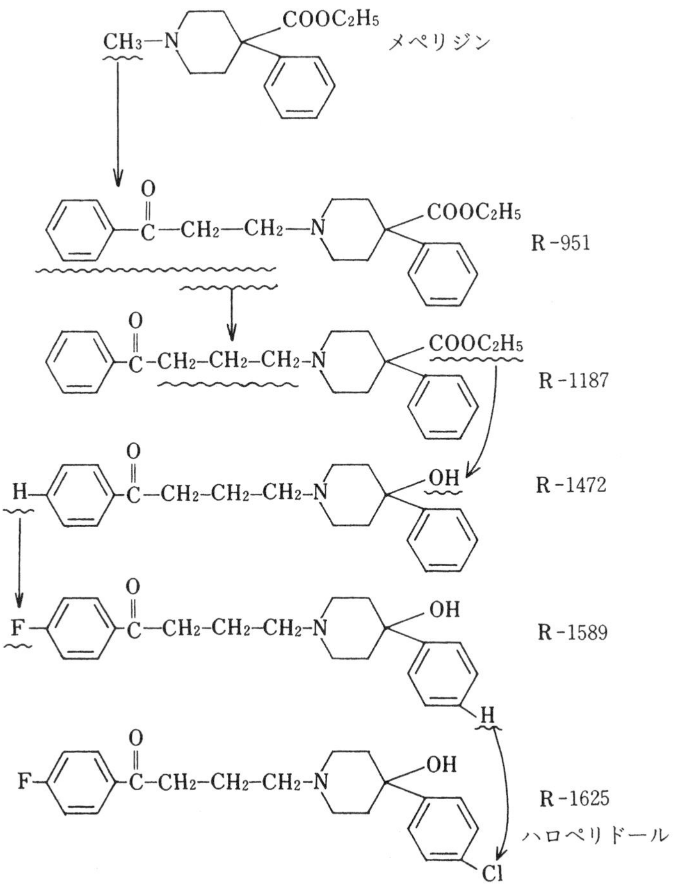

§5 Butyrophenone 系抗精神病薬の開発の歴史　49

図1　Haloperidol への道程（市川, 1988[9]）

痛作用とともに chlorpromazine 様の作用をも有することに Paul Janssen は非常に驚いたという。当時は，抗精神病薬といえば reserpine や chlorpromazine を中心とする phenothiazine 誘導体などが存在していたのみで，よもや meperidine から抗精神病薬様の作用を有する物質が出てくるとは思いもしなかったのであろう。Paul Janssen の偉大さは，butyrophenone 誘導体の中でモルヒネ様の作用をとり除く努力をさらに続け，数百の誘導体を合成し，その中で最も特異的な神経遮断作用を有しながら，強力で作用時間の長いものとして haloperidol（R-1625）に行きついたことであり，1958年のことである。偶然，meperidine の化学的操作の中から抗精神病様作用を有する butyrophenone 誘導体に行きつき，その中からさらに洗練された haloparidol の合成に成功した Paul

Janssen の視野の広さと炯眼ぶりには眼を見張らされる。Janssen はこの haloperidol の非臨床試験の中で，amphetamine を用いており，その作用機序の一端を見い出している[12-16]。当時，amphetamine の乱用で精神病様状態が惹起されることが知られており（いわゆる覚醒剤精神病），haloperidol が強力な抗 amphetamine 作用を有することを見ているのである。

Janssen の偉大さはさらに続く。1970年頃まで Janssen 社は5,000以上の butyrophenone 系化合物を合成し，薬理学的検討を行っており，少なくとも25種類の化合物についての臨床的検討も行い，10種類がヒトまたは動物の薬として使われるようになったのである。そして，その中から第二世代抗精神病薬の代表としての risperidone を発見していったのであるが，これは §39〜41において紹

介した。

　Janssen 社が世に出した butyrophenone 系抗精神病薬の臨床的効果については，原則としてベルギーの Liège 大学の Divry，Bobon，Collard らによって精力的に臨床的試用とその成果の発表がなされていった[3-7]。

　1958年に合成された haloperidol の最初の臨床試用報告は同年に公表されており[3]，1959年9月1日ベルギーの Beerse で11ヵ国の代表が集まり，haloperidol に関する国際シンポジウムが開かれ，17題の中に Delay，Pichot，Lemperiere の報告が含まれていて[1,2]，躁状態や急性精神錯乱に著効するが，破瓜型への効果はないなど，優れた報告が多く，ヨーロッパを中心に早いスピードで拡がっていった。

　わが国へは1961年大日本製薬（現，大日本住友製薬）が導入して，1964年に上市されている。Chlorpromazine 導入の1955年から9年後のことである。初めこそ phenothiazine 系抗精神病薬に慣れ親しんでいた精神科医には錐体外路症状（EPS）が出やすい，使いにくい薬とみなされ，同時期に同社から発売された抗パーキンソン薬 biperiden（Akineton®）を売るための抗精神病薬ではないかと揶揄されたりしたが，次第にその真価を発揮し始め，haloperidol さえあれば他の抗精神病薬は要らないとまで言われて急成長を遂げ，thalidomide 禍に喘いでいた大日本住友製薬を救ったのである。

　一方，精神科領域の御三家（当時の吉富，塩野義，大日本）のトップに位置していた吉富製薬（現，田辺三菱製薬）は haloperidol の次に Janssen 社が開発した trifluperidol（Triperidol®）を導入した。1964年のことで，筆者は1962年から井之頭病院に勤務しており，haloperidol も trifluperidol も同院で臨床試験が行われていることは見聞きしていたが，治験担当医になれる立場にはなかった。この trifluperidol は1965年に上市されて，大量療法の依頼を受けたことは記憶している。残念ながら，本剤は視覚異常をきたすことから，1977年に撤退となって，当時の大日本製薬と吉富製薬との間で大きく明暗が分かれた。その後，吉富製薬は haloperidol を先に選択する権利がありながら，非臨床試験のデータから trifluperidol の方が優れているので，haloperidol よりも trifluperidol を選択したとの噂が立った。残りものの haloperidol を導入した大日本製薬が福を得たというのである。

III. 大日本製薬が haloperidol を，吉富製薬が trifluperidol を導入した真相

　そこで，今回，本稿を書くに当たって，当時，両社の開発を担当していた責任者に真相を確認すべく，話を聞く機会を得た。まず，大日本製薬社側の市川一男氏によると，米国の G. D. Searle 社が当時まだ弱小製薬企業であった Janssen 社から haloperidol の販売権を買い取った。G. D. Searle 社も米国で開発しながら，当時，降圧剤の spirolactone（Aldactone®）を通して太いパイプを持っていた大日本製薬に haloperidol の導入を持ちかけて，これを受け入れさせた。商品名も G. D. Searle 社の Serenace®（serene＝静かな，穏やかな＋ace＝優秀な）を採用した。片や，吉富製薬社側の中嶋啓氏によると，butyrophenone 系抗精神病薬の評判がヨーロッパを中心に高まりつつあることに大きな関心を抱き，日本国内への導入を意図して Janssen 社へ申し入れた。その時にはすでに欲しかった haloperidol は G. D. Searle 社に売却されており，Janssen 社が提示したのは trifluperidol と floropipamide（pipamperone）の2品目で，バルクのキログラム単位の値段が同じであった。そこで，非臨床試験の成績も優れていて，力価のはるかに高い trifluperidol を選んで導入を決定したというのである。両者の言い分は一致しており，噂は面白半分のものにすぎなかった。後に，エーザイが pipamperone（Propitan®）と spiroperidol（Spiropitan®）を導入することになった。以上が Janssen 社の最初の4つの butyrophenone 系抗精神病薬のわが国への導入の真相である。

　なお，既に述べたように pipamperone は Janssen にとって後の risperidone 合成にヒントを与えた薬物であり[17]，後の §39 で詳述した。

また，後に benperidol は田辺製薬（現，田辺三菱製薬社）が導入を試みたが，高力価で EPS の出現が高率であり，不眠を訴える例が多いなどの理由で開発を断念している[8]。このように，butyrophenone の prototype である haloperidol が G. D. Searle 社から入った日本では，Janssen 社からは最初期の段階で"くせ"の強い trifluperidol と benperidol が導入されたことは不幸なことであったと Paul Janssen 自身が述懐したといわれる。

Ⅳ. 米国での haloperidol の導入事情

ところで，米国での haloperidol のその後を述べておこう。当時，phenothiazine 系抗精神病薬一辺倒であった米国では haloperidol の開発がうまく進まず，G. D. Searle 社も Aldactone® の売上げがはるかに大きいこともあり，精神科領域に力を入れないでいたようである。Butyrophenone 系抗精神病薬の重要性が認識されないまま開発が遅れ，米国で butyrophenone が開発されない事実は世界の七不思議といわれたものである。しかし，1964年，カナダの Quebec で butyrophenone のシンポジウムが開催されて，徐々にその真価が認められていき，G. D. Searle 社に代わって McNeil 社が導入に力を入れて Haldol® の商品名でようやく全米に拡がっていった。米国での上市は少なくとも日本より数年は遅れていたのである。当時，G. D. Searle 社から McNeil 社へどのような形で haloperidol の開発がバトンタッチされたかについては，§39においてその真相を詳しく述べた。

Ⅴ. 原 俊夫教授の論文に驚愕

ところで，筆者は驚天動地ともいうべき出来事に遭遇した。それは，1967年の昔に原 俊夫教授（当時，慶應義塾大学の精神科講師で筆者の所属する電気生理班の指導者であり，筆者の恩師）が「Butyrophenone 系薬剤の歴史と展望」[8]を「精神医学」誌に書いていたのである。1967年といえば日本には haloperidol，trifluperidol，floropipamide（pipamperone）および spiroperidol の 4 剤が導入され，さらに benperidol が臨床試用されていたのみであるが，この総説を読みなおしてみて筆者は驚愕した。当時，発表されていた海外での butyrophenone 系薬物の臨床試験の段階や neuroleptanalgesis の問題を詳述し，向精神薬としての butyrophenone の価値，随伴症状と副作用まで述べられているのである。この論文の発表 3 年後に北里大学精神科初代教授として赴任したのであるが，筆者は恥ずかしながら本書を書くための資料集めの時まで，この総説を昔の自著に引用していながら，詳しく読んでいなかったのである。あたら教授になれる才能を持ちながらゴルフで身を持ち崩していると批判されていた所以か。この総説に紹介されている butyrophenone 系薬物のすべてを表示し，図示したのが表 1 と図 2 および図 3 である。その上，締めくくりに次のようなことが書かれている。

『薬物療法が精神疾患を対象にして行われる場合には，それと同時に精神療法的，生活療法的働きかけが必要であるが，そのことは，はじめから念頭にないばかりでなく，催眠作用の比較的強い neuroleptica の投与によって，いわば表面的な落ち着きが得られたことに安心し，漫然と同一薬剤を長期投与しているのみで，抗精神病効果に対する客観的な観察すらおろそかにしている傾向がないとはいえない。Butyrophenone のような，随伴症状を伴うことが多く，neuroleptica としての作用の強い，強力な抗精神病薬を駆使してゆくことが，自然に患者と接触する時間を長くし，薬物の種類や量の変更をつねに考えざるをえなくする一つの方法であろう……』

この総説が書かれた42年後の現在（2011年）（編集部注：臨床精神薬理掲載時），これを詳しく読みなおしてみて，頭をガツンとやられて倒れ伏している。原俊夫教授の偉大さとその早すぎる死が日本の精神医学界に与えた損失の大きさを改めて認識しているところである。

なお，原の総説に当時実施されていた butyrophenone 系の haloperidol，trifluperidol，floropipamide，benperidol，methylperidol すべての臨床試験報告が網羅されていることにもまた驚いた。ぜひ参照されたい。

表1 臨床試用された butyrophenone 系抗精神病薬一覧（原，1967[8]より引用改変）

		合成年	日本での上市年
1	haloperidol　R 1625	1958年	1964年
2	anisoperidone　R 1647		
3	trifluperidol　R 2498	1961年	1965年 （1977年販売中止）
4	fluanisone　R 2028, 20-28MD	1960年	
5	methylperidide　R 2963		
6	floropipamide　R 3345	1961年	1965年
7	haloperidide　R 1658		
8	benperidol　R 4584	1965年	
9	methylperidol　R 1658	1968年	1969年
10	spiroperidol　R 5147	1969年	1969年
	（timiperone　第一製薬，1973年合成）	1974年	1984年上市
	bromperidol	1974年	1986年

上記の通し番号は臨床試用された順番であるが，4番目の fluanisone は主にフランスで試用され，ベルギーの Liège 大学での臨床試用番号からは除かれている。例えば spiroperidol は全体では10番目であるが，Liège 大学では9番目となる。

haloperidide	R 3201	
paraperidide	R 2962	
peridol	R 1589	
tralaton	R 1516	
butropipazone	R 1892	
acetabuton	R 3248	
droperidol	R 4749	：1963年合成 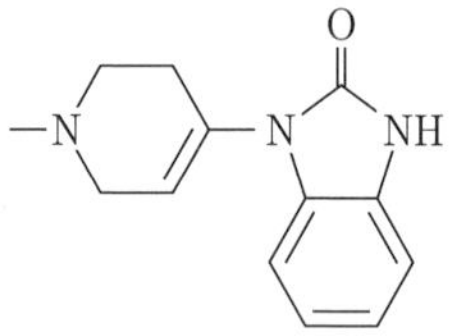
		Neuroleptanalgesia として fentanyl との合剤，Thalamonal®上市
WY-3457	（Wyeth 社）	
WY-6123	（Wyeth 社）	
FR-33	（Sandoz 社）	
FG-5111	（Ferrosan 社）	
ID-4708	（住友化学）	：前期第Ⅱ相試験まで進んで中止[11,18,20]
Y-8910	（吉富）	：第Ⅰ相試験のみで中止[19]

図2　その他の butyrophenone（上市に至らなかった製剤）
（原，1967[8]に一部追加）

Ⅵ．畏敬すべき長野らの placebo-controlled study

わが国へ3番目に導入された floropipamide（pipamperone）については，後に risperidone の発見へ導いた butyrophenone ということで，詳しく調べておこうとして，二度目の驚愕すべき出来事にぶつかった。1960年代初頭に，長野ら[25]が札幌医科大学精神神経科病棟に入院中の86例の精

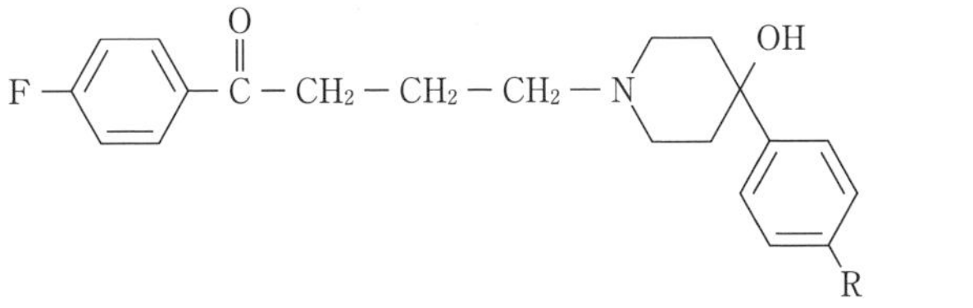

R : Cl　haloperidol
R : CF_3　trifluperidol
R : CH_3　methylperidol
R : Br　bromperidol

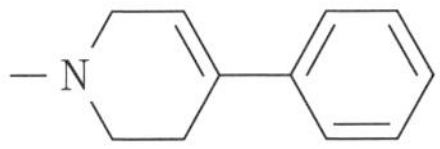

anisoperidone

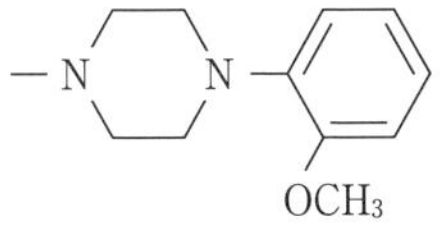

fluanisone

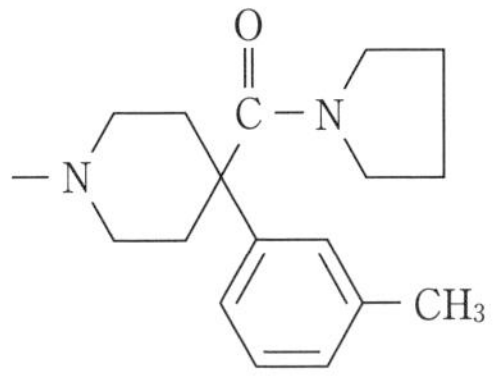

methylperidide

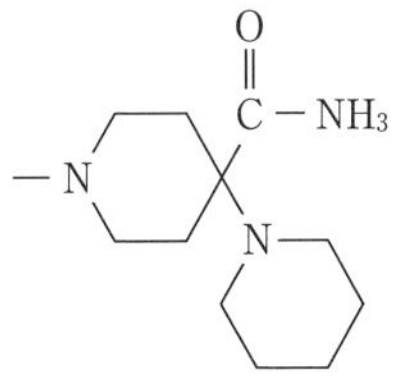

floropipamide

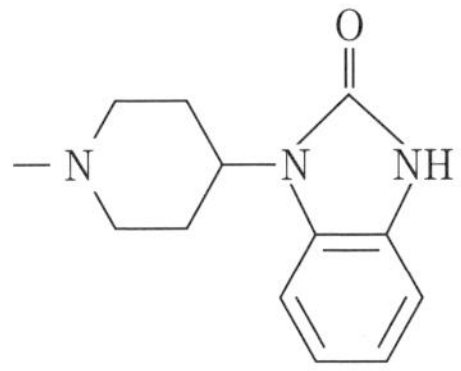

benperidol

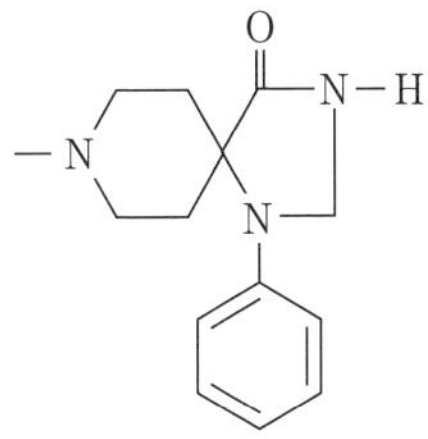

spiroperidol

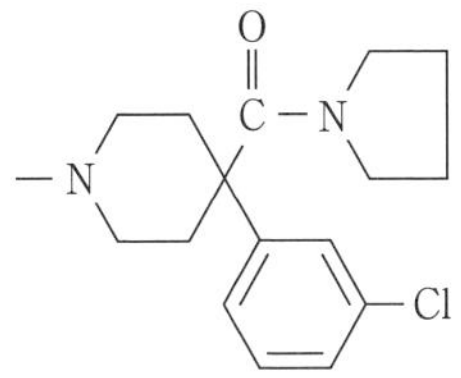

haloperidide

図3　Janssen 社が発表した主な butyrophenone 系化合物の化学構造式（原，1967[8]より引用改変）

表2 病期別治療効果（長野 他，1967[25]）

	Placebo 群					Propitan 群				
	例数	+++	++	+	−	例数	+++	++	+	−
急性期分裂病	8	1	1	2	4	30	11	5	7	7
慢性期分裂病	19			6	13	21		1	8	12
非定型分裂病						5	3	1	2	
アルコール精神病						3	2		1	
計	27					59	16	9		
効果率(%)		3.7					27.1			
			7.4					42.3		

+++：症状改善著明　社会復帰可能　　　　+：症状軽快
++：症状改善なお入院加療必要　　−：不変あるいは増悪

神科疾患（急性期統合失調症38例，慢性期40例，非定型統合失調症5例，アルコール精神病3例の男性55例，女性31例）を対象としてpipamperoneとplaceboとの二重盲検比較試験を実施しているという事実を知ったのである。浅学菲才の身にしてこの事実を知らなかったのである。

今でこそ，paliperidoneやlurasidoneのplacebo-controlled studyを経験し，その必要性を否応なしに認めざるを得なくなり，不本意ながら機構（PMDA）側に押し切られた形になっているが，長野らは現在とは別の意味で，敢然としてplacebo-controlled studyに立ち向かっている。それだけにこの試験の価値は高く評価されるべきであり，敬意を表すべきものである。本稿の末尾を飾るべく，その試験のあらましを紹介しておきたい。

投与量は100mgから開始して漸増し，600mgを超えているが，病期別治療効果は，表2にみる如く，効果率はpipamperone群42.3％に対して，placebo群は7.4％と，統計学的記載はないが，pipamperoneの優位性が認められている。

内容をみると，少量投与（50～300mg）で異常体験，昏迷状態，自我意識障害などの改善がみられ，1～4週以内に症状の消失をみている。興奮状態については，幻覚・妄想に対する効果に比べて弱い。最も興味深いのは，人格荒廃のあまり著しくない欠陥状態にかなりの症状改善がみられ，協調的となり，疎通性や自発性が出てくることである。

投与量については，600mg用量までの症状改善の程度が高い。増量すると，症状改善がみられず，akathisiaやtasikinesiaなどneuroleptiqueな作用が増加することとなり，600mg以下ではEPSが少ないとの記載がある。

のちにpipamperoneは陽性症状のみならず，陰性症状への効果（賦活作用），睡眠改善作用が認められ，適切な用量ではEPSも出にくいという，非定型抗精神病薬の出現を示唆する所見が認められて，Paul Janssenによるrisperidoneの開発へつながっていくのであるが[17]，長野らの試験にすでにその萌しが認められている。実際に，pipamperoneは力価は低いが，こうした臨床効果に基づいて愛用する精神科医が多かったのも事実であった。なお，統合失調症に対する最初のplacebo-controlled studyが1965年当時実施されている事実には驚嘆させられ，この論文を発見した時には身振いするほど感動した。当時は，統合失調症の薬物療法のあり方が十分に確立されておらず，あるいはplacebo投与についての倫理性も現在とは異なる考え方があったと想定される。それにしてもすごい臨床試験のデータである。

なお，levomepromazineを基礎薬として，その上にspiroperidolとplaceboを上乗せしたplacebo-controlled studyが伊藤ら[10]によって同じ1967

表3 Paul Janssenと日本との繋り

1926年9月12日	ベルギーのTurnhoutで生まれる
1951年	LeuvenのCatholic大学医学部卒業
	Ghent大学にて博士号取得
1953年	Janssen Pharmaceutica社設立
	最初の製剤ambucetamide合成
1958年2月11日	haloperidol合成，以後一連のbutyrophenone系
	化合物を合成して世に出す
1961年	Johnson & Johnson社の傘下入り
1967年4月	Neuroleptanalgesiaの会で初来日
1978年4月	ヤンセン協和(株)が合弁会社として発足
1980～82年	国際神経精神薬理学会(CINP)会長
1984年	Risperidone合成，非定型抗精神病薬の道を拓く
1987年9月22日	北里研究所名誉所員となり来日
	Janssen Research Foundation会長に就任
1990年	Baudouin一世より爵位(男爵)を受ける
1991年12月18日	勲三等旭日中綬章受賞にて来日
1996年6月15日	Risperidone発売記念講演会にて来日
1998年1月29日	ヤンセン協和創立20周年記念にて来日
2000年7月15日	第22回CINP時，Beerseにて日本人参加者との
	学術交流会開催
2003年11月11日	旅行先のローマにて逝去(享年77歳)

年の「精神医学」誌に掲載されている。先人達の新薬の開発にかける意気込みは凄まじいものがあり，頭が下がる。

Ⅶ. Paul Janssenと日本との繋り

Butyrophenone系化合物といえばPaul Janssen抜きには語ることができないので，ここではJanssenと日本との繋りについて簡単に触れておきたい。Janssenの略歴は表3にある通りで，まず生まれ故郷のベルギー・Turnhoutに1953年，父の跡を継ぐべくJanssen Pharmaceutica社を設立している。のちにBeerseに移転した。今日までに10万以上の新規化合物を合成し，その中から84を超える新薬を世の中に送り出している。その領域は，私達のよく知る精神医学のみならず，麻酔・疼痛管理，真菌学，消化器学をはじめとする幅広い分野にわたり，この中からWHO（世界保健機関）が選定する「必須医薬品」に5品目が選ばれている（haloperidol，抗精神病薬，miconazoleとketoconazoleの抗真菌剤，alebendazoleとlevamisoleの駆虫剤で，5品目というのは断然の世界記録である）。とくに，精神医学の領域での活躍は目覚しく，butyrophenone系化合物から数多くの抗精神病薬がわが国へ導入されて，diphenylbutylpiperidine系のpimozideを含めると6品目に及んでいる。Paul Janssenご自身は事業を通してのみならず，大の親日家で何回も訪日されているが，droperidolを中心とするneuroleptanalgesiaの研究会の際，1967年4月に1回目の来日を果たしている。

1978年に協和発酵工業（株）と合弁会社としてヤンセン協和（株）を設立してその名誉会長に就任し，ここからJanssen Pharmaceutica社の新薬が次々とわが国へ導入されていった。1980年に合成されたcisapride（Aneraline®）は高く売上げを伸ばしたものの有害事象による撤退を余儀なくされたが，itraconazole（Itrizole®）は健在である。

そして，何よりもserotonin-dopamine antagonist，SDAの第一号として第二世代抗精神病薬の旗手となり，今なお第一選択薬として君臨しているrisperidoneの導入は筆者にとって鮮烈な記

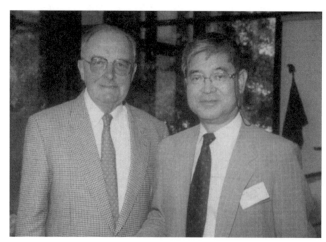

Paul Janssen 氏と筆者（2000.7.15　Beerse にて）

憶として生き続けている。

　Paul Janssen の所有する特許は100を超え，世界各国から22の名誉博士号を授与され，80以上の医学賞を受賞し，30を超える科学機関や組織の名誉会員になっている。わが国でも，1987年9月22日に北里研究所名誉所員となっておられ，その折にも来日されている。さらに，日本の医療現場に数多くの医薬品を導入した功績により，1991年勲三等旭日中綬章を受賞され，この時の祝賀会が千代田区二番町のベルギー大使館で開催され，筆者も招かれて，初めて Janssen 博士にお目にかかる栄誉に浴している。

　なお，1996年6月15日，risperidone の発売記念講演会で来日された折には親しくお話をしながら昼食を伴にしたことは忘れられない。

　そして，2000年7月の第22回 CINP がベルギーの Brussels で開催された時に，日本人参加者が Janssen Pharmaceutica 社のある Beerse に招かれて，数々の新薬を世に出した研究所を隈なく見学させていただくと同時に，Paul Janssen との学術交流の会を開いていただいた。その折に，risperidone 開発への足掛りとなった経緯などを質問した記憶があり，さらに社員食堂での昼食会の時に，抗精神病薬の placebo-controlled study については否定的な意見を述べられたと記憶している。

　多くの日本人に敬愛されて，これまでの業績からノーベル賞をもらって当然の人であると期待されていたのに，2003年11月11日，訪問先のローマで急逝されたとのニュースに接して文字通り絶句した。享年77歳であった。後に鍋島俊隆教授からお聞きした話であるが，ノーベル賞を前提に，京都賞（1984年に始まり，毎年先端技術部門，基礎科学部門，思想芸術部門で著しい貢献をした各1名の3名に与えられる国際賞で，受賞者にはディプロマ，京都賞メダルおよび，賞金5000万円が贈られる。ちなみに第1回はノーベル賞そのものに贈られ，2011年には坂東玉三郎がその1人となっている）への推薦が決まっていたとのことであり，ノーベル賞を受賞される機会の前に亡くなられたことは極めて残念で，筆者にとっては痛恨の極みであった。

Ⅷ．おわりに

　本稿では，まず Paul Janssen が haloperidol に行きついた経緯をごく簡単ながら紹介した。Paul Janssen が抗精神病薬に興味を示さず，鎮痛剤の合成にのみ的を絞っていたら，butyrophenone 系抗精神病薬が世の中に登場しないまま見過ごされてしまった可能性があり，抗精神病薬の流れは大きく別の方向へ行ってしまったかもしれない。それだけに数多くの治療薬を自らの手で合成して世に出した Janssen は精神科領域の業績だけでも

risperidoneの発見を含めてノーベル賞をもらってしかるべき大人物であったとの感を改めて強くしている。これからという大切な時期の2003年イタリアはローマで客死されたことは返す返す残念なことであった。Paul Janssenのことについて簡単ながらも書かせてもらえてとても良かったと考えている。

そしてもう1つ，長野らの畏敬すべきわが国初ともいうべき抗精神病薬のplacebo-controlled studyを紹介することができた。埋もれた論文を発掘できたことも嬉しかった。

第二世代の抗精神病薬に取って代わられつつあるとはいえ，その生みの親としての役割を含めて，butyrophenone系抗精神病薬の長年にわたって果たしてきた役割は大きく，今後もあらゆる領域で生き続けていくと考えている。

文献

1) Delay, J., Pichot, P., Lemperiere, T. et al.: Haloperidol et chimiotherapie des psychoses. Acta Neurol. Belg., 60: 21-38, 1960.
2) Delay, J., Pichot, P., Lemperiere, T. et al.: Un neuroleptique majeur non phenothiazinique et non reserpinique, l'haloperidol, dans le traitement des psychoses. Ann. Méd. Psychol., 118: 145-152, 1960.
3) Divry, P., Bobon, J., Collard, J.: Le "R1625": nouvelle thérapeutique symptomatique de l'agitation psychomotorice. Acta Neurol. Belg., 58: 878-888, 1958.
4) Divry, P., Bobon, J., Collard, J. et al.: Etude et expérimentation clinique du R1625 ou haloperidol, nouveau neuroleptique et "neurodysleptique" Acta Neurol. Belg., 59: 337-366, 1959.
5) Divry, P., Bobon, J., Pinchard, A. et al.: Experimentation psychopharmacologique d'un nouveau neurolepique: le R1647. Acta Neurol. Belg., 59: 1033-1044, 1959.
6) Divry, P., Bobon, J., Collard, J. et al.: Psychopharmacolologie d'un troisiéme neuroleptique de la série des butyrophénone: R 2498 ou tripéridol. Acta Neurol. Belg., 60: 465-480, 1960.
7) Divry, P., Bobon, J., Collard, J. et al.: Etude psychopharmacologique d'un cinquiéme butyrophénone: le "methylperidide" neuroleptique dérivé pyrrolidinamide et methyle du haloperidol. Acta Neurol. Belg., 60: 1073-1086, 1960.
8) 原 俊夫：Butyrophenone系薬剤の歴史と展望．精神医学，9：549-563, 1967.
9) 市川一男：ハロペリドール誕生への道．精神科・治療の発見（大原健士郎，渡辺昌祐 編），pp. 139-155, 星和書店，東京，1988.
10) 伊藤 斉，岡本正夫，三浦貞則 他：Double-blind, controlled trialによるspiroperidolの精神分裂病に対する薬効検定─逐次検定法および判別分析の応用について．精神医学，9：777-787, 1967.
11) 伊藤 斉，開沢茂雄，三浦貞則 他：ブチロフェノン系化合物ID-4708の初期第二相試験 (Open Trial). 臨床評価，7 (3)：533-564, 1979.
12) Janssen, P. A. J., Niemegeers, C. J. E., Schellekens, K. H. L.: Is it possible to predict the clinical effects of neuroleptic drugs (major tranquillizers) from animal data? Part I: "Neuroleptic activity spectra" for rats. Arzneimittelforschung, 15: 104-117, 1965.
13) Janssen, P. A. J., Niemegeers, C. J. E., Schellekens, K. H. L.: Is it possible to predict the clinical effects of neuroleptic drugs (major tranquillizers) from animal data? Part II: "Neuroleptic activity spectra" for dogs. Arzneimittelforschung, 15: 1196-1206, 1965.
14) Janssen, P. A. J., Niemegeers, C. J. E., Schellekens, K. H. L.: Is it possible to predict the clinical effcts of neuroleptic drugs (major tranquillizers) from animal data? Part III: "The subcutaneous and oral activity in rats and dogs of 56 neuroleptic drugs in the jumping box test". Arzneimittelforschung, 16: 339-346, 1966.
15) Janssen, P. A. J.: The pharmacology of haloperidol. Int. J. Neuropsychiatry, 3 (suppl. 1): 10-18, 1967.
16) Janssen, P. A. J., Niemegeers, C. J. E., Schellekens, K. H. L. et al.: Is it possibel to predict the clinical effects of neuroleptic drugs (major tranquillizers) from animal data? Part IV: "An improved experimental design for measuring the inhibitory effects of neuroleptic drugs on amphetamine- or apomorphine-induced 'chewing' and 'agitation' in rats". Arzneimittelforschung, 17: 841-854, 1967.
17) Janssen, P. A. J. (翻訳：諸川由実代)：半世紀におよぶ抗精神病薬研究を経て 精神分裂病と抗精神病薬についての再考．臨床精神薬理, 4:

307-316, 2001.
18) 川北幸男, 市丸精一, 工藤義雄 他：Butyrophenone系抗精神病薬ID-4708の第一相試験. 臨床評価, 6 (1)：29-44, 1978.
19) 工藤義雄, 市丸精一, 川北幸男 他：Butyrophenone系誘導体Y-8910の第一相試験. 臨床評価, 7：233-264, 1979.
20) 工藤義雄, 川北幸男, 市丸精一 他：ブチロフェノン誘導体ID-4708の初期臨床試験. 薬理と治療, 11：905-916, 1983.
21) 村崎光邦, 山角駿：新しいbutyrophenone誘導体（DD-3480）の第一相試験（Phase I study）. 薬理と治療, 5：2075-2110, 1977.
22) 村崎光邦, 岡本呉賦, 高橋明比古 他：Bromperidolの第I相試験. 臨床評価, 13：813-861, 1985.
23) 村崎光邦：初めての第I相試験の依頼が運命を大きく変えた. 臨床精神薬理, 14：1721-1731, 2011.
24) 村崎光邦：Butyrophenone系抗精神病薬の開発—Timiperoneとbromperidolの第I相試験を通して. 臨床精神薬理, 14：1869-1882, 2011.
25) 長野俊光, 石橋幹雄, 大江覚 他：Propitan（R3345）の臨床経験—二重盲検法による治験. 精神医学, 9：525-531, 1967.

§6

わが国で花咲いた初のiminodibenzyl系抗精神病薬の開発

I. はじめに

　本稿では思わぬ発想というか，誰もが思いつきそうで容易には思いつかない発想のもとに，わが国で生まれたiminodibenzyl系抗精神病薬について紹介しよう。Iminodibenzyl物語は森[16]の「三環抗うつ薬の発見」に詳しく，ここではごく簡単に書くが，もともとiminodibenzyl体は1889年に合成されていたという（図1）。当時はその作用に興味が持たれないまま放置されていた。ところが，1940年代に入って，精神医学領域の疾患の治療薬が出始めている。例えば，同じく19世紀末に合成されていたphenothiazineが殺虫剤や駆虫剤として使用される中で，この誘導体の中から抗histamine薬のpromethazineやphenothiazine，あるいは抗パーキンソン薬のdiethazineが生まれている。そうした中でカクテル麻酔の研究に熱中していたLaboritの要請で，1950年12月にはRhône–Poulenc研究所のCharpentierがchlorpromazineを合成してLaboritに渡している[21]。スイスにchlorpromazine（Largactil®）が導入されて大騒ぎになったのは1953年といわれるから，Geigy社はフランスで着々と抗精神病薬としてのchlorpromazineが研究されているのを知らなかったのではないかと思われる。しかし，一方で，Geigy社のFranz Höflingerは抗histamine薬，抗パーキンソン薬あるいは鎮静・催眠薬には強い関心を抱いて40以上のiminodibenzyl誘導体を合成し，その中の有望と思われるものをいくつかRobert Kuhnに送り，とくに鎮静・催眠作用の研究を依頼している。この中にはG22150とG22355（後にimipramineと判明）が含まれており（図2），KuhnはG22150には統合失調症の興奮・躁状態・幻覚に対して静穏作用のあることに気付いていたが，抗histamine作用による鎮静・催眠作用がなかったことや，副作用が強いこともあってこれらの研究を中止している。ところで，chlorpromazineがスイスへ導入された際，Kuhnはそれが自分にまかされたiminodibenzyl誘導体に化学構造がよく似ており，自分はこれらの化合物についての研究をもっと続けるべきであったと深く反省し，より多角的に調べなおそうと決心していた。それがGeigy社の意向と一致し，今度はG22355（imipramine）の統合失調症への効果を調べ始めた。1953年以降，精力的に研究が行われ，Kuhnはimipramineが統合失調症には十分な効果は示さないものの，内因性うつ病への効果を発見し，1955年にはGeigy社へ報告している。ところが，Geigy社はあくまで抗精神病薬の開発にこだわり，抗うつ薬としての開発に躊躇し，これ

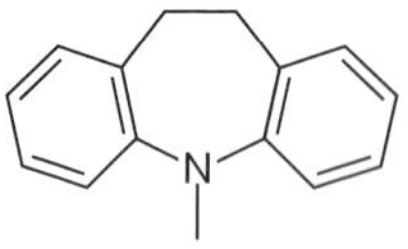

図1 iminodibenzyl体の化学構造

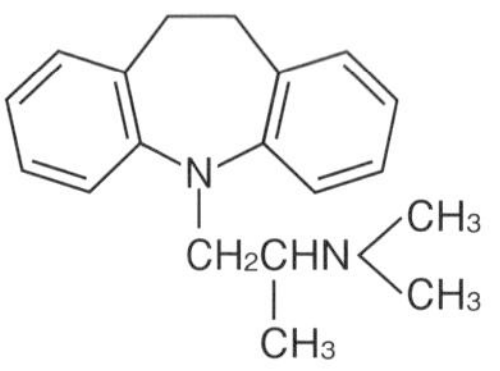

G 22150

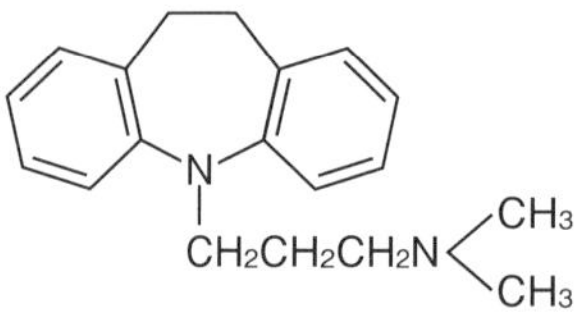

G 22355
(imipramine)

図2 G 22150とG 22355の化学構造

R：H carpipramine
R：Cl clocapramine

mosapramine

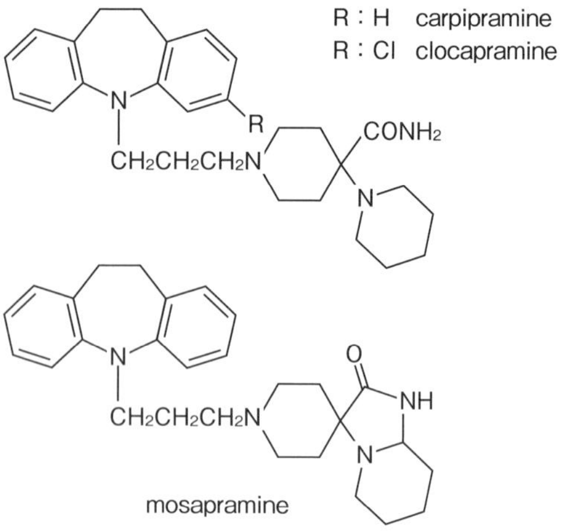

図3 Iminodibenzyl系抗精神病薬の化学構造

を世に出そうとしない。業を煮やしたKuhnは自分の成果を学会に発表しながら論文化して世に問うたのである[13]。1957年のことである。Geigy社への圧力は他からも加わり、ついに1958年、同社はimipramineをうつ病治療薬として発売し、1959年にはわが国へも導入された。この間の経緯の一部は筆者も紹介しているが[19]、Geigy社はあくまでもiminodibenzyl系化合物から精神病治療薬を作りたいと熱望していたのであろう。ところが、1960年代に入って、わが国で吉富製薬（現田辺三菱製薬）が思わぬ発想からこれをあっさり実現してしまったという痛快な話がある。長々と前置きを書いたが、本稿では当時の吉富製薬によるiminodibenzyl系抗精神病薬開発の物語を紹介しようというのである。筆者にはその代表傑作であるmosapramineの開発に第Ⅰ相試験[7]から居合わせた幸運がある。

Ⅱ．思わぬ発想から生まれたiminodibenzyl系抗精神病薬—吉富製薬の実力—

1．Carpipramine

1）Carpipramine誕生までの経緯

Phenothiazine誘導体の統合失調症治療薬の第一号としてのchlorpromazineを中心に多く導出された抗精神病薬が燎原の火の如く拡がっていった1950年代後半に、これらと全く化学構造の異なるbutyrophenone誘導体がPaul Janssenによって発見されて、phenothiazineにとって代わる勢いを見せたことはすでに述べた[20]。今回の話はこのbutyrophenoneの中のpipamperone（floropipamide）と先程述べたiminodibenzyl骨格（imipramine）から始まるのである。

統合失調症の幻覚・妄想を中心とする陽性症状への効果はおおよそphenothiazineやbutyrophenoneで対応しきれることが長年の臨床経験で判ってきていたが、陰性症状への効果ははかばかしくなく、ときに悪化させる場合もあって、日常臨床では切り込み型（incisif）の強力な抗精神病薬と緩和な（sedatif）抗精神病薬を組み合わせた処方が一般的となり、1960年から1980年と長い期間を通して主流をなしてきた。賦活作用をとの思いからamitriptylineの併用、とくにperphenazineとの合剤なども用いられた。とくに、筆者の井之

表1 Carpipramine と chlorpromazine の併用療法の客観的評価試験における最終全般改善度
（八木 他, 1976[35]）より一部抜き出し）

		治療群(%)			統計学的差			計
		DF	PP	PL	U	χ^2	F	
改善	著明	3 (3)	1 (1)	2 (2)	NS	NS	NS	6 (2)
	中等度	21(18)	12(10)	22(19)				55(16)
	軽度	36(31)	43(37)	21(18)				100(28)
変化なし		36(31)	36(31)	45(38)				117(33)
悪化	軽度	5 (4)	9 (8)	10 (9)				24 (7)
	中等度	14(12)	12(10)	14(12)				40(11)
	著明	3 (3)	3 (3)	2 (2)				8 (2)
判定不能		0 (0)	0 (0)	1 (1)				1 (0)
計		118(100)	116(100)	117(100)				351(100)
改善例		60(51)	56(48)	45(39)	NS	DF＞PL⁺	NS	161(46)
悪化例		22(19)	24(21)	26(22)		NS		72(21)

DF：carpipramine, PP：perphenazine, PL：placebo, NS：有意差なし, ＋：有意傾向($p<0.1$)

頭病院時代にはこの合剤は重宝した憶えがある。

こうした中で，1961年当時，精神科治療薬関係の御三家筆頭の吉富製薬は陰性症状にも効く抗精神病薬の開発を意図して，phenothiazine や butyrophenone の開発に取り組んでいたが，はかばかしい成果を上げられないでいた。ところが，ここで imipramine の iminodibenzyl 骨格に butyrophenone の中の pipamperone の側鎖 alkylamine を結合させればどうなるか，との思わぬ発想で新規の化合物 PZ-1511（carpipramine）を作り出したのである（図3）。ごく単純に考えれば，pipamperone の抗精神病作用に imipramine の抗うつ作用（賦活作用）を足せば，一剤で両方の作用が得られるのではとの発想であろうか。

2）Carpipramine の薬理作用と初期臨床試験の成績

当時の吉富製薬の研究陣による carpipramine の非臨床試験の成績は「デフェクトン文献集第1集」にまとめられている[23]。Chlorpromazine と同程度の抗 apomorphine 活性を持ち，imipramine 様の reserpine 抵抗作用，amphetamine 増強作用，MAO 阻害薬拮抗作用などがあるという。

そこで本剤の最初の臨床試用を実施した藤田ら[3]の報告（1966年）のまとめを列記すると，①慢性統合失調症の欠陥状態に対して，抑うつ気分，不安，緊張，欲動減退などの症状が改善し，従来にみられなかった効果を示す，②統合失調症に対する効果の有効と無効の差が著しい，③本剤が欲動亢進的に作用するとき，その作用が臨床的に望ましい方向に向かうとは限らず，時に症状を大きく動かし，急性期のような幻覚・妄想状態を惹起することがある（劇的に奏効する場合と急性化する場合がある），④急性化，欲動亢進に伴う不眠は別として身体的副作用はほとんど見られず，錐体外路症状（extrapyramidal symptom：EPS）は少ない，とある。藤田は自身，carpipramine 75mg を服用して感触をつかんでの臨床試用を実施して，極めて的確にその効果を把握しており，臨床面での carpipramine の生みの親といえよう[17]。

その後，当時はいくつかの探索的試験[15,29,36]を経て1964年承認されて1967年発売となっているが，臨床試験の報告は1972年にまとめて発表されている。

3）二重盲検法による carpipramine-chlorpromazine 併用療法の薬効判定

Carpipramine 発売後は，phenothiazine 系抗精神病薬への上乗せによる賦活効果を狙った処方がパターン化して carpipramine の92.8%は主にchlorpromazine と併用されている。そこで，八木ら[35]は「自発性減退，抑うつ症状，心気症あるいは神経症様訴えを主症状とする統合失調症例で，

表2 Clocapramine の haloperidol と perphenazine を対照薬とした比較試験（栗原 他, 1983[14]）

1）最終全般改善度

薬剤名	著明改善	改善	やや改善	不変	やや悪化	悪化	著明悪化	計	著明改善(%)	改善以上(%)	やや改善以上(%)	やや悪化以下(%)	検定
CF	4	15	29	32	10	2	5	97	4	20	49	18	
HPD	1	17	22	28	11	11	4	94	1	19	43	28	N.S.
PPZ	4	14	22	28	16	7	4	95	4	19	42	28	

2）概括安全度

薬剤名	全く副作用なし	軽い副作用で治療そのまま	減量を要した	中止した・中止すべきだった	計	検定
CF	29(30)	52(54)	9(9)	7(7)	97	
HPD	35(37)	34(36)	15(16)	10(11)	94	N.S.
PPZ	33(35)	46(48)	9(9)	7(7)	95	

（ ）内は各群における%

3）有用度

薬剤名	極めて有用	かなり有用	多少は有用	とくに有用と思われない	やや好ましくない	かなり好ましくない	非常に好ましくない	計	極めて有用(%)	かなり有用以上(%)	多少は有用以上(%)	やや好ましくない以下(%)	検定
CF	2	16	35	28	9	3	4	97	2	19	55	16	やや好ましくない以下 χ^2 test CF>HPD[+] CF>PPZ[+]
HPD	1	16	29	21	7	14	6	94	1	18	49	29	
PPZ	5	14	23	27	14	8	4	95	5	20	44	27	

CF：clocapramine, HPD：haloperidol, PPZ：perphenazine

＋：$p<0.1$

人格水準が比較的良く保たれている患者」351例を対象に併用療法の客観的判定のために，carpipramine + chlorpromazine，perphenazine + chlorpromazine，placebo + chlorpromazine の3群の大規模比較試験を行っている（表1）。

結論として，carpipramine + chlorpromazine 併用群は placebo + chlorpromazine 併用群に比べて錐体外路系副作用および不眠は同程度かやや少なく，概括安全度は勝るとも劣らず，効果（いわゆる賦活効果およびその他ある種の感情障害に対する効果）において優れ，したがって，より高い有用度評価を受けている。また，perphenazine + chlorpromazine 併用群に比べて，効果はほぼ同等かやや勝る程度であったが，副作用が少なく，より高い安全性評価を受け，有用度においても勝るとも劣らない評価を受けた。したがって，carpipramine + chlorpromazine 併用療法はいくつかの対照治療に勝ったとみてよいとしている。一概に

は言い切れない面を抱えながらもこの併用療法の客観的評価がなされたと受けとりたい。

4）まとめ

ひとまず，今日 carpipramine は抗 dopamine 作用を有する抗精神病薬のカテゴリーに分類されている。Geigy 社があれほど望んだ iminodibenzyl 系抗精神病薬がはからずもわが国で作られたのである。Carpipramine のどの部分が抗 dopamine 作用に関連するのか，構造活性に暗い筆者には判らない。この創薬の発想は研究所の田原哲也氏によるものとされるが，詳しく書かれたものがない。また，serotonin 5-HT₂受容体への拮抗作用を有するとも書かれながら，そのデータを示したものがない。とにかく，賦活活性の強い抗精神病薬で，幻覚・妄想に作用しながら，これを悪化させるという両面の作用を有して，現実にはほとんどが賦活作用を期待しての併用療法であったと思われる。藤田らの詳細な報告[3]は後年，筆者らが心

血を注いだ OPC-4392 を思い出させる[18]。

なお，本剤は1966年欧州での治験が開始され，統合失調症の欠陥状態や慢性妄想に投与されて，Deniker ら[2]は本剤を脱抑制作用（賦活作用）を持つ薬剤として位置づけている（Prazinil®）。「抑制を伴う慢性不安」に用いられているが，筆者は統合失調症の陰性症状への併用のほかに，現代風にいえば，うつ病治療の augmentation にもよく用いたものである。

2．Clocapramine
1）Clocapramine の薬効薬理

Carpipramine の有する賦活作用を生かし，より抗精神病作用を強めるべく，基本骨格に halogen を導入する形で合成されたもので，carpipramine の iminodibenzyl 骨格の 3 位に chlorine をつけた（図3）。この clocapramine の動物での試験で，イヌでの抗 apomorphine 作用は chlorpromazine，carpipramine の約 4 倍と強くなり，ラットでの in vivo の実験では脳内 dopamine 代謝回転を亢進させた。dopamine 受容体親和性は chlorpromazine より強力で，noradrenaline α₂受容体への高い親和性，カタレプシー惹起作用は chlorpromazine に比し弱い[24-27]。以上のように，halogen 化によって抗 dopamine 作用を強めた，より抗精神病薬としての本格的な姿を見ることができるようになった。

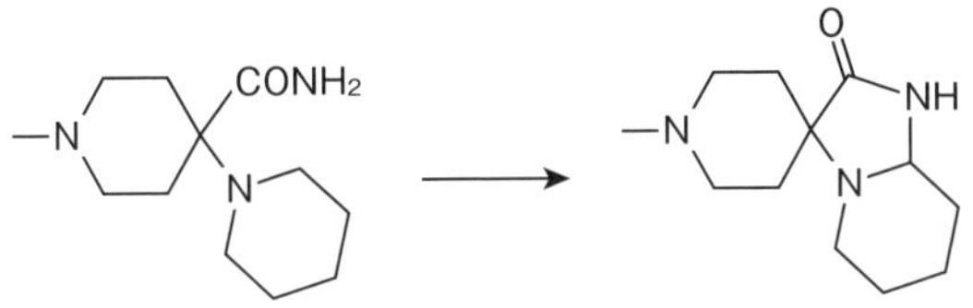

2）Clocapramine の初期臨床試験

Clocapramine の初期臨床試験では[8]，「発動性低下，感情鈍麻」を改善する方向の作用[34]とともに，carpipramine のように幻覚・妄想を悪化させない chlorpromazine より優れた成績が得られており[28]，当初の目的が達せられている。梶ら[9]は，予備的試験を経て，無為自閉が前景にある陳旧性統合失調症66例において，phenothiazine の中では発動性減退への効果に定評のある[32]perphenazine との二重盲検試験を実施し，levomepromazine 30mg を基底に clocapramine 75～150 mg/日と perphenazine 12～24mg/日で比較している。やや有効以上を改善とすると，46.9％対13.8％と clocapramine が優れる成績を示し，副作用では差がなかったとしている。

このように clocapramine は chlorpromazine や perphenazine よりも優れた抗精神病作用を有する上に，賦活作用をも有するとして評価は高まっていた。

3）発売8年後の大規模な比較試験

こうして clocapramine はわが国で開発されて，carpipramine 以上に抗精神病作用に優れる iminodibenzyl 系抗精神病薬として評価されてきた。ここで，大規模な客観的試験が必要との判断

図4　Clocapramine の carbamoyl 基と piperidyl 2 位の炭素部分の脱水素環化による mosapramine の合成

表3　Mosapramine および対照薬の脳内受容体に対する親和性（クレミン文献集. pp.11, 1991[1]）

Receptors	³H-Ligands	Brain-tissue	Ki(M) Mosapramine	Clocapramine	Carpipramine	Haloperidol	Sulpiride
Adrenergic α₁	WB-4101	Cortex	4.8×10^{-8}	2.9×10^{-8}	8.6×10^{-8}	9.6×10^{-9}	1.8×10^{-5}
Adrenergic α₂	Clonidine	Cortex	3.9×10^{-7}	4.5×10^{-8}	6.9×10^{-8}	9.1×10^{-6}	1.5×10^{-5}
Serotonergic 5-HT₁ₐ	8-OH-DPAT	Hippocampus	5.5×10^{-7}	5.5×10^{-7}	1.0×10^{-6}	1.6×10^{-6}	2.2×10^{-5}
Serotonergic 5-HT₂	Spiperone	Cortex	2.9×10^{-9}	6.6×10^{-9}	1.1×10^{-8}	5.9×10^{-8}	$IC_{50} > 10^{-4}$
Histamine H₁	Mepyramine	Cortex	6.0×10^{-9}	8.8×10^{-8}	4.2×10^{-8}	1.5×10^{-6}	$IC_{50} > 10^{-4}$
Muscarinic cholinergic	QNB	Cortex	1.6×10^{-6}	3.8×10^{-6}	9.2×10^{-6}	4.6×10^{-6}	$IC_{50} > 10^{-4}$

のもとに発売8年後に、その臨床的適応をさらに明確にすることを目的として統合失調症の抑うつ・意欲低下を主症状とする例と、これに加えて妄想・幻覚を併せ有する例を対象に、haloperidol, perphenazine を標準薬とする286例の二重盲検比較試験が栗原ら[14]によって実施されている。

表4　Mosapramine 第Ⅰ相試験の投与スケジュール
（石郷岡 他, 1986[7]）

	Step	Y-516	CCP	
単回投与	Ⅰ	6.25mg	12.5mg	2週
	Ⅱ	12.5mg	25.0mg	3週
	Ⅲ	25.0mg	50.0mg	
	*(Ⅳ	37.5mg	75.0mg)	4週
反復投与（1日1回3日間）	Ⅴ	20.0mg	40.0mg	

＊：施行せず
Y-516：mosapramine, CCP：clocapramine

最終評価では、効果の点で haloperidol, perphenazine と差がないものの、clocapramine は「やや改善」以上では数値で優れ、また、「やや悪化」以下では有意差はないが、他の2剤がともに28％なのに対して clocapramine は18％と最も低かった（表2）。

各種の層別解析では clocapramine は自発性欠如や感情鈍麻に対する賦活作用に優れるとともに、抗 dopamine 作用の強化に対応して抗幻覚・妄想作用をも併せ持つことが示唆されている。

なお、錐体外路系副作用では有意差がなく、dyskinesia, akathisia ともに perphenazine が haloperidol より少なく、clocapramine は両剤の間にあり差はなかった。

有用度で、悪化率は互いに有意差はなかったが、数値で最も低く、「やや好ましくない」以下では χ^2 テスト $p<0.1$ と、clocapramine は両剤に有意傾向をもって優れていた。

以上の結果から clocapramine は陽性症状のみ

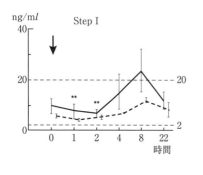
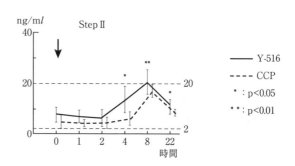
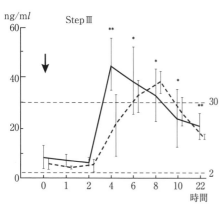
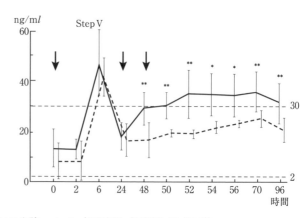

図5　Mosapramine 第Ⅰ相試験における血漿 prolactin 値の変動（石郷岡 他, 1986[7]）
　　Y-516：mosapramine, CCP：clocapramine

§6 わが国で花咲いた初のiminodibenzyl系抗精神病薬の開発　65

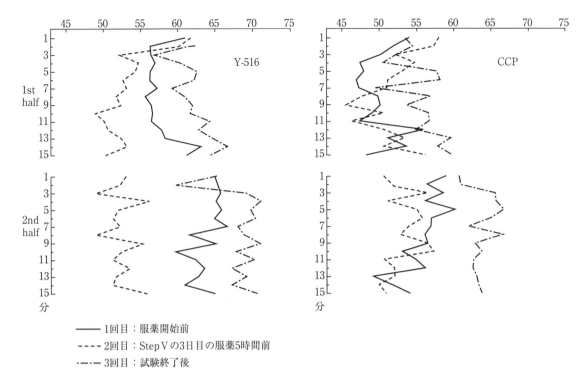

　　　——　1回目：服薬開始前
　　　----　2回目：StepⅤの3日目の服薬5時間前
　　　-・-　3回目：試験終了後

　　図6　Mosapramine第Ⅰ相試験における内田・クレペリン精神作業検査の成績（石郷岡 他, 1986[7]）
　　　　Y-516：mosapramine, CCP：clocapramine

ならず発動性低下，感情鈍麻を改善する方向の作用である陰性症状への効果を併せ持つ抗精神病薬としての評価が確立された。ここに他の抗精神病薬との比較試験におけるclocapramine無敗神話が生まれ，堂々とhaloperidolと肩を並べる標準薬としての地位を確保したのである。

3．Mosapramine

1）Mosapramine合成の経緯と薬効薬理

当時の吉富製薬はさらにclocapramineの抗dopamine作用を強めるために一工夫加えてmosapramineを合成した。1984年のことで，Janssenがrisperidoneを合成したのとほぼ同じ時代のことである。Mosapramineの合成に関わった森本ら[17]の記述によると，carpipramineとclocapramineの持つ側鎖amineのpiperidine 4位に自由回転可能なcarbamoyl基と1-piperidyl基を持っているが，carbamoyl基とpiperidyl 2位の炭素はきわめて近い位置にあり，この部分を共有結合により固定できれば，よりdopamine受容体への親和性の高い化合物が得られるのではと考え，clocapramineのamine部が脱水素還化された化合物mosapramineが合成された（図4）。

この化合物はclocapramineの代謝研究を通じ，ごく微量に存在する未知の代謝物とされていたものと化学構造が合致し，極めて例外的な代謝経路をとる化合物としても興味が持たれた。

非臨床試験では，抗apomorphine作用，抗amphetamine作用，条件回避反応抑制作用などがclocapramineの2〜3倍強く，haloperidolの1/8〜1/20となっている。また，側坐核選択性が示唆され，カタレプシー惹起作用が弱く，EPSの弱いことが予測された[4,5,30,31]。

なお，iminodibenzyl系抗精神病薬は5-HT$_2$受容体拮抗作用を有するといわれるが，mosapramineで初めてその数値が示されている（表3）[1]。

2）Mosapramine第Ⅰ相試験

さてここからが筆者らの出番である。Clo-

表5 Mosapramine と haloperidol の比較試験における最終評価(工藤 他, 1990[12])

(1) 最終全般改善度

薬剤	著明改善	中等度改善	軽度改善	不変	軽度悪化	中等度悪化	著明悪化	判定不能	計	U検定	χ²test(%) 著明改善	中等度改善以上	軽度改善以上	軽度悪化以下
Y	5(5)	17(18)	32(33)	32(33)	5(5)	4(4)	0	1(1)	96	NS	5(5) NS	22(23) NS	54(56) NS	9(9) NS
H	3(3)	19(19)	34(33)	31(30)	5(5)	6(6)	3(3)	1(1)	102		3(3)	22(22)	56(55)	14(14)

(2) 概括安全度

薬剤	安全	ある程度安全	安全とはいえない	障害が強くむしろ危険	判定不能	計	U検定	χ²test(%) 安全	ある程度安全以上
Y	72(75)	18(19)	6(6)	0	0	96	NS	72(75) NS	90(94) NS
H	81(79)	17(17)	4(4)	0	0	102		81(79)	98(96)

(3) 有用度

薬剤	きわめて有用	かなり有用	やや有用	とくに有用とは思われない	やや好ましくない	かなり好ましくない	きわめて好ましくない	判定不能	計	U検定	χ²test(%) きわめて有用	かなり有用以上	やや有用以上	やや好ましくない以下	かなり好ましくない以下
Y	5(5)	27(28)	31(32)	24(25)	5(5)	3(3)	0	1(1)	96	NS	5(5) NS	32(33) Y>H⁺	63(66) NS	8(8) NS	3(3) Y>H⁺
H	0	28(27)	32(31)	25(25)	5(5)	7(7)	4(4)	1(1)	102		0	28(27)	60(59)	16(16)	11(11)

+ : p<0.10, Y : mosapramine, H : haloperidol

capramine までは治験に参加する立場でなかったが, mosapramine の第I相試験は北里大学病院の第I相試験用施設で実施されたので, iminodibenzyl 系抗精神病薬の総仕上げともいうべき mosapramine の治験に深く関与することになったのである.

この第I相試験は石郷岡らの報告に詳しいが[7], 被験者はいつもの吉富製薬 (当時) の社員にお願いして表4のような投与スケジュールを組んだ. 全試験を通じて同一被験者とし, 単盲検にて5名に mosapramine, 3名に clocapramine を投与し, 力価比は1対2とした.

単回投与では, Step 1で軽度の眠気があり, Step 2になってやや強い眠気, 頭重感, 一部に舌中央部の感覚鈍麻がみられ, Step 3では, だるさ, 頭重感, 眠気, 頭のボーッとする感覚など日常の生活, 仕事など全く不可能で起きていられない程度で, 構音障害, 舌先の感覚鈍麻などが認め

られた. Clocapramine 群にも同程度の所見がみられたため, mosapramine 25mg, clocapramine 50mg が最大耐容用量と判断して, Step 4は実施しないことになった.

反復投与では, mosapramine 20mg, clocapramine 40mg の3日間連続投与となったが, 1日目に眠気, いらいら感, 熟眠感の消失, 途中覚醒がみられ, 2名には舌の感覚鈍麻がみられている. Clocapramine 群では眠気, 入眠困難のほかに1名筋強剛が認められた. 2日目には2名に akathisia が, 他の2名に舌の感覚鈍麻がみられた. Clocapramine 群に1名筋強剛を認めた. 3日目は2日目と同様で2名に akathisia を認めている.

以上の臨床所見は定型抗精神病薬の第I相試験にみる所見と同様で, EPS を思わせる症状も一部に認められている.

Prolactin 値の変動については, 両薬剤とも同じ

表6 最高投与量別錐体外路症状発現頻度
（工藤 他,1990[12],一部抜き出し.改訂）

症状		薬剤	全症例	最高投与量 ～6錠	最高投与量 7錠～
副作用発現例数		Y	49(51)Y<H[+]	32(47)	17(61)
		H	39(38)	28(38)	11(39)
錐体外路症状発現例数		Y	34(35)	21(31)	13(46)
		H	33(32)	22(30)	11(39)
錐体外路症状	ジスキネジア	Y	2(2)	2(3)	0
		H	4(4)	4(5)	0
	アカシジア	Y	13(14)	9(13)	4(14)
		H	9(9)	5(7)	4(14)
	筋強剛	Y	14(15)	10(15)	4(14)
		H	11(11)	8(11)	3(11)
	振戦	Y	21(22)	11(16)	10(36)
		H	16(16)	11(15)	5(18)
	アキネジア	Y	3(3)	1(1)	2(7)
		H	1(1)	1(1)	0
	流涎	Y	9(9)	4(6)	5(18)
		H	11(11)	9(12)	2(7)
	眼球上転発作	Y	1(1)	1(1)	0
		H	0	0	0
	構音障害	Y	2(2)	1(1)	1(4)
		H	0	0	0
	嚥下障害	Y	2(2)	2(3)	0
		H	0	0	0

Y：mosapramine, H：haloperidol
（ ）内は％, ＋：$P<0.1$

ような上昇を示しており，全体に mosapramine 群でその上昇程度は高く経過している（図5）。

内田・クレペリン精神作業検査では，両薬剤群ともに抗精神病薬に特徴的な影響を受けており（図6），その程度は mosapramine 群で強く，prolactin 値の変動とともに，より強い dopamine 受容体遮断作用を示していると考えられた。

以上，これまでの定型抗精神病薬で体験したのと同様で，用量上昇とともに眠気，頭重感，倦怠感が強く，睡眠障害に加えて，一部に構音障害，akathisia，などEPSと考えられる所見を呈しており，mosapramine はより incisif な抗精神病薬である可能性が示された。舌の感覚異常は製剤上の問題と判断されて，臨床試験に入る前に工夫を要するとされている。なお，薬物動態学的に mosapramine の $t_{1/2}$ は14.8時間，3日目に定常状態になることが判明している。

以上の第Ⅰ相試験の結果から，安全性も確保されて，第Ⅱ相試験以降への移行は可能と判断された。

3）Mosapramine の臨床試験

前，後期の第Ⅱ相試験では[11,33]，慢性の統合失調症患者を対象としており，改善度は全体に比較的高く，自発性欠如，感情鈍麻が前景の症例に改善率が高く，賦活作用を示すとともに十分な抗幻覚・妄想作用を有するとの結果となっている。なお，EPS の惹起作用は決して低いとはいえないが，抗パーキンソン薬で十分コントロール可能な範囲である。そして，1日の至適用量は30～150 mg とされている。

これらの結果に基づいて，2本の二重盲検比較試験が実施された。

西日本で実施された haloperidol との比較試験では[12]，mosapramine 75～225mg/日，haloperidol 45～13.5mg/日の用量で12週にわたる試験となり，最終評価では，最終全般改善度で全く差がなく，概括安全度も同じであるが，有用度が，「極めて有用」と「かなり好ましくない」以下で mosapramine が有意傾向（$p<0.1$）を示している（表5）。ともに強力な抗精神病作用を発揮しているが，最終的には haloperidol と同等かそれ以上と評価されている。

なお，21年以上の罹病期間の慢性例で，haloperidol 群より強い賦活作用を示し，haloperidol に反応しにくい思考解体，妄想，社会適応の障害などに対して有意あるいは有意傾向をもって優れる効果を示している。これは haloperidol と異なるプロフィールを示して陰性症状にも優れた作用を示す成績といえる。

EPS の発現頻度は35％対32％と差がなく，この点に関してだけは，後に出てくる非定型抗精神病薬の概念には合わないのが残念である（表6）。

一方，東日本で実施された clocapramine との比較試験は[10]，mosapramine 45～120mg 対 clocapramine 75～200mg の用量比のもとに8週間にわたって行われた。最終全般改善度では「中等度

表7 Mosapramine と clocapramine の比較試験における最終評価(加藤 他, 1989[10])

(1) 最終全般改善度

	著明改善	中等度改善	軽度改善	不変	軽度悪化	中等度悪化	著明悪化	判定不能	計	U検定	χ^2 検定(%)			
											著明改善	中等度改善以上	軽度改善以上	軽度悪化以下
Y	6	20	25	39	5	6	2	0	103		6	25	50	13
C	7	13	41	27	7	5	0	2	102		7	20	60	12

(2) 概括安全度

	副作用,臨床検査異常なし	副作用,臨床検査異常が出現するも処置なく投与継続可能	副作用,臨床検査異常が出現し,投与継続には試験薬の減量または他の処置が必要	副作用,臨床検査異常が出現し投与中止	判定不能	計	U検定	χ^2 検定(%) 副作用,臨床検査異常が出現するも処置なく投与継続可能以下
Y	50	19	30	4	0	103		51
C	51	23	24	2	2	102		48

(3) 有用度

	極めて有用	かなり有用	やや有用	特に有用とは思われない	やや好ましくない	かなり好ましくない	極めて好ましくない	判定不能	計	U検定	χ^2 検定(%)			
											極めて有用	かなり有用以上	やや有用以上	やや好ましくない以下
Y	5	18	29	33	10	7	1	0	103		5	22	50	17
C	5	15	41	26	8	4	0	2	102		5	20	60	13

Y : mosapramine, C : clocapramine　　　　　　　　　　　　　　　検定欄　空白 : N.S.

改善」以上で25％対20％,「軽度改善」以上では50％対60％となって,両薬剤とも善戦している(表7)。簡易精神病評価尺度(Brief Psychiatric Rating Scale : BPRS)では,両群とも「感情的引きこもり」「運動減退」「幻覚」「疑惑」「緊張」で改善率が高く,陽性症状,陰性症状への効果を示している。しかし,「罪悪感」「抑うつ気分」「見当識障害」「敵意」の項目でmosapramine群が10％前後以上高い改善率を示したため,clocapramineより強い抗精神病作用と同等な賦活作用を示したといえる。

EPSの出現は,mosapramine群に高く,最も高い振戦(22％対9％)と筋強剛(16％対7％)はともに有意差がつき(p<0.05),akathisiaも15％対7％となっており,ここでも残念ながらEPSが少ないとはいえない。

4) まとめ

Mosapramineは不敗といわれたclocapramineよりもさらにdopamine受容体拮抗作用を強くするよう工夫された製剤で,非臨床試験でhaloperidolと同等以上の抗精神病作用とcarpipramine以来の賦活作用を兼ね備えた作用が期待された。また抗dopamine作用と同等の5-HT$_2$受容体拮抗作用を有してEPSの軽減が期待された。臨床試験では,haloperidolに負けない抗精神病作用とclocapramineを凌ぐ賦活作用を示した。ただ,EPSは軽減しているとはいえなかった。究極のiminodibenzyl系抗精神病薬として1991年5月に世に出たときには,存在感は大きく,次の時代に出て来た第二世代抗精神病薬の標準的対照薬として高く評価される存在となっていたのである。

III. おわりに

Iminodibenzyl系化合物にはやや風変わりな歴史があるといわれており[6,22],Geigy社のHöflingerがRobert Kuhnに依頼したiminodibenzyl系化合物のG22150やG22355 (imipramine)の作用

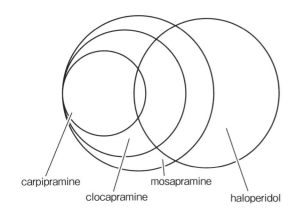

図7 Iminodibenzyl系抗精神病薬とhaloperidolのイメージ図

が鎮静・催眠作用ではなく，抗精神病作用か抗うつ作用であれば，世界の向精神薬の開発の歴史を大きく変えていたかもしれない。おそらく，Kuhnはより広角的あるいは多角的に研究を進め，もっと早期に抗うつ作用を発見していたかもしれないし，Geigy社も側鎖の工夫をこらしてiminodibenzyl系抗精神病薬に辿りついたかもしれない。しかし，現実はimipramineの発売に踏み切った時点で抗精神病薬の開発を断念したと思われる。このGeigy社の悲願を引き継いだのはなんとわが国の吉富製薬であった。Carpipramine，clocapramine，mosapramineと独自の発想のもとにhop-step-jumpの形で開発し，最後にhaloperidolに引けをとらない究極のmosapramineを完成させたのである。当時の吉富製薬の快挙といえよう。残念なのは，carpipramine以外のclocapramineとmosapramineは海外へ出ることができなかったことである。1996年のrisperidoneを筆頭に次々と第二世代抗精神病薬が導入されていった中に埋没してしまったかにみえる。もう1つ残念なことは，5-HT₂受容体拮抗作用を有しながら，そして優れた陽性症状と陰性症状への作用を持ちながらEPSの問題をクリアできなかったことである。

ところで，第二世代抗精神病薬のわが国への導入に際して，olanzapineとblonanserinを除く4剤（risperidone，quetiapine，perospirone，aripiprazole）では対照薬として1つはhaloperidolを，他の1つはclocapramineかmosapramineを選んでいる。それだけ両剤が評価されたということである。図7は筆者自身が描いたiminodibenzyl系抗精神病薬とhaloperidolの位置づけのイメージ図である。

§7では，次々と導入されてきた第二世代抗精神病薬を相手にclocapramineとmosapramineがどう戦い，また，どう苦しめたかを紹介する予定である。

文　献

1) クレミン文献集 基礎編. pp.1-33, 吉富製薬, 大阪, 1991.
2) Deniker, P., Poirier, M. F. : Place de la carpipramine parmi Les psychotropes. Encephale, 4 : 558-567, 1978.
3) 藤田貞雄, 由良了三, 西願寺弘道 他：新しい精神病治療薬 PZ-1511（Defekton®）の臨床経験. 精神医学, 7 : 821-824, 1965.
4) Fukuda, T., Anami, K., Setoguchi, M. et al. : Pharmacological properties of Y-516, a new antipsychotic drug. Jpn. J. Pharmacol., 33 (suppl.) : 217, 1983.
5) 福田武美, 瀬戸口通英, 森本保人 他：Y-516の中枢ドーパミン受容体遮断作用—Iminodibenzyl系化合物Y-516の行動薬理学的研究. 日薬理誌, 86 : 197-208, 1985.
6) 保崎秀夫 監訳, 八木剛平 編集：精神病治療薬の原点—国外重要文献全訳集. 金剛出版, 東京, 1987.
7) 石郷岡純, 村崎光邦, 若田部博文 他：新しいiminodibenzyl系化合物Y-516の第Ⅰ相試験. 臨床評価, 14 : 487-524, 1986.
8) 伊藤耕三, 小野寺勇夫, 岡本康夫 他：Y-4153の使用経験. 診療と新薬, 8 : 2623-2635, 1971.
9) 梶 鎮夫, 塚田浩治, 長谷川精一 他：二重盲検試験によるclocapramineとperphenazineの陳旧性分裂病に対する薬効比較. 臨床精神医学, 8 : 867-874, 1974.
10) 加藤伸勝, 高橋 良, 八木剛平 他：精神分裂病に対するイミノジベンジル誘導体Y-516のクロカプラミン対照二重盲検比較試験. 臨床評価, 17 : 177-196, 1989.
11) 金野 滋, 高橋 良, 加藤伸勝 他：新たなiminodibenzyl系抗精神病薬（Y-516）の精神分裂病に対する臨床効果. 臨床精神医学, 19 : 137-150, 1990.

12) 工藤義雄, 西村 健, 斉藤正己 他：精神分裂病に対する Y-516と haloperidol の二重盲検法による薬効比較. 医学のあゆみ, 152：529-543, 1990.

13) Kuhn, R.: Über die Behandlung depressiver Zustäude mit einem Iminodibenzylderivative (G 22355). Schweiz. Med. Wochenschr., 87：1135-1140, 1957.

14) 栗原雅直, 伊藤 斉, 加藤伸勝 他：精神分裂病に対する clocapramine (Clofekton®) の臨床評価—haloperidol と perphenazine を標準薬とした二重盲検比較試験. 臨床精神医学, 12：519-538, 1983.

15) 前田 進, 田中 守, 田中いち 他：二重盲検—交差法による Y-4153, カルピプラミンの精神分裂病およびうつ病に対する薬効比較. 診療と新薬, 9：2751-2764, 1972.

16) 森 温理：三環抗うつ薬の発見. 精神科・治療の発見. (大原健士郎, 渡辺昌祐 編), pp.156-173, 星和書店, 東京, 1988.

17) 森本保人, 皆本義基, 中嶋 啓：イミノジベンジル系抗精神病薬 (carpipramine, clocapramine, mosapramine). 臨床精神薬理, 2：787-791, 1999.

18) 村崎光邦：Aripiprazole の登場—OPC4392の意義を称えて. 臨床精神薬理, 9：259-270, 2006.

19) 村崎光邦：Imipramine から50年—わが国における抗うつ薬開発の歴史的展開. 臨床精神薬理, 13：1831-1846, 2010.

20) 村崎光邦：Butyrophenone 系抗精神病薬の開発の歴史—総集編. 臨床精神薬理, 14：1995-2005, 2011.

21) 武藤 隆, 融 道男：向精神薬療法の黎明—クロルプロマジンの発見をめぐって. 精神科・治療の発見 (大原健士郎, 渡辺昌祐 編), pp.104-124, 星和書店, 東京, 1988.

22) 中嶋 啓：心をいやす薬の歴史. ファルマシアレビュー こころと薬, 10：1-16, 1983.

23) 中西美智夫, 岡田忠夫, 津曲立身：Carpipramine (PZ-1511)の薬理作用. デフェクトン文献集 第1集, pp.1-25, 吉富製薬, 大阪, 1967.

24) Nakanishi, M., Tsumagari, T., Okada, T. et al.: Pharmacological studies on 5-[3-(4-piperidino-4-carbamoyl-piperidino)-propyl]-10, 11-dihydro-5(H)-dibenz-(b,f)-azepine (carpipramine) dihydrochloride, a new psychotropic agent. Arzneimittelforschung, 18：1435-1441, 1968.

25) Nakanishi, M., Tashiro, C., Munakata, T. et al.: Studies of piperidine derivatives. I. J. Med. Chem., 13：644-648, 1970.

26) Nakanishi, M., Tsumagari, T., Nakanishi, A.: Studies on psychotropic drugs. XI. Pharmacology of 3-chloro-5-[3-(4-piperidino-4-carbamoyl-piperidino)-propyl]-10, 11-dihydro-(5H)-dibenz-(b,f)-azepine dihydrochloride monohydrate. Arzneimittelforschung, 21：391-395, 1971.

27) 中西美智夫：クロフェクトン文献集(基礎編). pp.1-38, 吉富製薬, 大阪, 1973.

28) 小野寺勇夫, 岡本康夫, 伊藤耕三 他：新しい向精神薬 Y-4153の臨床評価—二重盲検法による chlorpromazine との効果比較. 精神医学, 14：175-183, 1972.

29) 鮫島 健, 犬塚 巽, 内村英幸 他：新しい向精神薬 Y-4153の臨床評価 二重盲検法による Y-4153とカルピプラミンの慢性精神分裂病に対する薬効評価. 新薬と臨床, 21：807-823, 1972.

30) Setoguchi, M., Takehara, S., Sakamori, M. et al.: Biochemical properties of Y-516, a new antipsychotic drug. Jpn. J. Pharmacol., 33 (Suppl.)：232, 1983.

31) Setoguchi, M., Sakamori, M., Takehara, S. et al.: Effects of iminodibenzyl antipsychotic drugs on cerebral dopamine and α-adrenergic receptors. Eur. J. Pharmacol., 112：313-322, 1985.

32) 嶋薗安雄, 中川允宏, 昇塚清民 他：慢性分裂病患者に対する向精神薬投与の効果判定について—chlorpromazine, reserpine, perphenazine, propericiazine の投与例について. 精神医学, 9：917-926, 1967.

33) 田中清一, 西村 健, 工藤義雄 他：新しい抗精神病薬 Y-516の精神分裂病に対する使用経験. 臨床医薬, 5：1717-1733, 1989.

34) 谷向 弘, 金子仁郎：二重盲検法による oxypertine と carpipramine の精神分裂病に対する薬効比較. 精神医学, 12：55-64, 1970.

35) 八木剛平, 井上 修, 伊藤耕三 他：二重盲検法による carpipramine-chlorpromazine 併用療法の精神分裂病慢性例に対する薬効判定. 臨床評価, 4：351-403, 1976.

36) 矢内信夫, 蒲池直裕, 太田 弘 他：二重盲検法による Y-4153とカルピプラミンの精神分裂病に対する薬効比較. 診療と新薬, 9：853-867, 1972.

§7

Iminodibenzyl系抗精神病薬は第二世代抗精神病薬との比較試験でどう戦ったか

I. はじめに

　Geigy社は1952年のchlorpromazineの成功を目の当たりにして，iminodibenzyl系のimipramineの抗精神病作用をRoland Kuhnを中心に徹底的に探索した。Kuhnによる抗うつ作用の発見という後世に残る大発見にもかかわらず，あくまで抗精神病作用を追い求めたため，imipramineの抗うつ薬としての発売が遅れたという事実は今は誰もが知るところとなっている[17]。その後，Geigy社自体はiminodibenzyl系化合物のそれ以上の研究は行っておらず，1940年代に始まったHöflingerの意図は途絶えたかにみえたが，これを実現したのがなんとわが国の吉富製薬（現田辺三菱製薬）であったのである。

　§6で詳しく紹介したように[18]，iminodibenzyl骨格にpipamperoneの側鎖を付けるという何とも思いがけない発想のもとにcarpipramineが合成され，さらにdopamine（DA）受容体の拮抗作用を強める工夫のもとにclocapramineを経て究極のmosapramineに辿りついたのである。押しも押されもせぬ堂々のiminodibenzyl系抗精神病薬の誕生である。

　Mosapramineの合成は1984年で，その翌年，ベルギーの地でPaul Janssenがrisperidoneを合成している。わが国ではmosapramineは1991年に発売され，その5年後にrisperidoneが発売された。すなわち，mosapramineの発売後5年にしてrisperidoneが導入され，さらに続いた第二世代抗精神病薬の波にiminodibenzyl系抗精神病薬は十分な力を発揮する前に飲み込まれてしまったといえる。

　本稿では，第二世代抗精神病薬の襲来に対してその二重盲検比較試験の対照薬として，iminodibenzyl系抗精神病薬のclocapramineとmosapramineがどう戦い，どう苦しめ，その結果，自らの評価をどう高めたかを紹介していきたい（表1）。なお，olanzapineはhaloperidolとの比較試験[3]で有意傾向をもって非劣性試験に成功し，Positive and Negative Syndrome Scale（PANSS）合計スコアで有意傾向，陰性症状評価尺度で有意，Drug-Induced Extrapyramidal Symptoms Scale（DIEPSS）における錐体外路症状（EPS）の有意な低率など優れた試験結果と海外の豊富な資料もあって[1,19]，mosapramineとの比較試験をまぬがれた。Blonanserinも対haloperidol 1本の試験で申請したが[15]，海外からの援軍がないこともあり，対照薬として初のrisperidoneとの比較試験を実施した[16]。Clozapineは十分な海外資料の援軍のもとに，安全性と有効性を確認する試験で承認された。

表1　第二世代抗精神病薬のわが国における二重盲検比較試験の対照薬一覧

承認年	第二世代薬	対照薬1	対照薬2
1996年	risperidone	haloperidol	clocapramine
	perospirone	haloperidol	mosapramine
	quetiapine	haloperidol	mosapramine
	olanzapine	haloperidol	(−)
	aripiprazole	haloperidol	mosapramine
	blonanserin	haloperidol	risperidone
	clozapine	(−)	(−)
	paliperidone	placebo	参考薬に olanzapine

II．Risperidone の場合──革命的な serotonin-dopamine antagonist（SDA）に対した clocapramine──

　Risperidone の開発物語は一大イベントとして§39〜41に詳述したが，ここでは iminodibenzyl 系抗精神病薬として不敗神話を誇る clocapramine との二重盲検比較試験の結果について振りかえってみよう。

　1．Clocapramine がなぜ対照薬として選ばれたか
　1993年海外で発売された risperidone は幻覚・妄想などの陽性症状のみならず，感情的引きこもり，情動鈍麻といった陰性症状にも高い改善率を示し，EPS の発生率が低い SDA の筆頭として高い評価を受けていた[11]。わが国では1990年に第Ⅰ相試験が実施され[2]，前・後期の第Ⅱ相試験でも高い改善率を示し[20,21]，2本の pivotal study が行われることになった。1本は当然のことながら，最も処方頻度の高い haloperidol を対照薬とし，2本目の対照薬として clocapramine が選ばれた。その理由として，①当時，抗精神病薬として広く用いられていた薬剤であり，比較試験の対照薬として不敗神話を誇っていたこと，②自発性欠如や感情鈍麻に対する賦活作用とともに抗幻覚・妄想作用を併せ持つ薬剤として作用スペクトルが risperidone と類似していること，③EPS を含め，副作用の発現率が比較的低いこと，などが挙げられている。本試験が開始された1991年11月は，mosapramine の上市（1991年5月）直後のことでもあった。

　2．Risperidone と clocapramine の比較試験の成績のあらまし
　用量比は25：1，clocapramine 25〜300mg/日（1〜3分割），risperidone 1〜12mg/日（1〜3分割）の8週間の試験で[8]，対象症例は当時ほとんどすべての試験でそうであったように，罹病期間10年以上が約60％を占め，病態像としては「自発性欠如，感情鈍麻が前景にある場合Ⅱ（慢性固定状態のもの：自発性欠如が前景-Ⅱ）」がやはり60％前後を占める慢性例で，「幻覚・妄想が前景」はわずか21％と17％であった。
　主要評価項目は，最終全般改善度（FGIR）で Brief Psychiatric Rating Scale（BPRS）での症状推移に基づいて判定されている（表2）。FGIR での「中等度改善」以上は risperidone 48％対 clocapramine 36％と，有意差はないが，数値において risperidone が優れ，同等性検証に成功している（p=0.00096）。なお，BPRS による症状別改善度の評価においては，両群間に差がなく，作用スペクトルは両群で類似しており，陽性・陰性症状に広く効果を示している（図1）。とくに clocapramine の陰性症状への効果は risperidone に負けない強さが示されている。また，概括安全性 Overall Safety Rating（OSR）では U 検定で有意傾向（p=0.092）をもって risperidone が優れている。副作用および随伴症状では発現率において risperidone が有意に少なく（p=0.039），EPS のみを取り出してみると（表3），全体に clocapramine 群に発生率が高く，振戦で有意差（p=0.039，U検定），筋硬直で有意傾向（p=0.087）となっている。したがって，「かなり有用」以上で41％対33％となって，risperidone が

表2 Risperidone と clocapramine の比較試験における最終評価（工藤ら[8]，1994）

最終全般改善度（FGIR）

薬剤	著明改善	中等度改善	軽度改善	不変	軽度悪化	中等度悪化	著明悪化	判定不能	合計	U検定	中等度改善以上 (%)	χ^2検定	軽度改善以上 (%)	χ^2検定	同等性検定
RIS	13	37	24	14	11	2	3	0	104	NS	48	NS	71	NS	RIS＞CCP ＊＊＊ p=0.00096
CCP	11	24	30	16	6	4	4	1	96		36		68		

1) U検定は"判定不能"を除外して計算した
2) 同等性検定は中等度改善以上での検定を行った

概括安全度（OSR）

薬剤	副作用なし	軽い副作用で投薬を継続した	副作用のため減量または治療を要した	副作用のため中止または中止すべきだった	合計	U検定	副作用なし (%)	χ^2検定
RIS	47	33	20	4	104	RIS＞CCP＋ p=0.092	45	NS
CCP	34	31	24	7	96		35	

有用度（GUR）

薬剤	極めて有用	かなり有用	やや有用	特に有用と思われない	やや好ましくない	かなり好ましくない	極めて好ましくない	合計	U検定	かなり有用以上 (%)	χ^2検定	やや有用以上 (%)	χ^2検定	同等性検定
RIS	7	36	28	18	9	3	3	104	NS	41	NS	68	NS	RIS＞CCP ＊＊ p=0.004
CCP	7	25	29	20	7	6	2	96		33		64		

RIS: risperidone, CCP: clocapramine, NS: 有意差なし　　1) 同等性検定はかなり有用以上での検定を行った

有意差（p=0.004）をつけている。

　以上の最終評価で，clocapramine は risperidone によって不敗神話を崩されてしまったのである。もっとも，§6で述べた mosapramine との比較試験でも負けているが[6]，これは身内での勝負であり，対外的に負けたのは初めてであった。BPRS の成績にみるように，clocapramine は risperidone に対して同等の成績を示して一歩も引けをとっていないが，EPS を初めとする安全性で劣り，これが最終全般改善度，ひいては最終評価に影響したと考えられ，risperidone に名をなさしめたのである。負けたとはいえ clocapramine の善戦ぶりは大変なものであった。

3．Risperidone と haloperidol の比較試験の結末

　参考までに，筆者ら[10]が実施した risperidone と haloperidol の比較試験の顛末を紹介する。FGIR では「中等度改善」以上で35％対45％と苦戦を強いられ，患者背景の片側の調整を後づけで駆使してようやく40％対41％とほぼ同等とし，BPRS での両群の改善の割合も同等に持ち込み，かろうじて引き分けにしてもらったという苦い経験がある。

　当時の時代の要請もあり，今もって first-line 中の first choice の地位を保ち続けている risperidone もわが国への導入は大甘のもので，大威張りで入って来たわけではないのである。それだけに，clocapramine との同等性検証の成功は貴重なものであった。

Ⅲ．Perospirone の場合

　わが国の azapirone 誘導体から合成された SDA としての perospirone は，初めて2本のうちの1本の比較試験において mosapramine を対照薬に選んだ。この試験が開始された1994年は mosapramine の発売から3年を経ており，当時 iminodibenzyl 系抗精神病薬の総帥としての mosapramine は強力な抗精神病作用に加えて自閉，接触性障害，感情鈍麻，意欲低下などの陰性症状への

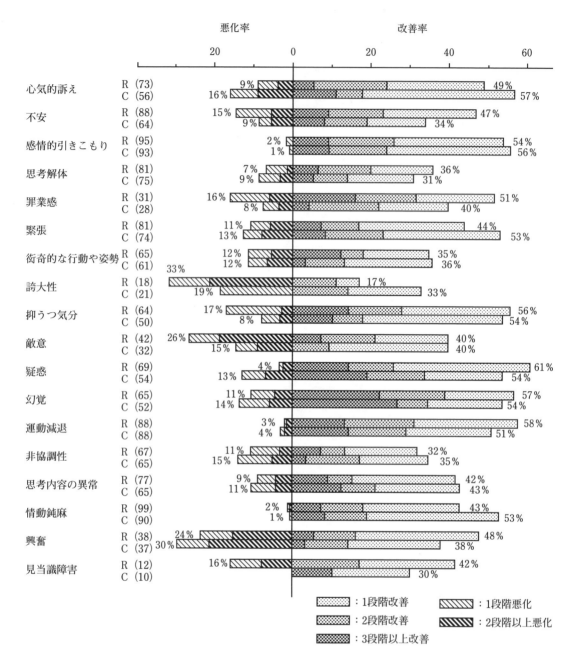

図1 Risperidone と clocapramine の比較試験における BPRS 項目別の改善率および悪化率（工藤ら[8]，1994）
R：risperidone，C：clocapramine

効果をも有するという定評のある抗精神病薬として，当然の対照薬の選定であった。

1．Perospirone と mosapramine の比較試験の成績

1994年6月から1996年10月にかけて，用量比1対4で perospirone 4 mg 錠，mosapramine 25 mg 錠の2～12錠/日，8週間の二重盲検比較試験が行われ[7]，対象は例によって罹病期間10年以上が72％対64％と長い症例で，自発性欠如が前景-Ⅱが60％対65％となっている。

症状評価ではBPRSに加えて本邦で初めて

表3 Risperidoneとclocapramineの比較試験における錐体外路症状
(工藤ら[8], 1994一部抜粋)

項目	薬剤	発現率(%)	程度 軽度	程度 中等度	程度 重度	検定 1) U-検定 2) χ^2-検定 (2×2)
振戦	RIS	12	8	4	0	1) RIS>CCP* p=0.039 2) RIS>CCP+ p=0.076
	CCP	22	9	12	0	
アカシジア	RIS	13	7	6	1	NS
	CCP	17	10	6	0	
筋硬直	RIS	10	7	2	1	1) RIS>CCP+ p=0.087 2) NS
	CCP	18	9	7	1	
流涎	RIS	11	6	3	2	NS
	CCP	15	5	8	1	
構音障害	RIS	8	6	1	1	NS
	CCP	6	4	1	1	
寡動	RIS	3	3	0	0	NS
	CCP	3	2	0	1	
急性ジストニア	RIS	3	2	1	0	NS
	CCP	3	3	0	0	
嚥下障害	RIS	1	1	0	0	NS
	CCP	4	3	1	0	
仮面様顔貌	RIS	1	-1	0	0	NS
	CCP	0	0	0	0	
口唇・下顎振戦	RIS	0	0	0	0	NS
	CCP	1	0	1	0	
小計(例数)	RIS	32	—	—	—	NS
	CCP	42	—	—	—	

RIS : risperidone, CCP : clocapramine, NS : 有意差なし

PANSSが用いられている。主要評価項目はFGIRで表4にみるように,「中等度改善」以上は37%対37%と全く同率であり,「軽度改善」以上も,「悪化率」も全く差がなく,同等性検証に成功していない。また,OSR,有用度 (GUR) とも差が認められていない。

精神症状に対する成績として,BPRSではよく似た結果を示したが (図2),「運動減退」ではperospironeが有意傾向 (p=0.077) の改善を,「非協調性」ではmosapramineが有意な (p=0.011) 改善を示した。BPRSのクラスター分類スコアを経時的にみると,「欲動性低下」と「不安-抑うつ」のスコアがperospirone群で有意の減少を,「敵意-疑惑」のスコアでは3週時点でmosapramineが有意な改善傾向を示して,両薬剤の特徴の一部がかいま見られている (図3)。

本試験で初めて採用されたPANSSの結果は,図4のようにしか提示されておらず,合計スコア,陽性症状評価尺度,陰性症状評価尺度,総合精神病理評価尺度のそれぞれの試験前後の数値の一覧表が示されていない。この図から類推するに,慢性例が大半を占め,陽性症状評価尺度 (P1-P7) のスコアが低く,その効果がはっきりしないのに対して,陰性症状評価尺度 (N1-N

表4 Perospirone と mosapramine の比較試験における最終評価（工藤ら[7]，1997より合成）

1）最終全般改善度（FGIR）

薬剤	著明改善	中等度改善	軽度改善	不変	やや悪化	かなり悪化	非常に悪化	判定不能	計	著明改善以上	中等度改善以上	軽度改善以上	悪化	U検定	中等度改善以上 Fisher検定	同等性検証
PER	8	21	21	14	5	7	2	0	78	10%	37%	64%	18%	N.S. p=0.919	N.S. p=1.000	90%信頼区間 −12.5〜12.7%
MOS	3	27	22	14	9	3	2	1	81	4%	37%	64%	17%			

2）概括安全度（OSR）

薬剤	副作用なし	軽度副作用，試験継続	処置，減量を必要とする副作用出現，試験継続	副作用出現，試験中止	判定不能	計	U検定	副作用出現率 (%)	Fisher検定
PER (%)	22 (28)	22 (28)	29 (37)	5 (6)	0 (0)	78	N.S. p=0.347	72	N.S. p=0.616
MOS (%)	19 (23)	23 (28)	29 (36)	10 (12)	0 (0)	81		77	

3）有用度（GUR）

薬剤	極めて有用	かなり有用	やや有用	有用とは思われない	やや好ましくない	かなり好ましくない	非常に好ましくない	判定不能	計	極めて有用以上	かなり有用以上	やや有用以上	好ましくない以下	U検定	かなり有用以上 Fisher検定
PER	5	16	23	15	6	8	5	0	78	6%	27%	56%	24%	N.S. p=0.717	N.S. p=0.977
MOS	2	21	20	12	13	11	2	0	81	2%	28%	53%	32%		

PER：perospirone HCl，MOS：mosapramine HCl，N.S.：有意差なし

7）のスコアは両薬剤群ともに改善の方向への動きが多く，perospirone 群で「情動の平板化」で有意な改善（p＝0.046）を示した。総合精神病理尺度（G1−G16）は「運動減退」で perospirone 群の有意傾向の改善がみられ，mosapramine 群では「非協調性」で有意（p＝0.046）の改善がみられている。

以上，mosapramine は最終評価において，FGIR，OSR，GUR ともに perospirone と同等の成績を示し，とくに FGIR では同等性検証を許さないという優れた成績を示している。

なお，慶應式錐体外路症状スコアによる評価では（表5），mosapramine 群に発生率が高く，ジストニアでは有意傾向（p＝0.072）がつき，また，抗パーキンソン薬の使用率，使用量が mosapramine 群で大きいといった EPS の問題は，mosapramine に不利となっている。

2．Perospirone と haloperidol との比較試験の成績が perospirone を救った

東日本で筆者らが実施した haloperidol との比較試験では[12]，表6にみるように，FGIR で「中等度改善」以上が44%対33%と perospirone が11%高く，同等性検証に成功している。Mosapramine との比較試験と同様に PANSS での評価が実施されて，こちらは投与前と投与後の PANSS の各スコアの差を表7に示した。例によって陽性症状合計スコアが元々低値であり，前後で差が認められていないが，陰性症状合計スコアにおいて perospirone が群内比較で有意な改善を示し（p＜0.05），群間比較で haloperidol に対して有意に優れる傾向（p＜0.1）を示している。Mosapramine との比較試験でなぜこれと同じ表（投与前後の PANSS の各スコアの変化）を示さなかったのかを考えると，perospirone と mosapramine による PANSS の各スコアの変化で perospirone に有利な成績が得られておらず，図4を提示することで一覧表の作成を回避したのではないかと筆者には思えてしまう。

EPS については出現率40%対50%と perospi-

§7 Iminodibenzyl 系抗精神病薬は第二世代抗精神病薬との比較試験でどう戦ったか　77

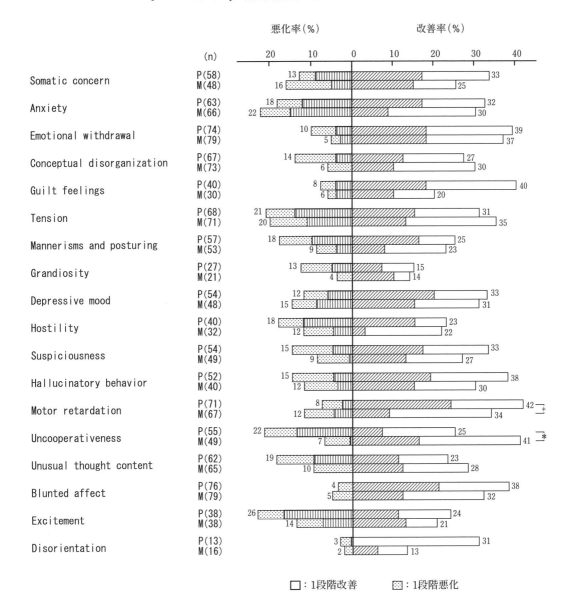

図2　Perospirone と mosapramine の比較試験における BPRS 項目別の改善率および悪化率（工藤ら[7]，1997）
P：perospirone，M：mosapramine，＋：P＜0.1，＊：P＜0.05（Mann-Whitney U test）

rone 群で低率で，とくに「言語障害」で有意に（p＝0.003）haloperidol より低くなっている。

以上，perospirone の場合は haloperidol との比較試験で同等性検証に成功し，PANSS の評価でも陰性症状評価尺度のスコアにおいて群内比較で有意傾向の改善を，群間比較で haloperidol に対して有意の改善を示して試験に成功している。

Mosapramine との比較試験で同等性検証が得られなかっただけに，haloperidol との試験が perospirone を救ったといえる。ここでは，mosapramine は十分な存在感を示したのである。

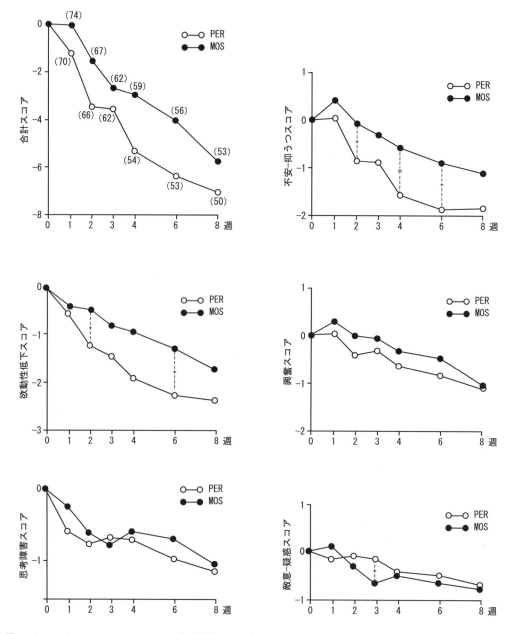

図3 Perospirone と mosapramine の比較試験における BPRS クラスター分類別スコアの推移（工藤ら[7], 1997）
PER：perospirone, MOS：mosapramine, ＋：$P<0.1$, ＊：$P<0.05$（Mann-Whitney U test）

IV．Quetiapine の場合

Quetiapine は dibenzothiazepine 誘導体で，主に大日本住友製薬が clozapine と同時期に導入した clothiapine と同じ骨格を有しており（図5），今回は SDA と呼ばれ，また Multi-Acting Receptor Targeted Antipsychotic（MARTA）とも呼ばれて堂々の登場であった。ここでも，haloperidol と mosapramine を対照薬とする2本の比較試験が東日本と西日本で実施された。

§7 Iminodibenzyl 系抗精神病薬は第二世代抗精神病薬との比較試験でどう戦ったか

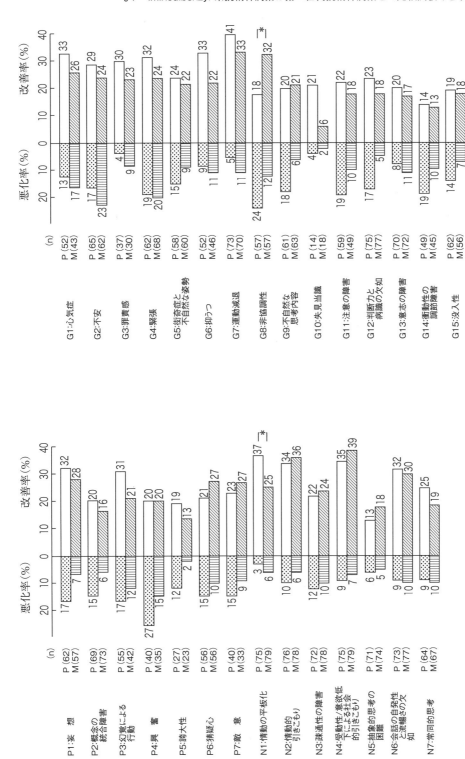

図4 Perospirone と mosapramine の比較試験における PANSS 項目別改善率および悪化率（工藤ら[7]、1997）

表5 Perospironeとmosapramineの比較試験における錐体外路症状の発現状況（工藤ら[7]，1997，副作用一覧からの抜粋）

症　状	PER (N=78)	MOS (N=81)	検定 Fisher
合　計（%）	53(68)	60(74)	N.S.
錐体外路症状	36(46)	45(56)	N.S.
筋強剛	9(12)	15(19)	N.S.
歩行障害	10(13)	13(16)	N.S.
仮面様顔貌	9(12)	12(15)	N.S.
言語障害	12(15)	16(20)	N.S.
振戦	14(18)	21(26)	N.S.
アカシジア	22(28)	23(28)	N.S.
ジストニア	1(1)	7(9)	+p=0.072 PER>MOS
ジスキネジア	5(6)	8(10)	N.S.
嚥下困難	0(0)	1(1)	N.S.
流涎	4(5)	9(11)	N.S.
アカシジア様症状	1(1)	0(0)	N.S.

PER：perospirone, MOS：mosapramine, N.S.：有意差なし

1．Quetiapineとmosapramineとの比較試験の成績

1996年5月から1998年2月にかけて，用量比はmosapramineの45mg3分割，quetiapineの75mg3分割から始め，最高がそれぞれ300mg/日と600mg/日とする8週間の比較試験が行われた[9]。

症状評価ではBPRSとPANSSが用いられているが，主要評価項目はFGIRで，表8のように「中等度改善」以上で，quetiapineの37.2%対28.8%と数値においてquetiapineは同等性検証に成功している。本試験ではmosapramineの改善度の低さが目についた。

OSRでも「安全性に問題なし」で有意差（p=0.034）がつき，副作用およびEPSの総発現例数で有意差がついた（表9）。EPSの発現件数は表10の通りである。抗パーキンソン薬併用率および併用量にも有意差がついている（図6）。GURで

表6 Perospironeとhaloperidolの比較試験における最終評価（村崎ら[12]，1997）

1）最終全般改善度（FGIR）

薬剤	著明改善	中等度改善	軽度改善	不変	やや悪化	かなり悪化	非常に悪化	判定不能	計	著明改善以上	中等度改善以上	軽度改善以上	悪化	U検定	Fisher検定	中等度改善以上 同等性検証
PER	9	22	19	6	5	5	3	1	70	13%	44%	71%	19%	N.S. p=0.122	N.S. p=0.237	90%信頼区間 -2.3～24.2%
HPD	1	24	23	14	5	7	1	0	75	1%	33%	64%	17%			

2）概括安全度（OSR）

薬剤	副作用なし	軽度副作用，試験継続	処置，減量を必要とする副作用出現，試験継続	副作用出現，試験中止	判定不能	計	U検定	副作用出現率 (%)	Fisher検定
PER (%)	27 (39)	22 (31)	14 (20)	7 (10)	0 (0)	70	N.S. p=0.221	61	N.S. p=0.628
HPD (%)	25 (33)	19 (25)	19 (25)	12 (16)	0 (0)	75		67	

3）有用度（GUR）

薬剤	極めて有用	かなり有用	やや有用	有用とは思われない	やや好ましくない	かなり好ましくない	非常に好ましくない	判定不能	計	極めて有用以上	かなり有用以上	やや有用以上	好ましくない以下	U検定	かなり有用以上 Fisher検定
PER	5	24	16	8	6	3	7	1	70	7%	41%	64%	23%	PER>HPD * p=0.028	PER>HPD * p=0.015
HPD	1	15	24	10	13	5	7	0	75	1%	21%	53%	33%		

PER：perospirone, HPD：haloperidol, N.S.：有意差なし　　　　＊：p<0.05

表7 Perospirone と haloperidol の比較試験における PANSS の各項目のスコアの変動（村崎ら[12]，1997）

項　　　目	薬剤	投与前	終了時	投与前との差
例　　　数	PER	70	69	69
	HPD	75	75	75
PANSS 合計スコア	PER	84.4±19.1	78.5±24.9	−5.84±23.9
	HPD	86.5±22.6	84.0±26.7	−2.53±18.1
陽性症状合計スコア	PER	16.4±5.03	16.4±6.94	0.09±6.75
	HPD	16.3±6.54	15.8±7.28	−0.52±4.92
陰性症状合計スコア	PER	26.3±6.88	22.5±7.53 ＊	−3.81±6.19 ＋
	HPD	26.9±7.77	25.5±8.60	−1.47±5.09
総合精神病理合計スコア	PER	41.6±10.5	39.6±13.1	−2.12±12.9
	HPD	43.3±11.9	42.8±14.1	−0.55±10.1

値は平均値±S.D. を示す。
＋：p＜0.1，＊：p＜0.05（U検定, PER と HPD の比較）
PER：perospirone, HPD：haloperidol

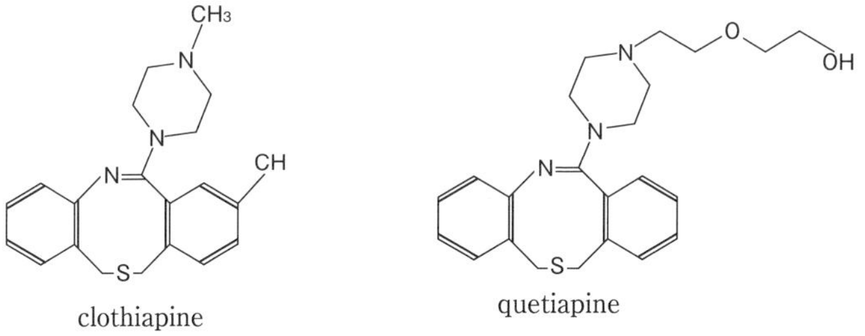

図5　Clothiapine と quetiapine の化学構造

も「有用」以上で有意差（p＝0.002）がつく結果となり，mosapramine の成績の低さが目立っている。このことは BPRS のクラスター分類スコアの推移（図7）で判かりやすい。ただし，総スコアや陰性症状を表わす「不安・抑うつ」「活動性の低下」のクラスターの変動幅に比べて，陽性症状を示す「思考障害」「活動性の亢進」「敵意・疑惑」の3クラスターでの変動幅が極めて小さい。これは，PANSS の各評価尺度のスコア推移にもよく現われていて，陽性症状評価尺度に変動がみられていない（表11）。両薬剤で陰性症状評価尺度において群内比較で有意差がみられたのみとなっている。

本試験の対象症例は10年以上の罹病期間が両群とも大半を占め，主要病態像も「自発性欠如－II」がともに61％を超えた慢性例が圧倒的に多く，陽性症状への効果を評価しうる対象になかったといえる。以上の BPRS，PANSS での精神症状評価にみるまでもなく，本試験では mosapramine の不成績が目立ち，完敗となった。Mosapramine のこのような低レベルの成績は後にも先にも経験していない。いずれにせよ，mosapramine が quetiapine の引き立て役となってしまった試験であった。

2．Quetiapine と haloperidol との比較試験

対 mosapramine の試験が行われた同じ時期に東日本で筆者ら[13]が実施した成績をごく簡単に示しておく。FGIR は「中等度改善」以上で38％対26％と quetiapine の同等性が検証され，PANSS の各評価尺度のスコアの推移は表12の通りである。有意差がついたのは，両群とも陰性症状評価

表8 Quetiapine と mosapramine の比較試験における最終評価（工藤ら[9]，2000）

1）最終全般改善度（FGIR）

薬剤		著明改善	中等度改善	軽度改善	不変	軽度悪化	中等度悪化	著明悪化	判定不能	合計	U検定	「中等度改善」以上			「軽度改善」以上	「軽度悪化」以下
												例数	χ^2検定	同等性検証90%信頼区間		
QTP	n	9	23	21	9	7	7	10	0	86	N.S. $Z_0 = 0.309$ $p = 0.757$	32	N.S. $\chi_0^2 = 1.339$ $p = 0.247$	△=8.5% (−3.5〜20.4%)	53	24
	%	10.5	26.7	24.4	10.5	8.1	8.1	11.6	0.0	100.0		37.2			61.6	27.9
MPM	n	4	19	25	14	9	7	2	0	80		23			48	18
	%	5.0	23.8	31.3	17.5	11.3	8.8	2.5	0.0	100.0		28.8			60.0	22.5

2）概括安全度（OSR）

薬剤		安全性に問題なし	安全性にやや問題あり	安全性に問題あり	安全性にかなり問題あり	判定不能	合計	U検定	「安全性に問題なし」		「安全性にやや問題あり」以上	「安全性に問題あり」以下
									例数	χ^2検定		
QTP	n	22	26	27	15	0	90	** $Z_0 = -2.866$ $p = 0.004$	22	* $\chi_0^2 = 4.490$ $p = 0.034$	48	42
	%	24.4	28.9	30.0	16.7	0.0	100.0		24.4		53.3	46.7
MPM	n	11	17	39	23	0	90		11		28	62
	%	12.2	18.9	43.3	25.6	0.0	100.0		12.2		31.1	68.9

3）有用度（GUR）

薬剤		極めて有用	有用	やや有用	有用とはいえない	やや好ましくない	好ましくない	極めて好ましくない	判定不能	合計	U検定	「有用」以上		「やや有用」以上	「やや好ましくない」以下
												例数	χ^2検定		
QTP	n	3	23	17	13	8	10	12	0	86	N.S. $Z_0 = 1.344$ $p = 0.178$	26	** $\chi_0^2 = 8.976$ $p = 0.002$	43	30
	%	3.5	26.7	19.8	15.1	9.3	11.6	14.0	0.0	100.0		30.2		50.0	34.9
MPM	n	2	7	24	18	7	14	8	0	80		9		33	29
	%	2.5	8.8	30.0	22.5	8.8	17.5	10.0	0.0	100.0		11.3		41.3	36.3

QTP：quetiapine, MPM：mosapramine, N.S.：有意差なし，*：$p<0.05$，**：$p<0.01$

表9 Quetiapine と mosapramine の比較試験における副作用および錐体外路症状の総発現例数（工藤ら[9]，2000）

	薬剤	評価例数	例数	%	Fisher 直接確率法	総発現件数
副作用発現例	QTP	90	55	61.1	** $p=0.004$	239
	MPM	90	73	81.1		351
錐体外路症状発現例	QTP	90	27	30.0	*** $p=0.000$	51
	MPM	90	55	61.1		168

QTP：quetiapine, MPM：mosapramine, **：$p<0.01$，***：$p<0.001$

尺度のみで，総スコアに有意差がみられず，陽性症状評価尺度に至っては全く変動がみられていない．なお，副作用総発現例数および EPS 総発現件数では quetiapine が有意に少なく，抗パーキンソン薬の併用率と併用量にも有意差がついている．

以上の2本の二重盲検比較試験で，quetiapine は同等性検証で楽勝しているが，対照薬の両剤の成績がともに不出来であったことが幸いしている．問題点はすべての試験に当てはまる慢性例の多さで，陽性症状への成績を評価できていないこ

とである。

そこで，厚生労働省はquetiapineの承認に当たって陽性症状を有する統合失調症患者を対象とした試験の追加実施を要求している。ここで，2002年10月から2004年6月にかけて実施された試験の成績の要約を紹介しておく[5]。PANSS陽性症状評価尺度で4点（中等度）以上の項目が3つ以上の患者73例を対象とした試験で，図8，図9のような優れた成績が得られた。また，DIEPSSの総スコアの変化および血清prolactin濃度の推移からquetiapineの比較的高用量投与でも安全性が高いことが証明されている。

Ⅴ．Aripiprazoleの場合

さて，最後にmosapramineはaripiprazoleと対した。Iminodibenzyl系抗精神病薬が比較試験の対照となったのはこれが最後である。ここでは，順序を逆にしてaripiprazoleとhaloperidolとの比較試験から説明する。

1．Aripiprazoleとhaloperidolの比較試験

Aripiprazoleの登場についてはOPC-4392からの苦労話は§51～54に詳述したが[14]，まずhaloperidolに快勝した結果[4]を簡単に述べておく。Aripiprazole 3mg錠対haloperidol 1.5mg錠の1日2錠から開始して1日最高用量24mgと12mgとする8週間の比較試験で，1996年8月から1999年8月にかけて東日本のグループによって実施された。

表10　Quetiapineとmosapramineの比較試験における錐体外路症状各項目の発現率
（工藤ら[9]，2000，一部抜粋）

EPS項目	QTP（％）	MPM（％）
アカシジア	9 (10.0)	19 (21.1)
精神運動興奮	1 (1.1)	0 (0.0)
多動	1 (1.1)	0 (0.0)
ジスキネジア	7 (7.8)	5 (5.6)
嚥下障害	2 (2.2)	9 (10.0)
眼球回転発作	0 (0.0)	4 (4.4)
ジストニア（筋緊張異常）	4 (4.4)	6 (6.7)
筋強剛	3 (3.3)	19 (21.1)
構音障害	3 (3.3)	16 (17.8)
振戦	10 (11.1)	26 (28.9)
手指振戦	0 (0.0)	2 (2.2)
パーキンソン症候群	0 (0.0)	1 (1.1)
ブラジキネジア	6 (6.7)	21 (23.3)
流涎	1 (1.1)	23 (25.6)
歩行異常	2 (2.2)	5 (5.6)
歩行障害	2 (2.2)	12 (13.3)

QTP：quetiapine, MPM：mosapramine

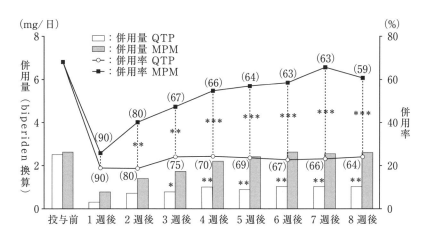

図6　Quetiapineとmosapramineの比較試験における抗パーキンソン薬併用率およびその併用量（biperiden換算量）の推移（工藤ら[9]，2000）
＊：p＜0.05，＊＊：p＜0.01，＊＊＊：p＜0.001(Fisher)，（　）：評価例数
QTP：Quetiapine, MPM：mosapramine

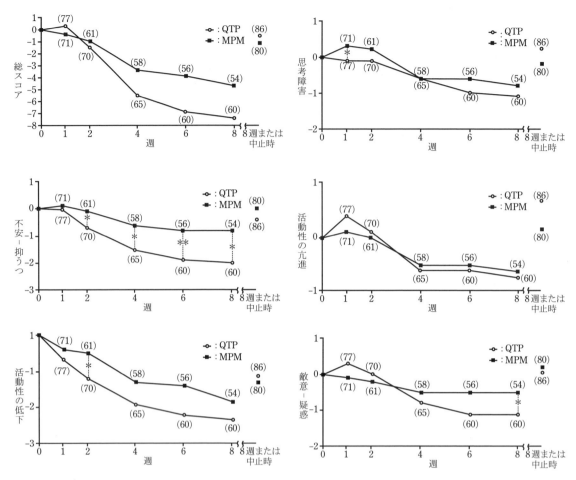

図7 Quetiapineとmosapramineの比較試験におけるBPRSクラスター分類別スコアの推移（工藤ら[9]，2000より合成）
QTP：Quetiapine, MPM：mosapramine，＊：p＜0.05，＊＊：p＜0.01（U検定），（　）：評価例数

対象症例は例によって罹病期間10年以上が65.8％対68.4％と多く，「自発性欠如-Ⅱ」が66.7％対58.3％となっている。主要評価項目はFGIRとBPRSの「情動の平板化」とした。

FGIRは，「中等度改善」以上が45.8％対32.5％と，13.3％の差をもって楽々と非劣性が検証されている（表13）。また，BPRS「情動の平板化」は両群間で有意差（p＝0.0189）が認められ（表14），主要評価項目の2つとも目的を達成している。なお，参考までに副次評価項目のPANSSスコアの推移を示すと（表15），陰性症状評価尺度で両群間に有意差（p＝0.0398）が認められている。Perospironeはhaloperidolに有意傾向を示したが，有意差を示したのはaripiprazoleが初めて

である。そして，特筆すべきは，陽性症状評価尺度で両群とも群内比較で有意な改善を認めたことである。

EPSの出現率もaripiprazoleに低く，「筋強剛」「運動能遅延」「歩行異常」で有意差が認められている。

以上より，aripiprazoleはhaloperidolに快勝したといえよう。

2．論文化されなかったmosapramineとの比較試験

いよいよaripiprazoleとmosapramineとの比較試験である。

ほぼ同時期に西日本でも実施されたが，西日本

表11 Quetiapine と mosapramine の比較試験における PANSS 総スコアおよび尺度別合計スコア（工藤ら[9], 2000）

項 目	薬剤	評価例数	投与前 Mean±S.D.	8週または中止時 Mean±S.D.	群内比較 Wilcoxon 1 標本検定 Signed Rank	p 値	群間比較 U検定
総スコア	QTP	84	87.3±21.87	86.4±27.17	−232.5	0.221	N.S. $Z_0=0.298$ p=0.765
	MPM	80	82.7±19.47	81.1±19.63	−222.0	0.129	
陽性尺度合計	QTP	84	17.5±6.58	18.4±7.82	−147.0	0.245	N.S. $Z_0=-0.821$ p=0.411
	MPM	80	15.8±5.69	15.9±6.10	−1.5	0.985	
陰性尺度合計	QTP	84	25.7±6.83	23.8±7.73	−436.0	0.001	N.S. $Z_0=0.542$ p=0.587
	MPM	80	25.7±6.51	24.3±6.69	−364.5	0.000	
総合尺度合計	QTP	84	44.1±12.67	44.1±15.34	−130.0	0.440	N.S. $Z_0=0.681$ p=0.495
	MPM	80	41.2±11.25	40.9±11.16	−86.0	0.530	
構成尺度	QTP	84	−8.2±8.67	−5.4±8.79	813.0	0.000	N.S. $Z_0=-1.569$ p=0.116
	MPM	80	−10.0±7.93	−8.4±8.46	349.0	0.000	

QTP: quetiapine, MPM: mosapramine, N.S.: 有意差なし
構成尺度＝陽性尺度合計−陰性尺度合計

表12 Quetiapine と haloperidol の比較試験における PANSS 総スコアおよび尺度別合計スコア（村崎ら[13], 2001）

項目	薬剤	例数	投与前 Mean±SD	8週または中止時 Mean±SD	群内比較 Signed Rank Test	群間比較 U検定
総スコア	QTP	97	80.5±22.2	78.5±26.5	p=0.232	$Z_0=0.362$
	HPD	90	80.8±24.4	78.3±25.7	p=0.383	p=0.717
陽性尺度合計	QTP	97	14.9±6.1	15.9±8.2	p=0.142	$Z_0=-0.250$
	HPD	90	15.6±7.0	15.5±7.2	p=0.763	p=0.802
陰性尺度合計	QTP	97	25.3±7.6	23.0±8.2	p<0.001	$Z_0=0.996$
	HPD	90	24.2±8.2	22.6±7.8	p<0.001	p=0.319
精神病理評価尺度合計	QTP	97	40.4±11.9	39.6±14.2	p=0.285	$Z_0=0.692$
	HPD	90	41.0±13.3	40.3±14.7	p=0.747	p=0.488

QTP: quetiapine, HPD: haloperidol

の治験担当の先生方は，また mosapramine か，と嫌がったのである。Perospirone と quetiapine で mosapramine を経験しており，たまには haloperidol との試験をやりたいとの話もあったが，まあそうは言わずに慣れた mosapramine との試験をということになった。この試験の成績は論文化されていないために，「医薬品医療機器総合機構」の Home Page より入手した公開資料〔2，7，6，5，1，2　塩酸モサプラミンを対照薬とした多施設共同二重盲検群間比較試験（日本：031-95-003試験，添付資料番号5，3，5，1，02）〕に基づいて紹介する。

総投与症例数は243例(aripiprazole 123例, mosapramine 120例)で, 盲検性が維持されなかったと判断された症例を除いた239例(aripiprazole 120例, mosapramine 119例)について有効性および安全性が解析対象となっている。

主要評価項目は, (1) 有効性評価項目として, 1) FGIR, 2) 副次的評価項目はBPRS total score, core scoreおよび各項目の最終評価と, PANSS全尺度, 陽性症状評価尺度, 陰性症状評価尺度および総合精神病理評価尺度のそれぞれの重症度合計の最終評価ならびにPANSS各項目の最終評価となっている。ほかに, (2) 安全性評価項目と (3) その他の評価項目がある。

さて, 主要評価項目のFGIRは表16のように, 「中等度改善」以上で31.7%対30.5%と低い率となったが, 群間の改善度の差は1.2%で, 改善率の差の両側90%信頼区間は-8.7〜11.0%であり, 下限があらかじめ定められていた-10%を下回らず, mosapramine群に対するaripiprazole群の非劣性は検証されたのである。すなわち, 主要評価項目は成ったのである。ところが, いくつかの問題点が出てきた。まず, 中止・脱落例が42例(35%)対33例(28%)とaripiprazole群に多く, 「症状悪化のため」という理由が13例(10.8%)対5例(4.2%)とaripiprazole群に多く, したがって, 表16の「軽度悪化」以下が22.5%(27例/120例)対12.7%(15例/118例)とaripiprazole群に高かった。前治療薬からの切り替え上の問題もあるが, haloperidol対照の試験には出なかった問題点がここに出てしまった。

次はもっと大きな問題で, 副次的評価項目であるBPRSとPANSSの評価である。当該資料にはともに投与前値は詳細に表に掲載されているが, 投与後の成績の表が見当らず, 文章による表現の

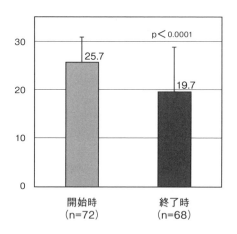

図8 Quetiapineの市販後臨床試験におけるPANSS陽性尺度スコアの変化(上島ら[5], 2006)

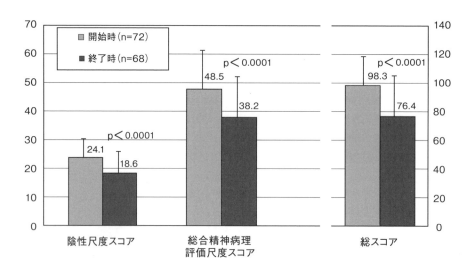

図9 Quetiapineの市販後臨床試験におけるPANSS陰性尺度スコア, 総合精神病理評価尺度スコア, 総スコアの変化(上島ら[5], 2006)

表13 Aripiprazole と haloperidol の比較試験における最終全般改善度（FGIR）（石郷岡ら[4]，2006）

	著明改善	中等度改善	軽度改善	不変	軽度悪化	中等度悪化	著明悪化	判定不能	計	改善率(%)	改善率の95%信頼区間
APZ	16 (13.3)	39 (32.5)	31 (25.8)	15 (12.5)	10 (8.3)	5 (4.2)	1 (0.8)	3 (2.5)	120	45.8	36.9～54.7
HPD	4 (3.3)	35 (29.2)	41 (34.2)	20 (16.7)	9 (7.5)	6 (5.0)	2 (1.7)	3 (2.5)	120	32.5	24.1～40.9

改善率の差（APZ－HPD）：13.3%　　改善率の差の90%信頼区間：3.1～23.6%
　　　　　　　　　　　　　　　　　改善率の差の95%信頼区間：1.1～25.5%

APZ：aripiprazole, HPD：haloperidol

表14 Aripiprazole と haloperidol の比較試験における BPRS「情動の平板化」の最終評価（石郷岡ら[4]，2006）

薬剤	時期	重症度[a] 例数	1	2	3	4	5	6	7	投与前からの変化量 有症 例数	-4	-3	-2	-1	0	1	2	3	4	なし[b]	平均順位[c]	p値[d]
APZ	投与前	120	4	4	16	48	28	17	3													
	最終時	120	9	23	29	33	13	11	2	117	2	5	23	31	52	4	0	0	0	3	107.0	0.0189
HPD	投与前	120	5	8	31	37	29	8	2													
	最終時	120	10	18	37	30	16	7	2	115	0	5	10	30	64	3	3	0	0	5	126.1	

APZ：aripiprazole, HPD：haloperidol
a) 1. なし　2. ごく軽度　3. 軽度　4. 中等度　5. やや重度　6. 重度　7. 最重度
b) 評価時期を通して症状なし
c) 評価時期を通して症状なしを除いた症例について，投与前からの変化量を昇順に順位付けした場合の平均順位
d) 投与前後の重症度の差を用いた Wilcoxon 2 標本検定（評価時期を通して症状なしを除く）

表15 Aripiprazole と haloperidol の比較試験における PANSS total score および PANSS 各尺度の重症度合計の最終評価（石郷岡ら[4]，2006）

		例数	平均±標準偏差 投与前	最終時	投与前からの変化量	群内比較 p値[a]	群間比較 p値[b]
total score	APZ	120	87.0±21.5	77.1±25.1	-9.8±17.6	<0.0001	0.4243
	HPD	119	84.0±19.4	77.3±21.5	-6.8±15.0	<0.0001	
陽性尺度合計	APZ	120	16.4±6.1	15.0±6.5	-1.4±5.1	0.0018	0.7161
	HPD	119	16.5±5.3	15.1±5.6	-1.4±5.1	<0.0001	
陰性尺度合計	APZ	120	26.7±7.5	23.1±8.0	-3.6±4.9	<0.0001	0.0398
	HPD	119	25.1±7.5	22.7±7.9	-2.4±4.4	<0.0001	
総合精神病理尺度合計	APZ	120	43.9±11.6	39.0±13.2	-4.9±9.5	<0.0001	0.2582
	HPD	119	42.5±10.7	39.5±11.1	-3.0±7.9	<0.0001	

APZ：aripiprazole, HPD：haloperidol
a) 投与前と最終時との Wilcoxon 1 標本検定
b) 投与前後の重症度の差を用いた Wilcoxon 2 標本検定

表16 Aripiprazole と mosapramine の比較試験における最終全般改善度(FGIR)

薬剤		著明改善	中等度改善	軽度改善	不変	軽度悪化	中等度悪化	著明悪化	判定不能	計	改善例数*	改善率(%)	改善率の95%信頼区間(%)	群間の改善率の差**	群間の改善率の差の信頼区間(%) 90%	95%
OPC	例数	7	31	33	21	17	8	2	1	120	38	31.7	23.3〜40.0	1.2	−8.7〜11.0	−10.6〜12.9
	(%)	(5.8)	(25.8)	(27.5)	(17.5)	(14.2)	(6.7)	(1.7)	(0.8)							
MOS	例数	7	29	44	23	9	6	0	0	118	36	30.5	22.2〜38.8			
	(%)	(5.9)	(24.6)	(37.3)	(19.5)	(7.6)	(5.1)	(0.0)	(0.0)							

*: 著明改善＋中等度改善, **: OPC−MOS, 引用元: 総括報告書 表8.4.-1
OPC: aripiprazole, MOS: mosapramine

表17 Aripiprazole と mosapramine の比較試験における PANSS 各尺度の重症度合計の最終評価（資料の文章を筆者が表化したもの）

PANSS 各項目	投与前からの変化量	
	aripiprazole	mosapramine
合計スコア	−4.9±19.5	−7.0±16.5
陽性症状評価尺度スコア	0.1±5.9	−1.3±5.1*
陰性症状評価尺度スコア	−3.2±5.7	−2.7±4.6
総合精神病理評価尺度スコア	−1.9±10.2	−3.0±8.8

*$p=0.0203$

みである。例えば BPRS total score および core score の最終評価では，投与前からの変化量は aripiprazole 群−3.2±11.4（平均±標準偏差，以下同様），mosapramine 群−4.5±9.9，BPRS core score の変化量は aripiprazole 群−0.4±4.0 に対して mosapramine 群−1.1±3.2で，ともに改善が認められるとあるが，mosapramine 群でその差は大きい。また，BPRS 各項目の最終評価で「敵意」については，mosapramine 群の方が大きな改善を示した（$p=0.0357$）。

一方，PANSS 各尺度の重症度合計の最終評価は文章を表化してみた（表17）。陽性尺度スコアでは mosapramine 群が aripiprazole 群より大きな改善を示した（$p=0.0203$）とある。各項目の最終評価では，陽性症状の「猜疑心」と「敵意」で mosapramine の方が大きな改善を示した（それぞれ $p=0.0278$，$p=0.0358$）。

最後に安全性であるが，本資料の大半を占めており，要約すると，副作用（随伴症状，併発疾患，臨床検査値異動変動）は aripiprazole 群87例（72.5%），mosapramine 群104例（88.1%）と両群間に有意差（$p=0.0032$）が認められている。EPS を中心とする中枢・末梢神経系障害，自律神経障害および消化器障害を取り出したのが表18であり，EPS では上位6項目で mosapramine 群に多くすべてに有意差がついている。安全性においては，とくに aripiprazole 群での EPS 発現率の低さが目立っている。

以上，FGIR で aripiprazole の非劣性が検証されたが，BPRS，PANSS の両評価尺度では mosapramine が優れる結果となっている。現在では，FGIR による評価は客観性が保ちにくいとして当局がこれを嫌い，症状評価尺度の数値の変動量のみで判定しており，これに従えば，本試験の結果は mosapramine が優勢となる。FGIR の評価と，症状評価尺度による評価に乖離が認められた原因の1つは，aripiprazole の EPS 惹起率の低さを初めとする安全性の高さが考えられる。最近，評価尺度の数字の変動のみでなく，clinical global impression（CGI）での評価の重要性が見直されているといわれるが，mosapramine の実力が遺憾なく発揮されると，Prix Galien 賞など名のある

表18 錐体外路系有害事象の症状別発現状況

器官別大分類\薬剤	Aripiprazole					Mosapramine					p値*
事象名	軽度	中等度	重度	合計	（％）	軽度	中等度	重度	合計	（％）	
評価例数				120					118		
中枢・末梢神経系障害											
振戦	17	2	0	19	(15.8)	20	14	0	34	(28.8)	0.0194
アカシジア	9	8	0	17	(14.2)	19	15	0	34	(28.8)	0.0071
筋強剛	10	2	1	13	(10.8)	22	5	1	28	(23.7)	0.0099
運動能遅延	6	1	0	7	(5.8)	14	10	2	26	(22.0)	0.0003
歩行異常	2	2	0	4	(3.3)	13	1	2	16	(13.6)	0.0048
ジスキネジア	3	0	0	3	(2.5)	8	4	0	12	(10.2)	0.0168
手指振戦	2	0	0	2	(1.7)	3	0	0	3	(2.5)	0.6822
ジストニア	1	1	0	2	(1.7)	6	1	1	8	(6.8)	0.0584
眼瞼下垂	1	0	0	1	(0.8)	0	0	0	0	(0.0)	1.0000
構音障害	1	0	0	1	(0.8)	2	1	0	3	(2.5)	0.3676
歩行困難	0	1	0	1	(0.8)	1	2	0	3	(2.5)	0.3676
眼球挙上	0	0	0	0	(0.0)	3	0	0	3	(2.5)	0.1203
よろめき歩行	0	0	0	0	(0.0)	0	1	0	1	(0.8)	0.4958
歩行障害	0	0	0	0	(0.0)	0	1	0	1	(0.8)	0.4958
四肢振戦	0	0	0	0	(0.0)	0	1	0	1	(0.8)	0.4958
自律神経系障害											
流涎	9	1	2	12	(10.0)	22	9	1	32	(27.1)	0.0008
消化管障害											
嚥下困難	1	0	0	1	(0.8)	0	1	0	1	(0.8)	－
嚥下障害	0	0	0	0	(0.0)	2	0	0	2	(1.7)	0.2448

＊：Fisherの直接確率法による発現率の群間比較，引用元：総括報告書　表9.2-11

数々の国際的な賞を受賞したaripiprazoleとはいえ，効果面では遅れをとる可能性があり，安閑とはしていられないことが本試験で実証されたのである。これまで述べてきたように，当初西日本の先生方が嫌がったmosapramineの思わぬ（あるいは当然の）健闘ぶりは，aripiprazoleの心胆を寒からしめるとともに本試験の論文化による公表を諦めさせてしまったのである。

VI．おわりに

Iminodibenzyl系抗精神病薬は優れた抗精神病作用と陰性症状への賦活効果を示して，第二世代抗精神病薬と互格以上の有効性を示しながら，EPSの軽減を達成できず，その活躍がこれからという時に，risperidoneを筆頭とする第二世代抗精神病薬の登場とともに，その引き立て役を演じながら表舞台から降りざるを得ないことになった。薬理学的プロフィールからdopamine D₂受容体と同レベルの5-HT₂受容体への親和性を有しながら[22]，SDAあるいはDSA（dopamine-serotonin antagonist）の仲間入りができなかったのである。生半可な5-HT₂受容体への親和性ではEPSの軽減につながらないのだろうか。

本稿ではiminodibenzyl系抗精神病薬のclocapramineとmosapramineが第二世代抗精神病薬とどう戦ったかを紹介することで，改めてその存在感を示すことを意図した。思い返せば，1950年初頭にGeigy社がimipramineで統合失調症に挑戦していた約50年後に，日本で誕生したiminodibenzyl系抗精神病薬は，後世に向かって大きな役割を果たしたといえるのである。

文　献

1) Beasley, C.M.Jr., Tollefson, G.D., Tran, P. et al.: Olanzapine versus placebo and haloperidol: acute phase results of the North American double-blind olanzapine trial. Neuropsychopharmacol., 14: 111-123, 1996.
2) 石郷岡純, 若田部博文, 村崎光邦 他:新しいBenzisoxazol系抗精神病薬 Risperidone の第Ⅰ相試験. 臨床評価, 19: 93-163, 1991.
3) Ishigooka, J., Inada, T., Miura, S.: Olanzapine versus haloperidol in the treatment of patients with chronic schizophrenia: results of the Japan multicenter, double-blind olanzapine trial. Psychiatry Clin. Neurosci., 55: 403-414, 2001.
4) 石郷岡純, 三浦貞則, 小山 司 他:統合失調症に対する aripiprazole の臨床評価―Haloperidol を対照薬とした第Ⅲ相二重盲検比較試験. 臨床精神薬理, 9: 295-329, 2006.
5) 上島国利, 小山 司, 村崎光邦:統合失調症に対する quetiapine fumarate(商品名:セロクエル®)の市販後臨床試験―陽性症状を有する統合失調症患者に対する quetiapine fumarate の有効性および安全性の検討. 臨床精神薬理, 9: 1629-1639, 2006.
6) 加藤伸勝, 高橋 良, 八木剛平 他:精神分裂病に対するイミノジベンジル誘導体 Y-516のクロカプラミン対照二重盲検比較試験. 臨床評価, 17: 177-196, 1989.
7) 工藤義雄, 中嶋照夫, 斉藤正己 他:セロトニン2・ドーパミン2受容体拮抗薬(SDA)塩酸perospirone の精神分裂病に対する臨床評価―塩酸 mosapramine を対照薬とした第Ⅲ相試験. 臨床評価, 24: 207-248, 1997.
8) 工藤義雄, 中嶋照夫, 西村 健 他:精神分裂病に対する抗精神病薬 risperidone の臨床評価―Clocapramine を対照薬とした二重盲検比較試験. 臨床精神医学, 23: 233-249, 1994.
9) 工藤義雄, 野村純一, 井川玄朗 他:フマル酸クエチアピンの精神分裂病に対する臨床評価―塩酸モサプラミンを対照薬とした二重盲検比較試験. 臨床医薬, 16: 1807-1842, 2000.
10) 村崎光邦, 山下 格, 町山幸輝 他:精神分裂病に対する新規抗精神病薬 risperidone の臨床評価―Haloperidol を対照薬とした第Ⅲ相試験. 臨床評価, 21: 221-259, 1993.
11) 村崎光邦:非定型抗精神病薬 risperidone. 神経精神薬理, 18: 601-612, 1996.
12) 村崎光邦, 小山 司, 町山幸輝 他:新規抗精神病薬塩酸 perospirone の精神分裂病に対する臨床評価―Haloperidol を対照薬とした第Ⅲ相試験. 臨床評価, 24: 159-205, 1997.
13) 村崎光邦, 小山 司, 福島 裕 他:精神分裂病に対するフマル酸クエチアピンの臨床評価―Haloperidol を対照薬とした二重盲検比較試験. 臨床精神薬理, 4: 127-155, 2001.
14) 村崎光邦:Aripiprazole の登場―OPC-4392の意義を称えて. 臨床精神薬理, 9: 259-270, 2006.
15) 村崎光邦:統合失調症に対する blonanserin の臨床評価―Haloperidol を対照とした二重盲検法による検証的試験. 臨床精神薬理, 10: 2059-2079, 2007.
16) 三浦貞則:統合失調症に対する blonanserin の臨床評価―Risperidone を対照とした二重盲検比較試験. 臨床精神薬理, 11: 297-314, 2008.
17) 村崎光邦:Imipramine から50年―わが国における抗うつ薬開発の歴史的展開. 臨床精神薬理, 13: 1831-1846, 2010.
18) 村崎光邦:わが国で花咲いた初の iminodibenzyl 系抗精神病薬の開発. 臨床精神薬理, 15: 99-110, 2011.
19) Tran, P.V., Dellva, M.A., Tollefson, G.D. et al.: Oral olanzapine versus oral haloperidol in the maintenance treatment of schizophrenia and related psychoses. Br. J. Psychiatry, 172: 499-505, 1958.
20) 八木剛平, 三浦貞則, 山下 格 他:新しい抗精神病薬リスペリドンの初期第Ⅱ相試験―高い分裂病改善率と軽い錐体外路系副作用. 臨床精神医学, 20: 529-542, 1991.
21) 八木剛平, 山下 格, 三浦貞則 他:精神分裂病に対するリスペリドンの後期第Ⅱ相試験. 臨床精神医学, 22: 1059-1074, 1993.
22) 米村公江, 宮永和夫, 町山幸輝 他:向精神薬の薬理作用と臨床効果(その4)―抗5-HT$_{1A}$作用, 抗H$_1$作用および全体のまとめ. 精神薬療研究年報, 25: 243-253, 1994.

§8

Benzamide 物語—その1

——強烈な第Ⅰ相試験を体験し，興味あふれる臨床成績と
PET 試験の所見を残した sultopride——

I. はじめに

　本稿では，benzamide 系抗精神病薬についての物語を筆者が経験した臨床試験に基づいて書いておきたい。

　元々，benzamide は benzene に amino 基のついた単純な化学構造を有する化合物である（図1）。これにいろいろの側鎖がついて複雑多岐にわたる誘導体が合成されていったのであるが，ひとまずここでは benzamide 系抗精神病薬に限定して話をすすめたい。

　フランスの Delagrange 社の SESIF 研究所（現 Sanofi-Aventis 社）は1957年に合成した procaine-amide や metoclopramide を経て 1967 年に sulpiride の合成に成功した。

　わが国へは藤沢薬品工業（現アステラス社）が1973年に抗潰瘍薬（Dogmatyl）として導入し，その後，1979年には住友製薬（現大日本住友製薬の Abilit），三井製薬（現バイエル薬品の Miradol）を含めた3社が共同開発して抗精神病薬および抗うつ薬としての適応症拡大を行い，今なお最も広く用いられる向精神薬として活躍していることは，臨床精神薬理誌の治療薬誕生秘話シリーズで紹介した（臨床精神薬理，3：85-94, 2000）[21]。先に抗潰瘍薬として導入し，のちに向精神薬への適応症拡大を図ったのは薬価対策を考えた経済的方策によるとされている。

　周知のように sulpiride は脳内への移行性が悪く[7]，抗うつ薬としては150mg/日，抗精神病薬としては300〜600mg/日の高用量が必要とされていた。SESIF 研究所はこの sulpiride に手を加え，図2のように benzene 環の5位の sulfamoyl 基を ester-sulfonyl 基に置換することによって脳への透過性を著しく改良した。これが1970年に合成された sultopride であり，その次に出たのが1972年の tiapride である。Sultopride は当時の三井製薬が，tiapride は藤沢薬品工業がわが国へ導入した。

　その頃，筆者は SESIF 研究所に招かれてフランス郊外の研究所や製造部門を見学させてもらったことがある。パリの Delagrange 社で昼食をとりながら，benzamide 系薬物への燃えるような情熱を聞かせていただいた記憶がある。同社は amisulpride の合成に成功して，benzamide 系の非定型抗精神病薬を世に出した。わが国への導入も具体的に考えられ，筆者も相談に乗ったりしていたが，Gelagrange 社が Synthélabo 社に吸収されてしまい，その Synthélabo 社が Sanofi 社に吸収されるという出来事があって薬物のルーツを探るのに苦労している。

　余談であるが，1998年第21回の CINP がイギリ

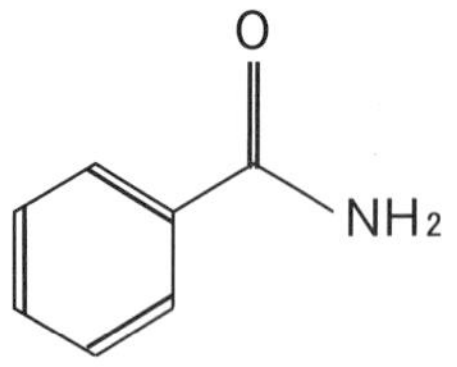

図1　Benzamide の化学構造

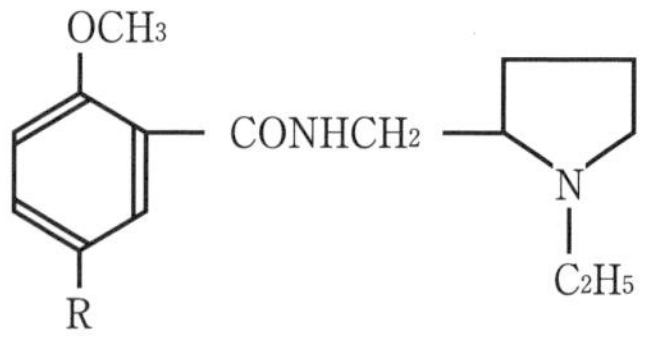

R：SO₂C₂H₅　Sultopride
　　SO₂NH₂　Sulpiride

図2　Sultopride と sulpiride の化学構造

スの Glasgow で開催された帰りに，当時，Synthélabo 社の zolpidem の開発を筆者らが実施していたこともあって，久留米大学の田中正敏教授，帝京大学の菅野 道教授，筆者の3人がパリ近郊にある Synthélabo 社の Bangeau 研究所へ招かれたことがある。夜は Saint-Louis 島の由緒ある古びたホテルに宿泊し，Tournelle 橋を渡って la Tour d'Argent へ食事に行ったことを思い出す。

本稿では，第 I 相試験で強烈な印象を抱かせられた sultopride について述べる。なお，筆者らが実施した benzamide 系薬物は nemonapride, remoxipride, Y-20024, さらには MAO-A 阻害薬の moclobemide である。

II．Sultopride の薬理

Sultopride は apomorphine および methamphetamine 誘発常同行動，dopamine（DA）誘発運動量増加，apomorphine 誘発嘔吐，カタレプシー惹起作用，睡眠増強作用などに対する強烈な作用から，行動薬理学的，神経化学的に DA 受容体遮断作用を持ち，D₂受容体への選択性が高い。また，DA-sensitive adenylate cyclase に対する阻害作用がないことや，atropine 投与による homovanillic acid の増加が低下しないことなどが国の内外での非臨床試験から示され[1,5,8-10,23]，D₂受容体の選択的遮断剤として，臨床開発に入った。

わが国への導入は1980年の第 I 相試験に始まった[19]。当時，sulpiride の脳への移行性の悪さから抗精神病薬として疑問符がついていただけに，sultopride の第 I 相試験でどのような所見が得られるか，興味津々であった。

III．Sultopride の第 I 相試験

例によって当時の開発会社である三井製薬の社員の志願者7名を対象としている。北里大学病院職員厚生施設（北里大学病院と同じ敷地内にあり，24時間体制で観察・対応が可能）を利用した。

1．投与スケジュール

当時としては sulpiride と等価の用量での選択で，表1にみる投与スケジュールに従って，50 mg 1日1回投与から始まり，反復投与では100 mg/日を3日間続けた。7名の被験者中1名は placebo とし，6名が sultopride を服用した。

2．臨床所見

1）単回投与時の臨床経過

Step I の50mg 服用時は6名全員が服薬1〜2時間で眠気，集中力障害，注意散漫を認め，午睡をとる者が多く，4時間後にはいらいらしてじっとしていられず，akathisia 様の症状とともに倦怠感，脱力感などが出現して，日常生活も困難となっている。6時間後がピークとなっているが，8時間後には軽い眠気を残すのみで，夕食は通常通り摂取しており，夜間はほぼよく眠れて，翌朝の気分は全員変わりなく，良好となっている。Placebo を服用した1名は涼しい顔で，自分には placebo が当たったと終日本を読んですごしていた。

Step II では，Step I で placebo を服用した被験者と感冒様症状を呈した1名に50mg を，他の5

表1 Sultopride 第Ⅰ相試験の投与スケジュール (村崎ら[19], 1981)

	Step	用量	各 Step 間の間隔
単回投与試験	Ⅰ	50mg/日	2 週
	Ⅱ	100mg/日	
反復投与試験	Ⅲ	100mg/日の 3 日間	2 週

名には100mgを服用してもらったが，2時間後には100mg群ですでに強い眠気，脱力感，倦怠感が出現し，集中できず，じりじりして動くのが億劫となり，食欲もなく昼食の大半を残している。6時間後がピークで，夕食もかなり残しており，夜も入眠障害，途中覚醒，熟睡障害がみられて翌朝にも気分の悪さが残っていた。

　2）反復投与時の臨床経過

StepⅢでは，1日目はStepⅡの時とほぼ同じであったが，1名に「両頬部がつるように痛む，舌が硬くて動かない，唾液が出る」などの症状が持続するため，biperiden 5 mgを筋注して10分後にこれらの症状は消えている。2日目に入ると，早朝から眠気，倦怠感とともに3名に頸部筋のスパスム，有痛性の斜頸，舌が丸まってつり上がる，といった錐体外路症状（EPS）が出現して苦痛を訴えた。Biperiden 5 mgを筋注して落ち着いたが，のち，続々と残りの4名にも同様なEPSが出現したため，2名にbiperiden 5 mgを，2名にplaceboとしてのvitamin B 1を一筒筋注して様子をみた。Biperidenを注射した群は全員が嘘のようにきれいにEPSが消失し，EPSのみならず，眠気，倦怠感などすべての症状が消失して喜々として麻雀などして楽しんでいた。Biperiden筋注群は雲の上をフワフワ歩いているようないい気分であるといい，1名の被験者は看護師にデートの申し込みをしたりと，軽躁ともとれる状態を呈した。

日常の臨床で，統合失調症の患者がhaloperidolとbiperidenを投与されて，前者は飲まないでbiperidenのみを好んで服用するという経験があるが，haloperidolをいやがるという意味のみでなく，biperidenにこういう作用があるからなのだと納得したものである。

Vitamin B 1注射群は，EPSが持続して苦痛を訴えたため，あらためてbiperidenを注射し，速やかにEPSが消失して麻雀に参加している。

StepⅢの3日目も，全員にEPSが出現して5名がbiperidenの筋注を必要とした。夜間の睡眠も障害されたが，翌朝はこれで第Ⅰ相試験が終了したという解放感からか全員気分良好となっている。

以上の第Ⅰ相試験では，50mgでakathisia様の症状とともに通常の日常生活が困難となり，100mgで全被験者に急性ジストニアを中心とするEPSが出現することと，biperidenの筋注によってよくコントロールされ，biperidenがEPSのみならず，眠気，倦怠感，頭重などの副作用をも改善させ，軽躁状態にさせうることを知った。

　3）同等性試験での厳しい体験

その後，第Ⅱ相試験に入るに当って，錠剤と細粒との同等性試験を別の三井製薬からの被験者で実施した時の被験者の苦しみようは今でも忘れられない。6名でのクロスオーバー法で50mgを服用してもらったのであるが，1名だけが七転八倒する苦しみを示した。第Ⅰ相試験の時と同じくbiperidenを筋注したことはいうまでもない。しかし，5 mg注射して効かず，さらに5 mg追加しても効かず，promethazineを注射しても効かずで，あとは点滴したりして収まるのを待つしかなかった。とにかく，苦しい，苦しいと呻き，「この薬がものにならなかったら，ただではおかないぞ」と怒鳴るような呻吟ぶりであった。第Ⅰ相試験では100mgで全員にEPSが出たとはいえbiperidenで容易にコントロールされたことから，筆者らも油断しており，今でもその被験者のことを思い出すたびに申しわけないことをしたと思うばかりである。ただのEPSとは思えず，あるいはakathisiaの最重症型であったのか，何故こうも苦しい思いをさせたか，その時点では謎であった。

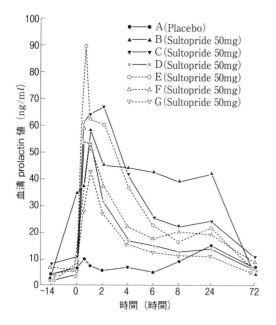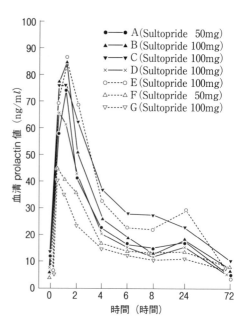

図3　単回投与時のsultoprideの血清prolactin値に及ぼす影響（村崎ら[9]，1981）

3．血清prolactin値への影響

Sultopride 50mg服用時と100mg服用時の血清prolactin値の上昇ぶりはほとんど同じであった（図3）。すでに50mgでフルに血清prolactin値を上昇させており，より低用量での影響をみる必要があったと考えている。

100mgの3日間反復投与では，1日目には単回投与時と同じ高いピークがみられるが，2日目，3日目は1日目のようなピークがみられず，徐々に上昇していくことが判明した（図4）。血清prolactin値への影響のあり方は，同じbenzamide系抗精神病薬でも投与ごとにピークを示すnemonaprideとは明らかに異なっており，興味深い（nemonapride[20]については§9に述べた）。

IV．Sultoprideの臨床試験の結末

「ものにならなかったら，ただではおかないぞ」と苦しい体験をした被験者から恫喝されたsultoprideの臨床試験が始まった。強力なD_2受容体遮断作用に基づいて，第II相試験では強い抗幻覚・妄想作用，鎮静作用，抗躁作用などが次々と明らかにされて[11,16,22]，勇躍，第III相試験に臨んだ。ところが，4本の第III相試験のうち，関東で実施された試験に波乱が生じたのである。

1．関東での対haloperidolの比較試験

本試験では[18]，通常の統合失調症患者，すなわち，罹患期間の長い，幻覚・妄想状態を中心とする群と無為・無欲状態を中心とする群が相半ばする症状が対象となっている。用量は非臨床試験と第II相試験の成績から，100対1とし，sultopride 100mg錠ないしhaloperidol 1mg錠の1日3錠から開始して最高をともに18錠までとした12週間の試験である。

その成績は最終評価（表2）にみる通り，最終全般改善度では「中等度改善」以上で43%対50%と有意差はつかなかったが数値で劣り，同等性は検証できなかった。その上，概括安全度と有用度においてはhaloperidolに負けている。また，EPSについては，「筋強剛」がsultopride群で有意に高く，全体にEPSの発現頻度は高かった。

言うまでもなく，通常の統合失調症患者においてはsultoprideはhaloperidolより劣るという結果が出たのである。開鍵の場では，開発会社はも

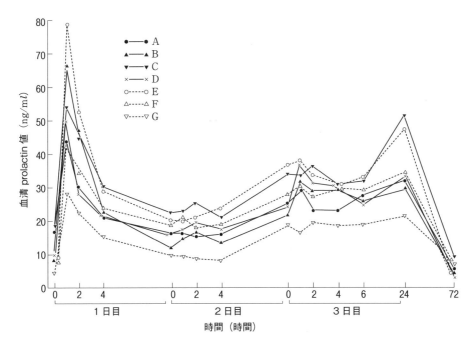

図4　3日間反復投与時の sultopride の血清 prolactin 値に及ぼす影響（村崎ら[19]，1981）

とより，立ち合った医師団も肩を落とした．筆者の頭の中では，何故負けたのか，あれだけ第Ⅱ相試験の成績は良かったのに，という思いと，「ものにならなかったら，ただではおかないぞ」と言われた言葉が交錯した．とくに，会社の開発担当者の方々の落胆ぶりは今でもありありと思い出される．しかし，何故こうなったのかの解析を行い，図5にみるような結果が得られて，関西で実施されている試験に望みを託したのである．

図5を説明すると，対象症例から「激しい興奮」「粗暴行為・衝動」「幻覚・妄想」「妄想のみ」の状態像の中で，少なくとも1症状以上を有する症例を選び出し，これらの症例を「意欲欠如・感情鈍麻」と「拒絶的態度」を有さない群 a' と有する群 a'' の2群に分け，最終評価を比較した．Sultopride 群では最終全般改善度，概括安全度，有用度および各週全般改善度に有意差がみられた．一方，haloperidol 群では，a' と a'' の間に差を認めていない．すなわち，haloperidol は陰性症状に該当する症状の有無にかかわらず，同様に作用するのに対して，sultopride は陰性症状を持つ群では効果がおちる．当時の（今日でもそうであるが）対象となった症例は，いわゆる「自発性欠如・感情鈍麻が前景にある場合Ⅱ」といった症例が多く，統合失調症全般での試験では sultopride が不利になることが判明したのである．第Ⅱ相試験では，「興奮」「緊張」「攻撃性・粗暴行為」などの症状への改善率は高く，反面，「意欲減退」「感情鈍麻」「運動遅滞」では低かった[16,22]．一方，躁病や非定型精神病に対する効果は優れていると報告されていた[2,11,17]．

2．関西での対 haloperidol との比較試験

関西では統合失調症および非定型精神病の興奮状態に対する比較試験と，躁病に対する比較試験が行われた．

1）統合失調症および非定型精神病の興奮状態を対象とした試験

本試験では[12]，緊張病性興奮，その他の統合失調症の興奮，妄想・幻覚に基づく興奮，非定型精神病の興奮，不安・焦燥，不安状態に伴う興奮などを呈する症例を対象とし，用法・用量は関東での比較試験と同様とした．

最終評価では（表3），最終全般改善度は「中

表2 Sultoprideとhaloperidolの比較試験における最終評価（森ら[18]，1986）

1）最終全般改善度

	Improvement（%）			No change	Aggravation（%）			Unknown	Total	χ^2-test				U-test[c]
	﹢﹢﹢	﹢﹢	﹢	﹣	×	××	×××			﹢﹢﹢	≧﹢﹢	≧﹢	×≧	
Sultopride	19	26	24	18	5	7	1	5	105	N.S.	N.S.	N.S.	N.S.	N.S.
	(18)	(43)	(66)			(12)								
Haloperidol	21	29	27	12	1	8	2	0	100					
	(21)	(50)	(77)			(11)								

﹢﹢﹢：著明改善，﹢﹢：中等度改善，﹢：軽度改善
×：軽度悪化，××：中等度悪化，×××：著明悪化，N.S.：有意差なし

2）概括安全度

	None	Present（%）			Unknown	Total	Incidence	χ^2-test	U-test
	(%)	Slight	Dosage reduction	Discontinued			(%)		
Sultopride	19	63	13	8	2	105	84	H＞S﹢	H＞S*
	(18)	(60)	(12)	(8)			(80)	(χ^2=3.25)	(Z=2.408)
Haloperidol	31	56	9	3	1	100	68		
	(31)	(56)	(9)	(3)			(68)		

﹢：p＜0.1，*：p＜0.05，A＞B：AはBより優れる

3）有用度

	Useful（%）			Not useful	Undesirable（%）			Unknown	Total	χ^2-test				U-test
	﹢﹢﹢	﹢﹢	﹢	﹣	×	××	×××			﹢﹢﹢	≧﹢﹢	≧﹢	×≧	
Sultopride	12	23	29	20	10	6	2	3	105	N.S.	H＞S﹢	H＞S*	H＞S﹢	H＞S*
	(11)	(33)	(61)			(17)					(χ^2=	(χ^2=	(χ^2=	(Z=
Haloperidol	15	31	30	15	2	4	2	1	100		2.93)	4.68)	3.08)	2.162)
	(15)	(46)	(76)			(8)								

﹢﹢﹢：極めて有用，﹢﹢：有用，﹢：やや有用
×：やや好ましくない，××：好ましくない，×××：極めて好ましくない
﹢：p＜0.1，*：p＜0.05，A＞B：AはBより優れる

等度改善」以上が73％対59％と有意差はつかないものの数値的にはsultoprideが14％上回り，また有用度は，「有用」以上で66％対59％とここでも有意差はつかないがsultoprideが7％上回っている。このことから，こうした状態像を呈する症例にはsultoprideはhaloperidolに対して同等以上の効果を示すことが，症例数は44対49例と少数であるが見事に検証されたのである。

2）躁病を対象とした試験

Sultoprideは強力な抗精神病作用に加えて，抗躁作用を有することがフランスでも報告されている[3,4,6,15]。そこで，わが国でもこれを証明するべく，haloperidolとの比較試験が関西で実施された[14]。対象は，内因性躁病で，①躁うつ病における躁状態，②周期性躁，③初回躁病のいずれかと診断された77例となっている。用法・用量は統合失調症や非定型精神病の場合と同様とし，3週間，可能な場合は5週間とした。

最終評価では（表4），最終全般改善度において，sultoprideが有意差を示して優れ，効果発現も有意に速い。特筆すべきはここでも40例対37例という少数例での比較試験で有意差を出したという事実である。概括安全度に差はないが，有用度でも有意にsultoprideが優れる結果となっている。

以上の関西での2本の二重盲検比較試験で，sultoprideはhaloperidolと同等以上の効果を示し，安全性では同等であることと，何よりも躁病

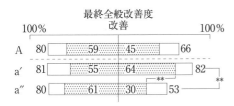
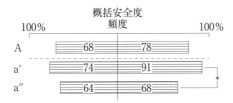
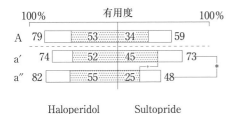

A ： 「激しい興奮」「粗暴行為・衝動」「幻覚・妄想」「妄想のみ」を1つ以上有する症例（sultopride群73例，haloperidol群75例）

a′ ： Aのうち，「意欲欠如・感情鈍麻」と「拒絶的態度」を有さない症例（sultopride群33例，haloperidol群31例）

a″ ： Aのうち，上記3症状を有する症例（sultopride群40例，haloperidol群44例）

▨ ： FGIRで「中等度改善」以上の症例の百分率，GURで「かなり有用」以上の症例の百分率
□ ： FGIRで「軽度改善」以上の症例の百分率，GURで「少しは有用」以上の症例の百分率
GIR ： 「中等度改善」以上の症例の百分率
＋ ： P＜0.1， ＊ ： P＜0.05， ＊＊ ： P＜0.01　対a″

図5　Sultopride および haloperidol による治療開始前と後の効果の差（森ら[18]，1986）

への効果発現の速さが目立ち，抗躁薬としての有用性が証明されたのである．この抗躁作用は，気分安定薬としての lithium carbonate, carbamazepine, valproic acid, あるいは lamotrigine よりはるかに強いと筆者は信じている．

3）統合失調症に対する sulpiride との比較試験
関西では sulpiride との比較試験が統合失調症全般を対象として実施されているので紹介しておく[13]．用法・用量は1対1の100mg錠3錠から開始して最高18錠とする12週間の試験である．

最終評価では（表5），最終全般改善度において「中等度改善」以上で48％対45％と差がなく，概括安全度において sulpiride で優れる傾向がみられ，有用度では差が認められていない．効果の目立った症状項目は，sultopride 群は「疑惑」お

「抑うつ気分」「運動減退」「見当識障害」「思路の障害」でそれぞれ優れていた．

この試験で最も目立ったのは投与量であり，sultopride 群が最高，終了時，平均投与量のいずれでも有意に低用量で経過している．すなわち，sultopride は sulpiride より低用量で同等の有効性，安全性を示している．Sulpiride の有効性については別の機会に述べたが（§9の文献12），その脳内への透過性の低さから，何故効くのかと疑問を投げかけられながら，比較試験では負けないのが不思議なのである．この試験は sultopride の薬効対策としての意味あいが持たれているが，それにしても sulpiride の存在感を示しているのである．

以上の sultopride の4本の pivotal study を熟読

表3 興奮状態に対する sultopride と haloperidol の比較試験における最終評価 (工藤ら[12], 1987)

最終全般改善度 (FGIR)

薬剤	著明改善 (卌)	中等度改善 (卄)	軽度改善 (+)	不変 (−)	悪化 (×)	計	改善率 卌	≧卄	≧+	悪化率	χ^2検定 Fisher法	U検定
ST	14	18	6	5	1	44	32%	73%	86%	2%	N.S.	N.S.
HP	14	15	12	5	3	49	29%	59%	84%	6%		

効果発現日

薬剤	1～3日	4～7日	8～14日	15～21日	22～35日	判定不能	無効	計	≦3日	≦7日	≦14日	χ^2検定 Fisher法	U検定
ST	4	16	12	3	3	1	5	44	9%	45%	73%	N.S.	N.S.
HP	1	18	11	5	2	4	8	49	2%	39%	61%		

概括安全度 (OSR)

薬剤	副作用なし	軽度副作用	減量を必要とする副作用	中止を必要とする副作用	計	副作用出現率	χ^2検定 Fisher法	U検定
ST	13	25	3	3	44	70%	N.S.	N.S.
HP	20	25	4	0	49	59%		

有用度 (GUR)

薬剤	極めて有用 (卌)	有用 (卄)	やや有用 (+)	特に有用と思われない (−)	やや好ましくない (×)	好ましくない (××)	極めて好ましくない (×××)	計	有用率 卌	≧卄	≧+	×≧	χ^2検定 Fisher法	U検定
ST	12	17	7	7	0	1	0	44	27%	66%	82%	2%	N.S.	N.S.
HP	12	17	11	5	3	1	0	49	24%	59%	82%	8%		

ST：sultopride， HP：haloperidol， N.S.：有意差なし

してみて，sultopride の特徴が浮彫りにされたと考えるが，当局の考え方は違ったのである。少なくとも統合失調症に対する関東と関西の成績の結果が違っているのは不都合だという。確かに関東での成績は haloperidol が優れており，関西での成績は逆に sultopride が優れている。この点で，企業側と当局で7，8回にわたる話し合いが持たれたと聞いている。

治験を担当した筆者からみれば，統合失調症一般を対象とした場合には，haloperidol の方が作用の幅が広く，陽性症状や陰性症状のあり方に大きく影響されずに有効性を示す。一方，sultopride は後付けの層別解析で図5にて説明したように，興奮，精神病症状を伴い，陰性を有さない群はそうでない群より有意な改善を示している。そして，関西で実施された精神運動興奮を伴った統合失調症や非定型精神病に対して，さらには躁病に対しては，haloperidol より優れた作用を発揮することが明らかにされたのであり，関東の成績と関西のそれとはきれいに一致していると理解できる。関東と関西の成績は矛盾するものではなく，相補うものであると考える。当局と企業側の何回ものキャッチボールのおかげで承認が遅れ，承認されたのは1989年1月17日で，発売は4月20日になったのである。Sultopride の適応症は臨床試験の成績の経緯から，「躁病，統合失調症の興奮および幻覚・妄想状態」との条件はついたが，臨床的にはその真価を発揮しており，「ただではおかないぞ」という悲痛な叫びに十分に答えることができているのである。

表4 躁病に対するsultoprideとhaloperidolの比較試験における最終評価（工藤ら[14], 1987）

最終全般改善度（FGIR）

薬剤	著明改善（卅）	中等度改善（卄）	軽度改善（＋）	不変（－）	悪化（×）	病像の質的変化	計	改善率 卅	≧卄	≧＋	悪化率 ×	χ^2検定 Fisher法	U検定
ST	25	6	1	3	0	5	40	63%	78%	80%	0%	N.S.	ST＞HP ＊ (Z=2.466)
HP	16	6	3	9	1	2	37	43%	59%	68%	3%		

病像の質的変化は「判定不能」として取り扱い，検定を行った．

効果発現日

薬剤	1～3日	4～7日	8～14日	15～21日	22～35日	効果発現日不明	無効	計	≦3日	≦7日	≦14日	χ^2検定, Fisher法	U検定
ST	13	16	8	0	0	0	3	40	33%	73%	93%	≦3日：ST＞HP ＋ (χ^2=2.88)	ST＞HP ＊＊ (Z=2.898)
HP	5	12	6	0	1	4	9	37	14%	46%	62%	≦7日：ST＞HP ＊ (χ^2=4.59) ≦14日：ST＞HP ＊＊ (χ^2=8.60)	

概括安全度（OSR）

薬剤	副作用なし	軽度副作用	減量を必要とする副作用	中止を必要とする副作用	計	副作用出現率	χ^2検定 Fisher法	U検定
ST	17	18	5	0	40	58%	N.S.	N.S.
HP	14	20	1	2	37	62%		

有用度（GUR）

薬剤	極めて有用（卅）	有用（卄）	やや有用（＋）	特に有用と思われない（－）	やや好ましくない（×）	好ましくない（××）	極めて好ましくない（×××）	計	有用率 卅	≧卄	≧＋	×≧	χ^2検定, Fisher法	U検定
ST	23	10	3	3	0	1	0	40	58%	83%	90%	3%	卅：ST＞HP ＋ (χ^2=3.02) ≧卄：ST＞HP ＋ (χ^2=3.05) ≧＋：ST＞HP ＋ (p=0.100)	ST＞HP ＊ (Z=2.243)
HP	13	10	4	8	1	1	0	37	35%	62%	73%	5%		

＋：p＜0.1，＊：p＜0.05，＊＊：p＜0.01
ST：sultopride，HP：haloperidol，N.S.：有意差なし

V．PET研究からみたsultoprideの用量の見直しについて

2006年Takanoら[24]は21名の健常者を対象としてsultoprideのPositron Emission Tomography（PET）研究を実施して発表した．対照薬にsulpirideを置いている．非臨床試験，臨床試験から両薬剤はほぼ等価とみなされているものの，EPSその他の副作用の出方や脳への透過性のあり方からか，投与量をsultoprideは10～200mg（3名10mg, 3名25mg, 1名50mg, 1名100mg, 1名200mg）とし，sulpirideは200～800mg（3名200mg, 3名400mg, 3名600mg, 2名800mg）としている．なお，sultopride 50mg, 100mg, 200mgを服用した被験者はakathisiaとEPSのために90分時のPET scansを完了できず，200mg服用者は60分時の，50mgと100mgの服用者は70分時の測定となっている．

本試験の結果は，図6にみる通り一目瞭然であり，D_2受容体占拠率70～80％というPET研究からのsultoprideの1日推奨用量は20～35mgとなるのに対して，sulpirideのそれは1010～1730mgになるという．Sultoprideは脂溶性が高く脳への透過性が高いのに対して，sulpirideの透過性は極めて低いことは周知であるとしても，この試験の成績はsultoprideに関してはこれまでの臨床試験とあまりにもかけ離れている．共同研究者の須原

表5 Sultopride と sulpiride の比較試験における最終評価（工藤ら[13], 1986）

最終全般改善度（FGIR）

薬剤	著明改善（卅）	中等度改善（╋）	軽度改善（＋）	不変（−）	悪化（×）	不明	計	χ²検定 卅	≧╋	≧＋	×≧	U検定
MS	14 (24)	14 (48)	10 (66)	9	8 (14)	3	58	N.S.	N.S.	N.S.	N.S.	N.S.
SP	11 (19)	15 (45)	14 (69)	10	8 (14)		58					

（累積％）

概括安全度（OSR）

薬剤	副作用なし（−）	軽度副作用（×）	減量を必要とする副作用（××）	中止を必要とする副作用（×××）	不明	計	副作用出現率	χ²検定 ×≧	U検定[1]
MS	18 (31)	28 (48)	5 (9)	6 (10)	1	58	39 (67)	N.S.	SP＞MS＋ (Z=1.952)
SP	27 (47)	26 (45)	2 (3)	3 (5)		58	31 (53)		

1）＋：$p<0.1$ （％）

有用度（GUR）

薬剤	極めて有用（卅）	かなり有用（╋）	やや有用（＋）	とくに有用と思われない（−）	やや好ましくない（×）	かなり好ましくない（××）	極めて好ましくない（×××）	不明	計	χ²検定 卅	≧╋	≧＋	×≧	U検定
MS	8 (14)	21 (50)	8 (64)	8	1	7 (19)	3	2	58	N.S.	N.S.	N.S.	N.S.	N.S.
SP	13 (22)	12 (43)	13 (66)	11	4	4 (16)	1		58					

MS：sultopride, SP：sulpiride, N.S.：有意差なし （累積％）

哲也氏に直接お伺いしたところ，当初は D_2 受容体選択的な遮断薬として認知機能への影響を調べてみようと，まず最初に sultopride と sulpiride を選んで健常者対象の PET 研究を実施したのであるが，sultopride の思わぬ成績から，日本医科大学の大久保善朗教授も sultopride の20〜23mg/日での臨床効果を確認したいとの希望を出された．しかし，企業側としては特許の切れた薬物への投資はできないということで，大変残念ながら，この臨床研究は断念されたという．現在は，PET 研究の成績から臨床用量を決めていく時代であり，古い薬物を見直すことは PET 研究の正しさを確認する上でも，また患者にとっても advantage になるのではと思われるが，企業側の立場もわかるだけに残念である．

ちなみに，sultopride 200mg を服用した被験者は強い akathisia に悩まされて，二度とこういう薬は飲まないと言ったそうであるが，筆者達の同等性検証時に50mg を服用して大変な苦しみを呈した被験者がおられたことを思い返してみた．Takano らの PET 研究の結果からみて，50mgでも D_2 受容体占拠率は80％をはるかに超え，血中濃度が高いまま維持されていれば，たとえ sultopride が D_2 受容体から離れてもすぐ次のが結合して，常に100％の占拠率が示される．ここへ抗コリン性の抗パーキンソン薬が投与されても，脳内の DA と choline とのバランスで抗パーキンソン作用を発揮する薬物では，D_2 受容体の overblock-

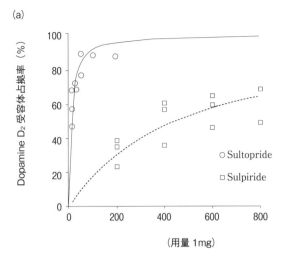
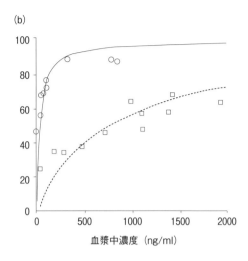

図6 a) Sulpiride および sultopride の D_2 受容体占拠率と用量の関係
b) Sulpiride および sultopride の D_2 受容体占拠率と血漿中濃度の関係
(Takano ら[24], 2006)
平均 D_2 受容体占拠率は前頭前野, 側頭葉皮質および視床の3部位から得た。

ing の状況下で EPS を始め akathisia その他の有害事象を改善させることができないのだということが自明の理であり, 筆者達が体験した被験者の苦しみが Takano らの PET 研究の結果から明らかにされて, 胸のつかえがとれた気がしている。

それにしても, 非臨床試験, 臨床試験から割り出した臨床用量と, PET 研究からみた25〜35mg/日という推奨用量との間に約50倍もの差が出たことは理解に苦しむ。自主研究でこれを明らかにしてもらいたいとの考えは筆者の勝手に過ぎようか。

VI. おわりに

本稿では本格的な benzamide 系抗精神病薬の第1号ともいうべき sultopride の開発にまつわる話を少し詳しく紹介した。いろいろなエピソードが多く, しかも最後には Takano らによる PET 研究という近代的知識が加わり, 今後, 調べ直すべき問題を抱えているという意味で, sultopride への興味が尽きないのである。精神運動興奮を呈する統合失調症には sultopride, 躁病には sultopride というキャッチフレーズは今も生きており, 他の追随を許していない。

ただ, PET 研究の成績に則って, 20〜35mg/日で治験を行えば, どのような成績が得られるか, あるいは第二世代抗精神病薬の先駆けとなるような結果になるのではとの期待もあって, 胸躍るのである。

さて, §9では国産 benzamide 系抗精神病薬の第1号となった nemonapride を中心に, 非定型抗精神病薬とされた remoxipride, amisulpride について触れてみたい。

文　献

1) Araki, E., Horikomi, K., Takahashi, Y. et al. : Pharmacological properties of sultopride as an antagonist of cerebral dopaminergic systems. 薬理と治療, 14 : 2055-2068, 1986.
2) 浅野 裕 : スルトプリドの臨床評価；精神分裂病, 躁病, 非定型精神病について. 臨床精神医学, 14(3) : 381-397, 1985.
3) Borenstein, P., Cu-jo, P., Soret, C. : Etude clinique et électroencéphalographique du sultopride en psychiatrie. Sem. Hop. Paris, 52(42 B) : 81-88, 1976.
4) Castaigns, G. & Chartrcs, J.P. : Expérimentation clinique du LIN 1418 (Sultopride). Psychol. Medicale, 8(1) : 113-120, 1976.
5) Costall, B., Naylor, R.J., Nohria, V. : Climbing

behaviour induced by apomorphine in mice: a potential model for the detection of neuroleptic activity. Eur. J. Pharmacol., 50: 39-50, 1978.
6) Guilmot, P. & Schepdael, Th.: La place du sultopride en thérapeutique psychiatrique. Sem. Hop. Paris, 52(32 B): 35-40, 1976.
7) Honda, F., Sato, Y., Shimamura, K. et al.: Dopamine receptor blocking activity of sulpiride in the central nervous system. Japan J. Pharmacol., 27: 397-411, 1977.
8) Iversen, L.L., Rogawski, M.A., Miller, R.J.: Comparison of the effects of neuroleptic drugs on the pre- and postsynaptic dopaminergic mechanisms in the rat striatum. Mol. Pharmacol., 12: 251-262, 1976.
9) Jenner, P., Clow, A., Reavill, C. et al.: A behavioural and biochemical comparison of dopamine receptor blockade produced by haloperidol with that produced by substituted benzamide drugs. Life Sci., 23: 545-549, 1978.
10) Kitano, T., Horikomi, K., Kamiya, J. et al.: Studies on general pharmacological properties of sultopride. 応用薬理, 26: 173-190, 1983.
11) 工藤義雄, 市丸精一, 乾 正 他: 塩酸 sultopride (MS-5024) の精神分裂病, 非定型精神病および躁病に対する臨床効果について. 薬理と治療, 13(9): 5251-5270, 1985.
12) 工藤義雄, 市丸精一, 川北幸男 他: 精神分裂病および非定型精神病の興奮状態に対する塩酸 sultopride (MS-5024) と haloperidol の二重盲検法による薬効比較. 臨床評価, 15: 233-252, 1987.
13) 工藤義雄, 市丸精一, 川北幸男 他: 精神分裂病に対する塩酸 sultopride (MS-5024) と sulpiride の二重盲検法による薬効比較. 精神医学, 28: 803-822, 1986.
14) 工藤義雄, 市丸精一, 川北幸男 他: 躁病に対する塩酸 sultopride (MS-5024) と haloperidol の二重盲検法による薬効比較. 臨床評価, 15: 15-36, 1987.
15) Maurel, H. & Pujol, B.: Essai de situation du sultopride parmi les neuroleptiques actuels. Encephale, I: 19-24, 1975.
16) 森 温理, 三浦貞則, 上島国利 他: Sultopride (MS-5024) の精神分裂病に対する臨床効果. 精神医学, 27(3): 341-351, 1985.
17) 森 温理, 三浦貞則, 上島国利 他: Sultopride (MS-5024) の躁病に対する臨床効果, 精神医学, 27: 445-453, 1985.
18) 森 温理, 村崎光邦, 上島国利 他: 精神分裂病に対する sultopride (MS-5024) と haloperidol の二重盲検比較試験. 臨床評価, 14: 409-436, 1986.
19) 村崎光邦, 山角 駿, 岡本呉賦 他: 新しい benzamide 誘導体 sultopride の第Ⅰ相試験. 臨床評価, 9: 577-627, 1981.
20) 村崎光邦, 岡本呉賦, 高橋明比古 他: 新しい benzamide 誘導体 YM-09151-2 の第Ⅰ相試験. 臨床評価, 11: 265-338, 1983.
21) 村崎光邦: Sulpiride. 臨床精神薬理, 3: 85-94, 2000.
22) 中川一弘, 浅田成也, 石井知行 他: いわゆる内因性精神病に対するスルトプリドの使用経験. 薬理と治療, 12(10): 4847-4870, 1984.
23) Puech, A.J., Simon, P., Boissier, J.R.: Benzamides and classical neuroleptics: comparison of their actions using 6 apomorphine-induced effects. Eur. J. Pharmacol., 50: 291-300, 1978.
24) Takano, A., Suhara, T., Yasuno, F. et al.: The antipsychotic sultopride is overdosed--a PET study of drug-induced receptor occupancy in comparison with sulpiride. Int. J. Neuropsychopharmacol., 9: 539-545, 2006.

§9

Benzamide 物語—その2

——わが国初の benzamide 系抗精神病薬 nemonapride の栄枯盛衰——

I. はじめに

Benzamide 系抗精神病薬の開発の系譜は，フランスの Delagrange 社の SESIF 研究所（現 Sanofi Aventis 社）の歴史でもある（図1）。1957年に抗不整脈薬 procainamide が合成されたが，その制吐作用に注目したことから後々の benzamide 系抗精神病薬の開発につながっていった。

すなわち，次の1961年合成の metoclopramide に抗精神病薬への夢を託したが，dopamine D_2 受容体遮断作用を持ちながら脳への透過性が悪く，脳幹の嘔吐中枢への遮断作用による消化管機能調整薬にしかなりえなかった。しかし，ときに脳内に入って錐体外路症状（EPS）を生ずることがあるのはよく知られている。

さらに，1965年になって sulpiride が合成された。Sulpiride は興味あふれる薬物で臨床精神薬理誌の「秘話シリーズ」にも詳述したが[12]，その後，さらに新しい知見が得られてきている。これはおいおい述べるとして，sulpiride の脳への透過性はいまだ十分でなく，これをさらに改善すべく，SESIF 研究所の合成は1970年の sultopride と1972年の alkylsulfone 基を有する tiapride へと進んだ。前者については §8 に詳しく述べた[13]。Tiapride は筆者は開発に携わらなかったこともあって取りあげなかったが，D_2 受容体拮抗作用の弱さが幸いし，acetylcholine 遊離促進作用をも有して，高齢者や脳梗塞などによる問題行動への治療に活路を見い出し，「脳梗塞後遺症に伴う攻撃的行為，精神興奮，徘徊，せん妄」への効能・効果が認められた。分類上は脳代謝機能改善薬に含まれるが，D_2 受容体遮断作用に基づく薬物として成功している[17,18]。ほかに「特発性ジスキネジアおよびパーキンソニズムに伴うジスキネジア」の効能・効果も得ている。

この benzamide 系抗精神病薬の開発の流れは1990年初頭の amisulpride にたどりつくが，それは後に述べるとして，本稿では，わが国初の benzamide 系抗精神病薬として登場してきた山之内製薬（現アステラス社）の nemonapride 物語について，まず述べておきたい。

II. Nemonapride の合成

1975年頃，山之内製薬の研究所では metoclopramide の generic 製剤の合成から始まり，sulpiride より脳への透過性を高め，DA 受容体への親和性の高い benzamide 系抗精神病薬の創薬

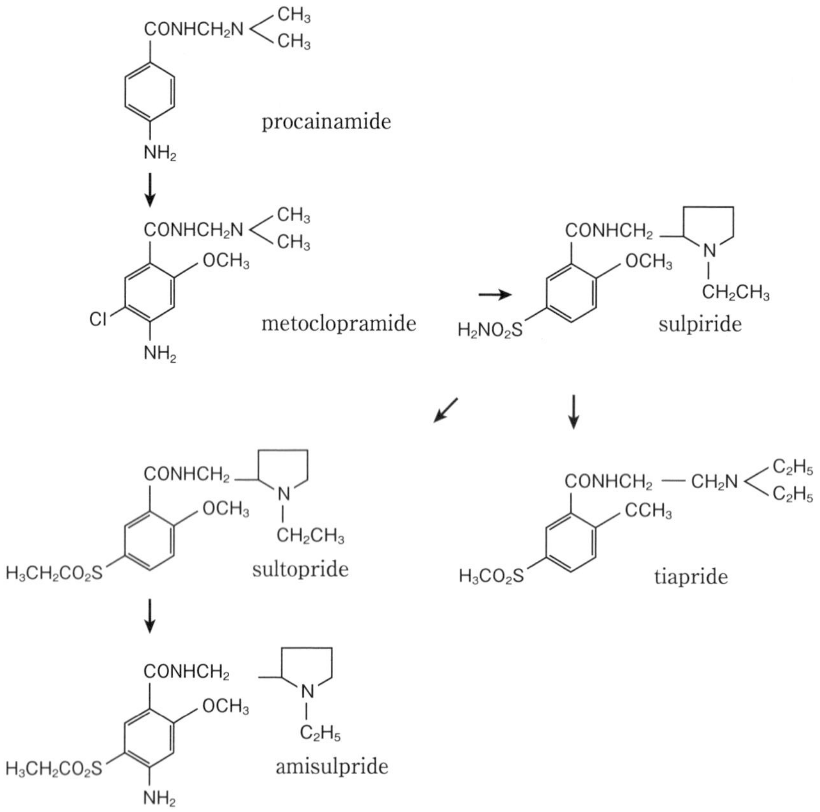

図1　Delagrange SESIF の benzamide 系薬物の系譜

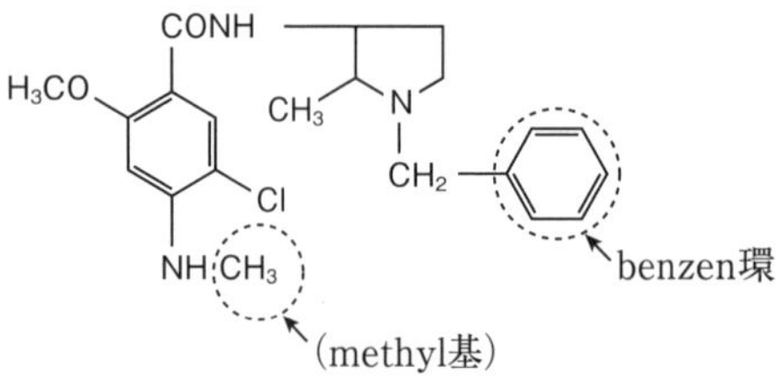

図2　Nemonapride の構造活性相関上の工夫

に取り組んでいた。当時，benzamide 誘導体の抗DA 作用の構造活性相関から側鎖部（-CONH-）N 端の置換基に aminoethyl 構造（>N-C-C-）を含むことと benzoyl 基の2位に CH_3O 基を有することが抗 DA 作用に必須であることが知られており[16]，この条件を満たす benzamide 系化合物の様々な構造修飾が行われていた。そうした中で，主効果との関連で apomorphine 誘発常同行動および弁別回避行動に対する抑制作用に優れ，副作用の観点からカタレプシー誘発作用の低い化合物として一連の N-benzyl-3-pyrrolidinyl-benzamide が多数発見された[3]。その中でも pyrrol 環に benzyl 基をつけ，主骨格4位のアミノ基に methyl 基をつけた nemonapride が最も優れた化合物であることが見い出されたのである（図2）[21]。こうして nemonapride は幻覚，妄想等の精神病症状の改善を示し，一方で EPS や自律神経系の副作用を誘発することが少ない，優れた抗精神病薬となる可能性が非臨床試験の成績[20-22]から認められて，次の臨床の場へと進むこととなった。

Ⅲ．Nemonapride 第Ⅰ相試験

本薬の創薬に関わった当時の山之内製薬の臼田

表1 Nemonaprideの第I相試験における投与スケジュール（村崎ら, 1983）

	Step	用量 nemonapride	用量 haloperidol	各試験の間隔
単回投与（1日1回）	1	0.125mg	0.25mg	）2週間
	2	0.25mg	0.5mg	）2週間
	3	0.5mg	1.0mg	）2週間
	4	1.0mg	2.0mg	）4週間
反復投与（1日1回, 3日間）	5	1.0mg	2.0mg	

表2 Nemonaprideの第I相試験における臨床所見（haloperidolとの単盲検）（村崎ら, 1983）

Step 1	両薬剤群ともにごく軽い眠気，午睡とる被験者なく，食欲旺盛で差がなく，日常生活に支障なし
Step 2	ほぼ全員に眠気が出て集中困難，頭重，ぼんやり感，午睡はとらず，食欲旺盛，睡眠は一部に中途覚醒 日常生活は何とかやれる
Step 3	全員に眠気，脱力感，倦怠感，頭重，ほぼ全員が午睡，ぼんやり感，動きたくないなど。食欲，睡眠とも良好。両薬剤群に差がなく，ともに日常生活に支障
Step 4	Nemonapride群では30～60分後に眠気，脱力感，倦怠感，頭重が強く，注意集中困難が目立ち，横になる。Haloperidol群も同様でやや症状軽く，4～6時間がピーク。日常生活は両薬剤群ともに不能
Step 5	3日間ともStep 4と同様な所見あり，この間に実施した精神運動機能検査がきつかったという。全体にhaloperidol群に症状出現の遅れと程度のやや軽い傾向認める。

眞治氏によると，治験の相談に総括医師を予定していた慶應の伊藤斉助教授（当時）に面会した際に，第I相試験は北里にお願いしなさいとの指示にて筆者らに第I相試験の依頼が来た。日本初のbenzamideということで張り切ったのはいうまでもない。唯，イヌでの非臨床試験で0.3mg/kgという比較的低用量で前立腺への影響が現われる点から，群馬大学泌尿器科志田圭三教授，帝京大学薬理学藤井儔子教授および筆者らからなる第I相試験委員会で詳細に検討し，内分泌学的検査を詳しく測定することを盛り込んで，いつもの北里大学病院職員厚生施設で山之内製薬の社員の方7名で全試験を通して1982年1月から3月にかけて実施した[8]。7名の被験者のうち5名にnemonapride，2名にhaloperidolを単盲検で投与するスケジュール（表1）で，力価の比は非臨床試験のデータから1対2とした。

1．臨床症状

表2に示すようにStep 2から軽度の症状が出始め，Step 3では日常生活に障害をきたし，Step 4ではその程度がさらに強くなっている。Step 5の反復投与でも同様で種々実施した精神運動機能の障害が目立っているが，EPSと思われる所見はみられていない。全体にhaloperidol群に症状出現の遅れとやや軽い傾向がみられた。

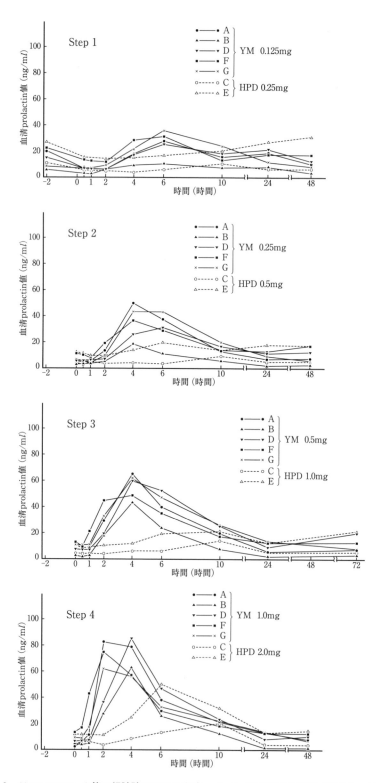

図3　Nemonaprideの第I相試験における血清prolactin値に及ぼす影響（村崎ら，1983）
YM：nemonapride，HPD：haloperidol

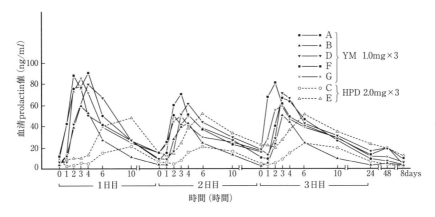

図4　Nemonaprideの第Ⅰ相試験における血清prolactin値に及ぼす影響（反復投与試験）（村崎ら，1989[10]）
　　　YM：nemonapride，HPD：haloperidol

　なお，臨床検査所見では，血清prolactin値を除いて内分泌系の精密検査を含めて特記すべきものは出ていない。

2．血清prolactin値への影響

　図3，図4にみるように，nemonapride 0.125 mgですでに6時間後をピークとする軽い上昇がみられ，用量依存的に上昇し，1 mgでは著しい上昇を認めている。Haloperidol群では遅れて軽い上昇となっている。

　3日間の反復投与時は，単回投与時の所見をくり返すパターンをとり，24時間後には元へもどっている。Haloperidol群では遅れて上昇し，24時間後の値が高いまま経過しており，反復投与を続けると上昇していく傾向がうかがわれた。

　以上のように，nemonapride 1 mg，haloperidol 2 mgで血清prolactin値の上昇が著しく，当時の精度では薬物動態を追えない中で，血清prolactin値の変動が臨床症状とよく相関している。

　血中濃度を測定するには9 mg/日以上が必要と言われており，本第Ⅰ相試験ではとうてい無理な話であり，代りに血清prolactin値がよく相関したと考えられる。

3．内田・クレペリン精神作業検査

　図5を見れば一目瞭然である。服薬前のパターンが服薬後には大きく崩れている。とくに前半こ

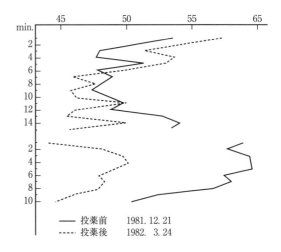

図5　Nemonaprideの第Ⅰ相試験における内田・クレペリン精神作業検査に及ぼす影響（村崎ら，1989[10]）

そ練習効果を認めているが，持続せず，低下してしまい，休憩後には上昇するはずの休憩効果がみられず，後半にはほとんど作業能率が低下したままで，いかに抗精神病薬は精神作業に大きく影響するかが明白である。この成績は，nemonaprideとhaloperidolで差がなく，健常者ではそれぞれ1 mgと2 mgで日常生活が障害されることが明らかである。

　他にも精神運動機能検査は種々実施しているが，内田・クレペリン精神作業検査に最も顕著に影響が現れる。後に登場してくる第二世代抗精神病薬の第Ⅰ相試験でどうなるか，これは§39に

詳述した。

以上の第Ⅰ相試験の結果を総合すると，nemonaprideは抗精神病薬としての特徴を備え，非臨床試験の成績と合わせて，強力な抗幻覚・妄想作用が期待され，EPSの出現も軽度と考えられている。当初，懸念された前立腺への影響はイヌに特異的なものでヒトにはみられず，慎重な用量設定のもとに第Ⅱ相試験への移行が可能と判断された。

なお，この第Ⅰ相試験の文章は一字一句すべて筆者が書いて，山之内製薬の担当者に手渡したのであるが，担当者の方に非常に驚かれたのを記憶している。ほとんどが会社側で文章を作り，担当医が校閲するという形式をとっていた時代であったからであるが，筆者は治験論文を大切なものとして自分ですべて書いていたのである。

Ⅳ．瀬踏みの前期第Ⅱ相試験に躓いたnemonapride

国産初のbenzamide系抗精神病薬の期待の星として勇躍，前期第Ⅱ相試験へ進んだ。ところがである。強力なD_2受容体拮抗作用を有して，出てくるはずの効果が出てこない。あちこちの治験担当医から，「この試験はやめた方がよい」「いつまでやるつもりなのか」などかなり辛辣な意見が出始めた。最終的な全般改善度は「中等度改善」以上28.9％，「軽度改善」以上でも55.6％と手応えのない成績に当時の山之内製薬の開発陣は頭をかかえた。

なぜ効果が出ないのか，非臨床試験で認められる強力なD_2受容体拮抗作用が臨床の場で出てこないのは何故か。第Ⅰ相試験ではごく少量で血清prolactin値が上昇して，ヒトでも抗D_2受容体作用は出ているのにである。そこで，製剤上に問題があって，統合失調症患者では血中濃度が上ってこないのではないか，古い症例では抗精神病薬を長年服用し，薬物自体に抗コリン作用を有するものもあれば，EPSのために抗コリン性抗パーキンソン薬を服用している症例も多い。そうした症例では胃酸の分泌が抑制されていることから，低胃酸の状態下では薬物の溶出が低下して血中に入らないのではとの想定が成り立つ。この想定に基づいて非臨床試験で，低胃酸の状態下で検査したところ，確かに血中濃度は胃酸の高低に左右され，低胃酸下では血中濃度が上らないことが突きとめられた。そこで研究陣は胃酸の高低にかかわらず，溶出して血中に入る製剤上の工夫が必要となって，一時，治験を中断してこの作業に没頭した。この作業に1年以上かかったのである。こうして新しい製剤によるやり直しの初期第Ⅱ相試験は第Ⅰ相試験から2年後の1984年に実施され，今回は「中等度改善」以上が47.8％となり[9]，愁眉を開いたのである。以後は順調に治験は進行し[5,10,11]，pivotal studyとしての2本の標準薬との二重盲検比較試験へと進んだのである。

新しく出来上った製剤での薬物動態学的検討は，定量薬物脳波的研究の中での健常者[14]と入院中の統合失調症患者で実施された，臨床薬理学的検討の中で[2]血中濃度の上昇することが確認されている。

Ⅴ．Nemonaprideの第Ⅲ相試験—haloperidolに勝ち，sulpirideと引き分けた不思議

2本の第Ⅲ相試験は第Ⅰ相試験を終了して7年後の1988年に始まった。

1．Haloperidolとの比較試験

最初の比較試験は当然，haloperidolを対照薬としたが[7]，力価比は非臨床試験と第Ⅰ相試験の成績を考慮して，nemonapride 3 mg錠の3～9錠（9 mg～36mg）に対してhaloperidol 2 mg錠の3～9錠（6 mg～24mg）とする8週間であった。他の多くの試験と同様に10年以上の罹病期間の長い，「自発性欠如，感情鈍麻が前景-Ⅱ」が中心となり，「幻覚と妄想が前景」も20％前後含まれる対象者とする試験であるが，本試験で画期的なことは，評価尺度にBPRS（Brief Psychiatric Rating Scale）に加えてわが国で初めてAndreasenのSANS（Scale for the Assessment of Negative Symptoms）[1,15]を用いたことである。

もう1つ，画期的なことは最終全般改善度（表

表3 Nemonapride と haloperidol の比較試験における最終評価（森ら，1989[7]）

1）最終全般改善度

薬剤	著明改善	中等度改善	軽度改善	不変	軽度悪化	中等度悪化	著明悪化	判定不能	合計	U-検定	χ^2-検定 著明改善	中等度改善以上	軽度改善以上	軽度悪化以下
YM	3	26	23	14	4	7	3	1	81	YM>HPD+ Z=1.858	4(%) 6	36 YM>HPD* 21 χ^2=3.86	64 YM>HPD+ 50 χ^2=2.87	17 20
HPD	5	13	25	25	5	6	6	1	86					

2）概括安全度

薬剤	副作用臨床検査異常なし(%)	無処置で継続可能	減量あるいは治療を必要とするが継続可能	異常所見により中止を要した	判定不能	合計	U-検定	χ^2-検定
YM	24(30)	6(7)	41(51)	7(9)	3(4)	81		
HPD	23(27)	11(13)	41(48)	4(5)	7(8)	86		

3）有用度

薬剤	極めて有用	有用	やや有用	特に有用とは思われない	やや好ましくない	好ましくない	極めて好ましくない	判定不能	合計	U-検定	χ^2-検定 極めて有用	有用以上	やや有用以上	やや好ましくない以下
YM	2	29	25	10	4	9	2	0	81		2(%)	38	69	19
HPD	2	21	27	16	6	10	4	0	86		2	27	58	23

YM：nemonapride，HPD：haroperidol

表4 Nemonapride と haloperidol の比較試験における副作用（錐体外路症状のみ抜き出し）（森ら，1989[7]）

随伴症状および副作用の種類		YM（%） 81	HPD（%） 86
副作用発現率		51（63）	53（62）
錐体外路系	振戦	22（27）	21（24）
	筋強剛	13（16）	15（17）
	寡黙・寡動	5（6）	6（7）
	仮面様顔貌	7（9）	8（9）
	流涎	11（14）	9（10）
	舌のもつれ	10（12）	11（13）
	言語障害	9（11）	7（8）
	嚥下困難	5（6）	6（7）
	急性ジストニー	9（11）	6（7）
	遅発性ジスキネジア	2（2）	0（0）
	アカシジア	20（25）	25（29）
	歯車現象	0（0）	1（1）

YM：nemonapride，HPD：haroperidol

3）において，「中等度改善」以上で36%対21%と nemonapride が有意差をもって haloperidol より優れる成績を示したことである。

概括安全度では両群に差がなく，EPSの出現頻度は表4にみる通り，両群ともに高い頻度で nemonapride の方にEPSが少ないとの結果は出

表5 Nemonaprideとsulpirideの比較試験における最終評価（工藤ら，1989[6]）

1）最終全般改善度

薬剤	著明改善	中等度改善	軽度改善	不変	軽度悪化	中等度悪化	著明悪化	判定不能	合計	U-検定	著明改善(%)	χ²-検定 中等度改善以上(%)	軽度改善以上(%)	軽度悪化以下(%)
YM	4	18	25	22	11	8	2	2	92	N.S.	4　N.S.	24　N.S.	51　N.S.	23　YM＜SPD⁺
SPD	1	18	29	32	3	5	3	3	94		1	20	51	12　χ²=3.30

2）概括安全度

薬剤	副作用臨床検査異常なし(%)	無処置で継続可能	減量あるいは治療を必要とするが継続可能	異常所見により中止を要した	判定不能	合計	副作用臨床検査異常値出現率	U-検定	χ²-検定
YM	45（49）	10（11）	32（35）	5（5）	0（0）	92	47（51）	N.S.	N.S.
SPD	50（53）	8（9）	29（31）	7（7）	0（0）	94	44（47）		

3）有用度

薬剤	極めて有用	有用	やや有用	特に有用とは思われない	やや好ましくない	好ましくない	極めて好ましくない	判定不能	合計	U-検定	極めて有用(%)	χ²-検定 有用以上(%)	やや有用以上(%)	やや好ましくない以下(%)
YM	3	27	22	20	8	11	1	0	92	N.S.	3　N.S.	33　N.S.	57　N.S.	22　N.S.
SPD	1	22	29	30	2	9	1	0	94		1	24	55	13

YM：Nemonapride，SPD：sulpiride，N.S.：有意差なし

ておらず，非臨床試験で期待された結果は出なかった。

なお，有用度では，「有用」以上で38％対27％と統計学的な有意差は出なかったが，数値において優れていた。

以上のようにnemonaprideは最終全般改善度でhaloperidolに優れる効果を示し，BPRS評価尺度では抗幻覚・妄想のほか，陰性症状の諸項目，不安，緊張状態を示す諸項目にも高い改善率を呈して，幅広い抗精神病薬としての作用スペクトルを示した。残念ながらSANSにおいていずれの項目でも有意な差は認められなかった。

2．Sulpirideとの比較試験の不思議

Sulpirideが標準的な抗精神病薬の対照薬となるということに納得しがたい読者が多いと思われる。§8でsultoprideとsulpirideの比較試験の成績を紹介したときにも述べたが[4]，いずれも薬価対策の意味あいもあると思われる。§8で述べなかったが，sultoprideの第Ⅰ相試験の検討委員会の際，千葉大学医学部薬理学教室の村山 智教授が，「脳内への移行性の悪いsulpirideがなぜ中枢作用をかくも発揮するのか理解しがたい」と言われたのを聞いている。偉い専門家の先生もそう考えられている。ところが，sultoprideの場合もそうであったように，今回のnemonaprideとの比較試験でも最終評価で差が出ないのである（表5）。本試験は3：100の力価比で9〜36mg/日対300〜1200mg/日の8週間の試験であるが，「中等度改善」以上で24％対20％と差がなく，むしろ，「軽度悪化」以下では23％対12％とsulpiride群の方が優れているのである。

Nemonaprideは本試験でも，抗幻覚・妄想作用のほか，陰性症状の諸項目および不安，緊張状態を示す諸項目にも高い改善度を示している。なお，EPSでは表6のように出現件数においてnemonapride群の方がやや多かったが，全体的に，nemonaprideはsulpirideと有効性および安全性において有意差はなく，統合失調症治療薬として十分に使用に耐えうるとの結論となっている。

ところで，sulpirideは不思議な薬で，Takano

表6 Nemonaprideとsulpirideの比較試験における副作用
（錐体外路症状のみ抜き出し）（工藤ら，1989[6]）

随伴症状および副作用の種類		YM（%）	SPD（%）
副作用発現率		42（46）	42（45）
錐体外路系	振戦	16（17）	14（15）
	筋強剛	16（17）	10（11）
	寡黙・寡動	10（11）	3（3）
	仮面様顔貌	11（12）	5（5）
	流涎	18（20）	3（3）
	舌のもつれ	10（11）	7（7）
	言語障害	7（8）	5（5）
	嚥下困難	6（7）	2（2）
	パーキンソン様歩行	1（1）	0（0）
	急性ジストニー	4（4）	2（2）
	遅発性ジスキネジア	0（0）	1（1）
	アカシジア	12（13）	12（13）

ら[19]のPET研究でかなりの高用量でないと脳内のdopamine D_2受容体を占拠しないことが証明されているように，脳内への透過性が悪いと言われながら，対照薬として用いられた場合に，簡単には負けない成績を示すのである．

VI．おわりに

わが国初のbenzamide系抗精神病薬としての創薬であるnemonaprideは製剤上の工夫のために1年以上試験が遅れて，承認されたのが1991年3月29日で同5月27日に上市された．後から開発に入ったiminodibenzyl系のmosapramineの発売（1991年5月15日）に遅れてしまったのである．

Mosapramineもnemonaprideもわが国創薬の代表的な抗精神病薬でこれからという1996年に第二世代抗精神病薬のrisperidoneが導入されて，大きな波を被せられてしまって，ともに十分な真価を発揮しているといえないのが残念ではある．

なお，nemonaprideの臨床試験がすべて終了して，発売間もないという時に，北里大学の精神科で第I相試験から第III相試験およびその他の試験に関わった担当医全員が慰労を兼ねて，「水車園」へ集まった．Nemonaprideの商品名もEmilace®と決まり，キャッチフレーズを作ろうという話になった．もともとnemonaprideはemonaprideと名付けられたこともあり，Emilace®の商品名が考え出されたと想像しているが，陰性症状にも緊張状態にもよく奏効することから，「ほほ笑みエミレース」はどうかとの案が出された．語呂もよく，臨床効果をよく表わし，患者達がほほ笑みながら社会へ帰って行く，ということで1も2もなく全員が賛同を示した，という楽しい思い出が残っている．

文　献

1) Andreasen, N.C.: Negative symptoms in schizophrenia. Definition and reliability. Arch. Gen. Psychiatry, 39：784-788, 1982.
2) 石井善輝，村崎光邦：精神分裂病患者におけるYM-09151の臨床薬理学的検討―内分泌系への影響．薬理と治療，17：4331-4345, 1989.
3) Iwanami, S., Takahashi, M., Hirata, Y. et al.: Synthesis and neuroleptic activity of benzamides. Cis-N-(1-benzyl-2-methylpyrrolidine-3-yl)-5-chloro-2-methoxy-4-(methylamine) benzamide and related compounds. J. Med. Chem., 24：1224-1230, 1981.
4) 工藤義雄，市丸精一，川北幸雄 他：精神分裂病に対する塩酸Sultopride（MS-5024）とSulpiride二重盲検法による薬効比較．精神医学，28(7)：803-822, 1986.

5) 工藤義雄, 井川玄朗, 川北幸男 他：Benzamide系抗精神病薬 YM-09151の精神分裂病に対する臨床効果について. 臨床医薬, 5(9)：1813-1840, 1989.
6) 工藤義夫, 井川玄朗, 川北幸男 他：精神分裂病に対する benzamide 系抗精神病薬 YM-09151とスルピリドの二重盲検比較試験. 臨床医薬, 5：2149-2175, 1989.
7) 森 温理, 風祭 元, 金野 滋 他：精神分裂病に対する新しい benzamide 系抗精神病薬 YM-09151とハロペリドールの二重盲検群間比較試験. 臨床評価, 349-377, 1989.
8) 村崎光邦, 岡本呉賦, 高橋明比古 他：新しい Benzamide 誘導体 YM-09151-2の第 I 相試験. 臨床評価, 11：265-338, 1983.
9) 村崎光邦, 伊藤 斉, 荻田和宏 他：新しいベンズアミド系抗精神病薬 YM-09151の初期第 II 相試験. 新薬と臨牀, 38：1385-1398, 1989.
10) 村崎光邦, 森 温理, 高橋 良 他：新しい Benzamide 系抗精神病薬 YM-09151の精神分裂病に対する第 II 相試験. 薬理と治療, 17(9)：4347-4365, 1989.
11) 村崎光邦：長期投与における YM-09151の精神分裂病に対する効果および安全性の検討. 医学と薬学, 22：733-746, 1989.
12) 村崎光邦：Sulpiride. 臨床精神薬理, 3：85-94, 2000.
13) 村崎光邦：第8回 Benzamide 物語—その1. 強烈な第 I 相試験を体験し, 興味あふれる臨床成績と PET 試験の所見を残した sultopride. 臨床精神薬理, 15：405-416, 2012.
14) 岡島詳泰, 木下利彦, 斉藤朱実 他：新しい benzamide 系薬物 YM-09151の定量薬物脳波学的研究. 神経精神薬理, 11：555-562, 1989.
15) 岡崎祐士, 安西信雄, 太田敏男 他：陰性症状評価尺度. 臨床精神医学, 13：999-1010, 1984.
16) Pannatier, A., Anlcer, L., Testa, B. et al.：A theoretical conformation study of substituted O-anisamides as model of a class of dopamine antagonists. J. Pharm. Pharmacol., 33：145-149, 1981.
17) 清水 信, 長谷川和夫, 西村 健 他：多施設二重盲検試験における tiapride, sulpiride, chlorpromazine の老年期および初老期の器質性精神病に対する薬効比較. 臨床精神医学, 13：1017-1031, 1984.
18) 清水 信, 長谷川和夫, 西村 健 他：老年期の器質性疾患における精神症状に対する tiapride の効果—二重盲検法による chlorpromazine との比較. 精神医学, 27：573-582, 1985.
19) Takano, A., Suhara, T., Yasuno, F. et al.：The antipsychotic sultopride is overdosed—a PET study of drug-induced receptor occupancy in comparison with sulpiride. Int. J. Neuropsychopharmacol., 9：539-545, 2006.
20) Terai, M., Usuda, S., Maeno, H. et al.：Selective binding of YM-09151-2, a new potent neuroleptic, to D_2-dopaminergic receptors. Jpn. J. Pharmacol., 33：749-755, 1983.
21) Usuda, S., Nishikori, K., Noshiro, O. et al.：Neuroleptic properties of cis N-(1-benzyl-2-methyl-pyrrolidin-3-yl)-5-chloro-2-methoxy-4-methylamino-benzamide (YM-09151-2) with selective antidopaminergic activity. Psychopharmacology (Berl), 73：103-109, 1981.
22) 臼田眞治：Pyrrolidinyl-Benzamide 誘導体の抗ドパミン作用. 薬学雑誌, 107：711-719, 1987.

§10

Benzamide 物語—その3

――わが国で陽の目を見なかった3つのbenzamide系抗精神病薬――

I. はじめに

これまでにbenzamide系抗精神病薬の開発で強烈な体験をしたsultoprideと，わが国初の創薬で世に出た最後のものとなったnemonaprideの開発物語を書いてきた．両剤とも治験の段階でもいろいろ苦労が多く，承認されるまでに時間を要したものの，前者は優れた抗精神病作用と抗興奮作用，抗躁作用という特徴を示し，後者は抗精神病作用と陰性症状への効果を示して，現在ともに臨床の場でそれぞれの特徴を生かした用いられ方をしている．ただ，残念ながら，効果に優れる反面，錐体外路症状（EPS）の軽減には成功することができず，いわゆる第一世代抗精神病薬の域外へ出ることができていない．

本稿では，筆者らの実施したあと2つのbenzamide系抗精神病薬であるY-20024とremoxiprideについて述べると同時に，わが国に入って来られなかったものの，ヨーロッパで第二世代抗精神病薬として高く評価されているamisulprideについて解説してbenzamide系抗精神病薬物語を終えたい．

ここで述べる3剤はいずれも臨床の現場で手にすることのできないものであるが，抗精神病薬開発の発展に寄与するもので，筆者が未練を残した物語である．

II. 第II相試験へ進めなかったY-20024

1960年代から常にわが国における向精神薬の開発の先頭に立って走ってきた吉富製薬（現田辺三菱製薬）は，1986年bromperidolを上市して抗精神病薬の売上げNo.1に押し上げ，さらに1993年にはiminodibenzyl誘導体の総仕上げとしてmosapramineを上市させたが，その後も続々と抗精神病薬の開発を進めていた．

当時は，benzamide系としてDelagrange社のSESIF研究所からのsulpiride, sultopride, tiaprideに加えて山之内製薬（現アステラス製薬）の創薬によるnemonaprideが上市されて，benzamideの華を咲かせていた．吉富製薬も独自のbenzamide誘導体の開発に乗り出していた．まずは，当時汎用されていたsulpirideの問題点とみなされていた脳血液関門の透過性の悪さを改良する目的で，①分子自体のlipophilicityを高めて脳への透過性を良くし，②methoxy基とamide基との間の水素結合を強化することにより，種々の化合物を合成していった．その中で最も優れた化合物としてY-20024が登場してきたのである（図1）．

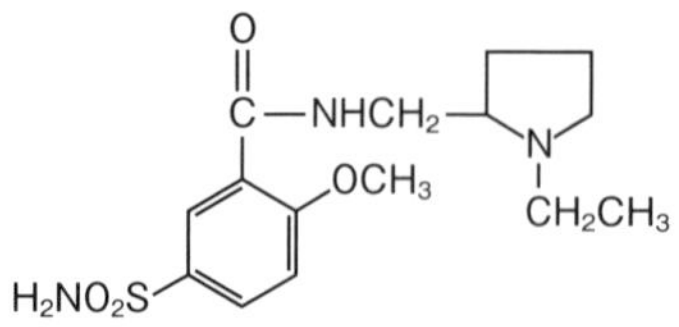

sulpiride

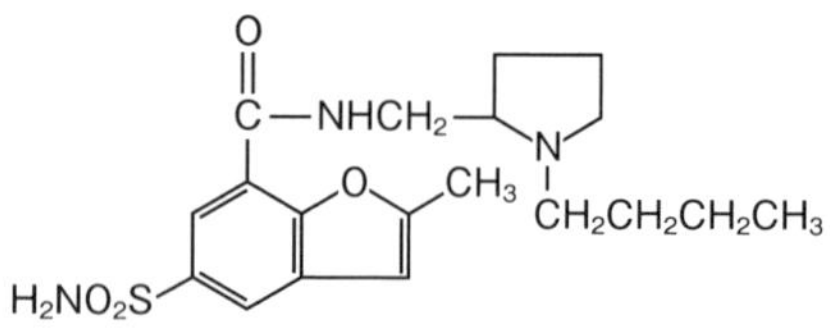

Y-20024

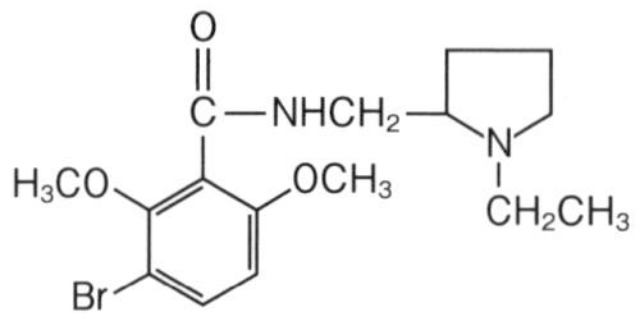

remoxipride

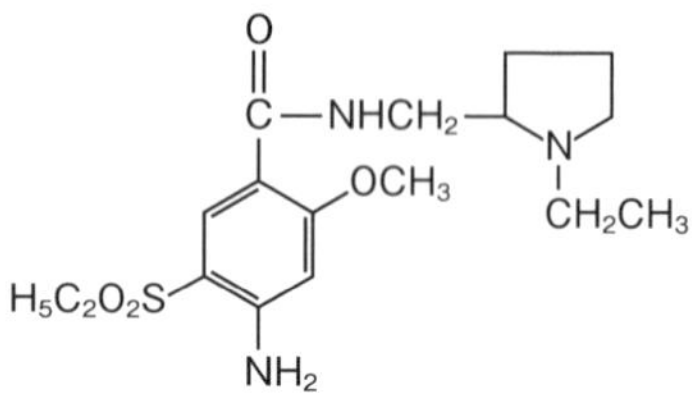

amisulpride

図1　Sulpiride と 3 つの benzamide 系抗精神病薬の化学構造

表1　Y-20024の薬理学的プロフィール（Y-20024概要書[40]，1988）

試験項目		Y-20024	Sulpiride	Haloperidol
抗 apomorphine 作用				
運動亢進（マウス）	ED_{50}	48	547	0.44
（ラット）	ED_{50}	35	264	0.19
噛み行動（ラット）	ED_{50}	>500	>500	0.42
嘔吐　　（イヌ）	ED_{50}	0.1	0.14	0.05
低体温　（マウス）	MED	10	100	>1
抗 methamphetamine 作用				
運動亢進（マウス）	ED_{50}	111	>500	0.39
群居毒性（マウス）	ED_{50}	>300	>300	0.22
旋回行動（ラット）	ED_{50}	>100	>100	0.43
Methamphetamine 増強作用				
運動亢進（ラット）	MED	3	100	>0.1
致死　　（ラット）	MED	10	100	>1
抗コンフリクト作用				
Water-lick（ラット）	MED	50	250	>1
カタレプシー惹起作用（ラット）	ED_{50}	>500（40%）	>500（0%）	0.7
プロラクチン分泌亢進作用（ラット）		0.1	0.1	−
乳腺肥大作用（ラット）	MED	30	30	−

mg/kg p.o.

1．Y-20024の薬理学的プロフィール

表1より[13,40]，Y-20024の特徴を列記すると以下のようになっている。

1）Apomorphine あるいは methamphetamine 誘発性の自発運動亢進に拮抗する効力は sulpiride より約10倍強い。

2）抗 apomorphine 作用において噛み行動よりも運動亢進に対する拮抗作用が強い。

3）Apomorphine 誘発性のイヌでの嘔吐に対する拮抗作用は sulpiride と同様に強力であ

表2 Y-20024の脳内神経伝達物質受容体に対する親和性 (Y-20024概要書[40], 1988)

受容体		リガンド		Ki (M) Y-20024	Ki (M) Sulpiride	Ki (M) Haloperidol
ドーパミン	D_1	[^{3}H]	SCH-23390	$>10^{-4}$*	4.5×10^{-5}	1.4×10^{-7}
	D_2	[^{3}H]	Spiperone	2.5×10^{-8}	6.5×10^{-8}	1.5×10^{-9}
ノルエピネフリン	α_1	[^{3}H]	WB-4101	2.9×10^{-6}	1.8×10^{-5}	9.6×10^{-9}
	α_2	[^{3}H]	Clonidine	$>10^{-4}$*	1.5×10^{-5}	9.1×10^{-8}
セロトニン	$5-HT_{1A}$	[^{3}H]	8-OH-DPAT	8.1×10^{-7}	2.2×10^{-5}	1.6×10^{-8}
	$5-HT_2$	[^{3}H]	Spiperone	2.1×10^{-6}	$>10^{-4}$*	5.9×10^{-8}
ムスカリン		[^{3}H]	QNB	$>10^{-5}$*	$>10^{-4}$*	4.6×10^{-8}
ヒスタミン	H_1	[^{3}H]	Mepyramine	$>10^{-5}$*	$>10^{-4}$*	1.5×10^{-8}

*：IC_{50}

表3 Y-20024の第Ⅰ相試験における投与スケジュール (Y-20024概要書[40], 1988)

試験方法		パイロット試験		本試験 単回投与			本試験 反復投与
投与量；mg (例数)	Y-20024	2.5 (3)	5 (3)	10 (5)	20 (5)	40 (5)	20 (または40)/日×3日 (5)
	Sulpiride	−	−	100 (3)	200 (3)	400 (3)	200 (または400)/日×3日 (3)

る。
4) Apomorphine誘発性のマウスの低体温に拮抗し，methamphetamine誘発性のラットの運動亢進あるいは致死作用を増強する。Chlorpromazineおよびhaloperidolはこれらの作用を示さない。
5) Water-lick法で抗コンフリクト作用を示す。
6) カタレプシー惹起作用は弱い。
7) Prolactin分泌亢進作用および乳腺肥大作用はsulpirideと同用量で同等である。

2．Y-20024の生化学的作用

脳内神経伝達物質受容体への親和性は表2のようにdopamine D_2受容体への親和性が高く，また$5-HT_{1A}$受容体には一桁多いながらも親和性を示している[13,40]。

以上のような成績から新しい世代のbenzamide系抗精神病薬との期待のもとに筆者らに第Ⅰ相試験の依頼があったのである。

3．Y-20024の第Ⅰ相試験

これまで筆者らが実施してきたのとはやや異なる方式でY-20024の第Ⅰ相試験を行った（表3）。最初にパイロット試験として2.5mgと5mgを3名の被験者に投与し，その結果をみて本試験（単回投与と反復投与）に入った[40]。この際，参照薬としてsulpirideを置いている。本試験の内容は従来の第Ⅰ相試験と同様で吉富製薬の社員の方々を被験者として1989年3月から7月にかけて実施された。後に述べる理由から，第Ⅱ相試験へ進まなかったこともあり，その詳細は論文化しなかったために，ここに出せないのであるが，1990年アムステルダムでの国際薬理学会に発表した抄録を紹介するにとどめざるを得ないのが残念である（表4）。この学会でポスター発表した川口 毅は大の飛行機嫌いで，札幌でも鹿児島でも必ず列車で行くほどで，アムステルダムでの発表と聞いて，尻ごみをしていたが，意を決してからは積極的で，予測問題に備えて数々のパネルを作成していた。川口の記憶でもY-20024によるGOT，GPTの上昇は軽度でsulpirideと差なく，第Ⅱ相試験への移行に支障ないとのことで，

表4　Y-20024の第Ⅰ相試験の成績（Kawaguchi ら[16], 1990）

1. 臨床薬理学的所見
   両薬剤とも眠気，頭重感，倦怠感が投与1〜4時間後にみられた。
   これらの症状は用量依存的に増大したが，被験者は十分に耐えられた。
   反復投与では，その程度は日一日と軽減し，EPS は認められなかった。
2. 臨床検査所見
   バイタル検査，血液・尿検査に異常なかった。GOT，GPT の軽度上昇が Y-20024群に2名，sulpiride 群に1名みられた。
   血清 prolactin 値は両群に明白な上昇がみられた。Y-20024群で C_{max} は用量依存的で1時間後が T_{max}，一方，sulpiride 群では初回用量の100mg で著しい上昇がみられ，用量依存的でなかった。
   LH, FSH, TSH, T_3, T_4, GH, teststerone, cortisol は両群で変化なかった。
   ECG, EEG, 平衡機能検査に異常なし。
   P-360の潜時は sulpiride 群で有意に短縮した。
3. 精神運動機能
   内田・クレペリン精神作業検査では sulpiride 群に平均作業量の低下が目立った。
   記憶機能検査，反応時間，フリッカー検査に異常を認めなかった。
4. 薬物動態学的所見
   Y-20024の T_{max} は1.5時間，$t_{1/2}$ は8.5時間，C_{max} と AUC は用量依存的に増大した。
   Sulpiride の $t_{1/2}$ は20時間であった。
   Y-20024は投与量の24％が未変化体で尿中排泄された。

以上の所見より，第Ⅱ相試験へ進む忍容性は十分であると判定された。

1989.3.27-7.31

筆者もそれを望んだが，吉富製薬は第Ⅱ相試験へは進まないことを決断した。当時，吉富製薬は noradrenaline 再取り込み阻害作用を有する viroxazine の系統の tenyloxazine（Y-8894）をまず抗うつ薬として，次いで脳梗塞後遺症に伴う情緒障害への試験（いわゆる脳代謝賦活薬としての試験）を進めていた。これがやはり第Ⅰ相試験で軽度の GOT，GPT 上昇を呈していて，第Ⅱ相試験で，肝機能障害を次々と惹起するという苦い経験をしており，Y-20024も同じ轍を踏めないということでの決定であったと聞いている。こうして，吉富製薬研究所の苦心の作も潰えたのであるが，中止決定には少なからず紛糾したともいわれた。やればやれたとの思いがあり，後ろ髪を引かれる思いであるが，企業としてはこれ以上のリスクを背負いきれない苦渋の決断であったろうと考える。当初の吉富製薬の目論見は視床下部-下垂体系への作用の少ない，すなわち血清 prolactin 値を上昇させない benzamide を開発したいとの期待が果たせなかったことも影響しているし，この頃，ヨーロッパで開発されていた remoxipride の話が Astra 社（現 Astra-Zeneca 社）から来ていたと考えられ，Y-20024の開発をやめた原因の1つでなかったかと推察している。

Ⅲ．非運の remoxipride

Remoxipride は1980年初頭にスウェーデンの Astra 社によって合成された benzamide 系抗精神病薬で，化学構造は sulpiride に類似している（図1）。当時の吉富製薬は，Y-20024の開発を断念するか，しないかの頃に Astra 社から remoxipride 導入の話があったと考えられ，1991年に筆者らに第Ⅰ相試験の依頼があり，1991年7〜12月にかけて北里大学東病院臨床薬理試験部にて実施されている。その当時，1990年にヨーロッパで上市され（Roxiam®），薬理学的に強力な dopamine D_2 受容体拮抗作用とそれより強い sigma 受容体への親和性を有して，辺縁系への部位選択性を示すことがいわれており[39]，今でいう第二世代抗精神病薬のプロフィールを示す期待の星であった。

表5 Remoxiprideの第Ⅰ相試験における投与スケジュール1：単回投与試験（川口ら[17], 1994）

治験の種類		パイロット試験		本試験		
Step		Ⅰ	Ⅱ	Ⅲ	Ⅳ	Ⅴ
投与量	Remoxipride	5 mg	10mg	25mg	50mg	25mg
	Sulpiride	—	—	50mg	100mg	—
投与方法		朝空腹時				朝食後
被験者数	Remoxipride群	3名[1]	3名[1]	6名[2]	6名[2]	6名[2]
	Sulpiride群	—	—	2名[3]	2名[3]	—

1), 2), 3)：それぞれ同一被験者

表6 Remoxiprideの第Ⅰ相試験における投与スケジュール2：反復投与試験（川口ら[17], 1994）

	Step	Ⅵ
投与量	Remoxipride	1回　25mg
	Sulpiride	1回　50mg
投与期間・投与方法		3日間反復投与 第1日および第2日：1日2回食後投与 第3日：1日1回朝食後投与
被験者数	Remoxipride群	6名[1]
	Sulpiride群	2名[2]

1) 6名中1名は単回投与試験のパイロット試験（remoxipride投与群）に参加。6名中4名は単回投与試験の本試験（remoxipride投与群）に参加。
2) 2名中1名は単回投与試験のパイロット試験（remoxipride投与群）に参加。6名中1名は単回投与試験の本試験（sulpiride投与群）に参加。

1. Remoxiprideの第Ⅰ相試験

本試験のスケジュールは表5と表6に示す通り，パイロット試験と本試験（単回投与と反復投与）からなっている[17]。被験者はここでも吉富製薬の社員にお願いした。投与量は，ヨーロッパでの臨床用量（推奨用量300～450mg/日，維持量150～300mg/日）を参考にし，慎重を期して単回投与は50mg/日まで，反復投与は25mg/日の3日間とした。参照薬のsulpirideはremoxiprideの倍量となっている[17]。

1）臨床症状

Remoxipride群では，50mgまでとくに自覚症状が認められず，sulpiride群では50mgで軽度の眠気，100mgで中等度～高度の眠気があったのみである。

反復投与でも同様で，拍子抜けするくらい何も出ない。各被験者はラウンジ内で喋ったり，テレビを観たり，ゲームをしたりで，日常生活上支障のある症状を認めず，これが終わったらゴルフクラブのセットを買いに行くと語るなど，寛いでいたものである。今にして思えば，100mg/日の7日間投与が可能であったかと，あるいはそうすべきであったと想定される。

2）血清prolactin値の変動

Remoxiprideは図2のごとく用量依存的に上昇させたが，sulpirideは50mg，100mgとも同じ変動を示し，50mgですでにフルに上昇させた。

反復投与時では，remoxiprideは第1日目では単回投与時と同一のパターンを示し，第3日目にも上昇する傾向を示したが，第1日目に比し，

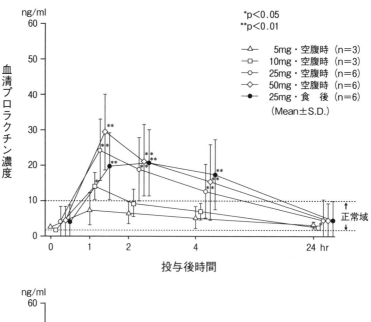
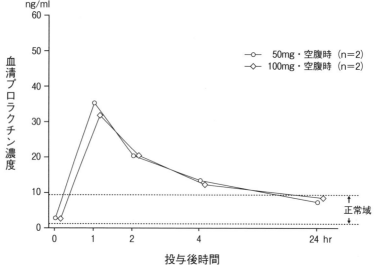

図2 Remoxipride 第Ⅰ相試験における血清 prolactin 値に及ぼす影響（単回投与試験）（川口ら[17], 1994）
上図：remoxipride，下図：sulpiride

C_{max} は低く，T_{max} も遅れている（図3）。

Sulpiride は第1日目は remoxipride と同様に単回投与時と同じパターンを示したが，第3日目では上昇パターンを示さず，徐々にレベルが上昇していく可能性を示した。

同じ benzamide 系抗精神病薬でも血清 prolactin 値の変動に及ぼす作用は異なっており，remoxipride は nemonapride の作用と同じパターンをとり，sulpiride は sultopride に近いパターンをとっている。

3）内田・クレペリン精神作業検査への影響

平均作業量をみると（図4），remoxipride 群では前半こそ服薬前に比して服薬後の値が上回っているが，後半では明らかに服薬後には低下している。本来は事後検査時と同じパターンを示すべきものであり，25mg の反復投与時に自覚的に何

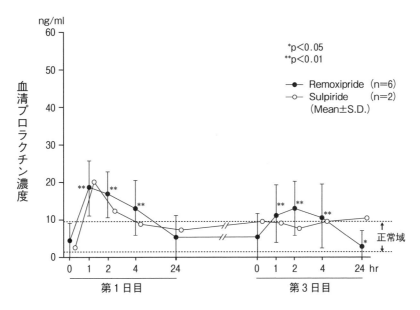

図3 Remoxipride 第I相試験における血清 prolactin 値に及ぼす影響（反復投与試験）
（川口ら[17]，1994）

の臨床症状をも呈していないようにみえたが，精神運動機能を低下させていることは明白である。

一方，sulpiride 群でも同様なパターンをとっており，精神運動機能は影響を受けているが，remoxipride 群よりも受ける程度は小さい。

いずれにせよ，remoxipride も sulpiride も臨床用量よりかなり低い用量でありながら，精神運動機能を低下させている。くり返し述べるが，向精神薬の精神運動機能への影響をみるには，この内田・クレペリン精神作業検査が最も適していると確信している。

4）薬物動態

Remoxipride の血漿中濃度推移を単回投与時と反復投与時に分けて図示しておく（図5）。

薬物動態学的パラメーターは，C_{max}，AUC ともに用量比例的に増加し，T_{max} は 0.7～1.0 時間，$t_{1/2}$ は 4.0～4.4 時間であった。反復投与による第1日目と第3日目の血漿中濃度にほとんど違いはなく，remoxipride の蓄積性はないものと考えられた。

バイタルサインや臨床検査値および生理学的検査でも異常変動はみられなかった。

以上の remoxipride の第I相試験の結果は定型抗精神病薬の服薬時にみられる眠気，頭重，倦怠感などがほとんどみられないことを示しており，臨床用量に近い用量を健常者が大きな障害を呈することなく服用可能であることが判明した。Remoxipride は次項で述べるようにヨーロッパでは非定型抗精神病薬と位置づけられており，被験者にやさしい，ひいては患者にやさしい抗精神病薬と考えられた。本第I相試験をもって，直ちに融道男総括医師のもとに第II相試験が全国的に展開され，すこぶる順調に経過していったのである。

2．Remoxipride の薬理学的プロフィール

Deragrange 社以外で benzamide 系抗精神病薬として成功したのは山之内製薬（現アステラス製薬）の nemonapride であるが，それに続いたのが Astra 社の remoxipride であった。その薬理学的プロフィールを明らかにしたのが Ögren ら[31]のデータであり（表7），それに続いた人達の成績をまとめたのが表8である[14,18,38]。ここでは，D_2 受容体への拮抗作用の強さとその15倍強いといわれる sigma 受容体への親和性の高さに瞠目される。この sigma 受容体の親和性が作動性のもの

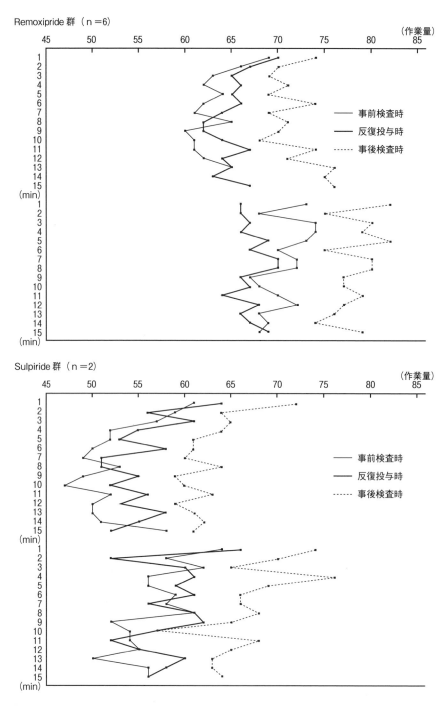

図4 Remoxipride第I相試験における内田・クレペリン精神作業試験の成績（川口ら[17], 1994）

か, 拮抗性のものか不明であったが, 表にみるカタレプシー惹起作用の弱さ, すなわちremoxiprideの非定型性の要因の1つと考えられていた[18]。

もう1つの重要な行動薬理学的特徴として, 脳内の中脳辺縁系および中脳皮質系に存在するDA

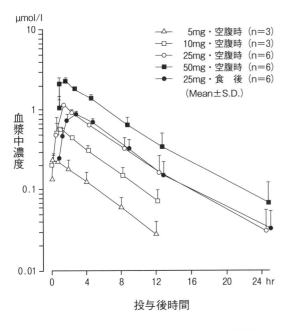
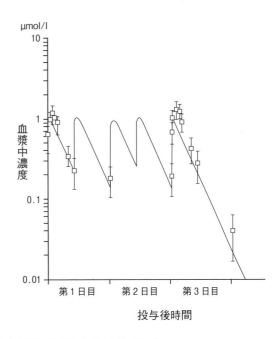

図5　Remoxipride 第Ⅰ相試験における血中濃度の推移（川口ら[17]，1994）
　　左図：単回投与，右図：反復投与

表7　Apomorphine 誘発の常同行動および過活動を50％拮抗するのに必要な各抗精神病薬の腹腔内投与用量，ならびにカタレプシーを50％誘発する用量（Ögren ら[31]，1984）

抗精神病薬	カタレプシー誘発 ED$_{50}$（μmol/kg）	apomorphine 誘発行動の率 ED$_{50}$（μmol/kg）		過活動に対する常同行動の率 ED$_{50}$	過活動に対するカタレプシーの率 ED$_{50}$
		過活動	常同行動		
Remoxipride	20	0.8	5.6	7.0	25
Sulpiride	146	45	293	6.5	3.2
Chlorpromazine	13	6.2	6.2	1.0	2.1
Haloperidol	0.5	0.3	0.2	0.7	1.7

受容体に対して好んで遮断作用をもたらすという部位選択性がとり上げられていた[24]。この事実は図6によっても示されており[18]，臨床的に EPS の惹起作用の弱さが説明されている。

3．海外での remoxipride の臨床成績

多くの臨床試験が行われた中から，thioridazine，chlorpromazine，haloperidol との比較試験の成績を一覧表に示したが（表9），効果において haloperidol と同等で，EPS の頻度は全試験で低率であり，有害事象の合計でも少ない。

効果について，陽性症状や陰性症状へのあり方が解析されていないが，remoxipride は慢性期の患者およびその急性増悪期の患者に有効で，陽性症状，陰性症状をともに改善し，EPS が明らかに少なく，定型抗精神病薬からの切り替えで EPS を減少させるといわれる。

Lewander[22] は，この切り替えによって認知機能，意欲面および感情-気分の面での改善がみられるとし，抗精神病薬による欠陥症候群（neuroleptic-induced deficit syndrome：NIDS）をきたさないとしており，陰性症状や認知機能への効果を認め，今でいう第二世代抗精神病薬のプロフィールを示すことを強調している。ところが

表8 放射性リガンド結合の50%抑制（IC₅₀）に要する薬物の濃度（μmol/L）（Hallら[14], 1986, Köhlerら[18], 1990, Ögrenら[31], 1984, SnyderとLargent[38], 1989)

受容体	放射性リガンド	in vitroでの放射性リガンド結合の抑制（IC₅₀）		
		remoxipride	sulpiride	haloperidol
Dopamine D₂[a]	[³H] spiperone	0.95–1.57	0.14–0.23	0.007–0.012
	[³H] raclopride	0.24	0.007	0.0003
Dopamine D₁[a]	[³H] SCH 2339	>50	>50	0.13
Sigma[b]	[³H] 3-PPP	0.06	NA	0.003
α₁-Adrenergic[a]	[³H] WB 4101	>40	>50	0.035
Histamine H₁[a]	[³H] mepyramine	>100	>100	5.02
Muscarinic[a]	[³H] QNB	>90	>100	15.3
Serotonin₁[a]	[³H] serotonin	>100	>100	9.111
Serotonin₂[a]	[³H] spiperone	>30	>100	0.035

a：ラット脳，b：ヒト脳

略語：NA＝データなし；3-PPP＝3-(3-hydroxyphenyl)-N-(1-propyl-piperidine)；QNB＝quinuclidinyl benzylate.

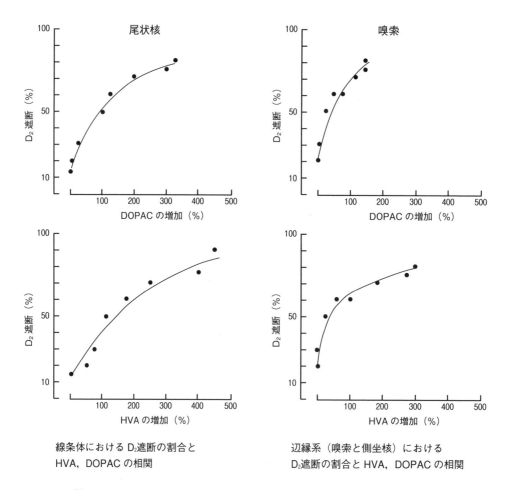

線条体におけるD₂遮断の割合と　　　　辺縁系（嗅索と側坐核）における
HVA，DOPACの相関　　　　　　　　D₂遮断の割合とHVA，DOPACの相関

図6　Remoxiprideのdopamine系への部位選択性（Köhlerら[18], 1990より合成）

表9 Remoxipride の thioridazine, chlorpromazine, haloperidol をそれぞれ対照薬とした二重盲検比較試験の成績の要約 (Wadworth と Heel[39], 1990)

	患者数 完了例/エントリー例	1日用量 (mg) (平均)[a]	投与期間 (月)	結果[b] 全般改善度	錐体外路症状	全有害事象頻度
Thioridazine (T)						
McCreadie ら[11] (1988)[c]	R 18/30 T 24/31	R 75-375 [238] T 150-750 [440]	1.5	R≡T	R≡T[d]	R<T
Phanjoo & Link[12] (1990)[e]	R 9/9 T 7/9	R ≤200 [200] T ≤200 [133]	1.5	R≡T	R<T	R≡T
Chlorpromazine (C) and placebo (P)						
Chouinard[13] (1990)[c]	R 12/20 C 16/20 P 13/21	R 150-600 [361][g] C 300-1200 [555][g]	1	C>R≡P[f]	P<R<C	R≡C≡P
Haloperidol (H)						
Ahlfors ら[14] (1990)	R 38/46 H 42/46	R 150-600 [316][g] H 5-20 [8.7][g]	1.5	R≡H	R<H	R≡H
Andersen ら[15] (1990)	R 18/39 H 17/33	R 150-600 [353][g] H 5-20 [11][g]	1.5	R≡H	R<H	R<H
Deo ら[16] (1990)[c]	R 32/43 H 30/46	R 150-600 [366][g] H 5-40 [20][g]	1.5	R≡H	R<H	R≡H
den Boer ら[17] (1990)[c]	R 32/36 H 29/35	R 150-600 [363][g] H 5-20 [9][g]	1.5	R≡H	R<H	R<H
Lapierre ら[18] (1990)[c]	R1 43/60 R2 46/59 R3 42/60 H 41/63	R1 30-90 R2 120-240 R3 300-600 H 15-45	1.5	R2≡R3 ≡H>R1	R<H	R<H
Laux ら[19] (1990)[c]	R1 41/55 R2 40/53 H 36/52	R1 300-600 R2 300-600[h] H 7.5-30	1	R1≡R2 ≡H[i]	R<H	R≡H
Lindström ら[20] (1990)[c]	R 35/48 H 33/48	R 150-600 [437][g] H ≤20 [10.6][g]	1.5	R≡H	R<H	R<H
Mendlewicz ら[21] (1990)[c]	R 34/47 H 35/51	R 150-600 [404][g] H 5-20 [12][g]	1.5	R≡H	R<H	R≡H
Patris ら[22] (1990)[c]	R1 58/60 R2 59/61 H 59/65	R1 100-300 R2 200-600 H 10-30	1.5	R1≡R2 ≡H	R<H	R<H

a：1日2回投与，b：12日以上服用完了した患者を含めた解析，c：急性期患者，他は慢性期患者，d：より多くの remoxipride 服用者が前存する EPS を有していた，e：66-90歳の患者，f：先行抗精神病薬に反応していた患者群では R>P，h：1日3回投与，i：陰性症状 R>H
記号 ≡：同等の効果；＜最初の薬物と関連した症状がより少ない；＞最初の薬物より大きい効果を示す。

ある。Lewander は最後の5行で，1993年までの間に8例の再生不良性貧血が remoxipride 服用患者に報告された，その結果，1994年1月市場から撤退することが決定された，と淡々と結んでいる。

発生率は 1/10,000 といわれ，それでも撤退せざるをえなかった無念さはいかばかりか。

表10 動物モデルでの amisulpride の効果（Wadworth と Heel[39], 1990）

性	効果
低用量（＜10mg/kg）はほぼ選択的にプレシナプス側の D_2/D_3 受容体を遮断して DA の伝達を増強する	・ラット嗅索の DA 放出を増大させる（ED_{50} 3.7mg/kg）[36] ・ラット皮質および辺縁系のグルコール利用増大，おそらく DA 伝達の増大をもたらす[8] ・ラットでプレシナプス側の D_2/D_3 受容体の apomorphine 刺激による hypomotility（ED_{50} 0.3mg/kg）と yawning（ED_{50} 0.19mg/kg）の逆転[33]
高用量はポストシナプス側の D_2/D_3 受容体を好んで拮抗して DA 伝達を減退させる	・acetylcholine レベルの低下（ポストシナプス D_2 受容体遮断の index）がラット脳線条体でみられる（$ED_{50} \geqq 30$mg/kg）[36] ・apomorphine による運動過多の拮抗（ポストシナプスの D_2/D_3 受容体を経て）がラットでみられる（ED_{50} 30mg/kg）[33]
辺縁系選択性 limbic selectirity	・ラットで，線条体より辺縁系で D_2/D_3 受容体拮抗への［^{3}H］raclopride 結合抑制を好んでもたらす（ED_{50} 17対44mg/kg，$P<0.05$）[36] ・ラットで，線条体より辺縁系で DA 合成の増大（ED_{50} 18対44mg/kg）[36] ・ゲッ歯類では，apomorphine 誘発常動行動（線条体ポストシナプス DA 受容体経由の）の弱い拮抗作用であるが，apomorphine 誘発過運動（辺縁系のポストシナプス DA 受容体経由の）を拮抗する[33]。 ・（線条体ポストシナプス性遮断の特徴である）カタレプシーを誘発しなかった―高用量投与に至るまで（$ED_{50}>100$mg/kg）[33]

4．Remoxipride の終焉

Remoxipride の撤退を決定した際の記録があるはずなのであるが，まだ筆者は探し当てていない。Astra 社は，先に zimelidine（Zelmid®）を Guillain-Barré 症候群で失い，今度は再生不良性貧血で remoxipride を失った。その痛手は測り知れない。この痛手は米国で予定されていた SNRI の milnacipran の抗うつ薬としての開発を断念することに繋がるという後日談は§34で述べた。

さて，問題はわが国での remoxipride の臨床試験をどうするかである。吉富製薬と融 道男総括医師を中心とする世話人会では，極めて順調な試験の進行ぶりから，わが国で独自に続行したいとの要望が出されたものの，Astra 本社が，極めて低い危険性を重大視して市場からの撤退を決定している以上は，わが国も撤退せざるをえないとの結論になった。惜しいといえばあまりにも惜しい。Remoxipride の非定型性はどこから来るのか，sigma 受容体親和性はどう生きていたのか，部位選択性にどう関連するのか，など臨床研究のデータを基礎薬理に feedback していろいろなことを学ぶ機会を永久に失ってしまったのである。

Y-20024を開発中止して remoxipride へ乗り換えた形の吉富製薬にとっても極めて残念なことであったと考える。

IV．わが国に導入できなかった amisulpride

Benzamide 系の最後の大物 amisulpride は super-sulpiride と呼ばれて，Delagrange 社 SESIF 研究所の伝統の中から1990年代後半に入って現在の Sanofi-Aventis 社によって開発された。

1．薬理学的プロフィール

Amisulpride（Solian®）の特徴は表10にみるように[22]，D_2/D_3 受容体の遮断作用が中心であり，しかも線条体でよりも辺縁系でこれが強く生じるという部位選択性を示すことである。この点では remoxipride と共通の特徴を有している。このためカタレプシー誘発作用が弱く，その非定型性に大きく貢献している。もう1つの特徴は，150〜300mg/日の少量投与ではプレシナプス側の DA 受容体を遮断して DA の放出を促し，抗うつ作用，認知機能障害や陰性症状への効果をもたらし，400〜1200mg/日の高用量でポストシナプス側の DA 受容体を遮断して抗精神病作用や抗躁病作用をもたらすとの2方向性の作用（dual action）を示すことである[9,22]。ただし，他の第二世

表11 急性増悪期および最近症状の悪化した症例を対象としたamisulprideと他剤との比較試験（症例数130以上のもの），ITT（intention to treat）の解析による（MckeageとPlosker[27]，2004）

試験	試験デザイン（期間-週）	用量（mg/日）	症例数	BPRS 総スコア	PANSS 総スコア	PANSS 陽性症状スコア	PANSS 陰性症状スコア	CGI 評価の反応率
haloperidolとの比較								
Carrière ら[5]	r, db, mc (16)	AMI 400-1200	91	27 (65)		13 (26)	11* (29)	71**
		HAL 10-30	103	22 (66)		11 (26)	7 (29)	47
Colonna ら[7]	r, nb, mc (52)	AMI 200-800	370	17* (56)		9 (24)	7** (25)	55
		HAL 5-20	118	13 (57)		8 (26)	4 (25)	44
Möller ら[29]	r, db, mc, wp (6)	AMI 800	94	21 (61)		10 (27)	8* (26)	62*
		HAL 20	94	17 (62)		9 (27)	5 (26)	44
risperidoneとの比較								
Peuskens ら[34]	r, db, mc, wp (8)	AMI 800	115	18 (56)		10 (25)	7 (24)	67
		RIS 8	113	15 (55)		9 (24)	5 (24)	58
Sechter ら[37]	r, db, mc, wp (24)	AMI 400-1000	121[b]	20 (53)	32 (91)	12 (25)	5 (21)	77*
		RIS 4-10	123[b]	20 (54)	31 (93)	12 (25)	4 (20)	65
olanzapineとの比較								
Mortimer ら[30]	r, db, mc, wp (24)	AMI 200-800	186	18 (56)	27 (94)	11 (27)	3 (20)	59
		OLA 5-20	186	18 (55)	27 (93)	11 (26)	3 (20)	64

a：CGIスケールでの著明改善あるいは中等度改善，b：結果はITTでなく，維持症例を用いた．
BPRS＝Brief Psychiatric Rating Scale；CGI＝Clinical Global Impression；db＝二重盲検；mc＝多施設共同；nb＝非盲検；PANSS＝Positive and Negative Syndrome Scale；r＝無作為化；wp＝ウォッシュアウト期間；*p＜0.05，**p＜0.001 対 対照薬

代抗精神病薬（risperidone, olanzapine, quetiapine）より統合失調症患者で高い血清prolactin上昇作用をもたらし，50mgをうつ病治療の増強療法に加えただけで高prolactin血症がみられるとの報告がある[19]。

2．臨床成績

主要な臨床試験の成績は表11に示すように，haloperidolよりもPANSS陰性症状を有意に改善させており，risperidoneやolanzapineとの比較試験でも同等の成績を示している。また，陰性症状を主要症状とする統合失調症患者を対象としたplaceboとの比較試験で，amisulprideが有意に優れる成績が得られている（表12）。

ここで，ヨーロッパで実施されたEuropean First-Episode Schizophrenia Trial（EUFEST）[15]の成績の一部を紹介しよう。本試験は498名の初発エピソードの症例を対象とした1年間の多施設オープン無作為割付け試験である。Amisulpride, olanzapine, quetiapine, ziprasidoneの有効性（effectiveness）を低用量のhaloperidolと比較したもので，「あらゆる理由による中断」を主要評価項目としている。中断率はolanzapineの33％に次いでamisulprideは40％と低く，高い評価を受けている。

3．なぜわが国に導入されなかったのか

Delagrange社SESIF研究所の流れから生まれたamisulprideのわが国への導入の話は，Sanofi-Aventis社からまず吉富製薬へ来た。Super sulpirideとしての触れ込みであったが，吉富製薬はsulpirideとの違いに焦点を当てて検討したものの，開発するに足る利点を見い出せないとして断った。Sanofi-Aventis社は別の製薬会社へ話を持ち込んだ。そこの会社から筆者のところへ相談に見えた。2000年の頃か。その時，筆者はamisulprideの詳細をよく理解しておらず，当時はすでに第二世代抗精神病薬が出揃っていたこともあ

表12　陰性症状を主要症状とする統合失調症患者（n＞100）を対象とする amisulpride の placebo に対する比較試験（Mckeage と Plosker[27], 2004）

試験	試験デザイン（期間-週）	用量（mg/日）	症例数	基準値からの平均低下（基準値スコア） SANS 総スコア	SAPS 総スコア	BPRS 総スコア	CGI スケールでの反応者（％）[a]
Boyer ら[4]	r, db, mc, wp（6）	AMI 100	34	39*（97）	8（23）		
		AMI 300	36	45*（97）	8（22）		
		PL	34	22（96）	4（24）		
Danion ら[10]	r, db, mc, wp（12）	AMI 50	84	25**（76）	−1*（20）	5*（42）	49**
		AMI 100	75	25**（78）	3**（20）	7**（42）	52**
		PL	83	13（75）	−6（18）	−1（41）	20
Loo ら[25]	r, db, mc（24）	AMI 100	69	34**（82）	2（22）		46*
		PL	72	17（82）	0（19）		19

a：CGI スケールでの中等度改善あるいは著明改善
BPRS＝Brief Psychiatric Rating Scale；CGI＝Clinical Global Impression；db＝二重盲検；mc＝多施設；r＝無作為；SANS＝Scale for the Assessment of Negative Symptoms；SAPS＝Scale for the Assessment of Positive Symptoms；wp＝ウォッシュアウト期間；*p＜0.05，**p≦0.001 対 placebo

り，amisulpride の開発を積極的に推す話はしなかったと記憶している。筆者の意見で導入が見送られたわけではないが，もっと勉強して話を進めるべきであったと反省している。最近，amisulpride の強力な 5-HT₇ 受容体拮抗作用が抗うつ作用に関連しているとの報告[1]を読み，残念な思いがふくらんだ。

現在，amisulpride はヨーロッパと南アフリカの国々で広く用いられている。米国と日本にはない。米国が，benzamide 嫌いとすれば，日本はむしろ benzamide 好きである。やはり，amisulpride は導入しておくべきだったのである。今からでも遅くないと思っているくらいである。

V. おわりに

本稿は benzamide 系抗精神病薬の最終編として，Y-20024，remoxipride，amisulpride の 3 剤をとり上げた。Y-20024 は第Ⅰ相試験のみで終り，remoxipride は第Ⅱ相試験の途中で終り，amisulpride に至ってはわが国への導入についての意見を聞かれたにすぎない。したがって私達が今後，処方する可能性のないものばかりで，直接，役に立つものではなかったと考えるが，筆者にとっては，開発物語としては思い出深いものばかりであり，薬物の開発には血の滲むような努力が必要で，それでも多くのものが陽の目を見ないで消えていくという事実を知ってもらいたくて本稿を書かせてもらった。こうした機会を与えてもらってありがたく，感謝している。

文　献

1) Abbas, A.I., Hedlund, P.B., Huang, X.P. et al.: Amisulpride is a potent 5-HT₇ antagonist, relevance for antidepressant actions in vivo. Psychopharmacology（Berl）, 205：119-128, 2009.
2) Ahlfors, U.G., Rimön, R., Apppelberg, B. et al.: Remoxipride and haloperidol in schizophrenia：a double-blind multicentre study. Acta Psychiatr. Scand. Suppl., 358：99-103, 1990.
3) Andersen, J., Korner, A,. Østergaard, P. et al.: A double blind comparative multicentre study of remoxipride and haloperidol in schizophrenia. Acta Psychiatr. Scand. Suppl., 358：104-107, 1990.
4) Boyer, P., Lecrubier, Y., Puech, A.J. et al.: Treatment of negative symptoms in schizophrenia with amisulpride. Br. J. Psychiatry, 166：68-72, 1995.
5) Carrière, P., Bonhomme, D., Lempérière, T.: Amisulpride has a superior benefit/risk profile to haloperidol in schizophrenia：results of a multicentre, double-blind study. Amisulpride Study

Group. Eur. Psychiatry, 15 (5) : 321-329, 2000.
6) Chouinard, G.: A placebo-controlled clinical trial of remoxipride and chlorpromazine in newly admitted schizophrenic patients with acute exacerbation. Acta Psychiatr. Scand. Suppl., 358 : 111-119, 1990.
7) Colonna, L., Saleem, P., Dondey-Nouvel, L. et al.: Long-term safety and efficacy of amisulpride in subchronic or chronic schizophrenia. Amisulpride Study Group. Int. Clin. Psychopharmacol., 15 (1) : 13-22, 2000.
8) Cudennec, A., Fage, D., Bénavidès, J. et al.: Effects of amisulpride, an atypical antipsychotic which blocks preferentially presynaptic dopamine autoreceptors, on integrated functional cerebral activity in the rat. Brain Res., 768 : 257-265, 1997.
9) Curran, M.P., Perry, C.M.: Spotlight on amisulpride in schizophrenia. CNS Drugs, 16 : 207-211, 2002.
10) Danion, J.M., Rein, W., Fleurot, O.: Improvement of schizophrenic patients with primary negative symptoms treated with amisulpride. Amisulpride Study Group. Am. J. Psychiatry, 156 : 610-661, 1999.
11) den Boer, J.A., Ravelli, D.P., Huisman, J. et al.: A double-blind comparative study of remoxipride and haloperidol in acute schizophrenia. Acta Psychiatr. Scand. Suppl., 358 : 108-110, 1990.
12) Deo, R., Soni, S., Rastogi, S.C. et al.: A double-blind comparative trial of remoxipride and haloperidol in the treatment of schizophrenia. Human Psychopharmacology, 5 : 133-141, 1990.
13) 福田武美, 森本保人, 森本敏彦 他: Benzofurancarboxamide 誘導体, Y-20024の抗精神病薬としての薬理学的特徴. 日薬理誌, 94 : 264-280, 1989.
14) Hall, H., Sällemark, M., Jerning, E.: Effects of remoxipride and some related new substituted salicylamides on rat brain receptors. Acta Pharmacol. Toxicol. (Copenh), 58 (1) : 61-70, 1986.
15) Kahn, R.S., Fleischhacker, W.W., Boter, H. et al.: Effectiveness of antipsychotic drugs in first-episode schizophrenia and schizophreniform disorder : an open randomized clinical trial. Lancet, 371 : 1085-1097, 2008.
16) Kawaguchi, T., Murasaki, M., Sumiyoshi, A. et al.: Phase I study of Y-20024 (new benzamide derivative). Eur. J. Pharmacol., 183 : 1474-1475, 1990.
17) 川口 毅, 京野哲夫, 村崎光邦 他: Remoxiprideの第Ⅰ相試験. 臨床評価, 22 : 1-174, 1994.
18) Köhler, C., Hall, H., Magnusson, O. et al.: Biochemical pharmacology of the atypical neuroleptic remoxipride. Acta Psychiatr. Scand. Suppl., 358 : 27-36, 1990.
19) Kopecek, M., Bares, M., Svarc, J. et al.: Hyperprolactinemia after low dose of amisulpride [abstract no. P01.186]. 24th Congress of the Collegium Internationale Neuro-Psychopharmacologicum, Jun 20-24, Paris, 2004.
20) Lapierre, Y.D., Nair, N.P.V., Chouinard, G. et al.: A controlled dose-ranging study of remoxipride and haloperidol in schizophrenia - a Canadian multicentre trial. Acta Psychiatr. Scand. Suppl., 358 : 72-76, 1990.
21) Laux, G., Klieser, E., Schröder, H.G. et al.: A double-blind multicentre study comparing remoxipride, two and three times daily, with haloperidol in schizophrenia. Acta Psychiatr. Scand. Suppl., 358 : 125-129, 1990.
22) Lewander, T.: Overcoming the neuroleptic-induced deficit syndrome : clinical observations with remoxipride. Acta Psychiatr. Scand. Suppl., 380 : 64-67, 1994.
23) Lindström, L.H., Wieselgren, I.M., Struwe, G. et al.: A double-blind comparative multicentre study of remoxipride and haloperidol in schizophrenia. Acta Psychiatr. Scand. Suppl., 358 : 130-135, 1990.
24) Ljungberg, T., Ungerstedt, U.: Classification of neuroleptic drugs according to their ability to inhibit apomorphine-induced locomotion and gnawing evidence for two different mechanisms of action. Psychopharmacology (Berl), 56 : 239-247, 1978.
25) Loo, H., Poirier-Littre, M.F., Theron, M. et al.: Amisulpride versus placebo in the medium-term treatment of the negative symptoms of schizophrenia. Br. J. Psychiatry, 170 : 18-22, 1997.
26) McCreadie, R.G., Todd, N., Livingston, M. et al.: A double blind comparative study of remoxipride and thioridazine in the acute phase of schizophrenia. Acta Psychiatr. Scand., 78 : 49-56, 1988.
27) Mckeage, K., Plosker, G.L.: Amisulpride. A review of its use in the management of schizophrenia. CNS Drugs, 18 : 933-956. 2004.

28) Mendlewicz, J., de Bleeker, E., Cosyns, P. et al.: A double-blind comparative study of remoxipride and haloperidol in schizophrenic and schizophreniform disorders. Acta Psychiatr. Scand. Suppl., 358: 138-141, 1990.
29) Möller, H.J., Boyer, P., Fleurot, O. et al.: Improvement of acute exacerbations of schizophrenia with amisulpride: a comparison with haloperidol. PROD-ASLP Study Group. Psychopharmacology (Berl), 132: 396-401, 1997.
30) Mortimer, A., Martin, S., Lôo, H. et al.: A double-blind, randomized comparative trial of amisulpride versus olanzapine for 6 months in the treatment of schizophrenia. Int. Clin. Psychopharmacol., 19 (2): 63-69, 2004.
31) Ögren, S.O., Hall, H., Köhler, C. et al.: Remoxipride, a new potential antipsychotic compound with selective antidopaminergic actions in the rat brain. Eur. J. Pharmacol., 102: 459-474, 1984.
32) Patris, M., Agussol, P., Alby, J.M. et al.: A double-blind multicentre comparison of remoxipride, at two dose levels, and haloperidol. Acta Psychiatr. Scand. Suppl., 358: 78-82, 1990.
33) Perrault, G.H., Depoortere, R., Morel, E. et al.: Psychopharmacological profile of amisulpride: an antipsychotic drug with presynaptic D2/D3 dopamine receptor antagonist activity and limbic selectivity. J. Pharmacol. Exp. Ther., 280 (1): 73-82, 1997.
34) Peuskens, J., Bech, P., Möller, H.J. et al.: Amisulpride vs. risperidone in the treatment of acute exacerbations of schizophrenia. Amisulpride Study Group. Psychiatry Res., 88: 107-117, 1999.
35) Phanjoo, A.L., Link, C.: Remoxipride versus thioridazine in elderly psychotic patients. Acta Psychiatr. Scand. Suppl., 358: 181-185, 1990.
36) Schoemaker, H., Claustre, Y., Fage, D. et al.: Neurochemical characteristics of amisulpride, an atypical dopamine D2/D3 receptor antagonist with both presynaptic and limbic selectivity. J. Pharmacol. Exp. Ther., 280: 83-97, 1997.
37) Sechter, D., Peuskens, J., Fleurot, O. et al.: Amisulpride vs. risperidone in chronic schizophrenia: results of a 6-month double-blind study. Neuropsychopharmacology, 27 (6): 1071-1081, 2002.
38) Snyder, S.H., Largent, B.L.: Receptor mechanisms in antipsychotic drug action: focus on sigma receptors. J. Neuropsychiatry Clin. Neurosci., 1: 7-15, 1989.
39) Wadworth, A.N., Heel, R.C.: Remoxipride. A review of its pharmacodynamic and pharmacokinetic properties, and therapeutic potential in schizophrenia. Drugs, 40: 863-879, 1990.
40) 吉富製薬株式会社：Y-20024概要書, 1988.

§11

国産初の oxazolo benzodiazepine の開発

―― oxazole 環の存在をどう読む――

I. はじめに

　1945年 mephenesin carbonate に barbiturate のように脳幹網様体に作用しないで動物を静穏化させる tranquilization の作用のあることを Frank Milan Berger らが発見した[2]。まだ，chlorpromazine が登場する前のことで，神経症のみならず躁うつ病や統合失調症への薬物療法を期待させる出来事であった。この mephenesin 自体はまだまだ臨床適用できないでいたが，当時 Wallace Laboratory で Berger のもとで mephenesin の代謝を研究していた Bernard John Ludwig が meprobamate の合成に成功した[3,4]。それは1950年のことで，1955年 Wallace Laboratory のある New Jersey の町 Miltown の名前を商品名として上市されて，熱狂的に受け入れられ全世界に拡がった。わが国でも，魔法の薬とか，幸福と心の平和の新薬と新聞に書きたてられ，Over the Counter（OTC）として市販もされていた。ところが，間もなく依存形成と耐性形成のあることが明らかにされ，筆者も1962年のフレッシュマン時代に多くの meprobamate 中毒といわれるものをしばしば見聞きした。せん妄や全身けいれんを生じる姿は目に焼きついている。こうしたことから，1961年には指定医薬品となっている。

　この meprobamate が一世を風靡している間にはるかに凌駕する抗不安薬を研究する中から，benzodiazepine（BZ）系薬物が登場してきたのである。1959年に chlordiazepoxide が世に出，diazepam と oxazepam が続いた。BZ story については，世に出した Sternbach 自身が書いており[37]，わが国では，さらに詳細に清水が書いている[35]。

　1952年の chlorpromazine の導入ののち間もなく，meprobamate が出て，精神疾患の薬物療法の有用性が実証され，さらに imipramine や MAO 阻害薬という抗うつ薬が登場してきたのと期を一にして BZ が出たのである。筆者のインターン時代（1961年）は chlordiazepoxide がわが国で出たばかりで，当時の中野組合病院（現中野総合病院）の内科での実地修練の際，内科医の Beschreiber としていわゆる神経質な傾向を有する消化器疾患や循環系疾患の患者にせっせとこの chlordiazepoxide を処方したことを昨日のことのように憶えている。今でいう心身症的傾向を有する症例にはとてもよく効いたということである。

　ここからは数回に分けて，筆者の思い入れの強い BZ について開発物語を紹介する。まずは，わが国で初めて合成された oxazolo BZ から始めたい。なお，これを創製した三共（現第一三共）は benzodiazepinooxazole 系化合物と命名しているが，本稿では oxazolo BZ と略記する。

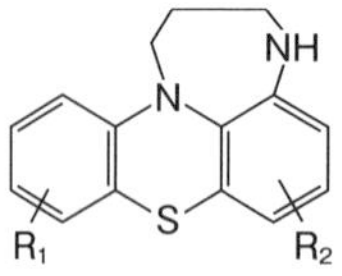

Ⅶ

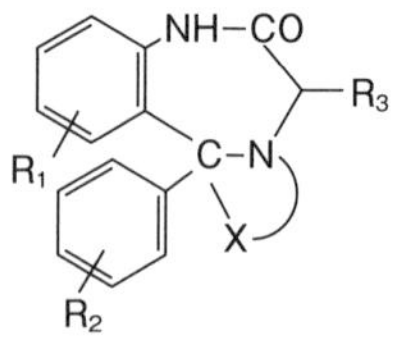

XXI

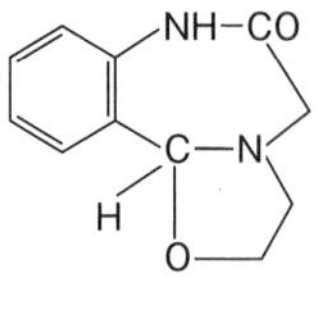

XXII

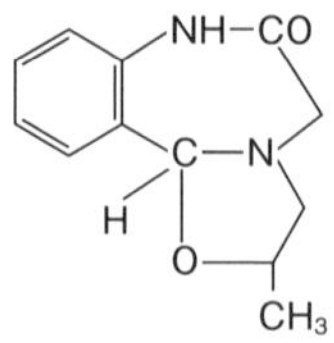

XXIII

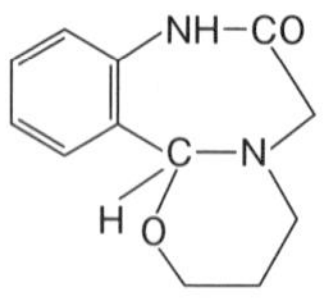

XXⅣ

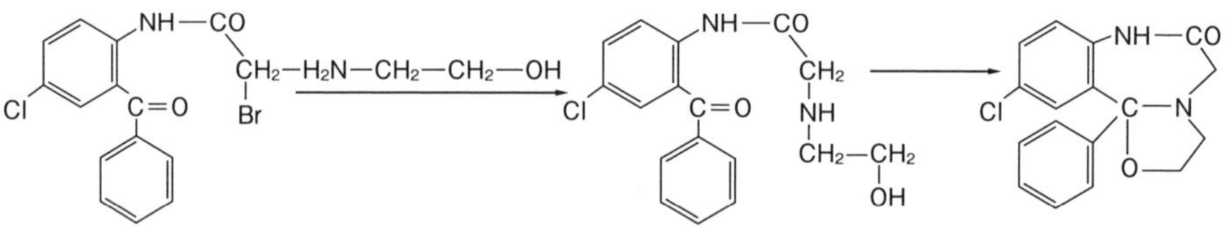

XXVI　　XXVII　　XXVIII

図１　Oxazolobenzodiazepine 創製への過程－１（文献33より引用）

Ⅱ．Oxazolobenzodiazepine の創製までの努力

Chlorpromazine がわが国へ導入された1955年以来，三共の中央研究所では，向精神薬の開発をめざして各種の化合物の合成研究とその化合物の薬理作用の研究が続けられ，1967年にその中からわが国初の benzodiazepine である oxazolam の合成に成功している。1971年に書かれた『セレナール開発の経緯』（三共株式会社中央研究所）[33]なる資料が手元にある。まずはそれに沿って oxazolam 誕生までの物語の要約を紹介しておきたい。

当初，chlorpromazine が phenothiazine 骨格を有するところに着目し，ここから様々な化合物を合成しては薬理作用を探っていた。こうした中での一連の合成途上で，amine Ⅶなる N-phenyl の benzo-1, 5-diazepine 骨格にもう１個の環が S 原子を介して融合した化学構造を有する化合物にたどりついていた（図１）。この頃，1959年 chlordiazepoxide が世に出，翌1960年 diazepam が合成され，1962年 oxazepam が続いて，緩和精神安定剤 minor tranquilizer なる概念が確立されて，医薬品としての新規分野が開拓されていた。そこで三共の中央研究所はすでにⅦなる benzodiazepine の基本骨格を有する化合物まで到達していたこともあって，研究の主力を benzodiazepine 系化合物に転換し，さらに様々な化合物を合成していった。その中で，一連の benzo-1, 5-diazepine 系化合物を合成したが鎮静作用がないことから，benzo-1, 4-diazepine 系化合物に焦点を合わせていった。当時の研究は置換基の改変を主とした

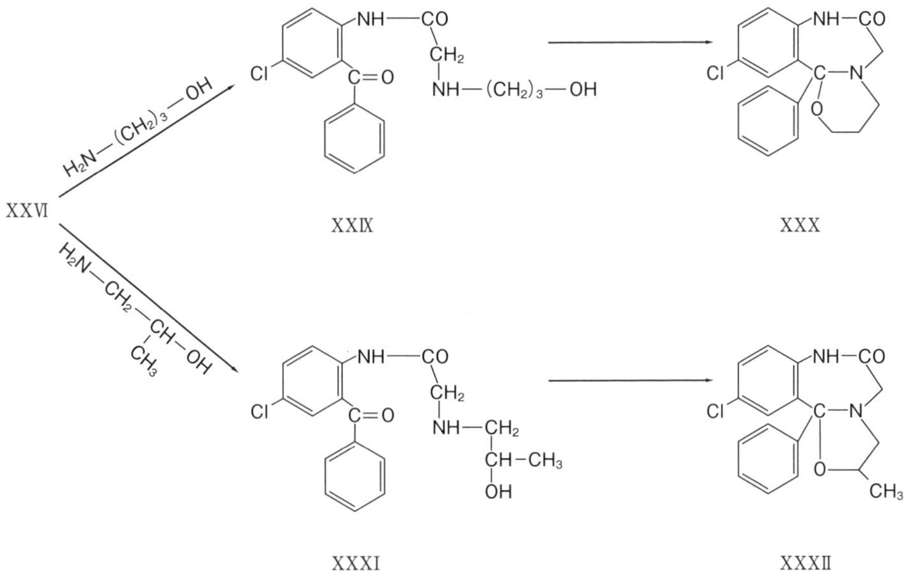

図2 Oxazolobenzodiazepine 創製への過程-2 （文献33より引用）

minor modification に偏しており，diazepam を越えられないでいることに着目して，benzo-1,4-diazepine 環にもう1個の環を既述の化合物Ⅶにみられるごとく融合させて major modification をとのアイデアでⅩⅩⅠ型の化合物を選び，研究を進めた（図1）。そして，一方でoxazole 環などを有する3種の化合物を作り出していた。ここから，ⅩⅩⅠ型化合物の合成を試みる途中で得られた中間化合物ⅩⅩⅦが初めて meprobamate に匹敵する minor tranquilizer 作用を有することが判明した。長い研究の中で初めて minor tranquilizer 作用を見たのである。この中間化合物ⅩⅩⅦに全精力を注ぎ込み，苦労の末，閉環したⅩⅩⅩが得られ，さらにⅩⅩⅩⅡが得られたのである（図2）。この目的化合物ⅩⅩⅩⅡは期待されたごとく強力な minor tranquilizer 作用を示した。1967年のことである。これがまさしく oxazolam であり，研究陣は次いで多数の系列化合物を合成していき，開発は急速度で進展した。Oxazolam は従来のBZ系化合物に比し毒性がきわめて低く，かつ催眠・筋弛緩・歩行失調など自発性行動抑制作用の少ない安全域が広い minor tranquilizer として製品化され，臨床の場に提供された。

以上のような経緯のもとに，まず oxazolam が，1969年に cloxazolam，さらには haloxazolam，mexazolam という三共の誇る4つの oxazolo BZ系化合物が開発され，製品化されていったのである（図3）。

Ⅲ．Oxazolam の登場と果たした貢献

1．非臨床試験

既述のごとく，苦労の末に辿りついた oxazolam については，膨大な非臨床試験が実施されている。1957年に Sternbach が長年温めてきていた Ro 5-0690を部下の一人が Roche の薬理学研究部門の Randall のもとへ送り，Randall はこれを直ちに独自のスクリーニング法にかけ，meprobamate よりはるかに優れた抗不安作用を有するとした，あのBZ story の幕明けとなった。その Randall のスクリーニング法[28-30,43]をも oxazolam は見事にクリアしたのである[31,38]。

Oxazolam の薬効薬理に関わる非臨床試験では diazepam よりマイルドであるが，chlordiazepoxide とほぼ同等の力価を示し，そして最も注目されたのは，筋弛緩作用と催眠作用が diazepam はもちろん，chlordiazepoxide よりも弱いということで，臨床的にも強力な抗不安作用を示しながら

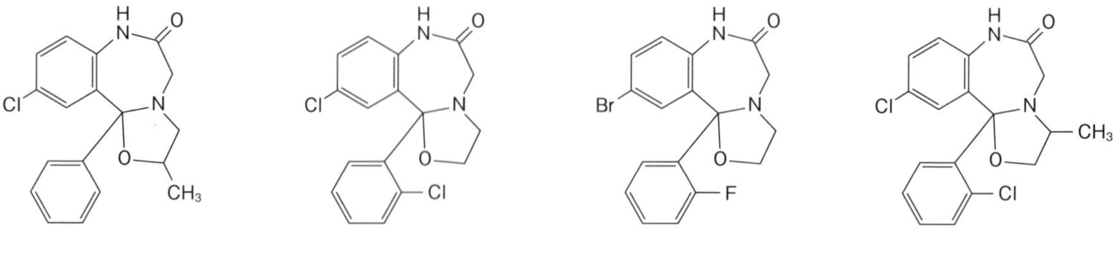

図3 Oxazolo benzodiazepine の化学構造

1 oxazolam　　2 cloxazolam　　3 haloxazolam　　4 mexazolam

表1 Oxazepam，chlordiazepoxide，diazepam 3剤の闘争マウスに対する馴化作用 ED_{50} (mg/kg)（高木ら，1970[38]，酒井ら，1970[31]，セレナール® インタビューフォームより転用）

		Oxazolam	Chlordiazepoxide	Diazepam
1時間値		22 (16.9〜28.6)	25.5 (19.2〜33.9)	11.2 (8.7〜14.4)
2時間値		25 (18.5〜33.7)	22 (16.3〜29.7)	9.3 (7.2〜12.0)
4時間値		27 (20.3〜35.9)	28.5 (20.4〜39.9)	8.8 (6.8〜11.4)
safety margin (1時間値)	歩行失調作用 ED_{50}（マウス）/馴化作用 ED_{50}（マウス）	3.3	1.7	0.6
	急性毒性 LD_{50}（マウス）/馴化作用 ED_{50}（マウス）	236.4	37.3	83.0

（注）カッコ内は95％信頼限界を示す

筋弛緩作用と催眠作用の弱いことが期待されている（表1，表2）。

2．Oxazolam の臨床試験

Oxazolam の臨床試験は，1960年代後半としては国産初の BZ ということもあってか，かなり精力的に行われて，表3のように7本の比較試験が実施されている。精神科領域では2本が行われ，金子ら[19]の報告では placebo をはさんだ cross-over 法によるために，解釈がとても難しくなっているが，医師の総合判定による優劣の比較では，明らかに oxazolam が diazepam に勝るという結果が，副作用は oxazolam に有意に少ないとの結果が出ている。大熊[27]の報告は全例が国立精神・神経センター国府台病院の症例で，1つの施設の成績でまとまりが良く，有効性もその発現の速さも，副作用にも差がなく，全く対照薬の chlordiazepoxide と遜色がないとされている。

他の5本の比較試験は[7,12,21,40,41]，内科を中心に1つ産婦人科が含まれた placebo との比較試験であるが，いずれも oxazolam の効果は高く，placebo に対して有意に優れる成績を示している。現実に作用が緩和で副作用が弱いことから，oxazolam は一般診療科で好んで用いられて，臨床の場で大いに貢献してきている。

3．Oxazolam の薬物動態

Oxazolam の場合，健常人における経口投与後の体内動態が明らかにされたのは，oxazolam が上市された1970年から10年後のことである。

7名の男性健常被験者に20mg 経口投与した際の薬物動態学的検討によると[42]，代謝経路は図4

表2 Oxazolam, chlordiazepoxide, diazepam 3剤のマウス傾斜板順応性抑制作用-筋弛緩作用 ED_{50} (mg/kg, 経口) (セレナール® インタビューフォームより転用)

	Oxazolam	Chlordiazepoxide	Diazepam
1時間値	80 (61.5〜104)	40 (26.7〜60.0)	10 (7.7〜13.0)
2時間値	68 (47〜98.5)	38 (24.5〜58.0)	9.5 (6.8〜13.8)
4時間値	76 (51.5〜112)	56 (31.1〜101)	9.2 (7.2〜11.8)
6時間値	86 (68.8〜108)	60 (45.9〜78.6)	12 (9.0〜15.7)

(注) カッコ内は95％信頼限界を示す

表3 Oxazolam の二重盲検試験の成績 (セレナール文献集より引用)

治験施設名	投与薬剤名	実験方法	結論
大阪大学 精神神経科[19]	Oxazolam Diazepam Placebo	double blind cross over 法	本剤60mg/日は diazepam 12mg/日と総合判定における効果では，有意差なく，ほぼ同じであるが，優劣比較ならびに副作用発現率では本剤は diazepam に比し，有意にまさる。
国立国府台病院 精神科[27]	Oxazolam Chlordiazepoxide	double blind 群別比較法	本剤（30〜60mg/日）は chlordiazepoxide（30〜60mg/日）と比較して遜色がない。
国立埼玉病院 神経内科・ 脳神経外科[21]	Oxazolam Placebo Chlordiazepoxide	double blind アーミテージによる逐次検定法	本剤（60mg/日）は placebo に比し，明らかな臨床効果を有し，この臨床効果は chlordiazepoxide（30mg/日）にまさるとも劣らなかった。
日大 第二内科[40]	Oxazolam Placebo	double blind cross over 法	優劣比較では placebo に比して有意差を認めた。また個々の症状別比較では，特に60mg/日投与群では緊張感，抑うつ感，感情不安定，頭重等の12症状について有意差が認められた。
札幌医大 内科[12]	Oxazolam Placebo	double blind cross over 法	本剤は1週より2週目でさらに効果を増す例が多い。したがって1日30mg投与では2週以上の投与が望ましい。頭痛，頭重，不安，緊張に改善率が著しい。
東北大学 産婦人科[7]	Oxazolam Placebo	double blind 群別比較法	自律神経失調性不定愁訴症候群では有効率77.7％。自律神経性婦人疾患において，腰痛症，子宮うっ血，下腹部痛に有効例あり。
金沢大学 第一内科[41]	Oxazolam Placebo	single blind cross over 法	神経症的愁訴をもつ90例について本剤30mg/日は76.7％の症例に有効。倦怠感，口渇，眠気などを10％に認めたが，格別な副作用なし。血圧，尿所見，肝機能正常。

にあるが，血漿中濃度の推移では N-desmethyl-diazepam (nordiazepam) のみが示され，未変化体は定量感度以下で出て来ない（図5）。Oxazolam の最終活性代謝物の oxazepam は数名でのみ見られる程度である。

以上の成績からは，oxazolam の効果は nordiazepam によるものと考えられ，高用量服用時に oxazepam が一部に作用する可能性が考えられる。ここでの nordiazepam の生物学的半減期は 55.86±6.31時間で減衰しており，長時間型であ

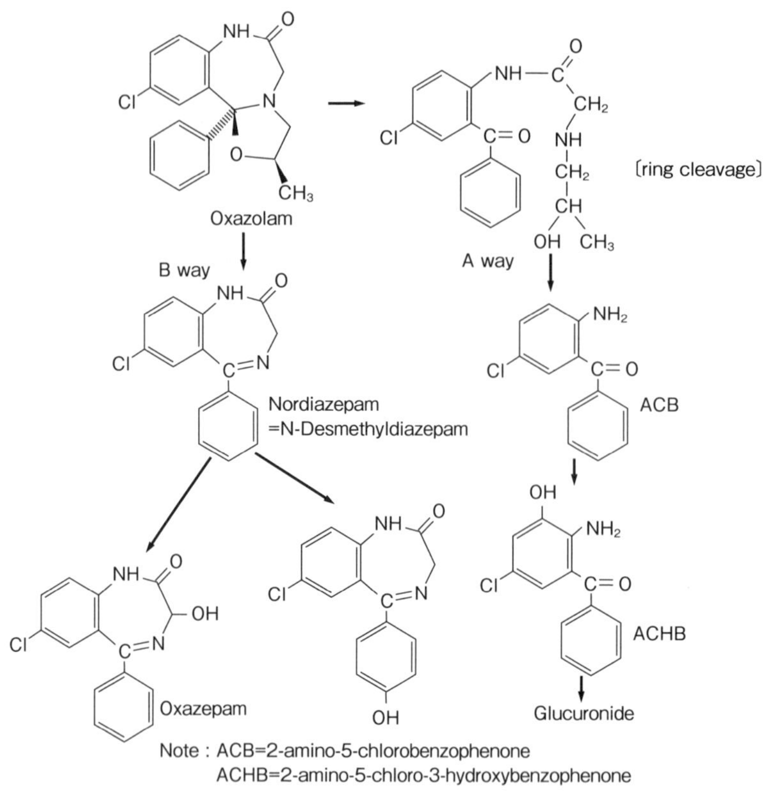

図4 Oxazolamの代謝経路 (Yamazakiら, 1980[42], セレナール® インタビューフォームより転用)

Note：ACB=2-amino-5-chlorobenzophenone
ACHB=2-amino-5-chloro-3-hydroxybenzophenone

る。

　ちなみにnordiazepamはdiazepamの活性代謝物であり，diazepam経口投与時の血中濃度推移は図6[10]のように示されて，diazepamの臨床作用はdiazepam＋nordiazepamであるのに対して，oxazolamはnordiazepamによるということになる。この図式のみから判断すると，oxazolamのoxazole環は体内で速やかに開裂して取れてしまい，nordiazepamになるとすると，oxazolamはnordiazepamのprodrugということになる。なにも複雑なoxazole環をつけなくても，nordiazepamを作って製品化した方が単純で，経済的ではないかと思えてしまう。Oxazolam創製への苦労話を読んで感銘を受けたが，結果論的には，かなり遠回りをしたことになる。Nordiazepamの製剤化は，あるいは特許の問題がからんでできない相談であったのか。ちなみに，米国Wyeth社はdiazepamやoxazolamの最終的な活性代謝物であるoxazepamを1962年Bellがいち早く合成し，1964年製剤化して発売しており，わが国へも1968年に導入されている（Hilong®）。ただし，oxazepamは処方頻度が落ちこんだためか，海外では生き残っているものの，わが国では1999年発売を中止している。

Ⅳ．Cloxazolam—oxazolo BZの真打ちか

　Oxazolo BZでoxazolamに続いたのが1969年創製のcloxazolamである。Oxazolamとの違いは，2'の位置にClがついたことと，oxazole環のメチル基が取れた点にある（図3）。のちに述べるように，cloxazolamの活性代謝物はchloro N-desmethyldiazepam（CND：chlornordiazepam）とその水酸化されたchloroxazepam（COX：lorazepam）であり，それらのprodrugということになる。すなわち，cloxazolamは強力な抗不

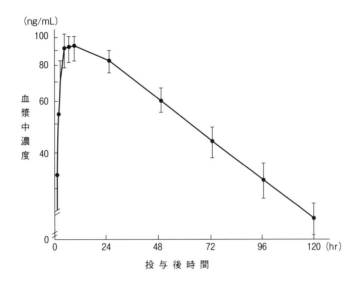

図5 Oxazolamの血漿中濃度推移と薬物動態学的パラメータ（Yamazakiら，1980[42]，セレナール® インタビューフォームより転用）

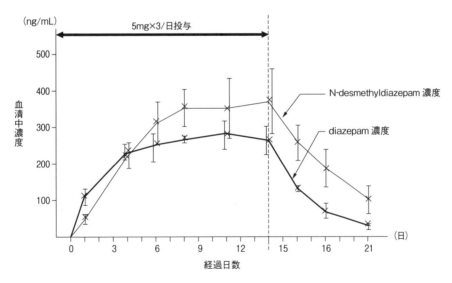

図6 Diazepam（5 mg×3回/日）の2週間反復経口投与でのdiazepamと主代謝物：N-desmethyldiazepamの血清中動態推移（Hillestadら，1974[10]より一部改変）

安薬としてのCNDとlorazepamを見い出したという点でその存在価値は極めて大きいといえる。

1．Cloxazolamの薬理学的プロフィール

Oxazolamが比較的マイルドな作用を呈してchlordiazepoxideと同等の30～60mg/日が推奨用

表4 CNDとcloxazolam薬効薬理比較(セパゾン® インタビューフォームより引用)

試験項目	動物 (投与経路)	緯果：1時間値 ED$_{50}$ (mg/kg)	
		CND	cloxazolam
①ベメグライドけいれん抑制作用	マウス(経口)	0.23	0.10
②電撃誘発闘争抑制作用	マウス(経口)	1.5	2.5
③回転棒順応性抑制作用	マウス(経口)	20	7.0
④傾斜板順応性抑制作用	マウス(経口)	32	12
⑤正位反射抑制作用	マウス(経口)	650	290
⑥抗ペンテトラゾールけいれん作用	マウス(経口)	0.75	0.27
⑦抗電撃けいれん作用	マウス(経口)	25	4.4
⑧抗ストリキニーネけいれん作用	マウス(経口)	163	220

(社内資料)

量となったのに対して，ハロゲン化された cloxazolam の力価はかなり強化されて，推奨用量も3〜12mg/日となっている。Cloxazolam の薬効薬理に関わるデータはここでは示さないが[16,24]，幸いそのインタビューフォームに社内資料として，CNDとcloxazolamの薬効薬理比較が表示されている（表4）。抗けいれん作用は oxazolam の約10倍強く，その他の作用も数倍は強くなっている。なお，CND と cloxazolam との成績は一部に異なる項目はあるが，ほぼ同じと解釈しておきたい。

2．Cloxazolam の臨床試験

Cloxazolam でも精力的に臨床試験が行われ，7本の比較試験が要約されている（表5）[5,9,11,13,20,22,32]。Cloxazolam の高い有効性が認められており，精神科領域での金子ら[20]の報告でも121名を対象とする3週間の diazepam との等価の比較試験で，全般改善度で数値的にやや劣るものの有意差はなく，抑うつ神経症での抑うつ症状への効果に優れる結果を示している。副作用は有意差なく，この試験では等価としたが，cloxazolam の方がやや少量で同程度の効果を示しうると推察されている。

Cloxazolam の上市は1974年であるが，筆者らが参加して1980年に世に出た amoxapine との併用で，北里大学の精神科では，うつ病には amoxapine-cloxazolam 併用療法が断然の一番人気であった。

3．Cloxazolam の薬物動態

Cloxazolam のラット，マウスにおける代謝経路は図7のように推定されている[25]。健康成人男子5例に朝食後 cloxazolam 5 mg を投与した時，gaschromatography により活性代謝物 CND が検出され，投与2〜4時間後に最高濃度2〜15ng/mL に達し，24時間後も2〜9 ng/mL と血中濃度は持続したとあるが，ヒトでの薬物動態学的検索についてはこれ以上触れられていない。尿中への排泄速度が述べられ，尿中排泄率から求めた生物学的半減期は5例中4例で11〜21時間を示したと，社内資料にあるのみである（セパゾン® インタビューフォーム）。

先に述べたように[42]，oxazolam では，発売の

表5 Cloxazolam の比較対照試験成績（セパゾン® インタビューフォームより転用）

投与薬剤	試験方法	結　論
Cloxazolam Diazepam[20]	二重盲検群別比較法 （投与量は fixed-flexible 法をとり、両剤とも最初の1週間は6 mg/日、3分服その後は効果および副作用に応じて適宜増減、最高18mg/日、投与期間は原則として3週間）	神経症における概括重症度の推移、症候群の重症度の推移、全般的改善度などの比較において両薬剤間に有意差は認められなかったが、各病型の主症状群に対する効果において、抑うつ神経症における抑うつ症状の改善（$P<0.10$）、患者の症状別自己評価における抑うつ症状および焦燥、不安症状に関連あると思われる項目（$P<0.05$）において、cloxazolam は diazepam に比し、有意の改善を示した。 量的な関係では、cloxazolam は diazepam よりやや少量で同程度の臨床効果を示し得ると推察された。副作用については、両薬剤間に有意差は認められていない。
Cloxazolam Diazepam[9]	二重盲検クロスオーバー法 （両剤とも6mg/日、3分服を2週間ずつ服用）	神経症に使用し、医師の総合判定による優劣および全般的改善度、病型別の効果については有意差は認められなかったが、目標症状については cloxazolam は diazepam と比較して、抑うつ気分、易疲労感、不眠に対し、それぞれ5％、2.5％、2.5％の危険率で有意の治療効果が認められた。副作用出現の比較では有意差は認められていない。
Cloxazolam Diazepam[22]	二重盲検群別比較法 （Cloxazolam 4.5mg/日、diazepam 6mg/日をそれぞれ3分服。原則として4週間服用）	高血圧症の随伴症状の全般的改善度は、両剤に差はなかったが、眠気、疲労感、脱力などを示す鎮静作用、筋弛緩作用は、diazepam よりも cloxazolam の方が強力と考えられる。 また、不安、焦燥のあらわれと解せられる取越し苦労に対しては、cloxazolam の方が有効と判定されている。
Cloxazolam Medazepam[32]	二重盲検群別比較法 （Cloxazolam 6 mg/日、medazepam 30mg/日を3分服、4週間服用）	神経症に対して、全般的改善度、重症度別効果については両剤に有意差を認めなかったが、不安神経症群の4週に medazepam に有意の改善を認め、強迫神経症群の2週、4週に cloxazolam に有意（$P<0.05$）な改善を認めた。全般的印象として、cloxazolam は、焦燥感、緊張感、抑うつ症状などによく奏効する。
Cloxazolam Medazepam[13]	二重盲検クロスオーバー法 （Cloxazolam 3 mg/日、medazepam 15mg/日をそれぞれ3分服）	婦人科領域の性周期に関連ある不定愁訴症候群全症例についての優劣判定および40歳以上の例での両薬剤の優劣判定において、cloxazolam は medazepam に有意の差をもって優れていた。症状別では、40歳以上で、精神神経症状である頭痛、頭重感、めまい、不眠、耳鳴、恐怖などに対し、cloxazolam は medazepam に比べてはるかに優れていた。一方消化器症状は medazepam の方が優れているように思われた。
Cloxazolam Medazepam[5]	二重盲検群別比較法 （Cloxazolam 3 mg/日、medazepam 15mg/日をそれぞれ3分服。1〜3週間服用）	慢性蕁麻疹、皮膚掻痒症、円形脱毛症、広範囲熱傷瘢痕あるいは梅毒にて長期間入院中の患者の精神症状ないし不定愁訴に対して、両薬剤の効果および副作用に有意差はなかった。
Cloxazolam Placebo[11]	二重盲検群別比較法 （Cloxazolam の投与法は3 mg/日、3分服を原則として2週間服用）	外傷後遺症を含む他覚所見の乏しい頸肩腕痛、腰背痛、筋緊張、四肢のシビレ感などに使用し、医師の総合判定で1週、2週の時点とも cloxazolam 群の方が placebo 群に比べ有意な改善（$P<0.01$）を示した。また症状別の効果においても疼痛では、1週時点（$P<0.01$）、2週時点（$P<0.1$）で cloxazolam 群が有意に改善した。副作用に関しては、両薬剤間に有意差は認められていない。

10年後にヒトでの詳細な検討がなされているが、残念ながら cloxazolam にはそれが見つからない。後に述べる mexazolam のヒトでの代謝経路を参考にすると cloxazolam も CND が主活性体であり、高用量の長期投与で COX が出てくるものと推定される。筆者は oxazolo BZ の中で、この

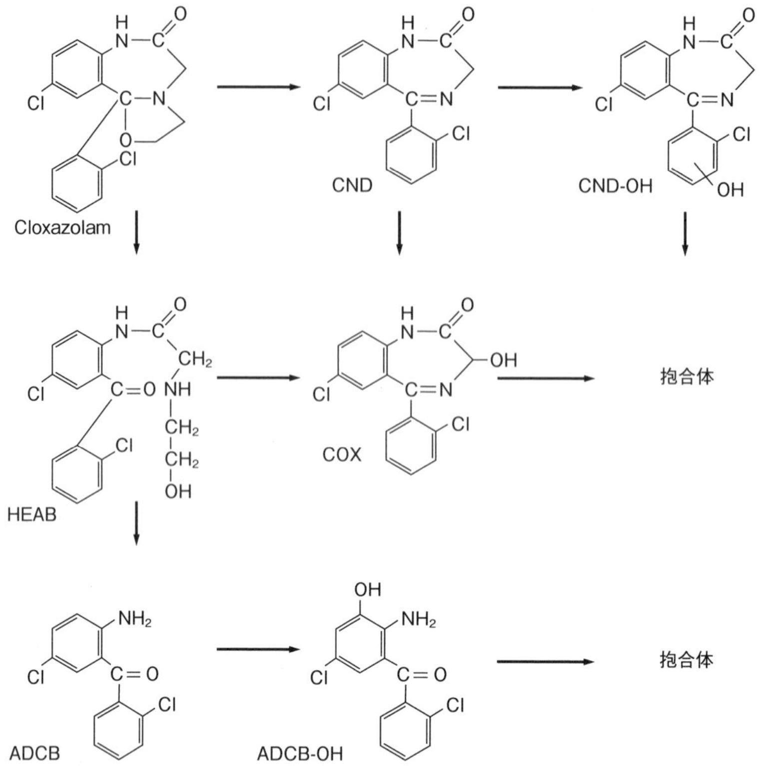

CND : Chloro N-desmethyl diazepam
COX : Chlorooxazepam
HEAB : 5,2'-Dichloro-2-(2-hydroxyethylamino) acetaminobenzophenone
ADCB : 2-Amino-5,2'-dichlorobenzophenone

図7　Cloxazolam の推定代謝経路（Murata ら，1973[25]，セパゾン® インタビューフォームより転用）

cloxazolam が最も重要な化合物であると考えており，臨床的にも汎用したものであるが，ヒトでの薬物動態が明らかにされていないのは不可思議としかいいようがない．Cloxazolam は CND という BZ の中でとても重要な代謝物の臨床的有用性を明らかにし，かつその代謝物に lorazepam を有するという二重の意味で注目されるべきなのである．このことは mexazolam の項で再び取り上げたい．

なお，米国 Wyeth 社では，oxazepam に続いて1968年に lorazepam の開発に成功しており，この頃に chlornordiazepam の存在が判っていたようである．わが国では1970年に lorazepam の非臨床試験が開始され[1,6]，cloxazolam 上市の4年後の1978年に上市されている[14,23]．

V．Mexazolam にまつわる不思議な話

Mexazolam は，oxazolo BZ で三共が最後に開発したものである．すでに1971年に非臨床試験の一部が報告されていながら[39]，cloxazolam の開発が終了して（1973年承認，1974年上市），しばらく間をおいて開発に入っている．Mexazolam で初めて，『mexazolam 自身は消化管と肝臓における pre-systemic な first-pass effect によって，速やかに代謝されるため血中に検出されない．一方，血中には oxazole 環の開裂した薬理活性体，CND および COX が確認されている……』との

表6 Mexazolam, diazepam, placebo 比較試験の最終全般改善度（判定医による）（伊藤ら, 1981[15], 一部省略）

| | 改善 | | | 不変 | 悪化 | | | 脱落 | 計 | 改善率 | | | 悪化率 | 有意水準 |
	著明改善	中等度改善	軽度改善		軽度悪化	中等度悪化	著明悪化			著明改善	中等度改善以上	軽度改善以上	軽度悪化以下	
M	13	23	12	6	0	0	0	0	54	24%	67%	89%	0%	M＞P(中等度改善以上)*
D	16	22	13	5	0	2	0	0	58	28%	66%	88%	3%	D＞P(中等度改善以上)*
P	9	16	11	16	4	2	0	0	58	16%	43%	62%	10%	*P＜0.05

M: mexazolam, D: diazepam, P: placebo

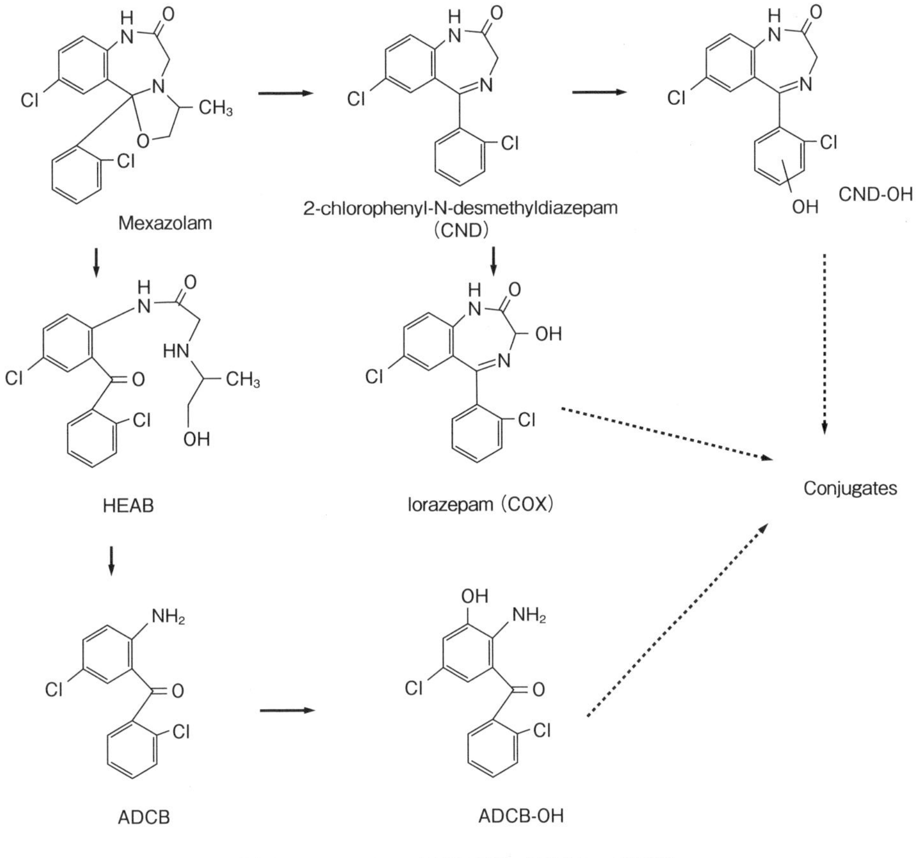

図8 Mexazolam の代謝経路（長沼ら, 1985[26]）

表現が出されており[26]，後に述べるようにその代謝経路は clonazepam の推定代謝経路と全く同一のものとなっている。

薬効を裏付ける試験成績として，動物実験（マウス，ハムスター，ラット，サル）から，闘争反応，狂暴性，攻撃性，興奮を抑制する作用が diazepam より強いことが認められて[17,18]，抗不安薬としての十分な成績が得られているが，ここでは，その詳細は省略して，精神科領域での二重盲検試験の成績を紹介する。

1. Mexazolam の精神科領域での比較試験

1978年3月から7月にかけて，12施設で実施された4週間の mexazolam, diazepam, placebo の

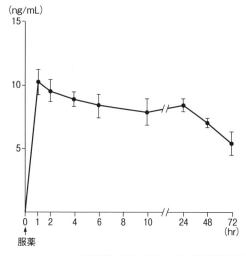

A : mexazolam 2mg/日1日投与後のCNDの血中濃度推移（平均）

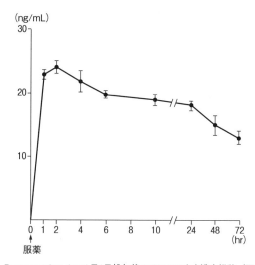

B : mexazolam 4mg/日1日投与後のCNDの血中濃度推移（平均）

図9　Mexazolam投与後のCNDの血中濃度推移（比嘉と渡辺，1979[8]），一部合成・改変）

3群比較試験で，ここで初めて北里大学の精神科がoxazolo BZの治験に参加させてもらった[15]）。Pilot studyの結果からmexazolam 3 mg/日，diazepam 9 mg/日を等価とし，1週目は1日3錠から始め，2週目以降はfixed-flexible scheduleとしている。なお，最高は1日5錠とした。対象は各種神経症の170名で，不安神経症が78名と最も多い。

最終全般改善度では，mexazolam，diazepamともplaceboに比し高い改善率を示したが，mexazolam，diazepamの実薬群の比較では2薬剤間に有意差は認められなかった（表6）。

両薬剤間の薬効特性を比較すると，「医師による症状評価」（PNRS-D）では「強迫症状」が有意に，「恐怖症状」「訴えの執拗さ」「個人生活での楽しみ」「異性関係での適応」が傾向として挙げられたが，diazepamがmexazolamに優れる項目はなかった。

安全性では，軽度以上の副作用出現率で，diazepam，placeboがmexazolamに比し有意に低く，副作用症状としては，「ねむけ」でplaceboが両実薬に比し有意に低く，逆に「不眠」で両薬剤がplaceboに比べて低く，「頭痛・頭重」もdiazepamがplaceboに比べて低い傾向を示した。

以上から，mexazolam 1 mgはdiazepam 3 mg

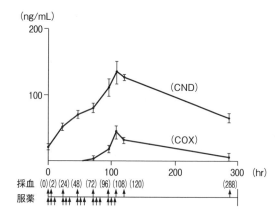

図10　Mexazolam 1回2 mg（6 mg/日）5日間連続投与時におけるCND，COXの血中濃度推移（平均）（比嘉と渡辺，1979[8]）
CND：chlornordiazepam，COX：chloroxazepam=lorazepam

と全般的効果では，大体同等と考えられるが，薬効特性の上でmexazolamの優れる点が多くみられることから，臨床上有用性の高い薬剤であると推定される，と結論されている。

後に述べる薬物動態学的ならびに薬力学的観点からさらに考察を進めると，diazepamの作用は反復投与によって血漿中にdiazepamとnordiazepamおよびoxazepamが出て来て，この3者の作

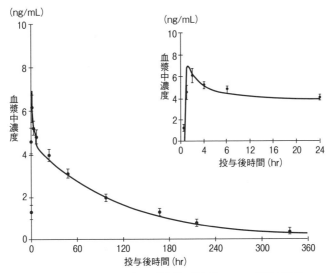

健康人に mexazolam（1mg 錠）経口投与後の CND 血漿中濃度
各値は10例の mean±S.E. で表示
挿入図は最初の24時間での血漿中レベルの詳細

生成速度定数 (hr^{-1})	消失半減期 (hr)	t_{max} (hr)	C_{max} (ng/mL)	Lag time (hr)	AUC$_{0\sim\infty}$ (ng・hr/mL)
7.126±1.362	76.4±6.35	2.01±0.55	6.80±0.68	0.74±0.09	626.8±115.3

図11 Mexazolam（1 mg 錠）経口投与後の CND の血中濃度推移と薬物動態学的パラメータ（長沼ら，1985[26]，mexazolam インタビューフォームに合成したものを転用）

用の総和とする。一方，mexazolam の作用は chlornordiazepam（CND）と chloroxazepam（COX, lorazepam）の総和とした場合に，力価から考えれば，mexazolam の方が強くなり，効果に優れ，眠気などの副作用も強くなる可能性がある。この点をさらに次の第Ⅰ相試験と mexazolam の生体内動態の成績から敷衍してみたい。

2. 第Ⅰ相試験と生体内動態試験からみた mexazolam の薬物動態

Mexazolam で初めて pilot study に入る前に正規の第Ⅰ相試験が実施されて，推定代謝経路図が示されている（図8）[8]。実際には，三共としては開発が先になった同じ oxazolo BZ の haloxazolam で第Ⅰ相試験が実施され[34]，その時の検体を用いて haloxazolam の薬物動態が詳細に検討されており，haloxazolam でも未変化体は血中に検出されていないのであるが[36]，本稿では haloxazolam については，残念ながら紙面の都合で割愛する。

さて，mexazolam 2 mg, 4 mg の単回投与時および 2 mg tid 5 日間連続投与時の血漿中濃度推移が明らかにされている（図9，図10）。この第Ⅰ相試験では，薬物動態学的パラメーターは明らかにされていないが，極めて興味あることは，1つは中心となる活性代謝物は cloxazolam と同じ CND であり，5 日間連続投与時には COX（chlornordiazepam, lorazepam）が血漿中濃度推移に描出されていることで，CND, COX ともに定常状態に達していない（図10）。

そこで，長沼ら[26]は第Ⅰ相試験で用いた electron capture detector gas-chromatography（GC-ECD）法を改良して精度を高め，健康成人男子10名に mexazolam 1 mg を単回投与し，CND の濃度推移を描出し（図11），薬物動態学的パラメーターを表にしている。そして，mexazolam 連続投与時の血中 CND 濃度推移を 1 回経口投与

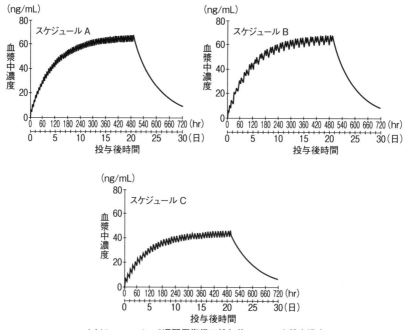

図12 3つのスケジュール下でのmexazolam 3週間経口投与後のCND血漿中濃度
(長沼ら,1985[26],mexazolamインタビューフォームより合成転用)

時の解析値に基づいてシミュレーションした結果,1回1mg,1日3回を服用した場合,定常状態における血漿中CND濃度の予測値は65.6ng/mL,連続投与後約11日目に定常状態の90%に,14日目には95%にまで達するものと推定された(図12)。

3. Cloxazolamとmexazolam

日常の臨床の場でcloxazolamを汎用し,またmexazolamのdiazepamとの比較試験を目撃する立場にあって,筆者はcloxazolamとmexazolamをどう位置づけるか戸惑っている。同じCNDという活性代謝物が主役を演じ,推奨臨床用量(cloxazolam 3〜6〜12mg/日,mexazolam 1.5

表7 Mexazolam および活性代謝物 CND, COX の薬効比較（ED_{50}, LD_{50} 値（mg/kg））
（メレックス® インタビューフォームから引用）

試験項目	Mexazolam	CND	COX	Mexazolam との効力比 CND	Mexazolam との効力比 COX
抗闘争反応	1.8 (1.4～2.4)	2.5 (2.0～3.1)	0.92 (0.59～1.3)	0.7	2.0
抗メジマイドけいれん	0.11 (0.08～0.15)	0.10 (0.077～0.123)	0.071 (0.047～0.11)	1.1	1.6
抗電撃けいれん	9.1 (6.1～14)	4.4 (2.5～7.7)	2.0 (1.6～2.5)	2.1	4.6
抗ストリキニーネけいれん	155 (119～202)	220 (164～294)	12 (7.6～18)	0.7	12.9
傾斜板順応抑制	12 (8.5～17)	12 (9.2～14)	2.0 (1.5～2.5)	1.0	6.0
回転棒順応抑制	13 (8.6～18)	7.0 (5.2～9.5)	1.9 (1.5～2.4)	1.9	6.8
正位反射抑制	1,150 (790～1,668)	290 (215～392)	420 (333～529)	4.0	2.7
LD_{50} 値	2,450 (1,929～3,112)	950 (693～1,305)	1,620 (1,246～2,106)	2.6	1.5

社内資料

～3 mg/日という用量の違いも気になるのであるが）を反復服用した際には CND に加えて COX（lorazepam）が出現して，それぞれの臨床効果に貢献してくることが想定される。Mexazolam の活性代謝物の作用比率をみても（表7），lorazepam の力価は CND よりかなり高いのである。

Cloxazolam と mexazolam の化学構造上の違いは oxazole 環の3位にメチル基がついているか否かのみであり，oxazole 環自体は体内で速やかに開裂して両薬剤とも CND の形で作用すると考えれば，oxazole 環のどこに何をつけても結果的には同じものになるのではないかという点が気になる。Oxazole 環にメチル基を導入すれば代謝の速度が変わるとの意見があるが，現実にはそうなっていない。もっといえば，cloxazolam も mexazolam も CND の prodrug であり，どちらか1つの開発で間に合ったのではないかということである。米国 Wyeth 社が1964年に oxazepam の，1968年に lorazepam の開発に成功しているが，そのときに CND の存在は知られていた節がある。一方，三共は独自の方法での開発の中から CND を発見している。あるいは特許の問題があって，prodrug としての oxazolo BZ の開発の中から，次々と有望化合物を図3にみる順番で臨床開発に入っていたものと想定している。

Cloxazolam から mexazolam の開発までに時間を置いたことがこの間の事情を物語っているのかもしれない。このことは読者の判断に委ねたい。

Ⅵ．おわりに

1955年の APA で Nathan Kline が reserpine の抗精神病作用を発表して沸いたとされるが，学会の話題は完全に同年に上市された meprobamate に攫われたとある。それだけ抗不安薬への待望の方が大きかったのであろう。

本稿では，日本で初めて創製された oxazolo BZ について自分なりに思ったことを書かせてもらった。最初の oxazolam が上市された1970年当時にはわが国には chlordiazepoxide, diazepam, nitrazepam, oxazepam が海外から導入されていたのみで，現在では30品目に及ぼうかとしている

だけに，oxazolo BZ の独創性は貴重である。

Oxazolo BZ の白眉は cloxazolam であり，chlornordiazepam という世界で初めての BZ を世に出した功績は大きい。一時期，筆者は cloxazolam を最もよく処方したが，現在ではその最終活性代謝物の lorazepam がのしている。

Mexazolam の開発を目の当たりにしたが，基礎・臨床ともにきっちりとした試験で仕上げられているだけにこれは蛇足だったのではと思われる。開発して初めて判明した事実もあったという思いもあるが，cloxazolam の薬物動態学的検索と用量設定をもっと詳細に行っておいて欲しかった。

§12では，同じく世界に先駆けてわが国で創製された triazolo BZ について紹介した。

文　献

1) 安藤　潔，柳田智司：Benzodiazepine 誘導体のラットにおける行動作用. 日本薬理学雑誌, 70: 637-647, 1974.
2) Berger, F.M., Bradley, W.: Muscle-relaxing action of myanesin. Lancet, 1: 97, 1947.
3) Berger, F.M.: The pharmacological properties of 2-methyl-2-n-propyl-1,3-propanediol dicarbamate (Miltown), a new interneuronal blocking agent. J. Pharmacol. Exp. Ther., 112: 413-423, 1954.
4) Berger, H.M.: Anxiety and the discovery of the tranquilizers ent. In: Discoveries in Biological Psychiatry (ed. by Ayd, F.J., Blackwell, B.), pp.115-129, Lippincott, Philadelphia, 1970.
5) 藤田恵一：Cloxazolam の二重盲検法による臨床効果の検討. 薬物療法, 6: 1535-1541, 1973.
6) 五味田裕，宮本政臣，青木貞宏 他：Lorazepam の行動薬理学的研究. 医学研究, 44: 602-618, 1974.
7) 長谷川直義，村井憲男，吉田 威 他：不安定愁訴症候群に対する Oxazolazepam の臨床治験. 産婦人科の世界, 21: 1250-1254, 1969.
8) 比嘉康宏，渡辺礼次郎：抗不安薬 CS-386 の臨床薬理学的研究(第一相試験). 診療と新薬, 16: 984-1000, 1979.
9) 東　雄司，安井昌之，朝井　忠 他：新穏和精神安定剤 CS-370 の臨床成績. 臨床と研究, 49: 2893-2898, 1972.
10) Hillestad, L., Hansen, T., Melsom, H. et al.: Diazepam metabolism in normal man. II. Serum concentration and clinical effect after oral administration and cumulation. Clin. Pharmacol. Ther., 16: 485-489, 1974.
11) 平田泰治，松原　統：CS-370 の使用経験—Placebo との二重盲検比較試験. 薬物療法, 5: 1261-1264, 1972.
12) 飯村　攻，高橋尚志：内科領域における Oxazolazepam(CS-300) の臨床効果について. 診療と保険, 12: 401-406, 1970.
13) 飯塚理八，河上征治，高　俊昭 他：婦人科領域における Cloxazolam の臨床治験—二重盲検法による効果の比較. 産婦人科の世界, 25: 673-680, 1973.
14) 伊藤　斉，大塚宣夫，三浦貞則 他：二重盲検法による lorazepam, diazepam および placebo の神経症に対する薬効の比較. 臨床評価, 3: 177-269, 1975.
15) 伊藤　斉，開沢茂雄，三浦貞則 他：二重盲検法による mexazolam, diazepam および placebo の神経症に対する薬効の比較. 臨床評価, 9: 319-354, 1981.
16) Kamioka, T., Takagi, H., Kobayashi, S. et al.: Pharmacological studies on 10-chloro-11b-(2-chlorophenyl)-2,3,5,6,7,11b-hexahydrobenzo-[6,7]-1,4-diazepino[5,4-b]-oxazol-6-one (CS-370), a new psychosedative agent. Alzneimittelforschung, 22: 884-891, 1972.
17) Kamioka, T., Nakayama, I., Akiyama, S. et al.: Effects of oxazolam, cloxazolam, and CS-386, new anti-anxiety drugs on socially induced suppression and aggression in pairs of monkeys. Psychopharmacology (Berl), 52: 17-23, 1977.
18) 上岡利春，中山　勲，軽部利雄：向精神作用薬の行動薬理学的研究 特に抗不安薬の行動への作用. 脳研究会会誌, 9: 176-187, 1984.
19) 金子仁郎，高石　昇，保坂正昭 他：二重盲検による新 minor tranquilizer oxazolam の神経症に対する薬効検定. 医学のあゆみ, 74: 292-302, 1970.
20) 金子仁郎，高石　昇，南　諭 他：二重盲検法による新 minor tranquilizer CS-370 の神経症に対する薬効検定. 医学のあゆみ, 82: 604-612, 1972.
21) 小玉隆一，中村康之，北尾　史 他：二重盲検法による Oxazolam の効果判定，三共セレナール文献集, pp.51-56, 1971.
22) 小玉隆一，中野　実，川村洋一 他：二重盲検法による Cloxazolam(CS-370) の本態性高血圧症に対する薬効. 臨床と研究, 50: 1211-1215, 1973.
23) 工藤義雄，河村国高，小西輝夫 他：精神神経症

に対する lorazepam の二重盲検比較試験. 臨床精神医学, 4 : 563-576, 1975.
24) 森 昌弘, 西島好章, 岩田宜芳 : 新向精神薬, CS-370 (10-chloro-11b-(2-chlorophenyl)-2,3,5,6,7,11b-hexahydrobenzo[6,7]-1,4-diazepine[5,46] oxazol-6-one) の中枢作用について. 日薬理誌, 68 : 314-329, 1972.
25) Murata, H., Kougo, K., Yasumura, A. et al. : Metabolism of cloxazolam. I. distribution, excretion and biotransformation in rats and mice. Chem. Pharm. Bull. (Tokyo), 21 : 404-414, 1973.
26) 長沼英夫, 山崎泰志, 山崎洋子 他 : 健常人における mexazolam 経口投与後の生体内動態. 臨床薬理, 16 : 367-374, 1985.
27) 大熊文雄 : 精神科領域における新 minor tranquilizer CS-300 の使用経験—二重盲検法を採用し神経症中心に. 医学のあゆみ, 72 : 200-207, 1970.
28) Randall, L.O., Schallek, W., Heise, G.A. et al. : The psychosedative properties of methaminodiazepoxide. J. Pharmacol. Exp. Ther., 129 : 163-171, 1960.
29) Randall, L.O., Heise, G.A., Schallek, W. et al. : Pharmacological and clinical studies on Valium (T.M.) a new psychotherapeutic agent of the benzodiazepine class. Curr. Ther. Res. Clin. Exp., 3 : 405-425, 1961.
30) Randall, L.O., Scheckel, C.L., Banziger, R.F. : Pharmacology of the metabolites of chlordiazepoxide and diazepam. Curr. Ther. Res. Clin. Exp., 7(9) : 590-606, 1965.
31) 酒井 豊, 出口健彦, 岩田宜芳 他 : 新向精神薬 "oxazolam" の作用に関する神経薬理学的研究. 日薬理誌, 66 : 706-722, 1970.
32) 佐久間有寿, 関根和房, 本間定子 他 : 二重盲検法による新 minor tranquilizer cloxazolam の神経症に対する薬効検定. 診療と保険, 15 : 467-474, 1973.
33) 三共株式会社中央研究所 : セレナール開発の経緯. 1971.
34) 関 隆 : 新睡眠導入剤 Haloxazolam (CS-430) の健康人に対する作用. 薬理と治療, 6 : 2431-2437, 1978.
35) 清水宏俊 : ベンゾジアゼピン物語. 精神科・治療の発見 (大原健士郎, 渡辺昌祐 編), pp.174-188, 星和書店, 東京, 1988.
36) 進藤英世, 林 了三, 有賀敏夫 他 : 新睡眠導入剤 haloxazolam (CS-430) のヒトにおける吸収, 排泄と血中ならびに尿中代謝物. 薬理と治療, 8 : 4551-4567, 1980.
37) Sternbach, L.H. : The Benzodiazepine story. J. Med. Chem., 22 : 1-7, 1979.
38) 高木 弘, 上岡利春, 小林晋作 他 : 新向精神薬, oxazolazepam の薬理学的研究 (第 I 報). 中枢作用, ことに行動観察について. 日薬理誌, 66 : 107-133, 1970.
39) Takagi, H., Kamioka, T., Kobayashi, S. : Pharmacology of new minor tranquilizers, benzodiazepinooxazole derivatives. Ann. Sankyo Res. Lab., 23 : 1-53, 1971.
40) 高橋辰廣, 中原秀彦, 下田真人 他 : 二重盲検法による新 Minor tranquilizer CS-300 の臨床試験. 診療と保険, 12 : 269-281, 1970.
41) 武内重五郎, 高田 昭, 杉本恒明 他 : 新 Minor Tanquilizer CS-300 の使用経験. 新薬と臨牀, 19 : 485-491, 1970.
42) Yamazaki, Y., Iwai, T., Ninomiya T. et al. : Pharmacokinetics in man following oral administration of oxazolam. Ann. Rep. Sankyo Res. Lab., 32 : 104-113, 1980.
43) Zbinden, G., Randall, L.O. : Pharmacology of benzodiazepines : laboratory and clinical correlations. Adv. Pharmacol., 5 : 213-291, 1967.

§12

世界に冠たる triazolobenzodiazepine 物語

―― その1　Triazolobenzodiazepine の誕生 ――

I. はじめに

　Sternbach が Cracow 大学当時から温めてきていたアイデアから1955年に合成された Ro 5-0690（のちに chlordiazepoxide と判明）が棚の隅に追いやられていたのを，助手の一人が Randall の元へ送り，彼のスクリーニング法にかけられ，1957年には meprobamate より強力で安全性に優れる緩和精神安定薬 minor tranquilizer と評価された。そして，米国では1960年 Librium® の名のもとに製品化され，わが国にも1961年山之内製薬（現アステラス製薬）の Balance®，武田薬品工業の Contol® として入って来た経緯は §11 で述べた。

　1960年 Hoffmann-La Roche 社の Reeder と Sternbach が diazepam を合成し，これも Randall のスクリーニングを経て1963年，より優れた minor tranquilizer として世に出，1964年にはわが国へ導入された。

　全く同じ手法で山之内製薬が Horizon®，武田が Cercine® の名称で今度は，全世界を席捲していた meprobamate に取って代わって diazepam が世界制覇をなしとげ，その処方数は全薬品のトップの地位を10年以上保持するという驚異的な出来事の幕明けとなったのである。

　そして，1963年 Reeder と Sternbach が第三の benzodiazepine（BZ）誘導体として合成したのは，睡眠薬および抗てんかん薬の作用を有する nitrazepam であった。武田は優れた睡眠薬の導入を意図していたが，なんと，Roche 社は nitrazepam を塩野義製薬（Benzalin®）と三共（現第一三共の Nelbon®）へ持ち込んだのである。これは Roche 社の BZ 系薬物の日本への導入に際しての独特の巧妙さが見え隠れするのであるが，いずれにしても，nitrazepam の導入がならなかった武田が奮起して，独自の新しい BZ 系睡眠薬を作ろうとすることになった。これが triazolo BZ 物語の発端となったのである[2,9]。禍福は糾える縄の如しなのである。

II. Triazolobenzodiazepine 合成までの道程

　武田の研究陣が triazolo BZ に辿りついた物語については，後藤 明の著書「ある薬の生いたち」[2] と直接合成に携わった目黒寛司の覚え書き「ユーロジンの開発経緯について」[9] の2つがある。以下，これらの資料に基づいて，世界に冠たる新規 BZ 系薬物の合成物語とそれにまつわる興味ある出来事を書き綴っていきたい。

1. Triazolobenzodiazepine 合成の前段的研究

　1966年当時，武田の中央研究所は大阪府立大学

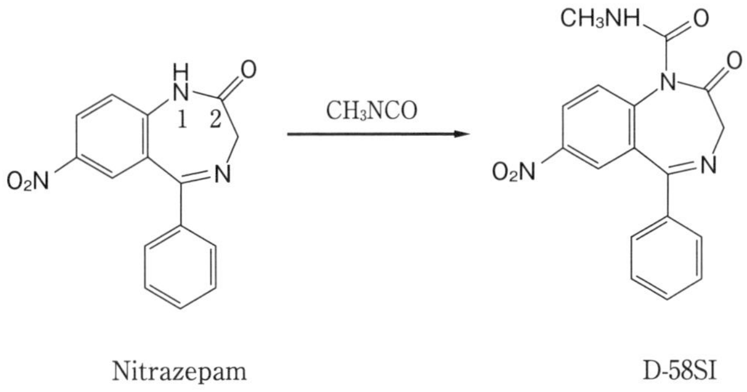

図1　D-58SIの合成（目黒，2006[9)]）

工学部の応用化学研究室がBZ骨格の合成法を研究中であることから，両者の間に研究協力の合意が結ばれた。そして，BZ誘導体の製造法の特許を両者が出願した。この方法で合成されたのがD-58SIで，BZ骨核のN-carbamoyl化した誘導体であり（図1），1971年6月から基礎と臨床試験を積極的に進めたのであるが，これ自体は50％はnitrazepamにもどり，化合物は不安定で，nitrazepamに劣るとして実用的開発に至らず，1971年6月に中止された。最初のD-58SIはnitrazepamに拘わった化合物の域を出なかったのである。

こうした中で，武田の化学研究所の桑田 胖，目黒寛司のグループのもとに合成法開発依頼が入り，ここから両氏の本格的BZ合成研究が始まったといえる。

目黒の記述によると[9)]，estazolamの開発は最初から意図されたものではなく，BZ骨格そのものの合成研究からスタートし，その過程で発見されたという。すなわち，桑田・目黒らはBZ合成法開発に成功し，その1つとして2-amino-BZ（図2A）および2-hydrazino-1,4-BZ（図2B）などを効率よく合成する新規な方法を見出し，これでdiazepamやnitrazepamに変換するルートを確立したのである。そして，（A）や（B）は新しい誘導体を合成するツールとして使えると考え，更なる開発を進めていった。

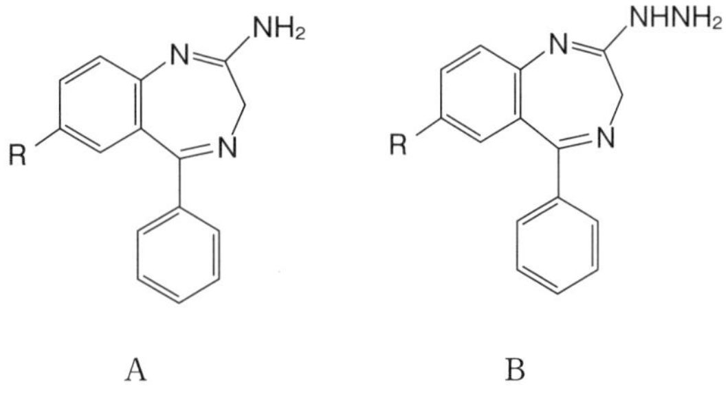

2．Triazolobenzodiazepineの合成に成功

Diazepamは生体内で脱メチル化された活性の

図2　武田薬品工業の開発した新規benzodiazepineの合成法による（A）と（B）（目黒，2006[9)]）

弱いN-desmethyldiazepamに代謝される（図3）。この物質こそ，前回述べたoxazolamのoxazole環の開裂した活性代謝物にほかならず，oxazolamはN-desmethyldiazepamのprodrugであり，作用の弱さから，Serenal®の名前で心療内科領域では使いやすいminor tranquilizerとして愛用されたことは周知である。

さて，武田の研究陣は，脱メチル化されない活性の強いままのBZ誘導体を作り出すことに腐心していた。その1つの方法として，1位と2位とで環状とすることが考えられたのであるが，現にRocheはdiazepamの1位と2位で閉環した化合物（図4D）の合成を報告した。Diazolo-BZの形であり，不幸にして薬理活性は特に注目に値するようなものがみられなかった。さすがにRoche社もtriazolo BZへあと一歩のところまで迫っていたのである[9)]。

Chlorpromazineやimipramineに代表される向精神薬は芳香環2個を含む三環性化合物で，中枢

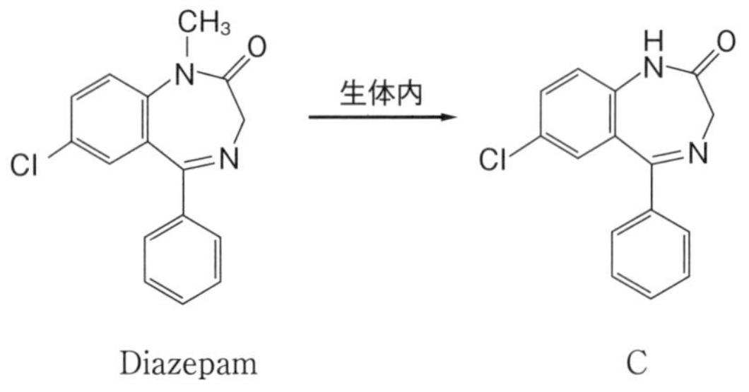

図3 Diazepam から desmethyl 体への代謝（目黒, 2006[9]）

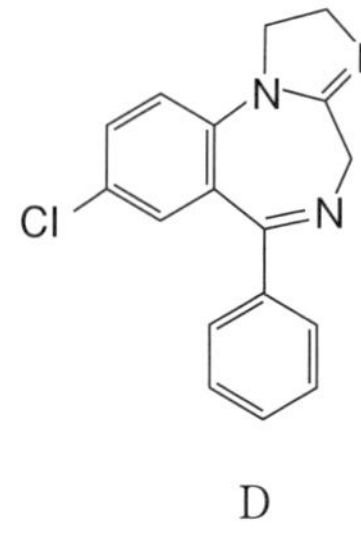

図4 Roche 社の開発した diazolo-benzodiazepine（目黒, 2006[9]）

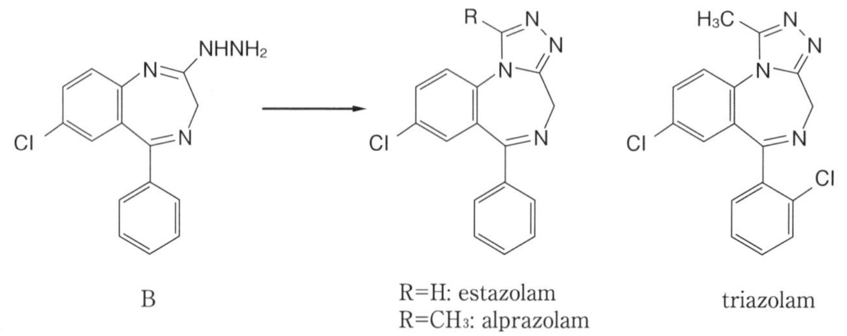

R=H: estazolam
R=CH₃: alprazolam

triazolam

図5 （B）から triazolobenzodiazepine の合成へ（Triazolo 三兄弟）（目黒, 2006[9]に triazolam 追加）

移行性を高める要因と考えられた。そこで，桑田・目黒らは先に開発した（A），（B）は1位，2位間で複素芳香環を構成させる良い中間原料となり，2個の芳香環を含む三環性化合物が可能と考えた。そして，（B）を原料として，1位と2位とで triazole 環を形成させた triazolo BZ の合成に成功した（図5）。1968年7月のことである。その第一号が estazolam であり，これが非常に強い中枢抑制作用を示すことが証明され，さらに関連する多数の化合物を合成したが，その中には estazolam はいうに及ばず，alprazolam も triazolam も入っていたのである（図5）。

3．Triazolobenzodiazepine の特許申請の間一髪

DN-2340というコード番号をつけられた estazolam の特許出願について，後藤 明の著書「ある薬の生いたち—ユーロジンの安全対策，その軌跡を追って」（1981.12.1発行）[2]からその生々しさを引用しておきたい。

1968年11月5日朝，生物研究所の薬理部門研究担当者であった油井 享が桑田研究室を訪れ，その強力な性状を精査したいとして DN-2340を70g 合成してほしいと申し入れた。桑田研究室は同意したものの二次スクリーニングの合成量としてはやや多い量であったことから，油井は当時の阿部泰夫化学研究所長の了解を求めた。その約30分後に阿部所長から桑田研究室に電話が入り，『作用の強い化学物が見つかってたいへん結構なことだ，ありがとう。……ところで特許出願はどうなっているのか？』『合成したばかりでまだ出願していません。それに構造もまだ確定していませんので……』と桑田研究室。『構造がわからなくても理化学定数があれば特許は出せます』と短兵急の阿部所長の注文に，急ピッチで原稿は書き上げられ，阿部所長は総括責任者として判を押し，その日のうちに特許部へ手渡されて出願の手続きがとられた。特許部が特許出願明細書を作成して提出したのが1968年11月5日，特許登録は1972年

§12 世界に冠たる triazolobenzodiazepine 物語

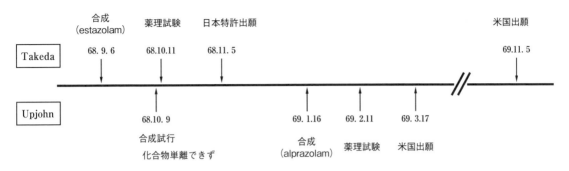

図6　武田薬品工業と米国 Upjohn 社の特許出願経過図（目黒寛司作成）

11月30日である．この異例のスピードで進められた出願は後に述べるように開発研究にとってきわめて重要な判断であったのである．

1969年10月から11月にかけて estazolam の基本特許は海外26ヵ国に出願され，後に開発された新合成法も内外18ヵ国に出願された．

4．Triazolobenzodiazepine に関わる米国 Upjohn 社との係争とその結末

その頃，米国 Upjohn 社（現 Pfizer 社）が武田と同じ triazolo BZ 骨格を有する化合物を開発中であることがわかり，米国で特許係争になった．米国 Upjohn 社側の資料によると，Hester Jr.[4]によって triazolo BZ 骨格に辿りついた経緯が詳細に記録される．武田側も米国 Upjohn 社側も新しい画期的な BZ を造ろうと英知を搾って完成した発見には酔ったに違いない．問題はどちらが先に合成し，特許出願したかということで，非情な戦いとなったのである．

目黒作成の図6では，estazolam の合成は1968年9月6日で，日本特許出願は1968年11月5日となっているのに対して，Upjohn 社は米国特許法に基づき実験ノートを証拠として提出したが，そこには武田の日本出願日より少し前の日付で alprazolam に相当する化合物を造る試みが記載されているものの，実際の合成には成功していない．この状況から武田は勝てるという判断をしていたが，思わぬところに落とし穴があったという．すなわち，武田の日本出願の記載法が米国特許の記載要件を満たしていないので，武田の米国における発明日は米国出願日である，という判断が出たために負けてしまったのである．この間の事情は表1に詳しく書かれているように，武田が1968年11月5日に日本特許出願をした際の有用性に関する記載に対して，米国特許庁は，ホスト（ヒト，イヌ，ウマ？）の記載がない，用法・用量の記載がない，など有用性の記載が不十分として1969年11月5日の米国出願日を発明日とする，という判断が出たのである．日本特許出願には用途として中枢神経系に働く医薬品としての記載しかなく，人間の薬なのか動物の薬なのか，ホストに関する記載がないので発明は完成されていない，という言いがかり的なものであったと目黒は述懐している．

しかしながら，武田と米国 Upjohn 社との間には米国特許庁の判断が出たらどちらが勝ってもそれ以上は争わず，お互いの化合物を自由に開発しよう，という紳士協定が成立しており，この時点で争いの終止符は打たれている．Estazolam の合成と日本特許出願は明らかに武田の方が先であり，米国 Upjohn 社側も武田の偉業を高く評価していたと考えられる．阿部化学研究所長の決断の早さが，裁判に負けたとはいえここに生きていたのである．仮に武田側の日本での特許出願が米国 Upjohn 社より後になっていれば，両者の間に紳士協定が成立したかどうか．米国 Upjohn 社の研

表1 Estazolam 特許に対する米国特許庁の判断（目黒寛司作成）

ユーロジン特許：
　アメリカ出願日（69.11.5）を発明日とする認定
　　＝日本出願日（68.11.5）は発明日と認められず
　　＝発明が未完成

武田薬品工業の日本特許出願における有用性に関する記載

> このようにして製造される化合物群はすべて一定の組成，恒数を有する新規化合物で，たとえば抗けいれん，鎮痛，鎮静，筋肉緩解，向精神等の作用を有し，医薬品として有用である。

アメリカ特許庁の判断　⇑

> 有用性の記載が不十分
> ＝ホスト（ヒト，イヌ，ウマ？）の記載がない
> ＝用法・用量の記載がない

究陣は triazolo BZ の合成に成功したときに快哉を叫んだであろうし，すでに武田が同じものを特許出願していることを知って愕然としたに違いない。裁判に勝っても武田側が先に合成していた事実を米国 Upjohn 社側は認めざるを得なかったのである。

この結果，武田は estazolam を，米国 Upjohn 社は triazolam を開発し，わが国での alprazolam の開発は共同開発となった。なお，武田の特許は欧州では全面的に成立したため，米国 Upjohn 社が欧州で販売した triazolam については武田がロイヤリティーを得ている。これこそ当然の姿なのである。

なお，estazolam は実際には前述の（B）から製造するのではなく，その後開発した新規合成法で工業的に生産されているが，米国 Upjohn 社は武田の新法を少し変えることで武田の特許を回避しているという。いずれにせよ，triazolo-1,4-BZ を世界に先駆けて合成したのは我々であるとの自負を目黒は述懐しており，筆者も本稿を書きながら感動を新たにしている。

III．Estazolam の基礎と臨床

ここでは，武田が目指した nitrazepam を超えようとの意図のもとに合成された世界初の triazolo BZ 系睡眠薬のわが国における試験成績を紹介しよう。

1．Estazolam の薬理作用の比較

主要な BZ の薬効薬理の各項について，diazepam と nitrazepam との比較の一覧表に見てとれるように，estazolam は特に鎮静・睡眠誘起作用で強い作用を示している（表2）[15,16,19]。この表中にみられる試験項目は BZ の行動薬理のすべてを示すものであり，Sternbach が試薬棚で埃をかぶらせていた Ro 5-0690 を助手の一人が Roche 社の薬理研究部長 Randall のもとへ送り，そこで初めて chlordiazepoxide の薬効薬理が明らかにされた世紀の大発見のスクリーニングを思い出させて感慨深い。

2．Estazolam の睡眠パターンに及ぼす影響

1）健康成人での検討

Isozaki ら[6]は健康成人男子4例（年齢：29～40歳）を対象に，1日目，2日目に placebo，3日目に estazolam（2 mg あるいは4 mg），4日目に placebo を単回投与し，cross-over 法で終夜睡眠パターンに及ぼす影響を検討した。総睡眠時間の増加，stage 1 の減少，stage 2 の増加，stage REM の軽度減少が認められたが，深睡眠の stage 3，4への影響はあまり認めていない。

Estazolam は nitrazepam に次いで導入された2番目の BZ 系睡眠薬であるが，すでに nitrazepam

表2 Estazolamの行動薬理成績（Nakajimaら，1971[15]，Nakajimaら，1972[16]，Sajiら，1973[19]の成績をユーロジンインタビューフォームより転用）

試験項目	動物	投与経路	ED₅₀ (mg/kg) estazolam	nitrazepam	diazepam
静穏・馴化作用 足部通電による闘争行動抑制[16]	M	p.o.	3.6	2.3	11
中隔野破壊ラットの静穏化[15]	R	i.p.	4.1	9.5	8.1
嗅球摘出ラットの情動過多抑制[16]	R	i.p.	5.7	4.7	5.7
嗅球摘出ラットのマウス殺し行動抑制[16]	R	i.p.	3.6	1.6	8.2
馴化作用[15]	K	p.o.	0.48	0.49	1.1
鎮静・睡眠誘起作用 メチルヘキサビタール睡眠増強作用[15]	M	p.o.	0.35	1.5	1.7
クロルプロチキセン睡眠増強作用[15]	M	p.o.	1.0	0.5	1.5
エタノール麻酔増強作用[16]	M	p.o.	0.15	0.30	0.62
睡眠誘起作用[15]	N	p.o.	0.54	0.85	2.5
筋弛緩作用 懸垂法[16]	M	p.o.	0.72	0.8	3.75
傾斜板法[16]	M	p.o.	6.1	5.8	44
回転棒法[16]	M	p.o.	1.6	0.5	3.9
回転棒法[16]	R	p.o.	0.7	1.5	2.5
抗けいれん作用 抗最大電撃けいれん法[15]	M	p.o.	4.6	8.4	14.0
抗メトラゾールけいれん作用[15]	M	p.o.	2.2	0.75	3.0
抗ベメグライド作用15分[19]	M	p.o.	1.65	0.71	—
抗ベメグライド作用30分[19]	M	p.o.	2.35	0.86	2.35
抗ストリキニーネ作用[19]	M	p.o.	30	31	30

〔動物〕 M：マウス，R：ラット，K：カニクイザル，N：ニホンザル

の睡眠に及ぼす影響については，きわめて多くの研究が報告されており[20]，①総睡眠時間の延長，②入眠潜時の短縮，③中途覚醒の減少，④% stage 1 の減少，⑤% stage 2 の増加，⑥% stage 3，4 の軽度の減少，⑦REM 潜時の延長，⑧ stage REM の減少，とまとめられる。なお，中止後の REM 反跳を強調するものもある[18]。

筆者らは estazolam の正常人の睡眠パターンに対する影響と神経症性不眠に対する臨床治験の報告を行っており[23]，正常成人男子3名での成績では，estazolam 5 mg は，①入眠潜時の短縮，②stage 1 の軽度減少，③stage 2 の軽度増加，④stage 3 の増加，stage 3，4 とすると不変，⑤REM 潜時の軽度延長（図7），など nitrazepam と同様な成績であった。なお，神経症性不眠35名を対象とした estazolam 1 mg，nitrazepam 5 mg，placebo の3群の single-blind，cross-over 法による試験では，寝つき，途中のめざめ，睡眠時間，夢の回数，朝のめざめ，睡眠中の状態などの評価から，estazolam（p = 0.008），nitrazepam（p = 0.016）とも placebo にまさり，両薬剤間に差がない結果となっている。

佐藤ら[20]は，4名の amitriptyline 75mg/日服用中のうつ病患者の睡眠に与える estazolam 4 mg の影響をみており，①全睡眠時間の延長（4例全例10%水準で有意），②stage 1 の減少（全例5%水準で有意），③stage 2 の増加（全例10%水準で有意），④stage 3 の増加の傾向（4例中3例で増加），⑤中途覚醒の減少（全例），⑥REM 期の減少傾向（4例中2例で減少，2例で減少傾向）の結果を得ており，estazolam は他の BZ 系睡眠薬の効果と同様の効果を持つとしている。

3．Estazolam の臨床効果

まず，健康成人男子5例を対象とした第Ⅰ相試験では[21]，estazolam 4 mg の朝9～10時での投与は，28±12分で睡眠に入り，4.8±1.7時間睡眠が持続し，また，平衡機能検査では7.0±2.2時間障害が持続したが，バイタルサイン，心電図に変化

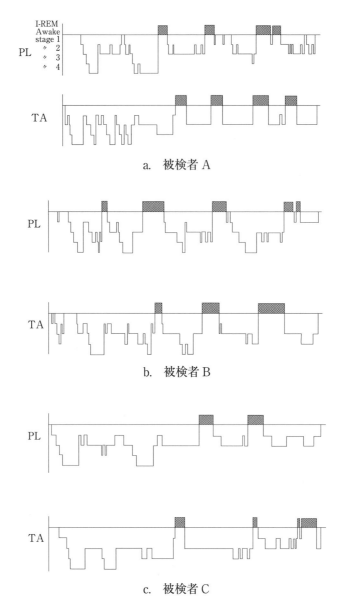

図7 正常成人の睡眠パターンに及ぼす estazolam 5 mg の影響（種田ら, 1973[23]）

を認めず，効果の推定と安全性が確認されている。なお，半減期については喫煙者で，29.5±4.5時間，非喫煙者で27.5±7.4時間となっており[1]，nitrazepam とよく似た値を示して，中間型の BZ 系睡眠薬に分類される。

内科領域での探索的試験では[3]，不眠症の74名を対象とし，estazolam は 1 mg から増量して 5 mg までの範囲の中で，2〜3 mg/日を至適用量と推定している。

手術前夜睡眠薬として全身麻酔を受ける患者589例という大規模試験では[5]，estazolam 2 mg, 3 mg, 4 mg を placebo と比較して，いずれも placebo より有意に優れる効果を示し，至適用量は 3 mg 以下としている。

1）内科領域での検証的試験

通院中または入院中の内科疾患患者で，睡眠障

表3 Estazolam と nitrazepam の二重盲検法による薬効比較―医師の評価
(五島ら, 1976[3])

群		著効	有効	やや有効	無効	計
estazolam 1 mg	例数	13	19	7	4	43
	(%)	(30.2)	(44.2)	(16.3)	(9.3)	(100)
	累積%±SE	30.2±7.0	74.4±6.7	90.7±4.4	100	
estazolam 3 mg	例数	11	18	12	3	44
	(%)	(25.0)	(40.9)	(27.3)	(6.8)	(100)
	累積%±SE	25.0±6.5	65.9±7.1	93.2±3.8	100	
nitrazepam 5 mg	例数	9	12	9	10	40
	(%)	(22.5)	(30.0)	(22.5)	(25.0)	(100)
	累積%±SE	22.5±6.6	52.5±7.9	75.0±6.8	100	
計	例数	33	49	28	17	127

害を訴えるもの127例を対象に, estazolam 1 mg, 3 mg および nitrazepam 5 mg の3群間の比較試験を原則として2週間実施している。ここでは, 医師の評価について述べるが (表3)[3],「中等度改善」以上では, estazolam 1 mg が最も高い改善率を示し, estazolam 3 mg がこれに次ぎ, nitrazepam 5 mg が最も低いが, 3群間に有意差はない。「やや有効」以上で評価すると, estazolam 3 mg 群は nitrazepam 群より有意に高く ($p<0.05$), estazolam 1 mg 群は, nitrazepam 群より高い傾向が認められている ($p=0.11$)。

かくして, 内科領域の臨床試験では, estazolam 1 mg, 3 mg はともに nitrazepam 5 mg に勝るとも劣らない客観的評価が得られたのである。ハングオーバーは estazolam 3 mg 群に多いが, 3群間に有意差はない。Estazolam は合成当初から nitrazepam に追いつき, 追い越せを目標としていただけに, ここにその夢を実現したといえる。

2) 精神科領域での検証的試験

大原ら[17]は, estazolam の至適用量を推定する目的で二重盲検法にて予備試験を実施したうえで, 外来患者31名には estazolam 2 mg 対 placebo, 入院患者33名には4 mg 対 placebo を3～4日ずつ服用する cross-over 法による比較試験を実施している。対象患者は神経症11名, うつ病22名, 統合失調症16名, アルコール中毒10名, その他5名となっている。医師による概括安全評価では, 外来患者では48.4±9.0%対19.4±7.1%,

入院患者では54.6±8.7%対21.2±7.1%といずれも estazolam が有意に優れる成績となっている。なお, ハングオーバー出現率は, 症状, 頻度, 程度のいずれにおいても placebo との間に差は認めなかった。

以上, estazolam は多くの臨床試験の結果, 推奨用量は1～4 mg/日で, 効果においてそれまでの nitrazepam の5～10mg/日に対して勝るとも劣らない成績をあげて, 堂々の BZ 中間作用型の睡眠薬の仲間入りができて, 1975年4月に承認, 1975年12月に発売されたのである。なお, 麻酔科領域での試験でも優れた結果が得られ, 手術前夜には1～2 mg を就寝前に[22], また麻酔前には2～4 mg の投与が推奨されている[10]。

4. Estazolam が幻聴に効くという面白い話

Estazolam の幻聴への効果は, 村田の報告によってよく知られている。村田の報告を読むと[12], その発想はヨーロッパへ渡った estazolam の Nakajima ら[15,16]の研究の中に, ラットでの条件回避に対する選択的抑制作用のことと, イヌでの抗 apomorphine 作用のことが出ているのを見た Lingjaerde が estazolam の抗精神病作用を思いついたことに端を発している。Lingjaerde[8]は, ノルウェーおよびデンマークの精神科医による10施設の多施設共同の二重盲検法の cross-over 法を用いて, 統合失調症を中心とする幻聴を有する58例を対象に placebo-controlled study を実施し

て高い有効性を発表しており，村田[12]はこのLingjaerdeの試験の追試を行ったものである。村田自身は30例の幻聴を中心とする症例に外来でのopen studyで，estazolamの投与方法はLingjaerdeの原則［朝1mg，昼1mg，夜（就寝前）4mg］を従来の抗精神病薬に付加する方法にて実施している。全体の症状に対する効果は60％であるが，幻聴を持つ患者には66.7％に有効であるというLingjaerdeの報告と同等以上の成績を得ている。村田は国内誌にこの結果を報告し，精神神経学会の北海道地方会でも2回発表して[13,14]，知る人ぞ知る有名な話となり，筆者も幻聴のとれない統合失調症患者に夜estazolam 4mgを何例かに投与して，一部に有効であったとの経験がある。この話はいつしか忘れ去られているが，筆者が統合失調症のglutamate仮説を調べていた際[11]，NMDA（N-methyl D-aspartate）受容体からの神経伝達にGABAニューロンの介在の重要性がKrystalら[7]によって強調されているのを知り，GABA系の機能を強める可能性の強いestazolamの大量療法は，glutamine酸の放出を抑制して幻聴に効くのではないかと思いを巡らせた次第である。大変に興味深い話として思い出したのでここに紹介しておく。

IV．おわりに

BZ物語の2番手として，わが国の武田と米国Upjohn社が鎬を削ったtriazolo BZを取り上げた。武田側からは目黒や後藤の詳細な資料が得られて詳しく紹介することができたが，米国Upjohn社側にもHester Jr.を中心とする研究陣の同様な開発の苦労話があるはずである。ゆっくり話を聞いてみたいものである。

いずれにせよ，両社が歩み寄って裁判の結果のいかんを問わず，協力しようとの紳士協定が成立したことは筆者らに清々しさを与える。戦国時代の両雄がお互いを称え合っている姿を彷彿とさせる。

さて，triazolo BZの物語はまだまだ先があるのである。

文献

1) Aoshima, T., Fukasawa, T., Otsuji, Y. et al.: Effects of the CYP2C19 genotype and cigarette smoking on the single oral dose pharmacokinetics and pharmacodynamics of estazolam. Prog. Neuropsychopharmacol. Biol. Psychiatry, 27: 535-538, 2003.
2) 後藤 明：ある薬の生いたち―ユーロジンの安全対策，その軌跡を追って．千曲秀版社，東京，1982.
3) 五島雄一郎，村上恵一，加藤義一 他：新睡眠剤 D-40TA(estazolam)の二重盲検法による薬効評価．医学のあゆみ，97：370-385, 1976.
4) Hester, J.B.Jr.: 6-phenyl-s-triazolo [4,3-A] [1,4] benzodiazepines. United States Patent, 3681343, 1972. 8. 1.
5) 久家輝義，国立病院麻酔共同研究班：新規睡眠薬 D-40TAの術前夜睡眠に対する薬効検定―予備臨床試験．薬物療法，11：2088-2099, 1973.
6) Isozaki, H., Tanaka, M., Inanaga, K.: Effect of a triazolobenzodiazepine derivative, estazolam, on all-night sleep pattern. Curr. Ther. Res., 20: 493-509, 1976.
7) Krystal, J.H., D'Souza, D.C., Mathalon, D. et al.: NMDA receptor antagonist effects, cortical glutamatergic function, and schizophrenia: toward a paradigm shift in medication development. Psychopharmacology, 169: 215-233, 2003.
8) Lingjaerde, O.: Effect of the benzodiazepine derivative estazolam in patients with auditory hallucinations. A multicentre double-blind, cross-over study. Acta Psychiatr. Scand., 65: 339-354, 1982.
9) 目黒寛司：ユーロジンの開発経緯について．2006.
10) 水口公信，矢吹敏子，阿部光正 他：麻酔前投薬としてのD-40TAの二重盲検法による臨床的検討．麻酔と蘇生，9：103-112, 1973.
11) 村崎光邦：今後に期待される抗精神病薬開発の動向―Dopamineを越えて．臨床精神薬理，11：1089-1101, 2008.
12) 村田忠良：幻聴に対するestazolam(Eurodin)の臨床効果(第1報)．診療と新薬，20：2829-2836, 1983.
13) 村田忠良：幻聴に対するestazolam(Eurodin®)の臨床効果．精神経誌，86：515, 1984.
14) 村田忠良：幻聴に対するestazolamの臨床効果．

精神経誌, 87：982, 1985.
15) Nakajima, R., Take, Y., Moriya, R. et al.: Pharmacological studies on new potent central depressants, 8-chloro-6-phenyl-4H-s-triazolo [4,3a][1,4] benzodiazepine (D-40TA) and its 1-methyl analogue (D-65MT). Jpn. J. Pharmacol., 21：497-519, 1971.
16) Nakajima, R., Mikoda, R., Nagawa, Y.: Further pharmacological study on anti-aggressive, sedative and muscle relaxant effect of 8-chloro-6-phenyl-4H-s-triazolo [4,3a][1,4] benzodiazepine (D-40TA) in experimental animals. Comparative study on potency and dulation. J. Takeda Res. Lab., 31：349-364, 1972.
17) 大原健士郎, 岩崎 稠, 笠原洋勇 他：不眠症に対するD-40TA(estazolam)の使用経験. 臨床精神医学, 4：1361-1372, 1975.
18) Oswald, I.: Some psychophysiological features of human sleep. Prog. Brain Res., 18：160-169, 1965.
19) Saji, Y., Mizuno, K., Nagawa, Y.: Anticonvulsive activity of 8-chloro-6-phenyl-4H-s-triazolo [4,3-a][1,4] benzodiazepine (D-40TA) and its effect on limbic system. J. Takeda Res. Lab., 32：172-180, 1973.
20) 佐藤泰三, 斉藤英二, 山崎友丈：Estazolam (Eurodin®)のうつ病患者の睡眠にあたえる影響. 臨床精神医学, 7：743-750, 1978.
21) 関 隆：D-40TAの臨床薬理学的研究. 臨床薬理, 4：76-86, 1973.
22) 謝 直道, 豊田芳郎, 小西阿倭子 他：Triazolobenzodiazepine誘導体(D-40TA)の手術前夜睡眠薬としての効果について. 診療と保険, 15：1147-1157, 1973.
23) 種田真砂雄, 村崎光邦, 小口 徹 他：D-40TA(triazolobenzodiazepine誘導体)の使用経験―不眠に対する臨床治験と正常睡眠への影響. 精神医学, 15：771-780, 1973.

$§13$ Triazolobenzodiazepine 物語

―― その2　世界を制覇した alprazolam ――

I. はじめに

武田薬品工業と米国 Upjohn 社（現 Pfizer 社）が同じ時期に開発に成功するという偶然が重なり，係争状態に入った triazolobenzodiazepine (triazolo BZ) の開発の経緯は非常に興味深く，前回は武田側からみた開発物語を書いた。その中で，両社は裁判の結果のいかんを問わず，それぞれの化合物を開発していくとの紳士協定が成立し，武田は BZ 系睡眠薬として estazolam を開発した。

その後，米国 Upjohn 社は alprazolam と超短時間型睡眠薬の triazolam を相次いで開発したが，わが国では，両社が協同して alprazolam を開発した。

本稿では，向精神薬の中では世界で最も処方頻度の高い alprazolam（図1）の開発を中心に述べていきたい。

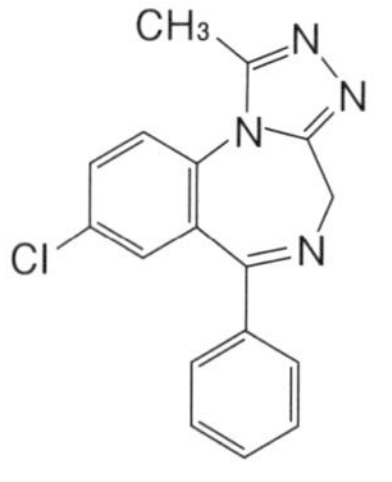

II. Alprazolam の開発

米国 Upjohn 社の triazolo BZ の開発の順序はややこしく，一連の化合物の合成の順序は先に alprazolam U-31889，後に triazolam U-33030 であるが，特許申請は triazolam の1969年10月29日が

図1　Alprazolam の化学構造

最初で，次に triazolo BZ の製法の特許申請（1971年2月9日），その後に alprazolam の特許申請（1971年5月11日）となっている。そして，最初に開発に入ったのは triazolam とされるが，先に承認された（1981年10月）alprazolam の開発について述べておこう。なお，本薬の開発に当って，1972年武田と米国 Upjohn 社は共同開発に関する基本契約を締結し，まず米国での開発を先行することとなった。

1. 米国における開発

当時，米国では1980年に DSM-III に不安障害が表1のように分類された頃であり[32]，多くのデータ[1,5,9,12,18,22]から1981年抗不安薬として承認されていた alprazolam の臨床試験のターゲットは，パニック障害とパニック障害を伴う広場恐怖であっ

表1　DSM-Ⅲでの不安病

　　恐怖病
　　　　広場恐怖
　　　　社会恐怖
　　　　単一恐怖
　　強迫病
　　強慌病
　　全般性不安障害
　　心的外傷ストレス病
　　非定型不安病

清水 信 訳：DSM-Ⅲ　トレーニングガイド（Webb, L.J. 他 編）．星和書店，東京，1982.[32]

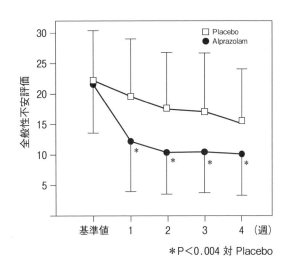

図2　Hamilton 不安評価尺度（平均±標準偏差）（Ballenger ら，1988[3]）

た。BZ が1960年 の chlordiazepoxide，1963年 の diazepam と続いて登場し，長年にわたって diazepam が全薬剤の処方頻度の第1位を維持したように，不安障害の治療の中心は BZ であったことは言うまでもない。しかし，パニック障害は Lydiard と Ballenger[17] のレビューに詳しいが，1959年 West と Dally[33] が MAO 阻害薬の効果を，1962年 Klein と Fink[15] が imipramine の有効性をそれぞれ初めて報告して，BZ とともに2つの抗うつ薬の有効性がよく知られていた。一時，βブロッカーの propranolol の有効性も支持されたが[8,10,27]，後に否定的な検証が出されている[19]。

極めて多くの臨床試験が行われて，枚挙にいとまがないが，ここでは，多施設共同試験のもとで行われた大規模試験の3部作を紹介する。

まず，Ballenger ら[3] はパニック障害と広場恐怖526例を対象とした8週間の placebo 対照試験を実施して，図2のように1週目から4週目までの Hamilton Anxiety Scale（HAM-A）の評価の経過をみている。最初の4週時の比較で，alprazolam 群の中等度改善以上は82％で，placebo 群の43％より有意に優れ，この時点でのパニック発作フリーは50％対28％となっている。無効による脱落は alprazolam 群 が21/247例（8.5％）に対して placebo 群 は102/234例（43.6％）となっている。Alprazolam 群は無効による脱落が極めて低い上に，①自発的あるいは状況性のパニック発作回数，②発作への恐怖，③回避行動，④全般性不安，⑤二次性の生活上の障害，のいずれにおいて

も1週時点で有意に優れるとしている。

Noyes ら[21] は，同じ試験において，525名の患者の受け入れ度，副作用と安全性の解析を行っている。受け入れ度では，alprazolam 群の86％は8週の試験を完了し，50％の placebo 群より有意に高い（p＜0.001）。Placebo 群の33％は無効のためにやめているのに対して alprazolam 群は4％のみであった。副作用のためにやめたのは alprazolam 群は4％で placebo 群の2％と差がなく，副作用の内訳は表2のように，鎮静，失調症，不明瞭言語で有意に，昏迷，健忘で傾向差で alprazolam 群に多い。なお，試験終了時の用量は alprazolam が5.7mg/日（1mg カプセル5.7），placebo が7.5カプセルで placebo 群が多くカプセルを服用しているが，alprazolam の5.7mg/日はわが国での日常臨床用量（1.2〜2.4mg/日）と比べてかなり多い。いくら，パニック発作を抑制するためとはいえ，高用量であり，表1にみる副作用が出現するのは当然であろう。それにしても placebo 群の副作用の多さが目につく。なお，躁転が alprazolam 群に2例認められており，後に述べる alprazolam の抗うつ作用との関連が問われよう。

Pecknold ら[23] はカナダでの試験で中断による効果をみている。126名のパニック障害および恐怖的回避の患者を対象に alprazolam 2〜10mg/日

表2　軽度なものも含めた副作用発生率（％）（Noyesら，1984[21]）

	第1週		第4週		第8週	
	Alprazolam	Placebo	Alprazolam	Placebo	Alprazolam	Placebo
鎮静	75.8	33.4*	61.3	28.4*	50.0	10.9*
疲労	64.1	59.8	56.3	48.3†	49.5	43.8
失調症	37.1	20.5*	31.7	11.9*	24.5	7.0*
不明瞭言語	22.7	5.2*	18.3	4.5*	13.2	2.3*
思考障害	37.1	30.5	30.4	22.8	24.0	18.0
昏迷	24.2	20.1	18.3	12.9†	16.2	9.4†
健忘	21.5	13.3*	25.0	14.9*	18.1	13.3†

Kendall's tau B statisticによる検定
＊：有意義，†：傾向

かplaceboに振り分け，8週間の投与ののち，4週かけて漸減した。63名のalprazolam群のうち60名と63名のplacebo群のうち49名がこの試験に参加した。実薬群は漸減期の最初の週と最後の週で有意に再燃をみたが，中止した週の次週にはplacebo群と有意な差はみられなかった。Alprazolam群の27％は漸減期にパニック発作の反跳を体験し，13％はHAM-A上の不安の反跳を認めた。Alprazolam群の35％は重篤なものはなかったが，はっきりとした一過性の軽度ないし中等度の離脱症状を認め，一方placebo群はゼロであった。Alprazolam群の10％は症状の反跳と離脱症状の両方を体験したが，中止した週の次の週には消失した。この試験の結果から，パニック障害では，少なくとも6ヵ月の長期治療が必要で，少なくとも8週かけての漸減が望ましいとしている。

2．他剤との比較試験

全般性不安障害やパニック障害への有効性が検証されて先述の大規模試験でいよいよalprazolamの独壇場となっていったのであるが，いくつかの興味ある他剤との比較試験を紹介したい。

Charneyら[4]は，imipramine, alprazolam, trazodoneの比較試験で，図3にみるように，まずalprazolamが1週時点でimipramineより有意な基準値からの変動を示し，3週時点でimipramineが有意な変動を示し，最終時点ではtrazodoneに勝ったと報告している。面白いのは，この試験の成績から，パニック障害の治療に有効な薬物はnoradrenaline系の機能を変えることで作用すること，およびserotonin機能に一次的に作用する薬物は効果で劣るようであるとの仮説を支持するものである，と述べていることである。後のselective serotonin reuptake inhibitor（SSRI）の全盛期に先駆けて大胆な仮説をかかげたものと感心しきりである。

他のBZとの比較試験では，対diazepam[7]，対clonazepam[28]，対lorazepam[24]と渡り合って，いずれも同等の効果と安全性をもたらすとの結果に終って，さすがはalprazolamと胸をなでおろしたものである。

こうして，alprazolamは1990年パニック障害の適応をとることに初めて成功し，米国のみならず，全世界でパニック障害に最もよく用いられるBZとして君臨することになったのである。ちなみに，米国で処方された錠数では全抗不安薬の45％を占め，2位のlorazepam 22％，3位のdiazepam 11％に大きく水をあけている。

III．思わぬ展開を示したわが国でのalprazolamの臨床試験──神経症の適応をとれなかった理由

わが国でのalprazolamの開発は武田と日本Upjohn社の共同開発で1976年に始まっている。臨床試験に入る前に，当時，抗不安薬の行動薬理学の第一人者であった植木ら[30]の試験の成績を述べておく。Alprazolamは質的にはdiazepamやlorazepamに類似した行動薬理学的，脳波学的作用を有するが，その作用は全般的にはdiazepam

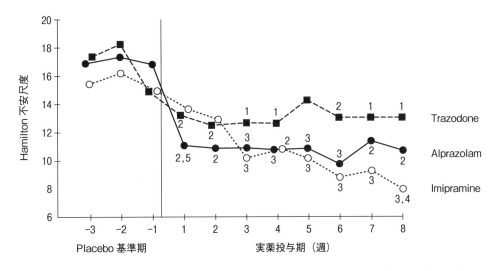

図3 Alprazolam，imipramine，trazodone の比較試験における Hamilton 不安評価尺度の推移
（Charney ら，1986[4]）
1 = placebo 基準値 対 実薬，Student t 検定 P＜0.05
2 = placebo 基準値 対 実薬，Student t 検定 P＜0.01
3 = placebo 基準値 対 実薬，Student t 検定 P＜0.001
4 = 基準値からの変化，imipramine 対 trazodone，Student t 検定 P＜0.05
5 = 基準値からの変化，alprazolam 対 imipramine，Student t 検定 P＜0.01

より強力であり，lorazepam とほぼ同程度である。しかし，馴化作用において，特に raphe ラットの muricide に対する抑制行動が強力であり，また mescaline や 5-HTP（5-hydroxy tryptophan）による head-twitch を著明に増強するなど，脳内 serotonin 系に対する特異な作用を有する可能性が考えられる点では，diazepam や lorazepam と異なる。また，少量で探索行動を著明に増加させ，抗 conflict 作用も強いことから，抗不安作用が強く，さらに気分高揚あるいは抗うつ的な作用をも併せ持つ可能性のある薬物として期待される。

以上の植木らのデータは強力な抗不安作用とともに，抗うつ作用を併せ持つ可能性を指摘している点が注目された。

1．心療内科領域での成績

ここでは3本の主要な二重盲検比較試験を紹介するが，いずれも心身症および神経症への効果をみたものである。それぞれの最終全般改善度を一覧表にした（表3）[14,16,29]。

Diazepam との比較試験では[16]，中等度改善以上でみると，神経症では77.4％対80.1％，心身症では51.4％対51.6％とわずかに diazepam 群に数値が高いが，有意差はない。また，lorazepam を対照薬とした試験2本のうち，筒井ら[29]の報告では，表3のように，数値上は神経症では lorazepam が高く，心身症では alprazolam が高いものの，有意差はない。一方，木村らの報告では[14]全体でみており，中等度改善以上は66％対61％と alprazolam の数値が高いが，もちろん有意差はない。

以上のように，心療内科領域での3本の比較試験では，神経症と心身症において，diazepam および lorazepam と差のない成績をあげている。なお，3本の試験での神経症の症例は合計189例であった。

2．精神科領域での思いもよらぬ試験結果

精神科領域の試験は，伊藤 斉統括医師のもと，全国36の主要施設にまたがって実施された[13]。筆者も一分担医師として参加した。今回の

表3 心療内科領域における神経症および心身症を対象とした alprazolam の二重盲検比較試験

	神経症 「中等度改善以上」	心身症 「中等度改善以上」
黒沢ら (1981)[16]		
alprazolam	24/31 (77.4%)	18/26 (51.4%)
diazepam	29/36 (80.1%)	16/33 (51.6%)
筒井ら (1981)[29]		
alprazolam	11/26 (42.3%)	32/45 (71.1%)
lorazepam	16/33 (48.5%)	22/34 (64.8%)
木村ら (1981)[14]	全体（神経症63例，心身症81例）	
alprazolam	59/89 (66.0%)	
lorazepam	58/95 (61.0%)	

薬（alprazolam）は夜間飛行型の BZ といわれていた。というのも，triazolo 三兄弟の兄と弟は estazolam, triazolam で，ともに強力な睡眠薬であったからである。しかも，予備的試験の結果から，不眠を訴えている神経症により高い効果を有したことから，不眠を訴える神経症を対象とした比較試験となった。

これは，1979年10月から1982年9月にかけて実施された alprazolam の pivotal study と目されており，alprazolam, diazepam, および placebo の神経症に対する効果を見たのである。

さて，本試験における最終評価が発表されたとき筆者は呆然として，これは抗不安薬として申請できないのではと大きな危惧を抱いた。

以下に，簡単に最終評価を表4と表5に従って説明しておく。まず，最終全般改善度では（表4），「中等度」改善以上では，alprazolam 48.0％，diazepam 44.4％，placebo 39.1％と，数値において alprazolam が優れていたが，alprazolam と diazepam も placebo との間に有意差が出せなかったのである。Placebo の成績が良すぎたと思われた。ところがである。「著明改善」をみると，alprazolam の16.0％に対して，diazepam は23.6％と高く，placebo の11.6％に対して有意傾向を示したのである（p<0.1）。そして概括安全度は3群間に差がないこともあって，有用度では（表5）「極めて有用」の項で diazepam は alprazolam より有用（p<0.05），また diazepam は placebo に対して有意傾向（p<0.1）を示したのである。

本試験の結語で，「中等度改善」以上で3群間に有意差は認められないが，総合的にみて alprazolam の有効性および有用性は diazepam の1/7.5量（diazepam 9 mg/日対 alprazolam 1.2 mg/日の用量比）において diazepam と同等であると結ばれているが，ともに placebo に有意差がつけられなかったのである。とても当局に申請できる成績ではなかった。暗澹とした気持になった。

ここでも"ところが"である。心療内科領域の試験成績をもって申請し，承認され，上市されたときには，これは武田薬品工業の力だと思った。ラッキーなどというものではなかった。さすがに，神経症の適応はとれず，「心身症（胃・十二指腸潰瘍，過敏性腸症候群，自律神経失調症）における身体症候並びに不安・緊張・抑うつ・睡眠障害」となったが，実際には神経症に alprazolam を処方して査定されたという話は聞かない。

これは後から聞いた話であるが，米国では0.5 mg 錠と1 mg 錠を用い，わが国では0.4 mg 錠と0.8 mg 錠を用いた。日本での用量の低さが精神科領域の試験の不成功につながったのではないかということである。ありうる話ではある。なお，この精神科領域の試験成績の論文は Solanax®, Constan® のインタビューフォームに引用されておらず，探すのに苦労したのである。

表4 Alprazolam, diazepam, placebo の3群比較試験における最終全般改善度（伊藤ら，1982[13]より一部改変）

| | 改善 | | | 不変 | 悪化 | | | 脱落 | 計 | 改善率（%） | | | 悪化率 | 統計学的有意差 |
	著明改善	中等度改善	軽度改善		軽度悪化	中等度改善	著明悪化			「著明改善」	「中等度改善」以上	「軽度改善」以上		（Uテスト）
Alprazolam	12	24	16	13	3	3	0	4	75	16.0	48.0	69.3	8.0	D>P, 3+△
Diazepam	17	15	16	12	8	3	0	1	72	23.6	44.4	66.7	15.3	
Placebo	8	19	15	16	2	3	0	6	69	11.6	39.1	60.9	7.2	

D>P：DがPより優れる，3+△：$P<0.1$

表5 Alprazolam, diazepam, placebo の3群比較試験における有用度（伊藤ら，1982[13]より一部改変）

| | 有用 | | | 有用でない | 好ましくない | | | 脱落 | 計 | 有用率（%） | | | 好ましくない率 | 統計学的有意差 |
	極めて有用	かなり有用	少しは有用		少し好ましくない	かなり好ましくない	極めて好ましくない			極めて有用	「かなり有用」以上	「少しは有用」以上		（Uテスト）^A
Alprazolam	6	29	17	15	1	2	2	3	75	8.0	46.7	69.4	6.7	D>A；3+*
Diazepam	15	16	18	14	2	6	0	1	72	20.8	43.0	68.0	11.1	D>P；3+△
Placebo	6	19	17	16	2	3	2	4	69	8.7	36.2	60.9	10.1	

D>A：DはAより優れる，3+* $P<0.05$
D>P：DはPより優れる，3+△ $P<0.1$

IV．わが国での alprazolam の有用性

海外では，先に説明したように，alprazolam のパニック障害への有用性が検証されて，1990年パニック障害への適応がとれ，それまでの imipramine や MAO 阻害薬から alprazolam の方へ変っていった。少なくとも1988年選択的セロトニン再取り込み阻害薬（SSRI）の fluoxetine が出るまでは，alprazolam の単独，あるいは imipramine と alprazolam の併用でパニック障害の薬物療法が主流をなしていったと考えられる。

さてわが国での alprazolam の使われ方はどうであったか。本来，わが国では精神科領域での各種神経症に対する pivotal study に失敗して，神経症への適応がとれなかったのであるから，海外のようにパニック障害なり社交不安障害など，いくつかの神経症性障害のそれぞれの試験を実施すべきであると考えるのが普通であるが，わが国では，承認後に大規模な検証的試験を実施するという風潮がなく，心身症を適応疾患に認められた alprazolam がそのまま大手を振ってパニック障害はもとより，他の神経症性障害にそのまま用いられてきている。

試験には失敗したものの，本来，alprazolam の抗不安作用は強力で十分な効果を発揮したこともあるが，米国を始め海外で BZ 系抗不安薬として圧倒的に支持されていたこともあろうか。

永年，パニック障害の治療に携わられて，高い見識を持たれる竹内は[26]，パニック障害治療における BZ，ことに alprazolam の位置づけについて41例の自験例から，alprazolam は速効性で切れ味が良い点が最大の長所であり，逆に長期使用によって効果の息切れや依存形成による離脱症状などの短所が見られることもある。したがって，急性期における急速症状改善薬として，慢性期のいろいろの場面における頓服薬として，また抗うつ薬療法における併用薬として用いるのが最適な使用法でないかと考えている。BZ 一般の特徴として，副作用が少なく患者の QOL を障害することが少ない点は，パニック障害治療にとって不可欠な利点としている。

なお，竹内は1998年に発表された American Psychiatric Association（APA）の治療ガイドラインを紹介し[2]，その中で多くの患者にとって効果と副作用のバランスが最良なのは SSRI であると

表6 パニック障害に対するエキスパートの処方（Uhlenhuthら，1998[31]，竹内，2000[26]より引用，一部省略）

Medication	第一選択 1992年		第一選択 1997年		第二選択 1997年	
単剤治療						
BZ anxiolytic	21	(35)	7	(15)	3	(7)
MAOI	3	(5)	—	—	5	(11)
SSRI	4	(7)	15	(33)	7	(15)
TCA	17	(28)	5	(11)	8	(17)
Other class	—	—	1	(2)	—	—
Subtotal	45	(75)	28	(61)	23	(50)
併用治療						
BZ＋MAOI	1	(2)	1	(2)	2	(4)
＋SSRI	1	(2)	8	(17)	8	(17)
＋TCA	10	(17)	8	(17)	8	(17)
＋Other class	1	(2)	1	(2)	1	(2)
Non-BZ＋SSRI	—	—	—	—	2	(4)
＋TCA	2	(3)	—	—	2	(4)
Subtotal	15	(25)	18	(39)	23	(50)
Total	60	(100)	46	(100)	46	(100)

BZ：benzodiazepine，MAOI：MAO阻害薬，SSRI：selective serotonin reuptake inhibitor，TCA：三環系抗うつ薬
（　）内は％

して，事実上SSRIが第一に推されていることに対して，このガイドラインに書かれているBZの欠点に関する記述がBZの欠点をやや強調し過ぎている感があると憤慨されている．効果発現が早く，不安軽減作用が強力なことは，患者にとっても臨床家にとっても，むしろ他の欠点を補って余りあるほどの利点と言えるのではないかというのである．全く同感である．依存の国，米国ではBZの依存形成に対して過敏で，事あるごとにBZの非を説き，その使用頻度を減らそうとしているが，竹内はUhlenhuthら[31]によるパニック障害に対するエキスパートの処方を紹介している（表6）．これによると，SSRIが世に出て間がない1992年には第一選択薬はBZが最も多く，TCAが続いているが，1997年にはSSRIが第一位に躍り出た．しかし，単剤，併用を合わせれば，まだまだBZの使用頻度はトップであり，BZは依然パニック障害治療におけるmain stayの地位にあると結論されている．

同じようなことは，かのStahl[25]も述べており，全般性不安障害や，全ての気分障害および不安障害に対する処方を2枚の表に示している（表7，表8）．不安障害治療の場でsecond-lineに落とされた米国でも，alprazolamを中心とするBZの使用頻度は高い．

ちなみに，2010年米国のIMS Instituteが発表したTop products by prescriptionsの一覧表を紹介すると（表9）[11]，alprazolamは11位を占め，zolpidem，sertraline，citalopramに大きく水をあけて向精神薬のトップを走り続けている．米国は決してBZ依存性の強調に惑わされておらず，BZはSSRIに負けていないのである．

V．おわりに

Triazolo三兄弟の二男とも三男ともいわれるalprazolamはまず，米国Upjohn社により米国で不安障害の強力な作用が認められて羽ばたき，DSM-Ⅲ制定後はパニック障害への治験に力を入れ，速効性と有用性が認められた．以後，米国で

表7 全般性不安障害に対して処方される薬物ベストテン (Stahl, 2002[25])

薬物	%
Benzodiazepine	
alprazolam	15
lorazepam	10
clonazepam	9
diazepam	4
抗うつ薬	
paroxetine	12
venlafaxine	6
sertraline	5
citalopram	4
nefazodone	4
Buspirone	9
トップテン	78
トップテン内のBZ	38
トップテン内のSSRI	21

表8 全ての気分および不安障害に対しての全処方 (Stahl, 2002[25])

薬物	百万
Benzodiazepine	
alprazolam	31
diazeparam	13
clonazepam	13
lorazepam	21
他の全benzodiazepine	12
抗うつ薬	
sertraline	28
fluoxetine	26
paroxetine	26
citalopram	17
amitriptyline	17
bupropion	14
venlafaxine	13
Buspirone	7
他の全薬	26
合計	280

表9 2010年米国市場での全薬品の処方数

		3,995.2
1	hydrocodone/acetaminophen	131.2
2	simvastatin	94.1
3	lisinopril	87.4
4	levothyroxine sodium	70.5
5	amlodipine besylate	57.2
6	omeprazole (RX)	53.4
7	azithromycin	52.6
8	amoxicillin	52.3
9	metformin HCL	48.3
10	hydrochlorothiazide	47.8
11	alprazolam	46.3
12	Lipitor®	45.3
13	furosemide	43.4
14	metoprolol tartrate	38.9
15	zolpidem tartrate	38.0
16	atenolol	36.3
17	sertraline HCL	35.7
18	metoprotol succinate	33.0
19	citalopram HBR	32.1
20	warfarin sodium	32.0
21	oxycodone/acetaminophen	31.9
22	ibuprofen (RX)	31.1
23	Plavix®	29.5
24	gabapentin	29.3
25	Singulair®	28.7

Source：IMS Health, National Prescription Audit, Dec 2010[11]

はBZの世界でdiazepamに取って代わって，抗不安薬の処方錠数で45%を占め，lorazepamの22%に大きく水をあけている．

一方，わが国では武田と日本Upjohn社の共同開発で乗り出したが，精神科領域での各種神経症を対象とするdiazepam-placeboとの比較試験で躓き，承認が危ぶまれたが，米国での活躍ぶりも認められたか，心療内科領域の成績で神経症の適応はとれなかったものの承認された．たまたま，治験がうまくいかなかったのであって，alprazolam本来の力は十分に認められて，パニック障害を始め広く用いられて，BZの処方頻度では，thienodiazepineのetizolamに大きく水をあけられているものの，loflazepateと鎬を削っている．

さて，alprazolamの話は一旦終えるが，その抗うつ作用の話とtriazolo三兄弟に続いた4番目のadinazolamの話がまだ残っているのである．

文　献

1) Aden, G.C., Thein, S.G.Jr.: Alprazolam compared to diazepam and placebo in the treatment

of anxiety. J. Clin. Psychiatry, 41: 245-248, 1980.
2) American Psychiatric Association: Practice guideline for treatment of patients with panic disorder. Am. J. Psychiatry, 155 (5 suppl.): 1-34, 1998.
3) Ballenger, J.C., Burrows, G.D., DuPont, R.L.Jr. et al.: Alprazolam in panic disorder and agoraphobia: Results from a multicenter trial. I. Efficacy in short-term treatment. Arch. Gen. Psychiatry, 45: 413-422, 1988.
4) Charney, D.S., Woods, S.W., Goodman, W.K. et al.: Drug treatment of panic disorder: the comparative efficacy of imipramine, alprazolam, and trazodone. J. Clin. Psychiatry, 47: 580-586, 1986.
5) Chouinard, G., Annable, L., Fontaine, R. et al.: Alprazolam in the treatment of generalized anxiety and panic disorders: a double-blind placebo -controlled study. Psychopharmacology (Berl), 77: 229-233, 1982.
6) Cohn, J.B.: Multicenter double-blind efficacy and safety study comparing alprazolam, diazepam and placebo in clinically anxious patients. J. Clin. Psychiatry, 42: 347-351, 1981.
7) Dunner, D.L., Ishiki, D., Avery, D.H. et al.: Effect of alprazolam and diazepam on anxiety and panic attacks in panic disorder: a controlled study. J. Clin. Psychiatry, 47: 458-460, 1986.
8) Easton, J.D., Sherman, D.G.: Somatic anxiety attacks and propranolol. Arch. Neurol., 33: 689-691, 1976.
9) Fabre, L., Mclendon, D.: A double-blind study comparing the efficacy and safety of alprazolam with diazepam and placebo in anxious outpatients. Curr. Ther. Res., 25: 519-526, 1979.
10) Granville-Grossman, K.L., Turner, P.: The effect of propranolol on anxiety. Lancet, 1: 788-790, 1966.
11) IMS Institute for Healthcare Informatics: The use of medicines in the United States: Review of 2010. April 2011.
12) Itil, T.M., Polvan, N., Egilmez, S.: Anxiolytic effects of a new triazolobenzodiazepine, U-31, 889. Curr. Ther. Res. Clin. Exp., 15: 603-615, 1973.
13) 伊藤 斉, 高橋 良, 中根允文 他: 二重盲検法による alprazolam, diazepam および placebo の神経症に対する効果. 臨床評価, 10: 97-115, 1982.
14) 木村政資, 中川哲也, 深町 建 他: 新しい抗不安薬 alprazolam の心身症および神経症に対する薬効評価—二重盲検法による lorazepam との比較試験. 臨床評価, 9: 711-732, 1981.
15) Klein, D.F., Fink, M.: Psychiatric reaction pattern to imipramine. Am. J. Psychiatry, 119: 432-438, 1962.
16) 黒沢光樹, 鈴木仁一, 川上 澄 他: 抗不安薬 alprazolam (TUS-1) の神経症, 心身症に対する臨床評価—diazepam との二重盲検比較試験. 臨牀と研究, 58: 2301-2320, 1981.
17) Lydiard, R.B., Ballenger, J.C.: Antidepressants in panic disorder and agoraphobia. J. Affect. Disord., 13: 153-168, 1987.
18) Maletzky, B.M.: Anxiolytic efficacy of alprazolam compared to diazepam and placebo. J. Int. Med. Res., 8: 139-143, 1980.
19) Munjack, D.J., Crocker, B. Cabe, D. et al.: Alprazolam, propranolol, and placebo in the treatment of panic disorder and agoraphobia with panic attacks. J. Clin. Psychopharmacol., 9: 22-27, 1989.
20) 村崎光邦: Benzodiazepine 系抗不安薬の歴史的使用と今後の動向について. 臨床精神薬理, 9: 2421-2431, 2006.
21) Noyes, R.Jr., Anderson, D.J., Clancy, J. et al.: Diazepam and propranolol in panic disorder and agoraphobia. Arch. Gen. Psychiatry, 41: 287-292, 1984.
22) Noyes, R.Jr., DuPont, R.L.Jr., Pecknold, J.C. et al.: Alprazolam in panic disorder and agoraphobia: Results from a multicenter trial. II. Patient acceptance, side effects, and safety. Arch. Gen. Psychiatry, 45: 423-428, 1988.
23) Pecknold, J.C., Swinson, R.P., Kuch, K. et al.: Alprazolam in panic disorder and agoraphobia: Results from a multicenter trial. III. Discontinuation effects. Arch. Gen. Psychiatry, 45: 429-436, 1988.
24) Schweizer, E., Pohl, R., Balon, R. et al.: Lorazepam vs. alprazolam in the treatment of panic disorder. Pharmacopsychiatry, 23: 90-93, 1990.
25) Stahl, S.M.: Don't ask, don't tell, but benzodiazepines are still the leading treatments for anxiety disorders. J. Clin. Psychiatry, 63: 756-757, 2002.
26) 竹内龍雄: パニック障害におけるベンゾジアゼピンの位置づけ—alprazolam を中心に. 臨床精神薬理, 3: 1175-1188, 2000.
27) Tanna, V.T., Penningroth, R.P., Woolson, R.F.:

Propranolol in the treatment of anxiety neurosis. Compr. Psychiatry, 18: 319-326, 1977.
28) Tesar, G.E., Rosenbaum, J.F., Pollack, M.H. et al.: Clonazepam versus alprazolam in the treatment of panic disorder: interim analysis of data from a prospective, double-blind, placebo-controlled trial. J. Clin. Psychiatry, 48(Suppl.): 16-21, 1987.
29) 筒井末春, 西田昂平, 石川 中 他：心身症および神経症を対象とするalprazolamの臨床評価──lorazepamを対照薬とした二重盲検比較試験. 臨牀と研究, 58: 2266-2278, 1981.
30) 植木昭和, 渡辺繁紀, 山本経之 他：Alprazolamおよび代謝産物の行動薬理学的・脳波学的研究. 日薬理誌, 77: 483-509, 1981.
31) Uhlenhuth, E.H., Balter, M.B., Ban, T.A. et al.: International Study of Expert Judgement on Therapeutic Use of Benzodiazepines and Other Psychotherapeutic Medications: V. Treatment strategies in panic disorder, 1992-1997. J. Clin. Psychopharmacol., 18 (6 Suppl. 2): 27S-31S, 1998.
32) Webb, L.J., DiClemente, C.C., Johnstone, E.E. 他 編；清水 信 訳：DSM-Ⅲトレーニングガイド. 星和書店, 東京, 1982.
33) West, E.D., Dally, P.J.: Effects of iproniazid in depressive syndromes. Br. Med. J., 1: 1491-1494, 1959.

Triazolobenzodiazepine 物語

――その3　失われた benzodiazepine 系抗うつ薬の物語――

I. はじめに

Triazolobenzodiazepine（triazolo BZ）の話が面白くて予定を越えて3回目に入ることになった。本稿では前回触れることができなかった alprazolam の抗うつ作用と，triazolo 三兄弟の次に生まれた四男であり鬼っ子の adinazolam（図1）について触れておきたい。米国で用意周到な準備のもとに行われた adinazolam の抗うつ薬としての試験の成績を紹介するとともに，わが国でも実施された2本の探索的試験を紹介し，最後に，好成績を上げながらも，BZ 初の抗うつ薬になれなかったことの顛末を書くつもりである。

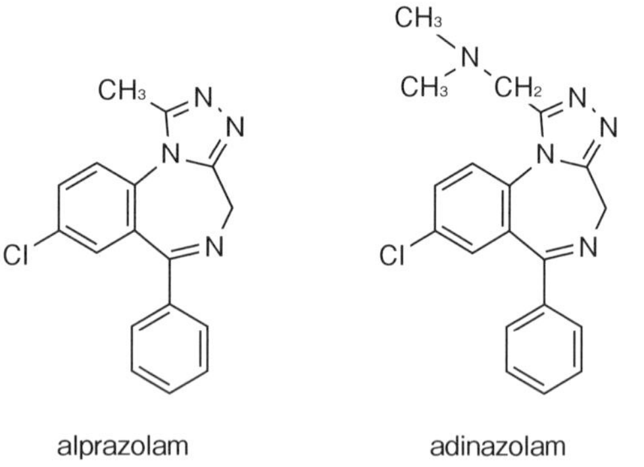

II. うつ病における benzodiazepine

1. Schatzberg と Cole の結論

米国では1960年の chlordiazepoxide，1963年の diazepam の導入とともに，優れた抗不安作用を有することもあり，うつ病にどうかと，極めて数多くの臨床試験が実施されている。1978年 Schatzberg と Cole[25]は二重盲検比較試験にて BZ の2剤（chlordiazepoxide と diazepam）の三環系抗うつ薬等との効果比較をみた20編の報告を取り上げ，うつ病における BZ に一定の結論を出し

図1　Alprazolam と adinazolam の化学構造

ている。

すなわち，BZ 単独では，同等としたもの8編，優れるとしたもの1編，劣るとしたもの11編であり，BZ が不安，激越，不眠に有効で，神経症性あるいは反応性うつ病に有効な場合があるとしても，本質的なうつ病の中核症状への作用は限られた効果しかなく，BZ は標準的な抗うつ薬に劣るとするのが妥当とするものである。

Schatzberg と Cole の結論は至極，もっともな話である。現在では，単独ではなくて，最初の4週間に限って，BZ を抗うつ薬に併用することの利点がどの薬物療法の手順にも示されており，日常の臨床で汎用されて重宝しているのが現実である。

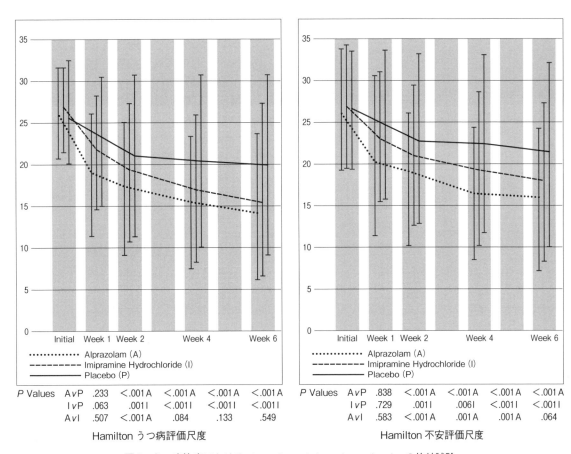

図2 うつ病治療における alprazolam, imipramine, placebo の比較試験
(Feighner ら, 1983[9] の2図を1図に合成)

2. Feighner らの報告

まずは, Feighner ら[9]が1983年に JAMA に発表した alprazolam の imipramine, placebo との比較試験の成績をみてもらいたい。723名のうつ病患者を対象とする大規模な多施設共同試験であり, その成績の結論は図2の Hamilton うつ病評価尺度 (HAM-D) と Hamilton 不安評価尺度 (HAM-A) の6週間の推移に示されている。HAM-D, HAM-A ともに alprazolam は1週目から6週目まで placebo より有意に優れている。とくに HAM-D では, 1週目には imipramine より優れており, HAM-A では1週目から4週目まで優れ, 6週目のみが有意傾向となっている。HAM-D のクラスター分類への効果をみても, 単に不安, 睡眠障害, 身体症状などの周辺症状のみならず, 気分, 制止症状, 認知障害などのうつ病の中核症状への効果が認められている。有害事象については (表1), 眠気のみが alprazolam が他の群より多いが, 他は placebo と差がない。抗コリン作用の口渇, かすみ目, 便秘, 頻拍では imipramine より有意に少ない。

この成績にみる限りでは, alprazolam の速効的な効果は imipramine, placebo より有意に優れる立派なうつ病治療の成績を示している。最近の抗うつ薬の治験でこのような立派な成績をみることがほとんどないだけに, この Feighner の治験成績は突出したものといえる。踊りあがって, シャンパンで乾杯である。

なお, 用量は alprazolam 1mg/日から始めて最高4.5mg/日まで, imipramine は50mg/日から始めて, 最高225mg/日となっている。

のちに, Warner ら[31] は Feighner ら[9] の試験を

表1 治療中に出現した症状（上位10項目まで，一部省略，Feighnerら，1983[9]）

症状	alprazolam	imipramine	placebo
口渇	81	301	81
眠気	226	146	101
頭重感	62	130	59
かすみ目（霧視）	28	107	31
頭痛	102	91	121
便秘	43	126	51
神経質	36	74	84
頻脈/心悸亢進	48	90	43
不眠	6	61	69
悪心/嘔吐	19	59	71

含めて6本の二重盲検比較試験をレビューしている。外来患者を対象とした4本の大規模試験[3,8,9,21]では，十分な効果が認められて安全性も高いが，2本の小規模の入院患者と外来患者を含めた試験では[15,24]，入院患者には十分な効果とはいえず，さらなる試験が必要としている。

3．Alprazolamの作用機序

Feighnerらは自分達の好成績がalprazolamの抗不安作用のみでは説明がつかないとし，reserpineによるβadrenergic receptorsの変化を元へもどす作用[26]をあげている。

一方，わが国の植木らは，前回紹介したように，rapheラットのmuricideに対する抑制作用の強さを強調している[30]。Mescalineや5-hydrotryptophan（5-HTP）によるhead twitchを著明に増強するが，脳内serotonin系に対する特異的作用を有する可能性を有している。これは，抗不安作用のみならず，気分高揚あるいは抗抑うつ的作用を併せ持つ可能性があるとしている。

SchatzbergとColeが報告した時代にはいまだchlordiazepoxideとdiazepamしかなかったのに対して，triazolo BZや後に出てくるlorazepamやclonazepamの存在は，BZが従来の抗不安薬から一歩も二歩も外へ踏み込んだ作用が期待されてきているのである。

4．米国Upjohn社（現Pfizer社）はalprazolamの抗うつ薬としての申請をなぜしなかったか

Alprazolamのうつ病への優れた効果はFeighnerらの試験成績で明白にされた。それを支持する三環系抗うつ薬を対照とする試験も数多く実施されている。それも，Feighner[9]あるいはRickelsら[21,22]やAmsterdamら[1]という臨床精神薬理学領域の大物達による試験に後押しされている。

筆者らはこれだけの多くの臨床試験を実施して，世界初のBZ系抗うつ薬が誕生するのかという期待を抱いたが，当時，日本Upjohn社でalprazolamの開発を担当されていた方に詳しい事情を教えられて仰天した。すなわち，米国Upjohn社は始めから，alprazolamは抗うつ効果を有する抗不安薬として開発しており，不安障害やパニック障害に有効で，しかも抗うつ作用をも持つということで開発したのであり，抗うつ薬として申請する発想はまったくなかったというのである。当時，抗うつ薬の市場性は低かったのである。なるほどいわれてみれば，alprazolamのその後の躍進ぶりをみると，抗うつ薬の適応症をとる必要などなかったといえる。それにしても，筆者とすれば，世界初のBZ系抗うつ薬の誕生をこの目で見たかったというのが実感である。

Ⅲ．Benzodiazepine初の抗うつ薬を目指したadinazolam

前項で，米国Upjohn社はalprazolamを抗うつ薬として申請する心づもりはなかったと聞いて仰天した話を書いたが，今度こそはBZ系初の抗うつ薬を目指したtriazolo BZの末っ子，adinazolamの物語である。Hesterら[13]の苦心の作は果たしてどのような運命を辿ったか。

1．Adinazolamの抗うつ薬としての基礎的所見

当初から抗パニック障害治療薬に加えて抗うつ薬を目指したadinazolamには，①noradrenaline（NA）の効果を増強する，②imipramineと同様な薬効薬理であるNA再取り込み阻害作用はあっても弱い，③reserpine誘発の皮質のβ-adrenergic receptorsのup regulationの抑制，④oxotremorine 誘発低体温の拮抗，⑤ yohimbine toxicity の増強，⑥ apomorphine 誘発咬み行動の増強，⑦前脳海馬ニューロンへ投与された serotonin（5-HT）を sensitize する，⑧海馬からの NA と 5-HT の放出を促す，などが挙げられている[4,13,16,27,29]。

以上のような抗うつ作用の基礎的な所見は通常の BZ で調べられることはまずないと思われ，これらが BZ に一部共通する事実なのか，adinazolam に特有の所見なのかは判らない。今後，新たに BZ が開発される可能性がないだけに adinazolam でこれらの所見が調べられたことは貴重といえる。

2．Adinazolam の抗うつ薬としての臨床試験

1）Feighner のレビューから

まずは Feighner[10] を中心に実施された5本の第Ⅱ相試験と4本の第Ⅲ相試験をふり返ってみよう。

ⅰ）第Ⅱ相試験（表2）

Placebo 対照の第Ⅱ相試験は5本実施されている。2本は HAM-D 21項目で25点以上の入院患者を対象とし，3本は HAM-D 20点以上の外来患者を対象としている。Adinazolam の投与量は 30〜90mg/日である。Protocol No. 6306の2本のうち，Cohn のデータでは placebo との間に有意差を出せていないが，Smith ら[28] の成績は全ての評価項目で adinazolam が有意に優れている。一方，外来患者を対象とした Protocol No. 6309の2本と Protocol No.6310 の成績もほぼ全項目で adinazolam が placebo に有意差をつけて，堂々の結果となっている。

なお，6306（Cohn）と 6309（Cohn ら[5]，Feighner）の試験でみられた副作用は，眠気が66.3％対16.5％，めまい，失神が23.9％対5.5％，生々しい夢，夢見が 15.2％対 1.1％と adinazolam 群に多いが，口渇は 10.9％対 8.8％と差がない。Protocol No. 6306 の Cohn の試験以外はいずれも堂々の placebo より有意に優れる成績を示して第Ⅱ相試験をクリアしている。

なお，Cohn ら[5] の成績の一部を図3に示しておく。

ⅱ）第Ⅲ相試験（表3）

三環系抗うつ薬と placebo を対照とする第Ⅲ相試験は4本実施されている。各試験は40人以上の被験者を対象とし，3本は単一センター試験で，HAM-D 19点以上の外来 DSM-Ⅲ大うつ病である。1本は多施設共同試験による入院患者でHAM-D 25点以上の DSM-Ⅲ大うつ病である。

外来患者では adinazolam 30〜90mg/日，imipramine 75〜225mg/日および placebo であり，入院患者では adinazolam 30〜120mg/日，amitriptyline 75〜300mg/日および placebo である。表3に暫定的解析を紹介しているが，adinazolam は外来患者のみならず，入院中の重症うつ病にもよく効果を発揮し，imipramine，amitriptyline と同等の成績を示し placebo より優れている。

Placebo より adinazolam 群に有意に多い副作用は眠気，混迷，記憶低下などであり，抗コリン作用によるものはみられておらず，安全性が確認されている。

ⅲ）なお，Feighner らはこれらとは別に30名の60〜85歳の高齢者うつ病患者を対象とした desipramine との比較試験を行い，adinazolam はほぼ全8週間を通して desipramine より有意の HAM-D 平均スコアの減少を認めている（図4）。副作用には desipramine にみる抗コリン作用はみられず，眠気とろれつ不良のみが多かった。ここでも効果発現の速さ，うつ病中核症状への効果と安全性が確認されている。用量は adinazolam 20mg/日から60mg/日までと desipramine は 50mg/日から150mg/日までであり，高齢者うつ病に対して adinazolam が卓越した効果を示すことが明らかである。

2）ペンシルバニア大学病院，うつ病研究ユニットでの試験

全対象が43名という小規模な試験であるが，adinazolam と imipramine の比較試験を1つ紹介する[1]。用量は adinazolam 30〜90mg/日，imipramine 75〜225mg/日とする12週間の試験である。HAM-D のスコアの推移にみるように（図5），全症例でも，メランコリー型でも adinazolam は imipramine と同様な効果を示すとしている。眠気を除けば adinazolam は副作用が少ない。さら

表2 Adinazolam 第II相試験 (placebo controlled study) の成績 (Feighner, 1986[10] より合成)

	Protocol No.6306 (入院患者)				Protocol No.6309 (外来患者)				Protocol No.6310 (外来患者)	
	Cohn		Smith[28]		Cohn[5]		Feighner		Dunner[7]	
	adinazolam	placebo	adinazolam	placebo	adinazolam	placebo	adinazolam	placebo	adinazolam	placebo
総エントリー数	32	31	40	40	40	40	20	20	40	40
評価可能患者*	28	24	40	40	36	36	20	18	40	40
完了者	14 (50%)	9 (38%)	25 (63%)**	15 (38%)	24 (67%)**	7 (19%)	12 (60%)**	5 (28%)	24 (60%)**	15 (38%)
医師の全般評価 かなり、あるいは非常に改善した者 (入院後)	17 (61%)	9 (38%)	25 (63%)**	14 (35%)	28 (78%)**	7 (19%)	11 (55%)**	2 (11%)	22 (55%)**	15 (38%)
医師の全般評価 中等度から著明に薬物の治療効果のみられた者	13 (46%)	9 (38%)	25 (63%)**	15 (38%)	24 (67%)**	7 (19%)	12 (60%)**	4 (22%)	21 (53%)	15 (38%)
HAM-D 合計スコア減少 50%以上減少	7 (25%)	8 (33%)	24 (60%)**	15 (38%)	22 (61%)**	6 (17%)	12 (60%)**	3 (17%)	24 (60%)**	15 (38%)
患者の薬物評価型 薬物が中等度、かなり、あるいは非常に効いた	15 (54%)**	6 (25%)	24 (60%)**	12 (30%)	26 (72%)**	6 (17%)	12 (60%)**	3 (17%)	21 (53%)**	12 (30%)

* 患者は評価可能とするためめくくとも 5 日間は服薬するよう要求された。
** placebo との有意差 (p < 0.05) Fisher's exact test

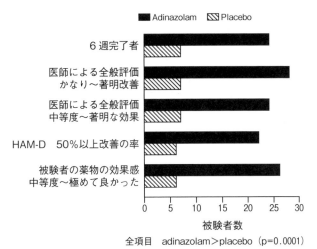

図3 外来うつ病患者における adinazolam と placebo 対照試験の成績（Cohn ら，1988[5]）

表3 Adinazolam 第Ⅲ相試験（imipramine, amitriptyline を置いた placebo controlled study）の成績（Feighner, 1986[10]）

	R-6316 外来患者[a]			R-6329 入院患者[b]		
	adinazolam	imipramine	placebo	adinazolam	amitriptyline	placebo
評価可能患者	122	120	120	54	46	41
完了者	67%	62%	58%	59%	61%	39%
医師の全般評価						
中等度ないし著明な薬物効果	64%	55%	38%	50%	56%	27%
HAM-D 合計スコア						
50%以上減少	47%	47%	30%	39%	52%	27%
最終スコア8以下				30%	33%	15%

a：DSM-Ⅲ診断：大うつ病，3研究の暫定的解析
b：DSM-Ⅲ診断：メランコリータイプの大うつ病，8センターの暫定的解析

なる試験を通してこの興味ある新しい化合物の治療上のポテンシャルを明らかにすべきであると Amsterdam ら[1]は締めくくっている。

3）Adinazolam の抗うつ効果に水を差す試験

Adinazolam の抗うつ薬としての試験が順風満帆であったわけではなく，adinazolam にとって不都合な3つの試験を紹介しておく。

1つは，Hicks ら[14]による adinazolam, amitriptyline, placebo の比較試験で，新聞広告に応募した48名のメランコリー型うつ病で，HAM-D 26点以上を対象としている。35名が6週間の試験を完了し，adinazolam 群は最初の7日間は place-

bo に勝ったが，その効果が持続せず，最終的スコアでは amitriptyline 対 adinazolam は p=0.012, amitriptyline 対 placebo は p=0.028と adinazolam の抗うつ効果は否定されている（図6）。なお，42日間の平均用量は adinazolam 50mg, amitriptyline 142mg であった。

もう1つは，ヨーロッパで実施されたもので，66名の入院中の内因性うつ病患者を対象とする adinazolam, amitriptyline, diazepam の3群比較試験である[2]。用量は，adinazolam 60〜90mg/日，amitriptyline 150〜225mg/日，diazepam 30〜45mg/日の4週の試験である。HAM-D のトータルスコア

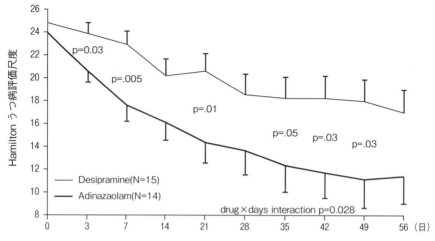

図4 高齢者うつ病に対するadinazolamとdesipramineの反応の推移（Feignerら，1990[11]）

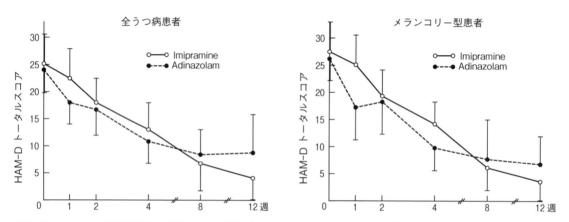

図5 Hamiltonうつ病評価尺度の合計スコアの推移（Amsterdamら，1986[1]）より合成）
Adinazolam群が速効性を示し，8週以後はimipramine群が数値で優れるパターンを示す。ともに基準値より有意の改善を示す（p＜0.001）

の推移は図7のようで，50％以上 HAM-D のスコア減少者は36％，55％，35％と amitriptyline は diazepam より有意に優れ，HAM-D の endogenomorphy subscale では50％以上減少者の割合は32％，68％，30％と adinazolam，diazepam に対して amitriptyline が有意に優れる結果となっている。以上の adinazolam の抗うつ効果は amitriptyline と diazepam の中間に位置しているが，安全性では amitriptyline に勝るとしている。

3本目は前に alprazolam の抗うつ作用を検証した Rickels ら[23]によるもので，今回は259名の外来患者を対象として adinazolam, diazepam, imipramine, placebo の比較試験を実施している。それによると，adinazolam は緩和で弱い抗うつ作用しか認めず，diazepam と有意差がなかったとして adinazolam の抗うつ薬としての作用を否定している。

3．わが国における adinazolam の臨床試験

当時の米国 Upjohn 社は抗うつ薬としての adinazolam の適応の取得には全力をあげており，わが国では前期第Ⅱ相試験を2本実施している。

1つは浜松医科大学病院での33例のうつ病患者を対象としたもので[18]，結果としては，HAM-D

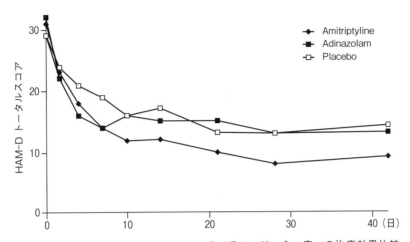

図6 Adinazolam, amitriptyline, placebo のメランコリーうつ病への治療効果比較
（Hamilton うつ病評価尺度スコアの推移，Hicks ら，1988[14]）
最終スコア　amitriptyline ＞ adinazolam （p = 0.012）
　　　　　　amitriptyline ＞ placebo （p = 0.028）

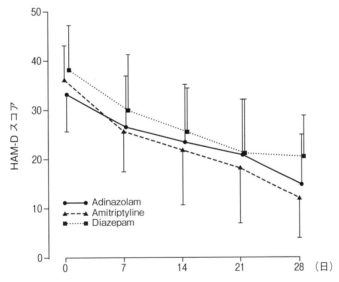

図7 Adinazolam, amitriptyline, diazepam の比較試験における HAM-D スコアの推移（Ansseau ら，1991[2]）

の合計点の推移をみても（図8），第1週目から基準値の有意の変動を示し，7週まで改善傾向は持続している。最終全般改善度でも，「中等度改善」以上が71％の高きにのぼって，上々の成績を示している（表4）。効果発現の速さと「有用」以上が68％と，有用性の高さが目立っている。なお，用量は30mgから開始して60mgとし，必要によっては90mgとした。

もう1つは，徐放性製剤[12]の全国規模の第Ⅱ相試験で44例を対象としている[19]。本試験でも，HAM-Dの基準値23.6が1週目より有意に低下し，4週目には7.7まで低下している（図9）。最終全般改善度は「中等度改善」以上が60％と高い。また，うつ病中核群への効果が著明である（表5）。用量は30mgの分2から開始して30〜60mgの範囲で適宜増減し，90mgまでの増量が

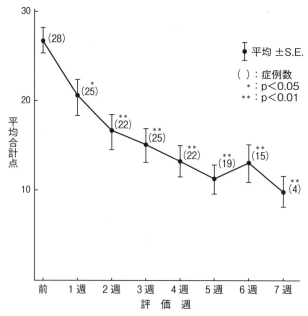

図8 Adinazolam による Hamilton うつ病評価尺度合計点の推移
（大原ら，1988[18]）

表4　Adinazolam による最終全般改善度（大原ら，1988[18]）

診断名	著明改善	中等度改善	軽度改善	不　変	計
	9（32%）	11（39%）	6（21%）	2（7%）	28
	└──── 71% ────┴──── 93% ────┴──── 100% ──┘
内因性うつ病	6（43%）	4（29%）	3（21%）	1（7%）	14
退行期うつ病	2（67%）	1（33%）			3
反応性うつ病			1（100%）		1
神経症性うつ病	1（10%）	6（60%）	2（20%）	1（10%）	10

可能であった．副作用は眠気が20.5%にみられたほかには低率であった．

　以上，わが国で実施された adinazolam のうつ病に対する臨床試験は，通常の剤型と徐放剤による2本の初期第Ⅱ相試験のみであるが，立派な成績である．現今の治験事情では，探索的な初期第Ⅱ相試験が行われることはないが，これほど高い改善率を示した抗うつ薬は他に類をみないといっていいほどである．

　4．Adinazolam の終焉

　さて，これまでの adinazolam の抗うつ薬としての成績はどう評価されるであろうか．否定的な発表もあるが，Feighner のレビューをみる限りでは，抗うつ薬としての十分な効果と安全性を有する成績を示している．昨今，承認されている抗うつ薬よりよほどすっきりした成績である．しかし，ここでは，米国 Upjohn 社が adinazolam の抗うつ薬としての申請を断念した結末を書かねばならない．

　本稿ではほとんど紹介しなかったが，もともとはまずはパニック障害の治療薬としての適応を取得するためにしかるべき臨床試験を実施してそれをもって FDA に申請したというのである[6,20]．試験成績そのものは十分であったものの，alprazolam との違いがほとんどなく，力価の弱さも手

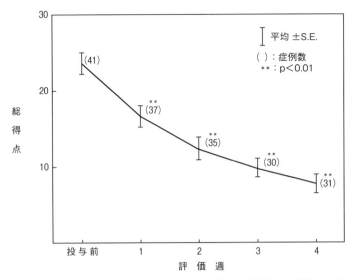

図9 Adinazolam による Hamilton うつ病評価尺度総得点の推移（大西ら，1992[19]）

表5 Adinazolam による最終全般改善度（大西ら，1992[19]）

項　目	改善度	著明改善	中等度改善	軽度改善	不変	軽度悪化	計	改善率（%）著改	≧中改
評価対象例：40例		13	11	11	4	1	40	32.5	60.0
診断名：内因性うつ病（単相性）		7	5	4	2	0	18	38.9	66.7
内因性躁うつ病		1	1	0	1	0	3	33.3	66.7
退行期うつ病		1	2	1	0	1	5	20.0	60.0
反応性うつ病		2	2	1	0	0	5	40.0	80.0
神経症性うつ病		2	1	5	1	0	9	22.2	33.3
重症度：極めて重症		1	0	1	0	0	2	50.0	50.0
重症		2	0	1	0	0	3	66.7	66.7
中等症		9	8	9	3	1	30	30.0	56.7
軽症		1	3	0	1	0	5	20.0	80.0

伝ってか，却下されてしまった。当初の目論見の1つは消えてしまったのである。

丁度この頃，1980年代終盤に入って米国 Upjohn 社は steroid 骨格を有し，副腎機能を抑制しないで活性酸素機能を抑制するくも膜下出血，脳卒中に対する治療薬 tirilazad の開発に社運をかけていた。残念なことにその tirilazad の臨床試験に成功せず，米国 Upjohn 社自体の存立が危うい状況に陥っており，adinazolam の抗うつ薬としての試験どころではなくなってしまった。そして，1995年 Pharmacia 社との合併問題が起き，その Pharmacia & Upjohn 社も2000年に Pfizer 社に呑み込まれていった。Adinazolam の抗うつ薬としての開発の中止は1998年6月とされるが，当時は selective serotonin reuptake inhibitor（SSRI）の全盛期であり，依存性を呈する薬物に厳しい米国では BZ 系抗うつ薬の開発の継続は難しかったと思われる。こうして，世界初の BZ 系抗うつ薬との期待を抱かせた adinazolam は永い眠りについてしまったのである。

表6　2010年米国市場での全薬品の処方数

		3,995.2
1	hydrocodone/acetaminophen	131.2
2	simvastatin	94.1
3	lisinopril	87.4
4	levothyroxine sodium	70.5
5	amlodipine besylate	57.2
6	omeprazole (RX)	53.4
7	azithromycin	52.6
8	amoxicillin	52.3
9	metformin HCL	48.3
10	hydrochlorothiazide	47.8
11	alprazolam	46.3
12	Lipitor®	45.3
13	furosemide	43.4
14	metoprolol tartrate	38.9
15	zolpidem tartrate	38.0
16	atenolol	36.3
17	sertraline HCL	35.7
18	metoprolol succinate	33.0
19	citalopram HBR	32.1
20	warfarin sodium	32.0
21	oxycodone/acetaminophen	31.9
22	ibuprofen (RX)	31.1
23	Plavix®	29.5
24	gabapentin	29.3
25	Singulair®	28.7

Source : IMS Health, National Prescription Audit, Dec 2010

Ⅳ．おわりに

Triazolo BZ の alprazolam と adinazolam の抗うつ効果に対する試験の顛末を紹介することができた。うつ病の薬物療法で，BZ が重要な働きを示すことは誰もが認めるところであるが，BZ そのものが抗うつ作用を有するか否かが問われた一連の試験であった。Triazolo BZ は他の BZ とは異なり，非臨床試験の段階で抗うつ作用を示唆するいくつもの報告があり，とくに adinazolam のうつ病への挑戦は書いていて面白かった。SSRI 全盛期に米国で，その依存性を過剰に強調された triazolo BZ の抗うつ薬の誕生を大いに期待したが，米国 Upjohn 社の置かれた状況が微妙な時期にあり，adinazolam の抗うつ薬としての試験を全うすることができなかったことはかえすがえすも残念であった。当時の Upjohn 社の敢然と立ち向った勇気を称賛してこの稿を閉じたい。なお，alprazolam の抗不安薬としての世界制覇は今も続いているのである（表6）。

実は triazolo BZ の最大の物語—Halcion 物語がまだ残っているのであるが，他誌に詳しく書いたので[17]ここでは触れなかった。

文　献

1) Amsterdam, J.D., Kaplan, M., Potter, L. et al. : Adinazolam, a new triazolobenzodiazepine, and imipramine in the treatment of major depressive disorder. Psychopharmacology (Berl), 88 : 484-488, 1986.

2) Ansseau, M., Devoitille, J.M., Papart, P. et al. : Comparison of adinazolam, amitriptyline, and diazepam in endogenous depressive inpatients exhibiting DST nonsuppression or abnormal contingent negative variation. J. Clin. Psychopharmacol., 11 (3) : 160-165, 1991.

3) Ansseau, M., Ansoms, C., Beckers, G. et al. : Double-blind clinical study comparing alprazolam and doxepin in primary unipolar depression. J. Affect. Disord., 7 : 287-296, 1984.

4) Broderick, P.A., Hope, O., Jeannot, P. : Mechanism of triazolo-benzodiazepine and benzodiazepine action in anxiety and depression : behavioral studies with concomitant in vivo CA1 hippocampal norepinephrine and serotonin release detection in the behaving animal. Prog. Neuropsychopharmacol. Biol. Psychiatry, 22 : 353-386, 1998.

5) Cohn, J.B., Pyke, R.E., Wilcox, C.S. : Adinazolam mesylate and placebo in depressed outpatients : a 6-week, double-blind comparison. J. Clin. Psychiatry, 49 : 142-147, 1988.

6) Davidson, J.R., Beitman, B., Greist, J.H. et al. : Adinazolam sustained-release treatment of panic disorder : a double-blind study. J. Clin. Psychopharmacol., 14 : 255-263, 1994.

7) Dunner, D., Myers, J., Khan, A. et al. : Adinazolam—a new antidepressant : findings of a placebo-controlled, double-blind study in outpatients with major depression. J. Clin. Psychopharmacol., 7 : 170-172, 1987.

8) Fabre, L.F., McLendon, D.M. : A double-blind study comparing the efficacy and safety of alprazolam with imipramine and placebo in primary depression. Curr. Ther. Res., 27 : 474-482, 1980.
9) Feighner, J.P., Aden, G.C., Fabre, L.F. et al. : Comparison of alprazolam, imipramine and placebo in the treatment of depression. JAMA, 249 : 3057-3064, 1983.
10) Feighner, J.P. : A review of controlled studies of adinazolam mesylate in patients with major depressive disorder. Psychopharmacol. Bull., 22 : 186-191, 1986.
11) Feighner, J.P., Boyer, W.F., Hendrickson, G.G. et al. : A controlled trial of adinazolam versus desipramine in geriatric depression. Int. Clin. Psychopharmacol., 5 : 227-232, 1990.
12) Fleischaker, J.C., Wright, C.E. : Pharmacokinetic and pharmacodynamic comparison of immediate-release and sustained-release adinazolam mesylate tablets after single- and multiple-dose administration. Pharm. Res., 9 : 457-463, 1992.
13) Hester, J.B.Jr., Rudzik, A.D., VonVoightlander, P.F. : 1-(Aminoalkyl)-6-aryl-4H-s-triazolo [4,3a] [1,4] benzodiazepines with antianxiety and antidepressant activity. J. Med. Chem., 23 : 392-400, 1980.
14) Hicks, F., Robins, E., Murphy, G.E. : Comparison of adinazolam, amitriptyline and placebo in the treatment of melancholic depression. Psychiatry Res., 23 : 221-227, 1988.
15) Imlah, N.W. : An evaluation of alprazolam in the treatment of reactive or neurotic (secondary) depression. Br. J. Psychiatry, 146 : 515-519, 1985.
16) Lahti, R.A., Sethy, V.F., Barsuhn, C. et al. : Pharmacological profile of the antidepressant adinazolam, a triazolobenzodiazepine. Neuropharmacology, 22 : 1277-1282, 1983.
17) 村崎光邦：短時間作用型睡眠薬の動向—Triazolam storyを通して．精神医学レビュー，4 : 80-92, 1992.
18) 大原浩一，永末晴夫，鈴木康夫 他：うつ病に対するadinazolamの使用経験．臨床精神医学，17 : 1893-1900, 1988.
19) 大西 守，森 温理，上島国利 他：Adinazolam（徐放性製剤）のうつ病に対する初期第Ⅱ相臨床試験．精神科治療学，7 : 143-153, 1992.
20) Pyke, R.E., Greenberg, H.S. : Double-blind comparison of alprazolam and adinazolam for panic and phobic disorders. J. Clin. Psychopharmacol., 9 : 15-21, 1989.
21) Rickels, K., Feighner, J.P., Smith, W.T. : Alprazolam, amitriptyline, doxepin, and placebo in the treatment of depression. Arch. Gen. Psychiatry, 42 : 134-141, 1985.
22) Rickels, K., Chung, H.R., Csanalosi, I.B. et al. : Alprazolam, diazepam, imipramine and placebo in outpatients with major depression. Arch. Gen. Psychiatry, 44 : 862-866, 1987.
23) Rickels, K., London, J., Fox, I. et al. : Adinazolam, diazepam, imipramine, and placebo in major depressive disorder : a controlled study. Pharmacopsychiatry, 24 : 127-131, 1991.
24) Rush, A.J., Erman, M.K., Schlesser, M.A. et al. : Alprazolam vs amitriptyline in depressions with reduced REM latencies. Arch. Gen. Psychiatry, 42 : 1154-1159, 1985.
25) Schatzberg, A.F., Cole, J.O. : Benzodiazepines in depressive disorders. Arch. Gen. Psychiatry, 35 : 1359-1365, 1978.
26) Sethy, V.H., Hodges, D.H.Jr. : Role of beta-adrenergic receptors in the antidepressant activity of alprazolam. Res. Commun. Chem. Pathol. Pharmacol., 36 : 329-332, 1982.
27) Sethy, V.H., Collins, R.J., Daniels, E.G. : Determination of biological activity of adinazolam and its metabolites. J. Pharm. Pharmacol., 36 : 546-548, 1984.
28) Smith, W.T., Glaudin, V. : Double-blind efficacy and safety study comparing adinazolam mesylate and placebo in depressed inpatients. Acta Psychiatr. Scand., 74 : 238-245, 1986.
29) Turmel, A., De Montigny, C. : Sensitization of forebrain neurons to serotonin by adinazolam, an antidepressant triazolobenzodiazepine. Eur. J. Pharmacol., 99 : 241-244, 1984.
30) 植木昭和，渡辺繁紀，山本経之 他：Alprazolamおよび代謝産物の行動薬理学的，脳波学的研究．日薬理誌，77 : 483-509, 1981.
31) Warner, M.D., Peabody, C.A., Whiteford, H.A. et al. : Alprazolam as an antidepressant. J. Clin. Psychiatry, 49 : 148-150, 1988.

§15

非 benzodiazepine 系睡眠薬の開発物語

――その1　Zopicloneの果たした役割と続いて開発されたeszopiclone――

I. はじめに

日本人の3人に1人は自分の眠りに不満を持ち，5人に1人は不眠を訴えるという現状にあって，日常生活のQOLは著しく引き下げられている。不眠が翌日の精神運動機能に重大な障害をもたらし，日々のニュースで居眠り運転による痛ましい事故が絶えず，また歴史に残る大惨事を引き起こした事例は枚挙にいとまがない。

1960年 chlordiazepoxide を初めとする benzodiazepine（BZ）系抗不安薬や睡眠薬が導入されて，とくに1966年の nitrazepam の導入は，多くの問題を抱えたそれまでの barbiturate や non-barbiturate に取って代わって大きな福音となった。その後，表1にみるように，次々とBZ系睡眠薬が導入されて，わが国独自の睡眠薬の多いことも自慢で，日常の臨床の場では万全といえるまでになっているかにみえる。ところが，究極のBZ系睡眠薬といわれた triazolam を始め，いくつかの問題が指摘され（表2），これらを克服すべく新規の非BZ系睡眠薬が開発されてきている。

本稿では筆者が体験したBZ受容体作動薬性の非BZ系睡眠薬の開発に纏わる物語を紹介する。

なお，thienodiazepine 系睡眠薬はBZそのものと判断して，ここには含めない（§20〜21に紹介

表1　Benzodiazepine 受容体作動薬系睡眠薬の製造承認許可年

nitrazepam	1967	midazolam	1988
estazolam	1975	brotizolam[1]	1988
flurazepam	1975	rilmazafone	1989
nimetazepam	1976	zopiclone[2]	1989
haloxazolam	1980	lormetazepam	1990
triazolam	1982	quazepam	1999
flunitrazepam	1983	zolpidem[3]	2000
etizolam[1]	1983	eszopiclone[2]	2012

1：thienodiazepines，2：cyclopyrrolone，
3：imidazopyridine

した）。

II. Cyclopyrrolone family の登場

BZ系の抗不安薬と睡眠薬がこれから更なる進展を遂げようとしていた1960年代後半に，BZ系薬物の持つ様々な欠点を少しでも改善させる薬物が開発できないかと，虎視眈々と狙う企業の1つにフランスの Rhône-Poulenc 社（現 Sanofi-Aventis 社）があった。

1. Zopicloneの開発

当時の Rhône-Poulenc 社は1952年の chlorpromazine を嚆矢とする phenothiazine 系抗精神病薬

表2 BZ系睡眠薬の副作用（村崎, 1999[24]）

1）持ち越し効果
　　翌朝まで眠気，ふらつき，めまい，頭痛，頭重，倦怠感，脱力感，構音障害などが残る。作用時間の長い薬物ほど，高用量ほど出やすい。高齢者にも出やすい。
2）精神運動機能への影響
　　熟練・習熟を要する精神作業能力を低下させ，注意・集中力の低下，反射運動能力の低下をきたす。作用時間の短いものにこの影響が少ない。
3）健忘作用
　　前向性健忘で，高用量・アルコールとの併用時に出やすい。すべてのBZ系睡眠薬に認められるが，作用時間の短いものほど報告が多い。用量依存的である。
4）早朝不眠
　　作用時間の短いものでは，早朝に作用が切れて早く目が覚めてしまう。
5）日中不安
　　作用時間が短いほど，日中に作用が切れて，反跳性に不安が増大する。
6）反跳性不眠
　　服用を突然中断すると，以前よりもっと強い不眠が出現する。作用時間の短いものは早朝から強く，長いものは数日後から弱く出現する。
7）退薬症候
　　突然の退薬時に不安，不眠，振戦，発汗，せん妄，けいれんなどの症状が一過性に出現。作用時間の短いものほど早期から強く出現する。高い用量からの退薬時に出やすい。
8）臨床用量依存
　　反跳性不眠と退薬症候のためにやめるにやめられず，長期にわたって臨床用量の服薬を続け，依存状態となる。
9）筋弛緩作用と転倒・骨折
　　高齢者が夜間覚醒時にトイレに立った際，ふらつきから転倒し，大腿骨骨頭を中心とする骨折 hip fracture をきたす。筋弛緩作用が弱く，作用時間の短いものはこの危険性が少ない。
10）奇異反応
　　ごくまれに本来のBZの作用とは逆の易刺激性，不安，多動，攻撃性あるいはうつ状態がみられる。
11）呼吸抑制
　　閉塞性肺疾患を有する患者で，とくに高齢者にみられやすい。
12）催奇性
　　危険性は少ないが，妊娠期前1/3には使用しないのが原則である。
13）アルコールとの相互作用
　　作用，副作用とも強く出現する。BZ健忘の報告例は多くがアルコールとの併用による。

を続々と世に出し，次にはBZ受容体に親和性を有する非BZ系の薬物の開発に力を注いでいた。この頃は，BZが高親和性を示して結合するBZ受容体の存在が3つのグループから別々に発表された頃でもあった[8,9,19]。

ここでは，Rhône-Poulenc社がどのようにcyclopyrrolone familyを合成していったか，まずは大熊[26]の開発秘話を参考に紹介する。

当時は，臨床での鎮静・催眠作用を反映するモデルとして，pentetrazole誘発けいれんに対する拮抗作用を指標として化合物を見つけ出していた。Roche社のRandallも用いていた方法であるが，Rhône-Poulenc社の研究陣は図1のように，3-hydroxy-1-isoindolinoneからbenzopyrrolone系の24,361R.P.に辿りついた。そして，1971年Claude Cotrelらは作用がより強くて，安全性の高いcyclopyrrolone系の27,267R.P.（zopiclone）と31,264R.P.（suriclone）を見出した（図1）。その後，鎮静・催眠作用に選択性が高く，半減期が短いzopicloneを睡眠薬とし，suricloneを抗不安

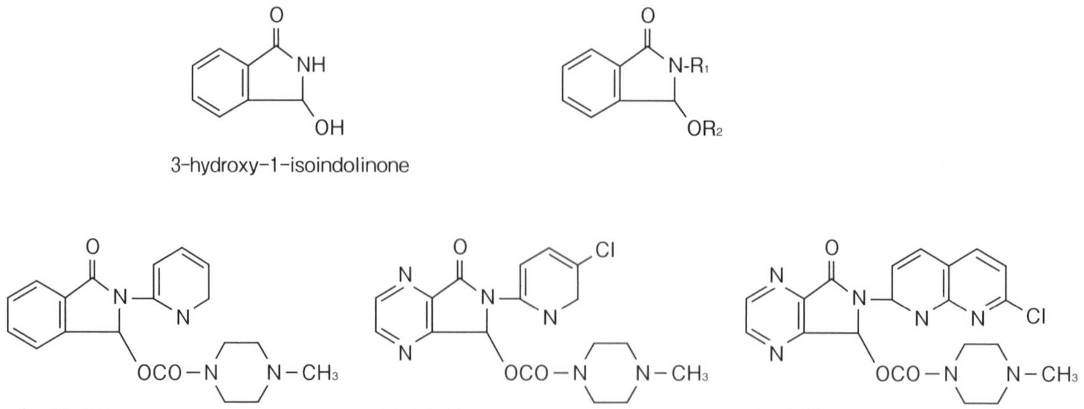

3-hydroxy-1-isoindolinone

24,361R.P.　　27,267R.P. (zopiclone)　　31,264R.P. (suriclone)

図1　Zopiclone（27,267R.P.）発見に至るまでの歴史的経過（大熊，1999[26]，一部改変）

薬として開発していったのである。このcyclopyrrolone系の2つの化合物は，1977年に発見されたBZ受容体に高い親和性を有することが判っていた[4,5]。

2．海外でのzopicloneの基礎研究

Rhône-Poulenc Reserches研究所でのzopicloneの薬理学的プロフィールの研究がJulouらによって実施されている。

Julouらは[13]，BZの薬理学的研究に広く用いられていたZbindenとRandall[39]のモデルを利用して，5つのBZの主作用について検討している。

①抗けいれん作用については，pentylenetetrazoleなどの化学物質や電気ショックあるいは扁桃核キンドリングを用いて調べており，chlordiazepoxideと同等でnitrazepamより弱い。

②筋弛緩作用では牽引-把握テストや傾斜板テストでchlordiazepoxideと同等でnitrazepamの1/10～1/40と極めて弱い。

③抗攻撃作用では，foot-shockテストでchlordiazepoxideと大きく変わらず，nitrazepamの作用よりかなり弱い。

④鎮静・催眠作用では，回転棒テスト，正向反射への作用，拘禁運動活動（confinement motor activity）などを用いて調べているが，正向反射への作用では鎮静型抗精神病薬のchlorpromazineの低用量によって処理されたマウスへのzopicloneの増強作用はchlordiazepoxideの1/2でnitrazepamよりさらに弱い。拘禁運動活動への作用はnitrazepamに類似し，chlordiazepoxideより3～12倍強い。

⑤抗不安作用については，抗コンフリクト作用でdiazepamと同等の強力な作用を有する。

以上のzopicloneの薬理学的プロフィールは強力な抗不安作用を有して筋弛緩作用は弱く，鎮静・催眠作用は本体としてはnitrazepamよりも弱いなど，優れた抗不安薬としてのプロフィールを示している。この点は後にわが国で行われた植木ら[36]の成績に類似している。

3．海外での臨床試験

欧州で実施された大規模で十分に統制された比較試験としては，nitrazepamを対照薬とするもの5編[1,3,16,31,34]と，temazepamを対照薬とするもの4編[25,33,37,38]が報告されており[10]，睡眠薬としての効果と安全性が確認されて，1986年に承認されている。なお，temazepamは3-hydroxy BZに属する睡眠薬で欧米ではそれなりに用いられており，わが国ではSandoz社（現Novartis社）が開発に入ったが臨床試験に失敗して申請できずに終った[22]。これについては，§18で述べている。

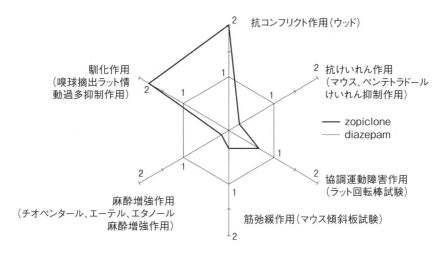

図2 Zopicloneの作用特性（植木昭和ほか，1983[36]）より大熊が合成した図，大熊，1999[26]）

Ⅲ．わが国での研究

1．行動薬理学的研究

わが国での行動薬理学的研究はその道の第一人者である植木らによって実施されて，とても興味ある結果が得られていた[36]。すなわち，diazepam, nitrazepam, flurazepamなどのBZ系薬物に比して，強力な抗コンフリクト作用，抗攻撃作用を示し，一方で，抗けいれん作用，筋弛緩作用，失調症誘発作用，鎮静および麻酔増強作用などが弱いということで，従来のBZに比して，やや異なるプロフィールを示したのである。大熊[26]は植木ら[36]のデータに基づいて，diazepamの力価を1として6つの薬理学的作用を図に示した（図2）。この図で一目瞭然であるが，zopicloneは強力な抗不安作用を示し，筋弛緩作用や鎮静作用が弱く，睡眠薬としてよりも極めて優れた抗不安作用のプロフィールを示している。生前，植木は常に筆者にzopicloneは睡眠薬ではなく，抗不安薬として優れた作用を発揮するはずであることを強調していた。先に述べたJulouら[13]の成績でも，鎮静・催眠作用よりも抗不安作用の強さが認められている。

2．臨床試験の成績

先述の植木の行動薬理学的作用もさることながら，Rhône-Poulenc社は社の方針通り，わが国でも睡眠薬としての開発に入った。

健常成人6名を対象とした薬物動態学的試験では[32]，半減期は7.5mgで3.65時間，10mgで3.94時間，高齢者7.5mgで3.88時間といずれも4時間を割り，超短時間作用型の所見を示すとともに，高齢者においても蛋白結合率の比率が変わらず，高齢者の不眠症に使いやすい所見が得られている。

1）精神科領域での比較試験

筆者らも参加したnitrazepamとの比較試験で，神経症，うつ病，統合失調症などを呈する不眠症患者280名を対象とする1週間の試験である[21]。「中等度改善」以上は，zopiclone 10mgで44％，nitrazepam 5mgで47.9％，10mgで39.1％といずれも有意差のない成績が得られている。また，概括安全度，有用度とも差がなく，zopiclone 10mgはnitrazepam 5mg，10mgとほぼ差のない成績であった。

副作用の内容ではzopiclone群で5名/91名に苦味がやや多く，nitrazepam 5mg群，10mg群の各1名と比べて，さして高いものではなかったが，これまでのBZ系睡眠薬にあまりない副作用だけに注目された。もともと苦味の強いzopicloneが翌朝唾液の中にやや濃縮されて排泄されるためと考えられていた。

同じ精神科領域では小林ら[17]北海道グループで実施された143名を対象とするflurazepamとの比

較試験では，zolpidem は7.5mg から15mg へ，flurazepam は15mg から30mg へ進めたところ「中等度改善」以上で69％対68％と同等で，概括安全度と有用度に差はなかった。ただ，軽症例や就眠障害のある症例ではzopiclone 群が有意に優れ，就眠障害のない症例ではflurazepam 群が有意に優れていた。苦味についてはzopiclone 群4例（5.6％），flurazepam 群1例（1.4％）と，nitrazepam との比較試験と同様の出現頻度であった。

2）60歳以上の内科領域の不眠での試験

大友ら[28]が実施した60歳以上の内科領域の不眠症患者（70歳以上が58.6％）128名に対するzopiclone 7.5mg 対 nitrazepam 5mg の比較試験である。

「中等度改善」以上が60.9％対43.7％とzopiclone 群が有意に優れ（p＜0.05），概括安全度は有意差なく，有用度で「かなり有用」以上が59.4％対39.1％となり，ここでもzopiclone が nitrazepam に有意に優れる成績となっている（p＜0.01）。

副作用について，苦味は1例もなく，持ち越し効果にも差を認めていない。高齢者では苦味が少ないという貴重な試験であり，抗不安作用の強さからかnitrazepam より優れた成績を示している。

なお，大友は[30]102名（25～95歳，平均68.7歳）を対象とするzopiclone 5mg，7.5mg，10mg の用量反応試験で，5mg，7.5mg が効果に優れ，副作用がなかったとし，苦味については軽度なもの3例と記載している。

大友ら[29]は他にも老齢者不眠に対するnitrazepam との比較試験を実施しており，zopiclone が優れた催眠作用と筋弛緩作用の弱さとともに高齢者に適した睡眠薬であることを検証している。

3）手術前夜の睡眠に及ぼす影響

百瀬ら[20]による240例の手術前夜の睡眠への影響をみた大規模試験で，zopiclone 7.5mg，10mg および nitrazepam 10mg に placebo を加えた placebo-controlled study である。効果はそれぞれ83.3％，84.7％，84.7％，27.5％で，実薬3群は有意差はなく，いずれも placebo に対して有意に優れていた（p＜0.001）。

なお，早朝覚醒時の気分は zopiclone 7.5mg が nitrazepam 10mg よりも優れ，翌朝の気分の悪さは zopiclone 7.5mg，placebo より nitrazepam 群の方に多い。

有用性については zopiclone 10mg が nitrazepam 10mg より優れていた。

なお，ここでも苦味についての症例がなかったのか，記載がない。

これまで述べた zopiclone の臨床試験の中で placebo を用いた唯一の試験であり，placebo より有意に優れることが検証されている。

3．Polysomnograph（PSG）を用いた夜間睡眠に及ぼす影響

Zopiclone の PSG を用いた睡眠構築への影響は健常成人を対象とした菅野[15]の詳細な研究があり，その結果は表3にまとめられている。

BZ 系睡眠薬，とくに nitrazepam は stage 2 の増加，stage 3＋4 の減少，stage REM の抑制と離脱時の反跳の増加などをもたらすことがよく知られている[11,27]。一方，zopiclone では，5mg では変化は少ないが，10mg では BZ 系睡眠薬とは異なる所見が得られている。両剤はともに中途覚醒を減少させ，全睡眠時間を増加させるが，zopiclone は睡眠潜時を短縮し，確実な睡眠導入作用を示している。そして，stage 2 を増加させず，stage 3＋4 を増加させ，stage REM に影響しないことが注目される。とくに，深睡眠を増加させることが特徴で，Itil ら[12]のいう nitrazepam による anxiolytic-induced changes に対して，chlorpromazine などの抗精神病薬にみられる変化としての neuroleptic-induced changes と類似した影響があるとしている。

以上の菅野らの研究成果は zopiclone の夜間睡眠への影響を余すことなく明確にしており，超短時間型の睡眠薬とはいえ，神経症性不眠のみならず，精神疾患に伴う不眠に対しても十分な効果と安全性を示しうる成績を示したものとして世界的レベルで高く評価されるべきものである。現に，統合失調症の患者で深睡眠を増加させ，その不眠症状に有利に作用するという2編の貴重な報告がわが国でなされている[14,18]。

表3 Zopicloneとnitrazepamの終夜睡眠脳波に対する影響（実薬内服夜の対照夜との比較）（菅野ら，1983[15]）

	Zopiclone 5 mg	Zopiclone 10mg	Nitrazepam 5 mg
TIB（Time in Bed）	→	→	↑
TST（Total Sleep Time）	↑	↑↑↑	↑↑
SEI（Sleep Efficiency Index）	→	↑↑↑	↑↑
Sleep Latency	→	↓↓↓	→
Slow Wave Sleep Latency	→	→	→
SREM Latency	↑	↑	↑↑
Number of REM Periods	→	→	→
%SW	→	↓↓↓	↓↓
%S1	↓	↓↓	↓↓
%S2	→	→	↑↑↑
%S3+4	→**	↑↑↑	↓↓
%SR	→	→	↓↓↓*

→：変化なし，↑↑↑（↓↓↓）：3内服夜増加（減少），↑↑（↓↓）：2内服夜増加（減少），↑（↓）：1内服夜増加（減少）
＊：中止後第1夜の反跳現象あり
＊＊：第1内服夜では増加していたが，第2内服夜では減少し一定の変化を示さなかった。

4．Zopicloneと苦味

Zopicloneそのものは苦味を呈し，吸収されたzopicloneがやや濃縮されて唾液中に排泄されるために翌朝の覚醒時に服用者は苦味を感じる。欧州での市販後調査では副作用としての苦味は3.6％に出現し，0.9％は苦味のため使用を中止したとされる[2]。わが国の精神科領域での二重盲検比較試験では5.5％[17]と5.6％[21]と頻度は決して高くなく，60歳以上を対象とした内科領域では1例もリストアップされていない。苦味のことに直接言及せず，淡々と実施された臨床試験では，上記のように率は低い。しかし，zopicloneの錠剤を粉末化するために調剤室で潰していると独特の苦みの臭いがするといわれ，日常の臨床でも，あの苦味は何とかならないかとの訴えは若年者に少なくない。水を飲んでも物を食べても苦く，極めつきは，水道局へ水の中に苦味の成分を流したのではと苦情の電話が行くくらいである。欧州ではzopicloneは睡眠薬の上位にランクされ，睡眠薬としての長所が苦味という欠点を上回っており，とくに味覚が鈍化する高齢者では問題になっておらず，有用度は高い。

Ⅳ．Zopicloneと不眠研究会

Zopiclone（Amoban®）といえば不眠研究会である。当初はわが国でのzopicloneの開発にあたって，開発・研究・臨床試験を担当されていた主要メンバーが金沢，久留米，東京などでクローズドにzopiclone研究会を開いて，お互いの成果を発表したり，情報を交換していたものであるが，1985年正式に不眠研究会として発足した。その後の経緯については表4に示したが，以来，毎年原則として12月の第1土曜日に開催されて，筆者らにとっては大変楽しみな研究会として今に至っている。2012年12月1日で第28回となり，一企業が始めた研究会がこのように永く続き，今もって不眠研究の領域で第一級の成果を挙げていることは稀有なことであり，その意味でもzopicloneの果たした役割は大きい。2008年に主催者がSanofi-Aventis社となり，主薬（主役）はzopicloneからzolpidemへ移ったのであるが，今後の

表4　Zopicloneと不眠研究会：その年次経緯

1985年1月研究会発足
　老年医学，心療内科，精神神経科の3領域を網羅した不眠に関する研究会。勝沼英宇（東京医科大学老年科），筒井末春（東邦大学心身医学），大熊輝雄（国立武蔵療養所）の3氏が世話人として就任。発足時は3年限定の研究会としてスタート。当時のコンセプトは「正会員施設が3年間のうちに研究成果を少なくとも1回発表する」というもので，正会員施設に年間一定金額の研究費を助成。事務局は東邦大学大森病院心療内科に置き，発足当時の運営はRhône-Poulenc社と中外製薬の共同開催。
1987年12月（第3回不眠研究会時）
　当初の3年間限定の研究会の継続を決定
1989年6月1日
　中外製薬よりAmoban発売
　両共同開催社　不眠研究会の継続を決定。ただし，研究費助成は終了となる。
1991年11月30日第7回不眠研究会開催
　この年よりこれまでのグランドパレスホテルよりパレスホテルへ移る。
　事務局Rhône-Poulenc社へ移る。
1998年12月5日第14回不眠研究会
　中外製薬の単独主催となる。事務局中外製薬へ移る。Rhône-Poulenc社，他社と合併して離脱。
2000年12月9日第16回不眠研究会
　3名の新世話人（竹宮敏子 東京女子医科大学神経内科，久保木富房 東京大学心療内科，村崎光邦 北里大学精神科，いずれも当時）が加わり6名体制（正会員施設44）。
2003年12月6日第19回不眠研究会
　勝沼，筒井，大熊の3名は名誉会員となり，竹宮，久保木，村崎の3世話人体制となる
2005年第21回不眠研究会よりそれまでの報告集に変えて機関誌「不眠研究」を発刊。国会図書館へ収納される（図3）。
2008年1月
　中外製薬よりSanofi-Aventis社へZopiclone移管
2008年
　Sanofi-Aventis社が中外製薬に代わって不眠研究会を主催。事務局もSanofi-Aventis社へ移る。
　内山 真（日本大学精神科）を長とするプログラム委員会結成。
　海外からの講師を招聘の制度
2010年8月 Sanofi-Aventis社より日医工へZopiclone移管
2011年　大熊輝雄賞制度。前年度の「不眠研究」掲載の最優秀作に盾を贈呈
2012年
　竹宮，村崎の2名は名誉会員となり，久保木に加えて石郷岡純（東京女子医科大学精神科），渡辺弘美（淑徳女子大学看護学部）の新世話人による新体制となる。
2013年
　第29回不眠研究会をもって幕を閉じる予定
　業界のプロモーションコード委員会の取り決めに抵触のため

更なる発展を願っていた。ところがである。この不眠研究会の運営は日本製薬業界連合会の日本製薬工業プロモーションコード委員会の取り決めに一部抵触することから，その形では継続することができなくなったと，Sanofi-Aventis社からの申し入れがあり，ひとまず，2013年の第29回不眠研究会をもって打ち切る流れとなってしまった。プロモーションコード委員会が不眠研究会を踏み潰す形となった。時代の流れとして黙視しなくてはならないのだろうか。

　なお，この形での不眠研究会の続行が困難となった理由の1つに，Sanofi-Aventis社が中枢関連の薬物の開発から撤退し，同時に2012年にzolpidemの特許が切れ，30数社がそのgenericの製造・販売に名乗りをあげている事実も挙げられよう。

§15 非 benzodiazepine 系睡眠薬の開発物語　185

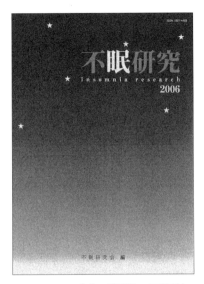

図3　不眠研究会の機関誌：不眠研究

V. Eszopiclone は zopiclone の苦味を軽減し得たか——わが国での臨床試験の成績から——

　米国の Sepracor 社（現 Sunovion 社）は米国に導入されていない zopiclone がラセミ体（R 体とS 体の等混合物）であることに着目し，光学分割して得られた S 体である eszopiclone の開発に着手し，見事に成功して，2004年12月米国で承認された。まさに good idea であったのである。続いて欧州でも開発され，欧州医薬品委員会から，本薬の不眠症に対する承認を推奨する見解が出されていた。ところが，本薬を新規活性物質とするか否かについて Sepracor 社と欧州医薬品委員会とで係争状態となる中で合意に至らず，同社は申請を取り下げたために，欧州では承認されていない。

1．わが国での eszopiclone の開発

　Zopiclone が1989年以来，愛用されてきているわが国で，eszopiclone にどう対応するか注目されていた。Sepracor 社から日本の企業何社かに話が来ていたが，開発が見送られていた。そこへ，敢然と名乗りを上げたのがエーザイであり，同社は精神疾患に伴う不眠に対して有用性の高い flunitrazepam を開発して，BZ 系睡眠薬に実績を有している。

　わが国で実施された試験は，表5にみるように，①日本人高齢者での反復投与薬物動態試験（国内190-101試験），②生物学的同等性および食事の影響試験（国内190-102試験）という日本人のみを対象としたものと，③日本人を含む反復投与薬物動態試験（外国190-003試験）の主に薬物動態学的試験に加えて，pivotal study としての④日本人での用量反応試験（国内190-126試験）と⑤長期投与試験（国内190-150試験）の5本からなっている。これらは，いずれも論文化されていないので，その詳細を見るには，エーザイが作成したルネスタ錠®に関する資料や医薬食品局審査管理課の作成した審議結果報告書によることになる。昨今，臨床試験の成績が論文化されないことは，治験に参加した担当医のみならず，新薬の開発に関心を抱いている者にとって，とても残念なことである。

　本題にもどるが，④国内190-126試験は，外国人の用量反応試験（外国190-045試験）との bridging 試験として実施されたもので，原発性不眠症患者72例（成人）を対象とした PSG を用いた試験である。その結果は，①睡眠潜時について，1 mg，2 mg，3 mg とも placebo 群に対して有意に短縮し，用量反応性がみられた，②中途覚醒時間および回数は 2 mg，3 mg で有意な改善を認め，③睡眠効率は 1 mg，2 mg，3 mg で有意な増加を，④客観的総睡眠時間は，1 mg，2 mg，3 mg で有意の延長を認めている。味覚異常については，placebo 群1例，eszopiclone 1 mg 群4例（5.7％），2 mg 6例（8.7％），3mg 11例（16.2％）で，参照薬の zolpidem 群は1例であった。

　以上の優れた試験成績は外国190-045試験との bridging に成功したと評価されて，わが国での承認の原動力となった。

　最後に紹介する⑤国内190-150試験は，慢性不眠症患者325名を対象とする24週にわたる長期投与試験で，安全性を主要評価項目とし，有効性も検討している。325名のうち，成人161例（うち精神疾患を伴う患者80例），高齢者164例（うち

表5 Eszopicloneの臨床データパッケージ（ルネスタ®・インタビューフォームより引用）

	外国試験 （外国人データ）		国内試験 （日本人データ）
臨床薬理	日本人を含む反復投与薬物動態試験 （外国190-003試験）		
	外国190-001試験等：16試験		日本人高齢者での反復投与薬物動態試験 （国内190-101試験）
			生物学的同等性及び食事の影響試験 （国内190-102試験）
用量反応性	外国人での用量反応試験 （外国190-045試験）	ブリッジング ↔	日本人での用量反応試験 （国内190-126試験）
有効性・安全性	プラセボ対照比較試験 （外国190-046試験）	外挿 →	
	終夜睡眠ポリグラフ検査（PSG）を伴う高齢者プラセボ対照比較試験 （外国190-047試験）		
	高齢者プラセボ対照比較試験 （外国190-048試験）		
	6ヵ月間のプラセボ対照比較及び6ヵ月間のオープン試験 （外国190-049試験）		
	6ヵ月間のプラセボ対照比較試験 （外国190-050試験）		
	大うつ病による不眠症のプラセボ対照比較試験 （外国190-052試験）		
	更年期又は閉経期による不眠症のプラセボ対照比較試験 （外国190-054試験）		
	関節リウマチによる不眠症のプラセボ対照比較試験 （外国190-055試験）		
	不眠症を対象としたその他の試験：3試験 （外国190-062試験，外国190-902試験，外国190-904試験）		
			長期投与試験 （国内190-150試験）
その他	外国190-024試験等：8試験		

（太枠で囲んだ試験が評価資料）

精神疾患を伴う患者81例）で eszopicloneの投与量は成人に2mgまたは3mg，高齢者には1mgまたは2mgとしている。

安全性については，表6のように成人で味覚異常の出現率が50％を超えて高く，高齢者では約20〜30％近くに及んでいる。Zopicloneに比して翌朝の苦味が軽減されているかどうかは，直接比較ではないため不明であるが，S体のみになってい

表6 Eszopiclone 長期投与試験（国内190-150試験）における副作用発現例数（%）
（「ルネスタ®の特性」より引用）

eszopiclone 投与量	成人		高齢者	
	2 mg 群（n=84）	3 mg 群（n=77）	1 mg 群（n=81）	2 mg 群（n=83）
副作用発現例数（%）	42例（50.0%）	51例（66.2%）	32例（39.5%）	31例（37.3%）
味覚異常	36例（42.9%）	44例（57.1%）	15例（18.5%）	23例（27.7%）
傾眠	1例（1.2%）	6例（7.8%）	3例（3.7%）	2例（2.4%）
頭痛	0例（0.0%）	0例（0.0%）	3例（3.7%）	4例（4.8%）

るものの，発現頻度が低くなったとはいえない。Zopicloneの苦味の発現頻度を最も厳しくみた最も新しい臨床試験はzolpidemとzopicloneの比較試験[35]で，その際のzopicloneの苦味の頻度はzolpidemの軽度6例/211例に対して，zopicloneでは軽度63例，中等度5例，高度1例の計69例/225例（30.7%）となっている。長期投与試験と2週間の短期試験でもあり，主要評価項目の違いもあって，この数値のみで論じるべきでないと思われるが，用量が1/2以下になったとはいえ苦味が少なくなった，あるいは軽くなったとはいえない。

なお，有効性は，ピッツバーグ睡眠質問表を用いた評価では，どの群でも入眠潜時は短縮しており，また，睡眠日誌を用いた評価で，中途覚醒，総睡眠時間，中途覚醒の回数，睡眠の質，睡眠の深さ，QOL評価などいずれも優れた成績を示している。

以上の成績をもって，わが国では2011年11月7日に承認が降りている。Zopicloneのない米国ではeszopicloneの評価は高い。米国人では苦味もあまり大きな問題となっていない。処方頻度はzolpidemに遠く及ばないものの将来性は十分と考える。Zopicloneとeszopicloneの両方が承認された唯一の主要国であるわが国でどのように発展していくか，注目をして見守りたい。

ところで，大日本住友製薬は米国での第二世代抗精神病薬のlurasidone（perospironeのsuccessorでLatuda®として発売，わが国では第Ⅲ相試験中）を中心とする向精神薬の開発・販売の拠点としてSepracor社を買収して傘下に収め，Sunovion社と改名した。こうして，エーザイは大日本住友製薬傘下のSunovion社の薬を日本で販売するという皮肉な構図が出来上がったのである。

Ⅵ．Suriclone の開発の頓挫

Cyclopyrrolone familyとしてzolpidemとともに合成されたsuriclone（31,264R.P.）の話をしておかなければならない。薬理学的プロフィールはBZに類似しているが，抗けいれん作用，麻酔増強作用，筋弛緩作用は比較的弱いことから，BZと比べて有害事象の少ない抗不安薬との期待があった[6,7]。SurricloneはBZと同じ作用機序を有するのか，あるいはGABAによる調整機構の影響を受けない一群の受容体や特異的機構と相互作用を有しているのか，興味が持たれていた。1983年5月に筆者らはRhône-Poulenc社から依頼された第Ⅰ相試験を実施し[23]，その後，少し時を置いて，第Ⅱ相，第Ⅲ相へと試験を進めた。

もともと，suricloneはzopicloneと異なり，力価が強く，作用時間も長いという特徴を有し，第Ⅰ相試験ではdiazepamとの単盲検比較試験で1対10という比率のもとに実施されている。この比率では，suricloneはなお強すぎたのか，diazepamとの違いを種々の精神運動機能に及ぼす影響に差を出すことができなかった。第Ⅰ相試験の成績から，1日0.4～0.8mgを推奨用量と想定した。

Suricloneの抗不安薬としての開発は国の内外で進められたが，BZとの差が出せず，わが国では第Ⅲ相試験まで進んで中止となった。この間の詳細は記録が残っていない。ZopicloneはBZと一味異なる睡眠薬となりえたが，suricloneはBZを越えられなかったのである。

Ⅶ. おわりに

BZ系睡眠薬が1966年のnitrazepamの導入以来，最も優れた睡眠薬として今日まで不眠症患者のQOLを高めるために孤軍奮闘してきている。BZ系睡眠薬の持つ欠点を少しでも克服すべく，非BZ系睡眠薬の開発の機運を一気に高めたのは，かのRhône-Poulenc社であり，cyclopyrrolone系のzopicloneを開発し，少なくともstage 3 + 4の深睡眠を増加させ，反跳性不眠症の少ないことが打ち出せた。しかし，翌朝，苦味を伴うzopiclone本体が口内に残るという独特の性状のために，その出現度が比較的低い高齢者に多く用いられ，若年者に使いにくい面がある。しかし，これはこれで十分な有用性を発揮してきた。不眠研究会をも誕生させ，今日まで，わが国の不眠研究を進展させる一翼を荷ってきている。

2011年zopicloneのS体のみを取り出したeszopicloneがSepracor社の発案のもとにエーザイが開発を担当し，承認された。Zopicloneとeszopicloneが併存するわが国でどのような展開がみられるか楽しみである。

文　献

1） Agnoli, A., Manna, V., Martucci, N. : Double-blind study on the hypnotic and antianxiety effects of zopiclone compared with nitrazepam in the treatment of insomnia. Int. J. Clin. Pharmacol. Res., 9 : 277-281, 1989.
2） Allain, H., Delahaye, C., Le Coz, F. et al. : Post-marketing surveillance of zopiclone in insomnia : analysis of 20,513 cases. Sleep, 14 : 408-413, 1991.
3） Anderson, A.A. : Zopiclone and nitrazepam: a multicenter placebo controlled comparative study of efficacy and tolerance in insomniac patients in general practice. Sleep, 10（Suppl.1）: 54-62, 1987.
4） Blanchard, J.C., Boireau, A., Garret, C. et al. : In vitro and in vivo inhibition by zopiclone of benzodiazepine binding to rodent brain receptors. Life Sci., 24 : 2417-2420, 1979.
5） Blanchard, J.C., Boireau, A., Julou, L. et al. : Brain receptor and zopiclone. Int. Pharmacology, 27 : 59-69, 1983.
6） Blanchard, J.C., Julou, L. : Suriclone: a new cyclopyrrolone derivative recognizing receptors labeled by benzodiazepines in rat hippocampus and cerebellum. J. Neurochem., 40 : 601-607, 1983.
7） Blanchard, J.C., Zundel, J.L., Julou, L. : Differences between cyclopyrrolones（suriclone and zopiclone）and benzodiazepine binding to rat hippocampus photolabeled membranes. Biochem. Pharmacol., 32 : 3651-3653, 1983.
8） Bosmann, H.B., Case, K.R., DiStefano, P. : Diazepam receptor characterization : specific binding of a benzodiazepine to macromolecules in various areas of rat brain. FEBS Lett., 82 : 368-372, 1977.
9） Braestrup, C., Albrechtsen, A., Squires, R.F. : High densities of benzodiazepine receptors in human cortical areas. Nature, 269 : 702-704, 1977.
10） Dündar, Y., Dodd, S., Strobl, J. et al. : Comparative efficacy of newer hypnotic drugs for the short-term management of insomnia : a systemic review and meta-analysis. Hum. Psychopharmacol., 19 : 305-322, 2004.
11） 藤井省三：ヒトの夜間睡眠に対する各種向精神薬および睡眠薬の影響．精神経誌，75：545-573, 1973.
12） Itil, T.M., Saletu, B. and Akpinar, S. : Classification of psychotropic drugs based on digital computer sleep prints. Psychotropic drugs and the human EEG, Mod. Probl. Pharmacopsychiat.（ed. by Itil, T.M.）, pp. 193-215, S. Karger, Basel, 8, 1974.
13） Julou, L., Bardone, M.C. Blanchard, J.C. et al. : Pharmacological, studies of zopiclone. Pharmacology, 27 : 46-58, 1983.
14） 加藤昌明，梶村尚史，関本正規 他：精神分裂病者の精神症状と睡眠中のδ帯域波の関係―ベンゾジアゼピン系睡眠薬とzopicloneの比較検討．精神薬療研究年報，25：52-59, 1994.
15） 菅野 道，渡辺洋文，渕野和子 他：健康成人の夜間睡眠に及ぼすZopicloneとNitrazepamの影響についてのポリグラフィ的研究．帝京医学雑誌，6：311-320, 1983.
16） Klimm, H.D., Dreyfus, J.F., Delmotte, M. : Zopiclone versus nitrazepam ― a double-blind comparative-study of efficacy and tolerance in elder-

ly patients with chronic insomnia. Sleep, 10 : 73-78, 1987.
17) 小林亮三, 伊藤耕三, 平林良登 他：各種不眠症にたいする Zopiclone (27,267 R. P.) の臨床評価—Flurazepam を対照薬とした多施設二重盲検試験. 臨床評価, 13 : 19-51, 1985.
18) 宮内利郎, 山田芳輝, 遠藤けい子 他：分裂病患者の睡眠脳波に及ぼす Minor tranquilizer の影響—第1報 nitrazepam と zopiclone の比較. 精神薬療研究年報, 16 : 290-301, 1985.
19) Möhler, H., Okada, T. : Benzodiazepine receptor : demonstration in the central nervous system. Science, 198 : 849-851, 1977.
20) 百瀬 隆, 伊東和人, 与五沢利夫 他：新睡眠薬 Zopiclone の術前夜睡眠に対する臨床使用経験—二重盲検法による nitrazepam, placebo との比較. 診療と新薬, 20 : 2347-2357, 1983.
21) 森 温理, 井上令一, 金子嗣郎 他：二重盲検法による zopiclone と nitrazepam の不眠症に対する薬効比較. 精神医学, 27 : 561-572, 1985.
22) 村崎光邦, 三浦貞則, 稲見允昭 他：精神科領域の睡眠障害に対する temazepam の臨床評価. 臨床評価, 15 : 371-379, 1987.
23) 村崎光邦, 岡本呉賦, 石井善輝 他：Suriclone の第Ⅰ相試験. 薬理と治療, 15 : 2045-2110, 1987.
24) 村崎光邦：睡眠薬. 不眠症と睡眠障害—睡眠障害の病態と治療の最前線（下）（菱川泰夫, 村崎光邦 編), pp. 374-413, 診療新社, 大阪, 1999.
25) Ngen, C.C., Hassan, R. : A double-blind placebo-controlled trial of zopiclone 7.5 mg and temazepam 20 mg in insomnia. Int. Clin. Psychopharmacol., 5 : 165-171, 1990.
26) 大熊輝雄：Zopiclone. 臨床精神薬理, 2 : 915-920, 1999.
27) Oswald, I. and Priest, R.G. : Five weeks to escape the sleeping-pill habit. Br. Med. J., 2 : 1093-1095, 1965.
28) 大友英一：内科領域の睡眠障害に対する Zopiclone の有用性—nitrazepam を対照薬とした二重盲検法による評価. 老年医学, 23 : 971-992, 1985.
29) 大友英一：老年者不眠に対する Zopiclone の臨床効果—Nitrazepam を対照とした二重盲検法による調査. Geriat. Med., 23 : 399-419, 1985.
30) 大友英一：内科領域の睡眠障害に対する zopiclone の有用性. 薬理と治療, 13 : 219-238, 1985.
31) Pull, C.B., Dreyfus, J.F., Brun, J.P. : Comparison of nitrazepam and zopiclone in psychiatric patients. Pharmacology, 27 : 205-209, 1983.
32) 新 弘一, 勝沼英宇, 樫村正樹：ゾピクロンの蛋白結合率について. 第四回不眠研究会報告集, 99-101, 1988.
33) Stip, E., Furlan, M., Lussier, I. et al. : Double-blind, placebo-controlled study comparing effects of zopiclone and temazepam on cognitive functioning of insomniacs. Hum. Psychopharmacol. Clin. Exp., 14 : 253-261, 1999.
34) Tamminen, T., Hansen, P.P. : Chronic administration of zopiclone and nitrazepam in the treatment of insomnia. Sleep, 10 : 63-72, 1987.
35) 筒井末春, 奥瀬 哲, 本郷道夫 他：内科・心療内科領域の慢性不眠症に対する短時間作用型睡眠薬ゾルピデムの臨床的検討—ゾピクロンを対照薬とした二重盲検群間比較試験. 臨床医薬, 16 : 649-669, 2000.
36) 植木昭和, 渡辺繁紀, 山本経之 他：Cyclopyrrolone 誘導体 Zopiclone の行動薬理学的・脳波学的研究. 福岡医学雑誌, 74 : 550-567, 1983.
37) Van der Kleijn, E. : Effects of zopiclone and temazepam on sleep, behaviour and mood during the day. Eur. J. Clin. Pharmacol., 36 : 247-251, 1989.
38) Wheatley, D. : Zopiclone : a non-benzodiazepine hypnotic : controlled comparison to temazepam in insomnia. Br. J. Psychiatry, 146 : 312-314, 1985.
39) Zbinden, G., Randall, L.O. : Pharmacology of benzodiazepines : laboratory and clinical correlations. In : Advances in Pharmacology, vol 5 (ed. by Garattini, S., Shore, P. A), pp. 213-291, Academic Press, New York, 1967.

§16

非 benzodiazepine 系睡眠薬の開発物語

——その2　Zolpidem の開発の経緯とその後の展開——

I. はじめに

前回述べた Rôhne-Poulenc 社が benzodiazepine（BZ）受容体に高い親和性を有する cyclopyrrolone の合成に成功して以来，1980年代初頭には，非 BZ 系薬物の研究が盛んとなり，例えば，carboline, triazolopyridazine, pyradino pyrrolone, pyrazoloquinolinone など多くの薬物が BZ 受容体に親和性を示して，それぞれ異なる生物学的反応を引き起こすことが知られてきていた[18]。

フランスの Synthélabo 社（現 Sanofi-Aventis 社）でもこの方面での研究を進め，GABA-BZ 受容体複合体に反応する imidazole 環を有する新しい化学構造モデルを見つけ出した（図1）[4]。これに基づいて種々の化合物を探していく中で，imidazopyridine を prototype とする非 BZ 系薬物の研究を1979年から開始し，そこから zolpidem と alpidem という2つの有力候補化合物の合成に成功した（図2）。1980年のことである。当時は，すでに BZ 受容体には3つのサブタイプのあることが判っており，それぞれ BZ_1 受容体，BZ_2 受容体，BZ_3 受容体と呼ばれて脳内および末梢への分布部位が異なるとされていた[19]。そして，zolpidem は BZ_1 受容体への高い選択性が証明されていた[5]。

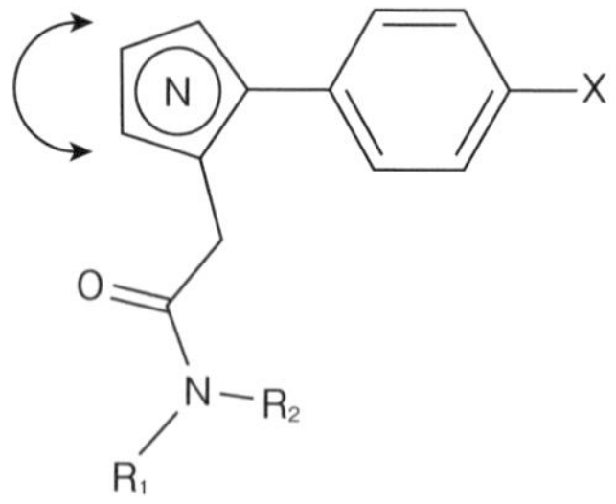

図1　GABA-ベンゾジアゼピン受容体複合体と反応する新しい化学構造のモデル（George と白川，2001[4]）

II. Zolpidem と ω_1 受容体選択性

こうして，BZ 受容体に親和性を示す化合物は BZ のみでなく，数多く存在することから，BZ 受容体という名称は不適切であるとして，Synthélabo 社の Langer と Arbilla は ω 受容体なる名称を提唱した。それぞれのサブタイプを ω_1, ω_2, ω_3 と呼ぶことが一般的となっている。なお，ω_1 受容体は小脳，嗅球，淡蒼球，大脳皮質第四層等に多く，一方，ω_2 受容体は脊髄や海馬，線条体に多く，ω_3 受容体は末梢の臓器に多いとされている。いくつかの薬物のそれぞれサブタイプへの結合親和性をみた表1と2では，zolpidem は ω_1 選択性が高く，alpidem は ω_1 と ω_3 への選

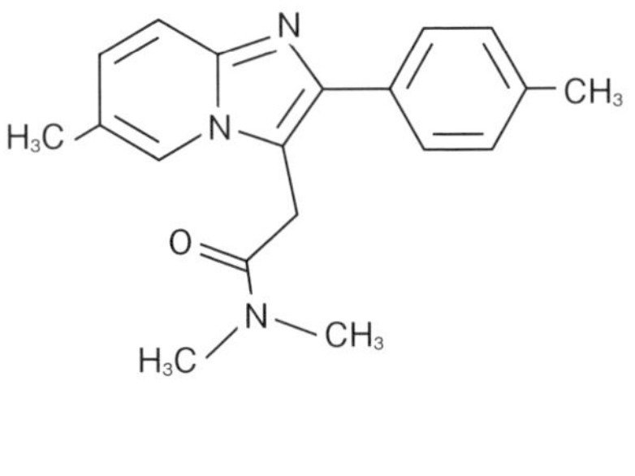

§16 非benzodiazepine系睡眠薬の開発物語　191

zolpidem 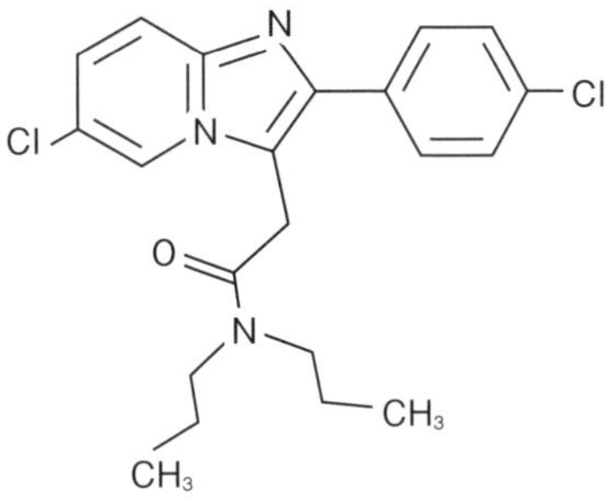　　　　　　　　　　　　alpidem

図2　Imidazopyridines の化学構造

表1　³H-benzodiazepine の中枢性および末梢性の認識部位への結合に対する非 benzodiazepine リガンドおよび flunitrazepam による抑制（Langer と Arbilla, 1988[18]）

	Ki (nM)		IC$_{50}$ (nM)
	³H-Diaz Cerebellum	³H-Diaz Spinal Cord	³H-Ro 5-4864 Kidney
Zolpidem	26	180	1,900
Alpidem	7	303	2
CL 218872	390	1500	>10,000
Flunitrazepam	2.5	1.4	430
PK 11195	N.T.	N.T.	10.0

表2　Benzodiazepine 受容体の新しい名称への提案（Langer と Arbilla, 1988[19]）

受容体の名称		選択的リガンド	
現在	提案	作動薬あるいは逆作動薬	拮抗薬
Central BZ$_1$	ω_1	Zolpidem [imidazopyridine] CL 218872 [triazolopyridazine] β-CCE [β-carboline]	CGS 8216 [pyrazoloquinolinone]
Central BZ$_2$	ω_2	(−)*	(−)*
Peripheral BZ$_p$	ω_3	Ro 5-4864 [benzodiazepine]	PK 11195 [isoquinoline-carboxamide]

(−)*：選択的リガンドが見つかっていない。

択性が高く，triazolopyridazine の CL 218872（zaleplon CL 284,846 の前身か）も ω_1 選択性が高いのに対して，BZ の flunitrazepam は ω_1 と ω_2 に高い親和性を示す。

Isoquinoline-carboxamide の PK 11195 は ω_3 への選択性は極めて強いがその生理的機能は不明で

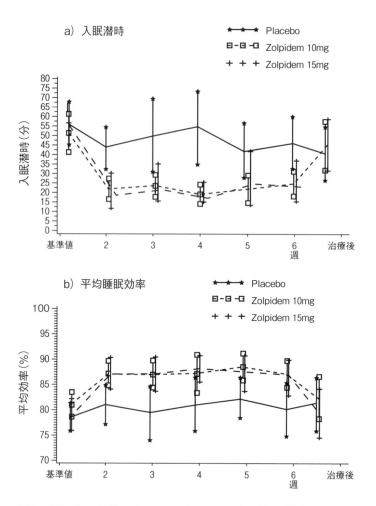

図3 慢性不眠症に対する zolpidem と placebo との比較試験（Scharf ら，1994[26])

ある。

　ω_3 にも強い選択性を有する alpidem は抗不安薬としての開発が考慮されたことがあり，ω_3 の役割を知る上でも期待されたが，沙汰やみとなり残念であった。

　後年，大日本製薬（現大日本住友製薬）で選択的にミトコンドリアの ω_3 受容体に作動作用を示す AC-5216が抗不安薬として開発され[13-15]，海外では Novartis 社が，わが国では大日本住友製薬が臨床試験に入ったが，肝障害の出現のため中止された経緯があり，返す返すも残念なことであった。

Ⅲ．Zolpidem の睡眠薬としての開発

　Synthélabo 社が目指した，速い作用時間，短い持続時間，GABA$_A$ 受容体サブタイプへの選択性，不活性代謝物などの特性を有する睡眠薬として zolpidem は格好の存在となり[2,3]，臨床試験の場へ乗り出していったのである。

1．海外での臨床試験

　Zolpidem の臨床試験は1982年フランスで始まった。ここでは2つの報告例をあげるにとどめる。

表3 Zolpidemとtriazolamの比較試験における14日間の治療期の睡眠データ（中央値で表現。RosenbergとAhlstrøm, 1994[24]）

	Zolpidem 群 n＝71	Triazolam 群 n＝68	統計学検討
全睡眠時間	6.9（4.8-9.1）	7.1（5.0-8.4）	NS
覚醒回数	1（0-4）	1（0-5）	NS
眠りの質 （VAS 不良－良）	69（15-98）	69（18-98）	NS
朝の気分 （VAS 疲労－休息）	64（8-94）	56（9-98）	NS
日中の覚醒度 （VAS ぼんやり－はっきり）	65（6-92）	63（26-92）	NS
主観的日中の気分 （VAS 疲労－新鮮）	64（6-93）	60（9-93）	NS

Scharfら[26]は，慢性不眠症患者を対象にzolpidem 10mg群，15mg群とplacebo群との比較をPSG（polysomnograph）で測定している。入眠潜時，睡眠効率とも35夜を通じて10mg群，15mg群ともplaceboより有意に改善させ，効果は持続している（図3）。睡眠段階3＋4は変わりなく，15mg群で3，4週時にREM睡眠の減少を認めているが，両群とも35日間の服薬後に反跳性不眠を認めず，精神運動機能への影響もないとし，有害事象もplaceboと差がなかったことから，10mgが至適用量としている。

もう1つは一般臨床医（general practioners）40名が参加した14日間のtriazolam（0.25mg）とzolpidem（10mg）の比較試験で[24]，178名の不眠症患者を対象としている。主要評価項目は表3にある通りで，全項目で有意差はなかったが，朝の気分と日中の気分はともにzolpidemの方が数値が高い。なお，副作用に差を認めていない。

不思議なことに，フランスで汎用されていた同じ非BZ系睡眠薬のzopicloneとの比較試験は見当らない。1987年6月フランスで承認され，米国へ渡って1992年に承認されている。いわゆるtriazolam bushingの翌年のことであり，zopicloneの入っていない米国ではtriazolamに代ってzolpidemが大ブレークを見せてそれが今日まで続いている。

2．問題を抱えた2つの国内試験
1）順調に進んだ初期の臨床試験
わが国では藤沢薬品工業（現アステラス製薬）がzolpidemの開発を実施した。

精神科領域での前期第Ⅱ相試験で[11]，精神疾患を伴わず常時睡眠薬を必要とする慢性不眠症患者を対象とする試験に筆者も参加したが，医師評価による全般改善度にて「中等度改善」以上の改善率は1日5mg投与時40.0％，7.5mg投与時47.3％，10mg投与時73.7％とほぼ用量依存的な臨床効果が得られ，「入眠障害を主とする」症例では10mg投与時83.3％という高い改善率が得られた。

さらに，工藤ら[17]によるplacebo対照試験でも，睡眠症状全般改善度で，5mg, 10mg, 15mgはいずれもplaceboより有意の改善を示し，10mg投与時の成績が60.0％と最も高かった。そして，同じグループによるzolpidem 10mg対nitrazepam 5mgの二重盲検比較試験でも，睡眠症状全般改善度は「中等度改善」以上で65.5％対52.2％となり（表4）[16]，U検定でzolpidemはnitrazepamに優れる成績を示した。また，安全性に差はなく，有用度は「有用」以上で62.5％対43.3％となり，有意差を示した（表4）。

ここまでは万全の滑り出しであった。ところがである。次に紹介する2本の臨床試験の成績に藤沢薬品工業は頭を抱えることになった。

表4 Zolpidemとnitrazepamの二重盲検比較試験における最終評価（工藤ら，1993[16]より合成）

睡眠症状全般改善度〔有効性採用例〕

薬剤群	著明改善	中等度改善	軽度改善	不変	悪化	計	改善率の差の95％信頼区間	検定 改善率[a]	検定 順位和[b]
Zolpidem	17 (26.6)	25 (65.6)	14	7	1	64	−4.8〜31.6 [−2.2〜28.9]	N.S. (Po＝0.168)	Z＞N* (Po＝0.050)
Nitrazepam	10 (14.9)	25 (52.2)	17	14	1	67			

改善率：(「著明改善」＋「中等度改善」)/症例数　　a)：2×2分割表 χ^2 検定　　（ ）：累積％
*：p＜0.05　　b)：Mann-WhitneyのU検定　　〔 〕内は90％信頼区間

有用度〔有用性採用例〕

薬剤群	きわめて有用	有用	やや有用	有用とは思われない	好ましくない	計	有用率の差の95％信頼区間	検定 有用率[a]	検定 順位和[b]
Zolpidem	15 (23.4)	25 (62.5)	15	8	1	64	0.9〜37.5 [3.6〜34.8]	Z＞N* (Po＝0.043)	Z＞N* (Po＝0.037)
Nitrazepam	10 (14.9)	19 (43.3)	23	14	1	67			

有用率：(「きわめて有用」＋「有用」)/症例数　　a)：2×2分割表 χ^2 検定　　（ ）：累積％
*：p＜0.05　　b)：Mann-WhitneyのU検定　　〔 〕内は90％信頼区間

表5 統合失調症，躁うつ病に伴う不眠を対象としたzolpidemとnitrazepamの二重盲検比較試験（風祭ら，1993[10]）

薬剤群	著明改善	中等度改善	軽度改善	不変	悪化	計	改善率の差の95％信頼区間	検定 改善率[a]	検定 U検定[b]
Z群	15 (20.5)	28 (58.9)	21	7	2	73	−16.5〜18.1 [−13.9〜15.5]	N.S. (Po＝0.945)	N.S. (Po＝0.603)
N群	12 (16.2)	31 (58.1)	19	9	3	74			

a) 改善率：「中等度改善」以上の率，2×2分割表 χ^2 検定．b) Mann-WhitneyのU検定　　（ ）：累積％
Z群：Zolpidem群，N群：Nitrazepam群　　〔 〕は90％信頼区間

2) 統合失調症，躁うつ病に伴う不眠に対するnitrazepam対照の二重盲検比較試験

全国33施設に統合失調症あるいは躁うつ病で通院または入院中で，常時睡眠薬の投与を必要とする不眠症患者162名を対象とするzolpidem 10mg対nitrazepam 5mgの比較試験で，筆者もこれに参加した[10]．

当時の「睡眠薬の臨床評価方法に関するガイドライン」[20]によると，第Ⅲ相試験での統合失調症および躁うつ病に対する検討は別個の試験計画で実施することが望ましいと規定されていた．そこで，予備検討試験[12]を実施したのち，用量検索オープン試験を行い，zolpidemの全般改善度判定から10mg投与時の69.4％（34例/49例）を充分な改善率と認め，zolpidem 10mg対nitrazepam 5mgの比較試験に臨んだのである．

本試験の有効性および有用性採用例は147例で，その最終評価は表5に示す通りである．睡眠症状全般改善度で，「中等度改善」以上は58.9％対58.1％とわずかにzolpidem群が数値で優れ，有用度では「有用」以上が58.9％対54.1％となっている．

詳細な層別解析で，超短時間型のzolpidemと中間型のnitrazepamの特徴が明らかにされ，両

剤とも優れた効果を示していると考えられた．とところが，本試験の主要評価項目である同等性の検討で，全般改善度の改善率の差の90％信頼区間は－13.9～15.5％であり，臨床的に許容できる差（△）を仮に10％とすると，睡眠症状全般改善度では統計学的に同等性を証明し得なかった．有用度では同等性が検証されたが，全般改善度の同等性が検証できなかったことが本試験のすべてであった．いつも臨床医にとって納得しがたく出て来る統計学のマジックなのである．いずれにしても大きな誤算となった．

　3）難敵 triazolam に挑んだ zolpidem

　1991年7月から1992年3月までの短期間のうちに筒井を総括医師とする内科・心療内科領域での不眠症を対象とする triazolam との二重盲検比較試験が行われた[28]．筒井らは前期第Ⅱ相試験で，5 mg/日 69.2％，10 mg/日 77.8％，15 mg/日 80.6％と極めて高い改善率を上げており，至適用量は1日10 mg としていた[29]．

　時あたかも海外では，Kales の反跳性不眠[7, 21]と早朝不眠[8]，Adam と Oswald の日中不安[1]といった新しい概念のもとに triazolam への総攻撃をかけていた最中であった（この詳細は別の総説[22]に詳しい）．当時わが国で最も処方頻度が高く，評判も上々の BZ 系超短時間型睡眠薬として，triazolam を対照薬に選んだ当時の藤沢薬品工業は称賛に値する．無敵の triazolam に敢然と挑戦したのだから．本試験の結果は zolpidem の申請が一旦は却下されることになった主因であろうともである．もっとも，同じ非 BZ 系の zopiclone は1989年6月に発売されたばかりで，標準薬としての資格を備えていなかったこともあった．

　なお，つい最近筒井末春氏にお会いした際，当時の triazolam との比較試験について，少しも勝てる気がしなかったと述懐されていた．

　武田薬品工業が triazolo-benzodiazepine（triazolo BZ）の合成に成功した1969年から1970年にかけて，estazolam はもちろん，alprazolam も triazolam も合成されていた．当時，武田は米国 Upjohn 社（現 Pfizer 社）との紳士協定のもとに estazolam と alprazolam の開発には積極的であったが，triazolam の開発は避けた．適正目的・適正使用に徹する限りにおいて今もって最高の睡眠薬であると確信している筆者は，当時の武田の研究陣に確かめたところ，あまりにも高力価で何が起こるか判らないという怖さがあったからであると答えられた．米国 Upjohn 社は単独で日米両国で triazolam の開発に乗り出し，ともに1982年に承認されて，これまでにない最高の BZ 系睡眠薬として日の出の勢いであった．

　さて，話を筒井ら[28]の臨床試験の結果にもどそう．総合評価の表6にみるように，睡眠症状全般改善度，概括安全度，有用度のいずれも有意差こそつかなかったものの，数値において zolpidem は triazolam に大きく置かれた．効果，安全性とも triazolam が数値で優れて，とくに睡眠状態（p＝0.056），覚醒時身体の状態（p＝0.089）で triazolam が優れる傾向を示した．熟眠感が得られ，目覚めた時の体の調子も良いことが示唆された．唯一，注目されたのは，後観察期においての睡眠状態の悪化例が triazolam 群に多くなる傾向（p＝0.056）を示したことである．

　これについて，本試験では背景による層別解析が大切なことを教えてくれた（表7）．抗不安作用を有する BZ とそれを持たない imidazopyridine 系薬物の作用の差がはっきり出ている．神経症や心身症に伴う不眠症には triazolam の効果がさらに差を拡げるが，単なる不眠症では，鎮静・催眠作用に選択性を示す zolpidem の方の数値が高い点である．

　後のラットを用いた Rudolf ら[25]の ω_1 選択性を示す薬物と選択性を持たない薬物の成績（表8）がヒトにも適用されることが本試験で証明されたともいえよう．

　4）臨床薬理試験の成績

　筆者らは藤沢薬品工業の依頼により，これまで述べてきた臨床試験に平行して，1991年11月～1992年1月までの間に12名の健常男子成人を対象に表9のような検査にて，zolpidem のヒト記憶機能に及ぼす影響を zolpidem 10 mg と triazolam 0.25 mg，nitrazepam 5 mg を対照とした二重盲検比較試験で検討した[27]．北里大学東病院の臨床薬理試験部はこうした試験にうってつけの施設

表6 Zolpidem（Z群）とtriazolam（T群）の二重盲検比較試験における総合評価（筒井ら，1993[28]）

項目	カテゴリー	Z群	T群	率の差の95%信頼区間	検定 率[a]	順位和[b]
患者印象	とてもよく効いた	11 (17.5)	20 (29.4)	「かなり効いた」以上の率		N.S. (Po = 0.105)
	かなり効いた	29 (63.5)	30 (73.5)			
	少し効いた	15 (87.3)	10 (88.2)			
	効かなかった	6	6	−27.4〜7.3	N.S. (Po = 0.294)	
	判定不能	2	2			
	計	63	68			
睡眠症状全般改善度	著明改善	13 (20.6)	20 (29.4)	「中等度改善」以上の率		N.S. (Po = 0.156)
	中等度改善	27 (63.5)	31 (75.0)			
	軽度改善	15 (87.3)	8 (86.8)			
	不変	5	6	−28.8〜5.8 [−26.2〜3.2]	N.S. (Po = 0.215)	
	悪化	1	1			
	判定不能	2	2			
	計	63	68			
概括安全度	安全である	64 [88.9]	70 [94.6]	「安全である」の率		N.S. (Po = 0.219)
	ほぼ安全である	5 [6.9]	2 [2.7]			
	安全性に問題がある	2 [2.8]	1 [1.4]			
	安全ではない	1 [1.4]	1 [1.4]	−16.0〜4.6	N.S. (Po = 0.242)	
	計	72	74			
有用度	きわめて有用	11 (17.5)	20 (29.4)	「有用」以上の率		N.S. (Po = 0.101)
	有用	29 (63.5)	31 (75.0)			
	やや有用	12 (82.5)	8 (86.8)			
	有用とは思われない	7	6	−28.8〜5.8 [−26.2〜3.2]	N.S. (Po = 0.215)	
	好ましくない	2	2			
	判定不能	2	1			
	計	63	68			

a）：2×2分割表 χ^2 検定またはFisherの直接確率計算法，（ ）：累積%，[ ]：%，信頼区間の[ ]：90%信頼区間
b）：Mann-WhitneyのU検定

表7 原疾患別全般改善度層別解析（筒井ら，1993[28]）

原疾患		薬剤群	著明改善	中等度改善	軽度改善	不変	悪化	計	改善率[a]	順位和[b]
原疾患	心身症	Z	4 (26.7)	6 (66.7)	3 (86.7)	2	0	0	15	N.S. (Po = 0.699)	N.S. (Po = 0.181)
		T	8 (47.1)	5 (76.5)	2 (88.2)	1	0	1	17		
	不眠症	Z	4 (40.0)	3 (70.0)	3 (100)	0	0	0	10	N.S. (Po = 1.000)	N.S. (Po = 0.468)
		T	3 (25.0)	5 (66.7)	2 (83.3)	2	0	0	12		
	神経症	Z	5 (17.2)	13 (62.1)	5 (79.3)	3	1	2	29	N.S. (Po = 0.220)	N.S. (Po = 0.169)
		T	7 (26.9)	14 (80.8)	2 (88.5)	2	0	1	26		
	うつ状態	Z	0 (0.0)	5 (55.6)	4 (100)	0	0	0	9	N.S. (Po = 0.673)	N.S. (Po = 0.719)
		T	1 (8.3)	7 (66.7)	2 (83.3)	1	1	0	12		
	心因反応	Z	0	0	0	0	0	0	0	—	—
		T	1	0	0	0	0	0	1		

改善率：「中等度改善」以上の率，a）：2×2分割表 χ^2 検定またはFisherの直接確率計算法，（ ）：累積%
b）：Mann-WhitneyのU検定，Z：zolpidem群，T：triazolam群

表8 Benzodiazepine 臨床作用における GABA_A 受容体サブタイプの役割（Rudolph ら，1999[25]）

	$α_1$	$α_2, α_3, α_5$
鎮静作用	+	−
健忘	+	−
けいれん防止	+	+
抗不安作用	−	+
筋弛緩作用	−	+
運動障害	−	+
エタノール増強作用	−	+

BZ 系薬物は GABA_A 受容体を介した作用を通してさまざまな臨床効果をもたらすが，$ω_1$ 受容体は GABA_A 受容体の $α_1$ subunit に，$ω_2$ 受容体は $α_{2,3,5}$ subunit に関連しているといわれ，GABA_A 受容体の $α_1$ subunit と $α_{2,3,5}$ subunit の臨床効果の関連は上記の表のような説が Rudolph らによって提出されている。理論的には，$ω_1$ 受容体作動薬は催眠作用，抗けいれん作用，健忘作用を有し，抗不安作用，筋弛緩作用などを持たないということになる。

表9 臨床薬理試験における記憶機能検査（鈴木ら，1993[27]）

1．言語記憶テスト
　1）直後自由再生
　2）遅延自由再生
　3）遅延再認
2．視覚記銘検査
　Benton の視覚記銘検査
3．対連合学習-記憶テスト
　1）顔と名前の対連合学習
　2）名前再生テスト
　3）エピソード再生テスト
　4）Memory scanning test

であった。

結果のみを述べるが，①いずれの薬剤も逆向性健忘の徴候は認められなかった。② Zolpidem 10 mg の服薬後90分に行われた記銘力検査において記銘障害が生じたが，強度の鎮痛・催眠作用によるものと思われた。③ Zolpidem, triazolam, nitrazepam では就眠前（服薬30分後）に経験した出来事についての健忘が翌朝に認められた。④ 3 薬剤のすべての条件で短期記憶の検索過程における反応選択段階の障害が 1 時間40分後に認められ，そのうち nitrazepam, triazolam の 2 剤では翌朝にもその残遺効果が認められた。

以上の結果をまとめると，zolpidem は強力な鎮静・催眠作用によって直後の記憶学習機能を低下させたが，翌朝の残遺効果が比較的弱いのに対して，triazolam はその残遺効果が生じうる可能性を示唆したということである。なお，nitrazepam では服薬早朝の記憶・学習機能への影響は相対的に弱いが，翌日に残遺効果が生じている。

Ⅳ．当局への申請とその判断

以上に述べた主要な試験成績を含めたすべての資料をもって1993年 1 月，藤沢薬品工業は「不眠症」を効能・効果とした原薬輸入および製造承認を申請したのである。

その際の新医薬品第三調査会の判定は「提出された臨床試験成績をもって本剤の臨床的位置付けを明らかにし，臨床的に有用であるか否かの評価を行うことは困難である」との問題点が示され，ひとまず却下されたのである。さしもの zolpidem も先行する欧米のデータでは，BZ 系睡眠薬に取って代わろうかとの勢いを示していても，国内で統合失調症と躁うつ病に対して nitrazepam との同等性検証がならず，また，内科・心療内科領域で triazolam に退けられた成績では，その他の優れた臨床試験や臨床薬理試験，夜間の睡眠に及ぼす影響などで効果と安全性を担保しても，上記のような判断にならざるを得なかったのであろうか。藤沢薬品工業には予想外の判定であったのか，あるいはある程度予測していたことなのか。ここで zolpidem の開発は一時宙に浮いたかに見える。一時は諦めかけたとの噂がたった。

Ⅴ．新医薬品第三調査会から追加試験の提案とその後の対応

1．調査会からの提案

1993年 1 月の承認申請に対して問題点が示され，その後の調査会において「提出された資料よりみて，本剤の有用性が検証されたとは思えないので，追加試験によりそれを検証すること」との見解が示された。この最初の承認申請に対して問

題点が示され，その後の調査会から追加試験の提案がなされるまでの間に何年かの空白がある。これは当時の藤沢薬品工業の動向から筆者が判断したものであるが，最初の申請が暗礁に乗りあげ，その対策に苦慮する中で，いよいよ欧米でzolpidemが順調に処方率を伸ばし，米国ではAmbien®やStilnox®として睡眠薬の80〜90％という前代未聞のシェアを占めていく現状を目の前にして，当局も藤沢薬品工業もzolpidemをこのままにしてはならないとの機運が盛り上って来ていたのではないだろうか。この欧米でのzolpidemの活躍が閉塞した現状を打開する鍵となったと筆者は考えている。

なお，本剤の生れ故郷のフランスではzopicloneの勢力が強く，zolpidemは当時はいまだzopicloneを抜いていなかったといわれる。

2．企業側の対応

藤沢薬品工業は，再度精神疾患に伴う不眠症を対象としたnitrazepam 5 mgとの比較試験と，不眠症を対象としたzopiclone 7.5mgとの比較試験の2本の試験のプロトコールを用意して調査会へ提出した。前者は再挑戦であり，後者はtriazolamを避けて同じ非BZ系超短時間型のzopicloneに的を絞ったものである。

この2試験の提案に対して，調査会では①精神疾患に伴う不眠症についても短時間型睡眠薬との比較試験の実施が望ましい。ただし，効能を「不眠症（精神疾患に伴ったものを除く）」と変更するならば，追加試験の実施は不要である。②"不眠症"については，本来の特徴を明らかにするには，triazolamとの間の安全性の差を検討することが望ましいが，医療現場でtriazolamを長期投与することが避けられている現状で，長期投与で副作用の発現を待つ形の試験を組むことは現実的に困難であることから，提出されたzopicloneとの比較試験は次善の策として妥当である。ただし，zopicloneはtriazolamとの比較試験により安全性に優れることが立証されていない薬剤であるため，zopicloneと比較した場合の臨床的意義について別途明確にする必要がある，との判定を下した。

①については，統合失調症に伴う不眠に対してzopicloneの脳波学的検討を加えた論文が2編あり，筆者が2つとも学会発表時に聴いていた。日常の臨床で深睡眠（stage 3＋4）を増やす睡眠薬としてzopicloneが推奨されたこともあり，nitrazepamとの比較試験にかかわらず，zopicloneとの試験を実施してもよかったと思われるが，企業側は精神疾患に伴う不眠症への効能を諦め，この追加試験を実施しないことになった。このことが，後にzolpidemが睡眠薬として承認されたときに，統合失調症と躁うつ病に伴う不眠症を除くとはっきり規定されていながら，実際にzolpidemを処方して，都道府県によっては，査定されたり，査定されなかったりとの混乱を生む基になったのである。

②については，triazolam bushingの影響を受けて，「医療の現場でtriazolamを長期投与することが避けられている現状で」とあり，triazolamが必要以上に悪者視されていることに筆者としては大いに不満で納得しがたいが，先の試験でtriazolamに一蹴された愚をくり返すことはなく，次善の策としてzopicloneとの比較試験が内科・心療内科領域で実施されることになったのは良策であったと考える。なお，zopicloneと比較した臨床薬理試験は筆者らが，PSGを用いた脳波学的検討は帝京大学の菅野らが，それぞれ担当した。

3．Zopicloneとの比較試験

いよいよzopicloneとの比較試験が1996年11月から1998年2月の1年3ヵ月かけて実施された[30]。前回のtriazolamとの比較試験が1991年7月から1992年3月であったから，試験完了は7年遅れたことになる。この7年間の開発担当者のご苦労はいかばかりかと思う。

背水の陣を敷いたzolpidemのpivotal studyとなった試験を固唾を飲んで見守る中，95施設で1年3ヵ月近くを要したのち，成績が発表された。

最終評価での，睡眠症状全般改善度では（表10），「中等度改善」以上で67.9％対61.6％と有意差はなかったが，有効性採用例における薬剤群の改善率の差10％信頼区間は−1.7〜14.3％であり，同等性限界を10％とすると，下限は−10％

表10 Zolpidem（ZOL群）とzopiclone（ZPC群）の二重盲検比較試験における最終評価（筒井ら，2000[30]）

1．最終全般改善度

対象	薬剤群	著明改善	中等度改善	軽度改善	不変	悪化	計	改善率の差の90％信頼区間	検定 改善率[a]	検定 順位和[b]
有効性採用例	ZOL群	39 (18.7)	103 (67.9)	56	11	0	209	−1.7〜14.3 [−3.2〜15.8]	N.S. P=0.207	N.S. P=0.178
有効性採用例	ZPC群	36 (16.4)	99 (61.6)	68	14	2	219			
FAS	ZOL群	39 (18.1)	105 (66.7)	59	13	0	216	−1.8〜14.1 [−3.2〜15.5]	N.S. P=0.213	N.S. P=0.232
FAS	ZPC群	38 (16.7)	100 (60.5)	73	15	2	228			

改善率：「中等度改善」以上の率　　　　　　　　　　　　　　　　（ ）：累計％，[ ]：95％信頼区間
a）：2×2分割表 χ^2 検定，b）：Mann-Whitney の U 検定

2．概括安全度

対象	薬剤群	安全である	ほぼ安全である	安全性に問題がある	安全ではない	計	安全率の差の90％信頼区間	検定 安全率[a]	検定 順位和[b]
安全性採用例	ZOL群	140 (66.4)	55	11	5	211	7.6〜23.8 [6.1〜25.3]	** P=0.001	** P=0.001
安全性採用例	ZPC群	114 (50.7)	89	7	15	225			
FAS	ZOL群	145 (67.1)	55	11	5	216	8.2〜24.3 [6.8〜25.7]	** P=0.001	** P=0.001
FAS	ZPC群	116 (50.9)	90	7	15	228			

安全率：「安全である」の率　　　　　　　　　　　　　　　　　（ ）：累計％，[ ]：95％信頼区間
a）：2×2分割表 χ^2 検定，b）：Mann-Whitney の U 検定，＊＊：$P<0.01$

3．有用度

対象	薬剤群	極めて有用	有用	やや有用	有用とは思わない	好ましくない	計	有用率の差の90％信頼区間	検定 有用率[a]	検定 順位和[b]
有用性採用例	ZOL群	29 (14.1)	82 (54.1)	68	19	7	205	−4.6〜12.4 [−6.1〜13.9]	N.S. P=0.479	N.S. P=0.065
有用性採用例	ZPC群	21 (9.7)	88 (50.2)	59	35	14	217			
FAS	ZOL群	31 (14.4)	86 (54.2)	71	21	7	216	−3.6〜12.9 [−5.1〜14.3]	N.S. P=0.381	N.S. P=0.053
FAS	ZPC群	22 (9.6)	91 (49.6)	65	36	14	228			

有用率：「有用」以上の率　　　　　　　　　　　　　　　　　　（ ）：累計％，[ ]：95％信頼区間
a）：2×2分割表 χ^2 検定，b）：Mann-Whitney の U 検定

を上回っており，ここに念願のエンドポイントとなる同等性が検証されたのである．概括安全度では，鍵となる苦味の副作用がzolpidem群の6例に対してzopiclone群は69例ととびぬけた高値のために安全率で有意差（p＝0.001）がついた．苦味以外の副作用はほぼ同じ発現率であっただけに

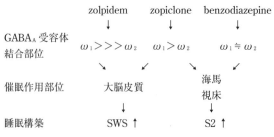

図4 睡眠薬間の睡眠構築への影響の違いについての機序
（Nakajimaら，2000[23]）
SWS：slow wave sleep，S2：stage 2

zopicloneにはつらく，逆にzolpidemの付け目でもあった。新しく公表された「臨床試験のための統計的原則」によれば，本試験の同等性検証は非劣性検証に該当すると考えられることから，参考として95％信頼区間も算出したところ，－3.2〜15.8％であり，非劣性も検証し得た。なお，有用度では，「有用」以上が54.1％対50.2％となり，順位和（Mann-WhitneyのU検定）ではp＝0.065と有意傾向を認めている。

以上の成績を，睡眠症状全般改善度のみでみても同定性が検証され，非劣性検証も成って，ここに藤沢薬品工業の長い長い労苦が報われ，勝利の美酒に酔ったのである。

なお，安全性におけるzopicloneとの差を出すために，苦味の有無については詳細に聴取するとともに，被験者の記録した睡眠日誌などすべての資料を利用したとされる。

4．臨床薬理試験

今回の追加の臨床試験に対応してzolpidemとの関連で筆者らは2本の臨床薬理試験（記憶機能と，日中の眠気度と精神運動機能）を実施した。

まず，記憶機能に対するzolpidemとzopicloneの比較では12名の健常男子成人を対象に言語再生テスト，通過再生テスト，Sternberg's memory scanning taskをplaceboとの二重盲検クロスオーバー法により実施し，両薬剤とも服薬早期の記銘力の低下ならびに記憶の保持に影響を及ぼす可能性は完全には否定できないものの，いずれもplaceboと比べて有意差はなく，zolpidemの翌朝への残遺効果は少ないと考えられた[6]。

また眠気度の他覚的指標であるmultiple sleep latency test（MSLT）を上記と同じ被験者で調べており，投与12時間後（翌朝8時）の入眠潜時がzolpidemに比べzopicloneで有意に短かったこと，および精神運動機能の指標であるタッピング検査で投与12.5時間後の平均タップ数がzolpidemに比べzopicloneに有意に少なかったことから，zolpidem 10mgはzopiclone 7.5mgに比べ翌朝の残遺効果が少ないと考えられた[31]。

5．Polysomnographによる終夜睡眠に及ぼす影響

菅野らは，夜間睡眠に及ぼす影響をみるために前後2回にわたって，健常成人男子被験者を対象に短期睡眠検査室試験を実施している[9, 23]。

1回目は，zolpidem 10mgとtriazolam 0.25mgの非盲検比較により実施し，triazolamはstage 2の有意な増加，stage REMの有意な減少をもたらし，離脱夜（投与中止後）のstage REMの反跳的増加，総睡眠時間および睡眠効率の減少を認めている。一方，zolpidemはstage 2，stage REMには影響せず，深睡眠のstage 3＋4を有意に増加させ，また，triazolamに認められた反跳的不眠や翌朝への持ち越し効果を認めず，BZ系睡眠薬に見られる特徴的なPSGの変化をきたさないことを証明した[9]。

2回目はpivotal studyとしてzolpidemとzopicloneの比較試験に平行して実施されたzopicloneとの単盲検比較試験である。Zopicloneはstage 3＋4を増加させたほか，stage 2の増加，stage REMの減少というBZ系睡眠薬に特徴的作用を示した。一方，zolpidemはstage 3＋4を増加させ

たほかは，他の睡眠パラメータには影響を及ぼさず zopiclone に比べ，睡眠段階に及ぼす影響がより少なく，より自然に近い睡眠をもたらすと考えられた[23]（図4）。

なお，菅野らは，入眠後150分ごとに3分割した前期に見られた徐波睡眠の増加と REM 睡眠の減少こそが，その極めて半減期の短い zolpidem の本質的作用であると考えている。

VI. Synthélabo Recherches 研究所の思い出

1998年に第21回 CINP が Glasgow で開催されての帰り，Paris 郊外にある Synthélabo Recherches 研究所へ招かれた。当時は筒井らの zopiclone との比較試験に成功して愁眉を開いていた時期で，終夜脳波の記録の山に埋もれて奮闘されていた帝京大学の菅野 道教授と中島 享先生（現杏林大学準教授），zolpidem の生理学的研究を一手に引き受けておられた久留米大学の田中政敏教授，それに臨床薬理試験を担当していた筆者の4人である。Glasgow から Birmingham を経由して Paris へ飛び，夜は Saint Louis 島にある歴史的に名高い Hotel du Jeu de Paume（18世紀の貴族の間で流行したテニスに似たゲーム「ジェ・ド・ポーム」が行われた競技場を改造した建物）に泊った。奇抜で由緒正しいホテルであったが，居住性は決して良くなかったと記憶している。一介の客が泊れるホテルでなかったことは確かである。セーヌ河の Pont de la Tournelle を渡って La Tour d'Argent で鴨料理を楽しんだが，量の多さには閉口した。

さて，Synthélabo Recherches 研究所では多くの新薬がものすごい勢いで合成され，スクリーニングにかけられている様子を見て仰天した。こうした勢いのもとに zolpidem を始め，多くの向精神薬が合成されたのだと納得したものである。当時はかの有名な Deragrange SESIF を吸収していたが，Synthélabo 社自身が筆者らの訪れた翌年の1999年 Sanofi 社に吸収されて Sanofi-Synthélabo 社となり，さらに2004年には Aventis 社を吸収して Sanofi-Aventis 社になっていくとはその時は夢想だにしなかった。研究所内を案内されていたとき，とある研究室の壁にきれいに彩色された BZ 受容体の大きな模式図を見つけ，1枚所望して持ち帰り，筆者の著作の中に引用したのであるが，どこに引用したのか思い出せていない。いただいたコピーの図もなくしてしまっている。どこからか出て来る気はしている。

ところで，この研究所で数多く合成された向精神薬は多くの臨床試験にかけられ，抗精神病薬や抗うつ薬あるいは睡眠薬の開発が活発に進められて，筆者も大いに期待をしていた。ところが，極めて残念なことに，どれ1つ成功しなかったのである。世界で1,2の規模を誇る Sanofi-Aventis 社は中枢神経領域から手を引くことになってしまったと聞く。Synthélabo 社の栄光今いずこなのである。大ドル箱として活躍した zolpidem も特許が切れたが，今なお処方頻度は睡眠薬の No.1 の地位は不動であり，IMS Institute の data では全薬品でも15位の処方頻度を誇っている。しかし，わが国でも2012年に特許が切れ，generic の会社が30数社に及ぶとなっては，Sanofi-Aventis 社も zolpidem から多くは望めず，§15で述べた「不眠研究会」の幕引きの大きな原因となっている。

VII. おわりに―日本における zolpidem の承認

わが国での多くの臨床試験や臨床薬理試験および PSG を用いた夜間睡眠に及ぼす試験を経て，ついに2000年9月22日に製造承認が降り，2000年12月13日より発売となった。1987年フランスで承認され，1992年米国で承認され，睡眠薬の世界征覇になった zolpidem もわが国ではこのような努力のもとにフランスの承認から13年，米国の承認から8年と遅れに遅れたのである。この間の事情を比較的詳細に述べてきたのであるが，世界に冠する zolpidem もわが国での効能・効果は不眠症（統合失調症および躁うつ病に伴う不眠症は除く）となっている。発売とともに睡眠薬界のトップに踊り出て，triazolam や brotizolam と鎬を削っているが，この zolpidem にしてこの苦労話があったのである。

文　献

1) Adam, K., Oswald, I. : Can a rapidly-eliminated hypnotic cause daytime anxiety? Pharmacopsychiatry, 22 : 115-119, 1989.
2) Arbilla, S. Allen, J., Wick, A. et al. : High affinity [³H] zolpidem binding in the rat brain : an imidazopyridine with agonist properties at central benzodiazepine receptors. Eur. J. Pharmacol., 130 : 257-263, 1986.
3) Depoortere, H., Zivkovic, B., Lloyd, K. G. et al. : Zolpidem, a novel nonbenzodiazepine hypnotics. I. Neuropharmacological and behavioral effects. J. Pharmacol. Exp. Ther., 237 : 649-658, 1986.
4) George, P.G., 白川清治 : Zolpidem ―開発の経緯と薬理プロフィール. 臨床精神薬理, 4（増）: 93-97, 2001.
5) Hadingham, K.L., Wingrove, P., Le Bourdelles, B. et al. : Cloning of cDNA sequences encoding human $\alpha 2$ and $\alpha 3$ γ-aminobutyric acid$_A$ receptor subunits and characterization of the benzodiazepine pharmacology of recombinant $\alpha 1$-, $\alpha 2$-, $\alpha 3$-, and $\alpha 5$-containing human γ-aminobutyric acid$_A$ receptors. Mol. Pharmacol., 43 : 970-975, 1993.
6) Isawa, S., Suzuki, M., Uchiumi, M. et al. : The effect of zolpidem and zopiclone on memory. Jpn. J. Neuropsychopharmacol., 20 : 61-69, 2000.
7) Kales, A., Soldatos, C.R., Bixler, E.O. et al. : Rebound insomnia and rebound anxiety : a review. Pharmacology, 26 : 121-137, 1983.
8) Kales, A., Soldatos, C.R., Bixler, E.O. et al. : Early morning insomnia with rapidly eliminated benzodiazepines. Science, 220 : 95-97, 1983.
9) 菅野　道, 渡辺洋文, 中込和幸 他 : 健康成人の夜間睡眠及び翌日の精神機能に及ぼす Zolpidem と Triazolam の影響― 1. 終夜睡眠ポリグラフィによる検討. 神経精神薬理, 15 : 589-602, 1993.
10) 風祭　元, 山下　格, 佐藤光源 他 : 精神分裂病, 躁うつ病に伴う不眠に対する Zolpidem の臨床評価―Nitrazepam を対照薬とした二重盲検比較試験. 臨床医薬, 9 : 107-136, 1993.
11) 風祭　元, 金野　滋, 山下　格 他 : 精神神経科領域における睡眠障害に対する zolpidem の臨床効果. 臨床医薬, 9（Suppl. 2）: 23-39, 1993.
12) 風祭　元, 菅野　道, 山下　格 他 : 精神神経科領域における不眠に対する zolpidem の臨床評価―精神分裂病, 躁うつ病に伴う不眠に対する至適用量の検討. 臨床医薬, 9（Suppl. 2）: 81-100, 1993.
13) Kita, A., Kohayakawa, H., Kinoshita, T. et al. : Antianxiety and antidepressant-like effects of AC-5216, a novel mitochondrial benzodiazepine receptor ligand. Br. J. Pharmacol., 142 : 1059-1072, 2004.
14) Kita, A., Furukawa, K. : Involvement of neurosteroids in the anxiolytic-like effects of AC-5216 in mice. Pharmacol. Biochem. Behav., 89 : 171-178, 2008.
15) Kita, A., Kinoshita, T., Kohayakawa, H. et al. : Lack of tolerance to anxiolysis and withdrawal symptoms in mice repeatedly treated with AC-5216, a selective TSPO ligand. Prog. Neuropsychopharmacol. Biol. Psychiatry, 33 : 1040-1045, 2009.
16) 工藤義雄, 川北幸男, 斎藤正己 他 : 不眠症に対するゾルピデムの有効性と安全性―ニトラゼパムを対照とする二重盲検比較試験. 臨床医薬, 9 : 79-105, 1993.
17) 工藤義雄, 川北幸男, 斎藤正己 他 : イミダゾピリジン系睡眠薬ゾルピデムの二重盲検用量検索試験. 臨床医薬, 9（Suppl. 2）: 57-79, 1993.
18) Langer, S.Z., Arbilla, S. : Imidazopyridines as a tool for the characterization of benzodiazepine receptors : a proposal for a pharmacological classification as omega receptor subtypes. Pharmacol. Biochem. Behav., 29 : 763-766, 1988.
19) Langer, S.Z., Arbilla, S., Scatton, B. et al. : Receptors involved in the mechanism of action of zolpidem. In : Imidazopyridines in Sleep Disorders (ed. by Sauvanet, J.P., Langer, S.Z., and Morselli, P.L.), pp.55-80, Raven Press, New York, 1988.
20) 三浦貞則, 大熊輝雄, 風祭　元 他 : 睡眠薬の臨床評価方法に関するガイドライン. 新薬臨床評価ガイドライン（日本公定書協会 編）, pp.162-178, 薬事日報社, 東京, 1991.
21) 村崎光邦 : 睡眠薬の反跳性不眠. 日獨医報, 37 : 31-43, 1992.
22) 村崎光邦 : 短時間作用型睡眠薬の動向―Triazolam story を通して. 精神医学レビュー, 4 : 80-92, 1992.
23) Nakajima, T., Sasaki, T., Nakagome, K. et al. : Comparison of effects of zolpidem and zopiclone on nocturnal sleep and sleep latency in the

morning : a cross-over study in healthy young volunteers. Life Sci., 67 : 81-90, 2000.
24) Rosenberg, J., Ahlstrøm, F. : Randomized, double blind trial of zolpidem 10mg versus triazolam 0.25mg for treatment of insomnia in general practice. Scand. J. Prim. Health Care, 2 : 88-92, 1994.
25) Rudolph, U., Crestani, F., Benke, D. et al. : Benzodiazepine actions mediated by specific γ-aminobutyric acid (A) receptor subtypes. Nature, 401 : 796-800, 1999.
26) Scharf, M.B., Roth, T., Vogel, G.W. et al. : A multicenter placebo-controlled study evaluating zolpidem in the treatment of chronic insomnia. J. Clin. Psychiatry, 55 : 192-199, 1994.
27) 鈴木牧彦, 内海光朝, 村崎光邦：Benzodiazepine 受容体作動性新規睡眠薬 zolpidem のヒト記憶機能に及ぼす影響— triazolam, nitrazepam を対照とした二重盲検比較試験. 神経精神薬理, 15：375-389, 1993.
28) 筒井末春, 桂 戴作, 河野友信 他：内科・心療内科領域における睡眠導入剤 Zolpidem の臨床的検討— Triazolam を対照薬とした二重盲検比較試験. 臨床医薬, 9：387-413, 1993.
29) 筒井末春, 坪井康次, 中野弘一 他：内科・心療内科領域における新しい睡眠薬 zolpidem の臨床評価. 臨床医薬, 9 (Suppl. 2)：101-120, 1993.
30) 筒井末春, 奥瀬 哲, 本郷道夫 他：内科・心療内科領域の慢性不眠症に対する短時間作用型睡眠薬ゾルピデムの臨床的検討—ゾピクロンを対照薬とした二重盲検群間比較試験. 臨床医薬, 16：649-669, 2000.
31) Uchiumi, M., Isawa, S., Suzuki, M. et al. : The effect of zolpidem and zopiclone on daytime sleepiness and psychomotor performance. Jpn. J. Neuropsychopharmacol., 20 : 123-130, 2000.

§17

非 benzodiazepine 系睡眠薬の開発物語

―― その3 わが国への導入が叶わなかった zaleplon と
わが国で誕生したものの治験まで至らなかった SX-3228 ――

I. はじめに

§15と16で2回にわたって非 benzodiazepine（BZ）系睡眠薬，zopiclone と世界初の非 BZ 系 ω_1 受容体作動薬の zolpidem の開発に関わる物語を少し詳しく書いてきた。本稿では，その締めくくりとして，世界で2番目の非 BZ 系 ω_1 受容体作動薬である zaleplon がわが国では途中で開発を断念した経緯と，3番目の非 BZ 系 ω_1 受容体作動薬でわが国初の創薬と期待されたが臨床試験の土俵を踏めなかった SX-3228 の開発物語を紹介する（図1）。

II. Pyrazolopyrimidine 系化合物の zaleplon

米国では Synthélabo 社（現 Sanofi-Aventis 社）から発売されて，1991年の triazolam bushing の後，圧倒的なシェアを誇った zolpidem に続く非 BZ 系 ω_1 受容体作動性の超短時間型睡眠薬を目指して，pyrazolopyrimidine 系の zaleplon（わが国での治験名 L-846）が米国 American Cyanamid Lederle 研究所で開発されて，1999年には上市されている（Sonata®）。

そして，Lederle 研究所で合成された期待度の高い新規睡眠薬として，わが国へ導入されることになった。

1. Zaleplon の薬理学的プロフィール

Zaleplon は非 BZ 系 ω_1 受容体に選択的な親和性を示すことが証明されており[2]，ω_1 受容体（小脳膜標品）における ³H-flunitrazepam の結合置換活性は ω_2 受容体（脊髄膜標品）におけるそれに比べて15倍高いことが示されている（表1）[15]。

2. Zaleplon の海外での臨床成績

1）薬物動態学的所見

ヒトでの薬物動態学的成績では，生物学的消失半減期は60分と極めて短い超短時間型の睡眠薬であることが明らかにされている[10]。

2）睡眠脳波による睡眠構築への影響

健常者を対象とした zaleplon 5 mg, 10mg および20mg では polysomnography（PSG）上，placebo 群とほとんど変わりがない。

なお，20mgでは，stage 1, stage 3 + 4, stage REM を減少させ，stage 2 を増大させるとの報告もある[3]。この変化は BZ 系睡眠薬の作用と同様といえる。Zaleplon は，半減期が60分と短いことから，菅野ら[13]が zolpidem の PSG への影響を全睡眠時間を450分としてこれを3分割し，最初の150分に影響が出てしまう可能性を報告しているが，zaleplon については，こうした細かい解析は検討

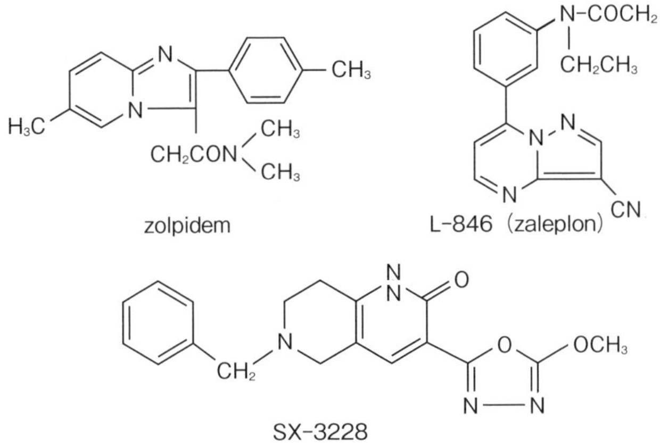

図1 非 benzodiazepine 系 ω_1 受容体作動性睡眠薬

表1 ラット小脳および脊髄膜標品への [³H] flunitrazepam 結合の阻害効果（野田ら，1998[15]，一部省略）

化合物	IC₅₀ (nM) 小脳	IC₅₀ (nM) 脊髄	IC₅₀ Ratio 脊髄/小脳
CL 284, 846	184.8	2779.4	15.0
Triazolam	8.4	14.1	1.7
Nitrazepam	56.8	61.1	1.1
Brotizolam	7.6	14.1	1.9
Zopiclone	117.7	244.8	2.1

していない。Zaleplon の方がさらに半減期が短く最初の入眠潜時の短縮に極立った作用を示すが，その後の睡眠の維持，中途覚醒への作用には不十分なことが予測される。

3）不眠症に対する臨床試験の成績

多くの試験が行われているが[4,5,22]，ここでは4週間にわたる zaleplon 5 mg, 10 mg, 20 mg の入眠潜時の効果を zolpidem 10 mg および placebo と比較した3つの二重盲検比較試験をプールしたデータの解析を示しておく（図2，図3）[6-8]。これをみても zaleplon がいかに優れた入眠作用を示すかが明らかである。

この図でみる限りでは，zaleplon の10 mg と20 mg は4週間にわたって入眠潜時を短縮している一方で，zolpidem の10 mg は最初の2週間でのみ有意な短縮となっている。睡眠の開始の障害（入眠障害）には極めて優れた成績を示している。10 mg が推奨用量で，場合によっては20 mg へ上げられるが5 mg では弱いといえる。

4）Zaleplon の睡眠障害への臨床的位置づけ

半減期が1時間という zaleplon の入眠効果への優れた作用は図2と図3にあるように確実であり，入眠障害にのみ悩む不眠症者には極めて満足すべき効果を与えることから，まず zaleplon の第一の特徴は入眠障害（睡眠の開始の障害）患者への第一選択薬ということになる。

5, 10, 20 mg/日でまず十分な効果を発揮する。
高齢者では5, 10 mg/日で十分であり，若年者で20 mg/日を必要とすることがある。

一方，睡眠の維持の障害，中途覚醒をも有する症例に対して，zaleplon は十分な効果を発揮しておらず，睡眠の質を向上させるとはいいがたい。

Dooley と Plosker の総説[4]では，10 mg/日では翌朝の残遺効果をもたらさないが，20 mg/日となると軽度な障害が出て来る可能性があり，zolpidem 10 mg, zopiclone 7.5 mg, flurazepam 30 mg, lorazepam 2 mg よりは障害は軽度であるとしている。

睡眠薬の中断時の反跳性不眠については，5～10 mg/日では12ヵ月での突然の中止でもみられないこと，20 mg/日では4週間の治療後の中止でもみられないことから zaleplon は反跳性不眠はきたさないとされる。

入眠障害に優れた効果を発揮する zaleplon も睡眠の維持や中途覚醒には効果が示せず，睡眠の質を高める点で問題がある。そこで，服薬後4時

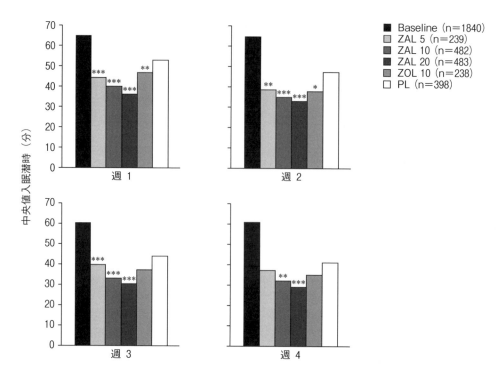

図2 Zaleplon（Zal）5，10，20mg/夜の入眠潜時（Elie, 1999[6,7]）
　一次性および二次性不眠症の1840名を対象としたzaleplon 5，10，20mg/夜，zolpidem（Zol）10mg/夜およびplaceboによる4週間の治療にみられた入眠潜時の中央値，3つの二重盲検比較試験をプールした結果。 $^*p \leq 0.05$, $^{**}p \leq 0.01$, $^{***}p < 0.001$ 対 placebo

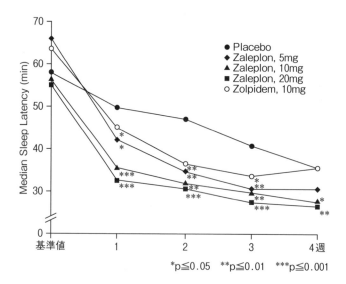

図3 慢性不眠症（成人外来患者）を対象としたzaleplonとzolpidemの二重盲検比較試験（Elieら，1999[8]）

表2 Zaleplon (L846) の第Ⅰ相試験の研究デザイン (内海ら, 1995[20])

単回投与研究	Step	用量	被験者の グループ	被験者数 L-846	Placebo	計
1日1回の単回投与試験	Ⅰ	1mg	①	5	2	7
	Ⅱ	3mg	②	5	2	7
	Ⅲ	5mg	①	5	2	7
	Ⅳ	10mg	②	4	2	6
	Ⅴ	20mg	①	5	2	7
	Ⅵ	40mg	②	5	2	7
1日1回7日間の反復投与試験	Ⅶ	10mg	③	5	2	7
	Ⅷ	20mg	④	5	2	7

表3 男子健常被験者における zaleplon 単回経口投与時の薬物動態学的パラメーター (内海ら, 1995[20])

用量	C_{max} (ng/ml)	T_{max} (hr)	$AUC_{0-\infty}$ (ng・hr/ml)	$t_{1/2}$ (hr)
1 mg	5.1 ± 1.7	0.45 ± 0.23	8.0 ± 1.8	0.99 ± 0.12
3 mg	15.7 ± 4.8	0.46 ± 0.20	28.3 ± 12.2	1.11 ± 0.22
5 mg	21.0 ± 7.7	0.58 ± 0.25	37.8 ± 8.5	1.06 ± 0.12
10mg	37.7 ± 19.9[a]	0.91 ± 0.26[a]	90.9 ± 36.0[a]	1.16 ± 0.12[a]
20mg	52.3 ± 12.7	0.94 ± 0.35	136.4 ± 47.1	1.14 ± 0.09
40mg	124.4 ± 42.6	0.87 ± 0.43	325.7 ± 176.8	1.22 ± 0.08

Mean ± S.D. (n = 5)
a) n = 4

間で覚醒してしまった場合の追加投与でよい結果が得られる可能性が考えられた。臨床試験によるエビデンスとして Walsh ら[21]は入床3.5時間に22名の健常被験者を覚醒させ, zaleplon 10mg, flurazepam 30mg, placebo を服用させ, PSG で記録しながら, 午前6時50分に起床させ, 各種精神運動機能への影響を測定している。

Flurazepam 30mg 群ではその後の睡眠が持続し, 起床時の精神運動機能に様々な影響を及ぼすのに対して, zaleplon は通常に覚醒して各種の検査に対して placebo と同様の成績を示している。この Walsh らの実験から zaleplon は中途覚醒とともに睡眠の質を向上させないとされるが, 中途覚醒時に再投与, あるいは追加投与することで睡眠の持続を維持し, 睡眠の質を向上させ, ひいては QOL を向上させる可能性を示している。

入眠潜時の短縮で入眠障害を改善し, 中途覚醒には追加的投与をして睡眠を持続させ, 翌朝の気分を良くする方法が zaleplon には期待されるのである。

3. Zaleplon のわが国での臨床試験

わが国では1992年, 日本 Lederle 社より zaleplon (L-846) の第Ⅰ相試験の依頼を受け, 筆者らは単回試験を1992年4月6日から同年6月17日, 反復投与試験を1992年10月5日から同年11月27日まで北里大学東病院の臨床薬理試験部で実施した[20]。

第Ⅰ相試験実施に対しては, zaleplon (L-846) の記憶機能に及ぼす影響をも同時に測定した。

1) 第Ⅰ相試験の成績

わが国で実施された, 健常成人男子を対象とした第Ⅰ相試験では, placebo を対照とした, 1, 3, 5, 10, 20, 40mg の単回経口投与試験と, 10, 20mg での7日間にわたる反復投与試験を行い, 精神運動機能検査と体内薬物動態を観察し, その安全性と忍容性について検討した (表2, 表3)。1992年4月から同年12月のことであった。

単回経口投与試験では, 10mg 以上の用量で鎮

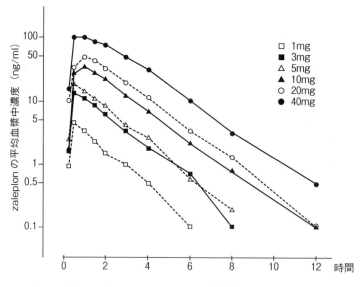

図4 Zaleplon Step Ⅰ～Ⅵにおける血漿中濃度（内海ら，1995[20]）

静・催眠作用に由来する随伴症状が認められたが，Stanford Sleepiness Scale およびタッピング検査においては，placebo に比して有意な変化は認められなかった。しかし，重心動揺検査においては，40mg で動揺の有意な増加が認められた。

反復投与試験における随伴症状は，placebo および10mg ではほぼ差がなく，20mg では服薬1時間後に眠気が出現したが，明らかな翌日への持ち越し効果は認めず，精神運動機能検査への影響もみられなかった。

体内薬物動態では，L-846 の C_{max} および AUC は投与量に従って増加してその体内動態は線形性を示し（図4），生物学的半減期は約1時間であった。反復投与においても，本剤には蓄積性がないことが確認された。尿中排泄では L-846 およびその代謝物の累積排泄率は約70%であった。

これらの結果より，L-846 の中枢神経系への作用は用量依存的に増加するが，明らかな精神運動機能への影響はなく，その作用は翌日には速やかに消失した。したがって，今回の第Ⅰ相試験では L-846 の安全性と忍容性が確認され，第Ⅱ相試験への移行が可能であると考えられた。なお，推奨用量は10mg/夜とされている。

　2）記憶機能に及ぼす影響

Zaleplon（L-846）の安全性と忍容性に関する第Ⅰ相試験の一環として，心理学的機能に及ぼす影響を健常成人男子で検討した[19]。

単回投与試験では，参加した14名の被験者を無作為に7名ずつ2群に分けた。各群とも5名を実薬投与群，2名を placebo 投与群とした。薬物投与は午前9時に二重盲検法により行った。第1群では1，5，20mg の順に，第2群では3，10，40mg の順で投与量を段階的に上げていった。投与前日と投与3時間後に5試行の直後自由再生検査を実施した結果，40mg で言語学習機能の著しい低下が認められるとともに，投与後に記銘した項目に関する記憶保持も低下した。また，20mg でも言語学習・記憶機能のわずかな低下があるようにみえた（図5）。

反復投与試験には別の14名の被験者が参加した。反復投与の最初の2日間はすべての被験者が placebo を服用し，続く7日間では，4名が placebo，残る10名のうち5名ずつがそれぞれ10mg と20mg を服用した。さらにその後3日間は退薬期として全員が placebo を服用した。毎日の投与は午後8時に二重盲検により行った。2種類の記憶機能検査（言語学習・記憶検査，メモリースキャン検査）と2種類の作業検査（視覚的ヴィジランス検査，内田クレペリン作業検査）を用いた。実薬投与中，メモリースキャン検査で査定さ

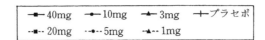
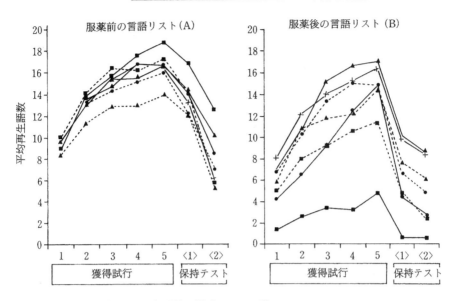

図5 L-846の記憶機能に及ぼす影響（鈴木ら，1995[19]）
5回の獲得試行における平均再生語数と2時間後〈1〉および翌朝〈2〉に実施された保持テストにおける平均再生語数

れる短期記憶機能は10mg，20mgどちらの用量でも影響を受けなかったが，20mgで言語記憶の保持にわずかな影響が認められた．また，作業検査では，実薬投与中の視覚的ヴィジランス検査で20mg投与群に反応時間の延長が観察されたが，内田クレペリン検査ではどちらの投与量でも臨床的に意味のある遂行障害は認められなかった．

3）不眠症患者におけるPSGに及ぼす影響

不眠症あるいは不眠を主訴とする神経症圏内の患者11例を対象に，zaleplon（L-846）の睡眠に対する効果をPSG所見を中心に検討した．本試験は，わが国で初めての系統的な不眠症者を対象とするPSG試験である[17]．

L-846は5mg（6例）と10mg（5例）が無作為に割り付けられ投与された．研究スケジュールは1夜の順応夜の後，2夜を基準夜（平均値が基準値），3夜を服薬夜，2夜を離脱夜とした．5mgと10mgとの間にはPSG所見上睡眠に対する作用態度には大差を認めなかったため，11例全例についても検討した．その結果，服薬第3夜で睡眠効率と入眠潜時がそれぞれ有意に増加および短縮し，徐波睡眠潜時はすべての服薬夜で有意に短縮し，明らかな反跳性不眠は認めなかった．個々の症例で検討したところ，11例中8例で徐波睡眠が増加し，睡眠パラメーターを指標とした有効率は5mg群で50％，10mg群で80％と判定され，安全性にも問題はなかった．

L-846の睡眠に対する効果を概括すると，入眠潜時の短縮，睡眠の維持促進，睡眠初期における徐波睡眠の増加が特徴的であった．

4）不眠症を対象とした臨床試験の結末

第Ⅰ相試験が終了して間もなく，従来の睡眠薬の治験のガイドラインに沿って，まず精神科領域と心療内科領域で第Ⅱ相試験が実施された．Open trial（pilot study）として探索的試験が行われたが用量反応試験では，5，10，20mg/夜の3用量が用いられ，10mg/夜が推奨用量とされた．後に述べるように本薬は2002年開発を中止したために，この間の成績はいっさい公表されていない．精神科領域では筆者が，心療内科領域では筒井末春教

表4 Benzodiazepine 受容体サブタイプに対する親和性（Furukawa ら，1994[9]）

化合物	IC$_{50}$ (nM) ω_1	ω_2	ω_3	IC$_{50}$ 比
SX-3228	17.0	127	>10000	1：7.47：>588
zolpidem	127	1277	309	1：10.1：2.43
triazolam	3.28	4.02	49.0	1：1.23：14.9
nitrazepam	151	122	>10000	1：0.81：>66.2
diazepam	108	117	41.4	1：1.08：0.38

放射性リガンド：[^{3}H] flumazenil（ω_1，ω_2），[^{3}H] Ro 5-4864（ω_3）。組織：小脳（ω_1），脊髄（ω_2），腎臓（ω_3）。IC$_{50}$値は Probit 法にて算出。

授が総括医師を務め，ともに別々のプロトコルではあるが，第Ⅲ相試験に入り，両試験とも zolpidem の轍を踏むまいと，zopiclone を対照薬に選んでいる。試験当時は日本 Lederle 社（American Cyanamid 社と武田薬品工業の半々の合弁会社）が積極的に実施していたが，1998年 American Cyanamid 社が American Home Product 社（Wyeth 社の親会社）に買収されて，わが国では日本 Wyeth-Lederle 社（武田20％資本参加）として開発を続けた。のちに，2003年日本 Wyeth 社と社名を変更し，武田との縁はここで完全に切れている。

ところで，肝腎の臨床試験の成績であるが，精神科領域の試験が終了した後の開鍵時に，zaleplon は zopiclone に対して非劣性検証に成功していないことが判明した。さらに，もう１つの心療内科領域の試験もデータが当初の目的に達していないとされている。先に述べたように，zaleplon の試験成績は，第Ⅰ相試験[19, 20]と PSG 試験[17]しか報告されておらず，zaleplon が zopiclone にどう及ばなかったのか，また，データが当初の目的にどう達していないのか不明のままである。日本 Wyeth 社も米国で Wyeth 社が Pfizer 社に吸収合併され，2010年日本 Wyeth 社も消滅した中で，当時の資料が残されているのか，残されているとしても，どこの倉庫に眠っているのか，とうてい見つけ出せない。全ては闇の中となったのである。

実際に日本 Wyeth-Lederle 社が zaleplon の開発を正式に断念したのは2002年４月のことで，ここで機構に closing を報告している。

Zaleplon の開発断念の理由の１つに，同社は当時，抗うつ薬 serotonin-noradrenaline reuptake inhibitor（SNRI）の venlafaxine の開発中でもあり，開発本部のエネルギーの大半をそちらに取られていたこともあげられている。もう１つ，米国で zaleplon は zolpidem の厚い壁にぶつかって処方を伸ばせないでいるのもあげられたが，これはうがった見方で事実ではないとされる。

Zaleplon 本来の優れた入眠作用と半減期が60分という超短時間作用型の特性を生かして，中途覚醒時の追加薬となる恰好の睡眠薬として生きる道があるのではとの意見もあって，筆者もそれに興味を持っていたが，開発担当会社が次々と大きい企業に吸収されていく中で，これ以上は難しかったのであろう。せっかくの世界で２番目のω_1受容体選択性の睡眠薬もわが国では陽の目をみることがなかったのである。

Ⅲ．期待の星，SX-3228 の夢

SX-3228 は大日本製薬（現 大日本住友製薬）の研究所によって合成された非 BZ 系睡眠薬で，tetrahydro-naphthyridine 骨格を有する（図１）。表４にみるように[9]，BZ 受容体への親和性は triazolam，nitrazepam および diazepam に匹敵する高い親和性を示し，zolpidem の３倍である。また，特徴的なのは，ω_1受容体への作用はω_2受容体に対して7.5倍強く，ω_3受容体には zolpidem と異なりほとんど結合しない。こうして SX-3228 はわが国で最初に合成されたω_1受容体選択性の睡眠薬として大いに期待がかけられた。

なお，薬効薬理については表５にまとめた[9, 14,

表5 SX-3228の薬理作用（Furukawaら1994[9]，Okaら1994[16]，Kurumiyaら1994[14]から合成）

1	催眠作用	1.5mg/kg経口投与でヒト深睡眠と同様なδ波帯成分のパワーを増加させる。明期での入眠潜時はzolpidemより強く，深睡眠の増加を誘発する。
2	抗けいれん作用	Nitrazepam, diazepamと同程度のマウスのpentylenetetrazole（PTZ）の誘発けいれんを強く抑制する。
3	馴化作用	サルの攻撃反応に対する作用は著しく強く，zolpidemの25倍強く，triazolamと同程度かやや弱く，diazepamの約5倍であった。
4	筋弛緩作用	マウスの懸垂試験で，高用量で筋弛緩作用を示したが，抗けいれん作用の1/24と著しく弱かった。
5	運動過多惹起作用	SX-3228にこの作用は認められない。
6	マウスの記憶・学習への作用	高用量（最少有効用量3 mg/kg）で認められる。Zolpidem, triazolam, diazepamより弱い。
7	反復投与による薬効の変化	反復投与による抗PTZ作用変らず，zolpidem, triazolam, diazepamでは明らかな減弱。

[16]。当時，世界的にはzolpidemが登場して睡眠薬の領域で圧倒的シェアを誇り，それを追ってわが国では2番目のω₁受容体選択性睡眠薬のzaleplonの開発に従事している時であった。

わが国初で，世界で3番目のω₁受容体選択性の化合物が合成されたと発表されたときには興奮したものである。海外でも強い関心が寄せられ，Sanofi-Synthélabo社（現Sanofi-Aventis社）や，Uruguayと米国でもこれを合成して他のω₁受容体選択性の睡眠薬との比較研究が報告されている[1,11,12,18]。

当時，薬効薬理大阪シンポジウムが年1回開催されており，承認間近かあるいは承認直後の新薬について，その薬効薬理を企業の研究所の研究員の方が発表するのであるが，その薬物の臨床開発に最も関わった臨床医が座長を務めるという形式で行われていた。筆者も1992年第8回のシンポジウムで住友製薬（現 大日本住友製薬）が開発したtandospironeの座長を務めたことがある。

ところで，こうした会を東京でも開きたいと，慶應義塾大薬理学教室の加藤隆一教授の音頭のもとに，創薬薬理フォーラムシンポジウムが創設され，その第3回の会（1995年）にSX-3228が選ばれて大日本製薬江坂研究所の岡 眞研究員が薬効薬理の詳細を発表され，筆者が座長を務めた。SX-3228は当時でも基礎的な試験の段階であっただけに，それだけ期待が大きかったものと理解している。

大日本製薬では，臨床試験に入る準備を進めており，筆者らも待ち構えていた。ところがである。イヌへの高用量反復投与で重篤な毒性（動脈炎の病理所見）が見出されたというのである。

当初は，①用量が高いこと，②頻度が少ないこと，③イヌでは自然発生的に同様な所見が散見されること，などの理由から開発続行が可能との見通しがあった。しかし，実験を繰り返しても同様な所見が確認され，毒性の専門家を交えた会議での度重なる議論の末，開発中止が決定されたのである（岡 眞氏 私信）。薬物そのものは高く評価され，会社の期待の星であり，筆者らも首を長くして臨床試験の実施を待ち構えていただけに極めて残念であったが，研究所の方々を含めた企業側の決定は断腸の思いであったろう。

以上が，わが国初のω₁受容体選択性の睡眠薬として期待を集めていたSX-3228の物語の顛末である。

Ⅳ．おわりに

本稿では，zolpidemに続いて導入されたpyrazolopyrimidine系のω₁受容体選択的作動薬zaleplonの紹介と，わが国での第Ⅰ相試験とPSG試験の

結果，そしてzopicloneとの比較試験の結末を書いた。精神科領域では非劣性を検証することができなかったことと，心療内科領域では当初予定した成績を上げることができなかったことから，最終的に治験の中止・撤退を余儀なくされたとしか書けなかった。Zaleplon自体は存在価値が十分ある睡眠薬だけに残念であったが，これ以上書く資料が入手できず，これで御勘弁いただきたい。

一方，わが国創製のtetrahydro-naphthyridine系のSX-3228は，国際的にも評価され，大いに期待されたが，イヌの動脈炎という思わぬ有害事象のために，臨床の場に出られず，無念さが残っている。

今回は，ともに臨床に役立つ薬物の話ではなかったが，開発物語としては書いておきたくて書かせていただいた。

文　献

1) Alvariño, F., Monti, J.M., Jantos, H. et al. : Effect of SX-3228, a selective ligand for the BZ₁ receptor, on sleep and waking during the light-dark cycle in the rat. Braz. J. Med. Biol. Res., 32 : 1007-1014, 1999.
2) Dämgen, K., Lüddens, H. : Zaleplon displays selectivity to recombinant GABA_A receptors different from zolpidem, zopiclone and benzodiazepines. Neurosci. Res. Commun., 25 : 139-148, 1999.
3) Dietrich, B., Emilien, G., Salinas, E. : Efficacy of zaleplon on sleep and daytime performance in a phase-advanced sleep model. Wyeth-Ayerst, Philadelphia, 1998.（Data on file）
4) Dooley, M., Plosker, G.L. : Zaleplon. A review of its use in the treatment of insomnia. Drugs, 60 : 413-445, 2000.
5) Dündar, Y., Dodd, S., Strobl, J. et al. : Comparative efficacy of newer hypnotic drugs for the short-term management of insomnia : a systemic review and meta analysis. Hum. Psychopharmacol., 19 : 305-322, 2004.
6) Elie, R. : Zaleplon is effective in reducing time to sleep onset [Abstract]. Eur. Neuropsychopharmacol., 9 (Suppl. 5) : S361, 1999.
7) Elie, R. : Zaleplon is effective in reducing time to sleep onset. Wyeth-Ayerst, Philadelphia, 1999.（Data on file）
8) Elie, R., Rüther, E., Farr, I. et al. : Sleep latency is shortened during 4 weeks of treatment with zaleplon, a novel nonbenzodiazepine hypnotic. Zaleplon Clinical Study Group. J. Clin. Psychiatry, 60 : 536-544, 1999.
9) Furukawa, K., Oka, M., Kohayakawa, H. et al. : SX-3228, a putative non-benzodiazepine hypnotic. Ⅰ. Neuropharmacological profile. Neuropsychopharmacology, 10 : 227S, 1994.
10) Greenblatt, D.J., Harmatz, J.S., von Moltke, L.L. et al. : Comparative kinetics and dynamics of zaleplon, zolpidem and placebo. Clin. Pharmacol. Ther., 64 : 553-561, 1998.
11) Griebel, G., Perrault, G., Sanger, D.J. : Limited anxiolytic-like effects of non-benzodiazepine hypnotics in rodents. J. Psychopharmacol., 12 : 356-365, 1998.
12) Griebel, G., Perrault, G., Tan, S. et al. : Comparison of the pharmacological properties of classical and novel BZ-ω receptor ligands. Behav. Pharmacol., 10 : 483-495, 1999.
13) 菅野 道, 渡辺洋文, 中込和幸 他：健康成人の夜間睡眠及び翌日の精神運動機能に及ぼすzolpidemとtriazolamの影響―1. 終夜睡眠ポリグラフによる検討. 神経精神薬理, 15：589-602, 1993.
14) Kurumiya, S., Nagai, R., Furukawa, K. et al. : SX-3228, a putative non-benzodiazepine hypnotic. Ⅱ. Electroencephalographic and sleep studies. Neuropsychopharmacology, 10, No.3S/part 2 : 228S, 1994.
15) 野田秀晃：睡眠薬の作用機序. 臨床精神薬理, 1：913-918, 1998.
16) Oka, M., Furukawa, K., Noda, Y. et al. : SX-3228, a putative non-benzodiazepine hypnotic. Ⅱ. Behavioral effects. Neuropsychopharmacology, 10, No.3S/part 2 : 227S, 1994.
17) 坂本哲郎, 内村直尚, 向井正樹 他：超短時間型非ベンゾジアゼピン系睡眠導入薬L-846の睡眠障害に対する作用―ポリソムノグラフィーによる評価. 神経精神薬理, 19：935-945, 1997.
18) Sanger, D.J. : The effects of new hypnotic drugs in rats trained to discriminate ethanol. Behav. Pharmacol., 8 : 287-292, 1997.
19) 鈴木牧彦, 内海光朝, 杉山健志 他：Benzodiazepine受容体作動性新規睡眠薬LJC10,846（L-846）の記憶機能に及ぼす影響. 神経精神薬理, 17：283-300, 1995.

20) 内海光朝, 杉山健志, 鈴木牧彦 他：Benzodiazepine 受容体作動性新規睡眠薬 L-846 の第Ⅰ相試験. 単回投与・反復投与試験. 神経精神薬理, 17：185-202, 1995.
21) Walsh, J.K., Pollack, C.P., Scharf, M.B. et al. : Lack of residual sedation following middle-of-the-night zaleplon administration in sleep maintenance insomnia. Clin. Neuropharmacol., 23 : 17-21, 2000.
22) Weitzel, K.W., Wickman, J.M., Augustin, S.G. et al. : Zaleplon : a pyrazolopyrimidine sedative-hypnotic agent for the treatment of insomnia. Clin. Ther., 22 : 1254-1267, 2000.

§18

悲運の大本命 fluperlapine にまつわる物語

——その1　3-hydroxy benzodiazepine, temazepam から perlapine まで——

I. はじめに

§15「非 benzodiazepine 系睡眠薬の開発物語—その1」の zopiclone の項で[13]，欧州での zopiclone の比較試験の対照薬になったのは nitrazepam 5編と temazepam 4編であり，temazepam については別に述べると約束した。本稿では，この temazepam の開発の結末とその次に開発に入って貴重な体験をした fluperlapine の開発にまつわる物語を中心に書いていきたい。

Temazepam については，わが国での臨床試験の成績が不十分で導入に失敗し，fluperlapine については，筆者は clozapine 以上に期待した抗精神病薬でありながら，治験中に無顆粒球症が発現してしまったために潰えてしまった。しかし，開発にまつわるとても興味深い物語があるのでここに紹介する。

II. Temazepam のわが国での開発

Temazepam 自体は 3-hydroxy benzodiazepine 群（3-OH BZ 群）に属する benzodiazepine（BZ）系睡眠薬で，1964年には 3-OH BZ の合成を得意とする米国 Wyeth 社で合成され（図1），1969年には臨床に導入されている[3, 7]。当時は，nitrazepam は米国に導入されておらず，BZ 系睡眠薬では長時間型の flurazepam が中心であったことから，半減期が 5～11時間の temazepam は使いやすく，1980年代までは最も処方率の高い睡眠にとって貴重な存在であったのである。御存じのように，triazolam が1982年に米国で承認されてその地位は逆転したのであるが，少なくともわが国への導入に Sandoz 社（現 Novartis Pharma 社）は積極的であった。もともと，欧州では Sandoz 社が開発していた（Restoril®）。

1. わが国での temazepam の比較試験の意外な結末

わが国でのオープン試験による予備試験では優れた有効性と安全性が得られて勇躍，nitrazepam との二重盲検比較試験に臨んだ。1982年5月～11月のことである。筆者もオープン試験に参加してデータを論文化したこともあり[10]，また，心療内科領域の方の試験は順調によい結果が得られており，temazepam への期待も大きく，nitrazepam より優れた成績が得られると思い込んでいた。伊藤 斉代表世話人のもと，開鍵の日も世話人の一人として余裕をもって参加していた。開鍵の当日，佐藤倚男コントローラーが開鍵の前に，このデータを誰が論文化するか先に決めて欲しいと言われたので，おやっと思った。開鍵の前に論文を

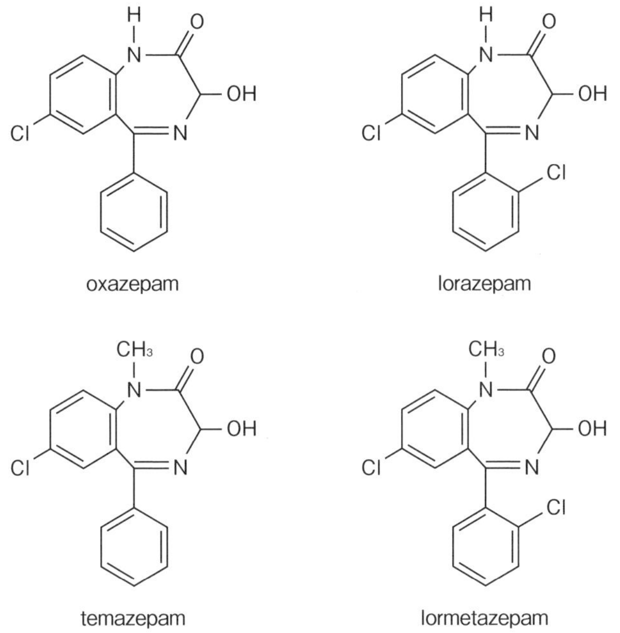

図1 米国Wyeth社の誇る3-OH benzodiazepineの化学構造
大半がグルクロン酸抱合で代謝される。Temazepam, lormetazepamのdesmethyl体への代謝はごく一部にすぎない。

書く者を決めるなどという習慣はなかったからである。伊藤 斉代表世話人は，若手がたくさん居るから，今決めなくても大丈夫と請け負い，開鍵に至った。筆者はその時の世話人の中で一番若かったので，何かあるとの予感を抱いていた。

さて，開鍵の結果は案の定，temazepamはnitrazepamに負けていたのである。最終全般改善度で表1のように「中等度改善」以上でnitrazepamに数値で劣り，致命的であったのは，概括安全度で有意差をもって負けていたことである[11]。開鍵の日は開発会社の担当者が最も緊張をし，世話人も固唾を飲んで渡された書類をめくり，まず最終評価の頁を見るのであるが，この時は頭を殴られた時のようにガーンときた。開発会社の担当者も必死で，このデータで何とかならないかとの質問に対して佐藤倚男コントローラーの返事は，有効性で同等性が検証されず，安全性で負けているので救いようがないと極めてつれないものであった。この試験がtemazepamのpivotal studyであっただけに，成功すればシャンパンで乾杯であるが，負けてお通夜となった。

そして，誰が論文化するかの話になったとき，予想していた通り，伊藤 斉代表世話人から「村崎君頼むよ」とのお言葉であった。普段なら論文執筆者に指名されることはとても光栄で嬉しいもので晴れがましい気分になるのであるが，この時の心境は複雑であった。掲載予定の『臨床評価』では，負けた論文から学ぶことが多いし，それを公表することは非常に有意義であるとの考え方から，負けた論文を投稿し，掲載されれば書いた者に懸賞金が出るという制度があるから頑張れとも言われたものである。この試験の成績をもって，当時のSandoz社は日本での開発を断念したのであるが，当然のことながら，論文化には乗り気でなかった。そして，心療内科領域の試験の結果も公表しないことになってしまった。当時，欧米で高い処方率を誇っていたtemazepamに傷をつけたくないとの配慮もあったと思われる。こうして，筆者が論文執筆者に指名されながら，そのままになっていた。

表 1 Temazepam と nitrazepam との二重盲検比較試験での最終評価（村崎ら，1987[11]）

1 最終全般改善度

<table>
<tr><th rowspan="2">薬物</th><th colspan="7">症例数</th><th colspan="5">%</th><th colspan="5">統計学的解析</th></tr>
<tr><th>著明改善</th><th>中等度改善</th><th>軽度改善</th><th>不変</th><th>軽度悪化</th><th>中等度悪化</th><th>著明悪化</th><th>脱落</th><th>計</th><th>著明改善</th><th>中等度改善以上</th><th>軽度改善以上</th><th>悪化以下</th><th>U-test</th><th colspan="4">Fisher, χ^2-test</th></tr>
<tr><td></td><td></td><td></td><td></td><td></td><td></td><td></td><td></td><td></td><td></td><td></td><td></td><td></td><td></td><td></td><td>≒#</td><td>≒♯</td><td>≒+</td><td>≒×</td></tr>
<tr><td>temazepam 15mg</td><td>7</td><td>33</td><td>22</td><td>13</td><td>3</td><td>4</td><td>0</td><td>8</td><td>90</td><td>7.8</td><td>44.4</td><td>68.9</td><td>7.8</td><td rowspan="3">N.S.</td><td rowspan="3">N.S.</td><td rowspan="3">N.S.</td><td rowspan="3">N.S.</td><td rowspan="3">N.S.</td></tr>
<tr><td>temazepam 30mg</td><td>10</td><td>34</td><td>21</td><td>13</td><td>3</td><td>1</td><td>0</td><td>12</td><td>94</td><td>10.6</td><td>46.8</td><td>69.1</td><td>4.3</td></tr>
<tr><td>nitrazepam 5 mg</td><td>12</td><td>30</td><td>28</td><td>11</td><td>1</td><td>1</td><td>0</td><td>6</td><td>89</td><td>13.5</td><td>47.2</td><td>78.8</td><td>2.2</td></tr>
</table>

N.S. 有意差なし

2 概括安全度

<table>
<tr><th rowspan="2">薬物</th><th colspan="5">症例数</th><th colspan="2">%</th><th colspan="2">統計学的解析</th></tr>
<tr><th>副作用なし</th><th>副作用あるもそのまま継続</th><th>副作用有継続可</th><th>副作用のため中止</th><th>脱落</th><th>計</th><th>副作用有以下</th><th>U-test</th><th>Fisher, χ^2-test ≒×</th></tr>
<tr><td>temazepam 15mg</td><td>66</td><td>12</td><td>0</td><td>4</td><td>8</td><td>90</td><td>17.8</td><td rowspan="3">N5＞T30*</td><td rowspan="3">N.S.</td></tr>
<tr><td>temazepam 30mg</td><td>62</td><td>11</td><td>2</td><td>6</td><td>13</td><td>94</td><td>20.2</td></tr>
<tr><td>nitrazepam 5 mg</td><td>73</td><td>8</td><td>0</td><td>2</td><td>6</td><td>89</td><td>11.2</td></tr>
</table>

* : $p < 0.05$

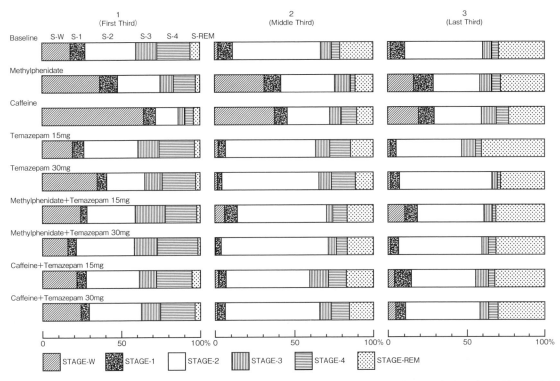

図2 Methylphenidate および caffeine による不眠症モデルへの temazepam の影響，全睡眠記録時間（160分）の3分割時間帯のポリソムノグラフィー（Okuma ら，1982[16]）

この話には大きな大きな後日談がある。

2．大熊の発案した不眠症モデルの有用性を証明した temazepam

閑話休題，わが国での temazepam の承認のための臨床試験は成功しなかったが，大熊がかねてから methylphenidate や caffeine を用いて作った不眠症モデルの有用性を証明したのが temazepam であったのである。

睡眠薬の polysomnography（PSG）への影響を見る際，本来は不眠症者の PSG への影響を見るべきところ，その実施が困難なことから，ほとんどすべてが眠りに問題のない健常被験者を対象としてきたためにその影響が判りにくいとの難点があった。そこで大熊は眠りを障害する methylphenidate や caffeine を健常者に投与して不眠を生じさせるいわゆる model insomnia（不眠症モデル）を作成し，睡眠薬の PSG への影響を評価する工夫をしてきていた[14-17]。

10mg の methylphenidate と150mg の caffeine が不眠症モデルに最も適しているとして，このモデルに対する temazepam の影響をみた成績を紹介しておく。図2は一夜の睡眠を前・中・後と160分ずつ3分割して，健常者の普段の眠り，methylphenidate 服用前後，caffeine 服用前後の PSG，temazepam 単独および methylphenidate＋temazepam，caffeine＋temazepam の PSG を調べて，temazepam が2つの不眠症モデルに対して見事に作用することを検証している[16]。

III．成功した最後の3-OH BZ の lormetazepam

Temazepam が失敗した直後に実施された lormetazepam の成績に触れておきたい。もともと，3-OH BZ の合成を得意とする米国 Wyeth 社（現 Pfizer 社）は oxazepam を皮切りに lorazepam，temazepam を米国で世に出し，最後に温存してい

たlormetazepamの開発を1975年西独Wyeth社と西独Schering社の共同開発の形で実施し，1980年西独で承認を取得している．

わが国ではSandoz社の手がけたtemazepamの失敗を待っていたかのように日本Wyeth社（現Pfizer社）はlormetazepamの開発を始めた．化学構造的にtemazepamの5位のpendant phenyl基の2'にchlorineがついて力価が高まり，3-OH BZの真打ち登場を思わせた．

ところが，筆者の参加した精神科領域のflurazepamとの比較試験では[5]，最終全般改善度で「著明改善」以上で10.4%対24.7%とflurazepamが有意に優れ（p＜0.01），「中等度改善」以上で47.9%対48.1%と有意差はなかったものの数値で劣るひやひやの成績であった．有用度も「極めて有用」で有意傾向（p＜0.10）とflurazepamに押されっぱなしで，これで承認を得るのは難しいかと危惧された．ところが良くしたもので，もう1本，宮坂らのnitrazepamとの比較試験で[9]，最終評価および効果発現までの日数とも有意差はなかったが，2週間後の入眠時間の評価でlormetazepamがnitrazepamに優れる傾向を示し，患者調査票の「ねつき」「眠り」「朝の気分」の3項目でいずれも有意に優れる結果となり，nitrazepamより覚醒時の状態，日中の状態および仕事中の集中力に悪影響を与えない薬剤であると評価された．そして何よりも，筒井ら[21]による心療内科領域の成績の良さに助けられて1990年6月29日に承認されたのである．

Ⅳ．大本命fluperlapineの開発までの道筋

Temazepamのpivotal studyが終了し（1982年5～11月），その開鍵日に筆者が論文化することまでは決まっていたが，実現しないまま数ヵ月たった頃か，1983年頃との記憶しかないが，当時のSandoz社の開発の方が訪ねて来られた．目的は，今回Sandoz社が非常に期待している大型の抗精神病薬のfluperlapineを世界的規模で開発している．わが国でも時期を同じくして開発したい．ついてはその第Ⅰ相試験を筆者らに依頼したい，ということであった．Sandoz社としては，その前に懸案となっているtemazepamのnitrazepamとの比較試験を論文化しておきたい，との申し出があって，ここに目出たく論文化が実現し，試験終了してから5年後の1987年の「臨床評価」に掲載され，確かに筆者は「臨床評価」刊行会から懸賞金5万円を受けとった．こうしてtemazepamに関しては筆者らの2報告[10,11]と大熊の[16]のモデル不眠症への効果についての3本の論文が出版されたのである．

ところで大本命のfluperlapineであるが，1979年に合成され，1984年欧州で非臨床試験と臨床試験が始まっていると説明されたが，第2回目のシリーズ[12]で書いたclozapine, clothiapine, loxapine (amoxapine) ともう1つperlapineがあったのである．

筆者は後に，clozapine, clothiapine, loxapine (amoxapine) をWander社の驚異の3兄弟と呼んでいるが，実はもう1つperlapineという弟が合成されていたのである．そして後に，Wander社がSandoz社に吸収された後の1979年にperlapineのハロゲン化によって，fluperlapineとして生まれ変わり，登場してきたのである．ここでは，先ずperlapineの話から始めていきたい．

1．Perlapineは睡眠薬として生きる

Stilleら[18,19]がWander社で合成した一連のdibenzo-epine誘導体の1つで（図3），初めは抗精神病薬を目指していた．いわゆるWander 3兄弟と異なる点はハロゲン化されていないことで，薬理学的には上行性賦活系の抑制作用が著明で，カタレプシー惹起作用がなく，抗apomorphine作用を示していなかった．実際に，最初は統合失調症患者への臨床試験で，抗精神病作用がなく，著しい鎮静作用を呈している．こうして，perlapineはその鎮静作用を生かして睡眠薬へと転向して，わが国へ導入された．1960年代後半，武田薬品工業では，Takeら[20]が詳細な薬理学的検索を行い，nitrazepamの持つような抗コンフリクト作用はなく，むしろ，chlorpromazineに似た性質を示すが，抗精神病作用としては不十分であるとしている．ネコでの徐波睡眠を増加させ，その催眠作用は中脳網様体賦活系を抑制し，視床下部とそれに

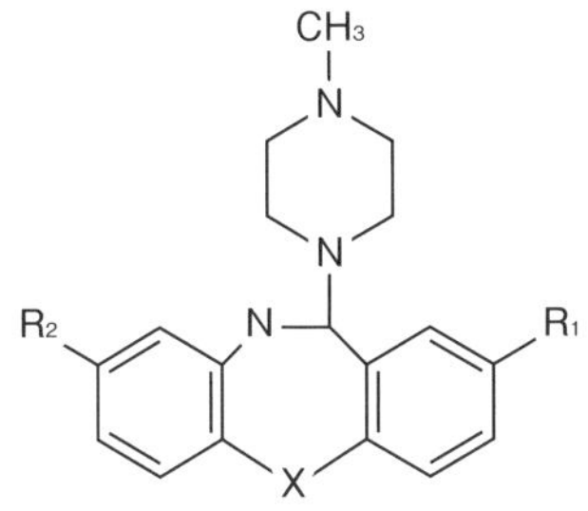

X = NH	R₁ = H,	R₂ = Cl	clozapine
X = S	R₁ = Cl,	R₂ = H	clothiapine
X = O	R₁ = Cl,	R₂ = H	loxapine (amoxapine)
X = CH₂	R₁ = H,	R₂ = H	perlapine
X = CH₂	R₁ = H,	R₂ = F	fluperlapine

図3 Dibenzo-epine の化学構造
（Stille, 1966[19]を改変，一部筆者が考案追記）

関連した辺縁系の興奮を抑えることになるとしている。

Take らの報告で重要なことは，強い抗 histamine 作用とともに強力な抗 serotonin 作用を有するとしている点で，Jouvet の serotonin 仮説に言及している[4]。Perlapine は Wander 3 兄弟と同様に serotonin（5-HT）2A 受容体拮抗作用を有していることが考えられ，これが perlapine の催眠作用をさらに強化していると筆者は解釈している。

わが国で，1960年代後半から1970年代前半に多くの睡眠薬としての治験が行われて[1,2,6,8]，1974年2月5日 Hypnodin® として武田から発売された。BZ とは一味違った睡眠薬で，筆者も統合失調症に伴う不眠によく用いて重宝してきていた。

2．欧州での処方率の低下と製造中止の決断

抗精神病薬候補の perlapine は Wander 3 兄弟のさらに下の弟として睡眠薬として頑張ってきたが，BZ 系あるいは非 BZ 系の睡眠薬に敵すべくもなく，徐々に処方率も低下し，ついに1997年 Novartis Pharma 社は経済性を考慮して製造中止を決定し，わが国へ通達してきた。武田薬品工業もこれを受け入れ，1997年1月10日に発売を中止した。23年間の短い命ではあったが，わが子 fluperlapine の誕生から，その終焉を見届た後，静かに自らの生命を終えたのである。

V．おわりに

本稿では大本命の fluperlapine の開発に至るまでの導入として懸案となっていた temazepam の論文化とその成績を紹介するとともに，同じ3-OH BZ 系睡眠薬の lormetazepam の臨床試験の結果を書く機会を作った。そして，もう1つ fluperlapine に辿りつくまでの化合物としての perlapine が Wander 3 兄弟の不肖の弟であるが，それなりに頑張って果たした役割をも書くことができて楽しかった。

いよいよ§19は大本命 fluperlapine 物語である。

文　献

1）阿部達夫，筒井末春，難波経彦 他：新睡眠剤 MP-11 の薬効評価．薬物療法，4：31-40, 1971.

2）安藤蒸，石戸政昭，早野嘉夫 他：Perlapine と nitrazepam の催眠効果の比較．臨床薬理，1：172-180, 1970.

3）Heel, R.C., Brogden, R.N., Speight, T.M. et al.: Temazepam: a review of its pharmacological properties and therapeutic efficacy as an hypnotic. Drugs, 21: 321-340, 1981.

4）Jouvet, M.: Insomnia and decrease of cerebral 5-hydroxytryptamine after destruction of the raphe system in the cat. In: Advances in Pharmacology, Volume 6 (B) (ed. by Garattini, S. and Shore, P.A.), pp.265-279, Academic Press, N.Y., 1968.

5）栗原雅直，葉田裕，広瀬徹也 他：精神神経科領域における睡眠障害に対する lormetazepam（WY-4082）の臨床評価— flurazepam を対照とする多施設二重盲検群間比較試験．臨床評価，14：109-132, 1986.

6）黒川英蔵，森温理，古閑永之助：新睡眠剤 MP-11（perlapine）のヒト睡眠脳波に対する作用について．薬物療法，3：199-204, 1970.

7）Maggini, C., Murri, M., Sacchetti, G.: Evaluation of the effectiveness of temazepam on the insomnia of patients with neurosis and endogenous depression. Arzneim. Forsch., 19: 1647-1652, 1969.

8）益頭尚道，安見敏彦，和田光弘 他：新睡眠剤

perlapine（MP-11）の使用経験— Nitrazepam との比較. 薬理と治療, 2：1923-1928, 1974.

9）宮坂松衛, 島薗安雄, 三浦四郎衛 他：Lormetazepam の不眠症に対する臨床評価—精神科領域における lormetazepam と nitrazepam との二重盲検比較試験. 臨床精神医学, 14：1273-1286, 1985.

10）村崎光邦, 三浦貞則, 稲見允昭 他：新しい benzodiazepine 系睡眠薬 temazepam の臨床評価— Open trial による予備試験. 基礎と臨床, 17：731-748, 1983.

11）村崎光邦, 三浦貞則, 稲見允昭 他：精神神経科領域の睡眠障害に対する temazepam の臨床評価（精神分裂病の不眠を除く）— nitrazepam との二重盲検群間比較試験. 臨床評価, 15：565-576, 1987.

12）村崎光邦：第2回 Amoxapine にまつわる新しい展開. 臨床精神薬理, 14（9）：1511-1520, 2011.

13）村崎光邦：非 benzodiazepine 系睡眠薬の開発物語—その1　Zopiclone の果たした役割と続いて開発された eszopiclone. 臨床精神薬理, 15：1723-1734, 2012.

14）Okuma, T., Honda, H.：Model insomnia, noise, and methylphenidate, used for the evaluation of hypnotic drugs. Psychopharmacology（Berl）, 57：127-132, 1978.

15）大熊輝雄, 松江克彦, 我妻 敏 他：カフェインとメチルフェニデイトによる睡眠障害の比較—モデル不眠症法の改良をめぐって. 精神科薬療基金研究年報, 12：160-167, 1980.

16）Okuma, T., Matsuoka, H., Matue, Y. et al：Model insomnia by methylphenidate and caffeine and use in the evaluation of temazepam. Psychopharmacology（Berl）, 76：201-208, 1982.

17）大熊輝雄：モデル不眠症と薬物. 精神医学, 25：177-188, 1983.

18）Stille, G., Lauener, H., Eichenberger, E. et al.：Über eine neue chemische Gruppe stark wirksamer Neuroleptia. 5. Mitteilung über siebengliederige Heterocyclen（1）. Arzneim. Forshung., 15：841-843, 1965.

19）Stille, V.G.：Arousalhemmung und katalepsie bei Neuroleptica. Arzneim. Forschung., 16：255-256, 1966.

20）Take, Y., Mikoda, T., Nakajima, R. et al.：Pharmacological studies of 6-（4-methyl-1-piperazinyl）morphanthridine（MP-11）. J. Takeda Res. Lab., 29：416-440, 1970.

21）筒井末春, 桂 戴作, 河野友信 他：内科・心療内科領域における新しい睡眠薬 lormetazepam の臨床評価— haloxazolam との二重盲検比較試験. 臨床と研究, 63：934-944, 1986.

§19

悲運の大本命 fluperlapine にまつわる物語

――その2　Fluperlapine 物語：スイスとフランスの思い出をまじえて――

I. はじめに

　ようやく大本命 fluperlapine 物語を書く順番が来た。Wander 3 兄弟の下の影の薄い不肖の弟 perlapine から，そのハロゲン化によって fluperlapine が誕生したのである。1967 年 Sandoz 社（現 Novartis Pharma 社）の傘下に入りながらも Wander 研究所の真価を発揮すべく，叔父に当る clozapine の successor として期待を集める fluperlapine を合成して Wander 研究所の底力を見せた（図1）。

　本稿では，fluperlapine の海外での基礎と臨床の成績を紹介するとともに，わが国で実施された第 I 相試験の成績を一部紹介したい。そののち，筆者がフランスは Alsace の Rouffach での国際的 Conference に招待されたのを機にスイスの Luzern へ飛び，Basel の Sandoz 本社（現 Novartis Pharma 社），Bern の Wander 研究所を訪ねることができたことと Rouffach の思い出を書き，そして最後にわが国での fluperlapine の前期第 II 相試験の様子とその最後について紹介する。

II. Burki らの基礎研究で fluperlapine への期待高まる

1. Burki らの基礎研究

　1979 年 Sandoz 社の傘下に入った Wander 研究所は，まず perlapine のハロゲン化によって fluperlapine を合成した。1979 年のことである。1980 年代前半から非臨床試験やヒトでの研究が開始され，臨床試験も始まった。

　Burki[1] は，Wander 3 兄弟の長兄である clozapine で錐体外路症状（EPS）が少ない理由として，①辺縁系への選択性，②抗コリン作用の存在，③ dopamine（DA）受容体遮断に対する DA ニューロンの feedback 機能が働くことによる受容体部位での DA の放出増大，の3つが挙げられているのに対して，fluperlapine では①線条体での DA の軽度増加（haloperidol は減少させる），と②線条体の D_2 受容体への結合時間の短さを発見している。

　この事実は，のちの clozapine と quetiapine の D_2 受容体に対する fast dissociation theory を唱えた Kapur らの所見と一致するものであり[2,3]，Burki らは fluperlapine で 1986 年にすでにみていたのである。ちなみに，quetiapine は Wander 3 兄弟の中兄 clothiapine と同じ dibenzothiazepine 誘導体の一員なのである[4]（図1）。

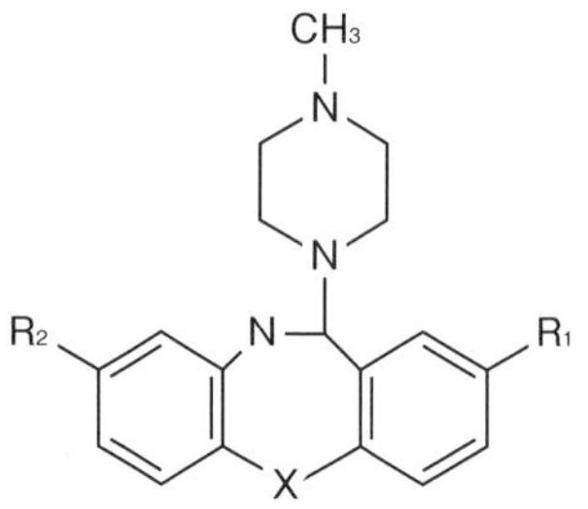

X = NH	R₁ = H, R₂ = Cl	clozapine
X = S	R₁ = Cl, R₂ = H	clothiapine
X = O	R₁ = Cl, R₂ = H	loxapine (amoxapine)
X = CH₂	R₁ = H, R₂ = H	perlapine
X = CH₂	R₁ = H, R₂ = F	fluperlapine

図1　Dibenzo-epine の化学構造
　　（Stille, 1966[A]を改変，筆者が一部考案して合成・追記）

2．Fluperlapine Symposium

　1984年の Arzneimittelforschung/Drug Res., 34 (1) に，Zürich で行われたと思われる Fluperlapine Symposium の全てが掲載されている。Introduction を Zürich 大学の Angst 教授が喋り，Closing remarks を Vice-Chairman である München 大学の Hippius 教授が喋っており，第1部は5名の演者の報告[5-9]，第2部は討論となっている。

　最初の演者 Eichenberger[5]は Sandoz 社の Wander 研究所の研究者で，clozapine との薬理学的所見の比較で，両剤は極めてよく似た所見を呈するが，唯一違う点は fluperlapine が tetrabenazine 拮抗作用と noradrenaline（NA）再取り込み阻害作用を有しており，抗うつ作用をも有する点としている。

　治験を開始して間がないために多施設共同のオープン試験が2つ報告されている。1つは AMDP study で[7]，85名の統合失調症患者を対象に平均400mg/日の用量で，65％の反応率を示し，抑うつ症状の改善をみている。EPS はごく稀で安全性が高いとしている。もう1つは104名の多施設オープン試験で[8]，Sandoz 社がまとめたものが報告され，平均300mg/日で，80％の反応率を得たとしている。気になるのは，白血球数が異常に低い1例（本来は除外規定の症例）で，fluperlapine の投与によって4週時点の検査で顆粒球が500/mm³の無顆粒球症となり，5週後に発見して服用中の fluperlapine 600mg を中止したのち，5日以内に回復したとある。一方，西ベルリン自由大学の Müller-Oerlinghausen[9]は副作用報告におけるオランダの19歳の症例で，投与前の顆粒球が 2000/mm³，白血球数 6,800/mm³ だったのが4週後顆粒球数が 1,000/mm³ まで低下し（5週時に判明），投与中止2日後に 500/mm³ 以下となったが6日後には 2,200/mm³ まで上昇したと述べている。同一症例とみられるが，後に fluperlapine による無顆粒球症の1例とみなされている。

　第2部の臨床結果の Discussion のところで，Düsseldorf の Heinrich 教授[10]は，clozapine の successor である fluperlapine の抗精神病作用はそう強力とはいえないが，適切なもので，副作用の頻度は少ないとし，さらに，内因性うつ病85名を対象にした試験の成績を述べている。中〜高度のうつ病において6週間で91％が very good と評価され，累積で25％が4日，42％が1週間，64％が2週間と効果発現の速さを強調し，150〜300mg/日の範囲では 250mg/日が optimal dose（至適用量）としていて，amitriptyline 様の鎮静型抗うつ薬に比している。

　最後の Closing remarks で Hippius[11]は，抗精神病薬は EPS を呈することが条件との神話を打ち破った clozapine の話とともに，細心の注意を払って白血球数の動きを定期的かつ系統的に観察する必要があると忠告している。こうした，抗精神病作用の効果発現の速いこと，EPS を出さないこと，強力な抗うつ作用を有すことなどから，clozapine の successor としての fluperlapine への期待は高まっていたのである。

3．わが国での開発の動き

　1982年か，Sandoz 社の開発の方がみえて，fluperlapine という抗精神病薬の開発に入りたい，その第Ⅰ相試験を北里大学で実施して欲しいとの申し出であった。その前に，宙に浮いていた temazepam と nitrazepam の比較試験のデータを「臨床評価」に投稿するという条件がついて，筆者は

表1 Fluperlapine (NB 106-639) の第Ⅰ相試験スケジュール
(村崎ら, 1989[12])

	Step	用量 (mg) NB 106-689	用量 (mg) Thioridazine	各テストの間隔
単回投与 (1日1回)	1	2.5	5.0	2週
	2	5.0	10.0	2週
	3	10.0	20.0	3週
反復投与 (1日1回3日間)	4	7.5	20.0	

一も二もなく同意した。その時の第Ⅰ相試験をごく簡単に紹介しておこう[12]。

1) Fluperlapine の第Ⅰ相試験の成績

被験者は Sandoz 社の優秀な社員志願者から8名を選び，表1のように fluperlapine 6名，thioridazine 2名の単盲検で効力比は1:2とした。場所は北里大学病院構内の職員厚生施設を利用した。実施期間は1983年4～7月である。

①臨床経過

Fluperlapine 2.5mg 服用で，眠気，頭重，体のだるさが現われ，横になると眠ってしまう。

Fluperlapine 5 mg では，眠気が強く，頭重，脱力感・ふらつきが強くなり，集中できず億劫で仕事などしていられない。9時間後にほぼ元へもどっている。

Fluperlapine 10mg となると，眠気，体のだるさ，頭がボーッとする，集中できず，動くのが億劫で横になっていたい状態で，起きていられない。9時間後にほぼ元へもどっている。

被験者達は 10mg が限度で，これ以上高い用量はとても服用できそうにないと口をそろえる。

3日間の反復投与試験では，fluperlapine の投与量は7.5mg とやや減量して実施したが，頭重，頭痛，眠気，だるさ，集中力の低下，考えがまとまらない，などの症状が3日間くり返している。EPS を思わせる症状は認められていない。

②検査結果

多くの精神運動機能の中で内田・クレペリン精神作業検査の結果を図2で示したが，反復投与時の検査では練習効果が認められていないが，単に平均作業量の伸びが抑えられたにすぎず，butyrophenone 系薬物，phenothiazine 系薬物，benzamide 系薬物でみた本検査への影響に比べて本剤では軽いといえる。EPS の出現がないことと関連しているのかもしれない。

血中 prolactin 値への影響は，thioridazine と違ってほとんどみられないのは特筆すべきである（図3）。

以上の fluperlapine の第Ⅰ相試験からは，臨床用量（150～600mg/日）よりはるかに低い用量のために薬物動態学的検索は実施できなかったが，clozapine の successor としては精一杯に頑張ったと考えている。

2) Fluperlapine の第Ⅱ相試験の陣容

Sandoz 社は fluperlapine の臨床試験の総括医師に秋元波留夫東京大学名誉教授（当時松沢病院長）を選んだこともあって，第Ⅱ相試験の中央委員に全国の錚々たる大学教授を呼び集めたことを記憶している。Sandoz 社の fluperlapine に対する期待の大きさがわかろうというものである。

プロトコルの説明の際，1日投与量は25mgから始まることになっていたが，ある有名教授が第Ⅰ相試験が10mg/日までしか実施していないのに25mg/日というのはけしからんから，25mg/日も健常者に服用してもらってから始めるべきとの強硬な御意があり，開発担当者が蒼くなって「私が飲んでみます」と言ってしまったことがある。

第Ⅰ相試験のデータから判る通り，健常者では10mg/日が精一杯の高用量であり，25mgを服用するのは無茶であると思っていた筆者は当時まだそのメンバーの中では若僧であったが，抗精神病薬の健常者に対する感受性の高さを説明し，なんとか25mg服用の件は取り下げてもらった記憶がある。のちに clozapine の第Ⅰ相試験を実施した

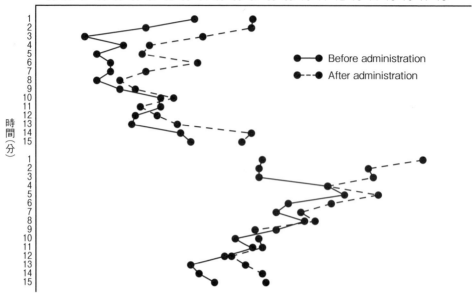

図2 第Ⅰ相試験における NB 106-689（fluperlapine）の内田・Kraepelin 精神作業検査に及ぼす影響（村崎ら，1989[12]）
投与後検査は fluperlapine 7.5mg/日 3日間反復投与後に施行。

際，とうてい健常被験者への投与は不可能であり，治療抵抗性統合失調症患者で実施したものである。このことはいずれゆっくり書くつもりである。

こうして，わが国でも欧州での臨床試験にさほど遅れることなく，当時としては同時進行とまではいかないが早期から治験に入ることができていた。筆者の記憶でも，前評判通りに順調に進み，さらに期待はふくらんでいたのである。

3）うつ病を対象とする試験

前述の Eichenberger[5] の報告で，fluperlapine は tetrabenazine 拮抗作用と NA 再取り込み阻害作用を有することが clozapine と異なる点であることを紹介し，さらに，Düsseldorf の Heinrich[10] が fluperlapine の抗うつ効果の臨床的実績を報告している。こうして，Sandoz 社は海外のみならず，わが国でも抗うつ薬の臨床試験を実施すべく着々と準備を進め，山下 格総括医師のもと，北海道臨床精神薬理研究会を中心に第Ⅱ相試験が進んでいた。当時，この試験を担当されていた Sandoz 社の東 昌成氏の話では，中間集計成績で「なかなかいいねぇ」と治験担当医から評価されていたという。

Ⅲ．Luzern, Basel, Bern への旅

後に詳述するように，fluperlapine は臨床試験に入って1年前後で無顆粒球症の発生にて国際的に試験が停止されるという悲運に見舞われたのであるが，Sandoz 社は中枢神経系作用薬の開発に積極的であった。1988年には，Alzheimer 型認知症を対象とした CBM36733（hydergine から始まった Sandoz 社得意の麦角 alkaloid 製剤の最後のものといわれた mergocryptine），さらに，1991年に次の SDZ-ENA713（rivastigmine，当時は経口剤での試験で後に貼付剤として成功して2012年 Exelon® として世に出ている）の第Ⅰ相試験を実施したりで，Sandoz 社の開発関係の方がよく北里大学へ来られていた。後に聞かされたのであるが，dopamine D_2 受容体の partial agonist も控え

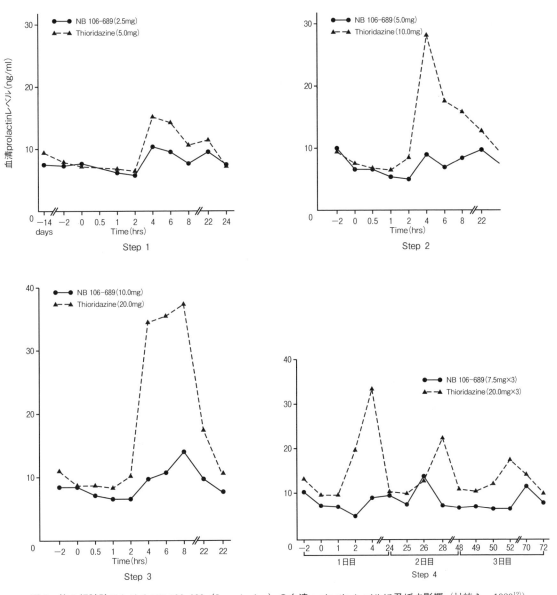

図 3 第Ⅰ相試験における NB 106-689 (fluperlapine) の血清 prolactin レベルに及ぼす影響 (村崎ら, 1989[12])

ていた。

　丁度この頃, 筆者に思いがけず, フランスは Alsace の Rouffach にある国立精神科病院の精神科の Director をされている Dr. Macher から, 第 6 回の Conference of Bioclinical Interference へ来ないかと直々の招待状が舞いこんできた。Rouffach は Basel と Strasbourg の中間に位置しており, Basel から入り, Strasbourg へ抜けて Paris に行ってから日本へ帰るルートを思い浮かべていた (図 4)。Basel にある Sandoz 社のことも念頭に置いて, fluperlapine の被験者ともなり, また抗うつ薬としての開発担当の責任者をも務められた東 昌成氏にこの話をしたところ, 丁度 Sandoz 本社へ行く用もあるので, いい機会だから, Basel へ御一緒しましょうと, とんとん拍子に話が発展して, Basel の Sandoz 本社のみでなく, fluperlapine を合成した Bern の Wander 研究所もということになり, それじゃその前に Luzern 見物をしてから

と，話は拡がった．当時はとてもいい時代であったのである．

出発前にはLuzernのホテルで待合せをする予定で，別々に出かけた．筆者はZürichまで飛び，列車に乗り換えてLuzernへと思っていたが，なんと，そのZürichの駅で東氏とばったり出合い，そのまま列車でLuzernへ到着した．Luzernには大Luzern湖があり（図5），街の中心地近い桟橋から連絡船に乗って湖畔の町をめぐりながら目指すホテルのあるBürgenstockへたどりついた．湖畔の山上のHotel Grandには桟橋からケーブルに乗って登るとても風情のある行程で，かねがね筆者はBürgenstockのHotel GrandからLuzern湖を通して見るLuzernの夜景は素晴らしいと聞いていたので，何としてもこの行程を達成しようとあらかじめ計画を立てていた．それが，その通りに実現して，夢が現実となった．今もLuzernの夜景は眼に焼きついている．

その夜はLuzernの街へタクシーで下り，民芸風のレストランで夕食．郷土料理かと問うと，"non, French"と威張るシェフ．翌朝，ホテルのすぐ近くにゴルフ場のあるのを発見，ぐっと我慢してLuzernの街へ．ロイス川にかかる屋根つき木造橋で八角形の塔を持つKapell橋を渡り，そこからBaselへ．Sandoz本社を訪ねて，その規模の大きさに驚嘆．そのあと，BernのWander研究所へ．かのWander社は1967年Sandoz社の傘下に入り，Sandoz社の中枢神経系部門の研究所としての活動を続けていた．当時，筆者はWander社の5つの化合物の関連を十分に把握しておらず（図1），それぞれの合成秘話を聞くだけの力がなかったのが何としても残念であった．その当時，Wander研究所では，DA受容体のpartial agonistの研究を進めていると教わった記憶がある．抗精神病薬の領域でも，partial agonistの概念がすでに持ち込まれていたのである．Baselの宿はHilton Hotelであった．Basel自体は大企業（Sandoz社，Ciba-Geigy社，Roche社などの製薬企業）の立ち並ぶ工業都市で観光には向かないが，国立美術館はしっかり見てきた．

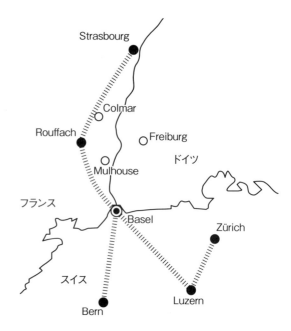

図4　スイス，フランスの旅—Rouffachの位置関係

IV．Rouffachの思い出

BaselのホテルへDr. Macherが差しまわしてくれた車でRouffachへ向かった．これが今回の旅行の大命題であった．RouffachはAlsaceの中の小さい町で，5世紀にはMeroving王朝の王の居城があったという．このRouffachにフランス最大の国立の精神科病院があり，DirectorのDr. Macherが毎年主催している国際的なConferenceへ招かれたのである．Rouffachでは直接，病院へ行き，手続きを済ませて，院内を案内されたが，小さな国際学会を開催できる十分な講堂その他の施設を持つ大病院であった．病棟内は見せてもらえなかったが，治験を積極的に実施しており，部厚いケースカードを見せられて，わが国より数年先を行っていると実感した．

翌日のConferenceでは，筆者は日本で開発中の向精神薬について話したが[13]，喋ったり，座長を務めたりと緊張しっぱなしで，後でTennessee大学のThomas Ban教授にひそかに拍手をしてもらってほっと安堵の息をついたものである．100名前後の参加者で極めて活発に討論されたのであるが，内容を何も憶えていないとはまことに情けな

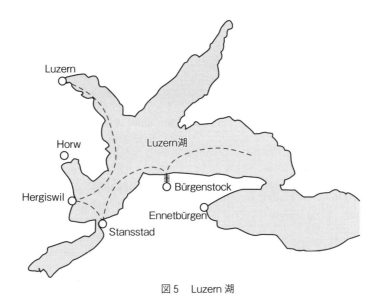

図5　Luzern 湖

い．

　Rouffach には2泊したはずで，夜の懇親会で Liège 大学の Ansseau 教授がよく飲みよく喋っていたことしか憶えておらず，Rouffach 自体の街並みを見た記憶さえない．機会があればもう一度行ってよく見てきたい．後年，Hawaii での ACNP で Dr. Macher と偶然出合い，また Rouffach へ呼ぶからと言われて楽しみにしていたがその後，連絡がない．

　ひとまず，Rouffach での Conference を無事に終えて，Strasbourg の空港へ出る方法がわからず，思案にくれていたとき，前夜の懇親会で Ansseau 教授とよく喋っていた Duphar の研究所から来ていた Dr. が，レンタカーで Strasbourg 空港へ行くというので大喜びで同乗させてもらった．車中でもよく喋ったのは憶えているが，この Dr. はのちに Solvay 社が Duphar 社を吸収したときに移り，なんと fluvoxamine の日本での発売を控えた全国研究会へ来られていた．1999年5月8日，帝国ホテルの会場でばったり顔を合わせて，ヤーヤーというわけ．世間は広いようで狭いのである．彼は，Solvay グループの開発本部長として開会に先立って挨拶された Dr. Cautreers その人であったのである．

V．大本命 fluperlapine の終焉

　筆者にとって，かの Wander 研究所が最後に放った大本命の fluperlapine の終焉を書かねばならないのは何ともつらい．あれだけ Sandoz 社が力を入れて用意周到な準備をもって進めた fluperlapine も無顆粒球症には勝てなかったのである．

　海外，国内とも前期第Ⅱ相試験は極めて順調に滑り出し，Zürich での Symposium でも前途への希望に満ちており，さすが大本命と勇み立っていた．ところがである．好事魔多しというが，Zürich での報告の中に無顆粒球症を予見させる症例が1例あり，Hippius[11] も血液所見には十分なる注意が必要と述べていたように，治験の進捗とともに，わが国でまず無顆粒球症が発現して大騒ぎとなり，海外でも報告例が出るに及んで，fluperlapine も無顆粒球症から逃れられないことが確実となり，Sandoz 本社も国の内外での試験を中止せざるを得なくなった．

　こうして筆者にとっても大本命の fluperlapine は終った．1985年初めと記憶している．

　2000年に出版された Lai ら[14] の報告によると，fluperlapine の主要活性代謝物の 7-hydroxy-fluperlapine は clozapine に非常によく似た化合物で，体内でいろいろ変換されていく中で無顆粒球

症を惹起する可能性を述べている。ただ，Laiらの引用した無顆粒球症の症例は，1例はZürichのSymposiumの際の症例で[9]，他の報告[15]では単なる白血球減少症にすぎず，fluperlapineによる無顆粒球症の症例報告は論文化されていないのであろう。

VI. おわりに

前々から大本命fluperlapine物語を書きたくて，その導入にtemazepam, lormetazepam, そしてperlapineを取りあげた。書いているうちに段々と長くなり，とても1本に収めきれなくなり，2つに分けて，後半にfluperlapine物語を書けるだけ書こうということになった。途中にLuzernに旅をし，BaselのSandoz本社，BernのWander研究所を訪れた話から，フランスはAlsaceのRouffachでの国際的なConferenceへの出席の話をも書かせていただいた。そして，大本命fluperlapineの追悼としてその結末を書くことができた。もって瞑すべしである。

文　献

1) Burki, H.R. : Effects of fluperlapine on dopaminergic systems in rat brain. Psychopharmacology (Berl), 89 : 77-84, 1986.
2) Kapur, S., Seeman, P. : Does fast dissociation from the dopamine D_2 receptor explain the action of atypical antipsychotics? : A new hypothesis. Am. J. Psychiatry, 158 : 360-369, 2001.
3) Kapur, S., Seeman, P. : Antipsychotic agents differ in how fast they come off the dopamine D_2 receptors : implications for atypical antipsychotic action. J. Psychiatry Neurosci., 25 : 161-166, 2000.
4) 村崎光邦：Amoxapineにまつわる新しい展開. 臨床精神薬理, 14 : 1511-1520, 2011.
5) Eichenberger, E. : Pharmacology of fluperlapine compared with clozapine. Arzneimittelforschung, 34 (1A) : 110-113, 1984.
6) Matejcek, M., Neff, G., Tjeerdsma, H. et al. : Pharmaco-EEG studies with fluperlapine. Arzneimittelforschung, 34 (1A) : 114-120, 1984.
7) Woggon, B., Heinrich, K., Küfferle, B. et al. : Results of a multicenter AMDP study with fluperlapine in schizophrenic patients. Arzneimittelforschung, 34 (1A) : 122-124, 1984.
8) Fischer-Cornelssen, K. A. : Fluperlapine in 104 schizophrenic patients. Open multicenter trial. Arzneimittelforschung, 34 (1A) : 125-130, 1984.
9) Müller-Oerlinghausen, B. : A short survey on untoward effects of fluperlapine. Arzneimittelforschung, 34 (1A) : 131-134, 1984.
10) Heinrich, K. : Discussion of clinical results. Opening remarks : Status of neuroleptic therapy. Arzneimittelforschung, 34 : 135-136, 1984.
11) Hippius, H. : Closing remarks. Arzneimittelforschung, 34 : 137, 1984.
12) 村崎光邦, 岡本呉賦, 石井善輝 他：Dibenzo-epine誘導体NB 106-689の第I相試験. 薬理と治療, 17 : 3823-3896, 1989.
13) Murasaki, M. : The newest psychotropic molecules under development in Japan. The 6th Conference of Bio-Clinical Interface : New Prospect in Psychopharmacology, Rouffach, France, 1989.
14) Lai, W. G., Gardner, I., Zahid, N. et al. : Bioactivation and covalent binding of hydroxyfluperlapine in human neutrophils : implications for fluperlapine-induced agranulocytosis. Drug Metab. Dispos., 28 : 255-263, 2000.
15) Mann, K., Bartels, M., Gärtner, H.J. et al. : Differential effects of a new dibenzo-epine neuroleptic compared with haloperidol : results of an open and crossover study. Pharmacopsychiatry, 20 : 155-159, 1987.
A) Stille, G. : Arousolhemmung und katalepsie bei Neuroleptica. Arzneimittelforschung, 16 : 255-256, 1966.

§20

Thienodiazepine 物語—その1

―― わが国で生まれた clotiazepam と etizolam ――

I. はじめに

1960年代に入って，chlordiazepoxide や diazepam，あるいは nitrazepam などの benzodiazepine（BZ）系抗不安薬や睡眠薬が怒濤の如くわが国へ導入され，まさしく世の中は BZ 時代へ突入した。わが国でも，独自の BZ が三共や武田薬品工業によって開発されて，それぞれ oxazolo BZ や triazolo BZ が世に出た。後に triazolo BZ は米国 Upjohn 社との紳士協定のもとに共同開発が行われ，triazolam は睡眠薬の世界で，alprazolam は抗不安薬の世界でそれぞれ覇権を唱えたことは§13でも述べた。

ところで，当時御三家筆頭としての吉富製薬は BZ そのものの開発には立ち遅れたが，少し異なる方向から BZ 受容体作動薬の開発に入って成功し，1969年に clotiazepam を合成した。ここから thienodiazepine 物語は始まったのである。

II. Clotiazepam の登場

1. Thieno 環の重要性の発見と thienodiazepine の誕生

吉富製薬の田原哲治[25]は，元々複素環の化学に興味を抱き，BZ 化学構造内の benzen 環をさまざまなヘテロ複素環に置換してどう生理活性が変化

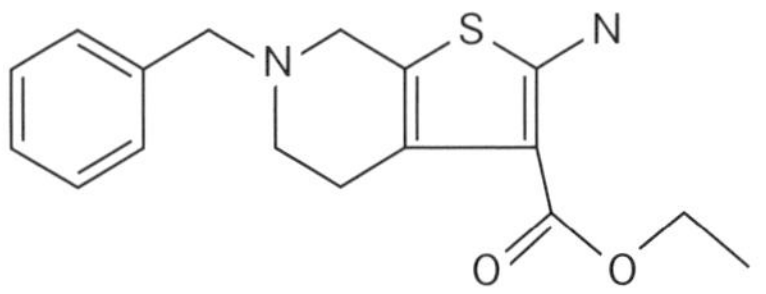

図1　Tinoridine の化学構造

するかを調べていた。とくに thiophene 環に変換した時に生物活性は保持されながら，物性，代謝，組織分布に親化合物とは違った特性を発揮することが期待されるのを知った。そこから抗炎症剤として tinoridine（Nonflamine®）を合成して上市できた（図1）。

この研究の過程で，diazepam などの BZ 系化合物の合成中間体と等価の thiophene 化合物が容易に得られることが分かり，ここに thienodiazepine の合成に成功した（図2）。この合成物の多くの候補薬品の中から第一号として clotiazepam が誕生し，etizolam が続いたのである。

2. Clotiazepam の薬理作用と臨床試験

当時，clotiazepam（Y-6047）の合成の直接の担当者であった Nakanishi ら[15]の資料を紹介すると，抗不安作用のモデルでは，①抗 pentylenetetrazole 作用では diazepam の 2，3倍強いが，最大電撃けいれんや抗 strychnine テストでは diazepam の

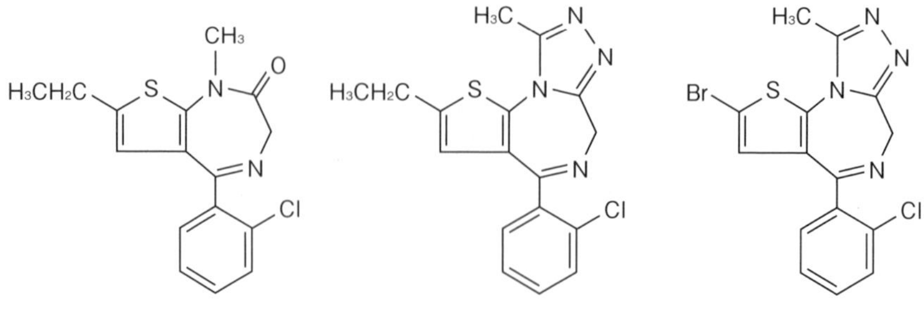

図2 Thienodiazepine の化学構造

1/3〜1/6と弱い，②嗅球摘出ラットでの馴化作用は diazepam と同等，③ chlorprothixene の麻酔増強作用は chlordiazepoxide の18倍，diazepam と同等，④コンフリクト減弱作用はテスト化合物の中で最も高く，chlordiazepoxide や diazepam より強い，などの成績であった．心身安定化作用では，高血圧発症過程を抑制し，潰瘍形成作用はこれを抑制する．なお，鎮静催眠作用と筋弛緩作用はともに diazepam より弱い．

以上の成績から，clotiazepam は diazepam よりマイルドな安定作用を有するとして，まず，内科・心療内科領域への適応を求めて臨床試験を実施する戦略をとった．

これが見事に功を奏して，内科・心療内科領域の心身症（消化器疾患，循環器疾患）や神経症あるいは麻酔前投薬との検証試験に成功し[3,17,19]，1979年には承認・販売されている．のちに自律神経失調症での検証試験[27]を追加実施して適応症を拡大している．本薬は精神科領域での治験は実施されておらず，神経症の適応はないが，すでに述べた oxazolam と同様に軽症神経症に対して現在もよく用いられている．

3．Clotiazepam の口惜しい小さな思い出

筆者には clotiazepam に関する1つの思い出がある．当時から，clotiazepam は珍しく欧州へ輸出され，フランス，ベルギー，スペイン，イタリア，西ドイツにおいて使用されていた．

筆者が厚労省の副作用判定被害調査会に出席していた当時（平成10年までの約15年間），clotiazepam が激症肝炎の被疑薬の1つに挙げられた．驚いた筆者はその可能性はないと主張したが，時の肝専門の某大学内科教授から欧州の有名な教科書に載っていると教えられた．「先生は clotiazepam や etizolam で激症肝炎の経験はありますか」とくい下ったが，「私は見たことも聞いたこともない．しかし，教科書に載っている」とわざわざコピーをいただいた．金科玉条の教科書には勝てなかったのである．

なお，わが国に激症肝炎の報告があるかを調べてもらったが，2012年10月現在で1例も報告はなく，したがって，添付文書にも記載されていない．

III．日本で天下を取った etizolam の誕生

1．Thienotriazolodiazepine の合成と etizolam の登場

吉富製薬の田原らは clotiazepam の合成に成功したのちも，その中間体を利用して色々な構造の誘導体を合成してその薬理活性をみていた．丁度，その頃すでに述べたように武田薬品工業の Meguro ら[7]が nitrazepam に代わる BZ 系睡眠薬の研究中に diazepine 環に triazolo 環をつけた triazolo BZ の合成に成功したのに着目し，それにヒントを得て thienotriazolodiazepine を合成した．当時の戦略は clotiazepam よりも少し力価が強く，睡眠障害にも抗不安にも作用するものを選択することであり，目標として①血中半減期は8時間以下，②ふらつきなどの体性機能への影響を弱くすること，③依存性が弱いこと，を指標に，ここでも多くの候補化合物を合成し，その中から etizolam

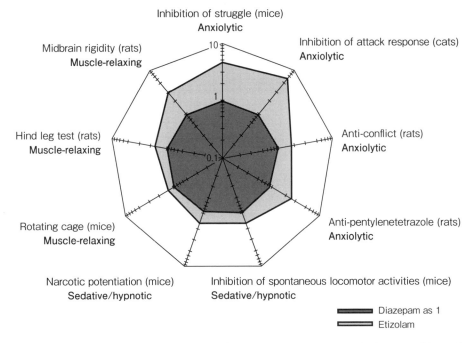

図3 Etizolam は強力な抗不安作用のみならず優れた鎮静・催眠作用，筋弛緩作用および抗うつ効果を示す（Tumagari ら，1978[28]，Setoguchi ら，1978[23]，のデータより合成）

が選択されたのである．なお，8位に色々な側鎖をつけた化合物が合成され，特許のさい登録されたはずであるが，8位へ brom をつけたもの（次回に述べる brotizolam）はこれらの中から抜けていた．

2．Etizolam の薬理学的プロフィール

Etizolam の薬理学的研究は1971年から始まっており，Tumagari ら[28]，および Setoguchi ら[23]によってその詳細が報告されているが，ここではそれを判かりやすく図示したものを引用しておく．図3にみるように diazepam よりも強力に抗不安作用を有しながら，体性機能への影響を弱くしたものになっている．ちなみにこの図は2009年 Seoul での大韓不安医学会秋期学術大会へ招かれた"Thienodiazepine, Antianxiety Drug, Etizolam (Depas) — 25 years before and after in Japan —"の講演のさいに作成したものであり，懐かしい．なお，Setoguchi ら[23]は noradrenaline transporter の阻害作用をみており，Itil ら[4]は薬物脳波学的研究で mood elevator の効果を示し，ともに etizolam の抗うつ作用を期待させている．

3．ネコ視床下部性情動反応に及ぼす etizolam の作用

懐かしいといえば，もっと懐かしいことを書きたい．

筆者は1971年北里大学医学部の生物物理系研究室にて電気生理学的研究を始めており，当時，視床下部後部や中脳中心灰白質に電極を植え込んだ行動自由な慢性ネコを作成し，電極を通して電気的刺激を与えてネコの行動反応とそれに対する向精神薬の影響をみていた．ネコは電気刺激の強さによって，

1）耳を伏せ唸る（growling）
2）散瞳と共に牙をむき出し唸る（hissing）
3）spitting を伴った指向性攻撃反応（directed attack）

を見せる[20]．ネコに diazepam や etizolam（Y-7131）を腹腔内に注射すると，これらの情動反応が完全に抑えられ，平穏なままとなるが，etizolam は diazepam より10倍以上強い抑制効果をもたらす．

表1　最終全般改善度（葉田，1979[2]）

薬剤	非常に改善	かなり改善	やや改善	不変	やや悪化	かなり悪化	非常に悪化	不明	合計	改善率 非常に改善以上	かなり改善以上	やや改善以上	悪化率 やや悪化以下
Etizolam	16	37	18	5	3	4	0	1	84	19%	63%	85%	8%
Diazepam	18	22	19	19	2	4	0	1	85	21%	47%	69%	7%
Placebo	7	15	17	21	4	9	0	8	81	9%	27%	48%	16%
合計	41	74	54	45	9	17	0	10	250	16%	46%	68%	10%

[+] $p < 0.1$
[*] $p < 0.05$
[**] $p < 0.01$
[***] $p < 0.001$

この時のネコの様子については本シリーズ1回目の中に写真[10]で示している。

もっと面白いことがある。非常に獰猛で人を寄せつけず，検者を見ただけで growling や hissing を示し，おどすと directed attack をしかけてくる狂暴なネコに 0.2mg/kg の etizolam を注射したところ，ネコはゆっくりくつろいだ様子で身体をなめたり（grooming），眼を閉じたりし，静かにうずくまっている。検者が手を入れると身体をすり寄せて手をなめ，なれなれしい態度を示す。このように taming effect が顕著で，食物を与えると食べたりする。作用のピークは1時間で，3時間後にはほぼ旧に復し，growling, hissing を示したが，attack はなお消失したままだった。

この物語はいかに etizolam が強力で好ましい作用を狂暴なネコに現わし，これが十分に人に対しても効果を発揮するかを示している。筆者らにとって，実に楽しい実験であったのである。

4．Etizolam の臨床試験
1）各種神経症に対する効果

筆者らのネコを用いた実験から，diazepam よりはるかに優れた希有な抗不安作用，抗攻撃作用，馴化作用により，その臨床効果をみることは非常な期待にあふれ，勇躍，探索試験の1つに北里大学も参加し，満足すべき成績を得た[14]。ここでは，1977年に実施され，筆者らも参加した各種神経症を対象とした diazepam との比較試験を紹介する[2]。Etizolam 3～6mg/日，diazepam 9～18mg/日と placebo との3群比較の試験で，4週間の経過をみた。最終全般改善度（表1）では，「かなり改善」以上で，diazepam に対して63％対47％と有意傾向を示し（$p<0.1$），placebo に対しては有意差（$p<0.01$）を示した。結果発現の速さをみると（図4），1週目から placebo より有意で，概括安全度で placebo との間に差はなかった。有用度では「かなり有用」以上で etizolam は diazepam

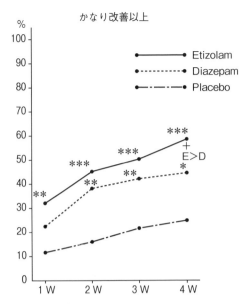

図4 医師による週別全般改善度（葉田，1979[2]）一部抜出し）
　　　* p<0.05
　　　** p<0.01
　　　*** p<0.001

より有意に優れる成績（p<0.05）を示し，筆者らがネコでみた etizolam の優れた効果がここに証明されて本当にうれしかったのである。

精神科領域でもう1本重要な比較試験がある[30]。Etizolam の cloxazolam に対するもので，用量はともに3～9 mg/日の範囲内の fixed-flexible 法で，最終全般改善度の「中等度改善」以上は68％対71％と差はなかったが，重症度別有用度では重症例で cloxazolam が優れる結果が出ている（p<0.05）。Cloxazolam（Sepazon®）は，§11で述べたように[11]，oxazolo BZ でその主活性代謝物は chlorinated desmethyldiazepam であり，筆者らが amoxapine と併用することでたちまちにうつ病を改善させたと書いた憶えがあり，さすが cloxazolam であると妙に感心している。

2) 抑うつ症状への効果

Setoguchi ら[23]や Itil ら[4]の成績から，抗うつ作用が期待されていたが，先程の各種神経症に対する pivotal study でも，etizolam が diazepam に有意に優れた項目は「抑うつ症状」「恐怖症状」「医師・薬への心理的依存」を含む6項目で，とくに抑うつ症状への効果に優れることから，うつ病を対象とした open label の試験が多く実施され，単剤療法でもかなりの効果が得られている[1,6,9,13,29]。

Triazolo BZ の alprazolam や adinazolam がうつ病に対して堂々たる効果を示し，三環系抗うつ薬の amitriptyline との比較試験でも善戦し，世界初の BZ 系抗うつ薬の誕生かとの期待が高まったが，当時の Upjohn 社は米国食品医薬品局（FDA）に申請せず，夢と終った[2]．しかし triazolo 環を有する BZ および thienodiazepine が抑うつ症状に効くことは確かであると考えている。

3) 統合失調症にみる睡眠障害への効果

Nakazawa ら[16]は，健常者対象の polysomnography（PSG）試験で，etizolam は全睡眠時間を延長し，REM 睡眠を抑制するが REM 反跳現象がみられないとし，薬物依存を起こす可能性は低いとみている。このことは Oswald[21] が REM 抑制とその反跳をきたす薬物は依存性が強いと主張していることからの見方である。

Etizolam が統合失調症者の慢性不眠に有効としたのは斉藤[22]らが初めてで，129名の統合失調症圏の症例を含む145名の入院患者で，etizolam 4 mg と nitrazepam 10mg を3日間ごとの6日間服用する二重盲検交叉比較試験を実施している。不眠のため使用中の前薬を etizolam か nitrazepam に切り換え，それも3日ずつ6日間服用するという解析の難しい試験であるが，この短期の試験で，etizolam 4 mg は総合評価，有用度および優劣比較で nitrazepam 10mg に対して有意に優れる結果を得ている。とくに「熟眠」の障害型の睡眠障害に対して優れた効果を期待しうる薬物としている。

そこで，小島ら[5]は統合失調症で入院中の慢性期の自発性欠如，感情鈍麻が前景にある214名を対象として，etizolam 3 mg，nitrazepam 10mg，levomepromazine 25mg の3群の比較試験を4週間にわたって実施している。

睡眠障害に対する総合効果は表2にみるように U 検定では etizolam 群，nitrazepam 群ともに levomepromazine 群より有意に優れる結果となっている。

BZ 系睡眠薬の使用に対して，精神症状に悪影響を及ぼすとの考えがあるため，本試験では，精

表2 睡眠障害に対する総合効果（小島ら，1983[5]）

薬 剤	著 効	有 効	やや有効	無 効	不 明	計
E	9 (13)	36 (51)	18 (26)	6 (9)	1	70
	45 (64)					
	63 (90)					
N	7 (9)	36 (49)	19 (26)	12 (16)	0	74
	43 (58)					
	62 (84)					
L	3 (4)	27 (39)	20 (29)	20 (29)	0	70
	30 (43)					
	50 (71)					

(%)

U 検定

```
        E
      NS
         N
    **   *
             L
```

χ^2 検定　著　効　　　有効以上　　　やや有効以上

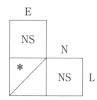
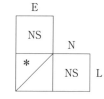

表3 精神症状に対する総合効果（小島ら，1983[5]）

薬 剤	好ましい影響あり	影響なし	好ましくない影響あり	不 明	計
E	5 (7)	55 (79)	9 (13)	1	70
	60 (86)				
N	7 (9)	63 (85)	4 (5)	0	74
	70 (95)				
L	6 (9)	55 (79)	9 (13)	0	70
	61 (87)				

(%)

神症状に対する総合効果をみており（表3），3群間に差はなく，4週間という短い期間ではあるが，「好ましい影響あり」と「影響なし」の合計が高い数値を示し，「好ましくない影響あり」の数値は低かった。

有用度で，「かなり有用」以上で etizolam 群は levomepromazine 群より有意に優れていた。

以上の小島らの試験は日常の統合失調症患者の呈する睡眠障害に対する etizolam 3 mg の優れた効果を示すものであり，貴重である。6ヵ月あるいは1年を超える長期での効果と安全性が確認されれば鬼に金棒といえる。

4）内科・心療内科領域での試験

ここでも，高血圧と消化性潰瘍に対する重要な

2つの試験が実施されている。

高血圧では，情動反応の緩和が血圧動揺や自覚症状の軽減をもたらすことから，高血圧の治療に抗不安薬が有用とされる．4週間の110名を対象としたetizolam（0.5mg）の3錠/日とplaceboとの比較試験で，自覚症状では頭痛，頭重の改善に有意であり（p＜0.01），自覚症状の「中等度改善」以上の群では，有意な血圧下降作用が認められている[24]．

消化性潰瘍に対しては，111名の対象患者にgefarnate（50mg）2カプセルを基礎薬として8週間にわたってetizolam（0.5mg）の3錠/日とplaceboとの比較試験が行われている[18]．最終全般改善度では「中等度改善」以上でetizolamが有意に優れ（p＜0.05），有用度でも有意に優れていた．抗潰瘍薬と抗不安薬の併用で，不安などの精神症状の改善だけではなく，潰瘍自体の治癒過程を促進する効果のあることが裏づけられた意義のある結果が得られている．

5．青い鳥賞を受賞したetizolamとその後の展開

「青い鳥賞」とはクリニックマガジン創刊15周年記念事業として設立され，東海大学名誉病院長の五島雄一郎氏を選考委員長に迎えて1990年に発足している．第1回目はわが国の創薬によるもので欧米への輸出額の多いもの，つまり国際的評価の高いものが選ばれ，Herbesser®，Lupron Depot®，Gaster®，Ulcermin®，Tarivid®，Cefamezine®の6剤が受賞している．

1991年の2回目は，8つの領域から選ばれた8人の選考委員がその年の最も活躍した薬剤を選んだもので，精神科領域では当時聖マリアンナ医科大学の長谷川和夫教授が委員として参加し，etizolam（Depas®）が選ばれている．その選考過程を読むと，臨床精神薬理を専門とする20名の講座担当教授にアンケートを送り（うち17名より回答），etizolamが第1位の栄誉に輝いたとある．長谷川教授御自身は投票せず，中立を守っておられる．ちなみに，2位以下はzotepine（Lodopin®），zonisamide（Excegran®），timiperone（Tolopelon®）の順となっている．

この年はetizolam以外には，Aclacinon®，Mevalotin®，Prostal®，Ferone®，Selbex®といずれも錚々たる薬物が選ばれており，Depas®はその仲間入りをしたのである．

1984年3月21日発売されたetizolamはすべてが順風満帆であったわけではなく，立ちあがりはむしろゆっくりであった．抗不安作用とは別に頭痛や肩凝りにとてもいいとか，当直医がetizolamを服用した夜は途中で起こされても腹が立たず，余裕をもって起きられるなど，他愛ない話が伝えられているように，次第に抗不安作用と催眠作用とそれ以外のところで処方率が伸び，精神科領域を中心に多くの診療科でよく処方され，現に青い鳥賞も獲得している．図5は前述の2009年大韓不安医学会のさいに作成されたもので，etizolamはとび抜けた売上げを示し，2008年当時なお増大しており，今もってこの傾向は変っていない．

6．Etizolamの血小板活性化因子の拮抗作用は臨床にどう生きているか

血小板活性化因子 platelet activating factor（PAF）に対してalprazolamやtriazolamが拮抗作用を有することは知られていた．そこで，同じtriazolo環を有するetizolamにもこの作用があるのでは，と調べたところ，etizolamが強力で特異的なPAFの拮抗作用を有することが判明した[8,26]．

PAF由来のアレルギー疾患，炎症性疾患，循環器疾患，気管支喘息などへの効果に対する期待が高まり，専門医に相談したが，steroidなどの作用には勝てそうにないと専門医は乗って来ず，抗PAF作用としてのetizolamの臨床評価は行われていない．しかし，etizolamをこうした疾患に併用することで，抗不安作用とともにかなりの有用性が見込めるのではないか．実際の臨床でも喘息発作にetizolamがよく奏効することが知られており，単なる抗不安作用ではなく，抗PAF作用も働いていると考えられて興味深い．

7．Etizolamが向精神薬取締法から除かれたわけ

1990年発効した「麻薬及び向精神薬の不正取引の防止に関する国際連合条約」が1992年わが国で批准された．当時，わが国ではそれまでの麻薬取締法の改正が行われて1990年「麻薬及び向精神薬

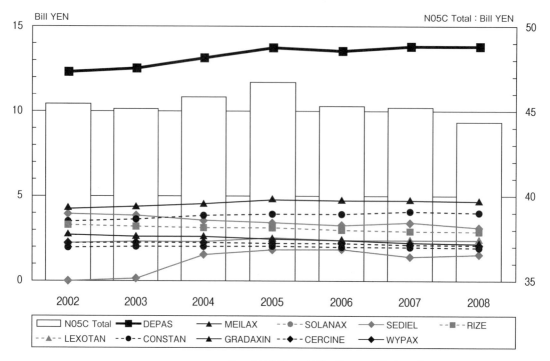

図5　Benzodiazepine系抗不安薬の売上げ（日本）

取締法」の体制が敷かれていた．先の国連条約に基づいて開催された世界保健機関（WHO）の薬物依存に関わるエキスパート委員会（WHO Expert Committee on Drug Dependence）でetizolam, brotizolam, qua-zepamの3剤が討議された．この時，etizolamはdiazepamと同等の依存性が考えられるが，使用されるのが日本と韓国のみである地域性と，市場に出て間がなくほとんど乱用の報告例もないことから，WHOの委員会はこの条約に盛り込まないでよいと提案し，向精神薬のscheduling（向精神薬の段階づけ）から外されている．同じ時に討議されたbrotizolam, quazepamともにetizolamと同様な提案を受けた．しかし，わが国ではetizolamのみがそのまま向精神薬のschedulingから外され，あとの二者はわが国への導入のさいに向精神薬と判定されている．

おそらく同様な理由で前に述べた非BZ系のzopicloneと後に出たわが国創薬のrilmazafoneがschedulingから外れたのであろう．少なくともこのetizolam, zopiclone, rilmazafoneはいずれも

BZ受容体作動薬であり，立派な向精神薬でありながら，schedulingから外されるという矛盾した判定を受けることになった．これがことの顛末で，臨床医にとっては使いやすい一因にもなって，etizolamの売上げに貢献した可能性が考えられよう．

Ⅳ．おわりに

わが国創薬のthienodiazepine誘導体の第1号はclotiazepamで，そのマイルドな抗不安作用から，内科・心療内科領域を中心に人気を博しており，ヨーロッパにも渡っている．そこからさらに創意が加わり，thienotriazolodiazepine誘導体のetizolamが合成され，ヨーロッパではbrotizolamが生まれた．ともにわが国で天下をとった抗不安薬と睡眠薬である．

筆者はetizolamの非臨床試験を実施して，極めて優れた抗不安作用を予感した．第Ⅱ相試験，第Ⅲ相試験にも参加してこれは容易ならざる薬物で

あると確信した。只者ではないと。のちに，青い鳥賞を獲得してその幅広い適応性のもとにトップシェアを占めて独走している。非臨床試験時代からなじみの etizolam が広く愛用されているのをみるにつけうれしいのである。その意味で書いていて楽しかった。

§21ではするすると出て来て，triazolam bashing の後にトップシェアにのし上った brotizolam について触れたい。

Etizolam の生みの親ともいうべき故・田原哲治氏の「チエノジアゼピン物語（デパス）」の最後の文章をここですべて引用しておく[25]。

『とある日，（新大阪駅の）改札口広場の雑踏の中で，団体さんとおぼしきおばあさんの会話がなんとなく耳に入る。「もうだいぶ調子良さそうやな」「そうやねん，あの先生のところでデパスもらわんかったら，とても旅行なんか行けへんかったわ。ほんまに助かるわ」。よもや，こんな所でおばあさんの口からデパスの名を聞こうとは。森の石松ならずとも，ビールの1ダースも差し入れたい心境になる。研究開発に携わった者として，一番嬉しい瞬間である。』

文　献

1) 不破野誠一，種市 愈，稲井徳栄 他：Etizolam（デパス）のうつ状態とその睡眠障害に対する多施設臨床試験— Minor Tranquilizer のうつ状態への適応．基礎と臨床，21：5059-5074, 1987.

2) 葉田 裕：各種神経症に対する etizolam（Y-7131）の diazepam, placebo との多施設二重盲検比較試験．臨床精神医学，8：111-131, 1979.

3) 萩森正紀，森雄二郎，楠木春彦 他：手術前夜の睡眠障害に対する新しい minor tranquilizer Y-6047 の臨床評価-2- ― double blind, controlled study による placebo, diazepam との比較．麻酔，21：243-250, 1972.

4) Itil, T.M., Menon, G.N., Itil, K.Z.：Computer EEG drug data base in psychopharmacology and in drug development. Psychopharmacol. Bull., 18：165-172, 1982.

5) 小島卓也，島薗安雄，伊藤 斉 他：精神分裂病の睡眠障害に対する etizolam の臨床的有用性の検討―二重盲検法による nitrazepam, levomepromazine との比較．臨床精神医学，12：1293-1314, 1983.

6) 小森照久，山口隆久，蒔田晶子 他：うつ病に対する etizolam（Depas®）の臨床効果．新薬と臨牀，35：2581-2587, 1986.

7) Meguro, K. and Kuwada, Y.：Syntheses and structures of 7-chloro-2-hydrazino-5-phenyl-3H-1, 4-benzodiazepines and some isomeric 1, 4, 5-benzotriazocines. Tetrahedron Letters, 47：4039-4042, 1970.

8) Mikashima, H., Takehara, S., Muramoto, Y. et al.：Antagonistic activity of etizolam on platelet-activating factor (PAF). In vitro effects on platelet aggregation and PAF receptor binding. Jpn. J. Pharmacol., 44：387-391, 1987.

9) 森信 繁，大迫政智，灘岡壽英 他：抗不安薬デパスの使用経験―神経症，うつ病の各種症状に対する効果の検討．医学と薬学，17：507-514, 1987.

10) 村崎光邦：Amoxapine 開発に触発された臨床試験への目覚め．臨床精神薬理，14：1349-1360, 2011.

11) 村崎光邦：国産初の oxazolo benzodiazepine の開発― oxazolo 環の存在をどう読む．臨床精神薬理，15：977-993, 2012.

12) 村崎光邦：Triazolo benzodiazepine 物語―その3 失われた benzodiazepine 系抗うつ薬の物語．臨床精神薬理，15：1561-1572, 2012.

13) 中川一広，更井啓介：精神科領域における Depas（etizolam）の使用経験（うつ病，神経症）．診療と新薬，23：1377-1394, 1986.

14) 中島節夫，三浦貞則，村崎光邦 他：Y-7131 の使用経験．新薬と臨牀，27：1225-1229, 1978.

15) Nakanishi, M., Tsumagari, T., Takigawa, Y. et al.：Studies on psychtropic drugs. XIX. Psychopharmacological studies of 1-methyl-5-o-chlorophenyl-7-ethyl-1,2-dihydro-3H-thieno [2, 3-e] [1, 4] diazepin-2-one (Y-6047). Arzneimittelforschung, 22：1905-1914, 1972.

16) Nakazawa, Y., Kotorii, M., Oshima, M. et al.：Effects of thienodiazepine derivatives on human sleep as compared to those benzodiazepine derivatives. Psychopharmacologia, 44：165-171, 1975.

17) 並木正義，川上 澄，長谷川直義 他：向精神薬の臨床評価― thienodiazepine 系誘導体 Y-6047 の心身症・神経症に対する効果．精神身体医

学, 13：180-186, 1973.
18) 並木正義, 水島和雄, 原田一道 他：消化性潰瘍に対する抗不安薬 etizolam の臨床評価—二重盲検比較試験. 臨牀と研究, 59：4101-4112, 1982.
19) 並木正義, 奥瀬 哲, 武田章三 他：胃潰瘍および十二指腸潰瘍に対する抗不安薬 clotiazepam 併用の有用性— placebo 併用との二重盲検比較試験. 臨牀と研究, 61：2705-2716, 1984.
20) 小口 徹, 村崎光邦, 稲見允昭 他：ネコおよびラットの視床下部性情動反応に及ぼす thienodiazepine 系化合物 (Y-7131) の効果について. 脳研究会誌, 3：82-83, 1977.
21) Oswald, I. : Sleep and dependence on amphetamine and other drugs. In : Sleep, physiology and pathology (ed. by Kales, A.), pp. 317-330, Lippincott, Philadelphia, 1969.
22) 斎藤正己：慢性睡眠障害を有する精神神経科入院患者における Etizolam, Nitrazepam の効果に関する二重盲検比較試験. 臨床精神医学, 10：891-913, 1981.
23) Setoguchi, M., Takehara, S., Nakajima, A et al. : Effects of 6- (o-chlorophenyl) -8-ethyl-1-methyl-4H-s-triazolo [3, 4-c] thieno [2, 3-e] [1, 4] diazepine (Y-7131) on the metabolism of biogenic amines in brain. Arzneimittelforschung, 28 : 1165-1169, 1978.

24) 鈴木仁一, 山内祐一, 宇留賀一夫 他：境界域および軽症高血圧症に対する抗不安薬 etizolam の臨床評価. 臨牀と研究, 59：3797-3808, 1982.
25) 田原哲治：チエノジアゼピン物語 (Etizolam). 臨床精神薬理, 2：399-402, 1999.
26) Terasawa, M., Mikashima, H., Tahara, T. et al. : Antagonistic activity of etizolam on platelet-activating factor in vivo experiments. Jpn. J. Pharmacol., 44 : 381-386, 1987.
27) 筒井末春, 桂 載作, 菊地長徳 他：Clotiazepam の自律神経失調症に対する二重盲検比較試験成績. 臨床医薬, 2：1395-1411, 1986.
28) Tumagari, T., Fukuda, T., Morimoto, Y. et al. : Pharmacological Properties of 6- (o-chlorophenyl) -8-ethyl-1-methyl-4H-s-triazolo [3, 4-c] thieno [2, 3-e] [1, 4] diazepine (Y-7131), a new Anti-anxiety Drug. Arzneimittelforschung, 28 : 1158-1164, 1978.
29) 山内育郎, 橘 久之, 山本克己 他：うつ状態に対する Y-7131 の治療経験. 新薬と臨牀, 27：999-1004, 1978.
30) 山内育郎, 山本克己, 稲永和豊 他：二重盲検法による etizolam と cloxazolam の神経症における比較試験. 新薬と臨牀, 28：1135-1145, 1979.

§21

Thienodiazepine 物語―その2

―― Etizolam を参考にしたか brotizolam ――

I. はじめに

　本稿では，thienodiazepine 物語の続きを書いていく。§20では etizolam の開発物語が筆者自身にとって面白くて，つい長く書いてしまったので，brotizolam まで書き切れず，今回は「その2」とした。

　Brotizolam も1990年初めから zolpidem の登場までの約10年間わが国で覇権を握った重要な睡眠薬であり，主にヨーロッパ中心に発売されていながらわが国での売り上げが最も大きい点が異色である。それだけにその開発物語は開発したドイツの Boehringer Ingelheim 社にとっても重要であり，極めて興味深い。筆者自身はその開発に直接関係していなかったが，thienodiazepine 物語の中に書き残しておくべきものと考えた。

II. Brotizolam の誕生物語に関する2つの解釈

1. Boehringer Ingelheim 社による開発物語

　本誌に「治療薬誕生秘話」のシリーズを日本 Boehringer Ingelheim 社の学術担当をされていた石井寿和氏に個人的に親しくしていた関係もあってお願いして brotizolam の「開発の歴史と日本での現状」を書いていただいた[1]。それによると，ドイツの Boehringer Ingelheim 社の Weber らは1964年当時から窒素原子を持つ6員環の quinazolinones の合成および分子の修飾の仕事を行っていた。Dr. Weber は大学時代の7員環の合成の経験から，quinazolinone の6員環を diazepine 環に拡大する試みを行っていたという。Roche 社の Sternbach[2] が6員環の heptoxdiazine と考えていたものが実は7員環の benzodiazepine（BZ）系化合物の chlordiazepoxide であり，すでに数々の化合物を発表し，最初の BZ 系睡眠薬である nitrazepam が世に出た頃である。Weber のグループはその後を追いかけつつ，新しい化合物の合成を狙っていたと考えられる。

　Weber らは1972～1975年に催眠作用が強く，REM 睡眠抑制がなく，日中の身体機能に影響を与えない睡眠薬の開発に専念していたという。先述のように，すでに Roche 社は BZ の7位に nitro 基（NO_2）をつけた nitrazepam に続いて clonazepam, flunitrazepam を合成しており，わが国では住友製薬（現大日本住友製薬）が nimetazepam を合成し，1977年に発売している。

　一方，BZ 構造の6，7位 benzen 環を thiophene 環に置き換えても，薬理活性が保たれることを1969年吉富製薬の研究所で田原らがつきとめ[3]，thienodiazepine 系化合物の中からその第1号として clotiazepam を合成，上市し，ヨーロッパの国々へ輸出している。

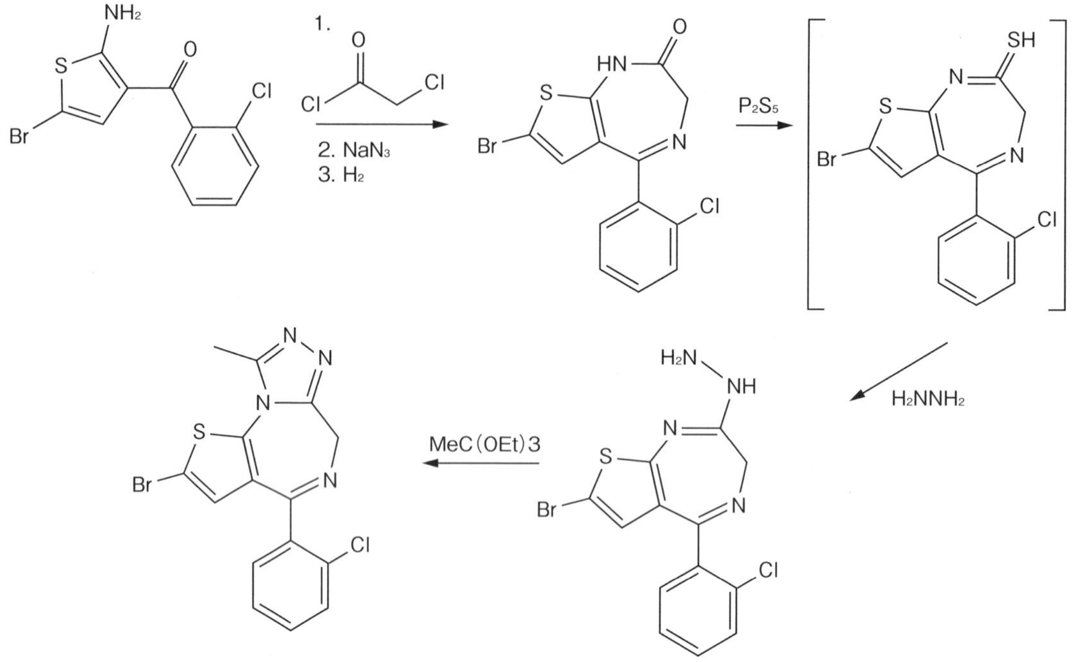

図1　Brotizolam の合成過程
（Weber, K.H., Bauer, A., Danneberg, P. et al., 1978, U.S. Patent 4,094,984）

さて，Weber らの研究に話をもどすと，彼等は thienodiazepine の2位に brom 基をつけた化合物を作り，当時，武田薬品工業と米国の Upjohn 社（現 Pfizer 社）が鎬を削り世に出した世紀の BZ といわれる triazolo BZ[4]を参考にして，diazepine 骨格に2つの複素5員環化合物を導入して，新しい化合物を系統的に合成した（図1参照）。その中の最も優れた薬理学的活性を有するのが brotizolam であったとの説明である。

2．筆者が考えたこと

もう1つは，極めて皮肉な見方であり，合成に暗い筆者自身の考えによるものであるが，brotizolam が公表されたときに最も驚いたのは吉富製薬であったろうと考える。これまで述べた brotizolam の合成物語はそれなりに理路整然としているが，要はヨーロッパへ輸出された clotiazepam の2位に ethyl 基の代りに brom 基をつけた化合物を作り，そこから Weber らは独自の苦労を重ねて当時すでに合成されていた etizolam を念頭におきながら brotizolam を合成していったのではないかという見方がある。Weber らが etizolam の存在を知らないで，偶然同じ骨格の化合物を合成していったとするのはかえって不自然ではないかと考えるのである。

ちなみに図2を見てみよう。図2Aは通常，thienodiazepine の化学構造を現わすもので clotiazepam も etizolam も左側にまず thieno 環が来て，右に diazepine 環の来るものである。現に，Weber らの合成過程に出てくる構造であり，Boehringer Ingelheim 社の研究所で brotizolam の薬物動態学的研究を実施した Bechtel[5]の描いた図である。Drug 誌に掲載された Langley と Clissold[6]の総説にも描かれている。一方，図2Bはわが国で実施されたいくつかの臨床試験に描かれ，決定的なのは，Lendormin® のインタビューフォームに描かれたものである。日本 Boehringer Ingelheim 社の公式の化学構造を示す図なのである。

筆者は brotizolam の臨床試験に参加したい気持が特に強かったのであるが，なぜか精神科領域の試験は関東で実施されず，1988年9月に発売されたさいに臨床試験の成績を示すパンフレットを見

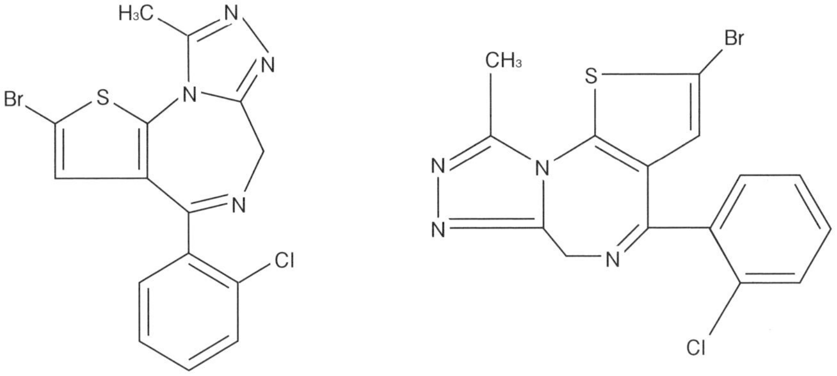

A：Weberらの図から　　　　　　　　B：インタビューフォームから

図2　Brotizolam の化学構造

せてもらったのが最初であった。その時の brotizolam の化学構造は当然，図2Bであった。

初めてその化学構造を見たとき，thienotriazolodiazepine と言われてもピンと来ず，今までに見たことのない化学構造をもった睡眠薬かと思ったくらいである。しかし，しばらく眺めて図を上下左右にひっくり返して見ているうちに，裏返しにして左へ90度回転させると，見慣れた thienotriazolodiazepine の姿になることがわかった。

くどくどと書いてきたが，なぜ日本 Boehringer Ingelheim 社はこんなに判りにくい化学構造を考え出したのか。通常のように描けば etizolam の2位の ethyl 基を brom 基に置き換えただけのものと見なされるのを避けるためなのかと勘ぐったりもした。先程，brotizolam を見て一番驚いたのは吉富製薬であったのではと書いたが，あるいは逆にうまく brom 基をつける工夫をしたと感心したのではないか。仮に，吉富製薬が brotizolam を合成して特許申請していれば，brotizolam の開発がなされないまま埋もれてしまい，この優れた睡眠薬が世に出る機会をなくしてしまった可能性が高かったからである。Brotizolam を世に出した Boehringer Ingelheim 社の功績は大きいのである。

吉富製薬の特許の出し方の脇の甘さが brotizolam の開発を可能にし，後に述べるように，triazolam-bashing のあとわが国の睡眠薬界をリードすることを可能ならしめたのである。当の吉富製薬は brotizolam の特許が切れた1998年にいち早く generic として Goodmin® を製造・販売して実利をあげている事実を見ても，brotizolam を高く評価していることがわかろうというものである。堂々と図2Aで押し通して欲しかったと筆者は今も残念なのである。

表1　大脳皮質，小脳，脊髄から粗シナプス膜への [³H] flunitrazepam 置換に対する IC₅₀値（Hirouchiら，1992[6]）

	IC$_{50}$ 値（nM）		
	大脳皮質	小脳	脊髄
Flunitrazepam	2.51 :	2.95 :	2.18
Nitrazepam	15.85 :	14.45 :	8.91
CL218,872	316.22 :	47.90 :	831.76
Brotizolam	0.35 :	0.15 :	0.32

III．Brotizolam の薬理学的プロフィール

1．薬理学的プロフィールの特徴

Brotizolam は BZ 受容体に強い結合親和性を有しており，Hirouchi ら[6]は BZ 受容体 type I（ω_1 受容体）に対する親和性が type II（ω_2 受容体）に対するよりも2.1倍強いことを示して，筋弛緩性の弱さを説明している（表1）。このデータは ω_1 受容体選択性につながり重要である。

図3は Kuhn ら[7]のデータに基づいて作成したもので，抗けいれん作用が最も強く，睡眠作用，

抗不安作用が続き，筋弛緩作用や運動障害作用の弱いことが，きれいに示されている．

わが国でも，Ueki ら[8]や Kimishima ら[9]の詳細なデータがある．

2．Polysomnograph への影響

健康成人6名を対象とした大川ら[10]の成績では，入眠潜時を有意に短縮し，中途覚醒時間の減少傾向を認めている．睡眠時間3分割時の前期ではREM 睡眠は有意に抑制され，他の各睡眠段階に対する影響は見られない．

不眠症患者6名を対象とした金ら[11]の自動解析法による判定では，神経症性不眠や精神病性不眠には入眠をよくし，中途覚醒を減少させ，徐波睡眠を増加させている．ただし，感情障害の2名では不眠を悪化させて解釈を難しくしている．

後に，Uchimura ら[12]が実施した非器質性不眠の患者14名を対象とした zolpidem と brotizolam の polysomnograph (PSG) の比較研究では，クロス・オーバー法によるが，睡眠時間3分割時の最初の150分では，両薬剤ともに stage 2 を増加させ，zolpidem は stage 3 と 4 を有意に増加させている．離脱夜では第1日目に zolpidem が有意に stage W を増加させ，第2日目では brotizolam が有意に増加させており，半減期の長さの違いでこれを説明している．なお，zolpidem は翌朝の入眠潜時に影響しないのに対して，brotizolam はこれを有意に短縮しており，持ち越し効果を認めている．

なお，薬物動態学的に見た消失半減期 $t1/2\beta$ は花岡ら[13]によると，3.5～12.3時間にわたっていた．ヨーロッパ人では平均3.6～7.6時間（被験者ごとの range は2.5～12.5時間）の範囲にあり[5]，大きな差はないと推定されている．

Ⅳ．Brotizolam の臨床試験成績

1．海外での brotizolam の臨床試験

ドイツから生まれた brotizolam の臨床試験はヨーロッパ中心に展開されている．その主要なものを Langley と Clissold[6]の総説にある表2で説明するにとどめたい．

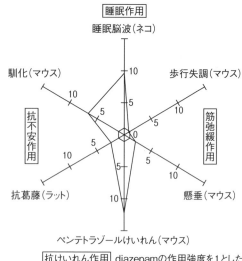

図3　Brotizolam の作用プロフィール
（Kuhn ら，1983を石井，1999[1]の図より引用）

Nitrazepam との比較試験が7本実施され，ほぼ同程度の成績で，高齢者に対しても十分な成績を示している．

Flurazepam との比較試験で，入院患者を対象とした試験では，brotizolam が優れる成績を示した．

Flunitrazepam との比較試験でもやや brotizolam が有利に作用している．

最も興味のある triazolam との比較試験では，ともに優れた効果を示し（表3），良好ないし満足すべき効果は88.6％対92.0％と triazolam にやや高いが，高率のほぼ匹敵する成績を示している[14]．

こうしてヨーロッパの国々で承認され，わが国へも導入されたが，残念なことに米国と英国には入っていない．

余談ながら，米国は nitrazepam，zopiclone，brotizolam が入っておらず，極めつけはメキシコからの密輸入で手をやいた flunitrazepam に至っては，持ち込み禁止にさえなっている．

2．わが国での brotizolam の臨床試験成績

以上述べた非臨床試験の成績や PSG 所見から優れた催眠作用が期待され，3つの領域での試験が実施されている．

表2 Brotizolamの不眠症患者におけるbenzodiazepine系睡眠薬との二重盲検比較試験の要約（LangleyとClissold, 1988[6]）

報告者	試験デザイン[治験夜数]	対象患者のタイプ[a]	用量（1夜のmg）	結果[b] 入眠潜時の減少	夜間覚醒の減少	睡眠時間の増加	睡眠の質	治験担当医の全般評価
1 Nitrazepam（N）との比較								
Ferrara et al. (1985)	co [7]	Geriatric (17)	Br 0.25 N 5	N > Br	Br > N	N > Br	Br > N	
Lohmann et al. (1983)	co, mc [6]	Hospital outpatients (82)	Br 0.25 Br 0.5[c] N 5	Br ≡ N	Br ≡ N	Br ≡ N	Br ≡ N	Br ≡ N
Serra et al. (1985)	pa [7]	Hospital inpatients (Br 10；N 10)	Br 0.25 N 5	Br > N	Br ≡ N	Br ≡ N	Br > N	
Viukari et al. (1984)	co [7]	Elderly (29)	Br 0.125 N 2.5	Br ≡ N	Br ≡ N	Br ≡ N	Br ≡ N	
von Delbrück et al. (1983b)	co, mc [4]	Elderly (98)	Br 0.125 Br 0.25[c] N 5	Br ≡ N	Br ≡ N	Br ≡ N	Br ≡ N	Br 0.25 ≡ N > Br 0.125
Wheatley (1983)	co [3]	General practice (40)	Br 0.25 N 5	Br ≡ N	Br ≡ N	Br ≡ N	Br > N	
Wheatley (1986)	pa [14]	General practice (Br 3；N 33)	Br 0.25 N 5	Br ≡ N	Br ≡ N	Br ≡ N	Br ≡ N	
2 Flurazepam（FZ）との比較								
Kraft et al. (1984)	co [7]	Psychiatric inpatients (45)	Br 0.25 FZ 15	Br ≡ FZ	Br ≡ FZ		Br ≡ FZ	
Sanchez-Martinez & Landa-Palos (1982)	co [4][d]	Hospital inpatients (20)	Br 0.5 FZ 30	Br > FZ[d]	Br > FZ[d]	Br > FZ[d]	Br > FZ[d]	
3 Flunitrazepam（FN）との比較								
Goetzke et al. (1983a)	pa, mc [6]	Hospital inpatients (Br 93; FN 93)	Br 0.25 FN 2	FN ≥ Br	Br ≥ FN		Br ≡ FN	Br ≡ FN
4 Triazolam（T）との比較								
Goetzke et al. (1983b)	co, mc [6]	Hospital inpatients (79)	Br 0.25 T 0.25	Br ≡ T	Br ≡ T	Br ≡ T	Br ≡ T	Br ≡ T

[a] 効果の分析に含まれた患者数
[b] 睡眠後アンケートの評価後の症状スコア
[c] 標示ない場合はbrotizolamの2用量間に有意差なし
[d] 本試験では薬物治療がランダム化されたのか述べられておらず，有意差の水準も示されていない．
略語　co = crossover, pa = 平行, mc = multicentre, > = 統計学的に有意差, ≡ = 有意差なし, ≥ = 有意傾向なし
報告者の文献名はLangleyとClissold[6]を参照

表3 Triazolam と brotizolam の比較試験—第1夜（基準夜）の placebo と実薬6日間服用後の第7日目の患者による評価（Goetzke ら，1983[14]）

（ ）内 placebo

	入眠までの時間（分）			
薬物（mg）	less than 5	5-14	5-29	Greater than 30
Brotizolam 0.25	5 （3）	36 （20）	22 （21）	13 （32）
Triazolam 0.25	6 （Nil）	45 （27）	21 （22）	7 （30）
	中途覚醒の頻度			
Drug（mg）	0	1-2	3-4	More than 4
Brotizolam 0.25	34 （19）	30 （28）	9 （16）	3 （13）
Triazolam 0.25	32 （14）	37 （26）	4 （22）	4 （15）
	睡眠の持続時間（時間）			
Drug（mg）	More than 8	6-8	4-6	less than 4
Brotizolam 0.25	40 （17）	21 （24）	9 （19）	6 （16）
Triazolam 0.25	38 （22）	28 （22）	10 （21）	3 （14）

表4 Nitrazepam との比較試験における最終全般改善度（工藤ら，1985[15]）

薬剤名	著明改善	中等度改善	軽度改善	不変	悪化	判定不能	計	U 検定	Fisher の直接確率計算法
Brotizolam	17 (26.6)	27 (68.8)	12 (87.5)	5	1 〈1.6〉	〔2〕	64	BZL > NZP (p < 0.05)	「著明改善」以上 BZL > NZP (p < 0.05)
Nitrazepam	7 (10.6)	29 (54.5)	24 (90.9)	5	1 〈1.5〉	〔0〕	66		

（ ）：累積％，判定不能例は検定より除く。
〈 〉：悪化と判定された症例の％。

1）精神科領域での成績

工藤ら[15]は精神神経科領域の各種睡眠障害を訴える者130名を対象として brotizolam 0.25mg と nitrazepam 5mg の2週間の比較試験を実施し，2週目は倍量に上げても可としている。対象者の内訳は心因性63名，うつ病・うつ状態28名，統合失調症21名が大半を占めている。最終全般改善度は「著明改善」が17例（26.6％）対7例（10.6％）を初め（表4），全体に brotizolam 群が優れ，有意差を示している。「極めて有用」以上でもやや多い傾向を見せて勝っている。

稲永ら[16]も，同様な対象患者183名（うち，統合失調症120名，その他63名）のもとに brotizolam 0.25mg，flurazepam 15mg で開始する2週間の fixed-flexible 法で試験を実施している（表5）。最終全般改善度で，「中等度改善」以上では flurazepam が数値で上回るが有意差なく，2週目の「著明改善」が逆転して brotizolam が25.6％対12.2％と有意差を見せている。有用度でも，2週目になって「極めて有用」で brotizolam が優れている。

村田[17]は brotizolam 0.25mg 対 nitrazepam 5mg の1週間の試験を171名（神経症群62名，統合失調症群65名，うつ病群32名，その他12名）を対象に実施している。最終全般改善度では，数値的には brotizolam に多いが，両群に有意差はなかった（表6）。層別解析では，患者印象で就眠障害で nitrazepam が有意に優れるが，睡眠内容の項目別判定では「覚醒時の気分」について brotizolam が有意に優れていた。また，概括安全度では，副作用が3例3件に対して nitrazepam 群は8例12件と有意に brotizolam 群に少ない。以上から brotizolam は nitrazepam と同等もしくはそれ以上の有用性を示している。

表5　Flurazepamとの比較試験における全般改善度（稲永ら，1984[16]）

薬剤名	著明改善	中等度改善	軽度改善	不変	悪化	判定不能	計	検定 Wilcoxon	検定 Fisher
B	13 (14.1)	26 (42.4)	36 (81.5)	14	1	〔2〕	92	N.S.	N.S.
F	9 (9.9)	40 (53.8)	31 (87.9)	9	1	〔1〕	91		
B	23 (25.6)	30 (58.9)	31 (93.3)	4	0	〔2〕	90	N.S.	「著明改善」以上 B＞F*
F	11 (12.2)	46 (63.3)	22 (87.8)	9	1	〔1〕	90		

（ ）：累積％　　〔 〕：判定不能例は検定より除く　　*：p＜0.05
B：Brotizolam，F：Flurazepam，上欄：1週目，下欄：2週目

表6　Nitrazepamとの比較試験における全般改善度（村田，1985[17]）

薬剤名	著明改善	中等度改善	軽度改善	不変	悪化	判定不能	計	Mann-WhitneyのU検定
Brotizolam	14 (16.7)	32 (54.8)	26 (85.7)	9	2	〔1〕	84	N.S.
Nitrazepam	13 (14.4)	29 (46.7)	31 (81.1)	12	2	〔3〕	90	

（ ）内：累積％　　判定不能例は解析より除く

2）内科（心療内科），老人科領域での成績

ここではbrotizolam（0.25mg）とnitrazepam（5mg）との1週間の比較試験が実施されている[18]。275名という大規模試験で対象は神経症153名，習慣性51名，その他24例，混合性25名が中心となっている。全般改善度で64.6％対52.5％と有意差はないが数値で勝り，性別では男性が「中等度改善」例がbrotizolam群に有意に多く，年齢別では60歳以上の層で有意に優れていた。概括安全度では，副作用出現率はbrotizolam群の軽度13名（10.2％）のみに対してnitrazepam群は3名の中等度を含む24名（19.7％）と有意差（p＜0.05）を認め，brotizolamが有意に優れている。有用度では数値で優れたものの有意差はなかった。以上のように，brotizolamはこの領域ではnitrazepamより優れる成績を示している。

3．麻酔科領域での臨床試験

まず，手術前夜に投薬する240名を対象としたbrotizolam（0.25mg）とflurazepam（15mg）との比較試験で，「有効」以上が66.0％対42.9％とbrotizolam（0.25mg）が有意に優れ（p＜0.001），安全性では差がなく，「有用」以上で62.4％対41.9％と有意差（p＜0.001）を認めて完勝している[19]。速やかな寝つきと深い睡眠をもたらす特徴を有すると評価されている。

また，243名を対象とした麻酔前投薬としての効果をbrotizolam 0.5mg，flurazepam 15mg，30mgの3群で比較し，有用率は56.3％，42.0％，53.1％の順で，brotizolam 0.5mgはflurazepam 15mgより有意に優れ，flurazepam 30mgと同等もしくはそれ以上と高い評価を得ている[20]。

以上のようにbrotizolamは精神科領域の3本の比較試験を含む3つの領域で優れた成績を示し，1988年6月承認を受け，1988年9月に上市されている。

V．わが国におけるbrotizolamの位置づけ

1991年に米英両国でtriazolam bashingが勃発した当時，海外では1mgの錠剤が存在し，わが国でも0.25mgと0.5mgが利用されていた。1979年オランダのvan der KroefeがLancetに「Reaction to triazolam」を掲載したのが第一次 triazolam bushing とすれば，1991年のそれが第二次ということになる。この間の様子は他稿で可能な限り詳細に紹介したので[21]，ここでは省略するが，1982年 triazolam がわが国へ導入されて約10年間は triazolam は最高の睡眠薬として広く利用されていた。前向性健忘やもうろう状態の存在下に様々な事件を起こし，Upjohn 社（現 Pfizer 社）が数多くの裁判に巻き込まれ，悲鳴をあげていた。筆者が産業医としてある企業に勤めていたさい，内科医から triazolam を処方されていた職員が「あの薬は今日から毒ということになったから処方できない」と言われて駆け込んできたこともあった。いろいろな事件に巻き込まれるのを避けるために多くの病院やクリニックで採用が取り消された。

この時，triazolam に代わる睡眠薬は何かというのが問題となり，1988年に発売されていた brotizolam と1989年の rilmazafone が候補に上がった。Brotizolam は etizolam と極めて類似した化学構造を有する短時間睡眠薬として triazolam の後継者争いに勝利し，一躍トップシェアにのし上がったのである。Rilmazafone も当時筆者が実施したアンケート調査[22]を利用して頑張ったが，及ばなかった。Triazolam と brotizolam の処方量はほぼ拮抗して経過したが，薬価が倍高い brotizolam が第一位の売上げを示した。2000年に zolpidem が上市されて取って代わられるまでの十有余年，brotizolam の天下は続いた。さすがは thienotriazolodiazepine である。今もって，zolpidem，brotizolam，triazolam の順は変っていない。

VI. おわりに

Thienodiazepine 物語を2回に分けて十分に書くことができて楽しかった。BZ から一工夫して創薬した吉富製薬に敬意を表したい。自慢の etizolam がこれまでに例を見ないくらい高い処方シェアを誇り独走している。それだけ多くの人達の助けになっているのである。そして本稿で述べた brotizolam は thienotriazolodiazepine の二番煎じとはいえ，わが国の睡眠薬の世界で10年余の覇権を握り，今もってよく不眠症患者の QOL 向上に貢献している。これまた，Boehringer Ingelheim 社に敬意を表したい。

文　献

1) 石井寿和：短時間型睡眠導入薬 brotizolam（レンドルミン錠®）の開発の歴史と日本での現状．臨床精神薬理，2：1279-1283, 1999.
2) Sternbach, L.H. : The discovery of Librium. Agents Actions, 2 : 193-196, 1972.
3) 田原哲治：チエノジアゼピン物語（Etizolam）. 臨床精神薬理，2：399-402, 1999.
4) 村崎光邦：世界に冠たる Triazolobenzodiazepine 物語―その1　Triazolobenzodiazepine の誕生．臨床精神薬理，15：1241-1250, 2012.
5) Bechtel, W.D. : Pharmacokinetics and metabolism of brotizolam in humans. Br. J. Clin. Psychopharmacol., 16 : 279S-283S, 1983.
6) Langley, M.S., Clissold, S.P. : Brotizolam. A review of its pharmacodynamic and pharmacokinetic properties, and therapeutic efficacy as an hypnotic. Drugs, 35 : 104-122, 1988.
6') Hirouchi, M., Mizutani, H., Kohno, Y. et al. : Characteristics of the association of brotizolam, a thieno-triazolo diazepine derivative, with the benzodiazepine receptor : a selective and high affinity ligand of the central type I benzodiazepine receptor. Jpn. J. Pharmacol., 59 : 387-391, 1992.
7) Kuhn, F.J., Böke-Kuhn, K., Danneberg, P. et al. : Pharmacology and hypnogenic properties of brotizolam in animals. Br. J. Clin. Pharmacol., 16 (Suppl. 2) : 253s-260s, 1983.
8) Ueki, S., Watanabe, S., Yamamoto, T. et al. : Behavioral effect of brotizolam, a new thenotriazolodiazepine derivative. Jpn. J. Pharmacol., 35 : 287-299, 1984.
9) Kimishima, K., Tanabe, K., Kinoshita, Y. et al. : Effects of brotizolam a new thieno-triazolo-diazepine derivative, on the central nervous system. Jpn. J. Pharmacol., 36 : 461-475, 1984.
10) 大川敏彦，中沢洋一，小鳥居湛 他：Brotizolam の健康正常人の睡眠脳波に及ぼす影響．臨床精神医学，13：749-760, 1984.
11) 金 英道，安井伸一，倉知正佳：自動解析による brotizolam の不眠症患者の睡眠脳波に及ぼす影響について．臨床精神医学，20：55-63, 1991.
12) Uchimura, N., Nakajima, T., Hayashi, K. et al. :

Effect of zolpidem on sleep architecture and its next-morning residual effect in insomniac patients : a randomized crossover comparative study with brotizolam. Prog. Neuropsychopharmacol. Biol. Psychiatry, 30 : 22-29, 2006.

13) 花岡一雄, 田上 恵, 稲田 豊 他：Brotizolam (WE941) の臨床薬理学的研究―第一相試験. 臨床薬理, 14：365-377, 1983.

14) Goetzke, E., Findeisen, P., Welbers, I.B. : Comparative study on the efficacy of and the tolerance to the triazolodiazepines, triazolam and brotizolam. Br. J. Clin. Pharmacol., 16：407S-412S, 1983.

15) 工藤義雄, 川北幸男, 市丸精一 他：睡眠導入剤 Brotizolam の二重盲検法による薬効評価. 医学のあゆみ, 134：494-515, 1985.

16) 稲永和豊, 堀川公平, 西島英利 他：精神神経科領域の睡眠障害に対する Brotizolam (WE941) の薬効評価― Flurazepam・Hcl との二重盲検比較試験. 薬理と治療, 12：5111-5131, 1984.

17) 村田忠良：精神科神経科領域の各種睡眠障害に対する Brotizolam (WE941) と Nitrazepam の多施設二重盲検比較試験. 臨床精神医学, 14：121-130, 1985.

18) 筒井末春, 勝沼英宇, 平井俊策 他：内科（心療内科）・老人科領域における睡眠導入薬 Brotizolam (WE941) の二重盲検法による薬効評価. 医学のあゆみ, 131：412-427, 1984.

19) 花岡一雄, 橘 直矢, 田上 恵 他：手術前夜睡眠に対する brotizolam の効果―塩酸 flunitrazepam との二重盲検比較試験. 臨牀と研究, 62：1924-1930, 1985.

20) 檀健二郎, 吉武潤一, 高橋成輔 他：Brotizolam の麻酔前投薬としての効果について―塩酸 Flurazepam を対照とした二重盲検試験. Therapeutic Research, 1：829-838, 1984.

21) 村崎光邦：短時間作用型睡眠薬の動向― triazolam story を通して. 精神医学レビュー, 4：80-92, 1992.

22) 村崎光邦：睡眠薬についての認識：現状と問題点― 665名のアンケート調査から. 日本医事新報, 3626：32-48, 1993.

§22

Azapirone 物語

―― その1　あと一歩で夢破れた buspirone の物語 ――

I. はじめに

1968年米国の Mead Johnson 社（現 Bristol Myers Squibb 社，BMS 社）の研究所で，Wu ら[1,51]が，当時，phenothiazine 誘導体や butyrophenone 誘導体が中心の時代に従来にない新しい化学構造を有する抗精神病薬を作ろうとしたことに話は始まる。

1969年図1Aにみる骨格の化合物を作り，52の N-substituted cyclic amides を合成し（1968年 US 特許），ここから25番（図1B）で，初期の予備的スクリーニングを実施し，マウスで鎮静・抑制作用を呈するのを見ている。さらに，条件回避反応を抑制する作用を追究し，chlorpromazine 以上の精神緩和作用を有する化合物を追究するうちに，最終的に図1Cにみる化合物に行きついた。Azapirodecanodione（azapirone）系化合物の誕生である。

そして，この中から最も抗精神病作用の期待された[2] buspirone に行きつき（図1D），MJ 9022 の番号のもとに1972年3月15日に IND（Investigational New Drug application）を FDA（米国食品医薬品局）に申請して臨床試験を開始した。

本稿では，まず，この MJ 9022（buspirone）が azapirone 系化合物の第1号として登場し，一時は挫折しながら，抗不安薬として甦り，serotonin 5-HT_{1A} 受容体作動薬という新しいジャンルの向精神薬として，学問的にも臨床の場でも大きな貢献をなし遂げた物語を，筆者自身が参加した治験成績を交じえて書いていきたい。そして，buspirone に続いた azapirone 系薬物を書き続けていく。

II. 抗精神病薬としての開発から抗不安薬へ

1. Sathananthan らの報告

New York 大学精神科の Sathananthan ら[39]は，amphetamine 誘発性の常同行動を遮断する抗精神病薬として，Bellevue 精神病院へ入院中の10名の急性期統合失調症患者に buspirone 600～2,400mg/日（平均1,470mg）を19～28日間（平均24.7）投与し，BPRS, CGI, NOSIE（看護者の観察による評価スケール）などを用いて評価した。その結果，寛解2名，やや改善2名，悪化4名となり，chlorpromazine よりも弱く，作用時間の短い効果しか得られなかった。1例に錐体外路症状を認めている。Sathananthan らのデータでは，抗精神病薬としては失格ということになるが，面白いのは，ヒトでの試験の後で，イヌを用いて常同行動の遮断作用と抗精神病薬としての力価を調べ直し

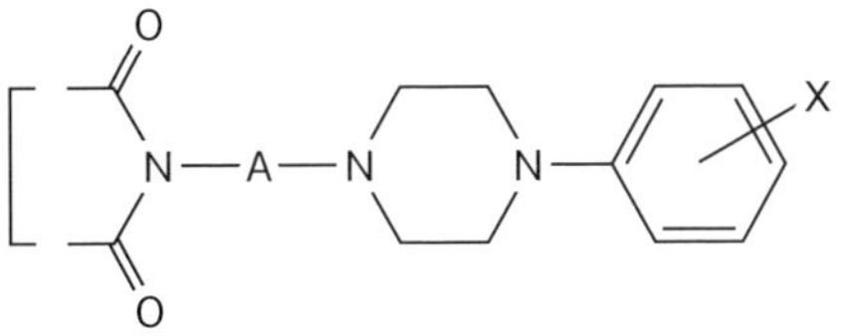

§22 Azapirone 物語   249

A

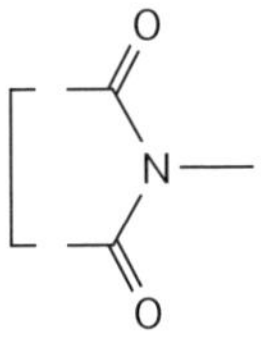

= 7,9-dioxo-8-azaspiro[4.5]decanyl,
2,4-dioxo-3-azaspiro[5.5]undecanyl, or glutarimido radicals
A=alkylene chain
X=various substituents

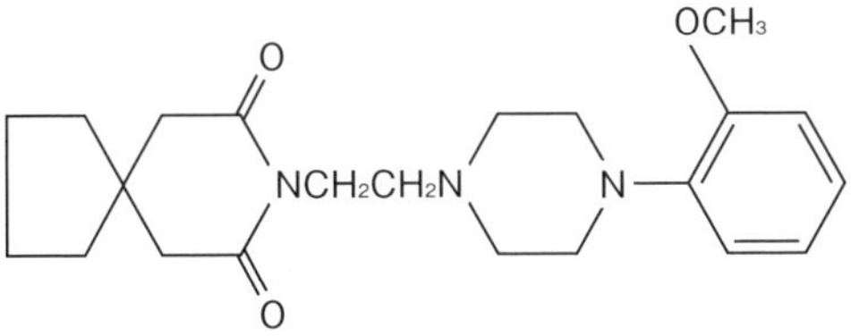

B

25

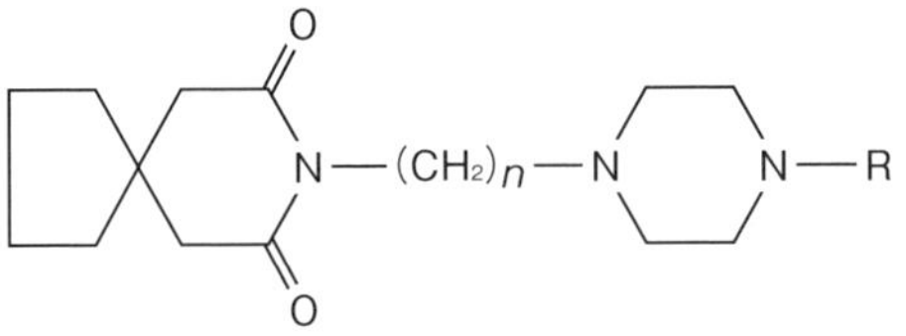

C

8-(4-Substituted
1-piperazinylalkyl)-8-azaspiro[4.5]decane-7,9-diones

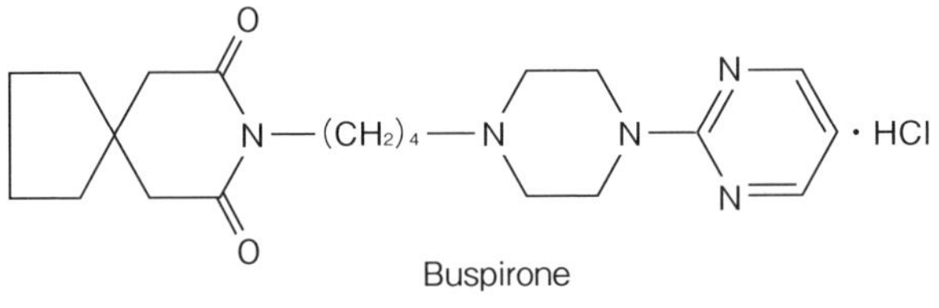

D

Buspirone

図1　Buspirone 合成への過程 (Wu ら, 1969[51], Allen ら, 1972[1])

ていることである．そして，抗精神病薬としての治療効果は動物の常同行動の遮断力価と錐体外路症状惹起作用とに平行すべきものであるという，昔なつかしい定型抗精神病薬の定義[17]を持ち出していることである．

２．抗不安作用の発見

Buspirone は1974年に抗精神病薬としての開発を中止したとある．前記の Sathananthan らの臨床試験とその後に実施したイヌでの試験で抗精神病薬としては作用が弱く，短すぎると駄目を押されたことによる．他にもいくつかの open trial が実施された可能性があるが，報告されたのは Sathananthan らのもの１つである．2,400mg/日という高用量までの忍容性が確かめられたのが唯一の収穫であったのかもしれない．

しばしそのままにされていた buspirone に１日30mg 前後のごく低用量で抗不安作用のあることが発見され，1977年抗不安薬としての臨床試験が開始されたのである．

抗精神病薬としての開発が中止された1974年から３年後に抗不安作用が発見された経緯について，明らかにされたものを筆者は入手できていない．Wu らが苦心の末に合成した新規化合物が抗精神病作用としては弱すぎるとされたものの，あるいは低用量で抗不安作用を有するかもしれないと，試行錯誤しているうちに30mg 前後で抗不安作用のあることを発見したのかもしれない．そして，動物レベルでの試験でも抗コンフリクト作用を有し，予備的臨床試験でも立派に抗不安作用薬であることが証明されていったと考えられる．

後に詳述するように，米国での臨床試験に成功して，まず1985年西ドイツ（現ドイツ）で，1986年に米国で上市されたのに対して，わが国で大々的に展開された試験がうまくいかず，未承認に終ったために，当時の資料の入手が困難なのである．

Ⅲ．Buspirone の非臨床試験からみた特徴

１．当初の考え方

1984年に入って筆者らが buspirone の第Ⅰ相試験を依頼されたとき，buspirone の抗不安作用の非臨床試験では，①抗コンフリクト作用を有する，②馴化作用を有する，③筋弛緩作用がない，④睡眠増強作用がない，⑤抗けいれん作用がない，とするもので，作用機序は十分に解明されていないが，benzodiazepine（BZ）系薬剤とは異なる機序も考えられるとされていた[11,36,48]．後に判明したことであるが，5-HT$_{1A}$ 受容体に対して作動作用を有することが証明されつつあった[12,35,37]．本来は弱い dopamine D$_2$ 受容体遮断作用を有する抗精神病薬なのであるから，その少量投与が抗不安作用を発揮するのか，と考えられ，dopamine 系抗不安薬に分類されたりしている[42,47]．

筆者らの第Ⅰ相試験を開始した当時，すでに不安神経症や全般性不安障害を対象とした二重盲検試験が10本以上実施されており，十分な効果と安全性が確認されて，米国では FDA に申請されていた．何よりも依存性がなく，退薬症候がなく，street price も diazepam に比してはるかに低いことから，BZ 系抗不安薬にとって代るべき薬物という期待であった[13]．

２．Eison と Temple の考え方

当初は dopamine 系抗不安薬とされていた buspirone であるが，それに続いた同じ azapirone 系の gepirone や ipsapirone に抗 dopamine 作用がなく，5-HT$_{1A}$ 受容体に agonist として作用することが明らかにされてきた[43,44]．そして 5-HT$_{1A}$ 受容体の選択的な full agonist である 8-OH DPAT より作用が弱く，同時に作用させると，8-OH DPAT の作用を拮抗阻害することから，5-HT$_{1A}$ 受容体の partial agonist とされた[7]．さらに，5-HT$_{1A}$ 受容体が海馬，外側中隔郭，内嗅領皮質，脚間核，背側縫線核に高密度に存在することが明らかにされて，この仮説の確かさが強まってきていた．

そこで，Eison と Temple[6]は，Gray[16]のいう行動抑制系の仮説を用いて極めて判りやすい模式図を描いた（図２）．すなわち buspirone は縫線核の autoreceptor である 5-HT$_{1A}$ 受容体に agonist として作用し，縫線核から海馬への 5-HT の流れを調節することによって過剰活動の状態にある行動抑制系の 5-HT の働きを抑制し，抗不安作用を示す

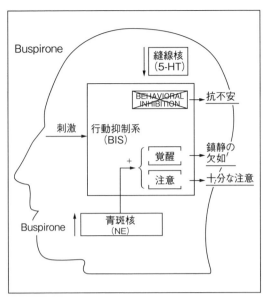
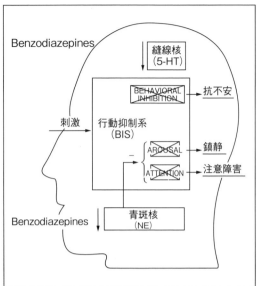

図2 Buspirone と BZ の作用機構（Eison & Temple, 1985[6]）
Buspirone は縫線核の 5-HT$_{1A}$ 受容体に作用して行動抑制系 (BIS) の 5-HT の働きを抑制し，抗不安作用を発揮するが，青斑核の機能を高めるために鎮静作用をきたさず，注意力の高まった状態を呈して，選択的抗不安作用を示す．一方，BZ は 5-HT 系のみならず，青斑核の機能をも抑制するために抗不安作用とともに鎮静作用と注意力の障害をもたらしてしまう．

表1 Benzodiazepines と buspirone の比較

作　用	benzodiazepines	buspirone
抗不安	＋	＋
抗けいれん	＋	－
筋弛緩	＋	－
鎮静/催眠	＋	－
常用量での運動機能障害	＋	－
常用量での認知障害	＋	－
習慣性の可能性	＋	－
退薬症候	＋	－
GABA への直接的作用	＋	－
benzodiazepine 受容体との結合	＋	－
過量投与の安全性	＋	＋
アルコールとの相互作用	＋	－

International drug therapy newsletter, 20 : 37-43, 1985

というのである．

それに対して BZ はすべての monoamine 系を抑制するので，5-HT 系のみでなく，青斑核からの norepinephrine の流れも抑制して，抗不安作用の他に鎮静作用，催眠作用をもたらし，覚醒・注意機能まで抑えてしまう．Buspirone は 5-HT 系のみに選択的に作用するので，臨床的には選択的抗不安薬として作用することになる（表1）．

以上の Eison と Temple の明解な作用機序の図に筆者は感激したものであるが，buspirone の 5-HT$_{1A}$ 受容体作動薬としての作用は Peroutka[35] や Riblet ら[37] によって着実な試験が進められて，確

かなものとして認められていったのである。

3. 抗コンフリクト作用のあり方

BZの抗不安作用を最もよく示す薬理学的作用は抗コンフリクト作用とされてきている。抗コンフリクトテストにはGeller-Seifter型とVogel型の2つが最もよく知られ、前者はレバーを押すと餌が与えられる条件でレバー押しを訓練し、ブザーで警告している時間（警告期）はレバーを押すと餌と同時に電撃が負荷されるコンフリクト状態を設定しておく。BZやbarbituratesは強い抗不安作用を有して、コンフリクト状態時にもレバー押し回数を増加させる[10]。この方法は抗コンフリクト作用を調べるのに優れているが、上記のようなトレーニングを必要とする。一方のVogel型では、トレーニングの必要のない飲水行動を測定し、同時に電撃が与えられる条件下での飲水行動を抗不安薬が増加させるかどうかをみるテストである[46]。

さて、buspironeはVogel型の抗コンフリクト作用を有することはよく知られているが、Geller-Seifter型抗コンフリクト作用は示さないとされる。このことはBZに比して抗コンフリクト作用は弱いが、十分な抗不安作用を有することを示している。わが国で第Ⅰ相試験が終了して、第Ⅱ相試験の進んだ1984年～1985年には、DA遮断作用よりもより低い用量での5-HT$_{1A}$受容体作動薬としての評価が固まりつつあり、部分作動薬として5-HT正常化薬（5-HT normalizer）としての考え方が提唱され、抗うつ作用をも有するとの期待が高まっていた。

4. WielandとLuckiの考え方

5-HT$_{1A}$受容体の作動薬は抗うつ効果を有するとされる。

WielandとLuckiはラットの強制水泳試験における無動時間を用いてその根拠を調べている[50]。彼等は5-HT合成阻害薬parachlorphenylalanine（PCPA）で前処理をしたラットでは無動時間に変化がなく、8-OH DPATやtandospironeのようにポストシナプス側の5-HT$_{1A}$受容体作動作用を有する薬物はこのモデルで十分に抗うつ様効果を示すとした。すなわち、5-HT$_{1A}$受容体の抗うつ効果はシナプス後5-HT$_{1A}$受容体を通して発揮されるとした。

Buspironeとそれに続いたgepironeやipsapironeの抗うつ効果もこの仮説によって説明される。

Ⅳ. 海外でのbuspironeの臨床試験の要約

これまで述べてきたbuspironeの抗不安作用の作用機序解明とほぼ同時平行に臨床試験が開始されている。1977年に非臨床および臨床試験が実施され、1979年にはGoldbergらがすでにdiazepamとの比較試験を発表し、引き続いてBZ系抗不安薬との比較試験が続々と実施されている。GoaとWard[13]によるレビューの主要9本の比較試験を紹介する（表2）[4,5,8,15,18,34,38,49]。

この表には1982～1986年までに報告された成績が網羅されており、buspironeはBZ系のalprazolam, lorazepam, clorazepate, diazepamとの比較試験でほぼ対等の成績を示している。しかも、placeboの入った試験ではいずれもplaceboに対して有意差をつけている。面白いのは、Feighnerら[8]や、Jacobsonら[18]、Pecknoldら[34]の試験で、いずれも最初の1～2週ではBZ系薬物が優れるものの、3, 4週にはbuspironeが追いつくという形をとっていることで、効果発現の速さではBZ系薬物に一歩譲るが3～4週で追いつくという点である。

なお、open labelではあるが、Napoliello[27]は60歳以上の667名の不安症患者で優れた抗不安効果と安全性をみており、その本質的作用は若年成人と変りのないことを報告している。

有害事象のあり方については、Newtonら[28,29]によりまとめの報告がなされている。BZ系抗不安薬およびplaceboとの対照試験での有害事象の現われ方では表3[28]にみるようにdiazepamより有意に少なく、placeboとは副作用に限れば差がない。その後、1986年に報告したレビューでは、buspironeとdiazepamの副作用の比較頻度を表4[29]にまとめている。全体には、鎮静、精神運動障害、アルコールとの相互作用、依存や乱用へのポテン

表2 外来不安患者を対象とする buspirone と benzodiazepines の 4 週間の二重盲検比較試験の結果の要約（Goa と Ward, 1986[13]）

文献	患者数[a]	用量[b] (mg/日)	HAM-A 総スコア 平均基準値	効果 HAM-A	HAM-D	POMS	SCL	改善率（%）[c] 患者	医師
Cohn & Wilcox (1986)	59	B 15-50[d] A 1.5-5 L 3-10	22.0 24.0 23.4	B = A = L				B 60 A 75 L 65	65 80 80
Cohn et al. (1986a)	293	B 10-60 C 15-90		B = C	B = C	B = C	B = C	B 59 C 57	70 59
Feighner et al. (1982)	118	B 16.5 D 15	26.4 27.1	D ≧ B (weeks 1 and 2) B ≧ D (weeks 3 and 4)	B = D	B = D	B = D	B 40 D 43	38 43
Goldberg & Finnerty (1982)	56	B 19.6 D 18.7 Placebo	30.3 25.2 28.4	B = D > P	B = D > P	B = D > P	B = D > P	B 89[e] D 61 P 22	83 61 17
Goldberg & Finnerty (1982)	121	B 16 C 20.4	24.3 25.6	B = C	B = C	B > C	B ≧ C	B 52 C 45	53 39
Jacobson et al. (1985)	66	B 16.5 D 13 Placebo		D > B (weeks 1 and 2) B = D (weeks 3 and 4)	D > B (week 1) B = D (weeks 2 to 4)	D > B (weeks 1 to 3) B = D (week 4)	D > B (weeks 1 to 3) B = D (week 4)		
Pecknold et al. (1985)	60	B 10-40 D 10-40 Placebo		D > B = P (weeks 1 and 2) B = D (weeks 3 and 4)			B = D = P		
Rickels et al. (1982)	212	B 20 D 20 Placebo	24.4[f] 26[f] 24.1[f]	B = D > P		B = D > P	B = D > P	B - D - P -	70[g] 71[g] 29[g]
Wheatley[h] (1982)	131	B 10-30 D 10-30 Placebo	25.2 23.5 24.8	B = D > P					

a 少なくとも 1 週間服薬し，効果解析に含まれた患者数
b flexible 法による用量幅，平均値
c 中等度以上の改善率
d 最初は 1 日 3 回で開始
e B > D 改善率の有意差 $p < 0.05$
f グラフからのデータ
g 「軽度改善」を含む
h 3 週間の試験

Abbreviations : HAM-A = Hamilton Anxiety Rating Scale ; HAM-D = Hamilton Depression Rating Scale ; POMS = Profile of Mood Scales ; SCL = Symptoms Check List ; B = buspirone ; A = alprazolam ; L = lorazepam ; C = clorazepate ; D = diazepam ; P = placebo
＞有意差，≧有意傾向

表3 Buspirone (B) 対 diazepam (D) 対 placebo (P) 試験でみられた有害事象（Newton ら, 1982[28]）

項目	Buspirone (N=184) N	%	Diazepam (N=184) N	%	Placebo (N=181) N	%	有意差（p値） B vs. D	B vs. P	D vs. P
少なくとも1つ以上の有害事象	85	46.2	115	62.5	51	28.2	.002 (B)	.001 (P)	<.001 (P)
中等度あるいは重度	68	37.0	95	51.6	37	20.4	.006 (B)	.001 (P)	<.001 (P)
薬物との関連性	48	26.1	81	44.0	35	19.3	<.001 (B)	N.S.	<.001 (P)
同量調整を要したもの	48	26.1	75	40.8	29	16.0	.004 (B)	.02 (P)	<.001 (P)
治療効果を妨害した有害事象	20	11.6	28	15.9	10	5.7	N.S.	.06 (P)	.003 (P)

表4 Buspirone と diazepam の副作用頻度の比較
（Newton ら, 1986[29], 一部省略）

副作用	buspirone n=984 (%)	diazepam n=427 (%)	p値 Fisher検定
心血管系			
頻脈/心悸亢進	17 (2)	2 (<1)	0.08
中枢神経系			
眠気	90 (9)	137 (32)	<0.001
神経質	41 (4)	5 (1)	<0.01
抑うつ	22 (2)	30 (7)	<0.001
混迷	10 (1)	10 (2)	0.08
胃・腸管系			
悪心	63 (6)	11 (3)	<0.01
下痢	27 (3)	4 (<1)	0.05
神経系			
知覚異常	22 (2)	2 (<1)	0.02
性機能			
リビドーの低下	2 (<1)	5 (1)	0.03
その他			
疲労感	46 (5)	52 (12)	<0.001
弱々しさ	21 (2)	21 (5)	<0.01

シャルがBZ系抗不安薬に目立っているが，この表では，神経質，悪心・下痢の消化器症状，知覚異常がbusproneに多い。

V. わが国におけるbuspironeの開発状況

筆者らにBMS社から第I相試験の相談があった1983年終りから1984年初めにかけては，まだその作用機序は明らかでないと言われたが，すでに5-HT₁ₐ受容体への親和性は明らかにされつつある頃で，すでに臨床試験が終了してFDAへ申請が出されていた。BZ系抗不安薬にとって代るべき抗不安薬ということで心が沸きたつ思いであった。

1. 第I相試験のあらまし

北里大学病院に直結した研修医用のドミトリーの一部を利用して，1984年11月から1985年3月にかけて表5のようなスケジュールで実施された[26]。被験者はBMS社の社員で，5名がbuspirone，2名がdiazepamの単一盲検による等量試験であった。

Azapirone系抗不安薬の健常者への初めての投与ということで慎重を期したが，自覚的臨床所見のごく簡単なまとめを表6に示した。

Sathananthanら[39]の統合失調症患者には2,400 mg/日まで投与したとされているが，健常者では

表5　Buspironeの第Ⅰ相試験のスケジュール（村崎ら，1987[26]）

	Step	用量	投与日
単回投与試験	1	2.5mg, once a day	Dec. 4 1984
	2	5mg, once a day	Dec. 18 1984
	3	10mg, once a day	Jan. 22 1985
	4	20mg, once a day	Feb. 5 1985
反復投与試験	5	10mg, once a day for 3 days	Feb. 26, 27, 28 1985

表6　Buspironeの第Ⅰ相試験における自覚症状（村崎ら，1987[26]）

Step	buspirone群	diazepam群
1（2.5mg）	ボーッとして気分がすっきりしない，前額部の重い感じ，ごく軽い眠気，軽いむかむか感	横になると眠れる
2（5mg）	なし	軽い眠気
3（10mg）	ふらつき，失調症様，軽い眠気，むかむか感，気分がわるい，立っていられない，1例蒼白，貧血様	眠気，ふらつき，気分わるくない
4（20mg）	ふらつき，頭がボーッとする，めまい，眠気，立ちくらみ，むかむか感，気持わるい，体が動かせない，気分よくない	ふわーっとする，眠気，力が入らない，ふらつき，ビール1杯飲んだみたい
5（10mg 3日間）	眠気，頭重，眼瞼の重さ，ボーッとする，むかむか，だるい，横になりたい，立ちくらみ，めまい	ふわーっとする，軽度の眠気

臨床用量と目される用量で5-HT$_{1A}$受容体作動薬特有のムカムカ感とか気持のわるさが現われるのに対して，diazepamではふわふわとしたいい気分で酩酊気分となる大きな違いが認められた。

向精神薬にとって最も興味ある成績を示す内田・クレペリン精神作業試験でもその特徴がよく出ている（図3）。通常，作業量段階，平均作業量，休憩効果，動揺率，初頭努力，誤謬量の6項目で総合判定を行うのであるが，ここでは平均作業量でdiazepamとの違いを説明する。Buspirone群の服薬時の成績はcontrol時のパターンとほとんど変らず，前・後半とも練習効果がみられず，満遍無く抑制されている。一方，diazepam群では，前後半とも初めの10～11分では順調な練習効果を示すが，残り4～5分時には作業量の低下が著しく，control時の成績を下回ってしまう。この両薬剤の内田・クレペリン精神作業試験に及ぼす影響の違いはとても興味深いものがある。

以上の第Ⅰ相試験の成績から，diazepamが投与量の増加とともに眠気，ふらつき，酩酊感を呈するのに対して，buspironeは頭重，ボーッとする，むかむか感など全く異なる臨床症状を呈している。他に行われたバイタルサイン，血液・血清生化学的検査その他の成績から判断して，buspironeの初期投与量は5mgの2～3回/日が推薦された。なお，buspironeの作用時間は短く，海外での半減期（2.46－2.73時間）[9]とほぼ同じで1日3回投与が望ましいと考えられた。

2．精神科領域での前期第Ⅱ相試験

1984年の第Ⅰ相試験に引き続いて，精神科領域と内科・心療内科領域で第Ⅱ相試験へと進んだ。

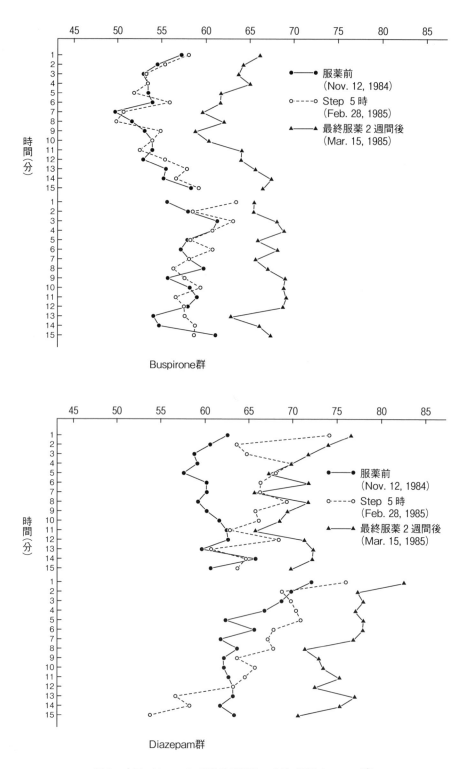

図3 内田・Kraepelin精神作業試験の成績（村崎ら，1987[26]）

表7 わが国における buspirone の前期第Ⅱ相試験の最終全般改善度（各試験より一部取り出し）

研究者		症例数	改善率（％）(中等度改善以上)	悪化率（％）(×)	不安神経症 最終全般改善度 ％（症例数）	抑うつ神経症 ％（症例数）
工藤ら（1989）[19]						
合計		117	40.2	12.0	41.3 (46)	40.0 (35)
BZ 治療歴	（−）	54	48.1	5.6		
	（＋）	28	28.6	25.0		
西園ら（1988）[30]						
合計		136	44.1	7.4	48.1 (54)	50.0 (20)
BZ 治療歴	（−）	73	53.4	4.1		
	（＋）	28	35.7	14.3		
岡田ら（1989）[32]						
合計		101	44.6	9.9	47.5 (50)	58.4 (13)
BZ 治療歴	（−）	58	62.1	6.9		
	（＋）	23	8.7	17.4		
栗原ら（1989）[20]						
合計		179	35.8	8.4	40.2 (87)	34.8 (20)
BZ 治療歴	（−）	97	44.3	1.0		
	（＋）	36	33.3	11.0		

表8 Diazepam との比較試験における buspirone の最終全般改善度（岡田ら，1991[33]，一部省略）

薬物	症例数	改善率（％） 著明改善	中等度改善以上	軽度改善以上	悪化率（％）	有意水準
Buspirone	48	20.8	52.1	77.1	4.2	N.S.
Diazepam	46	15.2	50.0	84.8	4.3	

Buspirone 15～30mg/day，Diazepam 6～12mg/day，N.S. 有意差なし

まず，精神科領域での各種神経症を対象とした4つの試験の最終全般改善度をまとめた（表7）[19,20,30,32]。「中等度改善」以上は 35.8〜44.6％とやや低いながら安定した成績を示した。さらにBZによる治療歴の有無でみると，治療歴のない症例での成績が44.3〜62.1％と高くなり，逆にBZ治療歴のある症例では8.7〜35.7％と著しく低くなっている。また悪化率も11.0〜25.0％と高いのが目立っている。このようにBZの治療歴の有無によって改善率が大幅に変わることが一大特徴で，このことは海外での報告にも現われている[20]。

病型別では，不安神経症で最も高い成績が得られ，抑うつ神経症でも高かったが，他のタイプの神経症では低かった。効果発現の遅いことと，4〜6週以上治療を継続した症例で高い改善率が得られ，中止後の反跳現象がなく，その意味での安全性の高さが確かめられている。

3．精神科領域での第Ⅲ相試験の成績

岡田ら[33]による130例の各種神経症を対象としたdiazepam との二重盲検比較試験では，最終全般改善度（表8），概括安全度，有用度とも両群間に有意差を認めず，同等の臨床効果と安全性を示し，buspirone は diazepam に遜色のない抗不安薬であると評価された。

西園ら[31]の各種神経症167例を対象とした bromazepam との比較試験では，最終全般改善度（表9）と有用度で bromazepam が有意に優れ，概括安全度では buspirone に副作用発現率が低い傾向にあった。Hamilton の不安尺度での合計点の推移をみると，bromazepam が2，3週目で有意に優れ

表9 Bromazepam との比較試験における buspirone の最終全般改善度（西園，1991[31]，一部省略）

薬物	症例数	改善率（%） 著明改善	中等度改善以上	軽度改善以上	悪化率（%）	有意水準
Buspirone	70	17.1	41.1	65.7	10.1	χ^2-text $p<0.05$
Bromazepam	71	23.9	62.0	85.9	1.4	U-test $p<0.01$

Buspirone 15〜30mg/day, Bromazepam 6〜12mg/day

表10 Diazepam およびプラセボとの比較試験における buspirone の最終全般改善度（栗原ら，1990[21]，一部省略）

薬物	症例数	改善率（%） 著明改善	中等度改善以上	軽度改善以上	悪化率（%）	有意水準
Buspirone	97	6.2	29.2	62.9	11.3	U-test D＞B*
Diazepam	93	10.8	40.9	66.7	6.5	
プラセボ	96	8.3	33.3	59.4	6.3	

Buspirone 15〜30mg/day, Diazepam 6〜12mg/day, ＊：$p<0.05$

ていたが，4週目では両群間に差がなくなっている。投与終了1週後では bromazepam 群に反跳現象が認められ，また，依存性調査では，buspirone 群が退薬症候の点で有意に優れていた。以上の結果から，有効性では buspirone の成績は bromazepam より低いものの，BZ系抗不安薬とほぼ同等の効果を有し，より安全性の高い薬物であると評価されている。

次に，全日本的規模で行われ，筆者も参加した buspirone，diazepam，placebo の各種神経症を対象とした3群比較試験の成績をみてみよう[21]。本来はこの試験が pivotal study となるもので，この時はなるべくBZの使用歴のない新鮮例を組み入れるようにした。ところが，最終全般改善度は buspirone の「中等度改善」以上の数値は placebo のそれより低く，悪化例が多いことから，U検定で diazepam が buspirone より有意に優れるとの結果が出てしまった（表10）。Buspirone の薬効特性を考慮して，層別解析を行ったが，否定的な成績しか出てこなかった。しかし，4週以上投与された症例では，3群間に改善率において差がなく，依存性評価週での改善率は placebo より優れており，反跳現象がなかったことなどから，buspirone の効果発現の遅いことの特徴が浮き彫りにされている。詳細な分析の結果，本試験は3群比較ということで，増量が十分に行われておらず，15mg/日開始の fixed-flexible 法を採用しているが，約75％もの多くの症例が初回投与のまま終えていた。増量された25％の症例でみると，buspirone 群で改善率がもっとも良く上っており，次いで diazepam 群の改善率が上っていた。逆に placebo 群では改善率の低下が認められた。これら用量を増量した症例では，Hamilton 不安尺度の総スコアの推移が2週以降で有意に placebo 群より優れていたのである。本試験での反省点は，①効果発現が遅いので，6週間の試験が必要であること，②効果不十分で安全性に問題のない症状では必ず増量すること，の2点であった。

4．最後の pivotal study は placebo との差しの勝負となった

これまでに述べてきた成績から，最後の大一番は placebo との差しの勝負となった[22]。試験の申し合わせとして，① Hamilton 不安尺度15点以上を目安とした中等度以上の不安を有する症例を対象とし，②試験期間を6週とし，③安全性に問題なければ増量すること，④病型では ICD-9 による各種神経症としたが，不安神経症，抑うつ神経症および心気神経症を対象とすることなどとした。後に述べるが，この申し合わせはまだ甘かったのである。1989年11月から1991年3月にかけて168名の各種神経症患者を解析対象とした本試験の最終全般改善度は「中等度改善」以上が43.2％対36.3％と，統計学的有意差は認められなかった

表11 プラセボとの比較試験における buspirone の最終全般改善度（三浦ら，1992[22]，一部省略）

薬物	症例数	改善率（%）著明改善	改善率（%）中等度改善以上	改善率（%）軽度改善以上	悪化率（%）	有意水準
Buspirone	88	11.4	43.2	58.0	6.8	
プラセボ	80	11.3	36.3	67.5	7.5	N.S.

Buspirone 15〜30mg/day，N.S. 有意差なし

表12 Hamilton 不安尺度14点以下群と15点以上群の最終全般改善度（三浦ら，1992[22]，一部抜き取り）

HAM-A 総得点	薬物	症例数	著明改善	中等度改善以上	軽度改善以上	悪化率（%）	検定
HAM≦14	buspirone	15	0.0	12.5	31.3	12.5	$\chi^2 F^*$（≧＋）：B＜P
	placebo	10	20.0	50.0	90.0	0.0	U^{**}：B＜P
HAM≧15	buspirone	72	13.9	50.0	63.9	5.6	$\chi^2 F^+$（≧＋）：B＞P
	placebo	70	10.0	34.3	64.3	8.6	

＋：$p<0.1$，＊：$p<0.05$，＊＊：$p<0.01$
χ：χ^2検定，F：Fisher の直接確率，U：Mann-whitney の検定

表13 Hamilton 不安尺度15点以上の不安神経症における最終全般改善度（三浦ら，1992[22]，一部抜き取り）

薬物	症例数	著明改善	中等度改善以上	軽度改善以上	悪化率（%）	検定
buspirone	37	10.8	56.8	73.0	2.7	U^*：B＞P
placebo	33	6.1	30.3	57.6	9.1	$\chi^2 F^*$：B＞P

検定基準は表12と同じ

（表11）。これが全てであった。概括安全度では，20.5％対8.8％と buspirone 群が高いという有意差のおまけまでついた。

層別解析の一番の問題点は Hamilton 不安尺度14点以下の症例が18.2％にのぼり，15点以上の群に絞ると，「中等度改善」以上は50.0％対34.3％と placebo より優れる傾向を示した（表12）。また，15点以上の不安神経症のみに対象を絞ると，表13のように buspirone が有意に優れていた。さらに，規定に従い増量した症例において，「中等度改善」以上で buspirone が有意に優れていた。

以上をまとめると，本試験の最終全般改善度では「中等度改善」以上で buspirone は placebo に勝つことができなかったの一点につきる。しかし，Hamilton 評価尺度15点以上の症例で，不安神経症のみを対象とし，1日60mgまでの増量をはかった6週間の試験であれば，buspirone は placebo に勝てたと推察されるに十分のデータが得られた。海外の臨床試験が不安神経症あるいは DSM-Ⅲ の全般性不安障害を対象としていることを考えて，あともう1本の試験をと願ったが，BMS 社も日本での開発はここまで，と見切りをつけ，願いは届かなかった。

5．心療内科領域での臨床試験

抗不安薬の開発には心療内科領域の試験が必須であり，その成績を公表したものを探したが，1本もみつからなかった。当時の BMS 社の開発担当者の記憶では，open trial ののち，3本の比較試験が実施されたとのことである。1本は胃・十二指腸潰瘍を対象とした clotiazepam との試験で負けたこと，過敏性腸症候群での2本のうち，1本は flutoprazepam との比較試験で有意差のない成績をあげて善戦したが，もう1本の placebo 対照

試験で差が出せなかったことで，1本も公表しなかったという。なぜ心療内科領域での試験がうまくいかなかったのかの総括もされないままになってしまった。Buspironeが消化器系副作用が多いことが判っていながら，なぜ消化器系の心身症しか選ばなかったのか，理解に苦しむ。この心療内科領域での不成功も見切りをつけた要因の1つであったと考えられる。

VI. San Juanと第15回CINP

1985年BMS社はそれまでの成績で西ドイツへ申請して承認を得たのち，1986年FDAに申請して，1986年11月に米国で上市している。わが国でもbuspironeの臨床開発が佳境に入っていたこの1986年12月にWashington DCで8日-12日ACNPが，Puerto RicoのSan Juanで14-17日第15回CINPが開催された。筆者はこの2つの学会に参加したが，とくにCINPに力が入っていた。Puerto Ricoに行く機会など滅多にあるものではない。CINPには筆者はbuspironeの第I相試験の成績[23]，loflazepateのpivotal studyの成績[25]，そしてOPC-4392の第I相試験[24]を発表した。

さて，Puerto Ricoの思い出は，工藤義雄，栗原雅直，森温理大先輩とともにSanto Thomas島へ飛んだことで，DC III型の古い古い飛行機で冷汗のかき通しであったことを憶えている。三浦貞則先生方はVirgin Islandsへ飛ばれている。学会ともどもCaribbean Seaの島々を満喫したことはいうまでもない。ところで，このSan Juanにはもう一度来ることがあったのである。これはいずれ詳しく書く予定である。

San JuanからNew Yorkへ帰ったあと，皆でBMS社の研究所のあるConnecticut州のWallingfordへ招待された。当時BMS社はbuspironeを上市した直後であり，中枢神経系薬の後継品もあって極めて活気があり，わが国でのbuspironeの臨床試験にも力が入っていた。New YorkからWallingfordへは車で2時間以上かかるというのでヘリコプターでの移動も検討されたが生憎，雨で残念ながら車で移動した。立派な研究所の講堂での熱気あふれる講演のあとの昼食が思いのほかおいしかった。その夜はNew YorkのスペインはVasco地方の名称をとったレストランへ招待され，大きな港町の壁画が目に焼きついている。12月末の金曜日の夜で，レストラン近くのRockefeller Centerのスケートリンクでは多くのニューヨークっ子達が滑り，順番を待つ長蛇の列があり，飾りたてた馬車や合唱隊のコーラスなどとてもにぎやかで，昔のよき時代を垣間見たものである。WallingfordのBMS社にはもう一度招待された記憶があるが，今は思い出せない。

VII. おわりに

Buspironeへの期待は大きかった。筆者らは第I相試験から始まるすべての試験に参加するかたわら，選択的抗不安薬として鎮静作用（眠気），精神運動機能および認知機能に及ぼす影響の少ないことを実証すべく，MSLTを始めとする日中の眠気度試験[45]，自動車運転に及ぼす影響試験[3]，さらには注意および短期記憶に及ぼす影響試験[41]などを着々と実施し，その成果を発表していた。Buspironeが世に出たときのために備えていたのである。それだけに，わが国でのbuspironeの試験の不成功は大きな痛手となった。もう1本やって欲しい気持は叶わず，その熱い気持はわが国創製の同じazapirone系抗不安薬tandospironeの開発へぶつけることになった。§23はtandospirone物語である。

文　献

1) Allen, L.E., Ferguson, H.C., Kissel, J.W. : Psychosedative agents, 2, 8-(4-substituted 1-piperazinylalkyl)-8-azaspiro (4, 5) decane-7,9-diones. J. Med. Chem., 15 : 477-479, 1972.

2) Allen, L.E., Ferguson, H.C., Cox, R.H.Jr. : Pharmacologic effects of MJ 9022-1, a potential tranquilizing agent. Arz. Forsch., 24 (6) : 917-922, 1974.

3) 麻生　勤，中島和子，内海光朝 他：自動車運転に及ぼす抗不安薬buspironeの影響. 神経精神薬理, 15 : 465-473, 1993.

4) Cohn, J.B., Bowden, C.L., Fisher, J.G. et al. : Double-blind comparison of buspirone and clorazepate in anxious outpatients. Am. J. Med., 80

(Suppl. 3B) : 10-16, 1986a.
5) Cohn, J.B., Wilcox, C.S. : Low-sedation potential of buspirone compared with alprazolam and lorazepam in the treatment of anxious patients : a double-blind study. J. Clin. Psychiatry, 47 : 409-412, 1986b.
6) Eison, A.S., Temple, D.L. : Buspirone : Review of its pharmacology and current perspectives on its mechanism of action. Am. J. Med., 80 (3B) : 1-9, 1985.
7) Eison, M.S. : Azapirones : Clinical uses of serotonin partial agonists. Fam. Pract. Recert., 11 (Suppl.) : 8-16, 1989.
8) Feighner, J.P., Merideth, C.H., Hendrickson, G.A. : A double-blind comparison of buspirone and diazepam in outpatients with generalized anxiety disorder. J. Clin. Psychiatry, 43 (Section 2) : 103-108, 1982.
9) Gammans, R.E., Mayol, R.F., LaBudde, J.A. : Metabolism and disposition of buspirone. Am. J. Med., 80 (Suppl. 3B) : 41-51, 1986.
10) Geller, I., Seifter, J : The effects of meprobamate, barbiturates, d-amphetamine and promazine on experimental induced conflict in the rat. Psychopharmacologia (Berl), 1 : 482-492, 1960.
11) Geller, I., Hartmann, R.J. : Effects of buspirone on operant behavior of labolatory rats and cynomologus monkeys. J. Clin. Psychiatry, 43 : 25-32, 1982.
12) Glaser, T., Traber, J. : Buspirone : action on serotonin receptors in calf hippocampus. Eur. J. Pharmacol., 88 : 137-138, 1983.
13) Goa, K.L., Ward, A. : Buspirone. A preliminary review of its pharmacological properties and therapeutic efficacy as an anxiolytic. Drugs, 32 : 114-129, 1986.
14) Goldberg, H.I., Finnerty, R.J. : The comparative efficacy of buspirone and diazepam in the treatment of anxiety. Am. J. Psychiatry, 136 : 1184-1187, 1979.
15) Goldberg, H.L., Finnerty, R. : Comparison of buspirone in two separate studies. J. Clin. Psychiatry, 43 (Section 2) : 87-91, 1982.
16) Gray, J.A. : The Neuropsychology of Anxiety : An Enquiry into the Functions of the Septo-Hippocampal System. Oxford University Press, Oxford, 1982.
17) Horn, A.S., Snyder, S.H. : Chlorpromazine and dopamine : conformational similarities that correlate with the antischizophrenic activity of phenothiazine drugs. Proc. Natl. Acad. Sci. (Wash), 68 : 2325-2328, 1971.
18) Jacobson, A.F., Dominguez, R.A., Goldstein, B.J. et al. : Comparison of buspirone and diazepam in generalized anxiety disorder. Pharmacotherapy, 5 : 290-296, 1985.
19) 工藤義雄, 中嶋照夫, 堺 俊明 他：新しい非ベンゾジアゼピン系抗不安薬ブスピロンの精神神経症に対する臨床評価. 臨床精神医学, 18：1460-1471, 1989.
20) 栗原雅直, 伊藤 斉, 村崎光邦 他：各種神経症に対する抗不安薬 buspirone の臨床評価—東京地区における初期第II相試験. 薬理と治療, 17：4989-5007, 1989.
21) 栗原雅直, 村崎光邦, 遠藤俊吉 他：各種神経症に対する抗不安薬 buspirone の臨床評価—diazepam および placebo を対照とした第III相試験. 臨床評価. 18：433-454, 1990.
22) 三浦貞則, 浅井昌宏, 伊藤公一 他：Buspirone の各種神経症に対する二重盲検比較試験—placebo との比較. 臨床評価, 20 (3)：447-475, 1992.
23) Murasaki, M., Miura, S., Ishigooka, J. et al. : Phase I study of a new antianxiety drug, buspirone. 15th CINP, San Juan, 1986.
24) Murasaki, M., Miura, S., Ishigooka, J. et al. : Phase I study of a new antipsychotic drug, OPC-4392. 15th CINP, San Juan, 1986.
25) Murasaki, M., Mori, A., Kurihara, M. : Comparison of therapeutic efficacy on neuroses between CM6912 (ethyl lofrazepate) and diazepam in a double-blind trial. 15th CINP, San Juan, 1986.
26) 村崎光邦, 石郷岡純, 高橋明比古 他：新しい抗不安薬 buspirone の第I相試験. 臨床評価, 15：335-370, 1987.
27) Napoliello, M.J. : An interim multicentre report on 677 anxious geriatric out-patients treated with buspirone. Br. J. Clin. Pract., 40 : 71-73, 1986.
28) Newton, R.E., Casten G.P., Alms, D.R. et al. : The side effect profile of buspirone in comparison to active controls and placebo. J. Clin. Psychiatry, 43 (Section 2) : 100-102, 1982.
29) Newton, R.E., Marunycz, J.D., Alderdice, M.T. et al. : Review of the side-effect profile of buspirone. Am. J. Med., 80 (Suppl. 3B) : 17-21, 1986.
30) 西園昌久：新しい抗不安薬 buspirone の臨床効果. 精神医学, 30：803-811, 1988.

31) 西園昌久：二重盲検法による buspirone および bromazepam の各種神経症に対する薬効の比較. 精神医学, 33：985-999, 1991.
32) 岡田文彦, 浅野 裕, 伊藤公一 他：神経症に対する buspirone の臨床試験. 臨床精神医学, 17：1117-1131, 1988.
33) 岡田文彦, 浅野 裕, 伊藤公一 他：抗不安薬 buspirone の二重盲検法による薬効検定. 医学のあゆみ, 156 (11)：747-769, 1991.
34) Pecknold, J.C., Familamiri, P., Chang, H. et al. : Buspirone : anxiolytic? Prog. Neuropsychopharmacol. Biol. Psychiatry, 9 : 639-642, 1985.
35) Peroutka, S.J. : Selective interaction of novel anxiolytics with 5-hydroxytryptamine$_{1A}$ receptors. Biol. Psychiatry, 20 : 971-979, 1985.
36) Riblet, L.A., Taylor, D.P., Eison, M.S. et al. : Pharmacology and neurochemistry of buspirone. J. Clin. Psychiatry, 43 : 11-18, 1982.
37) Riblet, L.A., Eison, A.S., Eison, M.S. et al. : Neuropharmacology of buspirone. Psychopathology, 17 (Suppl. 3) : 69-78, 1984.
38) Rickels, K., Weisman, K., Norstad, N. et al. : Buspirone and diazepam in anxiety : a controlled study. J. Clin. Psychiatry, 43 (Section 2) : 81-86, 1982.
39) Sathananthan, G.L., Sanghvi, I., Phillips, N. et al. : MJ 9022 : correlation between neuroleptic potential and stereotypy. Curr. Ther. Res., 18 : 701-705, 1975.
40) Schweizer, E., Rickels, K., Lucki, I. : Resistance to the anti-anxiety effect of buspirone in patients with a history of benzodizepine use. N. Engl. J. Med., 314 : 719-720, 1986.
41) 鈴木牧彦, 内海光朝, 村崎光邦：健常成人ボランティアにおける buspirone および bromazepam の注意および短期記憶に及ぼす影響. 神経精神薬理, 15：453-463, 1993.
42) Taylor, D.P., Riblet, L.A., Stanton, H.C. et al. : Dopamine and antianxiety activity. Pharmacol. Biochem. Behav., 17 (Suppl. 1) : 25-35, 1982.
43) Traber, J., Davies, M.A., Dompert, W.U. et al. : Brain serotonin receptor as a target for the putative anxiolytic TVX Q 7821. Brain Res. Bull., 12 : 741-744, 1984.
44) Traber, J., Glaser, T. : 5-HT$_{1A}$ receptor related anxiolytics. Trends Pharmacol. Sci., 8 : 432-437, 1987.
45) 内海光朝, 鈴木牧彦, 石郷岡純 他：Buspirone と bromazepam の daytime sleepness に及ぼす影響. 神経精神薬理, 15：441-452, 1993.
46) Vogel, J.R., Bear, B., Clody, D.E. : A simple and reliable conflict procedure for testing anti-anxiety agents. Psychopharmacologia (Berl), 21 : 1-7, 1971.
47) 若松 昇：不安と抗不安薬の精神薬理学的展望. 神経精神薬理, 8：289-314, 1986.
48) Weissman, B.A., Barrett, J.E., Brady, L.S. et al. : Behavioral and neurochemical studies on the anticonflict actions of buspirone. Drug Dev. Res., 4 (1) : 83-93, 1984.
49) Wheatley, D. : Buspirone : multicenter efficacy study. J. Clin. Psychiatry, 43 (Section 2) : 92-94, 1982.
50) Wieland, S., Lucki, I. : Antidepressant-like activity of 5-H$_{1A}$ agonists measured with the forced swim test. Psychopharmalocogy, 101 : 497-504, 1990.
51) Wu, Y.H., Smith, K.R. and Rayburn, J.W. et al. : Psychosedative agents : N-(4-phenyl-1-piperazinylalkyl)-substituted cyclic imides. J. Med. Chem., 12 : 876-881, 1969.

Azapirone 物語

―― その2　見事に成功した tandospirone の物語 ――

I. はじめに

わが国では，buspirone があと一歩で挫折して，筆者は第 I 相試験から関与していただけにつらい思いをした。Buspirone と placebo の比較試験の成績の報告は，筆者がある研究会に参加して Singapore に居たことからホテルに届いた。やりきれない思いをしたものである。研究会が終ったあと一人ホテルに滞在して，当時は「現代精神薬理学大系」の抗不安薬・睡眠薬の部を書いており，azapirone 系抗不安薬にはまだまだ辿りついていなかった。

この buspirone に続いたのがわが国で創製された tandospirone であり，buspirone の後を追いかけていた。今回は tandospirone の物語である。第 I 相試験には従事できず，残念な思いをしたが，第 II 相試験以降のすべてに関与し，見事に buspirone の雪辱を果たしたのである。

II. Tandospirone の創製

1．Buspirone から学ぶ

もともと住友化学の医療事業部（1984年稲畑産業の医療事業部と統合して住友製薬となり，2005年大日本製薬と合併して大日本住友製薬となる）は中枢神経系薬物に大いなる関心を抱き，1967年 indole 骨格の合成からその酸化によって benzodiazepine（BZ）誘導体の新規合成法を開発していた。1976年までは製法特許の時代であり，住友化学は250種に及ぶ BZ 誘導体を合成し，その中から1977年には nimetazepam（Erimin®），1981年1月には fludiazepam（Erispan®）と clonazepam（Landsen®）を上市していた。こうして，BZ 系薬物の開発が成功裏に一段落するなかで，次の新規化合物を探していた。その矢先に米国で azapirone 系の buspirone の抗不安薬としての開発が進められていることに着目したのである。

当時はまだ作用機序も明らかでなく，行動薬理学的研究も不十分なものの，臨床効果と安全性にみるべきものがあるとの判断のもとに，住友化学の研究所では，まず buspirone そのものを合成して，BZ 系薬物に対して用いてきた種々のスクリーニングにかけた。そこで，はっきりと Vogel 型の抗コンフリクト作用を有して，十分な抗不安薬としてのプロフィールを示すことを確認した上で，buspirone をリード化合物とした探索研究が開始された。1979年のことである。

2．Tandospirone の合成

Buspirone の化学構造は imid 部，alkylene 鎖部，amide 部（heteroalylpiperazine 部）で構成さ

れている（図1）。Imid 部の構造変換について十分な構造活性相関研究が行われていなかったことに着目し，その imid 部の化学構造の変換を種々試みた結果，目的とする安全性の高い tandospirone の開発に至ったという（当時，住友化学で合成に直接関与された石墨紀久夫氏私信と文献3）。なお，imid 部以外の alkylene 鎖部と amide 部の化学構造変換もいろいろ行われているが，buspirone の部分構造そのものが最適であることが判明している。のちに，同じ azapirone 系化合物の gepirone[23] や ipsapirone[30] が合成され，臨床試験に入っているが，いずれも buspirone と同じ alkylene 鎖部と amide 部を有している（図1）。

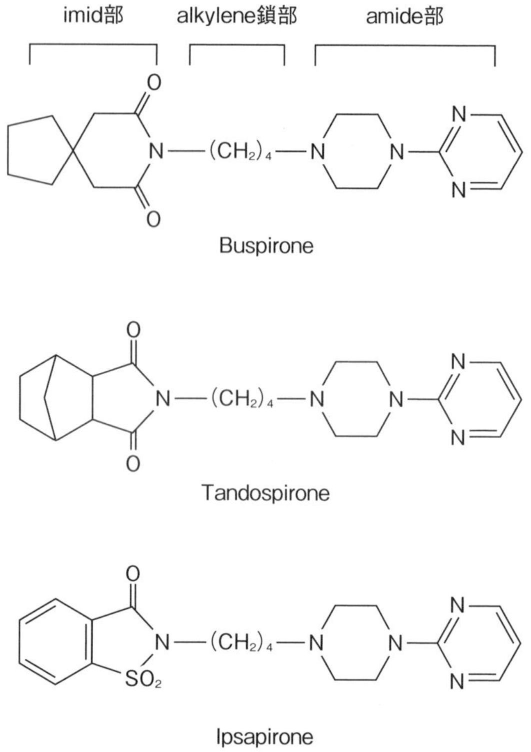

III．Tandospirone の薬理学的プロフィール

1979年に合成研究に入ってその翌年の1980年には tandospirone の合成に成功し，直ちに非臨床試験が実施されている。当時の buspirone に追いつけ，追い越せの熱意が伝わってくる。行われた試験（表1）の中から主要なものを紹介したい[17,19,20]。

1．抗不安作用

抗不安作用を最もよく示す抗コンフリクト作用について，まず Vogel 型抗コンフリクト試験にきれいに成功した上に[21]，azapirone 系薬物としては初めてといってよい Geller-Seifter 型抗コンフリクト試験にも成功している[22]。その作用は diazepam よりやや弱いものの，十分に diazepam に対抗しうる成績といえる。

なお，Shimizu らは Vogel 型抗コンフリクト作用を証明した試験[21] の中で，5,7-dihydroxytryptamine（5,7-DHT）でプレシナプス側の 5-HT_{1A} 自己受容体を破壊したラットでも Vogel 型抗コンフリクト作用を認めており，tandospirone は自己受容体とポストシナプス側の受容体の両方へ作用するが，抗コンフリクト作用はポストシナプス側の 5-HT_{1A} 受容体への agonist 作用によることを見ている[18]。これによって，名実ともに tandospirone は Traber と Glaser[24] のいう 5-HT_{1A} receptor-related anxiolytics の仲間入りが堂々とできたことを証明した。

図1　Azapirone 系抗不安薬の化学構造

2．抗うつ作用

表1の各モデルで証明されているが，5-HT_{1A} 受容体作動薬の full agonist の 8-OH DPAT と tandospirone は強力な強制水泳試験への作用を有することが Wieland と Lucki[28] によって証明されていることは前回すでに述べた通りで，やはりポストシナプス側の 5-HT_{1A} 受容体 agonist 作用による。

この作用がなぜ抗うつ作用につながるかについては，中村[17] は長期投与による 5-HT_2 受容体数の減少[29] や，5-HT_{1A} 受容体への直接作用によるもの[1] と考察し，tandospirone の脳内作用部位を模式図で示している（図2）。

3．抗ストレス作用

マウスでの心理的ストレスによる胃潰瘍形成作用や正常ラットの血圧低下作用などをモデルとする試験でも，tandospirone はよく作用しており[19]，臨床的に心身症領域での有用性が示唆されている。

表1 Tandospironeの行動薬理作用の試験項目（中村，1988[17]より合成）

抗不安作用	中枢性副作用
Vogel型コンフリクト試験	筋弛緩作用
Geller型コンフリクト試験	懸垂法
雄マウス間の敵対行動	回転棒法
抗うつ作用	麻酔増強作用
強制水泳試験	Hexobarbital
ムリサイド（嗅球摘出）	Ethanol
ムリサイド（縫線核破壊）	抗けいれん作用
オペラント行動（DRL）	Pentylenetetrazol
母性の攻撃行動	最大電撃刺激
5-HT$_2$受容体の脱感作	自発運動抑制
抗ストレス作用	依存性形成
視床下部刺激（昇圧）	Barbital交叉身体依存性試験
ストレス誘発摂食抑制	Cocaine依存性ヒヒでの自己投与試験
ストレス誘発血清レニン活性	身体依存性形成試験
コミュニケーションボックス法	

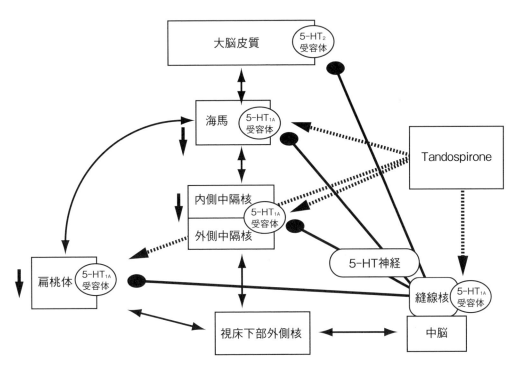

図2 Tandospironeの脳内作用部位（中村，1998[17]）

4．依存性形成作用

5-HT$_{1A}$受容体作動薬には依存形成のないことが示されており，BZ系薬物との違いが非臨床試験，臨床試験の両方で明確に示されている[4]。

5．まとめ

Tandospironeの非臨床試験は詳細をきわめており，BZ系薬物との違い，とくにその作用機序とBZ系薬物の有害事象とされる眠気，筋弛緩作用，依存性，乱用への危険性のなさなど，buspirone

表2 Tandospironeの心療内科領域における二重盲検比較試験―placeboおよび用量間比較による後期第Ⅱ相試験の最終全般改善度（筒井ら，1992[25]）

薬物		症例数	改善率（％）			悪化率（％）	有意水準	
			著明改善	中等度改善以上	軽度改善以上			
placebo		44	9.1	25.0	56.8	4.5	Tukey	：15＞P+
								30＞P*
tandospirone	15mg	40	12.5	40.0	82.5	2.5	U-test	：15＞P*
								30＞P**
	30mg	42	11.9	54.8	78.6	2.4	χ^2-test	：30＞P*

＋：$p < 0.10$，＊：$p < 0.05$，＊＊：$p < 0.01$

と同じく，azapirone系抗不安薬の特徴を余すことなく明らかにしている[17,19,20]。

Ⅳ．Tandospironeの臨床試験

1．高い安全性が確認された第Ⅰ相試験

Tandospironeの合成後5年の1985年11月に開始されている[16]。丁度，筆者らが実施したbuspironeの第Ⅰ相試験の実施より1年遅れにまで迫っていた。Placeboとの単盲検法により実施されているが，単回投与の20mg，30mgでわずか1～2名に軽い眠気がみられ，1日10mg3回の反復投与1～2名で軽度の眠気，頭痛感が出ているのみで，他に消化器症状その他，精神身体症状は出ていない。前回紹介したbuspironeの第Ⅰ相試験のさいの様子とあまりにも異なる点で，異和感を感じるほどである。

なお，精神運動機能の測定で内田・クレペリン精神作業試験を実施しているが，前半5分－後半5分の簡便法であり，これでは本来の影響が得られず，筆者らのbuspironeとの比較ができず，極めて残念ではある。

なお，薬物動態学的検討は十分になされ，消失半減期は絶食時1.2時間，非絶食時1.4時間とbuspironeと同様に短い。

いずれにしても，tandospironeの推奨用量と考えられる30～60mg/日の安全性は確保されている。

2．大成功の内科・心療内科領域での試験

Tandospironeの適応となる症例が内科・心療内科領域に多いことを考慮して多くの試験が行われている。ここでは主なものを紹介する。

1）神経症を対象とした試験[25]

Tandospirone 15mg群，30mg群およびplacebo群の3群による比較試験で，最終全般改善度は表2にみるように，「中等度改善」以上で15mg群，30mg群ともplaceboより有意に優れている。安全度ではまったく差がなく，有用度でもtandospirone両群が有意に優れており，大成功の結果が得られている。直前治療「有」は23例，「無」は95例と，主に「無」の対象者が優先して選ばれているが，「有」の群でも30mg群では改善率で有意差を出している。

2）自律神経失調症を対象とした試験

a．Placeboとの対照試験[26]

138例を対象とするtandospirone 15mg，30mg，placeboの3群の比較試験で，最終全般改善度で「中等度改善」以上が65.9％の30mg群が，36.4％のplacebo群より有意に優れ，15mgは49.0％で差は出ていない。

また，直前治療「無」113例，「有」17例と上手に対象者を選択しており，「有」の群では3群間に差はない。

b．Tofisopamとの比較試験[27]

167例を評価対象者とするtandospirone 30mgとtofisopam 150mgとの比較で，4週時の最終全般改善度は「中等度改善」以上で63.8％対49.4％とtandospironeが有意に優れている。

3）循環器心身症を対象とする試験

a．Placeboとの比較試験[15]

78例の本態性高血圧症と78例の心臓神経症を

表3 Tandospirone の消化器系愁訴を有する心身症に対する diazepam および placebo を対照とした二重盲検比較試験の最終全般改善度（木村ら，1992[6]）

薬物	症例数	改善率（%）著明改善	中等度改善以上	軽度改善以上	悪化率（%）	有意水準	
tandospirone	84	31.0	57.1	83.3	4.8	Fisher	：T＞P**
diazepam	85	22.4	48.2	84.1	4.7	Dunnett	：T＞P**
placebo	90	6.7	35.6	64.5	6.7		

tandospirone：30〜90mg/day，diazepam：6〜18mg/day，**：p＜0.01

対象とする4週間の tandospirone 15mg 群，30mg 群および placebo 群の3群比較試験である。

本態性高血圧症では，「中等度改善」以上で 15mg 群 63.0％，30mg 群 84.0％，placebo 群 20.8％と15mg 群，30mg 群とも有意差を示している。一方，心臓神経症では，15mg 群 62.5％，30mg 群 80.8％と高い改善率を得ていながら，placebo 群も 54.1％と高く，数値では placebo 群に勝りながら有意差を出せていない。

b．Diazepam との比較試験[5]

本態性高血圧症126例を対象とした tandospirone 30mg，diazepam 6 mg との比較試験である。降圧効果，自覚症状改善度（のぼせ感，冷感，頭痛など）に対して，「著明改善」が38％対16％と tandospirone が有意に優れていたが，「中等度改善」以上で75％対65％と有意傾向（p＜0.1）となっている。こうして，tandospirone は本態性高血圧症に対して diazepam に勝るとも劣らない症状改善作用を示して，有用度の高さを示唆している。

4）消化器系心身症に対する試験[6]

ここでは「消化器系不定愁訴を有する心身症と消化器症状を有するうつ状態」の299例を対象とする diazepam および placebo を対照とした二重盲検比較試験が行われている。Tandospirone 30mg，diazepam 6 mg，placebo の3群の最終全般改善度（表3）にみるように，tandospirone は「中等度改善」以上で数値で勝るものの有意差はないが，placebo には勝っている。なお，diazepam は placebo と有意差をつけていない。安全度では diazepam より有意に優れ，全般有用度でも diazepam および placebo より有意に優れている。

5）まとめ

以上のように，tandospirone は内科・心療内科領域で4本の placebo 対照試験のいずれにも勝ち，実薬対照試験でも diazepam に勝り，tofisopam にも勝った。大成功である。当時，抗不安薬の臨床試験では，placebo 対照試験が必須であったが，tandospirone はこの内科・心療内科領域でのみ実施し，精神科領域での placebo 対照試験をまぬがれている。

先行した buspirone が失敗した内科・心療内科領域でこそ，placebo に勝てるともくろみ，前治療薬のない症例を選び，tandospirone の土俵で試験を実施してものの見事に成功させたのは当時の住友製薬の開発陣の勝利といえる。胃・十二指腸潰瘍や過敏性腸症候群という対象を選んでつまづいた buspirone の戦略との違いが際立っている。

3．大本命の精神科領域での試験

抗不安薬としての承認には不可欠な精神科領域での各種神経症への試験が行われた。4本のうち3本は筆者が楽しみながら書くことができたのである。

1）前期第Ⅱ相試験

まず，東京地区における試験は1987年7月から1988年1月まで，83例の各種神経症を対象に行われた[11]。30mg/日（3分服）から開始して，中等度以上の改善が得られず，安全性に問題がない場合には増量する4〜6週間の試験で，上限は120mg/日（3分服）とした。

最終全般改善度（表4）は「中等度改善」以上が45.8％と，当時の最新のBZ系抗不安薬の成績（flutoprazepam 69.1 ％[2] と 58.3 ％[7] や loflazepate

表4 Tandospirone 前期第Ⅱ相試験における最終全般改善度（村崎ら，1992[11]，工藤ら，1992[8]より一部抜き出し合成）

研究者		症例数	改善率（%）「中等度改善」以上	悪化率（%）	不安神経症改善率（%）	抑うつ神経症改善率（%）
村崎ら[11]		83	45.8	6.2	60.3	23.1
BZ 治療歴	「有」	62	50.0	6.5		
	「無」	21	33.3	4.8		
工藤ら[8]		69	43.5	15.9	48.3	41.2
直前治療	「無」	28	42.9	10.7		
	「有」	41	43.9	19.5		

表5 Tandospirone の用量設定試験における最終全般改善度（村崎ら，1992[12]一部改変）

薬物	症例数	改善率（%）著明改善	中等度改善以上	軽度改善以上	悪化率（%）	有意水準
7.5mg	19	11	42	63	11	Tukey：60＞15，p＝0.081
15mg	22	0	23	59	9	U-test：60＞15，p＝0.014
30mg	22	5	45	68	14	Fisher：60＞15，p＝0.007
60mg	23	17	52	83	4	（×）：N.S.

の68.2%[9]）と比べると10～20%低いものであったが，buspirone のそれを上回っていた[14]。

BZ 治療歴「無」の62例では50.0%，「有」の21例では33.3%と，buspirone の場合と同様であり，不安神経症の38例に限ると，60.3%とかなり高い改善率が得られている。副作用では，眠気が30mg 時の3例，60mg 時の2例の計5例，眠気・嘔吐は30mg 時の4例，60mg 時の2例の計6例と軽度で頻度も低く，有用度は44.6%となっている。

2）用量反応試験に成功した後期第Ⅱ相試験

この試験から精神科領域では，関東・関西を合わせた全国規模の1本化のもとに実施された。1988年8月から1989年10月にかけて行われており，tandospirone の投与量は7.5mg 群，15mg 群，30mg 群，60mg 群（いずれも3分服）の4群での比較試験で，4週間実薬投与後，1週間 placebo を投与した。対象患者は202例にのぼっている[12]。

総合評価では，最終全般改善度は表5にみるように，60mg 群の52%は15mg 群の23%より有意に優れていた。詳しい層別解析は省略するが，筆者の経験で，向精神薬の治験の世界で用量反応試験で有意差が出たのは初めてのことであり，この成績は特筆ものといえよう。

なお，概括安全度では，副作用出現率は7.5mg 群6%，15mg 群10%，30mg 群12%，60mg 群20%であり，U 検定で60mg 群の出現率は7.5mg 群より有意に高くなっていた（p＜0.05）。全般有用度では「かなり有用」以上が7.5mg 群29%，15mg 群19%，30mg 群33%，60mg 群46%であり，60mg 群がU 検定で15mg 群に比べ有意に高い有用率を示していた（p＜0.05）。

副作用については，眠気が各群に1～3例発現したが，群間に差がなく，全身倦怠感が60mg 群（5件，10%）で有意に多く発現する傾向がみられたにすぎない。

以上の結果から，tandospirone は1日60mg の投与量で神経症に対する有効性が明らかにされたが，30mg でも高い改善率を示す項目もあり，安全性を考慮して，初期投与量は30mg とし，症状に応じて60mg に増量する用法が最適ではないかとされている。

3）Diazepam に互角以上に頑張った第Ⅲ相試験

着々と歩を進めて，tandospirone は絶対的な pi-

表6 Tandospirone の diazepam との二重盲検比較試験における最終全般改善度（村崎ら，1992[13]一部改変）

薬物	症例数	改善率（％）著明改善	中等度改善以上	軽度改善以上	悪化率（％）	有意水準
tandospirone	93	15	46	61	11	U-test ：N.S.
diazepam	96	14	43	64	7	Fisher：（中等度改善以上）：N.S. （X）：N.S.

tandospirone：30〜60mg/day，diazepam：6〜12mg/day，N.S.：有意差なし

votal study としての diazepam との比較試験に入った[13]。1990年3月から1991年10月のことである。これまでの試験はすべて思惑通りに進んでの最後の試験であった。193例の各種神経症患者を解析対象とする4週間の比較試験で，tandospironeは1日30mg，diazepamは6mgで開始し，倍量まで増量できるfixed flexible法によった。あとの1週は離脱期として placebo を投与した。「中等度改善」以上が得られない場合で安全性に問題がない場合には必ず増量することとしたのはいうまでもない。開鍵会の日に硬くなっている筆者に「勝っているような気がする」と声をかけてくれた上島国利教授のお言葉は今でも耳の奥に残っている。

栗原雅直，三浦貞則両コントローラーから手渡された資料を素早く繰って最終評価の頁を探した。大きく胸をなでおろした。最終全般改善度で「中等度改善」以上は tandospirone が46％，diazepam が43％と有意差はないものの，数値で勝っていたのである（表6）。そして，治療後観察期間まで検討した71例（tandospirone群34例，diazepam群37例）で比較すると，治療後観察期における HAM-A の合計点数では tandospirone 群が diazepam 群に比べて有意に優れることが後の解析で判った（図3）。参考までに HAM-A での症状の改善率を図4に示しておくが，「抑うつ気分」で有意差がついている。

概括安全度では副作用出現率は15％対18％と tandospirone 群に低く，「眠気」で diazepam 群が16％対4％と有意に多かった。

全般有用度では「かなり有用」以上は46％対39％と tandospirone 群に数値が高かった。

なお，diazepam 群が tandospirone 群より優れていた項目は，「重症度」の高度・重度，および

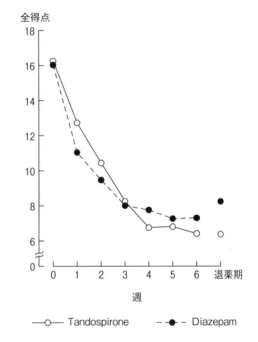

図3 Hamilton 不安スコアの時間経過（村崎ら，1992[13]）

HAM-A 合計点数が18点以上であった。

4）まとめ

Open trial（前期第Ⅱ相試験）は治験の醍醐味なのであるが，tandospirone の精神科領域の「中等度改善」以上が BZ 系抗不安薬の成績より10〜20％低く出たことでやきもきした。BZ 系抗不安薬使用歴「無」の群では50％に達したことで一息つき，以降は「無」の対象者を意図した。特筆すべきは用量反応試験で60mg群が15mg群より有意に優れることが証明されたことで，これに勇気をもらい，最後の diazepam との差しの勝負に臨み，堂々たる成績を示した。内科・心療内科領域の試

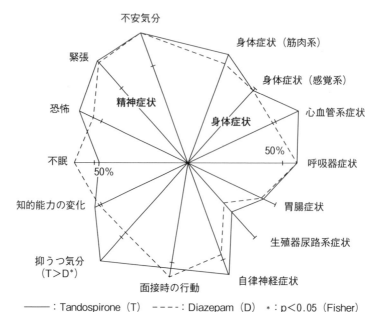

図4 Hamilton不安尺度における症状の改善率（村崎ら，1992[13]）

表7 Tandospironeの臨床効果の要約

1. benzodiazepineに勝るとも劣らない抗不安作用を有する
2. 抑うつおよび不安神経症に優れた効果を示す
3. 眠気やめまいのような副作用はほとんどないが，まれに悪心・嘔吐を示す
4. 不安や抑うつに対すると同様に不安に関連した激しい身体症状にもよい効果を示す
5. 薬物依存がほとんどない
6. 反跳症状がほとんどない
7. 効果の起始は早くはないがbenzodiazepineのそれに劣らない
8. benzodiazepineによる治療歴のある患者には効果が劣る

験を全て成功させて，これを合わせて申請し，めでたく1996年12月2日に上市している。Buspironeが今一歩で涙を飲んだことを教訓として，内科・心療内科領域でのplacebo対照試験をことごとく成功させ，精神科領域での試験にplaceboを持ち込まなかった住友製薬開発陣の勝利ともいえる。もちろん，tandospironeにそれだけの地力があったことが第一ではある（表7）。

V. おわりに

米国ではbuspironeは不安神経症と，DSM-Ⅲが出てからは全般性不安障害を対象として試験に成功したのに対して，わが国ではICD-9に基づく各種神経症を対象として失敗した。その教訓を生かしたtandospironeは陣営の上手な戦略をもって試験を成功させた。筆者は多くの地域でtandospironeのBZ系抗不安薬に対する利点を説いて回ったが，十分にその意図が伝わったという自信がなかった。ところが，あらためて本稿を書いているうちに，理解が深まり，再度全国を回りたくなったものである。米国ではbuspironeのみが，わが国ではtandospironeのみが承認されるという結果に終ってしまったが，§24では5-HT$_{1A}$ receptor related anxiolyticsの総括をしたい。

文　献

1) Chojnacka-Wojicki, E., Tatarczynska, E., Golembiowska, K. et al. : Involvement of 5-HT$_{1A}$ agonist, in the antidepressant-like activity of gepirone in the forced swimming test in rats. Neuropharmacology, 30 : 711-717, 1991.
2) 葉田　裕, 水嶋節雄, 藤谷　豊 他：各種神経症に対する KB-509 (flutoprazepam) の臨床効果. 臨牀と研究, 60 : 3405-3414, 1983.
3) Ishizumi, K., Kojima, A., Antoku, F. : Synthesis and anxiolytic activity of N-substituted cyclic imides (1R*, 2S*, 3R*, 4S*)-N-[4-[4-(2-pyrimidinyl)-1-piperazinyl] butyl]-2,3-bicyclo [2.2.1] heptanedicarboximide (tandospirone) and related compounds. Chem. Pharm. Bull., 39 : 2288-2300, 1991.
4) Katz, J.L., Winger, G.D. and Wood, J.M. : Abuse liability of benzodiazepines and 5-HT$_{1A}$ agonists. In : 5-HT$_{1A}$ Agonist, 5-HT$_3$ Antagonists and Benzodiazepines (ed. by Rodgers, R. J. and Cooper, S. J.), pp. 317-341, Wiley, New York, 1991.
5) 菊池長徳, 五島雄一郎, 鈴木仁一 他：Tandospirone (SM-3997) の循環器心身症としての本態性高血圧症を対象とした二重盲検比較試験—diazepam を対照として. 基礎と臨床, 26 : 4351-4367, 1992.
6) 木村政資, 坂田利家, 中川哲也 他：新規向精神薬 tandospirone (SM-3997) の消化器系愁訴を有する心身症に対する薬効評価—diazepam および placebo を対照とした二重盲検比較試験. 臨床評価, 20 : 225-257, 1992.
7) 工藤義雄, 市丸精一, 乾　正 他：KB-509 (flutoprazepam) の精神科領域における臨床知見. 基礎と臨床, 16 : 7934-7955, 1982.
8) 工藤義雄, 市丸精一, 中嶋照夫 他：新しい非 benzodiazepine 系抗不安薬 SM-3997 (tandospirone) の各種神経症に対する臨床評価. 基礎と臨床, 26 : 4191-4201, 1992.
9) 森　温理, 葉田　裕, 長谷川和夫 他：各種神経症に対する CM6912 (ethyl loflazepate) の臨床効果. 臨床精神医学, 15 : 275-285, 1986.
10) 村崎光邦, 石郷岡純, 高橋明比古 他：新しい抗不安薬 buspirone の第 I 相試験. 臨床評価, 15 : 335-370, 1987.
11) 村崎光邦, 森　温理, 長谷川和夫 他：各種神経症に対する抗不安薬 SM-3997 (tandospirone) の臨床評価—東京地区における前期第 II 相試験. 基礎と臨床, 26 : 4203-4216, 1992.
12) 村崎光邦, 森　温理, 遠藤俊吉 他：各種神経症に対する新規向精神薬 SM-3997 (tandospirone) の後期第 II 相試験. 臨床評価, 20 : 259-293, 1992.
13) 村崎光邦, 森　温理, 遠藤俊吉 他：各種神経症に対する新規向精神薬 tandospirone (SM-3997) の臨床評価— diazepam を対照とした第 III 相試験. 臨床評価, 20 : 295-329, 1992.
14) 村崎光邦：Azapirone 物語　1. あと一歩で夢破れた buspirone の物語. 臨床精神薬理, 16 : 779-793, 2013.
15) 長田洋文, 五島雄一郎, 鈴木仁一 他：Tandospirone (SM-3997) の循環器心身症を対象とした二重盲検比較試験— placebo および用量間比較による後期第 II 相試験. 基礎と臨床, 26 : 4311-4350, 1992.
16) 中島光好, 金丸光隆：新しい非 benzodiazepine 系抗不安薬 SM-3997 の臨床第 I 相試験. 基礎と臨床, 26 : 4143-4165, 1992.
17) 中村三孝：セロトニン (5-HT)$_{1A}$ 作動薬の薬効薬理作用. 臨床精神薬理, 1 : 497-505, 1998.
18) Shimizu, H., Tatsuno, T., Hirose, A. et al. : Characterization of the putative anxiolytic SM-3997 recognition sites in the rat brain. Life Sci., 42 : 2419-2427, 1988.
19) 清水宏志, 加藤照文, 熊坂美乃 他：Tandospirone の中枢神経系に対する作用. 基礎と臨床, 26 : 1681-1695, 1992.
20) 清水宏志, 荒木美乃, 田中祥裕 他：タンドスピロンの薬理作用における 5-HT$_{1A}$ 受容体の関与. 基礎と臨床, 26 : 1697-1702, 1992.
21) Shimizu, H., Tatsuno, T., Tanaka, H. et al. : Serotonergic mechanisms in anxiolytic effect of tandospirone in the Vogel conflict test. Jpn. J. Pharmacol., 59 : 105-112, 1992.
22) Shimizu, H., Kumasaka, Y., Tanaka, H. et al. : Anticonflict action of tandospirone in a modified Geller-Seifter conflict test in rats. Jpn. J. Pharmacol., 58 : 283-289, 1992.
23) Traber J., Davies, M.A., Dompert, W.U. et al. : Brain serotonin receptors as a target for the putative anxiolytic TVX Q 7821. Brain Res. Bull., 12 : 741-744, 1984.
24) Traber, J. and Glaser, T. : 5-HT$_{1A}$ receptor-related anxiolytics. TIPS, 8 : 432-437, 1987.
25) 筒井末春, 斉藤敏二, 桂　戴作：Tandospirone (SM-3997) の神経症を対象とした二重盲検比較試験— placebo および用量間比較による後期

第Ⅱ相試験. 基礎と臨床, 26：4265-4288, 1992.
26) 筒井末春, 斉藤敏二, 桂 戴作：Tandospirone (SM-3997) の自律神経失調症を対象とした二重盲検比較試験— placebo および用量間比較による後期第Ⅱ相試験. 基礎と臨床, 26：4289-4309, 1992.
27) 筒井末春, 斉藤敏二, 桂 戴作：Tandospirone (SM-3997) の自律神経失調症を対象とした第Ⅲ相試験— tofisopam を対照とした二重盲検比較試験. 基礎と臨床, 26：5475-5492, 1992.
28) Wieland, S. and Licki, I. : Antidepressant-like activity of 5-HT$_{1A}$ agonists measured with the forced swim test. Psychopharmacology, 101 : 497-504, 1990.
29) Wieland, S., Fischette, C. T. and Lucki, I. : Effect of chronic treatments with tandospirone and imipramine on serotonin-mediated behavioral responses and monoamine receptors. Neuropharmacology, 32 : 561-573, 1990.
30) Yevich, J.P., New, J.S., Smith, D.W. et al. : Synthesis and biological evaluation of 1- (1,2-benzisothiazol-3-yl) - and (1,2-benzisoxazol-3-yl) piperazine derivatives as potential antipsychotic agents. J. Med. Chem., 29 : 359-369, 1986.

§24

Azapirone 物語

——その 3　Azapirone 系抗不安薬の総括とそれに続いた non-azapirone 物語——

I. はじめに

Azapirone 系抗不安薬の buspirone と tandospirone の開発物語を書き綴ってきた。当時，5-HT$_{1A}$ 受容体作動薬への関心が世界的に非常に高く，azapirone 系以外にも，非 azapirone 系の多くの化合物が国の内外で多く創製されている。わが国でも ipsapirone と SUN8399 に続いて非 azapirone 系の AP-521 と MKC-242 が治験に入り，よもやと思われた flesinoxan の開発も展開された。

本稿では，前 2 回に続いた 5-HT$_{1A}$ 受容体系薬物の開発物語を書いておきたい。また，tandospirone の成功とともに筆者は多くの講演を依頼され，また当時進行中の 5-HT$_{1A}$ 受容体系薬物の開発状況や総説を書いている[28-31, 34-36]。本稿でその総括をしておきたい。

II. 海外での buspirone の評価

不幸にしてわが国ではあと一歩の治験に踏みきれずに申請に至らなかったが，benzodiazepine（BZ）系薬物の臨床用量依存を重大事として捉える米国で，BZ 系抗不安薬に取って代るべく登場した buspirone は米国でどう評価されていたのか，まずはその臨床試験に深く携わっていた Pennsylvania 大学の Rickels 教授の言葉を引用しよう[40]。

①Buspirone による治療に適する患者は慢性（長期）不安，老齢者における不安，不安と抑うつの混合型などであり，依存性がなく，精神運動機能に対する影響が少ないなど安全性の面で有用性が高い。②逆に，buspirone はパニック発作に効果がなく，また，一過性もしくは短期的不安を抱える患者に対して効果発現が遅いことから，その治療には適さない。③依存性のないこと，鎮静・筋弛緩など BZ 系抗不安薬の持つ有害事象がないなど安全面での長所を有しているが，効果発現が速やかでないこと，ならびに対象患者が限定されるなどの短所を有しており，今後も両面で考慮しつつ治療対象および方法を検討すべきである，としている。

もともと，buspirone の適応疾患は全般性不安障害であるが，BZ 系抗不安薬の使用歴のある患者では著しく効果が低下することや，速効性がないことから，対象患者は限定されるものの，1986 年に米国食品医薬品局（FDA）に認可されて以来，BZ 系薬物の処方を減らすことに成功し高い薬価もあって売上げは抗不安薬のトップへランクされてきた。

一方，かの Stahl[43] は "Don't ask, don't tell, but benzodiazepines are still the leading treatments for

表1 全ての気分および不安障害に対しての全処方 (Stahl, 2002[43])

薬物	百万
Benzodiazepine	
alprazolam	31
diazepam	13
clonazepam	13
lorazepam	21
他の全 benzodiazepine	12
抗うつ薬	
sertraline	28
fluoxetine	26
paroxetine	26
citalopram	17
amitriptyline	17
bupropion	14
venlafaxine	13
Buspirone	7
他の全薬	26
合計	280

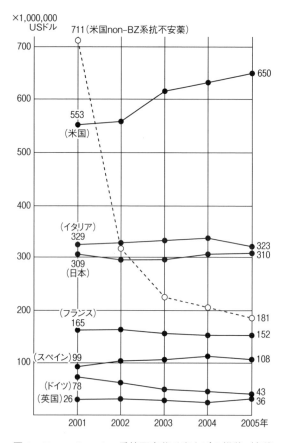

図1 Benzodiazepine 系抗不安薬の売上げの推移（各資料より合成）
（村崎，2006[38]）

anxiety disorder" と題する短い論文の中で，不安障害の精神薬理学的治療の近代的ガイドラインではBZに代って 5-HT 系薬物が first-line drug となっているが，今なお不安障害に対して BZ 系薬物が広く処方されているとし，全ての気分および不安障害に対する全処方で最も処方頻度の高い薬物は，並いる抗うつ薬を抑えて alprazolam であるとしている（表1）。このことは筆者の書いた「Benzodiazepine 系抗不安薬の歴史的使命と今後の動向について」[38]の中に紹介されており，また，各資料から合成した図1には，特許の切れた buspirone の急激な売上げ下降と着実な BZ 系抗不安薬の売上げの伸びが示されている。王者 BZ 恐るべしなのである。

Ⅲ．Tandospirone の評価と今後

Tandospirone の試験が終了して厚生労働省へ申請される前の1994年 Washington D.C. で第19回 CINP が開催されたのであるが，日本神経精神薬理学会から，日本からのシンポジウムを提出するよう要請があり，筆者は tandospirone を念頭において組んだのが表2にみるもので，採用された。かの buspirone の開発で重要な役割を果たした Pennsylvania の Rickels を座長とし，当時は California 大学 San Diego 校教授で後に大ブレークをきたした Stahl をはじめ，日本からは tandospirone の薬理学的検索の総指揮をとった中村三孝（現　摂南大学教授）と筆者が参加した。なお，Stahl と知り合ったのはこの時が最初であった。それなりによくできたシンポジウムであったと自画自賛している。ただ，当時最も有名であった Rickels の顔を思い出せないのが残念ではある。ツーショットの写真くらいは撮っておくべきであった。

すでに紹介したように，tandospirone は1996年12月2日にわが国で上市され，最も深く治験に関わった筆者は国内の講演会で，BZ 系抗不安薬と

表2 第19回 CINP で筆者が組んだシンポジウム

Symposium Title : 5-HT1A Agonists in Anxiety Disorders : Present and Future
Chair　　　Karl Rickels　　　　U.S.A.
Co-Chair　Mitsukuni Murasaki　Japan
Titles of Presenters
1) Trevor Sharp : Anxiety and 5-HT1A receptor function
2) Mitsukuni Murasaki : Clinical efficacy of azapirones in anxiety disorders :
　　　　　　　　　　An overview
3) Berend Olivier : Development of non-azapirone 5-HT1A Agonists
4) Mitsutaka Nakamura : Serotonergic mechanism in anxiolytic effect of
　　　　　　　　　　5-HT1A agonists
5) Stephen M. Stahl : New prospects for 5-HT1A agonists in psychiatry
Discussant　De Vry Jean
Concluding Remarks　Karl Rickels
Location : S-135 Grand Hyatt Lafayette Park
Time : Thursday morning (08.30-11.00)
　　June 30, 1994

は異なる 5-HT$_{1A}$ 受容体作動薬の臨床上の特徴を喋って歩いたのは楽しい思い出である。BZ 系抗不安薬の使用歴のない症例を選ぶべきことと，BZ 系抗不安薬からの切り換えを行うさいには，時間をかけた bridging medication として cross titration 法を用いることを強調したことを憶えている。内科・心療内科領域での有用性を含めて強調した。

現在の評価では，Rickels が buspirone について述べたこと以上のものがないとしても，抑うつ神経症への有効性が注目されている。海外で難治性うつ病への buspirone による augmentation の報告が多く[4, 6, 10, 18-20, 26]，当然，わが国では tandospirone の augmentation の重要性が古くから着目されている。5-HT$_{1A}$ 受容体作動作用は難治性うつ病のみならず[8, 16, 17, 21, 48, 53]，統合失調症の認知機能改善作用まで今後への発展の動向が期待されている[44-47]。5-HT$_{1A}$ 受容体作動薬そのものの tandospirone の併用に加えて，その作用を併せ持つ serotonin-dopamine antagonist である perospirone や，それに続いた lurasidone (Latuda®) の米国での成功物語は別の機会に詳述したい（図2）。

IV. 米国で開発された tandospirone にまつわる物語―運命はめぐる

米国の Pfizer 社から住友製薬（現 大日本住友製薬）に tandospirone が欲しいとの話が入った。住友製薬はこれに応じ，cross licence として代りの薬剤を要求し，Pfizer 社側から提示されたものの中から Ca^{++} 拮抗薬の amlodipine を選んだ。当時，10種類以上の Ca 拮抗薬がわが国で開発されており，特別に期待を抱いて amlodipine を選んだわけではなかったという。β-blocker の arotinolol (Almarl®) を持っていた関係で降圧剤のライン・アップをとの軽い意図であったと聞く。1987年契約が締結された。

Pfizer 社は tandospirone の1日1回投与製剤を作り，より高い用量で抗うつ薬としての開発を進めたが，有害事象が出て十分な抗うつ薬としての作用を出せないでいた。当時，Pfizer 社は選択的 serotonin 再取り込み阻害薬 SSRI の sertraline の開発を終えていたか，終盤にあったはずで，現に1991年米国で上市されている。そのこともあったのか，tandospirone は早々と住友製薬へ返還された。

一方，amlodipine の licence を得た住友製薬はこれを降圧剤として開発して破竹の快進撃を示し，住友製薬が始まって以来といっていい大発展を遂げ，大いに社運を高めたのである。返還された tandospirone と大ベストセラーとなった amlodipine とのあまりの差に住友製薬側は気がひけていたと聞く。

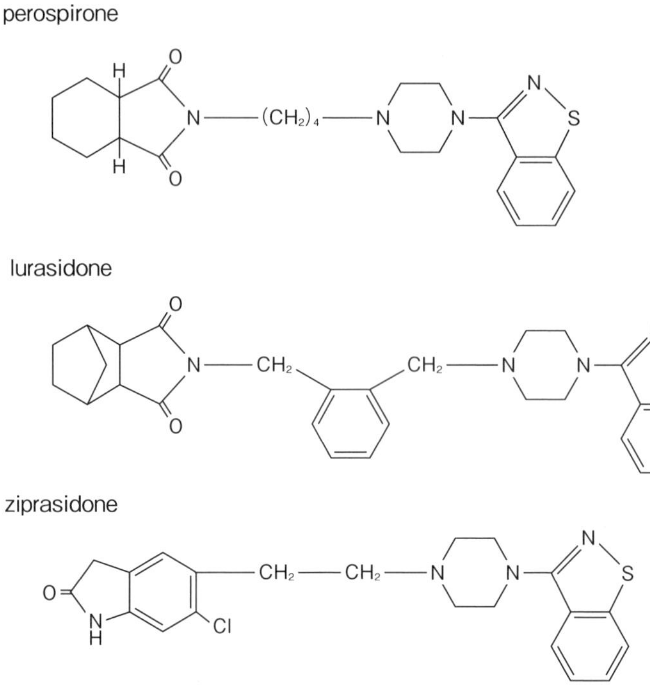

図2　Azapirone 系化合物より創製された serotonin-dopamine antagonist の化学構造

　ところが，Pfizer 社は指を銜えてみていたわけではなく，住友製薬が tandospirone から serotonin-dopamine antagonist, SDA としての perospirone とそれに続く lurasidone を開発したように，明らかに azapirone 系薬物から開発したと考えられる SDA の ziprasidone を創製し，2001年2月には FDA の承認を得たのである（Geodon®）（図2）。余談ながら，この ziprasidone は筆者らが期待をこめて第Ⅰ相試験を担当し，筆者が総括医師として治験を進め，後期第Ⅱ相試験まで終えたところで止まっていた。その当時，心電図上 QTc 延長が言われたことがあり，米国での Geodon® の処方のされ方をみて判断しようとの話もあった。そうこうするうちに，Pfizer 社には Organon 社（現 Merk 社，日本では MSD 社）の Org5222（asenapine）の舌下錠を共同開発する話が持ち上り，ziprasidone の開発を日本では正式に中止したいと，筆者のところへ挨拶に来られた。Asenapine も筆者が第Ⅰ相試験を実施したかわいい薬であり，それはとてもありがたいと話をしたものである。ところが，Pfizer 社は asenapine の開発を断念したとのニュースが入り（2007年11月），結局は Organon 社を傘下におさめた Schering-Plough 社（現 Merk 社）が単独で開発し，2009年 FDA の承認を得ている（Saphris®）。わが国でも現在 MSD 社による治験が進んでいる。そして，うれしいことに断念されていた ziprasidone は Meiji Seika ファルマ社がわが国で開発を進めて今日に至っている。運命は巡るのである。

　なお，tandospirone は日本のみでなく中国でも開発されて発売されていることを知る人は少ないと思われる。

　2000年9月中国での開発（輸入販売許可取得）のさいと，試験が終了して上市の目安がたった2003年10月の2回，筆者が北京へ呼ばれて，中国の精神科医の前で中国語で書かれたスライドを日本語で喋った憶えがある。中国の精神科医で tandospirone の治験に参加された先生方との歓談は楽しいものであったが，2000年当時では先生方の服装が，上海からの先生のスーツ姿以外は，男性

はすべて開襟シャツ，女性は地味なワンピースとごく庶民的であったのに，2003年当時にはすべての先生方はしゃれた服装となり，短い年月の間のその変りように目を見張ったものである。北京訪問のさい，紫禁城は言うに及ばず，万里の長城や西安へ飛んで，兵馬俑や始皇帝陵などを訪れて楽しんだことは言うまでもない。

V．西ドイツで生まれた ipsapirone

Buspirone，tandospirone に続いた第三の azapirone 系抗不安薬は西ドイツ（当時）の Tropon 社製の ipsapirone である（図3）。わが国で住友化学医薬事業部が buspirone に興味を抱いて種々工夫を重ねて tandospirone を合成したのと同じよ うな努力のもとに創製され[11,12,49]，それをバイエル薬品が開発したものと考えられる。なにしろ，西ドイツは1985年世界で最も早く buspirone を承認した国なのである。

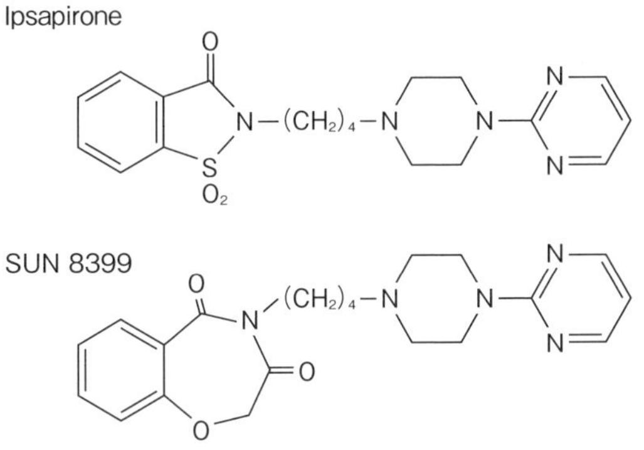

Buspirone との違いは，dopamine 受容体遮断作用がほとんどないことで，Vogel 型の抗コンフリクト作用をはじめ，強力な抗不安作用を予測する行動薬理学的作用を有している[5,9,42]。

欧米での全般性不安障害を対象とした臨床試験でも優れた抗不安作用を示しており[7]，5 mg t.i.d. が至適用量とされている。わが国での工藤らによる第Ⅰ相試験でも[23]，0.5mg から10mg の単回投与試験と1日5mg1日3回の7日間反復投与試験で安全性が確認されており，消失半減期は2.02〜2.50時間となっている。

1．前期第Ⅱ相試験

わが国で行われた2つの open trial の結果[24,32]は表3にみるように，最終全般改善度での「中等度改善」以上は，52.5％と42.9％となっており，BZ 治療歴のない症例では61.8％，50.0％という高い改善率が得られている。BZ 治療歴の有無によって改善率が変化し，悪化率が変るのは，azapirone 系抗不安薬の宿命といえよう。なお，抗不安作用に加えて，抑うつ気分，抑うつ症状への改善率が高いことが注目された。一方，副作用の発現率はそれぞれ18.6％，38.8％となっており，村崎ら[32]の報告では頭部異和感，頭部浮遊感，動悸，悪心な

Ipsapirone

SUN 8399

図3　Azapirone 誘導体の化学構造

表3　わが国における ipsapirone の前期第Ⅱ相試験の最終全般改善度

研究者	症例数	改善率（％）中等度改善以上	悪化率（％）	最終全般改善度 不安神経症 %	抑うつ神経症 %
工藤ら (1994)[24]					
合計	59	52.5	10.2	52.4	52.4
BZ 治療歴（−）	34	61.8	8.8		
（＋）	21	33.3	14.3		
村崎 (1995)[32]					
合計	49	42.9	16.3	44.4	
BZ 治療歴（−）	30	50.0	6.7		
（＋）	13	23.1	38.5		

工藤の報告：5.0〜7.5mg t.i.d.
村崎の報告：2.5〜10.0mg t.i.d.

表4 Ipsapirone の用量設定試験における最終全般改善度（村崎ら，1996[33]）

用量 (mg)	症例数	改善率（%）著明改善	中等度改善以上	軽度改善以上	悪化率（%）	有意水準
高用量 (7.5mg t.i.d.)	95	10.5	33.7	48.4	9.5	
低用量 (5.0mg t.i.d.)	97	10.3	39.2	54.6	7.2	有意差なし
placebo	101	8.9	28.7	52.5	11.9	

表5 Ipsapirone の用量設定試験における副作用の頻度（村崎ら，1996[33]）

項目	高用量（%）	低用量（%）	プラセボ（%）	有意水準（Fisher）
めまい	16 (17)	11 (11)	2 (2)	H＜P ($p=0.000$)，L＜P ($p=0.015$)
頭痛	12 (13)	2 (2)	3 (3)	H＜P ($p=0.021$)，L＜P ($p=0.009$)
悪心	10 (11)	5 (5)	0 (0)	H＜P ($p=0.001$)，L＜P ($p=0.053$)
眠気	9 (9)	4 (4)	9 (9)	N.S.
頭がぼんやりする	6 (6)	5 (5)	5 (5)	N.S.
疲労感	3 (3)	5 (5)	1 (1)	N.S.
浮遊感	2 (3)	3 (3)	0 (0)	N.S.
動悸	1 (1)	3 (3)	1 (1)	N.S.
出現症例/合計	34/95	28/97	16/101	H＜P ($p=0.000$)
出現率（%）	35.8	28.9	15.8	L＜P ($p=0.040$)

H：高用量，L：低用量，P：プラセボ

どが多くみられている。薬物依存の可能性は低く，反跳現象は認められていない。以上の成績に基づいて，次の用量設定試験へと進んだ。

2．用量設定試験

全日本規模での各種神経症を対象とする用量設定試験が，低用量群（5 mg t.i.d.），高用量群（7.5mg t.i.d.）と placebo の3群の二重盲検のもとに4週間の試験期間で実施された[33]。表4にみるように，最終全般改善度での「中等度改善」以上は低用量群，高用量群，placebo 群の順で，39.2％，33.7％，28.7％と全体に低く，3群間に差を認めなかった。ところが，副作用をみると，高用量群（35.8％），低用量群（28.9％），placebo 群（15.8％）となり，実薬群が placebo 群より有意に高いことが判明している（表5）。また，症状項目での，めまい，頭痛，悪心の3項目で placebo 群より ipsapirone 群，特に高用量群に有意に頻度の高いのが目につく。皮肉なことに効果面での用量反応がみられないのに副作用面でそれが出てしまったのである。

ただ，本試験の成績を背景別に層別解析してみると，①「重度」および「極めて重度」の症例では，低用量群が placebo 群に優れる傾向をみせ，②入院患者で低用量群は，高用量群，placebo 群に有意に優れ，③21日以上投与された症例で低用量群は有意に優れ，高用量群は placebo 群に優れる傾向を示した。また，④睡眠薬を併用した症例では，両実薬群は placebo 群に有意に優れていた。⑤Hamilton 不安尺度の総得点の推移をみると，4週時点で高用量群は placebo 群に有意に優れ，低用量群は placebo 群に有意に優れる傾向を認めている。

以上の成績を総合的に判断すると，最終全般改善度で placebo 群との間に有意差は出せなかったが，層別解析や Hamilton 不安尺度の総得点の推移から ipsapirone が placebo を上回る臨床効果を有することが示唆されている。しかし，副作用の

発現頻度が placebo 群より有意に高く，約半数が脱落・中止となってしまい，十分な効果が現われる前に試験が中止されてしまっている．低用量からの増量など，中止・脱落を防ぐ対策を講じ，また，不眠症状を有する症例に積極的に睡眠薬を併用するなど，神経症に対して十分な対策を練って試験を実施すれば，優れた臨床的有効性を示しうると考えられた．

なお，筆者らのもとで行われた臨床薬理学的試験で ipsapirone は diazepam に比して鎮静作用がなく，精神運動機能や認知機能に対する影響が少ないことが証明されている[50]．

その後，欧米では ipsapirone の徐放製剤によるうつ病治療の試験が進められており，わが国でも徐放製剤の第Ⅰ相試験が終了して，神経症に対する臨床試験が検討されてきたが，当時の治験環境が悪化するなかで，これ以上 ipsapirone の治験を続行することは困難であるとの国の内外での決定のもとに，すべての開発が断念されてしまった．この決定には ipsapirone の抗うつ作用の成績が不十分であったことも大きな一因であったと考える．

Ⅵ. 第Ⅰ相試験の途中で散った SUN8399

サントリー生物医学研究所（現 第一三共）も azapirone 系の 5-HT$_{1A}$ 受容体作動薬に強い関心を抱き，benzoxazepine 系の SUN8399 を創製した（図3）．

筆者らは1993年，北里大学東病院で第Ⅰ相試験にとりかかった．非臨床試験で優れた抗不安作用を有することが証明されており[15,25]，大いに期待を抱いていた．5，10，20，40mg と step-up し，可能なら60mg/日まであげる計画のもとに進め，各 Step でその都度，薬物動態学的検索を行い，非臨床試験で主作用を持つ親化合物がヒトでも十分認められるかをみていった．ところが，ヒトでは親化合物はわずかしか検出されず，不明の代謝物が多量検出されることが判明した．その当時，代謝物の抗不安作用を検索することができず，第Ⅰ相試験も単回投与のみで中止となってしまった．なお，後にこの代謝物には抗不安作用のないことが検証されている．

Ⅶ. Non-azapirone 系 5-HT$_{1A}$ 受容体作動薬の物語

これまでは azapirone 物語として buspirone，tandospirone および ipsapirone と SUN 8399 がどのように開発されてきたかを書いてきたが，ここでは non-azapirone 系 5-HT$_{1A}$ 受容体作動薬の開発物語について述べておきたい．1980年代後半から1990年代前半にかけては，5-HT$_{1A}$ 受容体作動薬のブームともいうべき時代で，当時は azapirone 系化合物が中心であったが，その枠を越えた新しい 5-HT$_{1A}$ 受容体作動薬が国の内外で活発に開発されていった．筆者が参加した3つの化合物の開発物語を紹介する（図4）．

1. 初めて治験外来を立ちあげた MKC-242の開発

Azapirone 系化合物は共通した代謝物として 1-pyrimidinylpiperazine（1-PP）を産生する．これが buspirone などの抗うつ効果を遮断する可能性が指摘されて，1-PP を産生しない，したがって azapirone 骨格を持たない 5-HT$_{1A}$ 受容体作動薬の抗不安作用と抗うつ作用を併せ持つ化合物をとの意図のもとに，三菱化学（現 田辺三菱製薬）は一連の benzodioxane や benzodioxole を合成し，そこから BP-554 と MKC-242 の創製に成功した[27]．とくに，MKC-242 が有望であるとしてその薬理学的プロフィールが明らかにされた．選択的な 5-HT$_{1A}$ 受容体への親和性を示し，プレシナプスには full agonist とし，ポストシナプスには partial agonist として作用するということで，抗不安・抗うつの両作用を加えて強迫症状への効果が期待された[1,2]．

大阪での第Ⅰ期試験ののち，工藤義雄 総括医師のもとでの抗うつ薬としての試験と，筆者を総括医師とする抗不安薬の試験が同時にスタートした．筆者は総括医師として積極的に治験に参加したが，当時は，1990年の Good Clinical Practice（GCP）の制定，1998年の新 GCP の制定などが治験の進行を遅らせて，どの臨床試験も進行が予定通りにいかず，期間延長が軒並みに生じていた．一番の問題点は症例のエントリーに時間がかか

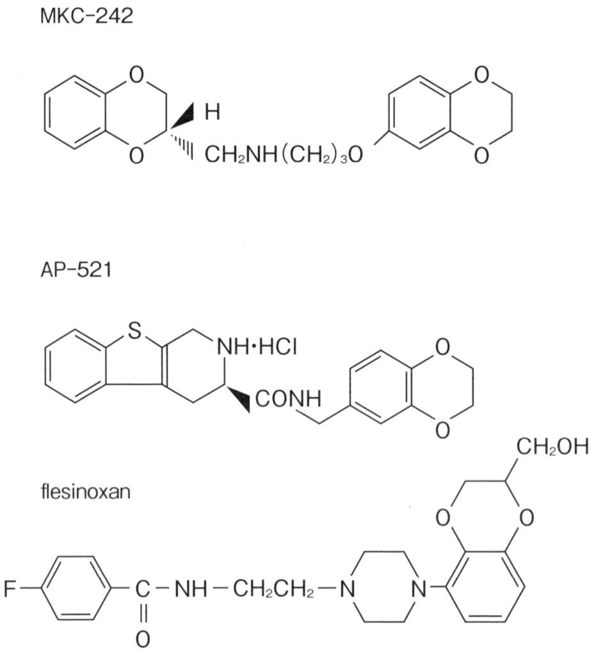

MKC-242

AP-521

flesinoxan

図4　Non-azapirone誘導体の化学構造式

り，日常の臨床活動の場で適切な症例がみえても，多忙さにより見過ごされてしまうところと判断した筆者は，総括医師でありながら進まない症例のエントリーに，週1回の治験外来を立ち上げ，治験コーディネーター（CRC）を企業に派遣してもらい，その日は2人で初診で来院された方々の中から適切な症例を選び治験のお願いをする方式をとった。これが見事に成功して依頼された症例数を短期間のうちに終えることができ，さらにもう1組の追加さえできたのである。当時の北里大学東病院の精神科では，平均9名の初診患者が来院されていたことが幸いし，筆者も週のうち半日を治験外来に当てる時間的余裕があったことも成功につながったと考えている。当時はCRCを利用する制度はいまだ定着しておらず，筆者がお願いして派遣してもらったCRCも2週間の即席教育を受けてそのまま来られた看護師で，2人で相談しながら治験を進めたものである。

こうして，MKC-242の抗うつ薬および抗不安薬としての前期第II相試験が終了し，ともにかなり良い成績で従来のものと遜色のない結果が得られたとの記憶はあるが，それまでの試験期間が長く

かかりすぎていたことから，三菱製薬は国内での開発を一旦閉じて，勝負の早い海外での開発を先に進める方針を打ち出したのである。ところが，海外でのMKC-242の抗うつ薬としての試験がうまくゆかず，最終的にはそれも中止してしまった。こうして，筆者としては初めての治験外来を立ちあげて頑張ったMKC-242に関しては，第I相試験および2つの第II相試験の成績は集積され，解析されたはずであるが，論文化されることもなく，これ以上のことが書けなくなってしまったのである。なお，MKC-242自体は海外（米国 Medic Nova社）で睡眠薬として開発されているとの記録があるが，その後の成果は聞かない。

2．海外での引取り手がなく，開発を断念したAP-521

旭化成でも1-PPを生じないnon-azapirone系のAP-521を創製し，抗不安作用と抗うつ作用を併せ持つ薬物としての開発に乗り出した[14,39]。

筆者らは第I相試験でその安全性を確認し，種々の検査で異常所見を認めず，続いて前期第II相試験へと歩を進めた[37]。ICD-10による不安障害

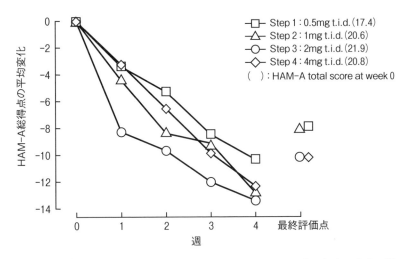

図5 基準値(0週時)からの HAM-A 総得点の各週変化。最終評価点は中止・脱落例を含めた全例(n=11-19)の成績(村崎ら,2001[37])

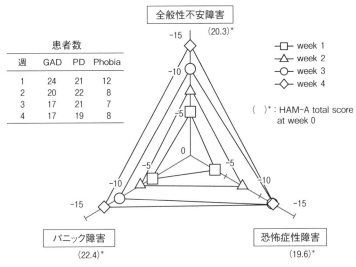

図6 各種不安障害における HAM-A の平均変化(中止・脱落例を含む)(村崎ら,2001[37])

を対象に 0.5 mg,1 mg,2 mg,4 mg の各 t.i.d. による4用量固定の方法で用量反応をみていった(図5)。当初意図した用量反応性は認められなかったが,2 mg t.i.d. では1週目から高い反応性が認められ,病型反応別にみても,全般性不安障害,パニック障害,恐怖症性障害のいずれの病型に対してもほぼ同等の有効性がみられた(図6)。AP-521 は 2 mg t.i.d. を中心に展開すれば,有望な抗不安薬となりうるとの期待が持たれたが,ここで

も前期第Ⅱ相試験を終えるのにかなりの時間がかかっており,旭化成も海外での開発を考えたのである。

AP-521 は非臨床試験では強力な抗不安作用を示し,従来の 5-HT$_{1A}$ 受容体作動薬が BZ の離脱症状を抑えきれずに臨床試験で苦労してきたのに対して,AP-521 の強力な抗不安作用をもって BZ の離脱症状を抑制しうるとの期待を抱かせていた。ところが海外での評価は,抗うつ作用が弱いとの

ことで，非臨床試験のデータから Astra 社（現 Astra Zeneca 社）をはじめ数社に当たったが，すべて断られてしまった。いくら抗不安作用に優れていても，抗うつ作用がなければ市場性が確保されないということで，AP-521 も SSRI が極めて順調に売上げを伸ばしていく中で，万事窮したのである。SSRI が全盛を誇っていた1990年代終りの頃である。AP-521 については，筆者らが第Ⅰ相試験，前期第Ⅱ相試験を実施しながら，学会発表のデータしかなく，論文化されていないのも残念であった。

3．作用が強すぎたか flesinoxan

Flesinoxan（DU-29,373）は phenylpiperazine 誘導体のほぼ full の 5-HT$_{1A}$ 受容体作動薬で，これを合成した Duphar 社（のち Solvay 社に吸収され，Solvay 社は 2009 年 Abott 社に吸収されて今日に至っている）は当初降圧剤をめざしたが，うまくいかず，5-HT$_{1A}$ 受容体作動薬本来の抗不安薬，抗うつ薬の開発へと転じている。当時の Solvay 社は Geller-Seifter 型抗コンフリクト作用を有する強力な抗不安作用と抗うつ作用の強さにも期待をかけていた[3,13,22,41,51,52]。

わが国では大阪での第Ⅰ相試験を経て，小規模ながら前期第Ⅱ相試験を，抗不安薬としては筆者が総括医師として，また抗うつ薬としては北海道の臨床精神薬理研究会を中心として小山司総括医師のもとでの試験が進められていた。2000年に入ってからのことで，海外での非臨床試験の成績から期待されていたが，full agonist としての特性から身体的副作用が多く出現し，とくに肝障害のため本国からの中止指令が届き，国の内外での治験はすべてストップした。わが国では論文化されたものは全くなく，第Ⅱ相試験に入る前に作成された概要書も入手できず，これ以上のことが書けなくなってしまった。今日では 8-OH DPAT とともに 5-HT$_{1A}$ 受容体の full agonist としての試薬的存在として利用されている。

Ⅷ．まとめとおわりに

さて，かくして抗精神病薬としてスタートした azapirone 系の buspirone の少量投与が優れた抗不安作用を発揮し，その作用機序解明から 5-HT$_{1A}$ 受容体作動薬の概念が生まれた。そして，5-HT$_{1A}$ 受容体作動作用は抗不安作用とともに抗うつ作用を有することが明らかにされるなか，世界的な大きな関心を呼び実に多くの azapirone 系薬物のみならず，non-azapirone 系の薬物が開発に入った。わが国でも多くの 5-HT$_{1A}$ 受容体作動薬が抗不安薬，抗うつ薬として開発され，筆者はそのすべてに関与してきた。最終的には最初に出た buspirone が米国で，tandospirone がわが国で抗不安薬としての開発に成功するにとどまった。期待された抗うつ薬としての開発はことごとく失敗し，5-HT$_{1A}$ 受容体作動薬としての開発に終止符が打たれてしまった。同じ時代に開発されて一世を風靡している SSRI に作用的にわずかに及ばなかったということになった。

しかし，2つの点で 5-HT$_{1A}$ 受容体作動薬は大きく貢献している。1つは，治療抵抗性うつ病への増強療法としての活用が取り上げられ，また，統合失調症の認知機能改善に活路を見い出そうとしている。

もう1つは azapirone 系化合物本来の抗精神病薬への回帰である。その1つが大日本住友製薬がわが国初の第二世代抗精神病薬として成功させた perospirone であり，さらにその successor としての lurasidone の米国での成功である。ちなみに，Pfizer 社が創製した ziprasidone も azapirone 系の薬物の流れを引いており，5-HT$_{1A}$ 受容体作動作用を持つ抗精神病薬の中に脈々と生きている。この話は §42，§43 で紹介した。

文　献

1) Abe, M., Tabata, R., Saito, K. et al. : Novel benzodioxan derivative, 5-｛3-［((2S)-1,4-benzodioxan-2-ylmethyl) amino］propoxy｝-1,3-benzodioxole HCl (MKC-242), with anxiolytic-like and antidepressant-like effects in animal models. J. Pharmacol. Exp. Ther., 278 : 898-905, 1996.

2) Abe, M., Nakai, H., Tabata, R. et al. : Effect of 5-｛3-［((2S)-1,4-benzodioxan-2-ylmethyl) amino］propoxy｝-1,3-benzodioxole HCl (MKC-242), a novel 5-HT$_{1A}$-receptor agonist, on aggressive

behavior and marble burying behavior in mice. Jpn. J. Pharmacol., 76 : 297-304, 1998.
3) Ansseau, M., Pitchot, W., Moreno, A.G. et al. : Pilot study of flesinoxan, a 5-HT$_{1A}$ agonist, in major depression : Effects on sleep REM latency and body temperature. Hum. Psychopharmacol. Clin. Exp., 8 : 279-283, 2004.
4) Bakish, D. : Fluoxetine potentiation by buspirone. three case histories. Can. J. Psychiatry, 36 : 749-750, 1991.
5) Borison, R.L., Albrecht, J.W., Diamond, B.I. : Efficacy and safety of a putative anxiolytic agent : ipsapirone. Psychopharmacol. Bull., 26 : 207-210, 1990.
6) Bouwer, C., Stein, D.T. : Buspirone is an effective augmenting agent of serotonin reuptake inhibitors in severe treatment-refractory depression. SAMJ., 87 : 534-540, 1997.
7) Boyer, W.F., Feighner, J.P. : A placebo-controlled double-blind multicenter trial of two doses of ipsapirone versus diazepam in generalized anxiety disorder. Int. Clin. Psychopharmacol., 8 : 173-176, 1993.
8) 張 賢徳：うつ病に対する tandospirone 併用療法の有効性．臨床精神薬理．5（増刊）：43-52, 2002.
9) Chojnacka-Wojcik, E., Prezegalinski, E. : Evidence for the involvement of 5-HT$_{1A}$ receptors in the anticonflict effects of ipsapirone in rats. Neuropharmacology, 30 : 707-709, 1991.
10) Dimitriou, E.C., Dimitriou, C.E. : Buspirone augmentation of antidepressant therapy. J. Clin. Psychopharmacol., 18 : 465-469, 1998.
11) Dompert, W.U., Glaser, T., Traber, J. : 3H-TVX Q 7821 : identification of 5-HT1 binding sites as target for a novel putative anxiolytic. Naunyn Schmiedebergs Arch. Pharmacol., 328 : 467-470, 1985.
12) Glaser, T. : Ipsapirone, a potent and selective 5-HT$_{1A}$ receptor ligand with anxiolytic and antidepressant properties. Drugs Future, 13 : 429-439, 1988.
13) Grof, P., Joffe, R., Kennedy, S. et al. : An open study of oral flesinoxan, a 5-HT$_{1A}$ receptor agonist, in treatment resistant depression. Int. Clin. Psychopharmacol., 8 : 167-172, 1993.
14) 橋本伸二，笠原憲一，辻田隆一 他：新規抗不安薬 AP521 の薬理学的作用プロフィール．日本神経精神薬理学雑誌，21：242, 2001.
15) 弘津一郎，恒吉厚子，内藤博之：5-HT$_{1A}$ agonist SUN8399 の抗不安作用（第 2 報）．薬物・精神・行動，13：453, 1993.
16) 稲永和豊，西彰五郎：Tandospirone と選択的セロトニン再取り込み阻害剤（SSRI）との併用の試み．臨床精神薬理．5（増刊）：31-41, 2002.
17) 井上 猛，小山 司：SSRI で十分に改善せずタンドスピロン併用により寛解に至った単極性うつ病の 1 例．精神医学，44：285-287, 2002.
18) Jacobsen, F.M. : Possible augmentation of antidepressant response by buspirone. J. Clin. Psychiatry, 52 : 217-220, 1991.
19) Joffe, R.T., Schuller, D.R. : An open study of buspirone augmentation of serotonin reuptake inhibitors in refractory depression. J. Clin. Psychiatry, 54 : 269-271, 1993.
20) Joffe, R.T., Levitt, A.J., Sokolov, S.T. : Augmentation strategies : focus on anxiolytics. J. Clin. Psychiatry, 57 （suppl.7）: 25-31, 1996.
21) 加藤晃司，安藤英祐，山田桂吾 他：不安を前景にした大うつ病性障害に対し，paroxetine と tandospirone の増強療法が奏効した 2 症例．精神科治療学，25：1403-1408, 2010.
22) King, C.M., Gommans, J., Joordens, R.J. et al. : Effects of 5-HT$_{1A}$ receptor ligands in a modified Geller-Seifter conflict model in the rat. Eur. J. Pharmacol., 325 : 121-128, 1997.
23) 工藤義雄，西村 健，川北幸男 他：新しい arylpiperazine 系抗不安薬 BAYq7821 の第 I 相試験．臨床医薬，10：1713-1740, 1994.
24) 工藤義雄，堺 俊明，林 幹夫 他：塩酸イプサピロン（BAYq7821）の各種神経症に対する臨床試験―関西地区における前期第 II 相試験．臨床医薬，10：2003-2021, 1994.
25) Kuribara, H. : Effects of SUN8399, a potent and selective 5-HT$_{1A}$ agonist, on conflict behavior and ambulatory activity in mice : comparison with those of buspirone, tandospirone and diazepam. Jpn. J. Pharmacol., 64 : 273-280, 1994.
26) Landén, M., Björling, G., Ågren, H. et al. : A randomized, double-blind, placebo-controlled trial of buspirone in combination with an SSRI in patients with treatment-refractory depression. J. Clin. Psychiatry, 59 : 664-668, 1998.
27) Matsuda, T., Yoshikawa, T., Suzuki, M. et al : Novel benzodioxan derivative, 5- {3-[((2S)-1,4-Benzodioxan-2-ylmethyl) amino] propoxy} -1,3-benzodioxole HCl（MKC-242）, with a highly

potent and selective agonist activity at rat central serotonin$_{1A}$ receptors. Jpn. J. Pharmacol., 69 : 357-366, 1995.

28) 村崎光邦:非ベンゾジアゼピン系抗不安薬. 精神科治療学, 5:25-43, 1990.

29) Murasaki, M., Miura, S. : Future of 5-HT$_{1A}$ receptor agonists (aryl-piperazine derivatives). Prog. Neuropsychopharmacol. Biol. Psychiatry, 16 : 833-845, 1992.

30) Murasaki, M. : Overview of serotonin 1A receptor selective agents in anxiety disorders—the developmental situation in Japan. Int. Rev. Psychiatry, 7 : 105-113, 1995.

31) 村崎光邦:わが国におけるセロトニン系抗不安薬 5-HT$_{1A}$ 受容体作動薬の開発の現状. 精神神経薬理シンポジウム, 21:29-46, 1995.

32) 村崎光邦, 三浦貞則, 上島国利 他:塩酸イプサピロンの不安神経症に対する臨床評価—関東地区における前期第Ⅱ相試験. 薬理と治療, 23:2317-2330, 1995.

33) 村崎光邦, 三浦貞則, 山下 格 他:BAYq7821 (塩酸イプサピロン) の神経症に対する用量設定試験—二重盲検法による3群間比較. 臨床評価, 24:39-70, 1996.

34) 村崎光邦:セロトニン作動性抗不安薬の作用機序. 日病薬誌, 33:299-306, 1997.

35) 村崎光邦:抗不安薬の今後の動向. 抗不安薬の新しい展開 (筒井末春 編), pp.308-324, 医薬ジャーナル社, 大阪, 1997.

36) 村崎光邦:Tandspirone の基礎と臨床. 臨床精神薬理, 1:81-92, 1998.

37) 村崎光邦, AP521 臨床研究会:新規抗不安薬 AP521 の第Ⅰ相及び前期第Ⅱ相臨床試験. 日本神経精神薬理学雑誌, 21:241, 2001.

38) 村崎光邦:Benzodiazepine 系抗不安薬の歴史的使命と今後の動向について. 臨床精神薬理, 9:2421-2431, 2006.

39) Nagatani, T. : AP521, a novel benzothieno-pyridine derivative, shows anxiolytic activity. Eur. Neuropsychopharmacol., 6 (suppl.3) : 116, 1996.

40) Rickels, K. : Buspirone in clinical practice. J. Clin. Psychiatry, 51 (Suppl. 9) : 51-54, 1990.

41) Schipper, J., Tulp, M. th. M., Berkelmans, B. et al. : Preclinical pharmacology of flesinoxan : A potential anxiolytic and antidepressant drug. Human Psychopharmacology, 6 : S53-S61, 1991.

42) Schreiber, R., De Vry, J. : Neuro-anatomical correlate of the anxiolytic effects the 5-HT$_{1A}$ receptor ligands 8-OH-DPAT, ipsapirone and buspirone in the rat. Psychopharmacology, 101 : S52, 1990.

43) Stahl, S.M. : Don't ask, don't tell, but benzodiazepines are still the leading treatments for anxiety disorder. J. Clin. Psychiatry, 63 : 756-757, 2002.

44) Sumiyoshi, T., Matsui, M., Yamashita, I. et al. : Effect of adjunctive treatment with serotonin-1A agonist tandospirone on memory functions in schizophrenia. J. Clin. Psychopharmacol., 20 : 386-388, 2000.

45) Sumiyoshi, T., Matsui, M., Yamashita, I. et al. : The effect of tandospirone, a serotonin$_{1A}$ agonist, on memory function in schizophrenia. Biol. Psychiatry, 49 : 861-868, 2001.

46) Sumiyoshi, T., Matsui, M., Nohara, S. et al. : Enhancement of cognitive performance in schizophrenia by addition of tandospirone to neuroleptic treatment. Am. J. Psychiatry, 158 : 1722-1725, 2001.

47) Sumiyoshi, T., Park, S., Jayathilake, K. et al. : Effect of buspirone, a serotonin$_{1A}$ partial agonist, on cognitive function in schizophrenia : a randomized, double-blind, placebo-controlled study. Schizophr. Res., 95 : 158-168, 2007.

48) 住吉秋次, 三木和平, 上村 誠 他:SSRI, SNRI で効果不十分なうつ病患者に対する tandospirone 付加投与の有用性の検討 (第1報). 臨床精神薬理, 12:957-965, 2009.

49) Traber, W.U., Glaser, T. : 5-HT$_1$ receptor-related anxiolytics. Trends in Pharmacological Science, 8 : 432-433, 1987.

50) 内海光朝, 鈴木牧彦, 石郷岡純 他:塩酸 ipsapirone と diazepam の day-time sleepiness と短期記憶機能におよぼす影響— Multiple Latency Test, Stanford Sleeping Scale および Memory Scanning Task による検討. 神経精神薬理, 17:791-801, 1995.

51) Van Dijken, H.H., Tilders, F.J., Olivier, B. et al. : Effects of anxiolytic and antidepressant drugs on long-lasting behavioural deficits resulting from one short stress experience in male rats. Psychopharmacology (Berl), 109 : 395-402, 1992.

52) van Hest, A., van Drimmelen, M., Olivier, B. : Flesinoxan shows antidepressant activity in a DRL 72-s screen. Psychopharmacology (Berl), 107 : 474-479, 1992.

53) Yamada, K., Yagi, G., Kanba, S. : Clinical efficacy

of tandospirone augmentation in patients with major depressive disorder : a randomized controlled trial. Psychiatry Clin. Neurosci., 57 : 183-187, 2003.

§25

Benzodiazepine 受容体部分作動薬物語

I. はじめに

1980年前後，azapirone 系の buspirone, tandospirone, ipsapirone から始まり，一時期薬物開発の大ブームとなった 5-HT$_{1A}$ 受容体部分作動薬の開発が一段落をつけ始めた頃に，相前後して non-benzodiazepine（non-BZ）系の BZ 受容体部分作動薬（BZ receptor partial agonist）の開発が静かなブームを惹き起こし，5-HT$_{1A}$ 受容体部分作動薬系の選択的抗不安薬とは一味違った選択的抗不安薬の開発が始まり，筆者もこれには大きく関わってきた。この系統の薬物から成功したものは出なかったのであるが，その考え方や開発物語には筆者は今も大きな未練を残していることから，本稿は non-BZ にして BZ 受容体の部分作動薬の概念とそれに基づく開発物語を紹介したい。

II. Benzodiazepine 受容体部分作動薬の概念

5-HT$_{1A}$ 受容体作動薬と重なるように1980年前後から BZ 骨格を有さないで，BZ 受容体への親和性が強く，BZ 受容体を100％占拠しても，その本来の作用は抗不安作用と抗けいれん作用が主であり，鎮静・催眠作用と筋弛緩作用など副作用に関わる作用（表1）はないか，あっても極めて弱い

表1　Benzodiazepine の問題点

1	乱用ポテンシャル
2	記憶障害（前向性健忘）
3	筋弛緩作用と失調症，協調運動障害
4	依存（臨床用量依存）
5	アルコールとの相互作用
6	眠気（鎮静作用）
7	耐性
8	退薬症候（離脱症状）

ものとして BZ 受容体部分作動薬の開発が始まっている[7-10, 27]。

当時の BZ 受容体部分作動薬の定義は，① BZ 受容体に対して従来の BZ（すべてが full agonist）より強い親和性を有し，② BZ 受容体を100％占拠しても，主に抗不安作用と抗けいれん作用しか出現せず（図1）[7]，③ BZ 受容体作動薬（full agonist）の呈する作用が BZ 受容体部分作動薬の作用より強い場合には，部分作動薬は full agonist の作用を拮抗する。例えば，diazepam によって出現している鎮静・催眠作用や筋弛緩作用を弱めてしまう（部分作動薬による full agonist への拮抗作用）というものである。

こうした BZ 部分作動薬の出現は，BZ 受容体が1977年に発見され[3,4,18]，BZ の作用機序が Polc ら[25] によって明らかにされた時からであり（図2），

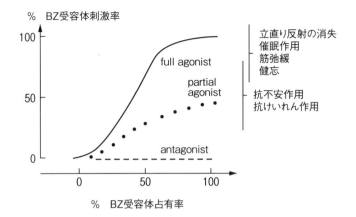

図1　BZ受容体占有率と刺激効果の相関
Full agonist は低い占有率や高い刺激効果を生じ，partial agonist は100％占有しても抗不安作用，抗けいれん作用しか生じない。Antagonist は本質的作用活性を有していない（Gardner, 1989[7]）

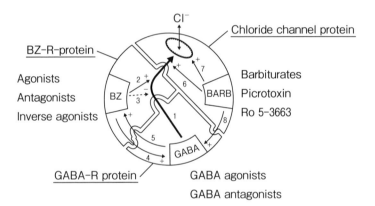

図2　GABA-BZ 受容体-Cl⁻チャンネル複合体（Polc ら，1982[25]）
太い矢印はGABA受容体の賦活によってBZ受容体を介してCl⁻チャンネルとの開存が促されることを示す。AgonistによるBZの賦活はこのカップリングを改善し，inverse agonist による賦活はカップリングを減少させる。純粋な競合的 antagonist はカップリングに影響しないが，agonist と antagonist の機能をともに遮断する。矢印4と5はそれぞれ受容体 agonist が GABA 結合を強め，GABA agonist が BZ agonist の結合を強めることを示す。

BZ受容体の ligands として，full agonist, partial agonist, antagonist, partial inverse agonist, full inverse agonist が知られてきている。ちなみに partial inverse agonist に認知機能改善作用があるとして，筆者らがS-8510（塩野義製薬）の第Ⅰ相試験を実施したが，第Ⅱ相試験まで進んで中止となっている。現在の日常診療に用いられている BZ は full agonist であり，これに拮抗する flumazenil（Anexate®）は拮抗薬（antagonist）である。睡眠薬の zolpidem, zaleplon は BZ のω_1受容体作動薬でこの意味のみでは partial agonist に近い。BZ 受容体の heterogeneity の存在が知られ，Doble と Martin[5]によると，16の受容体サブユニット（α1-6, β1-4, γ1-3, ρ1-2, δ1）が知られ

表2 Benzodiazepine 受容体部分作動薬
　　　（村崎，1990[19]）

1	Triazolopyridazine 誘導体	
	CL 218872	
2	Pyrazoloquinoline 誘導体	
	CGS 9896, CGS 20625	
3	β-carboline 誘導体	
	ZK 91296	
	ZK 112119（abecarnil）	
4	Phenylquinoline 誘導体	
	PK 8165, PK 9084	
5	Imidazoquinoline 誘導体	
	RU 31719, RU 32514, RU 32698	
6	Hydroxyquinoline 誘導体	
	RU 42382, RU 43028, RU 39419	
7	Isoindoline 誘導体	
	DN-2327	
8	Pyrrolodiazepine 誘導体	
	premazepam	
9	Benzothiepine 誘導体	
	Y-23684	
10	Imidazobenzodiazepinone 誘導体	
	Ro 16-6028（bretazenil）	

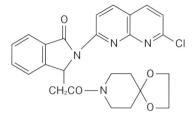

図3　DN-2327 の化学構造

ている。このうち，$\alpha_1\beta_2\gamma_2$-subtype receptor が BZ type 1 受容体と同じもので，主に小脳に分布するとされている。その BZ type 1 受容体作動薬こそが BZ 受容体部分作動薬であり，数多くの部分作動薬が CL 218872 を嚆矢として創製されてきたのである（表2）[19]。

BZ 受容体のサブタイプには BZ1, BZ2, BZ3 の3つがあり，多くの non-BZ 系薬物の登場により名称を ω_1, ω_2, ω_3 としようとの Langer ら[15] の提唱が，今は受け入れられている。しかし，選択的 ω_1 受容体作動薬の zolpidem が鎮静・催眠作用を中心として優れた睡眠薬となっていることと，zolpidem には抗不安作用がほとんどないことから，これまでの BZ1 受容体の意義について，Rudolph ら[29] のデータをもとに再考する必要がある。

さて，いずれにしてもこれだけ多くの BZ 受容体部分作動薬が名乗りを上げた中で，筆者が開発に関わったのは DN-2327，Y-23684，abecarnil の3剤で，当時は大きな期待が掛けられていたのである。

Ⅲ．わが国における BZ 受容体部分作動薬の開発はどのように進んだか

1．DN-2327 の優れた非臨床試験と臨床試験のギャップはどこから来たか

1）Isoindoline 誘導体 DN-2327 の薬理学的プロフィール

武田薬品工業の誇る研究陣は BZ 受容体部分作動薬の合成に入り，isoindoline 誘導体の DN-2327 の創製に成功した。Wada らの薬理学的プロフィールで[34-37]，DN-2327（図3）が優れた抗コンフリクト作用と抗けいれん作用を示し，筋弛緩作用や鎮静催眠作用との間に大きな解離のあること（図4，表3），diazepam の BZ 受容体への親和性より20倍強い親和性を示して，BZ 受容体の部分作動薬の特徴を備えることが証明されている。さらに，後になって Inui ら[12] は DN-2327 のうち S-(+)-DN-2723 が最も身体依存の小さい有効成分であるとして，DN-2327 の作用は Ro 15-1788（BZ 受容体拮抗薬）によって拮抗されることと，もう1つ重要な結果として DN-2327 はその前処置によって diazepam による pentobarbital potentiating effect を弱める（拮抗する）事実をみている。ここに BZ 受容体部分作動薬の定義がそろったのである。

2）DN-2327の臨床試験の悲劇

第Ⅰ相試験[13] では，0.5 mg, 1 mg, 2 mg, 4 mg, 8 mg の単回投与試験と，2 mg, 4 mg と placebo の二重盲検法による1日3回8日間反復投与試験が行われて，眠気，ふらつきが 4 mg 以上で軽度・一過性にみられたのみで，DN-2327 の鎮静・催眠誘起作用ならびに筋弛緩作用は，軽度かつ一過性

§25 Benzodiazepine 受容体部分作動薬物語

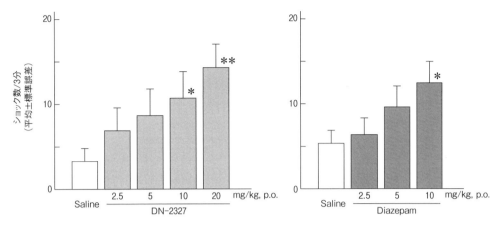

図4 ラットでの Vogel コンフリクト試験における DN-2327 と diazepam の抗コンフリクト作用
（Wada ら, 1989[34]）
*p＜0.05, **p＜0.01（saline との比較, student の t 試験）

表3 DN-2327の抗コンフリクト作用に対する筋弛緩作用および鎮静作用の解離（Wada ら, 1989[34]）

	抑制比	
	DN-2327	diazepam
筋弛緩作用[1]／抗コンフリクト作用[2]	＞16	1.8
鎮静作用[3]／抗コンフリクト作用[2]	＞20	0.1

解離比は各々の最小効果用量か ED_{50} 値で計算した。
1) rotarod 試験, 2) Vogel コンフリクト試験,
3) pentobarbital 増強作用

であり, 懸念すべき副作用, 異常所見および蓄積はみられず, その安全性が確かめられている。なお, 薬物動態上の所見は図5にみる通りで, $t_{1/2}$ は8～10時間と推定されている。

続いて行われた定量脳波学的検討では[14], 低用量では抗不安薬の, 高用量では抗うつ薬のプロフィールが認められている。

以上の試験に基づいていよいよヒトを対象とした第Ⅱ相試験が実施されていった。精神科領域は2本の後期第Ⅱ相試験がいずれも斉藤正己総括医師のもとに実施されている。1本は各種神経症を対象とする試験で, diazepam を reference drug としている。Diazepam は70％前後の高い成績を上げたのに対し, DN-2327は50％前後で, 有意差の

つく差ではなかったが, かなり低い成績で, diazepam の有効性を検証する結果となったのである。

もう1本は全国規模で実施され, 筆者も勇躍参加した試験であった。DN-2327の3用量と placebo との二重盲検比較試験であったが, 非常に残念なことに, 各用量間での成績に差がなく, しかもいずれの用量も placebo と有意差の出ない成績であった。筆者は開鍵会でこの成績に身のすくむ思いをしたが, 武田薬品工業側は全ての試験を考慮して, これ以上試験を進めないことを決定していた。

なお, もう1本, 心療内科領域で筒井末春総括医師のもとでの心身症を対象とした試験でも, placebo と差のない成績であったと聞く。これら臨床試験で DN-2327の成績を証明することはできなかったが, 例えば diazepam を reference drug とした試験では diazepam の有効性は十分に検証される一方で, DN-2327は用量依存的に有害事象が増えており, 臨床試験としては正しく実施されたものであることが証明されている。

以上で DN-2327の治験は全て終わってしまったが, Wada らの優れた非臨床試験の成績から, この臨床試験の成績が出て来るとは思えない。Inui ら[12]が後に検証した DN-2327の有効体である S-(+)-DN-2327がヒトで十分に出てこないという薬物動態上の問題があったのか, 今となっては確

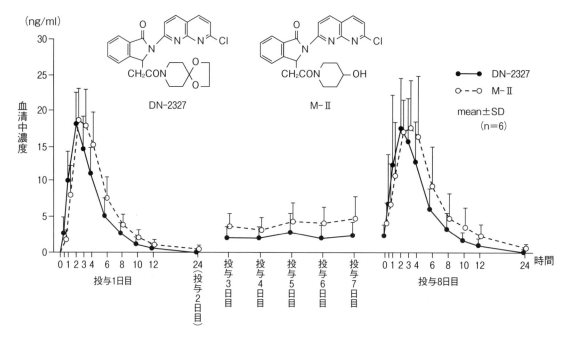

図5　DN-2327とその代謝物 M-Ⅱの構造式および DN-2327 4mg 反復経口投与後の血清中薬物濃度（磯谷ら，1992[13]）

かめるすべもないのである．なお，DN-2327 のこれら臨床試験はいずれも論文化されておらず，筆者の見聞に基づいて書いたものである．

2．Y-23684の臨床試験の成績と撤退まで
1）Y-23684の合成

Y-23684は吉富製薬（現 田辺三菱製薬）によって合成された．当時，吉富製薬の研究所で Y-23684の合成に直接関わった Nakao ら[20-23]は合成の過程を発表しているが，ここでは中尾の学位論文から引用する（私信）．まず，①BZ 受容体に親和性を持つ化合物は分子の平面あるいは平面に近い構造を呈すること，②BZ 受容体に親和性を持ち，抗不安作用を示す化合物の多くは窒素原子を含む5ないし6員環複素環との縮合環化合物であること，③その縮合環が受容体との相互作用を高めるためには分子内に lipophilic な部分と electron rich な carbonyl 基の存在が重要であること，があげられる．当時，発表されていた BZ 受容体部分作動薬の多くが pyrazole, pyrimidine, imidazole などと，quinoline, isoquinoline, 1,4-benzodiazepine の芳香環との組合せによる縮合環化合物であった

（表2）[19]．

そこで，中尾は①②③の条件を満たす複素環として pyridazinone 環を選択し，一般式（図6）をデザインした．こうして，ここから多くの化合物を合成していった．薬理学的スクリーニングに bicuculline で誘発したけいれんへの作用と抗コンフリクト作用を用いて検討し，この中から，最も目的に合致した化合物として Y-23684を選択したのである．

2）Y-23684の薬理学的プロフィール

Yasumatsu ら[39]の詳細な報告では，①Y-23684の BZ 受容体への結合親和性は Ki 値41と強いが，diazepam のそれより約7倍弱い，②抗けいれん作用では，diazepam と異なり bicuculline 誘発けいれんへの作用が最も強かった，③抗コンフリクト作用では，Geller-Seifter と Vogel の両試験で強い作用を示したが，diazepam より2〜4倍弱かった，④rotarod 試験での運動協調の障害や中枢神経抑制薬（ethanol と hexobarbitone）の増強作用では diazepam より11〜147倍とはるかに弱かった．以上より，Y-23684は BZ 受容体への親和性は diazepam より弱かったが，BZ の有害事象に関

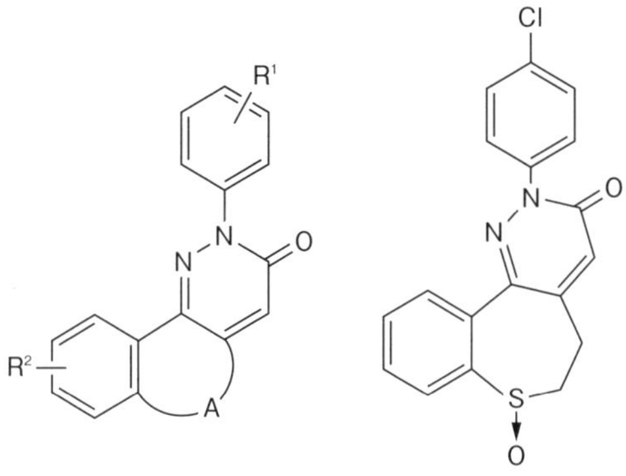

図6 Y-23684の合成への道
　　（Pyridazinone環の一般式は中尾の学位論文より引用）

連する運動協調の障害（筋弛緩作用，ふらつき，転倒など）や鎮静・催眠に関わる中枢神経抑制薬による増強作用ははるかにdiazepamより弱く，主作用と副作用との乖離が大きい選択的抗不安作用を示すことが明らかにされた。

以上，Yasumatsuらのデータでは，Y-23684はdiazepamよりBZ受容体への親和性は弱く，いわゆるagonist-antagonistの性状を示さず，BZ受容体部分作動薬の定義を充たさないが，主作用としての抗不安作用と副作用としての筋弛緩作用や鎮静作用との間の解離が大きいことから，ここではBZ受容体部分作動薬の仲間に入れている。

なお，Y-23684の依存性に関しては，アカゲザルおよびラットを用いた若狭ら[38]の力作があり，ラットの薬物混餌法による実験やアカゲザルのbarbital退薬症候抑制作用実験で，Y-23684に身体依存能があるにしてもdiazepamより明らかに弱いとされている。

3) Y-23684の臨床試験

(1) 第Ⅰ相試験

筆者らは，1989年Y-23684の第Ⅰ相試験を依頼されて単回投与試験（0.5mg，1mg，2mg，4mg）と反復投与試験（1〜2mgの7日間投与）を実施し，いつもの通りに精神運動機能をみながら臨床症状や薬物動態学的検討を行っている。本剤は後に詳しく説明するように，後期第Ⅱ相試験まで実施されており，第Ⅰ相試験をまとめた記録が残されているはずであるが，これを論文化していないために，ここでは第Ⅱ相試験に進むのに問題がなかったとしか書けないのが何としても残念である。上記の単回および反復投与試験も筆者の記憶によるもので，正確ではない。前期第Ⅱ相試験に入ったさい，筆者はもっぱら1〜2mgの1回投与で行っていたことから，第Ⅱ相試験での推奨用量は1〜2mg/日であったと思う。

(2) 定量脳波学的検討

極めて幸いなことに，関西医科大学で実施された定量脳波学的検討が論文化されて，精神症状とともに薬物動態学的検討も行われている[6]。0.2mg，2mg，5mg，20mgの4用量での検討で，定量脳波学的にはクラスター分析でalprazolam，imipramineと類似していたため，抗不安作用とともに抗うつ作用を併せ持つ可能性が示唆されている。副作用に該当する自覚症状は，5mgまでは眠気が6名中1名に認められたのに対して，20mgでは4名（67％）にみられて，臨床用量ではplacebo群と同じであった。

薬物動態学的に検討したY-23684の血漿中未変化体および活性代謝物（M9）の濃度推移は図7にみる通りである。文中に「本剤の第Ⅰ相試験ではM9 $t_{1/2}$ は103.8時間であった」との記載があり，筆者らの実施した第Ⅰ相試験の結果が引用されている。どこかからか第Ⅰ相試験のまとめたものが出て来る可能性はあると期待している。

(3) 第Ⅱ相試験

第Ⅰ相試験で1〜4mgでの安全性が確認されて，各種神経症を対象とした第Ⅱ相試験へ進んだ。筆者は主に1〜2mg/日の有効性を確認することに専念していた。半減期の長い活性代謝物M9の存在を考慮してのことである。6週間での最終全般改善度における「中等度改善」以上は57％（78/137名），副作用発現率17％（25/145名）であった。さらに高用量での有効性，安全性を検討するため，1日1回2〜8mgを4週間投与して実施した追加の前期第Ⅱ相試験では，最終全般改善度において「中等度改善」以上65％（60/92名）と前期第Ⅱ相試験に比して改善度が上昇し，また副作用発現率は10％（9/92名）であった。以上の成績はいずれも論文化されておらず，三浦ら[17]の

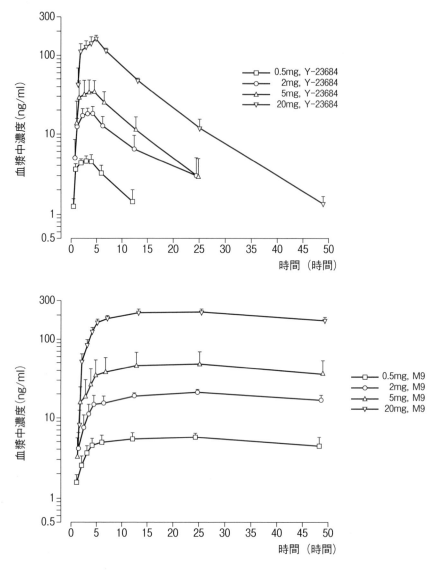

図7 Y-23684投与後の血漿中濃度の推移（福島ら，1996より合成[6]）
上段：未変化体，下段：代謝物（M9）

後期第Ⅱ相試験の「はじめに」から引用したものである．論文化されていないとはいえ，試験成績をまとめた資料があるはずであるが，今回はその資料を入手できなかったのである．

なお，心療内科領域で，心身症（本態性高血圧）を対象とした試験が実施されたが，そこでは有望な結果が得られておらず，飯田ら[11]の学会発表があるのみで，以後試験は実施していない．

（4）Placeboを対照とした後期第Ⅱ相試験

ひとまず1～4 mg/日の前期第Ⅱ相試験，2～8 mg/日の追加の前期第Ⅱ相試験とも順調に進み，4 mg，8 mg，placeboの3群の二重盲検ランダム化比較試験に進んだ．1998年7月から2001年3月までの約3年を要した試験となったが，まず，最終全般改善度では，「中等度改善」以上がplacebo群で36%，4 mg群で68%，8 mg群で62%となり，4 mg群，8 mg群ともにplacebo群に有意差

表4 Y-23684のplaceboを対照とした二重盲検比較試験における最終全般改善度（三浦ら，2001[17]）

投与群	著明改善	中等度改善	軽度改善	不変	軽度悪化	中等度悪化	著明悪化	計	Dunnett（片側）	中等度改善以上 例数	Dunnett（片側）
placebo群	9 (15)	13 (21)	11 (18)	20 (33)	4 (7)	3 (5)	1 (2)	61	L＞P*** p＝0.0006	22 (36)	L＞P*** p＝0.0003
4mg群	21 (32)	23 (35)	6 (9)	13 (20)	2 (3)	0	0	65	H＞P*** p＝0.0002	44 (68)	H＞P** p＝0.0032
8mg群	28 (41)	14 (21)	13 (19)	8 (12)	2 (3)	3 (4)	0	68		42 (62)	

：p＜0.01, *：p＜0.001, 例数（%）

をつけて勝ったのである（表4）[17]。

安全性に関しては3群間に差がなく，有害事象の発現の仕方，内容，頻度をみても（表5）3群間に差は認めず，眠気も4mg群で17%，8mg群で10%とplacebo群の4%と有意差がなかった。その結果，有用度でも4mg群，8mg群ともplaceboに有意に優れる成績となり，Y-23684はplaceboに完勝したのである。こうしてBZ受容体部分作動薬としては世界で初めて第Ⅲ相試験が計画される段階にまでこぎつけた。

ところがである。機構相談のさいに，長期投与試験の必要性やalcoholによる影響を含めた臨床薬理学的試験などいくつかの宿題が出され，またBZそのものに対する優位性を示す第Ⅲ相試験の必要性が話題となった。筆者らが実施した第Ⅰ相試験が1989年であり，すでに12年を経ていたのである。本試験も例外でなく，新GCPの基準を満たしての試験で長年月をかけて苦労してきていた。今後，必要とされる治験の継続にはさらに長い年月と経費が必要であり，世界初のBZ受容体作動薬となる可能性よりも経済性を考慮してここに開発を断念することになったのである。吉富製薬にとっても筆者らにとっても無念の一語に尽きたのである。

Ⅳ．どうしたabecarnil

本来，β-carbolineは動植物界に広く存在するalkaloidの一種で，構造的にはindole alkaloidの群に属し，pyridine環を有し，tryptamineの構造に類似している（図8）。こうしたβ-carbolineは一般的には，BZ受容体に逆作動薬（inverse agonist）として作用するものが多い。このβ-carbolineの中からいくつもの化合物が合成されていく中で，ドイツSchering社はBZ受容体部分作動薬としてのabecarnil（ZK-112, 119）の合成に成功した。1980年代中盤のことである。

1．Abecarnilの薬理学的プロフィール

ドイツSchering社のStephensらは[32,33]，①BZ受容体への高い親和性，②著明な抗不安作用と抗けいれん作用，③diazepamに比してほとんどないか，極めて弱い鎮静作用と失調性作用，の3点から，BZ受容体部分作動薬として，大々的に臨床試験に乗り出す基礎固めをしている。

一方，わが国でもOzawaら[24]がStephensのアドバイスのもとに，ラット，マウス，サル（cynomolgus monkey）を用いて詳細な薬効薬理学的実験を実施している。①ラットでの抗コンフリクト作用（Vogel type）では，おおよそdiazepam, etizolamの4倍以上，clotiazepamの10倍，tofisopamの60倍の作用を示した，②マウスでのfoot-shockによる闘争行動にはdiazepamとほぼ同等の用量依存性の抑制作用を示した。一方，③マウスでのhexobarbitalによる正向反射への作用の増強では，diazepamなどのBZでは用量依存的に増強したのに対し，abecarnilの作用は弱く，かつ用量依存的でなかった。④マウスでのtraction試験への効果は運動遂行への障害はみられず，用いたBZは著しくこれを障害した。⑤Cynomolgus monkeyでの攻撃行動には，abecarnilもdiazepamも等しくこれを抑制した。そして⑥ラットでのBZ受容体結

表5 Y-23684後期第Ⅱ相試験における有害事象の要約（三浦ら，2001[17]）

項　目		投与群		
		P群	L群	H群
概括安全度評価例数		69	69	73
副作用発現例数	あり	9 (13)	16 (23)	10 (14)
	χ^2検定	P：L NS　p = 0.1848　P：H NS　p = 0.9088　L：H NS　p = 0.2134		
症状	中枢神経系症状			
	眠気	3 (4)	12 (17)	7 (10)
	ふらつき		2 (3)	3 (4)
	頭痛	1 (1)	1 (1)	
	倦怠感	1 (1)		1 (1)
	酔ったような気持ち		1 (1)	
	朝おきれない		1 (1)	
	不眠	1 (1)		
	フラフラ感	1 (1)		
	めまい			1 (1)
	ボーッとする		1 (1)	1 (1)
	歩行困難（ふらつき感）			1 (1)
	立ちくらみ			1 (1)
	強迫症状			1 (1)
	消化器系症状			
	胃部不快感	2 (3)		
	下痢	1 (1)		1 (1)
	口渇			1 (1)
	ゲップした時のにがみ			1 (1)
	お腹が張る感じ		1 (1)	
	下痢・便秘くり返し		1 (1)	
	その他			
	目のかすみ	1 (1)		
	眼球乾燥感	1 (1)		

NS：有意差なし，例数（％）

P = placebo，L = 4mg，H = 8mg

合については，小脳と脊髄のBZ受容体に対する親和性をみており，abecarnilは小脳のBZ受容体への親和性が最も強く，脊髄のBZ受容体へのそれはさらに弱く，diazepamでは，脊髄，小脳とも同等のはるかに弱い親和性を示している（図9）．すなわち，abecarnilは小脳に豊富に分布するBZ₁受容体への親和性が脊髄に多いBZ₂受容体への親和性よりはるかに強いことを示している．そして⑦マウスでのtraction試験でのdiazepamによる失調性効果をabecarnilは拮抗している．すなわち，abecarnilは強力な抗不安作用を示し，BZの有する鎮静作用や筋弛緩作用を示さないという選択的な抗不安薬であり，BZ受容体部分作動薬の定義を全て満たしている．

以上，Ozawaらのデータを詳しく紹介したのは，現在，わが国でabecarnilについて論文化されたもので筆者が発見した唯一のものであるからである．

2．海外での臨床試験の成績

1）欧州での成績

1990年から1992年にかけて全般性不安障害を対象とする5本のabecarnil，BZ，placeboの4週間の比較試験がAufdembrinke[1]によってまとめられている．いずれもITT（intention to treat）とLOCF（last observation carried forward analysis）

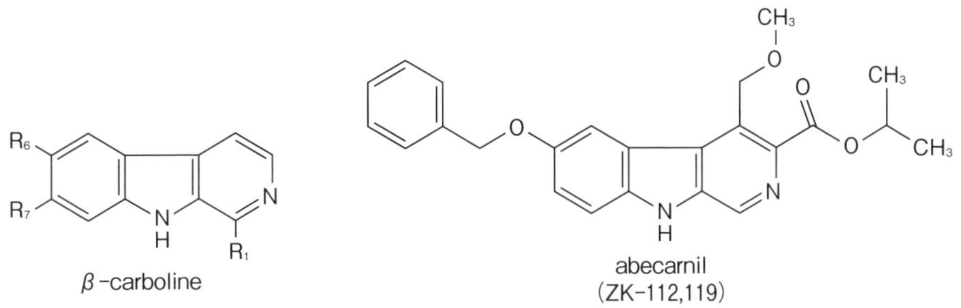

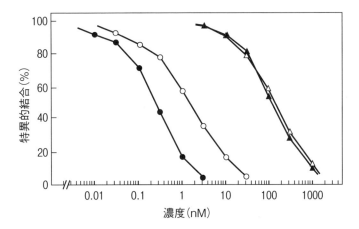

図8 β-carboline と abecarnil の化学構造

図9 ラット小脳膜および脊髄膜に対する abecarnil と diazepam による [³H] flumazenil 結合の置換 (Ozawa ら, 1994[24])
Abecarnil 小脳 (●), 脊髄 (○)
Diazepam 小脳 (▲), 脊髄 (△)

を用いている。用量は, abecarnil 7.5〜30mg/日, diazepam 15〜60mg/日, lorazepam 1.5〜6mg/日, oxazepam 30〜120mg/日である。

図10にその成績が要約されていて非常に判りやすい。研究1 (図10a) では, 全4週で placebo に有意であり, 効果発現が速い。一方, oxazepam は最初の2週のみ有意差がみられている。Abecarnil は4週間での Hamilton 不安尺度で12〜13点の改善を認めている。研究2 (図10b) では, diazepam のみが placebo より有意で, abecarnil は有意差を出せていない。研究3 (図10c) では, 2週時まで lorazepam と abecarnil は同等であるが, 3, 4週で差がつき, abecarnil は placebo に対して有意傾向に留まっている。研究4 (図10d) では, placebo の成績が他の試験より高く出ており, lorazepam のみが1, 2週で有意差を示したが, abecarnil は placebo との差がみられない。研究5 (図10e) では, diazepam は4週を通じて placebo より有意に優れたのに対して, abecarnil は3, 4週で有意差を示し, 立ち上りの遅さが目立っている。

以上, abecarnil は oxazepam よりは優れたが, diazepam や lorazepam が placebo より優れるのに対して, abecarnil には placebo に対し有意差を示せなかった試験が少なくとも2本あった。

有害事象では (表6), 特に眠気が低率とはなっておらず, BZ 受容体部分作動薬の利点が認められていない。また, 反跳 (rebound) と離脱 (withdrawal) でも, 漸減群では abecarnil, BZs, placebo に反跳, 離脱ともに差がなく, 突然中止した試

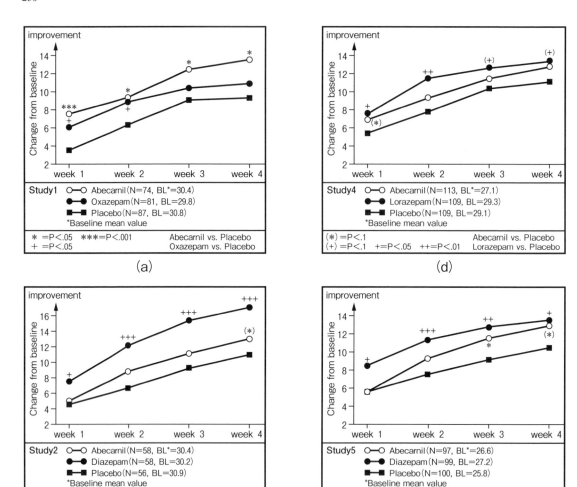
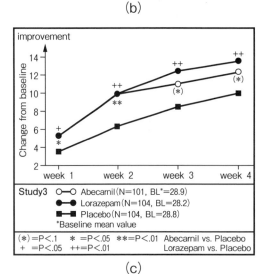

図10 欧州で実施された全般性不安障害に対する abecarnil の Hamilton 不安評価尺度への影響（Aufdembrinke, 1998[1]）

表6 Abecarnilの臨床試験における有害事象率（Aufdembrinke, 1998[1]）

	Abecarnil n = 451	Diazepam n = 159	Lorazepam n = 215	Oxazepam n = 82	Placebo n = 461
眠気	19%	25%	22%	11%	7%
めまい	14%	14%	10%	17%	9%
頭痛	10%	4%	7%	20%	15%
疲労	10%	23%	3%	16%	5%
嘔気	10%	4%	9%	7%	10%
腹部不快感	5%	1%	5%	9%	7%
不眠	5%	2%	5%	2%	7%
抑うつ	2%	1%	0%	6%	2%

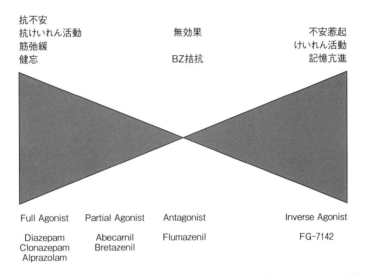

図11 Benzodiazepine受容体リガンドのスペクトラム（Lydiardら, 1997[16]）

験ではabecarnil，BZsともにplaceboより高くなっている。これらの成績はabecarnilの開発を勇気づけるものではなかった。

2）米国での試験—第20回CINPのシンポジウム

米国では，Ballengerら[2]の報告を始め，9本のplacebo対照試験が行われているが，ここではオーストラリアのMelbourneで開催された1996年のCINPの"A New Concept in the Treatment of Anxiety"と題するシンポジウムを紹介しておく。このシンポジウムはSchering社のgrandによる。

（1）Lydiardらの成績[16]

「はじめに」の項で，BZ受容体リガンドの図がわかりやすく示されている（図11）。180名の全般性不安障害を対象にabecarnil（3〜9mg/日），al-prazolam（1.5〜4.5mg/日），placeboの3群比較とした4週間の試験で，図12のようにHamilton不安評価尺度でみると，alprazolamより効果発現は遅いが，2週目からplaceboに有意差をつけている。なお，この図でplacebo群の反応率の高さが目立っている。

なお，4週後の試験後，1週間で中止したあとのHAM-A総スコアの変化では，alprazolamがabecarnil，placeboより有意に低くなっている（図13）。それにしてもplaceboの反応率は高い。有害事象で眠気のみを拾い出してみると，abecarnil 25例はplacebo 18例と差がなく，alprazolam 63例より有意に少ない。

（2）Pollackらの成績[26]

全般性不安障害464名を組み入れたabecarnil低

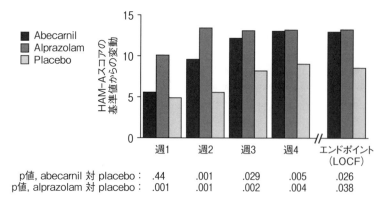

図12 Abecarnil と alprazolam の比較試験における Hamilton 不安評価尺度の基準値からの変化（Lydiard ら，1997[16]）

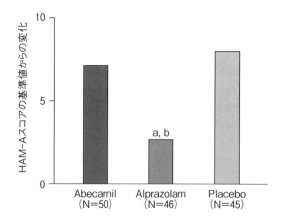

図13 4週間の試験後1週間のうちに中止したさいの HAM-A のスコアの変化（Lydiard ら，1997[16]）
　　a　p＜0.01 対 placebo
　　b　p＜0.03 対 abecarnil

用量群（3〜9 mg/日），高用量群（7.5〜22.5mg/日），buspirone 群（15〜45mg/日），placebo 群の4群比較試験を6週間で実施している。一足先に承認された serotonin 5-HT$_{1A}$ 受容体部分作動薬で同じく選択的抗不安薬とされる buspirone を含めているのが興味のあるところで，図14にみるように abecarnil の高用量群が低用量群とともに1週時点から placebo 群に有意差を示し，buspirone 群は6週時点で初めて placebo 群に有意差を示して，それぞれの特徴を示している。有害事象の「眠気」については abecarnil 高用量群は buspirone 群，placebo 群より有意に多く，低用量群は placebo 群より有意に多い。

少なくとも，本試験では効果的な抗不安作用を示し，一部，長期投与へ移行しているが，6〜12週投与群で認められなかったのが，12〜24週間投与群で中止時症候が認められている。

（3）Small らの成績[31]

182名の高齢者の外来不安患者を対象に abecarnil の低用量群（3.0〜7.0mg/日）と高用量群（7.5〜17.5mg/日）と placebo 群の3群比較を行った試験で，低用量群は2，3，4週時と6週時で placebo より優れ，高用量群では差を認めていない（図15）。ここでも placebo の反応率の高さが目立っている。眠気と不眠で低用量群は placebo より有意に高く，BZ 受容体部分作動薬の定義通りにはいっていない。今後，半減期の短い BZ や buspirone との比較試験を実施することで abecarnil の位置づけや特徴を見い出すことが必要であるとしめくくられているが，急速中断時の離脱症状のあり方などの検討が不十分である。

（4）全般性不安障害における placebo 反応率の高さ

本シンポジウムの末尾を飾ったのは，ペンシルバニア大学の Schweizer と Rickels[30] による全般性不安障害の臨床試験における placebo 反応率の高さを憂れうもので，1990年当時，抗不安薬の開発に最も力を入れていた Rickels が自大学での臨床治験における placebo 反応率の高さの時代的変遷を明らかにしている。

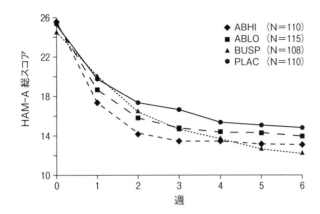

図14 Abecarnil 2用量，buspirone および placebo の二重盲検比較試験における Hamilton 不安尺度総得点の推移
(急性期[†]，LOCF)（Pollack ら，1997[26]）

図16にみるように最も厳密な試験を実施していたペンシルバニア大学でさえ placebo の反応率の高さを抑えられず，特に1990年以後に実施された abecarnil の9本の試験における HAM-A での placebo 群の基準値からの変動は9.8もの高さに及んでいる。面白いことに，9本のうち最初に行われた Ballenger らの成績では，3～9 mg/日の abecarnil の反応率は61％で placebo のそれは30％と有意差が出せているのに対して，2000年発表の Rickels ら[28]の報告では，placebo の反応率は56％で diazepam は差を出せたが，abecarnil は有意差を出せていない。なお，最後の項目で"What to do"と題して述べているが，いい対策はなく，開発企業が negative な結果に終わるような戦略のもとでの試験を安易に行うべきでないと言うしかなく，苦慮している。なお，この事実は抗うつ薬での placebo 対照試験で今日に生きており，成功率は50％を割っている現実につながっているのである。

（5）海外での abecarnil の結末

欧米で多くの全般性不安障害への試験が実施されて，今まで比較的詳細に紹介したように，BZ 受容体部分作動薬の位置づけがおぼろげながら明らかにされてきていた。しかし，最初に述べた定義を十分に満足させるものではなく，まず米国では Selective Serotonin Reuptake Inhibitor（SSRI）が大ブレークしていた当時の状況下では BZ 系薬物に大いに優れる効果を見い出しえないこともあり，経済的に成り立たないと脱落した。1996年の CINP のシンポジウムに取り上げられるだけの意義は認められたが，1998年にドイツ Schering 社は abecarnil の開発を中止するとともに，戦略的判断から中枢神経領域の開発から撤退してしまった。最後に実施した abecarnil の力不足が幕引きの一因であったのかと思うと残念である。

3）わが国での abecarnil の行方

筆者らは，abecarnil の第 I 相試験を依頼されて

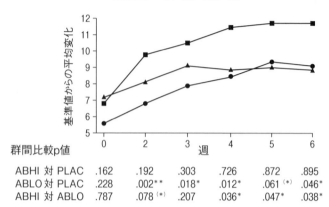

図15 Abecarnil 高用量と低用量の6週間短期試験における Hamilton 不安評価尺度の推移（LOCG）
（Small ら，1997[31]）

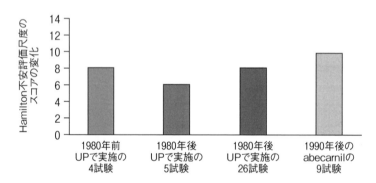

図16 Placebo 反応率時代経過（LOCT データ）
（Schweizer と Rickels，1997[30]）
UP = University of Pennsylvania

従来通りの精神運動機能への影響を含めた形で実施した。欧米での治験が活発に行われており，わが国で3本目の BZ 受容体部分作動薬であることから力が入っていた。丁度，Y-23684の第Ⅰ相試験を終えた直後の1990年のことである。

1990年11月から1991年8月までに第Ⅰ相試験が終わり，第Ⅱ相試験へと進んだ。精神科領域では1993年から三浦貞則総括医師のもと，不安神経症者210名を対象として3用量（3 mg，6 mg，9 mg/日）の placebo との比較試験が行われた。心療内科領域では筒井末春総括医師のもと，自律神経失調症（心身症）210名を対象として2用量（3 mg，6 mg/日）の placebo との比較試験が行われた。

以上の第Ⅱ相試験を終え，第Ⅲ相試験の準備がほぼ終わった1998年，本社から急遽開発中止指令

が届いた．開発担当者はおおわらわで中止の段どりをつけたと聞いている．

筆者らは第Ⅰ相試験をまとめて第Ⅱ相試験へ進んだはずであるが，今になってこれを探してみても出て来ない．第Ⅰ相試験の実施に直接関わった石郷岡 純，若田部博文両担当医から，被験者の1名より，まだ昼食を食べさせてもらっていないと，前向性健忘様の訴えがあったとの報告に仰天した憶えがある．第Ⅰ相試験も2本の第Ⅱ相試験も，いずれも論文化されていないので，これ以上は書きようがないが，第Ⅱ相試験での用量反応性はみられず，至適用量の決定ができず，placeboとの有意差も認められていないとのことであった．

さて，中枢神経系薬物の開発から撤退したドイツのSchering社は2006年Bayer社と経営統合してBayer Schering Pharmaとなり，日本のSchering社は2007年7月1日Bayer薬品となった．かくして，abecarnilの臨床試験の成績のこれ以上の追跡は不可能となっているのである．

V．おわりに

BZ受容体にいくつかのサブタイプのあることが知られた1980年前後にBZ受容体の部分作動薬の概念が生まれ，5-HT$_{1A}$受容体部分作動薬とは一味も二味も異なる選択的抗不安薬の候補が誕生してきた．それも一挙にである．わが国でも3製剤の臨床試験が実施され，うち2製剤がわが国独自のものとあって筆者らも深く開発に関与し，苦労をともにしてきた．Gardner[7]の描いた図1はとても新鮮で，こんなありがたい抗不安薬があるのかと期待も大きかった．ところがBZ受容体の3つのサブタイプから，GABA$_A$受容体を含めた16のサブユニットと話が複雑となり，BZ$_1$受容体が抗不安作用に，BZ$_2$受容体が筋弛緩作用や鎮静作用に関連するという当初の考え方は，BZ$_1$受容体（ω$_1$受容体）選択性のzolpidem, zaleplonが睡眠薬として評価されて，早々にこの単純な分類づけは破綻をきたした．BZ$_1$受容体の選択的作動薬が部分作動薬として働くというBZ受容体のいいとこ取りをする解釈も苦しくなり，果たして，実際の臨床試験に入って，思うような結果が出ないことに気付いた．DN-2327は非臨床試験での強力な抗コンフリクト作用が臨床に生きてこなかった．Y-23684は非臨床試験での抗不安作用と筋弛緩作用・鎮静作用との間の大きな乖離が頼りであったが，臨床用量が高くなってしまい，BZとの区別が困難となって来ていた．そして，abecarnilも非臨床試験での抗コンフリクト作用が臨床試験で生かされず，BZ受容体部分作動薬という概念の面白さは臨床に生きることができなかった．まことに残念である．そして，筆者らが第Ⅰ相試験を実施していながら，Y-23684とabecarnilのデータを論文化できなかったことが殊のほか残念である．

文　献

1) Aufdembrinke, B. : Abecarnil, a new β-carboline, in the treatment of anxiety disorders. Br. J. Psychiatry Suppl., 34 : 55-63, 1998.
2) Ballenger, J.C., McDonald, S., Noyes, R. et al. : The first double-blind, placebo-controlled trial of a partial benzodiazepine agonist abecarnil (ZK 112-119) in generalized anxiety disorder. Psychopharmacol. Bull., 27 : 171-179, 1991.
3) Bosmann, H.B., Case, K.R., DiStefano, P. : Diazepam receptor characterization : Specific binding of a benzodiazepine to macromolecules in various areas of rat brain. FEBS Lett., 82 : 368-372, 1977.
4) Braestrup, C., Albrechtsen, R., Squires, R.F. : High densities of benzodiazepine receptors in human cortical areas. Nature, 269 : 702-704, 1977.
5) Doble, A., Martin, I.L. : Multiple benzodiazepine receptors : no reason for anxiety. Trends Pharmacol. Sci., 13 : 76-81, 1992.
6) 福島正人，岡島詳泰，斎藤直巳 他：選択的抗不安薬Y-23684の定量脳波学的検討．神経精神薬理, 18 : 307-318, 1996.
7) Gardner, C.R. : Interpretation of the behavioral effects of benzodiazepine receptor ligands. Drug Future, 14 : 51-67, 1989.
8) Gee, K.W., Brinton, R.E., Yamamura, H.I. : PK 8165 and PK 9084, two quinoline derivatives with anxiolytic properties antagonize the anticonvulsant effects of diazepam. Brain Res., 264 : 168-172, 1983.

9) Gee, K.W., Brinton, R.E., Yamamura, H.I. : CL 218872 antagonism of diazepam induced loss of righing reflex : evidence for partial agonistic activity at the benzodiazepine receptor. Life Sci., 32 : 1037-1040, 1983.
10) Haefely, W., Martin, J.R., Schoch, P. : Novel anxiolytics that act as partial agonists at benzodiazepine receptors. Trends Pharmacol. Sci., 11 : 452-456, 1990.
11) 飯田俊穂, 鈴木孝雄, 宮本憲雄 他：高血圧に対する抗不安薬（Y-23684）の症例選択と臨床効果に関する検討. 臨床薬理, 25 : 201-202, 1994.
12) Inui, Y., Yamamoto, M., Awasaki, Y. et al. : A nonbenzodiazepine partial agonist, S-(+)-DN-2327, has minimal physical dependence-producing liability, but shows cross-dependence on barbital in rats. Prog. Neuropsychopharmacol. Biol. Psychiatry, 20 : 1197-1211, 1996.
13) 磯谷俊明, 木下利彦, 岡島詳泰 他：新しい抗不安薬 DN-2327 の健常人における臨床薬理学的研究. 臨床薬理, 23 : 189-190, 1992.
14) 磯谷俊明, 柳生隆視, 木下利彦 他：新しい抗不安薬 DN-2327 の定量脳波学的検討（抄録）. 脳波と筋電図, 20 : 152, 1992.
15) Langer, S.Z., Arbilla, S. : Imidazopyridines as a tool for the characterization of benzodiazepine receptors : a proposal for a pharmacological classification as omega receptor subtypes. Pharmacol. Biochem. Behav., 29 : 763-766, 1988.
16) Lydiard, R.B., Ballenger, J.C., Rickels, K. : A double-blind evaluation of the safety and efficacy of abecarnil, alprazolam, and placebo in outpatients with generalized anxiety disorder. J. Clin. Psychiatry, 58 (Suppl. 11) : 11-18, 1997.
17) 三浦貞則, 村崎光邦, 工藤義雄 他：Y-23684 の神経症に対する後期第Ⅱ相試験— placebo を対照とした二重盲検ランダム化比較試験. 臨床評価, 28 : 569-593, 2001.
18) Möhler, H., Okada, T. : Benzodiazepine receptor : demonstration in the central nervous system. Science, 198 : 849-851, 1977.
19) 村崎光邦：非ベンゾジアゼピン系抗不安薬. 精神科治療学, 5 (1) : 25-43, 1990.
20) Nakao, T., Obata, M., Kawakami, M. et al. : Selective oxidation of 2-(4-chlorophenyl)-4a, 5-dihydro-2H-(1)benzothieopyrano[4,3-c]pyridazin-3(4H)-one to sulfoxide. Chem. Pharmacol. Bull., 38 : 3182-3183, 1990.
21) Nakao, T., Obata, M., Yamaguchi, Y. et al. : Synthesis of 2-aryl-5,6-dihydro-(1)benzothiepino[5,4-c]pyridazin-3(2H)one by a novel dehydrogenation reaction. Chem. Pharm. Bull., 39 : 524-526, 1991.
22) Nakao, T., Obata, M., Kawakami, M. et al. : Studies on the synthesis of condensed pyridazine derivatives. IV. Synthesis and anxiolytic activity of 2-aryl-5,6-dihydro-(1)benzothiepino[5,4-c]pyridazin-3(2H)-ones and related compound. Chem. Pharm. Bull., 39 : 2556-2563, 1991.
23) Nakao, T., Obata, M., Yamaguchi, Y. et al. : Synthesis and biological activities of optical isomers of 2-(4-chlorophenyl)-5,6-dihydro-(1)benzothiepino[5,4-c]pyridazin-3(2H)-one7-oxide. Chem. Pharm. Bull., 40 : 117-121, 1992.
24) Ozawa, M., Nakada, Y., Sugimachi, K. et al. : Pharmacological characterization of the novel anxiolytic β-carboline abecarnil in rodents and primates. Jpn. J. Pharmacol., 64 : 179-187, 1994.
25) Polc, P., Bonetti, E.P., Schaffner, R. et al. : A three-state model of the benzodiazepine receptor explains the interactions between the benzodiazepine antagonist Ro 15-1788, benzodiazepine tranquilizers, β-carbolines and phenobarbitone. Naunyn Schmiedebergs Arch. Pharmacol., 321 : 260-264, 1982.
26) Pollack, M.H., Worthington, J.J., Manfro, G.G. et al. : Abecarnil for the treatment of generalized anxiety disorder : a placebo-controlled comparison of two dosage ranges of abecarnil and buspirone. J. Clin. Psychiatry, 58 (Suppl. 11) : 19-23, 1997.
27) Potokar, J., Nut, D.J. : Anxiolytic potential of benzodiazepine receptor partial agonists. CNS Drugs, 1 : 305-315, 1994.
28) Rickels, K., DeMartinis, N., Aufdembrinke, B. : A double-blind, placebo-controlled trial of abecarnil and diazepam in the treatment of patients with generalized anxiety disorder. J. Clin. Psychopharmacol., 20 : 12-18, 2000.
29) Rudolph, U., Crestani, F., Benke, D. et al. : Benzodiazepine actions mediated by specific gamma-aminobutyric acid (A) receptor subtypes. Nature, 401 : 796-800, 1999.
30) Schweizer, E., Rickels, K. : Placebo response in generalized anxiety : its effect on the outcome of clinical trials. J. Clin. Psychiatry, 58 (Suppl. 11) : 30-38, 1997.

31) Small, G.W., Bystritsky, A. : Double-blind, placebo-controlled trial of two doses of abecarnil for geriatric anxiety. J. Clin. Psychiatry, 58 (Suppl. 11) : 24-29, 1997.
32) Stephens, D.N., Schneider, H.H., Kehr, W. et al. : Abecarnil, a metabolically stable, anxioselective β-carboline acting at benzodiazepine receptors. J. Pharmacol. Exp. Ther., 253 : 334-343, 1990.
33) Turski, L., Stephens, D.N., Jensen L.H. et al. : Anticonvulsant action of the β-carboline abecarnil : studies in rodents and baboon, Papio papio. J. Pharmacol. Exp. Ther., 253 : 344-352, 1990.
34) Wada, T., Nakajima, R., Kurihara, E. et al. : Pharmacologic characterization of a novel non-benzodiazepine selective anxiolytic, DN-2327. Jpn. J. Pharmacol., 49 : 337-349, 1989.
35) 和田岳夫, 福田尚久 : 新規抗不安薬 DN-2327 の薬理学的研究 : 高架式十字迷路テストにおける DN-2327 の作用. 薬物・精神・行動, 10 : 124, 1990.
36) Wada, T., Fukuda, N. : Pharmacologic profile of a new anxiolytic, DN-2327 : effect of Ro 15-1788 and interaction with diazepam in rodents. Psychopharmacology (Berl), 103 : 314-322, 1991.
37) Wada, T., Fukuda, N. : Effect of a new anxiolytic, DN-2327, on learning and memory in rats. Pharmacol. Biochem. Behav., 41 : 573-579, 1992.
38) 若狭芳男, 川口 武, 柳田知司 : Y-23684 のアカゲザルおよびラットにおける薬物依存性試験. 実中研・前臨床研究報, 20 : 99-120, 1995.
39) Yasumatsu, H., Morimoto, Y., Yamamoto, Y. et al. : The pharmacological properties of Y-23684, a benzodiazepine receptor partial agonist. Br. J. Pharmacol., 111 : 1170-1178, 1994.

§26

SSRIの開発物語

――その1　SSRIの誕生とその時代的背景――

I. はじめに

いよいよ選択的セロトニン再取り込み阻害薬（selective serotonin reuptake inhibitor：SSRI）を書く順番がまわって来た。わくわくする。初めから選択的再取り込み阻害薬という言葉が用いられてきていたが，のちに詳述するように，fluoxetineとsertralineに遅れをとったSmithKline社（現GlaxoSmithKline社，GSK）がparoxetineを売り出すに当ってのキャッチフレーズとしてSSRIという用語を作った。

これが大いに当ってparoxetineが世に出た1992年以来，SSRIが一般的な用語として広く用いられている。

本稿では，便宜上最初からSSRIという語を用いて論を進めたい。

SSRIの誕生した時代的背景や誕生の経緯については，David Healy著の2冊，「Anti Depressant Era」[18]と「Let them Eat Prozac」[19]がさまざまな逸話も含めて興味深く書かれており，随所にこれから引用したことをつけ加えておく。

II. SSRI誕生の時代的背景

1．Reserpineの果たした役割

古来からインド蛇木（Rauwolfia Serpentina）が蛇咬症の解毒作用や精神錯乱の鎮静に用いられ，のちにreserpine, yohimbine, ajmalineなどの重要な化学物質が含まれることが証明されたのであるが，ここでは1951年Ciba社によって単離されたreserpineの話から始めよう。Reserpineはadrenaline作動性ニューロンの遮断作用を有していることから降圧剤として用いられ，1954年には統合失調症の治療薬となり，わが国では今もって抗精神病薬の1つとして生きている。

1950年代初期から降圧剤として広く用いられていたが，当時，長期服用中にうつ状態が惹起されることが知られ，筆者が入局した1962年当時でさえ，うつ病患者が来院したさいに，降圧剤としてreserpineを服用していないかを確認することが必須の事項であった。

GöteborgのCarlssonは後にchlorpromazineなどの抗精神病薬の脳内dopamine（DA）受容体遮断作用を発見したように[6]，研究の方向はcatecholamineに向っており，reserpineうつ病の惹起作用はnoradrenaline（NA）を初めとするcatecholamineの枯渇作用にあると考えていた。1955年当時，New YorkのBrodie研究室に勉強に来て

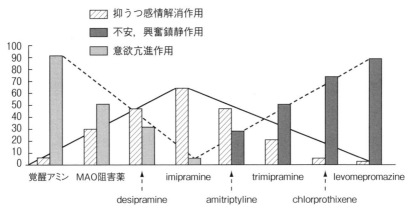

図1　各種抗うつ薬の作用範囲の模式図（Kielholz, 1963[21]）

いた Carlsson は serotonin（5-HT）の重要性を主張する Brodie[36]と学問的に生産的論争を行っていたという。そして Carlsson は reserpine の作用は catecholamine のみならず indoleamine の枯渇作用にあることをつきとめている[19]。

1952年 chlorpromazine の抗精神病作用の発見に刺激された Geigy 社は自社の保有する imipramine の抗精神病薬としての開発に乗り出した。これを受けた Kuhn が1955年には抗精神病作用を認めないものの優れた抗うつ作用のあることに気付いて Geigy 社へ報告している[18]。Imipramine の抗うつ作用発見の物語は森 温理[28]の優れた総説があり，筆者も Geigy 社がしぶしぶ抗うつ薬として1958年に発売するに至った経緯を書いたことがある[30]。

もともと 5-HT の重要性を強調していた Brodie は imipramine の desmethyl 体である desipramine が reserpine 症候群の発症を効果的に予防することを発見しており，desipramine そのものが抗うつ作用を有するのではないかと考え，Kline とともにこれを証明し[22]，一時米国では desipramine が抗うつ薬のベストセラーになったという[18]。

一方，Brodie のもとへ招かれて imipramine の作用機序解明に明け暮れていた Axelrod は Brodie の元を離れた後の1961年に NA 再取り込み阻害作用を発見している[3]。NA の重要性を強調していた Carlsson には非常に都合のいい発見となり，上記の desipramine には NA 再取り込み阻害作用が強力であることも判明して，1965年 Schildkraut はう

つ病の catecholamine 仮説を打立てている[39]。

そして，一瞬たりとも研究を休まなかった Axelrod は imipramine に続いた三環系抗うつ薬（TCA）に 5-HT 再取り込み阻害作用をも発見したのである[4]。1963年のことで，三級アミンの TCA は NA や 5-HT の再取り込み阻害作用を有するが，その desmethyl 体である二級アミンは desipramine や nortriptyline のように NA 再取り込み阻害が中心になることがわかって来た[37]。今度は Coppen[11]がうつ病 indoleamine 仮説を打立てて，NA のみならず 5-HT の重要性が併立することとなった。それもこれも reserpine の神経生化学的作用の解明が基底にあったのであり，reserpine が向精神薬の神経生化学的学問の確立に果たした役割は極めて大きいものであった。なお，1951年に hydrazid 系の抗結核薬として合成された iproniazid に強力な抗うつ作用があり，Zeller らがその作用機序を monoamine oxydase（MAO）阻害作用とし[47]，iproniazid に続いた抗うつ薬としての MAO 阻害薬の存在も忘れてはならない。

2．Carlsson の大発見

Catecholamine 派の最重要人物と目されていた Carlsson は NA のみならず 5-HT の重要性にも気付いていた。当時，Basel 大学の Kielholz は NA 再取り込み阻害作用の強さと意欲の亢進，5-HT 再取り込み阻害作用の強さと気分の改善が相関することに気付いて，自己の臨床経験に基づいて抗うつ薬の位置づけの図を作成した（図1）[21]。この

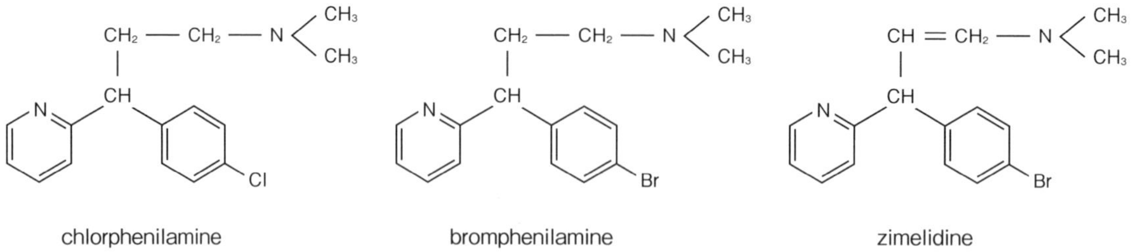

図2 Chlorphenilamine, bromphenilamine, zimelidine の化学構造

図は今もって筆者にとって金科玉条なのであるが，1969年のある日，Carlsson は Geigy 社を訪れ，当時の最強の5-HT 再取り込み阻害薬であった clomipramine の抗うつ作用について[7]，Geigy 社の代表と議論したが，Geigy 社は興味を示さなかったという。当時，Geigy 社は clomipramine を統合失調症にと考えていたともいわれ，また最も強力な catecholamine 再取り込み阻害薬である maprotiline の開発に入っていたともいわれる[18]。

Clomipramine は imipramine のハロゲン化により生まれたもので，当時としては最も強力な5-HT 再取り込み阻害作用を有していたが，その活性代謝物の desmethyl 体は強力な NA 再取り込み阻害作用を有しており，総合的臨床効果は NA と5-HT の両方の再取り込み阻害作用を示す dual action にあることは今では周知である。後に SSRI がこれらの TCA の高い壁にぶつかってははね返された事実は TCA の存在感を示すものである[2]。最もよく知られた事実は入院患者を対象とした citalopram と clomipramine[12] および paroxetine と clomipramine[13] との比較試験の結果に現われている。

さて，ここで Carlsson の大発見に触れねばならない。当時，Carlsson は Berntsson, Corrodi とともに NA と5-HT の両方の再取り込み阻害作用を有する抗ヒスタミン薬である bromphenilamine や chlorphenilamine の実験中に，これらをハロゲン化することで選択的な5-HT 再取り込み阻害薬になることを発見したのである[18]。SSRI の開発物語としては世紀の大発見ということになる。そして，最初に出来上ったのが zimelidine であったのである。

3．世界初の SSRI といえるか zimelidine

Astra Läkemedel 社に籍を置いていた Corrodi は1970年早々に Carlsson とともに抗ヒスタミン薬の chlorphenilamine, bromphenilamine から初の選択的な5-HT 再取り込み阻害薬といえる zimelidine の生成に成功した（図2）。この5-HT 再取り込み阻害作用は clomipramine より強力で，clomipramine のように NA 再取り込み阻害作用を有する活性代謝物を生ずることもなかった。後に主活性代謝物 norzimelidine の主作用は5-HT 再取り込み阻害作用であるが，NA 再取り込み阻害作用のあることが判明し，真の SSRI といえるかどうかが問題となったのである。Carlsson と Corrodi は zimelidine を1971年4月，抗うつ薬として英国，スウェーデン，ベルギーの各国に特許申請を行っている（Belgium Patent no.781,105, March 23, 1972)[18]。

4．悲運の zimelidine

Astra Läkemedel 社は zimelidine の薬理学的プロフィールの検討とともに，最初の臨床試験を Siwers らによって行った[43]。精力的に臨床試験を実施し，desipramine, amitriptyline, maprotiline との比較試験で有効性で対照薬と差がなく，副作用が少ないという優れた成績をあげ，1982年ヨーロッパで Zelmid® として上市された。

ヨーロッパの期待の星，zimelidine は1980年4月16日～18日の3日間，当時の世界の権威を集めて行われたギリシャ Corfu 島での "Recent Advances in the Treatment of Depression" に大きく取りあげられている[8]。Carlsson による合成物語[9]から薬理学的研究，臨床研究，臨床試験のすべてが網羅されており，zimelidine への期待の大きさが現

表1 Zimelidine の open trial 時のタイトルと全治験担当医（村崎ら，1982[29]）

選択的セロトニン再取り込み阻害作用を有する
二環系抗うつ剤 Zimelidine の臨床評価

―― **RDC 分類および Hamilton Rating Scale を**
用いた多施設共同研究――

村崎　光　邦[1]	高　橋　　良[2]	風　祭　　元[3]	森　　温　理[4]
井　上　令　一[5]	岡　崎　祐　士[6]	小　口　　徹[1]	山　角　　駿[1]
吉　本　静　志[2]	広　中　郁　朗[2]	竹　村　道　夫[3]	岡　崎　和　也[3]
笠　原　洋　勇[4]	鈴　木　　守[4]	阿　部　輝　夫[5]	斉　藤　英　二[5]
中　安　信　夫[6]	平　松　謙　一[6]		

1）北里大学医学部精神神経科学教室
2）長崎大学医学部精神神経科学教室
3）帝京大学医学部精神神経科学教室
4）東京慈恵会医科大学精神神経科学教室
5）順天堂大学医学部精神神経科学教室
6）東京大学医学部精神科学教室

われている[1, 14, 15, 25-27, 34, 46]。

また，1999年に出版された Neuroscience Intelligence Unit での第1章で Carlsson は SSRI の発見物語をさらに詳しく述べて，神経精神薬理学と合理的薬物デザインの milestone としている[10]。

5．わが国における zimelidine の臨床試験

わが国では藤沢 Astra 社（1975年出資比率50：50の藤沢薬品工業と Astra 社の合弁会社，現アステラス社）が開発を担当した。Zimelidine の国内の開発は本シリーズの第1回で述べたように[31]，amoxapine の臨床試験の終了した直後のことで，その方式[45]に大いに賛同した藤沢 Astra 社はそっくり同じ方式での臨床試験を依頼してきたのである。異なる点は評価尺度に WHO うつ病評価尺度の代りに Hamilton うつ病評価尺度を用いたことと，amoxapine 開発当時の5大学病院に強い参加意志を示された順天堂大学病院を加えた6大学病院で実施したことである。参考までに zimelidine の open trial に参加した全担当医を表1に示した。

1）Open trial の成績

まず，ヒトでの第I相試験での安全性を確認のうえ，筆者らはうつ病治療における有効性ならびに安全性を open trial として検討した[29]。1979年9月から1980年6月のことである。

対象患者は DSM-Ⅲ の前身である Spitzer ら[44]の Research Diagnostic Criteria（RDC）分類の一次性主要抑うつ病 primary major depressive disorder（PMD）の43名で，amoxapine の場合には WHO の評価尺度を用いたのに対して，ここでは Hamilton のうつ病評価尺度（HAM-D）を用いている。

最終全般改善度では，「中等度改善」以上が52％，「軽度改善」以上が69％とまずまずの高い改善率が得られ，抑うつ気分，罪業感，自殺，仕事と活動，精神運動興奮・抑制，精神的不安などの諸症状に高い改善が認められた。効果発現は速やかで，4日以内が10％，1週以内が55％，2週以内が86％となっている。副作用は口渇18％，便秘8％，尿閉6％などで，抗コリン作用に基づく副作用が従来のTCAに比し少ないのが特徴的であった。以上の結果から，有用性の高い抗うつ薬であるとの期待が高かった。Open trial の成績を少し詳しく書いたのは zimelidine に対する筆者の思い入れが強いことによる。

2）Imipramine との二重盲検比較試験の成績

Open trial で効果と安全性に優れ，速効性を示した zimelidine の成績を確認するために，ほぼ同じ担当医と施設で imipramine を対照とする二重

表2 Zimelidine と imipramine との比較試験における最終評価（平松ら，1983[20]より合成）

1. 最終全般改善度

	著明改善	中等度改善	軽度改善	不変	軽度悪化	中等度悪化	著明悪化	合計	判定不能	改善率（中等度以上）		U検定
										%	χ^2検定	
ZMD	16	19	5	3	0	1	0	44	2	79.5	N.S.	N.S.
IMP	16	15	11	3	1	3	0	49	0	63.3		

2. 概括安全度

	副作用なし	軽症	中等症	重症	合計	副作用なし		U検定
						%	χ^2検定	
ZMD	24	15	5	3	47	51.1	**ZMD>IMP $\chi_0^2=10.988$	**ZMD>IMP $Z_0=3.161$
IMP	7	29	9	4	49	14.3		

3. 有用度

	きわめて有用	有用	やや有用	有用とは思わない	使用にたえない	合計	判定不能	有用率（有用以上）		U検定
								%	χ^2検定	
ZMD	10	22	7	4	2	45	1	71.1	*ZMD>IMP $\chi_0^2=3.896$	*ZMD>IMP $Z_0=2.185$
IMP	5	19	16	4	5	49	0	49.0		

ZMD：zimelidine, IMP：imipramine, *P<0.05, **P<0.01

盲検比較試験が1981年5月から1982年10月にかけて実施された[20]。1日量は zimelidine 200mg（分2）と imipramine 150mg（分3）の fixed schedule を原則としている。本試験の大きな特徴は，amoxapine の臨床試験の場合と同じく，診断分類ならびに HAM-D 評価について試験前および試験期間中に計5回演習を繰り返し，評価者間の信頼性を保ったことである。

4週間での最終評価を一覧表（表2）にしたが，まず最終全般改善度では「中等度改善」以上で79.5%対63.3%と有意差はつかなかったものの数値において zimelidine 群で大いに優れたことは特筆される。後の SSRI の TCA との比較試験で fluvoxamine のみがかろうじて同等性を検証できたのに対して，sertraline，paroxetine ではこれが成らなかったことからして，zimelidine のこの成績は誇るべきものであったと考えている。

安全性に関しては「副作用なし」で zimelidine が有意に優れ，有用性でも「有用」以上で高い有意差を示している。そして，効果発現では有意傾向を示した。

副作用の内訳については自律神経系と抗コリン性が zimelidine 群に有意に低いことが確認されて，ここに open trial での成績が客観的に検証されたのである。

なお，本試験の対象は RDC 診断分類の PMD の基準に合致するものとしているが，PMD かつ Endogenous である比較的均質な群であった。RDC でいう Endogenous とは，DSM-III の melancholia とほぼ一致するが，Spitzer は Endogenous という terminology は心因性あるいは反応性と対立する概念ではなく，身体的治療によく反応する subgroup としている。

過日，当時は若き治験担当医であられた岡崎祐士氏に zimelidine の印象をお聞きしたい，「あの薬はよく効きましたねぇ」という御返事であった。この言葉が全てを物語っているのであった。

3）Zimelidine の撤退に愕然とする

1982年にヨーロッパで上市されて順調な伸びを示し，fluoxetine の抗うつ薬としての開発に躊躇していた Ely Lilly 社を決断させるほどの売上げをあげていた zimelidine に，Guillain-Barré 症候群

が惹起されるとの報告が出始めた。米国ではMerck社が，わが国では藤沢Astra社（現 アステラス社）が開発に乗り出し，それぞれ米国食品医薬品局FDAと厚生省（現 厚生労働省）に申請していた矢先のことである。

当初は20万人に数名のGuillain-Barré症候群の報告があり，その後，スウェーデンで8万人に8名の発生とされ，自然発生率5万人に1名より統計学的に有意に多く，Astra Läkemedel社は市場からの撤退を余儀なくされた[10]。スウェーデンでzimelidineの優れた有効性と安全性を確信して，最も臨床経験も豊富であったJan Wälinderはこの撤退は間違いであると訴えていたが，1985年，Fagiusら[16]の報告で13名の症例が集められ，一般発生頻度の25倍とされて，万事休したのである。

かくして，Merck社も藤沢Astra社も申請を取り下げzimelidineの幕引きとなった。

4）Zimelidineはなぜよく効いたのか

Carlssonらの大発見から見い出された第1号のSSRIとされるzimelidineは国の内外での臨床試験で好成績を収め，1982年Zelmid®として上市されてからも順風満帆であった。筆者の経験でもopen trialでよく効き，imipramineとの比較試験でも堂々の成績を示した。その後のSSRIがTCAとの比較試験で苦労したことを思えば，zimelidineの成績は突出している。その理由について，PawlowskiとMazela[35]の研究で，zimelidineの活性代謝物のnorzimelidineはreserpineやapomorphineによる体温低下を抑制し，TRHによる体温上昇を増強するとの結果から，norzimelidineは弱いながらもNA再取り込み阻害作用を有しているとした。Zimelidine自体にはその作用がない。したがって，zimelidineは主要活性代謝物のnorzimelidineのNA再取り込み阻害作用が加わり薬理学的に上記の作用がみられるとともに臨床的に優れた抗うつ効果を発揮すると結論している。筆者もこの考え方には賛成で，活性代謝物を含めてzimelidineの5-HT再取り込み阻害作用とNA再取り込み阻害作用の比率まではわからないが，30対1の比率を示すvenlafaxineに近いserotonin-noradrenaline reuptake inhibitor（SNRI）の形になるのではないかと思うのである。

1982年華々しく上市され，1983年撤退というのはいかにも残念なことであった。なお，Astra Läkemedel社は後にbenzamide系の非定型抗精神病薬のremoxipride（Roxiam®）を再生不良性貧血のために失うのである[32]。二重の痛手を蒙り，大きなダメージを受けた。それでも踏みとどまれたのは抗潰瘍薬のomeprazoleのbreak throughのおかげであるが，結局は単独で生き残れず，1999年Zeneca社と合併してAstraZeneca社となっている。

6．元祖SSRIはindalpineとの説もあった

1）Indalpineとは何物か

1970年代は多くのSSRIが合成されており，この中にzimelidine, fluoxetine, fluvoxamine, femoxetine（FG-4963），citalopram, paroxetineなどがあり，zimelidineに引き続いて開発されたindalpineがある。

Indalpineは1977年フランスの小さな製薬会社であるPharmuka社でLe FurとUzanによって合成されたという[23,24]。その合成経路は，一連の3-(4-piperidinylalkyl) indoles（図3）の中から最も5-HT再取り込み阻害作用の強いものとしてindalpineが選ばれたとあり[17]，少なくともCarlssonらのセオリーに則っていない化合物にみえる。Pharmuka社はいくつかの薬理学的試験とともに[5,38]，多くの臨床試験を実施しており，Sechterら[40]が簡単にまとめているが，clomipramine, imipramine, maprotilineなどを対照とした多くの比較試験でこれらと同等の臨床的有効性を示し，抗コリン性副作用が少ないとしている。フランスでは1982年に承認され，zimelidineに続いた（Upstène®）。

Indalpineはフランスから米国を除くworldwideに拡がり，市場で抗うつ薬の売り上げで新しい記録を作り，抗うつ薬界の超大型爆弾になったといわれる。Zimelidineとともに抗うつ薬の市場性の低さに開発を見合わせていた企業を刺激する出来事であった。

2）米国でのindalpine

Pharmuka社は，ニューヨーク大学の精神科教授のShopsinら[41]が1976年の昔にtryptophan hy-

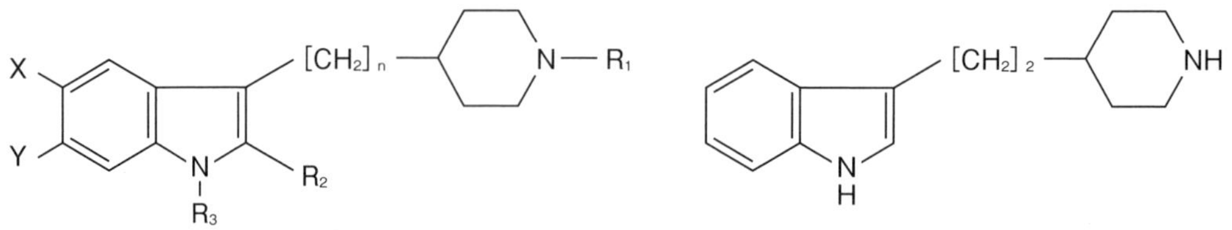

図3　Indalpine への道（Gueremy ら[17]と Le Fur と Uzan[23]から合成）

droxylase の選択的，非可逆的な合成阻害作用を有する parachlorphenylalanine（PCPA）が5名のうつ病患者で MAO 阻害薬の tranylcypromine による改善作用を逆転するとして 5-HT の重要性を主張しているのに目をつけ，米国での indalpine の開発を依頼している。なお，この試験は New York University-Bellevue Hospital Center の Affective Disorder Unit の入院患者で極めて厳密に実施されたものである。

FDA による米国での臨床試験実施許可を得た indalpine は Pharmuka 社の consultant となった Shopsin のチームがまず30名の外来患者での4週間の open study を実施して，1983年に発表している[42]。不適合例を含めた脱落例を除いた22名を対象に詳しい分析を行い，1週目での速効性を得ている。

副作用についても，抗コリン性副作用を示さず，ただしほぼ全例で軽度の悪心，むかつきを示したが，1～2週のうちに消失しており，3名のみで減薬を要している。vital signs や laboratory parameters での異常は認めていない。

こうして，Pharmuka 社は New York に居を構え，indalpine ともう1つの SSRI 候補の viqueline の開発を進めるべく着々と準備を進めていた。ところが，丁度その頃（1983年），zimelidine が Guillain-Barré 症候群のために市場から撤退するという出来事があり，米国での開発のタイミングがわるく，切っ掛けを失っていた。当時フランスは Mitterrand が大統領の時代で，Pharmuka 社は巨大な Rhône-Poulenc 社に吸収されてしまった。こうした中で，Rhône-Poulenc 社は1987年に突如，indalpine を市場から撤退させたのである。何例かの血液学的有害事象が挙げられており，indalpine がトラブルに巻き込まれるのを避けたとも思え

る。

3）Indalpine の市場からの撤退の迷

市場性の低さから SSRI の開発を見合せていた各社に開発への意欲をかきたてた zimelidine と indalpine であるが，ともに市場からの撤退を余儀なくされた。ごく稀な Guillain-Barré 症候群のための撤退は zimelidine の発見者 Carlsson をして長嘆息させたが，indalpine がなぜ，撤退せざるを得なかったか，確たる資料が見つからない。

1985年に発表された Naylor と Martin[33]による mianserin との二重盲検比較試験の中で indalpine 群の32歳の女性が軽度の好中球減少（69.5%から54.5%へ）のために脱落している。また，4週の治験後，継続投与に移行した1例で3ヵ月後にもっと重篤な白血球減少を認めている。これら一過性の白血球減少はウイルス感染などによる可能性があり，この小規模試験では薬剤性のものとは言いきれないとしている。

1970年代ドイツその他のヨーロッパの国々に薬剤監視グループ Pharmacovigillance group が現われ，白血球減少を惹起するとして最初の標的になったともいわれ，Rhône-Poulenc 社の撤退の理由の1つに挙げられている[19]。David Healy をして，indalpine は生まれた時代が悪かったと言わしめている。それともう1つ，2003年第42回 ACNP が San Juan, Puerto Rico で行われたさい，Shopsin は Andrea Tone によるインタビューの中で，良い薬の生まれたタイミングの悪かった例として indalpine と bupropion を挙げている。

Ⅲ．Arvid Carlsson が北里へ来られた

Carlsson の業績はここで紹介するまでもなく，2000年にノーベル医学・生理学賞を受賞されてい

る大偉人である。いわゆるノーベル賞級の発見をいくつも成し遂げており，若くして reserpine の作用機序解明，dopamine（DA）の神経伝達物質としての確定，抗精神病薬の D_2 受容体遮断作用の発見，パーキンソン病の L-DOPA 療法の基本の発見，NA 再取り込み阻害作用を有する抗ヒスタミン薬のハロゲン化による SSRI への道の発見と最初の SSRI である zimelidine の合成など，枚挙にいとまがない。こうした八面六臂の働きの中で1994年に日本国際賞を受賞されている。

日本国際賞とは，日本にノーベル賞並みの賞をとの意図による政府の構想に松下幸之助が寄付をもって答え，公益財団法人国際科学技術財団を設立して1985年から特大の貢献をなした科学技術者に与えられている。年2名が原則であるが，1985年から2018年までに94名が受賞されており，うち10名の受賞者はその後にノーベル賞を受賞されている。賞状，賞牌，賞金5000万円が贈られ，授与式には天皇・皇后，三権の長が出席するという極めて権威の高いものである。

1994年に Carlsson は受賞に際して来日された折に何ヵ所かで講演されており，筆者もその1つに参加を許され，当時開発中であった OPC14597（aripiprazole）の作用機序について質問したことがある。まだ，dopamine partial agonist であることは判っていない時であり，どのようなお答えを頂いたかは憶えていない。その Carlsson が1998年4月25日に開催された第6回『カテコールアミンと神経疾患研究会』の特別講演の講師として招かれ，「Interaction between dopamine and other neurotransmitters in the control of movements」のタイトルでお話しされた。この来日のさい，日程上一日の余裕ができたので日本の精神科施設を1ヵ所見学したいと言われ，北里大学東病院の精神科（精神疾患治療センター）が推薦された。当時，筆者が同センターの長を務めていたことから，その旨のお話しを頂いた時の感激はいかばかりか。1998年4月27日のことである。緊張をもってお迎えし，北里大学の精神科の施設を隈なく見て頂いた。その時に『私が今まで見てきた施設の中でも，最も素晴しいものである』とのお言葉を頂きさらに感激したものである。たとえ，ごく当たりまえのお世辞であるとしても，筆者にとって実にうれしい瞬間であった。というのも，北里の精神疾患治療センターは1986年に設立されたのであるが，設計の段階から精神科のスタッフ全員と設計事務所の設計士とが膝をつき合わせて練りに練って作り上げたもので，当時としては画期的な自慢のセンターであった。129床の病棟と広い体育館を有するデイケアセンターを持ち，1日の外来患者数は平均400名に及んでいた。

当日の夜は，北里大学の精神科のみならず，近隣の精神科施設の先生方に集まって頂き，町田市の千寿閣で Carlsson の特別講演会が開かれたのであった。その時の講演の内容は上記の研究会と同じであったかと思われ，精神科医にはやや難解であったと記憶している。

この来日の2年後に Carlsson はノーベル賞を受賞されたのである。輝かしい業績を持ちながら，極めて柔和で筆者らと親しく接してくださったことを筆者自身はとても誇りとしている。残念ながら，2ショットの写真を始め，その日の記録を留めるものがなく，ここにお見せできないことを悔いている。

Ⅳ．おわりに

当初から抗うつ薬は市場性が低いことから正当な扱いを受けず，あの imipramine でさえ抗精神病薬を目指して，1955年の Kuhn による抗うつ作用の発見にも Geigy 社は耳を傾けなかったほどである。1958年になってようやく抗うつ薬として上市されたが，当時は NA 再取り込み阻害薬が主役であり，現に TCA とその活性代謝物は NA 再取り込み阻害作用が中心で，5-HT 再取り込み阻害薬は clomipramine で初めて脚光を浴びた。それでもその活性代謝物は NA 再取り込み阻害薬であった。

1970年代に入って，かの Carlsson らの大発見により SSRI が合成されて，第一号の zimelidine が優れた効果と安全性から売上げを伸ばし，それに続いた indalpine も抗うつ薬としての記録的売上げを示して SSRI 開発が花開き始めた。Zimelidine と indalpine がともに有害事象で市場から撤退し

たあと fluvoxamine が開発され，長らく様子を見ていた fluoxetine も開発に入り，citalopram, sertraline, paroxetine と続いて，これが空前の SSRI の大 break through となったのである．

本稿では，まず SSRI がどのように誕生し，一足先に活躍してその先鞭をつけた zimelidine と indalpine の貢献度がどれだけ大きいかを知ってもらうために敢えて少し詳しく書いた．

文　献

1) Åberg, A. : Controlled cross-over study of a 5-HT uptake inhibiting and an NA uptake inhibiting antidepressant. Acta Psychiatr. Scand., 63 (Suppl. 290) : 244-255, 1981.
2) Anderson, I.M. : SSRI versus tricyclic antidepressants in depressed inpatients : A meta analysis of efficacy and tolerability. Depress. Anxiety, 7 (Suppl. 1) : 11-17, 1998.
3) Axelrod, J., Whitby, L.G., Hertting, G. : Effect of psychotropic drugs on the uptake of H^3-norepinephrine by tissues. Science, 133 : 383-384, 1961.
4) Axelrod, J., Inscoe, J.K. : The uptake and binding of circulating serotonin in the effect of drugs. J. Pharmacol. Exp. Ther., 141 : 161-165, 1963.
5) Bénavidès, J., Savaki, H.E., Malgouris, C. et al. : Quantative autoradiography of [3H] indalpine binding sites in the rat brain : I. Pharmacological characterization. J. Neurochem., 45 : 514-520, 1985.
6) Carlsson, A., Lindqvist, M. : Effect of chlorpromazine and haloperidol on the formation of 3-methoxytyramine and normetanephrine in mouse brain. Acta Pharmacol. Toxicol., 20 : 140-144, 1963.
7) Carlsson, A. : Structured specificity for inhibition of 14C-5-hydroxytryptamine uptake by cerebral slices. J. Pharm. Pharmacol., 22 : 729-732, 1970.
8) Carlsson, A., Gottfries, C.G., Holmberg, G. et al. : Recent Advances in the Treatment of Depression. Proceedings of an International Symposium. Corfu, Greece, April 16-18, 1980. Acta Psychiatr. Scand., 63 (Suppl. 290) : 1-477, 1981.
9) Carlsson, A. : Some current problems related to the mode of action of antidepressant drugs. Acta Psychiatr. Scand., 63 (Suppl. 290) : 63-66, 1981.
10) Carlsson, A. : The discovery of the SSRIs ; A milestone in neuropsychopharmacology and rational drug design. In : Neuroscience Intelligence Unit 6, Selective Serotonin Reuptake Inhibitors (SSRIs). Past, Present, Future. (ed. by Stanford, J.C.) pp.1-8, R.G. Landes Company, Texas, 1999.
11) Coppen, A. : Indoleamines and affective disorders. J. Psychiatr. Res., 9 (3) : 163-171, 1972.
12) Danish University Antidepressant Group (DUAG) : Citalopram : clinical effect profile in comparison with clomipramine. A controlled multicenter study. Psychopharmacology, 90 : 131-138, 1986.
13) Danish University Antidepressant Group (DUAG) : Paroxetine : a selective serotonin reuptake inhibitor showing better tolerance, but weaker antidepressant effect than clomipramine in a controlled multicenter study. J. Affect. Disord., 18 (4) : 289-299, 1990.
14) Dehlin, O., Björnsson, G. and Lundström, J. : Zimelindine to geriatric patients : A pharmacokinetic and clinical study. Acta Psychiatr. Scand., 63 (Suppl. 290) : 410-424, 1981.
15) d'Elia, G., Hällström, T., Nyström, C. et al. : Zimelidine vs maprotiline in depressed outpatients. A preliminary report. Acta Psychiatr. Scand., 63 (Suppl. 290) : 225-235, 1981.
16) Fagius, J., Osterman, P.O., Sidén, A. et al. : Guillain-Barré syndrome following zimelidine treatment. N. Neural. Neurosurg. Psychiatry, 48 : 65-69, 1985.
17) Gueremy, C., Audiau, F., Champseix, A. et al. : 3-(4-piperidinylalkyl) indoles, selective inhibitors of neural 5-hydroxytryptamine uptake. J. Med. Chem., 23 : 1306-1310, 1980.
18) Healy, D. : Anti-Depressant Era. 抗うつ薬の時代—うつ病治療薬の光と影（林　建郎，田島　治　訳）．星和書店，東京，2004.
19) Healy, D. : Let Them Eat Prozac. 抗うつ薬の功罪—SSRI 論争と訴訟（田島　治　監修，谷垣暁美　訳）．みすず書房，東京，2005.
20) 平松謙一，高橋　良，森　温理　他：多施設協同二重盲検法による zimelidine と imipramine のうつ病に対する臨床的有用性の比較．精神医学，25：1341-1350，1983.
21) Kielholz, P. : Gegenwartiger Sand und Zukurftige Möglichkeiten der pharmakologischen De-

pressions-behandlung. Nervenarzt, 34 : 181-183, 1963.
22) Kline, N.S., Simpson, G., Brodie, B.B. : The clinical application of desmethylimipramine : a new type of antidepressant drug. Int. J. Neuropharmacol., 1 : 55-60, 1962.
23) Le Fur, G., Uzan, A. : Effects of 4-(3-indolyl-alkyl) piperidine derivatives on uptake and release of noradrenaline, dopamine and 5-hydroxytryptamine in rat brain synaptosomes, rat heart and human blood platelets. Biochem. Pharmacol., 26 : 497-503, 1977.
24) Le Fur, G., Amouroux, J., Roquet, F. et al. : Comparative distribution of two antidepressant drugs (imipramine and indalpine) in the rat as determined by analog computer simulation. Eur. J. Drug Metab. Pharmacokinet., 4 : 9-14, 1979.
25) Loudon J.B., Tiplady, B., Ashcroft, G.W. et al. : Zimelidine and amitriptyline in the treatment of depressive illness in general practice. Acta Psychiatr. Scand., 63 (Suppl. 290) : 454-463, 1981.
26) Montgomery, S.A., Rani., S.J., McAuley, R. et al. : The antidepressant efficacy of zimelidine and maprotiline. Acta Psychiatr. Scand., 63 (Suppl. 290) : 219-224, 1981.
27) Montgomery, S.A., McAuley, R., Rani, S.J. et al. : A double blind comparison of zimelidine and amitriptyline in endogenous depression. Acta Psychiatr. Scand., 63 (Suppl. 290) : 314-327, 1981.
28) 森 温理：三環系抗うつ薬の発見．精神科・治療の発見（大原健士郎，渡辺昌祐 編），pp.156-173，星和書店，東京，1988．
29) 村崎光邦，高橋 良，風祭 元 他：選択的セロトニン再取り込み阻害作用を有する二環系抗うつ剤 Zimelidine の臨床評価― RDC 分類および Hamilton Rating Scale を用いた多施設共同研究．臨床精神医学，11：1175-1187, 1982．
30) 村崎光邦：Imipramine から50年―わが国における抗うつ薬開発の歴史的展開．臨床精神薬理，13：1831-1846, 2010．
31) 村崎光邦：Amoxapine 開発に触発された臨床試験への目覚め．臨床精神薬理，14：1349-1360, 2011．
32) 村崎光邦：わが国で陽の目を見なかった3つの benzamide 系抗精神病薬．臨床精神薬理，15：849-864, 2012．
33) Naylor, G.J., Martin, B. : A double-blind out-patient trial of indalpine vs mianserin. Br. J. Psychiatry, 147 : 306-309, 1985.
34) Ögren, S.O., Ross, S.B., Hall, H. et al. : The pharmacology of zimelidine : A 5-HT selective reuptake inhibitor. Acta Psychiatr. Scand., 63 (Suppl. 290) : 127-151, 1981.
35) Pawlowski, L., Mazela, H. : Norzimelidine, a metabolite of a highly selective 5-hydroxytryptamine uptake inhibitor, can inhibit the uptake of noradrenaline in vivo. J. Pharm. Pharmacol., 36 : 855-858, 1984.
36) Pletscher, A., Shore, P.A., Brodie, B.B. : Serotonin release as a possible mechanism of reserpine action. Science, 122 : 374-375, 1955.
37) Ross, S.B., Renyi, A.L. : Tricyclic antidepressant agents. II Effect of oral administration on the uptake of ^{3}H-noradrenaline and 14-C-5-hydroxytryptamine in slices of the midbrain-hypothalamus region of tha rat. Acta Pharmacol. Toxicol., 36 (Suppl. 5) : 395-408, 1975.
38) Savaki, H., Malgouris, C., Bénavidès, J. et al. : Quantative autoradiography of [3H] indalpine binding sites in the rat brain : II. Regional distribution. J. Neurochem., 45 : 521-526, 1985.
39) Schildkraut, J.J. : The catecholamine hypothesis of affective disorders. A review of supporting evidence. Am. J. Psychiatry, 122 : 509-522, 1965.
40) Sechter, D., Poirier, M.F., Loo, H. : Clinical studies with indalpine : a critical review. Clin. Neuropharmacol., 7 (Suppl. 1) : S468, 1984.
41) Shopsin, B., Friedman, E., Gershon, S. : Parachlorophenylalanine reversal of tranylcypromine effects in depressed patients. Arch. Gen. Psychiatry, 33 : 811-819, 1976.
42) Shopsin, B., Lefebvre, C., Maulet, C. : Indalpine (LM-5008). An open study in depressed outpatients. Curr. Ther. Res., 34 : 239-252, 1983.
43) Siwers, B., Ringberger, V.A., Tuck, J.R. et al. : Initial clinical trial based on biochemical methodology of zimelidine (a serotonin uptake inhibitor) in depressed patients. Clin. Pharmacol. Ther., 21 : 194-200, 1977.
44) Spitzer, R.L., Endicott, J.E. and Robins, E. : Research Diagnostic Criteria (RDC) for a Selected Group of Functional Disorders. 3rd ed. New York State Psychiatric Institute, Biometric Research, New York, 1977.
45) 高橋 良，佐久間昭，原 俊夫 他：二重盲検法による Amoxapine と Imipramine のうつ病に対する効果比較― WHO うつ病標準評価スケ

ジュールを用いた多施設共同研究. 臨床精神医学, 6 : 845-861, 1977.

46) Watson, J.M. and Tiplady, B. : Zimelidine : Comparison of different dosage regimes in general practice. Acta Psychiatr. Scand., 63 (Suppl. 290) : 464-470, 1981.

47) Zeller, A., Barsky, J., Fouts, J.R. et al. : Influence of isoniconitic acid hydrazide (INH) and 1-isonicotinyl-2-isopropyl hydrazide (IIH) on bacterial and mamalian enzymes. Experientia, 8 : 349-350, 1952.

SSRIの開発物語

——その2　見事に生き残りに成功し，わが国で花開かせた
世界初のSSRI，fluvoxamineの開発物語——

I．はじめに

Carlssonの大発見によって最初に合成されたzimelidineが予想以上の売上げを伸ばし，続いたindalpineも抗うつ薬の記録を作ったといわれる[39]。こうした中で，多くの企業がSSRIの合成に参入し，indalpineの合成の経緯を書いたGueremyら[16]によると，1980年当時，多くのSSRIの候補化合物が紹介されており，その中にfluoxetine, fluvoxamine, femoxetine, paroxetineの名があがっている。

すでに合成されていたcitalopramを含めると，1981年に合成されたsertralineと1997年に開発されたescitalopramを除くすべてのSSRIが紹介されていることになる。

筆者らにとって抗うつ薬の臨床的意義は極めて大きく，2013年の現在では価値感が大きく変動したとはいえ，当時は，合成から開発までのtimelagの長さから判断して製薬企業からみていかに市場性が低く，開発の対象になりにくかったかが理解される。

今から思えば，imipramineを合成したGeigy社（現Novartis Pharma社）が1955年のKuhnの抗うつ作用の発見にもかかわらず，抗うつ薬としての発売が1958年にずれ込んだ理由もより正しく理解されよう[38]。

いずれにしても，わが国へ持ち込まれたSSRIはzimelidine, paroxetine, fluvoxamineの順序であるが，fluvoxamineが経営陣の意向に反しながら最初にうつ病と強迫性障害の治療薬として開発され，生き残りに成功した世界初のSSRIとなったのである。

本稿では，まずfluvoxamineの開発物語を筆者の知りえる範囲で書いていきたい。

II．Fluvoxamineの合成

David Healy[20]の書によると，fluvoxamineはベルギーのDuphar社の研究所でHendrik WelleとVolkert Classensによって第一世代の抗ヒスタミン薬tripelennamineをもとに1973年に合成されたとある。Fluvoxamineの化学構造はtripelennamineのハロゲン化によると考えられ，Arvid Carlssonの大発見の原則のもとに合成されたことになる（図1）。

1977年Claassen（David Healyの書にあるVolkert Classensと同一人物と思える）ら[8]はaralkylketonesの一連の2-aminoethyl-oximethersにはnoradrenaline（NA）とserotonin（5-HT）の再取り込み阻害作用を様々な程度に取り込み阻害作用を示す化合物が並んでおり，NA再取り込みか，

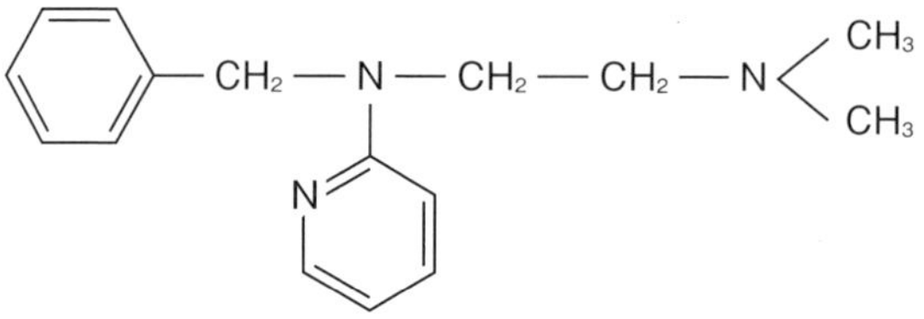

図1　Tripelennamine と fluvoxamine の化学構造

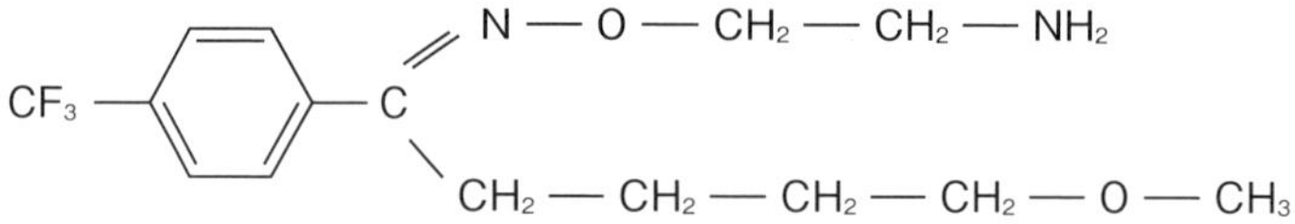

5-HT 再取り込みかは，その化合物の構造特異性があるとし，その中で最も 5-HT 取り込み阻害作用の強い fluvoxamine が取り出されている。

この論文の中に 5-HT の再取り込み阻害作用を調べるのに当時すでに2つの方法が見い出されていることがわかる。Carlsson ら[7]による synaptosome への取り込み阻害をみる方法と，Todrick と Tait[50] によって発見された血小板の 5-HT 受容体を用いるモデルであり，三級アミンは脱メチル化された二級アミンの代謝物よりも強い取り込み阻害作用を示すとして，Carlsson らのデータと一致した所見を示している。

Claassen[9]は，fluvoxamine が上市された1983年のレビューで，fluvoxamine の薬理および薬物動態を概要し，5-HT 取り込み阻害作用の他剤との比較をしている（表1）。興味深いのは三環系抗うつ薬（TCA）の他に当時上市されていた zimelidine と未発表の fluoxetine と femoxetine が研究対象に取り上げられていることである。さらに，Benfield と Ward[5]のレビューで脳内各種受容体への結合親和性の表2で，fluvoxamine は親和性を示さないのに対して，TCA はいずれも $5\text{-}HT_2$ 受容体に高い親和性を示すことがここで明らかにされているのは注目すべきことである[17,21,23]。

なお fluvoxamine を初め，SSRI はムスカリン受容体に親和性を示していない。また，NA 再取り込み阻害作用，抗コリン作用，quinizine 様作用な

表1　In vitro でのラット脳シナプトソームによる monoamine 取り込み阻害作用（Claassen, 1983[9]）

Compound	pI$_{50}$-value		
	5-HT	NA	DA
Fluvoxamine	6.5	4.4	4.3
Chlorimipramine	6.1	5.4	4.8
Imipramine	5.8	6.2	4.5
Amitriptyline	5.5	5.7	4.4
Desmethyl imipramine	4.9	7.0	4.4
Nortriptyline	5.0	6.5	4.7
Fluoxetine	5.9	4.8	4.5
Femoxetine	5.7	5.0	4.4
Zimelidine	5.1	4.3	4.1

[^{3}H] 標識モノアミンの取り込みはラット大脳（5-HT），視床下部（NA）および線条体（DA）のシナプトソーム懸濁液中で測定した。結果は pI$_{50}$ 値（アミン取り込みを50%阻害するモル濃度の負の対数）で示す。

どの一連の薬理学的性質によるとされている心毒性のないことも Claassen は示している。さらに，薬物動態および代謝についても述べて，fluvoxamine の必要にして十分な薬理学的プロフィールを自ら書いている。

後に多くの fluvoxamine の薬理学的試験[6,12,22,51]や強迫性障害のモデルとされるガラス玉覆い隠し試験[24]などが行われているが，Claassen がいかに fluvoxamine のことをよく理解しているかが明らかである。

表2　8つの抗うつ薬が in vitro での放射性リガンドの脳内各種受容体への結合を50％抑制するのに必要な濃度（IC$_{50}$）を比較した資料[a]（Claassen 1983[9], Hall ら 1984[17], Heel ら 1982[21], Hyttel と Larsen 1985[23]の報告から Benfield と Ward 1986[5]合成）

	Receptor/ligand							
	a_1	a_2	β	dopamine$_2$	histamine$_1$	serotonin$_1$	serotonin$_2$	muscarine
	WB4101 or prazosin	clonidine or PAC	DHA	spiroperidol	mepyramine	serotonin	spiroperidol	QNB
Amitriptyline	++	+	−	+	+++	+++	++	+++
Citalopram	+	−	−	−	+	−	+	−
Clomipramine	+++	−	−	++	++	−	++	++
Desipramine	++	−	−	+	++	−	++	++
Fluoxetine	−	−	−	−	−	−	+	+
Fluvoxamine	+	−	−	−	−	−	−	−
Trazodone	+++	++	−	+	+	++	+++	−
Zimelidine	+	+	−	−	−	−	+	−

[a] IC$_{50}$ 値の範囲の表現：− indicates ＞10 μmol/L；+ indicates 1 to 10 μmol/L；++ indicates 0.1 to 1 μmol/L；+++ indicates ＜0.1 μmol/L.
略語：DHA = dihydroalprenolol；PAC = p-aminoclonidine；QNB = 3-quinuclidinyl benzilate.

表3　Fluvoxamine（F）と imipramine（I）および placebo の二重盲検比較試験の要約（Benfield と Ward, 1986[5]から省略，一部抜き出し）

報告者	症例数（完了例）	評価尺度	結果 全体的効果	結果 副作用	備考
Amin ら（1984）[1] Duphar 社 deta on file	351名，入院，外来，大うつ病	HRS, CGI, SGL-90, BPRS, NOSIE ZRS, DOTES	F≈I＞P	めまい/失神，口渇，発汗，振戦，F＜I 悪心，頭痛，食欲低下，F＞I	多施設協同，北米では6週まで
Dominguez ら[11]（1985）	56名，外来，中等度-重症一次性うつ病	HRS, CGI, SCL-90	F≈I≈P	口渇，眠気，F＜I	全体に placebo 反応率が高い
Itil ら（1983）[27]	34名，外来，一次性大うつ病	HRS, CGI, SCL-90, BDI, PMS	F≈I＞P	抗コリン性副作用，F＜I	BDI と PMS によると I がわずかに F に優れる
Norton ら（1984）[46]	83名，外来，大うつ病	HRS, CGI, SCL-90, BPRS, DOTES, TWIS	F≈I≈P	めまい/失神，血管拡張，口渇，発汗，F＜I 食欲低下，悪心/嘔吐，下痢，F＞I	全体に薬効は弱い

III．米国ではなぜ抗うつ薬としての承認が下りなかったのか

Solvay 社は1986年，ちょうど fluoxetine などの抗うつ薬としての開発が最盛りであった頃，米国への開発拠点として Reid-Rowell 社（ジョージア州 Marietta）を買収している。ここで，多くの臨床試験を実施しており，用量反応試験1本，imipramine および placebo との3群比較試験5本の計6試験を実施した。しかし，imipramine と同程度の有効性を示し，かつ，placebo に勝った試験は5試験中2試験に留まった。

Benfield と Ward[5]のレビューによると（表3），

Itilら[27]の再試験ではfluvoxamineとimipramineは同等の効果を示してHamiltonうつ病評価尺度（HAM-D）とCGI（Clinical Global Impression）でplaceboに有意差を示し，Aminら[1]の報告でもfluvoxamine≈imipramine＞placeboとなって，少なくともこの2本は成功した。

一方，Nortonら[46]の試験では，fluvoxamine, imipramineとも予期したものより低い効果にとどまり，3群間に差が出せず，Itilらの最初の試験でも同様で，不成功に終っている。

Dominguezら[11]の試験では，placebo反応率が50％と高く，3者間に有意差が出せていない。

Solvay社が十分と判断して提出した資料に対して，FDA（米国食品医薬品局）はfluvoxamineとimipramineに同等の有効性が認められても，imipramineとplaceboの間に有意差が出せていない試験の評価について，positiveとは認めず，fluvoxamineの抗うつ薬としての承認は得られなかった。

この状況がはっきりしたのは1990年代半ばのことであり，fluvoxamineはすでに特許も満了の時期を迎えており，米国での抗うつ薬としての承認を得る目的でのさらなる開発の継続をSolvay社は断念したのである。Solvay社の無念のほどが思いやられる。

米国での抗うつ薬としての承認が得られなかったことは，SSRI御三家としてのfluoxetine, sertraline, paroxetineの仲間入りができず，ヨーロッパでの1983年の承認という歴史を持って生き抜いてきたfluvoxamineは抗うつ薬の世界では後塵を拝することとなったのである。

一方，米国では強迫性障害にはclomipramineがその優れた効果から，1992年その適応症を獲得していたのであるが[28]，fluvoxamineも米国で2本のplacebo対照試験[13,15]と，desipramineとの比較試験[14]を実施して，この成績は十分であると認められて，SSRIとしては初の強迫性障害の適応を得た。1994年のことで，これをもって米国での臨床試験を終えたのである。なお，その後，fluoxetine, sertraline, paroxetineも強迫性障害の適応を得ている。

Ⅳ．わが国でのfluvoxamineの開発

1．明治製菓がfluvoxamineの導入を決定するまでの経緯

1983年，ヨーロッパでスイスを端緒として各国で承認され，zimelidineとindalpineが先行のSSRIとして脚光を浴びていた時代に参入し，前2者が有害事象で挫折していった中，生き残りに成功していた。ヨーロッパでfluvoxamineの開発を担当したDuphar社を1990年買収したSolvay社は米国ではReid-Rowell社を買収して開発の拠点としたのに対して，わが国では明治製菓（現Meiji Seikaファルマ）に白羽の矢を立てた。当時，明治製菓はフランスのClin-Midy研究所（現Sanofi-Aventis France）のDemarneとHarriotによって合成された新規のbenzodiazepine（BZ）系抗不安薬clorazepate（Mendon®）に続いたloflazepate（Meilax®）を導入してその承認の目途がたっていた頃である。筆者はこのloflazepateの開発に深く関わり，最後のdiazepamとの比較試験[30]とplacebo対照比較試験[34]をホテルに缶詰め状態となって一字一句書いた記憶が鮮明に残っている。

もともと，明治製菓はEli Lilly社のfluoxetineの開発を意図したと伝えられるが，日本では開発しないとのEli Lilly社の返事に，その前から話が来ていたfluvoxamineの導入に踏みきった。1988年から89年の頃で，Solvay社は明治製菓との間に51対49の出資のソルベイ明治薬品を立ち上げfluvoxamineの開発に入ることになった。出資比率51対49の合弁会社を作ったという意味は製品化された際の市場の半分はSolvay社が，あとの半分は明治製菓が獲るということで，Solvay社は後にfluvoxamineの販売権を藤沢薬品（現アステラス製薬）に渡している。当時としては明治製菓は市場の半分で可とし，したがって，有利な契約がとれたと聞いている。明治製菓はfluvoxamineを抗うつ薬としてではなく，脳代謝賦活薬なり，認知症の治療薬にとの意見が上層部に強かった。現に，1990年早々に同じヨーロッパのLundbeck社のSSRI, citalopramをゼリア新薬は持続性脳機能・精神症状改善薬としての開発に入ってい

表4 Fluvoxamine 第Ⅰ相試験のスケジュール(石郷岡ら,1993[26])

step		用量レベル (用量×回数)	被験者数		間隔
			fluvoxamine	Placebo	
1	単回投与	25mg×1	6	2	4週
2		50mg×1	6	2	
3		100mg×1	6	2	4週
4		200mg×1	6	2	
5	反復投与	75mg×6	5	2	8週

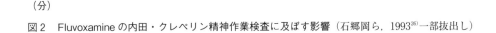

図2 Fluvoxamine の内田・クレペリン精神作業検査に及ぼす影響(石郷岡ら,1993[26]一部抜出し)

た[47]。すべては市場性の問題でSSRIの抗うつ薬への魅力はまだまだ乏しかったのである。

当時のfluvoxamineの開発の責任担当者はSSRIを抗うつ薬として開発することの意義と強迫性障害への適応を一緒にとることの意義を主張して首脳陣を説得して見事に成功したという逸話が残っている。後に1999年厚生労働省からうつ病と強迫性障害の承認を得たのち,ソルベイ明治薬品は予定通り10年で解消しているが,fluvoxamineは日本初のSSRIとして日本でのうつ病治療や強迫性障害,後には社交不安障害の適用をも取得して,全体で150億円という抗うつ薬の市場性の低さの定評を覆して,精神科薬物療法の世界で大きな貢献を果たしていったのである。

V. わが国における fluvoxamine の臨床試験の意義

1. 北里大学東病院での第Ⅰ相試験

次回以降に詳しく述べる paroxetine の第Ⅰ相試

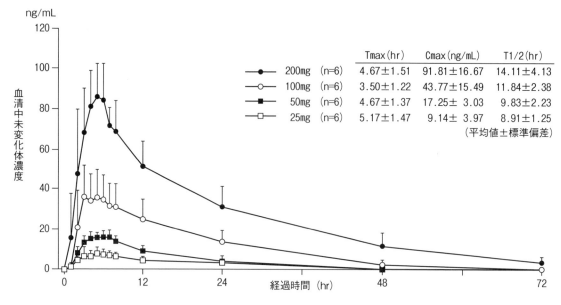

図3 Fluvoxamine の第Ⅰ相試験における薬物動態（石郷岡ら, 1993[26]）

験が1985年北里大学病院で実施されて一時棚上げされている間に，北里大学は東病院を1986年に開設し，臨床薬理試験部として第Ⅰ相試験専用病棟を作った。そして，fluvoxamine の第Ⅰ相試験は1990年1月から5月にかけて，表4のようなスケジュールで行われた。石郷岡ら[26]の報告に詳しいが，ごく一部を抜き出すと，単回投与 100mg で健常被験者全員に眠気，嘔気，脱力感，ふらつきがみられ，200mg では全員にさらにこれらが強く，自覚症状の種類もふえている。75mg の6日間の反復投与では100mg 単回投与時より頻度が少なく，症状の程度もすべて軽度であった。バイタルサインや血液・血液生化学的検査，尿検査，心電図などに異常を認めなかった。

最も興味があったのは，精神運動機能に及ぼす影響で，とくに内田・クレペリン検査であり，平均作業量および期待平均作業量について図2に示した。明らかに服用前に比べて fluvoxamine 75 mg の反復投与は平均作業量の低下をきたし，とくに後半15分の成績にパターンの乱れが認められている。

薬物動態学的検査では（図3），半減期は9～14時間で投与量の増加に伴い，やや延長する傾向を認めているが，これらの成績は海外でのSSRIのそれとよく一致している。

以上の成績から，初期投与量は 50mg/日（分2）程度とし，以降，投与量を漸増するのが，とくに嘔気などの副作用を避けるのに妥当と考えられた。

2．うつ病を対象とした試験
1）精神科領域

まず，前期第Ⅱ相試験が満を持して1990年9月に始められた[35]。森 温理総括医師のもと，50mg/日（分2）から 300mg/日までの fixed-flexible 法による6週間の試験で，最終全般改善度の「中等度改善」以上で54.9％とまずまずの成績をあげ，副作用発現率は39.7％で，悪心14件，口渇7件，眠気4件，便秘4件と消化器症状が中心であったが，抗コリン作用性副作用が少なく，消化器症状も投与中に軽快・消失することが判明して胸をなでおろした。実は，第Ⅰ相試験で嘔気が出るのが治療上の問題になるのではと，強く危惧していたからである。投与量は 50～200mg の範囲内で十分であることがわかった。これで，勇躍，imipramine を対照とした用量反応試験に進めた[36]。1992年1月のことである。

同じく森 温理総括医師のもと，fluvoxamine 低

表5 Fluvoxamineのうつ病・うつ状態に対する後期第Ⅱ相試験における最終全般改善度（追加解析分）（村崎ら，1998[36]）

薬剤	著明改善	中等度改善	軽度改善	不変	やや悪化	悪化	重篤に悪化	合計	Tukey多重比較検定	改善度（％）（「中等度改善」以上）
L群	13	9	9	2	3	0	0	36	N.S.	61.1
H群	9	8	7	5	1	4	0	34	N.S.	50.0
I群	8	13	6	4	3	2	0	36	N.S.	58.3

注）：検定結果は上から順にL群 vs H群，L群 vs I群，H群 vs I群で表示　　N.S.：not significant
L群：低用量群：50mg/日から開始して75～100mg/日まで増量可
H群：高用量群：100mg/日から開始して，150～200mg/日まで増量可
I群：imipramine群：75mg/日から開始して，100～150mg/日増量可

表6 Amitriptyline（A群）を対照薬とするfluvoxamine（F群）の二重盲検比較試験での最終全般改善度（村崎ら，1998[37]）

薬剤	著明改善	中等度改善	軽度改善	不変	やや悪化	悪化	重篤に悪化	判定不能	合計	改善率（％）「中等度改善」以上 判定不能例を除く	判定不能例を含む	同等性の検定
F群	29 (27.9)	28 (26.9) (73.1)	19 (18.3)	13 (12.5)	8 (7.7)	7 (6.7) (14.4)	0 (0)	1	105	54.8	54.3	判定不能例を除く p=0.0498 (90％信頼区間：-9.99～12.33)
A群	34 (30.9)	25 (22.7) (72.7)	21 (19.1)	21 (19.1)	7 (6.4)	2 (1.8) (8.2)	0 (0)	3	113	53.6	52.2	判定不能例を含む p=0.0365 (90％信頼区間：-9.00～13.15)

（ ）：％

用量群（50mg/日から開始して75～100mg/日まで増量可），高用量群（100mg/日から開始して150～200mg/日まで増量可），imipramine群（75mg/日から開始して，100～150mg/日増量可）の3群比較の4週間の用量反応試験を実施した。ここでは，総症例172例のうちHamiltonうつ病評価尺度（HAM-D17項目）の合計点が16点未満と投与期間1週間未満の症例を除いた解析結果を表5に示した。低用量群が「中等度改善」以上で61.1％と最も高く，imipramineと同等の成績を示し，安全性でもfluvoxamine群はimipramine群に比して悪心・眠気が多く，口渇と排尿障害が少ないというそれぞれの特徴が示された。なお，fluvoxamineの用量は50～150mg/日が適当であることが明らかとなった。

こうして，精神科領域でのpivotal studyとしてamitriptylineを対照薬とする6週間の二重盲検比較試験へと駒を進めた。1993年6月のことである。同じく森 温理総括医師のもと，総症例数235例で，両群とも50mg分2から開始して150mg分を最高用量とするfixed-flexible法にて行った[37]。最終全般改善度では，「中等度改善」以上が54.3％対52.2％で，有意差はないものの，fluvoxamineのamitriptylineに対する同等性が検証されたのである（表6）。次回以降に述べるように，paroxetineもsertralineもamitriptylineとの同等性検証に成功しておらず，fluvoxamineのこの成績は，かなりきわどいものではあったが，偉業を達成したといってよい。

副作用では，fluvoxamine群117件（50.6％），

表7 Fluvoxamine と trazodone の二重盲検比較試験における最終全般改善度（並木ら，1996[45]）

薬剤	著明改善	中等度改善	軽度改善	不変	悪化	合計	改善率[1]（％）	同等性の検定	U検定
F群	32	26	13	15	6	92	63.0	p＝0.047 (−9.80〜13.12)[2]	z＝0.381
T群	30	32	19	13	7	101	61.4		p＝0.703

F：fluvoxamine, T：trazodone
1)：「中等度改善」以上
2)：90％信頼区間

amitriptyline 群136件（57.5％）に認められ，抗コリン作用および抗 α_1 作用によると考えられる口渇およびめまい・ふらつき・たちくらみは少ない一方で，嘔気・悪心は多いというこれまでの試験と同じプロフィールを示した。以上の成績から，fluvoxamine は amitriptyline と同等の抗うつ効果を示し，安全性に優れていると結論されたのである。

なお，29例を対象とした24週間の長期投与試験[48]でも，「中等度改善」以上の改善率は週ごとに上昇することが明らかにされ，安全性の高さも実証されている。

2）内科領域

内科領域でも前期第Ⅱ相試験で高い改善率が得られ[44]，続いて内科領域の pivotal study として trazodone を対照薬とする fluvoxamine 50〜100〜150mg/日に対して trazodone 75〜150〜225mg/日の用量比での二重盲検比較試験が行われている（表7）[45]。「中等度改善」以上で63.0％対61.4％となり同等性が検証されている。概括安全度，有用度とも差がなく，fluvoxamine は trazodone と同等もしくは同程度の有効性，安全性および有用度を有することが証明されたのである。

3）まとめ

この当時の新規抗うつ薬の臨床試験の pivotal study として，精神科領域では TCA の amitriptyline を対照とする比較試験と，内科・心療内科領域では trazodone を対照とする比較試験の2本が組まれている。周知の如く，amitriptyline は TCA の中で最もバランスのとれた serotonin（5-HT）再取り込み阻害作用と noradrenaline（NA）再取り込み阻害作用を併せ持つ dual action を示し，5-HT_{2A} 受容体拮抗作用をも有する強敵中の強敵なのである。もし，amitriptyline に強い muscarin M_1 受容体や histamin H_1 受容体への拮抗作用がなければ，無敵の抗うつ薬になった筈である。後に sertraline も paroxetine も amitriptyline に苦汁を飲まされることになっただけに，fluvoxamine の同等性検証の成功は特筆される。筆者は第Ⅱ相試験の前期・後期および第Ⅲ相試験の報告を書くに当って，得意のホテルでの缶詰め状態下で，開発担当の方々と一字一句吟味しながら検討したという思い出がある。

なお，1999年の承認に際して，後期第Ⅱ相試験のさいの fluvoxamine と imipramine との間の抗コリン性副作用と心血管系の有害事象の差をより明確にすべく，追加試験の宿題が出されたが，これもきれいに解決している[2]。

3．強迫性障害を対象とした試験

強迫性障害（obssessive compulsive disorder：OCD）は重症かつ難治性の慢性精神障害であるが，1980年代の後半，5-HT の再取り込み阻害作用を有する抗うつ薬が有効であるとの報告があり，1991年 FDA が clomipramine にその適応を認めている[28]。SSRI にも有効性が報告され，2本の placebo 対照比較試験[13,15]に成功した fluvoxamine は desipramine との比較試験にも成功して[14]，1994年に FDA の承認を得ている。

わが国でも工藤義雄総括医師のもとに fluvoxamine の臨床試験が行われた。筆者も後期第Ⅱ相試験では中央委員の一人として参加した。中央委員会は大阪で開かれることが多く，午後から大阪へ行き，最終の新幹線で東京へ帰るのが常であった。

前期第Ⅱ相試験では中嶋ら[40]によって信頼性と

表8 強迫性障害を対象としたfluvoxamineのplacebo 対照比較試験（中嶋ら，1998[43]）

投与群		著明改善	中等度改善	軽度改善	不変	やや悪化	悪化	重篤に悪化	合計	検定結果 Tukeyの多重比較検定 比較する2群	順序カテゴリーの多重比較検定
H	N (%) 〔累積%〕	4 (14.8) 〔14.8〕	10 (37.0) 〔51.9〕	7 (25.9) 〔77.8〕	3 (11.1)	2 (7.4)	0 (0.0)	1 (3.7)	27 (100)	H-P	*
L	N (%) 〔累積%〕	4 (12.1) 〔12.1〕	13 (39.4) 〔51.5〕	9 (27.3) 〔78.8〕	6 (18.2)	0 (0.0)	1 (3.0)	0 (0.0)	33 (100)	L-P	*
P	N (%) 〔累積%〕	0 (0.0) 〔0.0〕	6 (18.2) 〔18.2〕	6 (18.2) 〔36.4〕	9 (27.3)	5 (15.2)	7 (21.2)	0 (0.0)	33 (100)	H-L	N.S.

N.S.：有意差なし（p≧0.05），＊：p＜0.05
H：高用量群：100mg／日から開始して150〜300mg／日まで増量可
L：低用量群：50mg／日から開始して75〜100mg／日まで増量可
P：placebo群

妥当性が検証されたYale Brown Obssessive Compulsive Scale 日本語版（JY-BOCS）により，標的症状が明確で，中等症以上の50名が対象とされた[42]。50〜300mgの8週間のオープン試験の成績は「中等度改善」以上で45％の高い改善率が認められ，Y-BOCSでも2週間から有意の改善がみられた。副作用は悪心，眠気，倦怠感が主なもので，抗コリン作用様の副作用はTCAに比して明らかに少なかった。用量的には50〜150mg／日が妥当とされた。

そこで，この成績を客観的に評価するために，placebo対照比較試験として後期第Ⅱ相試験が行われ[43]，表8にみるように93名で用量固定による漸増法で8週間の試験であった。最終全般改善度では「中等度改善」以上で高用量群51.9％，低用量群51.5％，placebo群18.2％となり，実薬2群間に差がなく，ともにplaceboより有意に優れる結果を示した。概括安全度で3群間に有意差はなかったが，嘔気などの消化器症状は高用量群が多く，OCDに対する通常用量は50〜150mg／日が望ましいと結論されている。

また，24週間以上の長期投与試験に進んだ29例での検討でも，JY-BOCSスコアは有意に減少し，効果の持続と安全性が確認されている[41]。

OCDに対するfluvoxamineの臨床試験では，まず，JY-BOCSの信頼性・妥当性が得られたことと，わが国初のpivotal studyのplacebo対照試験に成功したことに大きな意義がある。

4．社交不安障害に対する臨床試験

1990年代中頃，DSM-Ⅳによる社会不安障害（Social anxiety disorder：SAD）は社交不安障害と訳するのが適当とされて今ではそれに統一されているが，もともと社会恐怖，対人恐怖などとの異同が論じられて決着をみていない。従来，SADにはMAO阻害薬[29]やBZ系抗不安薬，とくにclonazepam[10]に治療評価が高いことから臨床的に応用されていたが，TCAについてはエビデンスが認められていなかった。ここでは，DSM-ⅣのSADとしてfluvoxamineの適応症拡大の臨床試験に触れておきたい。筆者は残念ながらわが国での試験に直接関与していないが，1994年van Vlietら[52]が30名を対象にLiebowitz Social Anxiety Scale（LSAS）を用いた12週のplacebo対照比較試験で，50％以上減少したものがplacebo群7％，fluvoxamine群45％と有意にfluvoxamineの有効性を報告したのに始まり，Steinら[49]は92名の全般性のSADでのplacebo対照比較試験で，CGIで12週間で23％対

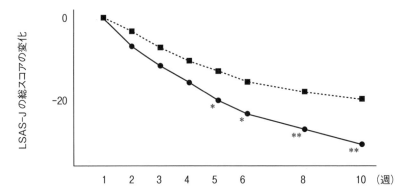

図4 社交不安障害に対する fluvoxamine と placebo 対照二重盲検比較試験の LSAS-J の変化（Asakura ら，2007[4]）
―●― fluvoxamine（176名），‥‥■‥‥ placebo（89名）
$^*p<0.05$, $^{**}p<0.01$

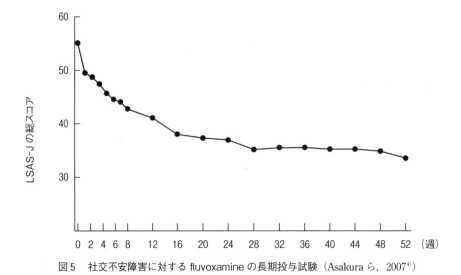

図5 社交不安障害に対する fluvoxamine の長期投与試験（Asakura ら，2007[4]）

4％と圧倒的な優越性を示している．わが国でも fluvoxamine の承認（1999年）から間もない頃に原井ら[18]が LSAS を用いて fluvoxamine の有効性を報告している．米国では Solvay 社が Elan 社の工夫による持効性製剤を用いて臨床試験に入るという事実があり，Solvay 社と明治製菓は適応症拡大の試験を placebo 対照試験の1本に絞り LSAS の日本語版の信頼性および妥当性が検証されており[3]，また，対人恐怖の大家，山下 格名誉教授[54]のおられる北海道で小山 司総括医師のもとでの全国規模の試験が展開された[4]．

本試験は fluvoxamine 低用量群（50〜150mg/日）と高用量（50〜150mg/日から 300mg/日に増量）と placebo の3群比較であったが，図4にみるように fluvoxamine 群が5週時点で placebo に有意差をつけ8週，10週とその差が開いている．

また，本試験で CGI で「やや良くなった」以上の群で担当医が適切に判断した71名について，52週間の長期投与試験へ継続し，図5のように52週間にわたって LSAS-J の総スコアの減少がみられ，特別な有害事象がみられなかったことから，SAD に対する fluvoxamine の有効性と安全性が確認された．

こうして fluvoxamine の世界初の SAD に対する

表9 箱根精神薬理シンポジウム規約（1992年3月16日制定）（一部省略）

1．目　的 　精神神経薬理学，およびその関連領域の諸問題に関する精神科医の勉強の場として設立し，精神医学の発展に寄与することを目的とする． 2．開催時期 　原則として毎年1回，9月の第1土曜，または第2土曜日から2日間 3．開催場所 　神奈川県箱根地区 4．シンポジウムの形態 　会員および臨時会員の参加により開催する． 5．会　員 　次の2種類の会員資格を設ける． 　　1）会　員：精神薬理学に関心を有し，運営幹事会で推薦された者． 　　2）臨時会員：会員の推薦により，毎回1会員あたり1名を臨時会員とすることができる． 6．会　費 　シンポジウム出席者は，参加費として所定の会費を納める． 7．運営幹事会 　会員のなかから10名程度のメンバーで構成する．幹事の変更・追加等の条件は別途定める．	8．シンポジウム世話人 　運営幹事会メンバーが持ち回りにてシンポジウム世話人を勤める．世話人は運営幹事会の決定を受け，講演者の依頼と講演要旨の依頼，座長の決定と依頼，出欠の確認および当該シンポジウムの運営を，事務局とタイアップして行う． 9．事務局 　シンポジウムの事務局を，北里大学東病院に置く． 10．運営幹事会メンバー（五十音順） 　　風祭　元（帝京大学） 　　佐藤光源（東北大学） 　　融　道男（東京医科歯科大学） 　　中嶋照夫（京都府立医科大学） 　　中根允文（長崎大学） 　　西村　健（大阪大学） 　　野村純一（三重大学） 　　長谷川和夫（聖マリアンナ医科大学） 　　三浦貞則（北里大学） 　　山下　格（北海道大学） 　　渡辺昌祐（川崎医科大学）

適応症がわが国で2005年10月11日に承認されたのである．2010年4月現在では，英国，カナダ，スイス，スウェーデン，ドイツなど94ヵ国でも承認されるに至っている．

VI．多くのことを「箱根精神薬理シンポジウム」で学んだ

1992年（fluvoxamineの開発に入った3年後），ソルベイ明治薬品と明治製菓の共催による「箱根精神薬理シンポジウム」が立ち上げられた．その規約は表9に示した．当時の精神薬理学の著しい進歩に対して1つの会場でじっくり勉強することを主旨としており，事務局は北里大学東病院に置かれた．第1回の本シンポジウムの世話人は立案者の一人である三浦貞則教授が担当され，筆者はその推薦による臨時会員として参加した．第1回目と2回目は土曜日に海外から招待された講師2名の特別講演があり，夜は情報交換会としての懇親会が開かれ，翌日曜日にシンポジウムが組み込まれる形で行われている．なお，第9回では，金曜日の夜に海外講師の特別講演と翌土曜日は午前中にシンポジウムとの形をとっている．

筆者は第2回目の「うつ病診療に関する最近の知見」と題するシンポジウムで「新しい抗うつ薬の臨床」というタイトルで喋らせていただいた．第3回目から9月の第1金曜日の夜は情報交換会のみで，シンポジウムは翌土曜日に行われる形となったが，その時その時の新しい知識を海外からの講師に教わり，国内の第一線級の先生方の生のお話を聞くことができた．とくに，夜の情報交換会では，会場となった箱根プリンスホテル（現ザ・プリンス箱根）でのおいしい食事のもとに先輩，同僚，後輩の先生方との親しい会話がはずみ，1年ぶりに会う同窓会の雰囲気の中で，新しい情報のやりとりがあって，楽しい一夜であり，翌日のシンポジウムも高いレベルの内容で非常に有意義であった．例えば，渡辺昌祐先生に，「昔，

表10　第5回箱根精神薬理シンポジウム

開会の辞

世話人：北里大学医学部精神科学
村崎光邦

村崎　先生方，おはようございます。「第5回箱根精神薬理シンポジウム」の世話人を仰せつかりました村崎と申します。
　昨年のこの会が終わったときに，来年はどういうタイトルでやるかということを考えていたのですが，今年はぜひ「うつ病と睡眠」という形でやりたいと希望いたしました。それで，その道の専門家でございます秋田大学の菱川先生と国立精神神経センターの大川先生にいろいろアイデアをいただきまして，今日の特別講演の2人の先生方，それから4名のシンポジストの先生方をお選びいただいて，お願いすることができました。先生方，非常に快く賛同してくださって，大変ありがたく思います。
　昨夜もちょっとお話申し上げましたけれども，「箱根」という非常に環境のいいところで，夜は楽しい懇親，今日は朝からシンポジウムということで，しっかり新しい知識を身につけることができて非常にありがたい。こういう会をソルベイ明治と明治製菓が共催してくださるということで，私どもも大変深く感謝したいと思います。今日は，午前中が特別講演で，午後がシンポジウムということになります。
　それでは早速，「第5回箱根精神薬理シンポジウム」を開かせていただきます。それでは菱川先生，よろしくお願いします。

先生が書かれたclozapineの治験報告[53]の中で，2例の白血球減少症が認められているが，これについては別に詳しく報告するという件がありましたが，あれはどうなりましたか」などとお聞きすることができたのも，本シンポジウムの情報交換会でのことであった。この件については「clozapineの開発」（§83～86）で述べた。

筆者は，第3回のシンポジウムから運営幹事会のメンバーに加えられ，第5回のシンポジウムで世話人を担当し，表10のような開会の辞を述べている。

なお，毎年の本シンポジウムの内容は一冊にまとめられて参加者に配布され，改めて読んで楽しむこともできた。第1回目から共催会社の1つであったソルベイ明治薬品が1999年のfluvoxamineの厚労省の承認が下りた年に解散され，2000年からはソルベイ製薬となり，2010年2月の米国Abott社によるSolvay社の買収とともに第19回の本シンポジウムの共催会社はアボット製薬と明治製菓となったのである。大きな時代の流れの中で日本製薬工業協会の自主規制として，医療用医薬品プロモーションコードが厳しくなり，箱根のようなリゾート地でのシンポジウムが，たとえfluvoxamineの開発や営業上の利益にはつながっていないことの担保のために営業部門は参加していなかったとしても厳密に照らすと問題になりうるとの懸念が生じた。そして，アボット製薬と明治製菓との話し合いの中で，本シンポジウムは20回目で終了となった。そして，2011年9月17日（土）に「精神薬理シンポジウム」の名称のもとで木下利彦教授を世話人として京都のウェスティン都ホテル京都でアボットジャパンとMeiji Seikaファルマの主催として開催されたのである。なお，筆者はシンポジウム3として「抗うつ薬開発の歴史と展望―Imipramineからの50年の歩み」を喋ってすべてが終ったのである。約20年にわたる「箱根精神薬理シンポジウム」の足跡を振り返って，その残した業績は偉大なものがあり，筆者にとっては楽しいことばかりの思い出が残っている。書き足りないところも多いのであるが，これで終りとする。

Ⅶ．おわりに

1983年にfluvoxamineがまずスイスで承認され，ヨーロッパへ拡がった。当時はzimelidineとindalpineが出ていた時代であり，3番目のSSRIということになるが，この両者が有害事象のために撤退したため，生き残りに成功した最初のSSRIということになる。抗うつ薬の市場性の低さのために，合成されたものの開発の場に出てこないと

いう時代が続き，1988年 fluoxetine が米国で承認されるまでは fluvoxamine は唯一の SSRI であったのである。Carlsson の大発見から SSRI が抗うつ薬の主流となるまで20年近くを要したが，1990年前後から20年以上も SSRI の天下となり，今では若い精神科医は TCA のことを知らないとさえいわれる。Fluvoxamine の泣き所は米国でうつ病の適応が取れなかったことで，当時の Solvay 社と fluvoxamine にとっては大きな不運といえよう。

しかし，わが国では SSRI としてうつ病や OCD, SAD の適応を取った最初の薬物として大きく評価されるべきである。次稿では fluvoxamine のその後の展開と，橋本[19]によって発見された sigma 受容体の作動作用の意義，さらには，fluvoxamine に続いた sertraline，paroxetine の開発で重要な役割を果たし，今もって堂々と生きている trazodone の開発物語をも書いておきたい。

文 献

1) Amin, M.M., Ananth, J.V., Coleman, B.S. et al. : Fluvoxamine : antidepressant effects confirmed in a placebo-controlled international study. Clin. Neuropharmacol., 7 (Suppl. 1) : S312-S319, 1984.
2) Asakura, M., Tajima, O. : A randomized, double-blind study of fluvoxamine maleate in patients with depression or depressive state — a comparison in anticholinergic effects and cardiovascular adverse reactions between fluvoxamine maleate and imipramine hydrochloride. Jpn. Pharmacol. Ther., 33 : 773-787, 2005.
3) 朝倉 聡, 井上誠士郎, 佐々木史 他：Liebowitz Social Anxiety Scale (LSAS) 日本語版の信頼性および妥当性の検討. 精神医学, 44：1077-1084, 2002.
4) Asakura, S., Tajima, O., Koyama, T. : Fluvoxamine treatment of generalized social anxiety disorder in Japan : a randomized double-blind, placebo-controlled study. Int. J. Neuropsychopharmacol., 10 : 263-274, 2007.
5) Benfield, P., Ward, A. : Fluvoxamine. A review of its pharmacodynamic and pharmacokinetic properties, and therapeutic efficacy in depressive illness. Drugs, 32 : 313-334, 1986.
6) Bradford, L.D. : Preclinical pharmacology of fluvoxamine (Floxyfrol). Proceedings of the international symposium on fluvoxamine, Amsterdam, September 8-9, 1983, pp.13-17, 1984.
7) Carlsson, A., Fuxe, E., Ungerstedt, U. : The effect of imipramine on central 5-hydroxytryptamine neurons. J. Pharm. Pharmacol., 20 : 150-151, 1968.
8) Claassen, V., Davies, J.E., Hertting, G. et al. : Fluvoxamine, a specific 5-hydroxytryptamine uptake inhibitor. Br. J. Pharmacol., 60 : 505-516, 1977.
9) Claassen, V. : Review of the animal pharmacology and pharmacokinetics of fluvoxamine. Br. J. Clin. Pharmacol., 15 (Suppl. 3) : 349S-355S, 1983.
10) Davidson, J.R.T., Potts, N.L.S., Richichi, E. et al. : Treatment of social phobia with clonazepam and placebo. J. Clin. Psychopharmacol., 13 : 423-428, 1993.
11) Dominguez, R.A., Goldstein, B.J., Jacobson, A.F. et al. : A double-blind placebo-controlled study of fluvoxamine and imipramine in depression. J. Clin. Psychiatry, 46 : 84-87, 1985.
12) Egawa, T., Ichimaru, Y., Imanishi, T. et al. : Neither the $5-HT_{1A}$ nor the $5-HT_2$ receptor subtype mediates the effect of fluvoxamine, a selective serotonin reuptake inhibitor on forced-swimming-induced immobility in mice. Jpn J. Pharmacol., 68 : 71-75, 1995.
13) Goodman, W.K., Price, L.H., Rasmussen, S.A. et al. : Efficacy of fluvoxamine in obsessive-compulsive disorder. A double-blind comparison with placebo. Arch. Gen. Psychiatry, 46 : 36-44, 1989.
14) Goodman, W.K., Price, I.H., Delgado, P.L. et al. : Specificity of serotonin receptor inhibitors in the treatment of obsessive-compulsive disorder. Comparison of fluvoxamine and desipramine. Arch. Gen. Psychiatry, 47 : 577-585, 1990.
15) Greist, J.H., Lieberman, J.A., Jenike. M. et al. : Fluvoxamine in the treatment of obsessive-compulsive disorder : A multicenter double-blind placebo-controlled study in outpatients (study 5529). Solvay Pharma. Inc., 社内資料, 1991.
16) Gueremy, C., Audiau, F., Champseix, A. et al. : 3-(4-piperidinylalkyl) indoles, selective inhibitors of neuronal 5-hydroxytryptamine uptake. J. Med. Chem., 23 : 1306-1310, 1980.
17) Hall, H., Sallemark, M., Wedel, I. : Acute effects of atypical antidepressants on various receptors

in the rat brain. Acta Pharmacol. Toxicol., 54：379-384, 1984.
18）原井宏明，吉田顕二，木下裕一郎 他：社会不安障害の薬物療法のエビデンス．臨床精神薬理，6：1303-1308, 2003.
19）橋本謙二：うつ病および不安障害におけるシグマ受容体の役割．臨床精神薬理，8：1623-1629, 2005.
20）Healy, D.：Let Them Eat Prozac. 抗うつ薬の功罪．SSRI論争と訴訟（田島 治 監修，谷垣暁美 訳），みすず書房，東京，2005.
21）Heel, R.C., Morley, P.A., Brogden, R.N. et al.：Zimelidine：a review of its pharmacological properties and therapeutic efficacy in depressive illness. Drugs, 24：169-206, 1982.
22）平沼豊一，鹿島裕子，初芝恵美子 他：新規抗うつ薬 fluvoxamine maleate のラット脳内 serotonin 取り込み阻害作用．応用薬理，49：369-373, 1995.
23）Hyttel, J., Larsen, J.-J.：Serotonin-selective antagonists. Acta Pharmacol. Toxicol., 56（Suppl. 1）：146-153, 1985.
24）Ichimaru, Y., Egawa, T., Sawa, A.：5-HT$_{1A}$ receptor subtype mediates the effect of fluvoxamine, a selective serotonin reuptake inhibitor, on marble-burying behavior in mice. Jpn. J. Pharmacol., 68：60-70, 1995.
25）市丸保幸，江川 孝，平沼豊一 他：マウスの尾懸垂法による不動状態に及ぼす fluvoxamine maleate の影響．応用薬理，49：375-378, 1995.
26）石郷岡純，若田部博文，島田栄子 他：選択的セロトニン再取り込み阻害薬 SME3110（fluvoxamine maleate）の第Ⅰ相試験．臨床評価，21（3）：441-490, 1993.
27）Itil, T.M., Shrivastava, R.K., Mukherjee, S. et al.：A double-blind placebo-controlled study of fluvoxamine and imipramine in out-patients with primary depression. Br. J. Clin. Pharmacol., 15（Suppl. 3）：433S-438S, 1983.
28）Jenike, M.A., Baer, L., Summergrad, P. et al.：Obsessive-compulsive disorder：A double-blind, placebo-controlled trial of clomipramine in 27 patients. Am. J. Psychiatry, 146：1328-1330, 1989.
29）Liebowitz, M.R., Schneier, F.R., Campeas, R. et al.：Phenelzine versus atenolol in social phobia. A placebo-controlled comparison. Arch. Gen. Psychiatry, 49：290-300, 1992.
30）村崎光邦，森 温理，野口拓郎 他：二重盲検法による CM6912（ethylloflazepate）と diazepam の神経症に対する薬効の比較．臨床評価，14：603-642, 1986.
31）村崎光邦，森 温理，浅井昌弘 他：選択的セロトニン再取り込み阻害薬 SME3110（fluvoxamine maleate）のうつ病，うつ状態に対する前期臨床第Ⅱ相試験．神経精神薬理，18：191-204, 1996.
32）村崎光邦，森 温理，山下 格 他：選択的セロトニン再取り込み阻害薬 SME3110（fluvoxamine maleate）のうつ病およびうつ状態に対する臨床後期第Ⅱ相試験—塩酸イミプラミンを対照とした用量範囲の検討．臨床医薬，12：439-470, 1996.
33）村崎光邦，森 温理，三浦貞則 他：選択的セロトニン再取り込み阻害薬 SME3110（fluvoxamine maleate）のうつ病，うつ状態に対する臨床評価—塩酸アミトリプチリンとの二重盲検比較試験．臨床医薬，12：619-649, 1996.
34）村崎光邦，森 温理，大原健士郎 他：神経症における CM6912（ethyllofalazepate）と placebo との二重盲検群間比較試験．臨床評価，16：375-406, 1988.
35）村崎光邦，森 温理，浅井昌弘 他：選択的セロトニン再取り込み阻害薬 SME3110（fluvoxamine maleate）のうつ病，うつ状態に対する前期臨床第Ⅱ相試験．臨床精神薬理，1：185-198, 1998.
36）村崎光邦，森 温理，山下 格 他：選択的セロトニン再取り込み阻害薬 SME3110（fluvoxamine maleate）のうつ病およびうつ状態に対する臨床後期第Ⅱ相試験—塩酸イミプラミンを対照とした用量範囲の検討．臨床医薬，14：919-949, 1998.
37）村崎光邦，森 温理，三浦貞則 他：選択的セロトニン再取り込み阻害薬 SME3110（fluvoxamine maleate）のうつ病，うつ状態に対する臨床評価—塩酸アミトリプチリンとの二重盲検比較試験．臨床医薬，14：951-980, 1998.
38）村崎光邦：Imipramine から50年—わが国における抗うつ薬開発の歴史的展開．臨床精神薬理，13：1831-1841, 2010.
39）村崎光邦：SSRIの開発物語．その1．SSRIの誕生とその時代的背景．臨床精神薬理，16：1405-1415, 2013.
40）中嶋照夫，中村道彦，多賀千明 他：Yale-Brown Obsessive Compulsive Scale 日本語版（JY-BOCS）とその信頼性・妥当性の検討．Clin. Eval., 21：491-498, 1993.

41) 中嶋照夫, 工藤義雄, 山下 格 他：選択的セロトニン再取り込み阻害薬 fluvoxamine maleate (SME3110) の強迫性障害に対する長期投与試験. 臨床医薬, 12：680-700, 1996.

42) 中嶋照夫, 工藤義雄, 斎藤正己 他：選択的セロトニン再取り込み阻害薬 Fluvoxamine maleate (SME3110) の強迫性障害に対する前期臨床第Ⅱ相試験. 臨床医薬, 14：567-588, 1998.

43) 中嶋照夫, 工藤義雄, 山下 格 他：選択的セロトニン再取り込み阻害薬 fluvoxamine maleate (SME3110) の強迫性障害に対する後期臨床第Ⅱ相試験—プラセボ対照二重盲検試験による用量ならびに有効性の検証. 臨床医薬, 14：589-615, 1998.

44) 並木正義, 谷口由輝, 奥瀬 哲 他：SME3110 (fluvoxamine maleate) の内科領域におけるうつ患者に対する臨床第Ⅱ相試験. 臨床医薬, 12：243-260, 1996.

45) 並木正義, 武藤英二, 峯本博正 他：SME3110 (fluvoxamine maleate) の内科領域におけるうつ患者に対する臨床第Ⅲ相試験—塩酸トラゾドンを対照薬とした二重盲検比較試験. 臨床医薬, 12：651-677, 1996.

46) Norton, K.R., Sireling, L.I., Bhat, A.V. et al. : A double-blind comparison of fluvoxamine imipramine and placebo in depressed patients. J. Affect. Disord., 7：297-308, 1984.

47) 岡 宏江, 古田 盛, 佐藤博志 他：ZD-211 の体内動態と薬理応答. 薬物動態, 7, Supplement：652, 1992.

48) 岡五百理, 伊藤公一, 成田 元 他：選択的セロトニン再取り込み阻害薬 SME3110 (fluvoxamine maleate) のうつ病, うつ状態に対する臨床評価—長期投与試験. 臨床医薬, 12：471-487, 1996.

49) Stein, M.B., Fyer, A.J., Davidson, J.R.T. et al. : Fluvoxamine in the treatment of social phobia. A double-blind, placebo-controlled study. Am. J. Psychiatry, 156：756-760, 1999.

50) Todrick, A., Tait, T.A.C. : The inhibition of human platelet 5-hydroxytryptamine uptake by tricyclic antidepressant drugs. The relation between structure and potency. J. Pharm. Pharmacol., 21：751-762, 1969.

51) Tulp, M.T.M., Mol, F., Rademaker, B. et al. : In vitro pharmacology of fluvoxamine : inhibition of monoamine uptake, receptor binding profile and functional antagonism. Comparison with tricyclics and mianserin. Depression, Anxiety and Aggression, Preclinical and Clinical Interfaces. Holland : Medidact, Houston, pp.9-19, 1988.

52) van Vliet, I.M., den Boer, J.A., Westenberg, H.G.M. : Psychopharmacological treatment of social phobia. A double-blind placebo controlled study with fluvoxamine. Psychopharmacology, 115：128-134, 1994.

53) 渡辺昌祐, 藤原二郎, 松田 清 他：Clozapine の臨床薬理学的検討. 新薬と臨牀, 21：763-775, 1972.

54) 山下 格：Taijin-kyofu or Delusional Social Phobia. 北海道大学出版会, 札幌, 1993.

§28

SSRIの開発物語

──その3　Fluvoxamineとsigma受容体作動作用の発見とその後の展開
：sigma受容体の作動薬と拮抗薬の意義について──

I．はじめに

§27で，わが国で成功した最初のSSRIとなったfluvoxamineの開発物語を書いたが，その中で3つの書ききれなかった問題が残された。

1つは，橋本らを中心とするfluvoxamineの強力なsigma-1受容体作動作用に関わる発見とその臨床的意義である。

もう1つは，sigma-1受容体といえば，筆者らが，1994年に大正製薬から第I相試験を依頼され，第II相試験に進んで，そのままになっているsigma-1受容体拮抗薬NE-100のことである。

そして，最後の1つは当時SSRIの第III相試験で常に対照薬として活躍してきたtrazodoneのことで，その開発に筆者も大きく関与しており，今もって処方頻度の高さを誇っているだけに，その開発物語を書いておかねばならないと考えた。

本稿ではこの3つの物語のうち，最初の2つをまとめて語り，trazodoneの開発物語は§29に詳述した。

II．Fluvoxamineにsigma-1受容体への強力な親和性が発見された

筆者らによるfluvoxamineの開発が成功裏に終って，ちょうど申請業務にさしかかった頃であろうか，わが国で三環系抗うつ薬やSSRIの一部がsigma-1受容体に高い親和性を有することが1996年Naritaらによって発表されていたのである[22]（表1）。とくにfluvoxamineに親和性が高いことはわかっていたが，当時は作動薬か拮抗薬かを区別する方法がなく，薬理学的にsigma-1受容体拮抗薬NE-100によって拮抗される作用は作動薬であると考えられていた。

2007年になって，HayashiとSu[10]はsigma-1受容体は小胞体に存在する受容体shaperoneとして働くという新しい概念を提唱し，これによって作動作用，拮抗作用の区別ができることとなり，10年ぶりにfluvoxamineのsigma-1受容体作動作用が注目されることとなった（橋本謙二私信）。小胞内に存在するsigma-1受容体は受容体shaperone機能を有しており，小胞体からミトコンドリアのCa^{2+}遊離を促進してATP合成，エネルギー産生の亢進につながることとなる。このshaperone機能を促進するか阻害するかでsigma-1受容

表1 抗うつ薬のシグマ受容体サブタイプへの親和性
(Narita ら，1996[22]より引用，追加)

抗うつ薬	シグマ-1受容体		シグマ-2受容体
	Ki (nM)		
Fluvoxamine	36	（アゴニスト）	8439
Sertraline	57	（アンタゴニスト？）	5297
Fluoxetine	240	（アゴニスト）	16100
Citalopram	292	?	5410
Imipramine	343		2107
Paroxetine	1893	−	22870
Desipramine	1987		11430

体の作動作用か拮抗作用かの分離が容易にできることとなったというのである。こうして fluvoxamine の sigma-1 受容体作用は作動作用であるとして橋本を中心にこの方面の基礎的ならびに臨床的研究が活発に行われていった[4-8]。

Ⅲ．Fluvoxamine の sigma-1 受容体の作動作用のその後の展開

1．うつ病治療における研究の展開

まず，うつ病治療における利点として神経の分化・新生などの神経可塑的なプロセス，情動ストレス，認知機能や薬物依存などの高次脳機能に対して広範囲に関与することが明らかにされた。そして，細胞膜の脂質，糖脂質の分化を変化させることや成長因子，栄養因子の反応性を修飾し，効果を発展している可能性のあることが明らかにされた[33]。

こうした sigma-1 受容体の作動機能系の研究は fluvoxamine にとっては治療上の効果と適応性の幅が一段と拡がるありがたいものとなったのである。

2．精神病性うつ病への効果

橋本によると，著しい抑うつ症状に妄想や幻覚を伴う精神病性うつ病に fluvoxamine が単剤で効果を示すとの報告[5]が紹介されている。Gatti ら[3]の報告では，59例で fluvoxamine 単剤により6週後の Hamilton Depression Scale (HAM-D) で8以下，Dimentions of Delusional Experience Rating Scale (DDERS) が0となって，有効例84.2％にものぼるとされた。Zanardi ら[39]は入院中の28例を対象に venlafaxine との比較試験を行い，6週後の評価で79％対58％と fluvoxamine の有効率が高かった。また，再発性精神病性うつ病の予防での fluvoxamine 単剤療法の有効性が検討されて，6ヵ月間再発は認められなかったとも報告している。Sertraline は精神病性うつ病への作用が弱いとの報告もあり[40]，fluvoxamine のこの優れた作用は sigma-1 受容体作動作用が関与しているのではないかと考えられている。

我田引水と思われないでもないが，このことは，かの Stahl[32]も同じように推測しているのである。

3．Sigma-1 受容体作動薬は抗うつ薬になりうるか

Fluvoxamine の sigma-1 受容体の作動作用は fluvoxamine の抗うつ効果を引き上げているとの考え方を越えて，sigma-1 受容体作動薬が単剤で抗うつ薬となりうるのかという興味が沸いてくる。現に，いくつかの候補薬が浮上してきた（図1）。

最初の igmesine (JO1783) について，臨床試験が発表されて[1,30,36]，一時は有望とみなされたが，第Ⅲ相試験の段階で中止された。

次の SA4503 は日本のエムズサイエンスが開発して，うつ病のみならず，脳梗塞モデルにも有望とされて[19,31]，2008年3月12日のニュースリリースでエーザイはエムズサイエンスとオプション契約を結び，市場性を考慮して，第1に脳梗塞患者を対象とする開発を，第2に大うつ病を対象とする

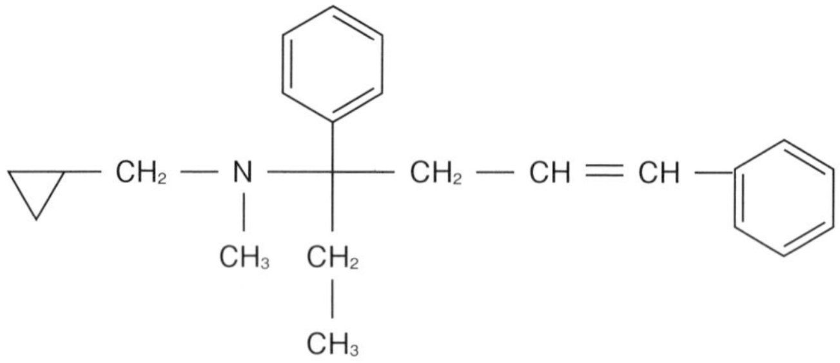

igmesine

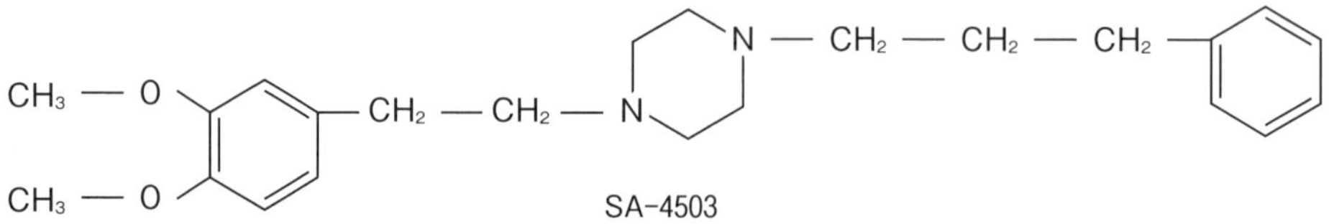

SA-4503

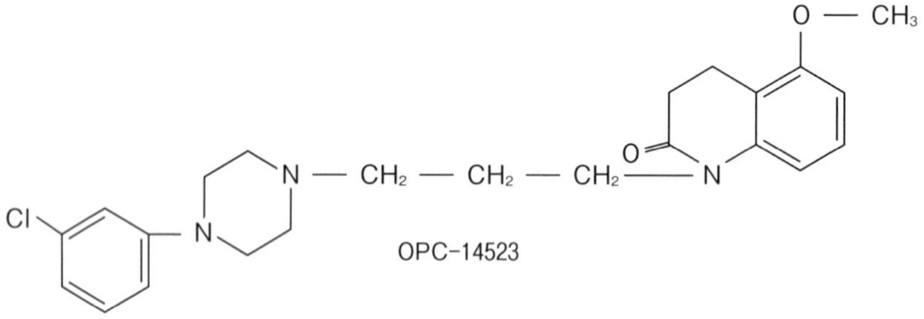

OPC-14523

図1　主な sigma-1 受容体作動薬の化学構造

開発を行うと発表した。一時は積極的に開発が進められたと聞いているが，途中で挫折したか，2013年8月現在では両者のオプション契約は解消されている。

3番目の大塚製薬の OPC-14523 は sigma-1 受容体作動作用と 5-HT_{1A} 受容体の部分作動作用を有するといわれ[2,35]，米国を中心に開発に入り，期待が寄せられていたが，間もなく開発を中止している。

以上，代表的な sigma-1 受容体作動薬の開発状況を要約したが，単独では向精神薬として独立した治療薬となることは困難で，付加作用薬として生き甲斐を見い出すのが精一杯かもしれない。今後の新たな展開を期待したい。

4．統合失調症の認知機能障害を fluvoxamine は改善するか

統合失調症の中核的障害とも考えられる認知機能の障害を fluvoxamine が改善するという報告が出始めている。非臨床試験の段階で，sigma-1 受容体作動薬は記憶・学習などの高次機能や神経可塑性に関与するとの報告は多い[4,5]。また，phencyclidine（PCP）の反復投与による認知機能障害に fluvoxamine が改善作用を示し，paroxetine や sertraline にこの作用がないこと，fluvoxamine のこの作用は NE-100 で拮抗されることから，sigma-1 受容体の作動作用が関与していると推定されている[4,9,12]。Fluvoxamine は陰性症状に有効との報告もある。Iyo ら[13]は risperidone 服用中の統合失調症患者に fluvoxamine を併用して，認知機能障害の著明な改善をみた症例を報告している。

Niitsuら[23]は，48名の統合失調症患者を対象としたfluvoxamineの上乗せ効果を12週間のplacebo対照試験でみている。主要評価項目はCambridge Neuropsychological Test Automated Battery (CANTAB) で，視覚記憶，作業記憶，注意，遂行機能などを調べている。最初の解析では有意差をみなかったが，二次的解析でCANTABの空間作業記憶戦略スコア (spatial working memory strategy score) で有意な改善をみたとしており，より大規模な試験でこの二次的解析の所見を確認する必要があるとしている。

以上の統合失調症に対するfluvoxamineの作用は，他のSSRIが持っていないsigma-1受容体作動作用に基づくものとの可能性を示すものであろうか。日常の臨床で，統合失調症患者の呈するうつ状態や陰性症状あるいは認知機能障害にまずfluvoxamineを処方してみようとのインパクトにはなりうると思われる。

IV. 選択的sigma-1受容体拮抗薬 NE-100の果たした役割

1. Sigma受容体を初めて知った

話は相前後するが，筆者がsigma受容体の存在を知ったのは，haloperidolを含め新しい抗精神病薬がsigma受容体に高い親和性を有するとの報告に始まっている[17,34]（表2）。殊に，benzamide系の第二世代抗精神病薬として高い評価を受け，筆者らが第I相試験から開発に関与したremoxiprideには，dopamine D_2, D_3受容体の拮抗作用よりも強いsigma受容体拮抗作用を有すると教えられたこと[16]，そしてremoxiprideの非定型性はA9よりA10 dopamine作動性神経活動を選択的に抑制する[37]ということのほかにsigma受容体の拮抗作用が関連しているのではないかということが，sigma受容体への関心をいやがうえにも高めたのである。

なお，remoxiprideは優れた抗精神病作用を発揮してヨーロッパではRoxiam®として発売され，米国や日本では臨床試験の最中であったが，1/10000の頻度で再生不良性貧血を発症するとして市場からの撤退や開発の中止を余儀なくされた話

表2 Guinea pig brain membraneへの [³H]SKF10,047と[³H]spiperoneの結合親和性（TamとCook 1984[34]，より抗精神病薬とその他の部分を抜き出し）

化合物	[³H]SKF10,047 $K_i \times 10^{-9}$M	[³H]Spiperone $IC_{50} \times 10^{-9}$M
抗精神病薬およびその他		
Haloperidol	3	22
Perphenazine	8	13
Fluphenazine	13	19
Acetophenazine	36	17
Trifluoperazine	54	28
Molindone	194	697
Pimozide	139	18
Thioridazine	130	35
Chlorpromazine	146	17
Triflupromazine	154	7
Spiperone	1,200	2
Thiothixene	2,000	55
Loxapine	1,700	32
Clozapine	8,600	194

SKF10,047：sigma受容体リガンド，spiperone：dopamine D_2受容体リガンド

はすでに本シリーズでも書いた[21]。

2. Sigma受容体の機能と脳内分布

そもそもsigma受容体とは1970年代にはopioid受容体のsubtypeとしてその存在が提唱され，のちに独立した受容体として確立している[18]。2つの受容体が知られ，精神医学的疾患との関連性が注目されているのはsigma-1受容体である。その意義については橋本らがfluvoxamineの持つsigma-1受容体作動作用について紹介してきたが，忘れてはならないのがその選択的拮抗薬であるNE-100である。

当時，sigma-1受容体は主に大脳皮質や辺縁系に分布し，その生理学的機能についての解明は十分とはいえなかった。林[11]は総説の中で，急性作用と慢性作用に分けると理解しやすいとし，急性作用ではsigma-1受容体によるカリウムチャンネルの抑制によって二次的にn-methyl d-aspartate (NMDA) 受容体チャンネルの活性が調節される可能性をあげ，慢性作用では受容体数の増加が生

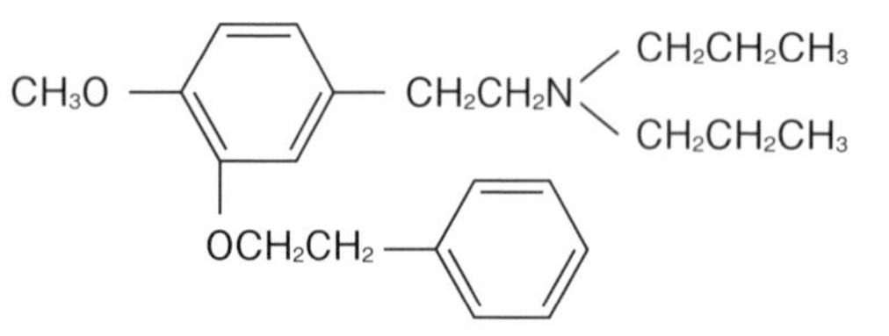

図2　NE-100の化学構造

理作用をもたらし，ミエリン形成，dendritic spine 形成を促進し，神経細胞の形態学的変化をもたらすとしている。

3．NE-100の発見とその抗精神病作用への期待

こうした中で，大正製薬のOkuyamaとNakazato[24]はより選択的なsigma-1受容体の拮抗作用を有する化合物の開発に邁進し，NE-100の合成に成功した（図2）。1993年のことで，sigma-1受容体への選択性は群を抜いており，非臨床試験においても，sigma受容体作動薬のprototypeである（+）SKF10,047やPCPによる認知機能障害を改善することが報告されていた[25,26]。

統合失調症の陰性症状はglutamate系伝達の低下によるとの考え方が支配的であり，NMDA受容体の非競合性の拮抗薬である（+）MK-801による運動過多（hyperlocomotion）はsigma受容体作動薬で増悪するが，NE-100はこれに拮抗するとされて，PCPによる種々の障害を改善することも証明されていた[27]。

NMDA受容体に非競合的に拮抗するPCPはヒトで陽性症状，陰性症状に加えて認知機能や神経心理学的機能を障害するとして，PCPモデルは統合失調症のモデルとして使用できる可能性が，Javittの2編[14,15]を初めとして多くの報告でもよく知られていたが，NE-100は動物でPCPの作用に拮抗し，その精神変容作用や認知機能の惹起に拮抗すると報告された[28]。

以上から，NE-100は抗精神病作用を有して，錐体外路症状（EPS）を生じないで陰性症状や認知機能障害に有効な抗精神病薬になりうるとの期待が高まった。

ただし，奥山[29]や村松ら[20]が紹介している抗精神病作用の期待されるsigma受容体拮抗薬を図3

に示したが，いずれもその後の治験開発の場に姿を現わしていない。

4．NE-100の第I相試験

1994年大正製薬の依頼のもとに，北里大学東病院の臨床薬理試験部で8名の健常男子被験者を対象に実施された。6名にはNE-100を，2名にはplaceboが単盲検で投与された。単回投与試験では1～64mg/日，反復投与試験では24mgと96mgの2用量が7日間投与された。用量依存的に軽度ないし中等度の眠気，頭痛が認められたが，バイタルサイン，各種生化学的，血液学的検査にも心電図，脳波に異常なく，精神運動機能への問題もなかった。薬物動態学的には，T_{max}は0.7～1.4時間，$t_{1/2}$は0.9～4.6時間，AUC_{0-24h}は用量依存的に大きくなり，よく忍容性を示していた。

筆者らはNE-100の第I相試験についても，当然これまで報告してきた多くの向精神薬と同様のスケジュールで実施しており，とくに精神運動機能検査として内田・クレペリン精神作業検査や記憶機能への影響をみるためのSternbergのmemory scanやあるいはタッピング試験，フリッカーフュージョン試験，反応時間などを実施しているはずであるが，NE-100の第I相試験の結果は論文化されておらず，その詳細をここで紹介することができないのが残念である。上記のごく簡単な要約は，筆者の同僚で直接第I相試験に関与したWakatabeら[38]によるカナダはVancouberで開催されたカナダと日本の神経精神薬理学会のJoint-Meetingでの発表を，OkuyamaとNakazatoの論文[24]が紹介している。なお，この論文には，わが国で第II相試験が進行中であると紹介されている。

5．NE-100の探索的試験とその後

もともとremoxiprideの非定型性についてはsigma受容体の拮抗作用にあるのでは，との考え方に魅力を感じていた筆者はNE-100の探索的試験に大きな期待と興味を抱いていた。筆者は総括医師として参加し，数十例の統合失調症患者でNE-100の効果の有無の確認と安全性に関わる情報を得る目的で試験が開始された。ところが，D_2

§28 SSRI の開発物語 335

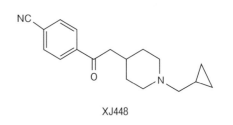

図3 主な sigma 受容体拮抗薬の化学構造

受容体への関与を持たない NE-100 の治験への症例のエントリーが進まず，北里大学東病院に入院中の1例を含めて十数例で検討せざるを得なくなった。少数例で一例一例効果の有無と安全性を確認していったが，中等度改善の印象を得た症例もあったが，大半で効果が確認されず，これ以上この試験を続けていくことは困難であるとして中止せざるを得なくなった。なお，有害事象としては因果関係は不明ではあるが，体重が減少する例があったことを記憶している。NE-100 の探索的試験の詳細は報告されておらず，これ以上書くことは許されない。

純粋な sigma 受容体の拮抗薬である NE-100 は，動物での PCP モデルで認められるような抗精

神病作用は統合失調症の患者ではみられなかった，あるいは sigma 受容体に拮抗する作用のみでは治療薬としては生きられないことを示したといえようか．先に述べた sigma-1 受容体の作動薬のいずれもが開発を中止したように，sigma-1 受容体のリガンドはそれが拮抗作用であれ作動作用であれ，ヒトの精神生理学的あるいは精神心理学的に独立した治療薬とするにはまだまだ難しいと言っておくしかない．

V．おわりに

Fluvoxamine に強力な sigma-1 受容体の作動作用のあることが明らかにされた．sigma-1 受容体の機能についての研究が飛躍的に進展し，とくに前頭前野の認知機能の働きを増強するとして期待が高まった．まず，fluvoxamine の新たな適応症の拡大ができるかどうかのいくつかの試みがなされた．いまだ，確たる結果は出ていないが，fluvoxamine を使ってみようという気持ちを臨床医に持たせたことは事実である．ところが，選択的な sigma-1 受容体作動薬自体の開発は期待されながらいずれも成功を収めることができていない．このまま終えてしまってはならないと考えている．

そして，sigma-1 受容体の拮抗薬 NE-100 の出現は筆者に強烈なインパクトを与えた．PCP による動物モデルの行動障害を改善するとの成績は新鮮であった．その臨床試験に立ち合えて，結果は芳しくなかったが，NE-100 の果たした意義を書いておくべき義務があると考え，敢えてここに書き加えた．

文　献

1) Akunne, H.C., Zoski, K.T., Whetzel, S.Z. et al.: Neuropharmacological profile of a selective sigma ligand, igmesine: a potential antidepressant. Neuropharmacology, 41: 138-149, 2001.
2) Bermack, J.E., Haddjeri, N., Debonnel, G.: Effects of the potential antidepressant OPC-14523 [1-[3-[4-(3-chlorophenyl)-1-piperazinyl]propyl]-5-methoxy-3,4-dihydro-2-quinolinone monomethanesulfonate] a combined sigma and 5-HT1A ligand: modulation of neuronal activity in the dorsal raphe nucleus. J. Pharmacol. Exp. Ther., 310: 578-583, 2004.
3) Gatti, F., Bellini, L., Gasperini, M. et al.: Fluvoxamine alone in the treatment of delusional depression. Am. J. Psychiatry, 153: 414-416, 1996.
4) 橋本謙二，藤田有子，伊豫雅臣：Phencyclidine 投与によるマウスの認知機能障害は fluvoxamine の亜慢性投与によって改善される：シグマ -1 受容体の役割．臨床精神薬理，9：2350-2370, 2006.
5) 橋本謙二：統合失調症の認知機能障害および精神病性うつ病におけるシグマ受容体の役割．臨床精神薬理，10：1243-1248, 2007.
6) 橋本謙二：うつ病および不安障害におけるシグマ受容体の役割．臨床精神薬理，8：1623-1629, 2005.
7) 橋本謙二：社会不安障害の治療薬としてのシグマ -1 受容体アゴニストの役割．臨床精神薬理，9：1653-1660, 2006.
8) Hashimoto, K., Furuse, T.: Sigma-1 receptor agonist fluvoxamine for delirium in older adults. Int. J. Geriatr. Psychiatry, 27: 981-983, 2012.
9) Hashimoto, K., Fujita, Y., Iyo, M.: Phencyclidine-induced cognitive deficits in mice are improved by subsequent subchronic administration of fluvoxamine: role of sigma-1 receptors. Neuropsychopharmacology, 32: 514-521, 2007.
10) Hayashi, T., Su, T.P.: Sigma-1 receptor chaperones at the ER-mitochondrion interface regulate Ca^{2+} signaling and cell survival. Cell, 131: 596-610, 2007.
11) 林　輝男：シグマ受容体の構造，分子・生理的役割．臨床精神薬理，10：1205-1212, 2007.
12) Ishima, T., Fujita, Y., Kohno, M. et al.: Improvement of phencyclidine-induced cognitive deficits in mice by subsequent subchronic administration of fluvoxamine, but not sertraline. Open Clin. Chem. J., 2: 7-11, 2009.
13) Iyo, M., Shirayama, Y., Watanabe, H. et al.: Fluvoxamine as a sigma-1 receptor agonist improved cognitive impairments in a patient with schizophrenia. Prog. Neuropsychopharmacol. Biol. Psychiatry, 32: 1072-1073, 2008.
14) Javitt, D.C.: Negative schizophrenic symptomatology and the PCP (phencyclidine) model of schizophrenia. Hillside J. Clin. Psychiatry, 9: 12-35, 1987.
15) Javitt, D.C., Zukin, S.R.: Recent advances in the phencyclidine model of schizophrenia. Am. J.

16) Köhler, C., Hall, H., Magnusson, O. et al. : Biochemical pharmacology of the atypical neuroleptic remoxipride. Acta Psychiatr. Scand. Suppl., 358 : 27-36, 1990.
17) Largent, B.L., Wikström, H., Snowman, A.M. et al. : Novel antipsychotic drugs share high affinity for σ receptors. Eur. J. Pharmacol., 155 : 345-347, 1988.
18) Martin, W.R., Eades, C.G., Thompson, J.A. et al. : The effects of morphine- and nalorphine-like drugs in the nondependent and morphine-dependent chronic spinal dog. J. Pharmacol. Exp. Ther., 197 : 517-532, 1976.
19) Matsuno, K., Kobayashi, T., Tanaka, M.K. et al. : σ1 receptor subtype is involved in the relief of behavioral despair in the mouse forced swimming test Eur. J. Pharmacol., 312 : 267-271, 1996.
20) 村松 信, 奥山 茂, 田中 誠：σリガンドの新薬としての可能性. 日薬理誌, 104：189-198, 1994.
21) 村崎光邦：わが国で陽の目を見なかった3つのbenzamide系抗精神病薬. 臨床精神薬理, 15：849-864, 2012.
22) Narita, N., Hashimoto, K., Tomitaka, S. et al. : Interactions of selective serotonin reuptake inhibitors with subtypes of sigma receptors in rat brain. Eur. J. Pharmacol., 307 : 117-119, 1996.
23) Niitsu, T., Fujisaki, M., Shiina, A. et al. : A randomized, double-blind, placebo-controlled trial of fluvoxamine in patients with schizophrenia. A preliminary study. J. Clin. Psychopharmacol., 32 : 593-601, 2012.
24) Okuyama, S. and Nakazato, A. : NE-100 : A novel sigma receptor antagonist. CNS Drug Rev., 2 : 226-237, 1996.
25) Okuyama, S., Imagawa, Y., Ogawa, S. et al. : NE-100, a novel sigma receptor ligand : in vivo tests. Life Sci. 53 : PL285-PL290, 1993.
26) Okuyama, S., Imagawa, Y., Sakagawa, T. et al. : NE-100, a novel sigma receptor ligand : effect on phencyclidine-induced behaviors in rats, dogs and monkeys. Life Sci., 55 : PL133-PL138, 1994.
27) Okuyama, S., Imagawa, Y. and Tomisawa, K. : Behavioral evidence for modulation by sigma ligands of (+)MK-801-induced hyperlocomotion in monoamine-depleted mice. Neuropharmacology, 35 : 467-474, 1996.
28) Okuyama, S., Ogawa, S., Nakazato, A. et al. : Effect of NE-100, a novel sigma receptor ligand, on phencyclidine-induced delayed cognitive dysfunction in rats. Neurosci. Lett., 189 : 60-62, 1995.
29) 奥山 茂：シグマ受容体リガンドの抗精神作用. 日薬理誌, 114：13-23, 1999.
30) Pande, A.C., Geneve, J., Scherrer, B. et al. : A placebo-controlled trial of igmesine in the treatment of major depression. Eur. Neuropsychopharmacol., 9 (suppl. 5) : 138, 1999.
31) Skuza, G. and Rogóz, Z. : A potential antidepressant activity of SA4503, a selective sigma1 receptor agonist. Behav. Pharmacol., 13 : 537-543, 2002.
32) Stahl, S.M. : Antidepressant treatment of psychotic major depression : potential role of the σ receptor. CNS Spectr., 10 : 319-323, 2005.
33) 竹林 実：うつ病におけるシグマ受容体の役割について. 臨床精神薬理, 10：1213-1221, 2007.
34) Tam, S.W. and Cook, L. : Sigma opiates and certain antipsychotic drugs mutually inhibit (+)-[^{3}H] SKF10,047 and [^{3}H] haloperidol binding in guinea pig brain membranes. Proc. Natl. Acad. Sci. USA., 81 : 5618-5621, 1984.
35) Tottori, K., Miwa, T., Uwahodo, Y. et al. : Antidepressant-like responses to the combined sigma and 5-HT1A receptor agonist OPC-14523. Neuropharmacology, 41 : 976-988, 2001.
36) Volz, H.P. and Stoll, K.D. : Clinical trials with sigma ligands. Pharmacopsychiatry, 37 (suppl. 3) : S214-S220, 2004.
37) Wadworth, A.N., Heel, R.C. : Remoxipride. A review of its pharmacodynamic and pharmacokinetic properties, and therapeutic potential in schizophrenia. Drugs, 40 : 863-879, 1990.
38) Wakatabe, H., Nakano, T., Tanaka, T. et al. : Phase I clinical study of NE-100, a new psychotropic drug for schizophrenia with selective sigma antagonist activity. 18th Annual Meeting of the Canadian College of Neuropsychopharmacology : A joint meeting with the Japanese Society of Neuropsychopharmacology (Suppl), 1995. 2.
39) Zanardi, R., Franchini, L., Serretti, A. et al. : Venlafaxine versus fluvoxamine in the treatment of delusional depression. J. Clin. Psychiatry, 61 : 26

−29, 2000.
40) Zanardi, R., Franchini, L., Gasperini, M. et al. : Double-blind controlled trial of sertraline versus paroxetine in the treatment of delusional depression. Am. J. Psychiatry, 153 : 1631-1633, 1996.

§29

SSRIの開発物語

——その4　SSRIの導入に活躍し，独特な地位を確保したtrazodoneの開発物語——

I. はじめに

　話は相前後するのだが，SSRIの開発物語を書き始めて間もなく，はたと膝を叩く出来事があった。Trazodoneである。Fluvoxamineの導入のさいのtrazodoneを対照薬とした比較試験をまとめていて，trazodoneこそ第一に書いておくべきことに気づいたのである。

　まず，trazodoneはSSRIのはしりとして第二世代抗うつ薬として堂々たる成績のもとに導入されて高く評価されていたこと，その導入に筆者も深く関わっていたこと，そして，SSRIの導入に際して大活躍し，SSRI時代に突入してからもむしろ高い処方率を誇るに至っていることなどである。そこで，急遽，本稿では，trazodoneの開発物語を書くことにした。

II. Trazodoneの生い立ちと海外での活躍

　イタリアのAngelini Francesco社は，鎮静作用を有するindole系化合物の研究中に，pyrazol[4,3-b]-pyrizine誘導体の中で，さらに効力を高める目的で行われた1-benzyl-3-hydroxypyrazol[4,3-b]pyrizineの合成過程で偶然得られたs-triazolo[4,3-a]pyrizine誘導体に新規の薬効を期待して，研究を進めた。そして，triazolo-pyrizine誘導体にphenyl-piperazineを結合したtrazodoneができ上ったといわれる（図1）。1960年代中頃と古く，1971年にはイタリアで抗うつ薬として承認されている。そのさいの臨床試験のデータはBrogdenら[3]のレビューに詳しく，米国で開発されたさいの基礎と臨床はHariaら[8]，およびFagioliniら[5]のレビューに網羅されている。Imipramine, amitriptyline等の三環系抗うつ薬（TCA）やmianserin, maprotiline等の四環系抗うつ薬との比較試験で互角に渡り合っている。Trazodoneの薬理学的プロフィールはserotonin（5-HT）再取り込み阻害作用が中心で，脳内の各種受容体への親和性をみると，5-HT$_2$受容体への親和性の高さとmuscarinic acetylcholine受容体への親和性の無さが特筆される（表1）[9,23,32]。

　主作用とされる5-HT再取り込み阻害作用はfluoxetineとの比較で，抑制係数（Ki）は189 nmol/L対12nmol/Lと1/10以下である。この弱い主作用を5-HT$_2$受容体への強い親和性と抗コリン性副作用の弱さが補ったのか，1981年米国食品医薬品局（FDA）に承認された。米国での処方率は高く，1988年のfluoxetineの登場までは高位を保持していた。

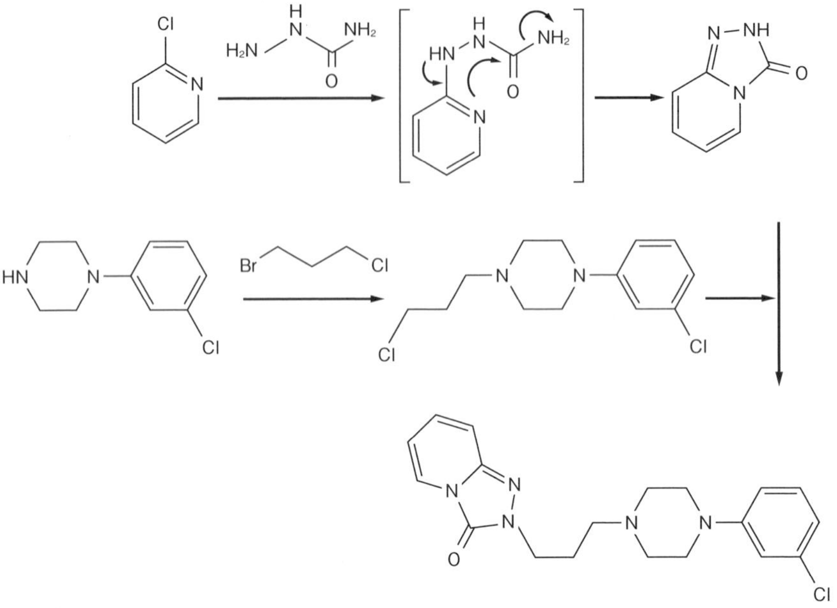

図1　Trazodone の合成経路（Palazzo, G. ; Silvestrini, B. ; 1968, U.S. Patent 3,381,009）

III. わが国での開発

1. 第I相試験，薬物脳波学的検討と薬物動態学的所見

米国で1981年に承認・発売された trazodone の売れゆきに注目したカネボウ薬品（現 MSD 社）はわが国への導入を計画し，着々と臨床試験を進めていった。なお，1988年3月から阪急共栄物産が開発に参加している。

第I相試験では，50mg と 100mg の単回投与[36]と 25mg 1日3回を14日間の反復投与[37]で，めまい，ふらつきなどの軽度の有害事象が出現する程度で忍容性が確認されている。薬物動態については図2にみるように半減期の短いのが目につく。

木下ら[17]による薬物脳波学的検討では，100mg 投与で thymoleptic 型の変化を示し，その変化は典型的な thymoleptics（第一世代の TCA とほぼ同義）の変化と異なり，第二世代である maprotiline, mianserin の変化と類似したものとしている。50mg 投与では thymoleptic 型の変化とはいえず，抗うつ効果を期待するには100mg 程度が必要であるという。

表1　Trazodone の monoamine 取り込み阻害作用の力価[a]と脳内各種受容体[c]への親和性[b]（nmol/L）（Marek ら1992[23]，樋口1999[9]より引用）

作用と部位	Trazodone	Fluoxetine
取り込み阻害作用		
5-HT	189	12
NE	5,000	280
DA	14,100	1,590
結合親和性		
5-HT$_1$ receptor	60	24,000
5-HT$_2$ receptor	7.7	210
Muscarinic receptor	320,000	2,000
Histamine-H$_1$ receptor	340	6,250
Alpha-1 adrenergic receptor	36	5,880
Alpha-2 adrenergic receptor	500	13,000
Dopamine D$_2$ receptor	3,800	−

a) K_i = 抑制係数（nM），ラット脳シナプトソーム
b) K_d = 平衡解離係数（nM），ヒト脳
c) Richelson（1988）より引用

なお，第I相試験での被験者の検体を用いた薬物動態学的検討では[6]，単回投与時の未変化体および各種代謝物（m-CPP, TPA, dihydrodiol 体および 4-hydroxy 体）の血中濃度推移は図3のようになり，各種代謝物の血漿中濃度は trazodone

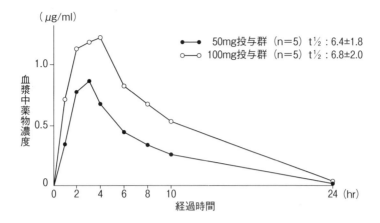

図2 Trazodone 未変化体の血漿中濃度の推移（斉藤ら，1989[36]）

の1/10以下で，反復投与時の m-CPP の濃度に注目したが，増加する傾向を認めていない。この m-CPP は低用量では 5-HT 再取り込み阻害作用を呈するが，高用量投与時には 5-HT 受容体作動作用を示すとの報告が1980年前後にいくつか報告されている[4,7]。なお，主要代謝経路を図4に示した。

2．筆者が参加した精神科領域での臨床試験

まず最初に栗原雅直総括医師のもと，多施設オープン試験が行われている。上島ら[14]による冒頭の文章に「選択的セロトニン再取り込み阻害薬」と紹介されているように，SSRI のはしりとしての船出であった。80名のうつ病患者を対象とした試験の成績をみると，「中等度改善」以上は42.5％と決して高くはないが，副作用では「眠気」15％，「めまい・ふらつき・立ちくらみ」13.8％であるのに対して抗コリン性副作用は7.5％と低いのが目立っている。用量は 75〜450mg/日であったが，用いられたのは 75〜150mg/日が多かった。

以上のように，抗コリン性副作用の少ないのは trazodone の特徴とされていた。

続いて，第Ⅱ相後期試験としての至適用量の設定と有効性・安全性の検討が imipramine を対照薬とした二重盲検比較試験として行われた[25]。1986年5月から1987年2月のことである。

用法・用量は，trazodone 1回 50mg の 3回投与，imipramine 25mg の 3回投与から始まり，trazodone は 450mg/日まで，imipramine は 225mg/日までの fixed-flexible 法であった。最終全般改善度は，「中等度改善」以上で trazodone 群の43％対 imipramine 群の49％（表2），概括安全度では副作用頻度で47％対57％，有用度での「かなり有用」以上で41％対45％といずれも有意差はつかず，効果発現の経緯はほぼ同様でとくに速いとの印象はなかった。両群で異なったのは副作用の内訳で，「口渇」が12％対35％と trazodone 群に有意に低く（p＜0.01），その程度も imipramine 群に強かった。「めまい・ふらつき」は19％対 8 ％と trazodone 群に高いが有意差はつかず，中止例は trazodone 群の 8 例で，「めまい・ふらつき」によるもの 5 例，imipramine 群の 5 例は全例が抗コリン性副作用によるものであった。最終 1 日平均投与量は trazodone 200.5mg，imipramine 99.75mg で全体に低い用量で推移し，軽度改善例の解析で用量を上げていない傾向がみられた。以上より trazodone の至適用量は 150〜300mg/日とみなされた。

いよいよ精神科領域での pivotal study として最強敵 amitriptyline との比較試験が行われた[26]。

用法・用量は，最初の 3 日間は trazodone 50mg 2 回投与と amitriptyline 25mg 2 回投与で開始し，4〜7日目までは各々50mg 3回投与と 25mg 3 回投与とし，以後は trazodone は 450mg/日まで，amitriptyline は 225mg/日までの fixed-flexi-

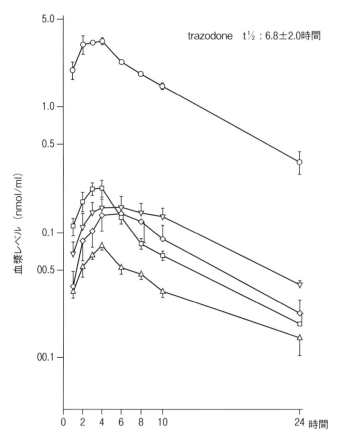

図3 Trazodone 100mg 1回投与後のtrazodoneとその代謝物の血漿中濃度推移（藤原他, 1998[6]）
(○), Trazodone；(□), TPA；(▽), dihydrodiol compound；
(△), 4-hydroxy compound；(◇), m-CPP.
m-CPP：m-chlorophenylpiperadine
TPA：oxo-triazole pyridinpropionic acid

ble法で5週間の試験である。

最終全般改善度は表3に示したように，「中等度改善」以上で47％対43％と有意差はつかなかったが，5％の危険性で同等性検証が成立した。筆者がこの試験報告の執筆者として最も興奮したのはこの点であった。後にとりあげるが，「熟眠障害」と「早期睡眠障害」ではamitriptyline群に改善率が高く，鎮静作用もamitriptylineの方が優れていた。両薬剤ともhistamine H_1 受容体拮抗作用と5-HT_{2A} 受容体拮抗作用を有しているが，amitriptylineの方が力価が高いのである。概括安全度は両群に差がなかったが，中止例は8例対20例とamitriptyline群に有意に多かった（p＜0.01）。副作用の内訳で，「悪心・嘔吐」はamitriptyline群4％に対してtrazodone群にはみられず，有意差がついた（p＜0.05）。その他では差がなく，抗コリン性副作用の発現率は25％対33％とtrazodone群に少ないものの有意差が認められなかったのは意外であった。

もう1つ興奮したのは有用度である。「かなり有用」以上で42％対30％と有意差はないものの，0.1％以下の危険率で同等性検証が成立したのである。

なお，用量としては，trazodone 150〜250mg/日，amitriptyline 75〜125mg/日での改善率が最も高く，副作用の発現率の低いことも確認され，

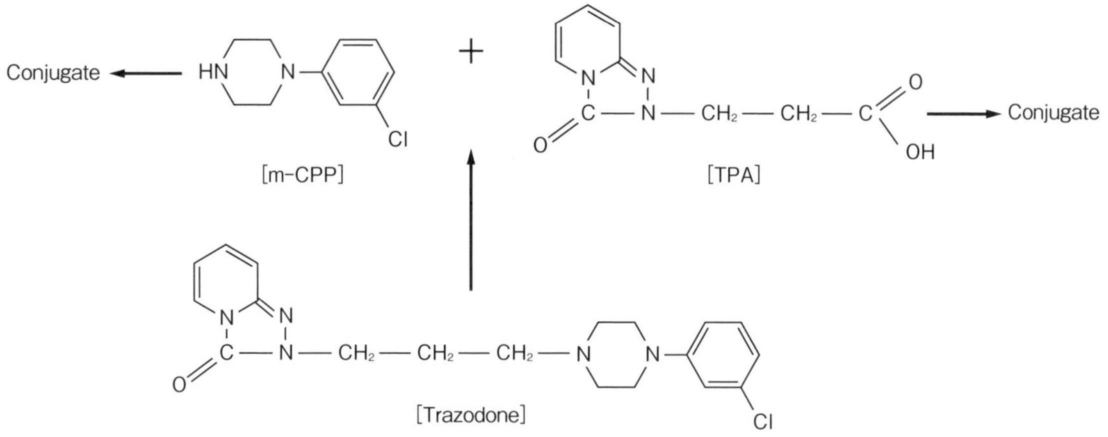

図4 動物およびヒトにおけるtrazodoneの推定代謝経路（藤原ら，1989[6]）（dihydrodiol化合物，4-hydroxy体を省略）

表2 Trazodoneとimipramineの二重盲検比較試験における最終全般改善度（村崎ら，1990[25]，一部改変・省略）

薬剤	著明改善	中等度改善	軽度改善	不変	悪化	判定不能	合計	χ^2試験とFisherの直接確率計算法					U検定
								改善率（％）		悪化率		
								中等度改善以上	軽度改善以上			
K	14 (19)	18 (24)	17 (23)	15 (20)	6 (8)	4 (5)	74	32 (43)	NS	49 (66)	NS	6 (8)	NS	NS
I	19 (25)	19 (25)	18 (23)	10 (13)	7 (9)	4 (5)	77	38 (49)		56 (73)		7 (9)		

K：trazodone，I：imipramine，NS：有意差なし

表3 Trazodoneとamitriptylineの二重盲検比較試験における最終全般改善度（村崎ら，1990[26]より一部改変・省略）

薬剤	著明改善	中等度改善	軽度改善	不変	悪化	判定不能	合計	χ^2試験とFisherの直接確率計算法					U検定	同等性検証△(10％)
								改善率（％）		悪化率（％）					
								中等度改善以上	軽度改善以上						
K	17 (17)	30 (30)	21 (21)	20 (20)	11 (11)	2 (2)	101	47 (47)	NS	68 (67)	NS	11 (11)	NS	NS	K>A*
A	20 (19)	25 (24)	24 (23)	18 (17)	12 (12)	5 (5)	104	45 (43)		69 (66)		12 (12)			

K：trazodone，A：amitriptyline，NS：有意差なし，*$p < 0.05$

これが至適用量と考えられた．

以上，筆者が執筆した2本のTCAとの比較試験で特に，最強敵のamitriptylineでの同等度検証の獲得には大いなる自信を持ったものである．後のSSRIの導入のさいに，amitriptylineに最終全般改善度で同等性が検証されたのはfluvoxamineのみであっただけになおさらであった．

3．内科・心療内科領域での2本の興味ある比較試験

内科・心療内科領域では，1つはmianserinとの，もう1つはmaprotilineとの比較試験で，とも

表4 Trazodoneとmianserinの二重盲検比較試験における最終全般改善度（並木ら，1991[29] 一部省略）

薬剤	著明改善	中等度改善	軽度改善	不変	悪化	判定不能	合計	χ^2検定 改善率（%）中等度改善以上		悪化率（%）悪化		U検定
K	21	32	15	17	3	11	99	53/99 (54)	N.S.	3/99 (3)	N.S.	N.S.
M	19	25	22	15	3	12	96	44/96 (46)		3/96 (3)		

K：trazodone, M：mianserin, N.S.：有意差なし

表5 Trazodoneとmaprotilineの二重盲検比較試験における最終全般改善度（筒井ら，1990[47]）

薬剤	著明改善	中等度改善	軽度改善	不変	悪化	判定不能	合計	Fisherの直接確率計算法 改善率（%）中等度改善以上		軽度改善以上		悪化率（%）悪化		U検定
K	23 (25)	36 (39)	24 (26)	4 (4)	1 (1)	5 (5)	93	59/93 (63)	K>M†	83/93 (89)	K>M*	1/93 (1)	N.S.	K>M†
M	16 (18)	29 (32)	26 (29)	7 (8)	5 (5)	8 (9)	91	45/91 (49)		71/91 (78)		5/91 (5)		

K：trazodone, M：mianserin, †：有意傾向, *：p＜0.05, N.S.：有意差なし

に四環系抗うつ薬を対照薬とする試験が行われている。

Mianserinとの比較試験[29]は，trazodone 150 mg/日，mianserin 30mg/日から始まり，それぞれ300mg/日と60mg/日までの5週間の試験である。最終全般改善度での「中等度改善」以上で，54%対46%と有意差はないが，見事に5%以下の危険率で同等性が検証されている（表4）。概括安全度，有用度とも有意差はなかったが，副作用の内訳では，「眠気」「めまい・ふらつき・立ちくらみ」で差はないのに対して，抗コリン性副作用は11%対2%とmianserin群に有意に低いのは意外であった。なお，肝機能検査での異常変動はmianserin群に有意に多かったことは記憶にとどめておきたい。

もう1本のmaprotilineとの試験[47]，1週目はtrazodone 75mg対maprotiline 30mgの3分割投与で，2週以降は225mg/日と90mg/日までのfixed-flexible法の4週間のスケジュールであった。特筆すべきは，最終評価で（表5），まず改善度では「中等度改善」以上で63%対49%とtra-zodoneは有意傾向を示し，「軽度改善」以上では有意差を示したことである（p＜0.01）。概括安全度では副作用発現率9%対16%と差はなかったものの，中止すべき症例はmaprotiline群に6例あり有意傾向がみられている。そして，有用度で，「有用」以上で65%対47%とここでも有意差を示したのである（p＜0.01）（表6）。

なお，内科・心療内科領域では，長期投与試験[45]と精神科領域でも高齢者試験が行われており[11,46]，trazodoneの長期に及ぶ効果と安全性ならびに高齢者での効果と安全性が報告されている。

4．わが国におけるtrazodoneの臨床試験のまとめ

これまで紹介してきたようにtrazodoneはわが国で4本の比較試験（imipramine, amitriptyline, mianserin, maprotilineをそれぞれ対照薬とする）が実施されて，これら当時の抗うつ薬界をリードする4剤に対して一歩も引けを取らない堂々の成績をあげている。筆者が執筆者となった2つのTCAとの対照試験において，imipramineとの比較試験でやや分が悪かったものの，TCAの

表6 Trazodone と maprotiline の二重盲検比較試験における有用度（筒井ら，1990[47]）

薬剤	極めて有用	有用	やや有用	とくに有用とは思われない	好ましくない	判定不能	合計	Fisher の直接確率計算法 有用率（%）有用以上		Fisher の直接確率計算法 有用率（%）やや有用以上		Fisher の直接確率計算法 非有用率（%）好ましくない		U検定
K	22 (24)	38 (41)	23 (25)	5 (5)	0 (0)	5 (5)	93	60/93 (65)	K>M*	83/93 (89)	K>M**	0/93 (0)	K>M**	K>M**
M	15 (16)	28 (31)	22 (24)	13 (14)	9 (10)	4 (4)	91	43/91 (47)		65/91 (71)		9/91 (10)		

K：trazodone，M：maprotiline，*$p<0.05$，**$p<0.01$

王者といわれる amitriptyline に対しては堂々の同等性検証を証明したことは特筆ものである。内科・心療内科領域での四環系抗うつ薬を対照とした試験では，mianserin とは同等性検証に成功しており，maprotiline とは「中等度改善」以上では有意傾向を，「軽度改善」以上では有意差を示し，有用度でも有意差を示している。こうして，trazodone は押しも押されもしない優れた抗うつ薬としての成績を示すとともに，すべての試験で安全性が確認され，1991年6月28日承認を得たのである。発表は同年11月7日で，カネボウ薬品（現 MSD社）からは Reslin® として，共同開発の阪急共栄物産からは回り回って，日本アップジョン社（現 Pfizer 社）から Desyrel® としてそれぞれ売り出された。

IV. Trazodone の薬理学的プロフィールからみた効果発現のあり方

ここで改めて trazodone の monoamine 再取り込み阻害作用と脳内各種受容体への親和性を fluoxetine と比較した表7をみてみよう。明らかに 5-HT 再取り込み阻害作用は fluoxetine の 1/10 以下と緩和であり，NE と DA への作用はほとんどないといってよい。この作用をもってして，いかにして TCA や四環系抗うつ薬と互角以上に戦えたかを考えておきたい。

鈴木ら[43]は，その第一として活性代謝物の m-CPP の作用を取り上げている。これらは北海道大学精神科のグループの業績であるが，まず trazodone 経口投与後，脳組織内では m-CPP が trazo-

表7 抗うつ薬：ヒト前頭葉皮質の 5-HT$_2$ 受容体に対する平衡解離係数（K$_D$S）（Wander ら，1986[48]）

抗うつ薬	K$_D$ ± S.E.M. (nM)	Hill coefficient ± S.E.M.	Ratio K$_D$S$_1$/ K$_D$S$_2$
Amoxapine	0.6 ± 0.2	1.1 ± 0.1	380
Mianserin	7 ± 2	0.9 ± 0.1	27
Trazodone	7 ± 2	0.97 ± 0.04	7.9
Doxepin	25 ± 8	0.91 ± 0.05	12
Clomipramine	27 ± 7	1.1 ± 0.1	260
Amitriptyline	29 ± 8	1.08 ± 0.06	6.6
Trimipramine	32 ± 2	0.97 ± 0.04	260
Nortriptyline	44 ± 8	1.04 ± 0.08	7.0
Protriptyline	70 ± 10	1.0 ± 0.1	57
Imipramine	80 ± 20	1.15 ± 0.08	120
Maprotiline	120 ± 20	1.09 ± 0.08	100
Fluoxetine	210 ± 40	1.18 ± 0.04	110
以下13品目略			
セロトニン系化合物			
Ketanserin	0.56 ± 0.04	1.03 ± 0.02	-
Methysergide	7 ± 2	0.81 ± 0.07	-
Buspirone	360 ± 30	0.98 ± 0.06	0.011

done の約2倍の濃度を示し，これが imipramine と同等の NA 再取り込み阻害作用を有することから，微小脳内電極透析法を用いた計測で，ラットに trazodone を注射したさいに図5にみるような 5-HT よりもむしろ NA と DA の前頭前野での細胞化濃度の高さを示すという成績を示している[12,21]。この事実が緩和な 5-HT 再取り込み阻害作用に加えて imipramine と同等の臨床用量で抗うつ効果を発現するメカニズムの1つとして成立

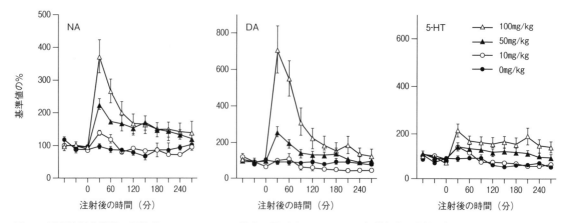

図5 前頭前野内側部の細胞外NA，DA，5-HT濃度に及ぼすtrazodoneの急性投与の影響（伊藤他，1998[12]，小山，1995[21]より引用）

第二にtrazodoneの強力な5-HT₂受容体への親和性が挙げられている。前頭前野では，DA transporterの存在が少なく，DAの再取り込みにさいしてNA transporterを介した交叉性の再取り込みが行われることが確かめられていることと[19,20]，5-HT₂受容体に親和性をもつ抗うつ薬は細胞外DAが増加する傾向が強いとされている。表7[48]にみるように抗うつ薬の多くはamoxapineを筆頭に強力な5-HT₂受容体への親和性を有するものが多く，前頭前野の細胞外DA濃度を増加させるものが多い。殊にNA再取り込み阻害作用を有する抗うつ薬にその作用が多く出ると考えられるが，trazodoneではm-CPPの存在がここでも大きく生きてきている。

なお，α₁受容体拮抗作用が比較的強く，5-HT₁受容体への親和性および比較的弱いH₁受容体拮抗作用もtrazodoneの抗不安作用や鎮静型抗うつ薬としての機能に関連がありそうである。

V. その後のtrazodoneの臨床的位置づけ
―睡眠障害改善作用と睡眠薬化―

わが国では，すでに述べたように，はじめはカネボウ薬品と日本アップジョンの2社から発売された。Trazodoneは第二世代抗うつ薬としてまずまずの売れゆきを示し，カネボウ薬品では最もよく売れた薬となり，一方，日本アップジョン社では，イタリアのAngelini Francesco社から，欧米のように日本でももっと売れていいはずだと発破をかけられていたとされる。欧米でそうであったように，SSRIの登場までの命とも言われたりもした。ところが，まず欧米でtrazodoneの睡眠障害改善作用が注目された。Trazodoneが強力な5-HT₂受容体拮抗作用を有していながら，抗コリン性副作用がないことが幸いしてか，とくにうつ病の患者の睡眠障害を中心に用いられ始めた。このことは，1990年にWareとPittard[49]の健常者を対象とした睡眠検査室試験でpolysomnograph（PSG）上，徐波睡眠とくにstage 4が増加したことや，Montgomeryら[24]により1983年に不眠を有する高齢者で徐波睡眠を増加させ，中途覚醒を減少させるとの報告が出たことから明らかである。

その後，うつ病患者対象のPSG試験やSSRI登場後の非鎮静型抗うつ薬（fluoxetineやbupropion）を服用中の睡眠障害への作用をみた試験などが次々と報告されている[15,30,38,39,40]。いずれも小規模ではあるが，入眠障害の改善，睡眠の持続の延長，総睡眠時間の延長，深睡眠の増加などが共通した成績としてあげられている。なお，trazodoneの睡眠障害に対する多くの臨床試験については，Fagioliniら[5]の総説に詳しく述べられており，かのStahl[42]も5-HT₂A受容体，H₁受容体およびα₁受容体の拮抗作用が睡眠障害改善作用の機序としている。Stahlは低用量では5-HT₂A受容体への作用を生かして睡眠改善作用をもたらし，高用量では5-

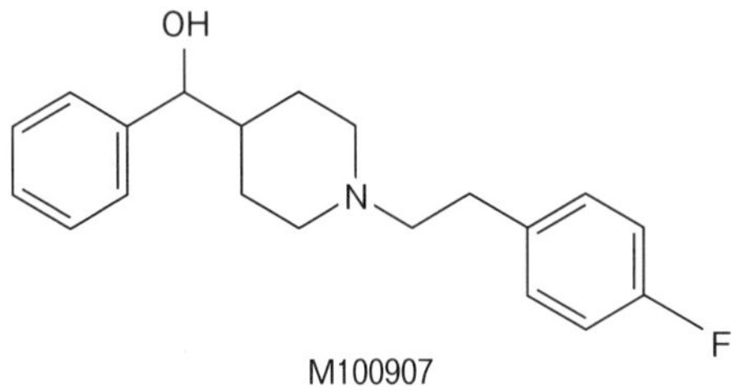

M100907

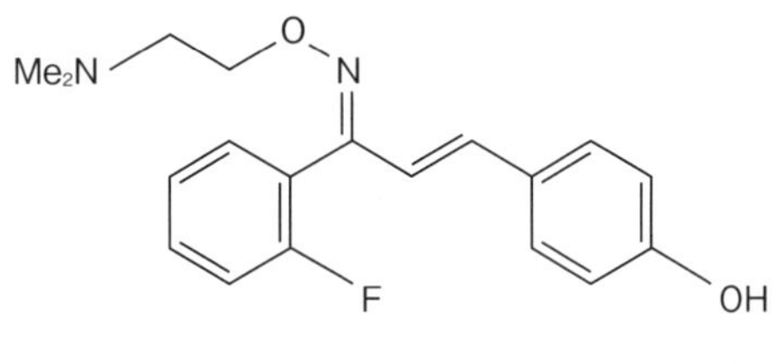

eplivanserin

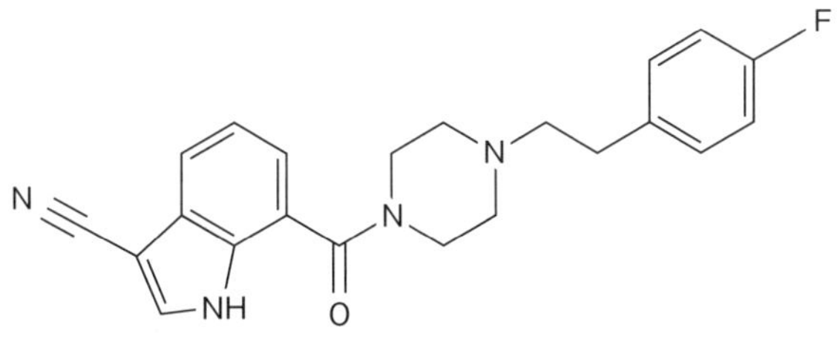

pruvanserin

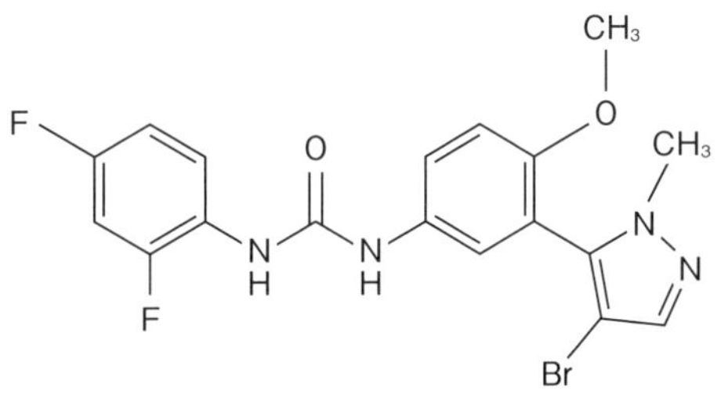

nelotanserin

図6　睡眠薬を目指した5-HT_{2A}受容体拮抗薬

HT再取り込み阻害作用と5-HT_{1A}受容体への作用で抗うつ作用を発揮するとしている。なお，Serotonin antagonist-receptor inhibitor（SARI）の名称を使っている。

小鳥居と内村[18]によると，米国ではDrug Enforcement Agencyにより規制管理される睡眠薬を上回る頻度で，規制のない一部の抗うつ薬が不眠症に使用されている。不眠に対して米国で2002年に処方された薬剤の処方件数の順位をみると，上位4剤のうち3剤（trazodone　1位，amitriptyline　3位，mirtazapine　4位）を占めているという[35]。この現象はtrazodoneの睡眠薬化を意味しており，benzodiazepine（BZ）系薬剤の臨床用量依存への強い警鐘が鳴らされた米国で顕著に現われている。2006年のRosenberg[33]の報告では第2位となっている。

さて，わが国でのtrazodoneの現状はどうであろうか。米国でのような調査はなされていないが，少なくとも精神科領域ではほとんど大部分の処方が就寝前となっていることが考えられ，睡眠薬化していることは間違いのない事実であろう。Trazodoneの5-HT_2受容体拮抗作用の強さ，適度のhistamine H_1受容体拮抗作用が睡眠障害改善作用を呈すると考えられ，消失半減期が6～7時間とBZ系睡眠薬に換算すると短時間作用型に該当し，使いやすさもある。米国のように不眠に対して1位になることはなく，わが国ではまだまだBZ系睡眠薬の使用頻度の方がかなり高い。多くの場合，まずBZ系睡眠薬で対応して，入眠障害は改善したが，中途覚醒や早朝覚醒が残在する場合に，trazodoneを併用する形が多いのであろう。わが国でも，米国のようにBZ系睡眠薬を使わず

に最初からtrazodoneを単剤で使用する頻度が増加している傾向がうかがえる。

VI. 5-HT₂受容体拮抗薬と睡眠障害改善作用
―その臨床開発をめぐる話―

Trazodoneの睡眠障害改善作用は5-HT₂受容体拮抗作用が中心であることは証明されている。確定的となったのは，後にPaul Janssenが自身の合成したbutyrophenone系のpipamperoneが眠りを良くする作用と錐体外路症状を出しにくいという非定型性に着目し，その薬理学的プロフィールの中から5-HT₂受容体拮抗作用の重要性を発見したことにある[13]。Janssenの凄さは思いつくとすぐ実行することで，まず5-HT₂受容体拮抗薬ritanserinを合成した。このritanserinの第Ⅰ相試験を石郷岡 純を中心に北里大学東病院で開始し，Step 2まで行ったところで海外から心電図異常の発現で中止を余儀なくされたが，ヨーロッパではすでに統合失調症への付加物効果が認められて，serotonin-dopamine antagonist（SDA）の第一号のrisperidoneの大発見へとつながったのであるが，この時ritanserinが深睡眠を増加させることも証明されている[2,10]。

こうした事実に基づいて5-HT₂受容体拮抗薬そのものの睡眠障害改善薬，睡眠維持薬としての開発が始まったのである[27]。最初に登場したM100907（図6）はAventis社の依頼のもとに筆者らが第Ⅰ相試験を実施している。まずは抗精神病薬を目指し，1998年米国はFloridaでの研究会に参加して極めて楽しい思い出の中で討議されたが，1999年には抗精神病薬への道は断念された。しかし，米国では睡眠障害改善薬としての臨床試験が進められ，わが国でも準備を進めていた[16,31,41]。ところが折悪しく，Aventis社がSanofi-Synthelabo社と合併し，Sanofi-Aventis社となり，同社がZolpidem-MRの開発を優先したことと，Sanofi-Aventis社が開発を意図していた同効薬のeplivanserin（図6）を有していたことから，M100907自体の開発は後回しとなってしまった。

Eplivanserinは5-HT₂A受容体拮抗薬として睡眠検査室試験で健常者では入眠潜時には影響せず，stage 2を減らし，深睡眠（stage 3＋4）を増加させ，徐波睡眠期の徐波活動を増加させるとの成績を得て，臨床試験に入った[22,34]。試験に成功してFDAへ申請したが，この試験での有害事象の憩室炎が問題となり，長期服用の中でのriskよりもbenefitが大きいことを証明するよう要求された。これが思いの外難題で，Sanofi-Aventis社は以降の開発を断念することになった。それと同時に，同社はそれまで活発に進めてきた中枢神経作用薬の開発から撤退してしまった。多くのbenzamide系薬物を世に出したDeragrange SESIF社を傘下に収め，自身はzolpidemの合成に成功したSynthelabo社を吸収し，多くの製薬企業の混成群であったAventis社と合併して巨大企業化していたSanofi-Aventis社の路線変更は思わぬところへ波及した。わが国で2008年から主催社として引き継いでいた不眠研究会からも降りることになったのである。長い歴史を有する不眠研究会も2012年で終了の予定となっていたことは本シリーズでも述べた通りである[28]。ところが，捨てる神あれば拾う神ありで，eszopicloneのわが国への導入に英断を示したエーザイが2013年以降の不眠研究会を引き受けることとなり，新装なった不眠研究会が石郷岡純を中心に継続されることになったのは何とも目出度い。話は逸れたが，M100907もピリオドを打たれた。が，いつの日にか復活する可能性を祈っている。

もう1つ，Merck KGaA社が合成したindole-carbonitrile骨格を有するpruvanserin（EMD280014）（図6）という強い選択性を示す5-HT₂A受容体拮抗薬がある。Eli Lilly社が独占的世界的開発と商業化権を獲得した薬物で，睡眠薬としての開発が期待された。H₁受容体拮抗作用をも有するとされているが，非臨床試験の段階で止まっていると聞く。

こうして，5-HT₂受容体拮抗薬の睡眠障害改善薬あるいは睡眠薬はいまだ実現しておらず，trazodoneを初めとする抗うつ薬が利用されている現状が続くものと考える。

なお，San DiegoのArena Pharmaceuticals社が合成したnelotanserin（図6）が2010年に5-HT₂A inverse agonistとして基礎的データが発表され[44,]

50), 不眠症患者の睡眠維持を目指したが, 臨床試験が目標に到達せず中止となった. しかし, 同社は nelotanserin と同じ phenylpiperazine amide 系化合物の合成を続け, 2, 3 の有望な候補化合物が出てきている[50]. 期待を抱かせる話であり, 続報を待ちたい.

Ⅶ. おわりに

Trazodone は不思議な薬である. うつ病の薬物療法のどの guideline にもまた algorithm にも第一線には出て来ないが, これなくしてはうつ病の薬物療法が成立しないほどの重要性を担っている. とくに, BZ 系睡眠薬の使用を避けたい欧米では, 当然 trazodone の睡眠障害改善作用が close-up されてくる. §30に paroxetine の項で書いたが, 筆者が1995年 GlaxoSmithKline 社の招きで Philadelphia へ行った時の夜の懇親会で, 隣に座られた泌尿器科の先生が triazolam の代りになる薬であると強調されていたのを思い出す. 米国ではすでに一般臨床科の医師達も trazodone を睡眠薬として使っていたのである. わが国でも, 精神科・心療内科領域では睡眠薬化して高い処方率を誇っている. 5-HT$_2$ 受容体拮抗作用を有する抗うつ薬の中では, 薬理学的プロフィール, 薬物動態学的に最も睡眠薬使用に向いている. その 5-HT$_2$ 受容体拮抗薬そのものの開発状況にも触れることができたのはありがたかったが, 成功したものがないのが残念である.

なお, 蛇足ながら, 当初, 米国でごく稀ながら興味的話題となった trazodone と priapism との問題については, 原因が α 受容体拮抗作用程度としてしか推測されず, 睡眠薬化とともに投与量が少なくなったためかその報告がなくなっている. わが国でもこれといった報告例がないことから, 現在, trazodone を処方する医師の頭の中に priapism のことがどの程度意識されているか, あるいはほとんど意識されていないと考えて, 本稿では敢えて触れなかった.

文　献

1) Al-Shamma, H.A., Anderson, C., Chuang, E. et al. : Nelotanserin, a novel selective human 5-hydroxytryptanine$_{2A}$ inverse agonist for the treatment of insomnia. J. Pharmacol. Exp. Ther., 332 : 281-290, 2010.
2) Borbély, A.A., Trachsel, L., Tobler, I. : Effect of ritanserin on sleep stages and sleep EEG in the rat. Eur. J. Pharmacol., 156 : 275-278, 1988.
3) Brogden, R.N., Heel, R.C., Speight, T.M. et al. : Trazodone : A review of its pharmacological properties and therapeutic use in depression and anxiety. Drugs, 21 : 401-429, 1981.
4) Caccia, S., Ballabio, M., Samain, R. et al. : m-CPP, a central 5-HT agonist, is a metabolite of trazodone. J. Pharm. Pharmacol., 33 : 477-478, 1981.
5) Fagiolini, A., Comandini, A., Dell'Osso, M.C. et al. : Rediscovering trazodone for the treatment of major depressive disorder. CNS Drugs, 26 : 1033-1049, 2002.
6) 藤原　茂, 能海和宣, 川島恒男 他：塩酸トラゾドンのヒトにおける吸収, 代謝および排泄. 薬理と治療, 17（suppl-5）：1365-1382, 1989.
7) Garattini, S., De Gaetano, G., Samanin, R. et al. : Effects of trazodone on serotonin in the brain and platelets of the rat. Biochem. Pharmacol., 25 : 13-16, 1976.
8) Haria, M., Fitton, A., McTavish, D. : Trazodone. A review of its pharmacology, therapeutic use in depression and therapeutic potential in other disorders. Drug Aging, 4 : 331-355, 1994.
9) 樋口輝彦：セロトニン作動薬におけるトラゾドンの位置づけ. Prog. Med., 19：2563-2567, 1999.
10) Idzikowski, C., Mills, F.J. Glennard, R. : 5-Hydroxytryptamine-2 antagonist increases human slow wave sleep. Brain Res., 378 : 164-168, 1988.
11) 石郷岡純, 村崎光邦, 上島国利：新しい抗うつ薬 KB-831（塩酸トラゾドン）の高齢者うつ病に対する臨床試験. 薬理と治療, 17（Suppl. 8）：1519-1527, 1989.
12) 伊藤耕一, 安部川智浩, 小山　司：シリーズ／治療薬誕生秘話：Trazodone —本格的な SSRI 時代を前に. 臨床精神薬理, 1：787-791, 1998.
13) Janssen, P.A.J.（翻訳　諸川由実代）：半世紀に及ぶ抗精神病薬研究を経て—精神分裂病と抗精神病薬についての再考. 臨床精神薬理, 4：307-316, 2001.
14) 上島国利, 栗原雅直, 高橋　良 他：KB-831

（塩酸トラゾドン）の抗うつ効果—多施設共同研究によるオープン試験．薬理と治療，17 (Suppl-5)：1451-1463, 1989.

15) Kaynak, H., Kynak, D., Gözükirmizi, E. et al.: The effects of trazodone on sleep in patients treated with stimulant antidepressants. Sleep Med., 5: 15-20, 2004.

16) Kehne, J.H., Baron, B.M., Carr, A.A. et al.: Preclinical characterization of the potential of the putative atypical antipsychotic MDL 100907 as a potent 5-HT$_{2A}$ antagonist with a favorable CNS safety profile. J. Pharmacol. Exp. Ther., 277: 968-981, 1996.

17) 木下利彦, 岡島詳泰, 水津信之 他：塩酸 trazodone の定量脳波学的検討．薬理と治療，17 (suppl-5)：1409-1417, 1989.

18) 小鳥居望, 内村直尚：向精神薬の睡眠に及ぼす効果．臨床精神薬理，14：401-410, 2011.

19) Koyama, T., Abe, M., Matsubara, S. et al.: Iprindole treatment increases extracellular concentrations of NA and DA in the medial prefrontal cortex: Evidence that iprindole increases availability of synaptic catecholamine in vivo. Jpn J. Psychiatry Neurol., 47: 424-425, 1993.

20) 小山 司, 石金朋人：精神科治療の奏効機序：三環系抗うつ薬, その他．精神医学，36：17-21, 1994.

21) 小山 司：抗うつ薬の奏効機序—トラゾドンを中心として．レスリン錠発売3周年記念学術講演会記録集．pp.14-23, カネボウ薬品株式会社, 東京, 1995.

22) Landolt H.P., Meier, V., Burgess, H.J. et al.: Serotonin-2 receptors and human sleep: Effect of a selective antagonist on EEG, Power spectra. Neuropsychopharmacology, 21: 455-466, 1999.

23) Marek, G.J., McDougle, C.J., Price, L.H. et al.: A comparison of trazodone and fluoxetine: implications for a serotonergic mechanism of antidepressant action. Psychopharmacology, 109: 2-11, 1992.

24) Montgomery, I., Oswald, I., Morgan, K. et al.: Trazodone enhances sleep in subjective quality but not in objective duration. Br. J. Clin. Pharmacol., 16: 139-144, 1983.

25) 村崎光邦, 栗原雅直, 高橋 良 他：新規抗うつ薬 KB-831（塩酸トラゾドン）のうつ病に対する臨床効果—臨床第Ⅱ相試験．臨床評価，18：251-277, 1990.

26) 村崎光邦, 栗原雅直, 高橋 良 他：塩酸トラゾドン（KB-831）のうつ病に対する臨床効果—アミトリプチリンを対照とした二重盲検比較試験．臨床評価，18：279-313, 1990.

27) 村崎光邦：新しい睡眠薬開発への期待．臨床精神薬理，9：2027-2038, 2006.

28) 村崎光邦：非 benzodiazepine 系睡眠薬の開発物語—その1．Zopiclone の果たした役割と続いて開発された eszopiclone．臨床精神薬理，15：1723-1734, 2012.

29) 並木正義, 奥瀬 哲, 鈴木仁一 他：新しい抗うつ薬塩酸トラゾドン（KB-831）の二重盲検比較試験による臨床評価．臨牀と研究，68：1497-1513, 1991.

30) Nierenberg, A.A., Adler, L.A., Peselow, E. et al.: Trazodone for antidepressant-associated insomnia. Am. J. Psychiatry, 151: 1069-1072, 1994.

31) Offord, S.: M100907, a highly selective 5-HT$_{2A}$ antagonist for the treatment of schizophrenic early indication of safety and clinical activity in schizophrenic patients., CINP Proc. PT10052, 377, 1998.

32) Richelson, E.: Synaptic pharmacology of antidepressants: an update. McLean Hospital J., 13: 67-88, 1988.

33) Rosenberg, R.P.: Sleep maintenance insomnia: strength and weaknesses of current pharmacologic therapies. Ann. Clin. Psychiatry, 18: 49-56, 2006.

34) Rinaldi-Carmona, M., Cogny, C., Santtuchi, V. et al: Biochemical and pharmacological properties of SR-46349B, a new potent and selective 5-hydroxytryptamine 2 receptor antagonist J. Pharmacol. Exp. Ther., 262: 759-768, 1992.

35) Roth, T., Walsh, J.K., Krystal, A. et al.: An evaluation of the efficacy and safety of eszopiclone over 12 months in patients with chronic primary insomnia. Sleep Med., 6: 487-495, 2005.

36) 斉藤正己, 木下利彦, 永田昌弘：KB-831（塩酸トラゾドン）の健常人試験．薬理と治療，17（Suppl-5）：1385-1398, 1989.

37) 斉藤正己, 内藤益一, 今村吉水：KB-831（塩酸トラゾドン）の健常人試験—連続経口投与試験．薬理と治療，17（suppl-5）：1399-1408, 1989.

38) Saletu-Zyharz, G.M., Abu-Bakr, M.H., Anderer, P. et al.: Insomnia in depression: differences in objective and subjective sleep and awakening quality to normal controls and acute effect of trazodone. Prog. Neuropsychopharmacol. Biol.

39) Scharf, M.B., Sachais, B.A. : Sleep laboratory evaluation of the effects and efficacy of trazodone in depressed insomniac patients. J. Clin. Psychiatry, 51 [9 Suppl.] : 13-17, 1990.
40) Sheehan, D.V., Rozova, A., Gossen, E.R. et al. : The efficacy and tolerability of once-daily controlled trazodone for depressed mood, anxiety, insomnia, and suicidality in major depressed disorder. Psychopharmacol. Bull., 42 : 5-22, 2009.
41) Sorensen, S.M., Kehne, J.H., Fadayel, G.N. et al. : Characterization of the 5-HT$_2$ receptor antagonist MDL 100907 as a putative atypical antipsychotic : Behavioral, electrophysiological and neurochemical studies. J. Pharmacol. Exp. Ther., 266 : 684-691, 1993.
42) Stahl, S.M. : Mechanism of action of trazodone. a multifunctional drug. CNS Spectr., 14 : 536-546, 2009.
43) 鈴木克治, 井上 猛, 小山 司：Trazodone の抗うつ効果における 5-HT$_2$ 受容体の役割. Prog. Med., 19：2535-2539, 1999.
44) Teegarden, B.R., Li, H., Jayakumar, H. et al. : Discovery of 1-[3-(4-bromo-2-methyl-2H-pyrazol-3-yl)-4-methoxyphenyl]-3-(2,4-difluorophenyl) urea (nelotanserin) and related 5-hydroxytryptamine$_{2A}$ inverse agonists for the treatment of insomnia. J. Med. Chem., 53 : 1923-1936, 2010.
45) 筒井末春, 田原啓二, 佐野茂顕 他：内科領域におけるうつ病, うつ状態に対する KB-831 の臨床評価―長期投与例について. 薬理と治療, 17 (5) (Suppl.)：1479-1488, 1989.
46) 筒井末春, 桂 戴作, 中野弘一 他：新規抗うつ薬 KB-831 (Trazodone hydrochloride) の老齢者における臨床評価. 薬理と治療, 17 (5) (Suppl.)：1503-1518, 1989.
47) 筒井末春, 桂 戴作, 末松弘行 他：内科領域における新規抗うつ薬塩酸トラゾドンの臨床評価―塩酸マプロチリンとの二重盲検比較試験. 臨床医薬, 6：1193-1214, 1990.
48) Wander, T.J., Nelson, A., Okazaki, H. et al. : Antagonism by antidepressants of serotonin S$_1$ and S$_2$ receptors of normal human brain in vitro. Eur. J. Pharmacology, 132 : 115-121, 1986.
49) Ware, J.C., Pittard, J.T. : Increased deep sleep after trazodone use : a double-blind placebo-controlled study in healthy young adults. J. Clin. Psychiatry, 51 : 18-22, 1990.
50) Xiong, Y., Ullman, B., Choi, J.S. et al. : Synthesis and in vivo evaluation of phenethylpiperazine amides : selective 5-hydroxytryptamin (2A) receptor antagonists for the treatment of insomnia. J. Med. Chem., 53 : 5696-5706, 2010.

§30

SSRI の開発物語

——その 5　中断後遅れて登場した大本命 paroxetine の開発物語——

I. はじめに

いよいよわが国での SSRI の大本命 paroxetine の開発物語である。わが国に最初に入った SSRI は zimelidine であるが，2番目がこの paroxetine である。1984～5年にかけて，Sunstar 社は英国の Beecham 社〔後に SmithKline & French，SmithKline Beecham 社を経て，現 GlaxoSmithKline 社（GSK 社）〕から paroxetine を導入して開発を決意した。担当の方が Sunstar 社からみえて，第 I 相試験の依頼があった。筆者らは大変緊張して1985年6月に開始し，予定通りに終えた。ところが，その段階で Sunstar 社は製薬部門を撤退するという事態となり，第 I 相試験のみで Beecham 社へ返している。一旦，わが国では paroxetine は宙に浮いた。この間に1989年 fluvoxamine の第 I 相試験とそれに続く開発，1990年 serotonin-noradrenaline reuptake inhibitor（SNRI）の milnacipran の第 I 相試験とそれに続く開発が進み，さらに1991年昭和大学で sertraline の第 I 相試験とそれに続く開発と，次々と先を越されていった。

そして，米国で1988年 Eli Lilly 社の fluoxetine の米国食品医薬局（FDA）の承認という大爆発があった。1991年には sertraline も承認され，それぞれに極めて順調な伸びを示した。事態を静観していた当時の SmithKline Beecham 社が欧米での開発を開始し，わが国には1992年になって，それまで棚上げされていた paroxetine の再開発が決定され，追加の第 I 相試験を開始した。大慌てのことであった。

本稿では1985年の第 I 相試験を紹介しながら，その後は順調に推移した paroxetine の開発物語を述べていきたい。

II. Paroxetine の誕生

1970年に入って，デンマークのさして大きくない製薬企業 Ferrosan 社が抗うつ薬の開発に乗り出した。最初に手がけたのは femoxetine で（図1），1974年に合成され，Buus Lassen らによる詳細な基礎的試験[1-4]とともに臨床試験に入っている[5-8]。Amitriptyline や desipramine との比較試験が実施されて，なかなかの好成績で有望な成績を示したが，力価が弱くて300～600mg/日の高用量を必要とし，1日1回投与の形がとれないでいた[9-11]。そこで Ferrosan 社は Christiansen と Engelstoft が femoxetine に続いて1975年に paroxetine を合成した（図1）。この化学構造をみると，

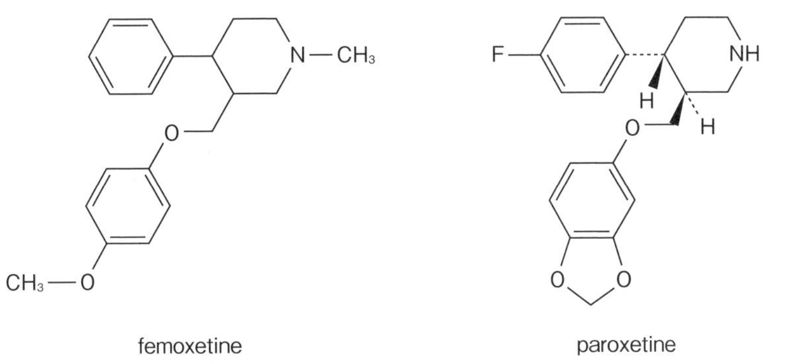

femoxetine paroxetine

図1　Ferrosan社が合成した2つのSSRI

Carlssonらの大発見に倣って，femoxetineのハロゲン化によって力価の強いparoxetineの合成に至ったかにみえる。そして，Buus Lassenは1978年にparoxetineの薬理学的プロフィールの詳細を発表したのである[12]。Buus Lassenは早くから抗うつ薬の基礎的研究を続けており，femoxetineやparoxetineの合成と開発に大きく関わっていた。

ところが，あろうことか1980年paroxetineをBeecham社へ売り渡したのである。後に1986年になってFerrosan社はNovo Nordisk社に吸収されており，製薬企業としての限界を知り，paroxetineを売却した上でNovo Nordisk社へ身を投じたのかもしれない。残されたfemoxetineはNovo Nordisk社が興味を示さず無視されて死んだ（died from neglect）とある。1980年の売却はFerrosan社の大英断であったことになる。ところが，paroxetineを譲り受けたBeecham社の反応は遅かった。ここでもSSRIの市場性に期待していなかったか，少なくとも日本ではSunstar社へ丸投げし，そのSunstar社は第I相試験のみを日本で実施して返している。欧米でもfluoxetineやsertralineに後れを取っている。両SSRIのbreak throughぶりに目が覚めたか，ここからSmithKline Beecham社の大車輪の開発が始まったのである。そして，1993年米国で発売するに当って，selective serotonin reuptake inhibitorの頭文字をとったSSRIなる用語をもって乗り込んだのである。Fluoxetine，sertralineは言うに及ばず，全てがSSRIと呼ばれるようになったのである。

III．Paroxetineの薬理学的プロフィール

1978年Buus Lassen[12]が最初に発表したのはparoxetineの抗けいれん作用と過運動性の2つの作用で，当時としては選択的な5-HT再取り込み阻害薬のプロフィールを知るに重要な項目であったと考えられる。なお，5-HTの前駆物質である5-hydroxy-tryptophan（5-HTP）を用いているのが懐かしい。

後にBeecham社のThomasら[13]がparoxetineのSSRIとしての生化学的効果の詳細を発表しているので，本稿ではその一部を紹介するにとどめる。

1987年当時の主なSSRIと三環系抗うつ薬（TCA）の5-HTとnoradrenaline（NA）の再取り込み阻害作用を比較したのが表1であり，5-HT選択性はcitalopramに次いで大きい。また，脳内各種受容体への親和性とin vitroの放射線リガンドの結合抑制でみたのが表2である。Paroxetineはcholinergic muscarinic receptorへの親和性がTCAに近いレベルで強いのが目につく。臨床用量的にTCAより低値ではあるが，留意点の1つではある。この表ではmianserinとamitriptylineの5-HT₂受容体への親和性の高いことも目立っている。

IV．海外での開発の流れ

幸い，海外のparoxetineの開発については1991

表1 in vitroのラット視床下部シナプトソームへの [³H]-5-HT および [³H]-l-NA 取り込み阻害（Thomas ら, 1987[13]）

化合物	Kᵢ (nM) mean ± SEM (n≧3) [³H]-5-HT	[³H]-l-NA	NA/5-HT
Paroxetine	1.1 ± 0.10	350 ± 6.0	320
Citalopram	2.6 ± 0.41	3900 ± 660	1500
Fluvoxamine	6.2 ± 0.14	1100 ± 42	180
Fluoxetine	25 ± 1.0	500 ± 180	20
Femoxetine	36 ± 3.5	710 ± 57	20
Zimelidine	170 ± 14	8600 ± 110	51
Amitriptyline	87 ± 28	79 ± 17	0.91
Imipramine	100 ± 11	65 ± 4.2	0.65
Desipramine	1400 ± 200	12 ± 4.8	0.0086

年と1998年の2回にわたってレビューが出されている[14,15]。それを参考にしながら，簡潔にまとめたい。Femoxetine と paroxetine を合成した Ferrosan 社は，femoxetine については非臨床試験，臨床試験とも活発に展開したものの，力価の弱さと1日1回投与に向かないことで限界を感じていたと思われる。自社の力では paroxetine を世に出せないと感じたのか，1980年にイギリスの Beecham 社（現 GSK 社）へ売り渡して，あとの開発を託したのではないかと思われる。現に，1986年 Ferrosan 社は巨大な Novo Nordisk 社に買収され，中枢神経系作用薬に興味のない Novo Nordisk 社は femoxetine を見殺しにした。もし，その時まで paroxetine を Ferrosan 社が保有していたら，paroxetine も同じ運命を辿った可能性がある。Paroxetine を救うために Beecham 社へ前もって渡したとするのはうがちすぎか。とにかく，Beecham 社は1981年に第 I 相試験を開始したとの記録がある。ところが，その後が続いていない。1982年に Børup ら[16] の19名を対象とした探索試験があるのみである。

次に探索的試験が1988年から1999年にかけて3編報告されている。いずれも20名に満たない小規模のものである。この間，6年のブランクがある。Beecham 社も1989年に合併した SmithKline & French 社（のち，SmithKline Beecham 社）も，paroxetine の抗うつ薬としての力を軽視したためか，本格的開発に入るのが遅れたのではと思われる。後に述べる如く，わが国では Sunstar 社が1985年に導入を決意し，1986年に第 I 相試験を実施したのみで製薬業界から撤退してしまい，全世界的に1981年にスタートした開発も，1980年代終盤まで様子を見ていたと考えられる。

1991年に出版された Dechant と Clissold の第1回目のレビュー[14] によると，Børup らの探索的試験を含む4編，placebo 対照の3編，TCA の imipramine 対照の7編，clomipramine 対照の3編，amitriptyline 対照の6編，clothiepine 対照の1編，mianserin 対照の2編とまずは順調に臨床試験が発表されており，いずれも1988年から1990年の間のものである。この中に，かの Danish University Antidepressant Group による clomipramine 対照の比較試験で，paroxetine が完敗した有名な試験が含まれている[17]。

Placebo 対照試験をまとめて Dunbar と Fuell[18] が第17回 CINP in Kyoto で発表した成績を紹介する（図2）。TCA との比較試験では TCA が有意に優れるもの3編，paroxetine が優れるもの1編と，抗うつ効果では TCA が押しており，一方，有害事象ではほとんどすべての試験で paroxetine 群に抗コリン性副作用が少なく，消化器症状の多いのが目につく。

1998年 Gunasekara らの2回目のレビューについては[15]，筆者が paroxetine の承認とともに新薬紹介として書いた「Paroxetine の基礎と臨床」[19] に詳述しているので，ここではごく簡単に述べ

表 2 各種脳内受容体への放射線リガンド結合阻害（in vitro）（Thomas ら，1987[13]）

K_i (nM)

Receptor	Catecholamine			β	D_2	Serotonin		Histamine H_1	Cholinergic muscarinic
	α_1	α_2				$5\text{-}HT_1$	$5\text{-}HT_2$		
[³H]-Ligand	Prazosin	Clonidine	Rauwolscine	DHA	Spiperone	5-HT	Ketanserin	Mepyramine	QNB
Paroxetine	>10000	>10000	>10000	>5000	7700	>10000	>1000	>1000	89
Citalopram	4500	>10000	>10000	>5000	>10000	>10000	>1000	>1000	2900
Fluvoxamine	>10000	>10000	>10000	>5000	>10000	>10000	>1000	>1000	>10000
Fluoxetine	>10000	>10000	>10000	>5000	>10000	>10000	>1000	>1000	1300
Femoxetine	2900	6300	2200	>5000	>10000	>10000	130	>1000	150
Zimelidine	3500	9100	780	>5000	9000	8600	440	>1000	>10000
Amitriptyline	170	540	410	>5000	1200	1000	8.3	3.3	5.1
Imipramine	440	1000	2500	>5000	2400	8900	120	35	37
Clomipramine	150	3300	2400	>5000	430	5200	63	47	34
Desipramine	1300	8600	5500	5000	3800	2500	160	370	68
Mianserin	330	94	38	>5000	8300	590	2.3	3.4	270

る。1992年から1997年に報告されたTCAおよびmaprotilineとの二重盲検比較試験では，imipramine 3編，amitriptyline 4編，clomipramine 1編，lofepramine 1編，maprotiline 3編と合計12編におよび，Hamiltonうつ病評価尺度（HAM-D）の合計点の推移が示されているが，いずれも効果の上で有意差は認めていない。

新しくは，SSRIとの比較試験が取り上げられ，fluoxetineとの3編，fluvoxamineとの2編，sertralineとの1編の計6編が1993年から1997年の間に報告されており，ここでも効果上は有意差を認めた試験はない。なお，高齢者を対象としたfluoxetineとの比較試験では，有効性でparoxetineが有意差を示している[20]。

以上のレビューでは，強迫性障害，パニック障害，社交不安障害の臨床試験のデータも紹介されている。

V. わが国における開発の流れ

1. 2つの病院をまたがって実施された第I相試験

1）1回目の第I相試験

冒頭で述べたように，1985年6月Sunstar社の依頼のもとに，北里大学病院の施設内で通常の如く，実施した。当時，海外では薬理学的プロフィールの研究は詳細に行われていたが，臨床試験のデータは少なかった。

第I相試験のスケジュールは表3にみる通り，6名にparoxetineを，2名にamitriptylineを単盲検で服用してもらった[21]。なお，被験者はSunstar社の社員にお願いした。Paroxetine 10～20mgでは，ごく軽度の眠気，だるさ，頭重感などで日常の生活に支障のない程度であったが，30mgでは，2～3時間をピークとする強い眠気があり，日常の業務はできそうにないとの訴えであった。Amitriptyline群では，眠気，だるさ，口渇が中心でparoxetineより強く出現して，とくに眠気による集中困難が4～5時間をピークとして業務不能の状態といえた。

なお，paroxetineの消失半減期は平均20時間であるのに対して，amitriptylineは約25時間の上に活性代謝物のnortriptylineが遅れて出現することから，作用時間はさらに長くなることがわかった。

筆者ら得意の内田・クレペリン精神作業検査への影響を平均作業量でみたのが図3であり，paroxetine 30mg/日服用3日目に実施した平均作業量は基準値とよく似たパターンを示しており，2回目に認められるべき上昇がみられていない。Ami-

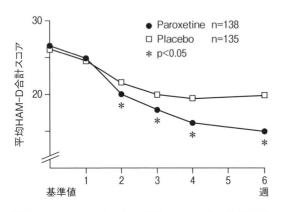

図2　Paroxetine 10～50mg/日とplaceboとの比較試験
（DunbarとFuell，1990[18]）

表3　Paroxetineの第I相試験のスケジュール（村崎ら，1986[21]）

	Step	用量		各Stepの間隔
		SI-211103 (paroxetine)	amitripyline	
単回投与	1	10mg/日	25mg/日	
	2	20mg/日	50mg/日	2週
	3	30mg/日	70mg/日	2週
反復投与	△	20mg/日　3日間	50mg/日　3日間	4週

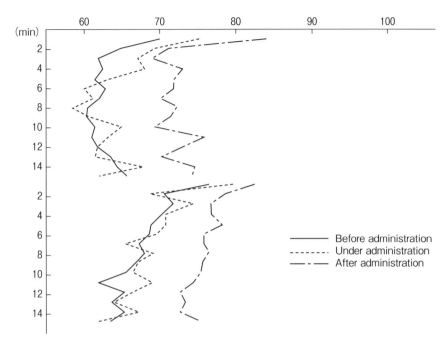

図3　第1回目のparoxetine第I相試験におけるparoxetineの内田・クレペリン精神作業検査に及ぼす影響（村崎ら，1986[21]より一部抜粋）

triptyline群ではとくに前半で平均作業量が低下しており，両薬剤とも精神作業量を低下させるが，amitriptylineにその影響が大きい。

以上の第I相試験から，paroxetineの忍容性および薬物動態から判断して，第II相試験では初回投与量は1回10mgで1日2〜3回投与から始めることが適当と考えられた。

本来ならここで第II相試験の計画が練られ，間を置かずに開発が進むはずであるが，Sunstar社は製薬業界から撤退し，本試験の結果はBeecham社へ返され，宙に浮いたのである。

2）2回目の第I相試験

1985年の第1回目の試験から7年後の1992年6〜7月にかけて，2回目の20mg単回と10日間反復投与時の安全性および臨床薬理学的検討を実施した。この7年間のブランクの間に1989年Beecham社とSmithKline社が合併し，SmithKline & French社，後のSmithKline Beecham社（現GSK社）と名称を新たにして，米国でのfluoxetineとsertralineに先を越された後，欧米で決死の臨床試験を展開していた。日本でも1992年に再開したのである。北里大学医学部では，従来の大学病院のみでは手狭となって1986年4月北里大学東病院を新たに建設して，その中に第I相試験の専用施設である臨床薬理試験部を設置して待ち構えていたのである。

本試験では[22]，paroxetine 20mgを8名の健常成人男子に単回および10日間の反復投与した際の安全性および忍容性を検討した。主な自覚症状は，眠気と午睡が中心で，中途覚醒，入眠困難，浅眠が一部に認められた。他にも軽度で一過性の症状が出ている。なお，退院直後に多夢を経験したとの報告が1名よりあったが，2週後には消失していた。

理学的検査，内分泌学的検査，心電図，脳波，血液生化学的検査，血液学的検査に加えて精密平衡機能検査などでも特記すべき所見は認めていない。なお，今回も実施した内田・クレペリン精神作業検査の所見は第1回目の所見と同様な影響がみられることが確認された。その他の心理作業検査でも異常は認められず，本試験でのparoxetine 20mgの単回および1日1回10日間反復投与の忍

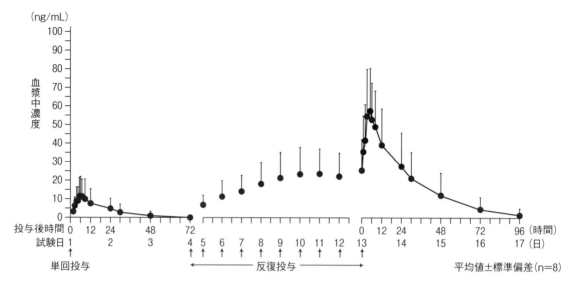

図4 単回および10日間反復経口投与時の血漿中paroxetine濃度推移—健康成人男子（日本人）—（村崎ら, 2000[23]，インタビューフォームの図採用）

容性が認められた。

3）薬物動態学的検討

第2回目の第I相試験での検体を用いた検討では[23]，初回投与の約5時間後に最高血漿中濃度12.5ng/mlに達し，消失半減期は10時間であった。血漿中濃度のトラフ値は反復投与7日目に定常状態（約23ng/ml）に達した。反復投与時の血漿中濃度は最終投与約5時間後に最高濃度59.5ng/mlに達し，消失半減期は約15時間であった（図4）。一方，入江ら[24]の単回投与による検討では，10，20および40mgの投与時の血漿中濃度は約5時間で最高に達し，消失半減期は15時間であった。最高血漿中濃度の平均値は10mg群と比較して20mgおよび40mg群でそれぞれ1.98および4.69倍で，薬物動態の非線形性が確認されている（図5）。

また，65～75歳（平均値71歳）の8名の健常高齢者にparoxetine 20mgを単回投与した時の薬物動態および安全性に関する検討では[25]，投与6.13時間にC_{max}（7.33±5.98ng/mL）に達し，消失半減期は18.37時間であった。AUC_{0-inf}およびCL/Fはそれぞれ173.93±133.76ng・hr/mLおよび3.92±4.14L/minであり，個人差が大きかった。以上の結果から安全性にも問題なく，反復投与試験への移行が可能であると判断されている。

4）Paroxetine CR錠の開発

GSK社ではparoxetine CR錠を作成し，米国で大うつ病性障害を適応症として1999年に初めて承認され，現在，世界40ヵ国以上で承認されている（2011年6月現在）。Paroxetine CR錠は，腸溶性フィルムコーティングを用いて消化管内での薬物放出部位を限定し，さらに2層の放出制御技術を用いて，胃を通過後も薬物がゆるやかに溶出するよう設計されており，投与初期の消化器症状発現を軽減することが期待されている。わが国では，第I相として単回投与時の薬物動態と，paroxetine CR錠およびparoxetine錠（速放錠）の反復投与時の薬物動態の比較試験と，さらに第III相として有効性および安全性（日本および韓国で実施）を検討し，2012年1月18日に承認を得ている。このparoxetine CRについては岩田らの総説に詳しく[26]，植村ら[27]による臨床薬物動態試験が紹介されている（図6）。有害事象による脱落率がplaceboと差のなくなることは実証されているが，paroxetineについて回る中止時症候群への影響については触れられていない。

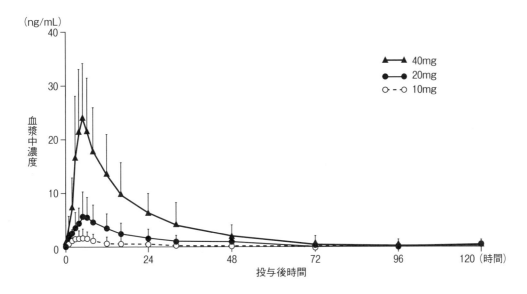

図5 単回経口投与時の血漿中 paroxetine 濃度推移—健康成人男子（日本人）—（入江ら，2000[24]，インタビューフォームの図採用）

2．うつ病に対する臨床成績
1）精神科領域における試験

今回は2回目の第I相試験と連続的にパイロット試験として前期第II相試験が1992年5月から1993年4月までに実施されている[28]。筆者も精神科領域のすべての試験に参加したことはいうまでもない。

前期第II相試験は，毎朝食後10mg1回投与から開始して30mgまでとするもので，72名のうつ病患者で「中等度改善」以上が42.9％と高いとはいえない成績で，副作用も特記すべきものはなく，有用率は37.5％に終っている。6週間の平均投与量は 26.4±66mg/日であった。

この結果に基づいて，後期第II相試験としてimipramineを対照薬とする用量設定試験へと進んだ[29]。1993年10月から1995年4月までのことである。Paroxetine低用量群（10～20mg/日），高用量群（20～40mg/日）および imipramine 群（50～150mg/日）の3群による138名を対象とした二重盲検比較試験が6週間にわたって行われた。最終全般改善度は，表4のように，paroxetine 低用量群，高用量群，imipramine 群で「中等度改善」以上がそれぞれ52.8％，47.5％，50.0％となり有意差はなく，paroxetine は imipramine と互角の成績を示した。なお，「著明改善」で低用量群は8.3％と他の2群より低いのが目立った。副作用面は，抗コリン性副作用で高用量群は imipramine 群より有意に少なかった（p＜0.05）。なお，本試験からparoxetineによる眠気を避けるため夕食後の投与となっている。

以上の前・後期の第II相試験から，paroxetineは1日1回20～40mg投与により，十分な抗うつ効果を発揮し，忍容性も高く有用な抗うつ薬であると考えられた。

精神科領域の最後の pivotal study は fluvoxamine や sertraline の場合と同様に，amitriptyline を対照とする比較試験となった[30]。試験実施期間は1995年8月より1998年7月までであった。Paro-

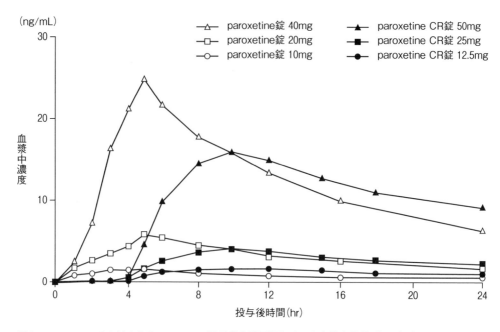

図6 Paroxetine CR 錠または paroxetine 速放錠を単回投与時の血中濃度推移（平均）（植村ら，2012[27]，インタビューフォームの図を採用）

表4 Imipramine を対照とした paroxetine の用量設定試験における最終全般改善度（三浦ら，2000[29]）

| 投与群 | 例数 | 症例数 ||||||| Kruskal-Wallis 検定 p値 | Tukey法 多重比較 p値 | 改善率[1] || χ²検定 p値 |
			著明改善	中等度改善	軽度改善	不変	やや悪化	悪化	重篤に悪化			例数[95%信頼区間]	
L群	36	3 (8.3)	16 (44.4)	4 (11.1)	7 (19.4)	6 (16.7)	0	0	0.644	[2] 0.809 [3] 0.619 [4] 0.951	19/36 (52.8) [35.5〜69.6]	0.093
H群	40	10 (25.0)	9 (22.5)	7 (17.5)	10 (25.0)	2 (5.0)	2 (5.0)	0			19/40 (47.5) [31.5〜63.9]	
I群	46	11 (23.9)	12 (26.1)	8 (17.4)	13 (28.3)	1 (2.2)	1 (2.2)	0			23/46 (50.0) [34.9〜65.1]	

( )：%
[1]：「中等度改善」以上 [2]：L群 vs. H群 [3]：L群 vs. I群 [4]：H群 vs. I群
L：paroxetine 低用量，H：paroxetine 高用量，I：imipramine

xetine 群 20mg，30mg，40mg の夕食後 1 回投与，amitriptyline 群 25mg，50mg，75mg の朝・夕 2 回投与の fixed-flexible 法にて投与された。最終全般改善度は表5にみる通り，「中等度改善」以上では paroxetine 群39.3％ 対 amitriptyline 群45.8％となり，両群間に有意差は認められなかったものの，paroxetine 群は数値で劣り，同等性検証はならなかったのである。さすがに amitriptyline は難敵であったが，試験完了例の改善率は67.9％ 対 66.7％とほぼ同率の成績を示して paroxetine も善戦した。さらに，有用率の差において副次的解析対象（per protocol 解析）では同等性検証が認められている。副作用発現率には有意差は認めていないが，paroxetine 群で消化器系の嘔気や頭痛，傾眠，amitriptyline 群で抗コリン性の口渇，便秘および傾眠が多く出現した。ところで，わが国で

表5 Paroxetine と amitriptyline の二重盲検比較試験における最終全般改善度（三浦ら，2000[30]）

投与群	例数	症例数							Wilcoxon 2標本検定[1]	改善率[2] 例数 [95%信頼区間]	参考 Fisher 検定	同等性検証 %差（試験薬-対照薬）[90%信頼区間]	検定[3]
		著明改善	中等度改善	軽度改善	不変	やや悪化	悪化	重篤に悪化	判定不能				
PA群	107	22 (20.6)	20 (18.7)	19 (17.8)	21 (19.6)	6 (5.6)	6 (5.6)	0	13 (12.1)	Z = −0.590 p = 0.555	42/107 (39.3) [30.0〜48.5]	p = 0.395	−6.5 [−17.3〜4.3]	p = 0.297
AM群	118	28 (23.7)	26 (22.0)	21 (17.8)	16 (13.6)	6 (5.1)	8 (6.8)	2 (1.7)	11 (9.3)		54/118 (45.8) [36.8〜54.8]			

（ ）：%
[1]：「判定不能」を除く　　[2]：「中等度改善」以上（「判定不能」を含む）　　[3]：差の信頼区間方式
PA：paroxetine，AM：amitriptyline

の以上2本のTCAとの比較試験でみられた副作用件数と内容がまとめられているので表6に紹介しておく．以上のamitriptylineとの比較試験で，同等性は検証されなかったものの，ほぼ同等の効果を示し，安全性を考慮した有用率では，per protocol解析で同等性が検証されているように，この事実は強力なTCAと比べたSSRIの特徴を物語っているといえよう．

なお，65歳以上の高齢者49名を対象とした試験[31]や18名の入院中の肝・腎機能の低下したうつ病患者での薬物動態試験では[32]，ともに高齢者うつ病への改善率の高さと安全性が認められている．

2) Key point の1つとなった心療内科領域における trazodone との比較試験

心療内科領域でのparoxetineとtrazodoneの比較試験[33]の結果が厚労省による承認のkey pointの1つとなった．精神科領域でのamitriptylineとの比較試験と相前後する1995年9月から1998年3月までに実施された．Paroxetineとtrazodoneの投与スケジュールは図7にみるように，第II薬までを強制増量とし，あとは効果と安全性から増減する6週間の比較試験である．最終全般改善度は表7のように，「中等度改善」以上でparoxetine群62.5%，trazodone群44.1%と有意差が認められた（p = 0.012）．Hamiltonうつ病評価尺度（HAM-D）の減少率でも，50.9%対39.5%とparoxetine群に有意に高い低下率が認められている．副作用発現率に有意差を認めなかったが，高度と判定された副作用はtrazodoneの方に2倍多く，とくに口渇

表6 わが国におけるうつ病・うつ状態の臨床試験（一部）にみる副作用件数（率）（村崎，2000[19]）

	paroxetine n = 354（%）	TCA n = 165（%）
消化器症状		
悪心	48 (14)	13 (8)
嘔吐	18 (5)	5 (3)
食欲低下	17 (5)	5 (3)
腹痛	12 (3)	6 (4)
下痢	4 (1)	2 (1)
小計	99 (28)	31 (19)
抗コリン性症状		
口渇	41 (12)	60 (36)
便秘	25 (7)	23 (14)
排尿障害	3 (1)	9 (5)
小計	69 (20)	92 (55)
中枢神経系症状		
眠気	61 (17)	24 (15)
不眠	7 (2)	2 (1)
不安・焦燥	2 (1)	4 (2)
振戦	10 (3)	8 (5)
頭痛・頭重	21 (6)	7 (4)
小計	101 (29)	45 (27)
合計	269件 (77)	168件 (101)

TCA = imipramine, amitriptyline

および傾眠にこの傾向がみられている．有用度の分布ではやはりparoxetine群に有意に優れていたが，有用率は52.4%対40.2%で有意差は認めていない．

以上のparoxetineとtrazodoneとの比較試験の

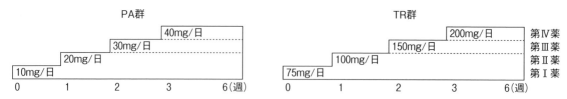

図7 うつ病・うつ状態に対する paroxetine (PA) と trazodone (TR) の二重盲検比較試験における投与スケジュール（筒井ら，2000[33]）

表7 うつ病・うつ状態に対する paroxetine (PA) と trazodone (TR) の二重盲検比較試験における最終全般改善度（筒井ら，2000[33]）

投与群	例数	症例数							Wilcoxon 2標本検定[1]	改善率[2] 例数 [95%信頼区間]	参考 Fisher検定
		著明改善	中等度改善	軽度改善	不変	やや悪化	悪化	判定不能			
PA群	111	31 (29.8)	34 (32.7)	17 (16.3)	19 (18.3)	2 (1.9)	1 (1.0)	7	Z = 2.284 p = 0.022	65/104 (62.5) [52.5〜71.8]	p = 0.012
TR群	108	20 (19.6)	25 (24.5)	31 (30.4)	18 (17.6)	7 (6.9)	1 (1.0)	6		45/102 (44.1) [34.3〜54.3]	

( ) : %
[1]：「判定不能」を除く　　[2]：「中等度改善」以上（「判定不能」を除く）

成績は paroxetine にとって極めて重要なものであり，天祐とも呼べるものとなった。強敵 amitriptyline との同等性検証は成らなかったが，trazodone に勝てたのである。Trazodone は自身の承認のための試験で amitriptyline との同等性検証に成功しており[34]，侮り難い相手であっただけに，この成績が key point の1つとなって，2000年9月22日に製造・輸入の承認が降りた。この paroxetine にして1985年に第1回目の第Ⅰ相試験を開始してから承認までに15年という年月がかかったのである。

3．うつ病以外の適応疾患に対する開発物語
1）パニック障害

パニック障害を適応とする臨床試験は，次稿で述べる sertraline がすでに開始しており（1992年8月），わが国で治験に入ったのは SSRI としては2番目である。探索試験[35]から筆者も参加し（1993年12月〜1994年11月），用量反応試験は高用量群（10-20-30mg/日），低用量群（10-20mg/日）およびplacebo 群の3群比較の3週間の試験で8週間実施した（1995年3月〜1996年4月）[36]。本試験で，低用量群では placebo との間に差を見い出せなかったが，高用量群が placebo に有意差を示し，至適用量は1日30mgと推定され，10, 20, 30mg と増量し，28日以上投与することが必要と示唆された。

そこで，第Ⅲ相試験として paroxetine 群85名（10-20-30mg/日）と placebo 群83名の強制増量法による二重盲検比較試験を実施した（1996年8月〜1998年7月）[37]。最終全般改善度では，表8にみるように「中等度改善」以上は82.0%対43.5%となり，paroxetine は placebo より有意に優れていたのである（p<0.001）。副次的解析（ITT解析）でも高い有意性が認められた（p = 0.015）。堂々たる勝利であり，30mgまで増量し，かつ投与期間が28日以上であった症例では82.0%対43.5%とさらに有意差が拡がった（p = 0.000038）。

以上の成績から，2000年9月22日うつ病・うつ状態と同時にパニック障害の適応が承認されたのである。わが国で初めてのパニック障害治療薬の栄誉を獲得したのであるが，筆者はこの試験に参加して，パニック障害への placebo との比較試験の実施方法やその効果のあり方をつぶさに見るこ

表8 パニック障害に対するparoxetine（PA）とplacebo（P）の二重盲検比較試験における最終全般改善度（筒井ら，2000[37]）

（主要解析・PC解析）

投与群	例数	症例数								改善率[1]			参考（Wilcoxon）	
^	^	著明改善	中等度改善	軽度改善	不変	やや悪化	悪化	著明悪化	判定不能	例数	% [95%信頼区間]	Fisher p値	Z	p値
PA群	50	25 (50.0)	16 (32.0)	7 (14.0)	2 (4.0)	0	0	0	0	41/50	82.0 [68.6〜91.4]	<0.001[2]	−4.539	<0.001[3]
P群	62	12 (19.4)	15 (24.2)	15 (24.2)	13 (21.0)	2 (3.2)	5 (8.1)	0	0	27/62	43.5 [31.0〜56.7]	^	^	^

（　）：%
[1]：「中等度改善」以上　　[2]：p＝0.000038　　[3]：p＝0.000006

副次的解析《ITT解析》

投与群	例数	症例数								改善率[1]			参考（Wilcoxon）	
^	^	著明改善	中等度改善	軽度改善	不変	やや悪化	悪化	著明悪化	判定不能	例数	% [95%信頼区間]	Fisher p値	Z	p値
PA群	85	25 (29.4)	19 (22.4)	8 (9.4)	33 (38.8)	0	0	0	0	44/85	51.8 [40.7〜62.7]	0.013	2.435	0.015
P群	83	13 (15.7)	14 (16.9)	17 (20.5)	31 (37.3)	3 (3.6)	5 (6.0)	0	0	27/83	32.5 [22.6〜43.7]	^	^	^

（　）：%
[1]：「中等度改善」以上（「判定不能」を含む）。投与日数28日未満の症例は不変として集計

とができたのは初めての経験であり，大きな収穫であった。

2）強迫性障害

3番目のparoxetineの適応疾患の目標はfluvoxamineがすでに獲得している強迫性障害に向かった。うつ病・うつ状態とパニック障害のための臨床試験と同じ時期に開始した試験は不成功に終わったことから，2000年11月27日から2003年1月9日にかけて再挑戦の試験を実施した。

筆者も参加した本試験[38]は，Yale-Brown Obsessive-Compulsive Scale（Y-BOCS）の強迫観念・強迫行為尺度（項目1〜10）の合計スコアが16点以上の症例を対象とし，paroxetine群94名，placebo群96名による二重盲検比較試験である。Paroxetineは20mg/日から開始して40mg/日まで強制増量し（6週間），40mgで十分な効果が得られない場合には50mg/日に任意増量してさらに6週間投与した。最終全般改善度は，「かなり改善」以上でparoxetine群は50.0%と高く，placebo群の23.7%より有意に優れる結果が得られた（p＝0.0003）（表9）。なお，6週以上本剤が投与された症例のうち，Y-BOCSが25%以上減少した症例を「responder」とすると，40mg/日での「responder rate」は6週時には52.6%であったが，50mg/日に増量することにより12週時に66.7%に増加し，50mg/日への増量効果が示唆されている。

こうして，paroxetineは2度目の試験で優れた強迫性障害への治療成績を収めて，2006年1月に承認が得られ，わが国ではfluvoxamineに続く強迫性障害治療薬となったのである。

3）社交不安障害（社会不安障害）

社交不安障害（social anxiety disorder：SAD）は本来，稀とされていたが，1980年DSM-Ⅲに診断基準が示されて以降，多くの研究が進み，生涯有病率が高く，社会生活への障害が大きいことが明らかにされて[39]，その治療薬の開発が急がれて

表9 強迫性障害に対するparoxetineとplaceboの二重盲検比較試験における最終全般改善度（上島ら，2004[38])）

投与群	例数	症例数（％）［累積％］							
		非常に改善	かなり改善	やや改善	不変	やや悪化	かなり悪化	非常に悪化	判定不能
paroxetine群	94	20 (21.3％) [21.3％]	27 (28.7％) [50.0％]	20 (21.3％) [71.3％]	23 (24.5％) [95.7％]	0	4 (4.3％) [100％]	0	0
placebo群	94	5 (5.4％) [5.4％]	17 (18.3％) [23.7％]	24 (25.8％) [49.5％]	35 (37.6％) [87.1％]	9 (9.7％) [96.8％]	2 (2.2％) [98.9％]	1 (1.1％) [100％]	1

投与群	例数	Wilcoxon検定		「かなり改善」以上		p値
		Z	p値	例数	％（95％信頼区間）	
paroxetine群	94	4.042	0.0001*	47/94	50.0 (39.5-60.5)	0.0003*
placebo群	94			22/93	23.7 (15.5-33.6)	

*p＜0.05　Fisher直接確率計算法

いた。すでに，わが国ではfluvoxamineが臨床試験に成功してその適応を獲得している。筆者はSADを対象としたparoxetineの臨床試験には関与していないが，一度目の適応症拡大のための試験に失敗したものの，2005年12月から2006年11月にかけての試験で見事に成功した朝倉らの成績[39]を紹介しておく。

Paroxetine低用量群（20mg/日），高用量群（40mg/日）とplacebo群の3群比較試験を12週間で検討している。Liebowitz Social Anxiety Scale日本語版（LSAS-J）の合計点減少度はplacebo群，低用量群，高用量群それぞれ−20.4，−27.6および−26.5であり，実薬群はともにplacebo群に有意差をつける上々の成績であった（図8）。また，Clinical Global Impression（CGI）によるresponder rate（著明改善および中等度改善の割合）は低用量群53.5％，高用量群51.2％であり，placebo群の37.0％に対して有意に高かった。

以上の成績をもって2009年10月社交不安障害に対する適応の承認を得たのである。こうしてparoxetineはうつ病・うつ状態，パニック障害，強迫性障害に加えて社交不安障害を適応疾患に得て，元々，年商150億円といわれて，抗うつ薬の開発に躊躇していた時代から，fluvoxamineとmilnacipranが出て，引き揚げつつあった市場性とparoxetineの登場によって一挙に1000億円を越える原動力となったのである。

VI. Japan Philadelphia International Exchange Program Awardを受賞して

米国医学発生の地Philadelphiaに最初の病院が設立されたのが1751年である。今日のPensilvania大学の前身か。当時は独立前のことであり，南部，中西部，南西部，New Englandから多くの医学生が集まったという。この地に1787年にCollege of Physicians of PhiladelphiaというSocietyが創立されている。1776年の独立宣言の11年後のことである。Collegeとはいっても，Philadelphiaを中心に活躍した医師（主に外科医，開業医，研究者）が集まって，医学推進のために創った組織であり，立派な建物の中に博物館として米国建国前からの医療器具や名士の写真など多くのものが収められて公開されている。Benjamin Rush, Weir Mitchell, William Osler, Samuel D. Gross, D. Hayes Agnewら著明な医師の名前が残されて

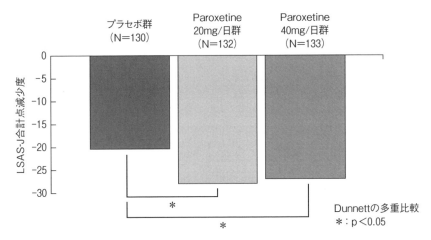

図8　Paroxetine 2 用量と placebo の比較試験における12週時の LSAS-J 合計点減少度（朝倉ら，2008[39]）

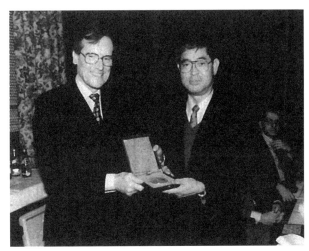

図9　Nicholson 副社長より記念のメダルを授受される筆者（北里大学医学部ニュース1995年5月31日発刊より）

いる。

　この College of Physicians が主催し，GSK 社が後援している Award の中に日米訪問医学科学賞ともいうべきものがあり，日本の医学のそれぞれの専門領域で活動している医師のうち，GSK 社の推薦で毎年1名が選ばれて，この College 内で賞を受けるとともに約1時間の記念講演が課されるという制度がある。1995年度は丁度 paroxetine の開発の真只中であり，筆者が選ばれて，3月20日の授賞式に臨んだ。College の主要メンバー5名と GSK 社側から5名の10名とともに昼食会を兼ねた式典が行われ，記念のメダルと賞金が手渡されて少なからず感激したものである（図9）。College のメンバーの中に Pensilvania 大学の精神科教授 Karl Rickels を見い出し，ホッとしたものである。1994年 Washington D.C. での国際神経精神薬理学会（CINP）で筆者が 5-HT$_{1A}$ 系抗不安薬のシンポジウムを組織した時，座長をお願いした経緯があり，顔見知りであったのである。当日の講演は "The Current Situation Surrounding the Development of Psychopharmacologicals in Japan" と題するものであった。短い滞在中に訪れたい所は，と

訊かれて，Leopold Stokovski が一時期指揮していた Philadelphia 交響楽団の定期演奏会を希望し，ロイヤルボックスへ招待されたこと，Rocky Balboa がトレーニングを積んで有名になった Philadelphia 博物館を訪れ，Rocky Steps を登り，Philadelphia の街を見渡したことなど，楽しい記憶が残っている。これも，paroxetine の治験に関係することによって得られた出来事として忘れられない。

VII. おわりに

わが国の抗うつ薬市場を一挙に拡大した最大の功労者である paroxetine の開発物語を書くにあたって，北里大学病院時代（1985年）の第I相試験のことを思い出した。そして，その7年後の1992年に北里大学東病院で続きの第I相試験を再開するという長いブランクを経験したことも思い出した。あの大 paroxetine をして抗うつ薬市場の低さが大きな原因となって開発が遅れたのである。

ところで，femoxetine と paroxetine を合成した Ferrosan 社は手元に残した femoxetine と運命を共にして姿を消し，Beecham 社へ売られていった paroxetine は今こうして国の内外で隆盛を誇るという数奇な運命を辿ってきた。これまた興味深い話である。うつ病・うつ状態に対する paroxetine の臨床試験はスリルがあった。Amitriptyline との同等性検証には失敗しながら，trazodone に勝てたというのが最大の出来事であった。また，パニック障害を対象とした試験は順調であったが，強迫性障害と社交不安障害ではともに最初の試験でつまずいたものの，仕切り直しの試験で成功するという綱渡り的経緯で成功し，承認された。

古くから知られていた抗うつ薬の中止時症候群や賦活症候群が paroxetine で一躍，有名となり，物議をかもしたが，かねてから要望の強かった5mg 錠も2010年9月になってようやく発売された。

最後に筆者は Philadelphia へ3度訪れているが，2度目の訪問時の思い出を書かせて頂いて楽しかった。

文 献

1) Buus Lassen, J., Squires, R.F., Christensen, J.A. et al. : Neurochemical and pharmacological studies on a new 5HT-uptake inhibitor, FG4963, with potential antidepressant properties. Psychopharmacologia (Berl), 42 : 21-26, 1975.
2) Buus Lassen, J., Squires, R.F. : Potentiation of nialamide-induced hypermotility in mice by lithium and the 5HT-uptake inhibitors chlorimipramine and FG4963. Neuropharmacology, 15 : 665-668, 1976.
3) Buus Lassen, J., Squires, R.F. : Inhibition of both MAO-A and MAO-B required for the production of hypermotility in mice with the 5HT-uptake inhibitors chlorimipramine and femoxetine. Neuropharmacology, 16 : 485-488, 1977.
4) Buus Lassen, J., Petersen, E., Kjellberg, B. et al. : Comparative studies of a new 5HT-uptake inhibitor and some tricyclic thymoleptics. Eur. J. Pharmacol., 32 : 108-115, 1975.
5) Bøjholm, S., Børup, C., Kvist, J. et al. : A double-blind study of femoxetine and amitriptyline in patients with endogenous depression. Nord. Psykiat. T, 33 : 455-460, 1979.
6) Dahl, L.E., Lundin, L., le Fèvre Honoré, P. et al. : Antidepressant effect of femoxetine and desipramine and relationship to the concentration of amine metabolites in the cerebrospinal fluid. Acta Psychiatr. Scand., 66 : 9-17, 1982.
7) Reebye, P.N., Yiptong, C., Samsoon, J. et al. : A controlled double blind study of femoxetine and amitriptyline in patients with endogenous depression. Pharmacopsychiatry, 15 : 164-169, 1982.
8) Tamminen, T., Salminen, J.K., Skrumsager, B.K. : A double-blind controlled trial of the selective serotonin uptake inhibitor femoxetine and amitriptyline in depression. Nord. Psykiatr. T, 36 : 335-339, 1982.
9) Lund, J., Christensen, J.A., Bechgaard, E. et al. : Pharmacokinetics of femoxetine in man. Acta Pharmacol. Toxicol., 44 : 177-184, 1979.
10) Hansen, B.A., Mengel, H., Keiding, S. et al. : Femoxetine clearance in patients with liver cirrhosis. Acta Pharmacol. Toxicol., 55 : 386-390, 1984.
11) Larsson, H., Lund, J. : Metabolism of femox-

etine. Acta Pharmacol. Toxicol., 48：424-432, 1981.
12）Buus Lassen, J.：Potent and long-lasting potentiation of two 5-hydroxytryptophan-induced effects in mice by three selective 5-HT uptake inhibitors. Eur. J. Pharmacol., 47：351-358, 1978.
13）Thomas, D.R., Nelson, D.R., Johnson, A.M.：Biological effects of the antidepressant paroxetine, a specific 5-hydroxy-tryptamine uptake inhibitor. Psychopharmacology, 93：193-200, 1987.
14）Dechant, K.L., Clissold, S.P.：Paroxetine. A review of its pharmacodynamic and pharmacokinetic properties, and therapeutic potential in depressive illness. Drugs, 41：225-253, 1991.
15）Gunasekara, N.S., Noble, S., Benfield, P.：Paroxetine. An update of its pharmacology and therapeutic use in depression and a review of its use in other disorders. Drugs, 55：85-120, 1998.
16）Børup, C., Meidahl, B., Petersen, I.M. et al.：An early clinical phase Ⅱ evaluation of paroxetine, a new potent and selective 5HT-uptake inhibitor in patients with depressive illness. Pharmacopsychiatry, 15：183-186, 1982.
17）Danish University Antidepressant Group：Paroxetine：a selective serotonin reuptake inhibitor showing better tolerance, but weaker antidepressant effect than clomipramine in a controlled multicenter study. J. Affect. Disord., 18：289-299, 1990.
18）Dunbar, G.C., Fuell, D.：A comparison of paroxetine and placebo in depressed outpatients. Abstract from the Proceedings 17th CINP Congress, Kyoto, 10-14 Sep. 1990.
19）村崎光邦：Paroxetine の基礎と臨床．臨床精神薬理，3：949-974, 2000.
20）Schöne, W., Ludwig, M.：A double-blind study of paroxetine compared with fluoxetine in geriatric patients with major depression. J. Clin. Psychopharmacol., 13（Suppl. 2）：34-39, 1993.
21）村崎光邦，石郷岡純，高橋明比古 他：セロトニン選択的再取り込み阻害薬 SI211103 の第Ⅰ相試験．薬理と治療，14：6225-6291, 1986.
22）村崎光邦，高橋明比古，角田貞治 他：塩酸パロキセチンの第Ⅰ相臨床試験（第Ⅰ報）―健常成人男子に塩酸パロキセチン 20mg を単回および1日1回10日間反復経口投与した時の安全性および臨床薬理学的検討．薬理と治療，28：S7-S36, 2000.
23）村崎光邦，高橋明比古，井之川芳之 他：塩酸パロキセチンの第Ⅰ相臨床試験（第2報）―健常成人男子に塩酸パロキセチン 20mg を単回および1日1回10日間反復経口投与した時の薬物動態に関する検討．薬理と治療，28：S37-S46, 2000.
24）入江廣，藤田雅巳，井之川芳之 他：塩酸パロキセチンの第Ⅰ相臨床試験（第3報）―健常成人男子に塩酸パロキセチン 10，20 および 40mg を単回経口投与した時の薬物動態に関する検討．薬理と治療，28（Suppl.）：S47-S68, 2000.
25）永田良一，深瀬広幸，井之川芳之 他：塩酸パロキセチンの第Ⅰ相試験（第5報）―健常高齢者に塩酸パロキセチン 20mg を単回経口投与した時の薬物動態および安全性に関する検討．薬理と治療，28（Suppl.）：S89-S110, 2000.
26）岩田仲生，馬場元，木村敏史 他：放出制御型 SSRI paroxetine CR の臨床的特徴とうつ病治療に果たす役割．臨床精神薬理，15：823-835, 2012.
27）植村昌平，若松明，納田茂 他：放出制御型選択的セロトニン再取り込み阻害剤 paroxetine CR 錠の臨床薬物動態試験成績．臨床精神薬理，15：749-765, 2012.
28）三浦貞則，小山司，浅井昌弘 他：選択的セロトニン再取り込み阻害薬塩酸パロキセチンのうつ病およびうつ状態に対する臨床評価―塩酸アミトリプチリンを対照とした二重盲検群間比較試験．薬理と治療，28：S187-S210, 2000.
29）三浦貞則，山下格，浅井昌弘 他：選択的セロトニン再取り込み阻害薬塩酸パロキセチンのうつ病およびうつ状態に対する臨床評価―塩酸イミプラミンを対照とした用量設定試験．薬理と治療，28：S137-S160, 2000.
30）三浦貞則，山下格，小林亮三 他：選択的セロトニン再取り込み阻害薬塩酸パロキセチンのうつ病およびうつ状態に対する前期第Ⅱ相試験．薬理と治療，28：S119-S135, 2000.
31）片岡憲章，小野寺勇夫，成田元 他：選択的セロトニン再取り込み阻害薬塩酸パロキセチンの高齢者のうつ病およびうつ状態に対する試験．薬理と治療，28：S225-S236, 2000.
32）小林一広，村崎光邦，稲見允昭 他：選択的セロトニン再取り込み阻害薬塩酸パロキセチンの肝機能・腎機能低下のうつ病患者における薬物動態試験．薬理と治療，28：S237-S252, 2000.
33）筒井末春，奥瀬哲，佐々木大輔 他：選択的

セロトニン再取り込み阻害薬塩酸パロキセチンのうつ病およびうつ状態に対する臨床評価．塩酸トラゾドンを対照とした二重盲検群間比較試験．薬理と治療，28：S161-S185, 2000.

34) 村崎光邦，栗原雅直，高橋 良 他：塩酸トラゾドン（KB-831）のうつ病に対する臨床効果：アミトリプチリンを対照とした二重盲検比較試験．臨床評価，18：279-313, 1990.

35) 筒井末春，小山 司，奥瀬 哲 他：選択的セロトニン再取り込み阻害薬塩酸パロキセチンのパニック障害に対する評価―後期第Ⅱ相二重盲検比較試験．薬理と治療，28：S271-S294, 2000.

36) 筒井末春，小山 司，奥瀬 哲 他：選択的セロトニン再取り込み阻害薬塩酸パロキセチンのパニック障害に対する臨床評価―第Ⅲ相二重盲検群間比較試験．薬理と治療，28：S295-S314, 2000.

37) 筒井末春，小山 司，村中一文 他：選択的セロトニン再取り込み阻害薬塩酸パロキセチンのパニック障害に対する前期第Ⅱ相試験．薬理と治療，28：S253-S269, 2000.

38) 上島国利，村崎光邦，浅井昌弘 他：塩酸パロキセチン水和物（パキシル®）の強迫性障害に対する臨床評価―プラセボを対照とした二重盲検比較試験．薬理と治療，32：577-591, 2004.

39) 朝倉 聡，筒井末春，小山 司：Paroxetine 塩酸塩水和物の社会不安障害に対する臨床評価―プラセボを対照とした二重盲検比較試験．臨床精神医学，37：833-848, 2008.

§31

SSRIの開発物語

—— その6　波瀾万丈のsertralineの開発物語：その1 ——

I．はじめに

　Sertralineが欧米で順調な開発経緯を示して，米国では1988年のfluoxetineに続くselective serotonin reuptake inhibitor（SSRI）の第2弾として1991年（英国では1990年）に承認された。とはいうものの，当初欧米でもこれら抗うつ薬の開発は市場性の低さを見越してしぶしぶ始められたのであるが，とにかくsertralineは先に開発を開始したものの停滞していたparoxetineを追い越したのである。

　ところが，発売されてからは案に相違して大ブレークスルーで，Zoloft®としてfluoxetineのProzac®に追いつき追い越せの大車輪の活躍を展開していった。

　これを見たSmithKline Beecham社（現 GSK社）が大あわてでparoxetineを開発していった物語は§30で詳述した。

　当時，当然ながら米本国から日本のPfizer社にsertraline開発の要請は届いていたはずであるが，日本側は合計で150億円といわれる低い市場性での新しい抗うつ薬開発のメリットは低いとの判断のもとに言を左右にして本国からの要請を受け入れなかった。

　1989年当時，台糖Pfizer社時代から功績大で，辣腕を振るっていた開発部長がsertralineの開発は行わない方針であったことと，もう1つ，三環系抗うつ薬（TCA）のdoxepineの開発に失敗するというトラウマもあったといわれる。米国での日の出の勢いのZoloft®の売上げの伸びをもってしても，日本側を"Yes"と言わせるだけの魅力がなかったのである。

　こうして，先に入ったparoxetineもそれに続くはずであったsertralineも企業側の経済的都合もあってSSRIのわが国への導入は遅れに遅れたのである。SSRIやserotonin noradrenaline reuptake inhibitor（SNRI）の早期導入を願っていた筆者らにとっては歯痒い思いを余儀なくされていた。そして，さすがに米国Pfizer社は業を煮やして，1990年これまでの日本側の開発部長に代えてDr. Hendersonを送り込み，開発の体制を備えて，ようやく1991年わが国での開発が始まったのである。

　本稿では，わが国でのsertralineの波瀾万丈の開発物語を書くことになる。

II．Sertralineの合成への道と薬理学的特徴

　米国Pfizer社の研究所では，1970年代中葉に

表1 ラット脳シナプトソームにおける N-methyl-4-phenyl-1,2,3,4-tetrahydro-1-naphthylamines による monoamine 取り込み阻害（Koe ら，1983[15]）

化合物	Conformation	R₁	R₂	IC₅₀ 5-HT	IC₅₀ DA	IC₅₀ NE	IC₅₀ Ratio DA/5-HT	IC₅₀ Ratio NE/5-HT
				\multicolumn{3}{c}{×10⁻⁶M}		
Tametraline[a]	(+)-trans-1R, 4S	H	H	0.84	0.15	0.018	0.19	0.021
CP-52,003	(+)-trans-1R, 4S	Cl	Cl	0.033	0.033	0.011	1.0	0.30
Sertraline	(+)-cis-1S, 4S	Cl	Cl	0.058	1.1	1.2	19	21
CP-52,002	(−)-trans-1S, 4R	Cl	Cl	0.45	0.23	0.050	0.51	0.11
CP-51,973	(−)-cis-1R, 4R	Cl	Cl	0.46	0.29	0.38	0.63	0.83

[a]CP-24,441；IC₅₀値：Koe（1976）．より引用

Koe, Sargas, Welch といった研究者達が tetrahydro-naphthylamine 系化合物が強力な monoamine の再取り込み阻害作用を呈することを見いだしていた。とくに tametraline（CP-24,441）にその作用が強いことから，その catecholamine 再取り込み阻害作用に焦点を当てていた[14]。その中で，3,4-dichloro tametraline とも呼ばれるいわゆる tametraline のハロゲン化から生まれた sertraline が強力な SSRI であることが判明した（表1）[15,16]。ここでもあの Carlsson の大発見が生きていたのである。こうして sertraline の合成に成功した Koe らは，SSRI や TCA との monoamine の再取り込み阻害作用の研究を押し進めていった（表2）。Zimelidine, fluvoxamine, fluoxetine より数倍 serotonin（5-HT）再取り込み阻害作用が強く，noradrenaline（NA）に対しては desipramine の1/200以下という弱さで，強力な SSRI ぶりを示して sertraline の抗うつ作用の強さに期待をかけた。

表中の CP-62,508 は sertraline の活性代謝物である N-demethyl metabolite で，その活性は親化合物の1/10であるが，なお SSRI のパターンを保っている。前に述べた SSRI の第1号として世に出た zimelidine は対照的にその活性代謝物の norzimelidine が NA と 5-HT のほぼ等しい再取り込み阻害作用を示して，抗うつ作用に貢献している点で，真の意味での SSRI ではないことになる。なお，Koe らの研究では norzimelidine の NA 再取り込み阻害作用はより強力であるとしており，この研究を論文化した当時（1983年初頭）は zimelidine が華々しくデビューして大活躍をしていた時代であった。Koe らは zimelidine を SNRI とみていたと思われる。

さらに，muscarinic receptor への親和性は amitriptyline の1/60以下で，抗コリン性副作用の無いことが期待されることや，強制水泳検査も実施している。また，Mobley と Sulser[25,26]が発見した抗うつ作用を予見する所見として反復投与により辺縁前頭部の NA receptor-coupled adenylate cyclase と大脳皮質の beta adrenoceptor の down-regulation をもたらす事実を sertraline でも証明し

表2 ラット脳シナプトソームにおける monoamine 再取り込み阻害作用 (Koe ら, 1983[15])

薬物	IC₅₀ 線条体 5-HT	IC₅₀ 線条体 DA	IC₅₀ 視床下部 NE	IC₅₀ Ratio DA/5-HT	IC₅₀ Ratio NE/5-HT
	×10⁻⁶M				
Sertraline	0.058	1.1	1.2	19	21
CP-62,508[a]	0.45	3.8	4.6	8.4	10
Fluvoxamine	0.54	45	1.9	83	3.5
Zimelidine	4.5	43	12	9.6	2.7
Norzimelidine	0.45	21	0.36	47	0.80
Fluoxetine[b]	0.27	12	0.74	44	2.7
Chlorimipramine[b]	0.099	8.1	0.11	82	1.1
Imipramine[b]	0.81	20	0.066	25	0.081
Desipramine[b]	3.4	21	0.0056	6.2	0.0016
Amitriptyline[b]	1.2	13	0.13	11	0.11
Nortriptyline[b]	1.7	11	0.025	6.5	0.0014

a. CP-62,508：sertraline の活性代謝物
b. Koe, 1976 より引用.

表3 抗うつ薬の in vitro での生体アミンの取り込み (Hyttel, 1994[4], 後半の部省略)

薬物	5-HT uptake	NA uptake	DA uptake	5-HT selectivity IC₅₀ NA/IC₅₀ 5-HT
Citalopram	1.8	6100	40000	3400
Sertraline	0.19	160	48	840
Paroxetine	0.29	81	5100	280
Fluvoxamine	3.8	620	42000	160
Fluoxetine	6.8	370	5000	54
Clomipramine	1.5	21	4300	14

ている。

なお, Hyttel ら[4] が実施した抗うつ薬の生体アミンの再取り込み阻害作用の成績によると (表3), 5-HT に対する選択性が最も高いのは citalopram で, sertraline はこれに次ぐが, sertraline の力価は最も高い。また, dopamine (DA) に対する力価も最も高いが, その臨床的有用性については不明で, 日常の臨床用量では作用に届かないと考えられている。

III. 薬物動態上の特徴

わが国での開発に関わる問題に薬物動態学的知見が重要な鍵を握ったことから, ここで sertraline の代謝系と代謝物を含めた所見を紹介しておきたい。

Sertraline の代謝経路は図1のようになるが[21], 主要代謝物の desmethylsertraline の活性が問題となる。Koe らの表2にみるように, 5-HT 再取り込み阻害作用は sertraline の1/10以下となるが, その消失半減期は海外データでは, 62〜104時間と長いのが特徴である[40]。なお, sertraline の消失半減期は約26時間とされ, わが国での第I相試験でのそれが単回・反復投与時とも24時間前後とほぼ同じである。ただし, 海外データで反復投与時の親化合物と活性代謝物の血中濃度推移について

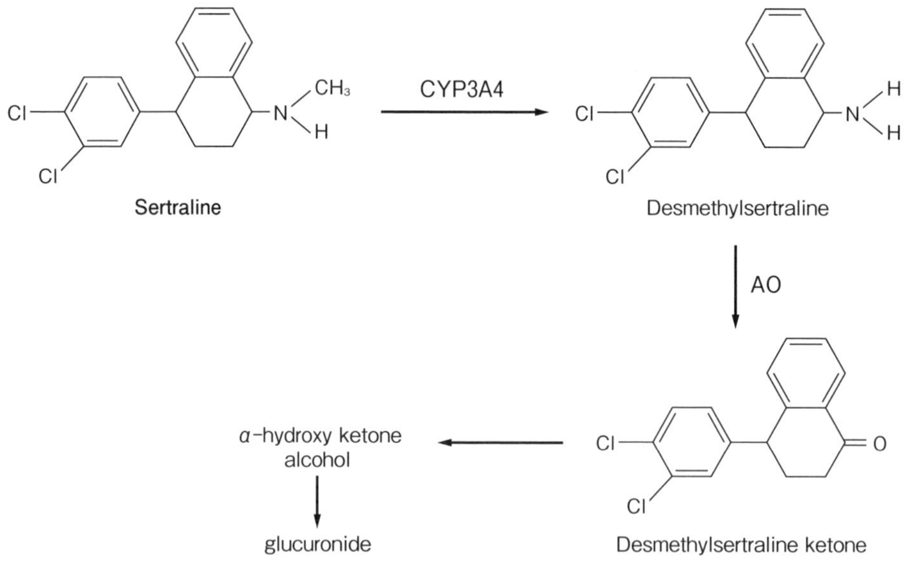

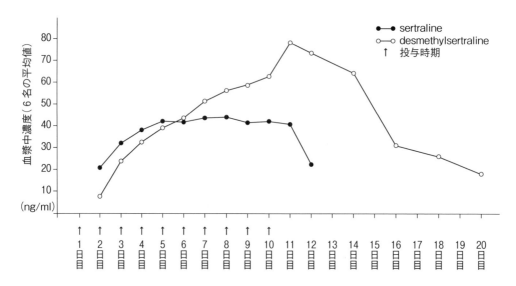

図1 Sertraline の代謝経路（MacQueen と Steiner, 2001[21]）

図2 健康成人男子に sertraline 100mg を1日1回10日間反復経口投与した時の sertraline および desmethylsertraline の血漿中濃度（上島ら，1997 のデータより合成[6]）

のデータが見当たらないのが残念であるが，わが国での上島ら[6]による sertraline 100mg を1日1回反復経口投与した時の sertraline と desmethylsertraline の血漿中濃度推移をみた表が報告されている。これを筆者がグラフ化してみたが（図2），6日目に desmethylsertraline の血中濃度が高くなり，10日間投与時の24時間値が最も高くなっており，まだ定常状態に達していないかにみえる。日常臨床の場では2～3週時点で定常状態に達した場合の desmethylsertraline の血中濃度は sertraline よりかなり高い値で推移することになり，たとえ5-HT再取り込み阻害作用が1/10以下といえどもかなりの作用を発揮することが考えられる。Sprouse ら[33]は rat を用いた in vivo 試験で，

desmethylsertraline（1〜10mg/kg）を単回皮下投与後，灌流液中の細胞外 5-HT の濃度変化を経時的に測定し，sertraline は 1mg/kg から投与3〜4時間後にラット線条体の細胞外 5-HT 濃度を用量依存的に60〜350％上昇させたが，desmethylsertraline は 10mg/kg でも細胞外 5-HT 濃度に影響を及ぼさなかったとして desmethylsertraline は臨床上の貢献度はないとしている。しかし，ラットへの1回投与時の成績でヒトで長期投与された場合の desmethylsertraline の存在を無視することはできない。SSRI の中断症候群の出現頻度について，sertraline は fluoxetine に次いで低い[21]。この症候群発現の最も重要な要因は消失半減期にあるとされているだけに[3,18,23,34]，desmethylsertraline の存在意義は大きいはずである。このことは後に述べるランダム化治療中止試験の成績に関係してくる。

Ⅳ．海外での臨床試験

1．うつ病を対象とした臨床試験

Sertraline の臨床試験のレビューだけでも数本あり[2,12,21]，例えば，MacQueen ら[21]の報告によると，placebo 対照試験が4本，SSRI 対照試験が7本，TCA 対照試験が5本，対 venlafaxine，対 nefazodone，対 bupropion の試験がそれぞれ1本の合計19本の試験が紹介されており，sertraline の有効性と安全性が確認されている。

わが国での1度目の申請資料には，3本の placebo 対照試験があり（2本は社内資料），いずれも placebo に対して有意の改善率を示している。Fabre ら[2]の試験にみる成績では，Hamilton Depression Scale 17 Items（HAM-D17）の合計点の投与前値からの変化は sertraline 50mg，100mg，200mg 全体で −11.65，placebo で −8.27 と有意差（$p=0.001$）がついている。また，placebo より有意に多い副作用では，傾眠，男性性機能不全，振戦，浮動性めまい，食思不振，多汗，悪心，下痢，軟便，嘔吐，疲労となっている。

また，amitriptyline との比較試験は4本引用されており，Reimherr ら[31]と R-0167 試験（社内資料）では sertraline と amitriptyline とは同等の成績を示し，ともに placebo より有意に優れている。副作用では，sertraline 群に消化器症状と男性性機能不全が多いのに対して，amitriptyline 群には鎮静作用による傾眠と疲労および抗コリン作用による口内乾燥，便秘，排尿障害が多かった。

一方，Lydiard ら[20]と，050-315 試験（社内資料）では，改善率は sertraline 群が placebo 群より有意に優れるが，amitriptyline 群が，sertraline 群より有意に優れていた。例えば，Lydiard らの試験で HAM-D17 の合計スコアの投与前からの変化をみると，sertraline −10.55，amitriptyline −13.33，placebo −8.28 となっており，sertraline は placebo より有意（$p<0.05$）に改善しているが，amitriptyline が sertraline に有意差（$p<0.05$）をつけている。050-315 試験（社内資料）でもほぼ同様な成績であった。

以上の4本の amitriptyline との比較試験の成績に触れたのは，後に述べるわが国での臨床試験の成績に関わるためである。すなわち，Reimherr らの試験と R-0167 試験では HAM-D17 の投与前値からの変化は，sertraline，amitriptyline ともに有意差をみていないが，数値的には amitriptyline が高い。すなわち，非劣性が検証されていない。Lydiard らの試験と 050-315 試験では，sertraline は amitriptyline に負けている。しかし，4本とも実薬群は placebo より有意に優れるために試験としては成功したものとなっている。もし，placebo 対照試験でなければ，4試験とも危ういものになってくる。Placebo 対照試験の重要性はこの4試験だけでも十分に説明されている。ただし，現今では，実薬対照を含まない placebo 対照の試験のみで可となり，被験薬の臨床的位置づけが不分明なまま承認される傾向にあり，臨床医の立場からすると腑に落ちない。

なお，海外での sertraline の新しい抗うつ薬との比較試験のまとめは，有名な Cipriani ら[1]のメタ解析にあり，参考までに sertraline の項を抜き出した表4を挙げておく。Cipriani らの報告をどう読むかについてはいろいろ意見のあるところで，いつか触れる機会もあろう。

表4 抗うつ薬の2剤間の直接比較のメタ解析（反応率と脱落率に基づく有効性と受容性）（Cipriani ら, 2009[1], Sertraline の項を抜き出し）

	試験数	患者数	有効性 反応率（反応例数/総例数）	OR（95% CI）	受容性 脱落率（反応例数/総例数）	OR（95% CI）
Sertraline*対						
Bupropion	3	727	231/363 vs 237/364	0.93 (0.69-1.27)	82/237 vs 63/242	1.51 (0.86-2.64)
Citalopram	2	615	139/200 vs 136/200	1.07 (0.70-1.64)	82/308 vs 60/307	1.49 (1.02-2.18)
Escitalopram	2	489	152/246 vs 144/243	1.12 (0.77-1.61)	40/246 vs 47/243	0.81 (0.51-1.29)
Fluoxetine*	8	1,352	406/686 vs 344/666	1.42 (1.13-1.78)	135/568 vs 151/546	0.80 (0.56-1.14)
Fluvoxamine	2	185	49/96 vs 48/89	0.83 (0.36-1.88)	12/96 vs 22/89	0.68 (0.09-5.15)
Milnacipran	1	53	2/26 vs 4/27	0.48 (0.08-2.87)	11/26 vs 15/27	0.59 (0.20-1.74)
Mirtazapine	1	346	114/170 vs 117/176	1.03 (0.66-1.61)	32/170 vs 41/176	0.76 (0.45-1.28)
Paroxetine*	4	664	241/339 vs 204/325	1.76 (0.93-3.32)	69/339 vs 75/325	0.68 (0.30-1.54)
Reboxetine	1	48	17/24 vs 16/25	1.37 (0.41-4.54)	3/24 vs 5/25	0.57 (0.12-2.71)
Venlafaxine	5	611	177/303 vs 190/308	0.87 (0.59-1.29)	49/303 vs 70/308	0.56 (0.24-1.33)

＊ Fluoxetine を paroxetine および sertraline と比較した2件の3群試験が含まれる。

表5 Sertraline 単回投与試験の投与スケジュール（上島, 1997[5]）

薬剤投与群	第Ⅰ期	第Ⅱ期	第Ⅲ期
sertraline 群（n＝6）	50mg	100mg	200mg
imipramine 群（n＝3）	25mg	50mg	100mg

14日間　14日間

2．うつ病以外の疾患を対象とした臨床試験

海外では不安障害の多くの疾患に適応が認められており，米国では，パニック障害，強迫性障害，社交不安障害，外傷後ストレス障害，月経時不快気分障害の5疾患に承認されている．そのための多くの臨床試験が実施されている．

ここでは，いずれも placebo に対して有意に優れる成績を示したパニック障害の主要論文のみを紹介すると止めておく[19,28-30]．

V．わが国での臨床試験のすべて

1．第Ⅰ相試験，定量脳波学的検討，食事の影響試験

1991年10月いよいよ単回投与試験から始まった．上島ら[6]によるカイユウ診療所での試験のスケジュールは表5のようで，Pfizer 社の9名の健常男子被験者を対象とした．Sertraline 50mg で，一部につぎ足歩行のふらつき，下顎振戦，頭痛がみられた程度であるが，1名に嘔吐が認められた．100mg でも一部に食欲不振，嘔気が出現しているが，200mg では，全例に消化器症状を含めた症状が出ている．Imipramine でもさまざまな症状が出ているが問題はなく，臨床検査でも特記すべき所見はなかった．

そこで，1992年2月から sertraline 100mg の1日1回10日間の反復投与試験へ移っている[5]．今回は sertraline 6名と placebo 3名で実施し，sertraline 群には全例に何らかの消化器症状，5名に頭痛感が出現しているが，いずれも軽度で，9日目までに消失している．脳波を含めた臨床検査や精神作業検査に特別の所見は認めていない．

薬物動態学的には，100mg を1日1回10日間反復経口投与した時の sertraline 血漿中濃度は図3のように，シミュレーション値によく一致しており，10日目の消失半減期は平均23.4±8.7時間で

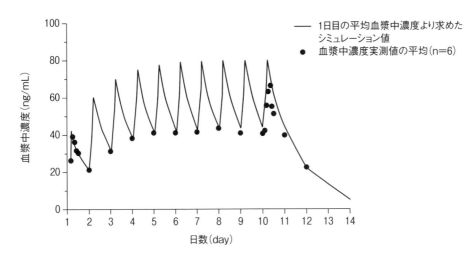

図3 健康成人男子に sertraline 100mg を1日1回10日間反復経口投与した時の sertraline 血漿中濃度（上島ら, 1997[6]）

あった。

なお，sertraline と活性代謝物 desmethylsertraline の血中濃度推移については，得られたデータから筆者が作図した通りである（図2）。

関西医科大学での健常成人男子6名を対象とした定量脳波学的検討では[13]，100mg 投与で thymoleptic に類似した所見が得られ，200mg では賦活作用が主体となることが示唆されている。クラスター分析では imipramine に類似していた。

後の1995年9月に実施された食事の影響をみた試験では[7]，sertraline 75mg が用いられており，C_{max} の増加がみられているが，生物学的利用率には影響しないとされている。

なお，第Ⅰ相試験の実施施設について，当初は北里大学東病院が予定されたが，試験が立て込んでおり，半年程後になるとされた。開発部内の検討会議で半年は待てない，また，向精神薬の臨床研究が1つの施設に集中することへの欧米人特有の懸念があり，sertraline は昭和大学の上島国利教授に依頼することになったと，後に筆者は告げられている。極めて公正な判断であったと考えられる。時の開発責任者 Dr. Doogan は筆者のゴルフ仲間であった。

2．うつ病を対象とした臨床試験

精神科領域では前期第Ⅱ相試験と imipramine を対照薬とした用量設定試験の後期第Ⅱ相試験，さらに amitriptyline を対照薬とした第Ⅲ相試験，そして心療内科領域では前期第Ⅱ相試験と trazodone を対照薬とした第Ⅲ相試験が行われた。このパターン（データパッケージ）は SSRI としての fluvoxamine, paroxetine とも同じであった。

1）精神科領域での臨床試験

①前期第Ⅱ相試験

1992年7月から1993年4月にかけて実施された[8]。Sertraline の用量は第1週は 25mg/日1回夕食後とし，それ以降は1週ごとに効果と安全性を評価して 50, 75, 100mg/日，もしくは 50, 100mg/日の順に任意漸増し，投与期間は6週間であった。目標症例80例をめざしたが，当時は試験が進まない時期で，有効解析対象63例となり，最終全般改善度は「中等度改善」以上が61.9％と高い値が得られた。「安全性に問題なし」が65.7％で，副作用としては，悪心・嘔気の消化器症状が多く，便秘と口渇はそれぞれ2例，3例と少なかった。

②後期第Ⅱ相試験

Imipramine を対照とした用量設定試験は1993年10月から1994年9月に行われた[27]。

Sertraline の低用量群 25〜75mg/日と高用量群 50〜150mg/日および imipramine 群 50〜150mg/日の3群比較で，最終全般改善度の結果は表6のようになり，Hamilton Depression Scale（HAM-

表6 Sertraline と imipramine を対照薬とした用量設定試験における最終全般改善度（村崎ら，1997[27]）

薬剤群	著明改善	中等度改善	軽度改善	不変	やや悪化	悪化	重篤に悪化	判定不能	合計	「判定不能」を含む「中等度改善」以上	Fisherの直接確率	「判定不能」を除く「中等度改善」以上	Turkeyの多重比較
L群	20 (38.5)	13 (25.0)	6 (11.5)	7 (13.5)	3 (5.8)	0	0	3 (5.8)	52	33/52 (63.5)	N.S. [p＝0.955]	33/49 (67.3)	N.S. [p＝0.857]
H群	16 (29.6)	12 (22.2)	7 (13.0)	6 (11.1)	4 (7.4)	7 (13.0)	0	2 (3.7)	54	28/54 (51.9)	N.S. [p＝0.482]	28/52 (53.8)	N.S. [p＝0.496]
I群	17 (37.0)	11 (23.9)	6 (13.0)	3 (6.5)	4 (8.7)	3 (6.5)	0	2 (4.3)	46	28/46 (60.9)	N.S. [p＝0.311]	28/44 (63.6)	N.S. [p＝0.200]

（ ）：%　　N.S.：Not significant
L：sertraline の低用量，H：同高用量，I：imipramine　　上段：L vs I，中段：H vs I，下段：L vs H

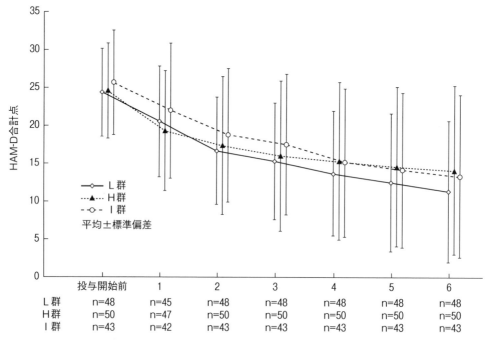

図4 Sertraline の imipramine を対照薬とした用量設定試験における HAM-D（17項目）合計点の推移（村崎ら，1997[27]）

D）の推移は図4のようになった．3群間に有意差はみられないが「中等度改善」以上の数値上は低用量群＞imipramine 群＞高用量群となった．このパターンはよく見られるもので，sertraline の場合も低用量群の成績が良く，imipramine と同程度の抗うつ効果を示すことが判明した．

副作用では sertraline 群では，傾眠，悪心，振戦が，imipramine 群では口内乾燥，便秘の抗コリン性の副作用が多かった．

以上の成績から第Ⅲ相試験は初期用量25mg/日，最高用量75mg/日の用量で実施することが適切と判断された．本試験は筆者が執筆者となったが，得意のホテルに缶詰めになって書いたものである．

③第Ⅲ相試験―amitriptyline との比較試験

いよいよ精神科領域での最も重要な pivotal study としての amitriptyline との比較試験が1995年3月から1996年11月にかけて実施された[9]．用

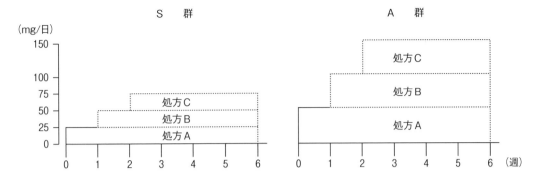

図5 Sertraline（S）とamitriptyline（A）との比較試験における投与スケジュール（上島ら，1997[9]）

表7 Sertralineとamitriptylineの二重盲検比較試験における最終全般改善度（上島ら，1997[9]）

薬剤群	著明改善	中等度改善	軽度改善	不変	やや悪化	悪化	重篤に悪化	判定不能	合計	「中等度改善」以上	Fisherの直接確率[注]	U検定	改善率[注]の差の90%信頼区間
S群	20 (21.5)	21 (22.6)	12 (12.9)	13 (14.0)	5 (5.4)	9 (9.7)	0	13 (14.0)	93	41 (44.1)	p=0.241	p=0.025	−21.7〜2.3%
A群	29 (31.2)	21 (22.6)	10 (10.8)	13 (14.0)	2 (2.2)	2 (2.2)	0	16 (17.2)	93	50 (53.8)			

（ ）：%　S：sertraline，A：amitriptyline　　　　　　　　　　　　　　　　　　　　注）「中等度改善」以上

表8 Sertraline（S）とamitriptyline（A）の二重盲検比較試験における副作用発現頻度
（上島ら，1997[9]，「抗コリン様」と「中枢-末梢神経系」の一部抜き書き）

	症状	S群 発現件数	S群 軽度	S群 中等度	S群 重度	A群 発現件数	A群 軽度	A群 中等度	A群 重度	Fisherの直接確率
抗コリン様	口渇	24	18	6		43	20	20	3	p=0.005
	便秘	5	2	3		16	10	6		p=0.018
	排尿困難	5	3	2		5	2	3		p=1.000
	発汗	6	3	3		1	1			p=0.062
	眼調節障害	3	2	1		2		2		p=0.680
	鼻閉	0				2	1	1		−
	めまい，ふらつき，立ち眩み	2	2			11	7	3	1	p=0.018

法・用量に関しては図5に示した投与スケジュールに従った6週間の試験である。本試験が終了して，コントローラー委員会による解析が終っての開鍵会の日は上島国利総括医師と世話人全員が固唾を呑む中，最終評価が示された（表7）。部厚い資料を手渡されて最初にパッと見るのは最終全般改善度であるのは言うまでもない。「著明改善」の9名の差がそのまま「中等度改善」以上に現われて，44.1%対53.8%となり，U検定で有意差がついていた（p=0.025）。これがすべてであり，全員肩を落とした。1つの救いは，安全性面で，抗コリン性副作用の口渇と便秘で有意差がつき（表8），「めまい・ふらつき・立ちくらみ」でも有意にsertraline群に少なく，消化器症状では差はなかった。

以上の成績から，sertralineはamitriptylineよ

表9 Sertralineとtrazodoneの二重盲検比較試験における最終全般改善度（筒井ら，1997[36]）

薬剤群	著明改善	中等度改善	軽度改善	不変	やや悪化	悪化	重篤に悪化	判定不能	合計	「判定不能」を含む 「中等度改善」以上	同等性の検定	「判定不能」を除く 「中等度改善」以上	同等性の検定
S群	25 (23.4)	27 (25.2)	19 (17.8)	13 (12.1)	3 (2.8)	2 (1.9)	1 (0.9)	17 (15.9)	107	52/107 (48.6)	p = 0.106 [−12.8〜10.0]	52/90 (57.8)	p = 0.032 [−8.5〜15.6]
T群	29 (28.4)	22 (21.6)	22 (21.6)	16 (15.7)	3 (2.9)	2 (2.0)	0	8 (7.8)	102	51/102 (50.0)		51/94 (54.3)	

S：sertraline，T：trazodone　　　　　　　　　　　　　　　　　　[ ]：改善率の差の90％信頼区間，( )：％

り効果は劣るものの，かなりの有効率を示し，抗コリン作用が軽微で安全性の高い抗うつ薬であると結論づけたが，amitriptylineに負けたというダメージは大きかった。開鍵会の当日のその後の討論については後に述べる。

④高齢者うつ病を対象とした試験

43名の対象で「中等度改善」以上41.9％（18/43名）と効果と安全性で，比較的問題の少ない薬物とされている[10]。

2）内科・心療内科領域での臨床試験

①前期第Ⅱ相試験

目標症例120例を対象に1992年7月から1993年6月にかけて実施された[35]。用法・用量は最初の2週間は25mg/日を夕食後に投与し，以降2週ごとに効果と安全性を評価し，50mgおよび100mg/日の順に任意増量し，6週間と設定された。最終全般改善度は「中等度改善」以上が62.3％（48/77名）とここでも高い改善率が得られた。

②第Ⅲ相試験—trazodoneとの比較試験

内科・心療内科領域の最も重要な試験で，1995年4月から1996年11月にかけて実施された[36]。用法・用量はsertralineは25mg/日を初期用量とし，中間用量50mg/日，最高用量75mg/日とした。一方，trazodoneは75mg/日を初期用量とし，中間用量150mg/日，最高用量225mg/日で，sertralineは1日1回夕食後，trazodoneは1日3回毎食後の投与とする6週間の試験である。

内科・心療内科領域でも開鍵会の当日は筒井末春総括医師と世話人会の方々は固唾を呑んで，コントローラー委員会による解析データに見入ったであろうことがありありと眼に浮かんだものである。

最終全般改善度は表9のようになった。主要評価項目の判定不能を含めたITT（intension to treat）解析では「中等度改善」以上で，48.6％対50.0％となり，sertralineのtrazodoneに対する非劣性は検証されなかったのである。なお，副次的解析の判定不能例を除くと，群間差は3.5％，群間差の90％信頼区間は［−8.5〜15.6］となり，sertralineのtrazodoneに対する非劣性が示唆されている（p = 0.032）。

副作用では両群に大きな差はみられず，有意差のあるものはなかった。

以上から，sertralineはtrazodoneとの非劣性検証はできず，副次的解析では非劣性が示唆されたものの，amitriptylineには負け，trazodoneとの非劣性検証に失敗したという事実は大きく残ったのである。

③長期投与試験

内科・心療内科領域では，1994年12月から1998年3月にかけて，100名のうつ病を対象とした長期の安全性と有効性を調べている[17]。86名の解析対象者では，12週以上の41名を長期投与例とし，「中等度改善」以上68.3％と週を追うごとに上昇し，安全率75.6％（副作用発現率42.5％），有用率70.7％と上々の成績を上げている。副作用としては消化器症状（嘔気，胃部不快感，下痢・軟便）と頭重，動悸がわずかに認められている。

3．うつ病以外を対象とした試験

Sertralineでは，うつ病を対象とした試験にほぼ平行して，早期からパニック障害，強迫性障害，神経性過食症の試験を実施している。後に述べる1回目の申請のさいまとめて申請しているこ

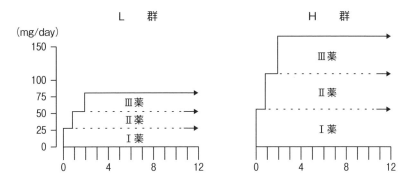

図6 Sertraline のパニック障害を対象とした placebo 対照の用量設定試験スケジュール（筒井ら，1997[38]）

表10 Sertraline の placebo を対照としたパニック障害に対する二重盲検比較試験の最終全般改善度（筒井ら，1997[37]）

	薬剤群	著明改善	中等度改善	軽度改善	不変	悪化	合計	「中等度改善」以上	検定
投与1週以上	L群	14 (34.1%)	12 (29.3%)	6 (14.6%)	5 (12.2%)	4 (9.8%)	41	26 (63.4%)	p = 0.950[1]
	H群	16 (39.0%)	8 (19.5%)	7 (17.1%)	7 (17.1%)	3 (7.3%)	41	24 (58.5%)	p = 0.368[2]
	P群	12 (24.5%)	12 (24.5%)	10 (20.4%)	10 (20.4%)	5 (10.2%)	49	24 (49.0%)	p = 0.345[3]
投与4週以上	L群	14 (42.4%)	12 (36.4%)	5 (15.2%)	2 (6.1%)	0	33	26 (78.8%)	p = 0.806[1]
	H群	16 (51.6%)	7 (22.6%)	4 (12.9%)	4 (12.9%)	0	31	23 (74.2%)	p = 0.052[2]
	P群	12 (27.3%)	12 (27.3%)	9 (20.5%)	7 (15.9%)	4 (9.1%)	44	24 (54.5%)	p = 0.038[3]

1)：Wilcoxon 2 標本検定（L群 vs H群）　　2)：Dunnett 型多重比較（L群 vs P群）
3)：Dunnett 型多重比較（H群 vs P群）

ともあり，以下に簡単に紹介しておく。

1) パニック障害を対象とした試験

1992年8月から1993年6月までに8週間の前期第Ⅱ相試験を行っている[37]。用法・用量は sertraline 25mg/日夕食後投与から始まり上限を100mg/日とし，「中等度改善」以上で87.5%（21/24名）と極めて高い改善率が得られて，効果と安全性が大いに期待された。

そこで，1994年1月から1996年3月まで図6にみるスケジュールで低用量群（25-50-75mg/日），高用量群（50-100-150mg/日），placebo の3群比較の12週間の比較試験が行われた[38]。最終全般改善度（表10）にみるように，1週間以上では3群間に有意差はないが，4週間以上投与群では，低用量群78.8%，高用量群74.2%，placebo 群54.5%の「中等度改善」以上が得られ，高用量群は placebo に有意に優れる成績が得られた（p=0.038）。パニック発作の頻度は12週時点で低用量群は placebo に優れていた（p=0.024）。さらに共分散分析の結果，最終全般改善度，パニック発作頻度，発作の程度および予期不安の程度における調整済みの平均値では用量相関性が示され，高用量群と placebo 群の間で有意差（p<0.05）がみられている。

表11 Sertralineのplaceboを対照とした強迫性障害に対する用量設定試験（牛島ら，1997[39]）

薬剤群	著明改善	中等度改善	軽度改善	不変	やや悪化	悪化	重篤に悪化	判定不能	合計	判定不能を含む「中等度改善」以上	検定	判定不能を除く「中等度改善」以上	検定
L群	3 (9.1)	9 (27.3)	5 (15.2)	8 (24.2)	3 (9.1)	2 (6.1)	0	3 (9.1)	33	12/33 (36.4)	L vs H p=1.000[1]	12/30 (40.0)	L vs H p=0.755[3]
H群	3 (10.3)	8 (27.6)	5 (17.2)	6 (20.7)	3 (10.3)	1 (3.4)	0	3 (10.3)	29	11/29 (37.9)	L vs P p=0.411[2]	11/26 (42.3)	L vs P p=0.248[2]
P群	2 (4.8)	8 (19.0)	6 (14.3)	16 (38.1)	4 (9.5)	5 (11.9)	0	1 (2.4)	42	10/42 (23.8)	H vs P p=0.355[2]	10/41 (24.4)	H vs P p=0.144[2]

（ ）：％　　1）Fisherの直接確率，2）Dunnett型多重比較，3）Wilcoxonの2標本検定
L：sertralineの低用量，H：sertralineの高用量，P：placebo

以上，パニック障害に対するsertralineの有効性が実証されたのである．

2）強迫性障害

1993年1月から1993年12月までに実施された前期第Ⅱ相試験では[11]，sertraline 25〜200mg/日投与の8週間の試験で，「中等度改善」以上53.6％（15/28名）とかなり高い改善率が得られた．なお，評価はY-BOCSとHamilton Anxiety Scale（HAM-A）で行われている．

そこで，後期第Ⅱ相試験として，1994年5月から1996年10月にかけてsertralineの低用量群（25-50-100mg/日），高用量群（50-100-200mg/日）とplacebo群との3群比較が8週間にわたって実施された[39]．最終全般改善度での「中等度改善」以上は表11のように3群間に有意差は認められなかったが，Y-BOCS合計点，強迫観念および強迫行為の点数，HAM-A合計点では，低用量群はplacebo群に対して有意に減少していた．また，8週まで投与が継続された症例における改善率は低用量群，高用量群，placebo群それぞれ78.6％（11/14名），60.0％（9/15名），40.9％（9/22名）で，低用量群はplacebo群に有意に優れる成績を得ている（p=0.011）．本試験では主要解析項目の「中等度改善」以上の項で有意差は出なかったが，細かい解析でsertralineの強迫性障害への有効性が認められている．

3）神経性過食症

SSRIの神経性過食症への適応として，海外ではfluoxetineが承認を得ている[32]．Sertralineでも有効性を検討するためわが国では2本の試験が行われている．まず，前期第Ⅱ相試験では，sertraline（25，50，75，100mg）の6週間漸増投与で，過食回数は投与1週後より有意に減少した．この成績に基づいて，後期第Ⅱ相試験ではplacebo，sertraline低用量群（25，50，75mg），高用量群（50，100，150mg）の3群8週間の比較試験であり，改善率で低用量群がplacebo群に有意に優れていた．その至適用量は25〜75mgと考えられた．

上記2本の試験成績は「神経精神薬理」誌のsertraline特集号に収録されていないが，sertralineの神経性過食症への有効性が証明されたとして，申請されている．

なお，比較的最近，binge eating disorderに対するsertralineの有効性が報告されている[24]．

Ⅵ．おわりに

Sertralineはmonoamine再取り込み阻害作用の強いtametralineのハロゲン化によってSSRIとして1970年代後半に合成された．他のSSRIと同様直ちには臨床開発に入らず，様子を見ている中から，ようやく1980年代中頃になって本格的な開発に入り，1991年にはFDAの承認を獲得し，以後大ブレークスルーを呈した．

Pfizer本社からの催促に首を横に振っていたわが国では，開発本部長が米国から乗り込んでようやく1991年になって臨床開発が始まり，当時は新GCPの導入により治験が困難ななか，1996年には「うつ病・うつ状態」「強迫性障害」「パニック障

害」「神経性過食症」を対象とする試験が，精神科と内科・心療内科の先生方の協力のもとにすべて終了した．ところが，鍵を開けてみると肝腎要の「うつ病・うつ状態」での2本のpivotal studyで主要評価項目を達成できていないという事態に直面して今後の対策に苦慮することになった．§32では苦難の道を切り拓いた末に待ち受けていた一大事件とその成りゆきについて紹介する．

文　献

1) Cipriani, A., Furukawa, T., Salanti, G. et al. : Comparative efficacy and acceptability of 12 new-generation antidepressants : a multiple-treatments meta-analysis. Lancet, 373 : 746-758, 2009.
2) Fabre, L.F., Abuzzahab, F.S., Amin, M. et al. : Sertraline safety and efficacy in major depression : a double-blind fixed-dose comparison with placebo. Biol. Psychiatry, 38 : 592-602, 1995.
3) Haddad, P. : The SSRI discontinuation syndrome. J. Psychopharmacol., 2 : 305-313, 1998.
4) Hyttel, J. : Pharmacological characterization of selective serotonin reuptake inhibitors (SSRIs). Int. Clin. Psychopharmacol., 9 (Suppl. 1) : 19-26, 1994.
5) 上島国利, 大坪天平, 太田有光 他：塩酸セルトラリン (CP-51, 974-1) 第I相試験―単回投与試験. 神経精神薬理, 19 : 395-423, 1997.
6) 上島国利, 橋本俊明, 藤原明 他：塩酸セルトラリン (CP-51, 974-1) 第I相試験―反復投与試験. 神経精神薬理, 19 : 425-447, 1997.
7) 上島国利, 矢島忠孝, 宮岡等 他：塩酸セルトラリンの薬物動態に及ぼす食事の影響. 神経精神薬理, 19 : 461-470, 1997.
8) 上島国利, 山下格, 山内俊雄 他：選択的セロトニン再取り込み阻害薬塩酸セルトラリンのうつ病およびうつ状態に対する臨床評価. 神経精神薬理, 19 : 471-485, 1997.
9) 上島国利, 小山司, 三田俊夫 他：選択的セロトニン再取り込み阻害薬塩酸セルトラリンのうつ病およびうつ状態に対する臨床評価―塩酸アミトリプチリンを対照薬とした二重盲検比較試験. 神経精神薬理, 19 : 529-548, 1997.
10) 上島国利, 青葉安里, 山田通夫 他：塩酸セルトラリンの高齢者うつ病に対する臨床試験―高齢者に対する臨床的有用性および薬物動態の検討. 神経精神薬理, 19 : 569-585, 1997.
11) 上島国利, 浅井昌弘, 牛島定信 他：選択的セロトニン再取り込み阻害薬塩酸セルトラリンの強迫性障害に対する臨床評価―前期第II相試験. 神経精神薬理, 19 : 587-601, 1997.
12) Khouzam, H.R., Emes, R., Gill, T. et al. : The antidepressant sertraline : a review of its uses in a range of psychiatric and medical conditions. Comp. Ther., 29 : 47-53, 2003.
13) 木下利彦, 斉藤正己, 磯谷俊明 他：塩酸セルトラリン (CP-51, 974-1) の定量薬物脳波学的検討. 神経精神薬理, 19 : 449-459, 1997.
14) Koe, B.K. : Molecular geometry of inhibitors of the uptake of catecholamines and serotonin in synaptosomal preparations of rat brain. J. Pharmacol. Exp. Ther., 199 : 649-661, 1976.
15) Koe, B.K., Weissman, A., Welch, W.M. et al. : Sertraline, 1S, 4S-N-methyl-4-(3,4-dichlorophenyl)-1,2,3,4-tetrahydro-1-naphthylamine, a new uptake inhibitor with selectivity for serotonin. J. Pharmacol. Exp. Ther., 226 : 686-700, 1983.
16) Koe, B.K., Koch, S.W., Lebel, L.A. et al. : Sertraline, a selective inhibitor of serotonin uptake, induces sub-sensitivity of β-adrenoceptor system of rat brain. Eur. J. Pharmacol., 141 : 187-194, 1987.
17) 久保千春, 青木宏之, 野添新一 他：選択的セロトニン再取り込み阻害薬塩酸セルトラリンのうつ病に対する長期投与による臨床評価. 臨牀と研究, 76 : 1398-1411, 1999.
18) Lejoyeux, M., Ades, J. : Antidepressant discontinuation : a review of the literature. J. Clin. Psychiatry, 58 (Suppl. 7) : 11-15, 1997.
19) Londborg, P.D., Wolkow, R., Smith, W.T. et al. : Sertraline in the treatment of panic disorder : a multi-site, double-blind, placebo-controlled, fixed-dose investigation. Br. J. Psychiatry, 173 : 56-60, 1998.
20) Lydiard, R.B., Stahl, S.M., Hertzman, M. et al. : A double-blind, placebo-controlled study comparing the effects of sertraline versus amitriptyline in the treatment of major depression. J. Clin. Psychiatry, 58 : 484-491, 1997.
21) MacQueen, G., Born, L., Steiner, M. : The selective serotonin reuptake inhibitor sertraline : its profile and use in psychiatric disorders. CNS Drug Reviews, 7 : 1-24, 2001.
22) MacRae, A.L., Brady, K. : Review of sertraline

23) Michelson, D., Fava, M., Amsterdam, J. et al. : Interruption of selective serotonin reuptake inhibitor treatment. Br. J. Psychiatry, 176 : 363-368, 2000.
24) Milano, W., Petrelle, C., Capasso, A. : Treating of binge eating disorder with sertraline : A randomized controlled trial. Biochem. Res., 16 : 89-91, 2005.
25) Mobley, P.L. and Sulser, F. : Norepinephrine stimulated cyclic AMP accumulation in rat limbic forebrain slices : partial mediation by a subpopulation of receptors with neither α nor β characteristics. Eur. J. Pharmacol., 60 : 221-227, 1979.
26) Mobley, P.L. and Sulser, F. : Down-regulation of the central noradrenergic receptor system by antidepressants therapies : biochemical and clinical aspects. In : Antidepressants : Neurochemical, Behavioral, and Clinical Perspectives (ed. by Enna, S.J., Malick, J.B. and Richelson, E.) pp. 31-51, Raven Press, New York, 1981.
27) 村崎光邦，上島国利，山下 格 他：選択的セロトニン再取り込み阻害薬塩酸セルトラリンのうつ病およびうつ状態に対する臨床評価—塩酸イミプラミンを対照薬とした用量設定試験．神経精神薬理，19：505-527, 1997.
28) Pohl, R.B., Wolkow, R.M., Clary, C.M. : Sertraline in the treatment of panic disorder : a double-blind multicenter trial. Am. J. Psychiatry, 155 : 1189-1195, 1998.
29) Pollack, M.H., Otto, M.W., Worthington, J.J. et al. : Sertraline in the treatment of panic disorder : a flexible-dose multicenter trial. Arch. Gen. Psychiatry, 55 : 1010-1016, 1998.
30) Rapaport, M.H., Wolkow, R., Rubin, A. et al. : Sertraline treatment of panic disorder : results of a long-term study. Acta Psychiatr. Scand., 104 : 289-298, 2001.
31) Reimherr, F.W., Chouinard, G., Cohn, C.K. et al. : Antidepressant efficacy of sertraline : a double-blind, placebo- and amitryptyline-controlled, multicenter comparison in outpatients with major depression. J. Clin. Psychiatry, 51 (Suppl. B) : 18-27, 1990.
32) Sheehan, D.V., Kamijima, K. : An evidence-based review of the clinical use of sertraline in mood and anxiety disorders. Int. Clin. Psychopharmacol., 24 : 43-60, 2009.
33) Sprouse, J., Clarke, T., Reynolds, L. et al. : Comparison of the effects of sertraline and its metabolite desmethylsertraline on blockade of central-5-HT reuptake in vivo. Neuropsychology, 14 : 225-231, 1996.
34) Tamam, L., Ozpoyraz, N. : Selective serotonin reuptake inhibitor discontinuation syndrome : a review. Adv. Therapy, 19 : 17-26, 2002.
35) 筒井末春，並木正義，桂 戴作 他：塩酸セルトラリンのうつ病およびうつ状態に対する臨床評価．神経精神薬理，19：487-503, 1997.
36) 筒井末春，奥瀬 哲，佐々木大輔 他：塩酸セルトラリン（選択的セロトニン再取り込み阻害薬）のうつ病およびうつ状態に対する臨床評価—塩酸トラゾドンを対照薬として二重盲検群間比較試験．神経精神薬理，19：549-568, 1997.
37) 筒井末春，長田洋文，村中一文 他：選択的セロトニン再取り込み阻害薬塩酸セルトラリンの恐慌性障害に対する臨床評価—前期第II相試験．神経精神薬理，19：625-637, 1997.
38) 筒井末春，長田洋文，村中一文 他：選択的セロトニン再取り込み阻害薬塩酸セルトラリンの恐慌性障害に対する臨床評価—プラセボを対照とした二重盲検比較試験による用量ならびに有効性・安全性の検討．神経精神薬理，19：639-657, 1997.
39) 牛島定信，上島国利，浅井昌弘 他：選択的セロトニン再取り込み阻害薬塩酸セルトラリンの強迫性障害に対する臨床評価—プラセボを対照とした用量設定試験．神経精神薬理，19：603-623, 1997.
40) Warrington, S.J. : Clinical implications of sertraline. Int. Clin. Psychopharmacol., 6 (Suppl. 2) : 11-21, 1991.

§32

SSRIの開発物語

―― その7 波瀾万丈のsertralineの開発物語：その2 ――

I．はじめに

前稿ではsertralineの合成に始まり，海外での臨床試験を紹介した上で，わが国で実施された臨床試験のすべてを紹介した。そして，最も重要な「うつ病・うつ状態」を対象にした2本のpivotal studyでともに主要評価項目を達成することができなかったという厳しい現実に直面したところまでを書いた。

本稿では，その後の対応を探るなかで，降って湧いたかの如く登場してきたランダム化治療中止試験の紹介と，厚生労働省（厚労省）による承認の後に起きたJ-Zoloft®事件について触れる。

II．2本のpivotal studyの開鍵（かいけん）とその後の対応

1．世話人会の対応

Sertralineのamitriptyline対照比較試験とtrazodone対照比較試験という最も重要な2本のpivotal studyの開鍵会がそれぞれの世話人会の席上で行われた。内科・心療内科領域の開鍵会では，主要評価項目（判定不能を含めた解析）では，trazodone群に対する非劣性は検証されなかったが，副次解析である判定不能例を除いた解析では非劣性が示唆される結果となり，まずまずの成績であると評価されたと聞く。ところが，肝腎の精神科領域での世話人会ではsertralineはamitriptylineに負けているとの結果が明らかにされて，世話人会全員は肩を落とした。上島国利総括医師（世話人代表）の心中はいかばかりかと思いやられた。しかし，このままでは引き下がれない。世話人会ではもう1本の試験を実施すべきとの意見であった。とくに，筆者はもう1本をとの強力な主張者の一人であった。

その後，当時，sertralineの開発を直接担当されていた方の訪問を受け，その時ももう1本の試験をと主張した。

さらにその後，全世話人がPfizer社に呼び集められて再度の意見の確認が行われ，筆者は四環系抗うつ薬のmianserinとの比較試験を提案した。その時の世話人会がどうまとまったか正確な記憶は残っていないが，開鍵会の時と同じ意見であったと考えている。

2．Pfizer社の対応

世話人会での，このままの成績では承認を得ることは困難であり，もう1本の試験をとの意見に対して，当時日本でのsertralineの開発責任者Dr.

Dooganは苦慮したと思われる。外資系特有のもので，本社サイドのHeadquartersは日本での成績で申請するとの決定を下していたからである。欧米で数多くの臨床試験が行われ，優れた効果と安全性のもとに英国では1990年，米国では1991年に承認を受け，極めて順調に処方を伸ばし，売上げを伸ばしているsertralineが，極東の日本での2本のpivotal studyの成績が良くなかったからといってこのまま申請を見送られるべきでない。海外での山とある成績を応援として日本に送り込めば，承認されるはずであると考えたのかと筆者は醒めた思いであった。企業としては，5％承認される可能性があれば申請するのだ，と聞かされたことがあったが，とても5％もないと思っていたからである。

当時は旧GCPの時代で，主要試験の成績は論文化することになっていたことから，これまでに述べてきたすべての試験を論文化して，「神経精神薬理」誌に特集として発表された。筆者もその一端を担ったのであるが，今から思えば，全試験の論文化は非常にありがたかった。そして，1998年3月に申請された。

申請に際しては，国内の試験のすべてと，海外データがこれでもか，これでもかと引用されて，当局から，あまり自社に都合のいいデータばかり示さず，もっと絞ってくるようにとの注意があったと漏れ聞いている。米国Pfizer社は，日本の審査機構などいかほどのものかという大国意識が強く前面に表われすぎているかに思えた。しかし，日本の医薬品医療機器総合機構（通称 機構，PMDA）はそれに屈するようなやわなものではなかった。山のような質問事項，照会事項が出されて，事実上申請は却下されたのである。当時，Pfizer社のコンサルタントをされていた故・青葉安里聖マリアンナ医科大学精神科教授も機構との話し合いの場へ参加されていた。米国Pfizer社の上層部の方々も来られていたとのことであるが，「どういう御用で来られたのですか」といった機構側の対応であったと漏れ聞いている。この成績では承認できないが，勝った試験を持って来て下さいとのことであった。

Pfizer社側からみれば，この申請は失敗であったと筆者は考えている。

こうして，1991年10月の第Ⅰ相試験から，amitriptylineおよびtrazodoneを対照とするpivotal studyが終了した1996年11月までの5年間は順調に経緯してきたsertralineの開発は，一旦は宙に浮いたのである。5％の可能性があれば申請する，しかし，失敗すると，少なくとも2年の歳月を浪費するともいわれたのが事実となって現われたのである。

Ⅲ．ランダム化治療中止試験案の浮上

1998年第1回目の申請が却下されたあと，申請業務のために約2年の空白期間を余儀なくされたが，Pfizer社側は次の対策を模索していた。もう1本の勝つ試験が必要との原点にもどり，筆者が推したmianserinとの比較試験を第一候補として機構との相談を続けていた。機構側は最も勝ちやすい相手はplaceboであるから，placebo対照試験を薦めたと筆者は想像しているが，思わぬ試験の案が持ち上った。ちょうど，International Conference on Harmonization（ICH）のE10 guidelineで「臨床試験における対照薬の選択」の問題が2000年にICHではStep 4に達しており，三極（日本，米国，EU）の合意が得られていて，Step 5として日本へいまだ連絡のない段階でこの中に新薬承認のために行われる臨床試験のデザインの選択肢の1つに「治療中止試験」がとり上げられているのに着目したのである。Pfizer社側が提案したとされるが，機構側はこれに乗った。

もともと，このランダム化治療中止試験は症状再燃/再発防止試験としてDooganら[1]が世界で最初にsertralineで実施したことから，Doogan studyと親しみを込めて呼ばれている。わが国でも第Ⅲ相試験と平行してうつ病の再燃予防として必要な投与期間を検討するために，もちろんpivotal studyとしてではなく実施されていた。200例を目標に，56症例が組み込まれ，盲検期には17例が入っていた。盲検期は12週間と設定されていた。ところが，本試験を含むいくつかの試験で自殺例が報告されたことを踏まえ，倫理的に問題があることと，当時は臨床試験の症例のエントリーが進

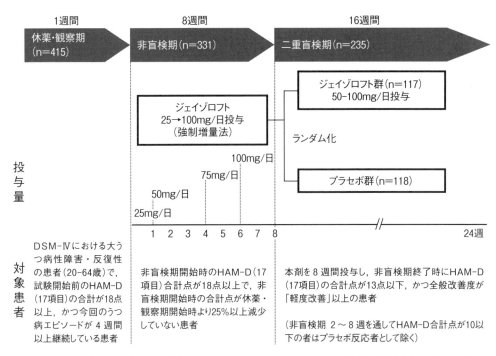

図1 ランダム化治療中止試験の骨子（Kamijimaら，2006[4]，Pfizer社製品情報概要より。斉尾と栗原，2007[8]より引用）

まず，第Ⅲ相試験の進行が遅れていたことから，第Ⅲ相試験に集中すべきであるとして，本試験は中止されている。

抗うつ薬の臨床試験でplacebo対照試験を熱望していた機構にとって，倫理的理由をもって拒否していた医師側の高い壁を打ち崩すためにか，とうていpivotal studyとは思えないランダム化治療中止試験を承認のための最後の1本として認めたのである。

Doogan studyは，sertralineを対象としたDooganら[1]，paroxetine，citalopramを対象としたMontgomeryら[5,6]，citalopramを対象としたRobertら[7]の報告にみられるように，実施されたすべての試験で失敗したものがなく，機構が実施を認めた段階でほぼsertralineの本試験の成功は約束されたと言ってもいいほどであった。2002年5月13日に開催された筆者が主宰するCNS薬理研究会の倫理委員会 Institutional Research Board（IRB）で委員の方々からpivotal studyでないこのランダム化治療中止試験を承認のための1本として実施して良いのかと，強く意見された。まことにその通りであるが，本倫理委員会の役割は，この試験がpivotal studyであるかどうかを審議する場ではないことを理由として矛を収めていただかざるを得なかったのを昨日のように思い出している。

Ⅳ．わが国で実施された2本のランダム化治療中止試験

1．うつ病を対象とした試験

ICH-E10ガイドラインには「第一に，再発性の疾患の症状を軽減する薬剤（例えば抗うつ薬）に適応できる場合がある」と記載され，さらに「一定期間被験治療を受けた被験者が，被験治療の継続またはplacebo（実薬治療の中止）のいずれかにランダムに割付けられる。継続治療を受ける群とplaceboにランダム化された群の間に生じる如何なる群間の差も，実際の効果を示すものとなる」とある。最初のDoogan studyは倫理性に問題があるとして中止されたが，今回は，倫理的および科学的にsertralineの有効性を検証する試験とし

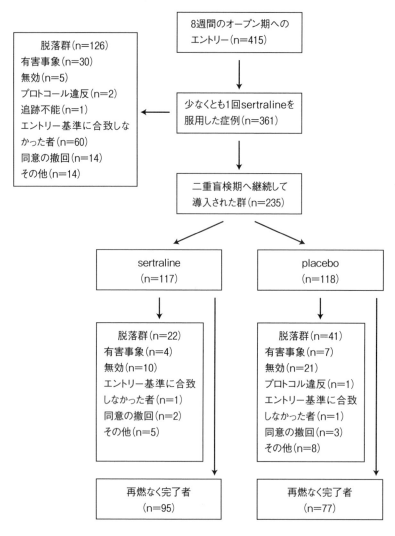

図2 うつ病を対象としたランダム化治療中止試験の経緯図（Kamijima ら，2006[4]，脱落群の0症例の項目は省略）

て適切であるとみなされた．

　本試験[4]のスケジュールは図1に簡潔にまとめられている[8]．最初の8週間のオープンラベル期にエントリーされた症例415名の辿った経緯図（図2）では症状再燃なく完了した症例は，sertraline群で95名，placebo群で77名．主要評価項目は再燃率で，sertraline群がplacebo群より有意に優れていた（p＝0.016）．なお，再燃の評価は，①HAM-D合計点が18点以上，CGI-I（オープンラベル期の基準値と比較して）が「不変」あるいは「悪化」が連続2回の受診時で認められた場合と，②不十分な効果のために治療を続けられない，のいずれかと定義されている．

　図2の無効（lack of efficacy）の症例数をプロットしたのが図3であり，Kaplan-Meier再燃時曲線でsertralineがplaceboより有意に優れている（p＝0.026）．なお，placebo群の再燃21名に加えて，24週時点で無効と判定された1例と12週時に脱落した1名は無効によるものと判定され，placebo群では計23名が再燃例として数えられている（図1）．

　本試験の成績は，Int. Clin. Psychopharmacol. 誌

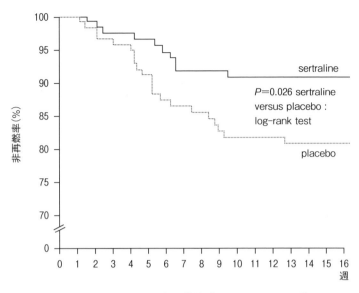

図3 Kaplan-Meier 再燃時曲線 (Kamijima ら, 2006[4])

に発表され日本語での発表がなく，原田ら[2]の簡単な紹介があるにすぎない。斉尾と栗原[8]は，「その試験は必要だったか？」として sertraline ランダム化治療中止試験の検討を行っている。これを筆者なりに要約すると1つの問題点は，本試験では試験薬への反応の良い患者だけを集めてランダム化するので，途中で薬を取り上げられた placebo 群に再発が多くなるのは当然である。すなわち選択バイアスの問題がある。したがって，本剤が効いた人の再燃の防止に役立つことは証明できているが，未治療のうつ病に効くという直接的な証明にはならない。すなわち，これを以て，うつ病に治療効果があるとするには無理がある。本来は，実薬対照で有効性が確認されてから行うべき試験デザインのはずである。もう1つの問題点は，SSRI 中断症候群の存在で，これと再発・再燃との区別は臨床的に困難であるため，中断症候群が再燃と評価された場合に試験薬に有利な結果になることである。

Sertraline の薬物動態の項で述べたように，sertraline 自体の消失半減期は23〜25時間と決して長くはないが，活性代謝物の N-demethyl metabolite は，活性は1/10に減ずるがその消失半減期は62〜104時間となる[10]。Sertraline の長期投与で活性代謝物が定常状態にあるときに中止した場合，その作用が消失するのが3〜4週間と仮定すれば，図3にみる placebo 群の脱落例の急増が説明できる。この解釈は筆者のひとりよがりかもしれないが，治験に参加した1担当医として最も気になった点でもある。失敗した試験がないとされる再燃・再発防止試験の計略は，選択バイアスの問題と SSRI 中断症候群にあるといえようか。

いずれにせよ，本試験で sertraline は placebo に比較して有意に優れた抗うつ効果を示し，また24週間の投与における安全性も確認される結果となったことで，2006年4月20日製造承認が降りたのである。

2．パニック障害を対象とした試験

先に実施した placebo 対照二重盲検比較試験では，「中等度改善」以上で有意差を示し，発作の頻度および発作の程度，予期不安の程度で placebo より優れる成績が得られている[9]。

今回のランダム化治療中止試験は，うつ病を対象とした試験とほぼ同じスケジュールで実施されている[3]。図4のように，最初の総エントリー数463名から8週間の非盲検期を経て，8週間の二重盲検期に入ったのは，240名で，うち sertraline 群では103名が症状悪化なしに完了し，placebo 群は94名が完了している。

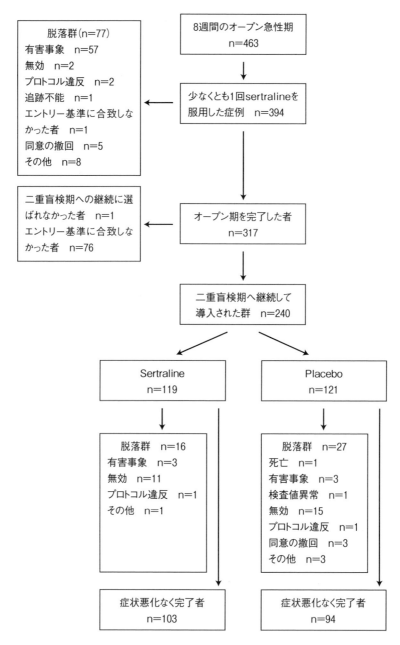

図4 パニック障害を対象としたランダム治療中止試験の経緯図（Kamijima ら，2006[3]，脱落群の0症例の項目は省略）

主要評価項目である再燃率では，sertraline 群は10.1%（12/119名）であり，placebo 群の13.2%（16/121名）と比較して有意差は認められなかった（図5）。しかし，副次評価項目である全般改善度の改善率において，sertraline 群は有意に高く（図6），著明改善は61.3%対41.3%と有意差を示した（p＝0.003）。また，パニック発作の回数（p＝0.012），パニック障害重症度評価尺度（Panic Disorder Severity Scale：PDSS）合計点でも有意差を示した（p＝0.012）。

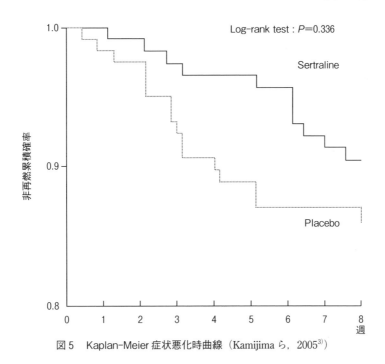

図5 Kaplan-Meier 症状悪化時曲線 (Kamijima ら, 2005[3])

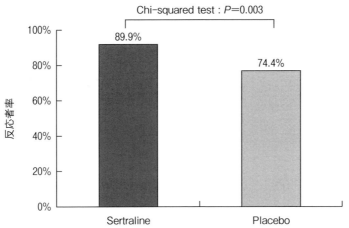

図6 Clinical Global Impression-Improvement Scale (CGI-I) 反応者率
(Kamijima ら, 2005[3])

　再燃率で有意差が認められなかった理由として，再燃の基準としていた「不変」以下に悪化しなかった症例が placebo 群に多く認められたためで，placebo 群にパニック発作時の服用が許されていた lorazepam の服用錠数が，有意に多かったためと考えられた．
　以上，パニック障害を対象としたランダム化治療中止試験は主要評価項目が思わぬ失敗をしたのであるが，副次的評価項目では有意に優れる成績を示して試験全体としては成功したと評価されたのか，初回申請時の成績も評価されたのか，無理かと思われた承認が「うつ病・うつ状態」と同時に降りたのである．

　以上の「うつ病」と「パニック障害」を対象とした2つのランダム化治療中止試験は英文で海外

資料A　ジェイゾロフト®「新医薬品の「使用上の注意」の解説」より（斉尾，栗原，2007[8]より引用）

【本剤をご処方いただく専門の先生方へ】
　日本での臨床試験の結果はうつ病，パニック障害いずれにおいても効果を保証するには不十分であり，また同系統の薬剤で自殺念慮への注意が促されていることを勘案し，発売当初は精神科専門医を中心にご処方をお願い致します。

ファイザー社冊子「新医薬品の「使用上の注意」の解説」より抜粋

へ投稿されたために，わが国の読者がその詳細を知る機会が少ないことを考えて，骨子をやや詳しく書いた。ただ，残念ながら，試験が実施された年月の記載がない。

V．承認後のJ-Zoloft®事件の顛末

この件については書き始めればきりがなく，厚生労働省（厚労省），日本医師会の疑義解釈委員会およびPfizer社三者間の赤裸々なやりとりを書きたくなるので，詳細は斉尾と栗原[8]の論文に譲り，時系列のみを要約しておく。

まず，厚労省がsertralineの「うつ病・うつ状態」と「パニック障害」を適応とする承認を下した。2006年4月20日のことである。1991年に臨床試験を開始して15年を要したが，この承認によって祝賀ムードに酔うなか，Pfizer社はsertralineの宣伝用の冊子などの作成に余念がなかった。ところが，日本医師会の疑義解釈委員会からの指導で，pivotal studyに成功していないことが問題になったと思われるが，「第Ⅲ相試験では塩酸トラゾドン，及び塩酸アミトリプチリンと比較する2つの二重盲検比較試験が行われたが，有効性について両薬剤と同等，あるいはこれ以上の効果を有することは検証されなかった」の文章が添付文書にもインタビューフォームにも記載されることになった。そして，Pfizer社作成の冊子「新医薬品の使用上の注意」の解説に斉尾と栗原[8]が抜粋した資料Aが付記された。厚労省と疑義解釈委員会のdouble standardとも考えられる事態の中で大至急に作成されたのが資料Aということになる。この資料Aに対して，2006年6月27日に日本精神科診療所協会（日精診）からPfizer社に抗議の申し入れが入ったといわれる。これが「J-Zoloft®事件」の幕明けとなった。その後の経過は斉尾と栗原[8]の論文に詳しい。なお，後に資料Aはある事情から冊子から削られている。

筆者は，sertralineはわが国への導入を急ぐべき薬物であることは十分に認めている。ただ，pivotal studyに成功することなく承認されたのが問題の発端になったと考えている。資料Aを付記しなくてはならなくなった事情も心得ている。ただその中の「精神科専門医」についてこまかい配慮を加えるべきであったとも考えている。斉尾と栗原[8]の批判に加えて，sertralineの臨床試験の半分を担って努力された内科・心療内科の先生方に礼を失し，煮湯を飲ませるものになったと考えるからで，先生方の大人の対応がもう1つの騒動を回避し得たと胸をなでおろしている。

VI．おわりに

臨床試験に思わぬ苦労をし，承認後もひと波乱，ふた波乱あったものの，時間とともに本来のsertralineの実力を発揮し，徐々に処方率を伸ばして，fluvoxamine，paroxetineに続く第三のSSRIとして抗うつ薬市場の拡大にも貢献してきている。

ふと思い出したのであるが，承認から半年を過ぎた2006年11月16日津市での第34回日本精神科病院協会（日精協）の精神医学会において，筆者はランチョンセミナーで「Sertralineの臨床的位置づけ」についての講演を依頼された。当時は日精診との関係も修復され，日精協としてもsertralineを取り上げることに問題はないと判断されてのことであった。筆者が喋ったことで三重県のsertralineの処方率が伸びたとライバル会社の方から苦笑混じりに言われたことは喜ぶべきことであった

のか．なお，この日は初めてのお伊勢参りが実現し，夕食を松阪で摂ったのち，津市から高速船で中部国際空港へ渡り，一泊した．翌朝，成田経由でKuara Lumpurへ飛び，2006年11月19日アジア・オセアニアてんかん学会で筆者が第Ⅰ相試験から手掛けて総括医師をも務めたlevetiracetam（E-Keppra®）の臨床試験の成績を発表するという綱渡り的スケジュールを当時は喜々としてこなせていた．ちなみに，levetiracetamは抗てんかん薬として世界のベストセラーとなっている．

さて，sertralineはその後，うつ病・うつ状態やパニック障害の治療に大きく貢献しており，Doogan studyによる承認は物議をかもしたが，今となって思い返せば，わが国で最初で最後となりそうな試験だけにこの実施は貴重であった．それにしても筆者らが主張したあと1本の試験がDoogan studyになるとは夢にも思わなかった．しかも，機構はこのpivotal studyに該当しない試験でのplacebo使用といううまいチャンスを捉えて以後の抗うつ薬の臨床試験でplaceboとの差しの勝負以外は受けつけないことに成功したし，臨床試験は治療の延長線上のものではなく，あくまでも試験なのであることを治験担当医として徹底させたことからも，大きな出来事であった．

文　献

1) Doogan, D.P., Caillard, V. : Sertraline in the prevention of depression. Br. J. Psychiatry, 160 : 217-222, 1992.
2) 原田喜充，小原教仁，今枝孝行：うつ病およびパニック障害治療薬 塩酸セルトラリン（ジェイゾロフト™錠25mg, 50mg）の薬理学的，薬物動態学的および臨床学的特徴．日薬理誌, 128 : 417-424, 2006.
3) Kamijima, K., Kuboki, T., Kumano, H. et al. : A placebo-controlled, randomized withdrawal study of sertraline for panic disorder in Japan. Int. Clin. Psychopharmacol., 20 : 265-273, 2005.
4) Kamijima, K., Burt, T., Cohen, G. et al. : A placebo-controlled, randomized withdrawal study of sertraline for major depressive disorder in Japan. Int. Clin. Psychopharmacol., 21 : 1-9, 2006.
5) Montgomery, S.A., Rasmussen, J.G., Tanghøj, P. : A 24-week study of 20 mg citalopram, 40 mg citalopram and placebo in the prevention of relapse of major depression. Int. Clin. Psychopharmacol., 8 : 181-188, 1993.
6) Montgomery, S.A., Dunbar, G. : Paroxetine is better than placebo in relapse prevention and the prophylaxis of recurrent depression. Int. Clin. Psychopharmacol., 8 : 189-195, 1993.
7) Robert, P., Montgomery, S.A. : Citalopram in doses of 20-60 mg is effective in depression relapse prevention : a placebo-controlled 6 month study. Int. Clin. Psychopharmacol., 10（Suppl. 1）: 29-35, 1995.
8) 斉尾武郎，栗原千絵子：その試験は必要だったか？：sertralineランダム化治療中止試験の検討．臨床評価, 35 : 321-344, 2007.
9) 筒井末春，長田洋文，村中一文 他：選択的セロトニン再取り込み阻害薬塩酸セルトラリンの恐慌性障害に対する臨床評価―プラセボを対照とした二重盲検比較試験による用量ならびに有効性・安全性の検討．神経精神薬理, 19 : 639-657, 1997.
10) Warrington, S.J. : Clinical implications of the pharmacology of sertraline. Int. Clin. Psychopharmacol., 6（Suppl. 2）: 11-21, 1991.

§33

SSRIの開発物語

——その8　Citalopramとescitalopram——

I. はじめに

　SSRIの最後は，citalopram, escitalopramとなった。後に詳しく述べるが，Healy[10]によると，citalopramはかのCarlssonらの大発見に基づいて，noradrenaline（NA）再取り込み阻害薬のハロゲン化によってSSRI化したものとされている。H. Lundbeck A/S（Lundbeck社）は例によってSSRIへの関心度が低かったのか，1972年の合成からデンマークでの承認の1989年まで17年を要している。米国では10年後の1999年に承認されて，抗うつ薬としては4番目のSSRIとして高く評価され，有名なSTAR*Dのstarting drugに選ばれている[30]。

　わが国でも，1990年代後半に三井製薬（現バイエル薬品）によって導入が検討され，筆者もこれに同意して，医薬品医療機器総合機構（機構）への相談に同行したが，機構側はplacebo対照試験を要求した。当時は，いまだplacebo対照試験は実施されておらず，placebo相当のごく低用量をpseudoplaceboとして用いるのがやっとの時代であり，三井製薬も困惑し，placebo対照試験の実施可能性についていくつもの施設と相談したが，引き受けられる施設がなく，citalopramの開発を断念している。本式のplacebo対照試験がわが国で実施されるようになったのは，2002年Pfizer社がsertralineのランダム化治療中止試験[17]を実施した以降のことで，差しのplacebo対照試験は2004年のescitalopram[11]および同時期に実施されたmirtazapine[18]のplacebo対照，用量反応試験以降のことである。機構が抗うつ薬の臨床試験でplacebo対照試験の実施を要望していたことは理解できるが，なぜcitalopramの開発にこれを突きつけて，開発を断念させてしまったのか，今もって釈然としていない。このために，citalopramは永久にわが国に入らないことになってしまった。

　本稿では，citalopramの合成からescitalopramへの道，さらにはescitalopramの開発の物語を紹介する。

II. Citalopram合成への道

　1971年Lundbeck社へ招かれた，Midas王の手を持つといわれたBøgesøが中心となってcitalopramの合成に成功し，さらにBøgesøとPerregaardによって分離されたescitalopramの特異な作用を解明していったSanchez，このBøgesøとSanchezの書いた「The Discovery of Citalopram and its Refinement to Escitalopram」という物語がある[3]。まずはこれに沿って紹介するが，これとは別にもともと，Lundbeck社は1958年にGeigy社

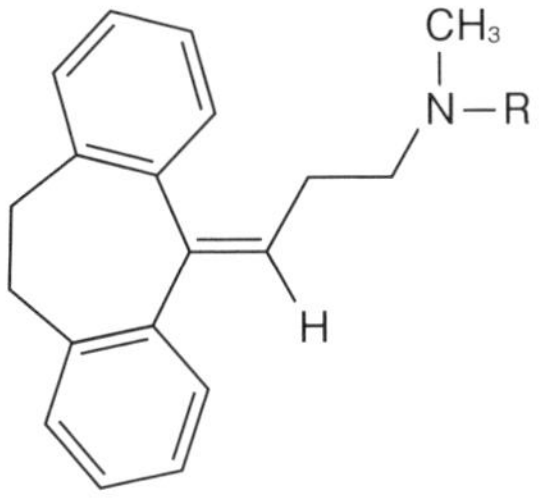

1　Amitriptyline, R=CH₃
2　Nortriptyline, R=H

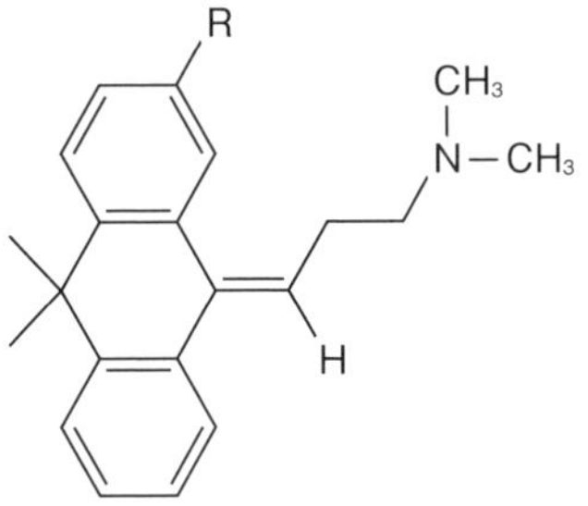

3　Melitracen, R=H
4　R=CF₃

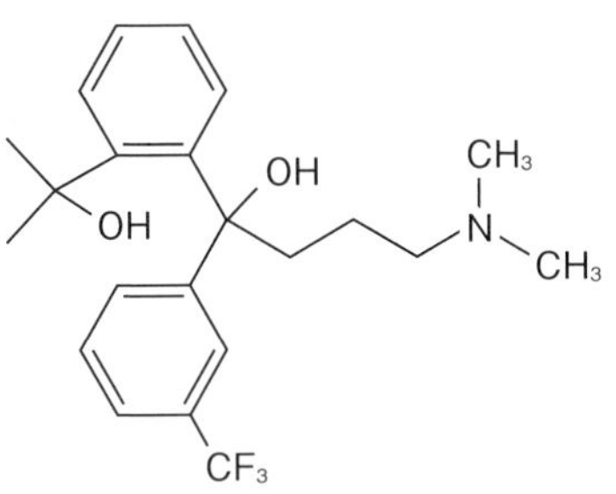

5

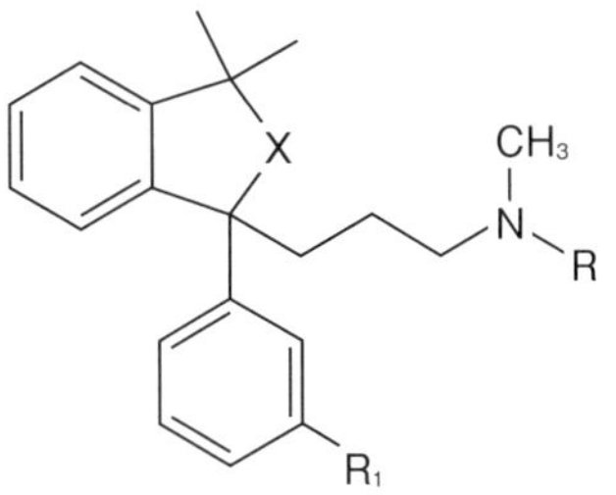

6　Talopram, X=O, R=R₁=H
7　X=O, R=CH₃, R1=CF₃
8　Talsupram, X=S, R=R₁=H

図1　Lundbeck社の三環系抗うつ薬と選択的noradrenaline再取り込み阻害薬のtalopramとtalsupram（BøgesøとSanchez，2013[3]）

が抗うつ薬の第1号として世に出した三環系抗うつ薬（TCA）のimipramineに大いなる関心を抱いており，類似構造を有するamitriptylineを合成し，1961年に発売したとHealyが書いている[10]。極めて面白いことにこのamitriptylineは，Merck社，Loche社も合成して三社が発売することになって，三社間で裁判となったという。適応症をうつ病として申請していたMerck社が勝利を収め，負けたLundbeck社はその活性代謝物のnortriptylineの開発に方向を転じ，これがわが国へも導入されたNoritren®として今も重用されていることは§1に紹介した。ところで，Lundbeck社はamitriptylineとともに，同じTCAのmelitracenをも合成しており，NA再取り込み阻害作用の強い抗うつ薬として発売している。わが国では武田薬品工業が導入し，Thymeol®として1968年5月11日から1987年5月29日まで発売しており[26,29,31]，筆者も処方している。発売中止はLundbeck社からの供給切れによるものであった。

話は横道へ逸れたが，Bøgesøが1971年にLundbeck社へ入って活動を開始した時には，すでに図1のtalopramとtalsupramは合成されていた。Lundbeck社の研究陣はmelitracenのtrifluoromethyl基を持つ誘導体を操作していたさいに，予想外のphthalane構造を有するものが作り出された（図1の7）。この化合物は驚くほど選択性の高いNA再取り込み阻害作用を有しており，ここからN-desmethyl analogue 6（talopram，Lu 03-010）とSulfur analogueのtalsupram（図1の8，Lu 05-003）が合成されたという。この2つの化合物はともに選択的なNA再取り込み阻害薬で，当時の非選択的なdesipramineやnortriptytineよりも副作用が弱いことが期待されて，1960年代後半には臨床試験に入った。ところが，Carlssonら[5]は三級アミンはserotonin（5-HT）とNAの両方の再取り込み阻害作用を呈して気分を揚げ（mood-

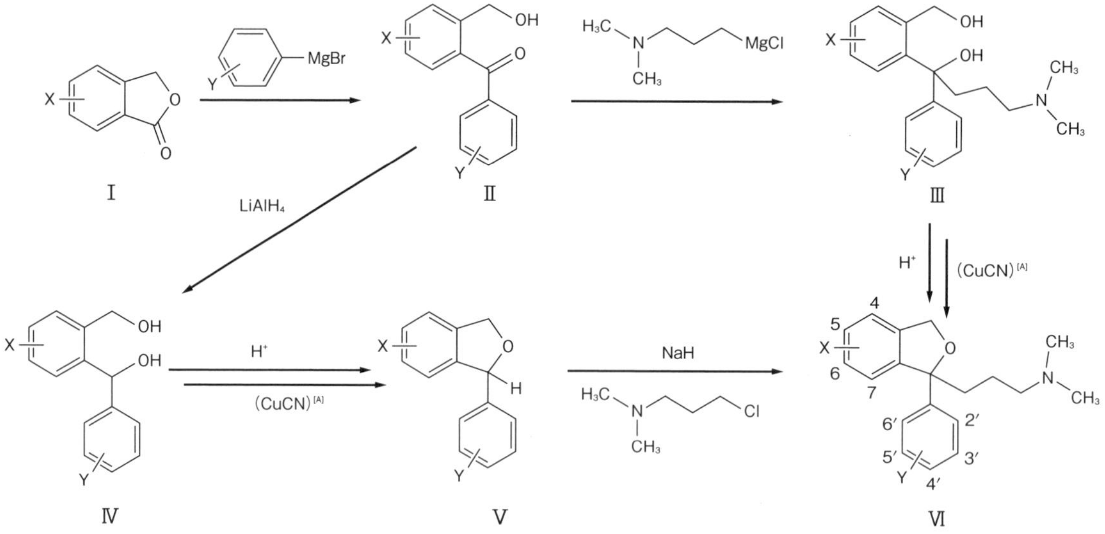

図2　Citalopram と誘導体の準備のための合成経路（Bøgesø と Sanchez, 2013[3]）

elevating），二級アミンは主に NA 再取り込み阻害作用を呈してうつ病患者の精神運動性駆動（psychomotor drive）を増大させるとの考えを明らかにして，psychomotor drive の増大は自殺のリスクをふやすことから，5-HT 再取り込み阻害薬によって抑うつ気分を揚げ，自殺のリスクを避けるべきであると主張していた．現に，Carlsson 自身が Lundbeck 社で彼の理論を展開した．そこで，talopram と talsupram の臨床試験は第 II 相試験の段階で中止し，1971年に SSRI への研究をスタートさせることになったとある．そのために Lundbeck 社へ招かれた Bøgesø が大車輪の活躍を始めたのはここからであったと思われる．

Bøgesø と Sanchez の描いた図式によると（図2），talopram の中心骨格である phthalide（I）からスタートして最終化合物（VI）へ合成を進め，ここから表1にみる化合物9の citalopram に至っているが，この間約60の化合物を作ったといわれる．Citalopram の特徴は5位に cyanide 置換基をつけ，pendant phenyl の4′の位置に fluorine をつけたことで，1972年8月に，すでに合成されていた強力な5-bromo-4′-fluoro-derivative（化合物16）の5位に cyanide をつけて citalopram ができあがったのである．これこそが Bøgesø が talopram から citalopram へ辿った偉大な道であった．

III．Citalopram の薬理学的プロフィールと臨床試験成績

1972年8月に citalopram が発見された，その10年後に citalopram の 5-HT，NA，dopamine（DA）の再取り込み阻害作用の詳細は Hyttel ら[13]が発表している（表2）．この10年というブランクは一説に Lundbeck 社は SSRI の開発に乗り気ではなかったということを意味している．しかし，citalopram は racemi 体であることから，後に述べるように血のにじむ努力のもとに Bøgesø と Perregaard が S 体と R 体の分離に成功し[2]（図3），Hyttel ら[16]が1992年に（S）-（+）-enantiomer の薬理学的作用を明らかにした（表3）．こうして，citalopram はこれまでの薬物の中で最も 5-HT 再取り込み阻害に選択性の高いことが証明され，さらに S 体（escitalopram）はもっと選択性の高いことが明確にされたのである．Citalopram の薬理学的プロフィールの説明はこの表2枚にとどめるが，臨床試験の成績についても，わが国へ導入されていないこともあり，Cipriani らによるメタ解析に採用されたものを抜き出して示すのみとした．Escitalopram との比較試験については後に述べる．いずれにせよ，citalopram は SSRI としての十分な成績

表1 一連の選択された citalopram 誘導体 5-HT 取り込み阻害と allosteric 効果（Bøgesø と Sanchez, 2013[3]）

後半消略　　a：Bigler et al. 1977[1]
　　　　　　b：Chen et al. 2005[6]

化合物	R1	R2	ラット血小板[a] IC$_{50}$ (nM)	hSERT IC$_{50}$ (nM)	hSERT IC$_{50}$ (nM)	hSERT allosteric[b] IC$_{50}$ (μM)
9	5-CN (citalopram)	4′-F	14	6.7		8.7
S-9	5-CN (escitalopram)	4′-F		2.1		5.1
R-9	5-CN (R-citalopram)	4′-F		170		25
10	5-Cl	4′-Cl	20	7.4		12.1
11	H	3′,4′-Cl$_2$	17		13	29.6
12	H	3′,5′-Cl$_2$	1600	200	340	15
12a[c]	H	3′,5′-Cl$_2$			350	8.8
12b[c]	H	3′,5′-Cl$_2$			300	20
13	6-Cl	4′-Cl	120		23	
14	4-Cl	4′-Cl	47	33	9.2	6.1
15	7-Cl	4′-Cl	63		26	
16	5-Br	4′-F	22	13		30.2
17	5-(CH$_3$)$_2$N(CH$_2$)$_3$CO	4′-F		1.6		714
18	5-CN	4′-(4-F-C$_6$H$_4$-S)			200	12

表2 ウサギ血小板（Hyttel, 1977[13]）およびラット脳の異なる部位からのシナプトソーム（Hyttel, 1982[14]，Hyttel と Larsen, 1985[15]）の [^{3}H] amines の取り込み阻害およびヒト被殻ラット皮質への paroxetine 結合の抑制（Laruelle ら, 1988[19]）

薬物/代謝物	platelets (5-HT)	synaptosomes 5-HT	NA	DA	ヒト	ラット
Citalopram	14	1.8	8800	41000	1.9	1
Demethyl-citalopram	31	7.4	780	26000		
Didemethyl-citalopram	250	24	1500	12000		
Citalopram-N-oxide	530	56	3200	>10^4		
Paroxetine		0.31	88	5900		1.4
Fluoxetine		6.9	380	5000		
Femoxetine		8.3	410	1400		
Clomipramine	33	1.5	24	4300		
Imipramine	320	35	20	18000	20	41
Amitriptyline	300	40	24	5400	25	
Nortriptyline	1500	590	7.7	3600		

（50% (nmol/L) 取り込み阻害に必要な薬物濃度／50% (nmol/L) paroxetine 結合を抑制するのに必要な薬物濃度）

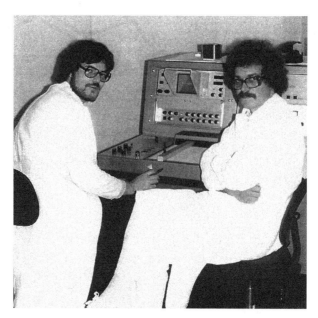

Jens Perregaard　　　　　Klaus Bøgesø
図3　1980年代中頃のBøgesøとPerregaard（両氏の御好意による／吉富薬品の古江寛治氏提供）

と安全性を示して，デンマークで1989年に承認されており，米国でも1999年に承認され，高い評価を受けている。

Ⅳ．Citalopramからescitalopramへ

Citalopramはラセミ体であることはつとに知られており，1980年代になって積極的に臨床開発が進められるとともに，ラセミ体のS体とR体の分離の努力がBøgesø，Perregaardを中心に進められており，その間の経緯についてはBøgesøとSanchezの発見物語に詳しく書かれている。合成の門外漢である筆者には理解は不十分であるが，1988年に一部S-enantiomerとR-enantiomerの分離に成功し，1992年Hyttelらがそれぞれの薬理作用を報告している（表4）。この時点では，S-enantiomerがSSRIとしての作用を発揮し，R-enantiomerにはその作用のないことが明らかにされている。この事実は画期的な出来事であり，S-enantiomer，すなわちescitalopramは新しい化合物としてUS Patent 4,943,590として登録されたのである[2]。その後数年間はほとんど薬理学的研究が発表されていないが，1997年S体とR体の分離に工業的に成功し，まずOwensら[22]がescitalopramを中心にヒトmonoamine transporterへの親和性について報告しており，escitalopramの5-HT transporterに対する選択性の高さが改めて強調されたのである（表5）。

Ⅴ．Escitalopramの薬理学的プロフィールの特徴

Citalopramのラセミ体の工業的な分離に成功してS体のescitalopramの臨床試験が始まったのであるが，R体の役割が明らかにされて極めて興味深いことが発見された。1つは非臨床試験でescitalopramを単独投与すると前頭葉皮質の5-HT水準が順当に上昇するのに対してR-citalopramを同時に投与すると，用量依存的にescitalopramによる5-HT水準を低下させることが判明した。すなわち，R-citalopramは薬理学的作用を持たないのではなく，escitalopramの働きを妨害することが明らかにされたのである（図4）[21]。脳内5-HT濃度のレベルへの作用のみならず動物でのうつ病モ

表3 抗うつ薬の2剤間の直接比較のメタ解析（反応率と脱落率に基づく有効性と受容性（Cipriani ら，2009[7]），citalopram と escitalopram の部分抜き出し）

	試験数	患者数	有効性 反応率（反応例数／総例数）	OR（95％CI）	受容性 脱落率（反応例数／総例数）	OR（95％CI）
Citalopram vs						
Escitalopram	5	1,604	319/622 vs 426/725	0.68（0.53-0.87）	127/750 vs 141/854	1.17（0.83-1.64）
Fluoxetine	3	740	216/364 vs 219/376	1.05（0.77-1.43）	75/364 vs 68/376	1.17（0.80-1.70）
Fluvoxamine	1	217	33/108 vs 31/109	1.11（0.62-1.98）	22/108 vs 29/109	0.71（0.37-1.33）
Mirtazapine	1	270	117/133 vs 116/137	1.32（0.66-2.66）	8/133 vs 18/137	0.42（0.18-1.01）
Paroxetine	1	406	77/199 vs 102/207	1.54（1.04-2.28）	41/199 vs 43/207	1.01（0.62-1.63）
Reboxetine	2	451	145/227 vs 110/224	1.72（1.01-2.93）	51/227 vs 73/224	0.86（0.22-3.46）
Sertraline	2	615	139/200 vs 136/200	0.93（0.61-1.42）	60/307 vs 82/308	0.67（0.46-0.98）
Venlafaxine	1	151	50/75 vs 49/76	1.10（0.56-2.16）	–	–
Escitalopram vs						
Bupropion	3	842	172/287 vs 163/279	1.07（0.69-1.67）	109/425 vs 105/417	1.02（0.75-1.39）
Citalopram	5	1,604	426/725 vs 319/622	1.47（1.15-1.90）	141/854 vs 127/750	0.86（0.61-1.20）
Duloxetine	3	1,120	286/558 vs 260/562	1.30（0.88-1.91）	87/414 vs 131/411	0.52（0.26-1.01）
Fluoxetine	2	543	143/276 vs 126/267	1.23（0.87-1.74）	66/276 vs 68/267	0.98（0.37-2.56）
Paroxetine	2	784	274/398 vs 255/386	1.12（0.76-1.65）	40/398 vs 50/386	0.75（0.48-1.17）
Sertraline	2	489	144/243 vs 152/246	0.90（0.62-1.30）	47/243 vs 40/246	1.24（0.77-1.97）
Venlafaxine	2	495	172/249 vs 160/246	1.21（0.69-2.11）	52/249 vs 56/246	0.90（0.58-1.39）

表4 ラット脳シナプトソームへの［^{3}H］amines の蓄積抑制作用（Hyttel ら，1992[16]）

	Citalopram			N-Demethylcitalopram		
	(R, S)-(±)	(S)-(+)	(R)-(-)	(R, S)-(±)	(S)-(+)	(R)-(-)
5-HT uptake	1.8	1.5	250	14	9.9	65
NA uptake	6100	2500	6900	740	1500	500
DA uptake	40000	65000	54000	28000	34000	25000
Ratio NA/5-HT	3400	1700	28	53	150	7.7
Ratio DA/5-HT	22000	43000	220	2000	3400	380

表5 SSRIs のヒト 5-HT，NA および DA トランスポーターへの親和性（Owens ら，2001[22]）

	K_i (nM)			Ratio	
薬物	5-HT	NA	DA	NA/5-HT	DA/5-HT
Escitalopram	1.1	7841	27410	7100	25000
Citalopram	1.6	6190	16540	3900	10000
R-citalopram	36	12270	18720	340	520
Sertraline	0.26	714	22	2700	85
Fluvoxamine	2.3	1427	16790	620	7300
Fluoxetine	1.1	599	3764	540	3400
Paroxetine	0.1	45	268	450	2700

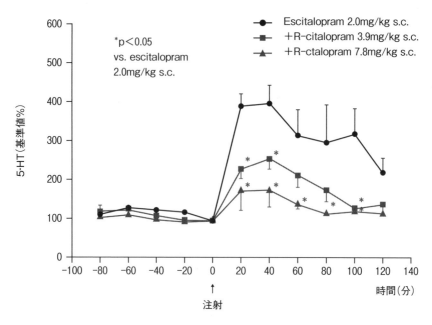

図4 Escitalopram によるラット前頭葉皮質の 5-HT の細胞外レベルでの増加に対する R-citalopram の影響（Mørk ら，2003[21]）

デルを用いた実験でも R-citalopram は escitalopram の働きを抑制することが判明するに及んで[23, 24]，いかなる機序が関連するのか興味を持たれたが，Braestrup と Sanchez らが 5-HT transporter の allosteric site の存在を明らかにして見事に説明してのけたのである[4, 25]。図5にみるように，citalopram のみを投与した場合は，S 体が 5-HT transporter の一次性部位に結合して 5-HT 活性を高める。R 体は図中の R 部位（allosteric site）への親和性が高くて同部位を占拠して薬理学的作用を発揮させない。ところが escitalopram を投与した場合には，allosteric site に escitalopram が結合して，一次性部位にも刺激を送ることで，escitalopram の SSRI としての力を最大限に発揮するというのである。すなわち，R 体は作用を持たないながら，allosteric 部位に高い親和性を示して結合するために，競合的に同部位への S 体の結合を妨げ総合的には escitalopram の力を削ぐ方向に作用するということである。Montgomery は escitalopram を allosteric serotonin reuptake inhibitor（ASRI）と呼んでいる[20]。

VI. Escitalopram の海外での成績

Escitalopram は4本の placebo 対照試験に成功したのち，多くの新しい世代の抗うつ薬との二重盲検比較試験が行われている。Cipriani ら[7]が実施した muliple Meta-Analysis of New Generation Antidepressants（MANGA）研究での，escitalopram の部分を抜粋したのが表3であるが，実に多くの抗うつ薬との比較試験を実施し，有効性の Odds 比および受容性の Odds 比でいかに escitalopram が優れた成績を示したかが明らかである。MANGA 研究の最優等生となった。

この中で特に興味を惹くのは citalopram との比較試験で，5本と最も多く，いずれも escitalopram が citalopram より優れた効果を示しており，例として Gorman ら[9]の成績を示しておく（図6）。Escitalopram は citalopram の単なる S 体としてではなく，効果の邪魔をする R 体をとり除いたことによってより優れた効果と受容性の高さを示す抗うつ薬であるとの主張なのである。

Escitalopram は2001年にスウェーデンで，2002

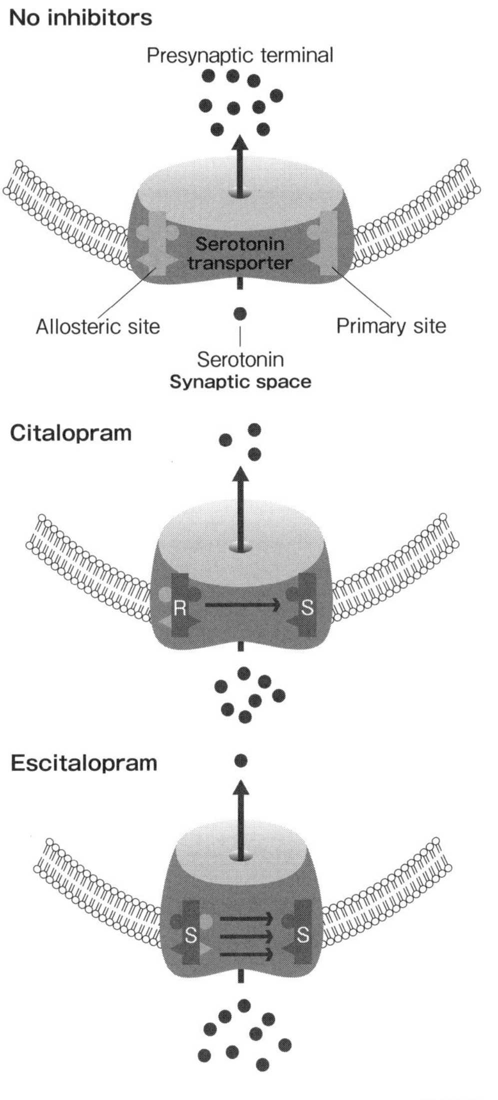

験と，10mg 1日1回21日間の反復投与試験が実施されている。Escitalopramは主にCYP2C19によって代謝されることから薬物動態を中心として行われている[27]。単回投与時の血漿中escitalopramのC_{max}およびAUCはCYP2C19 extensive metabolizer (EM) およびpoor metabolizer (PM) のいずれも投与量にほぼ比例して増加し，消失半減期$t_{1/2}$は投与量に依存せずほぼ一定であった（図7）。10mg反復投与期に定常状態に達した時の血漿中escitalopramのAUC_{0-24}は，CYP2C19EMと比較してCYP2C19PMで2.2倍大きく，escitalopram薬物動態へのCYP2C19遺伝子多型の影響が認められた（図8）。有害事象はいずれも軽度で，CYP2C19EMとPM間で安全性に差は認められず，また心電図については異常所見は認められていない。

なお，同時期に英国で英国白人男性を対象とする同じ試験を実施しており，被験者の体重差によると考えられる程度の血漿中濃度のわずかな低値が認められたものの，ほぼ同等の結果が得られている[28]。

2. わが国初のplaceboを対照とした用量反応試験

第I相試験での薬物動態学的所見および安全性が確認されて，2004年11月から2005年12月にかけて64医療機関で実施されている[11]。本試験はsertralineのランダム化治療中止試験後の初めての差しのplacebo対照試験として貴重である。試験目的は，有効性についてplacebo, escitalopram 10 mg/日, 20mg/日の8週間投与時の用量反応関係を検討することで，投与スケジュールはスクリーニング期（1週）は無投薬とし，20mg/日群は2週目から20mgへの強制増量とした。その結果，有効性の主要評価項目であるHamilton Depression Scale（HAM-D17）合計点の8週間の変化量はplacebo群（100例）で−13.2, escitalopram 10 mg群（96例）で−13.6, 20mg群（101例）で−12.3であり，escitalopramの有効性および用量反応性は検証されなかった（図9）。なお，安全性に関しては20mg群で10mg群より多くの有害事象が認められたが，投与の中止に至る有害事象の発現

図5 Escitalopramの5-HT transporterへの作用機序仮説（BraestrupとSanchez, 2004[4]）

年に米国で承認されて，citalopramを凌ぐ高い評価を受けたのである。

VII. わが国におけるescitalopramの臨床試験

1. 第I相試験—単回投与および反復投与

わが国では持田製薬がescitalopramの導入に全力を傾けた。関野臨床薬理クリニックで2003年3月から6月にかけて健康成人男性被験者を対象にescitalopramの5mg, 10mg, 20mgの単回投与試

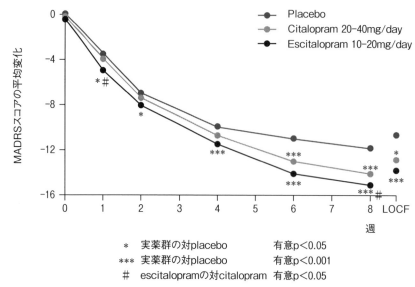

図6 Escitalopram（10-20mg/日），citalopram（20-40mg/日），placebo の3群間比較試験（Gorman ら，2002[9]）

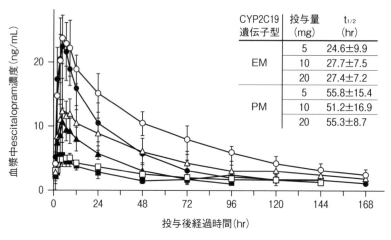

図7 Escitalopram 単回経口投与時における血漿中 escitalopram の濃度推移（佐藤と平安，2011[27]，消失半減期を付加）

率は同程度であると推察された。

本試験の最初の大うつ病エピソードの開始からの期間別，観察開始時のうつ病の重症度別など，あらゆる角度からの部分集団での解析を行ったが有効性が検証できなかったことに関わる要因は見い出せていない。ただ，海外での placebo 対照比較6試験とのデザインを比較したところ，大うつ病エピソードの持続期間の規定，スクリーニング期の placebo 投与の有無，催眠鎮静薬・抗不安薬の併用の規定が異なっていた。わが国初の placebo 対照試験であったため，benzodiazepine 系抗不安薬や睡眠薬の併用が認められていたのである。

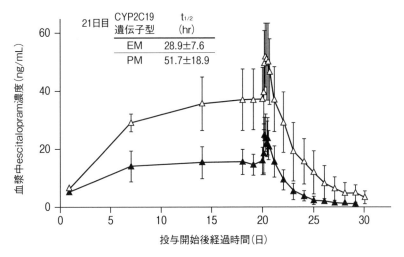

図8 Escitalopram 反復経口投与時における血漿中 escitalopram の濃度推移（佐藤と平安, 2011[27], 21日目の消失半減期を付加）

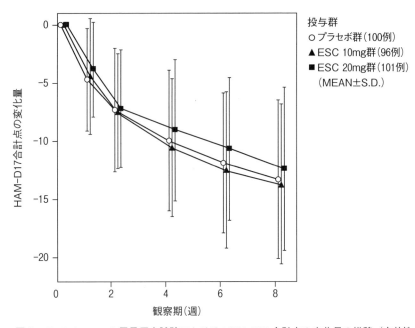

図9 Escitalopram の用量反応試験における HAM-D17 合計点の変化量の推移（有効性解析対象）（平安, 2011[11]）

3．用量反応非劣性試験

Placebo を対照とした用量反応試験に失敗したことは大きな教訓となった。

Pivotal study としての背水の陣を敷いた本試験では[12], 図10の投与スケジュールにみるように, 非盲検期に1週間のスクリーニング期を設け, 前観察期に placebo 投与期を設けて placebo 反応者を除く工夫をしている。また, スクリーニング期

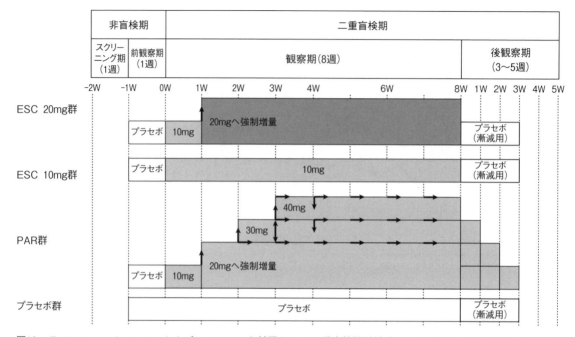

図10 Escitalopram の placebo および paroxetine を対照とした二重盲検比較試験における投与スケジュール（平安, 2011[12]）
ESC：escitalopram, PAR：paroxetine

開始時に4週間以上大うつ病エピソードが継続しており，スクリーニング期開始時および終了時にMontgomery-Åsberg Depression Rating Scale（MADRS）合計点が22点以上，CGI-S が4点以上との規定を設け，placebo lead-in 期に MADRS 合計点が25％以上改善もしくは CGI-S が3点以下の被験者を除外している。そして，併用薬では抗不安薬の併用を禁止とし，睡眠鎮静薬は1剤のみ，連続2日までの使用に制限している。そして，記載はないが，62の医療機関にしぼり，2008年4月から2010年2月にかけて実施された。

その成績は表6と図11にみる通りで，主要評価項目の①placeboに対する優越性（p＝0.006），②対照薬 paroxetine との非劣性の両方の検証に成功したのである。また，安全性について有害事象の発現率5％以上のものでは escitalopram 群と paroxetine 群との間で有意差は認められていない。

なお，escitalopram 群の paroxetine に対する非劣性については，MADRS 合計点の観察期8週時変化量は，paroxetine 群で−14.2，escitalopram 群で−13.7，両群の差「両側95％信頼区間」は0.5 ［−1.6, 2.6］であった。両側95％信頼区間の上限値が，治験実施計画書に定めた非劣性限界値3.2を下回っており，escitalopram 併合群の paroxetine 群に対する非劣性が検証された。なお，本試験では paroxetine 群の placebo 群に対する優越性が検証されており（p＝0.009），本試験は非劣性を検証するための十分な分析感度を有していたとされている。

こうして，escitalopram は pivotal study で成功し，2010年に申請し，2011年4月22日に承認を受け，2011年8月22日より販売を開始した。現在は持田製薬と田辺三菱製薬の共売となっており，順調に処方の伸びを示している。

Ⅷ．おわりに

Citalopram は1972年に合成されてからすぐには開発に入らず，欧州ではようやく1980年代に入って本格的な臨床開発が進められ，1989年にはデンマークで承認されている。有名な Danish Univer-

表6 Placebo および paroxetine を対照とする比較試験における MADRS 合計点の観察期 8 週時変化量（有効性解析対象）（平安, 2011[12]）

項目		プラセボ群 （124例）	ESC 10mg 群 （120例）	ESC 20mg 群 （119例）	ESC 併合群 （239例）	PAR 群 （121例）
合計点	観察期開始時 （平均値±標準偏差）	29.0 ± 5.6	29.4 ± 5.8	29.8 ± 6.0	29.6 ± 5.9	29.8 ± 5.9
	観察期 8 週時 （平均値±標準偏差）	18.3 ± 10.1	15.6 ± 11.0	16.2 ± 10.1	15.9 ± 10.5	15.6 ± 10.0
変化量	観察期 8 週時 （平均値±標準偏差）	−10.7 ± 9.5	−13.7 ± 10.0	−13.6 ± 8.8	−13.7 ± 9.4	−14.2 ± 9.9
	プラセボ群との差 （最小二乗平均） ［両側95%信頼区間］	−	−3.0 [−5.4, −0.5]	−2.7 [−5.0, −0.4]	−2.8 [−4.9, −0.8]	−3.2 [−5.6, −0.8]
	p 値[a]	−	0.018	0.021	0.006	0.009
	PAR 群との差 （最小二乗平均） ［両側95%信頼区間］	−	0.3 [−2.2, 2.8]	0.6 [−1.7, 3.0]	0.5 [−1.6, 2.6]	−
	p 値[b]	−	0.796	0.612	0.652	−

a：観察期開始時の MADRS 合計点を共変量とした共分散分析を用いたときのプラセボ群に対する p 値
b：観察期開始時の MADRS 合計点を共変量とした共分散分析を用いたときの PAR 群に対する p 値

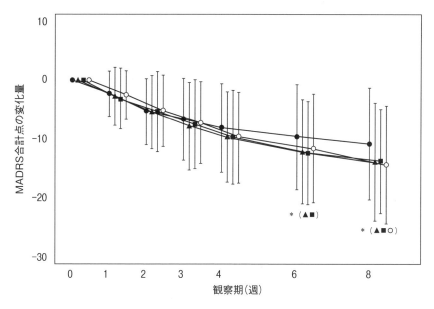

● プラセボ群（124例）　▲ ESC 10mg群（120例）　■ ESC 20mg群（119例）　○ PAR群（121例）
（平均値±標準偏差）
*：p＜0.05 vs. placebo

図11 Placebo および paroxetine を対照とした比較試験における MADRS 合計点の変化量の推移（有効性解析対象）（平安, 2011[12]）

sity Antidepressant Group による clomipra-mine との比較試験は1986年に発表されている[8]。Carlsson らのいう NA 再取り込み阻害薬のハロゲン化によって生まれたと単純に捉えていたが，調べているうちに武田薬品工業がわが国に導入した melitracen から talopram を経て citalopram に辿りつくという話は血湧き肉躍る物語で極めて面白かった。Citalopram は1999年には米国で承認されているが，ラセミ体の分離に熱中していた頃の Bøgesø と Perregaard のツーショットの写真は貴重であった。その S 体である escitalopram は 5-HT transporter の allosteric site に作用する選択性の最も高い SSRI であり，MANGA 研究での最優等生となった。筆者は citalopram の導入についての相談を受けながら開発に入れなかったことは心残りであるが，escitalopram の成功は SSRI の開発物語の棹尾を飾るものであった。

文　献

1) Bigler, A.J., Bøgesø, K.P., Toft, A. et al. : Quantitative structure-activity relationships in a series of selective 5-HT uptake inhibitors. Eur. J. Med. Chem., 12 : 289-295, 1977.
2) Bøgesø, K.P., Perregaard, J. : US Patent 4,943,590. Chem. Abstr., 113 (9) : 78150v, 1990.
3) Bøgesø, K.P., Sánchez, C. : The Discovery of citalopram and its refinement to escitalopram. In : Analogue-based Drug Discovery III (ed. by Fischer, J., Ganellin, C.R., Rotella, D.P.), pp. 269-294, Willey-VCH, Weinheim, 2013.
4) Braestrup, C., Sanchez, C. : Escitalopram : a unique mechanism of action. Int. J. Psychiatry Clin. Pract., 8 (Suppl. 1) : 11-13, 2004.
5) Carlsson, A., Corrodi, H., Fuxe, K. et al. : Effect of antidepressant drugs on the depletion of intraneuronal brain 5-hydroxytryptamine stores caused by 4-methyl-α-ethyl-meta-tyramine. Eur. J. Pharmacol., 5 : 357-366, 1969.
6) Chen, F., Larsen, M.B., Neubauer, H.A. et al. : Characterization of an allosteric citalopram-binding site at the serotonin transporter. J. Neurochem., 92 : 21-28, 2005.
7) Cipriani, A., Furukawa, T.A., Salanti, G. et al. : Comparative efficacy and acceptability of 12 new-generation antidepressants : a multiple-treatments meta-analysis. Lancet, 373 : 746-758, 2009.
8) Danish University Antidepressant Group : Citalopram : clinical effect profile in comparison with domipramine. A controlled multicenter study. Psychophamacology, 90 : 131-138, 1986.
9) Gorman, J.M., Korotzer, A., Su, G. : Efficacy comparison of escitalopram and citalopram in the treatment of major depressive disorder : pooled analysis of placebo-controlled trials. CNS Spectr., 7 : 40-44, 2002.
10) Healy, D. : Antidepressant Era. 抗うつ薬の時代―うつ病治療薬の光と影（訳者　林　建郎，田島　治）. 星和書店，東京，2004.
11) 平安良雄：Escitalopram の大うつ病性障害患者を対象とした用量反応試験―プラセボを対照とした二重盲検比較試験．臨床精神薬理，14：871-882, 2011.
12) 平安良雄：Escitalopram の大うつ病性障害患者を対象とした用量反応・非劣性試験による有効性と安全性の検証―プラセボおよび paroxetine を対照とした二重盲検比較試験．臨床精神薬理，14：883-899, 2011.
13) Hyttel, J. : Neurochemical characterization of a new potent and selective serotonin uptake inhibitor : Lu 10-171. Psychopharmacology, 51 (3) : 225-233, 1977.
14) Hyttel, J. : Citalopram - pharmacological profile of a specific serotonin uptake inhibitor with antidepressant activity. Prog. Neuro-Psychopharmacol. Biol. Psychiatry, 6 : 277-295, 1982.
15) Hyttel, J., Larsen, J.J. : Serotonin-selective antidepressants. Acta Pharmacol. Toxicol., 56 (Suppl. 1) : 146-153, 1985.
16) Hyttel, J., Bøgesø, K.P., Perregaard, J. et al. : The pharmacological effect of citalopram residues in the (S)-(+)-enantiomer, Short Communication. J. Neural. Transm., 88 : 157-160, 1992.
17) Kamijima, K., Burt, T., Cohen, G. et al. : A placebo-controlled, randomized withdrawal study of sertraline for major depressive disorder in Japan. Int. Clin. Psychopharmacol., 21 : 1-9, 2006.
18) 木下利彦：新規抗うつ薬 mirtazapine のうつ病及びうつ状態の患者を対象としたプラセボ対照二重盲検比較試験．臨床精神薬理，12：289-306, 2009.
19) Laruelle, M., Vanisberg, M.A., Maloteaux, J.M. : Regional and subcellular localization in human

brain of [3H] paroxetine binding, a marker of serotonin uptake sites. Biol. Psychiatry, 24 : 299-309, 1988.
20) Montgomery, S.A.（監訳 平安良雄）：Escitalopram の上市―「アロステリック効果（allosteric multiplying effect）」と呼ばれる特徴的な作用をもつ SSRI. 臨床精神薬理, 14 : 1283-1290, 2011.
21) Mørk, A., Kreilgaard, M., Sánchez, C. : The R-enantiomer of citalopram counteracts escitalopram-induced increase in extracellular 5-HT in the frontal cortex of freely moving rats. Neuropharmacology, 45 : 167-173, 2003.
22) Owens, M.J., Knight, D.L., Nemeroff, C.B. : Second-generation SSRIs : human monoamine transporter binding profile of escitalopram and R-fluoxetine. Biol. Psychiatry, 50 : 345-350, 2001.
23) Sánchez, C., Gruca, P., Papp, M. : R-citalopram counteracts the antidepressant-like effect of escitalopram in a rat chronic mild stress model. Behav. Pharmacol., 14 : 465-470, 2003b.
24) Sánchez, C., Gruca, P., Bien, E. et al. : R-citalopram counteracts the effect of escitalopram in a rat conditioned fear stress model of anxiety. Pharmacol. Biochem. Behav., 75 : 903-907, 2003c.
25) Sánchez, C., Bøgesø, K., Ebert, B. et al. : Escitalopram versus citalopram : the surprising role of the R-enantiomer. Psychopharmacology., 174 : 163-176, 2004.
26) 佐々木邦幸：N-7001（melitracen）の臨床治験. 精神医学, 8 : 509-513, 1966.
27) 佐藤宏宣, 平安良雄：Escitalopram 臨床薬物動態試験―単回投与および反復投与試験（日本）. 臨床精神薬理, 14 : 839-855, 2011.
28) 佐藤宏宣, 平安良雄：Escitalopram 臨床薬物動態試験―単回投与および反復投与試験（英国）. 臨床精神薬理, 14 : 857-870, 2011.
29) 島薗安雄：新しい抗うつ剤 Thymeol の使用経験. 精神医学, 8 : 595-601, 1966.
30) Trivedi, M.H., Rush, A.J., Wisniewski, S.R. et al. : Evaluation of outcomes with citalopram for depression using measurement-based care in STAR*D : implications for clinical practice. Am. J. Psychiatry, 163 : 28-40, 2006.
31) 吉永五郎：Melitracen（Thymeol）の抑うつ状態に対する臨床効果について薬物精神医学的研究. 九州神経精神医学, 15 : 84-92, 1969.

§34

SNRI の開発物語

――その1　わが国初の SNRI milnacipran：
レーダーに映らない戦闘機といわれて――

I. はじめに

§34～37 まで SNRI（serotonin-noradrenaline reuptake inhibitor）である。本来，SNRI といえば，SSRI が selective serotonin reuptake inhibitor であるから，selective noradraline reuptake inhibitor のはずである。現に，前回の citalopram の産みの親となった talopram を Bøgesø はそう呼んでいた。筆者らも Organon 社（現 MSD 社）の Org4428 という選択的 noradrenaline（NA）再取り込み阻害薬の臨床試験にとりかかっており，SNRI と呼んでいた。

ところが，米国で venlafaxine の臨床試験が成功して1993年に承認されて売り出すときに，serotonin-noradrenaline reuptake inhibitor（SNRI）と命名して Wyeth 社（現 Pfizer 社）は乗り込んできた。SSRI に対抗するにうってつけの命名ではあった。

名称的に筆者らは混乱したのであるが，当時 Org4428 の開発を一緒に実施していた北海道大学の小山司教授と相談して SNRI は venlafaxine に譲るしかないとの結論に達したのである。

さて本稿はわが国初の SNRI，milnacipran の開発物語を書いていくが，まずどのように milnacipran がわが国へ導入されたかの経緯が面白いのでそれから始めたい。なお，milnacipran のレビューは拙著[1]に詳しい。

II. 東洋醸造（1992年より旭化成）が milnacipran を導入した経緯

もともと東洋醸造は「燗番娘」なる製品で名が知られた酒造会社であるが，その製薬部門もなかなか骨のある会社であった。東洋醸造はいくつかの製品でフランスの Pierre Fabre 社と取引きがあり，milnacipran の開発が軌道に乗りかけた1987年に両社は交換開発として東洋醸造の leucomycin と milnacipran との交換契約を結んだ。ところが，東洋醸造の海外事業部長は中枢神経作用薬の開発に積極的に動かず，そのまま机の中に眠りかけていた。そのことを同じ課長仲間から漏れ聞いた開発部の森下大三郎氏はその資料を見せて欲しいと申し出て，それが serotonin（5-HT）と NA の選択的な再取り込み阻害薬であることを知った。これはぜひやりたいと，社長に申し入れてより詳細な状況を知りたいと Pierre Fabre 社のあるパリへ飛んだ。

当時，ヨーロッパを中心に米国でも第Ⅲ相試験の段階にあり，5本の placebo 対照試験が行われていることを教えられた。帰国後はわが国での開発を目指して，東洋醸造の研究所で中枢神経作用

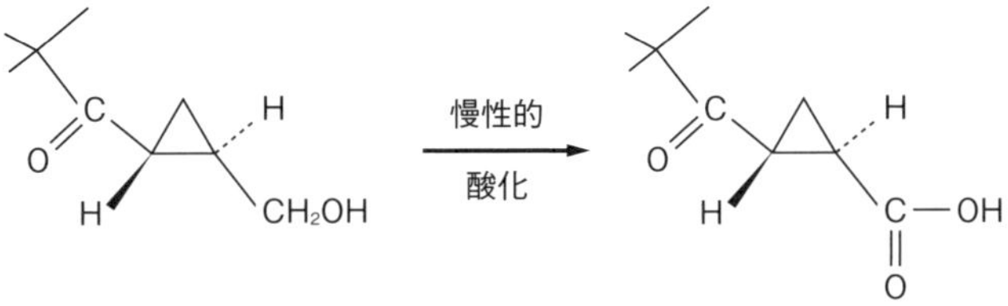

図1 Trans-2-pivaloylcyclopropane-carboxylic acid の合成
（Roques ら，1982[4]）

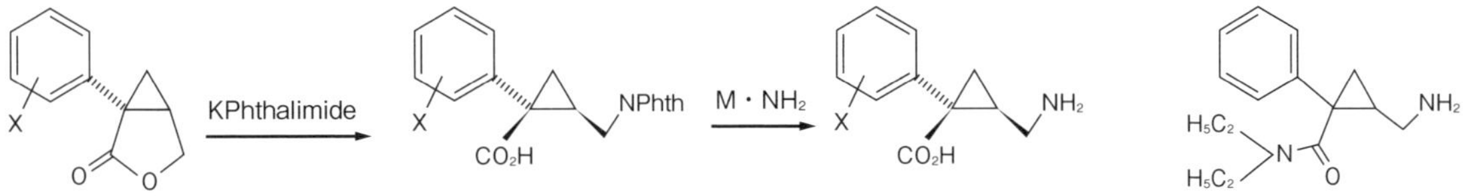

図2 (Z)-γ-Amino Acids の合成と milnacipran（Bonnaud ら，1986[5] より合成）

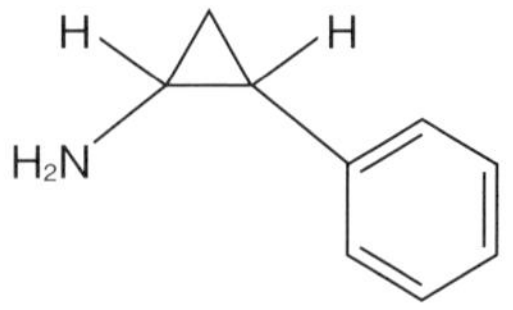

図3 Tranylcypromine

薬の薬理を担当していた望月大介氏らと話し合い，中枢神経作用薬の第一号として milnacipran の priority を確立したいとの話となり役員に願い出て諾を得たという。そして薬理学的基礎を固めた上で，1989年北里大学東病院での第Ⅰ相試験へと進んだのであるが，この間，机の中に眠りかけた milnacipran の重要性を見抜いて基礎薬理から臨床試験へと導いたのは森下・望月両氏の頑張りであったと考えている。そして，九州大学医学部薬理学教室の植木昭和教授が力を入れて下さり，北海道大学の小山司・松原良次両先生の基礎的研究[2]の成果に後押しされて臨床試験への橋渡しができたのである。

ところで，東洋醸造は前に日本商事と抗ヒスタミン薬の共同開発を行った実績があり，東洋醸造側からの呼びかけで milnacipran の共同開発が実現し，第Ⅰ相試験から第Ⅲ相試験の終了までこの関係は持続した。

Ⅲ．Milnacipran 合成への道

Pierre Fabre 社は化粧品部門と製薬部門から成る中堅の会社で，もともと化粧品の基剤に cyclopropane 化合物を用いていた。これに中枢作用のあることが Cussac ら[3]によって明らかにされて pharmacophore として位置づけられていた。そこで Universite Paul Sabetier の Roques ら[4]と会社の研究所の共同研究で図1にみる Trans-2-pivaloyl-cyclopropane carboxylic acid に辿りつき，これが強力な中枢作用を有することが明らかにされて，その後の milnacipran の合成の鍵となる物質とされた。1982年のことである。これを踏まえて Bonnaud ら[5]は図2のように lactone から化合物Ⅲに到達し，ここから構造活性相関 structure activity relationship（SAR）の追究に入り，25番目の化合物が milnacipran となったのである。

合成の門外漢には理解しがたい部分が多いが，化粧品の基剤の cyclopropane に中枢作用があり，そこから作用の洗練されたものを見い出し，benzene 環をつけていく過程で，MAO 阻害薬の tranylcypromine（図3）によく似た化合物が得られ，

表1 In vitro における monoamine 取り込み阻害作用（Moret ら，1985[6]一部省略）

	IC$_{50}$ (nM)	
	[^{3}H]5-HT	[^{3}H]NA
Midalcipran	203 ± 50 (3)	100 ± 17 (3)
Imipramine	330 ± 26 (3)	254 ± 20 (4)
Desipramine	1333 ± 163 (3)	13 ± 4 (7)
Citalopram	13 ± 2 (3)	7047 ± 2015 (3)

Midalcipran = milnacipran

表2 In vitro における monoamine 取り込み阻害実験（松原ら，1993[2]）

	IC$_{50}$ (nM)		
	[^{3}H]NE	[^{3}H]5-HT	[^{3}H]DA
milnacipran	11.4 ± 2.0	43.9 ± 7.5	>10000
imipramine	27.7 ± 4.0	15.2 ± 1.5	>10000

数値は平均 ± S.E.M
n = 4

表3 Milnacipran および参照薬物のラット脳シナプトソームへの monoamines の取り込み阻害作用（Mochizuki ら，2002[7]）

薬物	取り込み阻害 (IC$_{50}$, nM)			5-HT/NA ratio
	[^{3}H]5-HT	[^{3}H]NA	[^{3}H]DA	
Milnacipran	28.0 ± 1.7	29.6 ± 1.5	>10,000	0.95
Imipramine	18.5 ± 1.1	23.0 ± 1.2	>10,000	0.80
Desipramine	382 ± 52	1.26 ± 0.16	3580 ± 86	300
Maprotiline	12,700 ± 890	19.8 ± 0.74	6920 ± 1100	640
Mianserin	3450 ± 330	159 ± 13	5350 ± 760	22
Fluoxetine	32.1 ± 3.8	632 ± 53	5170 ± 580	0.051
Fluvoxamine	10.6 ± 1.0	1030 ± 28	>10,000	0.010
Paroxetine	0.45 ± 0.028	97.1 ± 1.0	1170 ± 140	0.0046

これから SAR の追究の中で milnacipran の合成に成功したということである。一部に tranylcypromine にヒントを得たとも言われたが，上記のような独特の過程で合成されたのである。後に述べる1985年の Moret ら[6]の薬理学的プロフィールの発表からみても，合成されたのは1983，4年の頃と考えられる。Bonnaud ら[5]の書いた1987年の論文には，すでに第Ⅲ相試験に入っているとの記載があり，合成から非臨床，臨床への試験は円滑に進んだものと考えられる。

Ⅳ．Milnacipran の薬理学的プロフィール

Pierre Fabre 社研究所の Moret ら[6]が1985年合成間もない頃に発表した最初の薬理学的プロフィールでは，monoamine 取り込み阻害作用は表1のように NA への作用が 5-HT への作用の約2倍となって，imipramine とよく似た NA/5-HT 比を示している。また，脳内受容体に対する親和性は調べたすべての受容体に対して親和性を示さず，selective serotonin-noradrenaline reuptake inhibitor（SSNRI）の特徴を示している。わが国への導入に際して，北海道大学グループも同様な実験成績を示している（表2）[2]。

わが国での Mochizuki ら[7]による最初の成績を紹介すると，表3のように monoamine 取り込み阻害作用は 5-HT/NA 比をみると0.95とほぼ1対1で，これまた imipramine とよく似た比率を示している。しかし，内側前頭前野細胞外の 5-HT，NA の濃度を microdialysis でみた成績では図4のように，milnacipran の方が鮮やかな 5-HT，NA の両方への作用（dual action）を示している。この実験は経口投与によるため，imipramine では活性代謝物の desipramine の作用が強く出たものと理解されている。なお，脳内受容体への親和性を milnacipran が示さないことも同様であった。

同じ SNRI といっても 5-HT transporter と NA transporter への親和性を比較した成績では，venlafaxine は30対1，duloxetine は9対1と 5-HT transporter への親和性が高い[8,9]。5-HT と NA へ

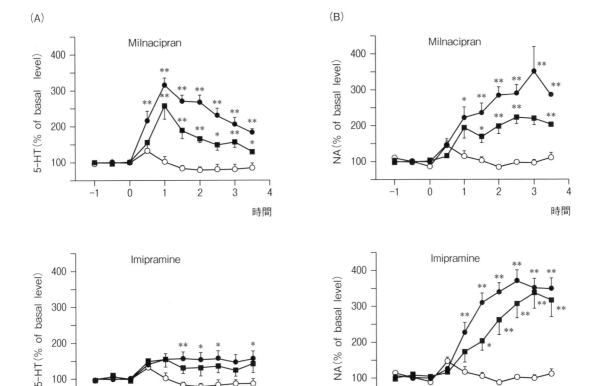

図4　Milnacipran および imipramine のラット前頭前野細胞外の 5-HT（A）と NA（B）の濃度への作用
（Mochizuki ら，2002[7] より合成）
*p＜0.05，**p＜0.01

の dual action といえども臨床効果の違いが出てくる。いずれ duloxetine の開発物語を書く時に詳しく述べる予定である。

V．ヨーロッパでの milnacipran の開発

まずは Pierre Fabre 社の本場ヨーロッパでの開発物語を簡潔に述べておく。

1．Placebo との比較試験

3本の placebo 対照試験を Lecrubier ら[10] がまとめている（表4）。この中の試験3は Macher ら[11] のもので，full text が公表されている。Macher は1989年に筆者と彼が主催した 6th Conference of Bio-Clinical Interface: New Prospect in Psycho-pharmacology のために Alsace の Rouffach へ招待してくれたその人であり，その詳細は本シリーズ第19回で書いた[12]。彼らは入院中の重症患者を対象とした試験で，50mg1日2回投与は placebo より有意に優れるとしている。

また，Puech ら[13] によるメタ解析でも milnacipran は Hamilton Depression Rating Scale（HAM-D）にみる反応者，寛解者とも placebo に対して有意差をつけている。

2．三環系抗うつ薬（TCA）との比較試験

TCA との比較試験は主に imipramine を対照薬として実施されており，Kasper ら[14] は6本の対 imipramine と1本の対 clomipramine の合計7本の比較試験のメタ解析を表5に示している。反応

表4 Milnacipran と placebo との比較試験 (Lecrubier ら, 1996[10])

	用法・用量	期間(週)	症例数	CGI 反応率	HDRS 得点（基準値からの変化率）	MADRS 得点（基準値からの変化率）
試験1（米国）						
外来患者	25mg 1日2回	8	106	49	41	39
	50mg 1日2回	8	95	68**	54*	56**
	100mg 1日2回	8	97	64	52	51**
	placebo	8	114	48	53	39
試験2（ヨーロッパ）						
入院患者	50mg 1日2回	6	60	67*	51	54
内因性	placebo	6	41	54	38	43
試験3（フランス）						
入院患者	50mg 1日2回	4	29		64***	67**
重症うつ病	placebo	4	29		25	26

*$p \leq 0.05$, **$p \leq 0.01$, ***$p < 0.001$
HDRS：Hamilton Depression Rating Scale, MADRS：Montgomery-Åsberg Depression Rating Scale, CGI：Clinical Global Impression

表5 Milnacipran（50mg 1日2回）と三環系抗うつ薬の7つの比較試験の meta-analysis (Kasper ら, 1996[14])

Treatment	HDRS Baseline	△	Responders	Remissions	MADRS Baseline	△	Responders	CGI-3
Milnacipran	25.9	−14.2	64%	39%	35.0	−19.5	63%	1.98*
	n=380				n=358			n=410
TCAs	25.9	−15.0	67%	42%	34.6	−20.9	68%	1.84
	n=398				n=373			n=432

HDRS：Hamilton Depression Rating Scale, MADRS：Montgomery-Åsberg Depression Rating Scale, CGI-3：Clinical Global Impression Scale；△：基準値と最終値との総合得点の差，Responders：症状50％以上改善した症例の率，Remission：HDRS スコアが7以下になった症例の率，*$p < 0.05$ 対 TCA

者数，寛解者数とも milnacipran は TCA と同等の優れた効果を示しているが，数値において少しずつ劣っている．CGI-3 での成績のみ milnacipran が有意に優れる成績となっているが，有害事象の低減化によるものだろうか．

Tignol ら[15]は高齢者うつ病247名を対象として milnacipran 50mg 1日2回 対 imipramine 5mg 1日2回の比較試験を実施しており，8週時点でまったく差のない有効性が得られた．CGI では4週時と6週時で milnacipran が有意に優れていた．抗コリン性副作用が少なく，認知機能を障害しない点を加味して高齢者には milnacipran がより望ましいとしている．

3．SSRI との比較試験

当時の対照薬は fluvoxamine と fluoxetine であるが，Lopez-Ibor ら[16]が比較試験のメタ解析を実施している（表6）．御存知 Lopez-Ibor はスペインの精神科医で World Psychiatric Association (WPA) の役員として2002年の第12回 WPA 横浜大会でも活躍された．日本側の大熊輝雄組織委員長のもと[38]筆者は財務・募金・展示の理事を務めており，金銭面での苦労が思い出されるが，Lopez-Ibor の論文を読むのが懐しい思いである．さて，その成績をみると，milnacipran は SSRI に対して，HAM-D スコアの変動，反応率，MADRS スコアの変動，反応率のいずれも有意に優れる成績を示している．

Peuch ら[13]による SSRI とのメタ解析の結果も同

表6 Milnacipran（50mg 1日2回）と SSRI（fluoxetine と fluvoxamine）の比較試験の meta-analysis（Lopez-Ibor ら, 1996[16]）

	HDRS Score				MADRS Score		
	Baseline	△	Responders	Remission	Baseline	△	Responders
Milnacipran (50mg twice a day) (n=150)	27.0	−15.1*	64%**	39%	33.5	−19.3**	67%**
SSRIs (n=158)	26.5	−12.2	50%	28%	32.8	−14.8	51%

△：基準値とエンドポイントとの差, Responders：HDRS スコアと MADRS スコアが 50% 以上低下した症例の割合, Remission：HDRS スコアが 7 以下となった症例の割合
*$p<0.05$, **$p<0.01$ 対 SSRIs

表7 Milnacipran（50mg 1日2回）と三環系抗うつ薬（TCA）および SSRI との比較試験の meta-analysis（Montgomery ら, 1996[17]）

	Mean difference milnacipran-TCA	Mean difference milnacipran-SSRIs
Change in HDRS score at endpoint	−0.8	+2.9*
Change in MADRS score at endpoint	−1.4	+4.4**
Response rate (HDRS)	−3%	+14%**
Remission rate (HDRS)	−3%	+11%
Response rate (MADRS)	−5%	+16%**

HDRS：Hamilton Depression Rating Scale, MADRS：Montgomery-Åsberg Depression Rating Scale；Response rate：症状スコアが 50% 以上改善した症例の率, Remission rate：HDRS スコアが 7 以下となった症例の率。
*$p<0.05$, **$p<0.01$

様な成績を示している。Montgomery ら[17]は TCA および SSRI との比較試験のメタ解析の結果をまとめており（表7），HAM-D, MADRS のスコアの変動，反応率，寛解率で TCA ≒ milnacipran > SSRI の図式を導き出している。かねてから，Stahl ら[18]は，SNRI（当時は venlafaxine）が SSRI より寛解率が高いことを主張し，有名な「虹」のイラストを描いているが[19]，milnacipran でもそのことが検証されている。最後に総まとめの Briley[20]の表8を示しておく。

4．海外試験での忍容性

選択的 SNRI である milnacipran の臨床試験における有害事象を TCA および SSRI と比較したのが表9で，TCA より有意に抗コリン性副作用が少ないのは予想通りであり，SSRI に対しては悪心が有意に少ない。なお，低率ながら milnacipran に排尿障害が 2.1% ある点には注目しておく必要がある。なお，自殺および自殺企図の発生率は，milnacipran は TCA より低く，SSRI 服用者での高さが目につく（表10）。

VI. 米国での milnacipran 開発の撤退とその後の展開

1991年 Pierre Fabre 社は早々と手を打ち，米国での開発を Astra 社に依頼し，すでに用量設定試験にまで進んでいた。ところが，Astra 社に2つの異変が生じた。1つは，1982年に SSRI の第1号 zimelidine が Zelmid®として大きく販路を拡大しかけた矢先に Guillian-Barré 症候群が報告され[21,22]，13例になるに及んで市場から撤退するという痛手を蒙った。筆者らも第Ⅲ相試験に成功して当局へ申請していたものを取り下げざるを得なかった。

表8 Milnacipran 50mg 1 日 2 回投与と placebo および対照抗うつ薬との二重盲検比較試験（Briley, 1998[20]）

対照薬	期間	患者数 mln 50/対照薬	患者のタイプ
Placebo	4 週	29/29	入院
Placebo	6 週	68/49	内因性；入院
Placebo	8 週	130/133	外来
Imipramine（75mg b.i.d.）	6 週	50/50	入院
Imipramine（50mg b.i.d.）	8 週	112/109	高齢者入院と外来
Imipramine（75mg b.i.d.）	6 週	54/59	入院
Imipramine（75mg b.i.d.）	6 週	55/64	内因性；入院
Imipramine（75mg b.i.d.）	6 週	53/56	入院
Imipramine（75mg b.i.d.）	6 週	30/34	入院
Fluoxetine（20mg o.d.）	12 週	93/100	内因性；入院
Fluvoxamine（100mg b.i.d.）	6 週	57/56	入院と外来

b.i.d. = 1 日 2 回，o.d. = 1 日 1 回

表9 Milnacipran 50mg 1 日 2 回服用時の副作用―TCA および SSRI との比較―（Montgomery ら，1996[17]）

TCA より 2 倍以上多い副作用	TCA が 2 倍以上多い副作用
排尿困難（2.1%対0.6%）	口渇（37.3%対7.9%）
	便秘（14.9%対6.5%）
	振戦（12.8%対2.5%）
	多汗（12.2%対4.3%）
	傾眠（10.5%対2.3%）
	疲労（8.9%対2.5%）
	めまい（8.5%対1.5%）
	視覚障害（5.9%対1.6%）
	味覚障害（4.7%対1.3%）
	不快感（4.1%対1.5%）
	下痢（3.4%対1.7%）
SSRI より 2 倍以上多い副作用	SSRI が 2 倍以上多い副作用
頭痛（8.4%対4.1%）	悪心（20.1%対11.2%）
口渇（7.9%対3.8%）	下痢（3.5%対1.6%）
排尿困難（2.1%対0.3%）	低血圧（2.3%対1.0%）

表10 Milnacipran，三環系抗うつ薬，SSRIs での治療に反応しないことで生じた重篤な有害事象の発生率（Montgomery ら，1996[17]）

治療薬	患者数	暴露期間（患者-年）	自殺	自殺企図	100患者年での事象
milnacipran	4006	975.27	14	49	6.46
三環系抗うつ薬	940	177.68	3	13	8.99
SSRIs	344	47.90	1	10	22.90

そして今度は，benzamide 系の非定型抗精神病薬 remoxipride（Roxiam®）が再生不良性貧血のために将来を有望視されながら市場から撤退するという[23,24)]二度の大きな災禍に見舞われた。この remoxipride も筆者らが第Ⅰ相試験を実施し，融道男総括医師のもと第Ⅱ相試験に歩を進め，上々の成績を収めていたのである。

さすがの Astra 社も相次ぐ悲運に，中枢部門から一時遠ざからざるを得なくなり，米国での milnacipran の開発を断念した。1994年前後のことであった。

このとき，Pierre Fabre 社は自社での開発の意向を示したが，米国食品医薬品局（FDA）は1回投与試験の必要性を主張し，そうなると試験の規模が2倍にふくれあがることとなり，Pierre Fabre 社もここで米国での開発を正式に断念した。

さて時は流れて1999年9月，わが国で申請から3年にして厚生労働省から承認が下りた。旭化成社（現 旭化成ファーマ社）は2001年3月3日に発売記念講演会を高輪プリンスホテルのパミール館での挙行を予定した。望月大介氏は Stephan Stahl を急拠 Sandiego に訪ねた。日本での講演会の特別講演の依頼のためで，望月氏は Stahl と一面識もないために Pierre Fabre 社の研究員として milnacipran のレビューを書かれ，自身も記念講演会に参加予定の Briley[20)] の紹介状を手にしていた。午前中から milnacipran のデータを示し，話は夕方まで及び，それまで milnacipran のことを知らなかった Stahl は望月氏の論文を読み，大いに興味を抱き，「これはレーダーに映らない戦闘機だ」と高い評価を下され，ヨーロッパへの講演旅行を自らキャンセルし，日本へ来てくれることになった。この訪問のさい，時間が経つのも忘れて話に熱中し，望月氏は昼食と夕食を御馳走になったという。

日本での発売記念講演会では，筆者が座長を務め SNRI がいかに SSRI より優れた抗うつ薬であるかを舞台狭しと動きまわり，熱弁を振るわれた姿が今もありありと眼に浮かぶ。御記憶の先生方も多いと思われる。後に Stahl は Pierre Fabre 社へ行き，もう一度米国でやらないかと持ちかけたが，先述の理由で断念した。ところが，NA と 5-HT のほぼ1対1の再取り込み阻害作用を持つ milnacipran は線維筋痛症に有効のはずと踏んで，小さな企業であった Cypress 社を説得して第Ⅱ相試験まで実施させた。あとは大企業の Forest 社（米国で citalopram を開発した会社）に依頼し，見事に試験に成功して2009年に FDA の承認を得た。Pregabaline，duloxetine に続く第三の適応症治療薬となったのである。

後に Forest 社は milnacipran の光学異性体の1つ levomilnacipran を開発して，2013年7月 FDA からの承認をとりつけている（Fetzima®）。これが今後，どのような活躍をするのか注目に値する。

表11 Milnacipran の第Ⅰ相試験のスケジュール
（高橋ら，1995[25)]）

試験	Step	投与量(mg)	被験薬剤	例数
単回投与試験	Ⅰ	12.5	TN-912	5
			placebo	2
	Ⅱ	25	TN-912	5
			placebo	2
	Ⅲ	50	TN-912	5
			placebo	2
	Ⅳ	100	TN-912	5
			placebo	2
反復投与試験	Ⅴ	25×2 7½日間	TN-912	4
			imipramine	2
			placebo	2

TN-912：milnacipran

Ⅶ．わが国での臨床試験

1．第Ⅰ相試験

1989年2月から6月にかけて筆者らは北里大学東病院臨床薬理試験部にて実施している[25)]。Milnacipran の用量・用法は表11にみるように，単回投与試験では placebo を，反復投与試験では imipramine をそれぞれ対照とした。25mg では自覚症状なく，50mg，100mg で軽度の頭痛，嘔気，気分不快，眠気がみられた程度で，反復投与試験で残尿感が1名にみられた程度であった。

いつも実施する心理作業検査である内田・クレ

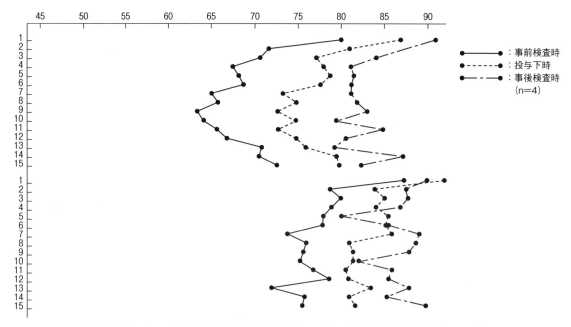

図5 Milnacipranの第Ⅰ相試験における内田クレペリン精神作業検査（高橋ら，1995[25]）

ペリン精神作業検査では，milnacipranの練習効果抑制作用は認められたが（図5），その程度は軽微で鎮静作用の低さに関連しているかとも考えられた。

薬物動態試験では消失半減期は約8時間で，第Ⅱ相試験には25mg1日2回投与以下から開始するのが適当とされた。なお，milnacipranは肝の代謝酵素によらず，直接グルクロン酸抱合を受けることがわかっている。

また，食事の影響試験では，C_{max}が有意に高くなるが，T_{max}，$t_{1/2\beta}$およびAUCは同等で，食後投与が推奨されている。また，高齢者では，非高齢者の推定初回用量50mg/日の1.7～1.8分の1である30mg/日が適当と考えられた[26]。

2．第Ⅱ相試験
1）前期第Ⅱ相試験

まず最初のopen trialは治験担当医が最も興味を持つ試験である。自分達で第Ⅰ相試験を実施した新薬となれば格別である。現在では，最初からplacebo対照試験を実施することから，この探索試験の喜びを味わうことはなくなっている。

さて，milnacipranでは，北海道大学病院と北里大学東病院の精神科を1989年10月から1990年5月までに受診したうつ病・うつ状態の症例47名を対象に実施された[27]。25mgの1日2回投与から開始し，100mg/日を超えないものとした。最終全般改善度では，「著明改善」10名（21.7％），「中等度改善」以上23名（50.0％）となり，満を持した割には平凡な数値であったが，層別解析では，初回うつ病で62.5％（10/16名），「重症」および「極めて重症」では77.8％（7/9名）と重症例への有効性が示唆された。なお，効果発現は7日以内で10名（43.5％），14日以内で52.2％とやや速く，安全性では便秘6名（13.0％），口渇4名（8.7％），めまい，嘔気各3名（6.5％）であった。

以上から，milnacipranは従来の抗うつ薬と比肩しうる速効性の抗うつ作用を有し，抗コリン性副作用の少ない抗うつ薬であると考えられた。

なお，内科・心療内科領域で行われた46名を対象とした探索的試験では[28]，同じ用量・用法にて「中等度改善」以上では62.2％と高い改善率が得られて安全性も高く，有望な抗うつ薬として位置づけられている。

2）後期第Ⅱ相試験

後期第Ⅱ相としての用量設定試験は2本行われ

表12 後期第Ⅱ相試験（用量設定試験・二重盲検）（小野寺ら，1994[29]）
20～65歳，4週，①初期25mg群 12.5mg～37.5mg 1日2回
②初期50mg群 25mg～75mg 1日2回

初期投与量	著明改善	中等度改善	軽度改善	不変	やや悪化	悪化	重篤に悪化	計	Wilcoxon検定	Fisher検定（参考）著明改善	中等度改善以上	軽度改善以上	やや悪化以下
25mg群	7 (14.0)	16 (46.0)	7 (60.0)	13	3	3	1	50 (100)	50＞25* $p=0.018$	50＞25† $p=0.084$	50＞25† $p=0.066$	50＞25† $p=0.087$	$p=0.161$
					(14.0)								
50mg群	14 (29.8)	17 (66.0)	5 (76.6)	9	1	1	0	47 (100)					
					(4.3)								

*: $p<0.05$, †: $p<0.10$

た。1つは，1990年8月より1991年8月までの間に，北海道臨床精神薬理研究会員の所属する19施設を受診した大うつ病，うつ病性双極性障害の患者104名を対象としている[29]。初回25mg/日から開始して75mg/日を上限とする群と，50mg/日から開始して150mg/日までの2群の二重盲検比較試験が行われ，最終全般改善度は表12にみるように「中等度改善」以上は46％対66％と50mg/日開始群が有意に優れる成績を示したのは特筆される。副作用は，口渇，便秘などの抗コリン作用中心で10件と8件と両群に差がみられず，50mg/日開始群が有意に優れることが証明される貴重な試験となった。

もう1つは，1990年10月から1991年7月まで関東地区の24施設を受診した大うつ病，うつ病性双極性障害の患者82名を対象としたものである[30]。最初の1週間は1回1錠（12.5mg錠あるいは25mg錠）を1日2回経口投与し，2週以降は症状に応じて1日150mgを上限として適宜増減することとした4週間の試験である。最終全般改善度では，「中等度改善」以上で25mg/日開始群の37.1％対50mg/日開始群の46.2％と後者が数値において優れるが有意差を認めていない。この成績は前期第Ⅱ相試験のそれよりやや低値であったが，両群とも初期用量から増量した例が少なく，増量例では50mg群で55％，25mg群で38.9％となっている。適宜増減とした場合に，安全性に問題がなく，なお効果不十分な場合には増量するとの規定が守られず，慎重な投与に終始したと考えられ

た。なお，安全性については両群に差はなかった。

以上から，milnacipran の初期用量は50mg/日が至適であり，100mg/日あるいは150mg/日まで増量することが適切と推察された。

3．第Ⅲ相試験

Milnacipran は最終段階の2本の pivotal study に入った。

1）Imipramine との二重盲検比較試験

1つは北海道臨床精神薬理研究会に属する21施設を1992年4月より1993年8月までに受診した大うつ病とうつ病性双極性障害の132症例を対象とした[31]。対照薬は5-HTとNAの再取り込み阻害薬としてのよく似たプロフィールの imipramine が選ばれ，milnacipran は imipramine と等価とみなして50mg/日から150mg/日までの4週間の試験となった。最終全般改善度では，表13にみるように「中等度改善」以上は58.1％と56.3％となり，数値では milnacipran が優れ，7日以内に「中等度改善」以上に達した割合は38.7％対18.8％と milnacipran が高かった。安全性での抗コリン性副作用は19例対32例と milnacipran に少なかったが，統計学的有意差はつかなかった。なお，最高投与量別解析で「中等度改善」以上の97.2％が100mgまでの用量であることから milnacipran は100mg/日までの投与量で十分とみなされ，速効性があり，安全性の高い有用な抗うつ薬であると考えられた。

表13 Imipramine を対照薬とした第Ⅲ相試験（松原ら，1995[31]）
20〜65歳，4週，milnacipran（M群）25mg〜75mg 1日2回
imipramine（I群）25mg〜75mg 1日2回

薬剤	著明改善	中等度改善	軽度改善	不変	やや悪化	悪化	重篤に悪化	合計	改善率（中等度改善以上の率）の差の90％信頼区間	Wilcoxon検定
M群	22 (35.5)	14 (58.1)	12 (77.4)	13	1	0	0	62	−14.3％〜17.9％	p = 0.789
I群	21 (32.8)	15 (56.3)	13 (76.6)	14	0	1	0	64		

表14 Mianserin を対照薬とした第Ⅲ相試験（遠藤ら，1995[32]）
20〜65歳，4週，milnacipran（MNP）25mg〜50mg 1日2回
mianserin（MSR）10mg〜20mg 1日3回

薬剤	著明改善	中等度改善	軽度改善	不変	やや悪化	悪化	重篤に悪化	判定不能	合計	改善率（中等度改善以上の率）の差の90％信頼区間	参考[注] Fisherの直接確率（中等度改善以上）	Wilcoxon検定
MNP	19 (23)	21 (48)	14 (65)	18	5	1	0	5	83	−3.0％〜21.5％	p = 0.276	+ p = 0.093
MSR	12 (13)	25 (39)	18 (58)	23	6	5	0	6	95			

＋：p＜0.1　注）：Fisherの直接確率計算法において「判定不能」は「中等度改善以上」以外に含む．

筆者も十分にそう読みとっていたが，この成績は今でいう非劣性試験の要件を充たしておらず，後に承認後の宿題として残されることになったのである．

2）Mianserin との二重盲検比較試験

もう1つは関東，関西，九州の45施設に1992年6月より1994年3月までに受診した大うつ病とうつ病性双極性障害179症例を対象としたmianserinとの比較試験[32]で，milnacipran は1日50mg 分2から開始し150mg/日を上限とし，mianserinは1日30mg 分3から開始し，60mg/日を上限とした．

最終全般改善度では，表14のように「中等度改善」以上で48％対39％と milnacipran が mianserin に対して有意傾向（p = 0.093）を示した．この成績はいわゆる非劣性検証を示すもので，概括安全度でFisher の直接確率で有意差（p = 0.045）を，Wilcoxon 検定で有意傾向を，有用度で Wilcoxon 検定で有意傾向を示した．なお，副作用の内容をみると，抗コリン性副作用で10.8％（9/83名）対20.0％（19/95名）と milnacipran が低い出現率を示したが有意差には至らず，「眠気」のみが5名対22名と milnacipran が有意に少なかった（p = 0.001）．効果発現日は7日以内が19％対13％，14日以内が37％対22％と milnacipran に有意傾向がついた（p = 0.076）．

以上のように，milnacipran は mianserin と同等以上の有効性を示し，速効性であり，安全性もより高く，抗うつ薬として使いやすい有用な薬剤であると結論することができたのである．

4．承認後の追加試験

これまでに紹介してきた臨床試験に加えて，高齢者対象試験[33]と長期投与試験[34]が実施され，これらすべての成績をもって1996年厚生労働省に申請された．はじめに紹介したように，milnacipranの開発は最初から最後まで東洋醸造（現 旭化成

表15 Milnacipran と paroxetine の二重盲検比較試験における主要評価項目の解析結果（Kamijima ら，2013[37]）

HAM-D 合計スコア	M1 (n = 249)	M2 (n = 255)	PX (n = 253)
Baseline[a]	22.1 ± 3.4	22.3 ± 3.5	22.1 ± 3.2
End-point[a]	9.2 ± 6.0	9.6 ± 6.4	9.0 ± 6.0
Δ（End-point-Baseline）[a]	−12.9 ± 5.8	−12.8 ± 6.1	−13.1 ± 6.2
PX 群との差	0.1 [−1.1, 1.3][b]	0.3 [−0.9, 1.5][b]	
M1 群との差		0.2 [−0.9, 1.2][c]	

Δ 変化量，a 平均値 ± 標準偏差，b Dunnett 型の 95％同時信頼区間，
c 95％信頼区間
M1：milnacipran 低用量群，M2：milnacipran 高用量群，PX：paroxetine

ファーマ社）と日本商事（現 アルフレッサファーマ社）の共同開発のもとに実施された。ところが，日本商事は solivudine 事件（ヤマサ醤油合成の帯状疱疹治療薬 solivudine を1993年に発売し，快調に処方を伸ばしていたが，抗がん剤 5-FU の代謝を阻害することから，両社の併用による死亡例が相当数に及んだために1994年自主回収した）を抱え，苦慮していた。こうした諸々の事情から，1996年の申請は旭化成社が単独で当たり，販売はヤンセン協和社（現 ヤンセンファーマ社）との併売となった。ちなみに，この solivudine 事件を契機に薬物相互作用の問題がクローズアップされ，その領域の学問の進展を促したのは皮肉なことであった。

さて，milnacipran は1996年に厚生労働省へ申請され，3年という長い審査期間ののち1999年9月待望の承認が下りたのであるが，「本薬の用量・反応関係の確認，および本薬の臨床的特徴の検証（抗コリン性副作用や起立性低血，眠気が少ない，効果発現が速い）を目的とした市販後臨床試験を行うこと」が義務付けられた。本試験は旭化成ファーマ社とヤンセンファーマ社の共同で実施されており，論文化されていないが，旭化成の web site[35] から石郷岡[36] がその成績を紹介している。Milnacipran の低用量群（25-100mg/日），高用量群（50-100mg/日）と imipramine 50-150mg/日の3群間の4週間の比較試験であった。

1週間時の「中等度改善」以上の比較では，高用量群15.8％（n = 291），低用量群（n = 293）は16.0％，imipramine 群（n = 302）は17.5％となり，効果発現の速さは検証されなかった。4週時の改善率もそれぞれ55.8％，61.2％，67.7％となり，milnacipran の非劣性は検証されなかった。抗コリン性副作用の発現率はそれぞれ39.5％，44.1％，56.6％で高用量群 p ＜ 0.0001，低用量群 p ＜ 0.0013 となり，milnacipran の効果は imipramine の効果に至らなかったが，抗コリン性副作用は有意に少なく，使用しやすい薬剤であるとの成績で，要するに本試験は大きな失敗に終わった。

その上，あろうことか低用量群が高用量群より改善率が高かったことから，1日25mg から投与開始すべきであるという臨床現場ではとても不都合な指示が厚生労働省から出されたのである。

そこで旭化成はもう1本の試験を用意した[37]。Milnacipran 25-100mg/日の低用量群，50-200mg/日の高用量群と当時わが国で最も繁用されていた SSRI の paroxetine 30mg or 40mg/日との3群比較試験を実施した。主要評価項目は Hamilton うつ病評価尺度合計スコアの変化量でみたが，表15のように milnacipran 両群とも paroxetine との差の信頼上限が非劣性限界値2.0を下回り，full analysis set（FAS）で paroxetine に対する非劣性が検証されるという快挙をなし遂げたのである。安全性でも3群に差を認めていない。

こうして，milnacipran の市販後臨床試験で，imipramine との非劣性は検証されず，しかも1日25mg から開始することというおまけまでついて失敗に終わったが，paroxetine の30mg or 40mg との比較試験で非劣性検討に成功し，胸を張ることができたのである。

Ⅷ. おわりに

わが国初のSNRIとなったmilnacipranの開発物語は思わぬ話が出てきて，書いていて面白かった．化粧品の基剤のcyclopropaneから始まり，SNRIにまで至った経緯は初めて知った．米国での開発が，筆者らがその開発に深く関わっていたzimelidineやremoxiprideの問題と関連していたことも初めて知った．米国で第Ⅱ相試験まで進んでいたことをSNRI党のStahlも知らず，望月氏の説明に，「レーダーに映らない戦闘機」と評した事実も面白かった．ただ，米国へ導入されなかったことから，米国で隆盛を誇ったSSRIのような高い薬価がつかなかったものの，わが国の抗うつ薬市場を同じ立場のfluvoxamineとともに拡大させた功績は大きい．わが国での開発のすべてに従事しながら，申請の段階で引き下がらざるを得なかった日本商事のことを思うと胸が痛む．

なお，ある事情からpivotal studyの1つ，mianserinとの比較試験の執筆者に指名されなかったことは心残りである．さて，§35はいよいよduloxetine登場である．

文献

1) 村崎光邦：Milnacipranの基礎と臨床．臨床精神薬理，3：363-380, 2000.
2) 松原良次，松原繁廣，小山司他：新規抗うつ薬milnacipran (TN-912) 慢性投与によるラット大脳皮質β-adrenalin性受容体-adenylate cyclase系およびserotonin₂受容体に対する影響．神経精神薬理，15：119-126, 1993.
3) Cussac, M., Pierre, J. L., Boucherle, A. et al. : Interêt des derives du cyclopropane eu chimie. Ann. Pharm. Fr., 33 : 513-529, 1975.
4) Roques, R., Crasnier, F., Cousse, H. et al. : Trans-2-pivaloylcyclopropanecarboxylic acid. Acta Cryst., B88 : 1375-1377, 1982.
5) Bonnaud, B., Cousse, H., Mouzin, G. et al. : 1-aryl-2-(aminomethyl) cyclopropanecarboxylic acid derivatives. A new series of potential antidepressants. J. Med. Chem., 30 : 318-325, 1987.
6) Moret, C., Charveron, M., Finberg, J. P. et al. : Biochemical profile of milnacipram (F2203), 1-phenyl-1-ethyl-aminocarbonyl-2-aminoethyl-cyclopropane (z) hydrochloride, a potential fourth generation antidepressant drug. Neuropharmacology, 24 : 1211-1219, 1985.
7) Mochizuki, D., Tsujita, R., Yamada, S. et al. : Neurochemical and behavioral characterization of milnacipran, a serotonin and noradrenaline reuptake inhibitor in rats. Psychopharmacology, 162 : 323-332, 2002.
8) 村崎光邦：うつ病初期の薬物治療におけるデュロキセチンの位置づけ．In：「デュロキセチンのすべて」（村崎光邦 監修，小山 司，樋口輝彦 編集），先端医学社，東京，2014.
9) Bymaster, F.P., Dreshfield-Ahmad, L.J., Threlkeld, P.G. et al. : Comparative affinity of duloxetine and venlafaxine for serotonin and noradrenaline transporters in vitro and in vivo, human serotonin receptor subtypes and other neuronal receptors. Neuropsychopharmacology, 25 : 871-880, 2001.
10) Lecrubier, Y., Pletan, Y., Solles, A. et al. : Clinical efficacy of milnacipran : placebo-controlled trials. Int. Clin. Psychopharmacol., 11 (Suppl. 4) : 29-33, 1996.
11) Macher, J. P., Sichel, J. P., Serre, C. et al. : Double-blind placebo controlled study of milnacipran in hospitalized patients with major depressive disorder. Neuropsychobiology, 22 : 77-82, 1989.
12) 村崎光邦：悲運の大本命fluperlapineにまつわる物語—その2．Fluperlapine物語：スイスとフランスの思い出をまじえて．臨床精神薬理，16：295-302, 2013.
13) Puech, A., Montgomery, S.A., Prost, J.F. et al. : Milnacipran, a new serotonin and noradrenalin reuptake inhibitor : an overview of its antidepressant activity and clinical tolerability. Int. Clin. Psychopharmacol., 12 : 99-108, 1997.
14) Kasper, S., Pletan, Y., Solles, A. et al.: Comparative studies with milnacipran and tricyclic antidepressants in the treatment of patients with major depression : a summary of clinical trial results. Int. Clin. Psychopharmacol., 11 (Suppl. 4) : 35-39, 1996.
15) Tignol, J., Pujol-Domenech, J., Chartres, J. P. et al. : Double-blind study of the efficacy and safety of milnacipran (100mg/day) and imipramine (100mg/day) in elderly patients with major depressive episode. Acta Psychiatr. Scand., 97 :

16) Lopez-Ibor, J., Guelf, J.D., Pletan, Y. et al. : Milnacipran and selective serotonin reuptake inhibitors in major depression. Int. Clin. Psychopharmacol., 11 (Suppl. 4) : 41-46, 1996.
17) Montgomery, S.A., Prost, J.F., Solles, A. et al. : Efficacy and tolerability of milnacipran : an overview. Int. Clin. Psychopharmacol., 11 (Suppl. 4) : 47-51, 1996.
18) Stahl, S.M., Grady, M.M., Moret, C.M. et al. : SNRIs : their pharmacology, clinical efficacy, and tolerability in comparison with other classes of antidepressants. CNS Spectr., 10 : 732-747, 2005.
19) Stahl, S.M. : Are two antidepressants mechanisms better than one? J. Clin. Psychiatry, 58 : 339-340, 1997.
20) Briley, M. : Milnacipran, a well-tolerated specific serotonin and nonepinephrine reuptake inhibiting antidepressant. CNS Drug Reviews, 4 : 137-148, 1998.
21) Fagins, J., Osterman, P.O., Sidén, A. et al. : Guillian-Barré syndrome following zimelidine treatment. J. Neurol. Neurosurg. Psychiatry, 48 : 65-69, 1985.
22) Nilson, B.S. : Adverse reactions in connection with zimelidine treatment. Acta Psychiatr. Scand., 68 : 115-119, 1983.
23) Laidlaw, S.T., Snouden, J.A., Brown, M.J. : Aplastic anemia and remoxipride. Lancet, 342 : 1245, 1993.
24) McGuinness, S.M., Johansson, R.L., Lundstrom, J. et al. : Induction of apoptosis by remoxipride metabolites in HL60 and CD34+/CD19-human bone marrow progenitor cells : potential relevance to remoxipride-induced aplastic anemia. Chem. Biol. Interact., 121 : 253-265, 1999.
25) 高橋明比古, 川口 毅, 笠原友幸 他：抗うつ薬塩酸ミルナシプラン（TN-912）の第Ⅰ相試験. 臨床医薬, 11 (Suppl. 3)：3-69, 1995.
26) 高橋明比古, 川口 毅, 笠原友幸 他：塩酸ミルナシプラン15mg錠の健常人による吸収排泄試験―食事の及ぼす影響並びに反復投与による薬物動態の検討. 臨床医薬, 11 (suppl. 3)：119-132, 1995.
27) 村崎光邦, 三浦貞則, 山下 格 他：うつ病・うつ状態に対する新規抗うつ薬塩酸ミルナシプラン（TN-912）の臨床評価. 臨床医薬, 11 (Suppl. 3)：71-83, 1995.
28) 筒井末春, 中野弘一, 坪井康次 他：新しい抗うつ薬塩酸ミルナシプラン（TN-912）の内科・心療内科領域における臨床試験. 臨床医薬, 10：2473-2488, 1994.
29) 小野寺勇夫, 伊藤公一, 岡田文彦 他：第四世代の抗うつ薬TN-912（塩酸ミルナシプラン）の後期第Ⅱ相臨床試験（用量設定試験）について. 臨床医薬, 10：2445-2471, 1994.
30) 村崎光邦, 三浦貞則, 上島国利 他：新抗うつ薬塩酸ミルナシプラン（TN-912）のうつ病・うつ状態に対する臨床効果―用量設定試験（オープン試験）. 臨床医薬, 11 (Suppl. 3)：85-101, 1995.
31) 松原良次, 小野寺勇夫, 伊藤公一 他：塩酸ミルナシプラン（TN-912）のうつ病, うつ状態に対する薬効評価―塩酸イミプラミンを対照薬とした第Ⅲ相臨床試験. 臨床医薬, 11：819-842, 1995.
32) 遠藤俊吉, 三浦貞則, 村崎光邦 他：うつ病・うつ状態に対する新しい抗うつ薬塩酸ミルナシプランの臨床評価―塩酸ミアンセリンを対照薬とした第Ⅲ相臨床試験. Clin. Eval., 23：39-64, 1995.
33) 高橋明比古, 村崎光邦, 稲見允昭 他：新規抗うつ薬塩酸ミルナシプランの高齢者に対する臨床的有用性の検討. 臨床医薬, 11 (suppl. 3)：103-118, 1995.
34) 川勝 忍, 十束支朗, 吉村悦郎 他：塩酸ミルナシプランの長期投与による有用性の検討. 臨床医薬, 10：2715-2736, 1994.
35) 旭化成ファーマ株式会社：塩酸ミルナシプラン市販後臨床試験. 旭化成ファーマ web site http://www.ak-hcc.com/medical/product/TDA/info281.pdf
36) 石郷岡純：新規抗うつ薬の本邦市販後における比較―市販後臨床試験, 使用成績調査の結果から. 新薬と臨床, 55：470-478, 2006.
37) Kamijima, K., Hashimoto, S., Nagayoshi, E. et al. : Double-blind, comparative study of milnacipran and paroxetine in Japanese patients with major depression. Neuropsychiat. Dis. Treat., 9：555-565, 2013.
38) 大熊輝雄：第3回世界精神医学会大会など. 臨床精神薬理, 12：2217-2226, 2009.

§35

SNRI の開発物語

――その2　波瀾万丈の末に世界制覇に成功した duloxetine の開発物語
：前編　海外での開発の経緯――

I. はじめに

　いよいよ duloxetine の開発物語を書く順番が来た。筆者はすでに3編の開発物語を書いているが[1,2,3]，書きたいことは山のようにあり，本稿ではこれまで取り上げなかったものを含めて筆がどこまで進むのか判らない楽しみがある。新しい試みとして，まず米国 Eli Lilly 社の Frank Wong を中心とする研究陣が1972年に fluoxetine を合成するまでの背景に始まり，次いで fluoxetine, atomoxetine を経て duloxetine の合成に至った経緯を取り上げる。そして，1988年に始まった米国での duloxetine の開発から，一時中断を経て，1999年用量を上げての再開発に挑戦し，これに成功するまでを前編とする。

　そして，§36，37では，わが国における duloxetine の開発物語を書いていくこととした。筆者の医師生命を賭けての開発であっただけに，多少の脱線があるかもしれないが，お許し頂きたい。

II. Fluoxetine の合成から duloxetine の合成へ

1. Fluoxetine の合成物語

　スイスの Geigy 社（現 Novartis Pharma 社）が imipramine の抗うつ薬としての発売に踏み切ったのは1958年のことで，その類似化合物として合成された amitriptyline が世に出たのは1961年である。当時はこれら三環系抗うつ薬（TCA）と1957年の monoamine oxidase 阻害作用を有する iproniazid の抗うつ作用（MAOI）の発見とが相まって，抗うつ薬の二大潮流となっていた。この間の詳しい状況は他の総説に書いたが[4]，Axelrod による TCA の noradrenaline（NA）[5]や serotonin（5-HT）[6]の再取り込み阻害作用の発見とともに，Schildkraut[7]のうつ病の catecholamine 仮説と Coppen[8]による 5-HT 仮説が生まれた。そして，ある程度の抗うつ薬が出そろった段階で Kielholz[9]が抑うつ気分の改善には 5-HT 系が，活動性の改善には NA 系が関係するとして有名な図を描いた。Carlsson ら[10]も TCA の三級アミンと二級アミンの作用の違いを説き，NA 再取り込み阻害作用の強い二級アミンが活動性の向上とともに自殺企図への危険性を増加させることに配慮し，5-HT 再取り込み阻害作用薬に注目していた。

こうした中で，Carlsson，Berntsson，Corrodi の3名はNA再取り込み阻害作用を有するhistamin H₁受容体拮抗薬をハロゲン化することで選択的な5-HT再取り込み阻害薬（SSRI）になることに気付いた[11]。いわゆるCarlssonらの大発見で，この原則に基づいてAstra社にいたCorrodiは1971年にbromphenylamineからzimelidineを合成した。これが世界初のSSRI（当時はSSRIなる名称は用いられていなかったが，1992年SmithKline Beecham社，現GlaxoSmithKline社がparoxetineを発売するときに考え出したもので，現在はこれが一般化している）となり，直ちに臨床開発に入り，ヨーロッパではZelmid®として好評のうちに発売され，わが国でも臨床試験に成功して当局に申請されていた。ところが，英国を中心に有害事象としてGuillian-Barré症候群が出現したためにAstra社は泣く泣く市場から撤退し，わが国でも申請をとり下げた。この話も何回か書いた憶えがあるが[12]，米国ではEli Lilly社のWongはこのSSRIの合成に一念発起したという。

David Healy[11]によると，Wongは1972年5月8日から夜間アルバイトと呼ばれる昼夜兼行の創薬活動に入り，NA再取り込み阻害作用を有するdiphenhydramineからその月のうちにfluoxetineを合成したという。Wongらが渾身の力をこめて作ったfluoxetineは直ちに抗うつ薬として開発されると思いきや，米国Eli Lilly社は各界の臨床研究者を呼び集めて一連の会議を開き，その用途を問うている。英国での会議でAlec Coppenはうつ病治療薬を提案したが，市場性の低さからかこれは退けられている。血圧降下剤や脳循環改善薬などが検討されたと考えられる。わが国では太いパイプを有する塩野義製薬にsildenafil（Viagra®）のような性的不能の治療薬としての開発を持ちかけたのはこの頃のことか。こうした動きにWongらは大きな不満のもとに苛立っていたのではないかと考えられる。

最終的には1980年代に入ってからうつ病を適応症とすることが決定されて1984年に最初の臨床試験の成績が出始めており[13]，1987年12月29日に米国食品医薬品局（FDA）の承認が降り，1988年に発売されている。その後の大爆発ぶりは周知で，Wong自身[14]によるfluoxetineの発見物語の中で，1972年の合成から承認まで実に16年を要したと概嘆されている。1990年3月26日のNews Week誌の表紙をpale-green and light yellowのカプセルが飾り，"breakthrough drug for depression"と書かれていることや，1999年11月22日のFortune紙にpharmaceutical products of the centuryの1つとして取り上げられ，それまでに220億USドルを売上げ，最も売れた1998年の売上げは28億USドルであったと書いており，Wong自身の興奮ぶりが判ろうというものである。驚くべきことは，このfluoxetineが抗うつ薬としての開発が始まった頃に，Wong[15]は，すでに次の後継品としてduloxetineの合成を始めていたという事実である。なお，1996年12月5日のNHKスペシャル「脳内薬品が心を操る」が放送されたさい，Prozac®の蒼緑と薄黄色のツートーンのカプセルが大きく取り上げられ，うつ病患者がそれを求めて精神科に殺到したことは記憶に新しい。

ところで，Wongら[16,17]はfluoxetineを最初のSSRIと書いているが，Carlssonが1971年合成のzimelidineの方が先であると申し入れて，2人の名前でLife Sciences誌にその旨が掲載されている[18]。

2．Atomoxetine

ここでatomoxetineに触れるのは本意ではないが，米国Eli Lilly社の水も漏らさぬ開発の流れの中でfluoxetine，duloxetineと続いてatomoxetineが来たと書いたことがある。これは大きな間違いであると訂正しておくためもあってatomoxetineのことも書きたくなった。ごく簡単に述べるが，Wongらはdiphenhydramineからfluoxetineを作る過程で選択的NA再取り込み阻害薬であるnisoxetineが生まれ，そのハロゲン化からfluoxetineに辿りついた図1を示している[14]。このnisoxetineのortho-methylphenoxy analogueがatomoxetineで，より強力なNA再取り込み阻害薬である。1982年にWongら[19]によって薬理学的プロフィールが発表されており，当時，fluoxetineの抗うつ薬としての開発の時期と重なって，このatomoxetineの開発も進められている。1984年にChoui-

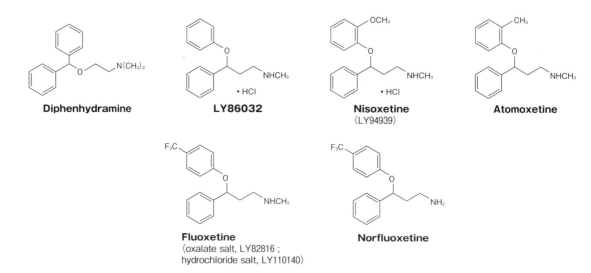

図1 Diphenhydramine, LY86032, nisoxetine, fluoxetine, norfluoxetine の化学構造
(Wong ら, 2005[14] に atomoxetine を追加)

nard ら[20]は10名の新入院のうつ病患者に40〜70 mg/日を投与した open label の臨床試験を発表しており，4日目に有意の改善を示すという速効性と80％という高い改善効果を認めている。選択的NA再取り込み阻害薬としての十分な抗うつ効果が予備的に示されたのであるが，その後，fluoxetine の開発に全力を注いだためか atomoxetine のニュースは聞かなかった。抗うつ薬としてはうまく進まなくて，pending になっていたのか，1990年代に入って注意欠陥多動性障害（AD/HD）を適応とする開発が進められて[21,22]，2002年見事にFDAの承認を得ている。わが国でもその開発が進められ，2009年に小児期におけるAD/HDの適応が承認され，さらに2012年には成人期のAD/HDの適応が承認されて，広く用いられて好評である。

その作用機序としては，NA再取り込み阻害薬にみられる前頭前野のNAと dopamine（DA）の細胞外濃度の上昇を Bymaster ら[23]が microdialysis 法で証明している。

以上のように atomoxetine は fluoxetine の合成の過程の中から生まれたもので，duloxetine の合成に入る前にすでに臨床試験が実施されているのである。

3．Duloxetine 登場

Fluoxetine の大爆発に sertraline と paroxetine が続いて，いずれも高い処方率を誇り，SSRI にあらずんば抗うつ薬にあらず，といった時代が続いた。しかし，寛解率が症例の1/3に留まる[24]，さりとて atomoxetine のような NA 再取り込み阻害薬では十分な効果が期待し難いといった中で，5-HT と NA の両方の再取り込み阻害薬（SNRI）ならばさらに寛解率が上がるのでは，との発想が生まれて当然である。かねてから，Stahl は SNRI が SSRI よりも高い寛解率を示すとしており[25]，TCA の amitriptyline や clomipramine がその活性代謝物を含めて，非選択的な SNRI として優れた抗うつ作用を発揮することが判っていた。抗コリン性有害事象や心毒性あるいは histamine H_1 受容体拮抗作用を持たない SNRI はいいとこ取りの抗うつ薬になるということである。そして，Wong らは SNRI を合成しようとこれに取組んだのである。実際には，duloxetine が合成されたのは1986年で，臨床開発は1988年，すなわち fluoxetine の発売の年であり，こうした考え方は後付け解釈ともとれるが，Wong ら[15]は naphthalene から始まる duloxetine の合成に成功したのである。この合成過程を書いた Bymaster ら[26]の報告の図2および，表1〜4にみるように，duloxetine は S 体であり，R

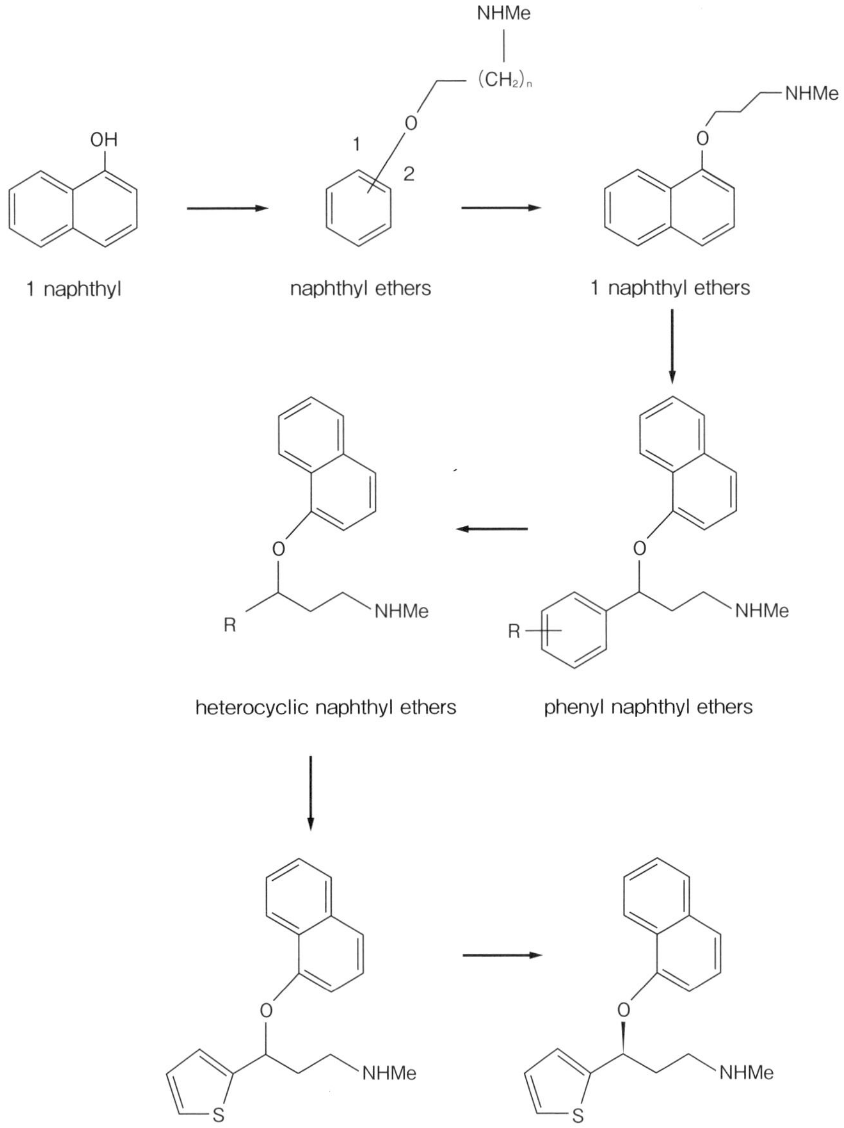

図2 Duloxetine の合成経路（Bymaster ら，2003[26]より合成）

体にも SNRI の作用が認められている。

Ⅲ．Duloxetine の薬理学的プロフィール

Duloxetine のヒト型 5-HT および NA のトランスポーターへの結合阻害作用のあり方を，新しい世代の選択的な SNRI である milnacipran と venlafaxine や非選択的 SNRI である TCA の amitriptyline と比較したのが図3である[27,28,29]。Duloxetine が最も力価が高く，結合阻害の比は9対1となっている。Milnacipran では1対2と5-HT と NA のほぼ同等の取り込み阻害作用が考えられる。一方，venlafaxine では力価が低く，30対1となり，低用量では SSRI と同等な臨床効果が出るのに対して，高用量で初めて NA への作用が出ると考えられている（表5）。新規の抗うつ薬の臨床試験

表1 構造活性相関からみた 1 naphthyl ethers の NA および 5-HT transporter への結合親和性（Bymaster ら，2003[26])）

Compd	Naphthyl	n	5-HT	NE
1	1	1	2%[a]	17%[c]
2	1	2	75[b]	25%[c]
3	1	3	31[b]	25.5%[c]
4	1	4	35.5%[a]	23%[c]
5	2	2	23%[a]	39%[c]
6	2	3	32%[a]	17%[c]

[a] % Inhibition @ 0.1 μM.
[b] K_i, nM.
[c] % Inhibition @ 1 μM. Binding affinities and displacement measurements were done in triplicate.

表2 構造活性相関からみた phenyl naphthyl ethers の NA および 5-HT transporters への結合親和性（Bymaster ら，2003[26])）

Compd	R	5-HT[a]	NE
7	H	2.4	20[a]
8	4-F	0.95	42[a]
9	3-Br	7.6	67[a]
10	4-Br	4.1	160[a]
11	2-CF$_3$	10	38%[b]
12	3-CF$_3$	19	70[a]
13	4-CF$_3$	14.5	55%[b]
14	4-Cl	3.8	78[a]
15	2-Me	2.0	110[a]
16	3-Me	4.0	40[a]
17	4-Me	2.1	36[a]
18	2-MeO	2.3	56%[b]
19	3-MeO	2.2	81[a]
20	4-MeO	3.5	74[a]

[a] K_i, nM.
[b] % Inhibition @ 1 μM. Binding affinities and displacement measurements were done in triplicate.

表3 Heterocyclic naphthyl ethers 21-24 の NA および 5-HT transporters での結合親和性（Bymaster ら，2003[26])）

Compd	R	5-HT[a]	NE[a]
7	Phenyl	2.4	20
21	Thien-2-yl	1.4	20
22	Thien-3-yl	1.1	21
23	Furan-2-yl	0.7	20
24	Thiazol-2-yl	6.4	55

[a] K_i, nM. Binding affinities were done in triplicate.

表4 化合物21の enantiomers のラットシナプトソームへの NA および 5-HT の取り込み阻害（Bymaster ら，2003[26])）

Compd	Compd	5-HT[a]	NE[a]	DA[a]
25	S-21	4.6	16	370
26	R-21	8.8	16	660
27	Fluoxetine	48	2000	6000
28	Atomoxetine	1500	4	2000

[a] K_i, nM.

で最初にぶつかる高い壁となる amitriptyline は，結合阻害作用の比は8対1で奇しくも duloxetine とほぼ同じなのである．このことから，TCA の中で gold standard となる amitriptyline と同じ臨床効果が期待され，かつ，TCA の呈する有害事象を持たない安全性の高さが期待される．筆者が duloxetine を高く評価するのは，この薬理学的プロフィールに惚れこんでのことでもある．

後に述べるように，筆者が初めて Wong とお会いした時に，fluoxetine の完璧な後継抗うつ薬であると胸を張って主張されていたのを思い出す．

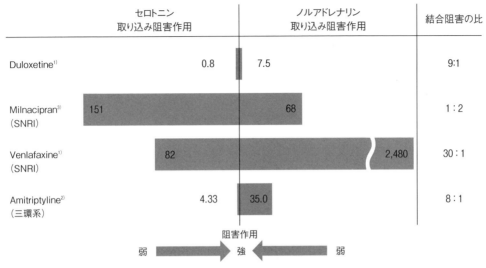

図3 ヒト型ノルアドレナリンおよびセロトニントランスポーターに対する結合阻害作用（in vitro）
（Bymasterら，2001[27]，Hardman & Limbird，2001[28]，Vaishnaviら，2004[29]より合成）

表5 in vitroにおけるduloxetineとvenlafaxineのmonoamine取り込み阻害とtransporterへの結合（Bymasterら，2001[27]）

Measurement	Duloxetine	Venlafaxne
	K_i, nM	
$[^3H]$-Paroxetine binding-human	0.8 ± 0.04	82 ± 3
$[^3H]$-Nisoxetine binding-human	7.5 ± 0.3	2480 ± 43
$[^3H]$-Win35428 binding-human	240 ± 23	7647 ± 793
$[^3H]$-Paroxetine binding-rat	0.5 ± 0.1*	138 ± 21
$[^3H]$-Nisoxetine binding-rat	3.6 ± 0.3	3187 ± 186
$[^3H]$-5-HT uptake synaptosomes	4.6 ± 1.1*	77 ± 2
$[^3H]$-NE uptake synaptosomes	16 ± 2.9*	538 ± 43
$[^3H]$-DA uptake synaptosomes	369 ± 38*	6371 ± 1366
$[^3H]$-5-HT uptake platelets-human	0.20 ± 0.04*	–

シナプトソーム取り込み阻害は前頭葉皮質，視床下部，線条体
nisoxetine：NE transporter ligand
Win35428：DA transporter ligand
*Wongら，1993のデータ

もう1つ，microdialysisからみた脳内monoamineへの影響をみたKiharaとIkeda[30]の報告を紹介したい。図4はduloxetineがNAと5-HTの前頭前野の細胞外濃度を用量依存的に上昇させるとともに，DAをも同様に上昇させることを如実に示しており，側坐核ではDAの有意な上昇を示していない。DuloxetineのNA再取り込み強力な阻害作用がこの現象を呈しており，SNRIは5-HT系とNA系へのdual actionといわれるが，実際にはこのようにtriple actionを呈して，効果の幅を拡げ，寛解率を高めているものと考えられる。

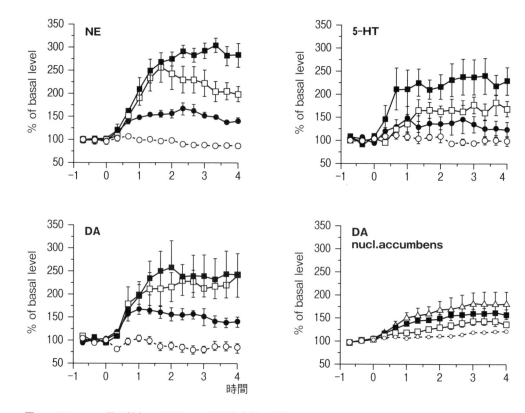

図4 Duloxetine 経口投与によるラット前頭葉皮質の細胞外 norepinephrine（NE），serotonin（5-HT）および dopamine（DA）の変動（Kihara & Ikeda, 1995[30]）より合成）
○─○：溶媒，●─●：3.125mg/kg，□─□：6.25mg/kg，■─■：12.5mg/kg，△─△：25mg/kg
側坐核の DA 以外はいずれも有意（p＜0.01）の上昇を示している。

Ⅳ．海外での臨床試験

　1988年，fluoxetine が発売されたその年に始められた duloxetine の臨床試験は 20mg/日，30mg/日の用量によるものであった。Wong ら[15]や Bymaster ら[26,27]の非臨床試験でのデータから，これらの用量が十分用量と考えられていた。血小板モデルを用いた 5-HT 再取り込み阻害作用の力価からも妥当と考えられた用量で，自信満々の臨床試験が開始されたのであるが，十分な臨床効果が現われてこない。当時の placebo-controlled study の詳細は知る由もないが，1990年代前半に至っても placebo に勝つことができない状態が続いた。1991年わが国でも始まった塩野義製薬と日本 Eli Lilly 社による臨床試験は順調に進んでいたのであるが，米国 Eli Lilly 社は1994年12月に第Ⅲ相試験に入らないことを決定した。Eli Lilly 社はこれを pending と理解していたのであるが，筆者らを含めて多くの人達は撤退・中止したと誤解した。

　次回のわが国での開発物語に詳述するが，共同開発に入っていた塩野義製薬は Eli Lilly 社のわが国からの撤退後も単独で黙々と，2階に上げられて梯子をはずされた状況の中で開発を続けていた。当然，米国 Eli Lilly 社は日本での開発状況をつぶさに見ていたと考えられる。当時，1993年に FDA の承認を受け，serotonin-noradrenaline reuptake inhibitor（SNRI）と強引に名乗って出た venlafaxine（Effexor®）が抗うつ薬のトップに躍り出る中で，非臨床試験および臨床試験の成績が明らかにされて，例えば 5-HT/NA 比が30対1とあるように[27]，150mg 以下の低用量では SSRI として

の作用を発揮し，150〜300mgの高用量で初めてSNRIとなり，300mgを越えるとDA系の作用が出てくることが報告されるようになった[31,32]。NA系，DA系への作用の発現には，身体的には血圧の上昇が目標Merkmalとなるというのである[33]。

これまで血小板モデルの5-HT取り込み阻害作用から臨床用量を割り出していたEli Lilly社はvenlafaxineの報告にヒントを得たのか，また，わが国での成績を見ていて，20mg，30mgの用量は低用量で5-HT系の作用しか出ていないとの判断からか，40〜120mgへと思いきって用量を上げてduloxetineの再開発に入ることを決定した。1999年のことである。その後は，あれよあれよという間に臨床試験が進み，2004年4月にはFDAの承認を獲得したのである。

その後のduloxetineの快進撃は目覚しく，2012年には全医薬品の売上げトップ10という快挙をなし遂げるまでに成長している。

Duloxetineの再開後の臨床試験については，承認を得るための試験[34]，および承認後のvenlafaxineおよびescitalopramを含めた試験が行われており，本誌の「Duloxetine登場」[1]で詳しく書いたので，ここでは省略する。ただ，これらの試験のうちの8本を採用したCiprianiら[35]のメタ解析 meta-Analysis of New Generation Antidepressants（MANGA研究）の中で，duloxetineは下位に低迷し，他の抗うつ薬に比べて有効性と受容性に劣っているようであると書かれたことに対して，筆者なりの詳しい検討を加えた[36]。一番の問題は米国Eli Lilly社の主張した用法・用量上のミスにあったと考える。同社にはFDAと欧州医薬品庁European Medicines Agency（EMA）に60mg/日1回投与を申請した。FDAは40mg2分割からの開始か60mg/日1回投与としたのに対して，EMAは60mg/日1回投与をそのまま受け入れた。したがって，承認後に欧州で行われたvenlafaxine[37]やescitalopram[38]との比較試験ではこの60mg/日1回投与が採用されており，有害事象による脱落率と中断率の高い成績となって，その結果がそのままMANGA研究に出てしまったと考えている。

ここに3本の試験を紹介しておく。Dunnerら[39]は30mg/日から60mg/日へ上げた場合の悪心の頻度は，60mg/日で開始した群よりも16.4％対32.9％（p＝0.007）と有意に低くなることを確かめており，また，duloxetineの併売を欧州で担当しているBöhlinger-Ingelheim社のお膝元のドイツで行われた4313名のうつ病患者を対象とした調査で[40]，72.7％は30mg/日から開始されており，とくに女性や前治療が不十分な症例には好んで30mg/日が採用され，残り27.3％はより重篤なうつ病患者を対象に60mg/日が採用されていると報告されている。3つ目は韓国での成績[41]で，249名のうつ病患者を対象にオープンラベル無作為化の試験を実施し，30mg/日開始群は60mg/日開始群に比して有意に（p＝0.003）悪心の発現率が低く，脱落を避けるために30mg/日から開始すべきとのデータを報告している[41]。

後に述べるわが国での20mg/日から開始して40mg/日へ上げ，症例に応じて60mg/日という推奨用量は最も優れているのであり，こうした考慮のもとにvenlafaxineやescitalopramと比較試験を実施していれば，むざむざと相手側に名を成さしめることがなかったと確信しており，全例で60mg/日から始める投与法というのは1つの大きなミスであったと言わざるを得ないと考えている。

V．前編のおわりに

Duloxetineがどういう経緯で合成され，開発されたかを時代的背景とともにfluoxetineとatomoxetineを引き合いに出して書いてきた。Fluoxetineは空前の大爆発を惹起し，またatomoxetineは抗うつ薬としてはうまくいかなかったが，AD/HDの治療薬として今話題をさらっている。そのあとがWongが自信をもって理想的抗うつ薬ができたと胸を張るduloxetineであった。約5年間の中断はあったが，2002年に世に出て2012年には全医薬品の10位の売り上げを誇るまでに成長した。Duloxetine本来の力が発揮されての現状であることはいうまでもない。米国Eli Lilly社による一時の中断から再開発に踏み切らせるのに塩野義製薬の貢献度がいかに大きいものであったか，また，筆者らの奮闘ぶりを§36と37で述べていきたい。

文　献

1) 村崎光邦：Duloxetine 登場．臨床精神薬理, 13：435-462, 2010.
2) 村崎光邦：デュロキセチンの開発の経緯と今後の展開．精神科, 17：60-66, 2010.
3) 村崎光邦：デュロキセチンの開発の経緯. In：デュロキセチンのすべて（村崎光邦 監修, 小山 司, 樋口輝彦 編集）．先端医学社, 東京, 2014.
4) 村崎光邦：Imipramine から50年—わが国における抗うつ薬開発の歴史的展開．臨床精神薬理, 13：1831-1841, 2010.
5) Axelrod, J., Whitby, R., Hertting, G.：Effects of psychotropic drugs on the uptake of tritiated noradrenaline by tissues. Science, 133：383-384, 1961.
6) Axelrod, J., Inscoe, J.K.：The uptake and binding of circulating serotonin in the effect of drugs. J. Pharmacol. Exp. Ther., 141：161-165, 1963.
7) Schildkraut, J.J.：The catholamine hypothesis of affective disorders：a review of supporting evidence. Am. J. Psychiatry, 122：509-522, 1965.
8) Coppen, A.：Indoleamines and affective disorders. J. Psychiatr. Res., 9：163-171, 1972.
9) Kielholz, P.：Gegenwärtiger Stand und Zukünftige Möglichkeiten der pharmakologischen Repressions behandlung. Nervenarzt, 34：181-183, 1963.
10) Carlsson, A., Corrodi, H., Fuxe, K. et al.：Effect of antidepressant drugs on the depletion of intraneuronal brain 5-hydroxy tryptamine stores caused by 4-methyl-a-ethyl-metatyramine. Eur. J. Pharmacol., 5：357-366, 1969.
11) Healy, D.：Antidepressant Era. 抗うつ薬の時代—うつ病治療薬の光と影（林 建郎, 田島 治 訳）．星和書店, 東京, 2004.
12) 村崎光邦：SSRI の開発物語—その１．SSRI の誕生とその時代的背景．臨床精神薬理, 16：1405-1415, 2013.
13) Benfield, P., Heel, R.C., Lewis, S.P.：Fluoxetine. A review of its pharmacodynamic and pharmacokinetic properties, and therapeutic efficacy and depressive illness. Drugs, 32：481-508, 1986.
14) Wong, D.T., Perry, K.W., Bymaster, F.P.：The discovery of fluoxetine hydrochloride（Prozac）. Nature Publishing Group, 4：764-774, 2005.
15) Wong, D.T., Bymaster, F.P., Mayle, D.A. et al.：LY248686, a new inhibitor of serotonin and norepinephrine uptake. Neuropsychopharmacology, 8：23-33, 1993.
16) Wong, D.T., Horng, J.S., Bymaster, F.P. et al.：A selective inhibition of serotonin uptake：Lilly 110140, 3-（P-trifluoromethylphenoxy）-N-methyl-3-phenylpropylamine. Life Sci., 15：471-479, 1974.
17) Wong D.T., Bymaster, F.P., Engleman, E.：Prozac（fluoxetine, Lilly 110140）, the first selective serotonin uptake inhibitor and an antidepressant drug：twenty years since its first publication. Life Sci., 57：411-441, 1995.
18) Carlsson, A., Wong, D.T.：Correction：a note on the discovery of selective serotonin reuptake inhibitors. Life Sci., 61：1203, 1997.
19) Wong, D.T., Threlkeld, P.G., Best, K.L. et al.：A new inhibitor of norepinephrine uptake devoid of affinity for receptors in the brain. J. Pharmacol. Exp. Ther., 222：61-65, 1982.
20) Chouinard, G., Annable, L., Bradwejn, J.：An early phase II clinical trial of tomoxetine（LY 139603）in the treatment of newly admitted depressed patients. Psychopharmacology, 83：126-128, 1984.
21) Michelson, D., Faries, D., Wernicke, J. et al.：Atomoxetine in the treatment of children and adolescents with attention-deficit/hyperactivity disorder：a randomized, placebo-controlled, dose-response study. Pediatrics, 108：E83, 2001.
22) Takahashi, M., Takita, Y., Yamazaki, K. et al.：A randomized, double-blind, placebo-controlled study of atomoxetine in Japanese children and adolescents with attention-deficit/hyperactivity disorder. J. Child Adolesc. Psychopharmacol., 19：341-350, 2009.
23) Bymaster, F.P., Jason, M.S., Katner, J.S. et al.：Atomoxetine increases extracellular levels of norepinephrine and dopamine in prefrontal cortex of rat：a potential mechanism for efficacy in attention deficit/hyperactivity Disorder. Neuropsychopharmacology, 27：699-711, 2002.
24) Thase, E.A., Entsuah, A.R., Rudolf, A.L.：Remission rates during treatment with venlafaxine or selective serotonin reuptake inhibitors. Br. J. Psychiatry, 178：234-241, 2001.

25) Stahl, S.M., Grady, M.M., Moret, C. et al. : SNRIs : their pharmacology, clinical efficacy, and tolerability in comparison with other classes of antidepressants. CNS Spectr., 10 : 732-747, 2005.

26) Bymaster, F.P., Beedle, E.E., Findlay, J. et al. : Duloxetine (Cymbalta™), a dual inhibitor of serotonin and norepinephrine reuptake. Biooraganic Medicinal Chemistry Letters, 13 : 4477-4480, 2003.

27) Bymaster, F.P., Dreshfield-Almad, L.J., Threlkeld, P.G. et al. : Comparative affinity of duloxetine and venlafaxine for serotonin and norepinephrine transporters in vitro and in vivo, human serotonin receptor subtypes, and other neuronal receptors. Neuropsychopharmacology, 25 : 871-880, 2001.

28) Hoffman, B.B., Taylor, P. : Neurotransmission : The autonomic and somatic motor nervous system. In : Goodman and Gilman's The Pharmacological Basis of Therapeutics 10th ed. (ed by Hardman, J.G., Limbird, L.E., Gilman, A.G. et al.), pp.115-153, McGraw-Hill, New York, 2001.

29) Vaishnavi, S.N., Nemeroff, C.B., Plott, S.J. et al. : Milnacipran : a comparative analysis of human monoamine uptake and transporter binding affinity. Biol. Psychiatry, 55 : 320-322, 2004.

30) Kihara, T., Ikeda, M. : Effects of duloxetine, a new serotonin and norepinephrine uptake inhibitor, on extracellular monoamine levels in rat frontal cortex. J. Pharmacol. Exp. Ther., 272 : 177-183, 1995.

31) Pedrube, J.P., Bourin, M., Colombel, H.C. et al. : Dose-dependent noradrenergic and serotonergic properties of venlafaxine in animal models indicative of antidepressant activity. Psychopharmacology, 138 : 1-8, 1998.

32) Wellington, K., Perry, C.M. : Venlafaxine extended-release : a review of its use in the management of major depression. CNS Drugs, 15 : 643-669, 2001.

33) Thase, M.E. : Effects of venlafaxine on blood pressure : a meta-analysis of original data from 3744 depressed patients. J. Clin. Psychiatry, 59 : 502-508, 1998.

34) 小野久江, 御前裕子, 高橋道宏：海外治験結果からみた大うつ病性障害における duloxetine の有効性と安全性. 臨床精神薬理, 13：501-508, 2010.

35) Cipriani, A., Furukawa, T.A., Salanti, G. et al. : Comparative efficacy and acceptability of 12 new-generation antidepressants. a multiple-treatments meta-analysis. Lancet, 373 : 746-758. 2009.

36) 村崎光邦：うつ病初期の薬物療法についてのデュロキセチンの位置づけ. In：デュロキセチンのすべて（村崎光邦 監修, 小山 司, 樋口輝彦 編集）. 先端医学社, 東京, 2014.

37) Perahia, D. G., Pritchett, Y. L, Kajdasz, D. K. et al. : A randomized, double-blind comparison of duloxetine and venlafaxine in the treatment of patients with major depressive disorder. J. Psychiatr. Res., 42 : 22-34, 2008. Epub ahead of print, 2007.

38) Wade, A., Gembert, K., Florea, I. et al. : A comparative study of the efficacy of acute and continuation treatment with escitalopram versus duloxetine in patients with major depressive disorder. Curr. Med. Res. Opin., 23 (7) : 1605-1614, 2007.

39) Dunner, D.L., Mallinckrodt, C.H., Estergard, W.B. et al. : Efficacy and tolerability of duloxetine comparison of 30mg QD and 60mg QD starting dose. World J. Biol. Psychiatry, 6 (Suppl.1) : 303, 2005.

40) Wilhelm, S., Boess, F.G., Hegerl, U. et al. : Tolerability aspects in duloxetine-treated patients with depression : should one use a lower starting dose in clinical practice? Expert Opin. Drug Saf., 11 : 699-709, 2012.

41) Lee, M.S., Ahn, Y.M., Chung, S. et al. : The effect of inital duloxetine dosing strategy on nausea in Korean patients with major depressive disorder. Psychiatry Investig., 9 : 391-399, 2012.

§36

SNRIの開発物語

——その3　波瀾万丈の末に世界制覇に成功したduloxetineの開発物語
：中編　わが国での開発——

I．中編のはじめに

塩野義製薬は1955年にわが国で初のchlorpromazineの合成に成功して臨床に導入するという輝かしい記録を有している。その後もlevomepromazine, propericiazineなど数多くのphenothiazine誘導体を導入し，とりわけ1957年に配合剤としてVegetamin AとBを作り*，今でこそその処遇（取り扱い）に苦慮しているが，臨床上にどれだけ多く処方されてきたことか。わが国の向精神薬の開発の草分けとして多大の功績を挙げ，大日本製薬（現　大日本住友製薬），吉富製薬（現　田辺三菱製薬/吉富薬品）とともに向精神薬の世界では御三家と呼ばれていた。

それだけの底力を有しているということを後々のduloxetineの開発に苦闘を強いられながら，これを見事に乗り切れたことの理由の1つとして挙げておきたい。

さて，この塩野義製薬と米国Eli Lilly社とは，お互いの持っている化合物を提示し合い，開発しないかと検討する会議を半年に1回の割合で開いていた。そのやりとりの中で，米国で開発中のduloxetineの話が出て，1991年11月に正式に日本Eli Lilly社との共同開発の契約が結ばれた。塩野義製薬には，1965年に導入した三環系抗うつ薬（TCA）のtrimipramine（Surmontil®）があり[1]，処方数も低下する一方で，発売中止を宣言したこともあるが，強力なhistamine H_1受容体拮抗作用からうつ病の不眠に愛用される先生方がおられて，猛烈な反対に遭い，発売を継続せざるをえないという状況にあった。

向精神薬の御三家と言われながら，自社開発のbenzodiazepine（BZ）系睡眠薬rilmazafone（Rhythmy®）[7,18]を世に出して以来，低迷していたところへ，duloxetineの話が出て，同じ1991年にLundbeck社の第二世代抗精神病薬sertindoleの開発も決定しており，向精神薬の世界での再起を掛けていたのであろう。ちなみに，sertindoleはserotonin-dopamine antagonist（SDA）の期待の星として筆者が第I相試験を経て，総括医師として開発を進め好成績をあげていたのであるが，極めて残念なことに米国でQTc延長の問題が生じ，第III相試験の段階で中止となった。それだけに，全エネルギーをduloxetineへ向ける態勢になっていたともいえる。

*脚注：Vegetamin A，Bの配合錠は1957年に広島静養院院長松岡龍三郎先生により，chlorpromazineによる精神病の治療完了間近に残存する不安，不眠，焦燥等の神経症様症状を治療する目的で創製された配合剤である[4]。

II. 第I相試験の苦労話と予備的試験

塩野義製薬は1991年11月に開発の契約を交したさい，1992年の6月に第I相試験の単回投与試験を，11月には反復投与試験を実施し，1993年には第II相試験に入ることが予定されていた。そこで，duloxetineについての詳細の教示を受けるために，第I相試験担当医師の高橋明比古と筆者とが塩野義製薬の開発担当の3名の方々とIndianapolisの米国Eli Lilly社へ招かれた。1992年5月の最終週月曜日の戦没者追悼記念日の前日（日曜日）に開かれるIndi 500の直後のことであり，ホテルのロビーに先導車を務めたキャディラックが誇らし気に陳列されていたのを記憶している。初めて見る巨大なEli Lilly社内の一室でduloxetineの生みの親であるDavid Wongから，当時発売されて日の出の勢いであったfluoxetineの理想的な後継抗うつ薬であるとの説明を受けたのもこの時のことである。後に，例年はPuerto RicoのSan Juanで開催され，4年に1回Hawaiiで開かれる米国神経精神薬理学会（ACNP）のさい，Oafu島でWong先生とラーメンを食べに行く仲となったものである。さて，Indianapolisで教わったduloxetineのこととともに，Indi 500のスピードウェイ内の博物館のこと，バンクをバスで一周したこと，近くのゴルフ場で2日間プレイしたことなど，鮮明に憶えており，良き時代であったと懐しい。

なお，Indianapolisには3回招かれているが，2回目は筆者に栗原雅直，森温理，三浦貞則，山内俊雄の先生方，関西の重鎮工藤義雄，斉藤正己，中嶋照夫の三先生と川崎医科大学の渡辺昌祐先生がご一緒で，duloxetineのplacebo-controlled studyについての説明を受けた。そのさい，渡辺昌祐先生が「あなた方のいううつ病とはどのようなものか？」とplacebo投与などとうてい不可能と考えておられた先生ならではのご質問があったことを憶えている。この時，関西でolanzapineの第I相試験を実施されている話をうかがったことから，1993年12月のことか。このあと，IndianapolisからLilly社の17名乗りの専用ジェット機でSan Juanへ飛び，ACNPに参加して感激したものである。San Juanでのゴルフのこと，DC3型の古いプロペラ機でSt. Thomas島へ飛んだのもよく憶えている。このACNPでglycineの統合失調症に対する併用療法の話を聞いたとの記憶もある。

脱線ついでに，筆者は2回San JuanのACNPに参加しているが，1回目はbuspironeの開発中のことで，Bristol-Myers Squibb社（BMS社）の招きでNew YorkからSan Juanへ飛んだのであるが，帰りにBMS社のあるConnecticut州のWallingfordへ雨の中車で往復し，その年の12月の最後の金曜日をNew Yorkの有名レストランVASKで食事をし，Rockefeller Center前のリンクでスケートを楽しむニューヨークっ子を眺めた話はbuspironeの開発物語（§22）の中で書いた[6]。

1. 10mm径を用いた単回投与試験

さて，前置きが非常に長くなったが，第I相試験を北里大学東病院で実施することになり，筆者らはいつもの態勢で待ち構えていた。ところが，塩野義製薬が米国Eli Lilly社から10mm径の腸溶錠剤を輸入して驚いたのは，外観検査で7割が会社の検査に合わない。錠剤に傷やクレーターやブツブツがある。直ちにEli Lilly社へ抗議の電話を入れたが，米国ではすべて基準を満たしていると，対応に出た担当の女性が涙ながらに訴えたという。やむなく，基準に合格した3割のものを用いて，1992年6月に北里方式の第I相試験の単回投与を実施した[8]。2.5mg，5mg，10mg，20mg，40mg，60mgの6用量を朝食後投与とした。いつものように精神身体機能に及ぼす影響もすべてチェックした。低用量のうちは精神身体症状が出てこないが，用量が上るにつれて，頭がボーッとする，眠い，頭が重いなど自覚症状が出てくるはずなのに，それが出たり，出なかったりで，被験者によっては服用した日には何の所見も呈さないのに，試験終了して帰りの新幹線の中でこれらの症状が出てくるという出来事が認められた。被験者は塩野義製薬の社員の方々にお願いしていたこともあり，関西より参加されていたのである。ひとまず単回投与試験を終えて薬物動態を被験者個々に追ったところ，T_{max}が4〜24時間と極めてばらつきが大きい。何名かの被験者で試験日の血

表1 Duloxetine 7.5mm径錠 20mg 1日1回7日間の食後反復投与時の薬物動態パラメータ
（高橋，村崎，2009[10]）

投与量 (mg)	C_{max} [a] (ng/mL)	T_{max} [b] (hr)	AUC_{0-24hr} [a] (ng・hr/mL)	$t_{1/2}$ (β) (hr)	UR_{0-24hr} (%)
20 (Day 1)	15.59 ± 5.50	6.0 ± 4.0 (4〜14)	155.14 ± 52.78	16.09 ± 8.76 [c]	0.17 ± 0.07
20 (Day 7)	20.93 ± 6.23	5.0 ± 1.1 (4〜6)	262.18 ± 62.51	14.54 ± 2.31	0.20 ± 0.07
有意確率	p = 0.1226	p = 0.5177	p = 0.0035*	p = 0.6051	—

算術平均値 ± 標準偏差，n = 6，p：有意確率，—：計算せず，*：有意差あり（p＜0.05）
a) Duloxetine hydrochloride の値として表示 b) T_{max} の（ ）内は最小値〜最大値 c) n = 5（他の1例は算出できず）

中濃度がまったく立ち上って来ない。そこで，10mm径の腸溶錠が被験者によっては試験日の間中，胃から腸へ移行していなくて，翌日帰りの途中になってようやく移行するのではないかと推定した。塩野義製薬の開発担当の方々は製剤のあり方から勉強し直さないといけなくなり，苦労して7.5mm径まで小さくした。

2．7.5mm径錠と10mm径錠のクロスオーバーによる生物学的利用率試験

そして，急拠，10mm径20mg錠剤と7.5mm径20mgとの生物学的利用率試験を8名の健常成人男子を対象にクロスオーバー法にて鷺洲クリニックにて実施した[9]。その結果，いずれの薬物動態パラメータについても両者間に有意差は認められず，T_{max}のばらつきを改善する目的で作成した7.5mm径錠の剤形調整による効果はみられなかったのである。ちなみに T_{max} は10mm径錠で6〜24時間，7.5mm径錠で6〜21時間であった。

3．7.5mm径錠 20mg を用いた反復投与試験

そこで，更なる剤形調整をとの意見も出たが，ひとまず計画通りの1992年12月 20mg の7.5mm径錠を用いた1日1回7日間の反復投与試験を北里大学東病院で実施した[10]。8名の健常成人男子を対象とし，6名に duloxetine を，2名に placebo を単盲検下で投与した。

通常筆者らが実施する型通りの反復投与試験で，とくに今回は薬物動態パラメータの詳細とともに有効性として血小板 5-HT 取り込み阻害作用をも検討することとし，1992年秋，石郷岡純（現 CNS 薬理研究所主幹）と生化学の安田悦子技術員を米国 Eli Lilly 社の研究所へ約1ヵ月派遣し，血小板 5-HT 取り込み阻害作用の測定技術を習得した上での試験であった。このさい，David Wong の手厚い指導が受けられたと聞いている。この時の薬物動態パラメータは表1に示したが，投与1日目に被験者1名で T_{max} が14時間と他の被験者に比べ吸収の遅れがみられた。1日1回の反復投与により血漿中濃度推移に蓄積傾向を示し，最終7日目の C_{max}，AUC_{0-24hr} は1日目に比べ増大し，AUC_{0-24hr} には有意差が認められた。有効性をみた血小板 5-HT 取り込み阻害作用は6名中5名で duloxetine の血漿中への出現に対応し，初回投与4時間後に 80〜90％以上の阻害効果が認められ，この効果は以後の服薬期間中を通して持続していた。血漿中濃度の出現が遅れた被験者においては，初回投与4時間では全く作用がみられず，24時間後では他の5名と同程度の取り込み阻害効果が認められ，以後の推移は他の5名と同様であった。興味ある点として服薬終了後の 5-HT 取り込み阻害効果については，その減衰は血漿中濃度の減衰に比べはるかに緩やかで，服薬終了4日後に投与開始前の取り込み速度の約50％程度となり，7日後にようやく baseline に戻る推移を示したことである。この事実は後に Kasahara ら[2]の報告で詳しく述べるが，20mg の1日1回投与で十分な 5-HT 取り込み阻害作用を示すことを意味している。なお，安全性にも問題なく，以降の臨床試験を進めることに問題はないと判断されたが，T_{max} の被験者間のばらつきが大きいことが示され，臨床効果の発現時期も薬剤の評価項目の1つであることを考えると，今後の臨床試験結果に影響を及ぼすことにもなりかねないため，他の剤形での

表2 Duloxetine 第Ⅰ相試験一覧

実施者	タイトル	年月	場所
高橋, 村崎[8]	10mm径錠剤による単回投与試験	1992.6〜8	北里
高橋, 村崎[9]	7.5mm径錠と10mm径錠のクロスオーバー試験（生物学的利用率）	1992.10〜11	鷺洲
高橋, 村崎[10]	7.5mm径錠の7日間反復投与試験（血小板5-HT取り込み阻害）	1992.12	北里
高橋, 村崎[11]	カプセル剤による単回投与試験（20mgで7.5mm径錠とのクロスオーバー）	1993.2〜4	鷺洲
高橋, 村崎[12]	食事の影響試験（以後カプセル剤）	1993.3	鷺洲
高橋, 村崎[13]	20mg 7日間の反復投与試験	1993.3〜4	北里
Kasaharaら[2]	20mg 7日間反復投与試験時の血小板5-HT取り込み阻害測定	1994.9〜11	北里
高橋, 村崎[14]	40mgの反復投与試験	1996.3〜4	北里
村崎, 高橋[5]	高齢者における単回投与試験	1996.10	北里
熊谷[3]	60mg 7日間の反復投与試験	2002.9〜11	北里
Takanoら[15]	PETを用いた用量反応試験	2003.10〜2004.2	放医研

北里：北里大学東病院
鷺洲：鷺洲クリニック，大阪市鷺洲にある塩野義製薬の第Ⅰ相試験，生物学的利用度などのための専用施設
放医研：放射線医学総合研究所病院

検討が今後必要であると結論づけられたのである。

以上，10mm径の単回投与試験と，7.5mg径の反復投与試験の結果を比較的詳しく書いてきた。第Ⅱ相試験以降への移行には問題ないと判断されたものの剤形上の問題を残したため，これらの成績は論文化されておらず，申請資料から起こしたもので，読んでいるうちに非常に面白く，つい詳しく書いてしまったのである。

Ⅲ．第Ⅰ相試験の本格的試験に入れた

第Ⅰ相試験の前段では更なる剤形上の工夫を要することが判明した。塩野義製薬はいかに努力しても，錠剤では7.5mm以下にできないことから，顆粒状にしてカプセルに詰めることを考え出した。さすがに餅は餅屋である。当初の凹凸のある10mm径錠からスマートなカプセル剤に生まれ変わった。以後の臨床試験はすべてこのカプセル剤で行われた。米国 Eli Lilly 社もこのカプセル剤を採用することになったのである。苦労を重ねての寄り道を強いられて第Ⅱ相試験の期限が迫る。そこで塩野義製薬は北里大学東病院と鷺洲クリニックの2つの施設を利用して第Ⅰ相試験を急いだ（表2）。以下に述べるわが国での試験は，Kasaharaら[2]のものとTakanoら[15]，高野と須原[16]のものを除いて，すべて「臨床精神薬理」誌12巻7号に一挙に掲載されている。以下，筆者の思い入れをこめて書いていく。

1．7.5mm径錠とカプセル剤による単回投与試験

まず，最初のカプセル剤を用いた単回投与試験[11]は鷺洲クリニックで実施された。1993年2〜4月のことであった。試験実施スケジュールは表3に示すごとく，10mg，20mg，40mgの3用量の7.5mm径錠剤とカプセル剤のクロスオーバー法による比較検討を実施している。ここでは，カプセル剤の薬物動態を中心に述べるが，朝食後に単回投与したときの血漿中濃度推移を図1に，薬物動態パラメータを表4に示した。Duloxetine 20mgの錠剤とカプセル剤の単回食後投与時の薬物動態

表3 カプセル剤による第Ⅰ相試験スケジュール（高橋と村崎，2009[11]，20mgでは7.5mm径錠とのクロスオーバー）

	Sep1	Step2-1	Step2-2	Step3
A群	カプセル剤 10mg （10mg カプセル剤×1） n=10 （うち placebo n=2）	錠剤 20mg （20mg 錠剤×1） n=5 （うち placebo n=1）	カプセル剤 20mg （10mg カプセル剤×2） n=5 （うち placebo n=1）	カプセル剤 40mg （10mg カプセル剤×4） n=10 （うち placebo n=2）
B群		カプセル剤 20mg （10mg カプセル剤×2） n=5 （うち placebo n=1）	錠剤 20mg （20mg 錠剤×1） n=5 （うち placebo n=1）	

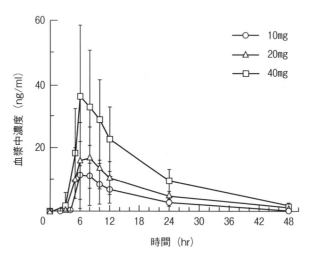

図1 Duloxetine カプセル剤の食後単回投与時の血漿中未変化体濃度推移（高橋と村崎，2009[11]）
Duloxetine hydrochloride として表示（算術平均値±標準偏差，n=8）

表4 Duloxetine カプセル剤の食後単回投与時の薬物動態パラメータ（高橋と村崎，2009[11]）

投与量 (mg)	C_{max}[a] (ng/mL)	T_{max}[b] (hr)	AUC_{0-48hr}[a] (ng・hr/ml)	$t_{1/2}$ (β) (hr)	UR_{0-48hr} (%)
10	12.08±10.09	7.8±2.3（6〜12）	155.51±94.64	12.75±5.88[c]	0.13±0.11
20	18.31±10.89	7.5±1.4（6〜10）	259.33±141.84	15.34±5.87	0.16±0.13
40	38.65±19.46	6.9±2.0（5〜10）	551.75±239.64	10.56±2.86	0.17±0.15

剤形：カプセル剤，算術平均値±標準偏差，n=8，a) Duloxetine hydrochloride の値として表示，b) T_{max} の（ ）内は最小値〜最大値，c) n=6（他の2例におけるデータについては，適切な算出できず）

パラメータを表5に示した．両剤形間の C_{max}, AUC_{0-48hr}, T_{max}, $t_{1/2}$ （β）等のパラメータでは，有意差は認められなかったが，カプセル剤の T_{max} は錠剤と比較すると，被験者間のばらつきが少ない傾向がみられており，臨床使用上優れる剤形と考えられた．カプセル剤の臨床検査，生理学的検査，心理作業検査に対して，臨床的に問題となる異常変動は認められず，duloxetine 40mg までの忍容性は良好と考えられた．薬物動態について，duloxetine の C_{max} および AUC_{0-48hr} は用量依存的に

表5 食後単回投与時の錠剤およびカプセル剤の薬物動態パラメータ（高橋, 村崎, 2009[11]）

剤形	C_{max}[a] (ng/ml)	T_{max}[b] (hr)	AUC_{0-48hr}[a] (ng・hr/ml)	$t_{1/2}(\beta)$ (hr)	UR_{0-48hr} (%)
錠剤	16.99 ± 9.55	9.9 ± 6.2（5〜24）	244.25 ± 107.15	12.25 ± 3.56[c]	0.13 ± 0.07
カプセル剤	18.31 ± 10.89	7.5 ± 1.4（6〜10）	259.33 ± 141.84	15.34 ± 5.87	0.16 ± 0.13
有意確率	P = 0.2814	P = 0.3232	P = 0.4964	P = 0.3873	―

投与量：20mg, 算術平均値±標準偏差, n = 8, a) Duloxetine hydrochloride の値として表示, b) T_{max} の（　）内は最小値〜最大値, c) n = 6（他の2例におけるデータについては, 適切な算出できず）, P：有意確率, ―：計算せず

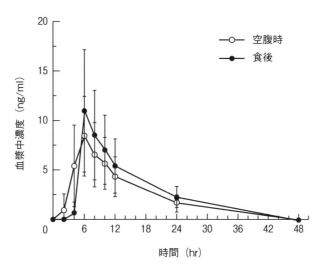

図2　空腹時または食後単回投与時における duloxetine 20mg の血漿中濃度推移（高橋と村崎, 2009[12]）
Duloxetine hydrochloride として表示（平均値±標準偏差, n = 7）

増加し, T_{max} および $t_{1/2}(\beta)$ は投与量にかかわらずほぼ一定であった（表4）。こうして, カプセル剤が今後の臨床試験を荷っていける剤形であることが確認されたのである。

2. カプセル剤 20mg を用いた食事の影響試験

カプセル剤と7.5mm径錠とのクロスオーバー試験の実施状況をみながら, 1ヵ月遅れの1993年3〜4月にかけて同じ鷺洲クリニックで, カプセル剤 20mg を8名の対象者にクロスオーバー法にて実施した[12]。軽度の自他覚症状は出現したが問題はなく, 空腹時および食後単回投与時における成績は図2, 表6に示した通りで, 生物学的同等性について食事の影響の程度は小さいものと考えられた。

3. ついに本格的反復投与試験（20mg 1日1回7日間）が実施できた

鷺洲クリニックでの2つの試験と同時期の1993年3〜4月に本格的なカプセル剤 20mg の反復投与試験を北里大学東病院で実施することができた[13]。被験者8名中6名に duloxetine 20mg カプセルと, 2名に placebo を単盲検にて投与した。精神運動機能に及ぼす検査もいつもの通りすべて実施し, とくに重要視する内田・クレペリン精神作業曲線についての算出をしていないために今回は各被験者の平均作業量の推移を図3に示した。

薬物動態については, 図4にみるように, 反復

表6 空腹時または食後単回投与時におけるduloxetine 20mgの薬物動態パラメータ（高橋, 村崎, 2009[12]）

投与量	C_{max}[a] (ng/ml)	T_{max} (hr)	$AUC_{0\text{-}48hr}$[a] (ng・hr/ml)	$t_{1/2}(\beta)$ (hr)	$Ae_{0\text{-}48hr}$[b] (μg)
20mg（空腹時）	8.53 ± 4.12	5.7 ± 0.8	116.33 ± 58.16	9.01 ± 1.42	11.36 ± 7.04
20mg（食後）	10.97 ± 6.17	6.0 ± 0.0	133.82 ± 66.72	9.27 ± 0.79	11.93 ± 6.06
有意確率	p = 0.0422*	p = 0.2856	p = 0.1427	p = 0.7171	p = 0.9499

算術平均値 ± 標準偏差, n = 7　p：有意確率　*：有意差あり（p＜0.05）
a) Duloxetine hydrochlorideの値として表示　b) 投与後48時間までに尿中に排泄された未変化体

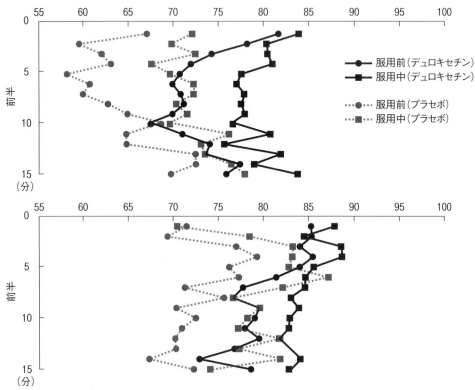

図3　Duloxetine 20mg 1日1回7日間反復投与時の内田・クレペリン精神作業検査への影響（高橋, 村崎, 2009[13]）

投与時のシミュレーションでは，予測値と反復投与期間中の実測値は概ね一致したことから，反復投与期間中，血漿中のduloxetineの薬物動態に大きな変化はないものと考えられた。薬物動態パラメータは表7に示したが，duloxetineの血漿中濃度推移は，反復投与により蓄積傾向を示し，投与7日目のC_{max}値，$AUC_{0\text{-}24hr}$値は1日目の値に比し，幾分増大したが，トラフ値は最終7日目には定常状態に達していた。T_{max}，$t_{1/2}(\beta)$，$UR_{0\text{-}24hr}$は1日目と7日目で変わらなかった。

こうして，1992年12月に実施した7.5mm径錠による20mg反復投与試験でのT_{max}の各被験者間のばらつきの問題をカプセル剤化することで見事に克服することができたのである。

§36 SNRIの開発物語

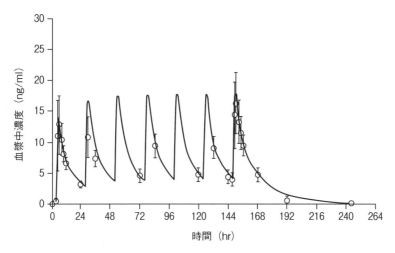

図4 初回投与における薬物動態パラメータによる20mg1日1回7日間反復投与予測曲線とduloxetine血漿中濃度推移（髙橋，村崎，2009[13]）
（平均値±標準偏差，n=6）

表7 Duloxetine 20mg1日1回7日間食後反復投与時の薬物動態パラメータ（髙橋，村崎，2009[13]）

測定日	被験者識別コード	C_{max}[a] ng/ml	T_{max}[a] hr	$t_{1/2}(\alpha)$[b] hr	$t_{1/2}(\beta)$[b] hr	AUC_{0-24hr}[c] ng・hr/ml	$AUC_{0-\infty}$[b] ng・hr/ml	UR_{0-24hr} % of dose
1日目	Mean (6)[d]	12.81	6.0	1.34	12.05	139.13	186.57	-
	B	7.54	8.0	1.69	9.98	104.29	141.16	0.12
	C	13.85	6.0	1.08	16.70	145.44	230.43	0.10
	D	9.08	6.0	1.27	14.59	106.84	164.71	0.05
	E	15.23	6.0	1.66	12.12	161.35	202.34	0.10
	F	18.49	5.0	0.45	8.03	152.13	163.20	0.11
	G	17.21	6.0	1.27	12.39	167.32	215.57	0.12
	平均値	13.57	6.2	1.24	12.30	139.56	186.24	0.10
	±標準偏差	4.40	1.0	0.45	3.11	27.40	34.93	0.02
7日目	Mean (6)[d]	16.24	6.0	0.86	11.26	205.34	196.93	-
	B	10.14	6.0	0.39	11.19	149.09	141.11	0.12
	C	17.89	6.0	1.00	14.59	245.00	237.61	0.16
	D	10.29	6.0	0.30	14.31	161.65	156.36	0.06
	E	21.26	6.0	1.03	9.10	232.99	222.42	0.10
	F	16.96	6.0	0.44	9.24	187.40	172.51	0.09
	G	20.89	6.0	1.59	14.12	255.81	249.87	0.09
	平均値	16.24	6.0	0.79	12.09	205.32	196.65	0.10
	±標準偏差	4.95	0.0	0.50	2.58	45.34	45.75	0.03
paired t 検定結果		0.0538 Not Significant	0.6952 Not Significant	0.1412 Not Significant	0.8039 Not Significant	0.0014 Significant	0.1516 Not Significant	0.8053 Not Significant

a) 実測値　b) あてはめ計算より推定　c) 台形法により算出　d) 平均血漿中濃度における値

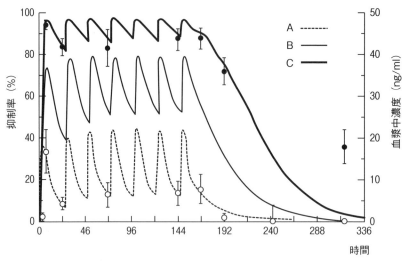

図5 Duloxetineの血漿中濃度, ex vivo の5-HT取り込み阻害率およびその simulation curve（duloxetine 20mg 7日間連投時, n=6）(Kasahara ら, 1996[2])
A ······· duloxetine 血漿中濃度曲線
B ── Aの数値より作成した5-HT取り込み阻害作用の simulation curve
C ── Aの場合の実際の5-HT取り込み阻害作用

4. ex vivo でみた duloxetine 20mg の血小板 5-HT 取り込み阻害作用の検討試験

1992年12月に実施された7.5mm径錠20mgを用いた1週間の反復投与試験の中で, 有効性に関わる血小板5-HT取り込み阻害作用のあり方を検討したことはすでに述べたが, 今回は第Ⅰ相試験の一環として8名の健常成人男子（うち2名は placebo 投与）を対象に空腹下で10mgカプセル剤2カプセルを朝9時に服用する7日間の反復投与下で血小板5-HT取り込み阻害作用を測定する試験を1994年9～11月にかけて実施した[2]。この試験で Wong 先生仕込みの技術が遺憾なく発揮されたことはいうまでもない。

こうして用意周到な準備のもとに行われた本試験の骨子を図5で説明すると, A曲線は実測した duloxetine の血漿中濃度曲線であり, BはAより割り出した血小板5-HT取り込み阻害作用の simulation curve, Cは実際の血小板5-HT取り込み阻害作用を示している。図5にみるように, duloxetine の血漿中濃度から期待される以上の高い血小板5-HT取り込み阻害作用を示し, duloxetine 血漿中濃度が低下してしまったあとまでこの阻害作用は持続することを示している。7.5mm径の錠剤を用いた予備的成績をものの見事に正確に再現したのである。血小板5-HT取り込み阻害作用から判断する限りは, duloxetine 20mg/日1回投与で, 十分に臨床効果が期待されるとするに十分な成績であり, 臨床試験を進める上で貴重なデータを与えてくれた。

5. 40mg 1日1回7日間の反復投与試験

単回投与試験（1日1回10mg, 20mg, 40mg）および反復投与試験（20mg 1日1回7日間）[13]と食事の影響試験を実施した上で, 次回述べる前期臨床試験を10～30mg/日で実施してきているが, この結果からより高い有効性が期待できる用量への増量が望まれた。そのため40mg 1日1回7日間の反復投与試験を1996年3～4月にかけて, 北里大学東病院で実施した[14]。

自他覚症状として duloxetine 群（6名）, placebo 群（2名）の全例に何らかの所見がみられたが, duloxetine 群では眠気, 軟便, 頭痛, ぼんやり感, 嘔気, 腹部不快感, 立ち直り障害などが placebo 群よりもやや多かったが, 高度なものは1例もなく, 脱落例もなかった。内田・クレペリン精神作業検査でも, 平均作業量の抑制は軽度で

表8 Duloxetine 40mg 1日1回7日間食後反復投与時の薬物動態パラメータ（高橋，村崎，2009[14]）

投与日	被験者識別コード	C_{max} [a)] ng/ml	T_{max} [a)] hr	$t_{1/2}(\alpha)$ [b)] hr	$t_{1/2}(\beta)$ [b)] hr	AUC_{0-24hr} [c)] ng・hr/ml	$AUC_{0-\infty}$ [b)] ng・hr/ml	UR_{0-24hr} % of dose
1日目	Mean (6)[d)]	18.91	8.0	1.79	17.97	252.55	414.17	-
	A	18.39	5.0	0.83	8.12	195.06	227.89	0.17
	B	13.18	5.0	1.38	8.98	123.15	148.27	0.02
	C	35.17	8.0	0.80	13.73	438.38	672.95	0.22
	E	14.75	5.0	1.92	14.82	166.48	231.82	0.07
	G	40.90	5.0	1.36	26.64	456.57	972.68	0.12
	H	10.64	12.0	1.75	10.41	145.27	207.05	0.12
	平均値	22.17	6.7	1.34	13.78	254.15	410.11	0.12
	±標準偏差	12.67	2.9	0.46	6.82	151.73	334.77	0.07
7日目	Mean (6)[d)]	29.26	6.0	1.40	17.39	426.80	416.66	-
	A	23.27	5.0	2.65	19.20	264.94	258.30	0.12
	B	14.38	6.0	1.09	18.21	168.86	161.94	0.05
	C	56.85	6.0	1.40	18.74	851.51	818.93	0.26
	E	27.68	5.0	1.49	13.20	357.53	345.43	0.12
	G	47.33	5.0	0.91	18.09	642.33	626.94	0.16
	H	19.51	8.0	1.54	16.12	275.39	261.08	0.20
	平均値	31.50	5.8	1.51	17.26	426.76	412.10	0.15
	±標準偏差	16.81	1.2	0.61	2.25	263.55	255.01	0.07
平均値の差の検定（Paired t-test）		p = 0.0248 Significant	p = 0.3165 Not Significant	p = 0.6553 Not Significant	p = 0.2979 Not Significant	p = 0.0238 Significant	p = 0.9791 Not Significant	p = 0.1350 Not Significant

a) 実測値　b) あてはめ計算より推定　c) 台形法により算出　d) 平均血漿中濃度における値

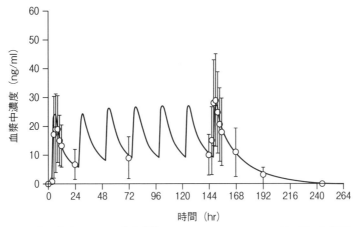

図6 初回投与における薬物動態パラメータによる 40mg 1日1回7日間反復投与予測曲線と duloxetine 血漿中濃度推移（高橋，村崎，2009[14]）
（算術平均値±標準偏差，n=6）

あった。

　薬物動態は，表8にパラメータを，図6には反復投与予測曲線と血漿中濃度推移を示した。予測値と反復投与期間中の実測値は概ね一致したことから，血漿中の薬物動態に大きな変化はないものと考えられた。また，duloxetine の薬物動態は7

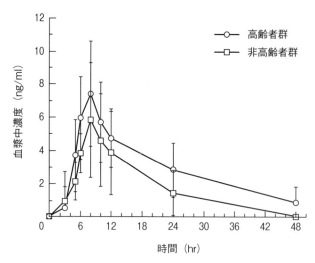

図7 高齢者群および非高齢者群の薬物動態比較試験における
duloxetine 血漿中濃度推移（村崎，高橋，2009[5]）
Duloxetine hydrochloride として表示
（算術平均値±標準偏差，各群 n = 6）

日目には定常状態に達していると考えられた。
　こうして，40mg 1日1回投与の7日間反復投与での安全性が確認され，薬物動態でもその詳細が確認された。

6. 高齢者における薬物動態試験

　高齢者に薬物療法を試みる場合，肝腎機能等身体的機能が低下しているため，薬物動態が非高齢者と異なる可能性が高い。このため抗うつ薬のような高齢者に投薬される可能性の高い薬物については，高齢者を対象とした臨床試験で検討することが要求され，その前段階として高齢者での薬物動態を検討する必要がある。今回は，10mg の安全性および体内動態について65歳以上の高齢者および非高齢者の2群（各群6名）で比較検討した[5]。高齢者で認められた有害事象はいずれも，「軽度」「中等度」で治療を要することなく回復しており，10mg の単回投与の安全性に問題はなかった。
　薬物動態パラメータおよび蛋白結合について両群間で有意差はなかったが，血中濃度は若干高めに推移した（図7）。また，$t_{1/2}(\beta)$ も約1.5倍長かった。反復投与時に血漿中濃度が上昇する可能性があり，用量調整は必要ないものの，注意喚起を行う必要があると考えられた。

7. Duloxetine 60mg の反復投与試験が必要となった

　これまでの流れで，duloxetine は 20mg/日の投与で十分にして長く持続する 5-HT 取り込み阻害作用を示すとされた。ところが，米国で20mg/日，30mg/日の投与量で，placebo との間に差が出せず，1994年12月に米国 Eli Lilly 社は第Ⅲ相試験に入らないことを決定し，後に述べるように日本 Eli Lilly 社は開発から撤退した。以後，塩野義製薬が単独で開発を続けることになったが，わが国での成績をつぶさに観察しながら，同じ SNRI の venlafaxine が低用量で SSRI の性質を示し，中用量で SNRI となり高用量で dopamine（DA）の作用が出てくるという事態に，duloxetine も用量を上げて noradrenaline（NA）の作用を出させるとよい結果につながるのではないかと考えたが，Eli Lilly は1999年 40〜120mg/日と用量を上げて再開発に乗り出し，ものの見事に成功し，60mg/日で placebo にきれいな勝利を収め，2004年にはFDA の承認を得た。一方，わが国では，20mg/日，30mg/日の用量で当初は成功していたが，pivotal study としての mianserin との比較試験に

表9 Duloxetine 60mg（20mg カプセル剤3カプセル）1日1回7日間食後反復投与時の薬物動態パラメータ（熊谷，2009[3]）

投与日	被験者識別コード	C_{max}[a] (ng/ml)	T_{max}[a] (hr)	$t_{1/2}(\alpha)$[b] (hr)	$t_{1/2}(\beta)$[b] (hr)	$t_{1/2}, z$[c] (hr)	AUC_{0-24hr}[d] (ng・hr/ml)	$AUC_{0-\infty}$[b] (ng・hr/ml)
	平均値[e]	44.7	6.0	1.48	11.23	9.96	519.6	692.9
	A	28.2	5.0	2.04	10.16	9.21	323.1	409.6
	B	23.4	8.0	1.60	19.80	11.44	284.0	479.4
	C	63.1	5.0	1.38	8.86	8.21	630.1	759.8
1日目	D	56.4	6.0	1.43	12.25	10.76	731.3	1014.1
	G	21.5	6.0	1.33	19.80	14.44	256.3	450.6
	H	84.3	5.0	1.32	9.89	8.90	889.7	1138.5
	平均値	46.2	5.8	1.52	13.46	10.49	519.1	708.7
	±標準偏差	25.7	1.2	0.28	5.03	2.28	267.4	312.8
	平均値[e]	66.5	5.0	1.24	13.08	12.27	896.0	881.5
	A	41.2	6.0	0.96	12.22	12.16	495.9	470.8
	B	55.7	6.0	1.45	11.11	13.62	754.5	707.5
	C	76.7	6.0	1.58	12.96	11.25	921.7	862.4
7日目	D	94.6	6.0	1.02	17.29	15.54	1452.2	1430.5
	G	54.3	5.0	0.62	11.53	11.49	649.6	673.5
	H	86.1	5.0	4.75	13.97	8.92	1100.6	1081.7
	平均値	68.1	5.7	1.73	13.18	12.16	895.8	871.1
	±標準偏差	20.8	0.5	1.52	2.26	2.25	344.3	341.6
paired t-test の結果 （P値）		0.0137 p＜0.05	0.7412 NS	0.7624 NS	0.9192 NS	0.1956 NS	0.0060 p＜0.05	0.0596 NS

a) 実測値　b) モデルあてはめにより得られたパラメータ値を用いて算出した．
c) 消失相データの対数変換値を直線回帰することにより求めた．　d) 台形法により求めた．
e) 平均血漿中濃度についての値．

失敗し，trazodone との比較試験で十分な勝利とはいかず，米国に倣って用量を上げての試験を実施することになった．そこで，60mg の反復投与試験が必要となり，2002年10～11月，北里大学東病院で追加の第Ⅰ相試験を行うこととなった[3]．

健常成人男子被験者に 60mg を食後7日間反復投与した．みられた有害事象の程度は軽度または中等度で，多くの有害事象は短期間のうちに消失し，臨床的に問題となる所見はみられなかった．胃腸障害等の症状が投与初期に認められたが，多くは投与中に消失したことから，duloxetine 60mg の投与初期における忍容性は良好とは言いがたいが，開始用量を低く設定する等の方策が有用であると考えられた．また，臨床検査，心理作業検査等でも臨床的に意味のある変動がみられず，duloxetine 60mg の忍容性について，特に大きな問題はないと考えられた．なお，本試験の中では，

内田・クレペリン精神作業検査は実施されていない．薬物動態については，表9の通りであり，初回投与時のデータから行った反復投与 simulation で予測値と反復投与期間中の実測値が概ね一致したことから（図8），反復投与期間中における duloxetine の薬物動態に大きな変化はないと考えられた．また，duloxetine の薬物動態は7日目には定常状態に達していると考えられた．なお，表10に 20mg，40mg，60mg 反復投与時の薬物動態パラメータを示しておく．

以上の成績をもって，以降の臨床試験は20～60mg/日の範囲内で実施されることになったのである．

8．PET を用いた第Ⅰ相試験が推奨用量を決める

近年，新規向精神薬の臨床評価に positron emission tomography（PET）による標的分子のイメー

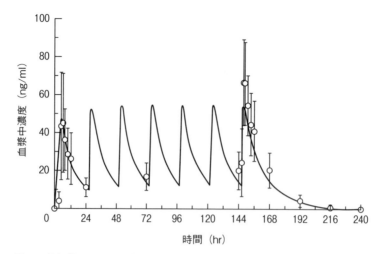

図8 投与第1日目の薬物動態パラメータ値を用いてシミュレートしたduloxetine 60mg1日1回7日間反復投与時の血漿中濃度推移および実測値の平均値（熊谷，2009[3]）
（平均値±標準偏差，n＝6）

表10 Duloxetine 20mg，40mgおよび60mg反復投与時の薬物動態パラメータ（熊谷，2009[3]）

投与量	投与日	C_{max}[a] ng/ml	T_{max}[a] hr	$t_{1/2}(\alpha)$[b] hr	$t_{1/2}(\beta)$[b] hr	AUC_{0-24hr}[c] ng・hr/ml	$AUC_{0-\infty}$[b] ng・hr/ml
20mg	1日目	13.57 ± 4.4	6.2 ± 1.0	1.24 ± 0.45	12.30 ± 3.11	139.56 ± 27.4	186.24 ± 34.93
	7日目	16.24 ± 4.95	6.0 ± 0.0	0.79 ± 0.5	12.09 ± 2.58	205.32 ± 45.34	196.65 ± 45.75
40mg	1日目	22.17 ± 12.67	6.7 ± 2.9	1.34 ± 0.46	13.78 ± 6.82	254.15 ± 151.73	410.11 ± 334.77
	7日目	31.5 ± 16.81	5.8 ± 1.2	1.51 ± 0.61	17.26 ± 2.25	426.76 ± 263.55	412.1 ± 255.01
60mg	1日目	46.2 ± 25.7	5.8 ± 1.2	1.52 ± 0.28	13.46 ± 5.03	519.1 ± 267.4	708.7 ± 312.8
	7日目	68.1 ± 20.8	5.7 ± 0.5	1.73 ± 1.52	13.18 ± 2.26	895.8 ± 344.3	871.1 ± 341.6

a）実測値　b）あてはめ計算より推定　c）台形法により算出

ジングから得られる薬物動態の情報が極めて重要となっている。

Takanoら[15]，高野と須原[16]は，5-HT transporterに選択的に親和性を示す[^{11}C] DASBをリガンドとして，第Ⅰ相試験の中でduloxetineの5-HT transporterへの占有率を測定している。Part Aでは5mg，20mg，40mg，60mgの単回投与試験と60mgを7日間反復投与する試験の中で，健常成人男子を対象として服薬前後のPET試験を実施している。Duloxetine 5〜60mg単回投与の範囲内では用量，血中濃度の増加に伴い，5-HT transporter占有率は35.3％から85.5％まで増加し，両者の間に高い相関が示された（図9）。また，血中濃度が減少した後も占有率は高い値を保っていたことが明らかになった。例えば，60mg単回投与時，6時間後で81.8±4.3％，25時間後で71.9±5.7％，53時間で44.9±5.3％であった（図10-A）。そして60mgの反復投与時（7日間）の平均5-HT transporter占有率は，最終投与後6時間で84.3±2.8％，49時間で71.9±2.6％，78時間で47.1±3.7％であった（図10-B）。

これまでのPET研究で，SSRIが臨床効果を維持している時の用量では5-HT transporter占有率が約80％以上であったとの報告からも，duloxetine 40mg以上で少なくとも薬効用量のSSRIと同等の5-HT transporter阻害をしていることが明らかにされている。Duloxetineの血中濃度と5-HT transporter占有率の関係を筆者らが行った40mg

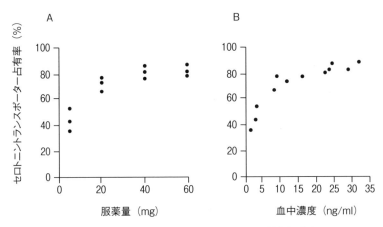

図9 Duloxetine の用量（A）および PET 検査前の血中濃度（B）とセロトニントランスポーター占有率の関係（高野，須原，2010[16]）
用量，血中濃度の増加に伴い，セロトニントランスポーター占有率が増加している。

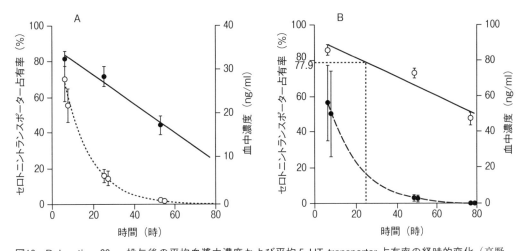

図10 Duloxetine 60mg 投与後の平均血漿中濃度および平均 5-HT transporter 占有率の経時的変化（高野，須原，2010[16] より合成，改変）
A：単回投与時，B：7日間反復投与時
血中濃度のデータに対して指数関数近似を，占有率に対して線形近似を行った。

7日間反復投与試験[14]の血中濃度の推移に当てはめると，6名の 5-HT transporter 占有率は58.6〜88.9（平均値71.9±11.7）％となり，24時間後も80％に近い占有率を維持するという。これらの結果から duloxetine の通常用法・用量として1日1回40mg以上が適切と判断されている。

以上の高野と須原の試験が実施された当時は，NA transporter 用リガンドが開発されておらず，SNRI としての duloxetine の NA 再取り込み阻害作用についての用量との検討は行われていなかった。その後，スウェーデンの Karolinska 研究所で (S,S)-[^{18}F]FMe NER-D$_2$ が開発されて2008年に臨床応用され，高野と須原は duloxetine のデータを集積しつつあり，治療中のうつ病患者1例でのPET 検査で1ヵ月後の NA transporter 占有率は47％であった。選択的 NA 再取り込み阻害薬によ

る最小有効占有率は50％とされており[17]，今後の報告が待たれる。

　Kasaharaらの血小板モデルでの5-HT取り込み阻害率は20mgの反復投与で80％と十分な作用が出たが，PETを用いての研究では40〜60mg/日が必要と，臨床用量を言い当てている。両研究で共通していることは，最終服薬後，血中濃度が低下したのちも，5-HT取り込み阻害作用や5-HT transporterへの結合が長時間にわたって持続した点であり，重要な所見と考えられた。PET研究による成績がこれまでの米国での臨床試験やこれから述べるわが国での臨床試験の実施される前に判明していたとすれば，実際よりもはるかに効率的かつ経済的に臨床開発が進められたことは間違いない。残念ながらこれらの事実が明らかにされたのは，duloxetineの最終的用量が決定された後のことで，実際の臨床試験に間に合わなかった。今後，SSRIやSNRIが新たに開発される可能性がないだけに，臨床試験を通して得られた推奨用量の確認に終っているのは極めてもったいない話ではある。新しい活路を見出してのPET研究の発展を期待してやまない。

IV．中編のおわりに

　わが国でのduloxetineの開発が始まり，早速1992年6月北里大学東病院で筆者らが第I相試験を開始したのであるが，米国Eli Lilly社から導入した10mm径の錠剤が大きすぎたか，T_{max}のばらつきが大きく塩野義製薬は剤形の作り直しを強いられ，7.5mm径錠でも安定したT_{max}が得られず，最終的なカプセル剤に辿りつくまでに何本かの第I相試験を実施したことと，血小板5-HT取り込み阻害作用やPET研究での5-HTおよびNA transporterの占有率の測定などを実施したこともあって，10本を越える前代未聞の第I相試験となった。

文　献

1) 秋元波留夫，栗原雅直，藤谷豊他：抗うつ薬の臨床評価に関する研究．精神医学，6：813-825, 1964.
2) Kasahara, T., Ishigooka, J., Nagata, E. et al.: Long-lasting inhibition of 5-HT uptake of platelets in subjects treated by duloxetine, a potential antidepressant. Jpn. J. Neuropsychopharmacol., 16：25-31, 1996.
3) 熊谷雄治：Duloxetineの第1相臨床試験—反復投与試験（60mg 1日1回7日間，無作為化プラセボ対照単盲検試験）．臨床精神薬理，12：1483-1497, 2009.
4) 松岡龍三郎：所謂神経症の薬物療法—新製剤Vegetaminに就ての治療経験．最新医学，12：1582-1592, 1957.
5) 村崎光邦，高橋明比古：Duloxetineの第1相臨床試験—高齢者における薬物動態試験．臨床精神薬理，12：1499-1515, 2009.
6) 村崎光邦：Azapirone物語—あと一歩で夢破れたbuspironeの物語．臨床精神薬理，16：779-793, 2013.
7) 大熊輝雄，福田一彦，神保真也他：新しい睡眠薬450191-Sの多施設薬効評価．精神医学，27：943-959, 1985.
8) 高橋明比古，村崎光邦：Duloxetine 10mm径錠による単回投与試験．塩野義製薬社内資料．
9) 高橋明比古，村崎光邦：Duloxetine 7.5mm径錠と10mm径錠のクロスオーバー試験（生物学的利用度）．塩野義製薬社内資料．
10) 高橋明比古，村崎光邦：Duloxetine 7.5mm径錠の20mg 1日1回7日間反復投与試験（血小板5-HT取り込み阻害作用を含む）．塩野義製薬社内資料．
11) 高橋明比古，村崎光邦：Duloxetineの第1相臨床試験—単回投与試験（無作為化プラセボ対照単盲検試験），及び錠剤とカプセル剤の比較検討（クロスオーバー試験）．臨床精神薬理，12：1411-1426, 2009.
12) 高橋明比古，村崎光邦：Duloxetineの第1相臨床試験—食事の影響試験．臨床精神薬理，12：1427-1437, 2009.
13) 高橋明比古，村崎光邦：Duloxetineの第1相臨床試験—反復投与試験（20mg 1日1回7日間）．臨床精神薬理，12：1439-1454, 2009.
14) 高橋明比古，村崎光邦：Duloxetineの第1相臨床試験—反復投与試験（40mg 1日1回7日間）．臨床精神薬理，12：1455-1481, 2009.
15) Takano, A., Suzuki, K., Kosaka, J. et al.: A dose-finding study of duloxetine based on serotonin transporter occupancy. Psychopharmacology (Berl), 185：395-399, 2006.
16) 高野晶寛，須原哲也：DuloxetineのPETによ

る臨床評価—向精神薬の用量設定における PET による標的分子イメージングの有用性. 臨床精神薬理, 13：477-482, 2010.

17) 高野晴成, 須原哲也：脳イメージングからみた抗うつ薬の新たな評価法. デュロキセチンのすべて（村崎光邦 監修, 小山 司, 樋口輝彦 編集）. 先端医学社, 東京, 2014.

18) 山本研一, 内藤行雄, 沢田 享：新しい睡眠導入剤 1H-1, 2, 4-triazolyl benzophenone 誘導体 450191-S の薬理. Ⅶ 老齢サルおよび若齢サルにおける睡眠導入作用の比較. 日薬理誌, 90：155-162, 1987.

§37

SNRI の開発物語

——その４　波瀾万丈の末に世界制覇に成功した duloxetine の開発物語
：後編　試行錯誤の末に大成功したわが国での開発の経緯——

I．後編のはじめに

わが国での duloxetine の開発は1992年6月に開始されたが，米国より導入した錠剤の改良を要することなどを含めて多くの第I相試験の実施が必要となったことと，通常の第I相試験には含まれない興味ある試験が実施されたために[5,16]，その説明をしているうちに，シリーズ1回分を要してしまった。本稿にて初めてわが国での第II相試験以降の臨床試験について書く運びとなった。

本稿では，まず当初開始された低用量（10～30mg/日）の試験を第III相試験まで実施して第1回目の申請をするまでの物語を書き，次いで用量を40～60mg/日に上げて高用量の試験を実施した末に第2回目の申請に至り，苦節19年にして承認に至った経緯について書いていきたい。

II．第I期：低用量での臨床試験

1993年4月に必要にして十分な第I相試験を終えた段階で直ちに，前期第II相試験に入った。

1．精神科領域のオープン試験（探索的[13]）

Duloxetine のオープン試験は筆者にとっては胸躍る試験で，可能な限り多くの被験者の方々にお願いした。10mg/日朝食後1回投与から2週目以降，10mg単位で増量して30mg/日を最高投与量とする6週の試験であった。

滑り出しは極めて順調で，総症例78例のうち，北里大学がかなりの割合を占め，80％前後の改善率を示して，効果発現も速く，ここで最初に amoxapine に続く抗うつ薬との印象を強く持ったのである。難治例にも有効との評判が立ち，ところが，後半には難しい症例がエントリーされたせいか，全体の「改善」以上の割合は52.2％と平凡な数値ではあったが，6週間完了例では，反応率（Hamilton うつ病評価尺度-17項目：HAMD-17）で12点以下となった反応率は70.8％，6点以下となった寛解率は33.3％であった。

安全性では，口渇5例，便秘6例，排尿困難1例，排尿障害1例と，抗コリン性副作用は少なく，悪心・嘔気，眠気，頭痛などが散見された程度で高い安全性が示された。

2．内科・心療内科でのオープン試験[14]

78例のうつ病患者を対象に5mg/日から開始して20mg/日までの範囲で4週間の試験であったが，「改善」以上の改善率は63.8％と高く，副作

表1 Imipramineとの二重盲検比較試験における最終全般改善度（村崎，2009[8]）

	判定	著明改善	改善	軽度改善	不変	やや悪化	悪化	重篤に悪化	判定不能	合計	改善率[a]（95%信頼区間）	改善率の差（90%信頼区間）
PPS	DLX群	22	27	13	13	3	3	0	0	81	60.5%（49.0〜71.2%）	+0.2%（−13.0〜13.4%）
	IM群	18	23	8	11	3	5	0	0	68	60.3%（47.7〜72.0%）	
	検定[b]	Pw = 0.738									Pe = 1.000	Pn = 0.101
ITT	DLX群	22	27	13	13	3	3	0	7	88	55.7%	+8.6%（−3.9〜21.0%）
	IM群	18	23	8	11	3	5	0	19	87	47.1%	
	検定[b]	Pw = 0.738									Pe = 0.291	Pn = 0.007

a）改善率：「著明改善」及び「改善」と判定された症例の割合
b）Pw：Wilcoxon順位和検定，Pe：Fisher正確検定，Pn：非劣性マージンを10%とする非劣性検定
DLX：duloxetine，IM：imipramine

用発現率27.3%で，口渇，便秘が6.5%と低く，その他の副作用はほとんどなく，効果に優れ，安全性の高い抗うつ薬との評価であった。

上記2編の前期第Ⅱ相試験は論文化されておらず，申請資料から起こしたものである。

3．善戦したimipramineとの比較試験とその開鍵会での出来事

後期第Ⅱ相試験として，imipramineとの二重盲検比較試験へと進んだ[8]。1994年9月から1995年12月にかけてのことで，duloxetine群10〜30mg，imipramine群50〜150mgを6週間漸増投与し，最終全般改善度の改善率について，非劣性マージンを10%として非劣性検査を行った。最終全般改善度の表1にみるように，主要解析対象集団Per Protocol Set（PPS）ではduloxetine群（60.5%）のimipramine群（60.3%）に対する非劣性は示されなかった（P = 0.101）。しかし，現在では主要解析集団となるはずの副次解析対象集団Intention-To-Treat（ITT）では，duloxetine群（55.7%）のimipramine（47.1%）に対する非劣性が示され（P = 0.007），臨床の場での有効性をより適切に反映していると考えられるITTでduloxetineはimipramineに勝ったのである。

安全率でも83.3%対66.7%と有意に優れる成績で（P = 0.018），副作用の種類別発現頻度が，抗コリン系で27.4%対47.4%（P = 0.010），および口渇で16.7%対38.5%（P = 0.003）と有意に少なかった。他には循環器系で0%対6.4%と差がついた（P = 0.024）。

こうして，duloxetineはあの強力な三環系抗うつ薬（TCA）のgold standardの1つimipramineに対して大善戦をしたのである。しかし，前編で述べたように，米国Eli Lilly社は20mg/日，30mg/日のduloxetineがplaceboとの間に有意差を出せないことから，筆者らの試験期間中の1994年12月に，第Ⅲ相試験に入らないことを決定していた。その報に接して筆者ら世話人は集まって協議したが，とにかく本試験は進行中であり，試験をやりとげて，その成績を待って今後の判断をしようと意を決していた。そして開鍵会の日を迎え，固唾を呑んで成績発表の結果を見守った。この成績に世話人会は，そして塩野義製薬はほっと安堵の溜め息をもらした。その時である。日本Eli Lilly社の開発責任者が立ち上がって，Global（本社）が第Ⅲ相試験に入らないことを決定している以上，日本Eli Lilly社はduloxetineの以後の開発から撤退せざるをえない，と宣言して，開鍵会に出席していた全社員をひき連れて退場したのである。あとはお好きなようにとの退場ぶりに，残された全員はあっけにとられた。あとで聞いたところでは，日本Eli Lilly社の中にもduloxetineの開発の続行を望む声は少なくなかったが，Globalの決定には逆らえず，以後の開発からは完全に手を引いた。筆者の頭の中にはDavid Wongの悲し気な表

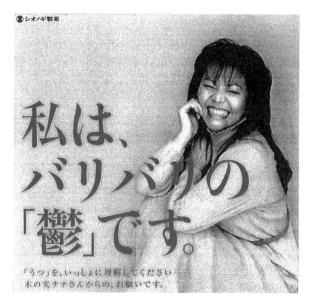

図1　Duloxetineの新聞広告（一部）

情が浮んで消えた．世話人会は塩野義製薬の単独での続行を望み，同社の開発担当者の方々はここでやめるつもりはさらさらなかった．直接，開発を担当されていた和田雄治氏は，どうやって社長の参加される開発に関わる会議を説得しようかと，いろいろ作戦を練ったと思われるが，「いい薬なんやろ，いい薬やったら，やったらええやないか」と当時の塩野芳彦社長の一言で開発の続行が決定したと聞いている．さすがの和田氏もこれを聞いて涙が出たといい，それを聞いて筆者も涙した．Duloxetineを世に出すまでは医者をやめられないと筆者なりに悲壮な決意をしたものである．

4．わが国初の新聞広告を利用した抗うつ薬duloxetineの第Ⅲ相試験

後期第Ⅱ相試験としてのimipramineとの比較試験に成功し，これ以降は塩野義製薬の単独開発となったが，1998年4月から新GCP（Good Clinical Practice）の実施に合わせて，duloxetineのpivotal studyは精神科領域と内科・心療内科領域でともに1998年8月から2000年7月にかけて前者はmianserinとの，後者はtrazodoneとの比較試験として実施された．それと同時に，長期投与試験2試験，高齢者試験3試験の合計7試験がほぼ同時期に開始されたのである．

1）新聞広告を利用した臨床試験は吉と出たか凶と出たか

後期第Ⅱ相試験でTCAのimipramineを対照薬としたことから，pivotal studyの1つは四環系抗うつ薬で，用法上の関係からmianserinが対照薬に選ばれた[9]．もう1本は内科・心療内科領域で，いつものtrazodoneが選ばれている[17]．筆者らは自信満々で試験に臨み，滑り出しは順調であったが，新GCPのもとで臨床試験の同意を得ることが以前より厳密となり，症例のエントリーが進まない．当時のどの臨床試験も軒並み進行が遅れ，期間延長が常となる事態となり，duloxetineの7つの第Ⅲ相試験も例外でなかった．厚生労働省と医薬品医療機器総合機構（機構）も新GCPの下でのこうした事態への対応として新聞広告などを利用することに積極的であった．そこで，塩野義製薬では7つの試験の進行を円滑に進めるために，試験の中盤に達していた2000年1月に一般紙を用いた被験者公募広告の実施を決意した．掲載紙は地方紙2紙（北海道新聞，秋田魁新聞：2000年1月22日），全国紙2紙（朝日新聞：2000年1月29日，読売新聞：2000年2月5日）であり，公募期間は2000年（平成12年）1月22日から2月11

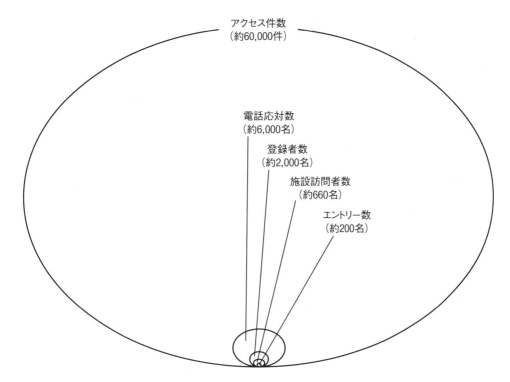

図2　新聞広告に対する反応とエントリー数（和田，2001[19]）

日の3週間とした。女優木の実ナナ氏の「私は，バリバリの鬱です」というキャッチコピーのもとに一面の大広告を打った（図1）。一方で，電話対応の「治験問い合わせセンター」を北里大学東病院の6階図書室に設置し，25台を越える数の電話を置いて看護師，薬剤師，治験コーディネーターなどが対応し，受付け期間中は精神科の医師も待機する体制をとった。筆者も待機したが，終日電話は鳴り続け，その反応ぶりの凄まじさにただただ驚嘆したものである。その時のアクセス件数からエントリーに至った詳細は和田[19]の報告では図2の通りである。すなわち，募集期間内の電話が通じなかった場合も含めたアクセス件数は約60,000件，電話対応数約6,000名であり，登録者数約2,000名，施設を紹介し得たのは1,200名で，この中で実際に施設を訪問したのは1/3に当たる約660名であり，最終的なエントリー数は約200名であった。

こうして難航していたmianserinとの比較試験も2000年12月には無事に終えることができた。問題はその成績である。開鍵日にコントローラーから手渡された資料の中から真先に最終全般改善度の欄をめくって驚愕した。表2がそれで，何回みてもduloxetineがmianserinに負けている。茫然として放心状態にあった時に，隣に座っておられた上島国利昭和大学教授（当時）に「先生があんなに一生懸命頑張っていたのに」と慰めの言葉をかけられたことは鮮明に憶えている。後に詳細な解析が行われたのであるが，広告を打つ前はduloxetineが有利に進行していたが，広告のあとは逆転されたことが判明した。広告の前は，内因性あるいはメランコリータイプのうつ病が対象の中心であったのが，広告のあとは状況因性のうつ病が中心で，不眠・不安の強い症例が多く，強力なhistamine H_1 受容体拮抗作用や serotonin $5-HT_2$ 受容体拮抗作用を有する mianserin に有利となった可能性が示唆されたのである。

本試験をまとめると，duloxetine 15〜30mg/日はmianserin 30〜60mg/日に対して有効性の非劣性は検証できなかったものの，duloxetineの有効

表2 Mianserinとの二重盲検比較試験における最終全般改善度（村崎，2009[9]）

	判定	著明改善	改善	軽度改善	不変	やや悪化	悪化	重篤に悪化	判定不能	評価不能	合計	改善率[a]（95%信頼区間）
FAS	DLX群	34	35	17	11	6	2	0	0	7	112	61.6%（51.9〜70.6%）
FAS	MI群	34	37	10	9	5	1	0	0	7	103	68.9%（59.1〜77.7%）
FAS	検定[b]	Pw = 0.4331										Pe = 0.3162
PPS	DLX群	32	31	12	6	5	1	0	0	0	87	72.4%（61.8〜81.5%）
PPS	MI群	34	34	9	7	4	1	0	0	0	89	76.4%（66.2〜84.8%）
PPS	検定[b]	Pw = 0.6958										Pe = 0.6057

a) 改善率：「著明改善」及び「改善」と判定された症例の割合
b) Pw：Wilcoxon順位和検定，Pe：Fisher正確検定
DLX：duloxetine，MI：mianserin

表3 Trazodoneとの二重盲検比較試験における最終全般改善度（筒井，2009[17]）

	判定	著明改善	改善	軽度改善	不変	やや悪化	悪化	重篤に悪化	判定不能	評価不能	合計	改善率[a]（95%信頼区間）
FAS	DLX群	16	31	19	14	5	6	1	0	4	96	49.0%（38.6〜59.4%）
FAS	TR群	22	23	23	13	5	5	0	0	7	98	45.9%（35.8〜56.3%）
FAS	検定[b]	Pw = 0.7702										Pe = 0.7738
PPS	DLX群	15	27	16	9	4	4	1	0	0	76	55.3%（43.4〜66.7%）
PPS	TR群	22	23	18	7	4	2	0	0	0	76	59.2%（47.3〜70.4%）
PPS	検定[b]	Pw = 0.2411										Pe = 0.7431

a) 改善率：「著明改善」及び「改善」と判定された症例の割合
b) Pw：Wilcoxon順位和検定，Pe：Fisher正確検定
DLX：duloxetine，TZ：trazodone

性を完全に否定するものではなく，安全性については，有害事象発現率は55.9%対77.3%と有意にduloxetine群に低い．とくに，眠気，口渇，便秘，ふらつき感および立ちくらみはmianserin群に有意に高く，食欲不振はduloxetineに有意に高かった．臨床検査値に対しては，AST（GOT），ALT（GPT），γ-GTP上昇の発現率がmianserin群に有意に高い結果となっており，duloxetineの安全性が目立っている．

2）Trazodoneを対照薬とした試験

内科・心療内科領域では，trazodoneを対照薬とする試験が定例となっており，duloxetineのオープン試験で5〜20mg/日で十分な効果が得られたことからduloxetine 5〜15mg/日対trazodone 75〜150mg/日の比較試験が行われた[17]．

最終全般改善度をみると（表3），「改善」以上の割合は49.0%対45.9%と数値ではduloxetineが上回り，改善率を指標とする非劣性検定では，主要解析集団FAS（full analysis set）では非劣性が

検証されたものの（P = 0.0421），副次的解析集団PPSでは非劣性は検証されなかった（P = 0.3044）。このPPSから除外された症例はduloxetine群20例，trazodone群22例と差はなかったが，除外例に「改善」以上の症例が5例あり，すべてduloxetine群の症例であったことが非劣性検証でduloxetineに不利に影響したと考えられた。安全性では，「ほぼ安全である」以上が72.3％対72.8％と，ともに安全性の高い抗うつ薬と考えられた。

5．前期（低用量）の臨床試験のまとめ

血小板5-HT取り込み阻害作用から割り出された臨床推奨用量は米国でも20～30mg/日とされ，わが国では15～30mg/日の用量でimipramineとの比較試験でITT解析で非劣性を検証しえた。ところが，pivotal studyでは15～30mgではmianserin 30～60mg/日には非劣性検証がならず，内科・心療内科領域でのtrazodoneとの比較試験では5～15mg/日対75～150mg/日の用量でFASで非劣性を検証しえたが，PPSでは非劣性検証がならず，苦しい成績となった。筆者自身はオープン試験から積極的に臨床試験に参加し，数多くの症例を体験して，amoxapineに続く抗うつ薬であるというのが口癖にさえなるほどで，塩野義製薬が単独でも開発を続けるという姿勢を高く評価してきた。したがって，mianserinとの比較試験で非劣性が検証されないという事実は受け入れ難いものであった。Pivotal studyで不十分な成績となったが，厚生労働省に申請することになり，2001年6月24日に機構との申請前相談に総括医師として参加した際には，「この薬が承認されれば，今すぐにでも第一選択薬として処方する」と言いきって，「そう言ってくれれば，審査する側もありがたい」と，機構で評価されたと思っている。そして，2001年11月16日に第1回目の申請となった。わが国で初めての新聞広告によるエントリー促進も評価されて然るべきと考えてもいたが，申請は却下された。後に述べるように，15～30mg/日の用量では低用量にすぎることが明らかにされたことから，却下されることはその時は残念に思ったが，大局的にみてよかったのである。かくして，新聞広告は結果的には吉となったのである。

さて，前編[10]で述べたように，わが国での開発の状況をつぶさにみていた米国Eli Lilly社はvenlafaxineの例えを参考に，20～30mg/日では5-HT系への作用が前面に出て，noradrenaline（NA）系への作用まで至っていないのではないかとの考えから，筆者らがmianserinとの比較試験を実施していた1999年に用量を上げての再開発に打って出た。そして，60mg/日を基準とする用量でものの見事に成功して，2001年に米国食品医薬品局（FDA）に申請し，2004年には承認されている。わが国での第1回目の申請と，米国でのFDAへの申請が同じ2001年となったのは偶然であろうが，今度はわが国側が米国に倣って用量を上げて再出発するという立場になったのである。なお，低用量でのわが国初の長期投与試験と，高齢者試験はいずれも公表されておらず，本稿では省略している。

III．第II期：高用量での臨床試験

こうして，わが国でも40～60mg/日という高い用量での試験に打って出ることになった。Duloxetineにとっては最後のチャンスとなることと覚悟して，まず，2002年に60mg 1日1回7日間の第I相試験を実施し[7]，安全性を確認して表4にみるような順序で試験を進めた。

1．40mgから開始して60mgへ上げるオープンラベル試験での安全性と効果の確認

本試験は予備的な試験で[18]，図3にみるような投薬スケジュールのもとで50名を対象とし，4週間からなる第I期と，52週に及ぶ第II期から成りたっている。初回投与量を40mg/日と設定したのは，1つには第I相試験で60mg/日では投与初期での忍容性は良好とはいいがたく，開始用量を低く抑える方策が有用であるとされたことと[7]，40mg/日では[15]忍容性に特に問題とすべき結果はみられなかったとする第I相試験の結果を採用したことによる。

全期間を通じての有害事象の発現率は96.0％（48例，327件）で10％以上のものは，悪心，傾

表4 Duloxetine の高用量投与試験一覧

報告者	試験内容	期日
熊谷[7]	60mg/日の7日間の第Ⅰ相試験	2002年10月～12月
筒井,樋口[18]	オープンラベル試験	2003年10月～2005年5月
樋口,村崎,上島[1]	5mgに対する40mg,60mgの優越性試験	2004年4月～2005年7月
樋口,村崎,上島[2]	placebo, paroxetine との二重盲検比較試験	2006年6月～2007年9月
樋口[4]	長期投与試験	2007年2月～2008年4月

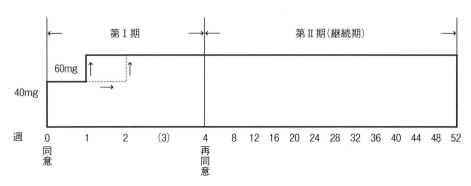

図3 Duloxetine 40～60mg/日のオープン試験の投与スケジュール(筒井,樋口,2009[18])

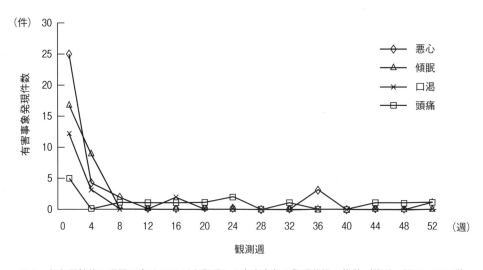

図4 投与開始後1週間以内に10%以上発現した有害事象の発現状況の推移(筒井,樋口,2009[18])

眠,鼻咽頭炎,口渇,頭痛,便秘,下痢,嘔吐,トリグリセライド増加,活動性めまい,倦怠感およびALT増加の12項目で,多くは軽度または中等度であったが,9例が有害事象により投与中止となり,うち7例が投与開始後2日以内に発現して中止となっている。図4にみるように主な副作用(悪心,傾眠,口渇,頭痛)は投与後早期に出現し,速かに消失していくが,初期中止例の多さは

表5 各観察週における反応率および寛解率（筒井，樋口，2009[18]）

	観察週															終了時	
	1	2	3	4	8	12	16	20	24	28	32	36	40	44	48	52	I期	II期
症例数	50	41	11	39	35	31	29	28	24	23	21	22	19	18	15	16	50	50
反応例数	5	16	5	25	23	19	20	22	21	22	21	21	18	16	14	14	26	32
反応率（％）[a]	10.0	39.0	45.5	64.1	65.7	61.3	69.0	78.6	87.5	95.7	100.0	95.5	94.7	88.9	93.3	87.5	52.0	64.0
寛解例数	3	6	3	15	15	14	14	17	15	14	14	17	11	8	7	9	15	22
寛解率（％）[b]	6.0	14.6	27.3	38.5	42.9	45.2	48.3	60.7	62.5	60.9	66.7	77.3	57.9	44.4	46.7	56.3	30.0	44.0

a) 反応率：HAM-D17 合計評点が投与開始時の1/2以下に低下した症例の割合
b) 寛解率：HAM-D17 合計評点が7点未満に低下した症例の割合

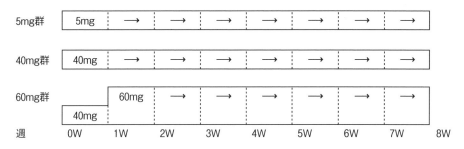

図5 Duloxetine 40mg，60mg の 5mg に対する優越性試験の投与スケジュール（樋口ら，2009[1]）

表6 HAM-D17 合計評点の終了時変化量（LOCF）の群間比較（FAS）（樋口ら，2009[1]）

	平均±標準偏差			両側P値[a]	
	5mg群	40mg群	60mg群	40mg群-5mg群	60mg群-5mg群
症例数	144	147	145		
HAM-D17 合計評点の変化量（点）	-14.2±7.8	-15.0±8.2	-13.2±9.3	0.4338	0.2294

a) 共分散分析，共変量：性，病型分類，投与開始前 HAM-D17 合計評点，前治療薬の有無，治験実施医療機関（変量効果）

問題であった。

有効性では，HAM-D17 合計評点の変化量をみると，短期投与（第I期）で-8.8±6.9，長期投与（全期間）で-11.0±7.8となり，いずれも有意に減少し，反応率および寛解率は表5の通りで，II期ではそれぞれ64.0％と44.0％の高きに達している。以上からduloxetineの短期・長期投与時において臨床的に問題となる所見は特にみられず，抗うつ効果が維持されることが示された。しかし，もう一度，有害事象での中止例は9例に及び，うち7例は2日以内に中止した症例であることを強調しておきたい。

2．Duloxetine 5mg に対する 40mg，60mg の優越性試験

Duloxetine 60mg 7日間反復投与試験[7]，および大うつ病性障害を対象としたオープンラベル試験[18]を経て，duloxetine 40mg および 60mg の 5mg（低用量でpseudoplaceboに相当する）に対する有効性，安全性を確認する試験が実施された（2004年6月～2005年7月[1]）。投与スケジュールは図5の如くで，8週間に及んでいる。

さて，その HAM-D17 合計評点の終了時変化量の群間比較をみると（表6），主要評価項目のFAS解析およびPPS解析ともに5mgに対する40mg，60mg の優越性は示されておらず，副次的評価項

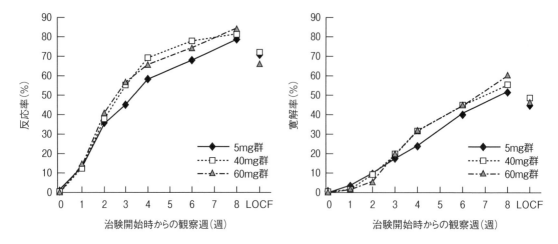

図6 反応率と寛解率の観察週ごとの群間比較（FAS）（樋口ら，2009[1]）

目の反応率および寛解率ともに有意差は認められていない（図6）。

なお，疼痛6項目でのVASの終了時変化量（LOCF）では，「全般的な痛み」では40mg群は5mg群に比べ有意なVASの減少を示し（P=0.0295），「全般的な痛みによる日常生活への支障」では，40mgは5mgに比べて有意なVASの減少を示した（P=0.0171）。その他の項目では，3群の間に有意差は認められていない。

安全性については，有害事象発現率は5mg群88.1％，40mg群95.3％，60mg群96.6％で，40mg群，60mg群とも5mg群に比べて有意に高く（各々P=0.0326，P=0.0073），40mg群と60mg群とは同程度であった。有害事象・副作用の内訳では，5mg群に対して40mg群の方が有意に高かったのは，悪心，便秘，排尿困難，傾眠，あくび，多汗症および食欲不振であり，60mg群では，便秘，悪心および食欲減退であった。また，有害事象の発現時期は第1週目に多く，その後次第に減少している。最も関心の高い有害事象発現による中止例は，5mg群7例（4.7％），40mg群12例（7.9％），60mg群22例（14.7％）となっている。これを1週未満でみると，5mg群の2％に対して，40mg群5.9％，60mg群9.3％と高かった。

さて，本試験をまとめると，当初の目的である5mgに対する40mg，60mgの優越性検証はものの見事に失敗している。その理由を解析してみる

と，①pseudoplacebo相当の5mgは，内科・心療内科領域での臨床試験での初期投与量であり，何らかの効果は示しうる用量であること，②40mg群，60mg群での開始1週未満の有害事象中止例が5mg群に比較して多かったことの2点があげられるが，主な理由は40mg群および60mg群の初期用量40mgが高かったことにつきる。その結果，40mg群および60mg群では効果が十分に発揮される前に投与中止に至った症例の割合が高くなり，このことが適正な薬効評価ができなかった主原因と考えた。この前の試験で[18]，40mg開始による早期の中止例が多かったことへの配慮が足りなかったと責任者の1人として深く反省している。なお，こまかく解析してみると，3群とも，特に投与開始後1週目のHAM-D17合計評点の変化量がその後の期間に比べて大きかった。この原因として，治験開始時から治験コーディネーターが診療に関わることによる環境変化やplacebo効果が考えられ，薬効評価に大きく影響を及ぼしたとの推察も可能である。そこで，事後解析として，投与開始1週間の有害事象中止例および可能な限りのplacebo効果の影響を除いた条件下でduloxetine 40mgと60mgの有効性を確認することを目的に，HAM-D17合計評点の投与開始後1週から終了時における変化量を検討したところ，duloxetine 40mg群と5mg群との間で有意差がみられた（P=0.0250）。また，60mg群と5mg群との

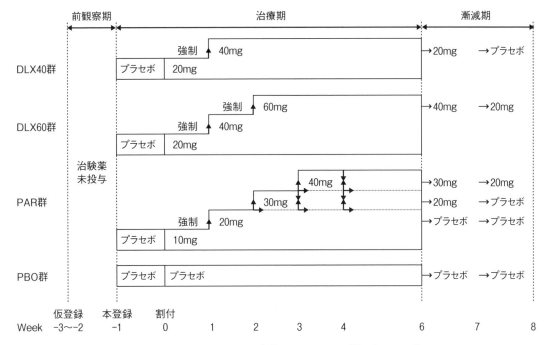

図7 Pivotal study における投与スケジュール（樋口ら，2009[2]）
DLX：duloxetine，PAR：paroxetine，PBO：placebo

間に有意差はみられなかったが，絶対値では60mg群の方が大きかった。

以上の結果から，当初の目的は達成できなかったが，一部の有効性副次評価指数および事後解析においてduloxetine 40mg群あるいは60mg群が5mg群に比べて優れることが示唆されている。したがって，最後の大一番となるpivotal studyとしてのplaceboおよびparoxetineを対照薬とする二重盲検比較試験で，いかに早期の脱落を防ぐ手立てをすべきかがこの試験から読み取れたことは有意義であったのである。

3．ついに辿りついた大一番——placeboおよびpa-roxetineを対照薬とした二重盲検比較試験[2]——

待ちに待った最後の大勝負は2006年6月から2007年9月にかけて実施された。本試験の目的は1つはplaceboに対する優越性の検証であり，2つ目はparoxetineに対する非劣性検証であった。

投与スケジュール（図7）にみるように，強敵paroxetine フル用量（40mg）との比較試験である。米国 Eli Lilly 社がとった策（paroxetine 20mgまで）はわが国では許されない。そして，初期の脱落を防ぐためにduloxetineは20mgからの強制増量とした。後に述べるように，duloxetine群の有害事象による中止は6例で，placebo群の5例と変らず，paroxetine群の12例より少なかったのである。

まずこの成績をみてみよう。主要解析対象集団FAS（440例）における主要評価指標のHAM-D17合計評点の変化量はduloxetine併合群 −10.2 ± 6.1，placebo群 −8.3 ± 5.8であり，duloxetine併合群のplacebo群に対する優越性が検証された（P = 0.0051）（表7）。まず，第1の目的は達成した。そして，duloxetine併合群とparoxetine群との変化量の差および95%信頼区間は，−0.65 ± 0.68および（−1.99，0.70）であり，信頼区間の上限0.70が非劣性マージンより小さかった。すなわち，数値的にはparoxetineに対する非劣性が検証されたのである。ところが，事後的に解析したparoxetine群とplacebo群との間には有意差がみられず，duloxetine併合群のparoxetine群に対する非劣性検証は十分な分析感度を有していないとされた。

表7 Pivotal study における HAM-D17 合計評点の変化量および群間比較（樋口ら，2009[2]）

解析対象集団	HAM-D17 合計評点の変化量 （平均値±標準偏差）			変化量の群間比較[a]		
	DLX 併合群	PBO 群	PAR 群	DLX 併合群 -PBO 群	DLX 併合群 -PAR 群	PAR 群 - PBO 群[c]
FAS	-10.2±6.1 (n=147)	-8.3±5.8 (n=145)	-9.4±6.9 (n=148)	-1.93±0.69 0.0051[b] (-3.28, -0.58)	-0.65±0.68 — (-1.99, 0.70)	-1.29±0.69 0.0623[b] (-2.64, 0.07)
PPS	-10.5±5.9 (n=138)	-8.6±5.7 (n=135)	-9.5±6.7 (n=142)	-1.91±0.68 0.0054[b] (-3.26, -0.57)	-0.97±0.67 — (-2.29, 0.36)	-0.95±0.68 0.1652[b] (-2.28, 0.39)

a）：上から，HAM-D17 合計評点の変化量の調整済み平均の差，両側 P 値，95％信頼区間（下限，上限）を示す．
b）：混合効果モデルに基づく解析　　c）：事後的な解析
HAM-D17 合計評点の変化量：割付後6週－割付時
共変量：性，病型分類，割付時 HAM-D17 合計評点，治験実施医療機関（変量効果）
DLX：duloxetine，PBO：placebo，PAR：paroxetine

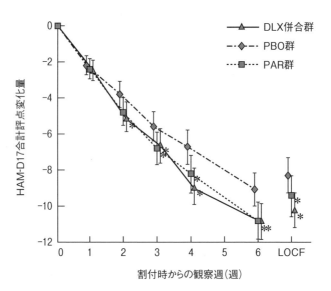

図8　投与群ごとの HAM-D17 合計評点の経時的推移（平均値，95％信頼区間）（樋口ら，2009[2]）
＊PBO 群との2群比較で有意差あり（P＜0.05）

しかし，HAM-D17 合計評点の変化量について，duloxetine 併合群（-10.2）は paroxetine 群（-9.4）より数値で優っており，実質的に非劣性は検証されたものといえよう．

副次解析として，観察週別の HAM-D17 合計評点の変化量は，duloxetine 併合群と placebo 群との間で2週以降のすべての観察週で有意差がみられ，paroxetine 群と placebo 群との間では，3週以後のすべての観察週で有意差がみられている（図8）．同じく副次評価指数である反応率，寛解率，CGI-改善度の改善率および疼痛6項目の VAS 評点の変化量について，表8に示されているように，duloxetine 併合群と placebo 群との間に有意差がみられたのは，反応率，寛解率，CGI-改善度の改善率および疼痛の6項目のうち「頭痛」および「痛みを有した時間」の2項目の変化量で

表8 Pivotal studyにおける副次評価項目の解析結果（FAS）（樋口ら，2009[2]）

		DLX併合群	DLX40群	DLX60群	PBO群	PAR群
症例数		147	73	74	145	148
反応率（%）		54.4*	57.5*	51.4	38.6	52.7*
寛解率（%）		34.0*	32.9	35.1*	22.1	33.1*
CGI-改善度の改善率（%）		67.3*	69.9*	64.9*	51.0	64.2*
疼痛6項目のVAS変化量[a] (mm)	全般的な痛み	－12.3±23.7	－14.6±21.9*	－9.9±25.2	－7.2±21.3	－10.8±26.3
	頭痛	－12.3±22.0*	－11.7±22.3	－12.8±21.8	－6.5±23.4	－9.4±23.8
	背部痛	－6.4±22.1	－8.6±20.3	－4.3±23.7	－4.4±19.8	－5.8±20.4
	肩部痛	－9.5±20.1	－11.4±18.9*	－7.6±21.2	－4.6±21.8	－9.5±25.6
	日常生活への支障	－9.8±23.8	－13.6±24.1*	－6.2±23.1	－4.9±22.0	－8.3±27.6
	痛みを有した時間	－15.1±24.9*	－18.5±23.8*†	－11.7±25.7	－6.6±24.4	－10.4±27.3

a）：平均値±標準偏差を示す．
＊DLX併合群，DLX40群，DLX60群，PAR群の各群とPBO群との2群比較で有意差あり
　［$P < 0.05$：群間差の95％信頼区間に基づく検定］
†DLX併合群，DLX40群，DLX60群の各群とPAR群との2群比較で有意差あり
　［$P < 0.05$：群間差の95％信頼区間に基づく検定］
疼痛6項目のVAS変化量：割付後6週−割付時の変化量
反応率，寛解率，CGI-改善度の改善率については実数値のみ

あった．

なお，本試験では，主要解析においてLOCF法に基づくHAM-D17合計評点の変化量で，paroxetine群とplacebo群との間に有意差がみられなかったが，LOCFを用いなかった副次解析において，6週ではparoxetine群とplacebo群との間に有意差がみられている．このことは，paroxetine群の投与中止例（うち12例が有害事象による）がplacebo群に比較して多かったことによると考えられた．なお，duloxetine併合群では有害事象による中止6例を含む18例であり，20mg/日からの漸増法が功を奏したと考えている．

さて，duloxetine 40mg群と60mg群とでともにplacebo群より有意なHAM-D17合計評点の変化量を示して優越性が検討されているが，寛解率では60mgのみが有意差を示している．したがって，臨床用量として，duloxetine 40mgを通常用量とし，症状によって1日60mgに増量することが適切と考えられた．

安全性については，有害事象発現率はduloxetine併合群で87.4%，40mg群で87.9%，60mgで86.9%，placebo群78.2%，paroxetine群87.2%であり，placebo群を除き，いずれの群でも同程度であり，みられた有害事象の程度や種類についても同程度であった．したがって，duloxetineはSSRIのparoxetineと同程度の忍容性を有し，TCAと比較して忍容性が高いことが推察された．

こうして，duloxetineは世界で唯一のplaceboおよびparoxetineのフル用量との比較試験に成功し，2008年1月28日の2回目の申請へと歩を進めたのである．なお，本試験は後に有効性と安全性についての再解析が行われている[3]．とくに，有効性については，HAM-D17項目のFactor別解析として，うつ病の中核症状，睡眠障害，不安・身体症状の3つのサブスケールを用いて検討され，中核症状を示すBeckのサブスケールの合計評点の変化量については，図9にみるように，2週目以降で有意差がみられている．睡眠障害については，4週目のみでplacebo群に対して有意差をつけ，不安・身体症状に関しては4週目以降で有意差をつける結果となっている．次シリーズで取りあげるmirtazapineも同様な解析を行っており[6]，睡眠障害に対しては1週目以降でplaceboに有意差をつける速効性を示し，不安・身体症状に対しては3週目より有意差をつけたのに対して，中核症状に対する効果発現は5週目以降となってい

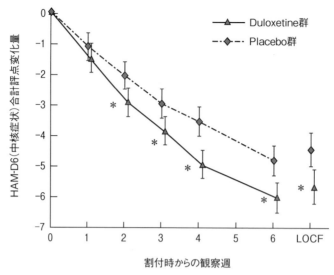

図9 中核症状のBeckのサブスケール（HAM-D17のうち6項目：抑うつ気分，仕事と興味，罪業感，精神運動抑制，一般的な身体症状，精神的不安）の推移（国内比較試験）（樋口，2011[3]）

る。いずれもduloxetineとmirtazapineを直接比較したものではないが，同じ速効性を示す抗うつ薬とはいえ，中核症状にはduloxetineが速く，睡眠障害や不安・身体症状にはmirtazapineが速いといった違いが認められて，それぞれの特徴が明らかにされて興味深い。

4．本邦初の抗うつ薬の長期投与試験

1990年代後半，低用量での臨床試験が行われている頃，これからは抗うつ薬も長期投与試験が必要であるといわれて，頭を抱えた。当時は，大規模な長期投与を抗うつ薬で実施した経験がなく，被験者の方々に1年間の服薬を願える時代ではなかったからである。それでもいろいろ工夫を巡らせて，とりかかっていたが，完成を見ぬ間に高用量による試験の時代に入り，2003年にはすでに述べた40mg，60mgのオープンラベル試験から引き続いての少数例での長期投与試験が実施可能の下地を作っていた[18]。ちょうど，大一番のpivotal studyが実施されて終盤にさしかかった2007年2月に215例を対象とする第Ⅲ相試験としての長期投与試験が開始されたのである。筆者の記憶では，duloxetineの有効性と安全性が確認されつつある時期にオープンラベルの試験であることの安心感から，またたく間に215例の対象がエントリーされたのである[4]。

図10に示す投与スケジュールのもとで，67例の中止脱落例を除いた148例の大規模な治療期終了例の試験が完了したのである。

まず安全性では，10％以上発現した有害事象は鼻咽頭炎（53.5％），悪心（33.0％），傾眠（30.7％），頭痛（23.3％），口渇（22.3％），下痢（17.7％），トリグリセライド増加（14.4％），便秘（14.0％），体重減少（13.5％），CPK増加（13.0％），上腹部痛（10.7％）の11項目で，いずれも「軽度」または「中等度」で97.2％が「回復」であった。有害事象および投与開始1週以内に5％以上発現した有害事象の週別発現状況の推移をみると（図11），投与初期に多く発現し，以降は速やかに減少することが示されている。なお，有害事象による中止となった症例は215例中23例（10.7％）で原因となった主な事象は，不安（1.4％），動悸，胃不快感，末梢冷感，傾眠（各0.9％）と少数例で，1年を通じての安全性の高さが確認された。

§37 SNRIの開発物語 459

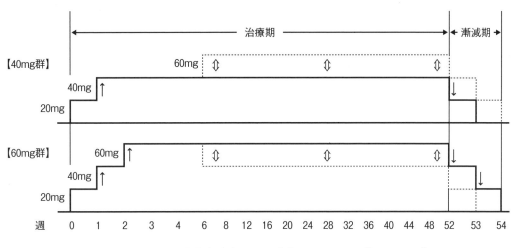

図10 Duloxetine の長期投与試験における投与スケジュール（樋口, 2009[4]）

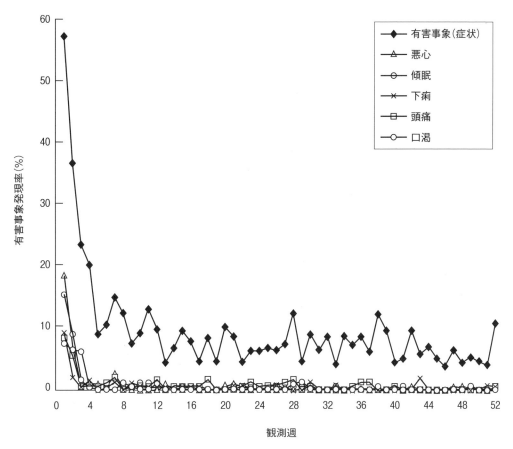

図11 有害事象（症状）および投与開始1週間以内に5%以上発現した有害事象の週別発現状況の推移（樋口, 2009[4]）

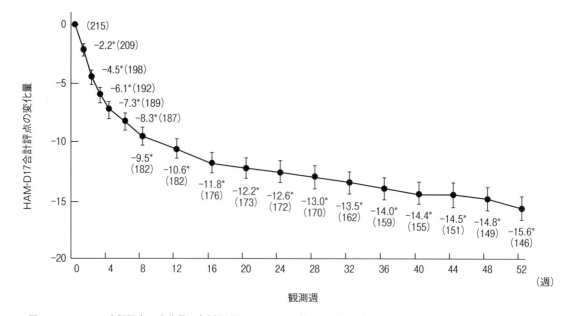

図12 HAM-D17合計評点の変化量の各観測週における平均値および95%信頼区間の推移（併合群）（樋口，2009[4]）
HAM-D17合計評点の変化量：各観測週における値－投与前値　（　）：症例数
*：P＜0.0001 対応のあるt検定（投与開始前と投与開始後でともに観測されている症例が対象）

表9　Duloxetine 長期投与試験の各観測週における反応率および寛解率（樋口，2009[4]）

投与群	併合群											
観測週	1週	2週	3週	4週	6週	8週	12週	16週	20種	24週	28週	32週
症例数	209	198	192	189	187	182	182	176	173	172	170	162
反応例数	6	24	32	46	67	85	102	111	110	116	121	116
反応率（％）[a]	2.9	12.1	16.7	24.3	35.8	46.7	56.0	63.1	63.6	67.4	71.2	71.6
寛解例数	6	11	16	23	31	40	52	67	68	72	81	80
寛解率（％）[b]	2.9	5.6	8.3	12.2	16.6	22.0	28.6	38.1	39.3	41.9	47.6	49.4

投与群	併合群					併合群	40mg群	60mg群
観測週	36週	40週	44週	48週	52週	投与終了時	投与6週時	投与6週時
症例数	159	155	151	149	146	215	108	107
反応例数	121	123	116	120	120	144	30	40
反応率（％）[a]	76.1	79.4	76.8	80.5	82.2	67.0	27.8	37.4
寛解例数	82	88	84	91	98	116	14	18
寛解率（％）[b]	51.6	56.8	55.6	61.1	67.1	54.0	13.0	16.8

a）反応率：HAM-D17合計評点が投与開始時の1/2以下に低下した症例の割合
b）寛解率：HAM-D17合計評点が7点未満に低下した症例の割合

有効性については，HAM-D17合計評点の変化量の週末推移にみるように（図12），週ごとに52週にわたって減少している。投与開始後の反応率をみると，投与期間の経過とともに反応率は高くなり，52週の反応率は82.2％にのぼっている（表9）。また投与終了時の寛解率は54.0％であった。CGI-改善率は投与期間の経過とともに高くなり，52週の改善は85.6％であった。

以上の結果から，duloxetine は初期投与 20mg，維持用量 40〜60mg/日の投与によって大うつ病性障害の被験者に最大 52 週間にわたり，抗うつ効果が維持され，安全性においても臨床的に問題となる所見は特にみられなかった。また，placebo および paroxetine を対照とした比較試験において，急性期での有効性が示されたことを勘案すると，duloxetine はうつ病症状の改善を目的とした急性期治療，うつ病の再発予防のために必要といわれている継続投与，およびその後の維持療法にも適しており，大うつ病性障害の慢性化，遷延化を防ぐために有用な薬剤であると考えられた。

5．高用量での臨床試験のまとめ

　まず，オープンラベルで 50 例を対象とした小規模試験で，40mg/日，60mg/日が十分な効果を発揮し，1 年間の継続試験でも効果は持続し，新たな有害事象は認めなかった。問題は 40mg/日で開始した場合に，有害事象で 9 例が早期に脱落し，うち 7 例は 2 日間で脱落した事実を重要視しておく必要があった。この試験と重なるように実施した次の「5mg に対する 40mg，60mg の優越性試験」では，開始用量を十分に吟味する暇もなく，同じ手法のまま 40mg から 60mg へと増量したこともあって，有害事象による脱落例が多く，5mg に対して，40mg，60mg ともに優越性を示せなかった。この試験で，20mg から漸増する方法を用いていたら，もっと面白い結果が得られた可能性があっただけに筆者は悔いを残している。これが pivotal study になり得たかもしれず，とても残念に思って反省している。

　そして，最後の大一番となった placebo および paroxetine を対照薬とする文字通りの pivotal study が実施された。この試験では，さすがに duloxetine 群は 20mg から漸増して臨み，第 1 の目的である placebo に対する優越性は証明され，第 2 の目的の paroxetine に対する非劣性検証を証明するに足る成績を残した。ただ，残念なことに，paroxetine が placebo に対する優越性を示せなかったために，paroxetine に対する非劣性は言わせてもらえなかった。

　本邦初の大規模な 1 年間の長期投与試験にも成功して，いよいよ申請するに十分な成績が整ったのである。

　近年，二重盲検比較試験などの開鍵は以前と違って社内で実施されるために息づまる緊張を世話人会で味わわせてもらえなくなっているが，社内は社内で大きな緊張感を開発担当責任者や解析担当者の方々は味わったに違いない。2007 年 11 月 2 日の塩野義製薬での開鍵の結果は，待ち構えていた筆者に直ちに時の責任者の畑中一浩氏から電話を戴いた。「よかった」「よかった」のくり返しで胸が一杯となり，これで医者がやめられると，正直思ったりもした。その時，畑中氏に「せめて duloxetine の臨床評価が明らかにされるまではやめないで下さいよ」と言われたものである。

　急げば 2007 年の年内に申請できるのでは，とせかしたが，さすがにそれは無理で 2008 年 1 月 28 日の申請となった。今度こそは確信のある 2 回目の申請であった。

　人間万事塞翁が馬という諺がある。20〜30mg/日の低用量での試験に基づいて第 1 回目の申請をしたが，これは却下された。そのおかげで，わが国での開発状況を見ていた米国が再開発を決意し，高用量の試験に成功した。今度はわが国が米国に倣って高用量の試験を進めることとなり，これに成功して 2 回目の申請ができた。これがよかったのである。仮に，新聞広告を打たずに頑張って試験を進め，そこそこの成績で 20〜30mg/日が承認されていたら，duloxetine は中途半端な用量で臨床に立ち向かうこととなり，さほどの評価を得ることができなかったかもしれない。収まるべき所へ収まって今日の隆盛をみているのである。

　Duloxetine の承認が決定して，待ちに待った Duloxetine 特集号を本誌（13 巻 3 号，2010）に組んだ時に，真先に「Duloxetine 登場」[11]を書かせてもらった。そして，「Duloxetine—開発から上市まで」の座談会で，村崎，石郷岡，高橋と塩野義製薬側から和田，畑中の 2 名を加えた 5 名で心ゆくまで語り明かした。忘れていた話から初めて聞く話などが赤裸々に出て来て，何度読み返しても面白いのであるが，オフレコ話や差し障りのある話が出過ぎているということで，角を嬌めた通り一

遍の座談会[12]に編集せざるを得なくなり，まことに残念ではある．いつの日にか全文を掲載したいものである．

Ⅳ．おわりに

3編にわたったduloxetineの開発物語はこれで終りである．思い入れが強い分，長くなってしまったが，最後に忘れられないエピソードを書いておきたい．1995年の春頃か，山之内製薬（現アステラス社）の新規抗うつ薬の国際会議がAmsterdamで行われたさい，日本から当時慶應におられた神庭重信現九州大学教授と2人でこれに参加した．この会議のコーヒーブレークの時に大御所として参加されていたMontgomeryに，今日本ではduloxetineの開発に力を入れていると期待に満ちた話をしたところ，"That is a dead drug"と切って捨てられた．筆者のMontgomeryを見る眼が変わったことは言うまでもない．このあと世界最大のAmsterdam郊外のAalsmeer Flower Auctionを見学して美しい花々に気持をまぎらわせてもらったものである．近年の抗うつ薬の臨床試験の評価にMontgomery-Åsberg Depression Rating Scale（MADRS）が用いられる機会が多いのであるが，そのたびに内心穏やかならざる思いが突き上げてくる．今に見てろ，という気持とともにである．

もう1つ，中編で述べた血小板5-HT再取り込み阻害作用をみた第Ⅰ相試験のデータを笠原友幸現秦野病院院長が論文化し，石郷岡純現CNS薬理研究所主幹が同じ1995年にInternational Clinical Psychopharmacology誌に投稿した．立派な貴重な論文であると筆者らは考えていた．ところが，編集委員長をされていたMontgomeryから，開発を中止した薬物のデータは受けられないとリジェクトされた．「そんなことはない．日本の塩野義製薬という会社が立派に開発している」ともう1回提出したが，「いや，中止になったと私は聞いた」と．そのうち，「もう1回本当に中止になっているのではないか確かめてみるから待て」と連絡があり，「やっぱり中止になったからだめだ」と言われて，日本神経精神薬理学会誌[5]に投稿することになったのである．

以上の2つのエピソードは，世界はduloxetineの開発はpendingではなく，中止されたと理解していたことを示す．あのMontgomeryの存在はそれだけ大きかったのである．しかし，塩野義製薬はものの見事に引っくり返して，Montgomeryから受けた屈辱を晴らしてくれたのである．当時，開発を直接担当されていた和田雄治，畑中一浩（現 塩野義製薬事業本部長）の両氏，単独での開発を快く容認された故・塩野芳彦社長にduloxetine開発に携われたことを感謝して本稿を終えたい．

わが国では，2010年1月20日に製造・販売の承認が降りた．筆者は第Ⅰ相試験から最後の長期投与試験までに果して何例のうつ病患者の方々をエントリーしたか，100例を越える大試験であっただけに生涯忘れることはないと確信している．

文　献

1) 樋口輝彦，村崎光邦，上島国利：Duloxetineの大うつ病性障害に対する臨床評価―5mgに対する40mg, 60mgの優越性試験．臨床精神薬理，12：1595-1612, 2009.
2) 樋口輝彦，村崎光邦，上島国利：Duloxetineの大うつ病性障害に対する臨床評価―Placebo及びparoxetineを対照薬とした二重盲検比較試験．臨床精神薬理，12：1613-1634, 2009.
3) 樋口輝彦：Duloxetineの特徴―国内第3相比較試験の再解析結果を中心に―．臨床精神薬理，14：529-542, 2011.
4) 樋口輝彦：Duloxetineの大うつ病性障害に対する臨床評価―大うつ病性障害に対する長期投与試験．臨床精神薬理，12：1579-1593, 2009.
5) Kasahara, T., Ishigooka, J., Nagata, E. et al.：Long-lasting inhibition of 5-HT uptake of platelets in subjects treated by duloxetine, a potential antidepressant. Jpn. J. Psychopharmacol., 16：25-31, 1996.
6) 木下利彦：国内におけるmirtazapineの臨床成績と今後の期待．臨床精神薬理，13：1014-1023, 2010.
7) 熊谷雄治：Duloxetineの第Ⅰ相臨床試験―反復投与試験（60mg1日1回7日間，無作為化プラセボ対照単盲検試験）―．臨床精神薬理，

8) 村崎光邦：Duloxetine のうつ病・うつ状態に対する臨床評価—Imipramine を対照薬とした二重盲検比較試験. 臨床精神薬理, 12：1517-1531, 2009.
9) 村崎光邦：Duloxetine のうつ病・うつ状態に対する臨床評価—Mianserin を対照薬とした二重盲検比較試験. 臨床精神薬理, 12：1533-1548, 2009.
10) 村崎光邦：SNRI の開発物語—その2. 波瀾万丈の末に世界制覇に成功した duloxetine の開発物語：前編　海外での開発の経緯. 臨床精神薬理, 17：915-924, 2014.
11) 村崎光邦：Duloxetine 登場. 臨床精神薬理, 13：435-462, 2010.
12) 村崎光邦, 石郷岡純, 高橋明比古：［座談会］Duloxetine —開発から上市まで. 臨床精神薬理, 13：509-517, 2010.
13) 塩野義製薬株式会社：精神科オープン試験. 社内資料.
14) 塩野義製薬株式会社：内科・心療内科オープン試験. 社内資料.
15) 高橋明比古, 村崎光邦：Duloxetine の第Ⅰ相臨床試験—反復投与試験（40mg 1日1回7日間）—. 臨床精神薬理, 12：1455-1481, 2009.
16) Takano, A., Suzuki, K., Kosaka, J. et al.：A dose-finding study of duloxetine based on serotonin transporter occupancy. Psychopharmacology, 185：395-399, 2006.
17) 筒井末春：Duloxetine のうつ病・うつ状態に対する臨床評価—Trazodone を対照薬とした二重盲検比較試験. 臨床精神薬理, 12：1549-1563, 2009.
18) 筒井末春, 樋口輝彦：Duloxetine の大うつ病性障害に対する臨床評価—大うつ病性障害に対するオープンラベル試験. 臨床精神薬理, 12：1565-1577, 2009.
19) 和田雄治：マスメディアによる被験者募集の結果と考察—抗うつ薬—. 臨床評価, 28：320-326, 2001.

§38

NaSSA, mirtazapine の開発物語

―― 苦節22年の跡を辿る ――

I. はじめに

抗うつ薬の最後の開発物語は Noradrenergic and Specific Serotonergic Antidepressant (NaSSA) の mirtazapine となった。最初に日本オルガノン社 (現 MSD 社) から第 I 相試験の依頼を受けたときには, mianserin とどう違うのかが明らかにされておらず, mianserin の successor としての 6-azo analogue であるというのが精一杯であった。Mirtazapine のわが国での開発は苦難の連続であった。1987年の第 I 相試験で[1]肝のトランスアミネース (GOT, GPT) が全被験者で上昇することから, わが国では次の段階へ進めず海外の臨床試験の動向を見極めてからということで一旦は pending となった。その後, 海外では1994年にオランダで, 1996年に米国で承認を受けており, GOT, GPT の上昇は一過性であるとの判断のもとに, 二度目の第 I 相試験をドイツで日本人を対象に実施し, その安全性を確認した[2]。1999年のことである。そして, 2000年には日本と欧州で bridging study を意図した fluvoxamine との比較試験が実施されたが[3], 日欧の成績がねじれ, ここで 2 回目の pending となった。そこへ天の助けか fluvoxamine を上市している明治製菓 (現 Meiji Seika ファルマ) が2004年に共同開発に参入し, そこから日本初の placebo 対照用量反応試験[4]と長期投与試験[5]が実施され, これが認められて2009年 7 月 7 日に承認を受けた。実に最初の第 I 相試験から数えて22年という年月がたっていたのである。

本稿では苦節22年の跡を辿る長い物語を書くことになる。

II. Mianserin から mirtazapine へ

Mianserin はオランダの Organon 社 (現 Merck 社) によって1966年に合成された。

図 1 にみるように dibenzo-piperazino azepine に属する四環系化合物で, いかなる意図で合成したのか明らかになっていないが, dibenzo azepine に piperazine を組み込んだ化学構造は中枢神経作用薬そのものの姿である。抗うつ薬にもなれば, 抗精神病薬にもなり得る。現に, ここから mianserin, setiptiline, mirtazapine の 3 つの抗うつ薬が誕生し, asenapine なる抗精神病薬を生み出している (図 1)。

Mianserin をはっきりと抗うつ薬としての開発に向わせたのは, かの有名な Itil ら[6]で, 薬物脳波学的研究から mianserin が, amitriptyline と類似

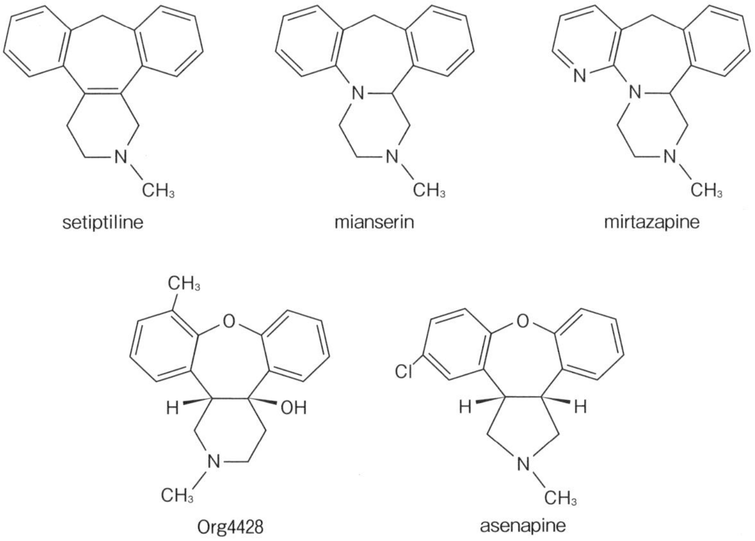

図1 Organon 社が合成した四環系の抗うつ薬および asenapine

したパターンを呈することを示して、その真価を見い出した。この事実は1972年のことであり、Itil の名声を高め、薬物脳波学の臨床的有用性を確立したことでも大きな進展を示し、わが国では齋藤正己、木下利彦両教授の努力のもとに関西医科大学の精神科のお家芸となったのである。

まず mianserin は従来の三環系抗うつ薬（TCA）とは異なる作用機序を有して、presynaptic α_2 adrenoceptor への拮抗作用を介して、noradrenaline（NA）の放出を促進することが主作用とされた[7]。NA 再取り込み阻害作用を有し、強力な histamine H_1 受容体拮抗作用と serotonin 5-HT_{2A} 受容体拮抗作用とを有して、抗コリン作用を呈さないという特徴をも有して第二世代抗うつ薬と呼ばれた。1974年イギリスを初めとする欧州の国々で承認されたが米国に入っていないのが不思議である。

わが国では1975年に臨床試験が開始され、筆者らもこれに参加し、1983年には承認されている（Tetramide®）[8,9,10]。なお、mianserin は副作用の中で眠気が最も多く、半減期が21.6時間と比較的長いことから、1日1回投与法の追加の開発が進められ、1989年には夕食後あるいは就寝前の用法追加が承認されている[11]。一方、setiptiline（Tecipul）はわが国でのみ開発されるといった特異な存在として1989年に承認されている（持田製薬）[12,13]。

さて本題の mirtazapine は mianserin の successor として1974年に合成された mianserin の 6-azo analogue である。Organon 社は1983年に開発に入り、1994年にはオランダで上市され、その後1996年には米国で承認されている。

III. Mirtazapine の薬理作用

筆者らが mirtazapine の第 I 相試験を依頼された1987年には mianserin との作用機序の違いは明らかにされておらず、NAα_2 受容体拮抗作用による NA の放出促進が主作用の抗うつ薬としての開発であった。後に詳しく述べるが、第 I 相試験で被験者がひたすら眠り込んで、担当医の大谷義夫をして睡眠薬として開発した方がいいのでは、と言わしめたほど催眠作用が強かった[1]。そうするうちに、1988年から始まった Organon 研究所の de Boer らによる mirtazapine の薬理学的プロフィールの解明がなされ[14,15,16]、mianserin と amitriptyline との比較のもとに一覧表にしたのが表1である。まず、mianserin との違いは NA 再取り込み阻害作用と NAα_1 受容体への親和性の2つの点であり、とくに NAα_1 受容体拮抗作用のない点が重要で、その理由を示したのが図2である。

すなわち、①青斑核の NA 神経細胞体の終末に

表1 Mirtazapine, mianserin および amitriptyline の in vitro 作用の比較

抗うつ薬分類	NaSSA	四環系	三環系
薬物名	mirtazapine[15]	mianserin[16,17,18]	amitriptyline[19,20]
monoamine 再取り込み阻害能			
serotonin 再取込阻害能	>31,000	>10,000	39
noradrenaline 再取込阻害能	1,600	44	24
受容体結合能			
noradrenaline α1 受容体結合	500	72	4.4
noradrenaline α2 受容体結合	50	110	114
serotonin 5-HT1A 受容体結合	5,000	>500	129
serotonin 5-HT2A 受容体結合	6.3	1.5	5.3
serotonin 5-HT2C 受容体結合	13	1.4	—
serotonin 5-HT3 受容体結合	7.9	7.1	—
histamine H1 受容体結合	0.5	1.8	0.17
muscaline 受容体結合	630	500	2.6
dopamine D1 受容体	1,600	—	—
dopamine D2 受容体	5,500	40,000	—

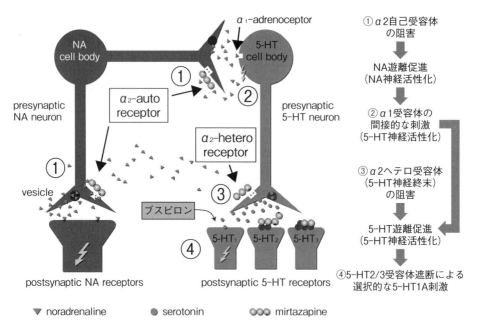

図2 Noradrenaline ならびに serotonin 神経伝達に及ぼす mirtazapine の作用
(de Boer, 1995[14] より改変)

存在する $α_2$ autoreceptor への拮抗作用が NA の放出を促進して，本来の NA 伝達系を強めると同時に，縫線核の 5-HT 神経細胞体への NA の放出を促進する。

②縫線核の serotonin (5-HT) 神経細胞体にて調整機能を果たしている $α_2$ adrenoceptor への作用が弱いために，神経終末から放出された NA は 5-HT 神経細胞の神経伝達を促し，神経終末からの 5-HT の放出を促す。

③それと同時に，この神経終末に存在する $α_2$

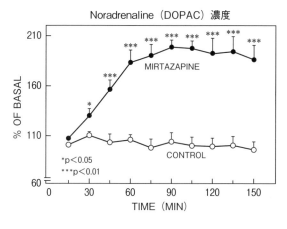
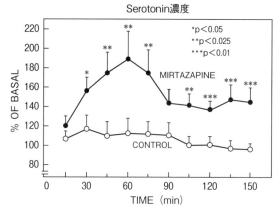

図3　細胞外 noradrenaline（DOPAC）ならびに serotonin 濃度に及ぼす mirtazapine の作用（de Boer ら，1995[14] より合成，一部改変）
2mg/kg をラットに皮下投与し，海馬における濃度を HPLC を用いて測定。

heteroreceptor にも強力に拮抗作用を及ぼし，さらに 5-HT の放出を高める。

④放出された 5-HT はポストシナプス側の 5-HT 受容体に作用していくことになるが，本来，mirtazapine は 5-HT$_2$ 受容体，5-HT$_3$ 受容体を遮断する作用が強いことから，mirtazapine 自体の 5-HT$_1$ 受容体への親和性は強くないものの，5-HT 神経系では専ら，5-HT$_{1A}$ 受容体に流れこんでこの系を賦活することになる。

以上の a_2 adrenoceptor と a_2 heteroreceptor を介した NA 系への作用と 5-HT$_2$ 受容体への作用から，1995年 de Boer によって noradrenergic and specific serotonergic antidepressant（NaSSA）と命名されたのである[14]。

現実に，非臨床試験で mirtazapine 投与後の microdialysis 測定で，海馬での NA 系の上昇を示す DOPAC の上昇と，5-HT の上昇を実証している（図3）[14,16]。

ちなみに，mianserin は a_1 adrenoceptor への拮抗作用が強く，②のルートの 5-HT 系賦活作用を作動させることがない。NA の再取り込み阻害作用とともに，最も大きな作用の違いがここにある[17,18]。

なお，両者はともに 5-HT$_{2A,2C}$ 受容体，5-HT$_3$ 受容体ならびに histamine H$_1$ 受容体への拮抗作用が強く，後に述べる SSRI の有する性機能障害を改善させ，制吐作用を有して嘔気・嘔吐をもたらさない利点を有する。5-HT$_{2A}$ 受容体拮抗と H$_1$ 受容体拮抗はうつ病患者の睡眠障害への作用にもつながっていく。

また，mirtazapine は R（−）体は a_1 および a_2 adrenoceptor への作用がきわめて弱く，5-HT$_{2C}$ 受容体への作用がないのに対して，S（＋）体は a_1 adrenoceptor は弱く，a_2 adrenoceptor への作用が強い。したがって，mirtazapine はラセミ体としてその特徴的薬理学的作用をもたらすのである（表2）[16]。

これまでの説明では mirtazapine は 5-HT$_{1A}$ 受容体への直接の親和性はほとんど持たないが，間接的に 5-HT$_{1A}$ 受容体の作用を賦活するとされている。そこで，明治製菓研究所の Kakui ら[21] は 5-HT$_{1A}$ 系への作用を不安モデルとしてのラットの freezing time を用いて追究している。これによると，5-HT$_{1A}$ 受容体作動薬の buspirone も mirtazapine も有意に freezing time を短縮させる。一方，5-HT$_{1A}$ 受容体拮抗薬 WAY-100605 は buspirone と mirtazapine の作用を reverse する（図4）。さらに，a_1 adrenoceptor 遮断薬 prazosin は mirtazapine の作用を reverse するのに対して buspirone の作用には影響を及ぼさない。この2つの事実から，mirtazapine の 5-HT$_{1A}$ 受容体作動作用は直接

表2 Enantiomer および racemi 体の受容体親和性（de Boer ら, 1988[16]）

ラット受容体親和性（阻害作用）

	$\alpha 1$	$\alpha 2$	5HT$_{2A}$	5HT$_{2C}$	5HT$_3$	H$_1$
R（－）体	×	×	○	—	◎	◎
S（＋）体	△	○	◎	—	○	◎
racemi 体（mirtazapine）	△	○	◎	◎	○	◎

×きわめて弱い　△弱い　○強い　◎極めて強い　―：データなし

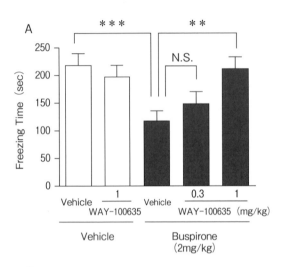

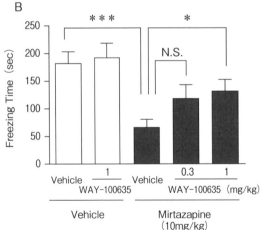

図4　ラット freezing time モデルを用いた mirtazapine と buspirone の作用（Kakui ら, 2009[21]）
＊：p＜0.05, ＊＊：p＜0.01, ＊＊＊：p＜0.001

SSAの部分を基礎的に説明するデータの1つとして重要な試験成績を示すことに成功している。この事実は，α_1 受容体拮抗作用を有する薬物を併用すると，SSAの部分の作用，すなわち mirtazapine の特徴を消してしまうことを意味している。それにしても表1にみるように，TCAの雄としての amitriptyline の薬理学的プロフィールは見事で，NAと5-HTの強力な再取り込み阻害作用を有し，5-HT$_{2A}$ 受容体拮抗作用をも併せ持って，最も優れたものの1つであることが明らかである。これに H$_1$ 受容体への親和性が弱く，muscaline 受容体への親和性がなければ無敵の抗うつ薬として君臨したことであろう。

Ⅳ. Mirtazapine の海外での臨床成績
   ―比較試験に負けない mirtazapine ―

1974年に合成された mirtazapine の臨床開発が始まったのは9年後の1983年とされる。忍容性の試験は1978年に始まっているとはいえ，開発の開始が遅れ気味になるのは市場性の低さだけの問題なのか，気になるところである。

Mirtazapine は，開発が始まってからは広汎な臨床試験が展開されて，pooled data やメタ解析の報告が多くされている[22,23]。詳細は筆者の"NaSSA：Mirtazapine の基礎と臨床"[24]に述べたのでここでは要点のみを述べる。

1. Placebo との比較試験

3編の pooled data のメタ解析では[23]，第1週から第6週まですべての時点で有意差が認められている。効果不足による脱落例は，mirtazapine 1378例中9％であるのに対して，placebo 348例中

作用する buspirone とは異なり，α_1 adrenoceptor を介したものであることが確認された。NaSSA の

表3 Mirtazapineの睡眠構築に及ぼす影響（Schittecatteら，2002[27]，一部省略と改変）

睡眠パラメーター	基準夜（mirtazapine投与前）	mirtazapine治療期（1-2夜）
全睡眠時間（分）	324.1 ± 97	426 ± 18.9*
入眠潜時（分）	47.1 ± 28.4	28.5 ± 16.5*
睡眠効率（%）	70.2 ± 19.8	88.8 ± 4.3*
段階覚醒（%）	29.7 ± 19.7	11 ± 4.3*
段階2（%）	43.2 ± 12.4	51.9 ± 5.8*
段階3+4（%）	10.1 ± 7	15.4 ± 6.3*
段階REM（%）	14.3 ± 7.8	19 ± 3.9*
REM潜時（分）	84.1 ± 48	117.8 ± 50.5

n=17，REM潜時以外の7項目に有意差（*$p<0.05$）

21.8％であり（$p \leq 0.05$），mirtazapineはplaceboに対する高い優越性と速効性が際立っている。SSRIがplaceboに対して優越性を出すのに苦労しているのに対して，mirtazapineはその薬理学的プロフィールから，容易にplaceboに有意差を示し得る抗うつ薬であることがまず特筆される。

2．TCAおよびtrazodoneとの比較試験

強敵であるTCAとは7本の，trazodoneとは2本の比較試験が実施されている。

Gold standardとしてのTCAとの5本のメタ解析を行ったZivkovらによる成績では[25,26]，amitriptylineと互角の効果を6週を通して上げている。

6週間の試験での反応者を対象とした2年間の追跡試験では，mirtazapine群はamitriptyline群より寛解状態率が有意に高かった（77％対57％，$p=0.008$）。この試験では，両薬剤とも最初の20週での再燃率の減少はplaceboより有意に優れていた（$p \leq 0.01$）。しかし，再発までの期間はmirtazapineがamitriptylineより有意に長いことが証明されている（$p=0.037$）。

以上のようにmirtazapineは短期の比較試験ではTCAと互角の成績を示し，長期の試験では忍容性の高さからか，優れた成績を示している。またtrazodoneに対しては2本とも有意差をつけている[22]。

3．SSRIとの比較試験

Croomら[22]のレビューによると，citalopramとの比較試験が1本，fluoxetineが3本，paroxetineが3本，sertralineが1本と計8本の比較試験が行われており，反応者の割合（％）で，citalopramとsertralineに対してはやや数値的に下回っているが，fluoxetine，paroxetineの各3本に対してはいずれも上回っている。当時，全盛期にあったSNRIに対して互角以上の有効性を示し，速効性に優れ，睡眠や睡眠の質の向上の点，および性機能障害の点での改善効果を示すなど，SSRIより優位を誇っている。

4．SNRIとの比較試験

当時の唯一のSNRIであるvenlafaxineとの比較試験でも数値的に上回り，かつ速効性に優れる成績を上げている。

5．睡眠障害への作用

うつ病患者の80～90％は睡眠障害を示し，メランコリー型では早朝覚醒が特徴であるが，頻度としては入眠障害が最も多い。Mirtazapineは強力なH_1受容体拮抗作用とともに5-HT_{2A}受容体拮抗作用を有することから，入眠潜時を短縮し，深睡眠を増加させて，睡眠の質を向上させることが期待される。

Schittecatteら[27]は17名のうつ病患者におけるmirtazapineの睡眠構築に及ぼす影響をみており（表3），そこで予期された以上の好成績を上げており，睡眠障害を有するうつ病への第一選択薬としての期待がかかる。

Winokurら[28]はうつ病患者におけるmirtazapineとfluoxetineの比較試験の中で，睡眠構築に及ぼ

す影響をみており，mirtazapine が入眠潜時の短縮，全睡眠時間の延長，睡眠効率の上昇，入眠後覚醒時間の減少などを認めたのに対して，fluoxetine は REM 睡眠潜時の延長以外に有意な変化をもたらさないことを確認している。さらに mirtazapine のこの作用はうつ病以外の睡眠障害にも有望であると指摘していることは特筆される。

6. 性機能障害への作用

うつ病自体が性機能障害を呈すると同時に，SSRI や SNRI が性機能障害を惹起することが少なくなく，投与開始した最初の3ヵ月での頻度は26.6〜39.2％といわれる[29]。とくに SSRI では，各 SSRI によって多少の違いはあるが，73％もの高さを報告するものもある[30]。

5-HT$_{2C}$ 受容体の作動作用は不感症（an orgasmia）や射精遅延をきたすとされる[31]。一方，5-HT$_2$ および 5-HT$_3$ 受容体の遮断はリビドー（libido）を亢進させるとされ[32]，また，α_2 adrenoceptor 拮抗薬は勃起機能を亢進するとされている[33]。したがって，SSRI では高い頻度で性機能障害が惹起され，一方，mirtazapine にはそれを回復させる作用が期待されることになる。いくつかの mirtazapine による性機能改善作用についての臨床報告の中から，比較的大規模な2つの試験を紹介しておこう。

Saiz-Ruiz ら[34]は，78名のうつ病患者を対象に6ヵ月の naturalistic open label study として mirtazapine（15〜60mg/日）で治療するにあたって，Hamilton Depression Rating Scale（17項目，HAM-D17）と CGI に加えて，向精神薬関連性機能障害質問票（Psychotropic-related Sexual Dysfunction Questionnaire：PR Sex DQ）を調査した。78名中48名（61.5％）が基準時（投与開始前）に性機能障害を示しており，試験を完了した38名中27名（71.1％）は性機能が正常に復したという。平均の総 PR Sex DQ スコアの有意な減少は90日と180日後のエンドポイント時に認められている。なお，4名が mirtazapine による性機能障害によって脱落している。

Ozmenler ら[35]は，SSRI で寛解状態に至ったうつ病患者で SSRI による性機能障害を有する49名に，SSRI は不変のまま mirtazapine を add-on する8週間の open-label pilot study を勧め，33名の試験完了者（男性8名，女性25名）を得ている。この試験では，正常な性機能の回復を全33名で認めており，2週後に2名，4週後に1名，6週後に14名，エンドポイントの8週後に16名が回復している。回復者の割合に性差は認めていない。

以上，NaSSA としての mirtazapine は SSRI や SNRI と異なり，性機能障害を惹起する頻度は少なく，むしろ，これを回復させる作用を有することが open-label study などから報告されており，注目に値しよう。

7. MANGA 研究における mirtazapine

Cipriani ら[37]による Multiple Metaanalysis of New Generation Antidepressants Study（MANGA 研究）は，12の新世代抗うつ薬の臨床試験成績を厳正に選び出した117本について multiple treatment analysis（MTA）の手法で各薬物の有効性と受容性の2つの方向から検討した研究である。Cipriani らはこのメタ解析に基づいて12の抗うつ薬の有効性と受容性のランキングを発表したため，いろいろと物議をかもしたが，有効性に関しては mirtazapine が第1位で escitalopram, venlafaxine, sertraline が続き，受容性に関しては，escitalopram, sertraline, bupropion, citalopram が続いている。

すでに，他の抗うつ薬との比較試験でどの抗うつ薬にも負けない mirtazapine の成績を述べてきたが，それがこの MANGA 研究の有効性でトップにランクされる結果となって当然といえる。参考までに，表4と図5に mirtazapine の健闘ぶりを示しておく。

なお，筆者が12の新世代抗うつ薬のトップに推す duloxetine が MANGA 研究で有効性，受容性とも下位に低迷している理由については筆者なりの解釈を成書[38]に述べている。

V．二度宙に浮いたわが国における臨床試験

1．一度目の第Ⅰ相試験

1987年 mirtazapine の第Ⅰ相試験を日本オルガ

表4 抗うつ薬の2剤間の直接比較のメタ解析(反応率と脱落率に基づく有効性と受容性)(Cipriani ら,2009[37], mirtazapine の欄を抜き出し)

	試験数	患者数	有効性 反応率(反応例数/総例数)	OR (95% CI)	受容性 脱落率(反応例数/総例数)	OR (95% CI)
Mirtazapine vs						
Citalopram	1	270	116/137 vs 117/133	0.76 (0.38-1.52)	18/137 vs 8/133	2.36 (0.99-5.65)
Fluoxetine	5	622	200/306 vs 176/316	1.55 (1.07-2.23)	50/159 vs 48/164	1.09 (0.67-1.78)
Fluvoxamine	1	412	132/205 vs 127/207	1.14 (0.76-1.70)	47/205 vs 41/207	1.20 (0.75-1.93)
Paroxetine	3	726	184/366 vs 160/360	1.27 (0.94-1.70)	99/366 vs 110/360	0.84 (0.60-1.16)
Sertraline	1	346	117/176 vs 114/170	0.97 (0.62-1.52)	41/176 vs 32/170	1.31 (0.78-2.20)
Venlafaxine	2	415	113/208 vs 91/207	1.53 (1.03-2.25)	57/208 vs 75/207	0.66 (0.44-1.01)

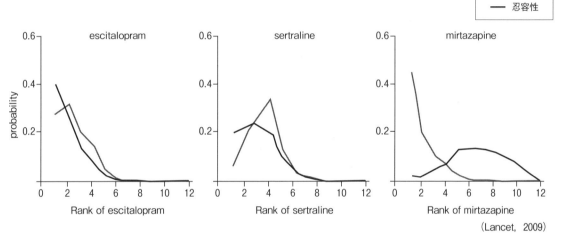

図5 MANGA 研究における上位3剤の有効性と忍容性の位置付け(Cipriani ら,2009[37], 一部,木下[42]より引用)

ノン社に依頼されたときには,1983年4月に上市されていた mianserin との違いがよく捉えられないまま新しい抗うつ薬としての漠然とした理解で,表5にみるようないつもの試験スケジュールで北里大学東病院で実施した。詳細は省くが,最も印象に残った2つの事実はよくよく記憶している。まず1つは,被験者の方々は実によく眠ったということで,実施担当医の大谷[1]は睡眠薬として開発した方がよくはないかという印象を持ったとのことであった。

第2の点は筆者には深刻であったのであるが,肝のトランスアミネース(GOT,GPT)が反復投与試験で上昇することであった。用量依存的であったことと,何よりも7日間の投与終了の翌日頃から上昇し始め,3日目頃にピークに達し,9~15日後に正常に復するという現象が認められた(図6)。この時には大事な大事な日本オルガノン社のエリート社員が被験者であり,2週ないし4週の追加試験を決行するだけの勇気が筆者にはなかった。一旦,わが国での開発は pending とし,海外での臨床開発の経過を見守ることとなった。これが1度目の宙に浮いた顛末である。

2. 2度目の第Ⅰ相試験

海外ではすでに述べたように1978年に忍容性の試験が開始され,肝のトランスアミネースの上昇も一過性のものであるとの判断にて1983年には臨床開発が進み,1994年にはオランダで,1996年に

は米国で承認された。

そこで，mirtazapine の海外での安全性が立証されたことから，日本での開発を再開するにあたり，1998年5月に，肝臓領域の医学専門家に精査を依頼し，本剤の肝機能に及ぼす安全性に特別な問題はないとの見解が示され，日本における開発の再開が決定されている。そこで日本オルガノン社は，1999年3月にブリッジング試験を利用した臨床開発戦略をとの意図のもとに医薬品医療機器総合機構（機構）に初回治験計画届出前相談を行い，「ブリッジング試験を行い，米国での試験成績との類似性を検討するのであれば，原則として試験デザインは同一で実施することが適切と考える」との助言を得た。

この助言を参考とし，再度第Ⅰ相試験を実施することになったが，日本の施設での実施は困難との判断のもとにドイツの Düsseldorf 近郊の Neuss にある専用施設 (Focus Clinical Drug Development GmbH) で1999年7月から10月にかけて日本人と白人での薬物動態および安全性を比較する目的での第Ⅰ相試験が行われた。筆者は当時の日本オルガノン社の開発担当者の三宅邦夫氏と Neuss の専用施設を訪れて，その成績をみせて戴いたのであるが，その成績についての正確な記憶が欠落している。厚生労働省への申請資料によれば，当時ドイツ在住の日本人健常成人男子被験者9名と白人健常成人男子被験者13名を対象とし，15，30，45mg の反復漸増経口投与時の安全性と

表5　Mirtazapine の第Ⅰ相試験の投与スケジュール表（大谷ら，1990[1])）

	Step	薬物と用量	
単回投与	1	Org 3770	2mg
	2	Org 3770 Mianserin HCl	3.75mg 7.5mg
	3	Org 3770 Mianserin HCl	7.5mg 15mg
	4	Org 3770 Mianserin HCl	15mg 30mg
	5	Org 3770	30mg
反復投与	6	Org 3770 Once-a-day (7 days) Mianserin HCl Once-a-day (7 days)	15mg 30mg
	7	Org 3770 b.i.d. (7 days) Placebo b.i.d. (7 days)	5mg
	8	Org 3770 b.i.d. (7 days)	2.5mg

Org 3770：mirtazapine，b.i.d.：1日3回投与

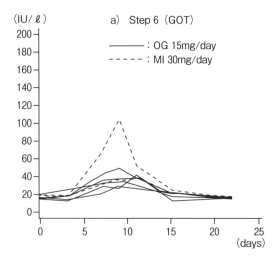 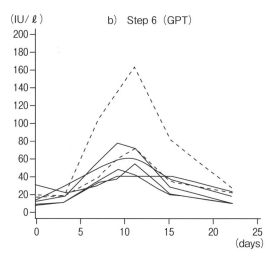

図6　Mirtazapine の第Ⅰ相試験における GOT，GPT の変動（大谷ら，1990[1])）
　　OG：mirtazapine，MI：mianserin

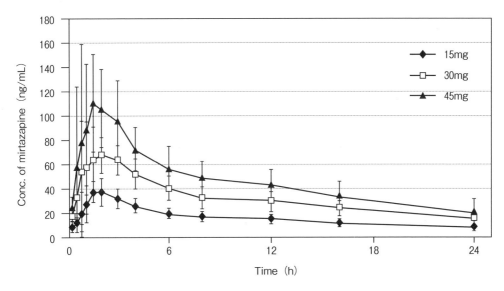

図7 日本人健康成人男性における最終反復経口投与時の血漿中 mirtazapine 濃度推移
（各投与量の最終投与後 24 時間まで）（22525 試験）[2]
n = 9，平均値 ± 標準偏差

薬物動態が検討されている[2]。その成績によると，15mg 投与時の 8〜10 日目，30mg 投与時の 17〜19 日目，45mg 投与時の 26〜28 日目の各投与前の血漿 mirtazapine 濃度から，それぞれの投与量において 7 日以内で定常状態に達している。そのさいの血漿中濃度推移と薬物動態パラメータを図 7 と表 6 に示す。日本人の AUC が白人より高く，薬物動態に関しては民族間に差が認められたが，mirtazapine の有効性および安全性に差はないものと考えられた。

もう 1 つ問題となったわが国での第 I 相試験の肝のトランスアミナーゼ上昇については，ドイツでの第 I 相試験でも認められている。その出現頻度は表 7 に示されているように，ASAT（GOT）で 9 名中 4 名まで，ALAT（GPT）は 9 名中 7 名まで上昇している。その程度については最も高かった被験者 5 は 15mg 服用 10 日目に ALAT が 139.6U/l となり，15mg から 30mg への増量が延期され，次の 2 日間で 107.5U/l，77.2U/l と低下して，正常値上限の 3 倍以下となっている。わが国での第 I 相試験における肝のトランスアミネースの上昇はきれいに再現されている。しかし，日本ではできなかった 28 日間の反復投与によって徐々に低下してくることが確かめられて，次の臨床試験の段階へ進むことに問題はないと判断されたのである。

3．Oss での思い出

当時の Organon 社はオランダの巨大化学会社の Akzo-Nobel 社の製薬部門を担っており，本社は Amsterdam から車で 2 時間の南東に位置する Oss の町にあった。Oss の Organon 社を訪れた記憶は朧げであるが，文字通りの田舎町で，1 軒だけと思える 2 階建てのホテルに 2 泊した。Mirtazapine や Org4428 で親交のあった Organon 社の Dr. Sitsen と一緒にゴルフを楽しんだ記憶はある。なお，Org4428 は SNRI の開発のシリーズで述べたが[39]，selective noradrenaline reuptake inhibitor（当時これを SNRI と呼んでいた）としてわが国でも開発が進み，第 I 相試験，第 II 相試験と筆者らが手掛けてなかなかの好成績を得ていたが，海外での臨床試験で例によって placebo との有意差が出せず開発が中止された。小山司当時北海道大学教授と筆者は日本での開発を希望したが，日本オルガノン社に単独開発の力がなく，わが国でも開発中止のやむなきに至った。これがうまくいっていれ

表6 日本人健康成人男性における最終反復経口投与時の mirtazapine の薬物動態パラメータ（22525 試験）[2]

投与量 (mg)	n	t_{max}[1] (h)	C_{max} (ng/mL)	$C_{ss, min}$ (ng/mL)	消失半減期 (h)	AUC_{0-24} (ng·h/mL)	$V_{z, app}$[2] (L)	CL[3] (L/h)
15	9	1.5 (0.75〜3)	43.4 ± 9.44 (2.89 ± 0.629)	7.99 ± 2.02 (0.533 ± 0.135)	—	393 ± 84.6 (26.2 ± 5.64)	—	40.0 ± 10.1 (0.640 ± 0.215)
30	9	1.5 (0.75〜3)	83.2 ± 27.5 (2.77 ± 0.918)	15.6 ± 4.84 (0.520 ± 0.161)	—	778 ± 178 (25.9 ± 5.94)	—	40.7 ± 10.5 (0.648 ± 0.206)
45	9	1.5 (0.75〜3)	146 ± 49.8 (3.25 ± 1.11)	23.7 ± 8.99 (0.527 ± 0.200)	23.2 ± 6.06	1147 ± 288 (25.5 ± 6.40)	1356 ± 337 (21.4 ± 5.47)	42.0 ± 12.9 (0.670 ± 0.236)

平均値±標準偏差（カッコ内は CL と $V_{z, app}$ については体重で補正した（wn-）値，それ以外は投与量で補正した（dn-）を表記）
— : 算出せず
1) 中央値（最小値〜最大値）
2) 定常状態における消失相の分布容積（$V_{z, app}$）= CL/消失速度定数
3) クリアランス（CL）= 投与量/AUC_{0-24}

表7 Mirtazapine の第Ⅰ相試験における日本人被験者と白人被験者における ASAT と ALAT の変動の要約（22525試験[2] より引用）

日	ASAT の正常から高値へ変動した被験者数		ALAT の正常から高値へ変動した被験者数	
	日本人被験者	白人被験者	日本人被験者	白人被験者
4	—	—	—	—
7	1/9	2/13	2/9	3/13
10	1/9	1/13	5/9	3/13
13	3/9	2/13	7/9	6/12
16	4/9	5/12	6/9	5/12
19	2/9	2/13	5/9	4/13
22	—	3/12	5/9	4/12
25	—	2/12	3/9	4/12
28	—	2/12	2/9	4/12
30	—	2/12	1/9	4/12
32	—	4/12	1/9	4/12
追跡	—	1/12	—	—

脚注：変動は投与前の基準値から投与後の高値を示す。

ば，venlafaxine に serotonin noradrenaline reuptake inhibitor（SNRI）を名乗らせることなく，文字通りの SNRI の第1号となった可能性がある。後に Upjohn 社（現 Pfizer 社）が，海外で reboxetine（selective noradrenaline reuptake inhibitor）を開発して上市している。わが国では筆者らの実施した第Ⅰ相試験のみで終ったのも残念である。この Org4428 の開発を中止するに当ってオランダから Dr. Sitsen が説明に来られたことからつい話が長くなった。

Oss は何もない町であったが，車で2時間南東へ行くと Düsseldorf があり，ライン川河畔の美しさにしばし見蕩れたものである。Düsseldorf に隣接する Neuss の第Ⅰ相試験専用施設の Dr. med. R. Hust が案内してくれたもので，楽しい思い出が瞼に浮かぶ。

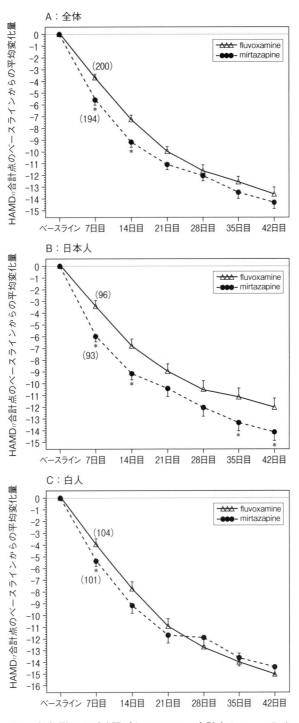

図8 投与群および時間ごとのHAMD$_{17}$合計点のベースラインからの変化量の平均値(SE)(ITTグループ)(村崎ら,2010[3]より合成)
*p＜0.05(地域と治療効果を要因として付加したANOVAモデルに基づく解析)

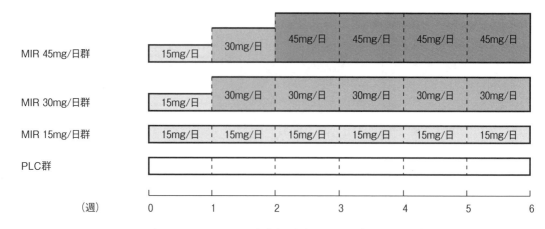

図9 Mirtazapine の用量反応試験の投与デザイン（木下，2009[41]）
MIR：mirtazapine, PLC：placebo

4．臨床試験の再開で2度目の宙に浮く

こうして，一旦，宙に浮いていた mirtazapine の臨床試験の再開の準備が整い，2000年に入って，日本オルガノン社は日本とヨーロッパで同一治験実施計画書を用いて bridging study の形で始めた．本試験は1999年にわが国で上市された fluvoxamine との比較試験で，mirtazapine 15～45 mg/日，fluvoxamine 50～150mg/日としたフレキシブル投与法による6週間投与での多施設共同試験であった[3]．

本試験の主要評価項目は，最終観察時点における HAM-D17 の合計点に基づく治療効果で，非劣性限界は HAM-D17 合計点2ポイントとした．日本人216名，白人218名合計434名の大規模試験で，HAM-D17 の変化量の平均値を示したのが図8である．この成績を要約すると，日本人では7日目に有意に mirtazapine が優れ，35日目と42日目にも有意差がつき，非劣性が検証された．一方，白人では7日目に有意に mirtazapine が優れたのちは両群に差がなく，数値的には21日目までは mirtazapine が上回り，28日目からは fluvoxamine が上回るという成績となり，全体の bridging study としては不成立となり，ここで mirtazapine の開発は2度目の宙に浮いたのである．しかし，わが国での成績で fluvoxamine を上回ったことは貴重で，この時には肩を落としたが，後にこれが生きたのである．

5．明治製菓（現 Meiji Seika ファルマ社）の参入で蘇った mirtazapine

Bridging study で一挙に承認を狙った mirtazapine は，bridging study そのものは不成立となったが，日本人対象のみの成績をとり出すと，HAM-D17 合計スコアの変化量は mirtazapine と fluvoxamine でそれぞれ－13.8と－11.7であり，mirtazapine の変化量が大きかった（p＝0.0462）．変化量の差の95％CI は－4.4～－0.0であり，mirtazapine のうつ病に対する効果は fluvoxamine 以上であることが示唆された．この事実に着目した明治製菓は宙に浮いて苦慮していた日本オルガノン社に共同開発を持ちかけた．筆者のもとへ明治製菓の開発担当と営業担当の責任者の方が訪れた．Mirtazapine の開発をどう考えるかを聞くためにである．本シリーズの第27回目に fluvoxamine の開発物語を書いたように[40]，日本初の SSRI を開発・販売している明治製菓が2つ目の抗うつ薬の開発に取り組むことの是非を問われた筆者は，1も2もなく賛成した．海外で特許の切れる状況の中で開発の続行が困難となっていた日本オルガノン社に明治製菓が参入すれば，必ずうまくいくと考えた筆者は，2つも抗うつ薬を保有してどうする，という明治製菓社内の消極論に対して，商品を売るためには野球に例えれば，まず塁に出なくてはならない，エラーでも，デッドボールでも塁に出ることが先決であるといった表現を用いたと記憶し

表8 Mirtazapine用量反応試験における投与終了（中止）時HAM-D合計スコア（17項目）の変化量（FAS：LOCF）（木下，2009[4]）

投与群	例数	変化量の平均値	標準偏差	PLC群との差（ANCOVA）	差の95%信頼区間（ANCOVA）	ANCOVA
15mg/日群	65	−13.3	6.8	−2.8	−5.3〜−0.4	p=0.0243
30mg/日群	66	−13.8	6.9	−3.4	−5.8〜−1.0	p=0.0065
45mg/日群	69	−11.9	7.6	−1.6	−4.2〜0.9	p=0.2028
PLC群	70	−10.4	7.5			

PLC：placebo

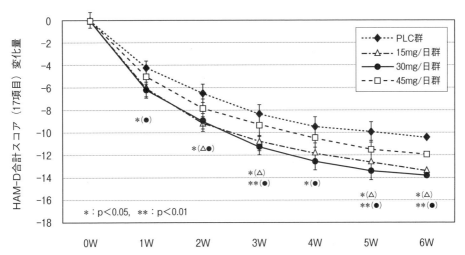

図10 Mirtazapine用量反応試験におけるHAM-D合計スコア（17項目）変化量の推移（FAS：LOCF）（平均値±SE）（木下，2009[4]）
PLC：placebo

ている。筆者の一言で事が決したとは思わないが，mirtazapineの総括医師として明治製菓の参入を強く望んだことは間違いのない事実である。両社の共同開発が実現したのは2004年1月のことである。

6．わが国初のplacebo対照用量反応試験実施される

抗うつ薬の臨床試験で，海外でplacebo-controlled studyが日常茶飯事のごとく実施されるなか，わが国では内因性うつ病が主対象であったことからも，placebo使用への抵抗が強く，ようやくsertralineのランダム化治療中止試験で初めてplaceboが用いられた[41]。2002年のことである。これは負ける気遣いのない試験で，このpivotal studyとは思えない試験でplaceboを使わせる機構側と企業側の利害が一致した試みが見事に成功した。そして，極低用量で逃れてきたpseudoplaceboに代って，ここで初めて差しの勝負の本試験が実施された。わが国初のplacebo対照試験であり，2004年11月から開始された[4]。

試験デザインは図9にみる通りで，主要評価項目はmirtazapine 30mg群のplacebo群に対する優越性であった。HAM-D17合計スコアの変化量の推移をみると（表8），30mg群が−13.8，placebo群が−10.4と30mg群のplacebo群に対する群間差（95%CI）は−3.4（−5.8〜−1.0）で有意な減少が認められ（p=0.0065），主要評価項目である30mg群のplacebo群に対する優越性が検証されたのである。なお，15mg群もplacebo群に対

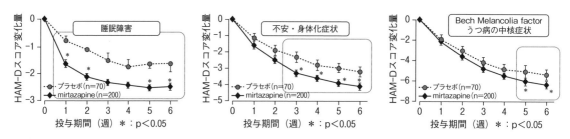

図11 Mirtazapine の placebo 対照用量反応試験における HAM-D17 の3つの群の週別推移（木下，2010[42]，一部抜粋）

表9 副作用発現率（Mirtazapine のいずれかの投与群において発現率が5％以上）（木下，2009[4]，一部省略）

事象名	副作用 MIR 群合計 n＝210	PLC 群 n＝70	p 値* (Fisher の直接確率)
便秘	26（12.4％）	3（4.3％）	0.0686
悪心	9（4.3％）	5（7.1％）	0.3495
胃不快感	9（4.3％）	2（2.9％）	0.7365
倦怠感	30（14.3％）	1（1.4％）	0.0016
口渇	42（20.0％）	10（14.3％）	0.3750
ALT（GPT）増加	27（12.9％）	1（1.4％）	0.0046
AST（GOT）増加	16（7.6％）	1（1.4％）	0.0807
血中コレステロール増加	10（4.8％）	0（0.0％）	0.0711
γ-GTP 増加	14（6.7％）	0（0.0％）	0.0245
体重増加	14（6.7％）	0（0.0％）	0.0245
食欲亢進	9（4.3％）	0（0.0％）	0.1180
浮動性めまい	15（7.1％）	0（0.0％）	0.0265
頭痛	10（4.8％）	9（12.9％）	0.0277
傾眠	99（47.1％）	21（30.0％）	0.0124

＊MIR 群合計 vs. PLC 群
MIR：mirtazapine, PLC：placebo

して有意差を示したのに対して，45mg 群では有意差を示せていない。

HAM-D 合計スコアの変化量の週別推移は図10にみるように，30mg 群は1週後から全期間を通して placebo 群に有意差を示し，効果発現の速さとともに特筆される。もともと，mirtazapine は強力な H_1 受容体拮抗作用と $5-HT_{2A}$ 受容体拮抗作用を有していることから，睡眠障害への効果が期待されていた。

現に，明治製菓は placebo 対照用量反応試験の成績を HAM-D17 の項目群別に再解析し，図11にみるように睡眠障害（入眠障害，熟眠障害，早朝睡眠障害）が1週目から placebo より有意に優れ，次いで不安・身体化症状〔精神的不安，身体症状（消化器系），身体症状（一般的），心気症，病識・洞察〕が3週目以後に有意差を示し，最後に Bech Melancholia Factor〔抑うつ気分，仕事と活動，罪業感，精神運動抑制，精神的不安，身体症状（一般的）〕による中核症状が5週目，6週目で有意差を示している[42]。この解析から，mirtazapine の効果発現の速さは睡眠障害への効果が特筆され，中核症状への効果発現が遅いことが明

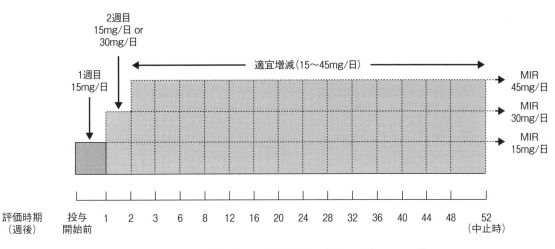

図12 Mirtazapine (MIR) 長期投与試験のデザイン（木下，2009[5]）

らかであり，90％が睡眠障害を示すといわれるうつ病に対してまずmirtazapineを投与し，中核症状にはじっくりと対応する心構えが必要であることがよくわかる。前回述べたduloxetineの第Ⅲ相試験の再解析で[43]，中核症状から改善効果がみられるという事実とはおよそ趣きを異にしており，考えようによっては，両者の併用がよいという考えが浮かぶ。ちなみに，mirtazapineとvenlafaxine併用についてのStephan StahlのCalifornia Rocket Fuel[44]に依ってアイルランドのMeagerらはmirtazapineとduloxetineの併用をLimerick Rocket Fuelと名付け，2例の症例報告を書いている[45]。1例は難治例に著効を示し，1例は躁転を思わせる状態像を呈しており，安易な併用を戒めている。筆者を含めてこの併用方法はわが国に広くゆき渡っていると考える。慎重に考慮した上でのLimerick Rocket Fuelなのである。

なお，副作用を項目別にみると（表9），傾眠が47.1％と高い。第1回目の第Ⅰ相試験で問題となった2点のうち，被験者がよく眠るという点は睡眠障害の改善と副作用の傾眠の高さに現われている。もう1点の肝のトランスアミネースの上昇については，GPTが12.9％とplacebo群より有意に高く，GOTは7.6％と有意傾向を示している。

以上の試験から，2006年3月にmirtazapine 30 mg/日群のplacebo群に対する優越性が示され，15～45mg/日投与の範囲で本剤の有効性と安全性が確認されたのである。

7．長期投与試験にも成功

本試験は，まず6週間の試験で投与終了時のCGI改善度が「やや良くなった」以上と評価された20歳以上75歳未満の症例109名を対象とした多施設共同オープンラベル試験である。2004年12月から前記のplacebo対照用量反応試験に続いて実施された[5]。Duloxetineの開発物語で述べたように，1990年代に抗うつ薬の1年に及ぶ長期投与試験を実施することは困難とされていたが，2004年当時にはオープンラベルということもあり，被験薬が有効な症例での長期投与試験は被験者にとってメリットの方が大きく，症例のエントリーは最も容易な試験の1つとなっていた。

投与デザインは図12のように，15～45mgの幅で適宜増減できるもので，52週完了例は72名にのぼっている。

有効性の評価では，HAM-D合計スコア（17項目）の推移でみると（図13上），投与開始前の10.2±6.5から6週後の7.6±6.2まで経時的に減少し，その後，投与8週後の6.8±5.8から投与52週後の6.5±7.7まで，一般的にうつ病における寛解の目安とされる7以下で安定して推移している。52週間投与完了例では，投与開始前の9.4±5.6から投与6週後の6.4±4.7まで経時的に減少し，約半年後である24週後の4.2±4.0から52週後の3.9±5.2

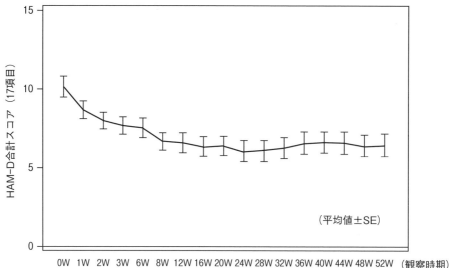

1. FASのHAM-D合計スコア（17項目）の推移（LOCF）

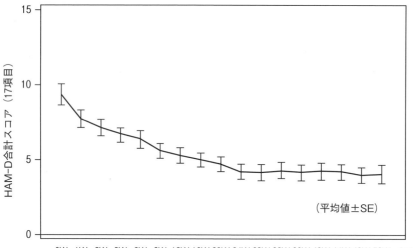

2. 52週間投与完了症例のHAM-D合計スコア（17項目）の推移（LOCF）

図13　長期投与試験におけるHAM-D合計スコア（17項目）の推移（木下，2009[5]）から合成）

まで4前後で安定して推移した（図13下）。

　寛解率はFASで70.1％（75/107例），52週間投与完了例で84.7％（61/72例）と，いずれも70％以上の高率であった。

　安全性の評価では，発現率が5％以上の有害事象は11事象認められ，うち，副作用として頻度の高いのは傾眠，口渇，体重増加，倦怠感およびγ-GTP増加の5事象であった。重症度では軽度が91.4％，中等度が7.7％，重度が0.9％と軽度が大多数であったが，重度の有害事象は1例に，ALT増加，AST増加，γ-GTP増加および血中ビリルビン増加の4件を認め，ALT増加およびAST増加は重篤と判定されている。

　以上，有効性ではHAM-D合計スコア（17項目）の平均値は，投与8週後から52週後まで7以下で安定して推移し，症状悪化による中止率は8.4％

（9/107例）と低率であった。投与期間が長くなるに従い，症状悪化による中止例が増加する傾向を認めず，投与量が増加する傾向もなく，長期投与により mirtazapine の効果が減弱する可能性は低いと考えられた。安全性プロファイルは，短期投与と大きな違いはなく，長期投与により臨床的に大きな問題となる有害事象の発現もなく，忍容性は良好であった。また，症状悪化による中止例は10％未満と低率で，mirtazapine 効果は52週にわたり維持されたことから，うつ病治療の長期管理に有用な薬剤であると考えられている。

VI. おわりに──蘇った NaSSA の mirtazapine の幸運

2004年1月日本オルガノン社と明治製菓との共同開発となった mirtazapine の追加試験に関わる機構との相談の中で，先ずは placebo 群，本薬15mg，30mg，および45mg/日群を設定した用量反応試験を実施し，その後，用量反応試験から得られた本薬の至適用量のもとに実薬との比較試験の実施を勧められていた。したがって，mirtazapine はいよいよ最後の pivotal study としての第III相試験に向うものと筆者は張り切っていた。ところが，大どんでん返しが待っていた。開発両社は考えた。すでに bridging study として実施した試験で，mirtazapine は fluvoxamine に勝っており，非劣性検証に成功している。わが国初の placebo 対照用量反応試験で placebo にも勝っている。これらのデータと当時進行中であった長期投与試験を基に外国の成績を踏まえて評価を行うことで，本剤の承認申請が可能ではないかというのである。そこで，2006年8月に追加の機構相談を実施したところ，OK が出たのである。腕を撫していた筆者は拍子抜けがしたが，同時にじわじわと喜びが沸いてきた。1999年に Oss から Neuss へと出向き，その後実施した bridging study の成績が無駄にならないで立派に生かされたのである。2度も宙に浮いて一時は諦めかけた mirtazapine が，ここに蘇ったのである。こうして2007年7月に申請となった。明治製菓にとっては開発に参加してわずか5年後の，日本オルガノン社にとっては1987年に始まった開発から苦節22年後の2009年7月7日に承認された。明治製菓にとっては強運の，そして日本オルガノン社にとっては幸運の結果となった。まさに逆転満塁ホームランとなったのである。ところが，オルガノン社はすでに2007年に Schering-Plau 社に吸収され，さらに2009年には Schering-Plau 社が Merck 社に吸収されて，わが国では2010年 Merck Sharp and Dohme 社（MSD 社）となっている。まさに有為転変の世であるが，mirtazapine はうつ病治療の場で立派に気を吐いている。頑張れ，mirtazapine なのである。

文　献

1) 大谷義夫，石井善輝，岡田理子 他：Org 3770 第 I 相試験．基礎と臨床，24：5365-5377, 1990.
2) Organon 社：日本人健常成人男子および白人健常成人男子を対象とした第 I 相試験（22525試験）．社内資料．
3) 村崎光邦，Schoemaker, J.H., 三宅和夫 他：日本人及び白人大うつ病患者における mirtazapine と fluvoxamine の有効性及び安全性の比較．臨床精神薬理，13：339-355, 2010.
4) 木下利彦：新規抗うつ薬 mirtazapine のうつ病及びうつ状態の患者を対象としたプラセボ対照二重盲検比較試験．臨床精神薬理，12：289-306, 2009.
5) 木下利彦：新規抗うつ薬 mirtazapine のうつ病及びうつ状態の患者を対象とした長期投与試験．臨床精神薬理，12：503-520, 2009.
6) Itil, T.M., Polvan, N., Hsu, W.：Clinical and EEG effects of GB-94, a "tetracyclic" antidepressant. Curr. Ther. Res., 14：396-413, 1972.
7) Bauman, P.A., Maître, L.：Blockade of presynaptic α-receptors and of amine uptake in the rat brain by the antidepressant mianserine. Nauyn-Schmiedeberg's Arch. Pharmacol., 300：31-37, 1977.
8) 小野寺勇夫，山下格，鈴木健 他：GB94（mianserin hydrochloride）と imipramine の抗うつ効果に関する二重盲検比較試験．臨床評価，8：111-147, 1980.
9) 大熊文男，奥脇和夫，中川茂昭 他：多施設二重盲検法による新抗うつ薬 mianserin と dimetacrine の薬効比較．臨床精神医学，9：

367-382, 1980.
10) 中野哲男, 岡元健一郎, 稲永和豊 他：二重盲検法による mianserin と imipramine の抗うつ薬の比較. 精神医学, 27：309-323, 1980.
11) 村崎光邦, 稲見允昭, 大谷義夫 他：GB94-30 (mianserin hydrochloride 30mg 錠) の1日1回投与時の臨床的有用性の検討と分割投与時との血漿中濃度比較. 臨床精神医学, 17：553-564, 1988.
12) 小林義康, 小林亮三, 小野寺勇夫 他：MOD-20 (teciptiline maleate) と mianserin の抗うつ効果に関する二重盲検比較試験. 精神医学, 29：311-328, 1987.
13) 清水 信, 森 温理, 葉田 裕 他：多施設協同二重盲検法による新抗うつ薬 MOD-20 (teciptiline maleate) と amitriptyline の薬効比較. 臨床精神医学, 16：1355-1367, 1987.
14) de Boer, T. : The effects of mirtazapine on central noradrenergic and serotonergic neurotransmission. Int. Clin. Psychopharmacol., 10 (suppl. 4) : 19-23, 1995.
15) de Boer, T. : The pharmacologic profile of mirtazapine. J. Clin. Psychiatry, 57 (suppl. 4) : 19-25, 1996.
16) de Boer, T., Maura, G., Raiteri, M. et al. : Neurochemical and autonomic pharmacological profiles of the 6-aza-analogue of mianserin, Org 3770 and its enantiomers. Neuropharmacology, 27 (4) : 399-408, 1988.
17) Kooyman, A.R., Zwart, R., Vanderheijden, P. M. et al. : Interaction between enantiomers of mianserin and Org 3770 at 5-HT$_3$ receptors in cultured mouse neuroblastoma cells. Neuropharmacology, 33 (3) : 501-507, 1994.
18) Wikström, H.V., Mensonides-Harsema, M.M., Cremers, T.I. et al. : Synthesis and pharmacological testing of 1, 2, 3, 4, 10, 14b-hexahydro-6-methoxy-2-methyldibenzo [c, f] pyrazino [1,2-a] azepin and its enantiomers in comparison with the two antidepressants mianserin and mirtazapine. J. Med. Chem., 45 (15) : 3280-3285, 2002.
19) Hyttel, J. : Pharmacological characterization of selective serotonin reuptake inhibitors (SSRIs). Int. Clin. Psychopharmacol., 9 (1) : 19-26, 1994.
20) Owens, M.J., Morgan, W.N., Plott, S.J. et al. : Neurotransmitter receptor and transporter binding profile of antidepressants and their metabolites. J. Pharmacol. Exp. Ther., 283 (3) : 1305-1322, 1997.
21) Kakui, N., Yokoyama, F., Yamauchi, M. et al. : Anxiolytic-like profile of mirtazapine in rat conditioned fear stress model : functional significance of 5-hydroxytryptamine 1A receptor and a 1-adrenergic receptor. Pharmacol. Biochem. Behav., 92 (3) : 393-398, 2009.
22) Croom, K.F, Perry, C.M., Plosker, G.L. : Mirtazapine. A review of its use in major depression and other psychiatric disorders. CNS Drugs, 23 : 1-27, 2009.
23) Kasper, S. : Clinical efficacy of mirtazapine : a review of meta-analyses of pooled data. Int. Clin. Psychopharmacol., 10 (Suppl. 4) : 25-35, 1995.
24) 村崎光邦：NaSSA：Mirtazapine の基礎と臨床. 臨床精神薬理, 12：1787-1814, 2009.
25) Zivkov, M., de Jongh, G. D. : Org 3770 versus amitriptyline : a 6-week randomized double-blind multicentre trial in hospitalized depressed patients. Hum. Psychopharmacol., 10 : 173-180, 1995.
26) Zivkov, M., Roes, K.C.B., Pols, A.G. : Efficacy of Org 3770 (mirtazapine) vs. amitriptyline in patients with major depressive disorder : a meta-analysis. Hum. Psychopharmacol., 10 (Suppl. 2) : S135-S145, 1995.
27) Schittecate, M., Dumont, F., Machowski, R. et al. : Effects of mirtazapine on sleep polygraphic variables in major depression. Neuropsychobiology, 46 : 197-201, 2002.
28) Winokur, A., DeMartinis, N.A. III, McNally, D.P. et al. : Comparative effects of mirtazapine and fluoxetine on sleep physiology measures in patients with major depression and insomnia. J. Clin. Psychiatry, 64 : 1224-1229, 2003.
29) Williams, V.S., Baldwin, D.S., Hogue, S.L. et al. : Estimating the prevalence and impact of antidepressant-induced sexual dysfunction in 2 European countries : a cross-sectional patient survey. J. Clin. Psychiatry, 67 (2) : 204-210, 2006.
30) Montejo, A. L., Llorca, G., Izquierdo, J. A. et al. : Incidence of sexual dysfunction associated with antidepressant agents : a prospective multicenter study of 1022 out patients. Spanish working group for the study of psychotropic-related sexual dysfunction. J. Clin. Psychiatry, 62 (Suppl. 3) : 10-21, 2001.
31) Rosen, R.C. : Effects of SSRIs on sexual function : a critical review. J. Clin. Psychopharmacol.,

19 : 67-85, 1998.
32) Mendelson, S.D. : Review and reevaluation of the role of serotonin in the modulation of lordosis behavior in the female rat. Neurosci. Biobehav. Rev., 16（3）: 309-350, 1992.
33) Munoz, M., Bancroft, J., Turner, M. : Evaluating the effects of an alpha-2 adrenoceptor antagonist on erectile function in the human male. 1. The erectile response to erotic stimuli in volunteers. Psychopharmacology, 115（4）: 463-470, 1994.
34) Saiz-Ruiz, J., Montes, J.M., Ibanez, A. et al. : Assessment of sexual functioning in depressed patients treated with mirtazapine : a naturalistic 6-month study. Hum. Psychopharmacol., 20（6）: 435-440, 2005.
35) Ozmenler, N.K., Karlidere, T., Bozkurt, A. et al. : Mirtazapine augmentation in depressed patients with sexual dysfunction due to selective serotonin reuptake inhibitors. Hum. Psychopharmacol., 23 : 321-326, 2008.
37) Cipriani, A., Furukawa, T.A., Salanti, G. et al. : Comparative efficacy and acceptability of 12 new-generation antidepressants : a multiple-treatments meta-analysis. Lancet, 373 : 746-758, 2009.
38) 村崎光邦：うつ病初期の薬物療法についてのデュロキセチンの位置づけ．In：デュロキセチンのすべて（村崎光邦 監修，小山 司，樋口輝彦 編集）．先端医学社，東京，2014.
39) 村崎光邦：SNRIの開発物語―その1．わが国初のSNRI milnacipran：レーダーに映らない戦闘機といわれて．臨床精神薬理，17：763-776, 2014.
40) 村崎光邦：SSRIの開発物語―その2．見事に生き残りに成功し，わが国で花開かせた世界初のSSRI，fluvoxamineの開発物語―．臨床精神薬理，16：1545-1559, 2013.
41) Kamijima, K., Burt, T., Cohon, G. et al. : A placebo-controlled, randomized withdrawal study of sertraline for major depressive disorder in Japan. Int. Clin. Psychopharmacol., 21：1-9, 2006.
42) 木下利彦：国内におけるmirtazapineの臨床試験と今後の期待．臨床精神薬理，13：1014-1023, 2010.
43) 樋口輝彦：Duloxetineの特徴―国内第3相比較試験の再解析結果を中心に．臨床精神薬理，14：529-542, 2011.
44) Stahl, S.M. : Essential Psychopharmacology. Neuroscientific Basis and Practical Applications（2nd Edition）. Cambridge University Press, 2000.
45) Meager, D., Hannan, N., Leonard, M. : Duloxetine-mirtazapine combination in depressive illness : the case for Limerick rocket fuel. J. Psych. Med., 23 : 116-118, 2006.

§39

第二世代抗精神病薬の開発物語

——その1　Risperidoneへの道——

I. はじめに

ついに第二世代抗精神病薬の開発物語を書くところまで来た。わが国で最初に導入されたのは1968年のclozapineということになるが、当時はまだ今日的な第二世代抗精神病薬としての概念が確立されておらず、正式の導入・申請はずっと遅れたこともあるし、「取り」としての立場で最後に書きたい。

そこで、まずrisperidoneから始めることにならざるを得ない。筆者はここでもその第Ⅰ相試験[18]から第Ⅲ相試験[28]まで深く関わり、殊のほか愛着も強い。

本稿では、まずrisperidoneが世に出るまでの遠い遠い道のりの序章を書くことになる。

II. Paul Janssenによるbutyrophenone誘導体への道

1. Paul Janssenのbutyrophenoneの発見は偶然か

§5で「Butyrophenone系抗精神病薬開発の歴史」を書いたが[29]、新しい事実なども集積されたので、重なる部分も少なくないが、どうしてもここから始めたい。

1970年4月BaltimoreのTaylor Manor Hospitalで催された"Discoveries in Biological Psychiatry"のScientific Symposiumへ当時の精神科薬物療法の大御所Frank Aydから招待されたさいに、満を持して"The Butyrophenone Story"[22]について語っている。

ここで再度、Paul JanssenのCurriculum Vitae (CV)を表1に示したが、Janssenは1935年に父のConstant Janssenの創業した小さな製薬会社を心ならずも1953年に引き継ぐことになった。生れ故郷のTurnhoutへ帰ったJanssenは父があらゆる日常的な薬品を作ったり、買い入れて発売していたのに対して、Janssen 27歳を最年長者とする若い会社はここから次々と特許を獲得する薬剤を創り出していったのである。1954年に最初の特許をとり、財政的基盤を固め、1957年にTurnhoutの工場をAntwerpへ向って西数マイルに位置するBeerseに移して、小さいながらも満足のいく研究室を備えた工場へ移している。そこでの最初の製剤は、抗コリン性化合物isopropamide (R79)[*脚注1]であったという。さて、1957年に新研究所に移って数ヵ月後にbutyrophenone誘導体を発見するという離れ技を演じた経緯は前回に紹介したが、ここで再度書いておきたい。その前に1つのエピ

表1 Paul Janssenと日本との繋り（文献29より一部改変）

1926年9月12日	ベルギーのTurnhoutで生まれる
1951年	LeuvenのCatholic大学医学部卒業 Ghent大学にて博士号取得
1953年	Janssen Pharmaceutica社設立 最初の製剤ambucetamide合成
1957年	Janssen社TurnhoutからBeerseへ移転
1958年2月11日	haloperidol合成，以後一連のbutyrophenone系 化合物を合成して世に出す
1961年	Johnson & Johnson社の傘下入り
1967年4月	Neuroleptanalgesiaの会で初来日
1978年4月	ヤンセン協和（株）が合弁会社として発足
1980～82年	国際神経精神薬理学会（CINP）会長
1984年	Risperidone合成，非定型抗精神病薬の道を拓く
1987年9月22日	北里研究所名誉所員となり来日 Janssen Research Foundation会長に就任
1990年	Baudouin一世より爵位（男爵）を受ける
1991年12月18日	勲三等旭日中綬章受賞にて来日
1996年6月15日	Risperidone発売記念講演会にて来日
1998年1月29日	ヤンセン協和創立20周年記念にて来日
2000年7月15日	第22回CINP時，Beerseにて日本人参加者との 学術交流会開催
2003年11月11日	旅行先のローマにて逝去（享年77歳）

各種の受賞については文献19）を参照

ソードを書いておく。

　1955年morphineより強力な鎮痛剤dextromoramide（R875, Palfium®）の合成に成功したPaul Janssenは当時パリの新聞に若き天才と書かれた（20歳代後半か）。このニュースはベルギーに伝わり，ベルギーの新聞社に追いまわされることになったのであるが，本題はJanssen自身はdextromoramideが最強の鎮痛剤と考えていたわけではなく，1939年にmorphineの誘導体として合成されていたmeperidine（図1）を操作して，さらに強力でmorphine様作用としての嗜癖性を持たない鎮痛剤の合成に取りかかっていた。1956年にnorpethidineとacetophenoneからpropiophenone誘導体R951とともに最初の下痢止め薬diphenoxylate（R1132）が出来上った。このR1132からR1187に至った経路は明らかでないが，R951は右半分にmeperidine骨格を配し，左半分にC＝Oの左端にbenzene環を，右にCH₂基2つをつないだ化学構造となっている。R951は強力なmorphine様の鎮痛作用を有することが判明している。ところが，CH₂基を3つとしたR1187，すなわち4つの炭素元素のつながったbutyl基にbenzen環をつけたR1187は構造上はbutyrophenone誘導体となっている。この右側にmeperidine骨格を配したbutyrophenone誘導体こそが後のbu-

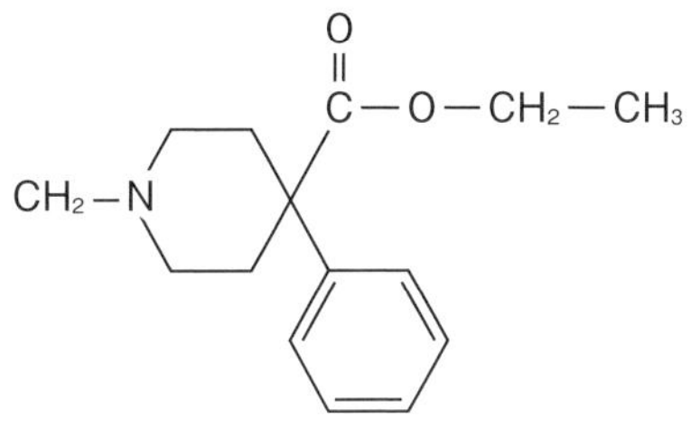

図1　Meperidine

*脚注1：Janssen社の化合物のRナンバーはJanssenが検討を依頼した送り先の薬理学者David K de Jonghが使用したことに始まる。Janssenの父親Constant JanssenはBudapestのRichter社の薬を販売しており，そこから送られてきた薬物という意味でRナンバーを与えたのをJanssenが継続していくと決めたとされている[19,21]。

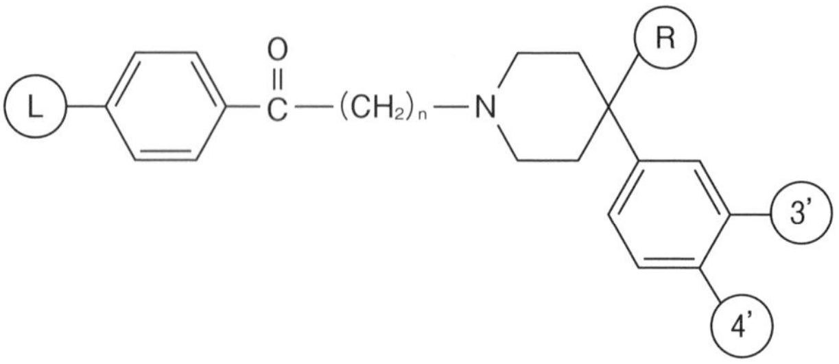

R	n	L	4'	3'		morphine-like	chlorpromazine-like
COOC₂H₅	2	H	H	H	R951	+++	○
COOC₂H₅	3	H	H	H	R1187	++	+
OH	3	H	H	H	R1472	○	++
OH	3	F	H	H	R1589 peridol	○	+++
OH	3	F	Cl	H	R1625 haloperidol	○	++++
OH	3	F	CH₃	H	R1658 methylperidol	○	++++
OH	3	F	H	CF₃	R2498 trifluperidol	○	++++
					morphine	++	○
					pethidine	+	○
					chlorpromazine	○	++

図2 Butyrophenone 系抗精神病薬の構造活性関連（Janssen, 1970）[22]

tyrophenone 系抗精神病薬となっていく．当時，Janssen はこの R1187 をマウスに投与したさい，まず morphine 様の興奮と散瞳を呈し，有害刺激に反応しない状態を観察した．この反応は morphine 系の鎮痛剤としてのもので，特別視するものでなかったが，このあとマウスが進行性に平穏化し，鎮静化し，軽いカタトニー様となった．Janssen はこの現象は reserpine や chlorpromazine などのいくつかの phenothiazine 誘導体が呈する反応であることに気付いたのである．図2にみるように鎮静作用は弱くなった代りに chlorpromazine 様行動がみられたのである．Janssen は R1187 のもたらすこれらの現象を見逃さなかった．より強力な鎮痛剤を作ろうとして始めた開発で，butyrophenone の形にすると，鎮痛作用が弱まってしまうとして，この研究を続けなければ，永遠に butyrophenone 系抗精神病薬は日の目を見ることはなかったと思われる．

Janssen は1957年のこの時を後に偉大な日であったと述べている．この日から，研究所の化学者達の仕事は鎮痛剤の研究から R1187 の morphine 様作用を持たず，chlorpromazine 様作用の強い化合物の合成へと大転換し，すさまじいばかりの構造活性関連 structure-activity relationship の活動を通して次々と新しい化合物を合成していったのである．

当時，ベルギーに限らずヨーロッパで最も人気の高かった自転車のロードレースの選手達はパワーを増強するために1887年に発見された amphetamine を乱用して，妄想型統合失調症と区別のつかない病態を呈することが問題となっていた．とくに，Janssen はこの悲惨な amphetamine 乱用者には心を痛めていたといわれる．したがって，鎮痛剤から一転して抗 amphetamine 作用を

有する薬物の開発へ力を入れ始めたのもその下地にあったのである。こうして，R1589を経て1958年に最強のR1625（haloperidol）が合成され，R1658（methylperidol），R2498（trifluperidol）など続々とbutyrophenone系抗精神病薬が合成されていったのであるが，Janssenによるbutyrophenoneの発見は偶然ではなく，必然であったことが明らかなのである。なお，Janssenはこれらの実験系でamphetamineの最初の使用者となったのである[23]。しかし，1950年にArvid Carlssonによって発見されたdopamineの話はまだ出て来ていない。

2. Haloperidolを初めとするbutyrophenone誘導体の大活躍

最初の臨床試験はLiege大学の精神科で1958年10月に実施され，haloperidolの静脈内投与の成績が，Divry, Bobon, Collardらによって報告されている[9-13]。最初は，精神疾患の精神運動興奮を呈する病態に用いられて，速効性と安全性が確認されている。

こうして，haloperidolの臨床データが集積されていく中で，1959年9月5日，Janssen社のあるBeerseで最初の国際シンポジウムが開催され，西欧11ヵ国から45名の精神科医，心理学者，神経学者，麻酔学者，薬理学者達が集まり，17演題が報告されたのである。この中で注目を集めたのは，フランスのDelay, Pichot, Lemperiere, Elissaldeら[7]がパリのSainte Anne Cliniqueの成績を発表したことで，統合失調性妄想，あるいは慢性妄想に有効で，とくにパラノイア性妄想に対しては他のneurolepticsに比べてはるかに効果が大であり，幻覚を急速に消失させると述べている。なお，破瓜病には効果は期待できず，うつ病には使用しない方がよいとしている。このように，Delayらが当時のchlorpromazineを初めとするphenothiazine誘導体よりも優れていると評価したのは貴重であったと考えられる。

さらに，1960年にはLondonでRoyal Society of Medicineの主催でhaloperidolのシンポジウムが行われている。こうして，haloperidolは西欧諸国で最も優れた抗精神病薬としての地位を不動のものとしていったのである。

3. 米国への導入が遅れた理由

以前にG.D. Searle社からMcNeil社へのhaloperidolの開発がバトンタッチされた真相が明らかにできなかった旨を書いたが[29]，今回それを明らかにしえた。

まず，米国では1959年にG.D. Searle社が当時まだ弱小製薬企業であったJanssen社からR1001～R2000の全製品の米国での開発の権利を取得した。この中にR1625のhaloperidolも含まれていた。G.D.Searle社は米国での開発を始めるとともに，当時，降圧剤のspironolactone（Aldactone®）を通して太いパイプを持っていた大日本製薬（現大日本住友製薬）にhaloperidolの導入を持ちかけて，これを受け入れさせた。商品名もG.D.Searle社が予定していたSerenace®（serene＝静かな，穏やかな＋ace＝優秀な）を採用した。ところが，米国では当時phenothiazine系抗精神病薬が広く深く浸透しており，錐体外路症状などの有害事象を出しやすいhaloperidolの評価が定まらず，G.D.Searle社もAldactone®の売上げがはるかに大きいこともあり，haloperidolの開発に力を入れなかったと思われる。

こうした中で，1961年米国のJohnson & Johnson社（J＆J社）がJanssen社を傘下にいれた。そこで，西欧で盛んとなっていたhaloperidolを開発すべく，G.D.Searle社からその開発の権利を買いもどし，その前の年に傘下に入れていたMcNeil社に開発を託した。ところがMcNeil社はG.D.Searle社と同様に米国でのhaloperidolの開発は難しいと，4年間手をつけなかった。慣れ親しんだphenothiazine系薬物に比して，butyrophenone系薬物は一寸した癖があって敬遠されたと思われる。米国人患者とベルギー人患者に民族差があって，米国人患者は10倍量を必要とするとの調査さえ出たのである[8]。この間JanssenはMcNeil社が何かやってくれると確信していたとはいう。

当時，もう1つの出来事があってMcNeil社の開発を難しくしていた。ドイツのGrünthal社が開発した睡眠薬thalidomideが西欧で1957年上市されていた。わが国では偶然にも大日本製薬が独自

の製造方法を開発し，1958年に上市している．このthalidomide（わが国ではIsomin®）が強力な催奇性を有しており，thalidomide禍として全世界を巻きこんだ．米国では1962年のKefauver Harris Amendments法により，新薬の開発の際により厳密な安全性が要求されることとなったことも遠因とされている．ちなみに，FDAの審査官であったFrances Kelseyはthalidomideの安全性に疑念を抱き，その承認を断固拒否したことから，米国では臨床試験時のみの最小限の被害にthalidomide禍を防いだ．そしてKelseyは時のJ.F. Kennedy大統領に表彰されたことはよく知られている（President's Award for Distinguished Federal Civilian Service）．これには後日談があり，1962年申請されたpropranololもFDAに拒否され，1973年まで待たねばならず（日本では1966年承認），どれだけ多くの人達がpropranololの恩恵を蒙ることができなかったか，その損失の大きさは測り知れないと，Kelsey女史を皮肉る話を聞いた憶えがある．

こうして，米国でbutyrophenone系抗精神病薬の開発の遅れは世界の七不思議といわれたものであるが，1964年カナダのQuebecでbutyrophenoneのシンポジウムが開催されて，徐々にその真価が認められて，さすがにMcNeil社も座視できなくなり，haloperidolの開発に力を入れ，日本より3年遅れの1967年Haldol®として上市されたのである．その後のHaldol®の全米への拡がりは目を見張るものがあり，Haldol®はhaloperidolの代名詞となったのである．

ところで，以前，大日本製薬がhaloperidolをG.D. Searle社から1961年にいち早く導入したのに対して，遅れをとった吉富製薬はtrifluperidolとpipamperoneを秤にかけてtrifluperidolを選んで，失敗に終り，これを挽回すべくbromperidolを急拠導入した話やその間の事情を説明した[23,29]．実は，大日本製薬は当時，わが国でのthalidomide禍の真只中にあって，賠償金などの対応に追われて屋台骨がゆらいでいた．Thalidomideを胃腸薬プロバンMに配合して神経性胃炎などに投与したために，妊婦がつわり止めに服用して，被害が拡大したともいわれる．その意味で，G.D. Searle社からの導入とともにいち早くhaloperidolを素早く開発し，1964年に上市したのちはトントン拍子に業績を伸ばし，会社の危機を救ったのである．なお，thalidomideはのちに藤本製薬が多発性骨髄腫の治療薬として再開発し，2008年に再承認を受けている．

4．わが国でのbutyrophenone

すでにわが国でのbutyrophenone系抗精神病薬の開発状況は以前に書いたJanssen最後のbutyrophenoneといわれたbromperidolの導入で終っているが[30]，今もって脳裏を去らないのは，筆者が初めて第I相試験を手がけ，Janssen社以外の唯一のbutyrophenoneとなったtimiperoneである（第一製薬，現第一三共のTolopelon®）[30]．

今回，risperidoneの橋渡しとなったpipamperoneのわが国での臨床試験の記録を調べているうちに，前の時に驚愕した故・原俊夫教授の「Butyrophenone系薬剤の歴史と展望」[15]と，さらに長野ら[31]のplaceboとの比較試験が1960年代初頭に実施された事実に唯々脱帽して畏敬の念を表わすのみであった．なお，今回木村[25]のbutyrophenone系化合物についての総説をみつけた．これもまた豊富な自験例に基づいてbenperidol, haloperidol, pipamperone, trifluperidol, さらにはspiroperidolにも触れておられ，優れた総説であり，前に書いたように先人達の論文は素晴しいの一語につきる．

III．Risperidone発見の端緒となったpipamperone

1970年のJanssen自身の書いた総説の中でも[22]，1960年pipamperoneが合成されたとき，その非常に特異な薬理学的プロフィールに興味が持たれていた．高用量では他のneurolepticsと同様に働き，低用量ではtryptamine seizureを抑制することがわかっていた．また，攻撃的サルに対してユニークな馴化作用を示した．最初の臨床試験でも気分の正常化，障害された睡眠パターンの正常化などの作用を示した．非行少年にみる破壊的，衝動的，喧嘩好きなど種々の精神病質的症候群の治

療にも殊の外興味が持たれるとある。

そして，2001年「臨床精神薬理」誌への特別寄稿では[24]，pipamperone に自閉的傾向や社会的回避を改善する作用があり，情動的な反応性が良好となり，現実検討力も改善された。すなわち陰性症状と呼ばれるようになった状態（Janssen はうつ病様症状と呼びたいといっている）に優れた効果を示したと述べた。もう1つの顕著な特徴は錐体外路症状が少ないということであった。これらに加えて睡眠に対しても優れた作用が認められ，pipamperone は睡眠覚醒リズム調整薬といわれた。Janssen はこの薬物のうつ病様症状に対する優れた効果は，睡眠改善効果と直接の関係があると考えているとしている。

薬理学的な pipamperone の特徴は，dopamine antagonist というよりも serotonin antagonist だという点にあるとも述べており，ここから butyrophone の枠から越えた setoperone の合成に向かい，ritanserin を経て risperidone へ向かったとの主張が現わされている。

わが国への pipamperone の導入はエーザイ社が実施し，1965年3月に上市されている。当時の pipamperone の臨床試験については長野ら[31]の placebo 対照試験を始め，数多くの試験が実施されて報告されている。これらのほとんどの試験報告の「はじめに」の項にすでに海外での抗幻覚・妄想作用のほかに，自閉・無為傾向の改善，精神運動興奮・衝動性，ひいては睡眠障害に効果的であり，他の butyrophenone 系抗精神病薬に比して錐体外路症状が少ない旨が紹介されている。わが国での試験成績でも，おおよそ同様なものが得られている。とくに，この中で興味を引いたのは，島崎と中島[36]の報告で，抗精神病作用は比較的緩和であり，興奮と暴行，攻撃性の消失と疎通性の改善が得られるとし，ある意味での能動性の改善もみられる。これらの作用が1つの精神薬理学的特徴として確認されるならばきわめて興味深いものであると書かれていることである。さすがに，精神病理学の大家である島崎らの pipamperone への薬理学的特徴の言及については鋭いものがある。

筆者の恩師である原ら[15,16]は感情面の調和，調整が特異な作用であり，慢性統合失調症患者の活発化は，他剤の自閉打破作用とは本質的に同じ作用機序によるものではなく，感情面の改善が一次的に行われて，その結果として意志，欲動面の改善がもたらされるとの印象を得ている。錐体外路系への副作用がきわめて少なく，治療スペクトルが広いという点で butyrophenone の中では特異な存在であり，その適応範囲が広がる可能性を強調している。現に，30〜60mg/日の低用量で神経症性うつ状態や軽度の心気症によい結果を得ている。とくに，ナルコレプシー様の訴えで来院した21歳の女性神経病患者で他剤がすべて無効であったが，pipamperone 30mg/日が奏効し，睡眠リズムが正常になった1例を経験している。Pipamperone に対する正確な特徴の把握と視野の広さ，さらにはその実行力には今さらながら驚かされる。

以上述べてきたように pipamperone は独特の臨床効果を示し，西欧諸国でもわが国でもほぼ一致した見方のもとに一部で高く評価されていた。そして，薬理学的に dopamine antagonist としてよりも serotonin antagonist の作用が強いこと，すなわち serotonin-dopamine antagonist (SDA) の形をなしていることを Janssen は確認していたのではないか。そこで，Janssen は低力価で抗精神病作用の弱い pipamperone からより高力価であらゆるタイプの統合失調症に対応しうる薬物（これが後に risperidone にたどりついたのであるが）への開発に向けて，まず中等度の dopamine antagonist 作用と強力な serotonin antagonist 作用を有する薬物として setoperone を合成した（図3）。

Ⅳ．Setoperone の果たした役割

Setoperone は1981年に合成された thiazolopyrimidine 系化合物（R52245）である。Pipamperone が意図せずに合成された serotonin-dopamine antagonist (SDA) とすれば，意図的に合成した最初の SDA であるといえる。その薬理学的プロフィールについては Niemegeers らが1984年 Amsterdam で開催された第14回 CINP で発表しており[32,33]，強力な serotonin$_2$ (5-HT$_2$) 受容体拮抗作用と中等度の dopamine$_2$ (D$_2$) 受容体拮抗作用を有しているとした。筆者もこの学会に参加してい

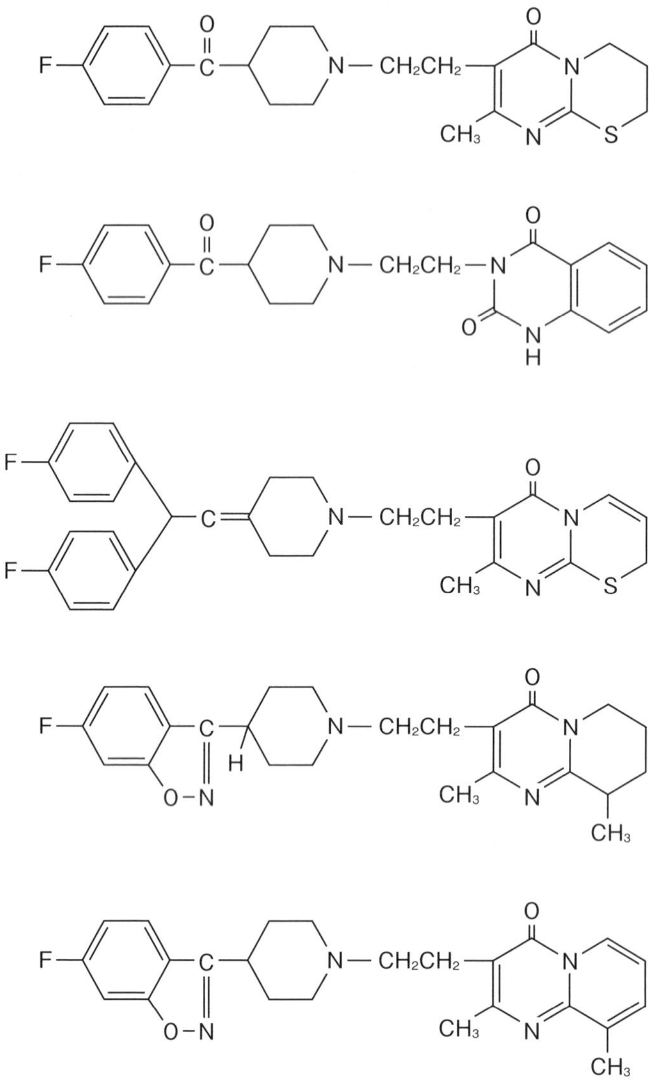

図3 Setoperone から ocaperidone まで
Ocaperidone (R79,598) は risperidone の successor として薬理学的プロフィールが発表されたが[26,27]，予備的試験の段階で開発が中止されている。

るが，とてもそこまで気付いていない。

　きわめて興味深いことは，setoperone のパイロット研究が Ceulemans ら[3]によって報告されており，Paul Janssen も共著者として名を連ねていることである。対象患者は陰性症状が中心で，大脳皮質の萎縮がみられるとされる Crow の type II[6]であることがこのパイロット研究の目的を明らかにしている。40名の被験者のうち，4週の試験を完了したのは34名で，BPRS による評価で約50％の有意な改善（p＜0.001）を認めている（図4）。症状別にみたのが図5で，陰性症状への効果が十分に認められ，幻聴への作用を示している。特筆すべきは，前治療薬時に比べて，錐体外路症状が著しく軽減している点である。

　以上のように，setoperone はパイロット研究に成功したのであるが，D_2 受容体拮抗作用が弱すぎることと，生物学的利用率が1％以下と低いことから[35]，二重盲検比較試験を実施することなく，

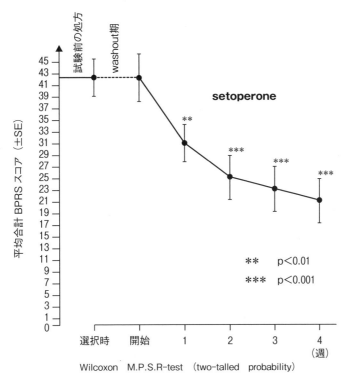

図4 合計 BPRS スコアの週別推移（Ceulemans ら，1985[3]）

以後の試験は中止されている。しかし，setoperone は Crow の type Ⅱ の統合失調症に奏効し，しかも残遺症状としての幻覚にも作用することが判明した。SDA のうちの D_2 受容体拮抗作用を強めれば，Crow の type Ⅰ にも奏効するとの目途がついたのである。ここで，Janssen は方向を転じて 5-HT_2 受容体の選択的拮抗薬の合成にとりかかり，前もって作った ketanserin（R41468）と続いて ritanserin（R55667）を作りあげた。前者は $α_1$ 受容体と histamine H_1 受容体にも拮抗作用を示すことから，ひとまず ritanserin に的をしぼった研究が始まるのである。

もともと，統合失調症のもう 1 つのモデルとして注目されていた LSD や mescaline などの幻覚剤が 5-HT_2 受容体の作動薬であることが知られており[4,5]，その意味で 5-HT_2 受容体拮抗薬を標的としたことも読みとれる。

Ⅴ．今も生きている ritanserin

Janssen 社は1981年の setoperone に続いて，1982年 ritanserin（R55667）を合成した[*脚注2]。選択的な 5-$HT_{2A/2C}$ 受容体拮抗薬としてである。Colpaert[5] は幻覚剤 LSD の 5-HT_2 受容体拮抗作用に対する完全な LSD 拮抗薬として ritanserin の研究を続けており，ここからさらに同じ LSD 拮抗作用薬としての risperidone の発見への流れを追究している。Ritanserin は単剤ではなく，従来の抗精神病薬への併用療法から開発が始まったのである。

Reyntjens ら[34] は，陰性症状の改善を報告し，Duirkerke ら[14] は Crow の type Ⅱ の統合失調症患者33名を対象とした二重盲検比較試験で SANS を用いて評価し，Reyntjens らの陰性症状への効果を確認した。

*脚注2：Ritanserin の主力研究員 Reyntjens[34] の秘書 Rita の名前から命名。

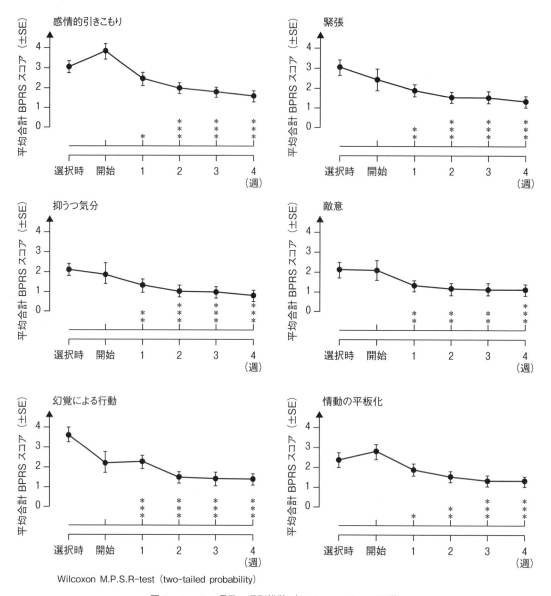

図5 BPRS 6項目の週別推移（Ceulemansら，1985[3]）

Bersaniら[2]は20名の統合失調症患者を対象に，15日間のwashout期をおいて30mgのritanserinを従来の抗精神病薬に上乗せして全患者で有意な錐体外路症状の軽減をみている。近年になって，Akhandzadehらはrisperidone 6mgにritanserin 12mgをadd-onする増強療法で40名を対象とするplacebo対照試験を行い，PANSSの陰性症状スコアの有意の減少をみている[1]。

興味深いのは，Wiesel, Nordström, Fardeら[37]のUppsala大学やKarolinska研究所の錚々たるメンバーが10名の急性期の統合失調症患者を対象に10mg bidのritanserinを4週間単剤で投与し，CPRS (comprehensive psychopathological rating scale) とSANSで評価し，陽性症状と陰性症状の両方に有意な改善を認め，錐体外路症状もakathisiaも出ていないことである。Prolactin値は不変であった。PET研究ではD_2受容体に影響していない。以上の成績は10名と少ないオープン試験で

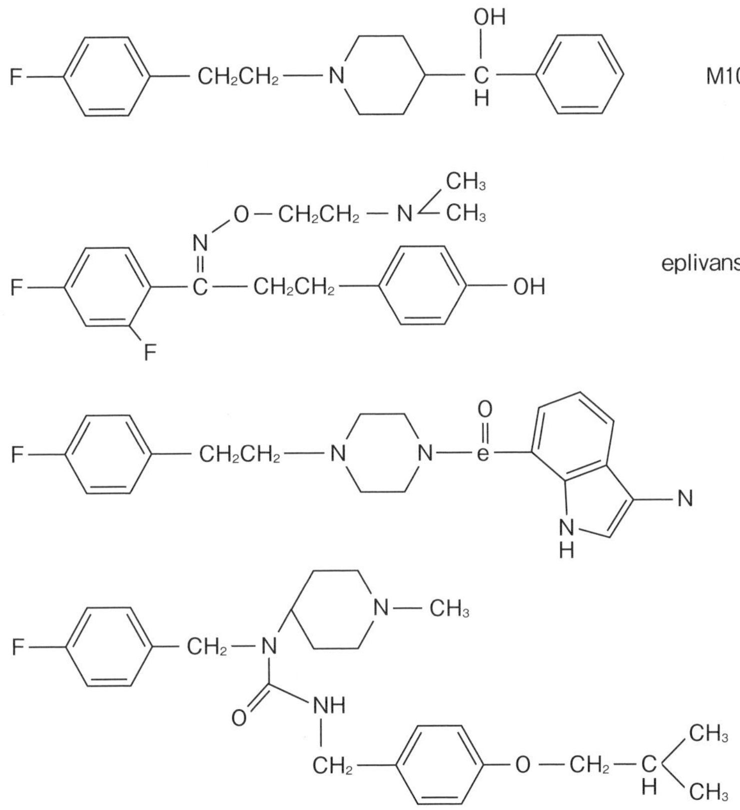

図5 話題となった5-HT$_{2A}$受容体拮抗薬

あり，5-HT$_2$受容体拮抗薬が有効と結論づけられないとしているが，一定の方向は出せている。

Idzikowskiら[17]は，ritanserinが徐波睡眠を増加させると報告している。

さて，こう書いてくると，ritanserinの単剤による統合失調症への効果を確認したくなる。わが国でもritanserinの開発を目指して，1985年北里大学東病院で石郷岡純を中心に第Ⅰ相試験を開始した。ところが，Step 2を終えたところで，イギリスJanssen社よりritanserinの服用者に高率に心電図異常が発生するというレポートが届き，試験は中断された[20]。T波の平坦化とQRSにnotchが入るという内容のものであった。数ヵ月の後に，この心電図異常は心電計の操作ミスによるアーチファクトであることが判明したが，その後，第Ⅰ相試験が再開されることはなかったのである。詳細な内容を待っている間に，本国ではritanserinは単剤では統合失調症治療の主役にはなり得ないことが判明するとともに，Janssen自身の次の言葉で事情が明らかである[24]。『Ritanserinは，抗dopamine作用が全くないという単純な理由から抗精神病薬になり得なかった。しかしながら，ritanserinは大きな展望を開いてくれた。すなわち，もしritanserinのような際だった5-HT antagonistとhaloperidolやpimozideのような際だったD$_2$ antagonistを組み合わせたら，理論的には効果を増強させ，一方で有害事象を減弱させることができるはずである。私たちは1980年代前半，すでにこれら2つの性質を適度に併せ持つ化合物を合成していたので，新規に2つの物質を組み合わせる必要はなかった。その物質こそがrisperidoneであった』。すでにrisperidoneは1984年に合成されており，次世代を背負って立つべく待機していたのである。Janssenを中心とする研究陣は自信満々であった。

VI. おわりに

長々と risperidone の開発物語の序章を書いてきたが，20世紀最後の大物として，後に続々と登場してきた非定型抗精神病薬あるいは第二世代抗精神病薬のリーダーとしてこれくらいのことは Paul Janssen を中心に書きたかったのである。

ちなみに，ritanserin は第Ⅰ相試験を完了できなかったが，筆者は次の 5-HT$_{2A}$ 受容体拮抗薬 M100907 の抗精神病薬としての第Ⅰ相試験を1998年7月に実施した。わが国での臨床試験に入る前の1998年5月に Florida の Fort Lauderdale で国際的シンポジウムが開催された。もちろん，Meltzer 先生も参加されていた。午前はシンポジウム，午後はクルージングやゴルフとここでもよき時代を満喫した。この M100907 は統合失調症に対する臨床試験に成功せず，Hoechst Marion Russell 社（後に Aventis 社を経て現在 Sanofi Aventis 社）は睡眠維持薬としての開発に入った。しかし，Sanofi Aventis 社は先に同じ 5-HT$_{2A}$ 受容体拮抗薬 eplivanserin の開発を進め，FDA に申請したが，有害事象の憩室炎を上回るメリットの提出を求められ，申請をとりさげた。そして，中枢神経領域の医薬品の開発から手を引いてしまい，M100907 も試薬的存在として残るのみとなった。いつの日にか蘇ることを夢みている（図5）。

文 献

1) Akhondzadeh, S., Malek-Hosseini, M., Ghoreishi, A. et al. : Effect of ritanserin, a 5-HT$_{2A/2C}$ antagonist, on negative symptoms of schizophrenia : a double-blind randomized placebo-controlled study. Prog. Neuropsychopharmacol. Biol. Psychiatry, 32 : 1879-1883, 2008.
2) Bersani, G., Grispini, A., Marini, S. et al. : Neuroleptic-induced extrapyramidal side effects : clinical perspectives with ritanserin (R55667) a new selective 5-HT$_2$ receptor blocking agent. Curr. Ther. Res., 40 : 492-499, 1986.
3) Ceulemans, D.L.S., Gelders, Y.G., Hoppenbrouwers, M.L.J.A. et al. : Effect of serotonin antagonism in schizophrenia : a pilot study with setoperone. Psychopharmacology, 85 : 329-332, 1985.
4) Colpaert, F.C., Meert, T.F., Niemegeers, C.J.E. et al. : Behavioral and 5-HT antagonist effect of ritanserin : a pure and selective antagonist of LSD discrimination in rat. Psychopharmacology, 86 : 45-54, 1985.
5) Colpaert, F.C. : Discovering risperidone : the LSD model of psychopathology. Nat. Rev. Drug Discov., 2 : 315-320, 2003.
6) Crow, T.J. : Molecular pathology of schizophrenia : more than one disease process? Br. Med. J., 280 : 66-68, 1980.
7) Delay, J., Pichot, P., Lemperiere, T., F. : Un neuroleptique majeur non phenothiazinique et non reserptnique, l'haloperidol, le traitement des psychoses. Ann. Méd. Psychol., 118 : 145-152, 1960.
8) Denber, H.C.B., Collard, J., Différences de bioréactivité au halopéridol enter deux groupes de psychotiques, américain et européen. Acta Neural. Psychiatr. Belg., 62 : 567, 1962.
9) Divry, P., Bobon, J., Collard, J. : Le "R1625" : nouvelle thérapeutique symptomatique de l'agitation psychomotorice. Acta Neurol. Psychiatr. Belg., 58 : 878-888, 1958.
10) Divry, P., Bobon, J., Collard, J. et al. : Psychopharmacolologie d'un troisiéme neuroleptique de la série des butyrophénone : R 2498 ou tripéridol. Acta Neurol. Psychiatr. Belg., 60 : 465-480, 1960.
11) Divry, P., Bobon, J., Collard, J. et al. : Etude psychopharmacologique d'un cinquiéme butyrophénone : le "methylperidide" neuroleptique dérivé pyrrolidinamide et methyle du haloperidol. Acta Neurol. Psychiatr. Belg., 60 : 1073-1086, 1960.
12) Divry, P., Bobon, J., Collard, J. et al. : Etude et expérimentation clinique du R1625 ou haloperidol, nouveau neuroleptique et "neurodysleptique". Acta Neurol. Psychiatr. Belg., 59 : 337-366, 1959.
13) Divry, P., Bobon, J., Collard, J. et al. : Experimentation psychopharmacologique d'un nouveau neuroleptique : le R1647. Acta Neurol. Psychiatr. Belg., 59 : 1033-1044, 1959.
14) Duinkerk, S.J., Botter, P.A., Jansen, A.A.I. et al. : Ritanserin, a selective 5-HT$_{2/1C}$ antagonist, and negative symptons in schizofrenia. A placebo-controlled double-blind trial. Br. J. Psychiatry,

163 : 451-455, 1993.
15) 原 俊夫：Butyrophenone 系薬剤の歴史と展望. 精神医学, 9：549-563, 1967.
16) 原 俊夫, 徳永純三郎, 松見達俊 他：Propitan (floropipamide) の慢性分裂病に対する効果. 新薬と臨牀, 15：1119-1123, 1966.
17) Idzikowski, C., Mills, F.J., Glennard, R. : 5-hydroxy-tryptamine-2 antagonist increases human slow wave sleep. Brain Res., 378 : 164-168, 1986.
18) 石郷岡純, 若田部博文, 村崎光邦 他：新しい benzisoxazol 系抗精神病薬 risperidone の第Ⅰ相試験. 臨床評価, 19：93-163, 1991.
19) 石郷岡純：Risperidone 誕生の経緯と治療学上の意義. 臨床精神薬理, 11：1049-1053, 2008.
20) 石郷岡純：Ritanserin から risperidone へ—SDA 創出の歴史. 臨床精神薬理, 2：521-525, 1999.
21) Janssen Pharmaceutica : Dr. Paul Dirk Collier, Beerse, 1992.
22) Janssen, P.A.J. : The butyrophenone story. In : Discoveries in Biological Psychiatry (ed. by Ayd, F.J., Blackwell, B.), pp. 165-179, Lippincott, Philadelphia, 1970.
23) Janssen, P.A.J., Niemegeers, C.J.F., Schellekens, K.H.L. : Is it possible to predict the clinical effects of neuroleptic drugs (major tranquilizers) from animal data? Part 1 : "Neuroleptic activity spectra" for rats. Arzneimittelforschung, 15 : 104-117, 1965.
24) Janssen, P.A.J.（諸川由実代 翻訳）：半世紀におよぶ抗精神病薬研究を経て—精神分裂病と抗精神病薬についての再考. 臨床精神薬理, 4：307-316, 2001.
25) 木村 定：新しい向精神薬 butyrophenone 系化合物について. 関西医大誌, 19：85-92, 1967.
26) Megens, A.A., Awouters, F.H., Meert, T.F. et al. : Pharmacological profile of the new potent neuroleptic ocaperidone (R79,598). J. Pharmacol. Exp. Ther., 260 : 146-159, 1992.
27) Megens, A.A., Niemegeers, C.J., Awouters, F.H. : Antipsychotic profile and side-effect liability of haloperidol, risperidone, and ocaperidone as predicted from their different interaction with amphetamine in rats. Drug Dev. Res., 26 : 129-145, 1992.
28) 村崎光邦, 山下 格, 町田幸輝 他：精神分裂病に対する新規抗精神病薬 risperidone の臨床評価—haloperidol を対照薬とした第Ⅲ相試験. 臨床評価, 21：221-259, 1993.
29) 村崎光邦：Butyrophenone 系抗精神病薬の開発の歴史—総集編. 臨床精神薬理, 14：1995-2005, 2011.
30) 村崎光邦：Butyrophenone 系抗精神病薬の開発—timiperone と bromperidol の第Ⅰ相試験を通して. 臨床精神薬理, 14：1869-1882, 2011.
31) 長野俊光, 石橋幹雄, 大江 覚 他：Propitan (R3345) の臨床経験—二重盲検法による治験. 精神医学, 9：525-531, 1967.
32) Niemegeers, C.J.E., Leysen, J.E., Laduron, P.M. et al. : Differential pharmacological and biochemical profiles of serotonin-S_2 antagonists. Collegium Internationale Neuro-Psychopharmacologicum, 14th C.I.N.P. -Congress, Abstracts, 667, 1984a.
33) Niemegeers, C.J.E., Awouters, F., Janssen, P.A.J. : Setoperone (R 52 245) a new type of neuroleptic. Collegium Internationale Neuro-Psychopharmacologicum, 14th C.I.N.P. Congress, Abstracts 814, 1984b.
34) Reyntjens, A., Gelders, Y.G., Hoppenbrouwers, M.L.J.A. et al. : Thymostenic effects of ritanserin (R55667), a centrally acting serotonin$_2$ receptor blocker. Drug Dev. Res., 8 : 205-211, 1986.
35) Schwartz, H. : Breakthrough. The Discovery of Modern Medicines at Janssen. The Skyline Publishing Group, New Jersey, 1989.
36) 島崎敏樹, 中島 晋：Floropipamide (Propitan) の使用経験. 精神医学, 8：234-239, 1966.
37) Wiesel, F.A., Nordström, A.L., Farde, L. et al. : An open clinical biochemical study of ritanserin in acute patients with schizophrenia. Psychopharmacology, 114 : 31-38, 1994.

第二世代抗精神病薬の開発物語

——その2　Risperidoneの開発始まる——

I. はじめに

わが国では1985年にserotonin 2A（5-HT$_{2A}$）受容体拮抗薬ritanserinの第I相試験を北里大学病院で開始し，反復投与試験は新しく建設中の北里大学東病院の臨床薬理試験部（現　治験管理センター）で実施する運びになっていた。ところが，心電図異常が英国から報告され，単回投与試験の途中で中断されていた。数ヵ月後に心電図異常はアーチファクトであることが判明したものの，この第I相試験が再開されることはなかった。というのも，すでに西欧諸国で行われた臨床試験で，従来の抗精神病薬にritanserinを上乗せする試験がいくつか実施されて，陰性症状の改善，錐体外路症状の改善ならびに睡眠障害の改善などが認められると報告されている[23]。しかし，dopamine 2（DA$_2$）受容体拮抗作用を持たないことから，抗精神病薬としては不足であるとの考え方が支配的であり，Janssen社ではすでに5-HT$_{2A}$受容体拮抗作用とD$_2$受容体拮抗作用を併せ持つ薬物合成への計画が着々と進み，1984年にはbenzisoxazole骨格を有するrisperidoneが合成されていたのである。Butyrophenone系抗精神病薬のpipamperoneが巧まずしてD$_2$受容体に対するよりも5-HT$_2$受容体への拮抗作用の方が強いserotonin-dopamine antagonist（SDA）であることが判明し，その独特の抗精神病作用を強化すべく意図してsetoperoneを合成した。

一部にその予備的な臨床試験も報告されたが[2]，生物学的利用率が1％以下という欠陥もあって，ひとまず選択的な5-HT$_2$受容体拮抗薬にもどってritanserinを試したうえで，いよいよ本格的なSDAとして合成されたrisperidoneにとりかかったのである。

本稿では主に海外でのrisperidoneの開発物語を書くことになる。なお，ritanserinやrisperidoneがどのような構造活性相関のもとに合成されていったかの資料が入手できず，ここに紹介できないのが残念である。いつの日にかその機会もあろうかと期待している。

参考までにPaul Janssenとともに歩んだhaloperidolからpaliperidoneまでの40年を図1に示しておく[1]。

II. Risperidoneの薬理学的プロフィール — Janssenらの文献から

筆者はすでにrisperidoneのレビューを2編，『神経精神薬理』誌に書いている[24,25]。1995年と1996年のことで，前者は1993年英国で，次い

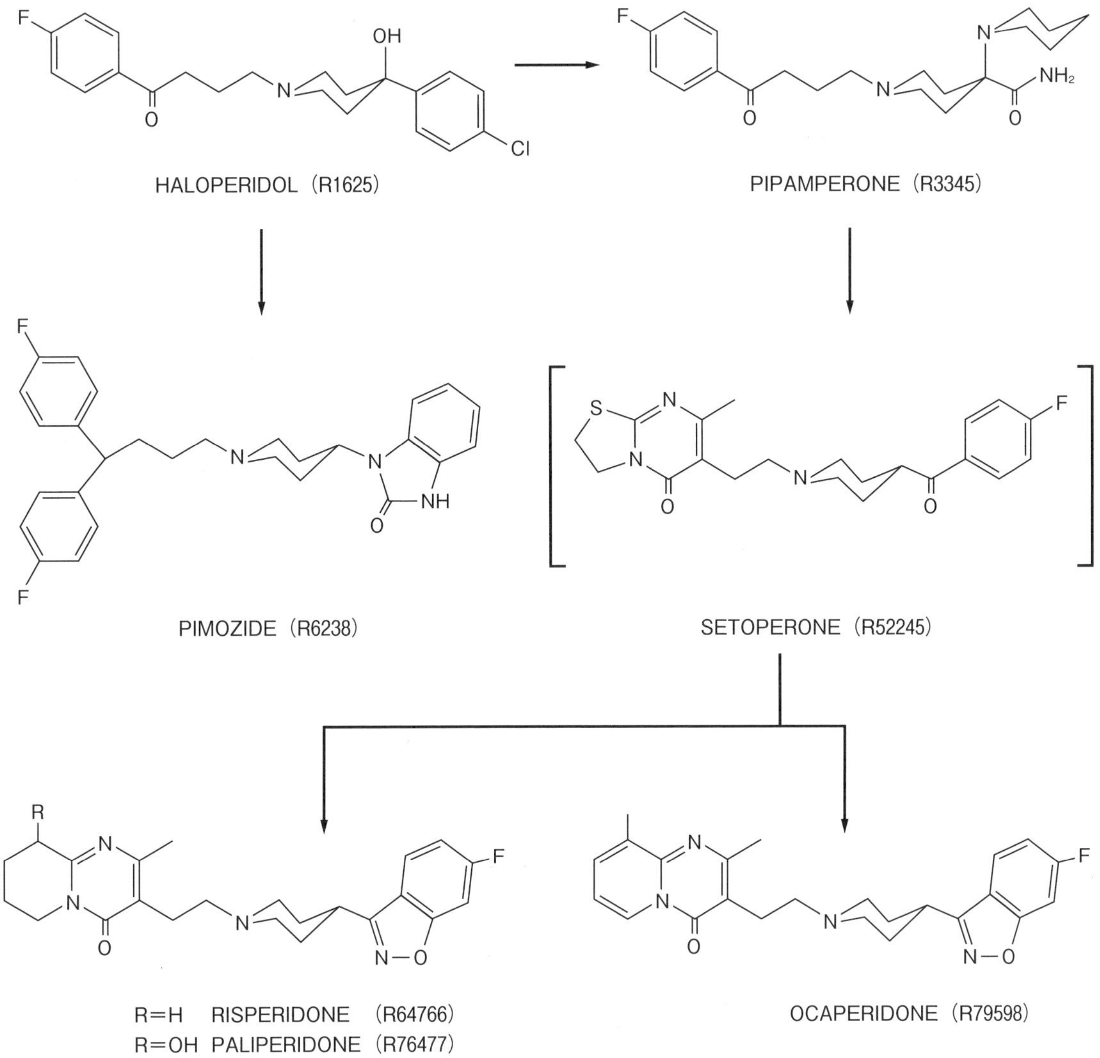

図1 Paul Janssenによるhaloperidolからpaliperidoneまでの40年（Awounters, Lewi, 2007[1]）

で1994年米国で承認・上市された後の資料に基づいており，後者はわが国でrisperidoneが承認された年のことである．とくに，薬理学的プロフィールは詳しく書いてあり，ここではDavis[4]によるrisperidoneと9-OH体の受容体親和性比較の表1と，Leysenら[18]によるrisperidone，clozapine，haloperidolのin vitroにおける各種受容体に対する親和性の図2にとどめたい．

さて，Janssenはbutyrophenone系抗精神病薬の開発とともに，1965年から同じタイトル"Is it possible to predict the clinical effects neuroleptic drugs from animal data?"のシリーズを『Arzneim Forsch/Drug Res』にPart I [11]からPart IV [12]までを書いている．そして，久々の1994年，米国でrisperidoneが上市された翌年にPart V "From haloperidol and pipamperone to risperidone"を書いている[13]．前回，Janssen自身の言葉を借りて，risperidone登場の経緯を書いたが，このPart Vには1990年初頭に存在していたneuroleptics 62品目について，5-HT$_2$（S$_2$）とD$_2$の受容体結合親和性とtryptamineとapomorphineの拮抗作用が一覧表にまとめられているので，その一部を紹

表1 Risperidone と 9-OH 体の受容体親和性比較
Ki 値：nM（Davis ら，1994[4]）

受容体	Risperidone	9-Hydroxyrisperidone
セロトニン-5-HT$_2$	0.12	0.22
ドパミン-D$_2$	3.00	4.10
ドパミン-D$_1$	620.00	660.00
a_1-アドレナリン作動性	1.30	0.81
a_2-アドレナリン作動性	7.30	15.00
ヒスタミン H$_1$	7.90	2.10

9-Hydroxyrisperidone：risperidone の主要活性代謝物（R76477）で，後の paliperidone

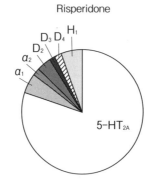

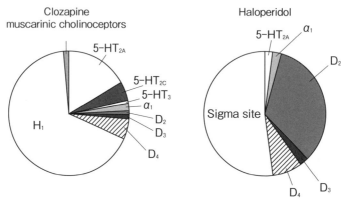

図2 Risperidone および対照薬の in vitro における各種受容体に対する親和性（Leysen ら，1994[18]）
これらの薬物の親和性は35種の受容体について試験し，親和性を示した受容体のみを図示してある。

介しておきたい。表2はわが国でよく知られたものと筆者が関心を抱いたものを抜粋したもので，Meltzer ら[21,22]の SDA の定義に従えば，S_2/D_2 比が1未満のものということになる。この表には，chlorprothixene, thioridazine, levomepromazine, propericiazine, chlorpromazine, perphenazine などの phenothiazine 系抗精神病薬およびその類似体が含まれるが，これらは活性代謝物の存在下あるいは代謝速度から本来の S_2/D_2 比が1以上になるものが多く，SDA には分類されない。この表で

表2 Janssenの取り上げた62 neurolepticsから筆者が抜粋したもの (Janssenら, 1994[13])

化合物番号	化合物	S$_2$K$_i$ (nmol/l)	D$_2$K$_i$ (nmol/l)	S$_2$/D$_2$
1	setoperone	0.38	25	0.015
4	clozapine	3.3	150	0.022
6	perlapine	16	460	0.035
7	pipamperone	1.0	98	0.010
8	chlorprothixene	0.30	12	0.025
9	thioridazine	4.2	16	0.26
10	risperidone	0.16	3.1	0.052
11	zotepine	0.91	13	0.070
14	levomepromazine	1.4	9	0.16
15	clothiapine	0.98	16	0.061
17	ocaperidone	0.14	0.75	0.19
22	oxypertine	8.6	30	0.29
23	propericiazine	0.58	3.5	0.17
24	chlopromazine	2.7	19	0.14
25	flupentixol	2.5	6.4	0.39
27	spiperone	0.46	0.26	1.8
28	loxapine	1.6	11	0.15
29	sulpiride	1400	31	45
33	fluphenazine	3.5	1.9	1.8
37	perphenazine	4.3	6.5	0.66
44	trifluoperazine	8.7	4.3	2.0
45	benperidol	1.0	0.31	3.2
46	droperidol	1.1	0.80	1.4
47	trifluperidol	3.8	1.5	2.5
48	haloperidol	27	1.2	23
50	moperone	37	2.2	17
52	pimozide	6.0	1.2	5.0
53	thiothixene	98	2.5	39
54	bromperidol	47	1.2	39

興味を惹くのは，わが国創製のzotepineで，すでに海外ではSDAとして認められており，わが国でも『臨床精神薬理』誌で3つの論文が掲載されている[10,35,36]．しかも，抗躁作用を有するとの報告があって[30]，躁病を対象とする臨床試験が実施されたが，十分な評価をみないままに試験が中止された経緯がある．いずれ述べる第二世代抗精神病薬の抗躁作用がzotepineですでに証明されかけていたのである．Zotepineにとって不運なことは，その真価が評価される前にこれを創った藤沢薬品工業（現 アステラス社）がquetiapineをZeneca社（現 AstraZeneca社）から販売・開発権を取得したために，zotepineの方へ手が回らなくなってしまったことである．これも，quetiapineの項で再び触れる予定である．

筆者が表2でさらに大きな興味を抱いたのは御存知，Wander社の創ったWander三兄弟（clozapine, clothiapine, loxapine）に加えて，Wander社がSandoz社（現 Novartisグループ）に吸収されて創ったperlapineである．PerlapineはD$_2$受容体拮抗作用が弱すぎて，抗精神病薬としては成功せず，histamine（H$_1$）受容体拮抗作用と5-HT$_2$

表3　Risperidoneの開発時点における主要な二重盲検試験の概要（稲垣，2005[9]）

文献	対象患者数	治療	治療期間	治療反応率	統計
Chouinardら（1993）[3]	22	Placebo	8w	13.6%	RIS 6＞PL
	24	RIS 2mg/d		50%	
	22	RIS 6mg/d		72.7%	
	22	RIS 10mg/d		36.4%	
	24	RIS 16mg/d		50.0%	
	21	HPD 20mg/d		47.6%	
MarderとMeibach（1994）[19]	66	Placebo	8w	22%	RIS 6, RIS 10, RIS 16＞PL
	63	RIS 2mg/d		35%	
	64	RIS 6mg/d		57%	RIS 6＞HPD*
	65	RIS 10mg/d		40%	
	64	RIS 16mg/d		51%	HPD＞PL*
	66	HPD 20mg/d		30%	
Peuskensら（1995）[33]	229	RIS 1mg/d	8w	54.4%	NS
	227	RIS 4mg/d		63.4%	
	230	RIS 8mg/d		65.8%	
	226	RIS 12mg/d		58.2%	
	224	RIS 16mg/d		60.5%	
	226	HPD 10mg/d		58.7%	
村崎ら（1993）[29]	97	RIS 1〜12mg/d	8w	49%	
	95	HPD 1〜12mg/d		52%	

RIS：risperidone，HPD：haloperidol，PL：placebo
治療反応率：BPRS（Brief Psychiatric Rating Scale），あるいはPANSS（Positive and Negative Syndrome Scale）の総得点が20%以上改善した患者の割合

受容体拮抗作用から，わが国では武田薬品工業が睡眠薬（Hypnodin®）として発売したことはすでに述べた[26]。このperlapineのハロゲン化によるfluperlapineが強力なSDA作用を有することから，筆者は最大級の期待を込めて開発に向かったが，不幸にもわが国での症例から無顆粒球症が発生して治験が中止されたことは何としても残念なことであった[27]。なお，Wander三兄弟の長兄のclozapineについては，本シリーズの取りに書く予定であり，次兄のclothiapineはquetiapineの項で書くことになっている。Loxapine（amoxapine）については既に述べた[28]。こうして，Janssenは，haloperidolが容易に米国で受け入れられなかったのに対して，risperidoneは逸速く，SDAとしての非定型抗精神病薬あるいは第二世代抗精神病薬として第一選択薬への階段を駆け登っていく姿に大いに満足してPart V[13]を書いたものと考えられる。

III. Risperidoneの臨床試験についての稲垣の解析に思うこと

海外における主な臨床試験成績については，GrantとFitton[8]のレビューを紹介したが，ここでは稲垣[9]によるrisperidoneとhaloperidolの比較試験の成績がhaloperidolの用量によって変っていくという極めて興味深い物語を紹介しておきたい。稲垣は表3にみるように，北米での2本のpivotal study[3,19]，欧州を中心とするPeuskensら[33]のInternational study，わが国でのhaloperidolとの比較試験[29]の4試験の概要を一覧表にしている（表3）。

筆者らが最も重要な臨床試験としてまず眼にしたのは，MarderとMeibach[19]のものである。表3

のように，慢性期の統合失調症に対して，risperidone 6mg/日，10mg/日，16mg/日は placebo より優れ，6mg/日は haloperidol 20mg/日より優れ，haloperidol は placebo より優れるという成績である。同じプロトコールのもとで行われたカナダでの成績でも[3]，risperidone 6mg が72.7％と最も高い反応率を示し，haloperidol の47.6％に対して大きな差を示している。

この2本の北米での比較試験では，risperidone 6mg/日は haloperidol 20mg/日を凌駕するもので，衝撃的であった。思えば，1960年代に haloperidol が米国へ導入されたさい，受け入れられず，米国の G.D. Searle 社（現 Pfizer 社）から導入したわが国の1964年承認よりもさらに3年遅れた事実を思い返すと，risperidone の浸透は速かったのである。

さて，この2本の北米での臨床試験で対照薬で用いられた haloperidol 20mg/日の固定用量が問題となった。それというのも，Peuskens[33]がまとめた欧州での International study では，表3にあるように haloperidol 10mg/日が用いられており，治療反応率は risperidone 4mg 群と 8mg 群が高い成績を示したものの，haloperidol 10mg 群と本質的な差がみられなかったからである。さらにわが国で筆者らが実施した risperidone，haloperidol ともに1〜12mg/日という用量では治療反応率に差がなく，むしろ数値的には haloperidol がほんの少しながら上回ったという事実が出てきた（本試験については後に詳述する）。

当時，北米では慢性統合失調症患者に haloperidol の高い用量を用いていたことを知っていたわれわれにとって，haloperidol 20mg/日の用量に違和感を感じなかったが，haloperidol の用量を下げるとともに，risperidone の反応率との差がなくなっていき，haloperidol の投与量が日常の臨床場面で多く使いすぎていることが判明したのである。後に Positron Emission Tomography 研究（PET研究）でこのことはいやという程教えられたのである[5, 16, 31]。

さて，稲垣の分析でもう1つ判明したことは，例えば，Peuskens のまとめた International Study で，risperidone 各群と haloperidol 10mg 群との間に反応率は本質的差がなかったが，錐体外路症状の出現率は厳然と haloperidol 群の方に高いことが明らかにされた。Risperidone 12mg 群までは haloperidol 10mg 群より有意に発現率が低く，akathisia の発現率は 16mg までもが haloperidol 群より有意に低く，抗パーキンソン薬の使用率も risperidone 8mg 群までが有意に低いことが証明されている（いずれも $p<0.05$）[33]。

稲垣はさらに Geddes ら[7]のメタ解析で，haloperidol あるいは chlorpromazine を対照薬とした場合に，これらの投与量が多いほど抗精神病作用に関して第二世代抗精神病薬が有利になり，投与量が少ないと逆に不利になるという現象から，Geddes らは第二世代抗精神病薬の優位性というものは対照薬である第一世代抗精神病薬の投与量が多く設定された結果に過ぎない可能性を示唆した。しかし，Geddes らのメタ解析の検討対象となった臨床試験は52件（ここでは risperidone, olanzapine, quetiapine, clozapine および本邦未発売の sertindole, amisulpride の6剤を含めた試験）であり，試験期間の平均はわずかに6.5週であり，1年以上の長期試験は5つにすぎない点から，長期に及ぶ統合失調症の治療の必要性を考慮して，次のように稲垣は結論している。①外来維持療法における再発・再入院率について第二世代抗精神病薬は第一世代抗精神病薬のデポ剤と同等の有益性を示していること，②錐体外路症状の出現率について明らかに第一世代抗精神病薬を凌駕するので抗パーキンソン薬の併用率も低いこと，③抗パーキンソン薬の併用によって便秘や排尿障害といったさらなる有害事象のもたらされるリスクが低いと考えられること，④第一世代抗精神病薬治療による1年あたりの遅発性ジスキネジア発現リスクが5〜10％であるのに対して，第二世代抗精神病薬によるそれは1％未満と極めて低いこと[14, 17, 34]，⑤極少量の第一世代抗精神病薬治療による遅発性ジスキネジア発現リスクでさえも，従来考えられていたより明らかに高い可能性がある[32]，といった5点をあげて，第二世代抗精神病薬における臨床上のメリットの存在を明らかにしている。たとえ，糖尿病や肥満の問題はあるにせよ，とことわっている。

2 初発の精神分裂病エピソードを急性に発症し陽性症状が優勢な患者に対する最初の薬物療法に用いる下記の薬剤を評価してください。

Comment：陽性症状が優勢である場合に，エキスパートは，高力価の従来型抗精神病薬を最善の治療として選択している。Risperidoneも一次選択治療である。

	95%信頼区間			平均(SD)	最善の治療	一次選択治療	二次選択治療	三次選択治療
	三次選択治療	二次選択治療	一次選択治療					
高力価の従来型抗精神病薬（例：haloperidol）			*	8.1 (1.2)	53	92	8	0
risperidone			■	7.6 (1.9)	48	76	20	5
低力価の従来型抗精神病薬（例：chlorpromazine）		■		6.2 (2.2)	15	55	31	14
Clozapine	■			3.3 (2.1)	1	7	33	60
	1 2 3 4 5 6 7 8 9				%	%	%	%

3 精神分裂病の初発エピソードが潜行性に発症し，陰性症状が優勢な患者の最初の薬物療法に用いる下記の各薬剤を評価してください。

Comment：エキスパートの多くが，陰性症状が優勢な場合にはrisperidoneを最善の治療として選んでいるが，高力価の従来型抗精神病薬も一次選択治療と考えている。

	95%信頼区間			平均(SD)	最善の治療	一次選択治療	二次選択治療	三次選択治療
	三次選択治療	二次選択治療	一次選択治療					
risperidone			■	7.7 (1.7)	46	82	15	3
高力価の従来型抗精神病薬（例：haloperidol）			■	7.4 (1.5)	25	79	18	2
低力価の従来型抗精神病薬（例：chlorpromazine）		■		5.9 (2.1)	7	50	36	14
Clozapine		■		4.2 (2.4)	6	16	41	43
	1 2 3 4 5 6 7 8 9				%	%	%	%

図3　1996年度版エキスパートコンセンサスガイドライン（Francesら，1996[6]，大野裕訳一部抜出し）

以上，稲垣の解析があまりにもよくできていることからこれを利用して，risperidoneの海外の臨床試験の紹介をさせてもらった。

IV. 頂上へ駆け登ったrisperidone

かくしてrisperidoneは優れた効果と安全性が確認され，1993年英国に続いて1994年米国で上市されてからの臨床の現場への浸透ぶりは目覚ましく，2年後の1996年度版エキスパートコンセンサスガイドライン[6]の図3にみるように急性期の陽性症状が優勢な症例ではhaloperidolに次ぐ位置を占め，潜行性に発症し，陰性症状が優勢な症例にはrisperidoneがトップの位置を占めるに至っている。まだ，この時には幻覚・妄想などへの効果については高力価の従来型抗精神病薬の方が高く評価されており，risperidoneは陰性症状の改善に重点が置かれていた。

ところが，3年後の1999年度版エキスパートコンセンサスガイドラインにあっては[20]，初発の統合失調症患者で陽性症状が優勢な症例でも，新規の非定型抗精神病薬が断然の治療薬として一次選択薬first-line drugとなっている（図4）。

1999年当時の新規の非定型抗精神病薬は，1996年に承認されて急速に処方を伸ばした宿敵olanzapineと1998年に承認されたquetiapineが含まれている。両薬剤はともにWander社（現 Novartis Pharma社）創製のclozapineとclothiapineの流

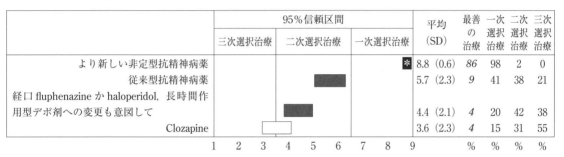

図4 1999年度版エキスパートコンセンサスガイドライン（McEvoyら，1999[20]）
（当時のより新しい非定型抗精神病薬：risperidone, olanzapine, quetiapine）

れを汲む multi-acting receptor targeted antipsychotics（MARTA）とも呼ばれ，上市されて日が浅いにもかかわらず上々の滑り出しを見せているが，パイオニアとしての risperidone が中心にあってその高い評価が他の新しい非定型抗精神病薬の地位を引き上げたと考えられる。その後非定型抗精神病薬は第二世代抗精神病薬（second generation antipsychotics：SGA）と呼ばれるのがより一般的となり，第一世代抗精神病薬（first generation antipsychotics：FGA）と対比される。新たに2001年に ziprasidone，2002年にわが国から米国へ渡って名をなした aripiprazole が承認されて SGA もにぎやかになっている。なお，わが国では独自の perospirone が2000年に，blonanserin が2008年に承認されている。

さて，ここで2004年 Kane を中心に出版された Expert Consensus Guideline Series における精神病性障害の治療の最適化が発表されたものを見てみよう（図5）[15]。陽性症状中心の初発エピソードでも，複数エピソードでも risperidone が頭1つ抜けており，また，陰性症状中心の初発エピソード，複数エピソードおよび顕著な陽性症状と陰性症状の両方がある初発エピソード，複数エピソードのいずれにおいても risperidone がトップを占め，aripiprazole，ziprasidone と続く順序は変わらない。Olanzapine と quetiapine がわずかに順位を下げたのは脂質代謝異常や肥満が絡んでのことか。それにしても aripiprazole の躍進ぶりは凄まじい。

なお最新の2007年に発表された roadmap[37]においても，図6にみるようにその順序は変わっておらず，いかに risperidone が高く評価されているか，驚異的ともいえる。

1 薬剤の選択

陽性症状が中心で，1) これが初発の精神病性エピソードである患者と，2) 過去に精神病性障害のエピソードを経験している患者に対する初期薬物治療として，次に挙げる選択肢をランク付けしてください．

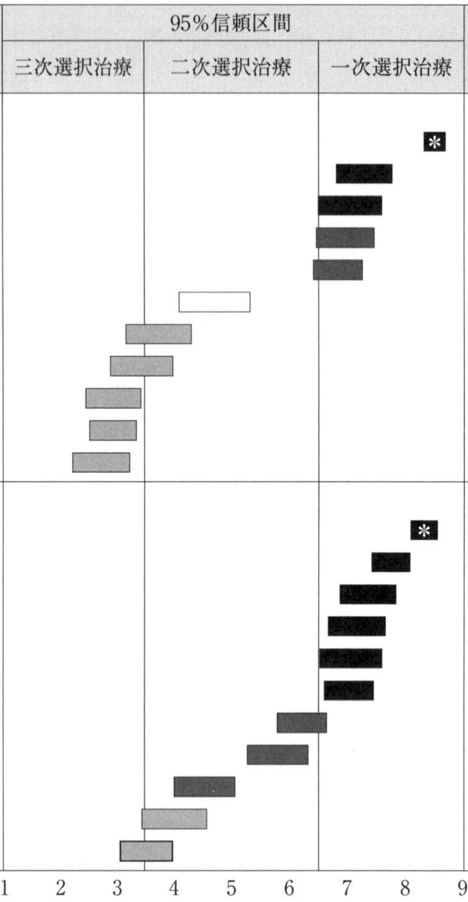

	95%信頼区間 三次選択治療	95%信頼区間 二次選択治療	95%信頼区間 一次選択治療	平均(SD)	最善の治療	一次選択治療	二次選択治療	三次選択治療
【初発エピソード】								
経口 risperidone			＊	8.5 (0.7)	57	100	2	0
経口 aripiprazole				7.3 (1.7)	29	71	22	7
経口 olanzapine				7.1 (2.0)	26	77	17	6
経口 ziprasidone				6.9 (1.7)	19	72	21	6
経口 quetiapine				6.8 (1.5)	13	64	34	2
持効性注射製剤非定型薬				4.6 (2.2)	2	21	49	30
経口高力価従来型薬				3.7 (1.9)	2	11	30	60
経口中力価従来型薬				3.4 (2.0)	0	9	26	66
持効性デポ製剤従来型注射薬				2.9 (1.8)	0	4	26	70
経口低力価従来型薬				2.9 (1.6)	0	0	26	74
経口 clozapine				2.7 (1.7)	2	4	19	77
【複数エピソード】								
経口 risperidone			＊	8.3 (0.8)	50	100	0	0
経口 aripiprazole				7.8 (1.1)	31	88	12	0
経口 ziprasidone				7.3 (1.6)	27	77	20	2
経口 olanzapine				7.2 (1.7)	23	75	20	5
持効性注射製剤非定型薬				7.1 (1.7)	23	67	31	3
経口 quetiapine				7.0 (1.5)	18	66	34	0
経口 clozapine				6.2 (1.5)	7	42	53	5
持効性デポ製剤従来型注射薬				5.8 (1.8)	5	36	57	7
経口高力価従来型薬				4.5 (1.8)	2	14	61	25
経口中力価従来型薬				4.0 (1.9)	0	11	55	34
経口低力価従来型薬				3.5 (1.6)	0	2	52	45
	1 2 3	4 5 6	7 8 9		%	%	%	%

図5　2003年度版エキスパートコンセンサスガイドライン（Kane ら，2003[15]）

V．おわりに

Janssen が用意周到な準備のもとに期待を込めて SDA としての risperidone を合成し，北米や欧州での幾多の臨床試験を経て米国で1994年に上市された．1984年の合成から10年後のことである．非定型抗精神病薬，SDA あるいは SGA の先陣を切って颯爽と登場するや，統合失調症の薬物療法の世界に新風を吹き込み，たちまち時代の寵児となってトップへの階段を駆け登ったことは Expert Consensus Guideline Series にみた通りである．

Paul Janssen は久しぶりの1994年に"Is it possible" Series の Part V を書き，抜けた存在の risperidone を中心にいくつかの重要な非定型抗精神病薬をとりあげ，筆者の愛する Wander 三兄弟やわが国創製の zotepine が入れられている．思えば，1960年代，haloperidol の導入を長らく拒んだ米国で対称的に逸早く risperidone が受け入れられて気分よく最後の Part V を書いたものと想像している．最後に Janssen 社の抗精神病薬開発物語の結集として表4[1]を示しておく．

さて，いよいよ§41ではわが国での risperidone の開発物語を書くことになるが，一波乱，二波乱

問30. 統合失調症と一次診断された後の精神病症状の
急性エピソードについて

体重，脂質値および空腹時血糖が正常で精神病症状の急性エピソードを経験した健康な若年男性の治療において，下記の各抗精神病薬の使用の適切性について示してください．治療歴および過去の反応に関する情報は入手できておらず，患者は現在治療薬を服用していないものと仮定します．

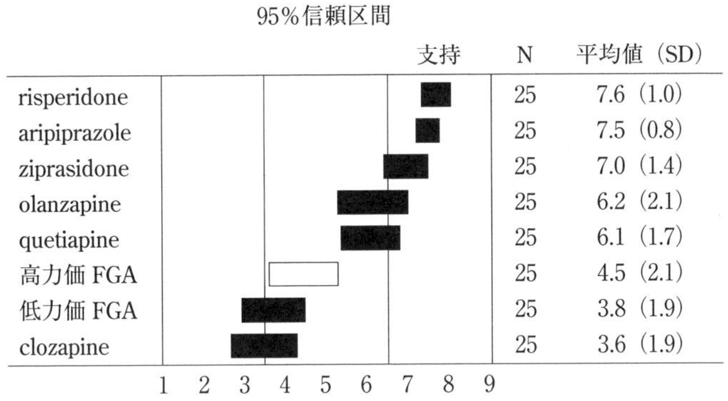

	支持	N	平均値 (SD)
risperidone		25	7.6 (1.0)
aripiprazole		25	7.5 (0.8)
ziprasidone		25	7.0 (1.4)
olanzapine		25	6.2 (2.1)
quetiapine		25	6.1 (1.7)
高力価 FGA		25	4.5 (2.1)
低力価 FGA		25	3.8 (1.9)
clozapine		25	3.6 (1.9)

95％信頼区間

図6　抗精神病薬使用の適切性のロードマップ（Weiden ら, 2007[37]）

表4　Janssen 研究所から世に出た抗精神病薬
（Awouters, Lewis　2007[1]）

Generic name	CAS registry number	Compound number (Janssen lab code)	Year Introduced
Haloperidol	52-68-8	R1625	1959
Trifluperidol	749-13-3	R2498	1961
Pipamperone	1893-33-0	R3345	1961
Fluanisone	1480-19-9	R2167	1962
Droperidol	548-73-2	R4749	1963
Benperidol	2062-84-2	R4584	1965
Azaperone	1649-18-9	R1929	1968
Spiperone	749-02-2	R5147	1969
Pimozide	2062-78-4	R6238	1970
Fluspirilene	1841-19-6	R6218	1971
Moperone	1050-79-9	R1658	1971
Penfluridol	26864-56-2	R16341	1973
Bromperidol	10457-90-6	R11333	1981
Haloperidol decanoate	74050-97-8	R13672	1981
Bromperidol decanoate	75067-66-2	R46541	1984
Risperidone	106266-06-2	R64766	1993
Paliperidone	144598-75-4	R76477	2007

苦しいこともあれば楽しいこともあった。

文　献

1) Awouters, F.H., Lewi, P.J. : Forty years of antipsychotic drug research—from haloperidol to paliperidone—with Dr. Paul Janssen. Arzneim. Forsch., 57 : 625-632, 2007.

2) Ceulemans, D.L.S., Gelders, Y.G., Hoppenbrouwers, M.L.J.A. et al. : Effect of serotonin antagonism in schizophrenia : a pilot study with setoperone. Psychopharmacology, 85 : 329-332, 1985.

3) Chouinard, G., Jones, B., Remington, G. et al. : A Canadian multicenter placebo-controlled study of fixed doses of risperidone and haloperidol in the treatment of chronic schizophrenic patients. J. Clin. Psychopharmacol., 13 : 25-40, 1993.

4) Davis, J.M., Janicak, P.G., Prekorn, S. et al. : Advances in the pharmacotherapy of psychotic disorders. Princ. Pract. Psychopharmacother., 1 : 1-14, 1994.

5) Farde, L., Nordström, A.L., Wiesel, F.A. et al. : Positron emission tomography analysis of central D_1 and D_2 dopamine receptor occupancy in patients treated with classical neuroleptics and clozapine : relation to extrapyramidal side effects. Arch. Gen. Psychiatry, 49 : 538-544, 1992.

6) Frances, A., Docherty, J.P., Kahn, D.A. : The Expert Consensus Guideline Series. Treatment of Schizophrenia. 1996. J. Clin. Psychiatry, 57 (Suppl. 12B) : 1-58, 1996.（大野 裕 訳：エキスパートコンセンサスガイドライン，精神分裂病と双極性障害の治療．ライフサイエンス，東京，1997.）

7) Geddes, J., Freemantle, N., Harrison, P. et al. : Atypical antipsychotics in the treatment of schizophrenia : systematic overview and meta-regression analysis. BMJ, 321 : 1371-1376, 2000.

8) Grant, S., Fitton, A. : Risperidone ; A review of its pharmacology and therapeutic potential in the treatment of schizophrenia. Drugs, 48 : 253-273, 1994.

9) 稲垣 中：第二世代抗精神病薬 vs 低用量ハロペリドール：臨床効果の比較．臨床精神医学，34 : 417-425, 2005.

10) 岩瀬利郎：見過ごされた「非定型」薬をめぐって—sulpiride, zotepine, そして amoxapine から見た抗精神病薬の現況と展望．臨床精神薬理，15 : 1221-1229, 2012.

11) Janssen, P.A.J., Niemegeers, C.J., Schellekens, K.H. : Is it possible to predict the clinical effects of neuroleptic drugs (major tranquilizers) from animal data? Part Ⅰ : "Neuroleptic activity spectra" for rats. Arzneim Forsch., 15 : 104-117, 1965.

12) Janssen, P.A.J., Niemegeers, C.J.E.N., Schellekens, K.H.L. et al. : Is it possible to predict the clinical effects of neuroleptic drugs (major tranquilizers) from animal data? Part Ⅳ : an improved experimental design for measuring the inhibitory effects of neuroleptic drugs on amphetamine- or apomorphine-induced "Cheroing" and "Agitation" in rats. Arzneim Forsch., 17 : 841-854, 1967.

13) Janssen, P.A.J., Awouters, F.H.L. : Is it possible to predict the clinical effects of neuroleptics from animal data? Ⅴ : From haloperidol and pipamperone to risperidone. Arzneim Forsch., 44 : 269-277, 1994.

14) Kane, J.M., Woerner, M., Lieberman. J. : Tardive dyskinesia ; prevalence, incidence, and risk factor. J. Clin. Psychopharmacol., 8 (Suppl. 4) : 52S-56S, 1988.

15) Kane, J.M., Carpenter, D., Leucht, S. et al. : The Expert Consensus Guideline Series : Optimizing Pharmacologic Treatment of Psychotic Disorders. J. Clin. Psychiatry, 64 (Suppl. 12) : 2003, Psysicians Postgraduate Press, Inc. 2003.（大野 裕 監訳：エキスパートコンセンサスガイドラインシリーズ．精神病性障害，薬物治療の最適化．アルタ出版，東京，2004.）

16) Kapur, S.J., Zipursky, R., Jones, C. et al. : Relationship between dopamine D_2 occupancy, clinical response, and side effects : a double-blind PET study of first episode schizophrenia. Am. J. Psychiatry, 157 : 514-520, 2000.

17) Lemmens, P., Brecher, M., Van Baelen, B. : A combined analysis of double-blind studies with risperidone vs. placebo and other antipsychotic agents; factors associated with extrapyramidal symptoms. Acta Psychiatr. Scand., 99 : 160-170, 1999.

18) Leysen, J.E., Janssen, P.M.E., Megens, A.A. et al. : Risperidone : a novel antipsychotic with balanced serotonin-dopamine antagonism, receptor occupancy profile, and pharmacologic activi-

ty. J. Clin. Psychiatry, 55 (Suppl) : 5-12, 1994.
19) Marder, S.R., Meibach, R.C. : Risperidone in the treatment of schizophrenia. Am. J. Psychiatry, 151 : 825-835, 1994.
20) McEvoy, J.P., Swartz, M.S., Anthony, W. et al. : The Expert Consensus Guideline Series. Treatment of schizophrenia 1999. J. Clin. Psychiatry, 60 (Suppl. 11) : 1-80, 1999.
21) Meltzer, H.Y., Matsubara, S., Lee, J.C. : Classification of typical and atypical antipsychotic drugs on the basis of dopamine D_1, D_2 and serotonin 2 pKi values. J. Pharmacol. Exp. Ther., 251 : 238-246, 1989.
22) Meltzer, H.Y. : What's atypical about atypical antipsychotic drugs? Curr. Opin. Pharmacol., 4 : 53-57, 2004.
23) 村崎光邦：第二世代抗精神病薬の開発物語—その1．Risperidoneへの道—序章．臨床精神薬理，17：1457-1468, 2014.
24) 村崎光邦：リスペリドンの前臨床ならびに臨床薬理．神経精神薬理，17：599-620, 1995.
25) 村崎光邦：非定型抗精神病薬 risperidone．神経精神薬理，18：601-612, 1996.
26) 村崎光邦：悲運の大本命 fluperlapine にまつわる物語—その1．3-hydroxy benzodiazepine, temazepam から perlapine まで．臨床精神薬理，16：103-109, 2013.
27) 村崎光邦：悲運の大本命 fluperlapine にまつわる物語—その2．Fluperlapine 物語：スイスとフランスの思い出をまじえて．臨床精神薬理，16：295-302, 2013.
28) 村崎光邦：Amoxepine にまつわる新しい展開．臨床精神薬理，14：1511-1520, 2011.
29) 村崎光邦，山下 格，町山幸輝 他：精神分裂病に対する新規抗精神病薬 Risperidone の臨床評価—Haloperidol を対照薬とした第Ⅲ相試験．臨床評価，21：221-259, 1993.
30) 西園昌久，福井 敏：Thiepin 系抗精神病剤 zotepine の作用の新しい側面—鎮静・抗躁効果と血清尿酸値低下作用について．精神医学，25：295-309, 1983.
31) Nordstrom, A.L., Farde, L., Wiesel, F.A. et al. : Central D_2-dopamine receptor occupancy in relation to antipsychotic drug effects : a double-blind PET study of schizophrenic patients. Biol. Psychiatry, 33 : 227-235, 1993.
32) Oosthuizen, P.P., Emsley, R.A., Maritz, J.S. et al. : Incidence of tardive dyskinesia in first-episode psychosis patients treated with low-dose haloperidol. J. Clin. Psychiatry, 64 : 1075-1080, 2003.
33) Peuskens, J., the risperidone research group : Risperidone in the treatment of patients with chronic schizophrenia ; a multi-national, multi-centre, double-blind, parallel-group study versus haloperidol. Br. J. Psychiatry, 166 : 712-726, 1995.
34) Rifkin, A., Doddi, S., Karagi, B. et al. : Dosage of haloperidol for schizophrenia. Arch. Gen. Psychiatry, 48 : 166-170, 1991.
35) 鈴木英伸，諸川由実代，青葉安里：定型，新規抗精神病薬，6剤の血漿中抗 serotonin (5-HT_{2A}) 活性，抗 dopamine (D_2) 活性の関係および抗 5-HT_{2A} 活性/抗 D_2 活性比 (S/D 比) についての検討．臨床精神薬理，6：1595-1605, 2003.
36) 武田 哲，兼子 直：非定型抗精神病薬としての zotepine—臨床と基礎．臨床精神薬理，8：969-977, 2005.
37) Weiden J.P., Preskorn, S.H., Fahnestock, P.A. et al. : Translating the psychopharmacology of antipsychotics to individualized treatment for severe mental illness : A roadmap. J. Clin. Psychiatry, 68 (Suppl. 7) : 1-48, 2007. (兼子 直 監訳：Roadmap 抗精神病薬の精神薬理を生かした重度精神疾患個別化治療．アルタ出版，東京，2008.)

第二世代抗精神病薬の開発物語

——その3　わが国での risperidone の開発物語——

I. はじめに

　Butyrophenone 系抗精神病薬の中の pipamperone から setoperone, ritanserin を経て生まれるべくして生まれた risperidone の開発は海外では順調に進み，1984年の合成から8年後の1992年に英国で承認，翌1993年上市され，米国でも1994年に承認上市された。

　上市されてからの急速な拡がりはコンセンサスガイドラインシリーズを利用して前回紹介したが，2014年の今日に至ってもその地位は揺るがず，first-line drugs 中の first choice を維持していることは驚異的である。

　わが国ではヤンセン協和社が開発を担当した。同社はベルギーの Janssen 社の製品を開発するために，Janssen 社と協和発酵が1978年に作った合弁会社で，2001年 Johnson & Johnson 社の100％出資会社（現 ヤンセンファーマ社）となるまで活躍した。いよいよ1988年の第I相試験を端緒として，1994年2月には申請に漕ぎつけることができたのであるが，本稿ではその開発物語を書くことになる。そして，4つのエピソードを書いて3回にわたった risperidone の開発物語を終えたい。

II. わが国での臨床試験

1. 第I相試験

　世界初の serotonin-dopamine antagonist（SDA）としての risperidone の第I相試験を実施することができる喜びと期待感をもって担当した。慎重を期して，北里大学で組織する第I相委員会として，当時の東京医科歯科大学精神医学高橋　良教授，近畿大学第一解剖学谷村　孝教授，名城大学薬品作用学亀山　勉教授，同鍋島俊隆助教授および筆者ら（三浦貞則，村崎光邦，石郷岡純ら）が集まって，試験の妥当性や安全性が確認されるというものものしさであった。とくに，鍋島俊隆助教授には以前から北里の第I相委員会に参加して戴いており，のちに名古屋大学医学部病院薬剤部教授になられ，さらにその任を終えて再び名城大学にもどられてからも公私ともに長い長いお付合いをさせて戴いている。「先生は北里の親戚ですね」とよく言ったものである。以上のメンバーからして risperidone への強い期待感と緊張感が伝わって来ようというものである。

　こうして1988年9月から1989年4月にかけて新築間もない北里大学東病院臨床薬理試験部で第I相試験が実施されたのである[10]。

　試験のスケジュールは表1に示した通りで，各

表1 Risperidone の第Ⅰ相試験スケジュール表（石郷岡ら，1991[10]）

研究	Step	用量	各投与の間隔
単回投与	Ⅰ	0.25mg	2週
	Ⅱ	0.5mg	2週
	Ⅲ	1mg	2週
	Ⅳ	2mg	
反復投与	Ⅴ	1mg，1日・単回投与 1日1回7日間反復投与	2日

Step の健常成人男子被験者は 8 名とし，6 名に risperidone を，2 名に haloperidol を単盲検下にて同薬剤を等価とみなして投与した．なお，筆者らが実施してきた抗精神病薬の反復投与試験では，3 日間を原則としてきたが，risperidone で初めて臨床用量での 7 日間の投与としたのも画期的であり，それだけ安全性の高さが買われていた．以下に主な所見について述べていく．

1）臨床経過

Risperidone 0.25mg，0.5mg の単回投与での臨床症状は主として投与後 4～12 時間の軽度の眠気のみで，日常生活に全く支障がなく，1mg 投与群になると，投与 1～12 時間にかけて軽度から中等度の眠気が生じ，被験者によっては脱力感，倦怠感，頭がぼやっとする感じを伴う者もあり，これらの臨床症状は risperidone の薬理作用と考えられるものであった．Risperidone 2mg 投与群になると，全員に軽度から強度の眠気が生じ，起きていられないほどのものとなったが，これらの眠気は diazepam などの benzodiazepine 系薬物の投与でみられる酩酊感は伴わず，従来の抗精神病薬と共通した性格のものであった．1 例に起立性低血圧に伴うめまい，ふらつきがみられたが，これは risperidone の α_1 受容体遮断作用が原因であると考えられる．Risperidone 2mg までの投与量では錐体外路症状（EPS）は発現しなかった．

Risperidone 1mg を反復投与した場合は 2mg 単回投与時より弱い印象ではあるものの，やはり軽度から中等度の眠気，脱力感，倦怠感が繰り返しみられたが，反復投与によりむしろこれらの臨床症状が弱くなる傾向がみられた．

Haloperidol 投与群では，単回投与 1mg 以上で用量依存的に眠気が生じ，今回の 1 対 1 の用量設定のとおりその程度は risperidone 投与群とほぼ同じであった．眠気のピークも投与 4 時間後頃で risperidone 投与群と同時期であった．

反復投与試験では，途中から臨床症状が弱くなる傾向がみられたが，7 日目 1 例に akathisia が発現した．

両薬剤群とも 2mg までの反復投与が可能であったが，haloperidol 群の反復投与時に 1 例 akathisia が認められた点が注目された．

2）血清 prolactin 値に及ぼす影響

下垂体前葉の隆起漏斗 dopamine 系の正中隆起における終末から下垂体門脈へ放出される dopamine が下垂体前葉からの prolactin の放出を抑制し，dopamine 拮抗薬はこの dopamine の効果を遮断し，hormone の放出を促進すると報告されている[28]．血清 prolactin 値の抗精神病薬による反応の仕方は正常者と統合失調症患者で同じであり[6]，さらに抗精神病薬の血漿中濃度は prolactin 値と相関すると報告されている[17]．

今回，risperidone の prolactin 値の変動に及ぼす影響を検討して，以下のことが明らかとなった．①臨床症状がきわめて軽度である 0.25mg 投与群でも上昇した（図1），②1mg 以上の単回投与では，ピークの値が変わらず，用量依存性がなかった，③血清 prolactin 値のピークが鈍くなる ceiling effect が見られた．一方，haloperidol 投与群では各用量で prolactin のピーク値が risperidone 投与群に比べて低く，かつ用量の増加とともにピーク値も上昇するという用量相関性を示した．

以上の成績で，risperidone 投与群で血清 pro-

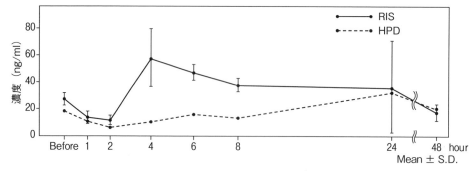

図1 Risperidone 0.25mg 投与時の血清 prolactin 値に及ぼす影響（石郷岡ら，1991[10]）

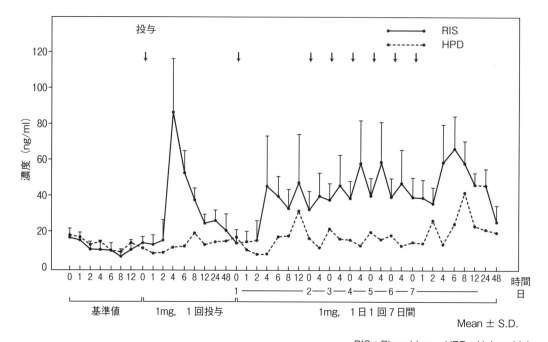

図2 Risperidone 1mg の反復投与時の血清 prolactin 値に及ぼす影響（石郷岡ら，1991[10]）

lactin 値のピークが haloperidol 投与群に比べて高かったことは，risperidone が末梢の dopamine D_2 受容体拮抗作用と考えられるイヌの apomorphine 誘発嘔吐の抑制作用が haloperidol より強い効力を示したことから考えられる成績であり[12]，このため risperidone 1mg の単回投与でピークの値がある一定限度に到達し，さらに高用量を投与してもピークの値に上昇がみられなかったと考えられる。これと同様な現象は反復投与試験でも認められ，1回投与後血清 prolactin 値はかなり上昇したが，反復投与によってピーク値が1回投与後に比べて低く持続する ceiling effect が認められている（図2）。すなわち，risperidone 1回投与後に血清 prolactin 値の上昇が十分に高かったために exhaustion が起こり，引き続いての反復投与で1回投与後ほどは上昇しなかったと考えられる。筆者らは同様な現象を sultopride でもみている[21]。

なお，prolactin 分泌機能における 5-HT の関与が報告されており，5-HT 受容体拮抗薬である ritanserin と methysergide は高 prolactin 血症患者

と健常成人の血清 prolactin 値を低下させるといわれる[3,4]。Risperidone の 5-HT$_2$ 受容体拮抗作用が反復投与試験におけるピーク値の低下に一部関与している可能性が考えられる。

3）内田・クレペリン精神作業検査への影響

本検査は抗精神病薬の心理作業検査に与える影響に最も良く反応するものとして，筆者らの第 I 相試験の経験から使用されている。最も強い変化は平均作業量の低下に現れる。Risperidone 群と haloperidol 群の平均作業量への影響は図 3 にみるように，両薬剤群ともに影響を受けているが，その程度は risperidone 群に軽く，haloperidol 群に重い。とくに後半ではその影響が目立っており，haloperidol 服用下での作業能率の低下は著しいものがある。この差は日常生活機能に大きく現われると予測される。

4）臨床薬物動態

Risperidone の血漿中薬物動態の結果を要約すると（表 2，図 4）[19]，①単回投与での未変化体の T_{max} は 4.3〜4.7 時間，C_{max} は 2.87 ng/ml（1 mg 投与時），6.26 ng/ml（2 mg 投与時），$t_{1/2}$ は 4.0 時間であり，C_{max} と AUC はほぼ用量依存的に増加した。②単回投与での代謝物 R76477（9-OH risperidone で後に paliperidone として開発される）の T_{max} は 7.3〜10.0 時間，C_{max} は未変化体の約 1〜1.5 倍であり，$t_{1/2}$ は 14.6〜15.5 時間であった。③反復投与試験での未変化体および R76477 の血漿中濃度は 7 日目以内にほぼ定常状態に達し，蓄積性はないと考えられた。未変化体の血漿中濃度の推移は血清 prolactin 値の変動と概ね合致しており，未変化体がピークに達する時に眠気などの臨床症状が強く現れており，risperidone の脳内への移行は良好と考えられた。

Haloperidol 2 mg（2 例）の単回投与では未変化体の血漿中濃度の $t_{1/2}$ は 20.4 時間および 21.4 時間であり，risperidone の未変化体に比べて緩徐に血漿中から消失しており，両薬剤は薬物動態学的にやや異なった性質を持っていると考えられた。

5）第 I 相試験のまとめ

Risperidone 2 mg までの安全性に特に問題がなく，反復投与でも臨床初日投与量である 1 mg 7 日間の服用が健常成人で可能であったことは，抗精神病薬の第 I 相試験では初めての経験であり，それだけ risperidone の安全性，忍容性が示された。また，内田・クレペリン精神作業検査で haloperidol より影響の少ないことから，日常の精神運動機能への障害の低さが期待された。ただ，prolactin 値上昇作用の強いことは，とくに若い女性に対する注意が必要と考えられた。血圧測定および臨床検査などを定期的に行いながら対象患者の身体的変化に十分に注意を払えば，臨床第 II 相試験への移行は可能と考えられた。

以上，長い第 I 相試験の報告となったが，筆者の強い思い入れがあってのことであり，お許し願いたい。

2．前期第 II 相試験

第 I 相試験に引き続いて実施された満を持しての前期第 II 相試験は，1989 年 8 月 22 日に第 II 相試験のための幹事会が結成され，三浦貞則総括医師のもと 83 症例のうち 71 例（86%）の治療が完了した（1989 年 10 月〜1990 年 7 月）[29]。最終全般改善度は「中等度改善」以上が 56 例（67%）と異例に高い有効性が認められた。この値は，罹病期間が 5 年以上の例が半数を占める患者を対象とした試験としては極めて高いもので，卓越した効果が約束された。Brief Psychiatric Rating Scale（BPRS）症状別評価では，「罪悪感」「幻覚」「感情的引きこもり」などの項目で特に改善率が高く，陽性・陰性両症状の背後にある病態に対してより強力に作用した。反面，「興奮」「誇大性」「敵意」などへの悪化率がやや高く，鎮静効果は弱いとの印象を得ている。副作用では，軽度の akathisia（28%）と月経異常（女性患者の 15%）の発現率がやや高いことを除けば，EPS の発現は少なく，全般的な安全性は優れており，本試験のタイトルの副題に「—高い分裂病改善率と軽い錐体外路系副作用—」がついたくらいである。ただ，月経異常の出現率は当時実施されていた定型抗精神病薬の平均 4%（0〜11%）に比べて高いことは，第 I 相試験での血清 prolactin 値上昇作用を反映しており，著者の八木[29]は副作用のプロフィールだけに限っていえば，sulpiride に近い特性を持っているようにみえるとしている。なお，治験担当医の判断した至適

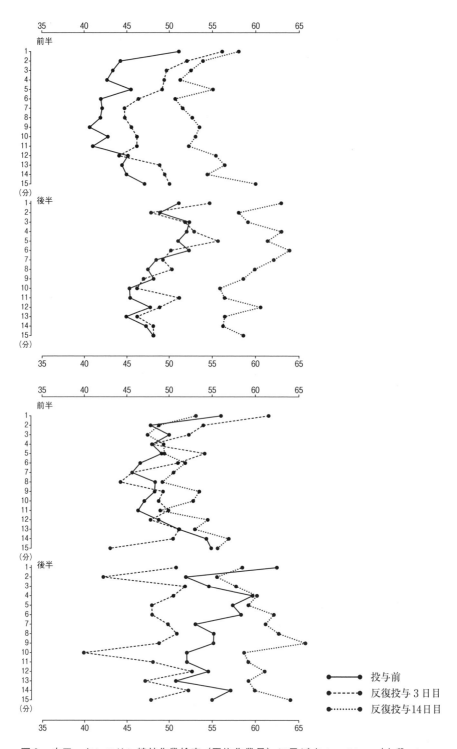

図3 内田・クレペリン精神作業検査（平均作業量）に及ぼす risperidone（上段，1mg，n=6）と haloperidol（下段，1mg，n=2）の影響（石郷岡ら[10]，1991より合成）

表 2　Risperidone 1mg 単回投与・反復投与時の未変化体および代謝物（R76477）の薬物動態学的パラメータ（石郷岡ら，1991[10]）

平均±標準偏差

	未変化体					代謝物（R76477）				
	T_{max} (h)	C_{max} (ng/ml)	ke (1/h)	$T_{1/2}$ (h)	AUC (ng・h/ml)	T_{max} (h)	C_{max} (ng/ml)	ke (1/h)	$T_{1/2}$ (h)	AUC (ng・h/ml)
単回投与	3.7 ± 0.8	3.47 ± 1.99	0.181 ± 0.049	4.1 ± 1.2	22.0* ± 15.1	7.0 ± 2.8	2.85 ± 1.47	0.045 ± 0.011	16.6 ± 5.3	61.8* ± 16.2
反復投与	5.0 ± 1.1	3.94 ± 2.35	0.191 ± 0.117	4.8 ± 2.3	27.7** ± 23.2	8.3 ± 2.9	5.01 ± 1.73	0.038 ± 0.010	19.2 ± 4.3	80.2** ± 26.0

ke：排出率係数，＊：0-∞，＊＊：0-24h

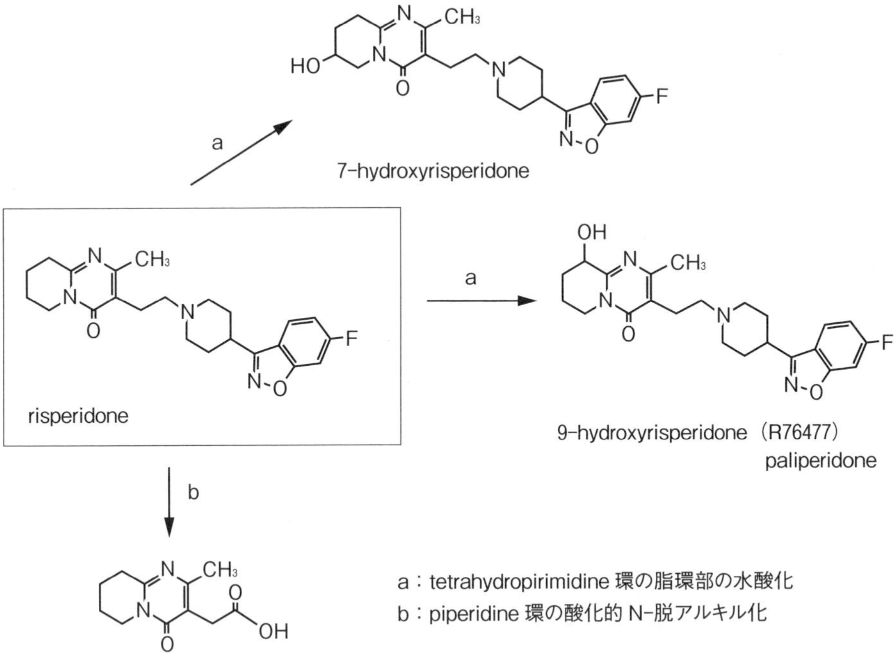
7-hydroxyrisperidone
risperidone
9-hydroxyrisperidone（R76477）
paliperidone
a：tetrahydropirimidine 環の脂環部の水酸化
b：piperidine 環の酸化的 N-脱アルキル化

図 4　Risperidone のヒト主要代謝経路（Mannens ら，1993[19]）

用量は 4～6mg/日であった。

3．後期第Ⅱ相試験

さらに対象を拡大し，193例を対象として至適用量の検討を行った後期第Ⅱ相試験は，1990年10月から1991年 8 月までの期間に実施された[30]。最終全般改善度では，「中等度改善」以上が 53%と前期第Ⅱ相試験のそれよりやや低値であったが，なお高い改善率を示し，BPRS 症状別評価尺度では，改善率は「罪悪感」「幻覚」「疑惑」等で高く，悪化は「興奮」「誇大性」「敵意」でやや多かった。「感情的引きこもり」「運動減退」「情動鈍麻」といった陰性症状にも 50～60%という満足すべき改善率が得られたことから，risperidone の特徴として鎮静効果は緩和であるものの，幻覚などの陽性症状のみならず，陰性症状にも効果が期待されることがあげられた。副作用としての EPS は発現件数，その程度とも少なく，弱かったが，akathisia は 17.6%と最も高頻度であった。なお，月経異常は 4.6%と今回は低かった。至適用量は 2～8mg/日であった。

193例について行われた後期第Ⅱ相試験のう

ち，82例が長期投与試験へ移行し[11]，最長88週，平均50週に及び，「中等度改善」以上72％，「副作用なし」あるいは「軽い副作用で投与継続」は73％と，後期第Ⅱ相試験と同様の割合であった。副作用発現率が10％を越えたのは，akathisia（22.9％），振戦，筋強直，流涎などのパーキンソン症候群（10.0〜12.3％），便秘（10.8％）であった。なお，長期投与における至適用量は2〜8mg/日で，効果の持続と安全性の点から維持療法にも適した薬剤といえる。

4．PANSSを用いた本邦初の臨床試験報告

藤井ら[5]は入院患者24名を対象とするPositive and Negative Syndrome Scale（PANSS）とBPRSを用いた薬効評価試験を実施している。PANSSについては後に述べるが，1991年4月3日に本試験に関しての幹事会で対象と方法が決定されている。Risperidoneに続いた第二世代抗精神病薬の開発には，PANSSによる評価が必須となっただけに本試験の成績は本邦最初のものとして，貴重なのである。「陽性」「陰性」「総合精神病理」の各尺度とも有意なスコア低下がみられ，投与後PANSS総得点が20％以上改善した症例は42％に及び，とくに，陰性症状の改善が目立っており，また，総合精神病理評価尺度の中でも有意な改善が認められたのは，「衒奇症と不自然な姿勢」「運動減退」「非協調性」「不自然な思考内容」「意志の障害」「自主的社会回避」の6項目で，いずれも陰性症状関連のものである。本試験でのPANSSによる評価は，BPRSよりも精密な分析が可能となるので，陰性症状への薬効を追求するにあたって，今後とも試みる価値があると控え目にコメントしているが，PANSSが統合失調症の薬効評価に必須なものとなったことは周知である。

5．その他の貴重な臨床的試み

抗精神病薬による治療を受けているが，陰性症状に十分な改善がみられていない31例の慢性統合失調症患者にrisperidone 2〜12mg/日を8週間併用投与した試験では，「中等度改善」以上42％，「副作用なし」が61％ときわめて有用性の高い結果が得られている[9]。

抗精神病薬の治療により症状が比較的安定しているが，抗パーキンソン薬の併用を必要としている14例の統合失調症患者で，抗精神病薬をrisperidone単独に切り換え，抗パーキンソン薬を1週間後に1/2に減量，さらに2週間後より中止して経過をみた試験では[31]，中等度，軽度改善以上がそれぞれ3例（21％），10例（71％）であり，「副作用なし」が7例（50％）となっている。抗パーキンソン薬は第4週までに12例が投与中止できたが，その後4例は再投与されるに至っている。その結果，8週間後に抗パーキンソン薬を中止できた症例は8例（57％），減量できた症例は1例（7％）であり，罹病期間が長く，他の抗精神病薬で十分な効果がみられず，さらに抗パーキンソン薬が併用されているにもかかわらず，EPSが持続している統合失調症の入院慢性例ではrisperidoneへの切り換えにより，きわめて効果が期待できるとの結論が得られている。

また，1％細粒剤を用いた2つの臨床試験が統合失調症患者を対象として8週間の投与で行われているが，両試験とも錠剤と同様な成績が得られており[7,20]，実際の診療の上で便利な細粒剤が開発されている。

Ⅲ．第Ⅲ相試験

いよいよrisperidoneの臨床試験も最終段階にさしかかり，2本の二重盲検比較試験が組まれた。1本は東日本中心のhaloperidolとの比較試験で，もう1本は西日本でのclocapramineとの比較試験である。なお，haloperidolとの比較試験は筆者が執筆担当者となった。

1．Haloperidolとの比較試験

193例の統合失調症患者を対象として，力価1対1のもとに初日2mg，2日目以降は1〜12mgの範囲内で適宜増減する方法で8週間の試験が行われた[22]。1991年11月から1993年5月1日のことである。三浦貞則総括医師のもと，試験は順調に進み，いよいよ開鍵会の日を迎えた。例によって胸をときめかせてコントローラー委員会からの資料を開いて愕然とした。表3にみるように最終全般

表3 Risperidone の haloperidol を対照薬とした二重盲検比較試験における最終全般改善度（村崎ら，1993[22]，一部改変）

薬剤	著明改善	中等度改善	軽度改善	不変	軽度悪化	中等度悪化	著明悪化	判定不能	合計	U検定	中等度改善以上		軽度改善以上		悪化率軽度悪化以上
											(%)	χ^2検定	(%)	χ^2検定	
RIS	8 (8)	27 (28)	30 (31)	22 (23)	4 (4)	4 (4)	1 (1)	1	97	NS p=0.492	36% NS p=0.251		67%		9%
HPD	9 (9)	34 (35)	22 (23)	20 (21)	4 (4)	4 (4)	2 (2)	1	96		45%		68%		10%

RIS：risperidone，HPD：haloperidol，（　）：％，NS：有意差なし

改善度が，「中等度改善」以上で risperidone 36％，haloperidol 45％と数値で9％も劣っていたのである。そこからは，臨床的に治療予後と関連する項に両群間に偏りがないかどうかを1つ1つ検討していった。そして3つの点での偏りを見い出した。1つは前治療薬効果が不変または悪化例の占める割合は risperidone 群52％，haloperidol 群41％と差が大きく，逆に前治療薬効果が軽度改善以上の例では risperidone 群28％，haloperidol 群35％と risperidone 群に低いことがみつかった。前治療薬と同等の症状推移した場合は前治療薬と同等の効果を有すると判定する決まりのため，p＜0.1 の偏りがあるために risperidone にかなり不利に影響すると考えた。

2つ目は，状態像として「興奮」を有していた症例が haloperidol 群に11例含まれ，このうち7例（64％）が中等度以上の改善を示したのに対して，risperidone 群には1例しか含まれていない点が指摘できた。

3つ目は，罹病期間について，haloperidol 群に比べて risperidone 群に長い症例が多く含まれていた点である。

以上の3つの因子について，Mantel-Haenzel 法による調節解析を行い，「中等度改善」以上は40％対41％と両群の改善率は同程度となることが判明した。ただし，同等性検証はならなかった。こうした検討のために，1993年ノルウェーは Oslo での国際てんかん学会に参加し，GABA transaminase 阻害薬の vigabatrin の第Ⅰ相試験[27]を発表したのち Milano から Sanremo へ飛んだ帰りに，成田から帝国ホテルの会場へ車を飛ばしたことがあった。筆者が壊れて紐で縛ったピンク色のトランクを抱えていたことを後に，ヤンセン協和社の雨宮俊之氏に指摘されて思い出した。Milano の空港でトランクを開けられたさい壊されたのである。

さて，BPRS 症状別評価で，risperidone は haloperidol に比べ，「感情的引きこもり」や「感情鈍麻」を改善している症例が多い傾向にあることから，諸外国の報告と同様に陰性症状に対する改善効果が示唆される結果となっている。

概括安全度で，副作用発現率は66％対80％と risperidone 群に有意に低かった（p＜0.042）。また，試験期間中の抗パーキンソン薬併用率は50％対60％と risperidone 群に低い傾向がみられている。EPS の発現件数は87対112と risperidone 群に少なく，うち akathisia は20％対32％と risperidone 群に有意傾向をもって少なかった。

以上から，risperidone は haloperidol に匹敵する臨床効果を示し，安全性についても EPS の発現が少なく，有用度の高い抗精神病薬であると結論された。こうして，開鍵当日，蒼くなった顔色も少し赤味が出て，いくらか愁眉を開くことができた。とはいうものの，同等性検証が不成功という気持の重さは残った。稲垣が対照薬 haloperidol の投与量が低くなるほど，risperidone との差がなくなると正しく指摘した[8]恰好のデータを提供する結果となったのである。

2．Risperidone を救った clocapramine との比較試験

Clocapramine との比較試験は，西日本を中心に

表4 Risperidoneのclocapramineを対照薬とした二重盲検比較試験における最終全般改善度（工藤ら，1994[18]）

薬剤	著明改善	中等度改善	軽度改善	不変	軽度悪化	中等度悪化	著明悪化	判定不能	合計	U検定	中等度改善以上(%)	χ^2検定	軽度改善以上(%)	χ^2検定	同等性検定
RIS	13	37	24	14	11	2	3	0	104	NS	48	NS	71	NS	RIS＞CCP *** p＝0.00096
CCP	11	24	30	16	6	4	4	1	96		36		68		

RIS：risperidone，CCP：clocapramine

1）U検定は"判定不能"を除外して計算した
2）同等性検定は中等度改善以上での検定を行った

1991年11月より1992年12月にかけて200例の統合失調症患者を対象として実施された[18]。

本試験での力価設定はrisperidone：clocapramine＝25：1とし，第1日はrisperidone 2mg，clocapramine群75mgとし，第2日目以降は症状に応じて増減し，最高投与量はrisperidone群12mg，clocapramine群300mgとする8週間の試験である。

最終全般改善度では（表4），「中等度改善」以上が48％対36％と有意差はないものの，clocapramineに対して同等以上の有効性を認めている。BPRS症状評価では，両群ともに「感情的引きこもり」「運動減退」および「感情鈍麻」といった陰性症状を含め，「心気的訴え」「罪悪感」「緊張」「抑うつ気分」「敵意」「疑惑」「幻覚」「思考内容異常」で40％以上の高い改善率を示した。悪化率はともに「誇大性」「敵意」および「興奮」で高かった。以上，臨床効果上のプロフィールは両群ともによく似ていた。

安全性では，「副作用なし」が45％対35％でrisperidoneが安全性が高い傾向を示し，副作用出現率は56％対66％と有意差を認めていない。EPS発現率は32％対42％で，試験期間中の抗パーキンソン薬併用率は22％対34％となっており，両薬剤によるEPSの発現状況を反映する結果となっている。なお，月経異常がrisperidone群に10％，clocapramine群に4％みられている。

以上の結果から，risperidoneは統合失調症治療薬として，当時無敵といわれたclocapramineに比し，同等以上の有効性を示すとともに，EPSの発現の少ない安全性の高い薬剤であると結論された。こうして，haloperidolとの比較試験では思わぬ苦戦を強いられ，論文執筆者として身のすくむ思いをしたが，clocapramineとの試験で同等性が検証されて1994年2月16日には当局へ申請することができた。そして，1996年4月16日には承認を得たのである。今日，これを書きながら，当時のことを振り返ってみると，haloperidolとの1対1の比較試験では，どんなに補正をかけたところで，同等性が検証されたとはいえず，陰性症状への有効性とEPSに関わる安全性の高さをもって第二世代抗精神病薬への待望論の高さとあいまって好意的に判定してもらったとの印象をぬぐえていない。今回は，つくづく西日本でのclocapramineとの比較試験の成功に助けられたと感謝している。海外の豊富な資料にも感謝である。

それにしても，海外での多くの優れた非臨床試験や臨床試験で高く評価されて，まさに頂上への階段を駆け登りつつあったrisperidoneといえども，1本の臨床試験の結果によって心胆寒からしめることになることを経験して大きな勉強になったのである。

なお，わが国で実施されたrisperidone臨床試験の723例にみられた副作用一覧を表5に示しておく。

IV. Risperidoneの臨床試験にまつわる思い出の数々

1. 第17回CINP京都（1990年）での出来事とPANSS

当時はrisperidoneの前期第II相試験の真最中であり，それに続くSDA系抗精神病薬が続々と発表されていた[23]。Olanzapine, quetiapine, perospironeにsertindole, ziprasidone, Org5222（asenapine）が続いており，花の抗精神病薬開発時代

表5 わが国における risperidone 臨床試験723例にみた副作用一覧
(Risperdal® 承認申請データ, 1996, 村崎, 1996[24] より)

副作用の種類		発現件数（％）	副作用の種類		発現件数（％）
錐体外路系	アカシジア	126 (17.4)	循環器系	頻脈	11 (1.5)
	振戦	95 (13.1)		血圧低下	7 (1.0)
	筋強剛	85 (11.8)		動悸	2 (0.3)
	流涎	81 (11.2)		血圧上昇	2 (0.3)
	構音障害	71 (9.8)		多発性心室性期外収縮	1 (0.1)
	急性ジストニア	32 (4.4)		末梢循環不全	1 (0.1)
	寡動	28 (3.9)		その他[4]	2 (0.3)
	嚥下障害	23 (3.2)		発現例数	23 (3.2)
	ジスキネジア	7 (1.0)	内分泌系	月経異常*	21 (7.1)
	遅発性ジスキネジア	4 (0.6)		乳汁分泌	6 (0.8)
	無動	2 (0.3)		射精障害**	2 (0.5)
	斜頸	2 (0.3)		発現例数	25 (3.5)
	歩行障害	2 (0.3)	血液	好中球減少	1 (0.1)
	昏迷	1 (0.1)		貧血	1 (0.1)
	その他[1]	3 (0.4)		発現例数	2 (0.3)
	発現例数	280 (38.7)	肝臓	肝機能異常	4 (0.6)
精神神経系	不眠	87 (12.0)		GPT上昇	2 (0.3)
	眠気	65 (9.0)		γ-GTP上昇	1 (0.1)
	不安・焦燥	63 (8.7)		発現例数	7 (1.0)
	ふらつき	31 (4.3)	眼	視調節障害	14 (1.9)
	興奮・易刺激性	29 (4.0)		視力低下感	1 (0.1)
	過鎮静	25 (3.5)		発現例数	15 (2.1)
	立ちくらみ	25 (3.5)	皮膚	発疹	2 (0.3)
	めまい	20 (2.8)	その他	倦怠感	61 (8.4)
	抑うつ	19 (2.6)		口渇	45 (6.2)
	頭痛・頭重	18 (2.5)		脱力感	35 (4.8)
	気分高揚	3 (0.4)		疲労感	34 (4.7)
	幻覚	2 (0.3)		体重増加	14 (1.9)
	頭がぼーっとする	2 (0.3)		排尿障害	12 (1.7)
	気がつくと我にかえった感じ	2 (0.3)		発汗	7 (1.0)
	痙攣発作	1 (0.1)		鼻閉	5 (0.7)
	その他[2]	13 (1.8)		トリグリセライド上昇	4 (0.6)
	発現例数	219 (30.3)		体重減少	3 (0.4)
消化器系	便秘	58 (8.0)		胸部不快感	2 (0.3)
	悪心・嘔吐	40 (5.5)		関節硬直	2 (0.3)
	食欲不振	37 (5.1)		CPK上昇	2 (0.3)
	食欲亢進	15 (2.1)		遺尿	2 (0.3)
	腹部膨満感	3 (0.4)		頻尿	2 (0.3)
	胃不快感	2 (0.3)		四肢冷感	2 (0.3)
	下痢・腹痛	2 (0.3)		その他[5]	9 (1.2)
	その他[3]	3 (0.4)		発現例数	142 (19.6)
	発現例数	117 (16.2)			

＊女性を母数（297例）として発現率を算出
＊＊男性を母数（426例）として発現率を算出

1) 錐体外路系（その他）：仮面様顔貌，頸部の攣縮，舌のこわばり，各1件（0.1％）
2) 精神神経系（その他）：躁状態，軽躁，多弁・脱抑制，気持ちの押さえつけられる感じ，頭部のひきつり感，多弁・攻撃的，ふわっとする，離人，体のマヒ感，手指しびれ感，妄想，性欲亢進，困惑・緊張，各1件（0.1％）
3) 消化器系（その他）：胸やけ，胃痛，腹部灼熱感，各1件（0.1％）
4) 循環器系（その他）：心室性期外収縮，上室性期外収縮，各1件（0.1％）
5) その他（その他）：頭が熱くなる，顔面潮紅，熱感，発熱，体の不快感，手が痛む，温感消失，臭感，口囲の乾燥，各1件（0.1％）

に突入していた。一歩も二歩も先んじていたJanssen社は本学会で統合失調症の薬物療法に関わるSatellite Symposiumを主催していた。このシンポジウムに石郷岡純がシンポジストの一人として参加していたのであるが，白眉は1985年にLewis Opler，Abraham FiszbeinとともにPANSSを作成したStanley Kay[14]であった。当時，売れっ子のKayは世界各地を経て京都入りをしたとのことで疲労を滲ませていた。発表前からおちつかず，トイレへ立ったりして汗をびっしょりかいていた。講演では早口で喋り，同時通訳が追いつかない有様で，3番目の演者として発表を終えて自席にもどったさい，崩れ落ちるように倒れこみ，座長をされていた大熊輝雄先生の指示のもと急拠，救急車を呼び，京都府立医科大学病院へ搬送されたが，帰らぬ人となられた。この騒ぎでSatellite Symposiumは中止となり，Stanley Kayの御遺体は横田基地から米国へ搬送されたと聞いている。

さて，ここで藤井ら[5]がrisperidoneで初めて用い，のちすべての試験で用いられることとなったPANSSについて触れておこう。従来，陽性症状，陰性症状の評価尺度として，Andreasenら[1]によるSAPS（Scale for the assessment of positive symptoms）とSANS（Scale for the assessment of negative symptoms）が知られ，よく用いられていたが，KayらはこれらをPANSSを作ってその信頼性と妥当性について十分な検討を行った[15]。PANSSはBPRS（Brief Psychiatric Rating Scale）の18項目とPRS（Psychopathology Rating Scale）12項目を組み合わせて作成された30項目からなる評価尺度で，陽性尺度（7項目），陰性尺度（7項目），総合精神病理尺度（16項目）からなっている[32]。その日本語版については，PANSSを管理していたFitzgerald氏と星和書店との契約のもとに山田らの優れた翻訳が1991年に完成し，PANSS作成者の中心人物Kayの京都での急死後1年で星和書店から出版されている[16]。日本語版PANSSの評価者間の信頼性に関しても都立松沢病院で検討されている[33]。先に述べた藤井らによる入院患者24名を対象としたrisperidoneの臨床試験での本邦初のPANSSによる評価がとても良くできており，今後，PANSSが臨床試験の評価尺度の中心になるとGlaxoSmithKline社（GSK社）がこれに目をつけ，その論文の筆頭著者の藤井に白羽の矢をたて，統合失調症の患者を用いた研修用のビデオの作製を依頼してきた。GSK社は当時，5-HT$_3$受容体拮抗薬alosetronの開発を予定しており，その症状評価に用いるための準備であったという。藤井康男は同僚の宮田量治とともにビデオを作製した。これがすこぶるつきの優れ物で，ビデオ上のGold Standardを作ろうと藤井，宮田両氏に，八木剛平，上島国利の両先達に筆者が加わり，一問一問，5人で協議・討論してホテルの一室に籠ったものである。

こうして1993年10月23日にフォーシーズンズホテル椿山荘東京（現ホテル椿山荘東京）の国際会議場（アンフィシアター）で第1回目のInter-rater MeetingがGSK社の主催で開催されたのである。藤井の司会と解説のもとにこの研修会は進められて，極めて新鮮な気持で参加し興味あふれる成果が得られたことをよく記憶している。藤井によると，PANSSのマニュアルをきちんと読んだ者がより正確な解答を出した点が，評価尺度の真髄を突いたもので，それだけ優れた評価尺度であるということであり，筆者も同感であった。さすがにベテランの先生方はツボを外していないことも確認された。

以後，新しい抗精神病薬の臨床試験が行われる度に，PANSSマニュアルとこのビデオを用いて評価者間の信頼性を確保されていったのである。Inter-rater Meetingは多くは藤井からバトンタッチされた宮田が解説者として実施されてきた。このビデオを作製したGSK社は自社の権利を主張することなく自由にお使いくださいと，この世知辛い世にあって見事な大人ぶりを示して筆者らを感激させた。

なお，PANSSそのものの版権は2007年に切れて，星和書店は更新を望んだがFitzgerald氏は大きな事業となると判断したか自ら作ったMHS社がすべてを扱うこととし，新たな日本語版が日本精神神経学会の日本若手精神科医の会—PANSS研究グループによって翻訳された。各企業はMHS社からこのPANSSの使用権を購入して臨床試験に用いている現状となっている。なお，こ

の新日本語版PANSSは標準化などの作業はされていない。また、研修用のビデオについては、各製薬企業が独自に作製したものが用いられたり、外資系企業では本国で用意されたものが用いられている。ビデオ製作の元祖の宮田はBracket社の依頼で患者を対象とした新しいビデオを作製している。こうして、PANSSとそのビデオは戦国時代に入ったかのようで、整然としていない。

2. ParisでのRisperidone International Symposium

Janssen社は、butyrophenone系抗精神病薬の導入に当って、とくにhaloperidolについてBeerse, London, QuebecなどでInternational Symposiumを開いてその優れた有効性について、シンポジストや参加者の研究報告を通して世に知らしめてきた。Risperidoneについては、1992年3月10日にParisのAir France本社近くの会議場で開催された。当時日本では第II相試験を終了して第III相試験に入って実施中の時期であったが、日本からは三浦貞則、村崎光邦、石郷岡純の3名に関西からの工藤義雄、斉藤正己、中嶋照夫の3名の計6名の先生方、さらにヤンセン協和社の田中千之、鈴木克之の両氏が参加した。世界各国からの代表がrisperidoneの臨床報告をするなか、わが国の第II相試験までの成績は石郷岡が堂々発表したが、日本の成績ではakathisiaの頻度が高いことを指摘された。日本では静座不能にまでは至らないイライラ、ソワソワ、じっとしていられない、などをakathisiaに含めたことがその原因であろうとの応答があった。後で、石郷岡は会場のマイクの向きが悪く、フロアからの質問が非常に聞きづらく、苦労したと述懐している。

このシンポジウムで筆者に最も強く印象に残ったのは、Paul Janssenが会社創立当時からJanssenの右腕として活躍し、Janssen-Niemegeersの名前で論文を次々と発表してきたNiemegeers氏を壇上に呼び上げてその功績を讃えた時のことである。さすがにNiemegeers氏も感激に涙してハンカチで顔面を覆った時の姿が目に焼きついている。

夜はLa Tour d'argentの鴨料理を楽しんだが、暇があるとLouvreへ籠もっていたものである。

3. 第8回欧州神経精神薬理学会とイタリア紀行

第8回ECNPが1995年9月30日〜10月4日、VeneziaのLido島で開催された。半分は場所に惚れてrisperidoneの第III相試験を発表するために出かけた[25]。この時はVenice Marco Polo空港から連絡船でVeneziaに入ったが、はるか彼方にぼんやりと島影が見え始め、次第にくっきりと教会の尖塔や建物群が迫ってくる魅惑的風景は忘れられるものではない。Canal Grandeからホテルの船付場へ入る運河すがらSan Marco大寺院とSanta Maria della Salute聖堂に圧倒され、街全体が博物館といわれる2度目のVeneziaにやってきた。

第8回ECNPはLido島の国際会議場とホテルで開かれ、毎日ホテルからモトスカーフィというホテル専用のモーターボートで片道15分の行程を楽しんだものである。

学会は盛況のうちに無事終えた。会期中のSan Clemente島のSan Clemente Palaceの夕食は素晴しいものであった。なお、思わぬことに、Lido島にゴルフ場のあることを発見し、早速ワンラウンド楽しめたのは望外であった。

ところで、Veneziaでの学会に参加するにあたってかねてからの野望があったのである。Veneziaの隣の街PadovaのScrovegni礼拝堂でGiottoの描いた「東方三博士の礼拝」の中のハレー彗星を見ることと、Brera美術館でMantegnaの「死せるキリスト」の絵を見ること、Como湖でのゴルフであった。

うれしいことにこの計画に当時のヤンセン協和社の田中千之、雨宮俊之の両氏が筆者の得意とする旅行計画に賛同して同行してくれたのである。学会終了の翌日1995年10月5日にまずPadovaへ車で向った。Scrovegni礼拝堂の壁画にハレー彗星を見つけてまずは大満足。1301年に地球に接近したハレー彗星を「ベツレヘムの星」として描き入れたといわれる。なお、ヨーロッパ宇宙機関のハレー彗星探査機（1985年7月2日打ち上げ）にGiottoの名称がつけられているのもこの縁であろう。

Padovaから次の目的地Veronaへ向い、Romeo

とJulietの舞台となったバルコニーを見て，その下で写真を撮った．VeronaはRome時代の要衝の地として栄え，巨大な円型競技場（Arena di Verona）のある大きくきれいな街であった．ここでもパスタを楽しんだことはいうまでもない．

そして，いよいよMilanoである．ここでは，通常はSanta Maria delle Grazieの「最後の晩餐」であるが，今回はさらに欲ばって，Brera美術館のMantegnaの「死せるキリスト」をも選び，想像以上に巨大なPinacoteca di Breraに驚嘆しながら，2度目の「死せるキリスト」に眺め入った．何10年か前に上野の西洋美術館へ来た時の感激をもう一度味わいたかったのである．Via MontenapoleoneやDuomoへも行ったが，Duomoの中でヤンセン協和社の女子社員2名が休暇をとってMilanoへ来られていたのにばったり会ったのは奇遇であった．ここでのもう1つの大きな目的はComo湖周遊とゴルフであった．Milano滞在ののちComoへ出かけて，勇躍ゴルフ場でシューズを履き換えたあたりから，空は真暗となり，大雨となってしまった．さすがのゴルフ狂も2ホールで上らざるを得なかった．浮かれすぎの罰が当たったかと思った．それではComo湖の遊覧船に乗ろうと，急拠計画を変えて，人の字型のComoの中心部を船でBeliagioへ渡り，両側におみやげ屋の並ぶ古くて狭い通りを歩いた．金比羅さんの階段を登った時のことを思い出した．Comoで一泊し，翌日の昼食はFerraraのEste家の別荘であったVilla d'Esteで，過去の栄光をしのびながらのパスタ料理がおいしかった．

こうして第8回ECNPはrisperidoneの日本での成績を発表することができると同時に，かねてからの個人的な宿題であった北イタリアのごく一部であるが，よく学び，よく遊ぶことができた．1995年の良き時代の1コマであった．

4．Risperidone単剤化にまつわるいい話

2003年宮崎市で開催された日本精神科病院協会の学術部会，薬剤師部会で「第二世代抗精神病薬の単剤化」について講演した[26]．当時はrisperidone, perospirone, quetiapine, olanzapineの4剤が上市されていたが，それらが十分に使いこなされていなかった．『臨床精神薬理』でも，何回も「多剤併用，大量療法」について特集を組んでいた．筆者も随分とこのタイトルでの講演を依頼された．講演会場へ行くと，訳のわかった先生方から，「今日は先生の話を聴く必要のある先生方は来ていませんよ」とよく言われたものである．ところが，宮崎市での講演のあと，大阪のA病院の薬剤部長という方が来られて，「私の病院での薬物療法の現状と先生の話された内容がまったく異なっている」というのである．「この世には非定型しかないと思え」との刺激的なスライドなど異次元の話を聞いているようであったのであろう．もっと詳しく聞きたいので筆者の勤めている病院へ見学に行きたいという．筆者が週1回勤めている町田市の常盤病院には2000年4月から2004年5月まで副院長として石郷岡純（現CNS薬理研究所主幹）が勤めておられて，主に入院患者を対象に2000年当時は唯一承認されていたrisperidoneをゆっくり，ゆっくり，淡々とそれまでの多剤併用・大量療法の処方の単純化と単剤化を実施していた．当時の医局の先生方もよくそれを理解し，協力していた．ピーク時には98％の単剤化をみており，chlorpromazine換算での抗精神病薬の用量も半減して600mg/日前後になっていた[2]．さらに石郷岡は単剤化とともに興奮患者へのhaloperidolの注射をやめ，risperidoneの経口剤で対応する方法をとった．単剤化には病棟内が荒れて，かなりの抵抗が示されたが，haloperidolを注射しないやり方にはさすがに看護部からの反対が大きかったと聞く．この時，石郷岡を中心とする医師側と看護部の間に立ったのが時の看護部長梶谷茂登代氏であった．大胆にも注射よりも経口剤による方法の利点をよく理解し，haloperidolの注射を行わない方式で協力を買って出たのである．そして，病棟にhaloperidolの注射製剤を置かないことに成功した．この間の苦労は並大抵のものではなかったはずである．2002年に製造されたrisperidoneの内用薬や，その後2005年に出た内用薬の分包化が大いに役立ったという．

2003年7月6日，東京の新高輪プリンスホテル（現グランドプリンスホテル新高輪）内国際館パミールでヤンセンファーマ社主催のCNS Forum

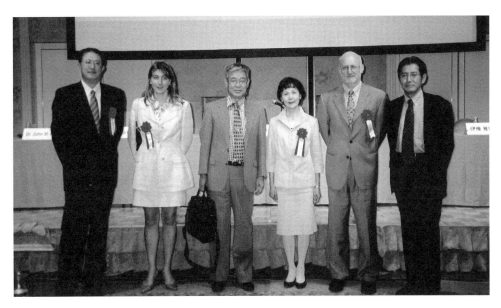

写真 Janssen Pharmaceutical CNS Forum 2003 にて
（左より伊豫雅臣氏，Maria B Isaac 氏，筆者，梶谷茂登代氏，John M Kane 氏，石郷岡純氏）

2003 が行われたさい，筆者らは梶谷看護部長にその時の苦労話をして欲しいと願った．その会には New York の Zucker Hillside Hospital の John Kane 先生も特別講演に招かれていた．最初は尻ごみをされていた部長も度胸を据えて敢然と650名の大聴衆に立ち向かった．その時の感激的な語り口は忘れられるものではない（写真）[13]．これを契機に梶谷部長には全国から講演の依頼が殺到し，東奔西走することになり，合計40回招かれたという．

さて，話は A 病院の薬剤部長の件にもどそう．約束通り，大阪からはるばる来られたのである．そして賢いことに，医局の頭の軟かい若い医師と事務部長を伴っていた．常盤病院では，梶谷看護部長，馬場寛子薬剤部長と筆者が対応した．病院内を隈なく見てもらったうえで，単剤化の具体的な話，とりわけ看護部の対応の仕方などが話し合われた．そして数ヵ月後，薬剤部長から電話が入った．「私の病院でも risperidone の単剤療法の症例が出ました」と．主治医は同行されていた件の若い精神科医であった．この縁で大阪の別の K 病院からも 2 度，見学に来られている．

蛇足ながら，2014年9月現在も病棟に haloperi-dol の注射製剤は置かれていない．

V．おわりに

わが国での risperidone の開発物語を書いた．前期第Ⅱ相試験では期待通りの高い改善率（67％）が得られ，滑り出しは順調であった．後期第Ⅱ相試験でもやや下ったものの，依然として高い改善率（53％）が維持されたが，肝腎の第Ⅲ相試験で，haloperidol と等価の二重盲検比較試験では，最初36％と最も低値となり，可能な限りの補正をかけて，40％という haloperidol とほぼ同等の効果まで引き揚げられ，安全性では優れる結果が得られたが，有効性での同等性は検証されなかった．しかし，西日本で実施された当時無敵といわれた clocapramine との比較試験で 48％対 36％という改善率が得られて同等性が検証され，安全性でも優れる結果となり救われたのである．こうして，1994年2月の申請ののち，1996年4月16日には承認が得られ，同日の1996年4月16日上市となったのである．

かねてから書きたいと思っていた4つのエピソードも書くことができて，筆者としては楽しい

表6 ヤンセンファーマ社による製剤・剤型上の工夫

製品	発売年月日
リスパダール錠（1mg 2mg）・細粒	1996年6月
リスパダール内用液 1mg/mL	2002年7月
リスパダール錠（3mg）	2003年10月
リスパダール内用液　分包	2005年7月
リスパダール OD 錠（1mg 2mg）	2007年7月
リスパダールコンスタ	2009年6月
リスパダール OD 錠（0.5mg）	2009年11月

開発物語となった。本稿をもって risperidone の項を終えるが，その後の risperidone の果たした役割については，書くスペースがなくなってしまった。多剤併用・大量療法の時代に承認・上市されて，単剤療法の risperidone の時代が来るまでには幾多の困難が待ち受けていた。『臨床精神薬理』誌でも数多くの特集号を組んだ。『多剤併用・大量療法をどうするのか？』など思い出すだに懐しい。

なお，ヤンセンファーマ社は表6にみるように，次々と製剤上の工夫を図り，内用液分包と口腔内崩壊錠は興奮患者に対する haloperidol の注射にとって替わり，注射をしない病院が続々と誕生したくらいである。第二世代抗精神病薬初のデポ剤 Risperdal Consta® については§62で紹介している。

文　献

1) Andreasen, N.C., Olsen, S. : Negative v positive schizophrenia : Definition and validation. Arch. Gen. Psychiatry, 39 : 789-794, 1982.
2) 馬場寛子，星谷大二郎，高山晃司 他：単科精神科病院における第二世代抗精神病薬の単剤化・適正用量化の試み―5年間の処方調査から．第15回日本臨床精神神経薬理学会，プログラム・抄録集，94頁，東京，2005.
3) Falaschi, P., Rocco, A., Fruzzetti, F. et al. : In : Modulation of Central Peripheral Transmitter Function. Fidia Research Series, Symposia in Neuroscience (ed. by Biggio, G., Spano, P.F., Toffano, G. et al.), pp.393-397, Liviana Press, Padova, 1986.
4) Ferrari, C., Caldara, R., Romussi, M. et al. : Prolactin suppression by serotonin antagonists in man : Further evidence for serotoninergic control of prolactin secretion. Neuroendocrinology, 25 : 319-328, 1978.
5) 藤井康男，山下　格，山内俊雄 他：慢性分裂病入院患者に対するリスペリドンの効果と安全性―PANSS を用いた薬効評価の試み．臨床精神医学，22 : 101-116, 1993.
6) Gruen, P.H., Sachar, E.J., Langer, G. et al. : Prolactin responses to neuroleptics in normal and schizophrenic subjects. Arch. Gen. Psychiatry, 35 : 108-116, 1978.
7) 平林良登，池田輝明，伊藤公一 他：Risperidone 細粒剤の精神分裂病に対する臨床試験．臨床医薬，9 : 1435-1470, 1993.
8) 稲垣　中：第2世代抗精神病薬 vs 低用量ハロペリドール：臨床効果の比較．臨床精神医学，34 : 417-425, 2005.
9) 稲永和豊，三浦智信，國芳雅広 他：精神分裂病に対する risperidone の抗精神病薬との併用効果―臨床効果と血中モノアミン代謝物との関連について．神経精神薬理，15 : 617-631, 1993.
10) 石郷岡純，若田部博文，村崎光邦 他：新しい Benzisoxazol 系抗精神病薬 Risperidone の第一相試験．臨床評価，19 : 93-163, 1991.
11) 石郷岡純，山下　格，大熊輝雄 他：精神分裂病に対する新しい Benzisoxazol 系抗精神病薬リスペリドンの長期投与における有効性および安全性の検討．臨床精神医学，23 : 507-522, 1994.
12) Janssen, P.J.E., Niemegeers, C.J.E., Awouters, F. et al. : Pharmacology of risperidone (R 64766), a new antipsychotic with serotonin-S_2 and dopamine-D_2 antagonistic properties. J. Pharmacol. Exp. Ther., 244 (2) : 685-693, 1988.
13) 梶谷茂登代：抗精神病薬の単剤化―看護の立場から，3年間を振り返って．臨床精神薬理，7 : 433-439, 2004.
14) Kay, S.R., Opler, L.A., Lindenmayer, J.P. : Reliability and validity of the positive and negative syndrome scale for schizophrenics. Psychiatry Res., 23 : 99-110, 1988.
15) Kay, S.R., Opler, L.A., Fiszbein, A. : Significance of positive and negative syndromes in chronic schizophrenia. Br. J. Psychiatry, 149 : 439-448, 1986.
16) Kay, S.R., Opler, L.A., Fiszbein, A. : Positive and negative syndrome scale. Multi-Health Systems Inc. Toronto, Canada, 1991.（山田　寛，増井寛

治, 菊本弘次 訳：陽性・陰性症状評価尺度（PANSS）マニュアル, 星和書店, 東京, 1991.)
17) Kolakowska, T., Wiles, D.H., McNeilly, A.S. et al. : Correlation between plasma level of prolactin and chlorpromazine in psychiatric patients. Psychol. Med., 5: 214-216, 1975.
18) 工藤義雄, 中嶋照夫, 西村 健 他：精神分裂病に対する抗精神病薬 risperidone の臨床評価 ― Clocapramine を対照薬とした二重盲検比較試験. 臨床精神医学, 23：233-249, 1994.
19) Mannens, G., Huang, M-L., Meuldermans, W. et al. : Absorption, metabolism and excretion of risperidone in humans. Drug Metab. Dispos., 21 : 1134-1141, 1993.
20) 水木 泰, 山田通夫, 杉山克樹 他：新しい抗精神病薬リスペリドン細粒剤の精神分裂病に対する有効性と安全性. 神経精神薬理, 15：749-762, 1993.
21) 村崎光邦, 山角 駿, 岡本呉賦 他：新しい benzamide 誘導体 sultopride の第Ⅰ相試験. 臨床評価, 9：577-627, 1981.
22) 村崎光邦, 山下 格, 町山幸輝 他：精神分裂病に対する新規抗精神病薬 Risperidone の臨床評価―Haloperidol を対照薬とした第Ⅲ相試験. 臨床評価, 21：221-259, 1993.
23) 村崎光邦：1990年代の新しい向精神薬一覧. In：神経精神薬理1990―第17回国際神経精神薬理学会議（CINP）の話題を中心に（編集 神経精神薬理編集委員会）, pp. 211-244, 星和書店, 東京, 1991.
24) 村崎光邦：非定型抗精神病薬 risperidone. 神経精神薬理, 18：601-612, 1996.
25) Murasaki, M., Miura, S. : Risperidone in the treatment of schizophrenia : a double blind comparison with haloperidol. 8th ECNP, Venice, 1995. 9. 30, Eur. Neuropsychopharmacol., 5 : 350, 1995.
26) 村崎光邦：非定型抗精神病薬の単剤使用について. 第16回日本精神科病院協会学術研修会（薬剤師部門）, 2004. 11. 12, 宮崎市.
27) Takahashi, A., Inami, M., Murasaki, M. et al. : Vigabatrin in healthy Japanese subjects. Single and multiple administration study. 20th International Epilepsy Congress, 1993, 7. 7, Oslo, Norway, Epilepsia, 34（Suppl. 2）：117, 1993.
28) 渡部修三, 融 道男：ドーパミン受容体と抗精神病薬. 代謝, 19（11）：1377-1390, 1982.
29) 八木剛平, 三浦貞則, 山下 格 他：新しい抗精神病薬リスペリドンの初期第二相試験―高い分裂病改善率と軽い錐体外路系副作用. 臨床精神医学, 20：529-542, 1991.
30) 八木剛平, 山下 格, 加藤伸勝 他：精神分裂病に対するリスペリドンの後期第二相試験. 臨床精神医学, 22：1059-1074, 1993.
31) 八木剛平, 上島国利, 稲田俊也 他：新しい抗精神病薬リスペリドンにおける併用抗パーキンソン薬の中断試験. 臨床医薬, 9：2725-2739, 1993.
32) 山田 寛, 吉沢 順：精神分裂病の陰性症状と評価尺度. 神経精神薬理, 13：67-71, 1991.
33) 山田 寛, 増井寛治, 菊本弘次 他：陽性・陰性症状評価尺度（PANSS）日本語版の信頼性の検討. 臨床精神医学, 22：609-614, 1993.

第二世代抗精神病薬の開発物語

——わが国初の SDA 系抗精神病薬 perospirone の開発物語　その 1——

I. はじめに

1981年住友化学（現　大日本住友製薬）は Bristol-Myers-Squibb 社（BMS 社）の azapirone 系抗不安薬 buspirone に興味を抱き, ここから tandospirone を合成し, その薬理学的プロフィールを明らかにするとともに serotonin 5-HT₁A 受容体作動薬としての抗不安薬の開発に成功した話はすでに本シリーズでも詳しく述べた[19,20]。

もともと, azapirone 系の抗精神病薬の開発を目指していた BMS 社は, 世界初の 5-HT₁A 受容体作動薬の buspirone の開発に成功したものの, 抗精神病薬への道は諦めておらず, serotonin-dopamine antagonist (SDA) としての化合物の合成を目指しており, 1980年代初めに tiospirone (tiaspirone とも書く) を合成して世に問うた。これを見ていたか当時の住友化学の tandospirone の合成に力を発揮した Ishizumi らは perospirone の合成に成功した[10]。1985年のことである。

本稿ではわが国初の SDA となった perospirone の開発物語の前編を書くことになる。

II. Tiospirone から perospirone へ

BMS 社は1986年11月に buspirone を抗不安薬として上市し, 世界初の 5-HT₁A 受容体作動薬を世に出したが, 本来の azapirone 系化合物の抗精神病薬としての開発を諦めたわけではなかった。Buspirone の合成を Wu ら[26]の下で見ていた Yevich ら[27]は, buspirone の amine 部 (heteroarylpiperazine 部) を pirimidinyl 基から benzisothiazole 基に構造変化すると, その薬理作用が抗不安作用から抗精神病作用に劇的に変化することから tiospirone の合成に辿りついていた。1980年代初めのことである (図1)。

筆者が非常に興味を抱いた点は, Yevich らは tiospirone の主要部 piperazinyl-benzisothiazole 基をあの Wander 三兄弟の中の clothiapine から持ってきた点である (図2)。Wander 三兄弟はいずれも強力な serotonin 5-HT₂A 受容体拮抗作用と dopamine D₂ 受容体拮抗作用を有することから, azapirone 系化合物にその薬理学的プロフィールを持たせ, 錐体外路症状 (EPS) を呈さない非定型抗精神病薬の合成を意図したのである[3,13,23]。図2の clothiapine の benzene 環を1つはずし, 中央の thiazepine 環の7員環を5員環として benzisothiazole 基を導出したのである。後に述べるように

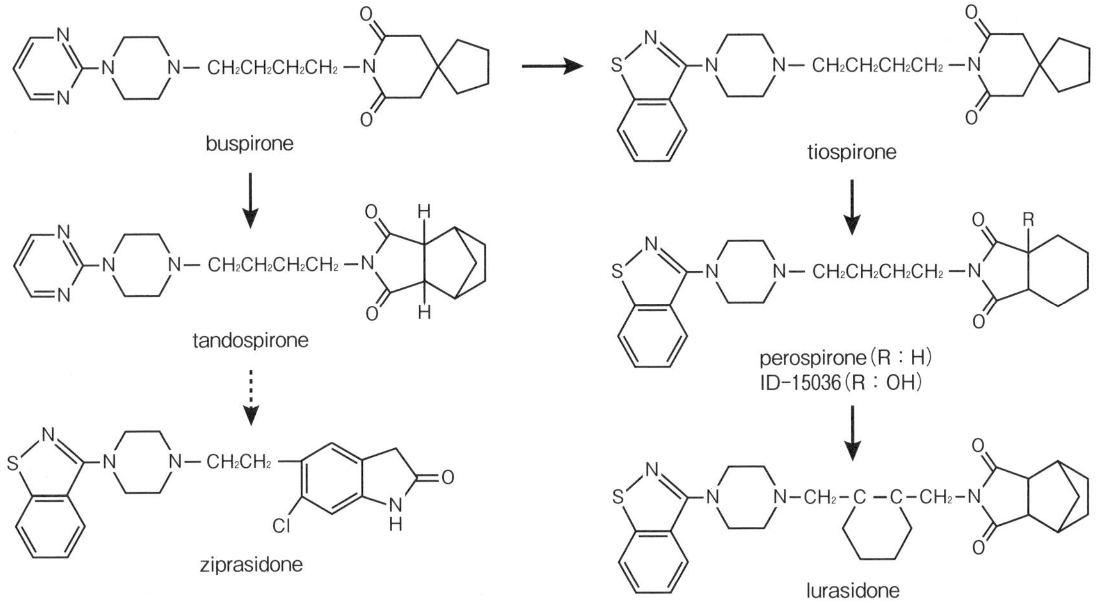

図１　Azapirone 系抗不安薬と抗精神病薬

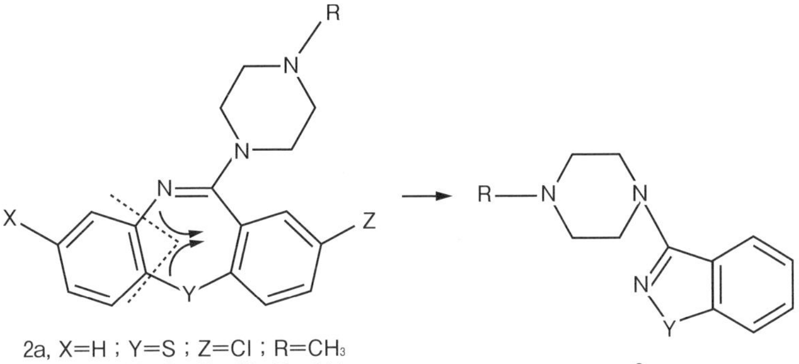

2a, X=H；Y=S；Z=Cl；R=CH_3
b, X=H；Y=O；Z=Cl；R=CH_3
c, X=Cl；Y=NH；Z=H；R=CH_3

3

図２　Yevich が Wander 3 兄弟の中兄 clothiapine から tiospirone の主要骨格 benzisothiazole-piperazine を合成した過程（Yevich ら，1986[27] より引用）
2a：clothiapine，b：loxapine，c：clozapine

tiospirone は抗精神病薬としては予備的臨床試験のみを残して，世に出ないまま姿を消したのであるが，この流れを受け継いだ perospirone は見事に成功したのである。

Ishizumi らは図１にみるように tiospirone の左半分の benzisothiazol-piperazinyl-butyl をそのまま利用し，右端の imide 部に cyclohexane-1, 2-dicarboximide をつけ perospirone を合成したのである。こうすることによって，力価の弱い SDA の tiospirone を高力価の perospirone へ蘇らせた。これがわが国初の SDA の誕生であり，その successor として serotonin 5-HT_7 受容体に強力な親和性をも併せ持つ lurasidone へと続くのである[7]。“合成の住友”の力を遺憾無く発揮している。

ちなみに，tiospirone の臨床試験 3 編が公表されているので，簡単に紹介しておく。まず最初の

表1 Perospirone の脳内受容体への親和性（Hirose ら，1990[4]；Kato ら，1990[12]；Ohno ら，1997[21] らの data から合成）

受容体	脳部位	標識リガンド	結合親和性（Ki 値，nM）
セロトニン系			
5-HT$_2$	大脳皮質	^{3}H-Ketanserin	0.61 ± 0.11
5-HT$_{1A}$	海馬	^{3}H-8-OH-DPAT	2.9 ± 0.4
ドーパミン系			
D$_2$	線条体	^{3}H-Spiperone	1.4 ± 0.23
D$_1$	線条体	^{3}H-SCH23390	210 ± 18
ノルアドレナリン系			
α$_1$	大脳皮質	^{3}H-WB4101	17 ± 2.3
α$_2$	大脳皮質	^{3}H-Clonidine	410 ± 11
β	全脳	^{3}H-DHA	>1000[a]
アセチルコリン系			
muscarinic	大脳皮質	^{3}H-QNB	>1000[a]
nicotinic	全脳	^{3}H-Cytisine	>1000[a]
ヒスタミン系			
H$_1$	全脳	^{3}H-Pyrilamine	1.8 ± 0.18
H$_2$	線条体	^{125}I-IAPD	>1000[a]
オピオイド	大脳皮質	^{3}H-Naloxone	>1000[a]
ベンゾジアゼピン	全脳	^{3}H-Flunitrazepam	>1000[a]
γ-アミノ酪酸-A	全脳	^{3}H-Muscimol	>1000[a]
グルタミン酸	全脳	^{3}H-Glutamate	>1000[a]

mean ± S.E.
a) IC$_{50}$
8-OH-DPAT：8-hydroxy-2-(di-n-propylamino) tetralin，DHA：Dihydroalprenolol，QNB：Quinuclidinyl benzilate，IAPD：Iodoaminopotentidine

Moore ら[14]の14名を対象とする単盲検28日間の試験では，12mg/日から始めて180mg/日まで投与し全例で有意な改善がみられ，EPS を認めていない。同じ1987年の Jain ら[11]の報告では，9名を対象とし，単盲検，クロスオーバー法にて実施し，6名が完了して有効としているが，肝障害が一過性に出現している。平均使用量は 217.5mg/日で EPS は認めていない。Borison ら[1]は初の placebo 対照の二重盲検比較試験を各アーム（tiospirone, haloperidol, thioridazine, placebo）8名を対象とした6週間の試験を実施し，haloperidol と thioridazine と同様な効果をもたらし，EPS を生じなかったと報告している。用量は tiospirone 45〜225mg/日，haloperidol 15〜75mg/日，thioridazine 150〜750mg/日となっており，haloperidol の用量の高さが目につく。いずれも小規模な予備的試験であり，有効性は認められ，EPS の出ない SDA としての特徴を示しているが，鎮静作用と精神緩和作用がなく，維持期には有用でも，急性増悪期には不向きであることが示されている。その後，1990年代には臨床報告がみられず，力価の低さが禍したか BMS 社は開発を断念したとみえる。

III. Perospirone の薬理学的プロフィール

筆者はすでに perospirone のレビューの詳細を書いているが[18]，その中で本稿に必要な部分を要約しておく。

1．神経生化学プロフィール

Perospirone の脳内受容体への親和性は表1のごとく[4, 12, 21]，5HT$_2$ 受容体への親和性が最も強く，D$_2$ 受容体への親和性の2.3倍となって，立派に SDA 型抗精神病薬の特徴を示している。後に

述べる perospirone の薬物動態学的所見から，5-HT$_{2A}$ 受容体拮抗作用が比較的強い活性代謝物 ID-15036 の存在下で perospirone の D$_2$/S$_{2A}$ 比は2.3より大きくなる堂々たる SDA であることが判明している。その他の受容体にはほとんど親和性を示さず，muscarinic Ach 受容体へ作用がなく，抗コリン作用はないことになる（図3）。

2．行動薬理学的作用
(1) 抗精神病作用

統合失調症の動物モデルとしての methamphetamine や apomorphine による運動亢進，よじ登り行動を抑制する作用は chlorpromazine より強く，haloperidol の約1/3～1/5倍，risperidone の約2～1/20倍である（表2）[22]。

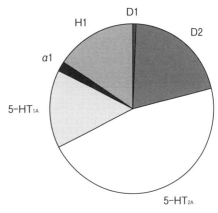

図3 Perospirone の脳内受容体への親和性強度の模式図

表2 Perospirone と他の抗精神病薬の薬理学的作用の比較（大野，2000[22]）

薬理学的作用	SDA 型抗精神病薬		従来型抗精神病薬	
	Perospirone	Risperidone	Haloperidol	Chlorpromazine
受容体結合				
D$_2$ binding affinity (rat striatum)[a]	1.4	3.7	1.8	27
5-HT$_2$ binding affinity (rat cortex)[a]	0.61	0.66	120	91
5-HT$_2$ selectivity (K$_i$ for D$_2$/K$_i$ for 5-HT$_2$)	2.3	5.6	0.015	0.30
D$_2$ 受容体遮断作用				
MAP-induced hyperactivity (rats)[b]	2.2	1.1	0.56	17
APO-induced stereotypy (rats)[b]	5.8	11	2.0	94
APO-induced climbing behavior (mice)[b]	3.5	0.17	0.67	4.2
5-HT$_2$ 受容体遮断作用				
Tryptamine-induced clonic seizure (rats)[b]	1.4	0.2	14	16
p-CAMP-induced hyperthermia (rats)[b]	1.8	0.1	>30	18
EPS 誘発性				
Catalepsy induction (mice)[c]	57 (16)	0.85 (5.0)	3.1 (4.6)	18 (4.3)
Bradykinesia induction (mice)[d]	44 (13)	1.1 (6.5)	0.66 (0.99)	15 (3.6)
反復投与後の変化				
Striatal D$_2$ receptor density (rats)	N.S.	…	50% Increase	…
APO-induced stereotypy (rats)	N.S.	…	Enhancement	…
SKF-induced vacuous chewing (rats)	N.S.	…	Enhancement	…
全体的行動				
Inhibition of motor coordination (mice)	34	1.1	2.7	4.5
Potentiation of HEX-induced anasthesia (mice)	37	0.55	11	11

SDA：serotonin-dopamine antagonist, MAP：methamphetamine, APO：apomorphine, p-CAMP：p-chloroamphetamine, EPS：extrapyramidal side effects, SKF：SKF-38393, HEX：hexobarbital. N.S.：No significant effects, …：not determined. Numbers in parentheses show the potency ratio of D$_2$-blocking action to EPS indaction (ED$_{50}$ for catalepsy induction/ID$_{50}$ for APO-climbing behavior). [a]K$_i$ values (nM) [b]ID$_{50}$ values (mg/kg, p.o.), [c]ED$_{50}$ values (mg/kg, p.o.), [d]Dosage (mg/kg, p.o.) which increases the pole descending time by 50%.

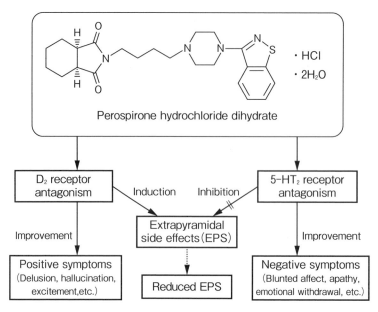

図4 Perospirone の非定型抗精神病薬としての作用機構の模式図（大野, 2000[22]）

（2）陰性症状モデルへの作用

Phencyclidine（PCP）誘発無動症状への作用では perospirone は低用量（0.03～0.1mg/kg）では短縮し，高用量（0.3～1mg/kg）では延長するという二相性を示している。低用量は 5-HT$_{2A}$ 受容体拮抗作用に基づくもので，ritanserin 同様に陰性症状への効果を示し，高用量では D$_2$ 受容体拮抗作用によるものと考えられる[24]。

（3）抗不安作用と抗うつ作用

Perospirone は強力な 5-HT$_{2A}$ 受容体拮抗作用に加えて中等度の 5-HT$_{1A}$ 受容体作動作用を有する特徴を示す。抗コンフリクト作用（Vogel の水飲み試験）では，3倍の罰期反応数の増加を示したが，統計学的に有意差はなかった。また，条件付き防御的プローブ埋め行動試験では diazepam と同様に用量依存的に抑制し，抗不安作用としての役割を示している[24]。

情緒障害モデルとしての恐怖条件付きすくみ行動試験では，perospirone は有意に抑制している[8]。この作用は，5-HT$_{2A}$ 受容体拮抗作用を有する ritanserin, ketanserin および clozapine や risperidone に認められ，一方，定型抗精神病薬の haloperidol, chlorpromazine, thioridazine, mosapramine, tiapride にはこの作用がない。この作用は抗うつ・抗不安作用に関連するとされている[24]。

（4）錐体外路症状惹起作用

EPS 誘発モデルのカタレプシー試験では，risperidone の約 1/70，haloperidol の 1/20，chlorpromazine の約 1/3と弱いものであった。抗 DA 作用と EPS の効力比（治療係数）を比較すると，perospirone（13～16）＞risperidone（5.0～6.5）＞chlorpromazine（3.6～4.3）＞haloperidol（0.99～4.6）の順であり，perospirone の治療係数が他剤より優れることが示されている。このように perospirone は EPS 惹起作用の弱い非定型抗精神病薬としての薬理学的特徴を示している[22]。

以上の行動薬理学的作用の特徴から，perospirone は陽性症状モデルにも陰性症状モデルにも強い抗精神病作用を示し，陰性症状を修飾しうる抗うつ・抗不安のモデルにも作用することと，EPS 惹起作用が弱いことから，すべて非定型抗精神病薬の条件を満たしていることが明らかで，当時の主力研究員の大野（現 大阪薬科大学教授）[22]が図4のように模式的に示している。

Ⅳ. Perospirone の臨床試験
　―淡々と進行した前半の試験

　BMS 社の azapirone 系抗精神病薬への野望は tiospirone の合成で成功するかに見えたが，抗 DA 作用の弱さからあと一歩で潰えた。これを引き継いだのが合成の住友が前進させた perospirone である。ここでは，第Ⅰ相試験，第Ⅱ相試験，長期投与試験を中心に述べておく。

1. わが国初の SDA, perospirone の第Ⅰ相試験

　本第Ⅰ相試験は稲永ら[5]によって1989年12月から1990年6月にかけて九州臨床薬理研究所（現医療法人相生会臨床薬理センター）で行われた。単回投与では1mgから開始して8mgまで増量し，対照薬 haloperidol は1/4量の2mgまで，反復投与では1回4mg，3日間，haloperidol は1回1mg，3日間となっている。

　主観的症状では perospirone 8mg の単回投与で眠気，脱力感，倦怠感，集中力の減退等がみられたことより，反復投与ではほぼ同様の所見がみられ，EPS は認められていない。

　血清 prolactin に及ぼす影響では，単回投与で perospirone 群の 2mg 投与時から上昇し始め，8mg では正常値上限の2倍にまで上昇している（図5）。4mg の反復投与では，単回投与時のパターンを3日間くり返している（2日目不測定のため断言できないが）。一方，haloperidol は徐々に上昇していくパターンをとっている（図6）。

　内田・クレペリン精神作業検査では，perospirone 8mg 投与後に平均作業量のかなりの低下が認められ，haloperidol 2mg 投与時と同程度の低下であった。平均作業量の経時的変化図が示されていないが，表3のようにとくに後半で低下が著しくなったと見受けられる。Risperidone の第Ⅰ相試験では[9]，2mg の反復投与時の平均作業量の低下は比較的軽度で，対照薬 haloperidol 2mg 投与群に後半の著しい低下が認められたのと対比されて興味深い。

　薬物動態試験では，単回投与時の血清中濃度推移と perospirone および主要活性代謝物の ID-

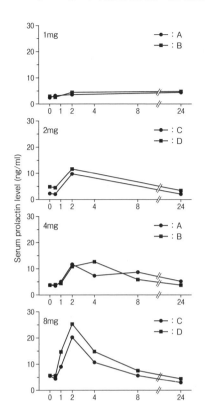
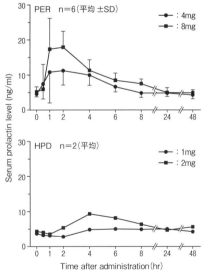

正常範囲は 1.5〜9.7 ng/ml

図5　血清中 prolactin 値に対する PER および HPD の影響（単回投与本試験）
　　（稲永ら，1997[5]より合成）
　　上4段は PER の予備的試験時のデータ，下2段は単盲検時のデータ
　　PER：perospirone, HPD：haloperidol

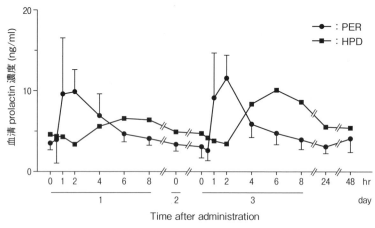

図6 血清中 prolactin 値に対する PER および HPD の影響(連続投与試験)(稲永ら,1997[5])
per:perospirone, HPD:haloperidol

表3 Perospirone の第Ⅰ相試験における内田・クレペリン精神作業検査の平均作業量に及ぼす影響(稲永ら,1997[5])のデータをまとめた申請資料[2]より引用)

薬物	用量(mg)	例数	前半作業量 投与前	前半作業量 投与後	前半作業量 投与前後増減率(%)	後半作業量 投与前	後半作業量 投与後	後半作業量 投与前後増減率(%)
Perospirone	4	6	62.3 ± 11.0[a]	67.4 ± 11.1	8.7 ± 7.8	69.7 ± 11.6	69.1 ± 13.5	−1.1 ± 7.3
	8	5[b]	62.7 ± 12.2	55.7 ± 15.3	−10.7 ± 20.4	70.0 ± 12.9	51.9 ± 19.8	−27.4 ± 22.1
Haloperidol	1	2	59.2	56.6	−4.7	61.7	58.3	−4.4
	2	2	59.2	45.3	−22.2	61.7	33.9	−47.2

a) 1分間平均作業量(平均±S.D. または平均)
b) 6例中1例は,強度の眠気のためにテストが実施できなかった。

15036 の薬物動態学的パラメータが図7に示されている。なお,perospirone には11個の代謝物が知られており,その 5-HT$_{2A}$ と dopamine D$_2$ 受容体への親和性は表4にみる通りで,臨床的に意味を持つのは ID-15036 のみである[6]。C$_{max}$ および AUC は用量依存的に増加し,ID-15036 の C$_{max}$ は未変化体の2.3〜4.2倍と高い。3日間の反復投与での未変化体および ID-15036 の血清中濃度は投与1日目および3日間とも同様の推移を示し,半減期の短さ(約2時間)もあって,血清中への蓄積性はないことが示唆された。ID-15036 は 5-HT$_{2A}$ 受容体拮抗作用が perospirone の1/8とされており,perospirone トータルの D$_2$/S$_2$ 比は立派な SDA のプロフィールを示すことになる。

以上の第Ⅰ相試験の成績より,十分な注意のもとで perospirone の第Ⅱ相試験への移行は可能と判断された。

2. 前期第Ⅱ相試験

第Ⅰ相試験での安全性が確認されるや,直ちに前期第Ⅱ相試験に入った。三浦貞則総括医師のもと,全国規模の試験で筆者が論文執筆を担当した[15]。試験期間は1990年11月から1992年7月であった。北海道から福岡,佐賀にまたがり,72名を対象とした。投与方法は,1日12mg(3分服)で開始し,1日48mgまで投与できるものとした

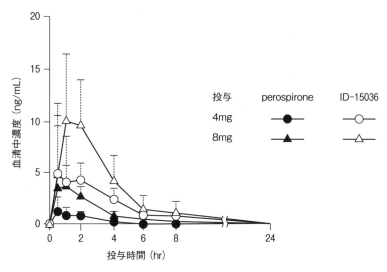

投与量 (mg)	例数	Perospirone					ID-15036		
		T_max (hr)	C_max (ng/mL)	AUC (ng·hr/mL)	t_{1/2} (4-6hr)[a] (ng·hr/mL)	T_max (hr)	C_max (ng/mL)	AUC (ng·hr/mL)
4	6	1.7 ± 1.3	1.9 ± 1.2	4.0 ± 4.5		1.7 ± 1.3	7.9 ± 4.6	26.5 ± 9.9
8	6	1.4 ± 0.7	5.7 ± 5.0	13.6 ± 6.6	2.3 ± 0.5	1.4 ± 0.7	13.3 ± 4.5	51.3 ± 27.1

図7　Perospirone の薬物動態学的パラメータ（稲永ら．1997[5])
mean ± S.D, a) 算出時間

表4　Perospirone とその代謝物の 5-HT$_2$
および D$_2$ 受容体への結合親和性
（石橋ら，1997[6])

化合物	結合親和性（Ki 値, nM）	
	5-HT$_2$	D$_2$
Perospirone	0.61 ± 0.11	1.4 ± 0.23
ID-15036	4.9 ± 0.80	16 ± 0.93
ID-20234	19 ± 3.4	23 ± 2.2
ID-20235	11 ± 2.9	38 ± 1.1
MX11	22 ± 4.8	53 ± 2.9
ID-11926	250 ± 35	150 ± 15
ID-15010	>1,000[a]	>1,000[a]
MX 6	>1,000[a]	>1,000[a]
MX 9	>1,000[a]	>1,000[a]
ID-11614	30 ± 5.5	590 ± 170
ID-15002	>1,000[a]	>1,000[a]
ID-15001	>1,000[a]	>1,000[a]

平均値 ± SEM, a)：IC$_{50}$

8週間の試験である。

最終全般改善度は「中等度改善」以上が49％で，慢性欠陥型36％と高い中で，比較的高い改善率と考えられた。なお，初発が32名と多いのも特徴であった。Brief Psychiatric Rating Scale(BPRS) 評価では，緊張，幻覚，疑惑などの陽性症状と同様に，運動減退，感情的ひきこもりなどの陰性症状，および心気的訴え，抑うつ気分，不安などの神経症様症状に対して高い改善率が得られたのは perospirone の特徴と考えられた。

副作用については，「あり」の症例は56％で，アカシジア，構音障害，流涎，振戦などの EPS が 10％以上認められ，不眠，眠気も10％以上認められた。

全般有用度では，「かなり有用」以上が40％とやや低かったが，前治療薬より有用が53％，前治療薬より劣るが12％であった。

至適用量については，12〜24mg/日が74％，25〜48mg/日が26％であった。

以上の成績は risperidone の68％には劣るが，当時の第一世代抗精神病薬（mosapramine, nemo-

表5　Perospironeの後期第Ⅱ相試験における最終全般改善度（村崎ら，1997[16]）

評価	著明改善	中等度改善	軽度改善	不変	やや悪化	かなり悪化	非常に悪化	判定不能	計
症例数（％）	18（11）	66（40）	42（25）	17（10）	14（8）	9（5）	1（1）	0	167

中等度改善以上 ── 84（50） ──
やや悪化以下 ── 24（14） ──
軽度改善以上 ── 126（75） ──

napride）に比して上回るもので，確かな抗精神病作用を確認した。「副作用なし」の症例は当初より抗パ剤を併用された症例で80％と高く，併用されなかった症例では35％となり，EPSの発現は軽度で，治療継続が可能な範囲の副作用が大部分を占めており，安全性は高いと考えられた。

3．後期第Ⅱ相試験

前期第Ⅱ相試験にまずまずの成績で，SDAとしての成果をあげるや，直ちに有効性と安全性と至適用量を検討する目的で後期第Ⅱ相試験へ歩を進めた[16]。1992年7月から1994年6月までに171例を対象とし，北海道，関東，関西，四国，九州の全国にまたがる8週間の大規模試験となった。Perospironeの用量は12〜48mg/日を基本とし，96mg/日を上限とする漸増漸減法とした。なお，本試験では新しい試みとして，精神症状評価はBPRSを用いたが，可能な施設ではPositive and Negative Syndrome Scale（PANSS）を用いたことと，血清中perospironeおよび活性代謝物ID-15036を測定している。

最終全般改善度では，「著明改善」が11％，「中等度改善」以上が50％と，前期第Ⅱ相試験と同様に高い改善率を示している（表5）。罹病期間は10年未満と10年以上がほぼ同数で，ここでも慢性期の入院患者が大半を占めている対象に対して，この成績は優れているといえる。幻覚・妄想などの陽性症状を前景とする症例では12〜48mgの用量では44〜60％という中等度以上の改善率を示し，また，自発性欠如，感情鈍麻などの陰性症状が前景の慢性経過の症例では，16〜24mgの用量で71％もの高い「中等度改善」以上を示した。

PANSSによる評価は全167例中126例（75％）で実施された（表6）。陽性症状評価尺度では「興奮」と「誇大性」を除くすべての項目で有意な減少が認められた。陰性症状評価尺度ではすべての項目で有意な減少が認められ，総合精神病理評価尺度では，「失見当識」以外のすべての項目において有意な減少が認められている。

安全性に関しては，副作用発現率とEPS系副作用を表7に示した。当時，新しく実施された定型抗精神病薬の臨床試験で観察されたEPS発現率より全体には低く，かつ，抗パ剤の併用率も低かった。

本試験の1つの試みとして，投与4週後および8週後に血清中perospironeおよび主活性代謝物のID-15036の濃度を測定した。Perospironeの血清中濃度の1〜15倍をID-15036が示したことと，その抗5-HT$_{2A}$作用の強さはperospironeの1/4程度で，抗D$_2$作用は1/40以下という非臨床試験の結果から，ID-15036のこの濃度推移はperospironeのSDA化に大きく貢献している可能性を示した（図8）。

ここで，本試験を含めた非臨床試験および臨床試験の成績からperospironeの至適用量とhaloperidolとの力価比較を検討しておきたい。次の段階の最大のpivotal studyの対照薬になることが決定していたからである。本試験での最終全般改善度が「中等度改善」以上であった84例において，治療担当医が判定したperospironeの至適投与量が12〜48mgの範囲であった症例における改善率が43〜62％であったのに対して，48mgを越えると33〜40％と低下したことからも裏付けられる。一方，最高投与量別の概括安全度において副作用発現率は用量依存的に増加した。また，「処置，減量を必要とする副作用出現，試験継続」と判定

表6 Perospironeの後期第II相試験におけるPANSS各項目別，各尺度別および総合計スコア平均値の推移（村崎ら，1997[16]）

1）陽性症状評価尺度

項目	投与前	投与後	検定
妄想	3.8	3.0	***
概念の統合障害	3.4	2.9	***
幻覚による行動	3.4	2.7	***
興奮	2.1	1.9	N.S.
誇大性	1.4	1.4	N.S.
猜疑心	3.2	2.6	***
敵意	2.0	1.8	*
陽性症状合計スコア	19.3	16.3	***

2）陰性症状評価尺度

項目	投与前	投与後	検定
情動の平板化	3.8	3.2	***
情動的ひきこもり	3.8	3.1	***
疎通性の障害	3.3	2.8	***
社会的ひきこもり	3.9	3.1	***
抽象的思考の困難	3.3	3.0	***
会話の自発性と流暢さの欠如	3.6	3.0	***
常同的思考	3.3	2.9	***
陰性症状合計スコア	25.1	21.2	***

3）総合精神病理評価尺度

項目	投与前	投与後	検定
心気症	2.5	2.1	***
不安	3.4	2.7	***
罪責感	2.1	1.8	***
緊張	3.1	2.4	***
衒奇症と不自然な姿勢	3.1	2.6	***
抑うつ	2.4	1.8	***
運動減退	3.5	2.9	***
非協調性	2.5	2.2	**
不自然な思考内容	3.4	2.9	***
失見当識	1.3	1.2	N.S.
注意の障害	2.8	2.5	***
判断力と病識の欠如	3.7	3.3	***
意志の障害	3.4	3.0	***
衝動性の調節障害	2.3	2.1	**
没入性	2.9	2.5	***
自主的な社会回避	3.3	2.7	***
総合精神病理合計スコア	45.6	38.7	***

	投与前	投与後	検定
PANSS合計スコア	90.1	76.3	***

値は，実施された126例の平均値を示す。
N.S.：有意差なし，＊：$p<0.05$，＊＊：$p<0.01$，＊＊＊：$p<0.001$ (Wilcoxon one sample test)

表7 Perospironeの後期第II相試験における副作用発現率と錐体外路系副作用　（村崎ら，1997[16]）

副作用発現例数100例／総症例数167例（副作用発現率60%）
錐体外路系副作用発現例数68例／総症例数167例（発現率41%）

	症状	発現例数（%）
錐体外路系	アカシジア	39 (23)
	振戦	19 (11)
	舌のもつれ・構音障害	16 (10)
	流涎	13 (8)
	筋強剛	12 (7)
	仮面様顔貌	11 (7)
	寡黙・寡動	6 (4)
	嚥下困難	4 (2)
	ジスキネジア	3 (2)
	急性ジストニー	2 (1)
	遅発性ジスキネジア	1 (1)
	下顎部不随意運動	1 (1)

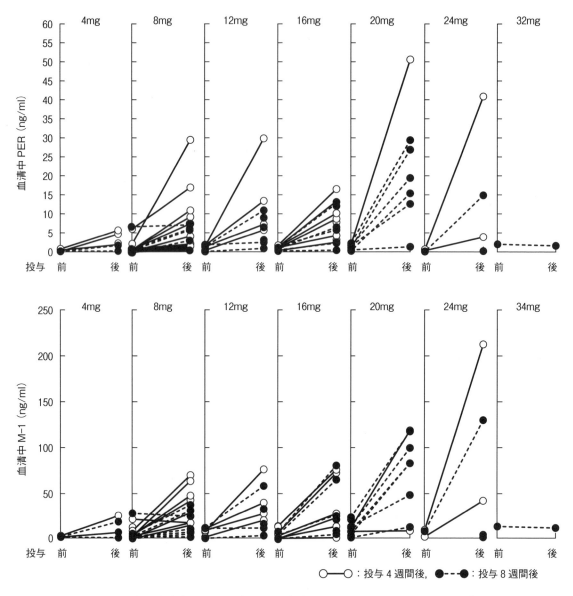

図8 Perospironeの後期第Ⅱ相試験における投与前および投与後30分〜1時間時のperospirone（上段）とM-1（ID-15036）の血清中濃度（村崎ら，1997[16]より合成）

された比較的重い副作用が発現した例および「副作用出現，試験中止」と判定された例の合計の割合が，60mg以下では29〜50％であったのに対し，64mg以上では50〜75％へと上昇した。安全性の面からは，60mgまで許容されると考えられるが，上記で述べたように48mgを越えると改善率が低下することから有効性および安全性を総合的に勘案した場合の至適用量は12〜48mg/日と考えられた。

Haloperidolとの臨床力価の比較において，本剤4mgでhaloperidol 1mgと同等度の有効性を示した。すなわち，perospironeの臨床力価はhaloperidolの約1/4と考えられたが，この効力比は第Ⅰ相試験における内田・クレペリン精神作業検査での平均作業量抑制作用の結果から得られた両薬剤の効力比と一致している。したがって本剤の至適用

表8 Perospirone の長期投与試験における PANSS スコア合計と各尺度別スコア合計の平均値の推移（村崎ら，1997[17]）

項目	投与前	8週後	3ヵ月	4ヵ月	5ヵ月	6ヵ月	8ヵ月	10ヵ月	12ヵ月	終了時
例数	49	49	44	44	40	40	30	26	25	49
PANSS スコア合計	91.6	65.3***	64.9***	64.0***	63.0***	62.3***	63.4***	65.2***	61.0***	64.0***
陽性症状尺度スコア合計	19.3	13.2***	12.9***	12.4***	12.5***	11.9***	11.8***	12.5***	12.0***	12.9***
陰性症状尺度スコア合計	25.6	19.0***	18.9***	18.8***	18.2***	18.5***	19.0***	19.2***	17.9***	18.4***
総合精神病理尺度スコア合計	46.7	33.1***	33.1***	32.8***	32.3***	32.0***	32.7***	33.6***	31.1***	32.8***

*** : $p<0.001$ （Wilcoxon one sample test）

表9 Perospirone の長期投与試験における最終全般改善度（村崎ら，1997[17]）

評価	著明改善	中等度改善	軽度改善	不変	やや悪化	かなり悪化	非常に悪化	判定不能	計
症例数（％）	13 (24)	25 (45)	11 (20)	5 (9)	1 (2)	0 (0)	0 (0)	0	55

中等度改善以上 38（69）
やや悪化以下 1（2）
軽度改善以上 49（89）

量12〜48mg は haloperidol 3〜12mg に対応していると考えられる。Haloperidol のこの用量は承認用量での維持用量3〜6mg を含んでいる。また，上限の haloperidol 12mg は幻覚・妄想が前景の患者に対して臨床で使用されている用量の平均値と報告されている13.2mg[25]に近い値であった。このことは，perospirone の至適用量を12〜48mg/日とすることが妥当であることを裏付けるものである。

以上の2本の第Ⅱ相試験から perospirone の SDA の抗精神病薬としての確かな手応えと安全性が確認され，とくに後期第Ⅱ相試験では，BPRS に加えて PANSS による評価で一段と有効性が約束された。Perospirone と主要活性代謝物 ID-15036 の血中濃度の測定から SDA としての力強さが証明された。そして総合的に判断して perospirone の至適用量は12〜48mg/日であり，haloperidol との効力比は1対4と確定された。こうして多くの情報を与えてくれて，次の第Ⅲ相試験への期待は否が応でも高められたのである。

4．長期投与試験

Perospirone 長期投与時の統合失調症に対する有効性と安全性を検討する目的で，後期第Ⅱ相試験より移行可能であった55例で実施された[17]。投与量は後期第Ⅱ相試験と同様に12〜48mg/日を原則とし，96mg/日を上限として適宜増減することとし，投与期間は6ヵ月以上1年を目処とした。

（1）BPRS および PANSS を用いた評価より，perospirone は陽性症状，陰性症状および神経症様症状に優れた改善を示し，この効果が長期にわたり持続することが示された。51例中49例で実施された PANSS による評価にみるように，3つの評価尺度でいずれも有意な改善を示し（表8），陽性症状・陰性症状の全評価項目および総合精神病理評価尺度の「失見当識」を除く全項目で有意な改善が得られた。Perospirone はこれまでの抗精神病薬に比べて，陰性症状を前景に持つ，罹病期間が長く慢性期の統合失調症に対する有効性が高いことが特筆される。最終全般改善度は，「著明改善」24％，「中等度改善」以上69％，「軽度改善」以上89％および，「やや悪化」は2％にすぎなかった（表9）。

（2）長期投与移行後に発現した副作用に重篤なものはみられず，概括安全度は「副作用なし」と「軽度副作用，試験継続」が71％であり，中止例は1例（2％）であった。

（3）本剤の至適維持用量は12〜48mg/日と考えられた。

以上より，perospirone は長期間の投与におい

てその有効性は維持され，かつ安全性に大きな問題はなかった．

V．おわりに

BMS社が熱望してやまなかったazapirone系抗精神病薬の合成を引き継いだのは住友化学であった．今一歩のtiospironeに辿りつきながら，抗D_2受容体作用の弱さから，臨床試験に入りながら断念した．Tiospironeの化学構造の一部をcyclohexane-1, 2-dicarboximideに置き換えることによって強力なSDA，perospironeの合成に成功した．さすがに合成の住友である．

本稿では，tiospironeからperospironeに至った経緯と，わが国での非臨床試験の一部を紹介するとともに，筆者が執筆者となった3編の臨床試験（前・後期の第Ⅱ相試験と長期投与試験）を紹介した．とくに，後期第Ⅱ相試験として初めてPANSSを用いて評価した試験では考察も充実しており，haloperidolとの用量比も4対1と確定することができた．

いよいよ§43では，2本のpivotal studyとしての第Ⅲ相試験を書くことになる．遅れ気味に進行したperospironeにどんな秘策が飛び出すか，乞う御期待なのである．

文　献

1) Borison, R.L., Sinha, D., Haverstock, S. et al. : Efficacy and safety of tiospirone vs. haloperidol and thioridazine in a double-blind, placebo-controlled trial. Psychopharmacol. Bull., 25 : 190-193, 1989.
2) 大日本住友製薬株式会社：Perospirone新薬承認審査資料．
3) Eison, M.S., Taylor, D.P., Riblet, L.A. et al. : Determination of functionally-relevant serum levels of MJ-13859-1 in the dog : relationship to blockade of amphetamine stereotypy. Methods Find. Exp. Clin. Pharmacol., 6 : 255-259, 1984.
4) Hirose, A., Kato, T., Ohno, Y. et al. : Pharmacological actions of SM-9018, a new neuroleptic drug with both potent 5-hydroxytryptamine$_2$ and dopamine$_2$ antagonistic actions. Jpn. J. Pharmacol., 53 : 321-329, 1990.
5) 稲永和豊，入江 伸，浦江明憲 他：塩酸perospirone（SM-9018）の第Ⅰ相臨床試験．基礎と臨床，31：2113-2157, 1997.
6) 石橋 正，大野行弘，徳田久美子 他：塩酸perospirone主要代謝物の中枢薬理作用．基礎と臨床，31：893-902, 1997.
7) Ishibashi, T., Horisawa, T., Tokuda, K. et al. : Pharmacological profile of lurasidone, a novel antipsychotic agent with potent 5-hydroxytryptamine 7 (5-HT$_7$) and 5-HT$_{1A}$ receptor activity. J. Pharmacol. Exp. Ther., 334 : 171-181, 2010.
8) Ishida-Tokuda, K., Ohno, Y., Sakamoto H. et al. : Evaluation of perospirone (SM-9018), a novel serotonin-2 and dopamine-2 receptor antagonist, and other antipsychotics in the conditioned fear stress-induced freezing behavior model in rats. Jpn. J. Pharmacol., 72 : 119-126, 1996.
9) 石郷岡純，若田部博文，村崎光邦 他：新しいbenzisoxazol系抗精神病薬risperidoneの第Ⅰ相試験．臨床評価，19：93-163, 1991.
10) Ishizumi, K., Kojima, A., Antoku, F. et al. : Succinimide derivatives. Ⅱ. Synthesis and antipsychotic activity of N-[4-[4-(1, 2-benzisothiazol-3-yl)-1-piperazinyl]butyl]-1, 2-cis-cyclohexane dicarboximide (SM-9018) and related compounds. Chem. Pharm. Bull., 43 : 2139-2151, 1995.
11) Jain, A.K., Kelwala, S., Moore, N. et al. : A controlled clinical trial of tiaspirone in schizophrenia. Int. Clin. Psychopharmacol., 2 : 129-133, 1987.
12) Kato, T., Hirose, A., Ohno, Y. et al. : Binding profile of SM-9018, a novel antipsychotic candidate. Jpn. J. Pharmacol., 54 : 478-481, 1990.
13) McMillen, B.A. : Acute and subchronic effects of MJ-13859, a potential antipsychotic drug, on rat brain dopaminergic function. J. Pharmacol. Exp. Ther., 233 : 369-375, 1985.
14) Moore, N.C., Meyendorff, E., Yeragani, V. et al. : Tiaspirone in schizophrenia. J. Clin. Psychopharmacol., 7 : 98-101, 1987.
15) 村崎光邦，山下 格，町山幸輝 他：新規抗精神病薬 塩酸perospirone（SM-9018）の精神分裂病に対する前期第2相試験．基礎と臨床，31：2159-2179, 1997.
16) 村崎光邦，小山 司，町山幸輝 他：新規抗精神病薬 塩酸perospironeの精神分裂病に対する臨床評価―後期第2相試験．基礎と臨床，31：2181-2206, 1997.

17) 村崎光邦, 小山 司, 町山幸輝 他：新規抗精神病薬 塩酸 perospirone の精神分裂病に対する臨床評価―長期投与試験. 基礎と臨床, 31：2207-2230, 1997.
18) 村崎光邦：Perospirone の基礎と臨床. 臨床精神薬理, 4：849-868, 2001.
19) 村崎光邦：Azapirone 物語―その1. あと一歩で夢破れた buspirone の物語. 臨床精神薬理, 16：779-793, 2013.
20) 村崎光邦：Azapirone 物語―その2. 見事に成功した tandospirone の物語. 臨床精神薬理, 16：949-958, 2013.
21) Ohno, Y., Ishida-Tokuda, K., Ishibashi, T. et al.：Effect of perospirone (SM-9018), a potential atypical neuroleptic, on dopamine D_1 receptor-mediated vacuous chewing movement in rats : a role of $5-HT_2$ receptor blocking activity. Pharmacol. Biochem. Behav., 57：889-895, 1997.
22) 大野行弘：新規抗精神病薬塩酸ペロスピロンの薬理学的特性. 日薬理誌, 116：225-231, 2000.
23) Riblet, L.A., Eison, M.S., Taylor, D.P. et al.：Pharmacological profile of a potential antipsychotic agent : MJ-13859-1. Society of NeuroScience Abstract 8, 470, 1982.
24) 徳田久美子, 大野行弘, 石橋 正 他：新規抗精神病薬, 塩酸 perospirone の中枢薬理作用. 基礎と臨床, 31：853-878, 1997.
25) 渡辺昌祐：抗精神病薬の用法・用量設定についての考え方と問題点. 臨床医薬, 2：127-161, 1986.
26) Wu, Y.H., Smith, K.R., Rayburn, J.W. et al.：Psychosedative agents : N-(4-phenyl-1-piperazinylalkyl)-substituted cycle imides. J. Med. Chem., 12：876-881, 1969.
27) Yevich, J.P., New, J.S., Smith, D.W. et al.：Synthesis and biological evaluation of 1-(1,2-benzisothiazol-3-yl)- and (1,2-benzisoxazol-3-yl) piperazine derivatives as potential antipsychotic agents. J. Med. Chem., 29：359-369, 1986.

第二世代抗精神病薬の開発物語

――わが国初のSDA系抗精神病薬perospironeの開発物語 その2――

I. はじめに

わが国初のserotonin-dopamine antagonist (SDA) の栄誉を担ったperospironeの開発は1989年の第I相試験に始まり[2]、いよいよ第II相前期試験[4]と第II相後期試験[5]ならびにそれに引き続いた長期投与試験[6]へと進んだ。住友製薬（現 大日本住友製薬）期待の星perospironeは上々のスタートを切り、いよいよラストスパートとしての第III相試験に入った。

ここからが正念場で筆者としても満を持していた。ところが、1990年代はまさしく、SDA開発ラッシュの時代で、そのすさまじさは1990年京都で開催された第17回国際神経精神薬理学会（CINP）で発表された新規抗精神病薬の一覧表（表1）に一目瞭然である[7]。Perospironeを初め、すべてが対象症例の獲得に苦労したのである。

さて、本稿では、perospironeがどのように難関を突破して2000年12月22日の承認を勝ちとったかの成功物語を書くことになる。

II. Perospironeの第III相試験始まる
――思いきったプロトコルの変更と早期の試験終了

住友製薬では苦労を重ねながら前期と後期の第II相試験を成功裏に終了し、後期第II相試験からの長期投与試験へつなぐことにも成功した。いよいよ最後のpivotal studyとして東日本ではhaloperidolとの、西日本ではmosapramineとの二重盲検比較試験に入った。ともに、1994年6月のことで、両試験とも症例数は各群100例を目標症例数として、コントローラーは栗原雅直・椿広計の両氏が務められた。さてここから両試験とも対象症例の獲得の苦労が一段と厳しくなった。当時は治験協力費と呼んでいた被験者負担軽減費の規定がなく（1998年制定）、被験者の御好意にすがるしかなく、すでに述べた多くの新規抗精神病薬の臨床試験が重なり合っていたこともあり、perospironeの第III相試験も進行が遅れに遅れた。どの試験でも事情は同じであったが、多くは長期入院患者の慢性例が対象となったこともあり、とにかく試験が進まない。どの試験も試験期間延長が相次いだ。Olanzapineやquetiapineのように海外で名の知られたものはまだしも（実際にはこれらも臨床試験が大幅に遅れたのであるが）、国産品とし

表1 第17回 CINP 京都で発表されたわが国で治験中の抗精神病薬（村崎，1991[7]）

OPC4392	大塚	DA autoreceptor agonist
talipexole	Boehringer-Ingelheim	DA autoreceptor agonist
AD5423（blonanserin）	大日本	D_2, $5-HT_2$ antagonist
Clozapine	Sandoz	MARTA
Org5222（asenapine）	Organ	D_2, $5-HT_2$ antagonist
Sertindole	Lundbeck，塩野義	D_2, $5-HT_2$ antagonist
SM9018（perospirone）	住友	D_2, $5-HT_2$ antagonist
risperidone	ヤンセン協和	D_2, $5-HT_2$ antagonist
付記		
olanzapine	Eli Lilly	MARTA
quetiapine	Zeneca	MARTA
ziprasidone	Pfizer	D_2, $5-HT_2$ antagonist

付記3剤はこの直後に治験に入ったもの。
MARTA：Multi-Acting Receptor Targeted Antipsychotics

ての perospirone はとくに遅れた。1994年6月の開始から1年8ヵ月を経た時点で当初の目標症例を達成することが不可能な事態となっていた。

そこで時の開発担当者（土屋俊郎氏：tandospirone の開発でも巧みな臨床試験を展開して見事に成功させた方で，筆者は高く信頼していた）は2本の pivotal study で60～75％のところで試験を終了させて，早期の開鍵を実施するという策に出た。筆者には奇策とも思えたが，海外では例がないわけでなかった。両試験の総括医師，コントローラー，対照薬提供会社，医薬品医療機器総合機構（PMDA）の了解をとることは容易でなかったと思われるが，症例数設定の根拠を理詰めに説明した上で了解を取りつけた。社の決定とはいえ，依頼者サイドに統計的に検出力の低下を導く変更であり，同等性が検証されないリスクを負うことになるだけに，御自身がリスクを背負ったものと理解した。

1．Haloperidol を対照薬とした試験[8]

まず，先述の症例数設定の根拠は2つである[1]。

当初，perospirone の後期第Ⅱ相試験の改善率50％，および haloperidol の過去の二重盲検比較試験における改善率19～43％のうち最も高い43％が本試験において再現されると仮定し，両薬剤の臨床的同等性を検証するために各群100例を目標症例数として設定した。その後，試験途中に盲検下で回収した症例の改善率を集計したところ，38％と当初仮定した両薬剤の平均46.5％より低かった。また，被験者背景の集計を行ったところ罹病期間が長い症例および自発性欠如が前景の症例が perospirone の後期第Ⅱ相試験に比べ多いことがわかり，これらの症例が多い過去の試験では haloperidol の改善率が19～22％と低いことが判明した。そこで，perospirone の改善率は後期第Ⅱ相試験の50％より低下するものの45％程度であり，haloperidol の改善率は過去の二重盲検比較試験6試験の平均である33％と仮定し，臨床的に許容できる差を10％，有意水準を0.05，検出力を0.8として計算した結果，各群60例を目標症例数として再設定した。

かくして，perospirone 8～48mg/日対 haloperidol 2～12mg/日の8週間の二重盲検比較試験が1994年6月～1996年11月に実施された。BPRSとPANSSにおける症状の変化を基本に評価された最終全般改善度は，表2にみるように「著明改善」13％対1％，「中等度改善」以上44％対33％となり，「中等度改善」以上の同等性検証は90％信頼区間−2.3～24.2％と余裕をもって証明できたのである。有効性解析対象例も70例と75例が得られており，開鍵日の緊張は大きな喜びに変った。そして，全般有用度では「かなり有用」以上で有意差をつけた（表3）。住友製薬開発陣の勝利ともいえた。対象症例数の減少という機敏な判断は大吉

表2 Perospirone と haloperidol の比較試験における最終全般改善度（村崎ら，1997[8]）

薬剤	著明改善	中等度改善	軽度改善	不変	やや悪化	かなり悪化	非常に悪化	判定不能	計	著明改善以上	中等度改善以上	軽度改善以上	悪化	U検定	中等度改善以上 Fisher検定	同等性検証
PER	9	22	19	6	5	5	3	1	70	13%	44%	71%	19%	N.S. p=0.122	N.S. p=0.237	90%信頼区間 −2.3〜24.2%
HPD	1	24	23	14	5	7	1	0	75	1%	33%	64%	17%			

PER：perospirone, HPD：haloperidol　　　　　　　　　　　　　　　　　　　　　　　　N.S.：有意差なし

表3 Perospirone と haloperidol との比較試験における全般有用度（村崎ら，1997[8]）

薬剤	極めて有用	かなり有用	やや有用	有用とは思われない	やや好ましくない	かなり好ましくない	非常に好ましくない	判定不能	計	極めて有用以上	かなり有用以上	やや有用以上	好ましくない以下	U検定	かなり有用以上 Fisher検定
PER	5	24	16	8	6	3	7	1	70	7%	41%	64%	23%	PER＞HPD * p=0.028	PER＞HPD * p=0.015
HPD	1	15	24	10	13	5	7	0	75	1%	21%	53%	33%		

PER：perospirone, HPD：haloperidol　　　　　　　　　　　　　　　　　　　　　　　　　＊：p＜0.05

表4 Perospirone と haloperidol の比較試験における PANSS 平均スコアの変化（村崎ら，1997[8]）

項目	薬剤	投与前	終了時	投与前との差
例数	PER	70	69	69
	HPD	75	75	75
PANSS 合計スコア	PER	84.4 ± 19.1	78.5 ± 24.9	−5.84 ± 23.9
	HPD	86.5 ± 22.6	84.0 ± 26.7	−2.53 ± 18.1
陽性症状合計スコア	PER	16.4 ± 5.03	16.4 ± 6.94	0.09 ± 6.75
	HPD	16.3 ± 6.54	15.8 ± 7.28	−0.52 ± 4.92
陰性症状合計スコア	PER	26.3 ± 6.88	22.5 ± 7.53*	−3.81 ± 6.19+
	HPD	26.9 ± 7.77	25.5 ± 8.60	−1.47 ± 5.09
総合精神病理合計スコア	PER	41.6 ± 10.5	39.6 ± 13.1	−2.12 ± 12.9
	HPD	43.3 ± 11.9	42.8 ± 14.1	−0.55 ± 10.1

値は平均値 ± S.D. を示す。
＋：p＜0.1，＊：p＜0.05（U検定，PERとHPDの比較）
PER：perospirone, HPD：haloperidol

と出たのである。

　精神症状への効果では，BPRS では haloperidol との間に「不安」「感情的引きこもり」「思考解体」「運動減退」「情動鈍麻」で有意差を示し，クラスター別合計スコアで「欲動性低下」と「不安−抑うつ」の2つのクラスターで有意差がみられた。

　わが国での抗精神病薬の比較試験で初めて採用された PANSS では，表4にみるように，陽性症状評価尺度でのスコアの減少のみが haloperidol で数値が高かったのに対して，PANSS 合計スコア，陰性症状評価尺度および総合精神病理評価尺度のスコアはいずれも perospirone 群で差が大きく，とくに，陰性症状評価尺度の合計スコアでは有意差をつけている。項目別では，「情動の平板化」「感情的ひきこもり」「受動性/意欲低下による社会的ひきこもり」「運動減退」「自主的社会回避」で有意差をつけ，「会話の自発性と流暢さの欠如」「心気症」「意志の障害」で有意傾向を認めている。「興奮」の悪化でのみ perospirone の方が劣る結果であった。

表5 Perospirone と haloperidol との比較試験における副作用発現率と錐体外路症状の内訳（村崎ら，1997[8]）

項目	PER (N=70)	HPD (N=75)	検定 Fisher
副作用有り	41 (59)	49 (65)	N.S.
錐体外路症状有り	28 (40)	40 (53)	N.S.
筋強剛	12 (17)	16 (21)	N.S.
歩行障害	6 (9)	14 (19)	N.S.
仮面様顔貌	6 (9)	13 (17)	N.S.
言語障害	1 (1)	12 (16)	**PER＞HPO p=0.003
振戦	14 (20)	21 (28)	N.S.
アカシジア	17 (24)	24 (32)	N.S.
ジストニア	4 (6)	3 (4)	N.S.
ジスキネジア	1 (1)	3 (4)	N.S.
嚥下困難	1 (1)	2 (3)	N.S.
流涎	5 (7)	10 (13)	N.S.

PER：perospirone, HPD：haloperidol
（　）：％

　以上の BPRS と PANSS のスコアの変動からみても，perospirone は陽性症状には haloperidol とほぼ同等の成績を示しながら，慢性期で治療抵抗性ともいえる症例の陰性症状や不安-抑うつ症状に高い有効性を示す特徴が浮彫りにされている。
　副作用の発現率は perospirone 群59％，haloperidol 群65％とともに高率でそのうち約70～80％を錐体外路症状（EPS）が占めており，内訳を表5に示した。なお，慶應式 EPS スコアの経過では，スコアの増加は haloperidol より有意に低く（p=0.003），抗パーキンソン薬の併用率も終了時点では haloperidol より10％低いなど，perospirone にみる EPS は発現率が低いばかりか，重症度も haloperidol によるものより低いものが多く，非定型抗精神病薬の条件の1つを満たしている。改めてこれらの結果から，全般有用度では「かなり有用」以上で perospirone は haloperidol に有意差をつけたことを強調しておきたい。
　こうして，最大の目標であった haloperidol との比較試験という関門を突破することができて，筆者も安心して論文執筆者としての責務を楽しめたのである。

2．Mosapramine を対照薬とした試験[3]
　ここでも haloperidol を対照薬とした試験の場合と同様に，1994年6月に開始して1年8ヵ月を経た時点で当初の各群100例の目標症例数に達することは見込めなかった。そして，試験途中で回収した99症例の改善率を集計したところ，40％と当初予定した両薬剤の平均46％より低かった。また，被験者背景では罹病期間が長い症例および自発性欠如が前景の症例が perospirone の後期第Ⅱ相試験に比べて多いことが判明し，これらの症例が多かった mosapramine の第Ⅲ相試験ではその改善率は23～25％と低かった。そこで，perospirone の改善率は後期第Ⅱ相試験の50％より低下するものの45％程度，mosapramine の改善率は perospirone より10％程度低いと仮定し，臨床的に許容できる差を10％，有意水準を0.05，検出力を0.8として計算した結果，各群75例を目標症例数として再設定した[1]。
　用法・用量は perospirone 4mg と mosapramine 25mg とが等価として，8～48mg 対 50～300mg の8週間の比較試験となった[3]。対象患者背景では，年齢，罹病期間ともに慢性期の症例が中心であるが，病型で perospirone 群に破瓜型が50％と多く，mosapramine 群で残遺型が perospirone 群と

表6 Perospirone と mosapramine の二重盲検比較試験における最終全般改善度（工藤ら，1997[3])）

薬剤	著明改善	中等度改善	軽度改善	不変	やや悪化	かなり悪化	非常に悪化	判定不能	計	著明改善以上	中等度改善以上	軽度改善以上	悪化	U検定	中等度改善以上 Fisher検定	同等性検証
PER	8	21	21	14	5	7	2	0	78	10%	37%	64%	18%	N.S.	N.S.	90%信頼区間
MOS	3	27	22	14	9	3	2	1	81	4%	37%	64%	17%	p＝0.919	p＝1.000	－12.5〜12.7%

PER：perospirone HCl, MOS：mosapramine HCl, N.S.：有意差なし

比較して25%と多く，両群間に有意差が認められた（p＝0.022）。

開始時の状態像はperospirone群で「幻覚，妄想が前景」が多く，mosapramine群で「妄想」「神経症様状態」「うつ状態が前景」が多く有意差が認められた（p＝0.035）。

さて，最終全般改善度では，表6のように「著明改善」は10%対4%とperospirone群に多かったが，「中等度改善」以上は両群ともに37%で差がなく，両薬剤間の有効性については同等性が検証されなかった。工藤義雄総括医師の心中いかばかりか。背景因子に偏りが認められた病型，開始時状態像，対照薬直前使用の有無で調整したが，いずれも同等性を検証できなかった。しかし，統合失調症の予後との関係が重要とされる初発年齢（19歳以下，20〜29歳，30歳以上）と前治療薬の効果（軽度改善以上，不変以下）の予後因子で調整解析した場合と，前治療薬の効果（軽度改善以上，不変以下）と経過類型（持続性，エピソード性経過，寛解型，その他）の予後因子で調整解析した場合，ともに両薬剤間の改善率の差における90%信頼区間の下限が－10%を上回ったのである。筆者らがrisperidoneとhaloperidolとの比較試験であらゆる可能性を駆使して事後解析による補正を行い，ようやくほぼ同等の改善率まで漕ぎつける苦労をしたことを思い出す[9]。筆者らは結局，同等性の検証にまでは至らなかったが，perospironeとmosapramineの場合は，事後解析に成功したのである。

精神症状に対する効果では，BPRSで，perospironeは「運動減退」「感情的引きこもり」「情動鈍麻」「罪業感」「幻覚」の5項目で改善率が高く，mosapramineでは「非協調性」「感情的引きこもり」「緊張」の3項目で改善率が高かった。BPRSクラスター分類別スコアではperospironeは「欲動性低下」のような「陰性症状」「不安-抑うつ」のスコアをmosapramineに比べてより大きく減少させ，mosapramineは「敵意-疑惑」のスコアをperospironeに比べてより大きく減少させた。

PANSSでは，perospironeで「運動減退」「情動の平板化」「社会的引きこもり」「情動的引きこもり」が35%以上の改善率を示し，両群とも「陰性症状」に分類される症状の改善率が高かった。投与前と終了時の差をみると，陰性症状合計スコアはperospironeが大きかったが，他はすべてmosapramineの方が数値的に大きかった（表7）。なお，この表は工藤らの論文に掲載されず，申請資料[1]から見つけたもので，論文では図1で対応したのである。

安全性に関しては，副作用の一覧表の一部を表8に示した。EPSに限れば出現数は36例（46%）対45例（56%）と10% perospirone群が低いが，有意差は認めなかった。唯一，ジストニアがperospirone群に少なかった。ただ，慶應式錐体外路症状スコアの増加は2週間の間で有意（p＝0.015）にperospirone群が低く，抗パーキンソン薬の試験終了時の併用率も有意傾向（p＝0.094）をもって低かった。

以上の試験から，「中等度改善」以上はともに37%と同等であったが，当初目指した同等性検証はならなかった。しかし，事後解析で「初発年齢」「経過類型」「前薬の効果」で調整解析したところ，いずれも90%信頼区間の下限が－10%を上回っており，改善率は同等以上と出た。こうして，perospironeはmosapramineと同程度の臨床的有効性を示し，安全性については副作用，とくにEPSが少なく，抗パーキンソン薬の併用の必要性も低いことから有用性の高いSDAであると考

表7 PANSS 分類別の合計スコアでの評価（終了時）（mosapramine 対照試験）（文献1より引用）

項　目	薬剤	投与前	終了時−投与前 スコア	U検定
PANSS 合計スコア	PER	80.0 ± 17.6	− 2.52 ± 22.4	P = 0.962
	MOS	79.1 ± 20.8	− 3.25 ± 14.7	
陽性症状合計スコア	PER	15.8 ± 5.95	− 0.32 ± 6.68	P = 0.709
	MOS	14.8 ± 5.70	− 0.49 ± 4.02	
陰性症状合計スコア	PER	24.1 ± 6.85	− 2.01 ± 5.73	P = 0.959
	MOS	24.8 ± 7.64	− 1.81 ± 3.96	
総合精神病理合計スコア	PER	40.0 ± 9.13	− 0.83 ± 12.0	P = 0.594
	MOS	39.4 ± 11.0	− 0.95 ± 7.99	

スコアの数値は平均±標準偏差，PER：perospirone，MOS：mosapramine
例数：PER 78例，MOS 81例

表8 Perospirone と mosapramine との比較試験における副作用（工藤ら，1997[3]，錐体外路症状のみを抜粋，改変）

症　状	PER (N = 78)	MOS (N = 81)	検定 Fisher
合　計	53 (68)	60 (74)	N.S.
錐体外路症状	36 (46)	45 (56)	N.S.
筋強剛	9 (12)	15 (19)	N.S.
歩行障害	10 (13)	13 (16)	N.S.
仮面様顔貌	9 (12)	12 (15)	N.S.
言語障害	12 (15)	16 (20)	N.S.
振戦	14 (18)	21 (26)	N.S.
アカシジア	22 (28)	23 (28)	N.S.
ジストニア	1 (1)	7 (9)	+p = 0.072 PER＞MOS
ジスキネジア	5 (6)	8 (10)	N.S.
嚥下困難	0 (0)	1 (1)	N.S.
流涎	4 (5)	9 (11)	N.S.
アカシジア様症状	1 (1)	0 (0)	N.S.

えられた．

3．2本の pivotal study への対応と perospirone の承認

　試験期間が長引き，2年以上を要する状況の中で，住友製薬はプロトコルの変更による目標症例数の減少策に打って出た．この思い切った対応は，まず haloperidol との比較試験では思惑通り見事に成功した．一方，mosapramine との比較試験では，さらに長期慢性例が多くなり，苦戦となった．最初の開鍵時の成績では同等性検証がならなかった．§7で"Iminodibenzyl 系抗精神病薬は第二世代抗精神病薬との比較試験でどう戦ったか"[10]に書いたように，とくに mosapramine は善戦した．PANSS による投与前と投与後のスコアの変化の表を工藤らの論文は掲載を避けざるを得ない成績となった．幸い事後の調整解析によって恰好をつけることはできた．なお，mosapramine の

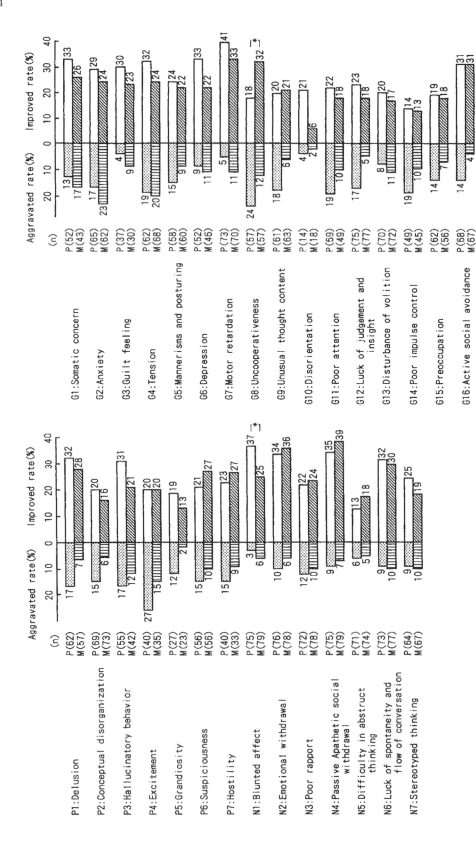

図1 Perospirone と mosapramine の二重盲検比較試験における PANSS 症候の一度以上改善率および一度以上悪化率の比較図（工藤ら，1997[3]）

表9　PerospironeのEBM委員会による市販後調査一覧表

ルーラン特定使用成績調査（長期使用に関する調査）
ルーラン特定使用成績調査（眼科学的安全性に関する調査）
ルーラン特定使用成績調査（前治療効果不十分例に対する調査）
ルーラン特定使用成績調査（QOLに関する調査）
ルーラン特定使用成績調査（初発統合失調症症例に対する調査）

aripiprazoleとの比較試験での善戦ぶりは後に書くことになる。

　こうして，1997年3月28日には申請に至ったが，プロトコル変更という大きな問題もあってか，PMDAからの照回事項は多かったと聞く。回答書のやりとりに審査は長引いたが，ようやく2000年12月22日に承認が降り，2001年2月9日にはわが国創製初のSDA，Lullan®として上市された。危険な橋を渡る決断をした住友製薬開発陣の勝利といっていい。時の開発担当者土屋俊郎氏の胸中を去来した思いは何であったろうか。

Ⅲ．大規模な市販後調査と初発症例への効果

　1996年のrisperidoneの承認後の2000年，perospirone, quetiapine, olanzapineの3つの第二世代抗精神病薬（SGA）が承認されて，わが国でのこれらの講演会や研究会がにわかににぎやかになった。Quetiapineやolanzapineは膨大な海外資料の援軍が届くのに対して，perospironeはわが国のみでの開発のため，どうしても見劣りがする。そこで住友製薬では大規模な市販後調査を実施することでエビデンスをふやして日本の精神科医に馴染んでもらうべくEBM委員会を組織し，筆者がその委員長となった。この時，5つの特定使用成績調査（表9）を実施したのであるが，この中で筆者が特に興味を抱いたのは初発統合失調症症例に対する調査であった。これまで述べてきたようにperospironeの臨床試験は長期慢性例がその対象の圧倒的多数を占めていたために，新鮮な初発例への効果を見ることが極めて少なかったのである。ところが，この調査では，登録症例数が85例に及び，かつ，単剤で開始した有効評価対象症例数が70例，安全性評価対象症例数75例と，十分な対象症例を含み，有効性も全般印象度（CGI）と BPRSで評価しEPSはDIEPSSで評価するという立派なものであった。もともとは市販後調査ではあるが，立派な原著論文になり得ると考えた筆者はEBM委員会の担当者園田純子氏の御協力を得て，1本にまとめて本誌に投稿した[11]。本調査は2002年4月から2004年3月の2年間かけて実施され，用法・用量は1回4mgを1日3回から始め，1日12～48mgまでとする8週間とした。

　有効性では，CGIで3段階以上改善10％，2段階以上33％，1段階以上35％と改善は79％に及び，悪化は3％にすぎず，また，「1：正常，全く異常なし」「2：ごく軽度異常」および「3：軽度異常」は投与開始時の25％から最終評価時の73％へ増加した。

　BPRSによる評価では，5つのクラスターすべてで有意な変化量を示し（表10），BPRS合計スコアは46.6±14.2から33.5±12.9へと大幅な減少を示している。なお，症状項目別では，表11にみるように幅広い効果を示しているが，とくに陽性症状の「幻覚による行動」「興奮」「緊張」「疑惑」および「猜疑」で，陰性症状では「失見当識」，神経症様症状では「不安」に高い改善が得られている。

　安全性については，副作用発現率75例中23例（31％）に副作用を認めたが，国内の開発時の臨床試験の副作用発現率（62.2％）より低かった。初発統合失調症患者は一般に抗精神病薬に対する反応性が良好である一方，EPSが発現しやすいと言われているため，DIEPSSを用いてその発現状況を調査したが，合計スコア，概括重症度および症状別スコアのいずれも有意な変化を認めなかった。とくに興味のある点は，本調査では，抗パーキンソン薬の予防投与がEPSの発現の軽減にあまり寄与していない点で，perospironeの使用において予防投与は必要ないとされたことである。

表10 初発統合失調症例に対する市販後調査における精神症状（BPRS）の推移（村崎ら，2008[11]）

項目		投与開始時	最終評価時	投与開始時との差（変化量）	Wilcoxonの符号付順位和検定
症例数		70			
BPRS 合計スコア		46.6±14.2	33.5±12.9	−13.2±11.7	P<0.001 ※
クラスター別[注]合計スコア	欲動性低下	9.6± 3.7	7.1± 2.6	−2.4± 2.8	P<0.001 ※
	思考障害	11.2± 3.8	7.9± 3.4	−3.3± 3.0	P<0.001 ※
	不安−抑うつ	10.7± 4.4	7.6± 3.3	−3.1± 3.5	P<0.001 ※
	興奮	8.0± 3.6	5.5± 2.9	−2.5± 2.8	P<0.001 ※
	敵意−疑惑	7.2± 3.6	5.3± 3.0	−1.9± 2.4	P<0.001 ※

平均値±標準偏差　　　　　　　　　　　　　　　　　　　　　　　　　　　　　　　　※：P<0.05
注）クラスター分類法：欲動性低下（情動的引きこもり，運動減退，情動の平板化，失見当識）
　　　　　　　　　　　思考障害（概念の統合障害，誇大性，幻覚による行動，不自然な思考内容）
　　　　　　　　　　　不安−抑うつ（心気症，不安，罪責感，抑うつ気分）
　　　　　　　　　　　興奮（緊張，衒奇症と不自然な姿勢，興奮）
　　　　　　　　　　　敵意−疑惑（敵意，猜疑心，非協調性）

表11 国内開発時のBPRS項目別の改善率，悪化率（村崎ら，1997[4,5,8]，工藤ら，1997[3]，一部抜粋・改変）

クラスター	項目	前期第Ⅱ相[4] (n=72) 悪化率(%)	改善率(%)	後期第Ⅱ相[5] (n=167) 悪化率(%)	改善率(%)	第Ⅲ相[8] (n=70)[*1] 悪化率(%)	改善率(%)	第Ⅲ相[3] (n=78)[*2] 悪化率(%)	改善率(%)	（参考）本調査[11] 悪化率(%)	改善率(%)
欲動性低下	感情的引きこもり	6	46	2	57	4	55	10	39	0	64
	情動鈍麻	4	39	2	46	1	48	4	38	1	50
	運動減退	4	51	3	54	1	46	8	42	0	64
	見当識障害	4	42	1	53	4	24	3	31	3	78
思考障害	思考内容の異常	8	45	6	38	17	32	19	23	1	65
	思考解体	7	31	7	33	13	35	14	27	1	58
	幻覚	6	57	10	52	16	33	15	38	4	90
	誇大性	8	38	8	36	6	26	13	15	0	29
不安−抑うつ	不安	4	54	10	46	13	51	18	32	4	75
	心気的訴え	10	58	7	45	10	34	13	33	1	61
	抑うつ気分	3	56	4	52	3	39	12	33	1	66
	罪業感	6	42	3	44	3	38	8	40	0	49
興奮	緊張	10	58	10	57	13	45	21	31	3	75
	衒奇的な行動や姿勢	8	42	11	41	14	29	18	25	3	65
	興奮	11	38	14	38	16	36	26	24	3	77
敵意−疑惑	非協調性	8	40	13	35	16	43	22	25	3	48
	疑惑	4	55	8	52	10	45	15	33	0	71
	敵意	8	38	11	44	16	36	18	23	4	75

改善率：有効評価症例数を母数として1段階以上改善した症例の割合
悪化率：全評価症例数を母数として1段階以上悪化した症例の割合
*1：haloperidolとの二重盲検比較試験のperospirone群
*2：mosapramineとの二重盲検比較試験のperospirone群

以上の調査成績から，perospirone は初発例の治療の第一選択薬となり得る非定型抗精神病薬であると考えられたのである．さしずめ，米国のエキスパート・コンセンサス・ガイドラインの初発例に first-line drug に位置づけられてしかるべきものと考えた．

IV. 第16回日本臨床精神神経薬理学会での思い出

2006年10月，上記学会が中村純産業医科大学精神科教授を会長として北九州市で開催されたさい，2006年6月8日 aripiprazole が発売されたこともあり，中村会長は非定型抗精神病薬5剤（risperidone, perospirone, quetiapine, olanzapine, aripiprazole）の「新規抗精神病薬の使い分け」のシンポジウムを企画された．座長は木下利彦関西医科大学精神科教授と筆者が務めた．この時，perospirone が当ったのが当時慶應におられた渡邊衡一郎杏林大学精神科教授で"最もエビデンスの少ない perospirone が当るなんて，お前は運が悪い，つかない男だとみんなに言われた"と聴衆を沸かせながら，とても面白いウイットに富んだスピーチをされた．のちに，渡邊教授は本誌に「Perospirone—エビデンスの少ないこの SDA について検討する」との論文を書かれてとてもうまく perospirone の特徴を紹介している（表12）[14]．さて，この時のシンポジウムが極めて面白く，とくに aripiprazole は発売から4ヵ月しかたっておらず，第17回の本学会の会長が決っていた木下教授にこの続きを是非来年やってほしいと座長席で申し込んだものである．現実に翌年の第17回の同学会で同じタイトルでシンポジウムが開かれ，ともに木下教授と筆者が座長を務めたものであるが，この時は perospirone は関西医科大学の先生が担当されている（表13）．北九州での話の時，木下教授が，"今度鳴尾ゴルフ倶楽部のメンバーになったから，そのあとゴルフを御一緒しましょう"と言われて，2007年の同学会のあとプレーする約束が成立した．その話を聞きつけられた奈良県立医科大学の岸本年史教授が"それなら，その翌日，私の田辺カントリー倶楽部で"と，なんと2つの超名門コースで連チャンとなったのである．以来，大阪で何かある都度，鳴尾か田辺へ出かけるのが通例となった．筆者にとっては，とてもありがたい話なのである．

なお，木下教授とは，1998年 Florida は Boca Raton での第38回 NCDEU の学会で筆者が perospirone の演題[12]を発表したさい，同学会に参加されていた米田博大阪医科大学精神科教授と3人で

表12 Perospirone が得意としそうな症状
（渡邊，2007[14]）

・不穏の少ない精神病症状
　―初発統合失調症
　―妄想性障害
・合併症のあるケース
　―症状・器質性精神障害
・不安・抑うつのある精神病症状
・慢性期管理
　―精神病後抑うつ
　―過鎮静ケース
　―なかなか社会復帰ができないケース

表13 第17回日本臨床精神神経薬理学会（2007年10月4日）
シンポジウム「新規抗精神病薬の使い分け」
司会：木下利彦，村崎光邦（大阪国際交流センター）

1．再発予防の観点から見たリスペリドンの効果
　　尾崎紀夫
2．Olanzapine　　藤井康男
3．Seroquel　　齊藤卓弥
4．統合失調症に対する perospirone と risperidone の多施設共同無作為割付試験　　奥川　学
5．Aripiprazole の位置づけと課題　　宮本聖也
6．定型抗精神病薬　　大森哲郎

プレーして以来の仲である。岸本教授とはかの箱根シンポジウムのゴルフ仲間である。当時の関西の若手三羽烏と知り合えたのはゴルフのお陰なのである。

ほかにもう 1 つ，perospirone の発表にカナダの Vancouver での「Schizophrenia 1994」に土屋俊郎氏と参加した。発表のあと，British Columbia 大学のゴルフコースでプレイしたことや，Vancouver 島へ船で渡り，Butchart Garden や Victoria の Empress Hotel を訪れたあと帰りは水上飛行艇で飛んで帰ったものである。さらに，Canadian Rockies の偉容と大氷河を見て回り，Lake Louise Hotel に泊り，Banff Springs ではホテルのゴルフコースを散策したりした（時間の関係でプレイができず，よだれを垂らしたのである）。そして Calgary まで足を延ばし，1988年の冬期オリンピックの会場やら施設を見て回ったのも楽しい記憶として残っている。ただ，肝腎の演題の記録がどうしても見つからず，必死に探している最中である[13]。

V. おわりに

BMS 社が熱望した azapirone 系の抗精神病薬は tiospirone まで辿りつきながらあとが続かず，これを見事に住友製薬が perospirone に SDA のパターンを結実させた。丁度，この頃抗精神病薬の開発ラッシュにぶつかり，各社とも試験の進行が遅れ苦労したなか，住友製薬は異例の奇策ともいうべきプロトコルの変更による試験の足切りを決断し，これまた見事に成功させたのである。わが国初の SDA としての priority を示したものの，海外から導入された risperidone, quetiapine, olanzapine および後にわが国創製の aripiprazole, blonanserin に挟まれて，新規抗精神病薬としては苦戦を強いられてはいる。しかし，本来，perospirone は優れた抗精神病作用を有しながら，5-HT$_{1A}$ 受容体への親和性を有する SDA として幅広い作用と安全性からもっと高く評価されてしかるべき抗精神病薬と考えている。

渡邊は少ないエビデンスの中から見事にその特徴を捉えており，市販後調査にあるように初発の症例にももっと積極的に使える SDA なのである。

2014年9月6日の第10回統合失調症研究会で，perospirone の臨床開発の同志でもあった小山司北海道大学名誉教授とお会いしたさい，北海道では 5-HT$_{1A}$ 受容体作動作用を有する perospirone の評価は高く，よく処方されていますよと勇気づけられて，わが事のように嬉しかったものである。

文　献

1) 大日本住友製薬株式会社：Perospirone 新薬承認審査資料.
2) 稲永和豊, 入江 伸, 浦江明憲 他：塩酸 perospirone（SM-9018）の第 I 相臨床試験. 基礎と臨床, 31：2113-2157, 1997.
3) 工藤義雄, 中嶋照夫, 斎藤正己 他：セロトニン 2・ドーパミン 2 受容体拮抗薬（SDA）塩酸 perospirone の精神分裂病に対する臨床評価—塩酸 mosapramine を対照薬とした第 III 相試験. 臨床評価, 24：207-248, 1997.
4) 村崎光邦, 山下 格, 町山幸輝 他：新規抗精神病薬 塩酸 perospirone（SM-9018）の精神分裂病に対する前期第 2 相試験. 基礎と臨床, 31：2159-2179, 1997.
5) 村崎光邦, 小山 司, 町山幸輝 他：新規抗精神病薬 塩酸 perospirone の精神分裂病に対する臨床評価—後期第 2 相試験. 基礎と臨床, 31：2181-2206, 1997.
6) 村崎光邦, 小山 司, 町山幸輝 他：新規抗精神病薬 塩酸 perospirone の精神分裂病に対する臨床評価—長期投与試験. 基礎と臨床, 31：2207-2230, 1997.
7) 村崎光邦：1990年代の新しい向精神薬一覧. In：神経精神薬理 1990—第17回国際神経精神薬理学会議（CINP）の話題を中心に（神経精神薬理編集委員会 編集），pp.211-244, 星和書店, 東京, 1991.
8) 村崎光邦, 小山 司, 町山幸輝 他：新規抗精神病薬塩酸 perospirone の精神分裂病に対する臨床評価—haloperidol を対照薬とした第 III 相試験. 臨床評価, 24：159-205, 1997.
9) 村崎光邦, 山下 格, 町山幸輝 他：精神分裂病に対する新規抗精神病薬 risperidone の臨床評価—haloperidol を対照薬とした第 III 相試験. 臨床評価, 21：221-259, 1993.
10) 村崎光邦：Iminodibenzyl 系抗精神病薬は第二世代抗精神病薬との比較試験でどう戦ったか. 臨床精神薬理, 15：227-246, 2012.
11) 村崎光邦, 小山 司, 伊豫雅臣 他：Perospi-

rone の初発統合失調症に対する市販後調査—有効性と安全性の検討. 臨床精神薬理, 11: 1531-1550, 2008.

12) Murasaki, M. : Preclinical and clinical studies on perospirone HCl, a novel antipsychotic review. 38th NCDEU (New Clinical Drug Evaluation Unit), Boca Raton, Florida, USA, 1998.

13) Murasaki, M., Miura, S., Kudo, Y. : Broad clinical spectrum of a atypical neuroleptic, SM-9018 on positive and negative symptoms with schizophrenia. 3rd International Conference on Schizophrenia — Schizophrenia 1994, Vancouver, Canada, 1994.

14) 渡邊衡一郎：Perospirone—エビデンスの少ないこの SDA について検討する. 臨床精神薬理, 10：1679-1688, 2007.

第二世代抗精神病薬の開発物語

――Olanzapine に次いで世界を征した quetiapine の開発物語　その１：Quetiapine への橋渡しとなったか clothiapine―忘れられた宝物といわれて――

I. はじめに

スイスの Wander 社（現 Novartis Pharma 社）が創製した３つの新規の抗精神病薬（clozapine, clothiapine, loxapine），いわゆる筆者の言う Wander 3 兄弟の長兄 clozapine については，本シリーズの最後に書く予定であるが，その clozapine を源流とする第二世代抗精神病薬（SGA）として olanzapine と quetiapine が挙げられている。Olanzapine は clozapine の dibenzodiazepine のうちの１つの benzene 環を thieno 環に置き換えて成功したのであるが，quetiapine については dibenzothiazepine の clothiapine から生まれたと考えるのが筋というものである。

しかし，わが国での quetiapine の申請資料には，その開発の経緯について米国 Zeneca 社が，clozapine の薬理学的性質と有効性についての特性を保持しつつ，他の抗精神病薬に比べ錐体外路症状（EPS）の発現が少なく，他に重大な副作用のない，新しい抗精神病薬の検索を1980年代の初めに行い，多数の化合物の中から新しい抗精神病作用を有する dibenzothiazepine 系化合物として quetiapine を選択し開発を開始した，としか書かれていない。

筆者が最も興味を惹かれるのは，Wander 社が合成した clothiapine から quetiapine へどうつながったか，ということであるが，今のところそれを明らかにすることができていない。

そこで，本稿では quetiapine の開発物語を書く前に，まず clothiapine の話から始めたい。

II. Clothiapine の基礎

1. Clothiapine の合成とわが国への導入

Wander 社は1865年 Georg Wander によって創立されたとあるが，約100年後の1958年 Hunziker, Schmutz, Eichenberger が imipramine の化学的操作の中から約2,000種の化合物を合成し，その中から clozapine を発見したとされる[24]。さらに，Schmutz ら[25]は類似化合物として，dibenzothiazepine 系薬物と dibenzoxazepine 系薬物を合成し，前者から clothiapine，後者から loxapine がそれぞれ構造活性相関の研究のもとに選ばれた。いわゆる Wander 3 兄弟が揃ったのである（図１）。1960年代の初めの時期であり，Wander 社は日本への導出を企画し，大日本製薬（現 大日本住友製薬）が導入を決定したことは，すでに本シリーズの中に述べてある[19]。当時，大日本製薬は1964年に haloperidol を上市した直後のことで，次の抗精神

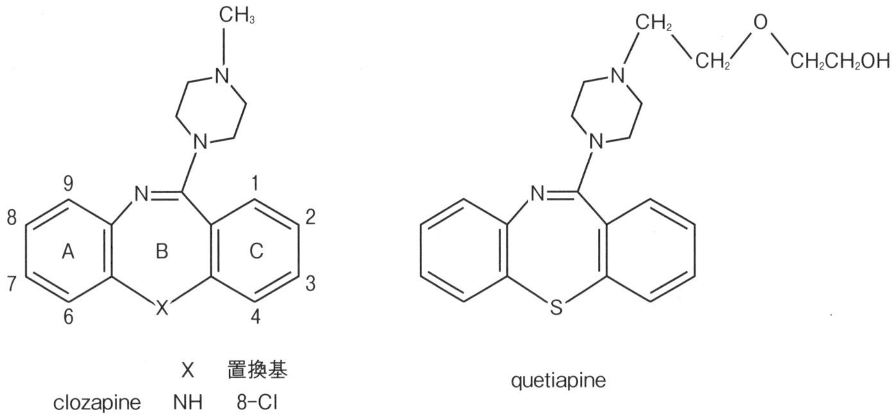

図1　Wander 3兄弟とquetiapineの化学構造

	X	置換基
clozapine	NH	8-Cl
clothiapine	S	2-Cl
loxapine	O	2-Cl

病薬の開発を考えており，dopamine D₂ 受容体遮断作用の強さから，clozapine と clothiapine の採用を決めた（故・市川一男氏私信）。なお，loxapine は武田薬品工業へ話が行き，武田薬品工業との合併会社である Lederle 社がその活性代謝物である amoxapine を抗うつ薬として開発することになった。筆者が最も高く評価する三環系抗うつ薬 amoxapine の話もすでに§2で取り上げた[20]。

こうして，大日本製薬は clozapine と clothiapine の2つの抗精神病薬を開発することになり，thalidmide 禍でゆらいだ屋台骨を haloperidol で建て直し，さらにこれら2つの化合物で前進を図った。

なお，Wander 社は1967年に Sandoz 社（現 Novartis Pharma 社）に吸収されている。その後も Wander 研究所として Sandoz 社の中で新規化合物の合成に従事し，まず perlapine を，次いで大本命の fluperlapine の合成に成功し，わが国では Sandoz 社が大きな期待をもって開発した話もすでに書いた[21]。

2．Clothiapine の薬理学
1）海外での Stille らの報告

Schmutz らによって発見された clothiapine（HF-2159）の薬理学的プロフィールの詳細を Stille らが明らかにしている[27]。ここでは結果のみを示すが，① Paul Janssen らが開発した open field 法にて自発運動抑制作用（マウスで6倍，ラットで16倍，chlorpromazine より強力）を示す，②毒性は chlorpromazine の1/2，③ラットでのカタレプシー惹起作用は chlorpromazine の5倍，haloperidol の1/3，④抗 apomorphine 作用は chlorpromazine の約30倍，⑤体温低下作用は chlorpromazine とほぼ同じ，⑥中脳網様体刺激による覚醒反応の抑制は他のカタレプシー惹起作用を有する neuroleptics と変らない。

以上から，それまでの phenothiazine 誘導体，Rauwolfia serpentina（reserpine），butyrophenone 誘導体と大きくは変らない第四の neuroleptic とみなされており，抗 serotonin 作用と抗 histamine 作用を有することが判っていた。なお，ここでいうカタレプシーとは，de Jong と Baruk による，①自発運動の消失，②不自然な姿勢を受け入れ，その姿勢を持続する，③前方へ押されたり，突き動かされることに抵抗する（negativism）を指している[3]。

当時，neuroleptics にはカタレプシー惹起作用は必須のものであり，この作用が出現して初めて neuroleptics として認められた時代ではあった。後に clozapine が開発されたさい，このような EPS の出ないものが neuroleptics としてものになるのかとの危惧を持たれたとの逸話が残っている。

表 1　Neuroleptics の in vitro の 5-HT$_2$ および D$_2$ 受容体結合と in vivo tryptamine（TRY）と apomorphine（APO）の拮抗作用（Janssen と Awouters, 1994[11], 62 の neuroleptics から筆者が抜粋したもの）

化合物番号	化合物	受容体結合 S$_2$K$_i$ (nmol/l)	D$_2$K$_i$ (nmol/l)	S$_2$/D$_2$	In vivo 拮抗作用 TRY (mg/kg)	APO (mg/kg)	TRY/APO
1	setoperone	0.38	25	0.015	0.032	1.4	0.023
4	clozapine	3.3	150	0.022	0.68	12	0.055
6	perlapine	16	460	0.035	0.67	8.2	0.082
7	pipamperone	1.0	98	0.010	0.51	6.2	0.82
8	chlorprothixene	0.30	12	0.025	0.22	2.4	0.092
9	thioridazine	4.2	16	0.26	4.7	43	0.11
10	risperidone	0.16	3.1	0.052	0.056	0.51	0.11
11	zotepine	0.91	13	0.070	0.19	1.2	0.16
14	levomepromazine	1.4	9	0.16	0.77	3.1	0.25
15	clothiapine	0.98	16	0.061	0.15	0.44	0.34
17	ocaperidone	0.14	0.75	0.19	0.037	0.085	0.44

2）わが国への導入のさいの渋谷らの報告

1969年に発表された渋谷ら[26]の報告では，①chlorpromazine と同等以上の効力で，grouping test における methamphetamine 中毒マウスの致死を抑制する，②抗 histamine 作用は chlorpromazine と同等ないし，これを上回る，③強力な抗 serotonin 作用を有する，④著明なカタレプシー惹起作用を認める，⑤ラット条件回避反応を抑制する，⑥chlorpromazine と同程度の体温降下を示すが，methamphetamine によるラット体温上昇に拮抗する，⑦抗 apomorphine 作用を有する，⑧脳波の徐波化，⑨覚醒反応に可逆的刺激閾値を上昇させる，⑩methamphetamine による運動亢進を阻止する，など今でいういわゆる定型 neuroleptics の1つである条件を示している。

3）後に明らかにされた Janssen と Awouters による S/D 比

Janssen と Awouters[11]が1994年に発表した"Is it possible" Series V の中で，serotonin$_2$（5-HT$_2$）受容体と dopamine$_2$（D$_2$）受容体への結合親和性の比を 62 の neuroleptics について調べており一部を一覧表にしたものを前に紹介した[23]。今回はさらにその一部を tryptamine 拮抗作用と apomorphine 拮抗作用の比をつけて表示してみた（表1）。これによると，いわゆる S/D 比は clothiapine は 0.061 となり，clozapine の 0.022，risperidone の 0.052，zotepine の 0.070 など今日非定型抗精神病薬あるいは serotonin-dopamine antagonist（SDA）と呼ばれる第二世代抗精神病薬の仲間に位置づけられている。筆者のいう Wander 3兄弟は loxapine, amoxapine を含めていずれも dibenzoepine 骨格を有して，SDA のパターンをとっており，clothiapine も SDA の1つになる。Clothiapine の脳内各種受容体への親和性のプロフィールはこれ以上明らかにされた資料が見つからないが，clozapine に近いと考えるものの，なぜ clozapine にカタレプシー惹起作用がないのに clothiapine にこれが強いのか説明がつかないでいる。

Ⅲ．Clothiapine の臨床

1．海外での初期の報告

わが国で最初の clothiapine の系統的臨床試験を実施した伊藤ら[10]の紹介によると，Stille らがその薬理学的特徴を発表した1965年の1年前に，Delay ら[4]が17名の精神病患者に 40～120 mg/日，2～4ヵ月経口投与した結果を発表しており，驚きである。それによると，17名中10名に良好な結果を得ており，prochlorperazine にみる賦活能動化や haloperidol にみる抗幻覚作用のようなはっきりし

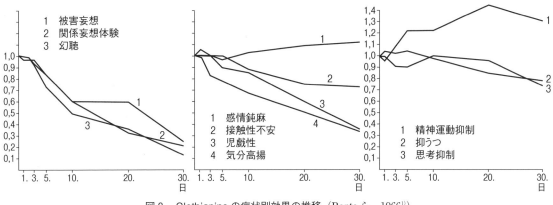

図2　Clothiapineの症状別効果の推移（Benteら，1966[1]）

た選択的な対症作用ではなく，一見鎮静的な特徴と結びつくような全体作用を持つとの印象を述べている。なお，副作用として，咬痙，斜頸，頬舌運動障害などのEPSの出現をみている。さらにDelayら[5]は妄想型12名，破瓜型13名の統合失調症を含む44名に1日平均120mg経口投与し，完全寛解および社会的再適応を含めた有効率は44名中26名（約59%）となり，とくに精神運動興奮や不安に対する鎮静効果が著しく，破瓜病や欠陥状態にある統合失調症妄想型では特効的ではないとしている。

GrossとLangner[7]は，132名の統合失調症患者を対象に平均80mg/日の長期投与（平均5.5ヵ月）を行い，完全寛解55%，改善33%という高い改善率を示している。また，慢性例でも有効率68%（完全寛解26%，改善42%）を示し，副作用として治療初期に倦怠感，眠気，頻脈，運動亢進症状，唾液分泌増加が目立ち，パーキンソニスムスは後になって現われるとしている。この点では従来の向精神薬の中ではchlorprothixeneとthioridazineの間に，他方ではclopenthixolにも類似し，向精神作用の点では，thioridazineに類似しているとしている。

Heinrich[8]も26名の統合失調症を中心とした症例に1日平均80mg，平均28日間投与し，不安の減弱，妄想確信の減弱などが著明にみられたこと，またdynamischに動く症状を有する患者に明らかな効果を示すことを認め，clothiapineは妄想解離，幻覚解離的のみならず，疎通性を増し，情緒的に正常化するPolyvalentes Neuroleptikumであるとしている。

Benteら[1]は，86名の統合失調症，および退行期精神病にclothiapine 30～150mg/日を投与し，早期から被害妄想，関係妄想体験，幻覚などの病的体験への効果を示し，児戯性，気分高揚にも奏効するが，感情鈍麻や精神運動抑制には作用しないか，悪化させるとしている（図2）。

2．わが国での2本のpivotal study

わが国への導入が決まったのは1966年以降か，まずclothiapineの，次いでclozapineの臨床試験が開始されたと考えられる。Clothiapineについては少数例でのpilot studyがいくつか実施されているが，それではclothiapineの特徴が十分明らかにされていない。わが国では，chlorpromazineを中心とするphenothiazine系抗精神病薬，Rauwolfia serpentina (reserpine)，butyrophenone系抗精神病薬に次ぐ第4の新規化学構造式を有するものとして，海外での臨床試験から明らかにされた，①効果発現が迅速，②統合失調症に有効で，鎮静作用が強く，その他の精神症状をも改善する，③用量は平均120mg/日程度で効く，④随伴症状としてEPS，自律神経症状，過度の鎮静症状などが惹起される，⑤位置づけとしてchlorprothixene，thioridazine，clopenthixolに類似する，などの知見に基づいて臨床試験が始められた。ここでは2本のpivotal studyを紹介したい。

表2 Clothiapine と perphenazine との比較試験における医師の general improvement rating による有効率比較（伊藤ら，1969[10]）

	clothiapine	perphenazine
著 効	2	4
有 効	20	13
やや有効	2	2
無 効	10	14
増 悪	5	6
脱 落	1	1
計	40	40
著効～やや有効 有効率	60.0%	47.5%
著効・有効 有効率	55.0%	42.5%

注　上記有効率比較はいずれも χ^2-test にて no significant differences

表3 Clothiapine と perphenazine との比較試験における副作用（伊藤ら，1969[10]）

	Clothiapine (W-130)	Perphenazine	有意差
パーキンソニスムス	16 (40.0)	21 (52.5)	
ジスキネジア	9 (22.5)	5 (12.5)	
睡眠障害	11 (27.5)	10 (25.0)	
眠 気	8 (20.0)	5 (12.5)	
アカシジア	8 (20.0)	13 (32.5)	
便 秘	8 (20.0)	2 (5.0)	
倦怠感	6 (15.0)	8 (20.0)	
口 渇	4 (10.0)	1 (2.5)	いずれも両剤間 N.S
めまい	3 (7.5)	5 (12.5)	
食欲不振	3 (7.5)	4 (10.0)	
発 疹	2 (5.0)	1 (2.5)	
排尿障害	2 (5.0)	1 (2.5)	
言語障害	1 (2.5)	2 (5.0)	
流 涎	1 (2.5)	2 (5.0)	
頭 重	1 (2.5)	0	
虚 脱	1 (2.5)	0	
脱力感	0	2 (5.0)	
鼻 閉	0	1 (2.5)	
筋肉痛	0	1 (2.5)	
胃腸障害	0	1 (2.5)	
なんらかの随伴症状の出現をみた症例数	33 (82.5)	36 (90.0)	N.S
まったく随伴症状の出現しなかった症例数	7	4	
抗パ剤使用症例数	16	21	N.S
眠剤使用症例数	8	10	N.S

括弧内：発生率

1）Perphenazine との比較試験

伊藤ら[10]は関東での80名の統合失調症入院患者を対象として逐次検定法による perphenazine との比較試験を1968年1～4月に実施している。対象患者の状態像は5型が33名，6型が17名とこの両型が全体の52.5％を占めており，経過期間10年以上が33名（41.25％）と当時から現在に至るまで，被験者のパターンはほぼ同じである。最も異なるのは試験の実施期間で，4ヵ月で終了している。今日からみれば，驚異的短期間である。投与方法は両剤を等価とみなし，1日4mg 含有錠3錠から開始し，2週以内に6錠へ上げ，あとは fixed-flexible 法で，最高12錠としている。9～12錠まで上げた症例は clothiapine 28名（70％），perphenazine 24名（60％）となっている。投与期間は8週間である。逐次検定法による判定では両剤の薬効に有意差がないとの結論であるが，最終全般改善度に相当する評価は表2のように「有効」以上で clothiapine 群の55.0％，perphenazine 群の42.5％と，有意差は認めないものの，数値的には clothiapine が優れていた。

効果の点で差がみられたのは，状態像別で，6型（自発性欠如，感情鈍麻が前景にある場合II－慢性，末期，荒廃状態といわれるもの）の層別で clothiapine は perphenazine に比し，危険率10％で有意に優れていた。

副作用ないし随伴症状の出現頻度は両薬剤群に有意差はなく，EPS は同程度の頻度で出現し，便秘，口渇などの自律神経症状は数値的には clothiapine 群に多かった（表3）。

以上の成績から，clothiapine は統合失調症の治療については従来より標準的治療薬として一般に認められている perphenazine と比較して劣らない

表4 Clothiapineとchlorpromazineとの比較試験における状態像別にみた症状改善速度（金子ら，1969[13]）

状態像	薬剤	例数	素点合計の0週に対する推移					
			2週後		4週後		8週後	
				%		%		%
幻覚・妄想が前景	Cl*	7	7.1	58.1	9.7	79.1	12.3	100
	Ch	9	8.1	45.3	12.1	67.7	17.9	100
妄想が前景	Cl	5	15.8	78.8△	17.4	86.8	20.0	100
	Ch	6	6.0	40.2	10.8	76.8	14.3	100
自発性欠如・感情鈍麻が前景	Cl	10	2.5	39.1	5.0	78.1	6.4	100
	Ch	11	3.3	42.4	5.8	75.3	7.7	100

* Cl：clothiapine　Ch：chlorpromazine
△ $p<0.05$，同状態像に対する2週後のchlorpromazineの効果に対し．

有効な薬剤であると結論されている．

2）Chlorpromazineとの比較試験

金子ら[13]は関西での統合失調症入院患者84名を対象として逐次検定法によるchlorpromazineとの比較試験を実施した．対象患者の状態像型は伊藤らのものと同じである．投薬計画は，clothiapine 20mg錠3錠，chlorpromazine 50mg錠3錠から開始し，2週目は6錠に上げ，あとはflexibleに最高12錠/日とする8週間の試験である．試験期日，対象患者の背景は記載されていないが，1968年初めと考えられる．

逐次検定法による評価では，clothiapine（20mg）とchlorpromazine（50mg）の治療効果には優劣つけがたいことが，5％の危険率で結論されている．標的症状については伊藤らの試験と同じく，慶大式簡便型精神症状評価尺度による12項目に対する有効率をみており，すべての症状についてchlorpromazineの有効率が上回ったが，いずれも推計学的に有意ではなく，両薬剤の効果の特性に差はなかった．ただ，状態像別にみた症状改善速度をみると，妄想が前景に出ている症例では，2週後の効果で78.8％対40.2％とclothiapineの方が速かった（表4）．

副作用については，表5にみるように，clothiapine群に重症パーキンソニスムが有意に高率であった（$p<0.05$，χ^2検定）．ただ，この副作用は多くの場合抗パーキンソン薬の併用によって軽減

表5 Clothiapineとchlorpromazineとの比較試験における副作用（金子ら，1969[13]）

		Clothiapine		Chlorpromazine	
総症例数		43例		41例	
副作用なし		7		11	
副作用あり		36		30	
		軽症	重症	軽症	重症
錐体外路症状	パーキンソニスム	13件	14*件	16件	4件
	アカシジア	4	2	1	1
	ジスキネジア	0	1	0	0
ねむけ		13	4	7	2
倦怠感		9	3	15	1
ふらつき		11	1	5	2
睡眠障害		9	2	8	0
口渇		7	2	7	0
その他		19	7	21	3
体重増加（8週に3kg以上）		19		17	

* $p<0.05$，chlorpromazineによる重症パーキンソニスム出現率に対し．

せしめうるもので，試験の続行に支障をきたすほどのものではなかったとある．

以上の結果から，臨床効果，標的症状，副作用のどこからみてもclothiapineがchlorpromazineと極めて類似しており，clothiapine 20mgがchlorpromazine 50mgに相当すると考えられている．

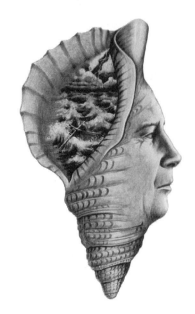
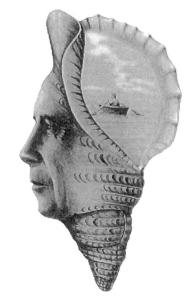

図3 Deliton® の広告像

IV. わが国での clothiapine の命運

2本の pivotal study は1968年の中盤に終了しており，大日本製薬は厚生省（現 厚生労働省）に申請し，1970年4月に上市している（Deliton®）。この時の広告像がたいへんよくできているので図3として挙げておく。1970年4月には筆者は井之頭病院に勤務しており，古い入院中の患者に car-pipramine, clocapramine あるいは perphenazine などと同様に処方していた記憶はあるが，どう奏効したかの記憶は薄れている。当時の大日本製薬は clothiapine に続いて clozapine の開発に入っており，haloperidol（Serenace®）の売り上げ処方数とも抗精神病薬としては不動の首位を堅持していた。ところが，clothiapine の処方は期待したようには伸びなかったのか，1996年9月には販売が中止されてしまったのである。1996年というのは risperidone が SDA の旗手として颯爽と登場した年であり，大日本製薬も第二世代抗精神病薬として blonanserin（Lonasen®）を開発していた。通常，医薬品には先生方のファンが居られて，販売を中止すると発表するとそれがなくては診療上非常に困るとの抗議が来るもので，一旦販売中止を発表しながら，強い抗議のために泣く泣く販売中止を撤回せざるを得ないことがある。Clothiapine に関してはそうした抗議がさほどなかったのか，筆者も販売が中止されていたことを知らないでいたのである。本シリーズの中で butyrophenone 系抗精神病薬を書くために故・市川一男氏にインタビューしたさい，Wander 社から3つの化合物が提示されて，真ん中が N のもの（clozapine）と S のもの（clothiapine）と O のもの（loxapine, amoxapine）と言われて，慄然としたのである。急いで調べていくうちに，clothiapine は dibenzothiazepine であり，dibenzothiazepine は筆者が第I相試験から第III相試験まで総括医師としてその開発に係わり，一時は覇権を握った quetiapine であることに思い至ったのである[22]。そこで，今回，quetiapine の開発物語を書くために clothiapine の正しい姿を見極めようとしてここに至っている。われわれは clothiapine の真価を見逃していたのではないかと。Paul Janssen の "Is it possible" Series の Part V の中に clothiapine が SDA であることが判って喜び，その非臨床試験，臨床試験でカタレプシー惹起作用，EPS 惹起作用の強いことを知って悲しみ，そして Lokshin ら[15] の "Clothiapine: Another forgotten treasure in psychiatry?"

を見つけて勇気百倍なのである。

なお，clothiapine になぜ EPS が強く惹起されるのかについては，本題の quetiapine の開発物語の中で述べる予定である。

V．精神医学における忘れられた宝物か？
— 見直されたか clothiapine —

1988年 Kane ら[12]による clozapine の再発見ののち，1990年米国食品医薬品局（FDA）は条件付きではあったが clozapine を承認した．非定型抗精神病薬と治療抵抗性統合失調症の概念が脚光を浴びた時代である．その後，米国で1994年に risperidone，1996年に olanzapine，1997年に quetiapine が承認されて，第二世代抗精神病薬 second generation antipsychotics（SGA）三羽烏としてエキスパートコンセンサスガイドラインに顔を出し始めた1997年，Vienna の第10回欧州神経精神薬理学会（ECNP）で，イスラエルの Negev の Ben Gurion 大学の Lokshin らが"Clothiapine：Another forgotten treasure in psychiatry?"のタイトルで極めて興味深いポスターを発表した．筆者もその学会に参加していた筈であるが，その事実を知らず，後に抄録集で改めて読み返すことになった．同じ内容のものが論文化されたので，その一部を紹介したい．

この報告は Lokshin ら[16]の chart study で，454床の病院で40名が clothiapine による治療を受けており，担当医達は clothiapine が従来の抗精神病薬に反応しない症例に対して，ユニークな抗精神病作用を示すと感じていたことから，Lokshin らは clothiapine に興味を抱いて調査することとしたとある．当時，clothiapine の薬理学的プロフィールとして，①clozapine や olanzapine に類似した受容体親和性を示すことが知られており，②5-HT$_3$ 受容体を遮断し[2]，③clozapine と同様に皮質 5-HT$_2$ 受容体の down-regulation をきたし[17]，④D$_2$/5-HT$_2$ 遮断率は clozapine のそれに類似し[14]，⑤5-HT$_6$ 受容体に高い親和性を示し，⑥D$_2$ 受容体の遮断作用は弱く，⑦D$_4$ 受容体遮断作用を示すことが知られていた[30]．⑤⑥⑦はいずれも clozapine 類似であった[18]．ただ，臨床で clozapine と異なり EPS

表6　治療抵抗性統合失調症患者に対する clothiapine の効果（Lokshin ら，1998[16]）

改善度	症例数（％）
部分的改善	12（35）
残遺症状を残した有意な改善	21（62）
完全寛解	1（3）
寛解の期間	
月～年	12（35）
1年以上	22（65）

惹起作用のあることも判っていた．

Lokshin らは40名の入院患者に clothiapine を処方した医師と看護師にインタビューを行った．患者は男女20名ずつで，平均年齢46.4歳（20～86歳），病歴は22年（2～42年）で clothiapine の平均用量163mg（80～360mg）であった．18名は5剤以上の抗精神病薬の服用歴があり，14名は3～4剤で，12名は clozapine の服用歴（うち反応しなかった症例，白血球減少の症例，ノンコンプライアンスの症例を含む），2名は risperidone，2名は quetiapine，1名は olanzapine の服用歴がある．40名への処方理由は，6名では鎮静のためにのみ使用，31名は他の抗精神病薬に反応しないためと3名は副作用のためであった．表6に成績を示したが，Kane ら[12]の clozapine の再発見の結論的研究に比ぶべくもないが，極めて優れた成績を示しており，clozapine と異なり，簡便に使えることもあって，Sandoz 社（現 Novartis Pharma 社）に系統的研究の実施を要望している．

さて，Lokshin らの発表後7年を経た2005年に同じ Ben Gurion 大学の Geller ら[6]は Novartis Pharma 社が動かないのに業を煮やしたか，今度は彼らの定義する治療抵抗性統合失調症患者を対象として，二重盲検・クロスオーバー法にて clothiapine と chlorpromazine との比較試験を実施した．大学病院の入院患者と閉鎖型ホステルに入所中の計58名を対象とし，第Ⅰ期 phase A 3ヵ月，第Ⅱ期 phase B 3ヵ月のクロスオーバー法で，ランダムに clothiapine 40mg と chlorpromazine 100mg を等価とする方法で割り付け，投与している．評価は PANSS，CGI，NOSIE（Nurse's Observation Scale for Inpatient Evaluation）[9]を用いているが，

表7 治療抵抗性統合失調症に対する clothiapine と chlorpromazine との二重盲検・クロスオーバー法による比較試験の成績（Geller ら，2005[6]，入院患者のみを抜き出したもの）

Scale	Treatment	Inpatients (n = 26)		Treatment × time interaction (df = 1,25)
		Baseline	End point	
PANSS	Clotiapine	108.2 ± 3.6	90.4 ± 3.9	F = 7.4; p = 0.012**
	Chlorpromazine	98.2 ± 3.2	99.8 ± 4.7	
CGI	Clotiapine	4.96 ± 0.16	4.12 ± 0.19	F = 9.1; p = 0.006+
	Chlorpromazine	4.5 ± 0.17	4.5 ± 0.21	
NOSIE	Clotiapine	101.5 ± 3.1	111.9 ± 3.1	F = 5.5; p = 0.027#
	Chlorpromazine	106.5 ± 2.7	103.3 ± 3.6	

** 有意の time effect（p＜0.002）
+ 有意の time effect（p＜0.002）
# main effect に有意差なし（p＜0.06）

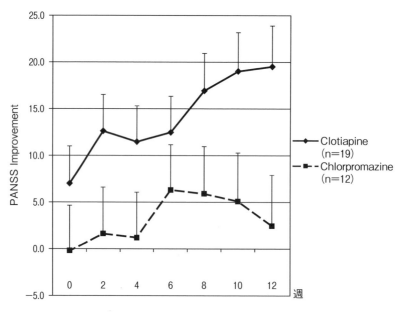

図4 治療抵抗性統合失調症に対する clothiapine と chlorpromazine の二重盲検・クロスオーバー法による比較試験（Geller ら，2005[6]）
Phase A のみを完了した症例での PANSS の改善度

脱落例が多いことと，とくに閉鎖型ホステルの症例での PANSS の基準値の片寄りなど不統一の点から，大学病院入院患者のデータのみを表7に示し，phase A を完了した31名の成績を図4に示した．

以上の成績から，治療抵抗性統合失調症に対して clothiapine が chlorpromazine より優れることは明らかであり，clothiapine は特許の切れた安価な抗精神病薬で，clozapine のような制限を受けることなく利用しうる抗精神病薬として貴重であることを示している．

いずれ clozapine の開発物語のさいに書くことになるが，clozapine 自体はわが国での haloperidol[29] や thioridazine[28] との比較試験で改善率でともに上回る程度の平凡な成績しか上げていない．ところが，対象が難治になればなるほど効果を発揮

するという異能ぶりを呈するのである。Clothiapineもこの点でclozapineに類する作用があるのではと思いたくなる。筆者も今からでもやってみたい気持になってくる。

なお，clothiapineはベルギー，オランダ，スイス，イタリア，アルゼンチン，台湾，イスラエルなどの国で今なお健在である。

VI. おわりに

Quetiapineの開発物語に先立って，同じ骨格のdibenzothiazepineを有するclothiapineがわが国で上市されており，筆者も処方経験がありながらその真価を見極めることができずに販売が中止されてしまった事実を知り，まずclothiapineの話を書くべく資料を集めた。

Wander 3兄弟の長兄としてまず1958年にclozapineが合成され，同じdibenzo-epineからclothiapineとloxapine（amoxapine）が合成されている。しかし，臨床開発は次兄のclothiapineから始められて，西欧の一部の国々ではまずclothiapineが上市されている（1968年か）。当時，抗精神病薬としてはDA受容体遮断作用とそれに伴って出現するEPSが必要条件とみなされており，まずカタレプシー惹起作用の強いclothiapineが開発されclozapineがそれに続いたのか。当時の大日本製薬も同時に導入しながら，clothiapineを先に開発している。このWander 3兄弟の開発の順序については，いずれ詳細を述べることになる。

そして，1970年4月に上市されている。1996年9月に販売中止になるまでの約26年間，わが国でどのように評価されてきたのか。イスラエルのLokshinらのように他の抗精神病薬に十分に反応しない症例に有効であるとの考え方があったのか。筆者自身はそこまで見抜けていなかった。だから，clothiapineが販売中止になった事実さえ知らなかったのである。Paul Janssenが自分の創ったbutyrophenonesの中のpipamperoneが他と異なる臨床効果を呈することに気付き，ここからSDAのrisperidoneを創製した物語と二重写しとなっている。片や華々しくデビューして世界をリードし，片やその真価が見抜かれずに販売中止となった。Janssenの炯眼ぶりのひと欠片でもあればと，自身の観察力の無さを嘆く。せめてLokshinらの発想とそれに続いたGellerらの追跡が生き続けるのを願うばかりである。

本稿はclothiapineの話に終始したが，これがclozapine, quetiapineそしてolanzapineにつながる物語であるだけに書いていてとても面白かったし，とてもいい勉強になった。次はquetiapineである。

文　献

1) Bente, D., Engelmeier, M.P., Heinrich, K. et al. : Klinische Untersuchungen mit einem neuroleptisch wirksamen Dibenzothiazepin-Derivat. Arzneim. Forsch., 16 : 314-316, 1966.
2) Bolaños, F.J., Schechter, L.E., Miquel, M.C. et al. : Common pharmacological and physicochemical properties of 5-HT3 binding sites in the rat cerebral cortex and NG 108-15 clonal cells. Biochem. Pharmacol., 40 : 1541-1550, 1990.
3) De Jong, H., Baruk, H. : La catatonie éxperimentale par la bulbocapnine. Etude physiologique et clinique, Masson, Paris, 1930.
4) Delay, J., Deniker, P., Ginestet, D. et al. : Evaluation clinique précoce des propriétés neuroleptiques d'un composé nouveau, la dibenzothiazépine. Ann. Méd. Psychol., 122 : 402-407, 1964.
5) Delay, J., Deniker, P., Ginestet, D. et al. : Recherches concernant de nouveaux composés neuroleptiques efficacité d'une dibenzothiazépine. L'encéphale, 54 (6) : 525-531, 1965.
6) Geller V., Gorzaltsan, I., Shleifer, T. et al. : Clotiapine compared with chlorpromazine in chronic schizophrenia. Schizophr. Res., 80 : 343-347, 2005.
7) Gross, H., Langner, E. : Über den Klinischen Stellenwert des 2-chloro-11 (4-methylpiperizin-1-yl) -dibenzo-［b,f］［1,4］-thiazepines innerhalb der Neuroleptien. Arzneim. Forsch., 16 : 316-319, 1966.
8) Heinrich, K. : Bericht über die klinische Anwendung von Wander HF-2159 bei psychischen Patienten, ein unveröffentlichtes Manuskript. 1966.
9) Honigfeld, G., Klett, C.J. : The nurses' observa-

tion scale for inpatient evaluation : a new scale for measuring improvement in chronic schizophrenia. J. Clin. Psychol., 21 : 65-71, 1965.
10) 伊藤 斉, 岡本正夫, 三浦貞則 他：二重盲検法による dibenzothiazepine 誘導体（clothiapine＝W-130）と phenothiazine 誘導体（perphenazine）の精神分裂病に対する薬効比較．精神医学, 11：465-475, 1969.
11) Janssen, P.A.J., Awouters, F.H.L. : Is it possible to predict the clinical effects of neuroleptics from animal data? Part V : From haloperidol and pipamperone to risperidone. Arzneim-Forsch/Drug Res., 44 : 269-277, 1994.
12) Kane, J., Honigfield, G., Singer, J. et al. : Clozaril Collaborative Study Group : Clozapine in treatment resistant schizophrenic : A double-blind comparison versus chlorpromazine/benztropine. Arch. Gen. Psychiatry, 45 : 789-796. 1988.
13) 金子仁郎, 谷向 弘, 工藤義雄：二重盲検による clothiapine の精神分裂病に対する薬効検定．精神医学, 11：721-728, 1969.
14) Leysen, J.E., Janssen, P.M., Schotte, A. et al. : Interaction of antipsychotic drugs with neurotransmitter receptor sites in vitro and in vivo in relation to pharmacological and clinical effects : role of 5HT2 receptors. Psychopharmacology (Berl), 112 : S40-S54, 1993.
15) Lokshin, P., Kotler, M., Belmaker, R.H. : Clothiapine : Another forgotten treasure in psychiatry? Eur. Neuropsychopharmacology, 7 (Suppl. 2) : S217, 1997.
16) Lokshin, P., Kotler, M., Kutzuk, D. et al. : Clothiapine : an old neuroleptic with possible clozapine-like properties. Prog. Neuro-Psychopharmacol. Biol. Psychiatry, 22 : 1289-1293, 1998.
17) Matsubara, S., Meltzer, H.Y. : Effect of typical and atypical antipsychotic drugs on 5-HT2 receptor density in rat cerebral cortex. Life Sci., 45 : 1397-1406, 1989.
18) Moore, N.C., Gershon, S. : Which atypical antipsychotics are identified by screening tests? Clin. Neuropharmacol., 12 : 167-184, 1989.
19) 村崎光邦：Amoxapine にまつわる新しい展開．臨床精神薬理, 14：1511-1520, 2011.
20) 村崎光邦：Amoxapine 開発に触発された臨床試験への目覚め．臨床精神薬理, 14：1349-1360, 2011.
21) 村崎光邦：悲運の大本命 fluperlapine にまつわる物語—その2．Fluperlapine 物語：スイスとフランスの思い出をまじえて—．臨床精神薬理, 16：295-302, 2013.
22) 村崎光邦：Quetiapine の基礎と臨床．臨床精神薬理, 4：657-680, 2001.
23) 村崎光邦：第二世代抗精神病薬の開発物語—その2．Risperidone の開発始まる．臨床精神薬理, 17：1577-1588, 2014.
24) Schmutz, J. and Eichenberger, E. : Clozapine, in Chronicles of Drug Discoveries, vol. 1 (eds by Bindra, J.S. and Ledncier, D.), pp. 39-60, John Wiley & Sons, Inc., New York, 1982.
25) Schmutz, J., Künzle, F., Hunziker, F. et al. : Über in 11-Stellung amino-substituierte Dibenzo [b, f] -1,4 - thiazepine und - oxazepine. Helvetica Chim. Acta, 50 : 245-254, 1967.
26) 渋谷 健, 堀部真広, 佐々木康雄 他：2-chloro-11-（4'-methyl) piperazino dibenzo [b,f] [1,4] - thiazepine [W-130] の毒性及び薬理学的研究．東医大雑誌, 27：507-532, 1969.
27) Stille, G., Ackermann, H., Eichenberger, E. et al. : The pharmacological properties of a potent neuroleptic compound from the dibenzothiazepine group. Int. J. Neuropharmacol., 4 : 375-391, 1965.
28) 谷向 弘, 乾 正, 高橋尚武 他：二重盲検法による Clozapine の精神分裂病に対する薬効検定．精神医学, 15：269-284, 1973.
29) 八木剛平, 三浦貞則, 田代 巌 他：二重盲検法による clozapine と haloperidol の精神分裂病に対する薬効の比較．臨床評価, 2：169-206, 1974.
30) Zawilska, J.B., Derbiszewska, T., Nowak, J.Z. : Clozapine and other neuroleptic drugs antagonize the light-evoked suppression of melatonin biosynthesis in chick retina: involvement of the D4-like dopamine receptor. J. Neural Transm. Gen. Sect., 97 : 107-117, 1994.

§45

第二世代抗精神病薬の開発物語

——Quetiapine の開発物語　その 2：その創製から開発まで——

I．はじめに

Clothiapine に続いた dibenzothiazepine 骨格を有する quetiapine の開発物語である。Goldstein[7] によると，米国 Zeneca 社（現 AstraZeneca 社）は新規の抗精神病薬を創製すべく，clozapine 様の作用を持つ薬剤を開発する戦略として，clozapine と同様に dopamine$_2$（D$_2$）受容体への親和性の低い，serotonin$_2$（5-HT$_2$）受容体への親和性の高い，そしてカタレプシー惹起作用の弱い，A10 dopamine（DA）細胞に選択的に作用する，haloperidol 感作および未感作オマキザルにおけるジストニア惹起作用の弱い，などの特性を有する抗精神病薬の開発スクリーニングのもとに，1984 年 Delaware 州の Wilmington 研究所で quetiapine を発見したとある。

本稿では，筆者が第 I 相試験からの全開発過程に係わった quetiapine の開発物語を書くことになる。

II．Quetiapine の誕生

Quetiapine が先に述べた clothiapine と同じ dibenzothiazepine 誘導体であることから，clothiapine の薬理学的プロフィールをよく認識したうえで，錐体外路症状（EPS）を呈さず clozapine の特徴を兼ね備えた，無顆粒球症などの有害事象を生じないものとして quetiapine の合成に至ったと考えられるが，今のところ，clothiapine から quetiapine への道について書いたものが見つからない。

Lilly 研究所の Chakrabarti ら[5]が後の olanzapine の発見につながる一連の 4-piperazinyl-10H-thieno［2,3-b］［1,5］benzodiazepines について書いた中で極めて興味深い所見が紹介されている。図 1 は筆者のいう Wander 3 兄弟を示しているが Schmutz[26]によると，clozapine と全く同じ骨格で，chlorine が 8 位についた clozapine と異なり，2 位についた HF-2046 が古典的な抗精神病薬と似た作用を示すという。Loxapine も chlothiapine も 2 位に chlorine がついているために serotonin-dopamine antagonist（SDA）のプロフィールを持ちながら，EPS が惹起されて，非定型抗精神病薬と言いきれないでいるということになる。このことは極めて興味深い。

したがって，Wilmington 研究所はこの事実を十分に承知して，2 位の chlorine を取り去った quetiapine に到達したのではないかと，筆者は考えている。複雑な構造活性相関（structure-activity relationship：SAR）のもとに clozapine のように 8 位に chlorine をつけずに無顆粒球症を避け，pipera-

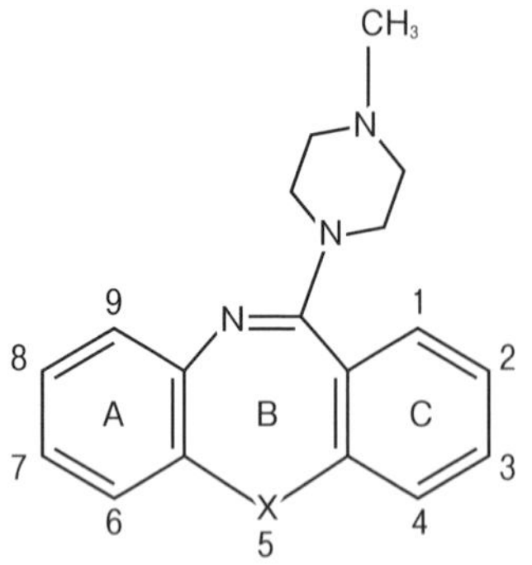

	X	置換基
clozapine	NH	8-Cl
HF-2046	NH	2-Cl
clothiapine	S	2-Cl
loxapine	O	2-Cl

図1 Wander 3兄弟とHF-2046の化学構造（Chakrabartiら，1980[5]）

zine環にethoxy-ethanolをつけ，2位にchlorineをつけないquetiapineができ上ったと筆者は考えている（図2）。

III．Quetiapineの薬効薬理

ここでは，Delaware Wilmington AstraZeneca研究所でのGoldstein[7,8]の試験データを中心に簡単にまとめておく。

1．受容体親和性

脳内受容体結合能については，表1に示すように D_2 受容体への弱い親和性，$5-HT_2$ 受容体への高い親和性，$α_1$ adrenoceptorへの高い親和性，histamine$_1$（H_1）受容体への高い親和性が認められており，clozapine様のプロフィールがみられる。なお，大きな違いはmuscarinic ACh受容体への親和性がquetiapineにない点で，臨床的に抗コリ

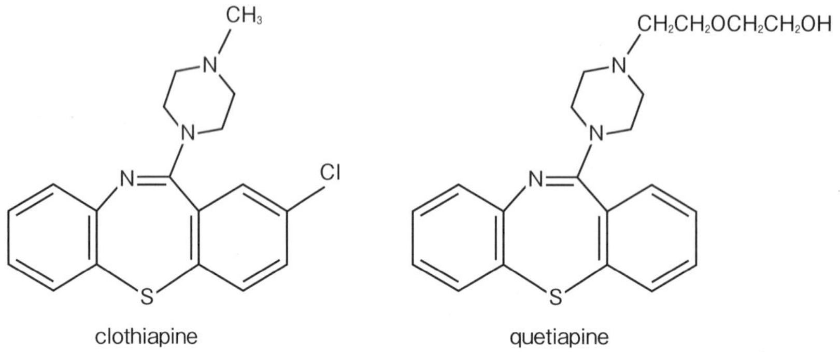

図2 Clothiapineとquetiapineの化学構造

表1 Quetiapineおよびclozapineの脳内各種受容体に対する親和性（Goldstein，2001[7]）

受容体	リガンド	quetiapine（IC_{50}, nM）#	clozapine（IC_{50}, nM）#
D_2	^{3}H-スピペロン	329	132
D_1	^{3}H-SCH23390	1268	322
$5-HT_2$	^{3}H-ケタンセリン	148	20
$5-HT_1$	^{3}H-8-OH DPAT	717	316
$α_1$	^{3}H-プラゾシン	94	50
$α_2$	^{3}H-ラウオルシン	271	28
ムスカリン	^{3}H-QNB	>10000	287
ベンゾジアゼピン	^{3}H-フルニトラゼパム	>5000	>5000

#：IC_{50} 値は3回の実験における各薬剤の5濃度の平均値から求めた。

ン作用のないことが有利となる。参考までに，同じ研究所のSallerとSalama[25]の表（表2）を並べておく。

このプロフィールを当時の他の代表的抗精神病薬に比べて模式的に示したのが図3であり，clozapineやolanzapineとともにMulti-Acting Receptor Targeted Antipsychotics（MARTA）と呼ばれる特徴がquetiapineなりに示されている。

Küfferleら[15]によると，quetiapineのSPECTによるin vivo受容体占拠率を患者でみた場合に，線条体D_2受容体占拠率はquetiapine 300〜700mg/日の最終投与後12時間で0〜28％，clozapine 300〜600mg/日のそれで10〜40％となっており，haloperidol 10〜20mg/日の77〜94％に比べるとはるかに低い。Quetiapineの EPS 惹起作用の弱さを示すデータであるが，PETでD_2受容体占拠率をみた成績では[6]，quetiapine 150mg tidの4週間投与の最終投与後の2, 8, 12, 26時間値では，44, 30, 27, 0％となっている。それに対応した 5-HT_{2A}受容体占拠率は92, 65, 58, 50％となっており，quetiapineのD_2および5-HT_2受容体占拠率の低下速度は血漿中からの消失率より遅いことが明らかにされており（図4），半減期は6〜8時間と短いながら，1日2回投与でよい根拠となっている。

なお，後にKapurとSeeman[12]が，Burki[4]によるラットでのclozapineとfluperlapineが線条体D_2受容体に留まる時間がhaloperidolよりはるかに短いことからEPSを惹起しないとの報告にヒントを得て，clozapineやquetiapineのfast dissociationによる非定型性の仮説をたてたことは有名で，Meltzerとの論争に至ったことは周知である。ここにもfluperlapineが登場して懐しい。

表2　脳内各種受容体へのquetiapineのin vitro親和性（SallerとSalama, 1993[25]）

受容体	放射性リガンド	受容体親和性 IC_{50}（nmol/L）
Dopamine D_1	[^{3}H] SCH 23390	1243
Dopamine D_2	[^{3}H] spiperone	329
Serotonin 5-HT_{1A}	[^{3}H] 8-OH-DPAT	720
Serotonin 5-HT_2	[^{3}H] ketanserin	148
a_1-Adrenergic	[^{3}H] prazosin	90
a_2-Adrenergic	[^{3}H] rauwolscine	270
Muscarinic	[^{3}H] QNB	>10,000
Benzodiazepine	[^{3}H] flunitrazepam	>10,000

QNB = quinuclidinyl benzilate
8-OH-DPAT = 8-hydroxy-2-(dipropylamino) tetraline

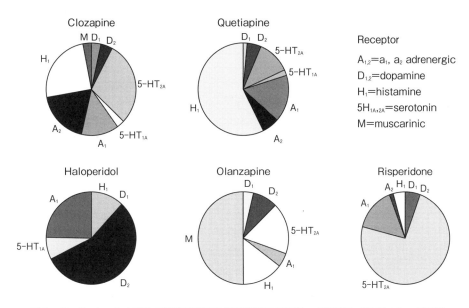

図3　Quetiapineおよび他の抗精神病薬の相対的脳内受容体への親和性（Goldstein, 2005[8]）

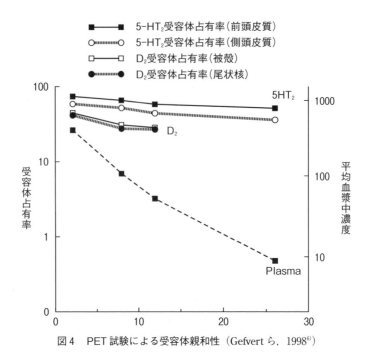

図4 PET試験による受容体親和性（Gefvertら，1998[6]）

2．電気生理学的試験

Goldsteinら[9]は，quetiapineおよびclozapineは単回投与で辺縁系A10において10mg/kgおよび20mg/kgで自発発火しているDA神経細胞数を有意に増加させたが，線条体A9において20mg/kgでも増加させなかったこと，さらにhaloperidolはA10では0.5mg/kgで発火細胞類を有意に増加させて，同用量でA9のそれも有意に増加させるのを観察している。

一方，quetiapineおよびclozapineは反復投与でA10において20mg/kgでDA神経細胞数の発火細胞数を有意に減少させ，低用量のapomorphine投与で有意に回復したが，A9では有意の変化を認めなかった。それに対して，haloperidolはA9およびA10のいずれにおいても発火細胞数を有意に減少させ，低用量のapomorphine投与により回復した（図5）。

この事実はquetiapineとclozapineはA10への部位選択的作用を示し，強力な抗精神病作用を発揮しながらEPSを惹起しないことを示している。

3．血漿中prolactinに対する作用

ラットにquetiapine 20mg/kgを経口および腹腔内投与し，血漿prolactin濃度を測定してquetiapineは投与15分後に血漿中prolactin濃度のピークがみられ，120分後まで溶媒対照群に比し高く推移したが，haloperidolのような持続的上昇を示さなかった。すなわち，quetiapineは高用量投与で一過性に血漿中prolactin値を上昇させ，速やかに低下させることを示している。それにしてもclozapineはまったく血漿中prolactin値に影響しておらず，恐るべき事実を示している。

4．非臨床試験のまとめ

以上は，Goldstein[7]によるquetiapineの非定型抗精神病薬としてのプロフィールの特徴をまとめたものである。これらの特徴がことごとく後の臨床試験で証明されており，olanzapineとともにclozapineに最も近いプロフィールを示しながら，無顆粒球症などの有害事象を呈さない安全性が担保されている。

Ⅳ．海外での臨床試験

海外での承認を得るために実施された急性期統合失調症患者を対象とした臨床試験の詳細につい

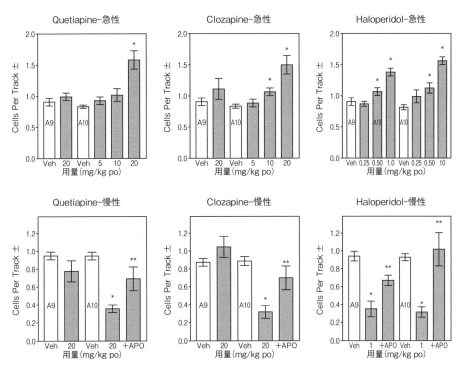

図5 Quetiapine, clozapine, haloperidol または溶媒の28日間投与における A9 および A10 自発発火細胞数（Goldstein ら, 1993[9]）
* vs. vehicle control value, Student's t-test, p＜0.05
** vs. drug group, Student's t-test, p＜0.05

て，筆者は「Quetiapine の基礎と臨床」で述べており[17]，要約された表3を掲げるのみに留める[2,3,11,13,23,27]。Chlorpromazine や haloperidol と同等の効果を示し，placebo に対して優位に優れる成績が示されている。

本稿では quetiapine の安全性と忍容性を Goldstein[10] によるレビューで紹介しておく。

1．全般的な有害事象

Placebo 対照試験で発現頻度 10％以上で最も多く報告されたのは頭痛（19％対 18％），傾眠（15％対 11％），めまい（10％対 4％）と placebo とほとんど差がなく，ほとんどが軽度〜中等度であるとされて有害事象による試験中止率は 4％対 3％と差を認めていない。

2．錐体外路症状（EPS）

Quetiapine は EPS 惹起作用の弱いことが非臨床試験から予測されたことから，各試験で EPS のモニタリングに力が入れられており，①Sympson-Angus Scale（SAS）（時々修正を加えてアカシジアを含めている）の使用，②EPS の発現率，③EPS の治療のための抗コリン作動薬の使用，④EPS による治療中止の症例数，⑤Barnes Akathisia Scale（BAS）の使用，などで詳しく観察している。

まず，Goldstein[10] によると（AstraZeneca 社社内資料），placebo 対照試験で EPS（アカシジア含む）の発現率は quetiapine の治療成績全体にわたる用量で placebo に対して有意差がなかったことは特筆される。

Arvanitis ら[2]の haloperidol を対照薬とする placebo 対照試験では，EPS の発現率は haloperidol より有意に低く，6週目の試験終了時において，SAS の基準値より悪化したのは haloperidol 群 51％に対して quetiapine 群 19％と有意に低かった

表3 Quetiapine の6週間二重盲検比較試験の要約 (Gunasekara と Spencer[11], 1998)

報告者	治療薬と用量(mg/日)[平均]	評価対象症例数	BPRS score 基準値	BPRS score 変化	CGI-S score 基準値	CGI-S score 変化	SANS score 基準値	SANS score 変化	全般性有効度
第II相試験									
Borison ら[3] 1996	QUE 75-750 [307]	53	55.8	-8.1	5.0	-0.2	14.1	-1.0	QUE＞PLA[a]
	PLA	53	54.1	-2.1	4.6	0.2	14.0	0.6	
Peuskens & Link[23] 1997	QUE 75-750 [407]	101[b]	46	-18.4	5.1	-1.23	28[d]	↓[d]	QUE ≡ CPZ
	CPZ 75-750 [384]	100[b]	44	-18	5.1	-1.09	27[d]	↓[d]	
Small ら[27] 1997	QUE ≤ 750 [360]	94	41.0	-8.7***†	5.1	-0.6**	15.8[e]	-1.7*†	QUE maximum dose 750＞PLA
	QUE ≤ 250 [209]	92	38.9	-4.2	5.1	-0.3	15.8[e]	0.3	QUE maximum dose 250 ≡ PLA
	PLA	94	38.4	-1.0	4.9	-0.1	14.5[e]	-0.1	
第III相試験									
Arvanitis ら[2] 1997	QUE 75	52	45.7	-2.24	4.9	-0.15	14.6	-0.62	QUE 150-750 ≡ HAL＞PLA
	QUE 150	48	47.2	-8.67**	5.0	-0.49**	14.7	-0.78	
	QUE 300	51	45.3	-8.59**	5.1	-0.69**	14.2	-1.56**	
	QUE 600	51	43.5	-7.68**	4.9	-0.46**	14.3	-0.98	
	QUE 750	53	45.7	-6.33*	5.0	-0.46**	15.5	0.50	
	HAL 12	50	44.0	-7.58**	5.0	-0.69**	14.7	-1.83**	
	PLA	51	45.3	1.71	4.9	0.25	13.9	0.76	
King ら[13] 1998	QUE 225bid[b]	200[b]	42	-10†			NR	-1.68†	QUE 225 ≡ QUE 150tid＞QUE 25bid
	QUE 150bid[b]	209[b]	43	-8.6†			NR	-1.37	
	QUE 25bid[b]	209[b]	42	-5.4			NR	-0.85	

a quetiapine が試験期間を通して統計学的有意 ($p \leq 0.05$). ただし, endpoint では有意傾向 ($p \leq 0.07$)
b 無作為割付患者数
c 治療反応者 (responder) は BPRS 総スコア 50% 以上低下を示した者で, quetiapine 群で 65%, chlorpromazine 群 52% と quetiapine 群に有意に多い ($p = 0.04$)
d 陰性症状は PANSS (N) でも評価したが, 両群間に有意差を認めなかった.
e ヨーロッパセンターの症例は PANSS (N) で評価し, 総得点では両群間に差はなかった. SANS は米国で使用.
CPZ = chlorpromazine, HPD = haloperidol, NR = 報告なし, ↓ = 基準値からの低下
＊$p \leq 0.05$, ＊＊$p \leq 0.01$, ＊＊＊$p \leq 0.001$ 対 placebo, †$p \leq 0.05$ 対低用量, ＞有意な効果, ≡ 有意差なし

($p < 0.0001$). また, 抗コリン薬を用いたのは 13% 対 49% と quetiapine 群に有意に低かった. また, quetiapine 群では EPS のための中止例はなかったのに対して, haloperidol 群では 4.4% であった.

Peuskens と Link[23] による chlorpromazine との比較試験では, SAS と BAS の両方による評価で quetiapine 群で改善が大きい傾向があり, 42日目 (試験終了時) では有意差がみられている.

なお, quetiapine と risperidone との open label 試験では[16], quetiapine 群は risperidone 群よりも実質的な EPS (すなわち, 被験薬の投与量調整や補助的投与の必要がある EPS) の発現率が有意に低かった.

以上の試験成績にみられるように, quetiapine は risperidone や olanzapine と比べても, その用量範囲全体で EPS の発現率が placebo より高くなることはなく, したがって遅発性ジスキネジア (TD) の発現率も低くなることは明白であり, そ

表4 定型抗精神病薬と非定型抗精神病薬の副作用の比較（Goldstein, 2005[8]）

副作用	定型抗精神病薬	clozapine	risperidone	olanzapine	quetiapine
中枢神経系					
けいれん発作	0	＋〜＋＋＋	0	＋	0
鎮静作用	＋〜＋＋＋	＋＋＋	0	＋	＋〜＋＋
EPS	＋＋＋	0	＋〜＋＋＋*	0〜＋*	0
遅発性ジスキネジア	＋＋＋	0	?	0	?
その他					
低血圧	＋＋	＋＋	＋	0〜＋	＋＋
AST（GOT）または ALT（GPT）上昇	＋	＋＋	＋	＋＋	＋
抗コリン作用	＋〜＋＋＋	＋＋＋	0	＋＋＋	0〜＋
顆粒球減少	0	＋＋＋	0	0	0
プロラクチン上昇	＋＋＋	0	＋〜＋＋＋	0	0
体重増加	＋	＋＋＋	＋	＋＋＋	0〜＋

0：N.S.（vs プラセボ），＋：軽度，＋＋：中等度，＋＋＋：重度
＊：通常投与量範囲内での用量増加による
EPS：extrapyramidal symptoms, AST：aspartane transaminase, ALT：alanine transaminase

の安全性は極めて貴重である。

3．臨床検査パラメータ

抗精神病薬で D_2 受容体遮断作用を有するものは prolactin 値を上昇させるが，quetiapine はこれを上昇させない点が強調されている。

なお，血糖値については触れられていない。

4．定型抗精神病薬と非定型抗精神病薬の副作用比較

Goldstein[10]は副作用のまとめに表4を自身の論文[8]から引用している。ここで1つ触れておかなければならないのは体重である。米国で4つの非定型抗精神病薬が出揃った1998年のWirshingら[28]の報告に"Novel antipsychotics and new onset diabetes"があり，後日，わが国で大問題となった新しく発症するⅡ型糖尿病が取り上げられている。後に詳しく触れたいが，Wirshingらの報告の中では，体重増加による糖尿病の発症例はclozapine と olanzapine によるもので，quetiapineについては触れられていない。当時はGoldsteinの表4[8]のように，quetiapineと体重増加は関係がないとしていた。有名な Allison と Casey[1]のレビューでは，10週間の治療での体重増加は clozapine 4.45 kg, olanzapine 4.15 kg, risperidone 2.10

表5 Quetiapine のオープンラベル，非統制的および統制的試験における被験者の基準値からの平均体重変化（Rak ら, 2000[24]）

治療期間	患者数	平均体重変化，kg（＋SE）
5-6 週	778	2.08（0.15）
9-10 週	171	2.16（0.46）
6-9 月	556	1.85（0.48）
9-12 月	360	2.77（0.56）

kg となり，quetiapine はここでも表に出てこないが，risperidone と同程度ともされる。

このように，1998年には clozapine と olanzapineにⅡ型糖尿病への注意が出ていた。一方，quetiapine に関しては Rak ら[24]のまとめで表5にみるように，臨床試験に参加した被験者2216名の体重変化は用量とは相関しない軽度の体重増加が認められるにすぎなかった。Quetiapine は risperidoneと同じ程度で haloperidol と変わらないとされて，clozapine や olanzapine では当初から体重増加，Ⅱ型糖尿病への十分な配慮が喚起されたのに対して，quetiapine にはそれがないままに臨床使用が行われていった。なお，FDAの承認は1997年であった。

表6 Quetiapineの第Ⅰ相試験における投与スケジュール（村崎ら，1999[18]より合成，一部省略）

試験名	単回投与試験					
投与経路	経口投与					
Step	Ⅰ	Ⅱ	Ⅲ	Ⅳ	Ⅴ	Ⅵ
投与量 クエチアピン	1mg	5mg	10mg	20mg	25mg	20mg
プラセボ	プラセボ	プラセボ	プラセボ	プラセボ	プラセボ	－
投与方法	空腹時投与					食後投与
被験者数 クエチアピン	6名	6名	6名	6名	6名	6名
プラセボ	2名	2名	2名	2名	2名	－

試験名	反復投与試験
投与経路	経口投与
投与量 クエチアピン	10mg
プラセボ	プラセボ
投与方法	食後投与
被験者数 クエチアピン	6名
プラセボ	2名

V．わが国での臨床試験

さて，わが国では筆者らによりZeneca社（現AstraZeneca社）からの依頼で待望の臨床試験が開始された。諸手続きののち，1992年10月から1993年3月にかけて北里大学東病院の臨床薬理試験部で表6のようなスケジュールのもとに第Ⅰ相試験が実施された[18]。時あたかもrisperidoneの第Ⅲ相試験の最中であった。

1．第Ⅰ相試験
1）臨床症状

健康成人男子に1mgから開始したが軽微な眠気が認められ，用量の増加とともに眠気は増強し，20mg投与時には全例が臥床して起きてこない状態となったため，単回投与は20mgを最高投与量とした。10mgの4日間の反復投与でも眠気が中心で，その程度は減弱する傾向にあった。

いずれの時期にもEPSの出現は認めなかった。

2）内分泌学的検査とくにprolactin値の動向

通常どの抗精神病薬でも低用量で血中prolactin値の上昇がみられるが，quetiapineでは最高用量の20mg/日に至ってもprolactin値の上昇がみら れないのが特筆された。

3）心理作業検査

さまざまな心理作業検査の中で，内田・クレペリン精神作業検査に最も影響が出てくるが，quetiapineの場合も同様で，服薬後の眠気，だるさ，倦怠感によるものか平均作業量の低下が認められている。Quetiapineの場合は投与量が臨床用量に比して低いこともあってか，影響が少ないといえる（図6）。

4）薬物動態学

本試験でのquetiapineの投与量が推定臨床用量に比して低いために十分な薬物動態を追うことができなかったので，のちにAstraZeneca社が統合失調症患者を対象に実施した成績を引用しておく（図7）。これによると，1回100mg7回反復投与後の血漿中quetiapine濃度を非高齢者12例（21～39歳，平均31歳）と高齢者11例（65～74歳，平均69歳）で比較検討したところ，高齢者および非高齢者においてC_{max}はそれぞれ投与後2.9および2.6時間後に認められ，$t_{1/2}$はそれぞれ3.6および3.5時間であった。また，投与24時間以降の血漿quetiapine濃度は非高齢者より高く推移し，AUC_{0-12h}は非高齢者の約1.5倍であった。

Quetiapineの代謝経路については，20種近い代

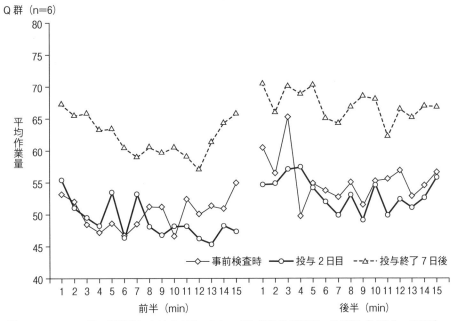

図6 Quetiapine 第I相試験における内田・クレペリン精神作業検査への影響（村崎ら，1999[18]—部省略）

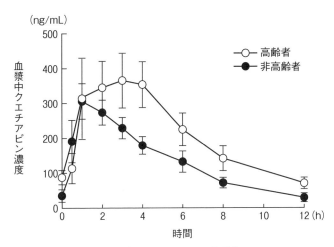

非高齢者および高齢者における薬物動態パラメータ

	例数	C_{max} (ng/mL)	T_{max}[a] (h)	AUC_{0-12h} ($\mu g \cdot h/mL$)	$t_{1/2}$ (h)	CL/F (L/h)
非高齢者	12	397 ± 57	2.6 ± 0.7 (0.5〜8)	1.69 ± 0.19	3.5 ± 0.2	67.1 ± 7.1
高齢者	11	483 ± 96	2.9 ± 0.3 (1〜4)	2.59 ± 0.54	3.6 ± 0.3	50.9 ± 6.7

a）（ ）内は範囲　　　　　　　　　　　　　　（平均値±標準誤差）

CL/F：経口投与時の血中濃度推移に基づく，みかけの全身クリアランス

図7 非高齢者および高齢者における平均血漿中未変化体濃度推移（平均値±標準誤差）（AstraZeneca 社内資料　DIR000054）

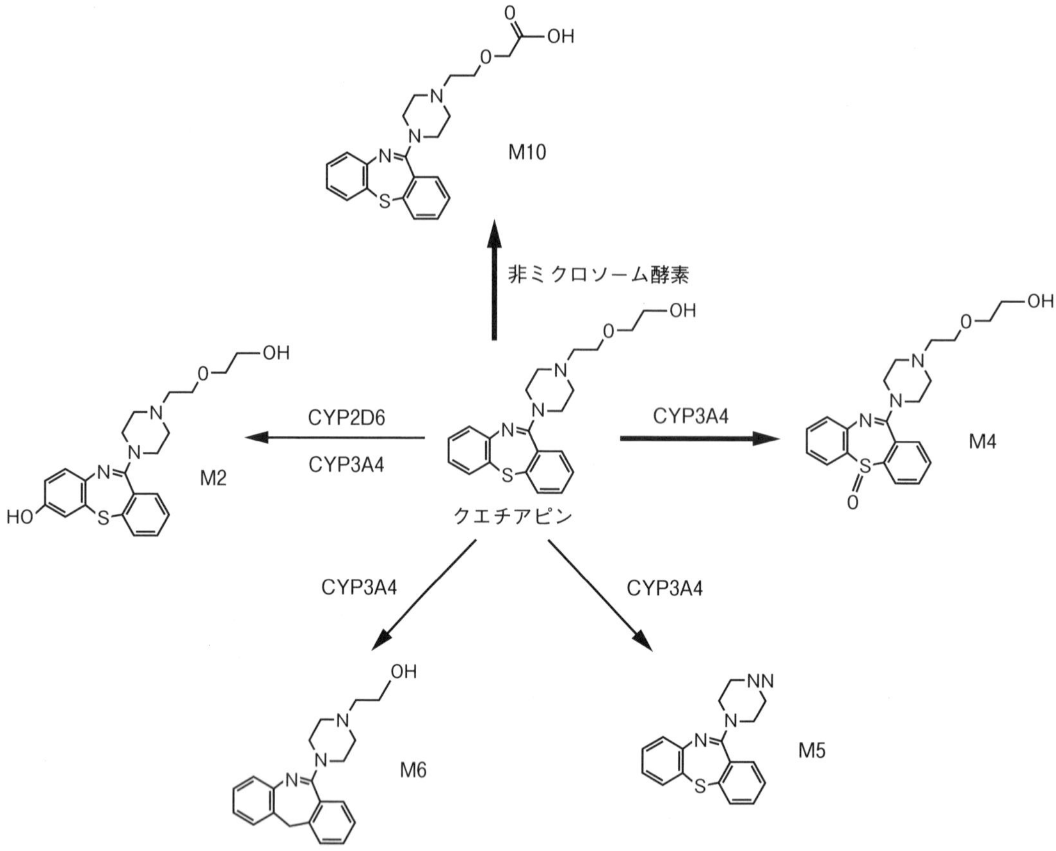

図8 ヒトにおけるquetiapineの主要代謝経路と代謝に関与すると推定される酵素（AstraZeneca社内資料 DIR 000065）

謝物が出現するとされるが，その中からヒトにおけるquetiapine代謝に関与すると推定される酵素を示したのが図8であり，未変化体とともにM5（N-desalkeyl quetiapine, norquetiapine）が重要な働きをすることは後に述べる。

2．前期第Ⅱ相試験

本試験は第Ⅰ相試験に引き続いて筆者が総括医師となり，1993年8月から1994年3月にかけて全国にまたがる20施設の入院患者54名を対象に行われたものである[19]。第Ⅰ相試験で最大20mgしか投与できなかったことから，60mg/日3分から開始（途中から75mg/日に変更）し，増量幅週150 mg以下として750mg/日までの8週間の試験である。最初の試験として慎重に実施されている。罹病期間「10年以上」が30名（56.6％）と最も多く，主要状態像では「自発性欠如，感情鈍麻が前景の場合（慢性・固定例）」が25名（47.2％）であったが，「幻覚・妄想が前景に出ている」19名（35.8％），「妄想が前景」4名（7.5％）と病的体験を有する症例も比較的多かった。

最終全般改善度では，「中等度改善」以上が49.1％と比較的高い成績が得られ，概括安全度も「安全性に問題なし」が66.0％にも達して，高い有効性と安全性が得られて安堵したものである。そして，とくに評価尺度として用いたBPRS総スコアは55.5 ± 10.9から45.4 ± 13.0へと有意の低下を示したことと，PANSSでは，表7にみるようにすべての評価尺度で有意の低下を示したことはquetiapineの幅広い効果を示したといえる。後に問題になった陽性症状に対しても十分な効果をここでは示している。

表7 Quetiapineの前期第Ⅱ相試験におけるPANSSの各評価尺度の推移 (村崎ら, 1999[19])

	前	後	p値
陽性尺度	20.7 ± 6.3	17.7 ± 6.9	p = 0.002
陰性尺度	27.8 ± 5.8	24.0 ± 7.3	p = 0.000
総合精神病理尺度	51.4 ± 10.1	44.7 ± 12.4	p = 0.001

主な副作用は，傾眠18.9％，不眠症17.0％，神経過敏13.2％，めまい13.2％，倦怠感13.2％，起立性低血圧11.3％，頻脈9.4％，便秘9.4％などであったのに対してEPSは11.3％と極めて低かった。血中prolactinについては，治療直前値107 ng/mlがquetiapine単剤化された1週後には4.7ng/mlと急激に低下して正常化し，その後も正常範囲にとどまったことは特筆される。

なお至適用量は375 ± 193mg/日であった。

緊張のうちにも慎重に実施された前期第Ⅱ相試験の成績で，本試験の報告は日本神経精神薬理学雑誌に掲載されたのである。

3．後期第Ⅱ相試験

前期第Ⅱ相試験に続いて，同じ施設で163名を対象とする後期第Ⅱ相試験は1994年9月から1995年5月の間に実施された[20]。75mg/日から開始して（増量幅150mg/週以下），750mg/日までの8週間の試験である。

対象症例は10年以上の罹病期間が46.6％と最も多く，「自発性欠如，感情鈍麻が前景Ⅱ（慢性，固定状態）」が47.2％と多いものの，「幻覚・妄想が前景」28.8％，「妄想が前景」10.4％と比較的陽性症状を有する症例も多いといえた。

最終全般改善度では，「中等度改善」以上は52.2％と高く，「安全性に問題なし」が62.0％，「問題なし＋やや問題あり」が93.9％と極めて高い安全性を示している。したがって，有用度も「有用」以上が47.2％となっている。

精神症状評価は，BPRSとPANSSを用いているが，BPRSでは1週後から8週後にかけて各週とも有意な総スコアの減少（p＜0.01，signed rank test）を示している。PANSSでは8週後（または中止時）で，陽性尺度の「興奮」「敵意」を除く全項目，陰性尺度の全項目，総合精神病理尺度の「非協調性」「失見当識」「衝動性の調節障害」を除くすべての項目で有意な改善が認められている。残念ながら3評価尺度のスコアを示す数値が明示されておらず，図で示されているのであるが，3評価尺度とも有意な改善を示している。

副作用の発現は56.4％の症例に，合わせて229件認められたが，5％以上のものは，傾眠17.2％，不眠9.8％，神経過敏8.0％，倦怠感8.0％，めまい6.7％，アカシジア6.7％，便秘6.1％，起立性低血圧5.5％で全体に低く，EPSは16.6％と低かった。なお，本試験で認められた4例のTDは前治療薬の急激な中止によるものと考えられた。抗パーキンソン薬の併用は17.2％のみであった。

血漿中prolactin濃度は投与前から8週または中止時に有意に低下している。治験開始前に使用されていた抗精神病薬による上昇をquetiapineが正常方向へ変動させた結果と考えられた。

なお，体重は投与前59.9 ± 11.6kgから投与8週後（または中止時）に60.5 ± 11.5kgと有意な増加を示しているが，その程度はごくわずかであった。当時のルーティン検査では血糖値は測定されていない。以上の成績をまとめると，quetiapineは陽性症状，陰性症状に幅広く有意な改善を示し，安全性の高い抗精神病薬であると判断され，標準薬を対照とした比較試験に移行することが望まれた。至適用量は75～600mg/日にまたがっており，1日2回投与と3回投与で差がみられなかった。また，haloperidolとの比較試験のために，haloperidol単剤からquetiapineに切り換えた症例24例から判定した臨床力価は1：36.2であった。

4．第Ⅲ相試験

前・後期の第Ⅱ相試験の結果を受けて，1996年5月から1998年2月にかけて，pivotal studyとして，東日本ではhaloperidolとの，西日本ではmosapramineとの二重盲検比較試験が行われた。

1）Haloperidolを対照薬とした二重盲検比較試験[21]

後期第Ⅱ相試験の成績から，quetiapine対haloperidolの力価比を36：1とし，quetiapine 25mg錠とhaloperidol 0.75mg錠の1日2錠2回投与から開始し，1週以内に6錠（quetiapine 150mg，

表8 Quetiapineとhaloperidolとの二重盲検比較試験における対象者の主要状態像（村崎ら，2001[21]）

		quetiapine群 (%)	haloperidol群 (%)	検定結果
試験開始前の 主要状態像	興奮状態	0 (0)	1 (1)	$\chi^2_0 = 5.825$
	幻覚・妄想が前景	13 (13)	18 (19)	p = 0.560
	妄想が前景	9 (9)	8 (8)	
	自発性欠如，感情鈍麻が前景（新鮮例）	9 (9)	6 (6)	
	自発性欠如，感情鈍麻が前景（慢性・固定状態）	65 (65)	62 (64)	
	神経症様状態が前景	1 (1)	2 (2)	
	うつ状態が前景	2 (2)	0 (0)	
	その他	1 (1)	0 (0)	

haloperidol 4.5mg）以上に増量するfixed-flexible法にて最高用量はそれぞれ600mg/日と18mg/日とする8週間の試験である。

対象患者にquetiapine群101名，haloperidol群99名が組み入れられたが，開錠前の症例検討会で，有効性および有用性の評価対象は190名（quetiapine 97名，haloperidol 93名）となった。罹病期間は10年以上が63％対69％と両群ともに最も多いのは第Ⅱ相試験と変らないが，表8にみるように両群とも状態像は「自発性欠如，感情鈍麻が前景（慢性・固定状態）」がそれぞれ65％，64％と多く，「幻覚・妄想が前景」「妄想が前景」の陽性症状を中心とする状態像を呈する症例の少ないのが目立った。

こうした対照群に対する最終全般改善度は「中等度改善」以上で38％対26％と有意差はないものの，quetiapineはhaloperidolに対して堂々の同等性検証に成功した（表9）。その上，安全性でも，有意差を示し，その結果，有用度でも有意に優れていた。

精神症状に対する評価は，BPRSとPANSSを用いており，ここではPANSS総スコアおよび尺度別合計スコアを表10に示す。これによると，総スコア，陽性尺度合計スコア，精神病理評価尺度合計スコアは投与前と8週または中止時のそれと有意な差をみていない。陰性尺度合計スコアのみ両群とも有意な変動をみている（ともにp＜0.001）。このことは患者背景で慢性・固定状態の症例が多く，陽性症状を呈する状態像の症例が少なく，投与前の陽性症状尺度の合計スコアが低く，効果の上で差を出せなかったと考えられた。

副作用については，表11のように発現例数において有意にquetiapineに少なく，EPSの発現数も有意に少なかった。なお，本試験ではDIEPSS（Drug-Induced Extrapyramidal Symptoms Scale）を用いているが，投与8週後または中止時においてquetiapine群でスコアは有意に低かった。また，抗パーキンソン薬の併用率と併用量ともquetiapine群に有意に低かった。

血漿中prolactin値についてはquetiapine群で投与前22.3±22.3ng/mlから投与8週後または中止時8.1±8.5ng/mlへ，haloperidol群では22.1±23.8ng/mlから17.8±18.8ng/mlへと推移し，両群ともに有意な低下が認められたが，その変化量はquetiapine群に有意に大きかった（p＜0.001）。

なお，体重増加については触れられていない。

ちなみに，両薬剤の平均投与量はquetiapineの225±122.5mg/日，haloperidolの6.68±3.6mg/日と全体に低かった。以上から，quetiapineはgold standardであるhaloperidolに対して同等性（非劣性）検証がなされ，安全性，有用度とも有意に優れる成績を示し，とくにEPSと抗パーキンソン薬の併用率・併用量の低いことが検証されている。ただ，慢性・固定例が対象に多かったことから，PANSSの評価には陰性症状尺度を除く各評価尺度，とくに陽性症状尺度に差が出せなかったのが問題として残った。

2）Mosapramineを対照薬とした二重盲検比較試験

西日本では工藤を総括医師とする本試験[14]が実施されたがmosapramineとの用量比はmosapramine対haloperidolが17対1という報告から計算

表9 Quetiapine（QTP）のhaloperidol（HPD）を対照とする二重盲検比較試験・総合評価（村崎ら，2001[21]）

最終全般改善度（FGIR）

薬剤		著明改善	中等度改善	軽度改善	不変	軽度悪化	中等度悪化	著明悪化	判定不能	合計	U検定	中等度改善以上 例数	同等性検証 90%信頼区間	軽度改善以上	軽度悪化以下
QTP群	n	7	30	18	14	6	6	14	2	97	$Z_0=0.882$	37	$\triangle=12.3\%$	55	26
	%	7	31	19	14	6	6	14	2	100	$p=0.378$	38	$(1.3\sim23.4\%)$	57	27
HPD群	n	7	17	21	18	8	10	8	4	93		24		45	26
	%	8	18	23	19	9	11	9	4	100		26		48	28

概括安全度（OSR）

薬剤		安全性に問題なし	安全性にやや問題あり	安全性に問題あり	安全性にかなり問題あり	判定不能	合計	U検定	安全性のやや問題あり以上	安全性の問題あり以下
QTP群	n	30	25	29	16	0	100	$Z_0=3.636$	55	45
	%	30	25	29	16	0	100	$p=0.001$	55	45
HPD群	n	14	13	41	28	1	97		27	69
	%	14	13	42	29	1	100		28	71

有用度（GUR）

薬剤		極めて有用	有用	やや有用	有用とはいえない	やや好ましくない	好ましくない	極めて好ましくない	判定不能	合計	U検定	有用以上	やや有用以上	やや好ましくない以下
QTP群	n	4	19	18	19	9	13	13	2	97	$Z_0=2.162$	23	41	35
	%	4	20	19	20	9	13	13	2	100	$p=0.031$	24	42	36
HPD群	n	2	5	25	11	9	22	15	4	93		7	32	46
	%	2	5	27	12	10	24	16	4	100		8	34	49

表10 Quetiapine（QTP）とhaloperidol（HPD）との二重盲検比較試験におけるPANSS総スコアおよび尺度別合計スコア（村崎ら，2001[21]）

項目	薬剤	例数	投与前 Mean±SD	8週または中止時 Mean±SD	群内比較 Signed Rank Test	群間比較 U検定
総スコア	QTP	97	80.5±22.2	78.5±26.5	p=0.232	$Z_0=0.362$
	HPD	90	80.8±24.4	78.3±25.7	p=0.383	p=0.717
陽性尺度合計	QTP	97	14.9±6.1	15.9±8.2	p=0.142	$Z_0=-0.250$
	HPD	90	15.6±7.0	15.5±7.2	p=0.763	p=0.802
陰性尺度合計	QTP	97	25.3±7.6	23.0±8.2	p<0.001	$Z_0=0.996$
	HPD	90	24.2±8.2	22.6±7.8	p<0.001	p=0.319
精神病理評価尺度合計	QTP	97	40.4±11.9	39.6±14.2	p=0.285	$Z_0=0.692$
	HPD	90	41.0±13.3	40.3±14.7	p=0.747	p=0.488

表11 Quetiapineとhaloperidolとの二重盲検比較試験における副作用総発現例数および錐体外路症状総発現件数と錐体外路症状の内訳（村崎ら，2001[21]）

		評価例数	例数	%	Fisher直接確率	総発現件数
副作用発現例	QTP群	100	67	67.0	p = 0.014	248
	HPD群	97	80	82.5		412
錐体外路症状発現例	QTP群	100	29	29.0	p < 0.001	63
	HPD群	97	62	63.9		188

		quetiapine群 例数（%）	haloperidol群 例数（%）
錐体外路症状	アカシジア	8 (8.0)	23 (23.7)
	ジスキネジア	1 (1.0)	9 (9.3)
	嚥下障害	3 (3.0)	13 (13.4)
	注視発症	1 (1.0)	1 (1.0)
	ジストニア（筋緊張異常）	2 (2.0)	8 (8.2)
	筋強剛	7 (7.0)	22 (22.7)
	構音障害	8 (8.0)	12 (12.4)
	振戦	12 (12.0)	37 (38.1)
	錐体外路障害	5 (5.0)	23 (23.7)
	流涎	9 (9.0)	20 (20.6)
	歩行異常	7 (7.0)	18 (18.6)
	眼瞼痙攣	0 (0.0)	1 (1.0)

表12 Quetiapineとmosapramineとの二重盲検比較試験における対象者の主要状態像（工藤ら，2000[14]）

		quetiapine群	mosapramine群	検定結果
試験開始前の主要状態像	興奮状態	2 (2.2)	0 (0.0)	
	昏迷状態	1 (1.1)	1 (1.1)	
	幻覚・妄想が前景	15 (16.7)	20 (22.2)	
	妄想が前景	3 (3.3)	3 (3.3)	N.S.
	自発性欠如，感情鈍麻が前景（新鮮例）	8 (8.9)	6 (6.7)	$\chi^2_0 = 5.676$
	自発性欠如，感情鈍麻が前景（慢性・固定状態）	56 (62.2)	55 (61.1)	p = 0.683
	神経症様状態が前景	2 (2.2)	4 (4.4)	
	うつ状態が前景	1 (1.1)	1 (1.1)	
	その他	2 (2.2)	0 (0.0)	

して，quetiapine 25mg錠，100mg錠に対してmosapramine 15mg錠および50mg/錠を設定した。初回投与量はquetiapine 75mg/日，mosapramine 45mg/日とし，1日3回分服にて1週間以内にそれぞれ150mg/日，90mg/日以上に増量とし，最高用量はそれぞれ600mg/日，300mg/日を越えないこととする8週間の試験であった。

対象患者は，ここでも10年以上の罹病期間が53.3%，62.2%と最も多く，問題の直前の主要状態像は「自発性欠如，感情鈍麻が前景（慢性・固定状態）」が62.2%対61.1%となり，「幻覚・妄想が前景」「妄想が前景」がともに低いのが目立っている（表12）。

最終全般改善度では，「中等度改善」以上で37.2%対28.8%と両者間に有意差は認めないものの，quetiapine群が数値で勝り，同等性検証に成功した。安全性でも「安全性に問題なし」で有意差を，有用度でも「有用」以上で有意差を得ている（表13）。こうしてquetiapineは第二世代抗精神病薬との比較試験で善戦するmosapramineに

表13 Quetiapine（QTP）の mosapramine（MPM）を対照とする二重盲検比較試験・総合評価（工藤ら，2000[14]）

最終全般改善度（FGIR）

薬剤		著明改善	中等度改善	軽度改善	不変	軽度悪化	中等度悪化	著明悪化	判定不能	合計	U検定	「中等度改善」以上			「軽度改善」以上	「軽度悪化」以下
												例数	χ^2検定	同等性検証 90%信頼区間		
QTP	n	9	23	21	9	7	7	10	0	86	N.S. $Z_0 = 0.309$ $p = 0.757$	32	N.S. $\chi^2_0 = 1.339$ $p = 0.247$	△ = 8.5% (−3.5〜20.4%)	53	24
	%	10.5	26.7	24.4	10.5	8.1	8.1	11.6	0.0	100.0		37.2			61.6	27.9
MPM	n	4	19	25	14	9	7	2	0	80		23			48	18
	%	5.0	23.8	31.3	17.5	11.3	8.8	2.5	0.0	100.0		28.8			60.0	22.5

概括安全度（OSR）

薬剤		安全性に問題なし	安全性にやや問題あり	安全性に問題あり	安全性にかなり問題あり	判定不能	合計	U検定	「中等度改善」以上		「安全性のやや問題あり」以上	「安全性の問題あり」以下
									例数	χ^2検定		
QTP	n	22	26	27	15	0	90	** $Z_0 = -2.866$ $p = 0.004$	22	* $\chi^2_0 = 4.490$ $P = 0.034$	48	42
	%	24.4	28.9	30.0	16.7	0.0	100.0		24.4		53.3	46.7
MPM	n	11	17	39	23	0	90		11		28	62
	%	12.2	18.9	43.3	25.6	0.0	100.0		12.2		31.1	68.9

有用度（GUR）

薬剤		極めて有用	有用	やや有用	有用とはいえない	やや好ましくない	好ましくない	極めて好ましくない	判定不能	合計	U検定	「中等度改善」以上		「やや有用」以上	「やや好ましくない」以下
												例数	χ^2検定		
QTP	n	3	23	17	13	8	10	12	0	86	N.S. $Z_0 = 1.344$ $p = 0.178$	26	** $\chi^2_0 = 8.976$ $p = 0.002$	43	30
	%	3.5	26.7	19.8	15.1	9.3	11.6	14.0	0.0	100.0		30.2		50.0	34.9
MPM	n	2	7	24	18	7	14	8	0	80		9		33	29
	%	2.5	8.8	30.0	22.5	8.8	17.5	10.0	0.0	100.0		11.3		41.3	36.3

N.S.：有意差なし，＊＊：p＜0.01，＊：p＜0.05

有意に優れる成績を収めることに成功したのである。

　精神症状評価はBPRSとPANSSを用いたが，ここでもPANSSの各評価尺度のスコアの変動に焦点を当ててみると，表14のように，陰性尺度合計スコアでは投与前後で有意の減少を示したが，他のいずれの評価尺度のスコアも減少を認めなかった。Haloperidolとの比較試験で認められた成績[21]に酷似しており，陰性尺度合計に比べて他は投与前の合計スコアの低いことが，スコアの推移に有意差がみられないことが原因と考えられた。要するにPANSSによる評価で有効性が認められたのは両群とも陰性症状のみであり，他に群内比較でも群間比較でも差が出せなかったのである。

　副作用については，発現例数においてquetiapine群に有意に少なく，EPSの発現数も有意に少なかった（表15）。DIEPSSでもquetiapine群でスコアは有意に低く，また抗パーキンソン薬の併用率と併用量ともquetiapine群に有意に少なかった。

　血漿中prolactin値の変動については，quetiapine群では投与前の20.33±17.30から8週後または中止時の7.45±7.46と有意な減少を示した（p＝0.000）のに対して，mosapramine群は23.1±27.75から37.47±30.91と有意の上昇を示している（p＝0.000）。

　なお，体重の変化について，quetiapine群に12.6％，mosapramine群に8.3％とあり，有意差はないが，体重の増加とも減少とも書かれていない。

　ちなみに，両薬剤の平均投与量はquetiapine

表14 Quetiapine（QTP）と mosapramine（MPM）との二重盲検比較試験における PANSS 総スコアおよび尺度別合計スコア（工藤ら，2000[14]）

項　目	薬剤	評価例数	投与前 Mean ± S.D.	8週または中止時 Mean ± S.D.	群内比較 Wilcoxon 1 標本検定 Signed Rank	p 値	群間比較 U 検定
総スコア	QTP	84	87.3 ± 21.87	86.4 ± 27.17	− 232.5	0.221	N.S. Z₀ = 0.298 p = 0.765
	MPM	80	82.7 ± 19.47	81.1 ± 19.63	− 222.0	0.129	
陽性尺度合計	QTP	84	17.5 ± 6.58	18.4 ± 7.82	− 147.0	0.245	N.S. Z₀ = − 0.821 p = 0.411
	MPM	80	15.8 ± 5.69	15.9 ± 6.10	− 1.5	0.985	
陰性尺度合計	QTP	84	25.7 ± 6.83	23.8 ± 7.73	− 436.0	0.001	N.S. Z₀ = 0.542 p = 0.587
	MPM	80	25.7 ± 6.51	24.3 ± 6.69	− 364.5	0.000	
総合尺度合計	QTP	84	44.1 ± 12.67	44.1 ± 15.34	− 130.0	0.440	N.S. Z₀ = 0.681 p = 0.495
	MPM	80	41.2 ± 11.25	40.9 ± 11.16	− 86.0	0.530	
構成尺度	QTP	84	− 8.2 ± 8.67	− 5.4 ± 8.79	813.0	0.000	N.S. Z₀ = − 1.569 p = 0.116
	MPM	80	− 10.0 ± 7.93	− 8.4 ± 8.46	349.0	0.000	

N.S.：有意差なし

214.6 ± 120.0 mg/日，mosapramine 103.3 ± 49.3 mg/日と全体に低かった。

本試験の結果より，quetiapine は統合失調症に対して mosapramine と同等の臨床的有効性を示す薬剤であり，安全性については，とくに EPS が有意に少なく，抗パーキンソン薬併用の必要性が低く，血漿 prolactin 値を低下させ，月経異常や乳汁分泌の懸念がないことから，quetiapine は臨床的に有用性の高い抗精神病薬であると考えられた。ただ，対象患者の問題から PANSS で mosapramine との差を出せなかったのみならず，有効性でも陰性症状のみにしか効果を出せなかった問題が残った。

3）Quetiapine の長期投与試験[22]

対象は主として入院患者（71.4%）で，後期第Ⅱ相試験で8週間投与を終了した症例のうち，十分な効果が認められ，安全性に特に問題ないと判断された症例で，罹病期間10年以上が53.2%，主要状態像では「自発性欠如，感情鈍麻が前景Ⅱ（慢性・固定状態）」が55.8%，「幻覚・妄想状態が前景」22.1%，「妄想が前景」6.5%であった。

75mg/日から開始して最高 750mg/日とし，2～3回に分服した。

最終全般改善度では，長期投与移行時81.8%の「中等度改善」以上であったものが，長期投与終了時（6～12カ月後）には67.5%となお高い効果が維持されていた。

PANSS による精神症状評価は，各評価尺度とも図で示されて，点数で表現されていないが，いずれも高い改善率が維持されている。とくに，陰性症状に高い改善率が認められている。BPRSでも有意の改善が維持されている。

安全性でも「やや問題あり」以上が93.5%と高く，全期間を通じて副作用発現率は58.4%であったが，長期投与移行後は31.2%と低くなっている。EPS も全期間で20.8%であったが，長期移行後の新たな出現は5.2%と低率であった。なお，「中等度改善」以上の症例の至適用量は336.5 ± 183.8 mg/日で，600 mg/日以下が92.0%，150～600 mg/日が80%を占めている。

以上，本試験で quetiapine の長期にわたる効果と安全性が証明されている。なお体重は投与前59.6 ± 11.0kg，長期投与移行時60.3 ± 11.0kg，長期投与終了時61.2 ± 10.5kg で，有意な増加は認めて

表15 Quetiapine（QTP）と mosapramine（MPM）との二重盲検比較試験における副作用および錐体外路症状の総発現例数（工藤ら，2000[14]）

	薬剤	評価例数	例数	%	Fisher 直接確率法	総発現件数
副作用発現例	QTP	90	55	61.1	p = 0.004	239
	MPM	90	73	81.1		351
錐体外路症状発現例	QTP	90	27	30.0	p = 0.000	51
	MPM	90	55	61.1		168

		QTP群 症例数（%）	MPM群 症例数（%）
錐体外路症状	アカシジア	9 (10.0)	19 (21.1)
	精神運動興奮	1 (1.1)	0 (0.0)
	多動	1 (1.1)	0 (0.0)
	ジスキネジア	7 (7.8)	5 (5.6)
	嚥下障害	2 (2.2)	9 (10.0)
	眼球回転発作	0 (0.0)	4 (4.4)
	ジストニア（筋緊張異常）	4 (4.4)	6 (6.7)
	筋強剛	3 (3.3)	19 (21.1)
	構音障害	3 (3.3)	16 (17.8)
	振戦	10 (11.1)	26 (28.9)
	手指振戦	0 (0.0)	2 (2.2)
	パーキンソン症候群	0 (0.0)	1 (1.1)
	ブラジキネジア	6 (6.7)	21 (23.3)
	流涎	1 (1.1)	23 (25.6)
	歩行異常	2 (2.2)	5 (5.6)
	歩行障害	2 (2.2)	12 (13.3)

いない。

5．わが国でのその後の動向

以上述べてきた国内の臨床試験に基づいて，Zeneca 社は1998年厚生労働省に申請し，2000年12月12日に製造販売承認を受け，2001年2月6日アステラス社から発売されている。1996年の risperidone に次ぐわが国二番目の第二世代抗精神病薬の誕生であり，2001年2月9日の perospirone（Lullan®）より3日早かった。そして，2001年6月4日発売の olanzapine（Zyprexa®）より4ヵ月早かった。それをもっていよいよ実臨床の場へ歩を進めたのである。

VI．おわりに

Quetiapine の薬理学的プロフィールから始まって海外の臨床試験とわが国での承認を得るための臨床試験を淡々と述べてきた。ここまでは秘話らしいものもなかったことによる。わが国で初めて実施された治療抵抗性統合失調症への試験成績は紙面の都合で次回へ回すことにした。

§46では，2本の pivotal study でともに PANSS による陽性症状への効果を示すことができず，宿題となった市販後臨床試験の成績を述べるが，わが国では olanzapine（Zyprexa®）に続いて勃発した高血糖，糖尿病性ケトアシドーシスに伴う緊急安全性情報の問題にも触れなくてはならない。そして，新しい展開として海外での quetiapine の双極性障害への臨床試験や Seroquel XR® の躍進ぶりに触れることになる。

文献

1) Allison, D.B., Casey, D.E. : Antipsychotic-in-

duced weight gain : a review of the literature. J. Clin. Psychiatry, 62 (Suppl. 7) : 22-31, 2001.
2) Arvanitis, L.A., Miller, B.G. and the Seroquel Trial 13 Study Group : Multiple fixed doses of "Seroquel" (quetiapine) in patients with acute exacerbation of schizophrenia : a comparison with haloperidol and placebo. Biol. Psychiatry, 42 : 233-246, 1997.
3) Borison, R.L., Arvantis, L.A., Miller, B. G. : ICI 204,636, an atypical antipsychotic : efficacy and safety in a multicenter, placebo-controlled trial in patients with schizophrenia. U. S. SEROQUEL Study Group. J. Clin. Psychopharmacol., 16 : 158-169, 1996.
4) Burki, H.R. : Effect of fluperlapine on dopaminergic systems in rat brain. Psychopharmacology, 89 : 77-84, 1986.
5) Chakrabarti, J.K., Horsman, L., Hotten, T.M. et al. : 4-piperazinyl-10H-thieno [2,3-b] [1,5] benzodiazepines as potential neuroleptics. J. Med. Chem., 23 : 878-884, 1980.
6) Gefvert, O., Bergström, M., Långström, B. et al. : Time course of central nervous dopamine-D_2 and 5-HT_2 receptor blockade and plasma drug concentrations after discontinuation of quetiapine (Seroquel) in patients with schizophrenia. Psychopharmacology, 135 : 119-126, 1998.
7) Goldstein, J.M. : Clozapine 様の薬理作用を有する非定型抗精神病薬 quetiapine fumarate (Seroquel®) の前臨床プロフィール. 臨床精神薬理, 4 : 629-648, 2001.
8) Goldstein, J.M. : Atypical antipsychotic drugs : beyond acute psychosis, new directions. Expert Opin. Emerging Drugs, 4 : 127-151, 2005.
9) Goldstein, J.M., Litwin, L.C., Sutton, E. B. et al. : Seroquel : electrophysiological profile of a potential atypical antipsychotic. Psychopharmacology (Berl), 112 : 293-298, 1993.
10) Goldstein, J.M. : 新規非定型抗精神病薬 quetiapine fumarate (Seroquel®). 臨床精神薬理, 4 : 609-627, 2001.
11) Gunasekara, N.S., Spencer, C.M. : Quetiapine. A review of its use in schizophrenia. CNS Drugs, 9 : 325-340, 1998.
12) Kapur, S., Seeman, P. : Does fast dissociation from the dopamine D_2 receptor explain the action of atypical antipsychotics ? : A new hypothesis. Am. J. Psychiatry, 158 : 360-369, 2001.

13) King, D.J., Link, C.G., Kowalcyk, B. : A comparison of bd and tid dose regimens of quetiapine (Seroquel) in the treatment of schizophrenia. Psychopharmacology, 137 : 139-146, 1998.
14) 工藤義雄, 野村純一, 井川玄朗 他 : フマル酸クエチアピンの精神分裂病に対する臨床評価―塩酸モサプラミンを対照薬とした二重盲検比較試験―. 臨床医薬, 16 : 1807-1842, 2000.
15) Küfferle, B., Tauscher, J., Asenbaum, S. et al. : IBZM SPECT imaging of striatal dopamine-2 receptors in psychotic patients treated with the novel antipsychotic substance quetiapine in comparison to clozapine and haloperidol. Psychopharmacology, 133 : 323-328, 1997.
16) Mullen, J., Jibson, M.D., Sweitzer, D. : A comparison of the relative safety, efficacy, and tolerability of quetiapine and risperidone in outpatients with schizophrenia and other psychotic disorders, the quetiapine experience with safety and tolerability (QUEST) study. Clin. Ther., 23 : 1839-1854, 2001.
17) 村崎光邦 : Quetiapine の基礎と臨床. 臨床精神薬理, 4 : 657-680, 2001.
18) 村崎光邦, 島田英子, 吉本 渉 他 : フマル酸クエチアピン (ICI204,636) の健常成人男子を対象とした第Ⅰ相試験. 臨床評価, 27 : 101-144, 1999.
19) 村崎光邦, 山内俊雄, 八木剛平 地 : 精神分裂病に対するフマル酸クエチアピンの前期第Ⅱ相試験. 日本神経精神薬理学雑誌, 19 : 53-66, 1999.
20) 村崎光邦, 工藤義雄, 小山 司 他 : 精神分裂病に対するフマル酸クエチアピンの後期第Ⅱ相試験. 臨床精神薬理, 2 : 613-631, 1999.
21) 村崎光邦, 小山 司, 福島 裕 他 : 精神分裂病に対するフマル酸クエチアピンの臨床評価―haloperidol を対照薬とした二重盲検比較試験―. 臨床精神薬理, 4 : 127-155, 2001.
22) 村崎光邦, 工藤義雄, 小山 司 他 : 長期投与におけるフマル酸クエチアピンの精神分裂病に対する有効性および安全性の検討. 臨床精神薬理, 2 : 633-652, 1999.
23) Peuskens, J., Link, C.G. : A comparison of quetiapine and chlorpromazine in the treatment of schizophrenia. Acta Psychiatr. Scand., 96 : 265-273, 1997.
24) Rak, I.W., Jones, A.M., Raniwalla, J. et al. : Weight changes in patients treated with Seroquel (quetiapine). Schizophr. Res., 41 : 206 (ab-

stract, B33), 2000.
25) Saller, C.F., Salama, A.I. : Seroquel : biochemical profile of a potential atypical antipsychotic. Psychopharmacology, 112 : 285-292, 1993.
26) Schmutz, J. : Neuroleptic piperazinyl-dibenzoazepines : chemistry and structure-activity relationships. Arzneim. Forsch., 25 : 712-720, 1975.
27) Small, J.G., Hirsch, S.R., Arvanitis, L.A. et al. : Quetiapine in patients with schizophrenia. A high- and low-dose double-blind comparison with placebo. Seroquel Study Group. Arch. Gen. Psychiatry, 54 : 549-557, 1997.
28) Wirshing, D.A., Spellberg, B.J., Erhart, S.M. et al. : Novel antipsychotics and new onset diabetes. Biol. Psychiatry, 44 : 778-783, 1998.

§46

第二世代抗精神病薬の開発物語

――Quetiapineの開発物語　その3：承認からその後に続いた展開――

I. はじめに

　Quetiapineはclozapineを源流とする非定型抗精神病薬とされているが，正確にはWander研究所が創製したWander 3兄弟の中兄clothiapineに源があると筆者は考えている。Clozapine類似の薬理学的プロフィールを有するものとして，1985年Zeneca社（現AstraZeneca社）によって合成され，そのモデルはclozapineとされているし，同じWander研究所がSandoz社（現Novartis Pharma社）の傘下に入って創製し，将来を嘱望されたfluperlapineをモデルにしたとの文献[22]はみつかっているが（図1），同じdibenzothiazepineのclothiapineとの関連についての論文が不思議なことにいまだ見つかっていない。

　とにもかくにも筆者はquetiapineの開発に熱中し，2000年12月12日には製造販売の承認が降りた。ただ，筆者にはAstraZeneca社が開発業務を担当し，その後の販売業務は藤沢薬品工業社（現アステラス製薬社）が担当することを知らされていなかった。どの日本の製薬会社が販売するかについては激しい競争のあったことを知った。競争の経緯については秘話中の秘話として書きたいところであるがここでは書けない。思いきった決断をしたアステラス社の勝利となったというところが精一杯である。

　さて，本稿では前回書き残した治療抵抗性統合失調症を対象とした臨床試験ならびに承認にあたっての宿題となった市販後臨床試験から始めて2002年11月7日の「緊急安全性情報」について書き，最後に世界にみるquetiapineの新しい動向について触れる予定である。

II. わが国初の治療抵抗性統合失調症患者を対象とした試験

　非定型抗精神病薬の語源となったclozapineは1975年ノルウェーからの無顆粒球症による死亡例の発表[1,2]のもとに開発が頓挫していたが，米国ではその臨床的有用性を惜しみ，Kaneら[12]が治療抵抗性統合失調症に対するchlorpromazineを対照薬とする比較試験を実施した。1988年にclozapineの再発見として大きな話題となり，1990年に米国食品医薬品局（FDA）は使用上の制限をつけて承認した。

　そこで，日本ゼネカ社は丁度，quetiapineの2本のpivotal studyの実施中にオープン試験ながらquetiapineの治療抵抗性統合失調症患者を対象とする試験を前田久雄教授を中心に九州地区で実施した[15]。

　この試験での治療抵抗性統合失調症とは，過去

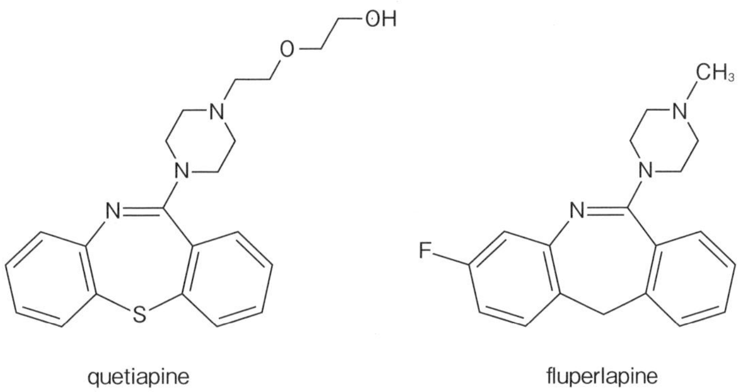

図1　Quetiapine と fluperlapine の化学構造

表1　Quetiapine の治療抵抗性統合失調症に対する臨床試験における最終全般改善度（前田ら，1999[15]）

	著明改善	中等度改善	軽度改善	不変	軽度悪化	中等度悪化	著明悪化	判定不能	合計	中等度改善以上	軽度改善以上	軽度悪化以下
例数	3	6	7	3	1	0	2	0	22	9	16	3
%	13.6	27.3	31.8	13.6	4.5	0.0	9.1	0.0	100.0	40.9	72.7	13.6

5年間に haloperidol 換算 21mg/日以上（chlorpromazine 換算 700mg/日以上）で8週間以上の薬物療法を3回以上（使用された薬剤の種類は3種類以上で，かつ，少なくとも2剤は異なる chemical class に属する）行っても反応を示さなかったものとしている。なお，反応を示さなかったとする基準は過去5年間のカルテに原則として中等度改善以上の有意な改善のみられなかった症例としている。Kane ら[12]の厳しい基準に匹敵するものと考えられる。

75mg/日の1日2回または3回分割投与から開始し，1週以内に 150mg/日以上に増量することとし，その後は適宜漸増する8週間の試験で，最高投与量は 750mg/日を越えないとしている。

本試験では1996年6月から11月にかけて10施設で32症例が組み入れられ，1997年3月17日に開催された世話人会において問題症例の取扱いについて協議し，治療抵抗性統合失調症と判定されたのは22例であった。したがって，評価対象症例数は，有効性22例，安全性32例，有用性25例となっている。

この試験で特筆されたことは，①Kane らの定義とほぼ同一のカテゴリーの症例を対象としていること，②「中等度改善」以上が 40.9% と非常に高いこと（表1），③本試験で用いた BPRS および PANSS の2つの評価尺度でともに有意の改善を認めたこと（図2，表2）の3点である。

Kane ら[12]の試験では BPRS の 20% 以上の改善で評価しているのに対して，本試験では最終全般改善度（Final Global Improvement Rating：FGIR）を用いているが，本試験では，BPRS に加えて PANSS の評価を行っており，効果の具体性がより詳細に示されている。さらに④として，3例の症例報告がなされていることで，いかに治療抵抗性の症例が改善していったかが具体的に示されている。後に筆者が clozapine の第Ⅱ相試験全34症例の症例集[5]を作成して，clozapine の効果の凄まじさをアピールしたことを思い出させる。本試験は quetiapine の治療抵抗性統合失調症への有効性を示す貴重なものであるが，quetiapine の前身ともとれる clothiapine が同様な効果を示すとの報告がイスラエルから出されているのを紹介したが[16]，Wander 3兄弟の底力を見る思いであり，前田らの本試験を高く評価するとともに，敬意を表わすものである。なお，本試験は申請資料に用いられている。

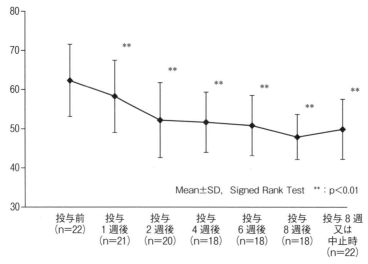

図2 治療抵抗性統合失調症に対するquetiapineの効果：BPRS総スコアの推移（前田ら，1999[15]）

表2 Quetiapineの治療抵抗性統合失調症に対する臨床試験におけるPANSS尺度別合計スコアの推移（前田ら，1999[15]）

項目	例数	投与前	8週後又は中止時[a]
陽性尺度合計スコア	22	23.8 ± 6.5	20.1 + 4.6**
陰性尺度合計スコア	22	30.4 ± 4.8	25.9 ± 4.1**
総合精神病理評価尺度合計スコア	22	55.6 ± 10.0	49.2 ± 7.2**

a）：Signed rank test，Mean ± SD， ＊＊：p＜0.01

Ⅲ．陽性症状に対する市販後臨床試験

すでに前回[17]，2本のpivotal studyで述べたように，ともに慢性・固定型の症例が多く，投薬前のPANSSの陽性評価尺度の点数が低くて，投薬後との間に差を出すことができなかった。そこで，承認取得にあたって厚生労働省より陽性症状に対する効果の検証が必要であることが指摘された。いわゆる宿題である。

そこで，本試験は[11]，①PANSS陽性尺度4点（中等度）以上の項目が3つ以上の患者，②年齢20歳以上65歳未満，③quetiapineの投与開始前1週間の治療において，抗精神病薬の投与量がhaloperidol換算で15mg/日以下の患者を対象とした。2001年2月の発売から約1年半後の2002年10月から2004年6月にかけて実施され，6施設74例が登録された。病型は妄想型が52例（71.2％）と大半を占めている。

Quetiapineの投与スケジュールは図3のように12週とし，その平均投与量は図4のようにこれまでの試験に比べて多かった。

PANSSの各評価尺度の投与開始時と終了時の変動は総スコアとすべての評価尺度で有意の変動が認められ（図5），例えば陽性尺度スコアは25.7±5.1から19.7±9.1へ有意な変化を示している（p＜0.0001）。かくして，quetiapineは統合失調症患者における陽性症状を改善することが見事に確認された。Haloperidolとの比較試験では開始前の陽性尺度の点数は15点前後，mosapramineとの試験でも17点前後と低く，とうてい差を出せる対象群でなかったことが明白となった。PANSSの他の評価尺度についても同じことがいえる。また，本試験でのquetiapineの平均投与量が12週時で424mg/

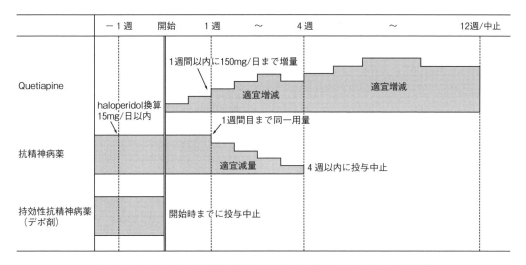

図3 Quetiapineの市販後臨床試験の投与スケジュール（上島ら，2006[11]）

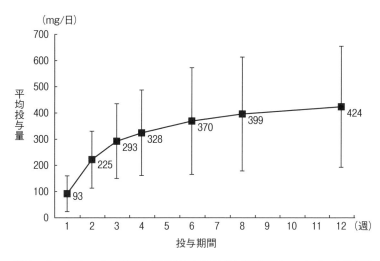

図4 Quetiapineの市販後臨床試験における投与期間別のquetiapine 1日平均投与量（上島ら，2006[11]）

日とこれまでの試験の中では最も高かった．

海外でのolanzapineやrisperidoneとの比較試験で有効性においていずれも有意差を認めていないが，quetiapineの平均投与量は対olanzapineで506mg/日[14]，対risperidoneで626mg/日であったように[27]，急性期あるいは急性増悪期に対しては比較的高用量が必要であったことが示唆されている．

安全性に関しては，用量が高くてもDIEPSS総スコアは平均変化量−0.6±2.0と低下し，prolactin値はほとんどの症例で低下している．なお，本試験の最中の2002年11月7日に高血糖，糖尿病性ケトアシドーシス，糖尿病性昏睡の症例13例（うち死亡例1例）の緊急安全性情報が作成・配布されたが，体重はまったく変動なく，血糖値のデータは得られていない．

Ⅳ．驚天動地かquetiapineの緊急安全性情報

国の内外の臨床試験で体重増加は目立たず，ま

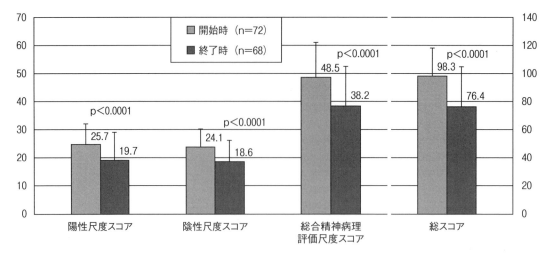

図5 Quetiapine市販後臨床試験におけるPANSSの投与前と後の推移（上島ら，2006[11]，合成したもの）

して血糖値上昇など想定しない中で，わが国では2001年2月6日の上市以来，2002年7月までにquetiapineによる血糖値上昇の報告が3例になった時点で添付文書の「使用上の注意」を改訂し，副作用に高血糖が追記された。ところが，その後，因果関係が否定されない高血糖，糖尿病性ケトアシドーシスおよび糖尿病性昏睡13例（うち1例死亡）に至り，厚生労働省の指導のもとに，2002年11月7日，AstraZeneca社は緊急安全性情報を作成し，アステラス社がこれを配布している。

ちなみに，quetiapineより遅れて2001年6月4日上市されたolanzapineには海外に高血糖，糖尿病性昏睡あるいは糖尿病性ケトアシドーシスに至った例のあることが報告されていると，添付文書に重大な副作用として挙げられていた。それでもわが国で，quetiapineよりも早く，2002年4月16日に高血糖，糖尿病性ケトアシドーシス，糖尿病性昏睡の症例9例（うち死亡例2）が報告されて，緊急安全性情報が作成・配布されて大騒ぎとなっていたのである。

筆者は2002年11月に入って間もなく厚生労働省の医薬安全課の担当者から，olanzapineの場合と同じ処置をとらざるを得ない旨の連絡を戴いていたが，正直言ってquetiapineにそこまでの処置が必要なのかと驚いたのであるが，状況の詳細が判明するにつれて納得せざるを得なかった。

この緊急安全性情報の内容については医薬品名〔セロクエル25mg錠，同100mg錠（フマル酸クエチアピン）とジプレキサ®錠（オランザピン）〕および製造元，販売元，症例数などを除けば，2つの緊急安全性情報の内容は全く同一であった（表3）。ここで筆者はclozapineに最も近いolanzapineと，次いで近いとされるquetiapineに同じ事態が発生して，Wander 3兄弟の血の濃さを思い知らされることになったのである。

V. 市販後特別調査におけるquetiapineの血糖値に及ぼす影響の実態

アステラス社は2001年2月6日の発売直後から「quetiapineの使用実態における特別調査」を実施していた。この間の2002年11月7日に例の緊急安全性情報が作成・配布されるに及んで，2003年1月までの2年間に実施した安全性解析対象症例1,158例を対象に，投与開始から2003年9月末までの血糖値に関するデータを調査し，その結果を資料として「精神科治療学」誌に発表した[21]。対象は，①quetiapine投与中に2回以上血糖値に関する臨床検査を実施した症例，②quetiapine投与開始前およびquetiapine投与中に血糖値に関する臨床検査を実施した症例，③quetiapine投与開始後に血糖値に関する臨床検査値異常変動が認められた症例としている。その症例構成の要約を示したのが図6である。

表3　Quetiapineとolanzapineの緊急安全性情報

1. 糖尿病の患者あるいは糖尿病の既往歴のある患者には投与しないこと。
   糖尿病の患者あるいは糖尿病の既往歴のある患者では，血糖値が上昇し，代謝状態を急激に悪化させるおそれがありますので，これらの患者には本剤を投与しないでください。
2. 本剤投与中は血糖値の測定等の観察を十分に行うこと。
   本剤の投与により，著しい血糖値の上昇から糖尿病性ケトアシドーシス，糖尿病性昏睡等の重大な副作用が発現し，死亡に至る場合がありますので，本剤投与中は，血糖値の測定等の観察を十分に行ってください。
3. 患者及びその家族に対し，十分に説明すること。
   本剤の投与に際しては，患者及びその家族に対し，糖尿病性ケトアシドーシス，糖尿病性昏睡等の重大な副作用が発現する場合があることを十分に説明し，口渇，多飲，多尿，頻尿等の症状があらわれた場合には，直ちに投与を中断し，医師の診察を受けるよう，指導してください。

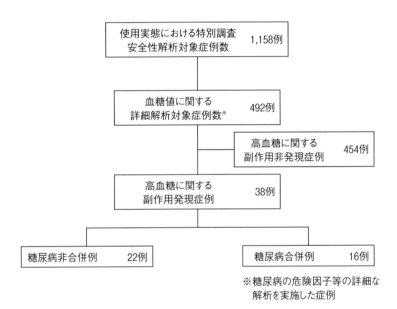

図6　Quetiapineの市販後特別調査における血糖値に及ぼす影響の症例構成
（中村ら，2006[21]，一部省略）

担当医判定に基づく高血糖の副作用発現症例率は糖尿病非合併例で2.1%，合併例で18.0%であった。糖尿病危険因子の有無別の高血糖の副作用発現症例率は「危険因子なし」が2.6%，「危険因子あり」が16.0%であった（p<0.001）。危険因子を有する症例数別の高血糖に関する副作用発現症例率が高かった危険因子は，多食21.9%，肥満21.1%，活動性低下17.0%の順であった。体重増加の有害事象が認められなかった患者および認められた患者の高血糖に関する副作用発現症例率は，それぞれ6.9%（31/450例），および16.7%（7/42例）であり，体重増加の有害事象が認められた患者で有意に高かった。

本調査で糖尿病非合併例における糖尿病型移行症例率は2.2%であり，村下ら[20]のquetiapineの糖尿病発現頻度は0.6%（335例中2例）と低かった。

以上から，quetiapineの投与開始前には糖尿病危険因子の有無を十分に確認し，投与中には体重増加に注意することが重要であるとしている。

VI. その後の海外での新しい展開―とくに双極性障害への適応症拡大とXR錠の開発

双極性躁病に対しては，最初の抗精神病薬のchlorpromazineが1952年に世に出た時には，統合失調症のみならず躁病への効果が確かめられている。その後，登場してきたhaloperidolやbenzamide系のsultoprideなどdopamine D_2受容体遮断薬が躁病性興奮によく奏効し，工藤らによって実施されたhaloperidolとsultoprideとの比較試験で，sultoprideが有意に優れる効果を示すことが検証されたことは本シリーズでも述べている[18]。こうした中で第二世代抗精神病薬（second generation antipsychotics：SGA）の開発とともに効果と安全性に優れるSGAが治療の中心となり，気分安定薬とともに広く用いられて，双極性躁病に対する薬物療法にはまぎれがない。当然，quetiapineもその適応を取得している。

問題は双極性うつ病に対する薬物療法のあり方である。従来は抗うつ薬による治療が中心で抗うつ薬と気分安定薬との併用で対応してきていたが，抗うつ薬は抗うつ効果の優れる順で躁転をきたし，急速交代化のリスクがありうるとのエビデンスのもとに，双極性うつ病に対して抗うつ薬，とくに三環系抗うつ薬の単独使用は推奨されないと考えられている[26]。それに対して急浮上してきたのがSGA，とりわけquetiapineの存在である。

1. 双極性うつ病に対するquetiapine

双極性うつ病に対するSGAとして先陣を切ったのはolanzapineである。とくにTohenら[25]はolanzapine，olanzapine＋fluoxetine，placeboの3群比較試験でolanzapine単独群，olanzapine＋fluoxetine群はともにplaceboより有意に優れるとし，米国Eli Lilly社はolanzapineとfluoxetineの合剤Symbyax®を作り，2003年FDAからSymbyax®およびolanzapineとfluoxetineとの併用の承認を得ている。

それに続いたquetiapineでは，2本のpivotal studyが実施された。Calabreseら[4]は，Hamilton Depression Rating Scale 17（HAMD-17）20以上の双極性障害I型のうつ病360名，II型のうつ病182名を対象とし，quetiapine 600mg/日，300mg/日，placeboの8週間の3群比較試験を米国36施設で2002年9月から2003年10月にかけて実施し，図7にみるような成績を得ている。評価尺度はMontgomery-Åsberg Depression Rating Scale（MADRS）を用いており，その平均変化は600mg/日群で－16.73，300mg/日群で－16.39，placebo群で－10.26と両実薬群はともにplaceboより有意に優れ（p＜0.001），反応率も両実薬群とも約58％で，placebo群の36.1％より有意（p＜0.001）に優れていた。また，寛解率は両実薬群で52.9％であり，placebo群の28.4％より有意に優れていた（p＜0.001）。なお，躁転はquetiapine群で3.2％，placebo群で3.9％とともに低率であった。

Thaseら[24]は，HAMD-17 20以上でYoung Mania Rating Scale（YMRS）12以下の509名の双極性障害I型およびII型のうつ病509名を対象とし，quetiapine 600mg/日，300mg/日，placeboの8週間の3群比較試験を米国41施設で2004年6月から2005年8月にかけて実施し，図8にみるような成績を得ている。MADRS総スコアの平均変化はplacebo群の－11.93に対して300mg/日群－16.94（P＜0.001），600mg/日－16.00（P＜0.01）とともにplaceboより有意に優れていた。反応率は8週時点でplacebo群の44.7％に対して300mg/日群60.0％（p＜0.01），600mg/日群58.3％（p＜0.05）とともにplacebo群より優れていた。また，寛解率では300mg/日群51.6％，600mg/日群52.3％でplacebo群の37.3％より有意に優れていた（それぞれp＜0.05，p＜0.01）。なお，躁転はplacebo群よりquetiapine群に低かった。

以上，2本のpivotal studyは治療に難渋する双極性うつ病に対して優れた効果を示し，2006年FDAの承認を受けたのである。それにしてもplaceboの善戦ぶりが目につく。

2. 効果不十分な単極うつ病に対するquetiapine XRの増強療法

AstraZeneca社では，quetiapineの半減期の短さを補い，1日1回投与で対応しうるextended release製剤（XR錠）を作成し[7]，統合失調症お

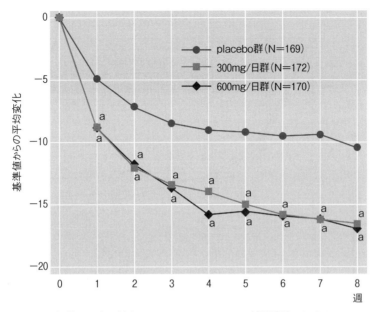

図7 双極性うつ病に対するquetiapineのplacebo対照試験におけるMADRS総スコアの平均変化図（Calabreseら，2005[4]）
[a]p＜0.001

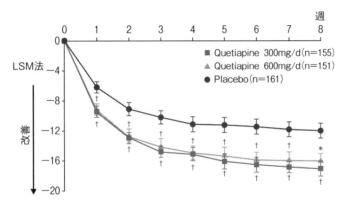

図8 双極性うつ病に対するquetiapineのplacebo対照試験におけるMADRS総スコアの平均変化図（Thaseら，2006[24]）
（Least-Square Mean Change 最小二乗法，＊p＜0.01，†p＜0.001 対placebo）

よび双極性躁病，双極性うつ病と双極性障害の維持療法の適応をまずFDAで取得した。そして，その勢いに乗じて効果不十分な大うつ病に対する増強療法の開発に乗り出した。ここで，2本のpivotal studyを紹介しておきたい。

1本はEl-Khalihiら[8]が実施した米国での試験で，amitriptyline, bupropion, SSRI, SNRIのうちの1剤で6週以上治療したにもかかわらず，HAM-D17が20以上と効果が十分に得られない症例446名を対象とし，quetiapine XR 150mg/日，300mg/日およびplaceboを先行する抗うつ薬の上乗せとして割りつける3群の比較試験である。今回エピソード4～12週の対象で，試験期間は6週間と後観察2週間とし，最終エンドポイントはMADRS

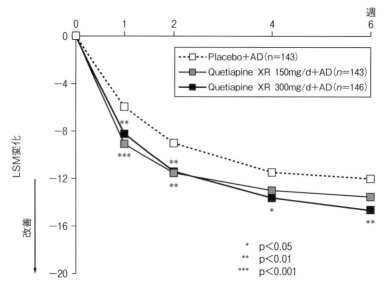

図9 効果不十分大うつ病に対する quetiapine XR 錠の placebo 対照試験（El-Khalili ら, 2010[8]）

の治療前後の変化としている．効果は図9のように，6週後では quetiapine XR 300mg/日は－14.70 対－11.70で placebo より有意に優れ，quetiapine 150mg/日は－13.60対－11.70となり有意傾向に終っている（p＝0.067）．Quetiapine XR 150mg/日は1週後，2週後はともに placebo に有意差を示したものの，4週後，6週後に有意差は消えている．MADRS 総スコア50％以上減少の反応率は150mg/日群は placebo 群に対して有意差を示せず，300mg/日群のみが有意差を示している．そして，MADRS 総スコア8以下の寛解率では，placebo 群の24.5％に対して quetiapine XR 150mg/日群は35.0％（p＝0.059），300mg/日群は42.5％（p＜0.01）で，300mg/日群のみが有意に高い寛解率が得られている．なお，EPS 発現率は quetiapine XR 150mg/日群，300mg/日群，placebo 群でそれぞれ3.4％，8.1％，3.4％，アカシジアはそれぞれ1.4％，2.7％，0.7％であった．また，体重増加7％以上はそれぞれ2.1％，1.4％，7.6％となっている．

もう1本のこちらの方が先に実施・発表された Bauer ら[3]の quetiapine XR 錠の増強療法に対する試験は，El-Khalihi らのそれと同一のプロトコルの元に実施されている．MADRS の総スコアの変化は図10にみるように，実薬2群は1週時点で placebo に対して有意差を示し（p＜0.001），6週の試験終了時にもともに有意差を示している（p＜0.01）．4，6週時に150mg/日群で placebo との有意差が消えた El-Khalihi らの試験に比して，本試験では完全に実薬群が全期間を通じて有意差を示している．なお，反応率では，300mg/日群のみが placebo 群に有意差を示し（p＜0.05），寛解率では150mg/日群が placebo 群に対して有意差（p＜0.05）を示している．それにしても placebo 群の反応率46.3％は驚異的数値である．有害事象による脱落率は150mg/日群，300mg/日群，placebo 群で6.6％，11.7％，3.7％であり，最も頻度の高い有害事象は口渇（20.4％，35.6％，6.8％）と眠気（16.8％，23.3％，3.1％）であった．

以上の2本の抗うつ薬に対して効果不十分な大うつ病に対する quetiapine XR 錠の増強療法の効果を見た試験に成功して，2009年 FDA によって承認されている（表6）．双極性うつ病の項でも書いたが，placebo の反応率や寛解率の高さには眼を見張るものがある．この事実をよくよく記憶しておいて欲しい．

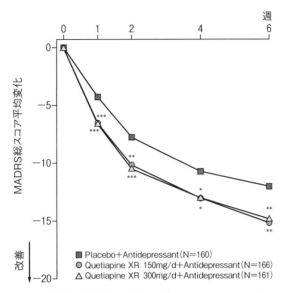

図10 効果不十分大うつ病に対する quetiapine XR 錠の placebo 対照試験（Bauer ら，2009[3]）
*p＜.05，**p＜.01，***p＜.001

表6 第二世代抗精神病薬の双極性障害および大うつ病への適応状況（米国）

	躁病/混活型	双極性うつ病	維持療法	単極性うつ病
Aripiprazole	○	×	○（付加療法）	○（付加療法）
Asenapine	○	×	×	×
Lurasidone	×	○	×	×
Olanzapine	○	○（fluoxetine 合剤，併用）	○	×
Quetiapine	○	○	○	XR 錠○（付加療法）
Risperidone	○	×	○	×
Ziprasidone	○	×	○（付加療法）	×

Ⅶ．わが国での quetiapine XR のうつ病増強療法（補助療法）と双極性うつ病への適応症拡大のための臨床試験

海外では AstraZeneca 社が quetiapine extended-release（quetiapine XR）を創製して，統合失調症はもとより，うつ病補助療法と双極性うつ病への試験に成功して適応症を拡大し，quetiapine の世界征覇の道に乗り出したことを述べてきた。

一方，わが国ではアステラス製薬が2011年になって quetiapine XR を導入し，統合失調症にはとりかかれないが，うつ病補助療法と双極性うつ病への2本の pivotal study の実施を決意した。筆者は quetiapine XR のすべての試験の医学専門家として深く関わった。ここで，その成績を紹介しておく。

1．うつ病補助療法の適応を目指した試験

2011年12月から2013年8月にかけて，全国31施設で既存の抗うつ薬2剤以上で効果不十分な大うつ病性障害患者172例を対象として6週間の quetiapine XR の placebo 対照試験が実施された[A]。筆者は医学専門家としても，すでに日常の臨床で quetiapine を遷延する症例に用いて好成績を上げていたこともあって，心から試験の成功を望んで

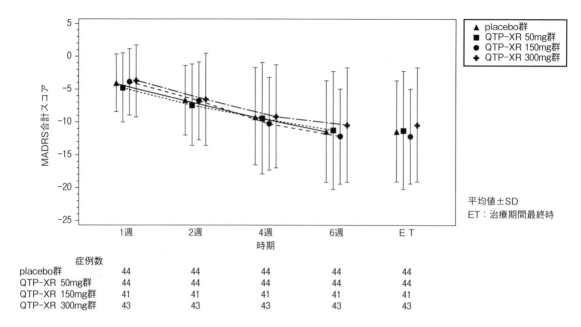

図A　Quetiapine XR 錠の大うつ病性障害の補助療法試験における MADRS 合計スコアの推移（村崎ら，2015[24]）

いた。ところが，蓋を開けてみると，海外での試験とは異なる結果となり，quetiapine XR 50mg 群，100mg 群，300mg 群とも placebo 群に有意差をつけることができなかった（図A）。考えうるあらゆる角度から解析を試み，考察したが，納得のいく答えが得られなかった。再試験への道は閉ざされており，本試験の報告執筆者としては極めて残念なことであった。海外の臨床試験にみる quetiapine XR の力強いパワーがわが国の試験ではみられなかったのである。

2．双極性うつ病への適応を目指した試験

もう1本の pivotal study は，Ⅰ型およびⅡ型の双極性障害にみる双極性うつ病患者431例を対象とする8週間の placebo 対照試験で，2012年2月から2015年8月にかけて全国98施設で実施された。試験デザインは図Bに示した。当初は，quetiapine 150mg，300mg および placebo の3群比較試験であるが，症例のエントリーが困難を極め，全体のエントリー症例が約200例に達した段階でプロトコルを変更し，74例に達していた150mg 群を落として 300mg と placebo との2群間の比較試験に切り替えた。

その成績をみると（表A），主要評価項目の MADRS 合計スコアでは，placebo 群のベースラインから8週後（エンドポイント）への変化量は平均（標準偏差）が－10.1（10.9）に対して 300mg 群では－12.6（11.4）で，両群の差は－2.4（95% CI：－4.7，－0.2）となり，quetiapine XR 300mg 群は placebo に対して有意差をつけたのである（P=0.034）。参考までに効果解析対象例の60例の 150mg 群ではその変動が30.2（68）から15.8（88）となり，差は－14.4（11.4）と優れた成績を認めている。また，副次評価項目の HAM-D$_{17}$ の合計スコアでも quetiapine XR 300mg は placebo に対して有意の変動を認めている（P=0.033）。なお，図CにMADRS 合計スコアの変化の推移を示した。

本試験に引き続いて実施された長期投与試験でも効果の持続と安全性が確認されている。

Quetiapine XR の双極性うつ病への適応を目指した本試験が筆者が医学専門家を勤めた最後の試験であっただけに，その成功の喜びはひとしおであった。

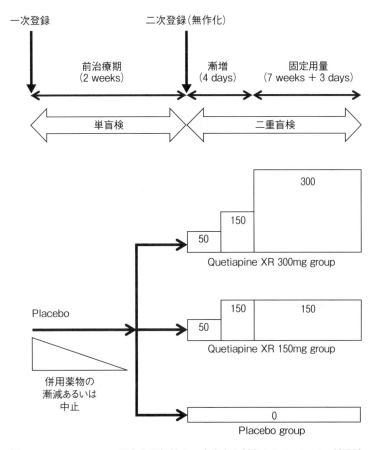

図B　Quetiapine XRの日本人双極性うつ病患者を対象としたplacebo対照試験のデザイン（Murasakiら，2018[B]）

Ⅷ. Quetiapineの抗うつ作用―活性代謝物norquetiapineの役割

SGAの双極性うつ病や大うつ病への作用機序についてはいまだ十分に解明されておらず，5-HT$_{2A}$受容体拮抗作用やglutamate系との関連，あるいはaripiprazoleのようにdopamine system stabilizer（DSS）としてのdopamine（DA）系への作用が想定されている。それに対して，quetiapineでは活性代謝物の1つであるN-desalkylquetiapine（norquetiapine）の抗うつ作用が大きく注目されている[9]。

Jensenら[10]は，norquetiapineの薬理学的プロフィール（表7）とともに構造的にもamoxapineとの類似性を引き合いに出している（図11）。筆者はamoxapineがnoradrenaline（NA）再取り込み阻害作用と強力な5-HT$_{2A}$受容体拮抗作用と弱いD$_2$受容体遮断作用を有して，臨床的に最も優れた抗うつ薬の1つであることは何度も強調しただけに[19]，Jensenらがここに目をつけた点は極めて興味深い。JensenらのいうnorquetiapineのNA再取り込み阻害作用，5-HT$_{2A}$受容体拮抗作用，5-HT$_{1A}$受容体作動作用がその抗うつ作用の本態ということであり，それに加えて5-HT$_7$受容体への作用も強調している。行動薬理学的にも尾懸垂試験などを確認している。

なお，quetiapineの薬物動態学については，前回[17]紹介しており，20種にも及ぶ代謝物が出現し，quetiapineの臨床効果に貢献する代謝物は出現しないとの報告もあるが[6]，quetiapine XRの代謝上，

表A Quetiapine XR の日本人双極性うつ病患者を対象とした placebo 対照試験における MADRS 合計スコアおよび HAM-D₁₇ 合計スコアのベースラインからの変化（Murasaki ら, 2018[B]）

	Placebo group (n = 177)	Quetiapine XR 300 mg group (n = 179)	placebo 群との差 LS mean (two-sided 95% CI)	P-value
MADRS 合計スコア				
ベースライン	30.8 (6.4)	30.9 (6.9)	-	-
エンドポイント	20.6 (11.9)	18.2 (11.2)	-	-
ベースラインからの変化	− 10.1 (10.9)	− 12.6 (11.4)	− 2.4 (− 4.7, − 0.2)	0.034
HAM-D₁₇ 合計スコア				
ベースライン	23.1 (2.8)	23.0 (3.0)	-	-
エンドポイント	14.7 (8.3)	12.9 (7.1)	-	-
ベースラインからの変化	− 8.4 (7.6)	− 10.1 (7.6)	− 1.7 (− 3.3, − 0.1)	0.033

Mean (SD)
MADRS Montgomery-Åsberg Depression Rating Scale, HAM-D₁₇ Hamilton Depression Scale 17-Item

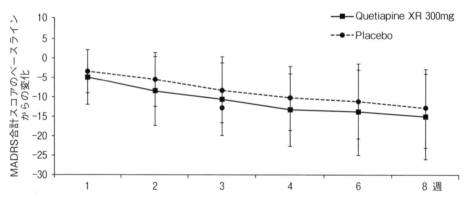

図C Quetiapine XR の日本人双極性うつ病患者を対象とした placebo 対照試験における MADRS 合計スコアのベースラインからの変化の推移（Murasaki ら, 2018[B]）

十分な量の norquetiapine が出現するとの意見が優勢となっている．現に，Nyberg ら[23]は PET 研究で，norquetiapine の血中濃度に相応した norepinephrine transporter への占拠をみている．

IX．おわりに

Wander 3 兄弟の中兄 clothiapine から出たと考えられる quetiapine は当初, risperidone, olanzapine に続いて開発され，SGA 三羽烏と言われたが，3 者の中では最も目立たない存在で，前 2 者が大きな壁となって立ちはだかっていた．わが国では，筆者はその第 I 相試験からほとんどすべての臨床試験に参加し，無事に 2000 年 12 月 12 日に承認が降りたが，陽性症状への効果を確認する宿題まで戴いて，肩身の狭い思いをしたものである．その上，olanzapine に続いて緊急安全性情報まで出さざるを得なくなり，逼塞していた時期もあった．しかし，SGA の中にあっては統合失調症の認知機能障害への効果に優れ[13]，また，その活性代

表7　Norquetiapine の受容体親和性（Jensen ら，2008[10]）

高い親和性 Ki 値 3.4nM	histamine H_1
中等度の親和性 Ki 値 10〜100nM	NA transportor
	$5-HT_{1A}$，$5-HT_{1E}$
	$5-HT_{2A}$，$5-HT_{2B}$
	$5HT_7$
	adrenergic a_1
	muscarinic M_1，M_3，M_5
低い親和性 Ki 値 100〜1000nM	$5-HT_{1D}$
	$5-HT_{2C}$
	$5-HT_3$，$5-HT_5$，$5-HT_6$
	a_1A，a_2B，a_2C
	M_2，M_4
	H_2
	dopamine D_1，D_2，D_3，D_4

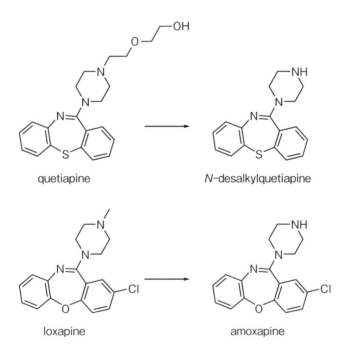

図11　第二世代抗精神病薬と強力な抗うつ作用を有する活性代謝物
（Jensen ら，2008[10]）

謝物 norquetiapine の助けもあってか双極性障害への有効性が検証され，quetiapine XR 錠の開発とともに1日1回投与の利便性を獲得して海外では大きく販路を拡げ，olanzapine の特許の切れた2011年以降は抗精神病薬のトップに立ち，世界制覇を成し遂げた。そして，2009年には quetiapine XR 錠の抗うつ薬による効果不十分例への増強療法が FDA によって承認されている。

ところが，わが国では quetiapine は AstraZeneca 社が開発し，アステラス社が販売する形をとった。この間の詳細はここでは書けないが，2007年に quetiapine XR が海外で開発されたときに，わが国での対応が遅れた理由は創薬・開発と販売の会社が別であったことによると考えられる。2011

年になってアステラス社は quetiapine XR のうつ病補助療法や双極性うつ病への適応症拡大の試験を実施することを決定し，2本の pivotal study を実施した。前者は quetiapine XR が placebo との間に有意差を出せずに涙を飲んだが，後者は見事に成功し，2017年7月に承認され，2017年10月に上市されて共和薬品工業社が販売している。Quetiapine XR の開発のすべてを担当され，苦労を重ねられた亀井真也氏に乾杯なのである。

文　献

1) Amsler, H. A., Teerenhovi, L., Barth, E. et al.: Agranulocytosis in patients treated with clozapine ; A study of the Finnish epidemic. Acta Psychiatr. Scand., 56 : 241-248, 1977.
2) Anderman, B., Griffith, R.W.: Clozapine-induced agranulocytosis ; A situation report up to August 1976. Eur. J. Clin. Pharmacol., 11 : 199-201, 1977.
3) Bauer, M., Pretorius, H.W., Constant, E.L. et al.: Extended-release quetiapine as adjunct to an antidepressant in patient with major depressive disorder ; results of a randomized, placebo-controlled, double-blind study. J. Clin. Psychiatry, 70 : 540-549, 2009.
4) Calabrese, J.R., Keck, P.E. Jr., Macfadden, W. et al.: A randomized, double-blind, placebo-controlled trial of quetiapine in the treatment of bipolar I or II depression. Am. J. Psychiatry, 162 : 1351-1360, 2005.
5) Clozapine 症例集. 臨床精神薬理, 8 : 1967-2118, 2005.
6) DeVane, C.L., Nemeroff, C.B.: Clinical pharmacokinetics of quetiapine ; an atypical antipsychotic. Clin. Pharmacokinet., 40 (7) : 509-522, 2001.
7) El-Khalili, N.: Update on extended release quetiapine fumarate in schizophrenia and bipolor disorders. Neuropsychiatr. Dis. Treat., 8 : 523-536, 2012.
8) El-Khalili, N., Joyce, M., Atkinson, S. et al.: Extended-release quetiapine fumarate (quetiapine XR) as adjunctive therapy in major depressive disorder (MDD) in patients with an inadequate response to ongoing antidepressant treatment : a multicentre, randomized, double-blind placebo-controlled study. Int. J. Neuropsychopharmacol., 13 (7) : 917-932, 2010.
9) Goldstein, J.M., Christoph, G., Grimm, S. et al.: Quetiapine's antidepressant properties ; direct and indirect pharmacologic actions on norepinephrine and serotonin receptors. Eur. Neuropsychopharmacol., 17 (Suppl. 4) : S401, 2007.
10) Jensen, N.H., Rodriguiz, R.M., Caron, M.G. et al.: N-desalkylquetiapine, a potent norepinephrine reuptake inhibitor and partial 5-HT$_{(1A)}$ agonist, as a putative mediator of quetiapine's antidepressant activity. Neuropsychopharmacology, 33 (10) : 2303-2312, 2008.
11) 上島国利, 小山　司, 村崎光邦：統合失調症に対する quetiapine fumarate（商品名：セロクエル®）の市販後臨床試験―陽性症状を有する統合失調症患者に対する quetiapine fumarate の有効性および安全性の検討. 臨床精神薬理, 9 : 1629-1639, 2006.
12) Kane, J., Honigfeld, G., Singer, J. et al.: Clozapine for the treatment-resistant schizophrenic ; A double-blind comparison with chlorpromazine. Arch. Gen. Psychiatry, 45 : 789-796, 1988.
13) 久住一郎, 小山　司：統合失調症治療における quetiapine の位置づけと今後の課題. 臨床精神薬理, 10 : 1671-1677, 2007.
14) Lieberman, J.A., McEvoy, J.P., Perkins, D. et al.: Comparison of atypicals in first-episode psychosis : A randomized, 52-week comparison of olanzapine, quetiapine, and risperidone. Euro. Neuropsychopharmacol., 15 (Suppl. 3) : S526, 2005.
15) 前田久雄, 中村　純, 辻丸秀策 他：フマル酸クエチアピンの治療抵抗性精神分裂病に対する臨床効果. 臨床精神薬理, 2 : 653-668, 1999.
16) 村崎光邦：第二世代抗精神病薬の開発物語―olanzapine に次いで世界を征した quetiapine の開発物語　その1：Quetiapine への橋渡しとなったか clothiapine―忘れられた宝物といわれて―. 臨床精神薬理, 18 : 317-327, 2015.
17) 村崎光邦：第二世代抗精神病薬の開発物語―Quetiapine の開発物語　その2：その創製から開発まで. 臨床精神薬理, 18 : 483-501, 2015.
18) 村崎光邦：Benzamide 物語―その1―強烈な第I相試験を体験し，興味あふれる臨床成績と PET 試験の所見を残した sultopride. 臨床精神薬理, 15 : 405-416, 2012.
19) 村崎光邦：Amoxapine にまつわる新しい展開. 臨床精神薬理, 14 : 1511-1520, 2011.
20) 村下真理, 久住一郎, 井上　猛 他：非定型抗精神病薬使用患者における糖尿病発症頻度の

検討. 臨床精神薬理, 7：991-998, 2004.
21) 中村圭吾, 曽我部啓三, 左海 清：統合失調症患者における quetiapine の血糖値に及ぼす影響に関する検討―使用実態における特別調査の症例を対象とした追跡調査. 精神科治療学, 21：755-763, 2006.
22) Nemeroff, C.B., Kinkead, B., Goldstein, J.：Quetiapine：preclinical studies pharmacokinetics, drug interactions, and dosing. J. Clin. Psychiatry, 63 (Suppl. 13)：5-11, 2002.
23) Nyberg, S., Takano, A., Grimm, S. et al.：PET-measured D2, 5-HT2, and norepinephrine transporter (NET) occupancy by quetiapine and N-desalkylquetiapine in non-human primates. Eur. Neuropsychopharmacol., 17 (Suppl. 4)：S254-S255, 2007.
24) Thase, M.E., Macfadden, W., Weisler, R.H. et al.：Efficacy of quetiapine monotherapy in bipolar I and II depression：a double-blind, placebo-controlled study (the BOLDER II study). J. Clin. Psychopharmacol., 26：600-609, 2006.
25) Tohen, M., Vieta, E., Calabrese, J. et al.：Efficacy of olanzapine and olanzapine-fluoxetine combination in the treatment of bipolar I depression. Arch. Gen. Psychiatry, 60：1079-1088, 2003.
26) 山田和男：双極性障害うつ病相の治療エビデンス. 精神経誌, 113：873-879, 2011.
27) Zhong, X., Sweitzer, D., Russo, J. et al.：A comparison of the efficacy and safety of quetiapine and risperidone. Euro. Neuropsychopharmacol., 13 (Suppl. 4)：S340, 2003.
A) 村崎光邦, 石郷岡純, 木下利彦 他：Quetiapine 第II相試験：既存の抗うつ薬で効果不十分な大うつ病性障害患者を対象としたプラセボ対照二重盲検群間比較試験. 臨床精神薬理, 18：1613-1625, 2015.
B) Murasaki, M., Koyama, T., Kanba, S. et al.：Multicenter, randomized, double-blind, Placebo-controlled study of quetiapine extended-release formulation in Japanese patients with bipolar depression. Psychopharmacology (accepted, in press)

第二世代抗精神病薬の開発物語

——大olanzapineの登場　その1：Olanzapineの
合成とその薬理学的プロフィール——

I. はじめに

　Olanzapine が Eli Lilly 研究所で合成されたのは1982年といわれ，1984年合成の宿敵 risperidone より2年早い。Risperidone の場合は，Paul Janssen が butyrophenone 系抗精神病薬の中の pipamperone の色合いの異なる臨床効果から，serotonin$_{2A}$（5-HT$_{2A}$）受容体の重要性に気付き，setoperone の合成から，一旦 ritanserin へ退いた上で一気に serotonin-dopamine antagonist（SDA）の合成へ突き進んで直ちに臨床試験に入った。

　一方，olanzapine は後に詳述するように clozapine の魅力にとりつかれた英国 Eli Lilly 社の Chakrabarti らが clozapine の有用性を残しながら無顆粒球症をきたさない化合物をとの道を辿っただけに，出来上った olanzapine の臨床試験へのスタートに当然のことながら慎重にならざるを得なかったのである。

　本稿では FDA の risperidone の承認から2年遅れの1996年に承認された olanzapine の開発物語のその1から始める。

II. Olanzapine の発見物語
　　—Chakrabarti の発想

　米国 Eli Lilly 社は David Wong を初めとする研究陣がまずは1971年 diphenhydramine のハロゲン化によって fluoxetine を合成した。Selective serotonin reuptake inhibitor（SSRI）としての開発はすでに述べたように遅れに遅れて Prozac® として世に出たのは1988年であった。その時，Wong らは selective noradrenaline reuptake inhibitor の atomoxetine と，続いて1986年には serotonin noradrenaline reuptake inhibitor（SNRI）の duloxetine を合成している。この2つの抗うつ薬はともに一度はお蔵入りをするのであるが，duloxetine はわが国で塩野義製薬が単独で開発を続けたお陰で米国で完全復活を遂げ，世界征覇を達成した[24-27]。一方の atomoxetine は筆者の開発物語では触れなかったが，のちに注意欠陥多動性障害の治療薬として復活している。こうした米国 Eli Lilly 社の研究陣とは別に，英国の Windlesham, Surrey の Eli Lilly 社の Chakrabarti のグループが新しい抗精神病薬の開発に意欲を燃やしていたのである。

　1974年 Chakrabarti が Prague でのある会議に参加したとき，2人の科学者が当時の統合失調症の最良の治療薬について論じているのを耳にした。つまり，非常に有効ではあるが，極めて危険

表1 Clozapine（I）とその2-chloro-isomer（HF2046）（II）の薬理学的および生化学的効果の比較（Schmutz，1975[28]）

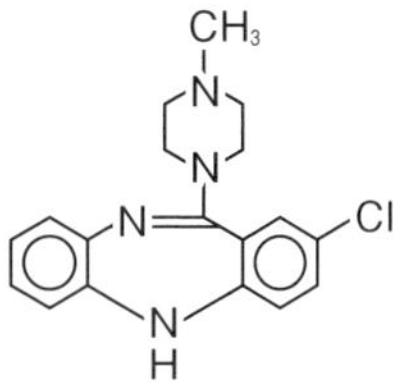

			I	II
カタレプシー	rat ED50	mg/kg s.c.	Ø	1.8
apomorphine拮抗	rat ED50	mg/kg s.c.	Ø	1.7
条件回避反応の抑制	mouse ED50	mg/kg p.o.	20.0	2.0
自発運動の抑制	mouse ED50	mg/kg p.o.	2.5	3.0
脳波覚醒反応の抑制	rabbit ED150%	mg/kg i.v.	1.5	Ø
Homovanillic acid，線条体	rat ED300%	mg/kg p.o.	56	9
Dopamine，線条体：content	rat		↑	↓
turnover	rat		↑	↑
Serotonin，全脳：content	rat		↑	Ø
turnover	rat		Ø	Ø

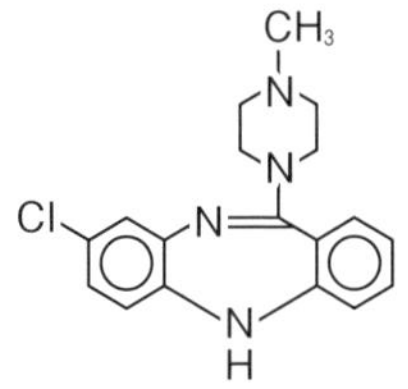

Ø = inactive，↑ = 増加，↓ = 減少

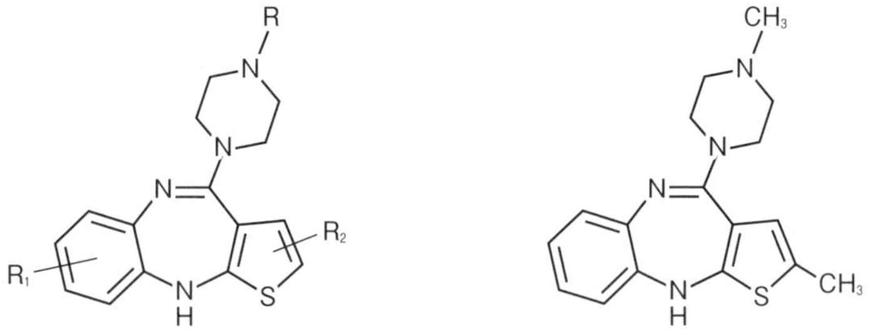

図1 Chakrabartiの合成したthienobenzodiazepine系化合物（Chakrabartiら，1980[9]）からolanzapineへの道

性の高いclozapineについての話であった。その時，Chakrabartiはより効果的な安全性の高い抗精神病薬が作れるのではないかとの第六感が働いたという。Lilly研究所に帰るやいなや，同僚のDavid TupperとTerry Hottenにその話をした。この3名の研究者を中心に新しい化合物の合成に乗り出したのであるが，まずはclozapineの効果を保持しつつ，無顆粒球症などの恐ろしい有害事象の出ないものをとの発想からスタートした。表1はかのWander 3兄弟の生みの親であるSchmutz[28]の論文から引用したもので，8位にchlo-

rineのついたclozapineはカタレプシー惹起作用もなく，apomorphine拮抗作用を示さないのに対して，その2-chlorine isomerであるHF-2046は古典的な抗精神病薬と同じ反応を示すという事実にChakrabartiは注目した。そして，紆余曲折ののち1980年には一連の4-substituted 10H-thieno[2,3-b][1,5]benzodiazepinesに辿りついていた（図1）[9]。Clozapineの8位のchlorineを取り去り，piperazine環に近い方のbenzene環をthiofenに置き換えたもので，ここで構造活性相関をみていったのであるが，1980年当時にはいまだ効果と

安全性を見込める化合物には到達していない。そして，ここから 2-methyl-4-(4-methylpiperazine-1-yl)-10H-thieno [2,3-b] [1,5] benzodiazepine (IUPAC) の olanzapine の合成に成功したのは1982年といわれる。たまたま Tupper と Hotten が 5 つの化合物を作った中の 1 つが olanzapine であったという。後に clozapine の 8 位の chlorine が無顆粒球症の原因の 1 つとされただけに[12]，olanzapine は 8 位の chlorine を除去したのが成功したといえる。こうして olanzapine は安全性試験をクリアしていったのであるが，思いもよらない出来事が米国 Eli Lilly 社で起きていた。同社はデンマークの Lundbeck 社の合成した SDA の sertindole に大いに興味を抱いており，sertindole と英国製の olanzapine のどちらを開発するかという事態に直面していたという。

そういえば，1982年に合成された olanzapine の安全性試験に慎重に対処し，1986年には米国で第Ⅰ相試験が，1989年英国で臨床試験の一部が実施されているが，1990年の京都での CINP に SDA として risperidone, sertindole, perospirone, asenapine, blonanserin, ocaperidone は報告されているが，olanzapine の名はない。筆者は京都の CINP で報告された新規向精神薬一覧を作成したが[29]，その中に olanzapine は出ていない。1990年当時，米国 Eli Lilly 社は態度を決めかねていたのかもしれない。Olanzapine の合成に命を賭けた Chakrabarti, Tupper, Hotten と，薬理学的研究に没頭していた Nicholas Moore らにとって青天の霹靂であったと思われる。当時の Moore のぼやきが聞こえてきそうである。その Nicholas Moore ら[20]の薬理学的データが最初に発表されたのは1992年であり，その後，多くの論文を発表している[21-23]。1996年からは Indianapolis の米国 Eli Lilly 研究所の Bymaster が中心になっている[5,6]。そして1997年に単名で Journal of Clinical Psychiatry Monograph 誌に MARTA (multiple acting receptor targeted antipsychotic) なる名称を初めて書いている[7]。SDA とは異なる概念の抗精神病薬であるとの主張の現われである。これら一連の動きから，米国 Eli Lilly 社が olanzapine の開発に踏みきる go sign を出したのは1990年前後と読むことができ

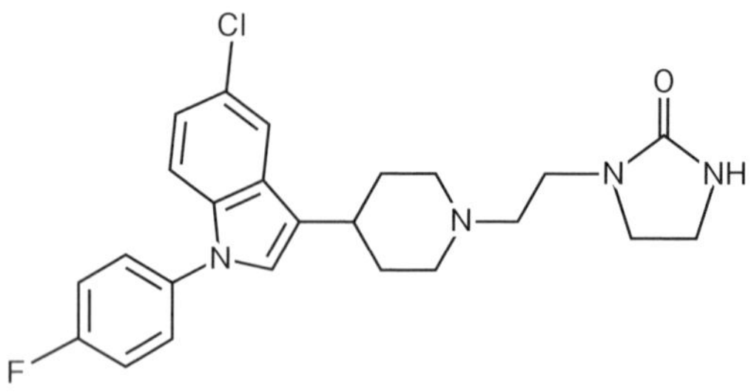

図2　Sertindole の化学構造（Perregaard ら，1992[33]）

る。2 年後に合成された risperidone に先を越された事情の一端がここにあるのかもしれない。次項に書く sertindole の命運を考えると，米国 Eli Lilly 社は当然のこととはいえ極めて正しい選択をしたことになる。

Ⅲ．Sertindole の命運

Sertindole の名前が出てきたところで，筆者はわが国での開発に深く関与したことから，ぜひここで書いておきたい。

Sertindole はデンマークの Lundbeck 社によって開発された phenylindole 骨格を有する新規化合物である（図 2）。なんとこの合成には1972年 SSRI の citalopram を合成した Bøgesø，escitalopram の分離に成功した Perregaard，その allosteric site を発見した Sanchez らが関わっているのである。薬理学的には haloperidol の約 2 倍強い dopamine (D_2) 受容体拮抗作用とその 6 倍強い serotonin (5-HT_{2A}) 受容体拮抗作用を有する risperidone に続く SDA である。ほかに，D_3, D_4, 5-HT_{2C}, $α_1$ などの受容体への親和性も強いが，特徴として中脳辺縁系の dopamine (DA) 神経系に強い拮抗作用を有しながら，黒質線条体系の DA 神経系への拮抗作用ならびにカタレプシー惹起作用が haloperidol に比べて非常に弱いことから，統合失調症の陽性症状，陰性症状の両方に効果を持ち，錐体外路症状（EPS）の少ない薬剤となり得ると期待され，日米欧においてほぼ同時期に臨床試験が開始された[35]。

わが国では，塩野義製薬が導入を決定し，筆者らは duloxetine に続いて同社から第Ⅰ相試験の依

頼を受け，1992年4月より実施している。1993年3月より前期第Ⅱ相試験が，続いて1994年4月より後期第Ⅱ相試験が実施され，1日1回4〜20mgの投与量で，「中等度改善」以上の改善率が56.0%とrisperidoneと同程度の有効性が示されたと同時に，EPSの発現率はアカシジア14.2%，振戦8.4%，流涎7.1%，筋強直5.2%，構音障害5.2%，寡動3.9%，急性ジストニア2.6%，嚥下障害1.9%と定型抗精神病薬に比して低頻度であった。

以上の成績から，勇躍2本の二重盲検比較試験へと進んだ。1996年5月のことである。1本はhaloperidolとの，もう1本はmosapramineとの比較試験で，ともに三浦貞則総括医師のもとに行われた。当時は第二世代抗精神病薬の開発が複数重なり，症例のエントリーに苦労するなか，ほぼ半分を終えた段階で，以下に述べる理由によってsertindoleの開発は中止となり，1998年3月に2本の試験の中止が決定されたのである[35]。

Sertindoleは日米欧3極で開発され，欧州ではすでにLundbeck社が1996年に承認を取得し，販売を開始していた。米国では，Eli Lilly社がolanzapineに本腰を入れることになったあとか，Abott社が導入して，1995年には米国食品医薬品局（FDA）に承認申請していた。ところが，FDAはsertindoleが心電図のQT間隔を用量依存的に延長し，被験者2,000名のうち13名の突然死を含めて27名の予測できない死亡例（Sudden and Unexpected Death：SUD）がみられたことに懸念を示し[39]，「他剤に反応しない重篤な統合失調症，もしくは別の治療が不可能な患者に投与を限定すること，ならびに販売後はすべての投与患者を登録して追跡調査を行うこと」を承認の条件とした。Abott社はclozapineに対するのと同等な厳しい条件に対して，FDAとの折衝を重ねたが，FDAの懸念を払拭することは不可能と判断し，1998年1月に承認申請を取り下げた。

国内の臨床試験では，幸いにもSUDに相当するような死亡例の報告は受けていないが，これまでの試験でsertindole群に心電図異常が多く発現しており，SUDの発現率という極めて重要な点がFDAに問題視されたことを深刻に受けとめ，さらにsertindoleの有用性について改めて検討した結果，開発を中止すべきであるとの結論に達したため，1998年3月に中止が決定された。筆者が自身で第Ⅰ相試験から関与し，有害事象のために開発中止となったのは，無顆粒球症のfluperlapine[30]，再生不良性貧血のremoxipride[31]，SUNのsertindoleの3品目である。いずれも将来を嘱望されたものばかりである。

なお，欧州ではEuropean Medicines Agency（EMA）が1998年発売中止勧告をし，Lundbeck社は2002年に撤退した。後にごく限られた症例への使用が復活しており，2012年Karamatskosら[16]はsertindoleの効果と安全性について書いており，Leuchtら[19]は2013年，15品目の抗精神病薬の効果と安全性比較のメタ解析で，sertindoleが最も強いQTc延長をきたすことを明らかにしている。

Ⅳ．Olanzapineの薬理学的プロフィール

Olanzapineは英国南部のWindlesham, SurryのEli Lilly研究所で合成されたこともあり，その薬理学的プロフィールは同研究所のNicholas Mooreらによって明らかにされた[20-23]。最初の1992年の報告を要約したのが表2である。その後，研究の主舞台はIndianapolisの米国Eli Lilly研究所に移り，1996年のBymasterら[5,6]の論文を端緒として詳細なデータが報告され，すでに述べたように1997年にMARTAなる新しい概念を著したのである[7]。幸いBymaster, Moore, 中澤の3名[8]が，膨大なレビューを『臨床精神薬理』誌に書いておられ，さらに山口，中澤，Bymaster[41]が再びMARTAのレビューを書いて，わが国でのMARTAの概念の定着を図っている。なお，筆者[32]も新薬の「基礎と臨床」シリーズでかなり詳しく紹介しており，ここではその要約を紹介するに留める。

1．In vitroでの神経伝達物質受容体拮抗作用

まずin vitroでのolanzapineの各種受容体への親和性を他剤との比較で見たのが表3であり，それを図示したのが図3である。ClozapineとolanzapineがMARTAといわれる所以が一眼で判るようになっている。

表2 Olanzapineの行動薬理学的プロフィール（Mooreら，1992[20]）

1. Apomorphine-induced climbing
   clozapineより8倍強く，haloperidolより5倍弱い
2. 5-HTP-induced head twitch
   clozapineの3倍強い。haloperidolはほとんど作用しない
3. Oxotremorine-induced tremor
   clozapineの4倍強い作用，haloperidolには作用がない
4. Conditioned-avoidance and catalepsy
   5mg/kg腹腔内で50％逃避反応抑制
   用量依存的にcatalepsy惹起するが，条件逃避反応を呈する用量より8.4倍高用量を要する。Haloperidolでは2倍，risperidoneでは7倍。Clozapineは8倍以上（非定型抗精神病薬では抗精神病作用量とcatalepsy惹起作用に大きい乖離がみられる）
5. Conflict procedure
   強い抗コンフリクト作用を示す（Geller-Seifter test）
6. Drug discrimination studies
   olanzapineはclozapineに対する識別反応を示す。
   haloperidolにこの作用はない。

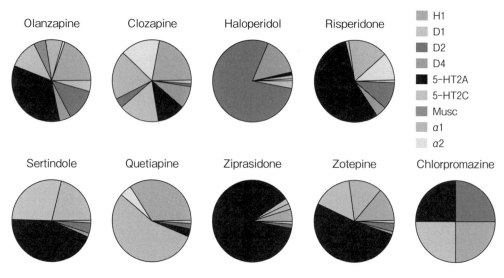

図3　非定型抗精神病薬の受容体結合特性（Bymasterら，1999[8]）

2．大脳皮質および中脳辺縁系への選択性[8]

側坐核などの辺縁系領域のDA神経路の過剰活動が統合失調症の陽性症状に関与する一方，大脳皮質前頭前野などの皮質領域ではDA神経路の活動性低下が陰性症状あるいは認知機能障害を惹き起こすとの考えのもとに[11]，MARTAと呼ばれるolanzapineはその両方を改善する方向に作用するデータがいくつか得られている。

①電気生理学的な急性効果で，olanzapineはd-amphetamineの効果を黒質緻密層（A9）よりも腹側被蓋野（A10）でより強くブロックする。②電気生理学的慢性効果で，haloperidolはA9，A10の両領域でDA神経細胞数を減らすが，olanzapineはclozapineと同じく，A10経路でDA神経細胞数を減らし，A9では減少させない。なお，quetiapineにも同様な成績を示す報告がある。③c-fos遺伝子発現で，あらゆる抗精神病薬は側坐核でのFos発現を増加させるとともに，EPSを起こしやすい

表3　Olanzapine の脳内各種受容体への親和性（Bymaster ら，1996[5,6]）のデータを中心に作成）

ドパミン受容体サブタイプに対する親和性（*in vitro*）

受容体	由来	K_i (nM)			
		olanzapine	clozapine	haloperidol	risperidone
D_1	ラット線条体	31	85	25	75
D_2	ラット線条体	11	125	1	3
D_3	クローン化したヒト D_3	16	84	5	3
$D_{4.2}$	クローン化したヒト $D_{4.2}$	26	47	1.6	9.4
D_5	クローン化したヒト D_5	51	85	12	>40

セロトニン受容体サブタイプへの親和性（*in vitro*）

受容体	由来	K_i (nM)			
		olanzapine	clozapine	haloperidol	risperidone
$5\text{-}HT_{1A}$	ラット大脳皮質	>1000	770	7930	490
$5\text{-}HT_{1B}$	ラット大脳皮質	1355	1200	>10000	1325
$5\text{-}HT_{1D}$	ウシ線条体	800	980	6950	100
$5\text{-}HT_{2A}$[88]	クローン化したヒト $5\text{-}HT_{2A}$	2.5	6.5	58	0.4
$5\text{-}HT_{2B}$[88]	クローン化したヒト $5\text{-}HT_{2B}$	11.8	7.6	1450	29
$5\text{-}HT_{2C}$[88]	クローン化したヒト $5\text{-}HT_{2C}$	28.6	36	12375	64
$5\text{-}HT_3$	ラット大脳皮質	57	69	>1000	>10000
$5\text{-}HT_4$	モルモット線条体	>1000	>1000	試験せず	試験せず
$5\text{-}HT_6$[66]	クローン化したラット $5\text{-}HT_6$	2.5	4	>5000	425
$5\text{-}HT_7$[66]	クローン化したラット $5\text{-}HT_7$	104	6.3	263	1.4

ムスカリン受容体サブタイプへの親和性（*in vitro*）

受容体	由来	K_i (nM)			
		olanzapine	clozapine	haloperidol	risperidone
M_1	ラット大脳皮質	1.9	1.9	1475	>10000
M_2	ラット心臓	18	10	1200	>10000
M_3	ラット顎下腺	25	14	1600	>10000
M_4	ラット線条体	13	18	>10000	>10000
M_5	クローン化したヒト M_5	6	5	試験せず	>10000

アドレナリン，ヒスタミン，GABA，ベンゾジアゼピン受容体への親和性（*in vitro*）

受容体	由来	K_i (nM)			
		olanzapine	clozapine	haloperidol	risperidone
α_1	ラット全脳	19	7	46	2
α_2	ラット全脳	230	8	360	3
β	ラット全脳	>10000	>10000	>10000	>10000
H_1	ラット全脳	7	6	3630	155
$GABA_A$	ラット大脳皮質	>10000	>10000	>10000	>10000
ベンゾジアゼピン	ラット全脳	>10000	>10000	>10000	>10000

表4 統合失調症における olanzapine の治療有効性ならびに低い EPS 発現頻度に関して想定される作用機序（Bymaster ら，1999[8]）

臨床症状	想定作用機序
陽性症状	辺縁系領域でのドパミン D2/D3 受容体拮抗
	A10 ドパミン神経細胞の脱分極ブロック
	皮質から腹側被蓋野に至る興奮性アミノ酸伝達経路の過剰活動の抑制
陰性症状	大脳皮質前頭前野でのドパミンおよびノルエピネフリン放出の増大
	5-HT$_{2A}$ 受容体拮抗
	並行した複数の興奮性アミノ酸伝達経路への間接効果
認知症状	大脳皮質前頭前野でのドパミンおよびノルエピネフリン放出の増大
	大脳皮質前頭前野でのドパミン D1 受容体拮抗がわずか
	5-HT$_{2A}$ 受容体拮抗
抑うつ症状	5-HT$_{2A}$ および 5-HT$_{2C}$ 受容体拮抗
	ノルエピネフリン放出の増大
錐体外路系副作用ならびに遅発性ジスキネジア	ドパミン D2 受容体占有度の低さ
	弱いムスカリン受容体拮抗
	5-HT$_{2A}$ ならびに α$_1$-アドレナリン受容体拮抗
	A9 ドパミン細胞の脱分極ブロックなし

薬物では背外側線条体で Fos の発現を増加させる。Clozapine と quetiapine は大脳皮質前頭前野で Fos の発現を増加させ，背外側線条体では Fos の発現を増加させない唯一の薬物とされてきた。その後，olanzapine でも側坐核における Fos 発現を大きく増加させ，大脳皮質前頭前野と帯状皮質では中等度に増加させたが，背外側線条体では小さな増加しか生じさせず，olanzapine も大脳皮質および中脳辺縁系選択性を示すことが示されている。④霊長類への慢性投与後の D$_1$ および D$_2$ の mRNA の減少は作業記憶に関連するとされるが，陰性症状は認知機能と関係している可能性があり，EPS を生じやすい抗精神病薬が減少させるのに対して，olanzapine と clozapine にはその影響が少ない。⑤Cocaine の強化効果は中脳辺縁系領域での DA 再取り込み阻害により，この部位での DA の神経伝達が増強されることによって生じるとされている。Olanzapine は cocaine の強化効果に拮抗し，中脳辺縁系 DA 受容体をブロックすることが示唆されている。

3．薬理学的プロフィールのまとめ

以上，olanzapine の薬理学的プロフィールを Bymaster ら[8]のレビューから一部を抜き出して紹介したが，統合失調症に対する olanzapine の作用機序を表4にまとめている。Olanzapine が複数の受容体の総合特性を有し，一方で，作用部位，統合失調症のモデルでの活性および神経伝達に対する相互作用において選択性が認められるとし，前者を多元作用型と呼び，後者を受容体標的性と呼んで，olanzapine が MARTA という新しいクラスに属する抗精神病薬であるとの仮説を提案している。

V．Olanzapine の臨床試験始まる

英国の南部に位置する Windlesham, Surrey の Eli Lilly 研究所で1982年 Chakrabarti, Tupper, Hotten を中心とする研究陣によって合成された olanzapine は sertindole との競争に打ち勝って，米国 Eli Lilly 社による臨床試験が開始された。1990年前後のことである。Clozapine の流れを汲む非定型抗精神病薬の第1号としてついに登場したのである。

Olanzapine の承認を得るための臨床試験については Bhana らのレビューにまとめられており[4]，Beasley らの3本の試験[1-3]と Tollefson ら[36]による最も重要な haloperidol との比較試験が示されている。

本稿では，まず Tollefson らの比較試験を紹介

表5 Olanzapineとhaloperidolとの比較試験における各評価尺度の基準値からエンドポイントへの変動（Tollefsonら, 1997[36]）

評価尺度	Olanzapine Group N	Olanzapine Group Mean	Olanzapine Group SD	Haloperidol Group N	Haloperidol Group Mean	Haloperidol Group SD	Effect Size	P
BPRS total score	1,312	−10.9	12.9	636	−7.9	12.2	−0.23	<0.02
Positive and Negative Syndrome Scale								
Total score	1,312	−17.7	21.8	636	−13.4	20.6	−0.20	0.05
Positive symptom score	1,312	−4.7	6.8	636	−3.8	6.3	−0.14	0.06
Negative symptom score	1,312	−4.5	6.3	636	−3.2	6.1	−0.21	0.03
Clinical Global Impression severity score（CGI-S score）	1,318	−1.0	1.2	640	−0.7	1.1	−0.24	<0.03
Montgomery-Åsberg Depression Rating Scale total score	1,053	−6.0	8.7	428	−3.1	8.8	−0.33	0.001

BRRS：Brief Psychiatric Rating Scale

する。そして数多く行われたrisperidoneとの比較試験の中から，Eli Lilly社側のTranらの報告[38]と，Janssen Pharma社側のConleyとMahmoud[10]の報告を紹介し，最後に中立的立場で一部NIMH（National Institute of Mental Health）のFundによるHoら[14]の報告を紹介して，olanzapineとrisperidoneの位置づけを明らかにしておきたい。

1．Haloperidolとの国際的比較試験

本報告[36]はTollefson, Beasely, Tranといった米国Eli Lilly社の誇る三羽烏が先陣に名を連ねている。いかに重要な試験であるかがわかろうというものである。1996名の統合失調症，統合失調感情障害，統合失調型障害の患者を対象としており，北米1073名，欧州923名からなっている。Olanzapineとhaloperidolは等価として，ともに5mg/日から開始し，週5mgの単位で増量して20mg/日まで上げうる6週間の試験である。主要評価項目はPositive and Negative Syndrome Scale extracted BPRSの基準値からの平均変化とし，副次的にはPositive and Negative Syndrome Scale（PANSS）そのもの，およびMontgomery-Åsberg Depression Rating Scale（MADRS），Clinical Global Impression（CGI）Scaleとしている。

成績は表5にみるように一目瞭然で，haloperidolの強い陽性症状に対する効果でも有意傾向をもって優れ，その他の評価項目はすべてolanzapineが有意に優れている。なお，週別にBPRSとPANSSの各総スコアの推移を見たのが図4と図5

であり，4週目から有意差が認められている。

BPRS40％以上改善例を反応例とすると，olanzapine群は52％対34％で有意に優れていた（p<0.001）。6週完了例も66.5％対46.5％と有意に多かった。

有害事象について，olanzapine群に有意に多かったのは過度の食欲（24％対12.4％），口渇（22.2％対16.2％）の2項目であり，他の25項目はすべてhaloperidol群に多く，EPSのみを取り出すと，表6のように，「dyskinetic」以外のすべてでolanzapine群に有意に少なく，抗パーキンソン薬の使用率も使用量もともに有意に少ない（p<0.001）。

体重増加は1.88±3.54kg対0.02±2.09kgとolanzapine群に有意に多く（p<0.001），body mass index（BMI）の低い群に多かったとしている。Clozapineでは16週で約6kgの増加がみられ，SDAのrisperidoneでも体重増加がみられるとしてその場をしのいでいる。

血中prolactin値の上昇はolanzapine群に有意に低く，無顆粒球症はみられず，対象症例中に過去にclozapineによる血液学的毒性を呈した32例が含まれていたが，いずれにもその所見を本試験では認めていない。ここでTollefsonらは，8位にchlorineを有するclozapineは毒性を有するfree radical metaboliteを生じる可能性を報告しているFischerら[12]の説を引用している。

以上のolanzapineのhaloperidolに有意に優れる試験成績について，①陰性症状への効果，②

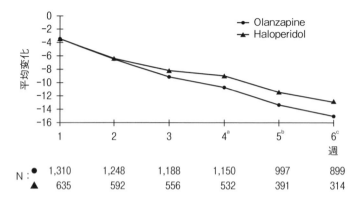

図4 Olanzapine と haloperidol との比較試験における基準値からの BPRS 総スコアの週別平均変化（Tollefson ら，1997[36]）

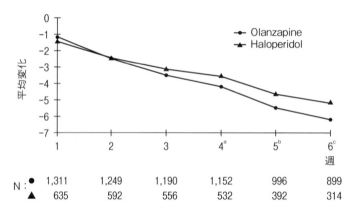

図5 Olanzapine と haloperidol との比較試験における基準値からの PANSS 総スコアの週別平均変化（Tollefson ら，1997[36]）

EPS の低率さ，③ prolactin 値の上昇作用の弱さ，④反応率の高さ，を強調している。本報告の1997年当時としては，1994年 FDA 承認の risperidone を意識していると考えられる。なお，haloperidol の平均使用量は 13.2±5.8 mg/日で，olanzapine の 11.8±5.6 mg/日より数値的には多く，本シリーズの risperidone の項で引用した稲垣[15]の卓見，すなわち，haloperidol は低用量になるほど成績が上るという事実を当てはめて読めば面白いのである。

それにしても，本試験は，olanzapine の完勝といえよう。

2．宿敵 risperidone との比較試験―Tran らの報告から

宿敵ではあるが，偉大な尊敬すべき先輩とも言うべき risperidone との比較試験を olanzapine が FDA の承認を得る1998年以前から実施しており，その成績を米国 Eli Lilly 社の誇る三羽烏の中の若

表6 Olanzapine と haloperidol との比較試験に出現した錐体外路症状事象（Tollefson ら，1997[36]）

Category of Extrapyramidal Event	Olanzapine Group (N = 1,336) N	%	Haloperidol Group (N = 660) N	%	Effect Size	p
Dystonic	19	1.4	35	5.3	−0.23	<0.001
Parkinsonian	128	9.6	177	26.8	−0.46	<0.001
Akathisia	104	7.8	149	22.6	−0.42	<0.001
Dyskinetic	26	1.9	15	2.3	−0.03	0.63
Residual	21	1.6	19	2.9	−0.09	0.05
Any extrapyramidal event	256	19.2	298	45.2	−0.57	<0.001

Dystonic：全身性スパスム，頸部硬直，眼球上転，オピストトーヌス，斜頸
Parkinsonian：アキネジア
Akathisia：アカシジア，ハイパーキネジア
Dyskinetic：頬咽頭症候群，ヒョレアアテトーシス，ジスキネジア，遅発性ジスキネジア
Residual：運動障害，ミオクローヌス

きエースである Tran が1996年12月26日に Williams & Wilkins 社の Journal of Clinical Psychopharmacology 誌に投稿したのである[38]。何と手回しの良いことか。もともと，risperidone は pipamperone から setoperone，ritanserin を経て1984年に合成されてそのまま臨床試験に突入して，1996年 FDA に承認されている。2年後輩の筈の risperidone に先を越された olanzapine は猛烈に追い上げていたのである。

本試験の投薬スケジュールは，olanzapine は15 mg/日から開始し，20mg/日へ増減するのに対して，risperidone は1日目2mg 分2，2日目4mg 分2，3～7日目6mg 分2から開始し，あとは2～12mg/日までの fixed-flexible schedule の28週に及ぶ試験である。対象はベルギー，フランス，ドイツ，オランダ，南アフリカ連邦，スペイン，スイス，英国，米国の9ヵ国38名の担当医がエントリーした統合失調症，統合失調型障害，統合失調感情障害の339名である。本試験で目につくのは，評価尺度（表7）はさることながら，EPS を厳密に評価することで，1現象をも見逃さない態勢をとっていることである。

早速，成績に入ろう。表7の各評価尺度の基準値からの変化を見たもので，数値的にはすべて olanzapine 群が上回っているが，2薬剤間で有意差がついたのは副次的な評価項目である SANS summary score（p=0.020）と PANSS depression item（p=0.004）であった。他には主要評価項目である PANSS の合計スコアが40％以上および50％以上の反応率を示したのは olanzapine 群がそれぞれ p=0.049，p=0.020 と有意に高い。

改善維持反応時間を Kaplan-Meier の生存曲線でみると（PANSS 合計スコア20％以上の悪化，CGI-S≧3），olanzapine 群が有意に優れており，12週時で98.1％対87.9％，28週時で91.2％対67.7％となっている。

安全性面では，10項目中，1項で体重増加が olanzapine 群に有意に多く（p<0.001），有意な体重増加を呈したのは4.1±5.9kg 対2.3±4.8kg（p=0.015）と olanzapine 群に多い。他の悪心，弱視，EPS，唾液増加，自殺企図，異常射精，背部痛，creatine phosphokinase，尿路感染の9項目はいずれも risperidone 群に多かった。

EPS について文章に書かれたものを表8に示したが，全体に数値は olanzapine 群に少ない。

QTc 延長では4.4±35.1 msec 対4.9±44.9 msec と有意に olanzapine に短い（p=0.019）。

血液検査所見では，prolactin 値の上昇は51.2％対94.4％と olanzapine に低く，endpoint 時でもなお olanzapine 群に有意に低かった（p<0.001）。ま

表7 Olanzapineとrisperidoneとの比較試験における各評価尺度の基準値からエンドポイントまでの効果の平均変化（LOCF）（Tranら，1997[38]）

評価尺度	治療	症例数	基準値 平均±SD	変動 平均±SD	P値（群間比較）
PANSS total score	Olz	166	96.3±17.0	−28.1±28.0	0.413
	Risp	165	95.7±16.2	−24.9±23.2	
PANSS positive score	Olz	166	22.6±5.5	−7.2±8.1	0.654
	Risp	165	22.5±5.4	−6.9±6.4	
PANSS negative score	Olz	166	26.0±6.3	−7.3±7.8	0.454
	Risp	165	25.6±5.4	−6.2±6.6	
PANSS general psychopathology score	Olz	166	47.7±9.4	−13.5±14.4	0.311
	Risp	165	47.6±9.5	−11.8±12.6	
PANSS depression item	Olz	166	3.0±1.2	−1.1±1.3	0.004
	Risp	165	2.9±1.3	−0.7±1.4	
BPRS total score	Olz	166	36.7±9.6	−17.0±16.5	0.331
	Risp	165	36.2±9.0	−15.2±13.3	
SANS summary score	Olz	157	12.2±4.3	−4.3±5.3	0.020
	Risp	151	11.6±4.3	−2.9±3.8	
CGI-S score	Olz	166	4.6±0.8	−1.1±1.3	0.860
	Risp	166	4.6±0.8	−1.0±1.1	

SANS：Scale for the Assessment of Negative Symptoms, Olz：olanzapine, Ris：risperidone

表8 Olanzapineとrisperidoneとの比較試験における錐体外路症状出現率（Tranら，1997[38]より作表）

	olanzapine群（%）	risperidone群（%）	p値
自発的に訴えたもの			
dystonic events	1.7	6.0	0.042
parkinsonian events	9.9	18.6	0.022
any EPS event	18.6	31.1	0.008
akathisia events	9.9	10.8	0.787
dyskinetic events	2.3	3.0	0.702
residual events	1.7	0.6	0.329
評価尺度での評価			
Simpson-Angus Rating Scale	12.5	22.3	0.034
Barnes Akathisia Scale	15.9	27.3	0.023
AIMS	4.6	10.7	0.049

た，alanine transaminase, serum glutamic-pyruvic transaminaseではolanzapine群に有意に高い（p＝0.019）．興味あるのは低好中球数で，4.3％対0.6％（p＝0.034）とolanzapine群に多いことである．

なお，1日の平均投与量は，olanzapine 17.2±3.6mg/日に対してrisperidone 7.2±2.7mg/日であり，承認用量の範囲内とはいえ，推奨用量の4～6mg/日を越えている点に問題ありとの指摘がある．Tranら自身はrisperidoneの用量は56％が6mg/日以下であったと強調しているが，実情は4mg/日以下が18％，6mg/日が38％，8mg/日以上が44％と大半が高い用量に傾いている．そして，EPSに対するbenztropineの1日用量がolanzapine群の0.27±0.77mgに対してrisperidone群0.66±1.27mgと有意に多くなっている．また，1回でも抗コリン薬を要したのはolanzapine群で19.8％，risperidone群で32.9％と有意にrisperidone群に多かった（p＝0.006）。

本試験は米国Eli Lilly社側が先行するrisperidoneに対してolanzapineの優位性を示すべく仕掛けたものであり，いろいろな批判はあるにしても見事にolanzapineに有利に導いている。ただ，主要評価項目のPANSSで有意差の出たものがなく，SANSの陰性症状とPANSS総スコアの40%以上，50%以上の反応率での有意差がみられたことのみであった。有害事象面ではEPSの少なさとprolactin上昇度の弱さをきれいに示すことに成功している。この点でもolanzapineの使いやすさが強調されている。なお，体重増加については，結果の項で7行，2頁半にわたる長い考察の項で「remains to be determined」とあるのみである。

3．ConleyとMahmoudによるrisperidoneとの比較試験

本試験は，Tranらの比較試験に対して統計学的手法や背景因子の違いの補正を行っていないこと，そして何よりもrisperidoneの用量について問題が大きいとして，Janssen Pharma社の意を汲んだrisperidoneとolanzapineの比較試験で，Marylandの精神医学研究センターのConleyとJanssen Pharma社のMahmoudが報告[10]している。American Journal of Psychiatry誌に2000年4月14日投稿され，2001年1月11日に受理されている。

米国の39サイトの施設で377名の統合失調症および統合失調感情障害の患者を対象としている。投薬デザインは表9にみる方式で，risperidoneは2〜6mg/日，olanzapineは5〜20mg/日の8週間にわたっている。主要評価項目はPANSSで，総スコアとPANSSの5項目（表10）としている。

成績は表10にみるように両薬剤とも優れた効果を示しているが，陽性症状評価尺度（p＝0.05）と不安/抑うつの下位尺度（p＝0.02）とでrisperidoneが有意に優れる結果となっている。Olanzapineの得意とする陰性症状評価尺度では両者間に有意差を認めていない。

PANSS総スコアからみた反応率では20%，30%ではrisperidoneが数値で上回っているものの差はなく，40%で有意差を示している（p＜0.02）。

有害事象では，まず問題となるEPSについて

表9　Risperidoneとolanzapineの比較試験における投与デザイン（ConleyとMahmoud，2001[10]）

日数	risperidone用量/日	olanzapine用量/日
1-2日	2mg	10mg
3-7日	2-4mg	5-10mg
8-14日	2-6mg	5-15mg
15-56日	2-6mg	5-20mg

Extrapyramidal Symptom Rating Scaleで評価しており，総スコア，Questionaire，Parkinson item総スコア，Akathisiaスコア，Dyskinesia item総スコアのいずれも両群間に差をみておらず，合計でrisperidone群23.9%（N＝45），olanzapine群20.1%（N＝38）（Cochran Mantel-Henzel χ^2＝0.59, df＝1, p＝0.44）であった。EPS自体は両群ともに有意の減少を示している。抗パーキンソン薬の使用はrisperidone群で32.4%（N＝61），olanzapine群で28.0%（N＝53）で数値的にはrisperidone群に多かった。なお，重篤な有害事象は表11に示したが，数値的にはolanzapine群に多い。非重篤な有害事象で目につくのは口渇で，11.2%対22.2%とolanzapine群に多い。

体重増加は図6のようにBMI別に示されているが，平均体重増加はolanzapine群が7.2lb（SD＝11.2），risperidone群が3.4lb（SD＝7.8）とolanzapine群が有意に高い（F＝14.26, df＝1, 282, p＜0.001）。平均BMIの増加は$1.1kg/m^2$（SD＝1.7）対$0.5kg/m^2$（SD＝1.2）とolanzapine群に多く（F＝15.72, df＝1, 282, p＜0.001），7%以上の体重増加はolanzapine群の27.3%，risperidone群の11.6%と有意差がついている（p＜0.001）。

臨床検査値では，Benefical Changeの比でみているが，γ-glutamyltransaminase, aspartate aminotransferase, cholesterol, triglycerideでolanzapine群が有意に悪く，prolactin値はrisperidone群が有意に悪い。Prolactin値については，Kleinbergら[18]はrisperidoneで治療した800名以上の男女で解析してprolactin値とprolactinに関連した有害事象との間に関連はないと報告しているが，risperidoneによる高prolactin血症での有害事象の報告も多い。ConleyとMahmoudは有害事象は稀と考えている。しかし，高prolactin血症による有

表10 Risperidone と olanzapine との比較試験における PANSS 総スコアと Factor スコアの基準値と 8 週時およびエンドポイント時点の変動 (Conley と Mahmoud, 2001[10])

測定項目	risperidone 群[b] Mean	SD	Least Squares Mean	SE	olanzapine 群[c] Mean	SD	Least Squares Mean	SE	Analysis F[d]	df	p	Effect Size Estimate (Glass's Δ)
PANSS 総スコア												
基準値	80.7	12.5	80.5	0.9	81.2	13.5	80.7	0.9	0.03	1, 334	0.85	
8 週時の変化[e]	−16.0	16.6	−16.8	1.3	−15.4	16.8	−14.5	1.2	1.93	1, 237	0.17	0.03
エンドポイント時の変化[e]	−13.0	18.3	−12.8	1.2	−13.7	17.7	−12.9	1.2	<0.01	1, 313	0.97	−0.04
PANSS 各要因スコア												
陽性症状												
基準値	24.4	5.8	24.4	0.4	23.7	6.0	23.7	0.4	1.44	1, 334	0.23	
8 週時の変化[e]	−5.6	6.4	−5.7	0.5	−4.8	6.4	−4.4	0.5	3.99	1, 237	0.05	0.14
エンドポイント時の変化[e]	−4.8	6.8	−4.6	0.4	−4.3	6.3	−4.1	0.4	0.49	1, 313	0.48	0.07
陰性症状												
基準値	20.7	6.4	20.7	0.5	20.9	6.0	20.9	0.4	0.15	1, 334	0.70	
8 週時の変化[e]	−3.5	6.0	−3.8	0.5	−3.3	5.7	−3.2	0.4	1.11	1, 237	0.29	0.03
エンドポイント時の変化[e]	−2.9	5.9	−2.8	0.4	−2.9	6.0	−2.6	0.4	0.13	1, 313	0.72	0.01
解体思考												
基準値	17.8	5.2	17.8	0.4	18.1	5.2	18.1	0.4	0.10	1, 334	0.75	
8 週時の変化[e]	−2.9	4.6	−3.0	0.3	−3.5	4.7	−3.4	0.3	0.70	1, 237	0.40	−0.12
エンドポイント時の変化[e]	−2.2	4.8	−2.2	0.3	−3.0	5.0	−2.9	0.3	1.84	1, 313	0.18	−0.16
統制不能の敵意/興奮												
基準値	7.1	2.9	7.1	0.2	7.5	2.7	7.5	0.2	0.96	1, 334	0.33	
8 週時の変化[e]	−1.4	2.8	−1.6	0.2	−1.7	2.7	−1.5	0.2	0.36	1, 237	0.55	−0.10
エンドポイント時の変化[e]	−0.8	3.4	−1.0	0.2	−1.3	3.1	−1.1	0.2	0.24	1, 313	0.62	−0.14
不安/抑うつ												
基準値	10.6	3.4	10.6	0.3	10.9	3.4	10.9	0.3	0.60	1, 334	0.44	
8 週時の変化[e]	−2.5	3.6	−2.8	0.3	−2.2	3.4	−1.9	0.2	5.67	1, 237	0.02	0.09
エンドポイント時の変化[e]	−2.3	3.7	−2.2	0.2	−2.3	3.5	−2.1	0.2	0.29	1, 313	0.59	<−0.01

a：8 週時とエンドポイント時の総スコアと factor スコアの有意な変化（F = 2.67, df = 8, 226, p<0.009）
b：N = 183　基準時，134　8 週時，175　エンドポイント時
c：N = 186　基準時，144　8 週時，181　エンドポイント時
d：基準値の治療間の差異，p 値は治療，試験者，年齢，年齢[2] の covariance（ANOVA）の解析から得た．8 週時とエンドポイント時の変化の治療間の差を調べるために p 値は治療，試験者，年齢，基準スコア，年齢[2]，年齢 による ANOVA から計算した．
e：両グループの基準値のすべての変動が有意であった（p<0.01, paired T tests）

害事象を稀なもので，例外的事象であるとも言ってはならないとしている。

以上，risperidone 2〜6mg/日は olanzapine 5〜20mg/日とともに優れた効果と安全性を示しているが，PANSS にみる陽性症状評価尺度で有意差をもって risperidone が優れ，olanzapine 群に有意に優れる項目はなかった。また，EPS は両群に差がなく，体重増加は明らかに olanzapine 群に多く，意味のある健康障害をもたらす可能性を指摘している。なお，平均投与量はそれぞれ 4.8mg/日（SD1.2），12.4mg/日（SD4.6）であった。

4．NIMH の fund による risperidone と olanzapine の比較試験

Maryland の Conley が Janssen Pharma 社へ持ち込んで同社の Ramy Mahmoud と 2 人の名前で発表した risperidone と olanzapine の比較試験[10]の少し前の1999年に，Iowa 大学の Mental Health Clinical Research Center の Beng-Choon Ho らは米国の NIMH（National Institute of Mental Health）の Fund によって小規模ながら，とても面白い risperidone と olanzapine の効果比較の試験を報告している[14]。著者に当時 NIMH の Nancy Andreasen も入っており，製薬企業の関与していない独自の試験を実施して，世間を「あっ」と言わせたのである。

1997年6月26日から12月26日の6ヵ月間の試験

表11 Risperidone（N＝188）および olanzapine（N＝189）の比較試験で報告された重篤な有害事象（Conley と Mahmoud，2001[10]）

重篤な有害事象	risperidone 群（N＝15）	olanzapine 群（N＝22）
精神病	8	8
自殺企図	2	5
激越	3	3
抑うつ	3	3
不眠	3	2
幻覚	2	3
薬物乱用	0	3
心血管障害（全般）	0	3
胃腸障害	0	3
他の重篤な有害事象[a]	14	21
重篤な有害事象の合計	35	54

a 各群3名より少ない事象

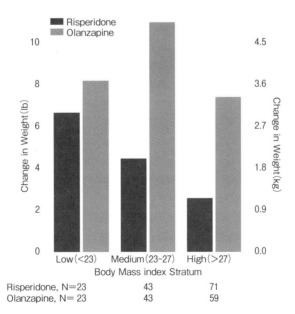

図6 Risperidone と olanzapine の被験者の8週時点での体重変化[a]（Conley と Mahmoud，2001[10]）
[a]体重（kg/m^2）の調整した高さ

表12 Hoらによるrisperidoneとolanzapineの比較試験における被験者の背景と退院時および追跡時の投与量について（Hoら，1999一部改変[14]）

項目	Olanzapine Group	Risperidone Group	Statistic t (df=40)	p
社会的背景				
症例数（内訳）[a]	21 (6/3/12)	21 (6/7/8)		
男性，数（％）	16 (76.2)	16 (76.2)		
教育，年	12.9 (2.06)	12.9 (2.50)	0.0	1.00
年齢	33.5 (10.6)	29.6 (10.4)	1.20	.24
初診時年齢	26.6 (10.1)	24.7 (8.8)	0.65	.52
基準精神病理スコア				
陰性症状次元	11.2 (4.5)	10.3 (3.2)	0.71	.48
精神病症状次元	5.5 (3.0)	6.5 (2.3)	−1.28	.21
解体症状次元	3.5 (2.8)	4.5 (3.3)	−1.01	.32
SANS/SAPS総スコア	20.2 (7.5)	21.3 (5.2)	−0.57	.57
BPRS総スコア	43.9 (13.5)	46.3 (10.1)	−0.65	.52
退院時抗精神病薬治療				
用量，mg/日	14.4 (4.8)	5.7 (1.7)		
治療期間（週）	4.3 (1.7)	3.6 (2.4)	1.18	.24
抗コリン薬使用，数（％）	0 (0)	6 (28.6)		.02[b]
追跡時抗精神病薬治療				
症例数	13	13		
用量，mg/日	13.8 (7.6)	4.5 (2.3)		
追跡期間（月）	5.2 (1.6)	5.2 (1.5)	−0.13[c]	.90
抗コリン薬使用，数（％）	1 (7.7)	5 (38.5)		.16[b]

数値は平均値と標準誤差
SAPS：Scale for the Assessment of Positive Symptoms
a：内訳：neuroleptic naive/none compliance/medication with drawn
b：Fisher extract test（2-tailed）
c：df=22

　で，Iowa大学のMental Health Clinical Research Centerに入院中で，抗精神病薬を服用したことのない患者か，初回エピソードで入院前に抗精神病薬を中止したか，PET研究のために離脱している患者42名を対象としている。
　試験の方法は，普段の日常臨床で行っている形で担当精神科医がrisperidoneかolanzapineを自分の判断で選び，用量も日常の診療通りに投与している。被験者の背景は表12に示したように，評価尺度はSANS，SAPS，BPRSが用いられており，精神病理スコアは陰性症状次元，精神病症状次元（陽性症状），解体症状次元の三次元としている。EPSはSimpson-Angus ScaleとBarnes Akathisia Scaleが用いられている。

　退院時のolanzapineの用量は14.4±4.8mg/日，risperidoneの用量は5.7±1.7mg/日で，EPSのために用いた抗コリン薬はrisperidone群で6名（28.6%）で有意差がついている（p=0.02）。6ヵ月後の追跡時点ではolanzapine 13.8±7.6mg/日，risperidone 4.5±2.3mg/日となり，抗コリン薬の使用は1名と5名で有意差がなくなっている。なお，6ヵ月後の追跡時には当初から参加したうちの22名（9名olanzapine群，13名risperidone群）となり，これに同様な方式で治療を実施してきた6名（5 olanzapine，1 risperidone）を加えて28名としたが，2名がクライテリアに合わず，26名が最終的評価対象となっている。
　被験者は約4週間で退院しているが，その時の

表13 Risperidone と olanzapine の退院時の群内平均差異および効果上の差異[a]（Ho ら，1999[14]）

スコア	Olanzapine Group Mean Difference (SE)	t (p)[b]	Risperidone Group Mean Difference (SE)	t (p)[b]	抗精神病薬の タイプの効果 F (p)[c]
症状スコア					
陰性症状次元	−2.8 (0.76)	−3.66 (.002)	−1.8 (0.61)	−2.96 (.008)	0.5 (.49)
精神病症状次元	−1.3 (0.55)	−2.33 (.03)	−1.9 (0.53)	−3.57 (.002)	0.1 (.82)
解体症状次元	−1.8 (0.68)	−2.58 (.02)	−2.1 (0.77)	−2.79 (.01)	0.2 (.67)
SANS/SAPS 総スコア	−5.8 (1.58)	−3.67 (.002)	−5.9 (1.46)	−4.01 (.0007)	0.2 (.69)
BPRS 総スコア	−9.0 (2.91)	−3.11 (.006)	−6.5 (2.47)	−2.62 (.02)	2.3 (.14)
GAS スコア	8.9 (2.18)	4.06 (.0006)	6.2 (1.40)	4.44 (.0002)	3.1 (.09)
錐体外路系副作用スコア		S (p)[d]		S (p)[d]	F Value Using Ranked Data (p)[e]
	0 (0.19)	0 (1.00)	0.4 (.56)	10 (.36)	1.08 (.31)
	−0.1 (0.15)	−1.51 (.75)	0.6 (.20)	28.5 (.009)	14.6 (.001)

a 基準値と退院時の差異　　GAS = Global Assessment Scale
b df = 20
c df = 1.41
d Wilkoxon signed rank test
e df = 1.35

成績を表13に示した。症状と GAS スコアは両群とも有意に改善し，パーキンソニズム副作用は有意の悪化はみていない。一方，追跡時の成績は表14に示したように，陰性症状は両群で改善しているが基準値に比して有意差は認めていない。精神病症状次元と解体症状次元では，risperidone 群に有意の改善を認め，olanzapine 群に解体症状次元の有意の改善を認めていない。全体に症状の改善度は risperidone 群に有意差が大きい。

以上の成績を群間比較すると，精神病症状の改善では risperidone 群が olanzapine 群より有意に大きかった。そして，陰性症状，解体症状，SANS/SAPS 総スコア，GAS スコアでは両群に差を認めていない。

結論としては，risperidone と olanzapine は急性期治療において，等しく優れた効果を示すが，6ヵ月の時点では risperidone が精神病症状に対してより効果的であった。そして，risperidone の使用量を 6mg/日以下にすればパーキンソニアン副作用は olanzapine とほぼ同等の率になるとしている。

本試験は，米国 Eli Lilly 社による Tran らの両薬の比較試験が，risperidone の至適用量が 4〜8 mg/日であるとの報告や 2〜6mg/日では EPS が低率になるとの報告を無視して 12mg/日までの用量を用いたこと，一次性効果解析に 1-tailed statistical test が用いられ，さらに多くの比較に補正を行っていないなど，いくつかの批判が Journal of Clinical Psychopharmacology 誌に寄せられていることなどから，企業色のない比較試験をとの意図のもとに NIMH の Fund で Andreasen の指導のもとに行われたのである。

5．Olanzapine と risperidone の比較試験のまとめ
1995年前後の米国では，risperidone が1994年に上市されて日の出の勢いにあり，満を持して開発した olanzapine が1996年に上市されて，両雄が相まみえた時期であった。まず先行する risperidone に追いつき，追い越せと米国 Eli Lilly 社側が Tollefson の強引とも思える試験を仕掛け，満足すべき結果が得られて，olanzapine の優位性を示した。この試験に対しては，早速，Schoolar[34]，Gheuens[13]，Kasper と Kufferle[17] の批判が寄せられ，その都度 Tollefson と Tran が返しているが[37]，それをみて risperidone 派の Conley が Janssen Pharma 社へ話を持ち込み，今度は risperidone の優位性

表14 Risperidoneとolanzapineの追跡時の群内平均差異および効果上の差異[a] (Hoら, 1999[14])

評価尺度	Olanzapine Group (N＝13) Mean Difference (SE)	t (p)[b]	Risperidone Group (N＝13) Mean Difference (SE)	t (p)[b]	Effect of Neuroleptic Type F (p)[c]
症状スコア					
陰性症状次元	−1.5 (0.94)	−1.63 (.13)	−1.5 (1.18)	−1.30 (.22)	0.04 (.84)
精神病症状次元	−1.4 (0.50)	−2.77 (.02)	−3.9 (0.64)	−6.18 (.0001)	5.0 (.03)
解体症状次元	−0.8 (0.70)	−1.10 (.29)	−3.2 (1.10)	−2.86 (.01)	0.9 (.36)
SANS/SAPS総スコア	−3.7 (1.23)	−3.00 (.01)	−8.6 (2.39)	−3.60 (.004)	1.1 (.30)
GASスコア	8.8 (4.01)	2.19 (.05)	13.9 (2.43)	5.72 (.0001)	0.4 (.52)
Quality of lifeスコア		S (p)[d]		S (p)[d]	F Value Using Ranked Data (p)
職業上の障害	−0.5 (0.43)	−2 (.50)	0.5 (0.27)	5 (.13)	3.9 (.06)
財政上の依存度	0.7 (0.27)	14.5 (.05)	0.7 (0.26)	15 (.05)	0.5 (.49)[e]
家事遂行上の障害	−0.7 (0.24)	−10.5 (.03)	−0.6 (0.40)	−8 (.27)	0.01 (.91)
対人関係障害					
対家族	−0.01 (0.27)	1 (.93)	−0.4 (0.20)	−9.5 (.13)	1.3 (.27)
対友人	−0.4 (0.29)	−10.5 (.26)	−0.2 (0.25)	−2 (.50)	0.8 (.37)
リクリエーション活動の享受	−0.8 (0.36)	−16 (.06)	−0.3 (0.38)	−6 (.55)	0.1 (.77)
満足度	−0.5 (0.22)	−14 (.06)	−0.8 (0.30)	−15 (.05)	0.2 (.67)
全般的社会心理的機能	−0.7 (0.31)	−11.5 (.08)	−1.15 (0.22)	−33 (.01)	1.5 (.24)

a　基準値と追跡時の差異　　GAS = Global Assessment Scale
b　df = 12
c　df = 1.25
d　Wilcoxon signed rank test
e　df = 1.23

を示すデータを報告した．当時はolanzapineによる体重増加，Ⅱ型糖尿病，ケトアシドーシスなどの問題が提起されかけていた時代であったが，Tranらの報告では体重増加についてはあっさりと短く書き，考察も加えていないのに対して，ConleyとMahmoudの報告ではかなりのスペースを割いてことの重大性を指摘している．この時には，すでにWirshingら[40]による新たに発生したolanzapineによる糖尿病の報告がされていた．

一方，この2つの試験の合間にあって，Iowa大学のHoらはNIMHのFundで企業色のない独自の試験を実施し，世間を唸らせたものである．この成績は日常の臨床場面での適切な治療から出たもので，小規模でオープンラベルのものとの批判はあるにしても納得しうるものであった．筆者はolanzapineもrisperidoneもともに優劣のつかない優れた第二世代抗精神病薬であり，それぞれの特徴を正確に把握して処方していくべきものと考えている．

Ⅵ．おわりに

Chakrabartiの卓越した発想から困難といわれた無顆粒球症を生じないで可能な限りclozapineの優れた臨床効果を引き出したolanzapineが合成された．1982年のことである．非臨床試験では，合成された地Windlesham, SurreyでNicholas Mooreらの薬理学的試験が矢継ぎ早に報告されたが，その陰では絶対に無顆粒球症を出してはならないと懸命の安全性試験が行われていたと考えられる．このolanzapineにして当時，日の出の勢いにあったrisperidoneを筆頭とするSDAが活躍する中で，米国Eli Lilly社もsertindoleとの秤にかけるという迷いもあったが，olanzapineに的

を絞ってからの開発は一瀉千里であった。Bymasterらは MARTA と呼ばれる基礎的試験の総決算を『臨床精神薬理』に掲載し，日本の精神科医の心を捉えた。なお，ここで書きたかった sertindole の開発物語も挿入させてもらって非常にありがたかった。

本稿では Chakrabarti らの olanzapine 発見物語が書けて勉強になったうえに，Moore や Bymaster の基礎的試験を読むことができた。臨床開発に入ってからの Tollefson の力量は絶大で，Tran をして risperidone との比較試験を書かしめた。参考までに Janssen 社側の Conley らの試験と中立的な Andreasen の指導による Ho らの比較試験もかなり詳しく紹介することになり，それぞれ勉強になった。今回は olanzapine の光の部分のみを取り上げたが，臨床試験の中に顔を出す「過度の食欲」と「体重増加」がその後問題となってくる。いずれこの続きを書かねばならない。

§48は，いよいよわが国における olanzapine の開発物語である。

文　献

1) Beasley, Jr. C.M., Hamilton, S.H., Crawford, A.M. et al. : Olanzapine versus haloperidol : acute phase results of the international double-blind olanzapine trial. Eur. Neuropsychopharmacol., 7 : 125-137, 1997.
2) Beasley, Jr. C.M., Sanger, T., Satterlee, W. et al. : Olanzapine versus placebo : results of a double-blind, fixed-dose olanzapine trial. Psychopharmacology, 124 : 159-167, 1996.
3) Beasley, C.M.J., Tollefson, G., Tran, P. et al : Olanzapine versus placebo and haloperidol : acute phase results of North American double-blind olanzapine trial. Neuropsychopharmacology, 14 : 111-123, 1996.
4) Bhana, N., Foster, R.H., Olney, R. et al. : Olanzapine. An updated review of its use in the management of schizophrenia. Drugs, 61 : 111-161, 2001.
5) Bymaster, F.P., Calligaro, D.O., Falcone, J. F. et al. : Radioreceptor binding profile of the atypical antipsychotic olanzapine. Neuropsychopharmacology, 14 : 87-96, 1996.
6) Bymaster, F.P., Hemrick-Luecke, S.K., Perry, K.W. et al. : Neurochemical evidence for antagonism by olanzapine of dopamine, serotonin, alpha$_1$-adrenergic and muscarinic receptors in vivo in rats. Psychopharmacology, 124: 87-94, 1996.
7) Bymaster, F.P. : In vitro and in vivo biochemistry of olanzapine. J. Clin. Psychiatry Monograph, 15 : 10-12, 1997.
8) Bymaster, F.P., Moore, N.A., 中澤隆弘：MARTA系抗精神病薬 olanzapine の薬理学的基礎．臨床精神薬理，2：885-911, 1999.
9) Chakrabarti, J.K., Horsman, L., Hotten, T.M. et al. : 4-piperazinyl-10H-thieno[2,3-b][1,5]benzodiazepines as potential neuroleptics. J. Med. Chem., 23 : 878-884, 1980.
10) Conley, R. R., Mahmoud, R. : A randomized double-blind study of risperidone and olanzapine in the treatment of schizophrenia or schizoaffective disorder. Am. J. Psychiatry, 158 : 765-774, 2001.
11) Davis, K.L., Kahn, R.S.K., Ko, G. : Dopamine in schizophrenia : a review and reconceptualization [see comments]. Am. J. Psychiatry, 148 : 1474-1486, 1991.
12) Fischer, V., Haar, J. A., Greiner, L. et al. : Possible role of free radical formation in clozapine (Clozaril)-induced agranulocytosis. Mol. Pharmacol., 40 : 846-853, 1991.
13) Gheuens, J., Grebb, J.A. : Comments on article by Tran and Colleagues, Double-blind comparison of olanzapine versus risperidone in treatment of schizophrenia and other psychotic disorders [Letter]. J. Clin. Psychopharmacol., 18 : 176-179, 1998.
14) Ho, B-C, Miller, D., Nopoulos, P. et al. : A comparative effectiveness study of risperidone and olanzapine in the treatment of schizophrenia. J. Clin. Psychiatry, 60 : 658-663, 1999.
15) 稲垣 中：第2世代抗精神病薬 vs 低用量ハロペリドール：臨床効果の比較．臨床精神医学，34：417-425, 2005.
16) Karamatskos, E., Lambert, M., Mulert, C. et al. : Drug safety and efficacy evaluation of sertindole for schizophrenia. Expert Opin. Drug Saf., 11 : 1047-1062, 2012.
17) Kasper, S., Kufferle, B. : Comments on article by Tran and Colleagues, Double-blind comparison of olanzapine versus risperidone in treatment of schizophrenia and other psychotic dis-

orders [Letter]. J. Clin. Psychopharmacol., 18 : 353-354, 1998.
18) Kleinberg, D. L., Davis, J. M., de Coster, R. et al. : Prolactin levels and adverse events in patients treated with risperidone. J. Clin. Psychopharmacol., 19 : 57-61, 1999.
19) Leucht, S., Cipriani, A., Spineli, L. et al. : Comparative efficacy and tolerability of 15 antipsychotic drugs in schizophrenia : a multiple-treatments meta-analysis. Lancet, 382 : 951-962, 2013.
20) Moore, N.A., Tye, N.C., Axton, M.S. et al. : The behavioral pharmacology of olanzapine a novel 'atypical' antipsychotic agent. J. Pharmacol. Exp. Ther., 262 : 545-551, 1992.
21) Moore, N.A., Calligaro, D.O., Wong, D. T. et al. : The pharmacology of olanzapine and other new antipsychotic agents. Curr. Opin. Invest. Drugs, 2 : 281-293, 1993.
22) Moore, N.A., Leander, J.D., Benvenga, M.J. et al. : Behavioral pharmacology of olanzapine: a novel antipsychotic drug. J. Clin. Psychiatry, 58 (suppl. 10) : 37-44, 1997.
23) Moore, N.A., Rees, G., Sanger, G. et al.: Effect of olanzapine and other antipsychotic agents on responding maintained by a conflict schedule. Behav. Pharmacol., 5 : 196-202, 1994.
24) 村崎光邦：Duloxetine 登場．臨床精神薬理，13：435-462, 2010.
25) 村崎光邦：SNRI の開発物語―その２．波瀾万丈の末に世界制覇に成功した duloxetine の開発物語：前編　海外での開発の経緯．臨床精神薬理，17：915-924, 2014.
26) 村崎光邦：SNRI の開発物語―その３．波瀾万丈の末に世界制覇に成功した duloxetine の開発物語：中編　わが国での開発　その１．臨床精神薬理，17：1057-1072, 2014.
27) 村崎光邦：SNRI の開発物語―その４．波瀾万丈の末に世界制覇に成功した duloxetine の開発物語：後編　試行錯誤の末に大成功したわが国での開発の経緯．臨床精神薬理，17：1199-1216, 2014.
28) Schmutz, J. : Neuroleptic piperazinyl-dibenzoazepine, Chemistry and structure-activity relationship. Arsneim. Forsch., 25 : 712-720, 1975.
29) 村崎光邦：1990年代の新しい向精神薬一覧．In 神経精神薬理1990, 第17回国際神経精神薬理学会議（CINP）の話題を中心に（神経精神薬理編集委員会 編），pp. 211-244, 星和書店，東京，1991.
30) 村崎光邦：わが国で陽の目を見なかった３つの benzamide 系抗精神病薬．臨床精神薬理，15：849-864, 2012.
31) 村崎光邦：悲運の大本命 fluperlapine にまつわる物語―その 2. Fluperlapine 物語：スイスとフランスの思い出をまじえて―．臨床精神薬理，16：295-302, 2013.
32) 村崎光邦：Olanzapine の基礎と臨床．臨床精神薬理，4：957-996, 2001.
33) Perregaard, J., Arnt, J., Bøgesø, K.P. et al. : Non-cataleptogenic, centrally acting dopamin D_2 and serotonin $5-HT_2$ antagonists within a series of 3-substituted 1-(4-fluorophenyl)-1H-indoles. J. Med. Chem., 35 : 1092-1101, 1992.
34) Schoolor, N.R. : Comments on article by Tran and Colleagues, Double-blind comparison of olanzapine versus risperidone in treatment of schizophrenia and other psychotic disorders [Letter]. J. Clin. Psychopharmacol., 18 : 174-176, 1998.
35) 塩野義製薬株式会社資料
36) Tollefson, G.D., Beasley, C.M.Jr., Tran, P.V. et al. : Olanzapine versus haloperidol in the treatment of schizophrenia and schizoaffective and schizophreniform disorders : results of an international collaborative trial. Am. J. Psychiatry, 154 : 457-465, 1997.
37) Tollefson, G.D., Tran, P.V. : Comments on article by Tran and Colleagues, Double-blind comparison of olanzapine versus risperidone in treatment of schizophrenia and other psychotic disorders [reply letter]. J. Clin. Psychopharmacol., 8 : 175-176; 177-178 ; 354-355, 1998.
38) Tran, P.V., Hamilton, S.E, Kuntz, A.J. et al. : Double-blind comparison of olanzapine versus risperidone in the treatment of schizophrenia and other psychotic disorders [see comments]. J. Clin. Psychopharmacol., 17 : 407-418, 1997.
39) WHO Pharmaceutical News Letter 1998, No.03 & 04 : Regulatory actions : Sertindole-approval aplication withdrawn.
40) Wirshing, D.A., Spellberg, B.J., Erhart, S.M. et al. : Novel antipsychotics and new onset diabetes. Biol. Psychiatry, 44 : 778-783, 1998.
41) 山口高史，中澤隆弘，Bymaster, F.P. : Multi-Acting Receptor Targeted Antipsychotic (MARTA) とは― olanzapine の薬理特性と臨床効果．臨床精神薬理，4：919-930, 2001.

§48

第二世代抗精神病薬の開発物語

――大 olanzapine の登場　その２：わが国での olanzapine の開発物語――

Ⅰ．はじめに

いよいよわが国での olanzapine の臨床開発が1991年7月の第Ⅰ相試験をもって始まった。筆者が olanzapine のことを初めて知ったのは，この第Ⅰ相試験の終盤の頃か，1991年の秋に海外での学会に参加したさい，工藤義雄，斉藤正己，中嶋照夫の3先生と御一緒し，今 benzodiazepine 系の抗精神病薬の第Ⅰ相試験を実施しているが，起立性低血圧によるものか，倒れる被験者が多いと話されているのを小耳にはさんだ時である。1990年の京都での CINP で発表されたすべての向精神薬を時の抄録集から拾い出してまとめた筆者の報告には，serotonin-dopamine antagonist（SDA）としては risperidone や sertindole は出ているが，1982年合成の olanzapine はまだ姿を見せていない。その謎解きは§47に述べた[12]。

Benzodiazepine 系抗精神病薬といえば，まずは clozapine であるが，その流れを汲む最初の抗精神病薬の登場であり，まず筆者が思ったのは SDA に次ぐ新しい時代の始まりであり，その第Ⅰ相試験を自分の手で実施したかったというのが本音でもあった。

本稿では，その olanzapine のわが国での開発物語を書いていく。

Ⅱ．わが国での olanzapine の臨床試験始まる

1．第Ⅰ相試験

Olanzapine の第Ⅰ相試験については，黒河内寛奈良県立医科大学薬理学教授の助言のもと，工藤義雄，西村健，川北幸男，斉藤正己，中嶋照夫ら関西の重鎮を網羅した第Ⅰ相試験検討委員会が開かれ，実施計画書が作成されている[10]。このものものしさは olanzapine への期待の現われととれる。

まず，単回投与試験と反復投与試験は京都の高折病院にて1991年7～10月に実施され，追加の反復投与試験は1992年4～5月九州臨床薬理研究所で工藤らが実施している。

投与スケジュールは，5 step の単回投与試験（表1）と 4mg 朝食後3日間という反復投与試験が実施されたが，単回投与時，4mg，6mg の高用量で各1名の起立性低血圧がみられ，エホチール®5mg 錠の投与が必要であったことと，4mg の反復投与試験が5名中2名で起立性低血圧のため脱落となっている。以上から，後に反復投与時の安全性が確認されていないとの判断のもとに，1mg と2.5mg の3日間反復投与試験が追加された経緯がある。

臨床観察で，眠気，頭がぼんやりする，めま

表1 Olanzapineの第Ⅰ相試験における投与スケジュール（単回投与試験）（工藤ら，1998[10]）

被験者 No.	年齢 (歳)	体重 (kg)	身長 (cm)	投与量 (mg) step Ⅰ	step Ⅱ	step Ⅲ	step Ⅳ	step Ⅴ
A	22	61.5	172.2	1	2	-	-	-
B	26	55.5	179.5	0.5	2	-	-	-
C	22	60.0	165.1	placebo	placebo	-	-	-
D	24	64.5	171.2	0.5	placebo	-	-	-
E	23	64.5	168.4	1	2	-	-	-
F	21	64.0	173.1	placebo	2	-	-	-
G	21	60.0	172.3	-	2	-	-	-
H	28	61.0	170.9	-	-	4	placebo	-
I	21	66.0	178.1	-	-	placebo	6	-
J	22	58.5	172.3	-	-	4	6	-
K	21	59.0	170.0	-	-	placebo	6	-
L	21	61.0	173.5	-	-	4	-	-
M	20	58.5	178.7	-	-	4	placebo	-
N	21	87.0	179.1	-	-	4	6	-
O	22	66.5	176.0	-	-	-	-	HPD 1mg
P	22	62.0	170.3	-	-	-	-	HPD 3mg
Q	25	60.0	157.4	-	-	-	-	HPD 1mg
R	25	62.0	175.5	-	-	-	-	HPD 1mg
S	21	69.5	176.0	-	-	-	-	HPD 3mg
T	20	60.0	171.1	-	-	-	-	HPD 3mg

HPD：Haloperidol

い，頭痛，頭重などの中枢神経系症状と倦怠感，脱力感，疲労感などが用量依存的に認められ，haloperidol 3mg投与群に比較して，症状出現の種類，その程度とも重い傾向がみられている。Dopamine D_2 受容体遮断作用のhaloperidolに比して MARTA（multi acting receptor targeted antipsychotic）と呼ばれる多受容体作用型は健常被験者には体にこたえるのかもしれない。なお，本試験で採用された用量では，両投与群とも錐体外路症状（EPS）は認められていない。

抗精神病薬の第Ⅰ相試験で最も鋭敏な反応がみられた血中prolactin値は図1と2のように，4mg，6mgではhaloperidol 3mgとともに正常域を超えている。反復投与時は4mg群，2.5mg群とも10 ng/mlを越えており，2日目の測定値がないため，3日間の反復投与による血中prolactin値の上昇パターンが明らかにされていない。

心理作業検査では，tapping test, flicker fusion test, line drawing, Müller-Lyer illusion test, State-Trait Anxiety Inventory（STAI）などが測定されているが，最も有意義な情報を与えてくれる内田・クレペリン精神作業検査が実施されていない。

なお，薬物動態学的検査も実施されているが，当時は血中濃度や尿中排泄などの測定技術が十分でなく，正確な薬物動態学的パラメータの算出がされておらず，半減期（$t_{1/2}$）は30時間前後とされている。後に，天本ら[1]が九州臨床薬理研究所にて1994年6月8日から1995年7月3日にかけて，健常成人男子志願者を対象に2.5mgと5mgの錠剤とカプセル剤を用いた製剤間の生物学的同等性試験の中で詳細な検査を実施しており，図3にみるような成績が得られている。なお，カプセル5mgと錠剤5mgとの同等性が確認されている。参考までに海外での薬物動態パラメータの成績をあげておく（図4）[2]。

Olanzapineの最初の単回・反復両投与試験でolanzapineの健常男子被験者に与える影響につい

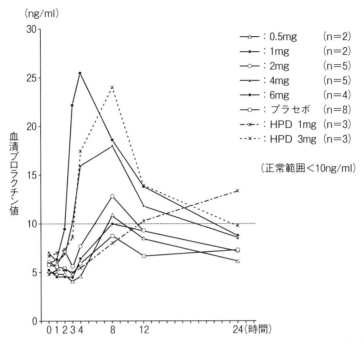

図1 LY 0.5mg, 1mg, 2mg, 4mg, 6mg および HPD 1mg, 3mg を単回投与したときの血清プロラクチン値の推移（工藤ら，1998[10]）
LY：olanzapine, HPD：haloperidol

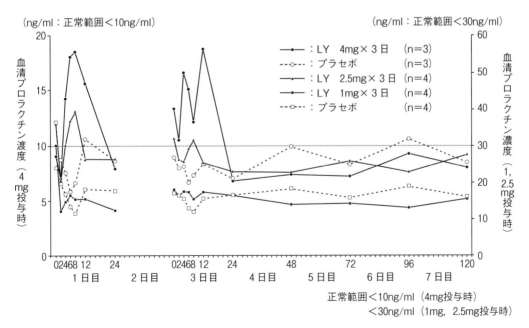

図2 LY 1mg, 2.5mg および 4mg を連続投与した時の血清プロラクチン値（ng/ml）の推移（工藤ら，1998[10]）
LY：olanzapine

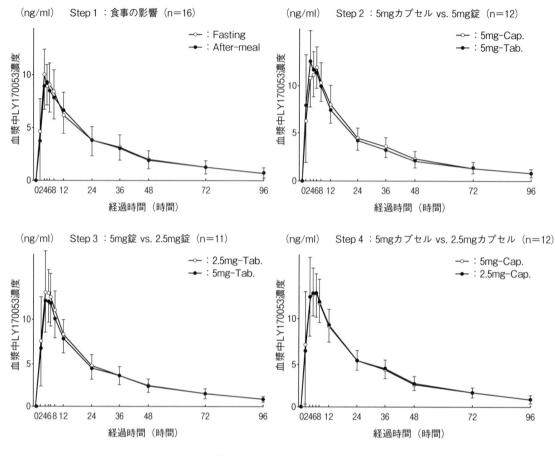

図3 血漿中LY170053濃度の時間的推移（平均値±S.D.）（天本ら，1998[1]）

て，4mgの反復投与試験で2名が起立性低血圧を呈して脱落しており，安全性が担保されていない。筆者らが実施したrisperidoneの反復投与試験は7日間の投与であり，十分な血中prolactin値や精神作業機能への検索がなされているのに比べて，3日間の反復投与試験である本第Ⅰ相試験の成績には不安を抱いていた。したがって，第Ⅱ相試験のプロトコル作成委員会で筆者はより低用量での反復投与試験を追加して安全性を確認しておく必要がある旨主張し，1mgと2.5mgの2用量の反復投与試験が追加実施されることになったという経緯があり，そのために，第Ⅱ相試験の実施が6ヵ月遅れてしまった。しかし，期待の星olanzapineの第Ⅰ相試験は追加の反復投与試験のおかげで，引き締まったものになったと確信している。こうして安心して前期第Ⅱ相試験へ進む態勢は整ったのである。

2．前期第Ⅱ相試験―探索的試験

いよいよ統合失調症患者を対象とする前期第Ⅱ相試験が1992年から1993年にかけて始められた[6]。81名を対象とし，1〜2.5mgから開始して12.5mg/日を最高用量とする8週間の試験で4週間の延長を可能とした。主要評価は最終全般改善度（final global improvement rating：FGIR）とBrief Psychiatric Rating Scale（BPRS）での評価をも実施した。

患者背景は，破瓜型が56.8％，罹病期間18.1（±11.9）年で，慢性例が56.8％を占めている。

FGIRは表2にみるように「中等度改善」以上で59.3％，「軽度改善」以上で86.4％と高い改善度が得られた。BPRSでも6クラスター別の週別

オランザピン錠 5mg 単回投与時の薬物動態パラメータ（食事の影響）

投与量/投与条件	T$_{max}$ (hr)	C$_{max}$ (ng/mL)	t$_{1/2}$ (hr)	AUC$_{0-96}$ (ng・hr/mL)
5mg/空腹時	4.8 ± 1.2	10.5 ± 2.2	28.5 ± 6.1	279 ± 86.6
5mg/食後	4.6 ± 1.4	10.3 ± 2.1	31.8 ± 8.1	279 ± 87.1

（平均値 ± 標準偏差）

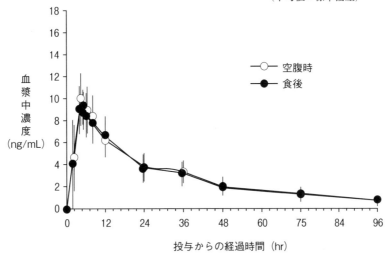

図4　Olanzapine 5mg 単回投与時の血漿中濃度推移（食事の影響）
（Callaghan ら，1999[2]，ジプレキサのインタビューフォームから引用）

表2　Olanzapine の前期第Ⅱ相試験における最終全般改善度（Ishigooka ら，2001[6]）

著明改善	中等度改善	軽度改善	不変	軽度悪化	中等度悪化	著明悪化	判定不能	合計
12 (14.8)	36 (44.4)	22 (27.2)	5 (6.2)	2 (2.5)	2 (2.5)	2 (2.5)	0	81

48 (59.3)
(95% CI = 47.8, 70.1)

70 (86.4)　　　　　　　　　　　　6 (7.4)
(95% CI = 77.0, 93.0)　　　　　　(95% CI = 2.8, 15.4)

（ ）：%

推移を図5に示したが，全クラスターで改善が得られている．

安全性で3%以上の有害事象を表3に示したが，不眠の24.7%と体重増加17.3%の高いことが目立ち，一方，EPS は低率で6.2%（振戦6.2%，筋強剛3.7%，アカシジア2.5%）であった．10%以上の体重増加が7.6%に上っている．なお，臨床検査値で目についたのは，高 prolactin 値24.3%，中性脂肪20.4%の2項目であった．Prolactin 値は開始時の 122.5 ± 124.06% URL から 96.42 ± 71.78% URL へ正常化の方向へ低下した数値である．

用量については，平均投与量 7.9 ± 2.8mg/日，最頻投与量 9.4 ± 3.6mg/日，最終投与量 9.6 ± 3.6mg/日，最大投与量は 9.9 ± 3.3mg/日であった．

抗パーキンソン薬の使用については，試験開始前に66.7%の症例が併用されていたのに対して，1〜8週のうちに13.6%へ減少しており，olanzapine の EPS 惹起作用が前薬に比べて弱いことを示している．

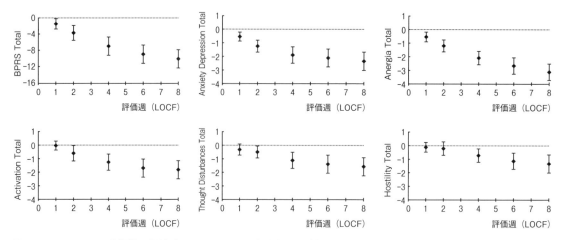

図5 Olanzapineの前期第Ⅱ相試験におけるBPRS合計点および各クラスター別合計点の週別平均変化量（Ishigookaら，2001[6]）

表3 Olanzapineの前期第Ⅱ相試験における有害事象（3%以上）（Ishigookaら，2001[6]）

事象	解析対象例 (n=81) 症例数	%
1つ以上の有害事象を認めた患者	48	59.3
有害事象を認めなかった患者	33	40.7
不眠	20	24.7
体重増加	14	17.3
興奮	12	14.8
眠気	12	14.8
不安	10	12.3
体重減少	7	8.6
倦怠感	6	7.4
振戦	5	6.2
食欲低下	4	4.9
発汗	4	4.9
発熱	4	4.9
頻脈	4	4.9
便秘	4	4.9
脱力	4	4.9
うつ状態	4	4.9
筋強剛	3	3.7
口渇	3	3.7
血圧低下	3	3.7

以上の成績から，olanzapineは優れた抗精神病作用を発揮し，EPS惹起作用・prolactin上昇作用の極めて弱い非定型抗精神病薬であることが示唆されている。なお，短期の試験にしては，体重増加の多い点と中性脂肪の上昇は留意すべきものであった。

3．後期第Ⅱ相試験―用量反応試験

前期第Ⅱ相試験に引き続いて，三浦貞則総括医師のもと，1993年から1995年にかけて156名の統合失調症患者を対象として全国レベルで実施された。2.5～5.0mg/日から開始し最大15mg/日までの8週間の試験である[7]。

主要評価項目はFGIRであり，他にGlobal Improvement Rating（GIR），BPRSを用いているが，本試験で初めてPositive and Negative Syndrome Scale（PANSS）が採用されている。当時，他の抗精神病薬の試験でPANSSが重要な評価項目となってきていた。本試験でのPANSSに関わるinter-rater reliabilityの研修については後に述べる。

156名の対象は平均罹病期間14.3年と相変わらず慢性例が多いが，BPRS総スコア49.72±12.2，PANSS総スコア91.67±21.12で，陽性症状スコア19.53，陰性症状スコア26.40と陰性症状のスコアの高い対象群であった。

FGIRは表4にみるように「中等度改善」以上58.3%，「軽度改善」以上79.5%と前期第Ⅱ相試験とほぼ同等の成績が得られている。BPRSでの6クラスター別のスコアの個別推移を図6に示したが，全クラスターで有意な改善が認められてい

表4 Olanzapineの後期第Ⅱ相試験における最終全般改善度 (Ishigookaら, 2000[7])

著明改善	中等度改善	軽度改善	不変	軽度悪化	中等度悪化	著明悪化	判定不能	合計
24 (15.4)	67 (42.9)	33 (21.2)	14 (9.0)	1 (0.6)	12 (7.7)	3 (1.9)	2 (1.3)	156

91 (58.3)
(95%CI=50.2, 66.2)

124 (79.5)
(95%CI=72.3, 85.5)

16 (10.3)
(95%CI=6.0, 16.1)

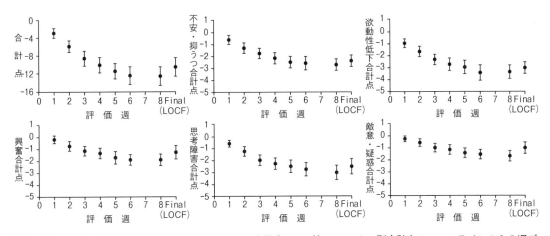

図6 Olanzapineの後期第Ⅱ相試験におけるBPRS合計点および各クラスター別合計点のベースラインからの週ごとの平均変化量 (Ishigookaら, 2000[7])

表5 Olanzapineの後期第Ⅱ相試験におけるPANSSスコアの変動 (Ishigookaら, 2000[7])

PANSSスコア	症例数	基準値 平均	SD	エンドポイント 平均	SD	変動 平均	SD	t検定	95%信頼区間 上限	下限	p値
合計スコア	119	91.67	21.12	73.52	23.48	−18.15	20.98	−9.44	−21.96	−14.34	<0.001
陽性症状尺度スコア	119	19.53	7.07	15.18	6.60	−4.35	6.74	−7.05	−5.58	−3.13	<0.001
陰性症状尺度スコア	119	26.40	7.53	21.24	7.65	−5.17	5.58	−10.10	−6.18	−4.16	<0.001
全般性精神病理尺度スコア	119	45.74	10.94	37.11	12.28	−8.63	10.83	−8.69	−10.60	−6.66	<0.001

SD:標準偏差, p値:Student's t の test による

る。とくに陰性症状に該当する欲動性低下の変化量の低下が目立っている。

今回初めて採用したPANSSのスコアの変動では表5のように,総スコア,陽性症状スコア,陰性症状スコア,全般的精神病理スコアとも有意の改善を認めている。

至適用量については,試験担当者の判断で15 mg/日が35.5%,12.5 mg/日が16.1%,10 mg/日が16.9%であった。15 mg/日を越える用量での試験の必要性が示唆されている。なお,前治療薬としてhaloperidolを使用していた症例19名からの試験担当者によるolanzapine対haloperidolの等価比は1.2±0.9 (1.2:1) であった。本試験での最頻投与量は9.6±2.5 mg/日,最終投与量は11.6±3.8 mg/日,最大投与量は12.4±3.4 mg/日であった。

安全性については,5%以上の有害事象を表6に示したが,ここでも体重増加が17.3%と高く,

表6 Olanzapine の後期第Ⅱ相試験における有害事象（5%以上）(Ishigooka ら, 2000[7])

事象	解析対象例 (n = 156) 症例数	%
1つ以上の有害事象を認めた患者	112	71.8
有害事象を認めなかった患者	44	28.2
不眠	35	22.4
体重増加	27	17.3
興奮	22	14.1
眠気	22	14.1
不安	17	10.9
倦怠感	17	10.9
頭痛・頭重	16	10.3
口渇	15	9.6
体重減少	15	9.6
めまい	13	8.3
便秘	13	8.3
アカシジア	10	6.4
振戦	9	5.8
動悸	8	5.1
血圧低下	8	5.1
脱力	8	5.1

10%以上の体重増加は4.9%に及んでいる。一方，EPSの低さが目立っている。今回用いた Abnormal Involuntary Movement Scale (AIMS) でみたスコアでも基準値（前治療薬で出現していた値）よりもエンドポイント時には全項目で低下しており，異常運動の重症度，それによる不能感および自覚度の合計で有意に減少している（p = 0.025）。

試験開始時抗パーキンソン薬服用者124名中67.7%が中止することができており，非服用者32名中3名のみが新たに服用している。

生化学的血液検査では，中性脂肪上昇18.3%，ALT 16.7%と高いのが目につく。

こうして，前・後期の第Ⅱ相試験を通してolanzapineの効果と安全性が確認され，haloperidolとの力価比も1.2対1とされて，次の第Ⅲ相試験へ歩を進めることになった。体重増加の率が高いものの，まずは順調な滑り出しであった。

4. Haloperidol との二重盲検比較試験

第二世代抗精神病薬の承認のための pivotal study はわが国では risperidone, perospirone, quetiapine の項で述べたように，1本は haloperidol で他は clocapramine か mosapramine との比較試験が要求されて実施されている。ところが，olanzapine に限っては，当時としては海外の豊富なエビデンス性の高い臨床試験の報告があり，海外での日常臨床でも処方数が多いこと，さらには全国精神障害者家族会連合会（全家連，当時）からの早期の承認を要望する声もあってか，haloperidol との比較試験1本が pivotal study となった[8]。

182名のエントリーのうち，174名が対象となり，破瓜型と残遺型が55.8%を占め，妄想型は28.2%で，10～20年の罹病歴が最も多いパターンは他の試験と同様であった。

Haloperidol との用量比は後期第Ⅱ相試験で算出した1.2対1とし，olanzapine は5～15mg/日，haloperidol は4～12mg/日とした。

主要評価項目はFGIRとし，副次評価項目としてBPRSとPANSSを用いた。なお，EPSの評価には Drug-Induced Extrapyramidal Symptom Scale (DIEPSS)[5] を用いている。

Olanzapine の平均投与量（±標準偏差）について，最頻投与量，最終投与量，最大投与量はそれぞれ10.31 ± 3.91mg/日，10.55 ± 3.78mg/日，10.86 ± 3.81mg/日であり，haloperidol はそれぞれ7.36 ± 3.03mg/日，8.00 ± 3.03mg/日，8.33 ± 2.98mg/日であった。

試験方法は，olanzapine 群5mgより開始し，適宜増減して1日最高15mgとし，haloperidol 群では4mgから開始し，12mgまでの範囲内で8週間とした。

FGIRは表7にみるように，「中等度改善」以上は44.4%対40.5%とolanzapine 群に高く，p値は0.051と有意傾向をもってolanzapineが優れており，非劣性検証が成立している。

PANSSおよびBPRSの各評価の一覧を表8に示した。有意差が認められたのは，PANSS 陰性評価尺度とBPRS欲動性低下で，他のすべての項目で数値的にはolanzapine 群が上回っていた。

試験完了例は，80.6%対66.3%とolanzapine 群に有意に多く（p = 0.021），有害事象あるいは異常検査値による脱落は7.5%対23.6%とhaloperidol

表7 Olanzapine と haloperidol との二重盲検比較試験における最終全般改善度（Ishigooka ら，2001[8]，ジプレキサのインタビューフォームの表を引用）

投与群	N	FGIR 評点								p 値[b]
		著明改善	中等度改善	軽度改善	不変	軽度悪化	中等度悪化	著明悪化	判定不能	
olanzapine	90	14 (15.6)	26 (28.9)	24 (26.7)	8 (8.9)	4 (4.4)	4 (4.4)	1 (1.1)	9 (10.0)	0.051
		40 (44.4)								
haloperidol	84	9 (10.7)	25 (29.8)	15 (17.9)	13 (15.5)	5 (6.0)	7 (8.3)	6 (7.1)	4 (4.8)	
		34 (40.5)								

中等度改善以上の割合（改善率）
信頼係数90%の信頼区間[a]
（−8%〜16%）

n (%)

[a] FGIR が中等度改善以上の割合について olanzapine から haloperidol を引いた差の信頼区間は正規近似から算出した。
[b] FGIR の分布の投与群間比較は判定不能例を除いて Wilcoxon 順位和検定を用いた。

表8 Olanzapine と haloperidol との二重盲検比較試験における PANSS と BPRS のエンドポイント時の変化量（Ishigooka ら，2001[8]）

評価尺度	Olanzapine (n=80)	Haloperidol (n=78)	Wilcoxon の検定 p 値
PANSS 合計スコア	−11.84 (17.42) [−8.0][†]	−7.94 (21.85) [−4.0]	0.091
PANSS 陽性症状スコア	−2.44 (5.37) [−1.0]	−1.29 (6.26) [0.0]	0.271
PANSS 陰性症状スコア	−3.76 (4.65) [−3.0]	−2.94 (5.65) [−1.0]	0.024
PANSS 全般性精神病理スコア	−5.64 (9.40) [−3.5]	−3.71 (11.77) [−1.5]	0.152
BPRS 合計スコア[§]	−7.62 (11.78) [−6.0]	−5.11 (13.44) [−3.0]	0.147
BPRS 不安，抑うつ合計スコア	−1.58 (3.27) [−1.0]	−0.86 (3.59) [0.0]	0.189
BPRS 欲動性低下合計スコア	−2.54 (2.86) [−2.0]	−2.21 (3.47) [−1.0]	0.042
BPRS 興奮合計スコア	−0.99 (3.27) [−1.0]	−0.25 (3.14) [0.0]	0.080
BPRS 思考障害合計スコア	−1.40 (3.02) [−1.0]	−1.15 (3.60) [0.0]	0.245
BPRS 敵意・疑惑合計スコア	−1.11 (2.37) [0.0]	−0.64 (2.53) [0.0]	0.592

† （ ）内標準偏差，［ ］内中央値
§ BPRS スコアのエンドポイント時の患者数：olanzapine 81名，haloperidol 80名

群に多かった。

安全性について，まず DIEPSS 合計点の変化量でみると，表9のように dystonia と dyskinesia 以外は olanzapine 群で有意に低下しており，試験開始時より改善している。他の有害事象については表10に示した。EPS に関わる項目ではすべて haloperidol 群に有意に多く，olanzapine 群に多かったのは体重増加の 11.1% 対 2.4%（p=0.022）であった。

以上の成績をまとめると，①FGIR で olanzapine は haloperidol に対して非劣性検証に成功し，②DIEPSS で測定した EPS に関しては olanzapine 群に惹起作用が弱く，むしろ改善を示しており，③PANSS による評価で陰性症状の改善に有意差を示し，④BPRS での評価で欲動性低下の改善に有意に優れる成績となった。こうして，olanzapine は haloperidol に比して効果と安全性に優れる抗精神病薬であることを証明したのである。

表9 Olanzapineとhaloperidolとの二重盲検比較試験における錐体外路症状のエンドポイント時の変化量（LOCF）（Ishigookaら，2001[8]）

DIEPSSスコア	Olanzapine（N=81）	Halopeddol（N=80）	Wilcoxonの検定p値*
合計	−0.90（2.00）†	0.50（3.00）	<0.001
Parkinsonism	−0.80（1.7）	0.30（2.50）	0.001
Akathisia	−0.10（0.50）	0.20（0.80）	0.001
Dystonia	0.00（0.20）	0.00（0.50）	0.489
Dyskinesia	0.00（0.30）	0.00（0.50）	0.539
全体重症度	−0.20（0.60）	0.10（0.90）	0.014

（　）内標準偏差，全スコアの中央値は0.00

表10 Olanzapineとhaloperidolとの二重盲検比較試験における有害事象（olanzapine群10%以上のものと有意差の認められたもの）（Ishigookaら，2001[8]）

事象	Olanzapine（N=90）	Haloperidol*（N=84）	Fisher検定p値
不眠	20.0§	47.6	<0.001
不安	17.8	25.0	0.164
興奮	16.7	17.9	0.497
アカシジア	11.1	33.3	<0.001
倦怠感	11.1	10.7	0.564
体重増加	11.1	2.4	0.022
眠気	10.0	7.1	0.346
振戦	6.7	29.8	<0.001
食欲低下	4.4	16.7	0.008
唾液増加	4.4	16.7	0.008
運動緩慢	2.2	19.0	<0.001
歩行異常	2.2	19.0	<0.001
悪心	2.2	10.7	0.022
体重減少	1.1	8.3	0.025

*：haloperidol群10%以上のものとして便秘と筋強剛各々16.7%，頭痛と胃部不快各々13.1%
§：%

5．わが国初の統合失調症対象のQOL評価

藤井らは外来通院患者29名（うち18名はデイケア通所中）を対象として，従来の投薬をolanzapine 5〜7.5mg/日から開始して5〜15mg/日までに切り換え，Heinrichら[4]によるQuality of Life Scale（QLS）を用いた24週（48/52週まで延長可能）の試験を1996年1月から1997年9月にかけて実施した[3]。藤井先生自らHeinrichらのQLSの研修のために町田のホテルまで来られて北里の精神科もこれに参加した。

QLS総得点およびすべてのQLSサブスケールで有意な改善が認められた（p≦0.005，表11）。興味あることは就業状況や異性とのデート状況が改善した症例もあったことである。入院回数はolanzapine投与前に比して顕著に減少した。Olanzapine投与前と24週後でBPRSの総得点と，「敵意－疑惑」の項を除くすべてのBPRSサブスコアで有意な改善が認められた（p≦0.028）。FGIRは，「中等度改善」以上が44.8%，「軽度改善」以上は75.9%に上っている。

EPSに関しては，DIEPSS総得点，概括重症度，パーキソニズム，アカシジアで有意な改善（p≦0.008）が認められている。

以上から，olanzapineによる長期治療は，精神

表11 QLSのベースラインから最終観察時までの平均変化量（24週，LOCF）（藤井ら，2000[3]）

	ベースライン			変化量		95%CI		p値[b]
	N[a]	平均値	SD	平均値	SD	下限	上限	
総得点	24	38.96	17.11	13.79	13.86	7.94	19.65	<.001
対人関係	24	12.79	7.42	3.38	4.44	1.50	5.25	0.001
役割遂行	24	5.33	5.37	2.96	4.32	1.13	4.78	0.003
精神内界の基礎	24	14.67	6.68	6.46	7.28	3.38	9.53	<.001
一般的所持品と活動	24	6.17	2.06	1.00	1.59	0.33	1.67	0.005

略語：QLS = Quality of Life Scale，LOCF = last observation carried forward，CI = 信頼区間，N = ベースライン評価および少なくとも1回のベースライン後評価のある例数
[a] 3例で投与後の評価がなく，併用薬違反のため2例の評価が除外された
[b] Studentの対応のあるt検定

表12 高齢者を含めたolanzapine長期投与試験における最終全般改善度（中根ら，2000[17]）

n（%）

年齢群	N	著明改善	中等度改善	軽度改善	不変	軽度悪化	中等度悪化	著明悪化	判定不能
非高齢者	48	5（10.4）	18（37.5）	13（27.1）	1（2.1）	3（6.3）	3（6.3）	2（4.2）	3（6.3）

23（47.9）
95%CI =（33.3, 62.8）

36（75.0）　　　　　　　　　　　8（16.7）
95%CI =（60.4, 86.4）　　　　　95%CI =（7.5, 30.2）

| 高齢者 | 41 | 1（2.4） | 20（48.8） | 9（22.0） | 5（12.2） | 0（0.0） | 0（0.0） | 3（7.3） | 3（7.3） |

21（51.2）
95%CI =（35.1, 67.1）

30（73.2）　　　　　　　　　　　3（7.3）
95%CI =（57.1, 85.8）　　　　　95%CI =（1.5, 19.9）

略語：CI = 信頼区間．

症状だけでなく，地域社会で生活している統合失調症患者のQOLや機能状態に好ましい作用のあることが明らかにされた。

なお，要注意の体重増加は27.6%にみられている。

6．2本の長期投与試験

1）九州地区での長期投与試験

65歳以上を41名含む89名の統合失調症を対象とする長期投与試験が1996年3月〜1998年6月にかけて九州全域にわたって実施され，これは貴重な試験である[17]。原則として24週以上とし，可能な場合は48/52週に及んだもので，haloperidol換算5mg/日までに減量して切り換え，高齢者2.5mg，非高齢者5mgから開始し，15mg/日までとした。

24週時のFGIRは「中等度改善」以上は非高齢者で47.9%，高齢者で51.2%と高い改善率が得られている（表12）。BPRS評価では，BPRS合計点，「不安-抑うつ」「欲動性障害」で両群に有意の改善がみられている。

概括安全度では，「副作用なし，臨床検査異常なし」または，「軽度の副作用，臨床検査異常あ

表13 Olanzapineの長期安全性試験における最終全般改善度（小椋ら，2001[18]）

	改善			不変	悪化			判定不能	合計
	著明	中等度	軽度		軽度	中等度	著明		
症例数(%)	16 (13.4)	40 (33.6)	24 (20.2)	13 (10.9)	9 (7.6)	8 (6.7)	2 (1.7)	7 (5.9)	119
		56 (47.1)	95%CI = 37.9 − 56.41						
		80 (67.2)	95%CI = 58.0 − 75.6		19 (16.0)	95%CI = 9.9 − 23.8			

略語：CI＝信頼区間．

表14 長期安全性試験におけるBPRSのクラスター別スコアの変化：最終観察時におけるベースラインからの平均変化量（24週，LOCF）（小椋ら，2001[18]）

クラスター	N	ベースライン 平均値	SD	最終観察時 平均値	SD	変化量 平均値	SD	95%CI 下限	上限	p値[a]
合計点	116	45.41	12.10	38.58	13.63	−6.84	11.04	−8.87	−4.81	<0.001
不安—抑うつ	116	9.60	4.23	7.82	3.88	−1.78	3.32	−2.40	−1.17	<0.001
欲動性低下	116	13.04	4.24	10.33	3.56	−2.72	3.19	−3.30	−2.13	<0.001
興奮	116	6.34	2.75	5.78	2.95	−0.55	2.27	−0.97	−0.13	0.010
思考障害	116	10.14	4.00	9.03	4.03	−1.10	2.91	−1.64	−0.57	<0.001
敵意—疑惑	116	6.29	2.82	5.61	2.95	−0.68	2.38	−1.12	−0.24	0.003

略語：CI＝信頼区間．
N＝ベースライン評価および少なくとも1回のベースライン後評価のある例数
[a] Studentの対応のあるt検定

るも投与継続」と判定された高齢者の割合は24週時77.8％，48/52週時73.9％であり，EPSをはじめ副作用の発現は低頻度で，抗パーキンソン薬の併用は治療開始前（非高齢者37.5％，高齢者68.3％）から半減したことは特筆される．なお，最も多かったのは非高齢者における体重増加（34.1％）で，高齢者では2.5％のみであった．

Olanzapineの投与量については，高齢者での最頻用量は25％近くが15mg/日であり，これが維持された高齢者は比較的多く，非高齢者と差はなかったが，一応，低用量から開始するなどの慎重な用量調節は考慮すべきとされている．

以上から，非高齢者，高齢者での長期投与における効果と安全性が確認されている．

2）全国で実施された長期安全性試験

もう1本は120名（うち80名入院患者）を対象とする全国的規模での試験で筆者も参加した[18]．6ヵ月以上最大12ヵ月とし，5mg/日から開始して15mg/日までの用量で，必要に応じ他の抗精神病薬との併用も可とされている．1996年6月〜1998年3月にかけて実施された．

6ヵ月時点でのFGIRは「中等度改善」以上が47.1％，「軽度改善」以上が67.2％と高く（表13），BPRSも表14にみるように，全項目で有意の改善が認められており，6週間の短期投与と同様な成績となっている．

DIEPSS合計点，AIMS不随意運動合計点でも試験開始前より有意に改善している．なお，副作用として10％以上のものは，不眠（20.2％），眠気（20.2％），体重増加（18.5％），アカシジア（17.6％），不安（14.3％），振戦（15.1％）および倦怠感（10.1％）であった．

臨床検査値異常で発現率10％以上は，中性脂肪，s-GPT，prolactin，CPRおよび総cholesterolであった．

以上，olanzapineを長期投与した場合，短期投与と同様な成績が得られ，また抗精神病薬を併用した場合でも十分に安全性と有効性が認められている．

表15 治療抵抗性統合失調症に対する olanzapine 長期投与試験時の最終全般改善度（小山ら，2001[9]）

n (%)

著明改善	中等度改善	軽度改善	不変	軽度悪化	中等度悪化	著明悪化	判定不能	合計
7 (35.0)	6 (30.0)	0 (0.0)	3 (15.0)	0 (0.0)	0 (0.0)	1 (5.0)	3 (15.0)	20

13 (65.0) ／ 1 (5.0)
95% CI = (40.8, 84.6) ／ 95% CI = (0.1, 24.9)

CI：Confidence Interval（信頼区間）

表16 治療抵抗性統合失調症に対する olanzapine 長期投与試験時の PANSS 評価尺度別評点の変化（小山ら，2001[9]）

PANSS 評点	N[a]	ベースライン 平均値	SD	最終観察時 平均値	SD	変化量 平均値	SD	95%信頼区間 下限	上限	p 値[b]
合計点	18	92.22	19.77	69.44	26.74	−22.78	24.58	−35.00	−10.55	0.001
陽性症状尺度（合計点）	18	21.83	6.47	16.22	8.17	−5.61	8.64	−9.91	−1.31	0.014
陰性症状尺度（合計点）	18	24.89	5.87	18.39	6.68	−6.50	6.11	−9.54	−3.46	<0.001
総合精神病理尺度（合計点）	18	45.50	10.63	34.83	13.52	−10.67	12.08	−16.68	−4.66	0.002

[a] ベースライン評価および少なくとも1回のベースライン後評価を有する患者を解析に含めた．なおベースラインは投与開始時とした．
[b] Student の対応のある t 検定

7. 治療抵抗性統合失調症に対する長期投与時の臨床効果

本試験は，1994年6月から1996年12月まで実施されたもので[9]，対象は①過去に2剤以上の抗精神病薬を chlorpromazine 換算にして1,000mg/日以上，2ヵ月間にわたり投与したが，十分な効果が得られていないこと，②過去2.5年以上の薬物療法によっても十分な効果が得られていないことと定義された基準に該当する20名である．Olanzapine の単剤使用とし，5mg/日から開始して最高用量15mg/日（効果不十分でかつ安全性に問題がない場合は17.5mg/日）とする24週間の試験であるが，全対象患者20名のうち，十分な効果と安全性の得られた9名については難治継続投与試験（最長2年まで）へ移行し，20mg/日までの使用が認められた．

24週時のFGIRは「中等度改善」以上65.0%とわが国での olanzapine の臨床試験の中で最も高い改善率が得られた（表15）．また，PANSSは全項目で有意な減少がみられた（表16，図7）．これらの結果から olanzapine の治療効果は比較的早期から認められ，24週間の長期投与を通じてその改善効果が持続することが示唆された．改善症状をPANSS項目別にみたところ，ほとんどの項目で半数以上の患者で症状の改善が認められているが，とくに陰性症状の「会話の自発性と流暢さの欠如」「受動性／意欲低下による社会的引きこもり」，陽性症状の「幻覚による行動」「猜疑心」で70%前後の改善率が認められている．なお，脱落例は2例にすぎなかった．

副作用は，難治性試験および難治継続試験にみられたものとして，眠気33.3%，体重増加と不眠（症）各々22.2%などが上位にあったが，重篤なものは1例もみなかった．AIMS評点（24週時）では，四肢の運動合計点，不随意運動合計点および総合判定合計点では有意な改善がみられた．また，難治継続試験に移行した解析対象患者8名については，すべてのAIMS評点は0となり，試験開始前からのジスキネジアは消失している．なお，臨床検査では，s-GPT高値（26.3%），s-GOT高値（21.1%），中性脂肪高値（16.7%），γ-GTP高値（15.8%），prolactin高値（13.3%），CPK高値（11.1%），LDH高値，好中球低値（各10.5%）であったが，そのための投与中止が必要となる患者

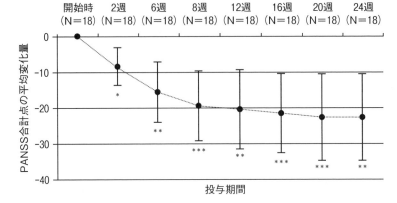

図7 治療抵抗性統合失調症に対するolanzapine長期投与試験時のPANSS合計点の推移（小山ら，2001[9]）
各週におけるベースラインからの平均変化量と信頼係数95％の信頼区間
＊：p＝0.004, ＊＊：p＝0.001, ＊＊＊：p＜0.001

はいなかった。

以上，治療抵抗性統合失調症20名に対してolanzapine 5〜20mg/日を6〜12ヵ月投与した結果，olanzapineの優れた効果と安全性が示唆されている。治療抵抗性統合失調症の診断基準を満たす患者集団に対して，なぜ，わが国でのolanzapineの統合失調症に対する臨床試験の中で，最も高い改善率が得られたのかについては考察されていないが，quetiapineの治療抵抗性統合失調症患者に対する優れた効果[11]ともども勘案するに，わが国での抗精神病薬の臨床試験の対象となってきた統合失調症患者の多くは罹病期間の長い，治療歴の長い，そして長期入院中の症例であり，その大半が治療抵抗性に相当しているのではないかということがまず想定される。こうした症例に対して，第二世代抗精神病薬（SGA）はいずれも優れた効果を発揮してきている。Olanzapineはその代表であったのである。

III. Olanzapineの臨床試験のまとめと申請・承認まで

わが国でのolanzapineの臨床試験の主要なものは網羅して述べてきた。前期・後期の第II相試験では高い有効率と安全性が確認されて，haloperidolとの比較試験でも，FGIRで非劣性検証に成功しており，PANSSでも有意の改善を示し，安全性ではEPSの発現率でhaloperidolより低いことが証明された。さらに，2本の長期投与試験で効果の持続と安全性が確認され，その上，治療抵抗性統合失調症に対して「中等度改善」以上で65％という高率の改善が得られて周囲を驚かせたのである。こうした成績をもって，1999年9月29日に当局へ申請を出したのである。当時のSGAでは唯一，pivotal studyはhaloperidolとの比較試験1本であった。はたして，比較試験は1本でよいのかが問題になった。日本イーライリリー社の言い分は，olanzapineには海外で優れた，豊富な臨床試験が実施されている実績があること，さらには国内でのhaloperidolとの比較試験でSGAとしての本領を発揮した好成績をあげていることを押したという。後に少し述べるが，全家連からolanzapineの早期承認の陳情が時の厚生大臣や有力国会議員へなされており，早期の承認への機運が高まっていたことも有利に働いた可能性がある。こうして，申請から1年3ヵ月の2000年12月22日に製造販売の承認が降りたのである。SGAとしてはperospirone，quetiapineと同時期の承認であったが，薬価基準収載が2001年6月1日と約半年を要して，上市されたのは他の2剤より遅れて2001年6月4日となっている。高い薬価がついたのは単なるSGAとしてではなく，MARTAという新しい

§48 第二世代抗精神病薬の開発物語　629

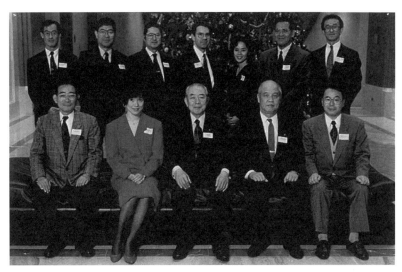

写真1　1992年 Puerto Rico にて

概念を打ち出した日本イーライリリー社のねばりの勝利であったといえようか．

Ⅳ．Olanzapine の臨床試験中の思い出

1．Eli Lilly 社の専用ジェットに乗って Puerto Rico へ飛ぶ

　1992年の中頃か，olanzapine の第Ⅱ相試験が始まったばかりの頃に，筆者にとっては大きな朗報が飛び込んできた．その年の12月13日～18日の 1992 Japanese CNS Medical Conference in Indianapolis-San Juan に参加しないかというのである．しかも，後半は Eli Lilly 社の専用ジェットで Indianapolis 空港から直接 Puerto Rico へ飛び，米国神経精神薬理学会（ACNP）に出席するという話なのである．万難を排して参加したことは言うまでもない．関東からは山内俊雄，筆者の2名，関西からは工藤義雄，斉藤正己・朱実親娘，堺　俊明，中嶋照夫の5名の計7名と日本イーライリリー社の olanzapine 開発担当の赤山晋一，豊武京の両氏の総計9名が勇躍成田を飛び立った（写真1）．筆者は duloxetine の開発当時2回米国 Eli Lilly 社を訪れており，これで三度目である．Chicago の O'Hare 空港経由の通い慣れた旅とは言いすぎか．当時，米国では duloxetine とともに olanzapine の開発は進み熱気がこもっていた．すでに

述べたように，当初は olanzapine の開発に二の足を踏んでいたが，いざ開発に入ってみると，clozapine の二番煎じと思われていたのが，徐々にその真価が見直され，これはとんでもない薬に化けるのではないかと，米国 Eli Lilly 社の見る目が変ってきていたのである．この Conference では 5-HT$_3$ 受容体 zatosetron（LY-277,359）がテーマの1つであったが，olanzapine の話がはずみ大いに盛り上った．当時，米国では教授クラスの一人，Beasley を中心に臨床試験を進めており，Tollefson が重鎮として座り，若き Tran が脇を固めていた．

　さて，Indianapolis での Conference を終えて例によって Indi 500 の Indianapolis Motor Speed Way へ出かけ，1周25マイルの oval track をバスで回り，track 内の博物館を見て歩いた．筆者にとっては三度目であった．そのあと，いよいよ Eli Lilly 社の専用ジェットに乗って ACNP の開催地 Puerto Rico は San Juan への飛行である．が，その前に Indianapolis のゴルフ場のプロショップへみんなで買物にでかけ，San Juan でのゴルフに備えたりして，抜け目はない．専用ジェットは17名乗りの小型ジェットで，一緒に乗り込んだシェフが夕食を供してくれて感激したものである．数時間の飛行で無事二度目の San Juan に着陸した．初めての専用ジェットとはいえ何とも晴れがましい

気分であった。
　ところで，一度目のSan Juanは1986年12月の第15回CINPで，busproneの開発当時のことであり，筆者は3題の演題を出しており[13-15]，学会発表の合い間に免税の島Saint ThomasへDC Ⅲ型の古い古いプロペラ機で飛び，島内を一周した話は本シリーズですでに書いた[16]。
　さてSan JuanでのACNPには演題は出しておらず，気楽な気分で学会を楽しみ，旧市街やスペイン統治時代のEl Morro要塞を見て回った。そして圧巻は12月とはいえ半袖短パンの南国San Juanでのゴルフを満喫したことである。ゴルフを終えて帰ろうかとしていた時に，ゴルフ場のプロショップの前の椅子に一人の中年の男性が腰かけていた。筆者はなに気なく見ていたが，山内先生がつかつかと例の男性の所へ近寄り，帽子にサインをもらっているではないか。Puerto Ricoの誇るChi-Chi Rodriguezで，1935年生れというから筆者と同年で，当時は米国のシニア・ツアーで活躍していた頃である。グリーン上でパットを沈めると，パターを剣のように振り，舞い，腰の鞘に収める仕草で知られた人気者で，その年の1992年世界ゴルフ殿堂（World Golf Hall of Fame）入りを果たしている。現在，埼玉医科大学名誉学長をされている山内先生に確認したところ，その帽子は大切に保管されているとのことで，筆者はサインを貰わなかったのが残念であり，引っ込み思案の自分が情けなかった。なお，その帽子は後日山内先生から筆者に譲られて，今は筆者が大切に保管している。
　Puerto Ricoからの帰路は専用ジェットでNew Yorkまで飛び，そこから成田へと帰国した。これも良き時代の楽しい1コマであった。

　2．三度あることは四度あったIndianapolis行き
　1992年のJapanese CNS Medical Conferenceから6年後の1998年12月，今度はJapanese Neuroscience Conferenceへ招待されることになった。なんと四度目のIndianapolis行きである。当時はolanzapineの国内試験をすべて終了し，当局への申請準備中の時期にあった。主に関東地方でolanzapineの臨床試験に関わるとともに，opinion leadersとして時間的調整のつけられた先生方が，三浦貞則先生を団長とし，日本イーライリリー社の島田豊彰，花久恭子両氏の引率のもとに参加した（写真2）。若き渡邊衡一郎杏林大学教授のお顔が初々しい。
　まず1日目は，米国Eli Lilly社内の会議室でのMedical Conferenceであったが，その前年の1997年にMARTAの概念を発表したFrank Bymasterによる講義で当時としては耳新しいMARTAの話を聞くことができた。2人目はGary Tollefsonによる米国でのolanzapineの臨床試験の詳細とその後の現状についての話であった。3人目はMauricio Tohenによるolanzapineの双極性障害の適応についての臨床試験の話で，当時すでに開発が始まっていた[20]。後にTohenらは双極性うつ病への成績をも発表している[21]。いずれもホットな話題であったと記憶している。この度もIndi 500のSpeedwayへ出かけ，夜はNative American Museum（現在のEiteljorg Museum of American Indians and Western Art）での晩餐会であった。
　2日目は場所をWashington, DCへ移した。市内の会場へ，NIMHの御大Daniel Weinbergerを筆頭に若い研究者の方々が数名来て下さり，Weinbergerはライフワークとしていた COMT（catechol-O-methyltransferase）の遺伝子研究の話をされた。COMTは抗うつ薬のnoradrenaline, serotoninの再取り込み阻害作用を発見したJulius Axelrodによって発見されたものである。Weinbergerは後に，Patilらが mGlu2/3 agonist（LY-404039）が統合失調症の治療に有効とする臨床試験を発表したさい[19]，同じNature Medicineに"Schizophrenia drug says goodbye to dopamine"と書いたのである[22]。このLY-404039のその後の臨床試験が不成功に終ったことは極めて残念なことであった。
　さてWeinbergerの話に引き続いて若手研究者達がそれぞれのNIMHでの研究テーマについての専門的な話をされたのであるが，筆者はその内容について記憶がなくなっている。当時の最先端の話であり，よく理解できなかったこともある。とにかく4日目のIndianapolisと，Washington, DCへの研究会旅行は学問一辺倒で頭も体も疲れ，こ

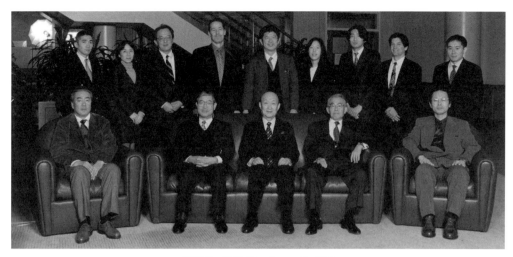

写真2　1998年 Indianapolis にて

れといったエピソードもなかった。やはり，合間，合間にはエピソード記憶を入れた方が後々に思い出として鮮明に残るのであろう。

3. 全国精神障害者家族会連合会の思い出

全家連の全国大会や川崎支部会に呼ばれて喋る機会が何回かあった。とくに地元に近い川崎支部会は小松正泰会長が1990年代後半の頃，中心になって活動を展開されており，新しい抗精神病薬の話をして欲しいとの要望が強く，何回か足を運んでいた。この話をここで書くのは，とくに olanzapine の話に集中していたからである。当時，わが国では risperidone が1996年に上市されていたが，精神科病院で先生方がなかなか使ってくれない。家族の要望に対して risperidone の使い方がよく理解されておらず，多剤の上に併用されたり，逆に risperidone に切り換えてかえって症状悪化をきたすなどの出来事が多かったのである。Drug naive な症例に単剤で使ってみようとの機は熟していなかった。一方，olanzapine の話を強く要望されたのは，日本イーライリリー社で新製品規格部にてマーケティングの仕事をされていた島田豊彰氏が全家連での地道なボランティア活動を通して深いつながりを作っていたことにあると考えている。米国では olanzapine の臨床試験が思いのほか優れた成績を収め，1996年に承認・上市されていた。全家連でも olanzapine への期待が高まっていたのである。何とか早くわが国でも olanzapine が使えるようにして欲しいとも要望された。しかし，精神科医からの要望より，全家連からの当局への要望の方がはるかに効果的であると筆者は考えていた。そして，1999年4月厚生大臣や有力国会議員に対して全家連が olanzapine の早期承認を陳情したと報じられている。日本イーライリリー社が olanzapine の承認申請したのはその後の1999年9月29日のことである。当時，perospirone や quetiapine がそれぞれ2本の pivotal study をもって申請していたのに対して，olanzapine のみは haloperidol との比較試験1本で申請していた。遅れて申請した olanzapine が perospirone や quetiapine とほぼ同時期に，それも1本の pivotal study で承認されたのは，一連の全家連の動きと何か関係があるのかと筆者は考えたりもした。

さて，あるとき，2002年の第12回世界精神医学会（World Psychiatric Association：WPA）横浜大会の後のことと記憶しているが，全家連の主だった方々が筆者の所へ，「精神科医の頭を変える本」を書きたいと相談にみえたことがある。当時は SGA として，risperidone，perospirone，quetiapine そして olanzapine が出揃っていた時代であったが，まだまだ精神科病院の先生方は全家連の方々が希望するようにはこれらの新しい武器を使いこなすには至っていなかったのである。現に，WPA

横浜大会の総括のためにWPAの全理事が来日されたさい，財務と募金の委員長を務めていた筆者がその費用を捻出するためもあって，当時はJanssen Pharma社へ転出されていた島田豊彰氏に頼みこんで，WPAからは会長のNorman Sartorius氏，次期会長のJuan José López-Ibor氏，わが国からは筆者と全家連の事務局長 桶谷肇氏を演者として，日本のプレスの方々をお呼びして，「わが国での第二世代抗精神病薬使用の現状」とのタイトルのもとに講演会を開いたのである。Janssen Pharma社も「村崎光邦の名前なら，それくらいのお金は出せる」と快く応じてくれて，講演会も大成功し，プレスの方々にもわが国の現状をよく理解してもらえたと確信し，WPAの総括も無事終了した。財政的にも成功することが出来たのである。

話は脇道にそれたが，SGAの理解を深めるために，『臨床精神薬理』誌も一役も二役も買って出て，新薬が出るたびに特集号を組み，さらに「使いこなす」シリーズを連載することになったのもそうした事実が根底にあったのである。

さて，筆者を全家連の川崎支部に何回も呼んで下さった小松正泰氏は，後に全家連の理事長に就任されたのであるが，「ハートピアきつれ川」への厚生省からの補助金流用問題がマスメディアにより発覚し，その返還を求められて，莫大な借財になすすべもなく，2007年4月17日に自己破産を申請し，全家連を解散するという役割を荷われたその人なのである。

V. おわりに

わが国では1991年7月の第I相試験の開始をもってolanzapineの臨床開発がスタートした。第I相試験のデータは詳しく紹介したが，MARTAと呼ばれる多元作用化の受容体標的型の薬物はかえってhaloperidolよりも様々な臨床所見をもたらすものであることが判明した。Risperidoneでは7日間の反復投与が可能であったのに，olanzapineでは3日間しか実施されていないことから明らかである。自分達ならこうしたと思われる部分が随所にあり，つい第II相試験のプロトコル検討委員会のさいに，より低用量での反復投与試験の追加をして欲しいとの要望となって出たのである。さて，第II相試験から治療抵抗性統合失調症までのすべての試験を読んでみたが，いずれもSGAの中では抜群の成績を誇るもので，これに前回紹介した海外の臨床試験をつけて申請したこともあってか，後にも先にも1本のpivotal studyで承認された唯一のSDAとなったのである。ただ，1999年4月の全家連のolanzapine早期承認の陳情と1999年9月の申請と2000年12月の承認とが妙に平仄が合うのである。Pivotal study 1本での承認は審査会でも話題に上ったと聞いているが，まずはolanzapineの力とみておきたい。

ただ，どの試験でも体重増加の多いことが少しずつ触れられており，olanzapine服用者の体重増加については，どの抗精神病薬でも大なり小なりみられるものであり，先行するrisperidone然りとしており，また，BMIの低い症例に多いともつけ加えられているのが気になる点であった。

なお，2回のIndianapolis行き，とくに1992年の専用ジェットでのPuerto Rico行きのことと，全家連の物語を一部ながら書くことができてよかった。§49はわが国でのolanzapineの緊急安全性情報とその後の展開について書くことになる。

文　献

1) 天本敏昭, 入江 伸, 熊本美紀 他：LY170053 (olanzapine) のバイオアベイラビリティーに及ぼす食事の影響および製剤間の生物学的同等性について. 臨床医薬, 14：2717-2735, 1998.
2) Callaghan, J.T., Bergstrom, R.F., Ptak, L.R. et al.：Olanzapine：Pharmacokinetic and pharmacodynamic profile. Clin. Pharmacokinet., 37：177-193, 1999.
3) 藤井康男, 宮田量治, 村崎光邦 他：精神分裂病通院患者へのolanzapineの長期投与—QOLを含んだ多様な治療成果の検討—. 臨床精神薬理, 3：1083-1096, 2000.
4) Heinrichs, D.W., Hanlon, T.E., Carpenter, Jr.W. T.：The Quality of Life Scale：An instrument for rating the schizophrenic deficit syndrome. Schizophr. Bull., 10：388-398, 1984.
5) 稲田俊也：薬原性錐体外路症状の評価と診断—DIEPSSの解説と利用の手引き. 星和書店,

東京, 1996.

6) Ishigooka, J., Murasaki, M., Miura, S. and the Olanzapine Early-Phase II Study Group : Efficacy and safety of olanzapine, an atypical antipsychotic, in patients with schizophrenia. Psychiatry Clin. Neurosci., 55 : 353-363, 2001.

7) Ishigooka, J., Murasaki, M., Miura, S. and the Olanzapine Late-phase II Study Group : Olanzapine optimal dose : Results of an open-label multicenter study in schizophrenic patients. Psychiatry Clin. Neurosci., 54 : 467-478, 2000.

8) Ishigooka, J., Inada, T., Miura, S. : Olanzapine versus haloperidol in the treatment of patients with chronic schizophrenia : results of the Japan multicenter, double-blind olanzapine trial. Psychiatry Clin. Neurosci., 55 : 403-414, 2001.

9) 小山 司, 井上 猛, 高橋義人 他：治療抵抗性精神分裂病に対する olanzapine 長期投与時の臨床効果．臨床精神薬理, 4：109-125, 2001.

10) 工藤義雄, 西村 健, 田中稔久 他：LY170053（olanzapine）の第I相試験—単回および連続投与試験—．臨床医薬, 14：2527-2554, 1998.

11) 前田久雄, 中村 純, 辻丸秀策 他：フマル酸クエチアピンの治療抵抗性精神分裂病に対する臨床効果．臨床精神薬理, 2：653-668, 1999.

12) 村崎光邦：第二世代抗精神病の薬開発物語——大 olanzapine の登場 その1：Olanzapine の合成とその薬理学的プロフィール．臨床精神薬理, 18：813-831, 2015.

13) Murasaki, M., Miura, S., Ishigooka, J. et al. : Phase I study of a new antianxiety drug, buspirone. 15th CINP, San Juan, 1986.

14) Murasaki, M., Miura, S., Ishigooka, J. et al. : Phase I study of a new antipsychotic drug, OPC-4392. 15th CINP, San Juan, 1986.

15) Murasaki, M., Mori, A., Kurihara, M. : Comparison of therapeutic efficacy of neuroses between CM6912 (ethyl lofrazepate) and diazepam in a double-blind trial. 15th CINP, San Juan, 1986.

16) 村崎光邦：Azapirone 物語—その1．あと一歩で夢破れた buspirone の物語—．臨床精神薬理, 16：779-793, 2013.

17) 中根允文, 小椋 力, 瀧川守国 他：高齢者を含めた精神分裂病患者に対する olanzapine 長期投与時の有効性および安全性の検討．臨床精神薬理, 3：1365-1382, 2000.

18) 小椋 力, 小山 司, 三田俊夫 他：Olanzapine の精神分裂病患者に対する長期安全性試験．臨床精神薬理, 4：251-272, 2001.

19) Patil, S.T., Zhang, L., Martenyi, F. et al. : Activation of mGlu2/3 receptors as a new approach to treat schizophrenia : a randomized Phase 2 clinical trial. Nat. Med., 13 : 1102-1107, 2007.

20) Tohen, M., Jacobs, T.G., Grandy, S.L. et al. : Efficacy of olanzapine in acute bipolar mania : a double-blind, placebo-controlled study. The Olanzapine HGGW Study Group. Arch. Gen. Psychiatry, 57 : 841-849, 2000.

21) Tohen, M., Vieta, E., Calabrase, J. et al. : Efficacy of olanzapine and olanzapine-fluoxetine combination in the treatment of bipolar I depression. Arch. Gen. Psychiatry, 60 : 1079-1088, 2003.

22) Weinberger, D.R. : Schizophrenia drug says goodbye the dopamine. Nat. Med., 13 : 1018-1019, 2007.

第二世代抗精神病薬の開発物語

——大olanzapineの登場　その3：Olanzapineの緊急安全性情報の教えたこと——

I. はじめに

　2000年12月22日製造販売の承認が下り，薬価の問題で手間どったが，2001年6月4日にはいよいよ上市となった。海外での評価の高さもあって，上市前からの人気も上々で，上市とともに処方の伸びは抜群であった。それまでの第二世代抗精神病薬（second generation antipsychotics：SGA）のrisperidone, perospirone, quetiapineを上回るペースで全国津々浦々へ拡がっていった。前に述べたようにまだまだSGAの正しい使われ方にはなっていなかったが，優れた抗精神病作用，とくに陰性症状への効果と，錐体外路症状（EPS）の発現率の低さ，prolactin上昇作用の低さが前面に押し出されての人気先行型ではあった。実際にその人気に応えて期待通りの成績を上げていた。

　そこへ降ってわいたかの印象を与える緊急安全性情報が2002年4月に出た。発売から半年でolanzapineとの関連性が否定できない高血糖，糖尿病性ケトアシドーシス，糖尿病性昏睡の重篤な症例が9例（うち死亡例2例）報告されたというのである。

　本稿では，olanzapineと体重増加，高血糖，糖尿病にまつわる物語について述べておきたい。

II. 統合失調症と肥満と糖尿病と抗精神病薬

　もともと，統合失調症患者には特有のライフスタイル（無為自閉とサーカディアンリズムの乱れ，食事の不規則と運動量低下など）と肥満の問題がいわれていた。1940年代しきりにインスリンショック療法が行われていた時代にインスリン投与時にインスリン抵抗性の増大が発見されていた[1,5,29]。もう1つ重要なことは，統合失調症患者の一親等親族における2型糖尿病の有病率が2倍高いことから，何らかの遺伝的関連のある可能性が挙げられていた[17]。このようにchlorpromazineを初めとする抗精神病薬が出現する以前に，統合失調症の過程に直接的に関連しているのか，統合失調症患者にみられるライフスタイルの変化のために二次的に生じているのか，あるいはこの双方によって肥満（あるいはbody mass index, BMIの増加）が引き起こされているという仮説があった。そして，統合失調症と糖尿病の両方に共通した遺伝的脆弱性あるいは統合失調症における細胞レベルや内分泌そして免疫機能の変化が全身性糖調節に影響を与えている可能性がとりざたされていた[4]。

　この問題に関しては，本誌の特集「SDA, MARTA, 従来の抗精神病薬をどのように使い分けるのか」[32]に対して，HauptとNewcomer[4]に「非定型抗

精神病薬と耐糖能障害」[4]を特別に寄稿して頂いた。本稿はそれに基づいて筆者なりにまとめたものである。

1952年のchlorpromazineの導入とそれに続いたphenothiazine系抗精神病薬の開発とともにこの問題が大きく進展した。Chlorpromazineによって既存の糖尿病の増悪と，2型糖尿病の新たな発症で，糖尿病の有病率が4.2%から17.2%に増加したとの報告があり，Thonnard-NeumannはPhenothiazine diabetesと名付けている[31]。この当時，高力価の抗精神病薬trifluoperazine服用群より低力価のchlorpromazine，thioridazineにインスリン抵抗性がより高いとの報告がある[30]。ちなみに，1970年代後半にNational Diabetes Data Groupは全身性耐糖機能障害を引き起こす薬物リストにphenothiazinesを追加している[23]。わが国では，上島と鈴木[6]による抗精神病薬と糖代謝のreviewで，「現在までのところ，phenothiazine系薬物は糖尿病の原因とは考えられないが，閾値を変化させることにより，潜在性の糖尿病を顕在化させることがあると思われる」と指摘している。1973年のことである。

さて，phenothiazinesに続いて1958年に合成されたhaloperidolを筆頭とするbutyrophenone系抗精神病薬が欧州，わが国，遅れて米国で統合失調症の薬物療法の主流となった。わが国へのhaloperidolの導入は1955年のchlorpromazineから9年後の1964年であった[18]。

極めて興味深いというか，精神科医の身体疾患に対する無関心さの現われであるが，高力価のhaloperidolが薬物療法の主流となるとともに抗精神病薬が関連した高血糖の報告数が減少した。そして，精神科医は抗精神病薬と糖尿病との問題を忘れてしまっていった。Newcomer[24]がわが国でのある講演会で「精神病の薬物治療と糖代謝不全，糖尿病，体重増加」と題する講演のさい，はっきりそう言明している。喉元過ぎれば熱さ忘れるとの諺通りのことが生じたのである。HauptとNewcomer[4,25]のreviewに「おそらくこの問題があまり関心を引かなかったので，最近認可された抗精神病薬の主要な臨床試験では空腹時または糖負荷後の血糖値測定は行われず，糖代謝への薬物の影響の検討には随時血糖値が用いられただけであった」と述べている。随時血糖値は糖尿病の診断基準（160mg/dL）にとりあげられているが，この値は食後から空腹時までの広い幅に分布するし，これを用いると，効果の大きさおよび検出力の計算を混乱させる可能性があると，批判的なのである。

ここにいつも筆者が悩む大きな問題点がある。わが国での日常診療を含めて，抗精神病薬のみならずすべての向精神薬の臨床試験において，血糖値は測定されていないのである。諸川[16]は体重増加とtriglycerideが上昇しているうえに，海外では糖尿病，ケトアシドーシスが報告されているにもかかわらず，わが国では血糖値を測定していないと指摘している。筆者は自分自身が深く臨床試験に関わってきて，血糖値がroutineの検査からははずされていることに気付いていながら，看過してきた。事の重大性を見逃してきたことを大いに悔んでいるのである。

こうして災害は忘れた頃にやって来たのである。米国では，1990年にFDAによって，治療抵抗性統合失調症に対して認可されたclozapine治療に関連して，抗精神病薬治療に伴う高血糖，既存の1型および2型糖尿病の増悪，2型糖尿病の新たな発症，そして代謝性アシドーシスやケトーシスの発症などで，HauptとNewcomerのレビューには23編が引用されている。Olanzapineでも22編に上っている。筆者が最初に気付いたのはWirshingら[35]の症例報告で，その一覧表を表1に示しておく。ここで，新たに引き起こされたolanzapineの糖尿病の症例報告がなされている。

そして，2002年4月，わが国でolanzapineの緊急安全性情報が日本イーライ・リリー社から配布されたのである。発売されてわずか10ヵ月の間に，olanzapineとの関連性が否定されない高血糖，糖尿病性ケトアシドーシス，糖尿病性昏睡の重篤な症例が9例（うち死亡例が2例）報告された，として，先にquetiapineの項で表示したものとまったく同じものがイエローレターとして配布された。もっともこのイエローレターはolanzapineが先に出て，quetiapineが同じ形で続いたのである[19]。多くのわが国の精神科医にとっては寝

表 1 新規抗精神病薬（clozapine と olanzapine）が惹起した糖尿病症例（Wirshing ら, 1998[35]）

著者名	発表年	症例数	糖尿病発症時の用量	年齢/人種/性	肥満	病歴	家族歴	抗精神病薬治療中の体重変化
Kamran ら[7]	1994	1	Clozapine 900 mg	41 AA M	NR	No Hx	NR	NR
Koval ら[12]	1994	1	Clozapine 250 mg	34 AA F	NR	No Hx	FHx IDDM	NR
Kostakoglu ら[11]	1996	1	Clozapine 400 mg	42 NR M	Obese	No Hx	+ FHx NIDDM	NR
Peterson and Byrd[27]	1996	1	Clozapine 500 mg	46 AA M	NR	No Hx	FHx type NR	NR
Koren ら[10]	1997	1	Clozapine NR	37 C M	NR	No Hx	No FHx	NR
Popli ら[28]	1997	4						
Case 1			Clozapine 425 mg	32 AA M	Obese, 11% over IBW	No Hx	FHx IDDM & NIDDM	8 lbs increase over 5 weeks
Case 2			Clozapine 450 mg	44 AA M	Obese, 42% over IBW	No Hx	No FHx	3 lbs increase over 5 weeks
Case 3			Clozapine 200 mg	51 C M	NR	Hx NIDDM	NR	No weight change from baseline
Case 4			Clozapine 900 mg	51 AA M	NR	Hx NIDDM	NR	No weight change from baseline
Wirshing ら	1998	6						
Case 1			Clozapine 150 mg	47 AA M	Obese, 9% over IBW	Hx IGT	No FHx	24 lbs (11%) increase over 8 weeks
Case 2			Clozapine 400 mg	32 AA M	No obesity	No Hx	No FHx	56 lbs (37%) increase over 18 months
Case 3			Clozapine 100 mg	43 AA M	Obese, 13% over IBW	No Hx	FHx NIDDM	7 lbs (4%) increase over 20 weeks
Case 4			Clozapine 200 mg	41 AA M	Obese, 38% over IBW	No Hx	No FHx	No weight change from baseline
Case 5			Olanzapine 250 mg	38 AA M	Obese, 42% over IBW	No Hx	No FHx	14 lbs (5%) increase over 12 weeks
Case 6			Olanzapine 25 mg	56 C M	Obese, 27% over IBW	No Hx	No FHx	No weight change from baseline

NR：報告なし，AA：African-American，C：Caucasian，M：男性，F：女性
IBW：理想体重，NIDDM：非インスリン依存型（2型）糖尿病，IDDM：インスリン依存型（1型）糖尿病
IGT：糖耐性障害

耳に水であった。驚きあわてる中で，olanzapineの効果と安全性を正確に把握していた藤井[2]は，直ちに「Olanzapine 投与中の糖尿病性昏睡に伴う死亡例から我々はなにを学ぶべきか？」との極めて優れた緊急報告をいち早く『臨床精神薬理』誌に寄稿して事態を正しく理解するよう呼びかけ，今回の厚生労働省の olanzapine に厳しい制約を加えたのは，世界に先駆けた英断である可能性は低いとはいえないとした。

III．緊急安全性情報への対応

藤井[2]による緊急報告から教えられ，反省すべきこととして肝に銘じたことは，新規薬剤を使用するに当っては，十分にその効果と安全性を理解し確認しておかねばならないということである。Olanzapine は当時の全家連から早期の承認を要望された期待の新薬であり，2001年6月4日の発売から処方を伸ばし，緊急安全性情報が出される前の2001年12月末までの半年足らずの間に137,000例に使用されたと推定されている。この勢いで olanzapine を処方していった精神科医のどの程度の方々が olanzapine と耐糖能障害との関連を把握していたかが問題となる。

藤井は緊急報告の中で，抗精神病薬と耐糖能機能の関連について歴史的に振り返っており，とくにSGAとの関連を詳しく述べている。Olanzapineに関しては，すでに述べた Wirshing ら[35]によるものが最初であるが，FDAの承認から2年後の，1998年のことである。そして，1999年には Lindenmayer ら[15]が糖尿病の既往，家族歴のない症例でケトアシドーシスをみており，同じ1999年 Goldstein ら[3]は新たに出現した糖尿病の7例のうち2例でケトアシドーシスの出現をみて，olanzapineを用いる場合には定期的な血糖モニタリングを考慮するくらいの慎重さがいるのかもしれないと述べている。そして Von Hayek ら[34]は olanzapine の投与に関連して出現した2例の糖尿病患者のうち1例がアシドーシスにより死亡したと報告した。当時，Newcomer[26]は clozapine や olanzapine 投与開始後のインスリン濃度は従来の抗精神病薬群より高くなっており，インスリン抵抗性の増大が主要な問題であると考えている。

以上の情報はそのほとんどが2000年以前のものであり，わが国で上市するときには既知の出来事として2000年12月作成のジプレキサ®の初版の添付文書には以下のように記載されている。

［使用上の注意］1．慎重投与に続いて，

2．重要な基本的注意

(1) 本剤の投与により体重増加を来すことがあるので，肥満に注意し，肥満の徴候があらわれた場合は，食事療法，運動療法を考慮すること。

(2) 糖尿病及び糖尿病のリスクファクター（糖尿病の家族歴，肥満等）を有する患者では，本剤の投与に際し，患者の状態を適切に観察すること。

とあり，さらに

4．副作用

(1) 重大な副作用

1) Syndrome malin（悪性症候群）

2) 遅発性ジスキネジア

3) 高血糖：高血糖があらわれることがある。なお，糖尿病性昏睡あるいは糖尿病性ケトアシドーシスに至った例が報告されている。

と続いている。定期的な血糖モニタリングを実施することとの表現こそないものの，その必要性が読みとれるものではある。この重要な基本的注意の(1)と(2)および重大な副作用の高血糖について，具体的に olanzapine 販売会社の日本イーライ・リリー社は情報を提供したと思われるが，受けた側の精神科医側にはっきりとした記憶がない。どの程度 olanzapine 服用患者に定期的血糖検査の必要性が浸透していたかは明らかでない。藤井の緊急報告による2例の死亡例については，1例目では随時，必要な血糖値検査が行われており，2例目ではその記載がない。糖尿病・高血糖・ケトアシドーシスへの進行は急速に生じるため，採血時のデータが次回の受診時に知らされるシステムでは迅速な対応がとれないことから，緊急対応体制の必要性を教訓としてあげている。

緊急安全性情報の出たあと，添付文書は大きく改訂され，冒頭に表2にある「警告」が載せられ，次に「禁忌」5．糖尿病の患者，糖尿病の既

表2　ジプレキサ添付文書の冒頭の「警告」の内容〔2013年3月改訂（第19版）〕

【警告】
1. 著しい血糖値の上昇から，糖尿病性ケトアシドーシス，糖尿病性昏睡等の重大な副作用が発現し，死亡に至る場合があるので，本剤投与中は，血糖値の測定等の観察を十分に行うこと．
2. 投与にあたっては，あらかじめ上記副作用が発現する場合があることを，患者及びその家族に十分に説明し，口渇，多飲，多尿，頻尿等の異常に注意し，このような症状があらわれた場合には，直ちに投与を中断し，医師の診察を受けるよう，指導すること．〔「重要な基本的注意」の項参照〕

往歴のある患者があげられている．あとは，「使用上の注意」に同じ趣旨のことが書かれているが，「警告」と「禁忌」がすべてといってよい．さすがに今回は日本イーライ・リリー社は全精神科医にこの旨を周知徹底したし，精神科医側も深く，重く受けとめた．これ以降，わが国での臨床試験での検査項目に血糖値がつけ加えられたことはいうまでもない．

IV. Zyprexa 学術講演会と緊急安全性報告

日本イーライ・リリー社では，2001年の olanzapine 上市の年から Zyprexa 学術講演会を主催してきている．第1回目は発売記念講演会であり，2001年4月11日の講演会では Frank Bymaster による「Olanzapine の薬理と臨床」の発表があり，充実したもので，順風満帆であった．筆者はこの講演会に深く関わっており，総合座長として Opening Remarks と Closing Remarks を受け持った．そこへかの緊急安全性情報が上市から10ヵ月で降って湧いたかのように配布された．海外ではこれまで述べてきているように olanzapine との関連が否定できない高血糖，糖尿病性ケトアシドーシス，そして糖尿病性昏睡による死亡例も報告されており，わが国でのジプレキサの添付文書にも十分にそのことが盛りこまれている．しかし，添付文書にどのように書かれていようと，日本の精神科医が情報担当者（Medical Representative：MR）からの話を真剣に受けとめていなかった可能性がある．なにしろ，chlorpromazine による要注意の状況が haloperidol の時代に忘れ去られてきていたのである．余程の声を大にした情報でない限り，頭を素通りしていった可能性が大きい．まして，米国 Eli Lilly 社は，これは Newcomer の講演[25]からの引用であるが，データベースの分析にさいして，HbA1C 値や空腹時血糖値を記録せず，真性糖尿病の診断基準として随時血糖 160 mg/dL を採用し，その結果，olanzapine 治療群で 3.1％，placebo 群で 2.5％という発生率をもって「何の問題もありません」と世界中に発表しているのである．実際の臨床と異なるものとして受けとられたことはいうまでもないが，わが国で緊急安全性情報の配布とともに世界で初めて，糖尿病を合併する症例およびその既往歴を有する症例に禁忌となったことに対して，当時の opinion leaders として上島国利，石郷岡純，藤井康男，村崎光邦らが招集された．この時，聖マリアンナ医大の青葉安里教授が含まれていたかどうか明らかでないが，筆者らは緊急安全性報告は寝耳に水の現象であり，医師側からは添付文書にある olanzapine の情報提供が甘すぎたことへの攻撃的発言が続き，招集元の日本イーライ・リリー社の olanzapine マーケティング責任者谷口 卓氏の言では随分叱られたという．このことは裏を返すと，添付文書には十分な情報が盛り込まれており，医師側の不勉強を露呈したことにもなる．

2002年7月6，7日に第2回ジプレキサ学術講演会が開催されて，米国からは当時 Eli Lilly 社の Vice-President であり，olanzapine の最高責任者であった Gary Tollefson が特別講演の講師として

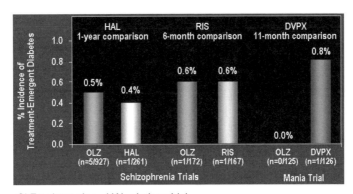

OLZ：olanzapine, HAL：haloperidol,
RIS：risperidone, DVPX：divalproex

図1 長期投与比較試験における糖尿病診断の頻度（Data on file, Eli Lilly and company. Tollefson, 2002[33]）

来日された．講演会の前日か，筆者らの前で olanzapine によるケトアシドーシスの発症率は 0.0…% といった数値を示された．その時の正確な数値は憶えていないが，疫学的には問題にならないということであった．筆者らにすれば現実にケトアシドーシスによる死亡例が2名出ていることが大事なのであって，疫学の問題ではないと，最初から気持はすれ違っていた．この時であったか，記憶が曖昧であるが青葉安里教授が，あと1例死亡例が出れば，olanzapine の承認は取り消されると強く警告された言葉が耳に残っている．翌日の Tollefson の講演は「抗精神病薬による統合失調症治療のベネフィットとリスク」と題するもので[33]，当然，抗精神病薬による体重増加，高血糖，糖尿病，糖尿病性ケトアシドーシスが取り上げられた．その主要部分を紹介すると，例えば，治療誘発性の糖尿病発症率について，olanzapine と haloperidol, risperidone の間に差がみられなかったと図1をもって説明した．全体にこうした表現の内容に終始して，わが国で配布された緊急安全性情報などどこ吹く風といった態度で，olanzapine 使用上の特別の問題点については，いっさい触れていない．日本は一体，何を騒いでいるのかといった歯牙にもかけない態度でわれわれ聴衆を白けさせたのである．

Gary Tollefson は1951年 Minnesota に生まれ，Minnesota 大学を卒業して1991年 Eli Lilly 社に転じ，fluoxetine, olanzapine, duloxetine を開発し，atomoxetine の ADHD への治療効果を発見した Eli Lilly 社にとっては最大の功労者であり，若くして要職に就き，天下の Eli Lilly 社を率いていた．ここで弱みを見せるわけにはいかなかったのかもしれない．ところが，非常に残念で，本人にとって無念なことであるが，2009年3月31日58歳の若さで白血病で亡くなったのである．誇り高い Anglo-Saxons の血をひいておられたかと思ったりしている．

当時の海外での現状について，村下らの詳細な報告があり[21]，olanzapine 治療中に発症した糖尿病の重症度に関しては，Koller と Doraiswamy[8]は2001年1月～5月までに発表された文献の検索と1994年1月～2001年5月までの U.S.A Food Drug Administration（FDA）Med Watch Surveillance Program から，olanzapine 使用に伴い高血糖を呈した患者が237名あり，そのうち188名は新規糖尿病発症例で，80名は diabetes ketoacidosis（DKA）または acidosis を呈し，15名が死亡していると報告している．

一方，quetiapine に関しては[9]，USA FDA Med Watch Surveillance Program から，34名が新規糖尿病を発症し，21名が DKA または acidosis を呈し，11名が死亡していた．以上のように，Tollefson の主張と異なり，olanzapine と quetiapine には新規糖尿病発症例，DKA または acidosis とそれ

表3 非定型抗精神病薬使用中の糖尿病の発症頻度（村下ら，2004[22]）

非定型抗精神病薬	Olanzapine	Risperidone	Quetiapine	Perospirone
患者総数（例）	89	265	335	121
平均使用量（mg/day）	9.2	2.8	155	16.1
糖尿病の発症例数（％）	4（4.5％）	1（0.4％）	2（0.6％）	0（0％）

による死亡例が多く報告されている。しかし，米国では olanzapine，quetiapine とも使用禁忌とはなっていない。

その代わりに FDA は Eli Lilly 社，Astra Zeneca 社を含む SGA のすべての製造業者に，①糖尿病の診断が確定した患者が SGA の治療を開始する場合は血糖管理下での悪化に対する定期的モニターをすべきである。②糖尿病の risk factor を持つ患者が SGA での治療を開始する場合は，治療中，定期的に空腹時血糖を測定すべきである。③SGA で治療している患者はすべて，多飲，多尿，過食，脱力感などの高血糖の症状のモニターをすべきである。④SGA で治療中に高血糖の症状が現われた場合は，空腹時血糖検査を受けるべきである。⑤SGA を中止して高血糖が消失する症例もあるが，被疑薬の中止にもかかわらず糖尿病治療の継続が必要となる場合がある，などの安全性警告を加えることを要請した。

以上の DKA による死亡例が多い中で，いつもは厳しい対応をとる FDA が禁忌としなかった理由の1つは明らかに olanzapine や quetiapine に多いとはいえ，他の SGA にもその危険性があり，統合失調症患者での糖尿病の罹患率の高さとハイリスクの症例の多さから，禁忌とすることで SGA 選択の幅が狭くなり，治療に難渋する可能性が大きいことにあると判断したのかもしれない。なお，その後の SGA による糖尿病の発症や DKA またはアシドーシスによる死亡例に関する資料については入手できていない。

V. 北海道大学病院の試みと血液モニタリングガイダンスの作成およびそれに基づいた調査の成績

北海道大学病院精神科では，村下ら[22]が2002年11月〜2003年1月末までの3ヵ月間に非定型抗精神病薬（第2世代抗精神病薬 SGA）投与中の糖尿病発症頻度を調査し，表3にみるような成績を示している。Olanzapine 4名（4.5％），risperidone 1名（0.4％），quetiapine 2名（0.6％），perospirone 0％であった。このうち転居のため転院した risperidone による1名を除いた6名についての長期経過を，第二報として2006年発表している[21]。このうち olanzapine による2名（双極性感情障害と器質性躁病）では治療抵抗性で代替薬がないため本人，家族の理解と同意のもとに，1名は olanzapine を他の1名は quetiapine に切り換えて独自の検査プログラムのもとに継続投与を実施し，経過を観察している。この間のことか，今後このような症例が増加することが考えられたため，北海道大学病院糖尿病専門内科と連携して，北海道大学大学院医学研究科の倫理委員会に糖尿病発症例に対する SGA 使用に対する研究の申請を行い，承認されている。その後，この研究は継続されたはずであるが，publish されたものが見つからない。

こうした高度の医学的・倫理的配慮のもとでの SGA の使用が海外では認められていることはすでに述べたが，日本イーライ・リリー社は，olanzapine の代謝系副作用と添付文書の記載を踏まえ，適正使用を推進するために，企業としてどのように活動していくべきかについて，精神科および糖尿病領域の専門の医師達に提言を仰いで，ある1つのガイダンスを作成した。これが筆者ら[20]によって発表された「血糖モニタリングガイダンス」である。このガイダンスは数多くの意見や先行するモニタリングシステムを参考に作られており，出来上るまでのプロセスが極めて興味深いのであるが，企業と医師達との間に交わされた守秘義務に抵触することからここに書けないのが非常に残念である。ここでいう医師達とは精神科医としては小山 司教授と筆者，日本糖尿病学会の重鎮

表4 糖尿病に対するリスク判断の基準値（村崎ら，2008[20]，HbA_{1c}値：2012.4.1の国際標準値におきかえ）

項目	「正常型」	「境界型」	「糖尿病を強く疑う」
空腹時血糖値*	110mg/dL 未満[†]	110〜125mg/dL	126mg/dL 以上
随時血糖値*	140mg/dL 未満	140〜179mg/dL	180mg/dL 以上
ヘモグロビン A_{1c}値	6.0%未満	6.0%〜6.4%	6.5%以上

*可能なかぎり空腹時血糖値を測定する。
[†]100mg/dL 以上 110mg/dL 未満の場合は正常高値とする。

表5 「正常型」での血糖モニタリング方法（メソッド①）（村崎ら，2008[20]）

項目	開始前	1	2	3	4	5	6	7	8	9	10	11	12
血糖値*	○	(○)		○			○						○
HbA_{1c}（可能なかぎり）	○			○			○						○
血清脂質値*[†]	○												○
身長	○												
体重	○					○			○				○
臨床症状[‡]	○			○			○						○
糖尿病の既往・家族歴	○												○

調査・測定時期（薬剤服薬開始後の月数）

*可能なかぎり空腹時に測定
[†]総コレステロール，高比重リポ蛋白（HDL）コレステロール，中性脂肪
[‡]口渇，多飲，ソフトドリンク摂取，多尿，頻尿
(○) 開始前の空腹時血糖値が正常高値(100mg/dL以上110mg/dL未満)の場合は1ヵ月後にも血糖値を検査する。

表6 「境界型」での血糖モニタリング方法（メソッド②）（村崎ら，2008[20]）

項目	開始前	1	2	3	4	5	6	7	8	9	10	11	12
血糖値*	○	○		○			○			○			○
HbA_{1c}（可能なかぎり）	○	○		○			○			○			○
血清脂質値*[†]	○						○						○
身長	○												
体重	○	○		○			○			○			○
臨床症状[‡]	○	○					○			○			○
糖尿病の既往・家族歴	○												○

調査・測定時期（薬剤服薬開始後の月数）

*可能なかぎり空腹時に測定
[†]総コレステロール，高比重リポ蛋白（HDL）コレステロール，中性脂肪
[‡]口渇，多飲，ソフトドリンク摂取，多尿，頻尿

表7 「糖尿病を強く疑う」患者での血糖モニタリング方法（メソッド③）（村崎ら，2008[20]）

項目	調査・測定時期（薬剤服薬開始後の月数）											
	開始前	1	2	3	4	5	6	7	8	9	10	11	12
血糖値*	○	○	○	○	○	○	○	○	○	○	○	○	○
HbA1c（可能なかぎり）	○	○	○	○	○	○	○	○	○	○	○	○	○
血清脂質値*†	○						○						○
身長	○												
体重	○	○			○			○			○		○
臨床症状‡	○	○					○						○
糖尿病の既往・家族歴	○						○						○

*可能なかぎり空腹時に測定
†総コレステロール，高比重リポ蛋白（HDL）コレステロール，中性脂肪
‡口渇，多飲，ソフトドリンク摂取，多尿，頻尿

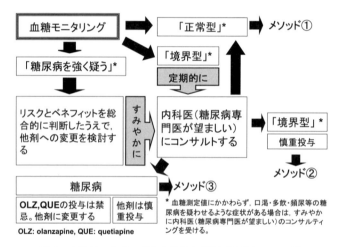

図2 血糖モニタリングの全体的な手順（村崎ら，2008[20]）

門脇 孝，渥美義仁両理事である．本ガイダンスの骨子は表4〜7および図2にある．

ここで，Kusumiらが実施した2つの重要な試験を紹介する．1つは2008年6月から2009年1月の間に北海道大学病院精神科と24の北海道内の関連施設へ入院中および通院中の537名の糖尿病と診断されていないSGA服用中の統合失調症患者を対象に，この血糖モニタリングガイダンスに沿った横断的研究を実施した[13]．空腹時血糖および随時血糖，HbA1c，血清脂質，身体/体重，糖尿病の臨床症状と家族歴を調査し，表4の基準に基づいて図3の結果を得た．最も目につく所見は「境界型」51名と「糖尿病を強く疑う」13名の合計64名（11.9％）に血糖値異常が新たにみつかったことで，この血糖値モニタリングの発見力と有用性を確認するためには，縦断的追跡が必要であると判断した．なお，「正常型」（normal type），「境界型」（prediabetic type），「糖尿病を強く疑う」（probable diabetic type）の判定にHbA1cの値が大いに参考になったことから，HbA1cの測定をroutine検査に含めることの重要性が強調されている．なおありがたいことに筆者も共著者の末席に入れて頂いている．

Kusumiらのもう1つの重要な試験は[14]，2008年

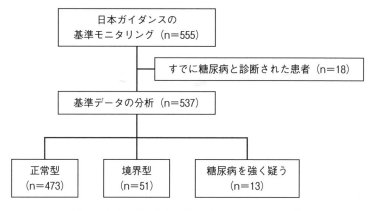

図3 患者選択と分類の流れ（Kusumi ら，2011[13]）

表8 1年間追跡時の「正常型」「境界型」および「糖尿病を強く疑う」患者の動向（Kusumi ら，2011[14]）

基準値			Month 3	Month 6	Month 12
Normal type「正常型」	330	Normal	304（92.1％）	291（88.2％）	279（84.5％）
		Pre-diabetes	24（7.3％）	36（10.9％）	46（13.9％）
		Prob. diabetes	2（0.6％）	3（0.9％）	5（1.5％）
Pre-diabetes type「境界型」	33	Pre-diabetes	24（72.7％）	21（63.6％）	19（57.6％）
		Prob. diabetes	9（27.3％）	12（36.4％）	14（42.4％）
Prob. Diabetes type「糖尿病を強く疑う」	11	Prob. diabetes	11（100％）	11（100％）	11（100％）

Prob.：probable.

6月から2009年1月にかけての retrospective cohort study として1年間の縦断的追跡検査を前の試験での対象を用いて行ったことである。374名の対象者の血糖モニタリングの成績を表8に示したように，330名の「正常型」のうち46名（13.9％）が「境界型」へ移行し，5名（1.5％）が「糖尿病を強く疑う」に移行している。そして，「境界型」の33名は14名（42.4％）が「糖尿病を強く疑う」へ移行しており，合計すると，「正常型」に留まった症例は279名（74.6％），「移行型」が65名（17.4％），「糖尿病を強く疑う」が30名（8％）となっている。なお，糖尿病状態の悪化因子としては家族歴，総 cholesterol と triglyceride の高値であった。

以上2つの血糖値モニタリングガイダンスを用いた試験を通して，横断面的試験と縦断面的試験を実施することで，この血液モニタリングガイダンスの発見力と有用性が検証されたといえる。Kusumi らの2本の試験[13,14]と血糖値モニタリングガイダンスが後の clozapine の糖尿病への適応の大きな力となったのである。Kusumi らの努力と同時に，門脇，渥美両先生の糖尿病学専門家としての御尽力の賜物であったと深く感謝している。

VI. おわりに

2001年6月4日，待望久しい olanzapine が上市された。全家連もその臨床使用を強く望み，精神科医も急速に処方数を伸ばした。ところが上市から10ヵ月後の2002年4月14日に，緊急安全性情報が配布された。寝耳に水と受けとられた。このことは，精神科医側にとっては情報提供が不足であったことを批判し，裏を返せば企業側は添付文

書に十分に説明されているとの言い訳はあっても それを前面に押し立てられない。お互いが細心の注意を払う必要性のあることが肝に銘じられた。藤井[23]はこの間の事情を克明に解説してお互いの反省を促した。米国 Eli Lilly 社は事を小さく済ませようとの姿勢に終始した印象があるが，わが国のイーライ・リリー社は，北海道大学病院精神科のある試みを重要視し，ここから血糖モニタリングガイダンスを作り上げた。そしてそのガイダンスの糖尿病発見のパワーと有用性を Kusumi ら[13,14]が，横断的研究と縦断的研究を通して検証した。その意味で，日本イーライ・リリー社の頑張りは大きかった。

あと1名の死亡例が出れば承認取り消しといわれた危機をのり越え，発売記念講演会を端緒として，2015年で16回を数えてザイディス発売10周年記念講演会として2015年5月9日に挙行された。1つの薬物でこんなに長く講演会が続いている事実は olanzapine の持つ力にあるとはいえ，みんなで育ててきたことも見逃せず，この会に長く関わってきた筆者としても感無量なのである。

文　献

1) Braceland, F.J., Meduna, L.J. and Vaichulis, J.A. : Delayed action of insulin in schizophrenia. Am. J. Psychiatry, 102 : 108-110, 1945.
2) 藤井康男：Olanzapine 投与中の糖尿病性昏睡に伴う死亡例から我々はなにを学ぶべきか？ 臨床精神薬理，5：1093-1113, 2002.
3) Goldstein, L.E., Sporn, J., Brown, S. et al. : New-onset diabetes mellitus and diabetic ketoacidosis associated with olanzapine treatment. Psychosomatics, 40 : 438-443, 1999.
4) Haupt, D.W. and Newcomer, J.W. : Risperidone associated diabetic ketoacidosis. Psychosomatics, 42 : 279-280, 2001.
5) Horvath, S.M. and Friedman, E. : The effects of large doses on intravenous insulin in psychotic nondiabetic patients. J. Clin. Endocrinol. Metab., 1 : 960-966, 1941.
6) 上島国利，鈴木　透：内分泌・代謝系への影響．向精神薬—その効用と副作用（伊藤　斉，三浦貞則編）．医学図書出版，東京，1973.
7) Kamran, A., Doraiswamy, P.M., Jane, J.L. et al. : Severe hyperglycemia associated with high doses of clozapine. Am. J. Psychiatry, 151 : 1395, 1994.
8) Koller, E. A., Doraiswamy, P. M. : Olanzapine-associated diabeted mellitus. Pharmacotherapy, 22 (7) : 841-852, 2002.
9) Koller, E.A., Weber, J., Doraiswamy, P.M. et al. : A survey of reports of quetiapine-associated hyperglycemia and diabetes mellitus. J. Clin. Psychiatry, 65 (6) : 857-863, 2004.
10) Koren, W., Kreis, Y., Duchowiczny, K. et al. : Lactic acidosis and fatal myocardial failure due to clozapine. Ann. Pharmacother., 31 : 168-170, 1997.
11) Kostakoglu, A.E., Yazici, K.M., Erbas, T. et al. : Ketoacidosis as a side-effect of clozapine: A case report. Acta Psychiatr. Scand., 93 : 217-218, 1996.
12) Koval, M.S., Rames, L.J., Christie, S. : Diabetic ketoacidosis associated with clozapine treatment. Am. J. Psychiatry, 151: 1520-1521, 1994.
13) Kusumi, I., Ito, K., Honda, M. et al. : Screening for diabetes using Japanese monitoring guidance in schizophrenia patients treated with second-generation antipsychotics : A cross-sectional study using baseline data. Psychiatry Clin. Neurosci., 65 : 349-355, 2011.
14) Kusumi, I., Ito, K., Uemura, K. et al. : Screening for diabetes using monitoring guidance in schizophrenia patients treated with second-generation antipsychotics : A 1-year-followup study. Prog. Neuro-Psychopharmacol. Biol. Psychiatry, 35 : 1922-1926, 2011.
15) Lindenmayer, J. -P. and Patel, R. : Olanzapine-induced ketoacidosis with diabetes mellitus. Am. J. Psychiatry, 156 : 1471, 1999.
16) 諸川由実代：臨床試験から見た新規抗精神病薬の問題点．臨床精神薬理，5：1391-1404, 2002.
17) Mukherjee, S., Schnur, D.B. and Reddy, R. : Family history of type 2 diabetes in schizophrenic patients [letter]. Lancet, 1 : 495, 1989.
18) 村崎光邦：Butyrophenone 系抗精神病薬の開発の歴史—総集編—．臨床精神薬理，14：1995-2005, 2011.
19) 村崎光邦：第二世代抗精神病薬の開発物語—Quetiapine の開発物語　その3：承認からその後に続いた展開—．臨床精神薬理，18：655-667, 2015.
20) 村崎光邦，小山　司，渥美義仁　他：第二世代

（非定型）抗精神病薬を投与する際の血糖モニタリングガイダンスの提案. 臨床精神薬理, 11：1139-1148, 2008.
21) 村下眞理, 久住一郎, 井上 猛 他：第二世代抗精神病薬治療中に発症した糖尿病症例の長期経過. 臨床精神薬理, 9：1591-1603, 2006.
22) 村下真理, 久住一郎, 井上 猛 他：非定型抗精神病薬使用患者における糖尿病発症頻度の検討. 臨床精神薬理, 7：991-998, 2004.
23) National Diabetes Data Group : Classification and diagnosis of diabetes mellitus and other categories of glucose intolerance. Diabetes, 28：1039-1057, 1979.
24) Newcomer, J.W.：精神病の薬物治療と糖代謝不全, 糖尿病, 体重増加. 臨床精神薬理, 5：911-925, 2002.
25) Newcomer, J.W., Haupt, D.W., Fucetola, R. et al.：Abnormalities in glucose regulation during antipsychotic treatment of schizophrenia. Arch. Gen. Psychiatry, 59：337-345, 2002.
26) Newcomer, J.M. : Concluding discussion : Metabolic disturbance associated with antipsychotic use. J. Clin. Psychiatry, 62 (suppl. 27) : 40-41, 2001.
27) Peterson, G.A., Byrd, S.L. : Diabetic ketoacidosis from clozapine and lithium cotreatment. Am. J. Psychiatry, 153：737-738, 1996.
28) Popli, A.P., Konicki, P.E., Jurjus, G.J. et al. : Clozapine and associated diabetes mellitus. J. Clin. Psychiatry, 58：108-111, 1997.
29) Robinson, G.W. and Shelton, P. : Incidence and interpretation of diabetic-like dextrose tolerance curves. JAMA, 114：2279-2284, 1940.
30) Schimmelbusch, W.H., Mueller, P.S. and Sheps, J. : The positive correlation between insulin resistance and duration of hospitalization in untreated schizophrenia. Br. J. Psychiatry, 118：429-436, 1971.
31) Thonnard-Neumann, E. : Phenothiazines and diabetes in hospitalized women. Am. J. Psychiatry, 124：978-982, 1968.
32) 特集「SDA, MARTA, 従来の抗精神病薬をどのように使い分けるのか」臨床精神薬理, 5：1019-1091, 2002.
33) Tollefson, G.D.：抗精神病薬による統合失調症治療のベネフィットとリスク. 臨床精神薬理, 5：1755-1767, 2002.
34) Von Hayek, D., Hüttl, V., Reiss, J. et al. : Hyperglycemia and ketoacidosis associated with olanzapine. Nervenarzt, 70：836-837, 1999.
35) Wirshing, D.A., Spellberg, B.J., Erhart, S.M. et al. : Novel antipsychotics and new onset diabetes. Biol. Psychiatry, 44：778-783, 1998.

第二世代抗精神病薬の開発物語

——大 olanzapine の登場　その4：双極性障害への適応——

I. はじめに

Henri Laborit が1950年に Charpentier の合成した chlorpromazine を Rhône-Poulenc 社から提供されたときに，その抗精神病作用を予見して同僚の精神科医に試用を勧めたことはよく知られている。同僚達は chlorpromazine の統合失調症や躁病への有効性を認めたが，系統的に統合失調症への効果を纏めて1952年に発表した Delay と Deniker に名をなさしめたことはさらに有名である。

このように最初の抗精神病薬となった chlorpromazine が躁病に有効であることはつとに知られ，次の世代を受け継いだ haloperidol が躁病治療の主流となった。

この間，気分安定薬 mood stabilizers と呼ばれる lithium, valproate, carbamazepine, lamotrigine の登場が双極性障害の治療に重要な働きを示して今日に至っている。

本稿では，第二世代抗精神病薬（second generation antipsychotic：SGA）として risperidone に続いた olanzapine の双極性障害治療薬としての開発物語を書く。

II. 海外での臨床試験—Mauricio Tohen 八面六臂の活躍—

米国では olanzapine の双極性障害に対する効果について Tohen が大活躍し，前回筆者が4回目の Indianapolis 訪問のさい，その骨子を紹介してくれたことはすでに述べたが[10]，ここでは国立 Mexico 大学を卒業し，Tronto 大学，Harvard Medical school の McLean Hospital を経て Eli Lilly 社へ転じた Mauricio Tohen の仕事を中心に主要な論文を改めて紹介しておきたい。

1．急性躁病への olanzapine の効果
1）HGEH 試験

まず，Tohen ら[13]は HGEH 試験として，olanzapine の open label の試験で効果を探索したのち，1996年10月から1997年8月にかけて139名のI型双極性障害の躁病および混合型を対象に placebo 対照試験を実施した。10mg/日から開始し，5〜20mg/日に適宜増減しうる3週間の試験である。Young Mania Rating Scale（YMRS）を主要評価項目とし，他に表1にある評価尺度を用いている。

成績は表1にみるように，YMRS の合計スコアで -10.26 ± 13.43 対 -4.88 ± 11.64 と olanzapine 群が placebo 群より有意に優れる減少を認めて主目的を達成している。他にも PANSS 合計スコア，

表1 Olanzapineかplaceboで対応した双極性障害の疾患重症度スコア (Severity Illness Scores) のエンドポイントでの変動 (LOCF) (Tohenら, 1999)[13]

評価尺度	Placebo群 (N=69)					Olanzapine群 (N=70)					解析[a]		
		基準値		基準値からの変動			基準値		基準値からの変動				
	N	Mean	SD	Mean	SD	N	Mean	SD	Mean	SD	F	df	p
Young Mania Rating Scale total score	66	27.65	6.46	−4.88	11.64	70	28.66	6.71	−10.26	13.43	5.64	1,108	0.02
Hamilton 21-item depression scale total score	65	13.98	6.69	−3.00	6.00	69	12.58	7.15	−2.90	6.74	0.03	1,106	0.87
Positive and Negative Syndrome Scale													
Total symptom score	64	70.97	21.04	−3.09	18.37	70	71.04	18.74	−11.06	16.98	5.64	1,106	0.02
Positive symptom score	64	20.72	7.01	−2.00	7.10	70	20.90	6.59	−4.67	6.57	4.30	1,106	0.04
Negative symptom score	64	13.94	5.69	−0.19	4.23	70	13.51	5.45	−0.90	4.26	0.72	1,106	0.40
Clinical Global Impression, Bipolar Version													
Severity of mania rating	66	4.62	0.87	−0.48	1.37	70	4.51	0.86	−1.07	1.60	5.69	1,108	0.02
Severity of depression rating	66	2.11	1.29	−0.30	1.15	70	1.71	0.97	0.06	1.17	2.17	1,108	0.14
Severity of overall bipolar illness rating	66	4.68	0.83	−0.59	1.30	70	4.46	0.88	−0.89	1.39	2.10	1,108	0.15

[a] ANOVA model 解析

表2　基準値からエンドポイントへの疾患重症度スコア (Severity of Illness Scores) の変動 (Tohen ら, 2000[14])

評価尺度	Placebo 群 (n=56) 基準値	基準値からの変動	Olanzapine 群 (n=54) 基準値	基準値からの変動	$F_{1,86}$	P†
Y-MRS total	29.43 (6.77)	−8.13 (12.72)	28.76 (6.72)	−14.78 (12.49)	12.47	<.001
HAMD-21 total	16.16 (9.49)	−4.45 (6.95)	17.33 (9.24)	−7.83 (7.79)	2.91	.09
PANSS total	72.61 (21.68)	−7.43 (19.73)	76.74 (25.72)	−21.19 (23.73)	13.25	<.001
PANSS positive	20.54 (6.38)	−2.96 (6.61)	21.72 (6.91)	−7.76 (7.89)	15.94	<.001
PANSS negative	13.29 (6.15)	−0.63 (4.41)	14.46 (7.32)	−2.78 (6.50)	3.21	.08
CGI-BP severity of mania	4.80 (0.82)	−0.88 (1.54)	4.78 (0.77)	−1.83 (1.45)	15.02	<.001
CGI-BP severity of depression	2.61 (1.57)	−0.45 (1.26)	2.89 (1.53)	−0.74 (1.32)	0.82	.37
CGI severity of overall bipolar illness	4.77 (0.89)	−0.73 (1.43)	4.78 (0.77)	−1.72 (1.46)	16.20	<.001

† F-test による

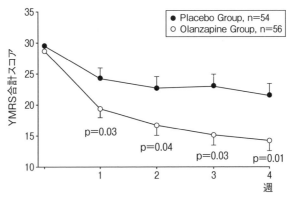

図1　急性双極性躁病に対する olanzapine の placebo 対照試験における YMRS 合計スコアの週別変動 (Tohen ら, 2000[14])

陽性症状評価スコアおよび CGI-躁病重症度評価で有意差を認めている。週別には YMRS 合計スコアは3週時点で有意差 (p=0.02) を認め，YMRS 合計スコア50％以上の改善を示す反応率は48.6％対24.2％ (p=0.004) で olanzapine 群が優れていた。

有害事象では，眠気17.4％対32.9％ (p<0.05)，口渇8.7％対25.7％ (p<0.01)，めまい5.8％対22.9％ (p<0.007)，体重増加1.4％対11.4％ (p<0.03) といずれも olanzapine 群に有意に高く，検査所見では有意の変化はなかった。

錐体外路症状 (EPS) は，Simpson-Angus Rating Scale, Barnes Akathisia Scale, Abnormal Involuntary Movement Scale で評価したが，両群に有意差はなかった。

ひとまず HGEH 試験は大成功し，次の試験へと進んだ。

2) HGGW 試験

続いて Tohen ら[14]は，1997年12月1日から1998年2月28日にかけて HGGW 試験として110名の急性期の双極性躁病（混合型を含む）を対象とする placebo 対照試験へ進んだ。15mg/日から開始して5～20mg/日に増減しうる4週間の試験である。試験の骨子は HGEH 試験と同様で主要評価項目の YMRS 合計スコアの変動は表2にみるように，−14.8±12.5と placebo 群の−8.1±12.7を有意に上回っている (p<0.001)。週別推移は図1のように1週目から有意差を示し，反応率は65％対43％ (p=0.02)，euthymia は61％対36％ (p=0.01) とともに有意差を示している。

表3 Olanzapineによる双極性障害の維持療法（Narasimhanら，2007[11]）

文献	薬剤	期間（週）	平均用量（mg/日）	再発までの中央値（月）	再発率（%）
Tohenら（2003）[15]	olanzapine	47	16.2	27	42.4
	divaloproex	47	1584.7	27	56.5
Tohenら（2004）[16]	olanzapine + lithium or divaloproex	78	8.6 1064.6 1214.6	163	37[a]
	lithium or divaloproex のみ	78	1021.8 1286.5	42	55[a]
Tohenら（2005）[17]	olanzapine	52	11.9	報告なし	30.0
	lithium	52	1102.7	報告なし	38.8
Tohenら（2006）[18]	olanzapine	48	12.5	174	46.7
	placebo	48		22	80.1

a：有意差なし

有害事象では，体重増加 2.1±2.8kg 対 0.45±2.3kg，眠気 38.2％対 8.3％と olanzapine 群に多かったが重篤なものはなく，EPS は有意差を認めなかった。

以上の 2 本の placebo 対照試験で olanzapine は急性期の双極性躁病に対して優れた有効性と忍容性を示した。あとは維持療法への有効性と他の気分安定薬との比較試験を実施すればまず完璧となった。あとは Narasimhan ら[11]のレビューを紹介する。

3）維持療法

Tohen らが実施した 4 本の試験の要約を表 3 に示す。結果のみを示したが，olanzapine の双極性躁病エピソード，混合エピソードへの優れた有効性が示されている。

なお，ここでジプレキサ発売10周年記念学術講演会の資料（2011年7月30日京都）が偶然みつかり，筆者が総合座長を務め，このさい British Columbia 大学の Diane McIntosh が「Bipolar Mania-Clinical Consideration」について講演された中に 3 つの試験が紹介されたので，それぞれの要約を述べておく。

まず 1 本目は，Niufan ら[12]の実施した 4 週間の olanzapine 対 lithium の比較試験で，図 2 に示した。Olanzapine はきれいに lithium に優れる成績を示している。

2 本目は Houston ら[4]の実施した「olanzapine + Divalproex vs Placebo + Divalproex」の比較試験である。Divalproex はわが国では未承認で valproic acid Na と valproic acid から構成され，消化器内で valproic acid が解離する。Divalproex は 75～125μg/mL 血漿濃度に維持し，olanzapine は 10mg を維持量とするが 5～20mg の範囲で増減可能としている。YMRS と HAM-D の平均スコアの変動はともに 2 週目から有意に olanzapine，divalproex 併用群が divalproex 単剤群より優れた成績を示している（図 3）。

3 本目は Tohen ら[16]が躁病（YMRS ≦ 12）およびうつ病（HAMD-21≦8）が寛解状態にあった後に olanzapine と気分安定薬の併用療法と気分安定薬の単剤療法の症状再燃までの期間をみたもので（YMRS or HAMD-21≧15），中央値163日対42日と併用群が優れる成績となっている（図 4）。

以上，第16回ジプレキサ全国学術講演会（ザイディス発売10周年記念）を2015年5月9日に控えて（本稿執筆時）偶然みつかった資料を用いて書かせてもらった。なお，Diane McIntosh 先生は双極性うつ病への抗うつ薬使用の可否についてフロアからの質問に対して，うつ病に苦しむ症例に抗うつ薬を併用することは当然であると明解に答えられたことが耳に焼きついている。

こうして，olanzapine は見事な臨床試験の成績をもって FDA から双極性躁病への適応を取得したのである。

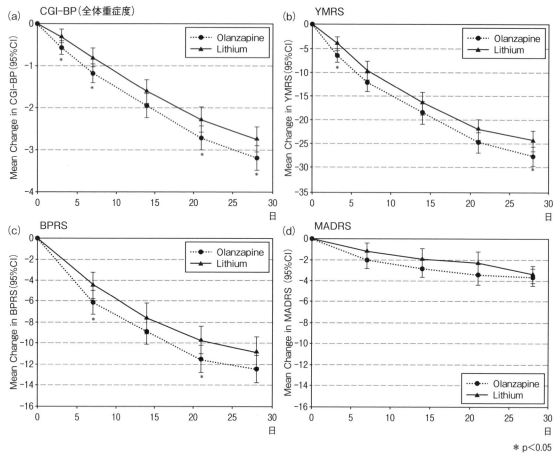

図2　双極性躁病に対するolanzapineおよびlithiumの効果に関する各評価尺度の変動（Niufanら，2008[12]）

2．双極性うつ病へのolanzapineの効果

もともと，双極性障害ではうつ病期が躁病期の3倍長いとされて[5]，躁病期からの脱出には5週を要するのに対して[9]，うつ病期からの脱出には9週間を要する，あるいは，躁病期からの寛解には16.8週に対して，うつ病期からの寛解を得るには40週を要するとの報告もあって[3]，双極性障害では，双極性うつ病の治療が厄介なことはいうまでもない。

Tohenら[19]はこの双極性うつ病に対して，olanzapine単剤，olanzapineとfluoxetineの併用（olanzapine-fluoxetine combination：OFC）とplaceboの3群の対照試験を計画した。前もって，OFCは治療抵抗性の単極性うつ病に有効であるとの感触を得ていた。こうして，世界でも初めての非定型抗精神病薬の単独と抗うつ薬との併用の有効性をそれもplacebo対照試験の形で実施したのである。

8週間の3群比較試験で，olanzapine群は5mg/日から開始して20mg/日まで増量可能とし，OFCは6mgと25mgで開始し，6mgと50mg，12mgと50mgの3通りの組み合せで適宜増減するスケジュールをとった。この組み合せは治療抵抗性の単極性うつ病への試験で有効性を確認している。

主要評価項目はMontgomery-Åsberg Depression Rating Scale（MADRS）の合計スコアの変動とし，副次的には，Clinical Global Impressions Bipolar Version-Severity of Depression Scale（CGI-BP-S），YMRS，およびHamilton Anxiety Rating Scale（HAM-A）を用いている。反応率はMADRSの合計スコアの50％以上の改善例とし，寛解率は少なくとも4週を経てMADRS 12点以下となったものとした。

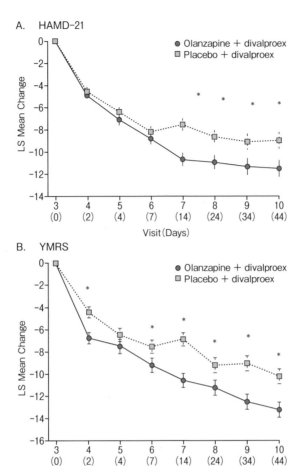

[a] Olanzapine+divalproex, n=100 ; Placebo+divalproex, n=101.
*P<.05.

図3 Bipolar mixed episode に対する olanzapine ＋ divalproex 併用対 divalproex 単剤療法の二重盲検 placebo 対照試験（Houston ら，2009[4]）

　本試験は Tohen らの傑作であり，成績は MADRS の週別の合計スコアの推移を図5と表4で示しておく。反応率は olanzapine 群 39.0％と OFC 群 56.1％は placebo 群の 30.4％より有意に優れ（それぞれ p＜0.02, p＜0.001），また OFC 群は olanzapine 群よりも4〜8週で有意に優れている（p＜0.06）。MADRS の合計スコアは1週目から実薬群が placebo 群より有意に優れる即効性を示している。寛解率では olanzapine 群の 32.8％, OFC 群の 48.8％は placebo 群の 24.5％にそれぞれ p＝0.02, p＝0.001 で有意に優れ，OFC 群は olanzapine 群よりも有意に優れている（p＝0.007）。

　なお躁転率は placebo 群 6.7％，olanzapine 群 5.7％，OFC 群 6.4％と3群に差を認めていない。

　安全性では，眠気，体重増加（7％以上の増加が olanzapine 群 18.7％，OFC 群 19.5％，placebo 群 0.3％），食欲亢進，頭痛，口渇，無力性，悪心が placebo 群より多く，不眠は placebo 群に多かった。臨床検査では，cholesterol が実薬群に有意に高かったが，血糖値の 200mg/dL 以上の上昇は placebo 群 0.3％，olanzapine 群 1.4％，OFC 群 1.5％で3群間で有意差はなかった。

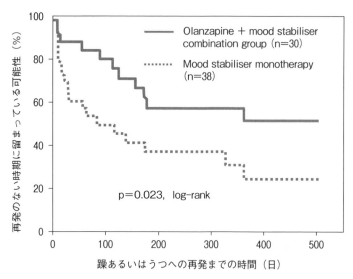

図4　I型双極性障害における18ヵ月にわたるolanzapine＋気分安定薬と気分安定薬単剤との再発予防の比較（Tohenら，2004[16]）

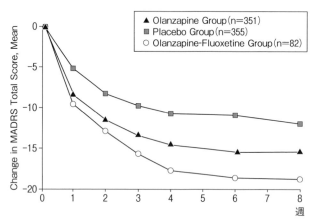

図5　8週研究のMADRS合計スコアのLS mean変動（Tohenら，2003[19]）
Olanzapine単剤およびolanzapine-fluoxetine併用は全期を通じてp＜0.001でplacebo群に有意。
Olanzapine-fluoxetine併用群は4〜8週にかけてolanzapine単剤より有意（p＜0.02）。

以上の成績は極めて優れたものといえる。米国Eli Lilly社はOFCをSymbyax®として双極性うつ病の適応を申請し，olanzapineとfluoxetineとの併用とともに2003年FDAの承認を得ている。なお，olanzapineの単剤の申請は行っていない。

ところで，The 2002 American Psychiatric Association practice guidelinesは双極性うつ病に対してlithiumかlamotrigineをfirst-line treatmentとして推薦している（APA 2006)[1]。

これに対して，Brownら[2]はI型双極性うつ病を対象としたOFCとlamotrigineとの7週間の二重盲検比較試験を挑んでいる。2003年12月から2004年8月のことである。本試験はCincinnati大学のMcElroyとKeckがEli Lilly社の研究陣とと

表4 双極Ⅰ型うつ病に対する olanzapine, olanzapine ＋ fluoxetine, placebo の3群比較試験における visit ごとの MADRS 平均スコア（MMRM 分析）（Tohen ら, 2003[19]）

治療群	Change in MADRS Score, Mean ± SE (95%CI)	対 Placebo t Test	df	P Value	対 Olanzapine t Test	df	P Value
Week 1							
Placebo	−5.2±0.5 (−6.2 to −4.2)	NA	NA	NA	NA	NA	NA
Olanzapine	−8.5±0.5 (−9.5 to −7.5)	−5.19	896	<.001	NA	NA	NA
OFC	−9.6±0.9 (−11.5 to −7.8)	−4.27	896	<.001	−1.09	896	.28
Week 2							
Placebo	−8.3±0.6 (−9.4 to −7.1)	NA	NA	NA	NA	NA	NA
Olanzapine	−11.5±0.6 (−12.6 to −10.3)	−4.42	858	<.001	NA	NA	NA
OFC	−12.8±1.1 (−14.9 to −10.7)	−3.92	841	<.001	−1.17	843	.24
Week 3							
Placebo	−9.6±0.6 (−10.8 to −8.5)	NA	NA	NA	NA	NA	NA
Olanzapine	−13.3±0.6 (−14.5 to −12.2)	−4.77	819	<.001	NA	NA	NA
OFC	−15.5＋1.1 (−17.7 to −13.3)	−4.71	808	<.001	−1.74	810	.08
Week 4							
Placebo	−10.7±0.6 (−11.9 to −9.5)	NA	NA	NA	NA	NA	NA
Olanzapine	−14.3±0.6 (−15.5 to −13.0)	−4.36	807	<.001	NA	NA	NA
OFC	−17.5±1.2 (−19.9 to −15.2)	−5.21	794	<.001	−2.49	797	.01
Week 6							
Placebo	−10.7±0.7 (−12.1 to −9.4)	NA	NA	NA	NA	NA	NA
Olanzapine	−15.1±0.7 (−16.5 to −13.8)	−4.89	726	<.001	NA	NA	NA
OFC	−18.5±1.3 (−21.0 to −16.0)	−5.56	696	<.001	−2.41	689	.02
Week 8							
Placebo	−11.9±0.8 (−13.4 to −10.4)	NA	NA	NA	NA	NA	NA
Olanzapine	−15.0±0.7 (−16.4 to −13.6)	−3.13	596	.002	NA	NA	NA
OFC	−18.5±1.3 (−21.1 to −16.0)	−4.53	577	<.001	−2.46	571	.01

OFC：olanzapine-fluoxetine 併用, NA：not applicable

もに実施したもので，lamotrigine は 25mg/日から開始して，5週間以上かけて 200mg/日へ漸増し，150〜200mg/日の幅の中で用いられている。OFC は 6/25 錠から開始して 12/25 錠へ上げ，あとは適宜増減している。結果は図6にみるように，CGI-S 合計スコア，MADRS の合計スコアの visit ごとの推移をみても，ともに OFC が lamotrigine に有意に優れる成績を示している。先に提示した Niufan ら[12] の成績で olanzapine が lithium より優れており，Tohen らは OFC が The 2002 APA practice guideline で first-line drug として推奨されている気分安定薬よりもより優れる成績を示す試験に成功してみせたのである。

Ⅲ．国内での臨床試験

海外に比べて，抗精神病薬の双極性障害に対する臨床試験の実施が困難な状況の中で，日本イーライ・リリー社は olanzapine を見事に成功させた。

1．急性躁病への olanzapine の効果は？

米国の Tohen らの臨床試験に遅れること数年，2005年6月から2009年1月にかけて国内36施設で実施された[6]。当時は，躁病に対する placebo 対照試験が可能な態勢が整っていたとはいえ，完成まで3年半の長い年月を要している。症例のエントリーがいかに困難であったかを如実に示してい

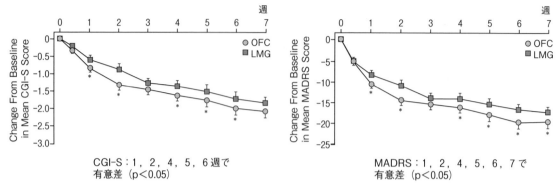

図6 各 visit ごとの平均 CGI-S 合計スコア（左）と平均 MADRS 合計スコア（右）の基準値からの変動（Brown ら，2006[2] 2つの図を合成）

　試験デザインは olanzapine, haloperidol, placebo の3群の二重盲検比較試験で，6週間に及んでいる。Olanzapine 群は 10mg/日から開始し，5〜20mg/日の範囲内で，haloperidol は 5mg/日から開始して 2.5〜10mg/日の範囲内とした。まず，最初の3週間は3群の比較試験とし，olanzapine 群，haloperidol 群はそのまま6週間まで進めたのに対し，placebo 群は4週目から olanzapine（5〜20mg/日）への盲検下のスイッチとした。

　主要評価項目は YMRS の開始時からの変動とし，副次的には表5にある評価を行っている。寛解は6週時の YMRS≦12 と HAMD-17≦7 とし，反応率は YMRS の合計スコア 50％以上減少とした。

　成績は表5にみるように，最初の3週間時点で，olanzapine 群は YMRS 合計スコアの変動で －12.5±10.0 対 －6.8±14.0 で有意差（p<0.001）を示し，HAMD-17 合計スコアと Clinical Global Impressions-Bipolar Version Mania（CGI-BP 躁病），CGI-BP 全体でも有意差を示した。Haloperidol も YMRS 合計スコアの変動で placebo に対して有意差を示しており，olanzapine と haloperidol では YMRS 上差を認めていないが，HAMD-17 合計スコアと CGI-BP うつ病で差を認めている。なお，6週時点では YMRS に差はなく，HAMD-17 合計スコアでのみ差を認めている。なお，YMRS の合計スコアの週別の変動をみたのが図7であり，1週目から3週目まで両実薬群は placebo 群に有意差をつけている。Placebo 群では4週目から盲検下で olanzapine へ切り換えられているが，その後の成績については触れられていない。

　反応率は olanzapine 群 51.0％，placebo 群 44.3％，haloperidol 群 65.0％で3週間では差がなく，6週間でも olanzapine 群 67.3％ 対 haloperidol 群 65.0％とともに高い反応率を示して差はない。寛解率では3週時で 47.1％，41.2％，65.0％の高さで差がなく，6週時でも olanzapine 群 63.5％ 対 haloperidol 群 60.0％と差がない。なお，最初の3週時点で症候上うつ病への転換は olanzapine 群 2.4％，olanzapine 群 16.7％と有意差がついている（p=0.014）。この関係は6週時まで続いていた。

　有害事象では，3週時点で olanzapine が placebo より有意に多かったのは，眠気，めまい，口渇，体重増加であり，olanzapine と haloperidol とではアカシジアとジストニアの2項目で haloperidol に多く，haloperidol は placebo に対して振戦，アカシジア，ジストニアの EPS が多かった。

　以上，わが国で初めて実施された急性期躁病に対する SGA，FGA および placebo の3群比較による試験は，海外での試験とよく一致しており，olanzapine は placebo に優れた抗躁効果を示し，安全性の高さを示した。また，haloperidol に対して，うつ転が有意に少なく，EPS もより軽度であり，3年半を要して苦労したがその成績で大いに酬われたのである。

表5 効果スコアの基準値からLOCFエンドポイントへの変動(Katagiriら, 2012[6])

最初の3週時

Efficacy scores	Olanzapine 基準値からの変動 Mean (SD)	Placebo 基準値からの変動 Mean (SD)	Haloperidol 基準値からの変動 Mean (SD)	Olanzapine 対 placebo LS mean difference (95%CI)	Olanzapine 対 haloperidol LS mean difference (95%CI)	Haloperidol 対 placebo LS mean difference (95%CI)
YMRS total score	−12.6 (10.0)	−6.8 (14.0)	−14.3 (11.4)	−5.62** (−8.87, −2.37)	2.55 (−2.34, 7.44)	−8.03* (−14.88, −1.19)
HAMD-17 total score	−1.6 (3.3)	−0.4 (3.6)	1.8 (6.0)	−1.35* (−2.21, −0.49)	−2.89* (−4.69, −1.09)	1.67 (−0.38, 3.72)
CGI-BP (mania)	−1.2 (1.2)	−0.6 (1.5)	−1.7 (1.7)	−0.51* (−0.87, −0.15)	0.35 (−0.27, 0.96)	−0.89* (−1.69, −0.09)
CGI-BP (depression)	0.0 (0.5)	−0.1 (0.5)	0.5 (0.9)	0.05 (−0.08, 0.18)	−0.36* (−0.66, −0.06)	0.38* (0.08, 0.68)
CGI-BP (overall)	−1.1 (1.2)	−0.6 (1.5)	−1.2 (1.6)	−0.52* (−0.87, −0.16)	−0.04 (−0.63, 0.55)	−0.48 (−1.24, 0.28)

6週時

Efficacy scores	Olanzapine 基準値からの変動 Mean (SD)	Haloperidol 基準値からの変動 Mean (SD)	Olanzapine vs haloperidol LS mean difference (95% CI)
YMRS total score	−16.0 (11.4)	−14.7 (13.1)	−0.78 (−6.15, 4.59)
HAMD-17 total score	−1.7 (3.6)	1.9 (6.2)	−2.94* (−4.75, −1.13)
CGI-BP (mania)	−1.7 (1.5)	−1.9 (1.9)	−0.13 (−0.82, 0.57)
CGI-BP (depression)	0.0 (0.6)	0.5 (0.9)	−0.28 (−0.59, 0.04)
CGI-BP (overall)	−1.6 (1.5)	−1.3 (1.8)	−0.47 (−1.15, 0.21)

p値はANCOVAによる。olanzapine N=104, placebo N=97, haloperidol N=20。 * $p<0.05$, ** $p<0.001$

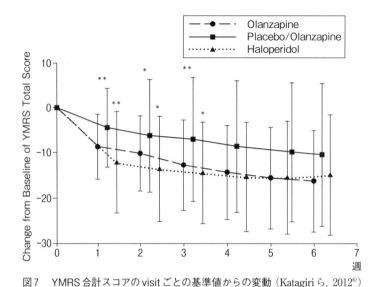

図7 YMRS合計スコアのvisitごとの基準値からの変動（Katagiriら，2012[6]）
olanzapine N＝104，placebo-olanzapine N＝97，haloperidol N＝20
数値 平均±標準偏差
*p＜0.05，**p＜0.001，ANCOVA解析による。
比較は1週から3週までのolanzapine対placebo，haloperidol対placebo。

2．I型双極性障害に対するolanzapine単剤療法と気分安定薬との併用療法—18週間での安全性と効果—

米国では以上に述べてきたように，Tohenが中心となって極めて精力的にolanzapineの単剤療法，気分安定薬との併用および気分安定薬の単剤療法との比較試験，ならびに長期に及ぶ再発防止試験などを実施している。

そこでわが国でも，急性躁病へのolanzapine，haloperidol，placeboの比較試験に5ヵ月遅れで2005年11月から2009年5月までの本試験をスタートさせた。56施設での試験で図8にみるような試験デザインで，先述の6週間の急性躁病に対する試験のextension studyとしてopen-labelで実施している[7]。なお，先の試験で2～3週で効果なしとして中止した症例も本試験に含まれている。

安全性の評価では，試験中に出現した有害事象をMed DRA version 110で表記し，重篤な有害事象，臨床検査室試験，バイタルサイン，体重，心電図，EPS評価（Drug-induced Extrapyramidal Symptoms Scale：DIEPSS）などを用いた。有効性はYMRSを中心に表6に示されるものを用いている。

まず主要評価項目のYMRS合計スコアの動きをみると，olanzapine単剤群では前記の試験で基準値が5.7±6.4と低下しており，さらに－3.0±5.6となっている。Lithium併用群，valproate併用群とも－20を越える変動を見せているが，1例しかないcarbamazepine併用例では－6.0と低く，併用群総計では－19.8±17.8の著しい減少を認めている。Olanzapine単剤群の反応率と寛解率はそれぞれ97.0％と93.0％と極めて高く，併用群では64.1％と61.5％とともに高値を示している。

安全性では，傾眠と7kg以上の体重増加が10％を越えているが，軽度～中等度のものがほとんどで，うつ病症状がolanzapine単剤群に7例（7％），併用群で2例（5.1％）に認めている（表7）。

以上の2本の双極性障害（躁病）に対するolanzapineの臨床試験には，Mauricio Tohen，Teruhiko Higuchi，Shigenobu Kanba，Michihiro Takahashiの各先生方が名を連ねて，わが国での代表

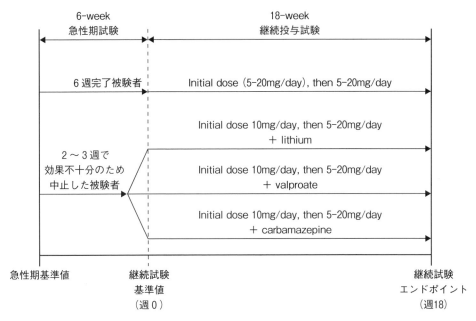

図8　18週の継続期を置いたI型双極性障害に対する olanzapine 単剤および気分変動薬併用療法の試験デザイン（Katagiri ら，2012[7]）

的な臨床試験が実施されており，2010年10月に双極性障害（躁病）の適応を取得したのである。

3．双極性うつ病に対する olanzapine の効果と安全性

双極性うつ病に対して，わが国単独の臨床試験は実施していない。21世紀に入り，Gary Tollefson に託された olanzapine の双極性障害への臨床試験に情熱を燃やした Mauricio Tohen は世界的に双極性障害のエキスパート中のエキスパートとして最も高く評価されていた。その Tohen が東アジア（日本，中国，台湾，韓国）の国際共同試験に米国での被験者を含めた olanzapine と placebo との二重盲検比較による双極性うつ病の臨床試験を指導的立場として率いた[20]。最初の被験者がエントリーされたのが2007年8月27日，最後の被験者の試験が終了したのが2010年7月9日と約3年を要している。2007年当時は東アジアの国々は olanzapine も fluoxetine も承認されており，あるいは Symbyax® も導入されていたものと理解していたがそうではなく，本試験は東アジアの国々にとって極めて大切なものなのであった。

試験方法は，olanzapine（5mg/日から開始する 5～20mg/日，n＝343）と placebo（n＝171）の6週間の二重盲検比較試験で，主要評価項目は，MADRS の基準からエンドポイントへの変動であり，副次的には，CGI-Bipolar Version（CGI-BP）scale，HAMD-17，YMRS としている。反応率はエンドポイント時の MADRS 合計スコアの50％以上減少した割合，回復は MADRS≦12 が4週以上で試験を完了した者，寛解は MADRS≦8 としている。

試験成績は，olanzapine 群の MADRS 合計点の変動 －13.32 に対して placebo 群 －11.6 と olanzapine 群が有意に優れていた（p＝0.018）。また，各 visit ごとの least-squares mean（最小二乗平均値，LS mean）での MADRS 合計点の変動をプロットした図9にみるように，1週目を除いた各週で olanzapine 群は placebo 群より有意の変動を示した。この placebo との有意差は数値的に小さいものであったが，olanzapine の双極性うつ病への単剤療法の有効性が検証されたのである。

安全性については，体重増加，cholesterol，triglyceride などの有意の増加が認められているが，

表6 継続期における各評価尺度の効果の要約 (Katagiri ら，2012[7])

評価尺度	Olanzapine 単剤療法 (N=100) BL	Change*	気分安定薬との併用療法 (N=39) Lithium (n=21) BL	Change*	Valproate (n=17) BL	Change*	Carbamazepine (n=1) BL	Change*	合計 (N=39) BL	Change*
Manic symptoms										
YMRS total score	5.7 (6.4)	−3.0 (5.6)	33.5 (6.0)	−20.2 (16.1)	33.2 (7.3)	−20.1 (20.3)	25.0	−6.0	33.2 (6.6)	−19.8 (17.8)
CGI-BP (mania)	1.9 (1.0)	−0.6 (0.8)	4.9 (0.8)	−2.2 (1.7)	4.8 (0.9)	−2.2 (2.2)	4.0	0.0	4.8 (0.8)	−2.1 (1.9)
Depressive symptoms										
HAMD$_{17}$ total score	1.8 (3.1)	1.6 (4.8)	3.5 (3.6)	−1.2 (3.9)	5.2 (4.1)	−1.7 (4.1)	9.0	−1.0	4.4 (3.9)	−1.4 (3.9)
CGI-BP (depression)	1.2 (0.5)	0.3 (1.0)	1.1 (0.3)	0.1 (0.7)	1.2 (0.5)	0.2 (0.6)	1.0	0.0	1.1 (0.4)	0.2 (0.6)
Overall bipolar symptoms										
CGI-BP (overall)	1.9 (1.0)	−0.2 (1.3)	4.8 (0.7)	−2.0 (1.7)	4.7 (0.9)	−1.8 (2.0)	4.0	0.0	4.7 (0.8)	−1.8 (1.8)
Psychotic symptoms										
PANSS total score	7.7 (1.8)	−0.3 (1.5)	12.0 (5.5)	−2.7 (4.0)	13.2 (6.2)	−2.7 (7.6)	12.0	0.0	12.5 (5.7)	−2.6 (5.7)

全データ 平均（標準偏差）
*YMRS スコアの基準値 (BL) からエンドポイントへの変化

表7 継続期にいずれかの群に5%以上にみられた治療時出現有害事象 (Katagiri ら, 2012[7])

	Olanzapine 単剤療法 合計 (N=100)	併用療法 併用された気分安定薬			
		Lithium (n=21)	Valproate (n=17)	Carbamazepine (n=1)	合計 (N=39)
1つ以上有害事象を呈した患者	59 (59.0)	16 (76.2)	15 (88.2)	0 (0.0)	31 (79.5)
鼻咽頭炎	17 (17.0)	3 (14.3)	3 (17.6)	0 (0.0)	6 (15.4)
傾眠	15 (15.0)	4 (19.0)	3 (17.6)	0 (0.0)	7 (17.9)
体重増加	9 (9.0)	3 (14.3)	2 (11.8)	0 (0.0)	5 (12.8)
うつ病症状	7 (7.0)	1 (4.8)	1 (5.9)	0 (0.0)	2 (5.1)
血中 triglycerides 上昇	5 (5.0)	3 (14.3)	3 (17.6)	0 (0.0)	6 (15.4)
口渇	5 (5.0)	1 (4.8)	1 (5.9)	0 (0.0)	2 (5.1)
alanine aminotransferase 上昇	2 (2.0)	2 (9.5)	1 (5.9)	0 (0.0)	3 (7.7)
血中 cholesterol 上昇	3 (3.0)	1 (4.8)	2 (11.8)	0 (0.0)	3 (7.7)
便秘	3 (3.0)	2 (9.5)	1 (5.9)	0 (0.0)	3 (7.7)
gamma-glutamyl transferase 上昇	0 (0.0)	2 (9.5)	0 (0.0)	0 (0.0)	2 (5.1)
LDL lipoprotein 上昇	0 (0.0)	1 (4.8)	1 (5.9)	0 (0.0)	2 (5.1)
打撲	2 (2.0)	0 (0.0)	2 (11.8)	0 (0.0)	2 (5.1)
転倒	0 (0.0)	0 (0.0)	2 (11.8)	0 (0.0)	2 (5.1)
接触性皮膚炎	0 (0.0)	1 (4.8)	1 (5.9)	0 (0.0)	2 (5.1)

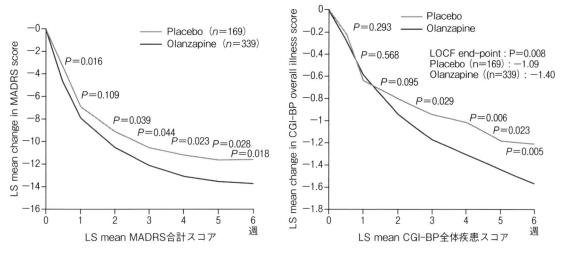

図9 I型双極性うつ病に対する olanzapine の placebo 対照試験：visit ごとの基準値からの変動 (LOCF) (Tohen ら, 2012[20] より2つの図を1つに合成)

全体的な忍容性は問題ないとされた。

そして，筆者にとって最も興味のあったことは，この国際共同試験に参加した日本人被験者156名について olanzapine 単独療法の有用性と安全性をみた Katagiri ら[8]の解析である．本試験は双極性うつ病に対する日本で最初の placebo 対照試験でもあったし，その結果，日本は双極性うつ病の有効性が認められた世界でも最初の国となったのである．Katagiri ら[8]の報告では，主要評価項目の MADRS 合計点の推移図 (図10) にみるように，2，3，5，6週時で placebo に対して有意差を示している．副次的評価項目でもすべてで有意

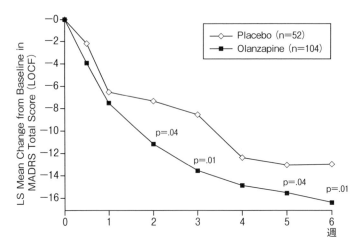

図10　LS mean MADRS 合計スコアの visit ごとの基準値からの変動
（LOCF）（Katagiri ら，2013[8]）

差が認められており，YMRS の合計点の改善は躁転への心配がなく安心して使えることを示している。

安全性に関しては親研究に似ており，olanzapine 群にみられた5％以上の有害事象は，傾眠（38.5％），体重増加（28.8％），食欲亢進（16.3％），鼻咽頭炎（14.4％），便秘・口渇（各7.7％），倦怠感（6.7％），alanin aminotransferase と aspartate aminotransferase（各5.8％）であった。Cholesterol の有意の上昇，HPL cholesterol の有意の低下がみられている。7％以上の体重増加は 20.2％対 1.9％と olanzapine 群に有意に多かった（p＝0.001）。

以上の Tohen の指導のもとに実施された親研究の成績および，日本人被験者での Katagiri らの解析の結果より，olanzapine の単剤療法の placebo に対する有効性と安全性が認められて，2012年2月わが国で双極性うつ病に対する適応が承認された。前記のように世界でも最初の国となったのである。

4．国際共同試験の後日談

Tohen 率いる国際共同試験[20]とその日本人被験者を解析した Katagiri らの報告[8]で olanzapine の双極性障害に対する開発物語を締めくくるつもりでここまで書いてきたが，国際共同試験における国別の被験者数や成績について触れた資料はないものかと日本イーライ・リリー社に依頼した。そして，申請に用いた極めて貴重な表が2枚提供された。1枚は国際共同試験の主要評価項目の MADRS の変化量を示したもので（表8），Tohen らの文中に出てくる数値と多少の違いはあるが，紛れもない最も肝腎の表である。MADRS の最終変化量は－11.71の placebo に対して olanzapine の－14.26と Tohen らのそれと異なっているが，有意差の p 値は p＝0.018 と同じである。論文中の数値と申請資料の数値は，厚生労働省側の査察などを含めて，改めて行われる詳細な見直しなどのために，例えば protocol 違反例の資料を除いたり，改訂したりすることから，多少異なることは稀でない。この見直しのために，当初の計算では有意差が出ていたのに，訂正したところその有意差が消えてしまうといったこともありうる。幸い本試験では olanzapine と placebo の双極性うつ病に対する有効性についての有意差は変りなく，p 値も同じであり，事なきを得ている。

もう1枚の表は参加国別の MADRS の変化量のものであった（表9）。Tohen らも Katagiri らもまったく触れていないので，この表をみて驚いた。要するに，有意差が認められたのはわが国からの被験者での成績のみであり，それもここでも数値が微妙に異なっているのであるが，参加者の多い中国と米国ではともに有意差がみられず，参

表8　MADRS合計点の最終観察時点におけるベースラインからの変化量〔HGMP試験：二重盲検急性期治療期〕（日本イーライ・リリー社社内資料）

観察時点		HGMP試験	
		PLA (N=169)	OLZ (N=339)
ベースライン	平均値	28.69	29.36
	標準偏差	6.33	5.71
最終観察時点	平均値	−11.71	−14.26
	標準偏差	11.09	9.73
ANCOVA	最小二乗平均値（95％CI）	−2.15（−3.93, −0.36）	
	p値	.018	

N＝ベースライン評価及び1回以上のベースライン後評価を有する例数，CI＝信頼区間，OLZ＝オランザピン群，PLA＝プラセボ群
*Source − ACMADA11

表9　MADRS合計点の最終観察時点におけるベースラインからの変化量〔HGMP試験（国別）：二重盲検急性期治療期〕（日本イーライ・リリー社社内資料）

国	投与群	N	ベースライン 平均値（標準偏差）	変化量 平均値（標準偏差）	差[a] 最小二乗平均値（95％CI）	p値	交互作用[b]
中国	PLA	70	29.19 (5.29)	−12.31 (10.08)	−1.05 (−3.75, 1.65)	.444	.377
	OLZ	136	29.66 (4.97)	−13.65 (9.58)			
日本	PLA	52	28.62 (8.01)	−10.52 (13.33)	−4.26 (−7.63, −0.89)	.014	
	OLZ	104	29.00 (6.15)	−15.01 (9.33)			
韓国	PLA	10	30.50 (6.43)	−13.10 (8.82)	2.33 (−4.24, 8.90)	.473	
	OLZ	20	25.65 (6.18)	− 9.35 (7.28)			
台湾	PLA	9	26.78 (5.52)	− 7.00 (11.06)	−5.62 (−15.10, 3.85)	.233	
	OLZ	19	31.74 (7.96)	−15.68 (11.70)			
米国	PLA	28	27.57 (5.41)	−13.43 (9.65)	−0.99 (−5.59, 3.62)	.671	
	OLZ	60	29.80 (5.05)	−15.55 (10.45)			

N＝ベースライン評価及び1回以上のベースライン後評価を有する例数，CI＝信頼区間，OLZ＝オランザピン群，PLA＝プラセボ群
*a − 治療，ベースラインを因子に含めた国別の共分散分析
*b − 治療，ベースライン，国，治療と国の交互作用を因子に含めた共分散分析
*Source − ACMADA31, ACMADA51

加者の少ない韓国ではplaceboの成績が良くて逆転しており，台湾ではいい成績ではあるが，あまりにもバラツキが大きく（図11），有意差を出すまでに至っていない．わが国では，本試験の成績をもって，双極性うつ病の適応を得ることができたが，東アジアの国々はどうなったのか．米国はもともとSymbyax®あるいはolanzapineとfluoxetineの併用で双極性うつ病に対応しており，olanzapineの単剤での適応を取る意思はなかったが，東アジアの国々のためにTohenが一肌脱いだのである．現在，Mauricio Tohenは米国Eli Lilly社を退社して生まれ故郷のNew Mexico大学の精神科の

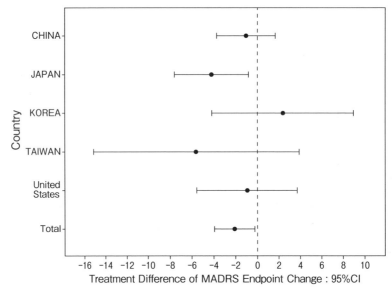

図11 MADRS 合計点の最終観察時点におけるベースラインからの変化量の投与群間差と95%信頼区間〔HGMP 試験（国別）：二重盲検急性期治療期〕
（日本イーライ・リリー社内資料）

教授として活躍されている。ところで，韓国ではその後，olanzapine の単剤使用の適応を取得しているが，中国と台湾ではいまだ取れていないと聞く。

こうして，わが国では双極性うつ病に対してolanzapine の単剤使用が承認されたが，筆者はolanzapine と fluoxetine との併用療法で治療してみたかった。ところが何回か試みた fluoxetine の抗うつ薬としての臨床試験がどうしてもうまくいかない。日本イーライ・リリー社は fluoxetine の開発を棚上げしてしまい，ついに筆者の目の黒いうちに実現する可能性が失われてしまった。残念至極の一語に尽きる。

Ⅳ．おわりに

かつての全国精神障害者家族会連合の熱烈な要望のもとに2001年6月に登場した olanzapine は急速に処方を伸ばした反面，約10ヵ月後に緊急安全性情報が出される事態となり，危機を迎えた。しかし，全国の精神科医も企業側も決死の努力のもとにその後は死亡例を1例も出さずに今日に至っており，2015年5月9日には，第16回ジプレキサ全国学術講演会が東京で盛大に開催された。Olanzapine の双極性障害への治療を通して日本イーライ・リリー社はパイオニア的立場に立ち，双極性障害そのものの概念の正しい理解を押し進めてきた。本稿では，双極性障害に対する olanzapine の開発物語を書いてきたが，日本イーライ・リリー社は表10のように次々と Zyprexa® の製剤を使いやすく改良してきており，2012年12月には筋注用10mg まで上市している。筆者も当初相談に乗って開発に関係しているが，紙面の都合で割愛することにした。これも実は苦労したのである。注射製剤というと敬遠されがちな時代ではあるが，精神科救急の場にあって，SGA の唯一のもの（2015年5月23日現在）として威力を発揮している。

一足先に出た risperidone とともに SGA を引っぱり，統合失調症や双極性障害に悩む患者たちのために果たしてきた貢献度は大きく，今後のさら

表10 Zyprexa 製剤の開発と改良

2001年6月4日	ジプレキサ錠発売
2004年5月17日	ジプレキサ細粒発売
2005年7月1日	ジプレキサザイディス錠発売
2012年12月3日	ジプレキサ筋注発売

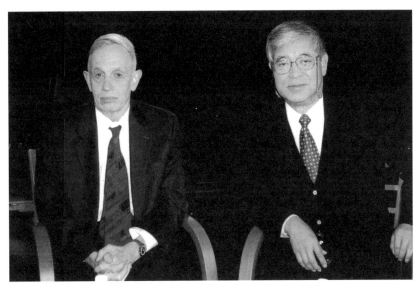

John Nash 氏と筆者　Princeton にて（2004年）

なる活躍を期待して，olanzapine の開発物語を終えたい．

次稿は，いよいよ aripiprazole である．

付記：John Nash 御夫妻の自動車事故死の訃報に接して驚愕

本稿を星和書店に届けたあと，2015年5月24日（日），たまたまつけたテレビのニュースで John Nash 氏が5月23日アーベル賞受賞のため Oslo へ出かけた帰路，乗ったタクシー事故の奇禍に遭遇されたことを知った．氏は若き天才数学者として知られ，Princeton 大学博士過程時代の研究にてゲーム理論の経済学への応用に関する貢献により1994年ノーベル経済学賞を受賞された．そして，博士過程終了後の研究にて非線形偏微分方程式論とその幾何解析への応用に関する貢献により2015年アーベル賞を受賞するという栄誉に浴したのである．この研究の頃からか最初の症状が現われ，後に統合失調症と診断された．発症前後からの半生が Russell Crowe 演じる映画「ビューティフル・マインド」として2002年，わが国で第12回世界精神医学会（WPA）横浜大会が開催された年に公開されて大評判となった．

日本イーライ・リリー社の主催する2004年の第4回ジプレキサ全国学術講演会の講師としての来日を快諾されていたが，御子息の Hodgkin 病の悪化により来日不能の報が入った．すでに講演会のプログラムができあがって配布されており，次善の策として筆者が Nash 博士にインタビューをしてその模様を当日会場でビデオで流すこととなった．急拠，2004年5月10日，時の学術講演会の担当者太田暁也氏とともに New York へ飛び，そのまま車で Princeton へ駆けつけ撮影所で収録した（写真）．ごくごくもの静かなジェントルマンで，筆者の非力のためにインタビューに成功したとの印象を持てなかったが，2004年6月12日の講演会で御出席の先生方にお見せすることができた．その Nash 御夫妻が交通事故で亡くなられたのである．享年86歳，謹しんで御冥福をお祈りする．

この時の New York 行きは大の強行軍であったが，幸い予備日を1日とってあり，これを有意義に過ごすべく，宿舎の Waldorf Astoria Hotel から近い何度目かの Metropolitan Museum や初めての Frick Collection へと足を運んだ．Mrs. Frick の寝室の4面が Boucher の壁画からなっているのを見て仰天し，日本には1枚もない Vermeer の絵が2枚もあるのにも仰天した．なお，New York Yankees の前のスタジアムでの Chicago White Socks 戦まで足を伸ばし，当時松井秀喜選手がおられて4打数無安打，ファーストゴロをファウルと判断

して走らず大ブーイングを受けたが試合は4対0で勝った。

文　献

1）[APA] American Psychiatric Association : Practice guideline for the treatment of patients with bipolar disorder second edition [online] 2006. [Accessed Nov 24, 2006]. URL : http://www.psych.org.
2）Brown, E.B., McElroy, S.L., Keck, P.E. Jr. et al. : A 7-week, randomized, double-blind trial of olanzapine/fluoxetine combination versus lamotrigine in the treatment of bipolar I depression. J. Clin. Psychiatry, 67 : 1025-1033, 2006.
3）Hlastala, S.A., Frank, E., Mallinger, A.G. et al. : Bipolar depression : an underestimated treatment challenge. Depress. Anxiety, 5 : 73-83, 1997.
4）Houston, J.P., Tohen, M., Degenhardt, E.K. et al. : Olanzapine-divalproex combination versus divalproex monotherapy in the treatment of bipolar mixed episodes : a double-blind, placebo-controlled study. J. Clin. Psychiatry, 70 : 1540-1547, 2009.
5）Judd, L.L., Akiskal, H.S., Schettler, P.J. et al. : The long-term natural history of the weekly symptomatic status of bipolar I disorder. Arch. Gen. Psychiatry, 59 : 530-537, 2002.
6）Katagiri, H., Takita, Y., Tohen, M. et al. : Efficacy and safety of olanzapine in the treatment of Japanese patients with bipolar I disorder in a current manic or mixed episode : a randomized, double-blind, placebo- and haloperidol-controlled study. J. Affect. Disord., 136 : 476-484, 2012.
7）Katagiri, H., Tohen, M., Higuchi, T. et al. : Safety and efficacy of olanzapine monotherapy and olanzapine with a mood stabilizer in 18-week treatment of manic/mixed episodes for Japanese patients with bipolar I disorder. Curr. Med. Res. Opin., 28 : 701-713, 2012.
8）Katagiri, H., Tohen, M., McDonnell, D.P. et al. : Efficacy and safety of olanzapine for treatment of patients with bipolar depression : Japanese subpopulation analysis of a randomized, double-blind, placebo-controlled study. BMC Psychiatry, 13 : 138, 2013.
9）Keller, M.B., Lavori, P. W., Coryell, W. et al. : Differential outcome of pure manic, mixed/cycling, and pure depressive episodes in patients with bipolar illness. JAMA, 255 : 3138-3142, 1986.
10）村崎光邦：第二世代抗精神病薬の開発物語―大olanzapineの登場　その2：わが国でのolanzapineの開発物語．臨床精神薬理，18：949-967, 2015.
11）Narasimhan, M., Bruce, T.O., Masand, P. : Review of olanzapine in the management of bipolar disorders. Neuropsychiatr. Dis. Treat., 3 : 579-587, 2007.
12）Niufan, G., Tohen, M., Qiuqing, A. et al. : Olanzapine versus lithium in the acute treatment of bipolar mania : A double-blind, randomized, controlled trial. J. Affect. Disord., 105 : 101-108, 2008.
13）Tohen, M., Sanger, T.M., McElroy, S. L. et al. : Olanzapine versus placebo in the treatment of acute mania. Am. J. Psychiatry, 156 : 702-709, 1999.
14）Tohen, M., Jacobs, T.G., Grundy, S.L. et al. : Efficacy of olanzapine in acute bipolar mania. A double-blind, placebo-controlled study. Arch. Gen. Psychiatry, 57 : 841-849, 2000.
15）Tohen, M., Ketter, T.A., Zarate, C.A. et al. : Olanzapine versus divalproex sodium for the treatment of acute mania and maintenance of remission : a 47-week study. Am. J. Psychiatry, 160 : 1263-1271, 2003.
16）Tohen, M., Chengappa, K.N., Suppes, T. et al. : Relapse prevention in bipolar I disorder : 18-month comparison of olanzapine plus mood stabilizer v. mood stabilizer alone. Br. J. Psychiatry, 184 : 337-345, 2004.
17）Tohen, M., Greil, W., Calabrese, J.R. et al. : Olanzapine versus lithium in the maintenance treatment of bipolar disorder : a 12-month, randomized, double-blind, controlled clinical trial. Am. J. Psychiatry, 162 : 1281-1290, 2005.
18）Tohen, M., Calabrese, J.R., Sachs G.S. et al. : Randomized, placebo-controlled trial of olanzapine as maintenance therapy in patients with bipolar I disorder responding to acute treatment with olanzapine. Am. J. Psychiatry, 163 : 247-256, 2006.
19）Tohen, M., Vieta, E., Calabrese, J. et al. : Efficacy of olanzapine and olanzapine-fluoxetine combination in the treatment of bipolar depression. Arch. Gen. Psychiatry, 60 : 1079-1088, 2003.

20) Tohen, M., McDonnell, D.P., Case, M. et al. : Randomized, double-blind, placebo-controlled study of olanzapine in patients with bipolar I depression. Br. J. Psychiatry, 201 : 376-382, 2012.

わが国から世界制覇を成し遂げた aripiprazole の開発物語
――その 1：すべては OPC-4392 から始まった――

I. はじめに

「水の大塚」といわれていた大塚製薬が，中枢神経系の創薬に取り組んだのは，1971年に自社研究部門を設立し，carbostyril 骨格を用いた研究を開始したのに始まる。1977年当時，中枢に入らないと考えていた carbostyril 骨格から合成した抗 histamine 薬が強い眠気を呈したことから，これは失敗作かと考えた研究員に対して，中枢神経系への作用薬の手がかりにならないだろうかと，時の大塚明彦社長は発案し，ここから中枢神経作用薬，とくに抗精神病薬への道を探ることになったという。

こうした中から最初に世に出てきたのが，OPC-4392 であり，「失敗は成功のもと」の始まりであった。というのは，失敗から生まれた OPC-4392 も失敗作であったが，ここからかの OPC-14597（aripiprazole）が生まれて，世界制覇へと至ったのである。

これから aripiprazole の開発物語を書くことになるが，まずは筆者が愛した OPC-4392 から始めたい。

II. OPC-4392 の誕生物語

1921年に徳島で創業した大塚グループは1971年，創業家の 3 代目で当時開発課長であった大塚明彦氏（初代・大塚ホールディングス会長）の提言により大塚製薬として初の創薬研究所を設立した。わずか14人でのスタートといわれるが，大阪大学の研究者から譲り受けた carbostyril 骨格（quinolinone）から合成して10年以内という驚異的なスピードでまず 4 つの製品を上市させている（図 1）。

一方，同じ carbostyril 骨格の β-1 受容体選択性遮断薬 OPC-1427 が弱いながら抗 histamine 作用を有し，中枢へ入らないことから，1977年中枢に入らない，眠気のこない強力な抗 histamine 薬開発のプロジェクトを立ちあげた。ところが，ここから導出された OPC-4035 が意に反して，強い中枢作用を有することが判明し，本来の目的からは失敗作となった。そこで当時の大塚明彦社長は，この強い中枢作用を新しい薬剤の開発に利用できないかと発想を転換し，OPC-4035 の抗不安作用，抗うつ作用，抗精神病作用などの薬理作用を検討したのち，1978年抗 histamine 薬開発のプロジェクトを中止し，新しい抗精神病薬の開発プロジェクトが立ちあげられたという。機を見るに敏というか，やることが早い。後に OPC-4392 の開発に

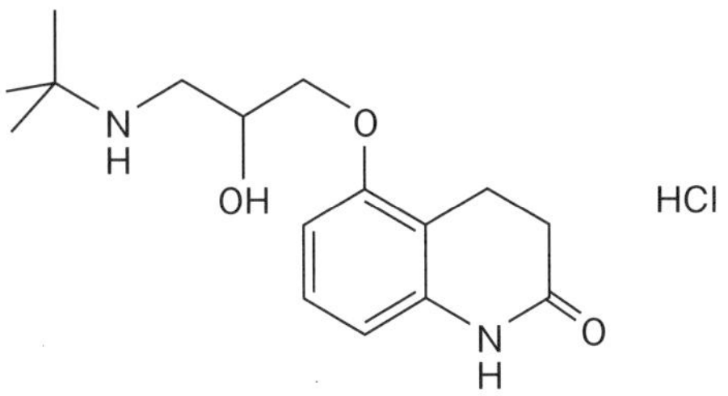

carteolol（Mikelan®）
1972年合成，1980年上市

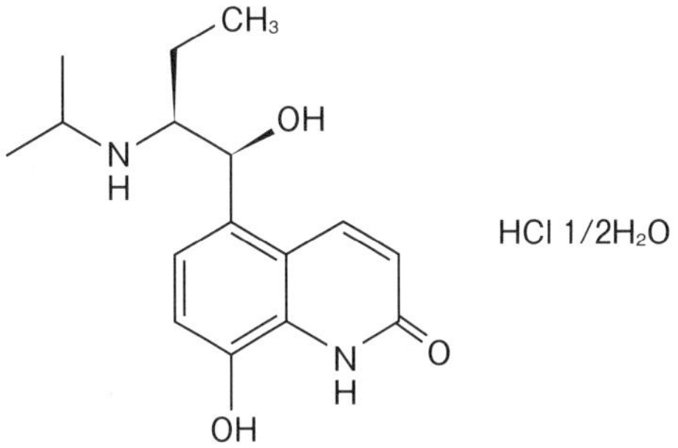

procaterol（Meptin®）
1973年合成，1980年上市

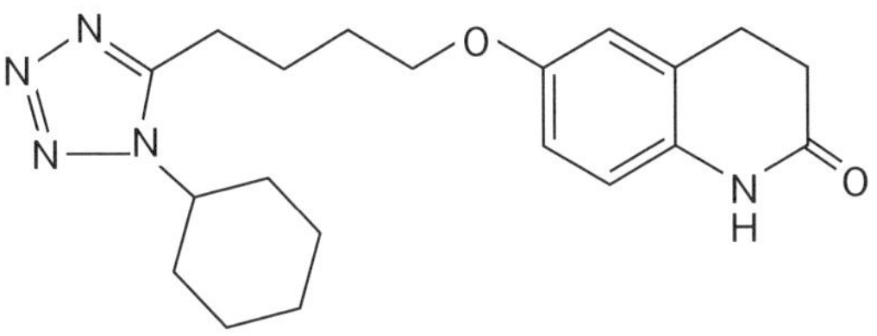

cilostazol（Pretal®）
1978年合成，1988年上市

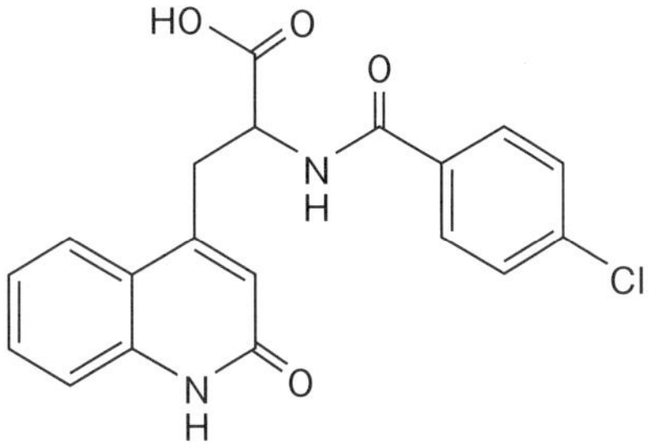

rebamipide（Mucosta®）
1981年合成，1990年上市

図1　大塚製薬のcarbostyril骨格を応用した合成展開から生まれた薬剤

尽力された檜山隆司氏は1971年の入社であり，OPC-14597の合成に成功した大城靖男氏は1974年の入社であり，その薬理学部門を担当し，aripiprazoleを世に出し，名声を馳せた菊地哲朗現Qs'研究所長は1980年の入社である。檜山らは，既存薬とは異なり陰性症状に効果を有し，錐体外路症状（EPS）やprolactinを上昇させない新しい抗精神病薬をとの発想から新薬開発に挑戦していった。そうしたcarbostyril骨格の操作の中からまったくの偶然から先導化合物Iが見い出された（図2）。この化合物はDOPAとmethamphetamineで誘発したマウスの跳躍行動を抑制し，methamphetamineによるラットの常同行動を同様に抑制するのに対して，apomorphineによる常同行動を抑制せず，さらにカタレプシーを惹起しないなど，従来のdopamine（DA）受容体拮抗薬と異なるプロフィールを有することが確認された[22]。この所見は化合物IがDA放出抑制作用を持ち，DA受容体拮抗作用を持たないことを示唆している。そこで化合物Iを先導化合物とし，2で示した化合物を合成し，ここから詳細な構造活性相関のもとにOPC-4139が合成されたが，安全性試験で肝障害が発症することから，一旦振り出しに戻ったが，1980年OPC-4392が最終的に選び出された（図2）。この間の合成の薬理はBannoら[6]の報告に詳しい。そして，同時にOPC-4392はDA自己受容体アゴニスト作用の強いことも確認されている。そして，①Tyrosin水酸化酵素活性への作用（抑制的に調節）[23,44]，②DA放出作用に対してこれを抑制する[36]，③下垂体prolactin分泌に対して，下垂体D_2受容体は薬理学的にDA自己受容体と同様の性質を有することから，prolactin分泌を抑制し，この作用はhaloperidolで完全に抑制される[44]，④apomorphineと異なり，reserpine処置されたマウスの自発運動量を増加させず，⑤一側線条体を破壊したラットで回転行動を生じなかっ

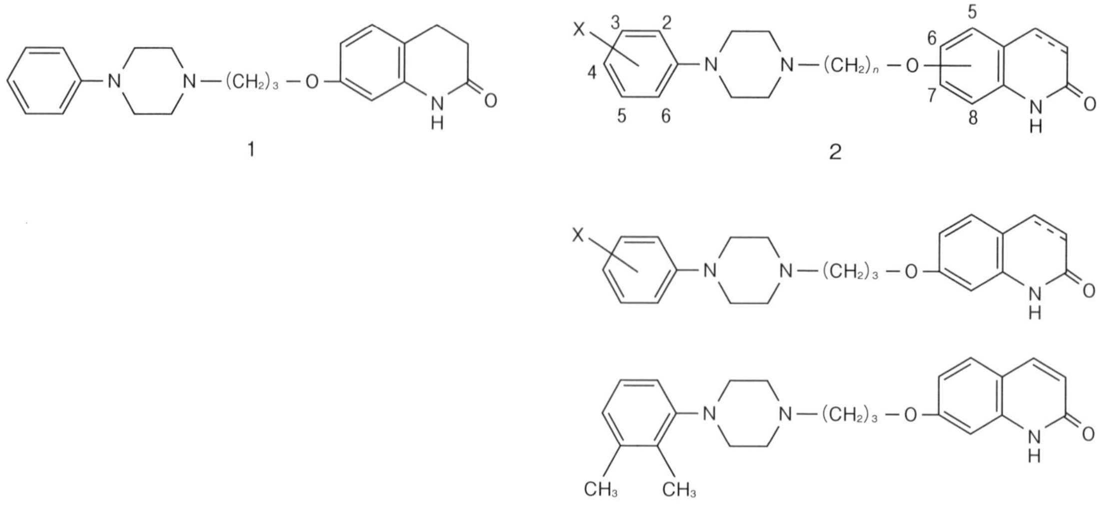

図2 先導化合物 I より OPC-4392 への道（菊地ら，1989[22]）

た，⑥DA 受容体 antagonist と同様に apomorphine によるマウスの常同行動および登攀行動を抑制した，⑦2種類の回転行動ラットにおける apomorphine による回転行動を抑制した。こうして OPC-4392 が DA 自己受容体の agonist であると同時に，シナプス後部位の D_2 受容体に antagonist として作用することが示されている[22,36]。

1972年かの Arvid Carlsson ら[8]は中枢の DA 作動神経のシナプス前部位に自己受容体が存在することを提唱し，Roth[35]はこの自己受容体が DA の合成，放出および発火を抑制的に調節することを明らかにしている。この Carlsson が提唱し，Roth らが証明した DA 自己受容体作動作用を有する OPC-4392 の合成は世界初の新規抗精神病薬としては画期的なことであった。

この OPC-4392 の前途を祝福するかのように Tamminga ら[40]は DA 自己受容体に選択的に作動薬として作用すると考えられる低用量の apomorphine が統合失調症患者の精神症状を改善するとの報告を Science 誌に発表している。18名の統合失調症患者（6名妄想型，7名分類不能型，5名統合失調感情障害）で従来型での治療に十分な効果が得られない症例に apomorphine 3mg の皮下注射と placebo 3ml の皮下注射をして，30〜60分経過を観察し，New Haven Schizophrenia Scale（M-NHSS）による半構造下面接にて評価している。それによると，apomorphine 3mg 皮下注射群では -6.22 ± 0.4（平均±SEM），placebo 群では -1.67 ± 0.9 と有意に apomorphine 群にスコアの減少がみられ，20〜50％の精神症状の減少（反応者）9名を得ている（図3）。不均質の少数例のため，こまかい症状の動きは示していないが，精神病症状の改善と陰性症状の点数の減少がみられるとしている。そして，プレシナプス DA 受容体の賦活とポストシナプスの DA 遮断作用の至適併用療法が統合失調症の治療効果を最大にする可能性を述べており，プレシナプス DA 受容体作動薬は遅発性ジスキネジアの頻度を減らす可能性にまで触れている。2頁の小さい論文であるが，OPC-4392 から OPC-14597 への発展を予測しており，鋭いものがある。筆者がとくに興味を持ったのは，phenothiazine 系薬物の抗精神病作用が発見される前には，精神病症状の一時的救済のために apomorphine を用いたとの古い記録があり[9,11]，短時間作用型のトランキライザーとして有益に利用されたという点であった。

III．OPC-4392 の第 I 相試験

これまで述べてきたように大塚製薬が従来薬と

§51 わが国から世界制覇を成し遂げた aripiprazole の開発物語　669

はまったく趣きの異なる抗精神病薬を開発したことからその第I相試験を依頼されて筆者は大いに張りきったものである。本第I相試験は1983年11月1日から1984年1月23〜25日にかけて実施され

たが，それに先立って，当時実験動物中央研究所の所長をされていた柳田知司先生と筆者らが試験計画を練った上で北里大学病院治験審査委員会の許可のもとに北里大学病院に隣接する職員厚生施設にて実施した[24]。今から約30年前のことなのである。

この時の試験スケジュールは表1に示したが，初回投与量を決定するさいに，OPC-4392の抗DA作用を chlorpromazine と等価とみなして5mgの単回投与とした。これが大きな間違いであったことはその時の被験者の方々（いずれも大事な大事な大塚製薬のエリート社員であった）が示した臨床症状のあり方（表2）を見れば一目瞭然である。

1．OPC-4392による臨床症状

Chlorpromazine を服用した2名の被験者は軽度の眠気や集中力障害が出現した程度であったのに対して，OPC-4392を服用した5名の被験者には強い眠気，脱力感，倦怠感，集中力障害が出現してこれらが長く続き，とくに被験者FとGはむかつき，嘔気が強く，被験者Gは嘔吐に至っている。このようにOPC-4392 5mg服薬によって多彩で強度な臨床薬理学的症状が2時間時から始まり，4〜6時間時がピークで8〜10時間まで持続し，夜間の十分な睡眠後にも回復せず，24時間後にもなお症状がかなり残存し，のち徐々に軽減して完全に消失するのに3〜7日を要したのである。この結果から，OPC-4392の生物学的半減期はかなり長く，ヒトに及ぼす臨床薬理学的力価も非臨床試験で得られたものより強いことが判明し，Step1での投与量5mgを本試験での最高投与

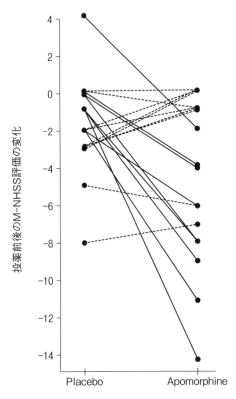

図3　18名の患者に apomorphine と placebo 投与後60分時の精神症状評価の減少（Tamminga ら，1978[40]）

　●――● apomorphine 反応者：−9.8±0.02
　●------● apomorphine 非反応者：＋2.0±0.7

表1　OPC-4392の第I相試験スケジュール（村崎ら，1988[24]）

Step	Method of administration	Dose (mg) OPC	Dose (mg) CPZ	Date of administration
1	single oral administration	5	5	Nov.1.1983
2	single oral administration	0.5	5	Nov.29.1983
3	single oral administration	1.5	15	Dec.13.1983
4	oral administration for 3 consecutive days	1.0	15	Jaa.23-25.1984

CPZ：chlorpromazine

表2 OPC-4392 第I相試験時のStep 1の際の臨床症状（村崎ら, 1988[24]）

	Volunteers	
OPC Group	A	2時間後から頭を振ると重いのが始まり、3時間後にはねむ気が出現、頭のフラフラ感もあり、喋るのも動くのも億劫でねている。4～6時間後には、ピークの感じで、脱力感もあり、集中できず、何をする気にもなれない。8～10時間後も、同様な状態が続き、眠って過ごす。夜の睡眠良好であるが、翌朝には頭重、フラフラ感が残って、仕事もできそうになく、車の運転できそうにない。24時間後にも、同様な状態が続いている。その後、徐々に軽減したが、2日目、3日目までは、ねむ気が残り、4日目の採血時なお、頭のフラフラ感が残っている。6日目の朝には完全に回復している。食欲はずっと良好であった。
	C	1時間後、頭がボーッとする。2時間後には、あくびと、ねむ気が出始め、体を動かしているといいが、ジーッとしていると、頭重があるといっている。4時間後がピークで、頭重、ねむ気があって、仕事につくとすると、きついかなという。4～6時間時に、午睡をとり、8時間後も同様の状態が、続く。10時間後も、そのまま残っている。夜の睡眠良好で食欲もよく、翌朝には、少しぼんやりする感じがあるのかもしれないと、いった程度で、すべて消失している。2日目、3日目は、1日に、2～3回の軟便があったが、腹痛はみていない。
	D	2時間後から、ねむ気が始まり、昼食後、特に、強く、4時間後には強いねむ気と、だるさがあり、いくらでも寝ていられるという。気分の悪さ、胸のあたりが、何かおかしい感じもする。仕事には、億劫で、動けない感じがあり、頭重感とともに、集中力がなく、興味がわいてこない。6～8時間後と夜は、かなり眠っているが、脱力感、ボーッとする、だるい、やる気がしない、などの状態がある。10時間後も、同様で、よく眠っている。翌朝には、サッパリした覚醒感がなく、まだ、力がぬけて、だるい状態が残っている。4日目の午前中まで、頭の重い感じと、足に力のぬけた感じが残り、のち、旧に復している。4日目午前中の採血時、まだ少し残っているかなという。
	F	1時間後に後頭部が、ボーッとする。顔がほてる感じが始まり3時間後にねむ気があり、4時間後には、だるさ、集中できないなど加わり、ボヤッとしてくる。暇があると眠ってしまい起こされてもスッキリした気分にならず、8～10時間時、むかつきがあって気分わるく、生ツバが出る。食欲も低下している。このとき、耳鳴りもある。夜の睡眠は、やや悪く、翌朝も、同様に、むかつき、気分の悪さ、だるさが残っている。2日目の午後（会社に出たが）なお、むかつきがあり、食欲もなく、3日目の午後になって、ほぼ常となり、4日目の採血時には正常であった。
	G	2～3時間後に軽いねむ気、昼食後、特に、強く眠りこむ。4時間後にはボーッとする。気分の悪さがあり、集中できない。6時間後には、モヤモヤした感じ、暇があると眠っており、ムカムカとともに、8時30分時に、嘔吐。食欲もなく、やや蒼白。10時間後には、気分の悪さがありボーッとしている。夜間、よく眠ったが、翌朝（2日目）なお、ムカツキが残り、スッキリせず、なお、脱力感、ボーッとするなどがあって、仕事ができるかどうか不安。2日目の午後には（運転して帰ったが）吐き気はまだあり、3日目なおふらつきと、頭重感があってけだるい。その日、友人の引越しを、手伝い、よく動いていたが、気分のすぐれないのが残っていた。食欲は3日目の夕食から、旧に復しているが、4日目の、採血時、まだ残っている印象あり、のち徐々に消失して7日目には、ごく普通となっている。
CPZ Group	B	2時間後にねむ気が現われて、集中力が持続せず、昼食後、15～20分、眠っている。普段と違ったねむ気を認めているが、4時間後には、消失して、TVを見たり、読書に従事しており、6時間後には、普段と変りない。睡眠、食欲ともに常であり、2日目の朝も、普段と変りない。
	E	3時間後に、ごく軽いねむ気。横になると、眠れそうであるが、ねむ気としては、自覚しない。普段と変りないまま、1日目が経過している。睡眠、食欲ともに、普段と変りなく、翌朝も常である。

CPZ : chlorpromazine

量として計画を変更してStep 2以下の試験を継続することとした。当時の第I相試験では、全Stepを通して、同一被験者にお願いしていたが、むかつき、嘔吐を呈した被験者Gは以下のStepから脱落したのである。筆者にとって被験者が脱落したのは後にも先にも初めての経験であり、強く印象に残っている。なお、EPSは一度も出現していない。

Step 2では、OPC-4392は0.5mgと1/10量へおとし、Step 3でOPC-4392 1.5mgとchlorproma-

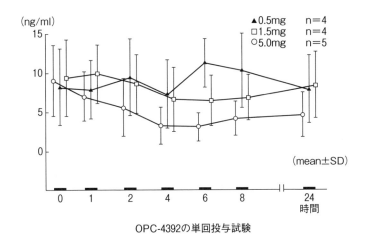

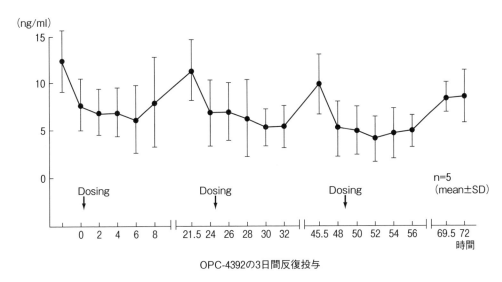

図4 OPC-4392の第Ⅰ相試験における血中prolactin値への影響（村崎ら，1988[24]より，2図を1図に合成）

zine 15mgとして実施したが，眠気，頭がボーッとする，頭重，倦怠感，集中力障害などがOPC-4392群にやや強く出現しており，日常生活に支障が出る可能性を示した．そして，Step 4の3日間の反復投与試験へと向かった．

2．OPC-4392による血中prolactin値への影響

1983年当時は，定型抗精神病薬の全盛期で，D_2受容体遮断薬の第Ⅰ相試験では，例外なく血中prolactin値を上昇させた．健常被験者には血中濃度を測定しうるだけの用量が感受性の違いから投与できず，血中prolactin値の上昇の程度で抗精神病薬が体内に入っているとの実感を得ていたが[25]，OPC-4392では今までの常識とまったく逆で，図4にみるようにD_2 autoreceptor agonistのOPC-4392は用量依存的に血中prolactin値を低下させることが判明した．なぜOPC-4392が血中prolactin値を低下させるのかは漏斗・下垂体のDA系にagonistとして作用するためであるが，その詳しい作用機序については後に述べる．

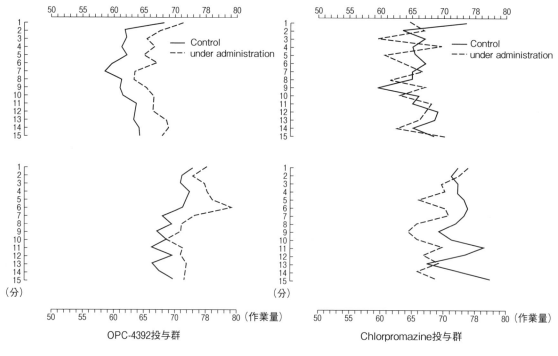

図5 第Ⅰ相試験における内田・クレペリン精神作業検査（村崎ら，1988[24]）

3．内田・クレペリン精神作業検査への影響

筆者らの第Ⅰ相試験[24]では精神心理検査として内田・クレペリン精神作業検査，タッピング検査，メモリードラム記憶検査，鏡像描写検査，反応時間，フリッカー検査を実施しているが，最も興味深い所見が得られたのは，内田・クレペリン精神作業検査である．ここでは例によって平均作業量を図5に示す．Control 値はスクリーニング時のもので，服薬下の値は Step 4 の反復投与時の3日目のものであり，3ヵ月の間隔があいている．内田・クレペリン精神作業検査では，2回目には練習効果のために平均作業量の上昇が認められる．しかし，これまでの多くの向精神薬の第Ⅰ相試験で述べてきたように，まず例外なく，向精神薬服用時には平均作業量の期待すべき上昇がみられず，多くはむしろ低下してくる[41]．ところが，OPC-4392 では臨床的には眠気，だるさなどの自覚症状が強くて検査時の苦痛が強かったにもかかわらず，図5にみるように前半15分，後半15分ともに練習効果が認められている．Chlorpromazine 群では前半15分時には練習効果がほとんど認められておらず，後半15分時には control 値よりも低下している．この所見は，chlorpromazine は精神作業機能を抑制しているのに対して，OPC-4392 は抑制を示さず，練習効果を出させていることを示している．多くの向精神薬の内田・クレペリン精神作業検査に及ぼす影響を見てきているが，このような所見は初めて経験するものであり，OPC-4392 にはむしろ賦活作用があると言えるのかもしれない．いずれにしても臨床につながる貴重な所見なのである．

4．薬物動態学的検討

OPC-4392 の薬物動態学的検査では，単回投与試験では用量依存的に血中濃度は上昇しており，1mg の反復投与試験では図6のようになる．このさいの薬物動態学的パラメータは表3にみる通りで，0.5mg，1mg の低用量では推定値しか出せていないが，血中濃度は線形に上昇し，半減期は相当に長い特徴を示している．このパラメータからは1日1回投与では，約12週間で血中濃度の定常状態が得られることが推測されている．なお，

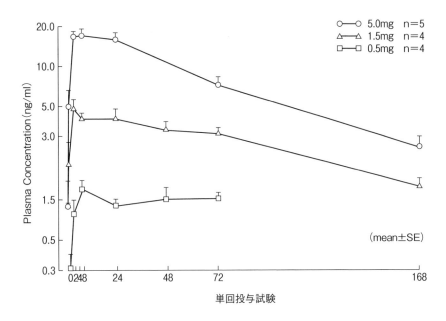

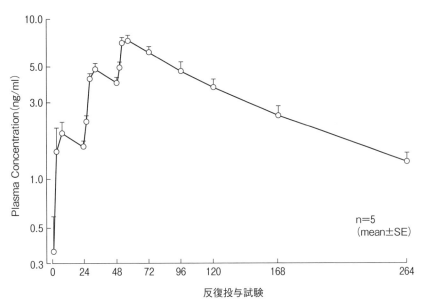

図6 OPC-4392の第Ⅰ相試験における単回投与試験と反復投与試験の血中濃度推移（村崎ら，1988[24]）より，2つの図を1つに合成）

OPC-4392の血漿中濃度とprolactin値との関係については有意の逆相関が得られている（図7）。

5．まとめ

以上のOPC-4392の第Ⅰ相試験の結果から基本的医学的測定（血圧，脈拍，体重），一般検査（尿，血液，血液生化学），心電図を定期的に測定して対象患者の身体的変化に十分注意を払えば，第Ⅱ相試験への移行は可能なものと考えた。なお，その際prolactin値の変動をみるとともに，臨床薬物動態学的検索を行うことが望ましい．投与方法としては，1〜2mgを1日1回から始めて漸

表3 OPC-4392の薬物動態学的パラメータ（村崎ら，1998[24]）

dose	Pharmacokinetic parameters			
(mg/body)	Tmax (hr)	Cmax (ng/ml)	T1/2 (hr)	A.U.C. 0-168 ($\mu g \cdot hr/ml$)
5.0	4.8	18.6	55.2	1.4
1.5	6.3	4.8	87.6	0.5
0.5	(6)	(1.3)		
1.0 × 3	(56)	(7.4)	(76.3)	

（ ）推定値

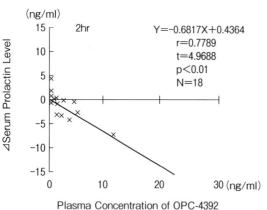
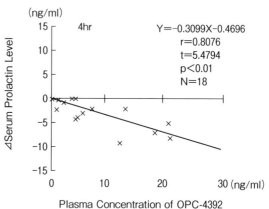
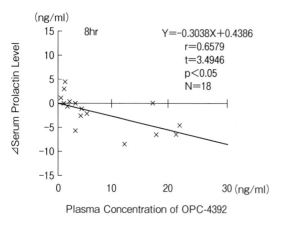
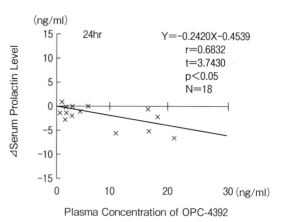

図7 OPC-4392の血漿レベルと血清prolactin値との相関（村崎ら，1988[24]）

増し，長期に観察しながら増減するといった工夫も要求されよう，という文章でOPC-4392の第I相試験の成績はしめくくられている。

IV．OPC-4392の第II相および第III試験

さて，D_2自己受容体作動薬というこれまでに経験したことのない新しい抗精神病薬が，第I相試

験で1〜2mgを1日1回から始めて漸増するのが望ましいとの提案のもとに，1984年から第Ⅱ相試験が開始された。三浦貞則総括医師のもと，筆者らはその効果について固唾を呑んで見守った。ところが，極めて残念なことに，わが国ではOPC-4392の臨床試験の成績はいっさい報告されていない。筆者の書いたものの中に[26]，『第Ⅱ相試験では抗幻覚・妄想作用は弱いうえに錐体外路症状が弱い反面，賦活作用にみるべきものがあるとの結果が得られて，第Ⅲ相試験での成績に期待されたが，OPC-4392群に幻覚・妄想の出現を伴う症状悪化例が多く，現在の形のままでは有用性が認められそうにない』というくだりがあるのみなのである。当時，臨床試験に参加頂いた先生方の御記憶でも，陰性症状にすごくよく効いた例があったのが印象に残っているというのが大半で，陽性症状への効果についてはこれというものがなく，むしろ悪化させる例があったとの印象しか残っていない。なにしろ30年前のことなのである。本来，DA自己受容体作動薬はDA神経終末からのDA放出を抑制し，幻覚・妄想などの陽性症状に有効なはずであるが，OPC-4392はその理論とは反対に，陽性症状には効果がなく，むしろ陰性症状にみるべき効果が得られたのである。慢性統合失調症患者に対する賦活作用と考えれば，DA作動薬としての効果といえる。この間の理論的根拠の実際については後に詳しく述べるが，ひとまず，ここでは陰性症状への効果をさらに確認すべく，第Ⅲ相試験へ進んだのである。2本の第Ⅲ相試験のうち，1本はsulpirideとの比較試験であり，もう1本はchlorpromazineをbaseに置いて，OPC-4392とcloca-pramineのいずれかを上乗せする二重盲検比較試験である。

ここで大塚製薬のOPC-4392開発担当陣は，陰性症状の新しい評価法を導入すべく，Nancy Andreasen[3]の発表した陰性症状評価尺度（Scale for the Assessment of Negative Symptoms：SANS）を考えた。当時，SANSの日本語版について，東京大学の岡崎祐士，安西信雄，太田敏男の3先生と慶應義塾大学の北村俊則，島悟の2先生の2つのグループが翻訳を開始しておられた。そこで，大塚製薬は統一の日本語版作成の調整を行うためにSANS研究会を運営し，日本語版を完成し，さらに評価者信頼性のためのビデオを作成している。1986年のことで，Andreasen教授（当時Iowa大学）の来日講演会が催されている。

なお，岡崎ら上記5名の先生方はAndreasen教授が主に統合失調症と感情障害のために開発したCASH（Comprehensive Assessment of Symptoms and History）を翻訳して，1994年星和書店から出版している[4]。1990年の京都での国際神経精神薬理学会CINPのさい，Positive and Negative Syndrome Scale（PANSS）を作られたStanley Kayがヤンセン協和社（現ヤンセンファーマ社）のSatellite Symposiumで講演された直後に客死されたことを思い起こしたが[27]，新規抗精神病薬の開発に伴って新しい評価法などの開発を進展させる事実をOPC-4392の場合も見事に果たしているのである。

こうして，陰性症状の改善にみるべき効果が得られることへの期待から，SANSの翻訳版が生まれ，それを用いた臨床試験が展開されたのであるが，OPC-4392は第Ⅲ相試験ではいい方向での成果を上げられなかった。Sulpirideとの比較試験では芳しい成績を上げられず，chlorpromazineをbaseに置いたclocapramineとの比較試験も，途中で切り上げて開鍵したが，結果は良くなかった。基準薬をbaseに置いての比較試験の意義も問われて，ここにわが国でのOPC-4392の臨床開発は中止に追い込まれた。1989年のことである。先に述べたように，第Ⅱ相第Ⅲ相の試験の成績は公表されておらず，30年前当時の記憶に頼るしかないが，第Ⅰ相試験から関わり，何とかものにならないかを腐心していた筆者にとって，2つの教訓を得た。1つは，第Ⅰ相被験者に強い嘔気・嘔吐がみられて試験から脱落した1名のことである。Apomorphineと同様なDA系への作動作用によるものではないかということである。そして，2つ目は，肝腎の臨床効果についてDA自己受容体の作動作用からDA系神経終末からのDA放出を抑制するのであれば，幻覚・妄想に効果を示すはずであるのに，前面に出てきたのは陰性症状への賦活作用であり，幻覚・妄想への効果がなく，むしろ悪化させるという事実である。この2つの

事実はすなわち，OPC-4392はDA自己受容体にのみ選択的に作動作用をもたらすのではなく，DA系への作動作用をも有しているのではないかとの疑問である．当時，これらのことを明確に意識していたとは言いきれないが，少なくともOPC-4392は非常に興味ある成績を残したことから，この作用を伸ばしながら，統合失調症の幻覚・妄想に対応していくには，ポストシナプス側のD_2受容体遮断作用を併せ持つ必要があるのではと考えた．このことはOPC-4392の薬理を担当されていた菊地哲朗氏との話の中で出てきたが，大塚製薬の研究陣はとっくに承知していたのである．ほどなく，OPC-4392にD_2受容体遮断作用を併せ持つOPC-14597（aripiprazole）を持って筆者の前に現われたのである．次稿で書くことになるが，OPC-14597の合成は1987年2月である．

V．海外でのOPC-4392の臨床試験

幸いなことに，大塚製薬はドイツのFrankfurtに支社を持ち，そこでOPC-4392の臨床試験を実施していた．2本の臨床試験の成績が報告されている．

Frankfurt大学のGerbaldoら[12]は，11名の男性入院患者を対象に，2週間のオープン試験を実施している．11名中6名は慢性期，1名は亜急性期，2名が統合失調型精神障害，1名は統合失調感情障害，1名は大うつ病の精神病的特徴を持った症例で，全体には中等度の陰性症状を呈し，うち4名は著しい陰性症状を有していた．初回8〜48 mg/日で開始し，2〜14日は2〜24mg/日で経過をみている．

成績では，4名が2週間前に中止（2名症状悪化，1名自殺企図，1名自殺念慮）しており，図8にみるように，Brief Psychiatric Rating Scale（BPRS）で評価した4つの症状（感情喪失，感情鈍麻，思考内容の異常，思考障害）で有意の改善を認め，「幻覚」を呈した4名では4名とも有効としている．「不安-抑うつ」「賦活」「敵意-疑惑」には変化がみられず，全体としては陰性症状への効果が目立っているが，陽性症状への効果も一部に認めている．面白いのは1例でビデオやカ

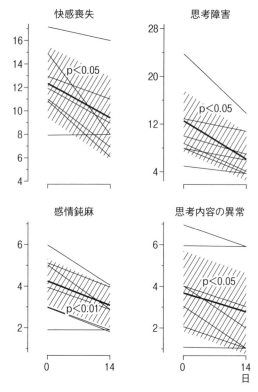

図8　OPC-4392のopen trialにおけるBPRS factor scoresの推移
太線：平均値，斜線部：±SEM
（Gerbaldoら，1988[12]）

メラの操作ができないautomatism（自動症）の障害が改善したことで，残遺症状の現われであるかなりの障害に作用したことである．

なお，SANSを用いた評価で陰性症状の著しく改善した2例を42日間追跡して図9に示している．症例DHはCarpenterのいう一次性陰性症状を改善したとGerbaldoらは絶賛している．

EPSはみられず，投与初期に嘔気が11例中7例で認められている．

以上のOPC-4392の効果はDA作動作用に基づくもので，一次性および二次性の陰性症状の改善に優れるとしており，DA自己受容体の作動作用によるDA放出の抑制によるとは書いていない．

もう1つは，フランスはRouffachのDuvalら[10]による2つの新しい非定型抗精神病薬SDZ HDC-912とOPC-4392の神経内分泌学的プロフィール

§51 わが国から世界制覇を成し遂げた aripiprazole の開発物語　　677

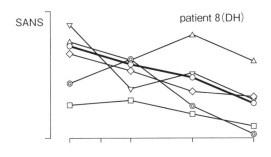

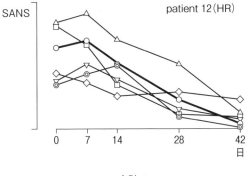

○ 合計スコア
△ 快感消失・非社交性
◇ 情動の平板化・情動鈍麻
◉ 思考の貧困
□ 意欲発動性欠如
▽ 注意の障害

図9　OPC-4392　42日間投与した2名の SANS 合計スコアおよび各項目の推移（Gerbaldoら，1988[12]）

を統合失調症患者でみたもので，比較のために amisulpride を含めた3剤の4週間投与による血中 prolactin 値への影響をみている。図10左のように benzamide 系の amisulpride は著しく prolactin を上昇させるのに対して，OPC-4392（被験者 n=10）では有意に低下させている。

一方，これら3剤の4週間投与の前後で dopamine agonist の apomorphine による prolactin suppression への影響をみた試験では，図10右にみる通り，3剤とも apomorphine の作用を著しく抑制している。

以上の成績から，Duvalらは，SDZ HDC-912 と OPC-4392 はともに DA 部分作動薬であると明言している。これも後に述べるが，OPC-4392 は DA 部分作動薬の OPC-14597（aripiprazole）の雛型であったのである[38]。ところで，この論文を書いた Duval は，筆者が前に書いた Alsace の国立精神病院（Centre Hospitalier Spécialisé）での国際的カンファランスへ Dr. Jean Paul Macher に招待されたさい，Dr. Macher の右腕として活躍し，筆者も大変に世話になった[28]。ここでこうして出会うとは懐しい限りである。

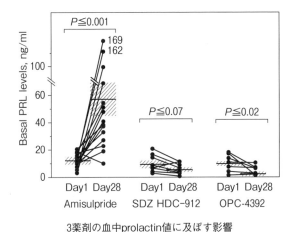

3薬剤の血中 prolactin 値に及ぼす影響

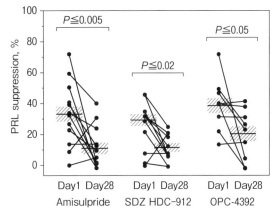

Apomorphine prolactin suppression に及ぼす3薬剤の影響

図10　入院統合失調症患者を対象とした amisulpride，SDZ HDC-912，OPC-4392 の血中 prolactin 値に及ぼす影響，ならびに apomorphine prolactin suppression に及ぼす3剤の影響（Duval ら，1993[10]，2図から合成）
　　　水平の線は群の平均，斜線部は ± SEM

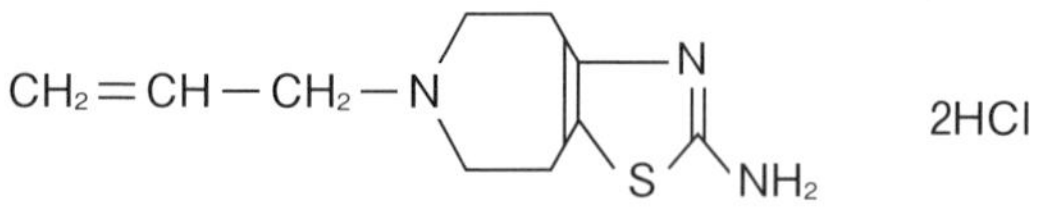

6-allyl-2-amino-5,6,7,8-tetrahydro-4H-
thiazolo [4,5-d] azepine dihydrochloride

図11 B-HT 920 の化学構造式（稲永ら，1992[14]）

VI. 異なる道を辿った B-HT 920 (talipexole)

1980年代に入って間もなく，ドイツ Dr. Karl Thomä 社の合成した新規 azepine 誘導体である B-HT 920 (talipexole)（図11）が OPC-4392 と同じく DA 自己受容体作動薬[1]として日本ベーリンガー・インゲルハイム社によってわが国へ導入された。1985年6～8月に第Ⅰ相試験が稲永の指導の下に大阪臨床薬理研究所で実施され[5]，1988年11月から第Ⅱ相試験に入っている[14]。当時，ドイツでも臨床試験が実施されており，稲永ら[14]は最初は統合失調症全般を対象とした8週間の試験を計画し実施していたが（Step Ⅰ試験），22例進んだ段階での解析で，「中等度改善」以上が22.7%，悪化率36.4%と最終全般改善度が芳しくなく，BPRS では「罪業感」「抑うつ気分」「疑惑」で，次いで「感情的引きこもり」「運動減退」で良く，SANS では，「感情の平板化・情動鈍麻」で最も高く，次いで「意欲・発動性欠如」に良いとの成績から，陰性症状への効果が中心であると判断して1989年5月に対象患者を⑤自発性欠如・感情鈍麻が前景にある（新鮮な hebephrenia など），⑥自発性欠如・感情鈍麻が前景にある（慢性期に入ったもの），⑦神経症様状態，⑧うつ状態が前景，の4つの病態像に限定すること，および，前治療薬がある場合は wash out をせず，前治療薬との切り換え，または上乗せを行うというプロトコルの変更のもとに Step Ⅱ試験を実施した。すなわち，B-HT 920 には抗精神病作用がないか，あっても極めて弱く，陰性症状への効果を期待しての限定であった。Step Ⅱでの最終全般改善度は，「中等度改善」以上が33.3%，「軽度改善」以上では52.4%であり，悪化例はなかったが，残りの47.6%は不変であった。以上のStep Ⅰ，Ⅱを通じて病型としては単純型で全例に改善がみられ，また，陰性症状に改善がみられ，悪化する例は少なかった。副作用としては，EPS の改善がみられ，従来の抗精神病薬とちがった特性を持っているとされている。

実は，B-HT 920 にはもう1本の臨床試験が実施されており，筆者が治験総括医師を務めている[42]。1989年10月から北里大学病院精神科を中心に4つの施設で，最初から陰性症状への効果をみている。試験方法は前治療薬からの切り換えか，上乗せの8週間の試験で，BPRS と SANS で評価した。病態像は稲永らの Step Ⅱと同じとし，18例を対象としたが，「自発性欠如の感情鈍麻Ⅱ」が16例を占めており，最終全般改善度では，「中等度改善」以上が1例 (5.6%) にすぎず，「軽度改善」以上が22.2%，悪化率は44.4% に及び，33.4% は「不変」という惨憺たる成績であった。症例の内訳は，前治療薬なしが1例，前治療薬からの切り換えが10例，上乗せが7例で，悪化した症例のほとんどが切り換え例であり，改善した4例中3例が上乗せ投与例であった。本試験は稲永ら[14]の試験に準じて実施されたが，成績はさらに芳しくないものであった。

その後，本薬は一定の条件下（D_1 受容体作動薬との併用および DA 神経機能低下あるいは損傷に伴うシナプス後 DA 受容体感受性亢進時）においてはシナプス後 D_2 受容体作動薬として作用することが報告されている[2,13,34]。こうして B-HT 920 (talipexole) は抗精神病薬への道を断念し，D_2 受容体作動作用を利用した抗パーキンソン薬へと転進し，わが国では1996年 Domin® として承認・上市されている。稲永らや筆者らが実施した統合失調症を対象とした2本の第Ⅱ相試験はともにボロボロの成績ながら立派に公表された。後に，筆者は機会があって日本ベーリンガー・インゲルハイム社の開発担当の方に「あれはどうなりましたか？」と質問したさい，「あれはなかったことにして下さい」と答えられた。それ程の完敗で，深い傷を負いながらも，2本とも立派に公表されたことに深く敬意を払う。一方，わが愛する OPC-4392 は，2本の第Ⅲ相試験にまで至っていなが

ら，第Ⅰ相試験を除いて，わが国ではいっさい公表されていない．OPC-14597（aripiprazole）の開発物語を書くにあたって，aripiprazoleを世に出す上で大きな礎となったOPC-4392の臨床試験の記録が公表されていないことはなんとしても痛い．

Ⅶ．選択的DA自己受容体作動薬としてのみ作用する薬物は存在するのか

　筆者はOPC-4392によってDA自己受容体作動薬の存在を知ったが，世界的にも1980年代中頃から1990年代初めにかけて多くのこの系統の薬物の開発が続いた．理論的にはCarlssonら[8]やRoth[35]の考えのようにDA自己受容体はDAの神経終末からの放出を調節しており，その作動薬はDAの放出を抑制することで抗精神病作用を発揮するという考え方は臨床医にとって興味あふれるものがある．DA自己受容体作動作用のみを発揮する少量のapomorphineの皮下注射が急速に症状を改善するとのTammingaら[40]の報告はとても面白く，新規抗精神病薬の創薬の可能性をも示した．

　こうした発想のもとに出現してきたDA自己受容体作動薬については，1995年Benkertら[7]のレビューがあり，大いに参考になった．OPC-4392を初めとして，SDZ HDC-912, talipexoleとそのsuccessorであるpramipexole, roxindole, terguride がとり上げられており（図12），実際に実施された臨床試験のほぼすべてが，対象別（統合失調症全体，陽性症状中心のもの，陰性症状中心のもの）に分けられて網羅されている．どの試験も対象症例の少ない小規模のopen studyがほとんどであり，予備的な試験となっている．この成績をみると，自己受容体の選択的作動薬はどれも陽性症状の有意な改善作用を示していない．本来はDA過剰活動に伴う陽性症状への効果が期待されるはずであるのに，効果がみられず，前頭前野のDA機能低下に伴うはずの陰性症状に対して，非選択的なDA作動作用を発揮して奏効する成績となっている．

　OPC-4392は後に自己受容体以外にもDA固有活性が高く，ポストシナプス側のDA系への強い作用を示すことが明らかにされて[38,39]，aripiprazoleの開発へつながり，talipexoleとpramipexoleはD₂受容体の作動薬として抗パーキンソン薬となり，さらに後者はむずむず脚症候群の治療薬ともなって貢献している．SDZ HDC-912は開発が中止され，roxindoleはserotonin系への作用もあって抗うつ薬として関心が持たれたが，臨床試験に成功せず，抗パーキンソン薬や高prolactin血症薬としての試験にも成功せずものにならなかった．最後のtergurideはわが国では高prolactin血症治療薬となり，海外では一部の国で，強皮症治療薬やorphan drugとして肺動脈高血圧治療薬として生き残っている．

　こうして，一時期華々しく登場したDA自己受容体作動薬は，本来のDA放出調整作用による抗精神病作用よりも，その枠を越えたポストシナプス側のDA受容体作動作用の方が強く現われたか，陰性症状にみるべき作用をもたらしながらも陽性症状を悪化させる作用の方が前面に現われることが判明して臨床場面からすべて姿を消したことになる．このことは選択的なDA自己受容体作動作用のみを呈して十分な臨床効果を発揮する薬物は存在しないということになろうか．

　そうした中で，OPC-4392は一時，抗うつ薬や抗不安薬へとよろめきかけたが，大塚明彦社長の一喝で初志貫徹して次世代のDA受容体部分作動薬として大breakthroughを起こしたaripiprazoleへ生まれ変ったのである．OPC-4392そのものは失敗作ではあったが，そのコンセプトは良く，這い上ってって世紀のaripiprazoleへ変身を遂げる幸運に恵まれたのも，大塚製薬研究陣の努力の賜物であり，これを支えた大塚製薬の懐の深さであったといえよう．

Ⅷ．L-DOPA療法を提言した稲永の卓見

　話は変るが，DA受容体作動作用と統合失調症といえば，稲永によるL-DOPA療法である．このL-DOPAの作用のあり方がOPC-4392と作用機序の本質は異なるものの臨床作用に共通する部分があると筆者は考えていた．そこで，ぜひここで臨床精神薬理学の大先達であり，今なお新しい治療法に挑戦されておられる稲永和豊先生のL-DOPA

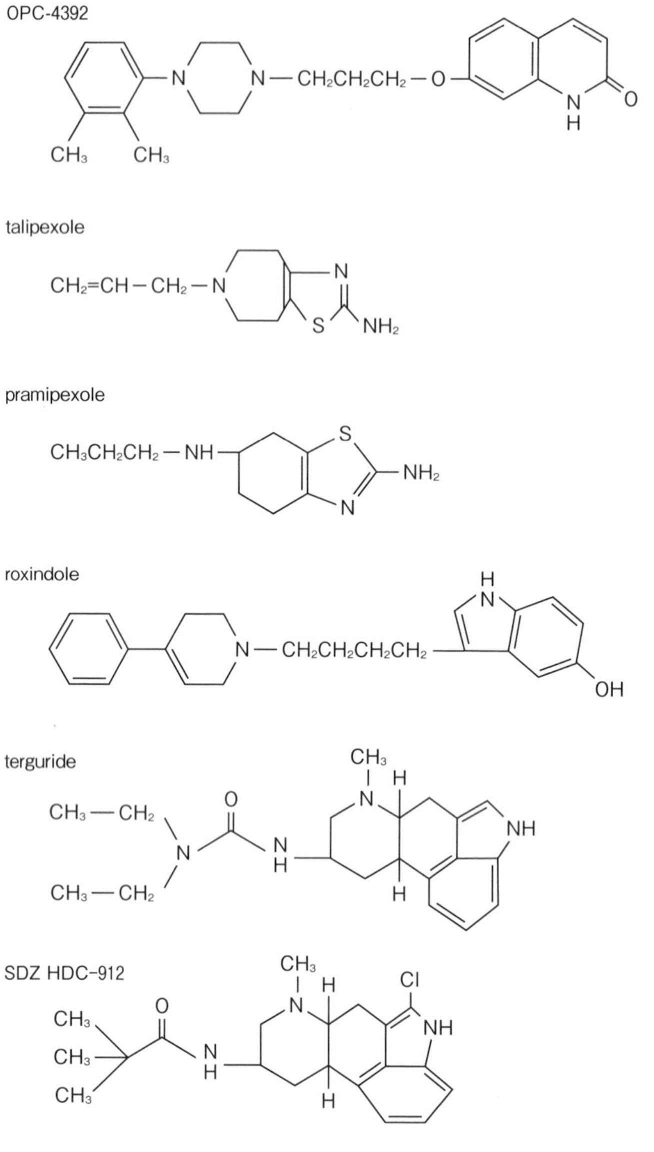

図12 Dopamine 自己受容体作動薬

療法の貴重な成績を紹介しておきたい。
　稲永[15]によると，1971年になってL-DOPAの比較的少量投与を精神薬物療法に反応しない患者に試み始めたところ，最初の3例で今まで予期しなかった著しい変化をみた[16]。そこで，84名の入院中患者で，自発性の減退，無為，無欲，疎通性障害を主症状とした罹病期間の比較的長い陳旧例を主とする症例群に，L-DOPA 100～600mgで最大1200mg（維持量400～600mg）を投与したところ，著効8例（9.5％），有効17例（20.2％），軽度改善20例（23.8％），悪化5例（6.0％），不変34例（40.5％）の成績を得た。いわゆるそれまでの従来薬で効果不十分な陰性症状を対象とした試験では，改善以上29.8％と高い成績を得た[18]。これに対する追試が多く行われたが，大体同じ方向の結果が得られている[32,33]。
　以上の open trial の結果から，Inanaga ら[19]は1971年8月23日から同年10月23日までの2ヵ月間

表4 統合失調症に対する L-DOPA の placebo 対照試験（Inanaga ら，1975[19]）

L-Dopa Group						Placebo Group						Statistical Significance
A	B	C	D	E	Total	A	B	C	D	E	Total	
5	5	16	24	2	52	0	8	11	33	0	52	p = 0.028*
9.6%						0%						
10 (19.2%)						8 (15.4%)						N.S. ($\chi^2 = 0.067$)**
26 (50.0%)				(50.0%)		19 (36.5%)				(63.5%)		N.S. ($\chi^2 = 1.410$)***

A ---- remarkable improvement　　　* statistical significance in the A groups
B ---- moderate improvement　　　** statistical significance in the A + B groups
C ---- slight improvement　　　*** statistical significance in the A + B + C groups
D ---- unchanged
E ---- worsening

にわたって二重盲検比較試験として基礎治療薬にL-DOPA（300mg から始めて 600mg まで増量する）を加える群と placebo を加える群の 8 週間の placebo 対照試験を実施した．1971年11月9日の開鍵の結果は以下の通りであった．なお，対象の統合失調症患者は自発性欠如，無為，無欲，自閉（接触性不良）などを主症状とし，精神運動興奮，著しい幻覚・妄想，自殺念慮，不眠，自殺企図の既往のある症例を除いた入院患者105名（うち1名脱落）である．

評価尺度は用いていないが，最終全般改善度は表4にみる通りで，「著明改善」でL-DOPA群が有意に優れる成績で（p=0.028），「中等度改善」以上で有意傾向を認めている．罹病期間5年未満の群ではL-DOPA群12例対 placebo 群4例と，L-DOPA群が優れていた．有害事象は，不眠，悪心，頻尿，まばたき，手指振戦，動作のぎこちなさ，食欲低下，耳鳴，排尿時不快感，口渇，血圧上昇などが各1例にみられたのみで，軽度のもので安全性に問題なかった．

L-DOPAの有効性については，Stein と Wise[37] や Inanaga[19] らが述べているように，統合失調症ではDAからの6-hydroxydopamine の形成が障害される．その結果，dopamine-β-hydroxylase が低下し，そのため noradrenaline の生合成が障害されるとの仮説を採用している．L-DOPA は未知の機序のもとに脳内の noradrenaline の濃度を上昇させ，あるいはその代謝回転を高めるとしている．

以上が1970年代初頭のトピックスであり，DA過剰によって発症する統合失調症に必発するとされる陰性症状中心の病態にはL-DOPAが奏効とする発想は稲永の卓見の1つであった．このように陰性症状へのDA作動作用を示すL-DOPAがよく奏効する事実はプレシナプスのDA受容体作動薬による終末からのDA放出抑制作用よりも，ポストシナプス側へのDA作動作用が強く出現して陰性症状にみるべき効果をもたらしたとの臨床的事実と通ずるものがある．なお，面白いことに稲永は Kai[20] のL-DOPAに Vitamin B6（pyridoxal 5'-phosphate）を併用するとこれらの効果が素早くかつ成績の上昇することに触れている[17]．Kai[20] は自発性欠如や接触性障害が中心の8例の統合失調症患者にL-DOPA 200mg に 30mg の B6 を併用して，著明改善2例，中等度改善3例，軽度改善3例の成績を得ており，B6 が DOPA decarboxylase の coenzyme として働き，L-DOPA から DOPA への素早い代謝（生合成）をもたらす過程を説明している．この B6 の作用も後につながる話として興味深い．

なお，稲永によると，L-DOPA と統合失調症との関連を最初に報告したのは，海外では Yaryura-Tobias ら[43]，わが国では EPS への対応から精神症状へ踏み込んだ河村ら[21]であるとしている．

IX．OPC-4392 にまつわる思い出

1．めん処陣内

大塚製薬が初めての本格的中枢作用薬の OPC-4392 を開発することになり，第Ⅰ相試験を北里大学病院の精神科へ依頼することになったさい，筆者が大塚製薬徳島工場へ招かれた。時あたかも 1983 年に研究所の一部としてハイゼットタワーが落成した後の間もなくのことであった。筆者自身は，徳島で生れ育った関係から，県内一の大企業に招かれる光栄に浴して，しかも OPC-4392 の第Ⅰ相試験をまかされるという高揚した気分で出かけたものである。まず，建物の正面全面に岡本太郎描く大壁画からなるハイゼットタワーの偉容に圧倒された。その 9 階に生物学的同等性や利用率あるいは簡単な第Ⅰ相試験が実施可能な施設のあることを見せて頂いたことを思い出す。当時，筆者が実施していた第Ⅰ相試験の経験や向精神薬の開発に関わる話をしたり，OPC-4392 の薬理学の話をお聞きしたりした憶えがある。当時は OPC-4392 の薬理学的研究をされていた檜山隆司氏と菊地哲朗氏のお 2 人が対応してくれて，お昼には讃岐うどんの店へ，夜は徳島市内の料亭で馳走になった。そして宿泊はかの龍宮殿と見まがう潮騒荘であった。正面玄関から入った大広間は 2 階吹き抜けとなっており，各フロアには陶板焼の実物大の名画が掛けられてあり，絵の好きな筆者はここでも圧倒された。David の「サン・ベルナール峠を越えるナポレオン・ボナパルト」，Manet の「笛吹く少年」，さらには Courbet の「眠り」の 3 枚は今も脳裏に焼きついており，何よりも Courbet の「眠り」にはいたく感動した。後に筆者が 2000 年に第 25 回日本睡眠学会を理事長最後の年に主催したさい，この絵をポスターに使わせて頂いた。Paris の Musée des Petit Palais に大塚製薬を通して許可を頂いたものである。ところが，あの芸術の香り高い Courbet の絵は Lesbian の女性の絵で，汚らわしいと破り捨てられたかと思うと，こんな素晴しいポスターは初めて見た，ぜひ一枚送って欲しいと反応は様々で，筆者はにんまりとこれを楽しんだものである。これらの絵画を展示していた潮騒荘には筆者は 5，6 回は泊めて頂いたもので，超一流のホテルに負けない素晴しい保養所である。今は，社外の者は泊まれなくなっており，極めて残念である。なお，1998 年にはこの潮騒荘の正面にかの大塚国際美術館が建てられ，実物大の陶板画による世界の名画が展示されて，日本で最も人気のある美術館となっている。

2015 年 1 月 3 日，私用で故郷の徳島へ帰ったさい，大塚国際美術館へ立ち寄ったのであるが，バスの中から 1983 年の昼食に連れていって頂いたうどん店（めん処陣内）を見つけたのである。32 年前のうどん店はそのままで，その懐しさといったら尋常のものではなかった。

2．考察を書いた Sheraton Hawaian Village

筆者は第一製薬（現・第一三共）から timiperone の第Ⅰ相試験[29]を依頼されたのが治験に関わった最初であることは何回か書いているが，この時から，第Ⅰ相試験の成績は必ず publish するとの原則を貫いていた。そして原則として筆者の名前で発表したものはすべて筆者が書き上げていた。OPC-4392 の場合もその通りで，各 Step が終るたびに結果の書けるところまでまとめ，検査結果が出るとそれを加えて区切りをつけていた。したがって，すべての Step が終って検査結果が出たときには，「試験成績」の項は出来上っているという方式をとっていた。毎朝 6 時には大学病院に出ており，あれは睡眠相前進症候群のせいだ，などと言われていた。早朝に書くのである。ある時，1991 年の頃か Oslo へてんかん学会に出かけたときは，3 時には夜が明けるので，そこから書き始めていやに仕事がはかどり，何編も書き上げた憶えがある。『超短時間型睡眠薬―Halcion 物語』[30]を書いたのもこの頃か。

さて，OPC-4392 の第Ⅰ相試験の考察は Hawaii で書いた。Sheraton Waikiki の最上階に近い部屋で眼前に Diamond Head を見ながら書いた話は『Aripiprazole 登場』[31]にのっている。あの時，第Ⅱ相試験，第Ⅲ相試験の成績も無理を言って書いておけば，貴重な資料になったものをと後悔している。OPC-4392 のわが国での臨床試験の成績が publish されていないのは返す返すも残念なので

ある.

X. おわりに

Aripiprazole の開発物語は OPC-4392 から始まる.今回,これを書くに当って,現在,徳島の Qs' 研究所所長をされている菊地哲朗氏と当初から aripiprazole をも含めて開発の仕事を一緒に歩んできた間宮教之氏の両氏が資料をたくさん揃えて下さって非常に書きやすく,文章だけは 2 週間ほどで書き上げることができた.書いていて判らない点が出るとすぐ両氏に電話をかけて教えて頂いたのであるが,いつも快く応じてくれたことには大いに感謝している.OPC-4392 の臨床試験の成績が公表されていないことは両氏の権限の外であることは判っていながらつい愚痴ってしまったものである.OPC-4392 は世界初の DA 自己受容体作動薬として出発し,多くの類薬としての候補薬物が登場した中で,最後まで抗精神病薬としての姿勢を崩さず,他のものが転向していったり,開発を中止していった中で,世界制覇への道を歩んだ aripiprazole へバトンタッチしていった姿を筆者は愛しているのである.

文　献

1) Andén, N.E., Nilsson, H., Ros, E. et al. : Effects of B-HT 920 and B-HT 933 on dopamine and noradrenaline autoreceptors in the rat brain. Acta Pharmacol. Toxicol., 52 : 51-56, 1983.

2) Andén, N.E., Grabowska-Andén, M. : Stimulation of D_1 dopamine receptors reveals direct effects of the preferential dopamine autoreceptor agonist B-HT 920 on postsynaptic dopamine receptors. Acta Physiol. Scand., 134 : 285-290, 1988.

3) Andreasen, N.C. : Scale for the Assessment of Negative symptoms (SANS). University of Iowa, Iowa City, 1984.

4) Andreasen, N.C. : CASH（岡崎祐士,北村俊則,安西信雄 他 訳）.星和書店,東京,1994.

5) 東 純一,原田尚門,澤村昭彦 他：Talipexole dihydrochloride (B-HT 920) の第 I 相試験.薬理と治療,20：4947-4979, 1992.

6) Banno, K., Fujioka, T., Kikuchi, T. et al. : Studies on 2 (1H) -quinolinone derivatives as neuroleptic agent I . Synthesis and biological activities of (4-phenyl-1-piperazinyl) -propoxy-2 (1H) -quinolinone derivatives. Chem. Pharm. Bull., 36 : 4377-4388, 1988.

7) Benkert, O., Müller-Siecheneder, F., Wetzel, H. : Dopamine agonists in schizophrenia : a review. Eur. Neuropsychopharmacol., 5 (Suppl) : 43-53, 1995.

8) Carlsson, A., Kehr, W., Lindqvist, M. et al. : Regulation of monoamine metabolism in the central nervous system. Pharmacol. Rev., 24 : 371-384, 1972.

9) Douglas, C.J. : Apomorphine in agitation. NY Med., 71 : 376, 1900.

10) Duval, F., Mokrani, M.C., Macher, J.P. et al. : Neuroendocrine profile of SDZ HDC-912 and OPC-4392, two new atypical antipsychotic drugs, in schizophrenic patient. Psychopharmacology, 110 : 177-180, 1993.

11) Feldman, F., Susselman, S., Barrera, S.E. : A note on apomorphine as a sedative. Am. J. Psychiatry, 102 : 403-405, 1945.

12) Gerbaldo, H., Demisch, L., Lehmenn, C.O. et al. : The effect of OPC-4392, a partial dopamine receptor agonist on negative symptoms : Results of an open study. Pharmacopsychiatry, 21 : 387-388, 1988.

13) Hinzen, D., Hornykiewicz, O., Kobinger, W. et al. : The dopamine autoreceptor agonist B-HT 920 stimulates denervated postsynaptic brain dopamine receptors in rodent and primate models of Parkinson's disease ; A novel approach to treatment. Eur. J. Pharmacol., 131 : 75-86, 1986.

14) 稲永和豊,有川勝嘉,内川 正 他：Talipexole dihydrochloride (B-HT 920) の精神分裂病に対する臨床効果について.薬理と治療,20：1955-1968, 1992.

15) 稲永和豊：精神分裂病における L-Dopa と thyrotropin-releasing hormone の作用.精神医学,19：417-423, 1977.

16) Inanaga, K., Oshima, M., Tachibana, H. et al. : Three cases of schizophrenia treated with L-Dopa. Kurume Med. J., 18 : 161-168, 1971.

17) 稲永和豊,吉田正毅：精神分裂病のアミン前駆物質による治療—L-Dopa 療法.臨牀と研究,50：36-40, 1973.

18) Inanaga, K., Inoue, K., Tachibana, H. et al. : Effect of L-Dopa in schizophrenia. Folia Psychiatr.

Neurol. Jpn., 26 : 145-157, 1972.

19) Inanaga, K., Nakazawa, Y., Inoue, K. et al. : Double-blind controlled study of L-Dopa therapy in schizophrenia. Folia Psychiatr. Neurol. Jpn., 29 : 123-143, 1975.

20) Kai, Y. : The effect of L-Dopa and vitamin B_6 in schizophrenia. Folia Psychiatr. Neurol. Jpn., 30 : 19-26, 1976.

21) 河村隆弘, 浅田成也, 木村正匡 他：精神分裂病の向精神薬療法に活用したL-DOPAの臨床知見—とくに精神症状と錐体外路症状との変遷を通じて．診療，24：826-851, 1971.

22) 菊地哲朗, 大城靖男, 桧山隆司：ドパミン自己受容体アゴニスト—精神分裂病治療薬の開発—．In：創薬のための分子設計（川田 純, 寺田 弘, 藤田稔夫 編）, pp. 191-200, 化学同人, 京都, 1989.

23) Kiuchi, K., Hirata, Y., Minami, M. et al. : Effect of 7-[3-[4-(2,3-dimethylphenyl) piperazinyl] propoxy]-2 (1H) -quinolinone (OPC-4392), a newly synthesized agonist for presynaptic dopamine D_2 receptor, on tyrosine hydro-xylation in rat striatal slices. Life Sci., 42 : 343-349, 1988.

24) 村崎光邦, 石郷岡純, 高橋明比古 他：OPC-4392の第I相試験．臨床評価，16：149-195, 1988.

25) 村崎光邦, 山角 駿, 岡本呉賦 他：抗精神病薬の第I相試験における内分泌学的研究—とくに血中prolactin値について．臨床薬理，14：225-226, 1983.

26) 村崎光邦：抗精神病薬の開発と臨床試験の理論．in：精神分裂病—基礎と臨床—第2版（木村 敏, 松下正明, 岸本英爾 編）, pp. 577-595, 朝倉書店, 東京, 1992.

27) 村崎光邦：第二世代抗精神病薬の開発物語—その3：わが国でのrisperidoneの開発物語．臨床精神薬理，17：1737-1752, 2014.

28) 村崎光邦：悲運の大本命fluperlapineにまつわる物語—その2：Fluperlapine物語：スイスとフランスの思い出をまじえて．臨床精神薬理，16：295-302, 2013.

29) 村崎光邦, 山角 駿：新しいbutyrophenone誘導体（DD-3480）の第I相試験（Phase I study）．薬理と治療，5（8）：2075-2110, 1977.

30) 村崎光邦：短時間作用型睡眠薬の動向—Halcion storyを通して．精神医学レビュー, no.4, 睡眠・覚醒とその障害（太田龍朗 編）, pp. 80-92, ライフ・サイエンス, 東京, 1992.

31) 村崎光邦：Aripiprazole登場—OPC-4392の意義を称えて．臨床精神薬理，9：259-270, 2006.

32) 西川喜作, 日笠山一郎, 笠原彦彦 他：慢性分裂病（自発性減退，感情鈍麻を主とする）に対するL-DOPAの治療経験．診療と新薬，9：133-144, 1972.

33) 小椋 力, 中尾武久, 岸本 朗 他：精神分裂病に対するL-DOPAの治療効果．臨床精神医学，3：1115-1124, 1974.

34) Pifl, C., Hornykiewicz, O. : Postsynaptic dopamine agonist properties of B-HT 920 as revealed by concomitant D_1 receptor stimulation. Eur. J. Pharmacol., 146 : 189-191, 1988.

35) Roth, R.H. : Dopamine autoreceptors : Pharmacology, function and comparison with postsynaptic dopamine receptors. Commun. Psychopharmacol., 3 : 429-445, 1979.

36) Sasa, M., Ohno, Y., Takatori, S. : Presynaptic inhibition of excitatory input from the substantia nigra to caudate nucleus neurons by a substituted quinolinone derivative, 7-[3-(4-(2,3-dimethylphenyl) piperazinyl) propoxy]-2 (1H) -quinolinone (OPC-4392). Life Sci., 43 : 263-269, 1988.

37) Stein, L., Wise, C.D. : Possible etiology of schizophrenia : progressive damage to the noradrenergic reward system by 6-hydroxy dopamine. Science, 171 : 1032-1036, 1971.

38) Tadori, Y., Kitagawa, H., Forbes, R.A. et al. : Differences in agonist/antagonist properties at human dopamine D_2 receptors between aripiprazole, bifeprunox and SDZ 208-912. Eur. J. Pharmacol., 574 : 103-111, 2007.

39) 田鳥祥宏, 小林啓之：ドパミンD_2受容体部分アゴニストの特性．抗精神病薬のヒト型ドパミンD_2およびD_3受容体に対するin vitro薬理作用．日薬理誌，144：265-271, 2014.

40) Tamminga, C., Schaffer, M., Smith, R. et al. : Schizophrenic symptoms improve with apomorphine. Science, 200 : 567-568, 1978.

41) 山角 駿, 村崎光邦, 福山嘉綱 他：抗精神病薬の第I相試験における心理検査の意義—特に内田・クレペリン精神作業検査について．臨床薬理，14：227-228, 1983.

42) 山角 駿, 京野哲夫, 三井良樹 他：Talipexole dihydrochloride（B-HT 920）の精神分裂病に対する臨床効果について—特に陰性症状に対する効果について．薬理と治療，21：561-570, 1993.

43) Yaryura-Tobias, J., Diamond, B., Merlis, C.A. : The action of L-DOPA on schizophrenic patients (a preliminary report). Curr. Ther. Res. Clin. Exp., 12 : 528-531, 1970.
44) Yasuda, Y., Kikuchi, T., Suzuki, S. et al. : 7- [3- (4- [2,3-dimethylphenyl] piperazinyl) propoxy] -2 (1H) -quinolinone (OPC-4392), a presynaptic dopamine autoreceptor agonist and postsynaptic D_2 receptor antagonist. Life Sci., 42 : 1941-1954, 1988.

わが国から世界制覇を成し遂げた aripiprazole の開発物語
── その2：OPC-4392 から OPC-14597 へ，aripiprazole の誕生物語 ──

Ⅰ．はじめに

　大塚製薬が最初に手がけた中枢神経作用薬として OPC-4392 は強烈な印象と多くの教訓を残して次の OPC-14597（aripiprazole）へ運命を託した。Dopamine（DA）自己受容体作動薬が1980年代初めから1990年代初めにかけての10年間に多く登場し，1990年の京都での国際神経精神薬理学会（CINP）にて表1にみるように候補薬が発表されている[20]。

　その中で SDZ 208 912 はすでに DA 受容体部分作動薬と銘うっている。いずれも予備的な臨床試験あるいは非臨床試験のまま終ったが，共通する臨床効果は陰性症状への作用で，陽性症状には不十分あるいはかえって悪化させるとして，惜しまれながら未練を残して姿を消した。そして，OPC-4392 も同じ運命を辿ったが，その創薬の精神は脈々と受け継がれ，aripiprazole へと生まれ変ったのである。

　本稿では，aripiprazole がどのように誕生し，世界初の DA 受容体部分作動薬として成功したか，その success story を書くことになる。

Ⅱ．OPC-4392 から OPC-14597（aripiprazole）へ

　1983年11月1日からの OPC-4392 の第Ⅰ相試験を手始めに，OPC-4392 の臨床試験が始まった。第Ⅱ相および第Ⅲ相の臨床試験は公表されていないのでその成績の詳細は書けなかったが，陽性症状には無効あるいは悪化させながら，陰性症状にはみるべき効果を認め，錐体外路症状（EPS）が極めて少なく，prolactin 値を低下させる作用を示した[21]。このままでは抗精神病薬にはなり得ないことが明らかで，一部に抗不安作用や抗うつ作用を模索する道が考えられたが，大塚製薬の社の方針はあくまでも抗精神病薬の開発であるとの筋が通され，次なる段階へと進むことになった。OPC-4392 の開発の中止が決定されたのは1989年であるが，その前にすでに OPC-4392 に何が足りないのかの検討は大塚製薬の研究所で始められていた。筆者は臨床的にはポストシナプス側の DA D_2 受容体の拮抗作用がないと，統合失調症には対抗できないと考えていたが，大塚製薬の研究陣の合成担当の大城靖男氏，薬理担当の菊地哲朗氏はとっくに承知していた。両氏は OPC-4392 と同様の DA 自己受容体作動作用と，強力なシナプス後部位 D_2 受容体拮抗作用を併せ持つ化合物を合成すれば，前者が陰性症状に後者が陽性症状に奏効

表1 京都でのCINP（1990年）で発表されたDA自己受容体作動薬およびDA受容体部分作動薬（村崎，1991[20]）

一般名 （治験薬コード）	化学構造	開発会社	特徴	開発状況 前臨床	臨床試験	市販
Preclamol (−)-3-PPP		Astra	DA autoreceptor agonist	中止		
Roxindole (EXD 49980)		Merck	DA autoreceptor agonist		○	
SDZ 208 912 (SDZ HDC 912)		Sandoz	Partial D_2 agonist		○	
OPC-4892		大塚	DA autoreceptor agonist D_2 antagonist		○	
SND-919		Boehringer Ingerheim	DA autoreceptor agonist		○	
Talipexole (B-HT 920)		Boehringer Ingerheim ベーリンガーインゲルハイム	DA autoreceptor agonist		○	
(+)-AJ-76		Merck Sharp & Dohme	DA autoreceptor antagonist			
(+)-UH-232			DA autoreceptor antagonist			

する可能性があるとの作業仮説をたてたのである[12-14]。筆者は最初この仮説を聞いたとき，そんなうまい話はあるのかと思いはしたが，とても判りやすく期待を募らせた。同社内では，同じDA受容体で自己受容体作動作用とポストシナプスD_2受容体拮抗作用を示すことは考えにくいとの疑問や，2つの受容体が同じものと考えると，何らか

の機能的作用が付加されていなければ説明がつかない，などの批判があった。しかし，大城・菊地の両氏の闘志は怯むことなく，新しい化合物の合成へ邁進したのである。Oshiroら[28]はポストシナプス側のD_2受容体拮抗作用にはapomorphineによる常同行動抑制作用を用い，プレシナプスのDA自己受容体作動作用にはgamma-butyrolactone による 1-dihydroxyphenylalanine（DOPA）合成の増大を指標として研究を進め，図1にみる誘導体を得た。このさい，同じ用量で2つの作用を追究したことが後の aripiprazole の適正な固有活性を得たことにつながったとされている。この化合物の構造活性相関の中から OPC-14597 を見い出していったのであるが，大塚製薬の国際医薬品情報（2013年7月22日）の日本の新薬創製物語にこの間の経緯が判りやすく語られている。それによると，上記の方法により化合物を選ぶ方法論の中から1985年から1986年にかけて化学ライブラリーを評価したところ，弱いながら抗 apomorphine 試験系に効くシード化合物が2つあった。この2つのシード化合物から合成展開を行っていき，同じ用量でシナプス後部位の D_2 受容体での拮抗作用と自己受容体作動作用を合せ持つリード化合物 OPC-14542 を見出した。そこから，製造や ADME（薬物動態学的検討）の観点から OPC-14597 が選ばれたとある（図2）。Aripiprazole が合成されたのは1987年2月のことであった。当時はまだ OPC-4392 の臨床試験が実施されている最中であったと思われる。1990年になって菊地氏がこういうものができましたと筆者の前に現われたのである。大城氏と菊地氏はこのプロジェクトを立ち上げてからわずか1年間で aripiprazole に辿りつき，さすがに，筆者も「えっ！ もう出来たの？」と絶句したものである。

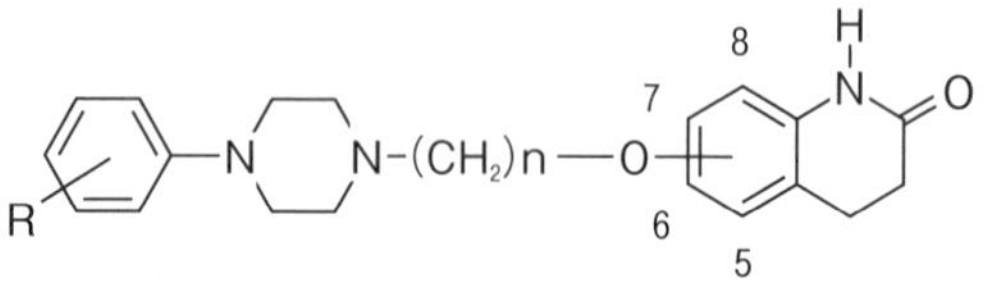

7-［4-［4-（Substituted phenyl）-1-piperazinyl］butoxy］-3,4-dihydro-2（1H）-quinolinone

図1 OPC-14597 へ至る過程での quinolinone 誘導体（Oshiro ら，1998[28]）

III．Aripiprazole の薬理作用

Aripiprazole の薬理作用を担当した菊地らの1999年までの報告によると次のようにまとめられ

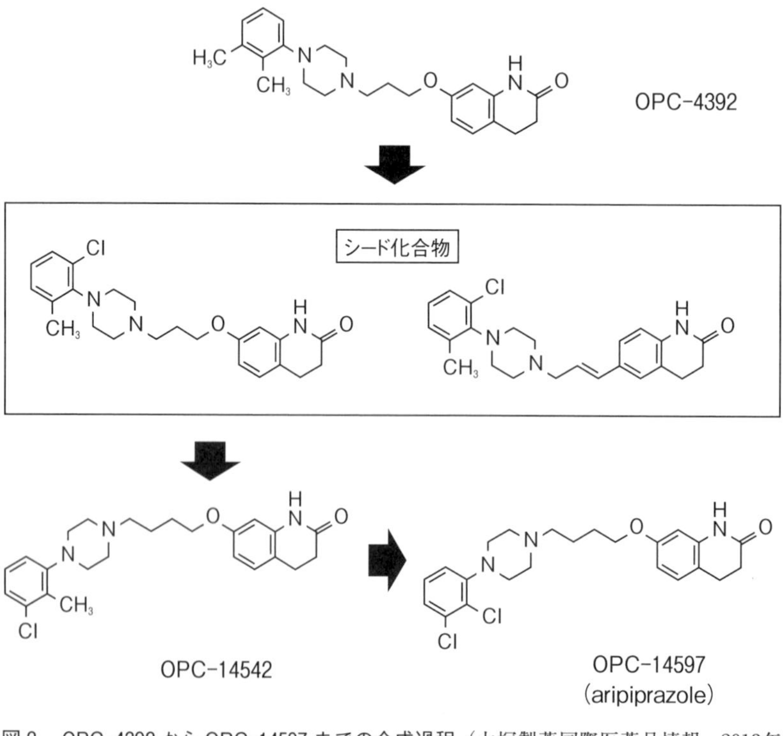

図2 OPC-4392 から OPC-14597 までの合成過程（大塚製薬国際医薬品情報，2013年7月22日）

表2 抗精神病薬の受容体結合能（菊地ら，2005[15]）

Receptor	Aripiprazole	Clozapine	Risperidone	Olanzapine	Quetiapine	Ziprasidone	Haloperidol
D_1	265	290	580	52	1,300	130	120
D_2	0.34	130	2.2	20	180	3.1	1.4
D_3	0.8	240	9.6	50	940	7.2	2.5
D_4	44	47	8.5	50	2,200	32	3.3
$5\text{-}HT_{1A}$	1.7	140	210	2,100	230	2.5	3,600
$5\text{-}HT_{2A}$	3.4	8.9	0.29	3.3	220	0.39	120
$5\text{-}HT_{2C}$	15	17	10	10	1,400	0.72	4,700
$5\text{-}HT_6$	214	11	2,000	10	4,100	76	6,000
$5\text{-}HT_7$	39	66	3.0	250	1,800	9.3	1,100
Alpha 1	57 (rat)	4.0	1.4	54	15	13	4.7
Alpha 2	791 (rat)	33	5.1	170	1,000	310	1,200
H_1	61	1.8	19	2.8	8.7	47	440
M_1	>10μM (IC_{50}, bovine)	1.8	2,800	4.7	100	5,100	1,600

特に記載しない限り，ヒト発現系受容体における Ki 値（nM）を示す．Aripiprazole 以外の抗精神病薬の Ki 値（nM）は，文献19より引用した．

る[12-14]）。

1．DA 自己受容体作動作用
　1）Tyrosin 水酸化酵素活性に対する作用
　2）DA 放出に対する作用
　3）DA ニューロン発火に対する作用
2．シナプス後部位の D_2 受容体拮抗作用
　1）DA 受容体に対する親和性
　2）シナプス後部位受容体拮抗作用

以上，aripiprazole の主作用についての成績から，aripiprazole は OPC-4392 と同様にシナプス前部位の DA 自己受容体に対して作動薬として作用し，シナプス後部位の D_2 受容体に対して作動薬として作用せず，拮抗薬として作用する。加えて，aripiprazole のシナプス後部位 D_2 受容体拮抗作用は OPC-4392 より強く，1と2の作用はほぼ同じ用量で出現するとされている。

3．錐体外路性副作用に対する検討
　1）カタレプシー惹起作用
　2）シナプス後部位 DA 受容体増感作用

これら2つの項目の成績から，aripiprazole は従来の抗精神病薬に比べて EPS が少ない可能性が示唆されている。また，上記，aripiprazole の2つの主作用を示す用量とカタレプシー惹起作用を示す用量とは明らかに乖離している。

4．Prolactin に対する作用
Inoue ら[8]によって aripiprazole は prolactin 分泌細胞の D_2 受容体に対して部分作動薬として作用することが示唆されている。

以上の4つの作用にまとめられるが，臨床的に最も興味があるのは DA 自己受容体作動作用と陰性症状改善作用がなぜ結びつくのかという点である。自己受容体作動作用による DA 神経伝達が抑制されるという現象では説明できず，また，クローニングした D_2 受容体に対して aripiprazole は部分作動薬として作用しないとされていた（Wilcox ら，未発表）時点で，菊地は考えた[13]。当時の分子生物学的研究からラット cDNA に用いて発現させた D_{2S} および D_{2L} 受容体に対して aripiprazole は作動薬として作用せず，拮抗薬として作用すること，さらに，D_3 受容体に対して作動薬として作用することが証明されており（Sibley ら，未発表），ヒトにおいて aripiprazole がシナプス後部位 D_3 受容体を刺激することが，もしかしたら陰性症状改善作用と結びついている可能性が考えられるとした。さすがの菊地も苦肉の策として D_3 受容体の作動作用まで持ち出しているが，後に aripiprazole は D_2，D_3 受容体に部分作動薬として作用することが証明されており，aripiprazole の正しい

側面を説明していたことになる。

なお，aripipdazoleの脳内各種受容体への親和性を表2に示しておく。

Ⅳ. Aripiprazoleのdopamine部分作動作用 —古川グループの業績

Aripiprazoleの薬理作用を菊地らの成績で説明してきたが，Kikuchiら[12]の論文が発表された1995年の段階では部分作動作用については触れていない。しかし，福岡大学の古川達雄教授のグループはラットを用いた実験で，まず堂前ら[4,5]はOPC-14597はprolactin放出に対して，弱いDA D_2 受容体作動作用とそれ自身よりも強い作動薬（full agonist）に対しては拮抗作用の両面性を有することから，DA受容体部分作動薬 DA receptor partial agonistであると結論している。次いでFujikawaら[6]はOPC-14597は自らはstereotypy（常同行動）やrotationを生じないで，yawning（あくび）を誘発する，そしてtalipexole誘発のyawningやapomorphine誘発の常同行動を拮抗するとして，DA receptor partial agonistとして働くと結論している。さらに，Inoueら[8]はOPC-14597はprolactin放出を78％まで抑制するが，talipexoleより弱い。両者のprolactin放出作用はともにhaloperidolによって完全に拮抗される。そしてOPC-14597はtalipexoleによるprolactin放出作用を抑制したことから，DA receptor partial agonistとして働くことを意味するとした。こうして，古川のグループはaripiprazoleをDA部分作動薬であるとしたのである。

以上の成績はいずれもラットを用いたものであり，クローニングした D_2 受容体を含む他の実験系ではaripiprazoleは部分作動薬として作用しないことが確認されていることから（Wilcox et al, 未発表），菊地と間宮[14]は1999年の時点では，部分作動性は明確でないと，なお慎重な態度を崩していない。

そして，この考え方はBristol-Myers Squibb（BMS）社が大塚製薬との共同開発に入ったことで大きく転換したのである。

Ⅴ. BMS社との共同開発が DA部分作動作用を確認

BMS社は抗精神病薬への関心が高く，1960年代後半にはWuら[40]がそれまでにない新規の化学構造を有するazapirone誘導体のbuspironeを合成して統合失調症へ挑戦したが，抗精神病作用が弱く，後に低用量での抗不安作用が発見されて，その作用機序もserotonin 5-HT$_{1A}$受容体部分作動作用であることが解明されて，5-HT$_{1A}$部分作動薬のブームを作っており[22]，さらにYevichら[41]が同じazapirone誘導体からtiospironeを合成して挑戦したが，これも効果不十分として断念した経緯がある。なお，住友製薬（現 大日本住友製薬）がtiospironeからperospironeを導出して，わが国初のserotonin-dopamine antagonistとして成功した話もすでに述べた[23]。このように，BMS社は抗精神病薬の開発を熱望していた。次稿に述べるが，大塚製薬はOtsuka America Pharmaceuticalsを通して米国でaripiprazoleの開発を行っており，2本のplacebo対照試験[3,29]で，①陽性症状改善作用，②陰性症状改善作用，③EPSが極めて少ない，④血中prolactin値の低下作用，の成績を挙げていた。新規抗精神病薬の開発を渇望していたBMS社と，米国での開発ならびに販売の拠点の欲しい大塚製薬の両社の思惑が一致したのであろう，共同開発に入った。1999年9月のことである。当時，BMS社はaripiprazoleのDA受容体部分作動作用を確信していた可能性が高く，いち早く，2002年には両社の共同研究のもとにBurrisら[1]が以下に述べる成績をもってaripiprazoleの作用を確認している。なお，両社の共同開発を見事にまとめたのが当時，米国におられた岩本太郎氏で，その功績を買われたか，2008年47歳の若さで大塚製薬の社長に大抜擢され，これからという2015年2月9日，54歳の若さで急逝されたことは大塚製薬のみならず，日本の製薬業界にとっても大きな損失となった。

さて，Burrisらの論文の要旨を石郷岡[9]の解説から引用する。組み換え型ヒト D_2 受容体を発現したChinese Hamster Ovary（CHO）細胞膜標品

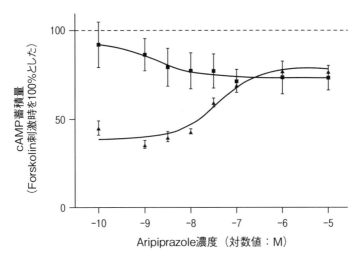

図3 Forskolin刺激によるcAMP蓄積を指標としたaripiprazoleのドパミンD_2受容体アゴニスト作用とアンタゴニスト作用（Burrisら，2002[1]）
ForskolinによるcAMP蓄積におけるaripiprazoleの作用をドパミンの非存在下（■）および存在下（▲）で評価した。
データは2回の試験の平均値±1/2rangeで示した。

を用いたin vitroの試験によると，
①受容体結合試験

D_2受容体作動薬はG蛋白質非会合状態のD_2受容体に比べて，G蛋白質会合状態のD_2受容体に対して30〜60倍強い親和性を有する。AripiprazoleはD_2受容体部分作動薬であるterguride と同様にG蛋白質非会合状態に比べてG蛋白質会合状態のD_2受容体に対して約2倍の高親和性を示した。D_2受容体作動薬はG蛋白質非会合状態に比べてG蛋白質会合状態のD_2受容体に対してより高い親和性を有することはMcDonaldら[18]によって報告されており，一方，haloperidolなどのD_2受容体拮抗薬にはこのような特性はない。この事実からaripiprazoleはD_2受容体作動薬ほどの強さではないが，G蛋白質会合状態下である程度の作動作用を有することが証明されている。

②Forskolin刺激によるcAMP蓄積量の抑制作用の検討

AripiprazoleはD_2受容体を介して濃度依存的にcAMPの蓄積を抑制し，この最大効果は対照であるDAに比べて小さかった。加えて，aripiprazoleはDAのcAMP蓄積抑制作用に対してaripiprazoleが有する抑制作用（固有活性）のレベルまで拮抗作用を示した（図3）。部分作動薬はフルアゴニストより小さい固有活性を有し，拮抗薬は，固有活性は0である。D_2受容体作動薬はforskolin刺激によるcAMPの蓄積量を減少させるとのMcDonaldら[18]の報告がある。

③余剰受容体に関する試験

アルキル化剤であるN-ethoxycarbonyl-2-ethoxy-1,2-dihydroquinoline（EEDQ）を用いたD_2受容体を部分的に不活性化した場合，DAによるcAMP蓄積量に対する最大抑制作用に影響しないEEDQの濃度において，aripiprazoleのcAMP蓄積量に対する最大抑制作用は顕著に減弱した。これらの成績はDAには余剰受容体が存在し，aripiprazoleにはそれが存在しないことを示している。余剰受容体（spare receptor）とは，細胞膜表面に存在する全ての受容体への作用を介さずに，一部の受容体の関与がなくても作動薬により最大反応を示す場合，その刺激を受けない一部の受容体を指す[38]。

以上の成績から，aripiprazoleはD_2受容体部分作動薬であると確認されている。この論文は米国

で aripiprazole が FDA の承認を得て上市された 2002 年に発表されている。この研究の共同研究者でもある菊地は，後の解説の中で[15-17]，1995 年の自らの論文[12]の中から，④DA 生合成の律速酵素である tyrosin 水酸化酵素活性を調節しているシナプス前部位 D_2 受容体に対する aripiprazole の作用を ex vivo 試験で検討しており，reserpine あるいは gamma-butyrolactone 処置動物において，aripiprazole は D_2 受容体部分作動薬である S-(-)-3-PPP と同様に，増加した DA 生合成を抑制し，D_2 受容体作動作用を示した。この成績は aripiprazole が D_2 受容体部分作動薬であることを示唆している，と付け加えている。

こうして，わが国で古川らのグループがラットで証明した aripiprazole の DA 受容体部分作動薬であると主張していた事実は，組み換え型ヒト D_2 受容体でも DA 部分作動薬であることが確認された。古川らの先見の明に敬意を表する。筆者は古川教授から個人的にも多くの教えを受けており，嬉しい限りである。

なお，aripiprazole の脳内各種受容体に対する親和性については，表 2 で示したように D_2 受容体以外にも D_3 受容体，$5-HT_{1A}$ および $5-HT_{2A}$ 受容体にも高い親和性を有し，D_2 受容体と $5-HT_{1A}$ 受容体に対しても部分作動薬として作用し，$5-HT_{2A}$ 受容体には拮抗薬として作用する。Jordan ら[11]はこの $5-HT_{1A}$ 受容体への部分作動作用を高く評価して，世界で最初の dopamine-serotonin system stabilizer (DSSS) とさえ呼んでいる。ありがたい命名ではあるが，aripiprazole の 5-HT 系への親和性は DA 系への親和性より 1 桁低く，臨床的意義も低いと考えられ，dopamine system stabilizer (DSS) との命名が妥当と考える。

以上，aripiprazole の DA 受容体部分作動薬であることを証明した Burris は Perry B. Molinoff (現 Pensylvania 大学薬理学教授) の指導のもとで大きな仕事を成し遂げたのである。こうして，米国では aripiprazole の開発は極めて順調に進み，1999 年 9 月の共同開発の 3 年後の 2002 年には FDA の承認するところとなったのに対し，わが国では新 GCP の導入のこともあって，大きく臨床試験の進行は遅れるのである。この続きは次稿になる。

VI. なぜ aripiprazole のみが成功したか ―成功の鍵は固有活性にあった

1980 年代初め頃から，OPC-4392 や talipexole といった DA 自己受容体作動薬から始まり，多くの DA 受容体部分作動薬が開発されてきた。筆者が DA 受容体部分作動薬として最初に知ったのは，当時 Sandoz 社 (現 Novartis Pharma 社) の傘下に入った Wander 研究所で合成された SDZ208-912 で，1990 年の京都での CINP で堂々と名乗っていたことはすでに述べた。

ここでは，多くの候補薬の中からことごとくが失敗して開発を断念していった中で，なぜ aripiprazole のみが成功し，世界初の DA 受容体部分作動薬の栄光に輝いたかを，2002 年の米国での承認とともに Burris らによって dopamine partial agonist であることが確認された後に大塚研究所で追究し，見事にその鍵を解いた田嶋らの研究成果を要約して紹介していく[31-37]。

2014 年田嶋と小林[37]による最も新しい解説によると，DA 神経伝達には，①統合失調症の陽性症状（幻覚・妄想）に関連すると考えられる高濃度の DA にのみ反応する低感度の phasic 相，②Parkinson 病様運動障害や高 prolactin 血症と関連する低濃度の DA で反応する高感度の tonic 相，③行動のモチベーションと関連する中濃度の DA で反応する中感度の intermediate 相の 3 つの相がある。

まず，田嶋ら[36,37]は，ヒト型 DA D_2 または D_3 受容体の発現密度が異なる CHO 細胞株 (B_{max}・pmol/mg of protein：hD_2 I 0.16；hD_2 II 0.46；hD_2 III 11；hD_2 IV 18) を樹立した。この 4 つの細胞株で DA に対する濃度レベルの異なる系を作成し，forskolin 刺激細胞内 cAMP 蓄積の抑制作用を指標に，DA D_2 受容体部分作動薬および抗精神病薬の in vitro 薬理作用を評価している。それによると，DA D_2 受容体発現細胞において，aripiprazole を含む DA D_2 受容体部分作動薬は，上記①の phasic 相に相当する低発現・低感度レベル細胞（高 DA 濃度で反応する）においては拮抗薬として作用した。③の intermediate 相に相当する中

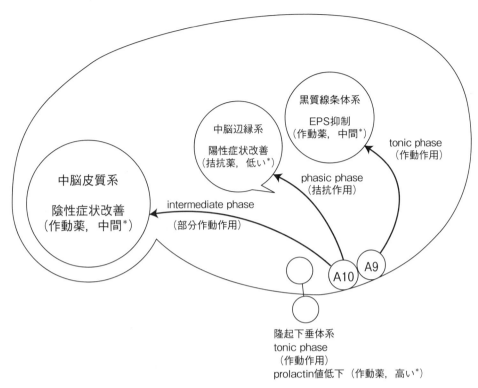

図 4 Aripiprazole の作用機序の模式図（田鳥と小林[37]より作図した村崎私案）
＊：受容体リザーブレベル

発現・中感度レベル細胞においては部分作動薬として作用し，②の tonic 相に相当する高発現・高感度レベル細胞（低 DA 濃度で反応する）においては作動薬として作用した。すなわち DA D_2 受容体部分作動薬は phasic 相では拮抗薬として作用して抗精神病薬作用を示し，tonic 相では作動薬として作用して EPS の惹起作用がなく，血中 prolactin 濃度を低下させる作用に向う。そして，行動のモチベーション（陰性症状あるいは前頭前野の機能低下に相当するか，あるいは一部側坐核も関連するか）に関連する intermediate 相には部分作動薬として作用するという。これを筆者なりの解釈で模式的に示したのが図 4 である。

Tadori らが評価した DA D_2 受容体部分作動薬の DA D_2 受容体に対する固有活性（DA の最大作動作用を 100％とした時の各細胞株における相対活性）をみると表 3 のようになる[37]。この中で最も説明しやすい hD_2Ⅱ での固有活性と臨床効果との関係をみると（表 4），bifeprunox，(−)-3-PPP，OPC-4392，terguride はいずれも 40％を越える高い値を示し，OPC-4392 と terguride は陰性症状への効果を示したが，陽性症状には有効性が認められていない。一方，固有活性の低い SDZ 208-912 は高 prolactin 血症を起こしにくい以外は haloperidol と同等の臨床効果と EPS を示した。そして固有活性が 17％の aripiprazole は陽性症状にも陰性症状にも効果を示し，EPS を起こしにくく，高 prolactin 血症を改善するという臨床特性を示すことが検証された。これらの結果は aripiprazole の固有活性のレベルが，陽性症状と関連する DA D_2 受容体シグナルを遮断できるほど十分低く，なおかつ，陰性症状・Parkinson 病様運動障害・prolactin 分泌と関連する DA D_2 受容体シグナルを維持できるほど十分高く，統合失調症治療薬として適したものであることを示している。部分作動薬の臨床試験結果と固有活性から生理的機能の感度レベルの高い順番を，prolactin 分泌関連＞陰性症状関連・Parkinson 病関連＞陽性症状関連

表3 ドパミン，aripiprazoleおよび部分アゴニストのヒト型ドパミンD₂およびD₃受容体発現細胞におけるアゴニスト作用（田島と小林，2014[37]，固有活性の表のみ抜き出したもの）

薬物	hD2 I	hD2 II	hD2 III	hD2 IV	hD3 III	hD3 IV
	固有活性，%					
ドパミン	100	100	100	100	100	100
Terguride	NC	42	94	100	77	81
Bifeprunox	10	45	95	99	67	84
OPC-4392	28	43	93	99	77	84
(−)-3-PPP	NC	44	93	100	92	89
Aripiprazole	NA	17	86	95	48	51
SDZ 208-912	NA	10	57	85	16	26

ヒト型ドパミンD₂受容体発現CHO細胞株（B_{max}, pmol/mg of protein：hD2 I 0.36；hD2 II 0.96；hD2 III 11；hD2 IV 18）およびヒト型ドパミンD₃受容体発現CHO細胞株（B_{max}, pmol/mg of protein：hD3 III 9.1；hD3 IV 11）におけるドパミンおよび部分アゴニストのアゴニスト作用を，フォルスコリン刺激細胞内cAMP蓄積の抑制作用を指標に評価した。最大反応は，フォルスコリンの作用を100％とした時の抑制効果として，固有活性はドパミンの最大反応を100％として算出した。3回の実験結果の平均値。NC：算出不能，NA：不活性。

表4 ドパミンD₂受容体部分アゴニストの固有活性と臨床効果（田島と小林，2014[37]に文献をつけたもの）

薬物	固有活性（％）	陽性症状	陰性症状	錐体外路系副作用	高プロラクチン血症
Bifeprunox[2]	45	不十分	不十分	起しにくい	改善
(−)-3-PPP[39]	44	不十分	不十分	起しにくい	記載なし
OPC-4392[21]	43	不十分	有意に改善	起しにくい	改善
Terguride[26,27]	42	不十分	有意に改善	記載なし	改善
Aripiprazole[10]	17	有意に改善	有意に改善	起しにくい	改善
SDZ 208-912[25]	10	有意に改善	haloperidolと同等	haloperidolと同等	起しにくい

固有活性：ヒト型ドパミンD₂受容体発現CHO細胞株（hD2 II）における値を表記（文献32）

と推測している。

こうして，TadoriらによるDA D₂受容体部分作動薬の臨床特性はDA D₂受容体への固有活性によって命運が決まるといってよく，aripiprazoleのみが成功したのは，まさしく，その固有活性が17％と，それより低すぎても，また，高すぎてもいけないジャストミートのものであったということになる。このaripiprazoleのDSSとしての作用を見事に示したのが菊地と広瀬[17]による図5なのである。菊地が述懐するに，大城とともに心血を注いで合成したaripiprazoleは当初はもちろん，固有活性のことを念頭に置いたものではなく，ひたすら同じ用量でシナプス前部のDA自己受容体に作動作用を，シナプス後部のDA D₂受容体に拮抗作用を示す薬物の合成に邁進してできあがったOPC-14597が偶然にも黄金の固有活性を有していたという，大きな大きなserendipityであったのである。この幸運にいくら感謝しても，

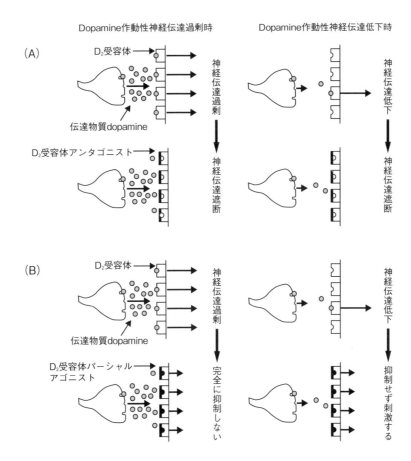

図5 Dopamine作動性神経伝達に対するdopamine D$_2$受容体アンタゴニストおよびdopamine D$_2$受容体パーシャルアゴニストの作用態度（菊地，広瀬，2003[17]）

上段（A）及び下段（B）は，それぞれdopamine D$_2$受容体アンタゴニスト（■）およびdopamine D$_2$受容体パーシャルアゴニスト（▶）のdopamine作動性神経伝達に及ぼす作用態度を示す。既存の定型抗精神病薬などのdopamine D$_2$受容体アンタゴニストは，dopamine作動性神経伝達過剰時および低下時共にシナプス後部位dopamine D$_2$受容体に対してアンタゴニストとして作用しdopamine神経伝達を完全に抑制遮断する。一方，dopamine D$_2$受容体パーシャルアゴニストは，dopamine作動性神経伝達が過剰活動状態の場合にはシナプス後部位dopamine D$_2$受容体に対してアンタゴニストとして作用するがその神経伝達を完全には抑制せず，dopamine作動性神経伝達が低下している場合にはシナプス後部位dopamine D$_2$受容体に対してアゴニストとして作用して低下しているdopamine作動性神経伝達を促進，改善する。

しすぎることはないのであるが，天は自ら助くるものを助くのである。

VII．おわりに

今から30年以上も前の1980年代前半から多くのDA作動薬，続いてDA部分作動薬が抗精神病薬

として名乗りをあげ，多くの候補薬が開発されてきた中からaripiprazoleのみが栄冠を手にした。シナプス前部位のDA自己受容体作動作用が陰性症状の改善を，シナプス後部位のD₂受容体拮抗作用が陽性症状の改善をもたらすとの作業仮説からスタートした。幾多の批判がある中で，合成の大城，薬理の菊地を中心とする研究陣の信念は揺るがず，1999年のBMS社の共同開発の参入を契機にaripiprazoleがDA受容体部分作動薬であることの確認が取れ，2002年に発表された。そして，米国での2002年の承認後に，大塚製薬の研究陣は田鳥を中心に何故aripiprazoleのみが成功したのかを追究し，巧まずして得られたDAへの固有活性の絶妙の配分にあることが明らかにされた。本稿ではaripiprazole合成から作用機序解明，さらにはなぜaripiprazoleのみが成功したかの興味溢れる物語を書いた。菊地，間宮の両氏から多くの資料の提供を受け，田鳥氏からは固有活性に関わる研究について手厚い手ほどきを受けた。感謝に耐えない。

さて，筆者が最初にDA受容体部分作動薬のことを耳にしたのは1989年フランスはRoufachでの国際会議に招かれた時のことである。当時，Sandoz社（現 Novartis Pharma社）の傘下に入ったばかりのWander研究所で合成されたfluperlapineの開発を行っていた縁で，Roufachへ行くのなら，BaselのSandoz社へ立ち寄らないかとの誘いで，ZurichからBaselへ行った時の話はすでに本シリーズで触れている[24]。その際，Bernまで足を延ばして憧れのWander研究所を訪れた時にDA受容体部分作動薬の話が出た。その頃，わが国ではOPC-4392の試験が不首尾に終り，開発が中止され，すでにaripiprazoleが合成されていた。Wander研究所の方からDA受容体部分作動薬の話が出たとき，SDZ 208-912のことだとは気がつかなかったのである。もし，筆者がもっと広い視野から眺めることができていたなら，DA自己受容体作動薬やDA受容体部分作動薬について突っこんだ議論ができていたはずである。部分作動薬という概念はBMS社のbuspironeで経験しておりながら，抗精神病薬の世界でもすでに開発に入っているとの自覚がなかったことは浅学のためとはいえ，残念なことであった。

§53では，いよいよaripiprazoleの臨床成績を書くことになる。

文献

1) Burris, K.D., Molski, T. F., Xu, C. et al. : Aripiprazole, a novel antipsychotic, is a high-affinity partial agonist at human dopamine D₂ receptors. J. Pharmacol. Exp. Ther., 302 : 381-389, 2002.
2) Casey, D.E., Sands, E.E., Heisterberg, J. et al. : Efficacy and safety of bifeprunox in patients with an acute exacerbation of schizophrenia : results for a randomized, double-blind, placebo controlled, multicenter, dose-finding study. Psychopharmacology, 200 : 317-331, 2008.
3) Daniel, D.G., Saha, A.R., Ingenito, G. et al. : Aripiprazole : a novel antipsychotic : overview of phase 2 results. Int. J. Neuropsychopharmacol., 3 (Suppl) : S157, 2000.
4) 堂前真理子，山田勝士，古川達雄：新規dopamine受容体作動薬OPC-14597のprolactin放出に対する作用．日本神経精神薬理学雑誌，14：524, 1994.
5) 堂前真理子，永島真理子，古川達雄：新規抗精神病薬OPC-14597のドパミン受容体作用．Neurosciences, 21 (Suppl. 2)：137-140, 1995.
6) Fujikawa, M., Nagashima, M., Inoue, T. et al. : Partial agonistic effects of OPC-14597, a potential antipsychotic agent, on yawning behavior in rats. Pharmacol. Biochem. Behav., 53 : 903-909, 1996.
7) Grace, A. A., Floresco, S. B., Goto, Y. et al. : Regulation of firing of dopaminergic neurons and control of goal-directed behaviors. Trends Neurosci., 30 : 220-227, 2007.
8) Inoue, T., Domae, M., Yamada, K. et al. : Effects of the novel antipsychotic agent 7- ｛4- ［4- (2,3-dichlorophenyl) -1-piperazinyl］butyloxy｝ -3,4-dihydro-2 (1H) -quinolinone (OPC-14597) on prolactin release from the rat anterior pituitary gland. J. Pharmacol Exp. Ther., 277 : 137-143, 1996.
9) 石郷岡純：Aripiprazoleの開発の経緯．臨床精神薬理，16：1225-1236, 2013.
10) 石郷岡純，三浦貞則，小山 司 他：統合失調症に対するaripiprazoleの臨床評価—haloperidolを対照薬とした第Ⅲ相二重盲検比較試験．臨床精神薬理，9：295-329, 2006.

11) Jordan, S., Koprivica, V., Chen, R. et al. : The antipsychotic aripiprazole is a potent, partial agonist at the human 5-HT$_{1A}$ receptor. Eur. J. Pharmacol., 441 : 137-140, 2002.
12) Kikuchi, T., Tottori, K., Uwahodo, Y. et al. : 7-｛4-［4-(2,3-Dichlorophenyl)-1-piperazinyl］butyloxy｝-3,4-dihydro-2(1H)-quinolinone (OPC-14597), a new putative antipsychotic drug with both presynaptic dopamine autoreceptor agonistic activity and postsynaptic D$_2$ receptor antagonistic activity. J. Pharmacol. Exp. Ther., 274 : 329-336, 1995.
13) 菊地哲朗：新規抗精神病薬 aripiprazole（OPC-14597）―ドパミン自己受容体アゴニストの開発．臨床精神薬理，1：105-110, 1998.
14) 菊地哲朗，間宮教之：ドパミン自己受容体作動薬の開発―新規抗精神病薬 aripiprazole（OPC-14597）．臨床精神薬理，2：379-385, 1999.
15) 菊地哲朗，廣瀬 毅，中井 哲：ドパミン D$_2$ 受容体パーシャルアゴニスト―新規抗精神病薬アリピプラゾール．臨床精神医学，34：461-468, 2005.
16) 菊地哲朗：新しい統合失調症治療薬アリピプラゾール（エビリファイ®）の登場．脳21，9：473-478, 2006.
17) 菊地哲朗，廣瀬 毅：新規抗精神病薬アリピプラゾール―ドパミン D$_2$ 受容体パーシャルアゴニスト．脳の科学，25：579-583, 2003.
18) McDonald, W.M., Sibley, D.R., Kilpatrick, B.F. et al. : Dopaminergic inhibition of adenylate cyclase correlates with high affinity agonist binding to anterior pituitary D2 dopamine receptors. Mol. Cell. Endocrinol., 36 : 201-209, 1984.
19) Miyamoto, S., Duncan, G.E., Mailman, R.B. et al. : Developing novel antipsychotic drugs ; strategies and goals. Curr. Opin. CPNS Invest. Drugs, 2 : 25-39, 2000.
20) 村崎光邦：1990年の新しい向精神薬一覧．in：神経精神薬理1990（神経精神薬理編集委員会編），pp.212-244, 星和書店，東京，1991.
21) 村崎光邦：抗精神病薬の開発と臨床試験の理論．In：精神分裂病―基礎と臨床 第2版（木村 敏，松下正明，岸本英爾 編），pp.577-595, 朝倉書店，東京，1992.
22) 村崎光邦：Azapirone 物語―1．あと一歩で夢破れた buspirone の物語．臨床精神薬理，16：779-793, 2013.
23) 村崎光邦：第二世代抗精神病薬の開発物語―わが国初の SDA 系抗精神病薬 perospirone の開発物語 その1．臨床精神薬理，18：97-110, 2015.
24) 村崎光邦：悲運の大本命 fluperlapine にまつわる物語―その2：Fluperlapine 物語：スイスとフランスの思い出をまじえて．臨床精神薬理，16：295-302, 2013.
25) Naber, D., Gaussaares, C., Moeglen, J.M. et al. : Efficacy and tolerability of SDZ HDC 912, a partial dopamine D$_2$ agonist, in the treatment of schizophrenia. In : New Research Directions in the Development of Atypical and Other Novel Antipsychotic Medications（ed. by Meltzer, H. Y.）, Raven Press, New York, 1991.
26) Olbrich, R., Schanz, H. : The effect of the partial dopamine agonist terguride on negative symptoms in schizophrenics. Psychopharmacology, 21 : 389-390, 1988.
27) Olbrich, R., Schanz, H. : An evaluation of the partial dopamine agonist terguride regarding positive symptoms reduction in schizophrenics. J. Neural Transm. Gen. Sect., 84 : 233-236, 1991.
28) Oshiro, Y., Sato, S., Kurahashi, N. et al. : Novel antipsychotic agents with dopamine autoreceptor agonist properties : synthesis and pharmacology of 7-［4-(4-phenyl-1-piperazinyl) butoxy］-3,4-dihydro-2(1H)-quinolinone derivatives. J. Med. Chem., 41 : 658-667, 1998.
29) Petrie, J.L., Saha, A.R., McEvoy, J.P. : Aripiprazole, a new typical antipsychotic : phase II clinical trail results. Eur. Neuropsychopharmacol., 7 : S227, 1997.
30) Schultz, W. : Behavioral dopamine signals. Trends Neurosci., 30 : 203-210, 2007.
31) Tadori, Y., Miwa, T., Tottori, K. et al. : Aripiprazole's low intrinsic activities at human dopamine D2L and D2S receptors render it a unique antipsychotic. Eur. J. Pharmacol., 515 : 10-19, 2005.
32) Tadori, Y., Kitagawa, H., Forbes, R.A. et al. : Differences in agonist/antagonist properties at human dopamine D$_2$ receptors between aripiprazole, bifeprunox and SDZ 208-912. Eur. J. Pharmacol., 574 : 103-111, 2007.
33) Tadori, Y., Forbes, R.A., McQuade, R.D. et al. : Characterization of aripiprazole partial agonist activity at human dopamine D$_3$ receptors. Eur. J. Pharmacol., 597 : 27-33, 2008.
34) Tadori, Y., Forbes, R.A., McQuade, R.D. et al. : Receptor reserve-dependent properties of anti-

psychotics at human dopamine D_2 receptors. Eur. J. Pharmacol., 607 : 35-40, 2009.
35) Tadori, Y., Forbes, R.A., McQuade, R.D. et al. : Functional potencies of dopamine agonists and antagonists at human dopamine D_2 and D_3 receptors. Eur. J. Pharmacol., 666 : 43-52, 2011.
36) 田鳥祥宏, 菊地哲朗：抗精神病薬のヒト型ドパミン D_2 および D_3 受容体に対する in vitro 薬理作用. 日本神経精神薬理学雑誌, 32 : 9-18, 2012.
37) 田鳥祥宏, 小林啓之：ドパミン D_2 受容体部分アゴニストの特性. 抗精神病薬のヒト型ドパミン D_2 および D_3 受容体に対する in vitro 薬理作用. 日薬理誌, 144 : 265-271, 2014.
38) 高柳一成：総論. 細胞膜の受容体—基礎知識から最新の情報まで, pp. 1-43, 南山堂, 東京, 1998.
39) Tamminga, C.A., Cascella, N.G., Lahti, R.A. et al. : Pharmacologic properties of (−)-3PPP (preclamol) in man. J. Neurol. Transm. Gen. Sect., 88 : 165-175, 1992.
40) Wu, Y.H., Smith, K.R., Rayburn, J.W. et al. : Psychosedative agents : N-(4-phenyl-1-piperazinyl)-substituted cyclic imides. J. Med. Chem., 12 : 876-881, 1969.
41) Yevich, J.P., News, J.S., Smith, D.W. et al. : Synthesis and biological evaluation of 1-(1,2-benzisothiazol-3-yl)- and (1,2-benzisoxazol-3-yl) piperazine derivatives as potential antispychotic agents. J. Med. Chem., 29 : 359-369, 1986.

§53

わが国から世界制覇を成し遂げた aripiprazole の開発物語
——その3：Aripiprazole の臨床試験始まる——

I. はじめに

　OPC-4392 から新しい仮説のもとに OPC-14597 へと改良を重ねて登場してきた aripiprazole は動物レベルの研究でいち早く古川らのグループによって dopamine（DA）受容体部分作動薬と報告されてきたが[5,6,8]，1999年 Bristol-Myers Squibb（BMS）社の共同開発の参入とともに2002年 Burris ら[2]によって DA D_2 部分作動薬であることが証明されて，一段と開発が加速された。わが国では1990年の第I相試験以来，ゆっくりと臨床試験が進行するなか，米国ではなんと，2002年には米国食品医薬品局（FDA）の承認が降りた。日米の臨床試験のスピードの違いを痛感させられたのであるが，aripiprazole はたちまちのうちにコンセンサスガイドラインでも統合失調症に対して first-line drug として risperidone にも肩を並べるまでに成長した。

　一方，わが国では米国での承認から遅れること4年，2006年1月23日にようやく当局からの承認を得たのである。

　本稿では足速の米国での臨床試験と，ゆっくりのわが国でのそれを書くことになる。

II. 統合失調症を対象とした aripiprazole の臨床試験成績

　わが国での1990年10月の第I相試験をもって aripiprazole の臨床試験が開始された。続いて1991年10月から第II相試験に入っていったのであるが，1993年3月から始まった米国での臨床試験の進行が早く，先に承認・上市されたことから，まず米国での成績から述べておく。

1．米国での臨床成績

　わが国での臨床試験に遅れること3年にして，Otsuka America Pharmaceuticals Inc.（Otsuka America）は1993年3月，臨床試験実施申請（Investigational New Drug：IND）を FDA へ提出し，まず健康被験者を対象とした第I相試験を実施している。当時，わが国での第II相試験が終った段階であり，10mg/日の投与量での試験ではあったが，米国では 30mg/日までの用量をそれも14日間健常者に投与しており，彼我の用量に対する対応の仕方の違いをまざまざと見せつけられている。

　まず，Otsuka America は第II相試験を2本（Petrie ら[33]と Daniel ら[4]）実施し，さらに pivotal study として2本の試験（Kane ら[15]と Potkin ら[34]）の protocol を作成している。そこへ，1999年9月には BMS 社が共同開発に参画し，さらにもう1

表1　5本の短期，無作為，二重盲検，placebo対照試験のデザインの要約（Janicakら，2009[14]）

試験	診断	用法	期間（週）	Aripiprazole, Dose (N)	Active Control, Dose (N)	Placebo, N
Petrie et al (1997)[33]	Schizophrenia	Ascending	4	5-30mg/d (34)	Haloperidol, 5-20 mg/d (34)	35
Daniel et al (2000)[4]	Schizophrenia	Fixed[a]	4	2mg/d (59) 10mg/d (60) 30mg/d (61)	Haloperidol, 10 mg/d (63)	64
Kane et al (2002)[15]	Schizophrenia or schizoaffective disorder[b]	Fixed	4	15mg/d (102) 30mg/d (102)	Haloperidol, 10 mg/d (104)	106
Potkin et al (2003)[34]	Schizophrenia or schizoaffective disorder[b]	Fixed	4	20mg/d (101) 30mg/d (101)	Risperidone, 6 mg/d (99)	103
McEvoy et al (2007)[24]	Schizophrenia	Fixed	6	10mg/d (106) 15mg/d (106) 20mg/d (100)	NA	108
				Total N for Each Treatment Arm		
				932	Haloperidol, 201 Risperidone, 99	416

a：第1日目は半量
b：aripiprazole 117名，placebo 54名が統合失調感情障害

本（McEvoyら[24]）の試験を追加して合計5本の試験を実施している（表1）。海外の試験成績については2006年久住と小山[21]が「臨床精神薬理」誌に優れた総説を書かれているので，ここでは，個々の成績を述べず，臨床効果についてはKaneら[16]による総合解析を，安全性についてはMarderら[23]による総合解析を紹介していく。

2．Kaneらの総合解析からみたaripiprazoleの臨床効果

まず最初に実施された2本の第Ⅱ相試験は5mg/日から開始して30mg/日まで増量する31-93-202試験と，2mg，10mg，30mg/日の固定用量での31-94-202試験であり[4,33]，①効果発現が1週時点と早く，②Positive and Negative Syndrome Scale（PANSS）では陽性症状，陰性症状の両方に効果を発揮し，とくに陰性症状への効果発現が早く，③錐体外路症状（EPS）はplaceboと同程度であり，④血清prolactin値を上昇させず，⑤体重を増加させない成績を示した。そして⑥30mg群は2mg群，10mg群より有意に優れる成績をあげたのである。この2本の第Ⅱ相試験の結果をみてBMS社がDA D₂受容体部分作動薬であるとの確信をしていたか，大塚製薬に共同開発を申し入れ，両社の利害が一致してこの協約が成立したとの筆者の考えはすでに述べた。

さて，Kaneら[16]の総合解析の結果を順に書くとする。

1）PANSS陽性症状の成績

4週時点で，7項目すべてでaripiprazoleはplaceboに優れ（p<0.001，図1），1週間で効果に差が出ている。なお，「思考解体」ではhaloperidolがaripiprazoleに優れていた（p<0.05）。

2）PANSS陰性症状の成績

4週時点で「感情鈍麻」以外で1週目からplaceboに対して有意差を示した（p<0.05）。全項目でhaloperidolとは差はなかったが，「感情的ひきこもり」ではaripiprazoleがhaloperidolに有意傾向（p=0.0509）を示した。

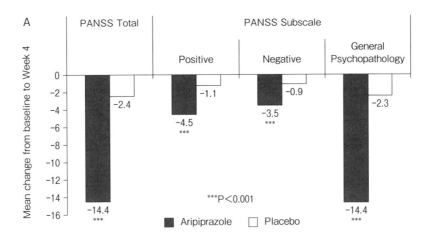

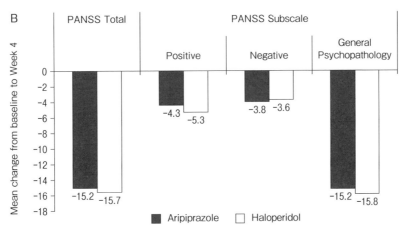

図1 Aripiprazole, haloperidol の placebo 対照試験における PANSS 合計スコアと PANSS サブスケールの基準値からの平均変化（Kane ら，2008[16]）

3）全般性精神病理尺度

Aripiprazole は16項目中「身体的関心」「罪業感」「運動減退」の3項目を除く16項目で placebo に有意差を示した。Haloperidol 群でも同様な改善がみられ，「不安」と「運動減退」で aripiprazole が有意の減少を示し，「失見当識」では haloperidol が有意の減少を示した。

4）Effect size の大きさ

Aripiprazole の placebo に対する優位性の effect size の大きさは，PANSS 合計スコア0.57，PANSS 陽性症状0.55，PANSS 陰性症状0.44，PANSS 総合精神病理尺度0.57となっており，項目別で最大の effect size を示したのは「敵意」0.54，「非協調性」0.53であった。なお，effect side は Cohen[3] の方式により，「0.2」：小さい，「0.5」：中等度，「＞0.8」：大きい，との基準を採用している。

5）反応率

PANSS 合計スコアの30％以上の改善でみた反応率は図2のように placebo に対して有意（p＜0.001）であり，haloperidol とは差をみていない。

6）Janicak ら[14]も2009年，同じ5本の臨床試験成績について，post hoc 解析を実施して図3と図4を発表して，haloperidol や risperidone の成績を含めて示している。

7）臨床効果のまとめ

Aripiprazole は DA D_2 受容体部分作動薬であり，DA に対して低感度で高濃度の変化に反応する中脳辺縁系の phasic 相には拮抗作用を示し，中感度

で中程度のDAの濃度変化に反応する中脳皮質系のintermediate相には部分作動作用を示すことから[36]，陽性症状には十分な効果を発揮し，陰性症状にもそれなりの優れた作用を示して，有効性面での第二世代抗精神病薬としての特徴を示している。

3．Marderらの総合解析からみたaripiprazoleの安全性

Marderら[23]は5本の臨床試験の安全性についての総合解析を実施している。

1）試験中に生じた有害事象

全体的に見た有害事象の頻度は表2にみる通りで，頭痛，激越，不安，不眠がいずれの群も多く，傾眠，アカシジア，EPSがhaloperidol群に多く，aripiprazole群，placebo群には差がない。有害事象による中止率もaripiprazole 7％，haloperidol 8％，placebo 10％でほぼ同じであるが，中止率の最も高いのは糖尿病でplacebo 6.1％，aripiprazole 3.6％，haloperidol 1.5％であった。

2）錐体外路症状

EPS関連の有害事象（ジストニア，パーキンソニズム，アカシジア，ジスキネジア，残遺症状）はhaloperidol群43.5％と高く，aripiprazole群21.1％とplacebo群19.4％とは両群に差はない。ちなみに，Simpson-Angus合計スコアでみた成績を図5に示す。また，Barnes Akathisia Rating Scalesでの成績では，図6のように，aripiprazole 15mg群がplaceboより有意に高いが，用量依存性を示していない。

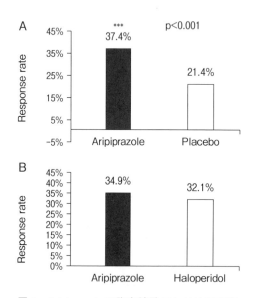

図2 Aripiprazoleの臨床試験における反応率（Kaneら，2008[16]）
エンドポイント（4週）時のCGI-Iの1か2，あるいはPANSS合計スコアの30％以上減少した率

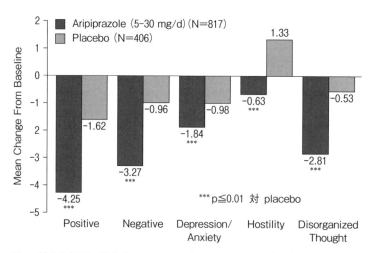

図3 統合失調症に対するaripiprazoleとplaceboとの5本の比較試験におけるPANSS因子スコアの基準値から4週までの平均変化量（Janicakら，2009[14]，基準値省略）

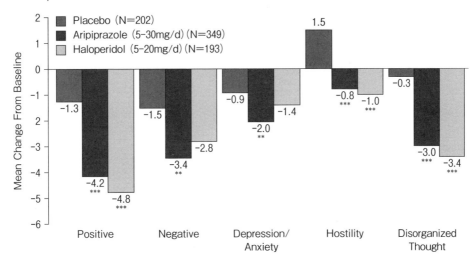

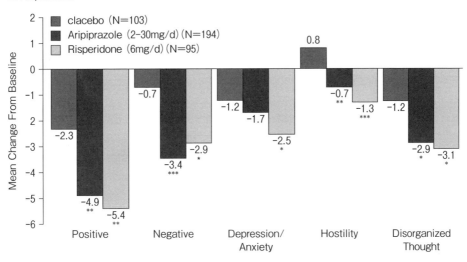

図4 3本のaripiprazole, haloperidol, placebo および1本のaripiprazole, risperidone, placebo の比較試験におけるPANSS因子スコアの基準値から4週までの平均変化量
(Janicakら, 2009[14], 基準値省略)

抗パーキンソン薬の併用率では, aripiprazole 群 18.7%, placebo 群 14.8%と差がなかったのに対して, haloperidol 群では 42.0%と高かった.

3) 体重増加

第二世代抗精神病薬で問題となった体重増加については, 平均変化は 1kg 以下と最少の増加であるが, placebo 群に対して有意となっている (図 7). 7%以上の体重増加は 8.1%と haloperidol 群の 9.8%と変りなく, placebo 群の 3.2%よりやや高い程度である.

4) 血清 prolactin 値

血清 prolactin 値の基準値からの変化の中央値は－56.5%で placebo 群の 0.0%より有意に低下させている ($p \leq 0.01$). Haloperidol 群では 120%と

表2 試験中に生じた有害事象の頻度（いずれかの群で10％以上）（Marderら，2003[23]）

	Placebo群 （413例）	Aripiprazole群 （926例）	Haloperidol群 （200例）
	（％）	（％）	（％）
頭痛	24.5	31.7	29.0
激越	34.6	31.0	36.0
不安	24.0	25.1	33.0
不眠	18.6	24.1	24.0
消化不良	15.5	14.8	10.5
嘔気	9.7	14.0	11.0
嘔吐	7.0	12.0	11.5
めまい	6.5	11.4	9.0
傾眠	8.0	11.0	20.5
便秘	7.7	10.3	10.0
アカシジア	6.8	10.0	18.0
錐体外路症候群	5.8	6.0	19.5

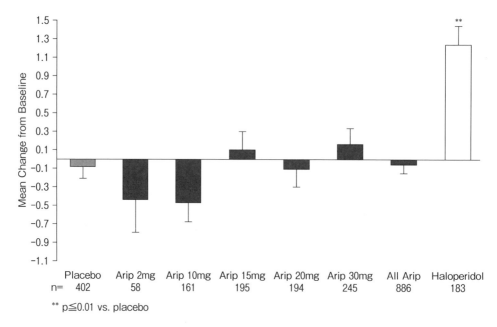

図5 全5本のplacebo対照試験でのSimpson-Angus Scale合計スコアの基準値からの平均変化（Marderら，2003[23]）

なっている。

5）QTc間隔

Placebo群と差がなく，数値的にはplacebo群の変化より小さい。

6）脂質と血糖値

コレステロール値の変化はplacebo群と差はなく，空腹時血糖値が正常上限を越えた割合は5.5％対10.3％とplacebo群のそれより低い。随時血糖値が160mg/dLを越えたのは数例にすぎず，200mg/dLを越えた割合はaripiprazole群1.4％，haloperidol群2.7％，placebo群1.3％と3群間に差がみられない。

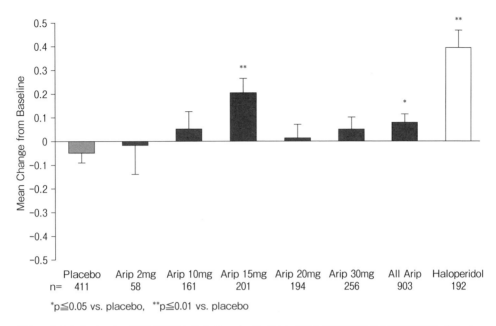

図6　全5本のplacebo対照試験におけるBarnes Akathisiaスコアの基準値からの平均変化（Marderら，2003[23]）

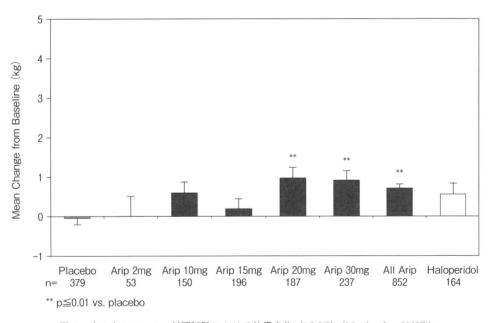

図7　全5本のplacebo対照試験における体重変化（LOCF）（Marderら，2003[23]）

7）安全性のまとめ

　全体的に特記すべき有害事象はみられず，基礎実験で示されたDAに対して高感度で低濃度の変化に反応する黒質線条体や隆起下垂体系のtonic相には作動作用を示す特徴から[36]，EPSの誘発は軽度で，血清prolactin値を低下させることが証明されている。また，体重増加，脂質代謝，血糖値への影響はほとんどなく，極めて安全性の高い第

表3 Aripiprazoleの第Ⅰ相試験：単回投与における治験デザイン（島田ら，2005[35]）

ステップ	サブステップ	APZ投与				HPD投与	
Ⅰ	Ⅰ-1	絶食0.25mg	1例				
	Ⅰ-2	絶食0.25mg	2例	絶食0.5mg	1例		
	Ⅰ-3	絶食0.5mg	2例	絶食1mg	1例		
	Ⅰ-4	絶食1mg	2例	絶食2mg	1例		
	Ⅰ-5	絶食2mg	2例	絶食4mg	1例		
	Ⅰ-6	絶食4mg	2例	絶食6mg	1例		
Ⅱ		食後6mg	2例	食後6mg	1例		
Ⅲ	Ⅲ-1	絶食4mg	2例	絶食6mg	1例	絶食3mg	1例
	Ⅲ-2	絶食6mg	2例	絶食4mg	1例	絶食3mg	1例
Ⅳ		食後6mg	3例	絶食6mg	1例		

APZ：aripiprazole，HPD：haloperidol

二世代抗精神病薬であるといえよう。

以上の米国におけるaripiprazoleの5本の臨床試験について，Kaneら[16]による有効性とMarderら[23]による安全性からまとめてみた。陽性症状への優れた効果と特筆すべき陰性症状の効果，さらにはEPSの頻度の少ないことと血清prolactin値を上昇させず，かつ体重を増加させない成績から，非定型抗精神病薬（第二世代抗精神病薬）の資格を十二分に示している。1993年から始まったOtsuka Americaによる臨床試験は，1999年9月にBMS社の共同開発参入によって試験の進行が早まり，2001年10月にはFDAに申請するに至っている。2002年のBurrisら[2]の論文により，aripiprazoleがDA D_2受容体部分作動薬であることが明らかにされたが，その事実はBMS社は共同開発に参入する前から見当をつけていたはずである。こうして2002年11月15日に米国で承認されるとともに直ちに上市されたaripiprazoleは米国，メキシコを端緒としてブラジルなど南米数ヵ国，韓国，オーストラリア，と拡大し，2004年にはEUでも認可され，広く使用されるようになり，多くの著明なガイドラインやアルゴリズムでも非定型抗精神病薬に含められ第1選択薬の1つとして位置づけられていった[12]。ちなみに，2003年のKaneら[17]によるThe Expert Consensus Guideline Series：Optimizing Pharmacologic Treatment of Psychotic Disordersでは，陽性症状中心の症例，陰性症状中心の症例，顕著な陽性症状と陰性症状の両方がある症例で，いずれもrisperidoneに次ぐ位置を占めている。さらに，2007年Weidenら[39]によるRoadmapでも急性期エピソードでrisperidoneと同じ評価を受けている。その後，双極性障害やうつ病の増強療法などの適応を取得して世界を制することになるのだが，それは後の話としてとっておきたい。

4．わが国での臨床試験成績

まず，OPC-4392の欠点を補うべく，シナプス前部のDA自己受容体作動作用に加えて，シナプス後部のD_2受容体拮抗作用を有して，前者で陰性症状の改善を，後者で陽性症状の改善作用をとの菊地[19]の立てた作業仮説のもとに臨床試験を実施した。筆者はすべてのaripiprazoleの臨床試験を身近で見守り，深く関与してきた。第Ⅰ相試験から順を追って述べていく。

1）第Ⅰ相試験

Aripiprazoleの臨床試験移行への妥当性と第Ⅰ相試験プロトコル作成にあたり，三浦貞則（北里大学），柳田知司（実験動物中央研究所），笹征史（京都大学）の各氏の助言のもとに，1990年10月から1991年3月まで，北里大学東病院臨床薬理部で実施された[35]。

試験デザインは表3にみる通り，単回投与では0.25mg/日から開始して最高6mg/日とし，反復投与では単盲検法にて6名にaripiprazole 4mg/日，

2名にhaloperidol 2mg/日の3日間とした。後から考えれば，OPC-4392に懲りたか，用量は控え目で，投与期間は3日間と短かった。以下に主要所見のみを述べる。

①臨床症状

単回投与では，0.25mgではほとんど変りなく，0.5mgで傾眠，眠気，頭重が散見され，2mgでは，1名に立ちくらみ，冷汗，蒼白などが現われ，気分不安となる（血圧110/39）。4mgでは頭重，傾眠，眠気が多く，夜間覚醒が増加している。6mgでは，全例に傾眠，眠気がみられ，食後投与でこれに加えて1名に立ちくらみ（血圧臥位99/56，立位51/31）と軽度の起立性低血圧がみられた。悪心，嘔気はみられず，EPSは認めなかった。

反復投与では，傾眠，眠気，夜間覚醒などがみられた程度で，haloperidol群でも同様な所見がみられている。

全体として，用量は控え目であったが，健常被験者での忍容性は6mg/日が限度であったと判断された。

②血清prolactin値への影響

Aripiprazole群ではいずれの用量でも基準値（1.5～9.7ng/mL）を越えず，一方，haloperidolの1名は4，8時間時に22.5ng/mL，10.5ng/mLと上限を越えている。反復投与時には図8のようにaripiprazole群では上限を越えないのに対して，haloperidol群では2名とも3日間服薬後の上昇パターンを示している。

③内田・クレペリン精神作業検査への影響

スクリーニング時，反復投与3日目，2週間後の3回実施しており，平均作業量への影響を図9に示した。

Aripiprazole群，haloperidol群とも服薬の影響を強く受けて，平均作業量が低下している。とくに，後半15分にその影響が目立っている。OPC-4392では，服薬後には賦活作用がみられて，平均作業量が上昇しているが，aripiprazoleではこの検査でみる限りは，通常の定型および非定型抗精神病薬と同様な影響を認めている。

④薬物動態学的所見

Aripiprazoleの投与量が低く，3日間の反復投与と短く，限られた情報しか得られず（図10），3日間投与の最終相消失半減期 $t_{1/2z}$ は56.8±32.0時間であった。

なお，大塚製薬が実施した健康成人男子20名を対象とした6mg投与時（空腹時）の試験〔社内資料（単回経口投与試験）〕では，未変化血漿中濃度は投与後3～4時間で最高濃度に達し，最終相の消失半減期は約61時間であった。主代謝物OPC-14857（未変化と同程度の薬理活性を有する）の血漿中濃度は，約70時間まで緩やかに増加し，以後も未変化体に伴い緩やかに消失した（図11）。また，健康成人男子15名に3mgを1日1回14日間反復投与し，未変化体および代謝物の薬物動態を検討し，aripiprazoleおよび活性代謝物OPC-14857の血漿中濃度は，いずれも14回投与までにほぼ定常状態に到達し，投薬終了後の消失半減期は約65時間であった（表4，社内資料：反復投与試験）。

以上の第Ⅰ相試験では，既存の抗精神病薬とほぼ同様の臨床症状が発現し，血清prolactin値を上昇させない点が特筆された。薬物動態学的には半減期の長いこと以外に問題なく，副作用に注意しながら投与量の設定を適切に行うことにより，第Ⅱ相試験への移行は可能であると考えられた。

2）前期第Ⅱ相試験

第Ⅰ相試験の結果を待ちかねて，満を持して前期第Ⅱ相試験に入った。1991年10月から1992年6月にかけて，同じプロトコルで関東地区と関西地区で別々に実施した。

①関東地区の試験[25]

入院中の統合失調症を対象にaripiprazole 1～2mg/日を開始用量とし，最大10mg/日までのfixed-flexible方式の4週間の多施設共同オープン試験で，可能な場合は8週間まで投与可能とした。前治療薬がある場合は可能な限り1週間のwash out期を設け，不可能な場合は処方の単純化および常用量までの減量を行った後，本薬に切り換えた。投与方法は1日1または2回とした。

解析対象例は27名で，病型は破瓜型55.6％，妄想型33.3％であり，開始時の状態像は「自発性欠如・感情鈍麻が前景にある場合Ⅱ（慢性固定状態のもの）」が40.7％ともっとも多く，「幻覚・妄想

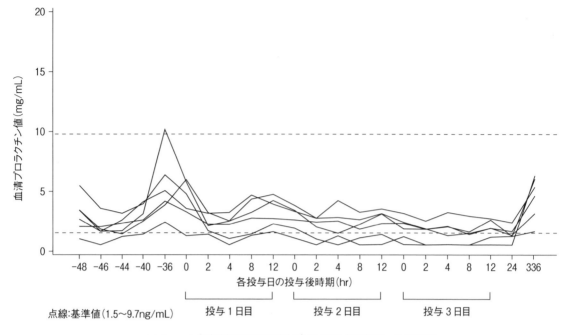

Aripiprazole投与例における血清中プロラクチン値の推移―反復投与―

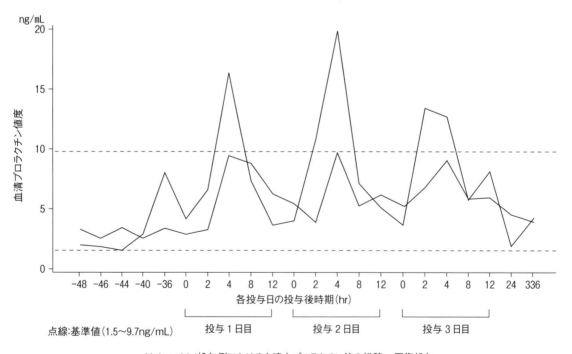

Haloperidol投与例における血清中プロラクチン値の推移―反復投与―

図8 Aripiprazoleの第Ⅰ相試験における血清prolactin値への影響(島田ら,2005[35])

§53 わが国から世界制覇を成し遂げた aripiprazole の開発物語   709

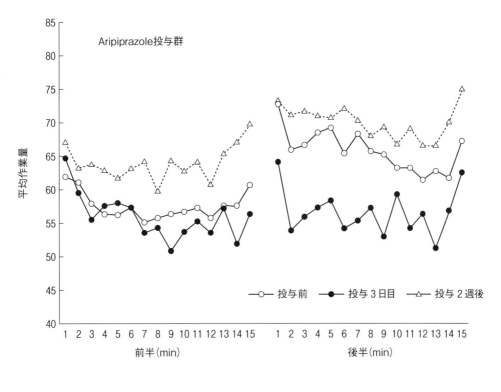

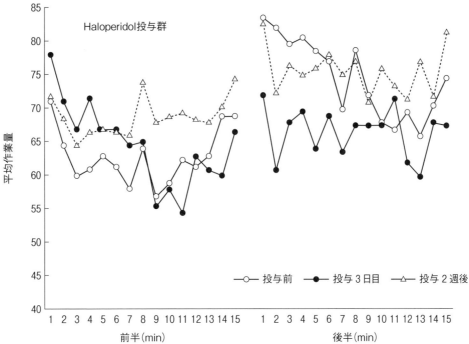

図9 Aripiprazole の第Ⅰ相試験における内田クレペリンテスト作業量曲線―反復投与―（島田ら，2005[35]）

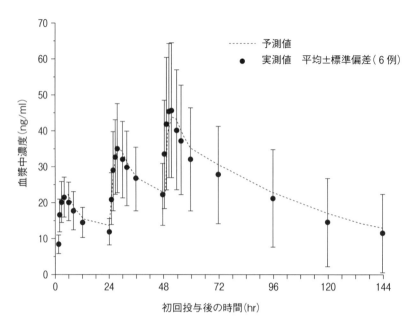

図10 Aripiprazole 1日1回3日間反復経口投与時における血漿中aripiprazole濃度の推移および単回経口投与時の結果から推定した予測値推移（島田ら，2005[35]）

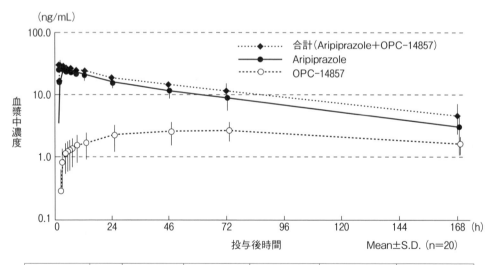

	例数	T_{max} (hr)	C_{max} (ng/mL)	$t_{1/2}$ (hr)	AUC_{168hr} (ng・hr/mL)	$AUC_∞$ (ng・hr/mL)
Aripiprazole	20	3.6 ± 2.5	30.96 ± 5.39	61.03 ± 19.59	1,692.9 ± 431.7	2,024.1 ± 703.7
OPC-14857	20	69.6 ± 36.4	2.90 ± 1.00	279 ± 299	378.1 ± 107.1	1,115 ± 869

Mean ± S.D.

図11 単回経口投与時の血漿中未変化体（aripiprazole）および主代謝物（OPC-14857）の薬物動態の推移とその薬物動態学的パラメータ（社内資料，単回投与試験，インタビューフォームから）

表4 反復経口投与時の血漿中未変化体（aripiprazole）および主代謝物（OPC-14857）薬物動態パラメータ（社内資料，インタビューフォームより）

	化合物	T_{max} (ht)	C_{max} (ng/mL)	$t_{1/2}$ (hr)	AUC_{24hr} (ng・hr/mL)
投与1日目	Aripiprazole	3.7 ± 1.3	12.00 ± 7.96	—	159.0 ± 95.1
	OPC-14857	18.4 ± 8.6	0.63 ± 0.63	—	8.2 ± 8.2
投与14日目	Aripiprazole	4.2 ± 3.4	44.26 ± 29.28	64.59 ± 15.39	678.0 ± 413.0*
	OPC-14857	6.2 ± 6.7	10.88 ± 6.42	110.23 ± 64.94	185.7 ± 93.4*

＊：投与間隔間の AUC，—：算出せず，Mean ± S.D.

表5 Aripiprazole の前期第Ⅱ相試験（関東地区）における最終全般改善度（村崎ら，2006[25]）

		著明改善	中等度改善	軽度改善	不変	軽度悪化	中等度悪化	著明悪化	不明	計	改善例数[a]および改善率	改善率の95%信頼区間	悪化例数[b]および悪化率
4週後	例数	2	10	10	0	1	0	2	2	27	12	25.5-64.7	3
	(%)	(7.4)	(37.0)	(37.0)	(0.0)	(3.7)	(0.0)	(7.4)	(7.4)	(100.0)	(44.4)		(11.1)
8週後[c]	例数	4	9	8	0	1	1	2	2	27	13	28.7-68.1	4
	(%)	(14.8)	(33.3)	(29.6)	(0.0)	(3.7)	(3.7)	(7.4)	(7.4)	(100.0)	(48.1)		(14.8)

a) 最終全般改善度が「著明改善」若しくは「中等度改善」と判定された症例
b) 最終全般改善度が「著明悪化」，「中等度悪化」若しくは「軽度悪化」と判定された症例
c) 中止例については中止時，4週以降継続投与していない症例については4週後の判定を用いて集計した。

が前景」が33.3％となっており，わが国での統合失調症に対する臨床試験の対象とほぼ同じものといえた。

主要評価項目である最終全般改善度は表5のように，「中等度改善」以上は4週時で44.4％，8週時で48.1％となっている。一方，「軽度悪化」以上の悪化率は14.8％にのぼっている。

副次的評価項目のBPRS total score と BPRS core score の変化は図12のように，4週後にはともに有意な改善を示したが，8週後ではBPRS core score は有意傾向にとどまった（p＝0.0998）。BPRS 各項目の変化で，有症状例数が10例以上で，1段階以上の改善が半数以上の症例でみられた項目は，「運動減退」「敵意」「不安」「感情的引きこもり」「抑うつ気分」「非協調性」「疑惑（被害妄想）」「緊張」の8項目であった。

安全性では，関連性が否定できない有害事象が17例（63.0％）にみられ，錐体外路系有害事象は9例（33.3％）で，その内訳は表6にみる通りである。それ以外で5％を越えたものは，「便秘」14.8％，「興奮」11.1％であり，あとは「不眠」「刺激性」「眠気」「悪心」「口渇」の各2例（7.4％）で全体に低かった。体重増加例はなく，血清 prolactin 値は投与前 15.08 ± 34.32ng/mL から投与後に低下し，最終時では 4.42 ± 8.36ng/mL となっている。

②関西地区の試験[20]

本試験は，1日1回投与とした以外は関東地区の試験と同じプロトコルで行われた。

解析対象例は20名で，病型は破瓜型55.0％，妄想型25.0％，開始時の状態像は「幻覚・妄想が前景に出ている場合」が50.0％，次いで「自発性欠如・感情鈍麻が前景にある場合Ⅱ（慢性固定状態のもの）」が40.0％であった。

主要評価項目である最終全般改善度は表7のように，「中等度改善」以上は4週後，8週後とも45％であった。一方，「軽度悪化」以上の悪化率はともに20％であった。

副次的評価項目のBPRS total score およびBPRS core score の変化量は図13に示したように，

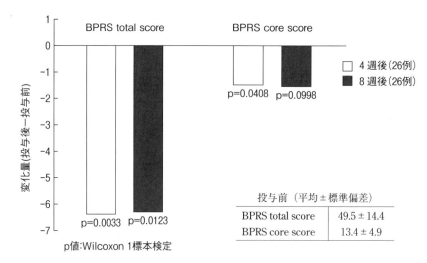

図12 Aripiprazoleの前期第Ⅱ相試験（関東地区）におけるBPRS total scoreおよびBPRS core scoreの投与前からの変化量（投与後-投与前）（村崎ら，2006[25]）
注）4週後および8週後の欠測はLOCF（Last Observation Carried Forward）を用いて集計した。

表6 前期第Ⅱ相試験（関東地区）における錐体外路症状（村崎ら，2006[25]）

アカシジア	4（14.8％）
手指振戦	2（7.4％）
筋強剛	1（3.7％）
構音障害	1（3.7％）
流涎	1（3.7％）

いずれも有意の変化を示さなかったが，BPRS total score改善率（BPRS total scoreが30％以上減少した症例の割合）は4週までの，および8週までの最終評価でそれぞれ40.0％および45.0％となっている。最終評価において，有症状例数が10例以上で，1段階以上の改善が半数以上の症例にみられた項目は「非協調性」「運動減退」「感情的引きこもり」「不安」「情動鈍麻」であった。

安全性では，関連性が否定できない有害事象が14例（70.0％）にみられ，錐体外路系有害事象は，「アカシジア」3例（15.0％），「ジストニア（筋緊張異常）」1例（5.0％），「振戦」1例（5.0％）のみで，それ以外で5％を越えたものは「不眠（症）」9例（45％）と高く，「血圧上昇」4例（20.0％），「焦燥感」「不安」「便秘」「食欲不振」がそれぞれ3例（15.0％），「興奮」「悪心」「体重減少」「発熱」「脱力（感）」がそれぞれ2例（10％）となっている。血清prolactin値は投与前21.98±24.50 ng/mLから最終時4.66±5.29ng/mLと低下した。なお1例で基準値を下回って異常変動と判定された。

以上，2本の前期第Ⅱ相試験の成績をみると，最終全般改善度が45〜48％と，わが国での抗精神病薬の最初の成績とほぼ同様の範囲内に入っており，統合失調症への有効性が認められた。BPRSでの改善した項目をみると，陽性症状のみならず，陰性症状への効果が目立っており，菊地[19]の当初の作業仮説であるシナプス前部のDA自己受容体作動作用による陰性症状への効果達成が実現されている。一方，悪化する症例も少なからず認められており，1つには前治療薬からの切り替えによる症状悪化を10mg/日までの用量では防止できなかった可能性が考えられる。Aripiprazoleが従来の抗精神病薬とは異なる作用機序を有することから，前期第Ⅱ相試験としては低い用量で抑えられたが，①陰性症状への効果，②EPSの出現頻度の低いこと，③血清prolactin値を低下させる，など非定型抗精神病薬としての資格を有す

表7 Aripiprazoleの前期第II相試験（関西地区）における最終全般改善度（木下ら，2006[20]）

		著明改善	中等度改善	軽度改善	不変	軽度悪化	中等度悪化	著明悪化	不明	計	改善例数[a]および改善率	改善率の95%信頼区間（%）	悪化例数[b]および悪化率
4週後	例数	2	7	3	2	0	1	3	2	20	9	23.1-68.5	4
	（%）	(10.0)	(35.0)	(15.0)	(10.0)	(0.0)	(5.0)	(15.0)	(10.0)	(100.0)	(45.0)		(20.0)
8週後[c]	例数	3	6	3	2	0	1	3	2	20	9	23.1-68.5	4
	（%）	(15.0)	(30.0)	(15.0)	(10.0)	(0.0)	(5.0)	(15.0)	(10.0)	(100.0)	(45.0)		(20.0)

a) 最終全般改善度が著明改善若しくは中等度改善と判定された症例の割合
b) 最終全般改善度が著明悪化，中等度悪化若しくは軽度悪化と判定された症例の割合
c) 中止例については中止時，4週以降継続投与していない症例については4週後の判定を用いて集計した。

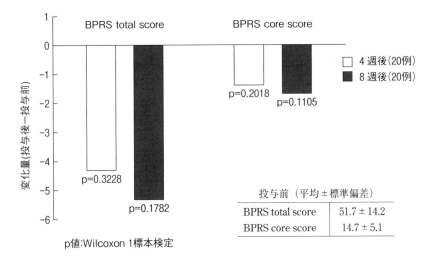

図13 Aripiprazoleの前期第II相試験（関西地区）におけるBPRS total scoreおよびBPRS core scoreの投与前からの変化量（投与後−投与前）（木下ら，2006[20]）
注）4週後および8週後の欠測はLOCF（Last Observation Carried Forward）を用いて集計した。

ることが明らかにされた。ただ，有害事象として，不眠（症），興奮，刺激性などの賦活的内容のものが一部に認められており，DA系作動作用の出現の可能性を考慮しつつ，より高い用量を目指した後期第II相試験への移行に期待が高まったといえよう。

3）後期第II相試験[31]

2本の前期第II相試験の成績に基づいて至適用量の検討およびhaloperidolとの臨床力価の比較を目的として，開始用量4mg/日または8mg/日，1日最大用量30mgにて後期第II相試験が1993年から1994年にかけて全国規模で実施された。この時期は米国でOtsuka Americaがaripiprazoleの臨床開発を始動した時期でもある。

投与方法は，観察期間を設定せず，直ちに1日4mgまたは8mgよりaripiprazoleの単独使用を開始し，原則として最初の4週間（用量探索期間）までに症状の変化に応じて投与量を増減して至適用量を探索し，次の4週間（用量維持期間）を用量一定のまま投与を継続することとした。前治療抗精神病薬のある場合は，これをすべて中止し，上記の方法に切り替えたが，前治療抗精神病薬がhaloperidol換算で1日20mg以内とし，それを越える症例は避けた。なお，wash out可能な症例は原則1週とした。

主要評価項目は最終全般改善度とし，精神症状

表8 Aripiprazole の後期第Ⅱ相試験における最終全般改善度（大森ら，2006[31]）

	著明改善	中等度改善	軽度改善	不変	軽度悪化	中等度悪化	著明悪化	判定不能	計	改善例数および改善率[a]	改善率の95％信頼区間（％）	悪化例数および悪化率[b]	悪化率の95％信頼区間（％）
例数（％）	24 (18.6)	39 (30.2)	38 (29.5)	13 (10.1)	4 (3.1)	6 (4.7)	5 (3.9)	0 (0.0)	129 (100.0)	63 (48.8)	39.9〜57.8	15 (11.6)	6.7〜18.5

a) 最終全般改善度が「著明改善」若しくは「中等度改善」と判定された症例数およびその割合
b) 最終全般改善度が「軽度悪化」，「中等度悪化」若しくは「著明悪化」と判定された症例数およびその割合

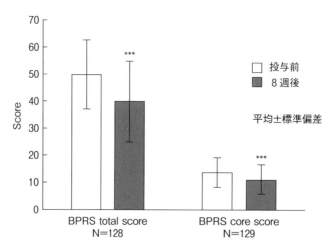

図14 Aripiprazole の後期第Ⅱ相試験における BPRS total score および BPRS core score の推移（大森ら，2006[31]）
注）LOCF（Last Observation Carried Forward）により集計
***：$p<0.0001$（投与前後差の Wilcoxon 1 標本検定）

の評価には BPRS を用いた。

同意取得症例は138例であったが，解析対象症例は129例で，106例が8週間の投与を完了している。最終全般改善度は，「中等度改善」以上が48.8％（表8）となり，2本の前期第Ⅱ相試験のそれより高い成績が得られており，悪化率は11.6％で，低くなっている。BPRS total score および BPRS core score の推移では，図14のように，8週時にはともに有意の減少を認めた。BPRS の各項目の変化で，半数以上の症例で最終評価時に1段階以上の改善がみられた項目は，陽性症状の「幻覚」62.2％，「疑惑（被害妄想）」59.3％，「敵意」50.8％，陰性症状の「情動鈍麻」63.0％，「感情的引きこもり（接触障害）」62.4％，その他の症状の「運動減退（制止）」63.5％，「不安」61.5％，「心気的訴え」56.3％，「抑うつ気分」54.2％，「緊張」50.9％，「罪業感」50.0％であった。

治験担当医が判定した至適用量は表9のようになり，6〜20mg/日が84.8％を占めている。

前治療 haloperidol との臨床力価比較がなされ

表9 Aripiprazole の後期第Ⅱ相試験における至適用量（治験担当医師判定）（大森ら，2006[31]）

至適用量（/日）	例数	（％）
4mg	4	(4.0)
4mg＜ ≦8mg	24	(24.2)
8mg＜ ≦12mg	21	(21.2)
12mg＜ ≦16mg	17	(17.2)
16mg＜ ≦20mg	22	(22.2)
20mg＜ ≦24mg	4	(4.0)
24mg＜ ≦30mg	7	(7.1)

評価例数＝99

表10 後期第Ⅱ相試験における関連性が否定できない随伴症状（大森ら，2006[31]，5％を越えるものとEPS関連のものを抜粋）

症状名		例数（％）
錐体外路症状	アカシジア	19 (14.7)
	筋強剛	16 (12.4)
	振戦	9 (7.0)
	手指振戦	4 (3.1)
	ジストニア	2 (1.6)
	急性ジスキネジア	1 (0.8)
	口のもつれ	1 (0.8)
	ろれつがまわらない	1 (0.8)
	流涎	8 (6.2)
	唾液分泌亢進	1 (0.8)
精神症状	不眠（症）	45 (34.9)
	興奮	12 (9.3)
	焦燥感	10 (7.8)
	刺激性	9 (7.0)
	不安	9 (7.0)
その他	便秘	7 (5.4)
	倦怠感	9 (7.0)

た18例での臨床力価比（haloperidol 1mgに対するaripiprazoleの等価用量）は平均2.3，中央値2（範囲：0.40-8.00）であった。

　安全性について，関連性が否定できない随伴症状のうち，EPS関連と5％以上のものを表10に示した。アカシジアの発現頻度は前期第Ⅱ相試験と変らず，EPS全体の発現頻度も低かったのに対して，不眠（症）が34.9％と高く，興奮，焦燥感，刺激性，不安はどの症状もやや高かった。Aripiprazoleの賦活作用の1つの現われかと考えもした。

　血清prolactin値の推移については，投与前値が19.57±34.97ng/mLであったのに対して，2週後には3.35±5.84ng/mLとなり，以後最終時まで同様な値で推移しており，血清prolactin値は正常化させている。

　以上，aripiprazoleは過度の鎮静をきたさずに抗幻覚・妄想作用を十分に示すとともに，陰性症状への高い有効性が示されている。安全性においては，EPSの発現が少なく，血清prolactin値を正常化させること，および体重増加をきたさないことなどから，非定型抗精神病薬としての資格を十二分に有して，服薬アドヒアランスの向上が期待さ

れた。至適用量は6～20mg/日の範囲に大半が入り，haloperidolとの臨床力価はおおよそ1：2と推定され，実薬対照の比較試験によるこれらの事実の客観化の実現が待ち遠しくなったものである。筆者は関東地区の前期第Ⅱ相試験の論文執筆者として緊張の中に身を置き，後期第Ⅱ相試験でも緊張の連続であったが，よい試験結果が得られて安堵した。OPC-4392の開発から15年近い年月を経て，これからが正念場であると期待に胸をふくらませたものである。

4）第Ⅲ相二重盲検比較試験

　いよいよ実薬対照の第Ⅲ相比較試験である。わが国では，olanzapineを除いて新規抗精神病薬の第Ⅲ相試験は2本実施されるのが常であり，aripiprazoleの場合も，東日本ではhaloperidolとの，西日本ではmosapramineとの二重盲検比較試験が実施された。前者は三浦貞則総括医師のもとに[10]，後者は工藤義雄総括医師のもとに行われた。

①Haloperidolとの比較試験[10]

　本試験の実施時期は1996年8月から1999年8月の3年を越える長い試験期間となった。当時，perospirone，quetiapine，olanzapineに加えて，QTc延長のために途中で撤退したsertindoleの臨床試験が同時に行われており，しかも，1997年3月27日，GCPの改訂が行われて，症例のエントリーに苦労し，試験期間延長が常であった時期でもあった。

　試験方法は，初回投与量をaripiprazole 6mg/日，haloperidol 3mg/日とし，以後，症状の経過をみながら1日最大用量はaripiprazole 24mg/日，haloperidol 12mg/日とし，1日1または2回，投与期間は8週間とした。前治療抗精神病薬のない場合は，治療薬の単独で開始し，ある場合は前治療抗精神病薬のすべてを中止して直ちに治験薬の単独投与で開始した。

　主要評価項目は，最終全般改善度とBPRSの「情動の平板化」の最終評価とした。副次的評価項目はBPRSおよびPANSSの評価とした。

　安全性に関しては，随伴症状および併発疾患としたが，EPSに関しては薬原性錐体外路症状評価尺度（Drug Induced Extra-Pyramidal Symptoms Scale：DIEPSS）を用いた。

表11　Aripiprazoleとhaloperidolとの二重盲検比較試験における最終全般改善度（石郷岡ら，2006[10]）

	著明改善	中等度改善	軽度改善	不変	軽度悪化	中等度悪化	著明悪化	判定不能	計	改善率（％）	改善率の95％信頼区間
APZ	16 (13.3)	39 (32.5)	31 (25.8)	15 (12.5)	10 (8.3)	5 (4.2)	1 (0.8)	3 (2.5)	120	45.8	36.9～54.7
HPD	4 (3.3)	35 (29.2)	41 (34.2)	20 (16.7)	9 (7.5)	6 (5.0)	2 (1.7)	3 (2.5)	120	32.5	24.1～40.9

改善率の差（APZ − HPD）：13.3%　　改善率の差の90％信頼区間：3.1～23.6%
　　　　　　　　　　　　　　　　　　改善率の差の95％信頼区間：1.1～25.6%

APZ：aripiprazole，HPD：haloperidol

表12　Aripiprazoleとhaloperidolとの二重盲検比較試験におけるBPRS「情動の平板化」の最終評価（石郷岡ら，2006[10]）

薬剤	時期	重症度[a] 例数	1	2	3	4	5	6	7	投与前からの変化量 有症例数	−4	−3	−2	−1	0	1	2	3	4	なし[b]	平均順位[c]	p値[d]
APZ	投与前	120	4	4	16	48	28	17	3													
	最終時	120	9	23	29	33	13	11	2	117	2	5	23	31	52	4	0	0	0	3	107.0	0.0189
HPD	投与前	120	5	8	31	37	29	8	2													
	最終時	120	10	18	37	30	16	7	2	115	0	5	10	30	64	3	3	0	0	5	126.1	

APZ：aripiprazole，HPD：haloperidol
a）1．なし　2．ごく軽度　3．軽度　4．中等度　5．やや重度　6．重度　7．最重度
b）評価時期を通して症状なし
c）評価時期を通して症状なしを除いた症例について，投与前からの変化量を昇順に順位付けした場合の平均順位
d）投与前後の重症度の差を用いたWilcoxon2標本検定（評価時期を通して症状なしを除く）

　登録症例は243例で，解析対象例は各群120例となり，8週間投与完了例はaripiprazole群93例，haloperidol群83例であった。DSM-IV分類では両群ともに解体型，残遺型，妄想型が多く，経過類型では慢性欠陥型がaripiprazole群72例，haloperidol群69例，状態像も「自発性欠如II慢性固定」がそれぞれ80例と70例と最も多く，これまでわが国で行われてきた治験同様，慢性統合失調症患者を主体とした試験であった。

　最終全般改善度では，「中等度改善」以上が45.8%対32.5%とaripiprazole群が群間差13.3%をもって高く，改善率の差の両側90％信頼区間は3.1～23.6%であり，下限が−10%を下回らなかったため，haloperidolに対する非劣性が検証された（表11）。また，BPRSの「情動の平板化」でも表12にみるようにaripiprazole群で有意に大きな改善が認められた（p=0.0189）。以上2つの主要評価項目で，aripiprazoleは余裕をもって非劣性が検

証されて，筆者も大いに安心したものである。
　副次的評価項目であるBPRS total scoreおよびBPRS core scoreの最終評価（表13）とPANSS total scoreおよびPANSS各尺度の重症度合計の最終評価（表14）をみてみると，BPRSでは，群内比較で両群とも有意の改善を認めているが，群間比較では有意差までは至っていない。PANSSでは，群内比較では両群とも有意差をもって改善しているが，特筆すべきは，群間比較では陰性評価尺度合計でaripiprazole群がhaloperidol群に有意に優れていたのみである（p=0.0398）。
　安全性については，副作用の発現率は77.5%対91.7%とaripiprazole群で有意に低く（p=0.0038），関連性が否定できない随伴症状／併発疾患をみると，66.7%対85.8%といずれもaripiprazole群に有意に低かった（それぞれp=0.005, p=0.0008）。錐体外路系副作用に限定すると（表15），発現例が有意に少なく，項目別では筋強剛，運動能遅

表13 Aripiprazoleとhaloperidolとの二重盲検比較試験におけるBPRS total scoreおよびBPRS core scoreの最終評価（石郷岡ら，2006[10]）

		例数	平均±標準偏差 投与前	最終時	投与前からの変化量	群内比較 p値[a]	群間比較 p値[b]
BPRS total score	APZ	120	47.3±11.9	41.4±14.1	−5.9±11.2	＜0.0001	0.5663
	HPD	120	46.2±10.3	41.6±11.9	−4.6±10.2	＜0.0001	
BPRS core score	APZ	120	11.7±4.3	10.4±4.7	−1.3±3.6	0.0001	0.9365
	HPD	120	11.8±3.9	10.5±4.0	−1.3±3.2	＜0.0001	

APZ：aripiprazole，HPD：haloperidol
a) 投与前と最終時とのWilcoxon 1標本検定
b) 投与前後の重症度の差を用いたWilcoxon 2標本検定

表14 Aripiprazoleとhaloperidolとの二重盲検比較試験におけるPANSS total scoreおよびPANSS各尺度の重症度合計の最終評価（石郷岡ら，2006[10]）

		例数	平均±標準偏差 投与前	最終時	投与前からの変化量	群内比較 p値[a]	群間比較 p値[b]
total score	APZ	120	87.0±21.5	77.1±25.1	−9.8±17.6	＜0.0001	0.4243
	HPD	119	84.0±19.4	77.3±21.5	−6.8±15.0	＜0.0001	
陽性尺度合計	APZ	120	16.4±6.1	15.0±6.5	−1.4±5.1	0.0018	0.7161
	HPD	119	16.5±5.3	15.1±5.6	−1.4±5.1	＜0.0001	
陰性尺度合計	APZ	120	26.7±7.5	23.1±8.0	−3.6±4.9	＜0.0001	0.0398
	HPD	119	25.1±7.5	22.7±7.9	−2.4±4.4	＜0.0001	
総合精神病理尺度合計	APZ	120	43.9±11.6	39.0±13.2	−4.9±9.5	＜0.0001	0.2582
	HPD	119	42.5±10.7	39.5±11.1	−3.0±7.9	＜0.0001	

APZ：aripiprazole，HPD：haloperidol
a) 投与前と最終時とのWilcoxon 1標本検定
b) 投与前後の重症度の差を用いたWilcoxon 2標本検定

延，歩行異常が有意に低く，流涎でも低い．DIEPSSによる評価でも，歩行，動作緩慢，流涎，概括重症度で有意に低くなっている．そして，抗パーキンソン薬の併用率にも有意差が出ている（表16）．EPS以外の副作用は，倦怠（感）がaripiprazole群では有意に低く，眠気，脱力感，抑うつ状態などの発現率も低く，aripiprazoleにより過度の鎮静をきたすことは少ないと考えられた．血清prolactin値への影響については，図15を見れば一目瞭然である．体重増加については，両群ともに投与前後の平均値はほとんど変化なかった．この所見は，APAガイドライン（2004年）[1]における報告と一致した結果であり，aripiprazoleの体重増加に関する懸念はほとんどないと考えられた．

以上の成績から，最終評価における有用度で，有用率43.3％となり，haloperidol群の23.3％に有意差（p＝0.0010）をつけるに至っている．特筆されるべきことといえる．こうして，aripiprazoleはhaloperidolとの比較試験において，最終全般改善度で非劣性を検証し，「情動の平板化」で優越性を示し，安全性の高さもEPS，血清prolactin値で証明し，統合失調症に対して有用性の高い薬剤であると考えられた．

②Mosapramineとの比較試験

もう1本のpivotal studyとしてのmosapramineとの比較試験は工藤義雄総括医師のもと，西日本を中心に実施され，所期の目的である最終全般改善度で非劣性の検証に成功していながら，BPRS

表15 Aripiprazole と haloperidol との二重盲検比較試験における錐体外路系副作用（石郷岡ら，2006[10]，一部抜き出し一部改変）

	錐体外路系副作用				
	APZ		HPD		p 値[a]
	例数	（％）	例数	（％）	
評価例数	120		120		
発現例	50	(41.7)	76	(63.3)	0.0012
中枢・末梢神経系障害					
アカシジア	26	(21.7)	36	(30.0)	0.1842
振戦	25	(20.8)	37	(30.8)	0.1043
筋強剛	13	(10.8)	31	(25.8)	0.0042
運動能遅延	12	(10.0)	30	(25.0)	0.0035
歩行異常	8	(6.7)	27	(22.5)	0.0008
ジストニア	8	(6.7)	10	(8.3)	0.8072
歩行障害	2	(1.7)	2	(1.7)	1.0000
手指振戦	1	(0.8)	4	(3.3)	0.3697
眼球挙上	1	(0.8)	3	(2.5)	0.6218
すくみ足	1	(0.8)	0	(0.0)	1.0000
からだのこわばり	1	(0.8)	0	(0.0)	1.0000
パーキンソン症候群	1	(0.8)	0	(0.0)	1.0000
ジスキネジア	0	(0.0)	4	(3.3)	0.1219
四肢振戦	0	(0.0)	3	(2.5)	0.2469
口のもつれ	0	(0.0)	1	(0.8)	1.0000
構音障害	0	(0.0)	1	(0.8)	1.0000
流涎	8	(6.7)	22	(18.3)	0.0103

APZ：aripiprazole，HPD：haloperidol
a) Fisher の直接確率法による発現率の群間比較

表16 Aripiprazole と haloperidol との二重盲検比較試験における抗パーキンソン薬の併用率（石郷岡ら，2006[10]）

	評価例数	併用例数	併用率（％）	p 値[a]
APZ	120	42	35.0	0.0063
HPD	120	63	52.5	

APZ：aripiprazole，HPD：haloperidol
a) χ^2 検定

や PANSS の成績で一部，mosapramine に劣るなどのためか，論文化されていない。ここでは，aripiprazole の厚生労働省への申請資料として公表されているものの中から，本試験の成績を紹介しておきたい。試験の実施期間は haloperidol との比較試験と同じころだが，本試験の方が少し長くかかったと聞いている。

用量・投与方法は aripiprazole は 6mg/日で開始して 24mg/日までとし，1日2回投与，一方の mosapramine は 45mg/日で開始して 180mg/日までとし，1日3回投与で8週間としている。前治療抗精神病薬のある場合はすべてを中止して直ちに単独使用する方法をとっている。

主要評価項目は最終全般改善度で，副次的には BPRS，PANSS，全般改善度としている。安全性に関しては，haloperidol との比較試験と同じであり，EPS の評価には DIEPSS を用いている。

有効性・安全性解析対象は aripiprazole 群120例，mosapramine 群118例で，その背景（病型，状態像など）は記されていないが，例えば後に述べる PANSS の各尺度の合計スコア，とくに陽性症状評価スコアの低さからみて，ほぼ haloperidol との比較試験の対象患者と似通っているものと推定される。

最終全般改善度は，表17にみるように，aripipra-

		血清プロラクチン値（ng/mL）				p値[a]
		投与前	4週後	8週後	最終時	
APZ	例数	96	84	79	96	0.0001
	平均±標準偏差	19.75±21.51	1.72±1.56	1.72±1.54	1.67±1.54	
HPD	例数	91	82	61	91	
	平均±標準偏差	24.77±26.23	14.45±11.96	15.11±14.37	15.84±16.22	

APZ：aripiprazole，HPD：haloperidol
a）投与前からの最終時の変化量のWilcoxon 2標本検定

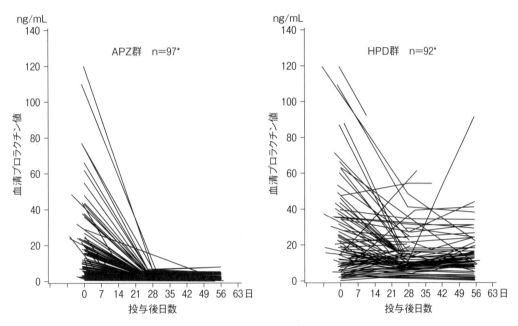

図15 Aripiprazoleとhaloperidolとの二重盲検比較試験における血清プロラクチン値の推移（石郷岡ら，2006[10]，表と図を合成）
（基準値：男 1.5〜9.7ng/ml，女 1.4〜14.6ng/ml）
*：測定値を2点以上有する症例（両群ともに投与前値のない1例を含む）
APZ：aripiprazole，HPD：haloperidol

表17 Aripiprazoleとmosapramineとの二重盲検比較試験における最終全般改善度（申請資料より）

薬剤		最終全般改善度							計	改善例数*	改善率（%）	改善率の95%信頼区間（%）	群間の改善率の差**	群間の改善率の差の信頼区間（%）	
		著明改善	中等度改善	軽度改善	不変	軽度悪化	中等度悪化	著明悪化	判定不能						90%	95%
OPC	例数	7	31	33	21	17	8	2	1	120	38	31.7	23.3〜40.0	1.2	-8.7〜11.0	-10.6〜12.9
	(%)	(5.8)	(25.8)	(27.5)	(17.5)	(14.2)	(6.7)	(1.7)	(0.8)							
MOS	例数	7	29	44	23	9	6	0	0	118	36	30.5	22.2〜38.8			
	(%)	(5.9)	(24.6)	(37.3)	(19.5)	(7.6)	(5.1)	(0.0)	(0.0)							

*：著明改善＋中等度改善，**：OPC−MOS，引用元：総括報告書 表8.4.-1
OPC：aripiprazole，MOS：mosapramine

表18 Aripiprazole と mosapramine との二重盲検比較試験における BPRS total score の投与前からの変化量（最終評価）
（申請資料より抜粋，一部省略）

試験名 （添付資料番号）	薬剤群	評価 例数	投与前 平均値	標準 偏差	最終評価時 平均値	標準 偏差	投与前からの変化量 平均値	標準 偏差	最小値	中央値	最大値	群内 比較 p値[a]	群間 比較 p値[b]
31-95-003 試験 （5.3.5.1-02）	OPC	117	45.4	11.1	42.2	13.1	−3.2	11.4	−38	0.0	38	0.0020	0.1704
	MOS	117	44.8	11.6	40.3	13.7	−4.5	9.9	−39	−3.0	28	<0.0001	

OPC：aripiprazole 群，MOS：mosapramine 群
a）群内比較：投与前と最終時との Wilcoxon 符号付順位検定
b）群間比較：投与前からの変化量を用いた Wilcoxon 順位和検定

表19 Aripiprazole と mosapramine との二重盲検比較試験における BPRS core score の投与前からの変化量（最終評価）
（申請資料より抜粋，一部省略）

試験名 （添付資料番号）	薬剤群	評価 例数	投与前 平均値	標準 偏差	最終評価時 平均値	標準 偏差	投与前からの変化量 平均値	標準 偏差	最小値	中央値	最大値	群内 比較 p値[a]	群間 比較 p値[b]
31-95-003 試験 （5.3.5.1-02）	OPC	117	11.8	4.2	11.4	4.8	−0.4	4.0	−14	0.0	13	0.1925	0.0588
	MOS	117	11.2	4.5	10.1	4.8	−1.1	3.2	−15	0.0	10	<0.0001	

OPC：aripiprazole 群，MOS：mosapramine 群
a）群内比較：投与前と最終時との Wilcoxon 符号付順位検定
b）群間比較：投与前からの変化量を用いた Wilcoxon 順位和検定

zole 群 31.7 %，mosapramine 群 30.5 % と 1.2 % aripiprazole 群が上回っており，改善率の差の両側 90％信頼区間は −8.7～11.0％であり，下限が −10％を下回っておらず，mosapramine に対する aripiprazole の非劣性が検証されている。この結果は 1 例の差で検証に成功するという極めて際どいものであったと聞いている。果たして，副次的評価項目の BPRS total score と BPRS core score の変化量は −3.2 対 −4.5（表18），および −0.4 対 −1.1（表19）と，ともに数値的には aripiprazole は mosapramine より下回っている。BPRS 各項目別の評価では，「敵意」において aripiprazole 群に比べ mosapramine 群の改善率が高く，「概念の統合障害」「幻覚による行動」「非協調性」では aripiprazole の悪化率が高く，「情動の平板化」では mosapramine 群の悪化率が高かった。

PANSS の投与前からの変化量をみると（表20），全尺度合計点で −4.9 対 −7.0 と数値で mosapramine 群が上回り，陽性尺度合計点では 0.1 対 −1.3 となって，mosapramine 群が有意に上回っている。また，PANSS 各項目別にみた成績で，「猜疑心」（p＝0.0278），「敵意」（p＝0.0358）ともに mosapramine 群が優れていた。

安全性については，関連性の否定できない随伴症状および併発疾患の症状別発現状況をみると（表21），aripiprazole に多いと考えられてきた精神症状は両群間に差がなく，錐体外路系障害で，アカシジア，振戦，筋強剛，運動能遅延，歩行異常，ジスキネジア，流涎で aripiprazole 群が有意に少ないことが明白であり，このことは抗パーキンソン薬の併用率にもよく示されている（表22）。

血清 prolactin 値について，時期ごとに変化をみても，mosapramine 群は 4 週時点から最終時まで増加した値を示したのに対して，aripiprazole 群は 4 週後に正常化したあと維持されている。

以上，mosapramine との比較試験で主要評価項目の最終全般改善度で非劣性検証に成功し，錐体外路系症状の発現率は有意に少なく，血清 prolactin 値を正常化することで，aripiprazole の非定型性が示されて所期の目的を達成した。しかし，本試験では両群とも，改善率が低く，例えば aripiprazole のそれは「中等度改善」以上が 31.7％で，

表20 Aripiprazole と mosapramine との二重盲検比較試験における PANSS の投与前からの変化量（最終評価）（申請資料より抜粋，一部省略）

PANSS	薬剤群	評価例数	投与前 平均値	投与前 標準偏差	最終評価時 平均値	最終評価時 標準偏差	投与前からの変化量 平均値	投与前からの変化量 標準偏差	最小値	中央値	最大値	群内比較 p値[a]	群間比較 p値[b]
全尺度合計点	OPC	117	84.5	20.0	79.6	23.9	-4.9	19.5	-79	-1.0	69	0.0009	0.2092
	MOS	115	81.9	20.0	75.0	24.2	-7.0	16.5	-75	-4.0	59	<0.0001	
陽性尺度合計点	OPC	117	16.5	5.7	16.7	6.9	0.1	5.9	-18	0.0	21	0.9285	0.0203
	MOS	115	16.2	6.5	14.9	6.9	-1.3	5.1	-20	0.0	22	0.0002	
陰性尺度合計点	OPC	117	26.4	6.9	23.2	7.5	-3.2	5.7	-23	-2.0	14	<0.0001	0.7271
	MOS	115	24.9	6.5	22.2	7.1	-2.7	4.6	-19	-1.0	17	<0.0001	
総合精神病理尺度合計点	OPC	117	41.6	11.3	39.7	12.9	-1.9	10.2	-38	0.0	38	0.0197	0.2534
	MOS	115	40.9	11.6	37.9	13.3	-3.0	8.8	-36	-2.0	38	<0.0001	

OPC：aripiprazole 群，MOS：mosapramine 群
a) 群内比較：投与前と最終時との Wilcoxon 符号付順位検定
b) 群間比較：投与前からの変化量を用いた Wilcoxon 順位和検定

表21 Aripiprazole と mosapramine との二重盲検比較試験における錐体外路系有害事象の症状別発現状況（申請資料より）

器官別大分類＼薬剤 事象名	Aripiprazole 軽度	中等度	重度	合計	(％)	Mosapramine 軽度	中等度	重度	合計	(％)	p値*
評価例数				120					118		
中枢・末梢神経系障害											
振戦	17	2	0	19	(15.8)	20	14	0	34	(28.8)	0.0194
アカシジア	9	8	0	17	(14.2)	19	15	0	34	(28.8)	0.0071
筋強剛	10	2	1	13	(10.8)	22	5	1	28	(23.7)	0.0099
運動能遅延	6	1	0	7	(5.8)	14	10	2	26	(22.0)	0.0003
歩行異常	2	2	0	4	(3.3)	13	1	2	16	(13.6)	0.0048
ジスキネジア	3	0	0	3	(2.5)	8	4	0	12	(10.2)	0.0168
手指振戦	2	0	0	2	(1.7)	3	0	0	3	(2.5)	0.6822
ジストニア	1	1	0	2	(1.7)	6	1	1	8	(6.8)	0.0584
眼瞼下垂	1	0	0	1	(0.8)	0	0	0	0	(0.0)	1.0000
構音障害	1	0	0	1	(0.8)	2	1	0	3	(2.5)	0.3676
歩行困難	0	1	0	1	(0.8)	1	2	0	3	(2.5)	0.3676
眼球挙上	0	0	0	0	(0.0)	3	0	0	3	(2.5)	0.1203
よろめき歩行	0	0	0	0	(0.0)	0	1	0	1	(0.8)	0.4958
歩行障害	0	0	0	0	(0.0)	0	1	0	1	(0.8)	0.4958
四肢振戦	0	0	0	0	(0.0)	0	1	0	1	(0.8)	0.4958
自律神経系障害											
流涎	9	1	2	12	(10.0)	22	9	1	32	(27.1)	0.0008
消化管障害											
嚥下困難	1	0	0	1	(0.8)	0	1	0	1	(0.8)	－
嚥下障害	0	0	0	0	(0.0)	2	0	0	2	(1.7)	0.2448

*：Fisher の直接確率法による発現率の群間比較，引用元：総括報告書 表9.2-11

表22 Aripiprazole と mosapramine との二重盲検比較試験における抗パーキンソン薬の併用率（申請資料より）

薬剤	評価例数	併用例数	併用率（%）	p値*
Aripiprazole	120	32	26.7	0.0000
Mosapramine	118	68	57.6	

*：χ^2検定．引用元：総括報告書 表9.9-1

haloperidol との比較試験のさいの 45.8％ と比べると，14.1％ の違いがあった。悪化例も多かった。そこで，前治療抗精神病薬の種類や用量，それに対する反応率の違い，被験者の状態像など背景因子を含め，いろいろな角度から2本の pivotal study の結果に対する考察が行われている。ここでその詳細には触れないが，mosapramine が善戦した事実が印象に残る結果となった。最終全般改善度こそ1例の差で非劣性検討をなさしめたが，BPRS や PANSS のスコアではむしろ mosapramine が優れる面が示された。とくに16点をわずかに越えた低い陽性症状のスコアで mosapramine 群は aripiprazole 群に有意差をつけた点である。現在の臨床試験の効果判定には最終全般改善度よりも PANSS の各評価尺度の合計点の変動量が用いられており，その方式を当てはめると，mosapramine の方が優れるとなりかねないのである。大塚製薬が本試験の論文化を回避した理由の1つの大きな問題はここにあったと考えており，結果が出た時にはすでに鬼籍に入られていた工藤義雄総括医師の書けなかった分を筆者が代って書かせて戴いた。なお，筆者は本シリーズで，前にも iminodibenzyl 系抗精神病薬の開発物語の中で，第二世代抗精神病薬の比較試験でその善戦ぶりを書いている[26]。

その後，気がついたことがある。吉富製薬は新規抗精神病薬の開発のさい，iminodibenzyl 骨格に pipamperone の側鎖をつけて，carpipramine, clocapramine, mosapramine の吉富三兄弟を開発した。もし，serotonin (5-HT)$_{2A}$ 受容体拮抗作用を持たない iminodibenzyl 骨格の代りに，5-HT$_{2A}$ 受容体拮抗作用の強い amitriptyline の dibenzocycloheptadien 骨格を採用していたならば，ひょっとしたら，serotonin-dopamine antagonist (SDA) ができあがっていたかもしれないという筆者の妄想である。その開発に1から10まで関わった筆者にとって，それだけ mosapramine の抗精神病作用への思い入れが強いということでもある。Aripiprazole の対 haloperidol の比較試験に圧勝した報告を時の aripiprazole project leader であった片野民貴氏から受けたさい，mosapramine との比較試験の成績も良かったか問うた筆者に「それがそうでもないんですよ」と慨嘆された言葉が脳裏に焼きついている。「Mosapramine は大した薬なんですねえ」ということで，もし，mosapramine が EPS 惹起作用が弱ければどんなに良かったものをとつくづく思ったものである。

5）長期投与試験

わが国では，用量探索試験（後期第Ⅱ相試験）からの継続試験[32]，福島県グループによる試験[30]，北海道グループの試験[28]，青森・岩手・秋田県グループの試験[7] と4本の長期投与試験が行われて，いずれも，1999年12月に終了している。石郷岡[9] によるわが国における aripiprazole の臨床試験成績の総説に紹介されており，いずれも aripiprazole の有効性は長期投与でも維持され，安全性の面でも大きな問題はないとされているので，ここでは割愛する。Pivotal study での aripiprazole の用量の上限は 24mg/日 であったが，後期第Ⅱ相試験と長期投与試験では 30mg/日 までの使用が認められて，その安全性が確認され，後の承認時の用量の上限となった。

6）Aripiprazole の PET 研究

Aripiprazole では数多くの PET 研究が実施され，報告されている[18,22,37]。それだけ DA D$_2$ 受容体部分作動薬の PET 研究への興味・関心が高かったためと考えられる。ここでは，大塚製薬の依頼のもとに行われた Johns Hopkins 大学の Yokoi ら[40] によるデータを伊豫[13] が再計算して求めた投与量と占拠率の関係を図16に示したものが最も分

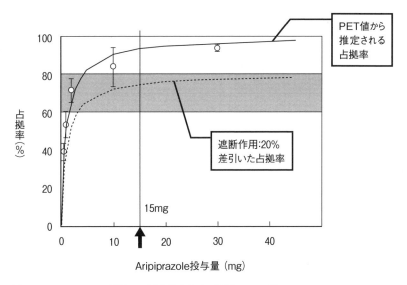

図16 Aripiprazole の脳内 D_2 受容体占拠率（伊豫，2006[13]）
[C^{11}] Raclopride をトレーサとした PET 検査により計測した．aripiprazole の用量と脳内 D_2 受容体占拠率の関係が Yokoi ら[40]により報告されている．この図は彼らの報告をもとに作成した用量・脳内 D_2 受容体占拠率曲線である．占拠率 60〜80％ の部分が灰色で示してあるが，この範囲が一般の抗精神病薬（ドパミンアンタゴニスト）における therapeutic window で，抗精神病作用があり錐体外路系の副作用発現がない占拠率である．実線のように，aripiprazole は用量依存的に占拠率は増加し，15mg 用量あたりからその増加は頭打ちとなるが，明らかに therapeutic window を超えている．しかし aripiprazole は部分アゴニストであり，アゴニスト作用が 20％ 程度あると考えられ，臨床用量である 15mg 以上では，アンタゴニストとしての占拠率は用量に関係なく点線のように therapeutic window 内に安定して収まっている．

かりやすいので，それを紹介するにとどめたい．

III．申請，承認とその後の展開

米国では2001年10月に申請し，2002年11月にFDAの承認を受けている．わが国では1999年12月にすべての試験が終了し，ようやく申請資料が備ったのが2003年に入ってからで，同年3月26日に当局へ申請した．わが国独自の創薬とはいえ，米国での豊富な臨床試験と，ガイドラインやアルゴリズムで第一選択薬として risperidone に肩を並べていただけにより早い承認が期待されたが，血糖値のデータが問題となった．当時は，olanzapine と quetiapine に対して緊急安全性情報が出されて間もない時であり，厚生労働省も厳密にチェックしていたのである．Aripiprazole の長期投与試験の中で糖尿病に罹患していた症例が1名死亡していたこともあった（なお，この症例では因果関係は否定されている）．筆者にとっての痛恨事は当時の臨床試験で，血糖値がルーチン検査の中に入っていなかったことで，とにかくデータがない．そこで大塚製薬は aripiprazole の全被験者776名の中で，糖尿病その他の合併症で血糖値を2回以上測定していた症例を探し，136名がみつかり，そのデータを提出したという．米国での臨床試験やその後の臨床研究で，aripiprazole の脂質代謝疾患や糖尿病に対する安全性は確認されていたが，日本人ではどうかと問われても，上記のデータが精一杯であった．承認に当って，添付文書には糖尿病性ケトアシドーシス，糖尿病性昏睡等については厳しめの警告が掲載された．なお，大塚製薬は当局の求めに対して自主的に第IV相試験を含めた市販後調査の中で血糖値の測定を含めた追跡を実施しており，その安全性を確認している[11,

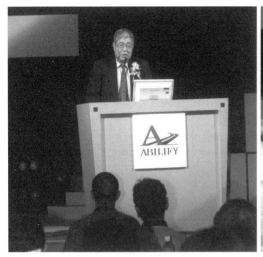
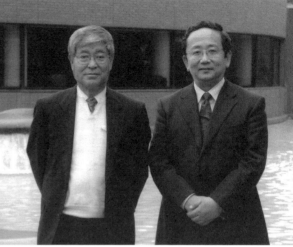

写真　講演会の様子（左）と菊地哲朗氏（大塚製薬）とともに（右）

表23　Aripiprazole の受賞歴

2003年	イノベーション賞：Neuro-Depesche：ドイツ
2004年	最優秀中枢神経系化学物賞：Pharmaceutical Executive Magazine：米国
	抗精神病薬最優秀革新賞：Frost & Sullivan：米国
2005年	ベスト・アイデア賞－研究・薬学部門：Diario Médico：スペイン
	最優秀革新的神経・精神用剤賞：Pharma Barometer：ドイツ
2006年	プリ・ガリアン賞：フランス
	プリ・アブストラクト・サイキアトリー賞：フランス
2007年	日本薬学会創薬科学賞：日本
2013年	恩賜発明賞：日本
	大河内賞（大河内記念賞）：日本

[38]）。こうして，ついに2006年1月23日承認を受けたのである。

　2006年6月8日に発売が開始となり，同年7月29日に東京と，同年8月5日に大阪で Abilify 発売記念講演会が挙行され，筆者はその両方で Opening Remarks を喋る大役を仰せつかり，1983年 OPC-4392 の第I相試験から aripiprazole 発売までの23年間の苦労話をし，わが子のように可愛い存在であると言って，大塚製薬の開発担当者の目を潤ませたものである。実は，その前の2006年4月26日に徳島市の大塚製薬本社のハイゼットタワーにて aripiprazole の承認記念報告講演会が催され，そのさい，aripiprazole の開発に最も貢献した精神科医として筆者が選ばれ，記念講演をする栄誉を荷い，"統合失調症の治療はどう変るか"について喋った（写真左）。その時に戴いた陶板画の「モナリザ」は今も筆者の寝室で笑みを投げかけている。講演旅行の宿はもちろん潮騒荘で，講演会の当日，とくに望んで菊地哲朗氏とのツーショットを撮って戴いた（写真右）。

　さて，aripiprazole は日本で生まれた世界初の DA D_2 受容体部分作動薬としてすでに海外では広く処方されており，わが国でも発売後の処方の伸びは olanzapine の場合と同じレベルにあったと聞いている。Aripiprazole の登場によって，risperidone, perospirone, quetiapine, olanzapine を含めて，非定型抗精神病薬（第二世代抗精神病薬）は5剤となり，2006年の第16回日本臨床精神神経薬理

学会が当時の中村　純産業医科大学教授によって北九州市で開催されたさい，"新規抗精神病薬の使い分け"なるシンポジウムが組まれて，木下利彦関西医科大学教授と筆者が座長を務めたことはすでに本シリーズで取りあげた[27]。その折，aripiprazoleは発売後4ヵ月しかたっておらず，当時行われていた前治療抗精神病薬からの切り替え法として漸減漸増法に則ると，幻覚・妄想などの陽性症状が少なからず顕在化すると，aripiprazoleを担当した東京女子医科大学の報告があった。その後のいろいろの試みの中で，現在では中山[29]のいう「上乗せ後漸減法」が最も適する切り替え法として定着してきている。それにしても，わが国での2本のpivotal studyとも前治療抗精神病薬からの直接切り替え法によって行われており，よくぞ成功したものとの実感が強い。

IV. おわりに

本稿では米国とわが国での統合失調症を対象とした臨床試験成績を中心に書いてきた。米国はわが国より3年遅れで開発をスタートしたが，治験の進行が早く，とくにBMS社が共同開発に参入した1999年からわずか3年で，aripiprazoleがDA D_2 受容体作動薬であることを証明しつつFDAの承認を獲得した。世界初のDA D_2 受容体部分作動薬としての評価は高く，上市してたちまちのうちにアルゴリズムやガイドラインでのfirst-line drugとしてrisperidoneと肩を並べるに至っている。菊地哲朗氏を中心とする大塚製薬研究陣の頑張りのもと，数々の賞を受賞している（表23）。その菊地氏から，北里大学でのOPC-4392から始まる一連のサポートがなければとてもここまで来られなかったと言ってもらえて，筆者は何よりも嬉しく，また最も貢献した精神科医に選ばれて光栄の至りであった。

一方，わが国では臨床試験の実施が困難な状況下で，大塚製薬の開発陣の根気強い努力のもとに，pivotal studyに3年を越える年月をかけながらこれを克服し，2006年6月8日には発売に漕ぎつけた。その頑張りに敬意を表したい。

次稿は，双極性障害や効果不十分例のうつ病への増強療法などの適応症拡大の物語とデポ剤開発物語を書いて，aripiprazoleが米国を初め国の内外でどのように躍進したかをもってaripiprazoleの物語を終えたい。

文　献

1) American Psychiatric Association : Practice Guideline for the Treatment of Patients with Schizophrenia. Second Edition. http://www.psych.org/psych_pract/treatg/pg/Practice%20Guidelines8904/Schizophrenia_2e.pdf
2) Burris, K.D., Molski, T.F., Xu, C. et al. : Aripiprazole, a novel antipsychotic, is a high-affinity partial agonist at human dopamine D2 receptors. J. Pharmacol. Exp. Ther., 302 : 381-389, 2002.
3) Cohen, J. : Statistical Power Analysis for the Behavioral Sciences, 2nd ed. L. Erlbaum Associates, Hillsdale, N. J., 1988.
4) Daniel, D.G., Saha, A.R., Ingenito, G. et al. : Aripiprazole, a novel antipsychotic : overview of phase 2 study result. Int. J. Neuropsychopharmacol., 3 (Suppl. 1) : S157, 2000.
5) 堂前真理子，永島真理子，古川達雄：新規抗精神病薬OPC-14597のドパミン受容体作用. Neurosciences, 21 (Suppl. 2) : 137-140, 1995.
6) Fujikawa, M., Nagashima, M., Inoue, T. et al. : Partial agonistic effects of OPC-14597, a potential antipsychotic agent, on yawning behavior in rats. Pharmacol. Biochem. Behav., 53 : 903-909, 1996.
7) 菱川泰夫，兼子　直，近藤　毅他：統合失調症に対するaripiprazoleの長期安全性試験―青森・岩手・秋田地区多施設共同非盲検試験. 臨床精神薬理，9：1211-1235, 2006.
8) Inoue, T., Domae, M., Yamada, K. et al. : Effects of the novel antipsychotic agent 7- |4- [4- (2,3-dichlorophenyl) -1-piperazinyl] butyloxy| -3,4-dihydro-2 (1H) -quinolinone (OPC-14597) on prolactin release from the rat anterior pituitary gland. J. Pharmacol. Exp. Ther., 277 : 137-143, 1996.
9) 石郷岡純：わが国におけるaripiprazoleの臨床試験成績. 臨床精神薬理，9：205-221, 2006.
10) 石郷岡純，三浦貞則，小山　司他：統合失調症に対するaripiprazoleの臨床評価―Haloperidolを対照薬とした第III相二重盲検比較試験.

臨床精神薬理, 9：295-329, 2006.
11) 石郷岡純, 宇都宮一典, 小山 司 他：糖代謝異常のみられない統合失調症患者を対象としたaripiprazoleの糖代謝能に及ぼす影響. 臨床精神薬理, 14：1371-1386, 2011.
12) 岩本邦弘, 稲田俊也：統合失調症の薬物療法におけるaripiprazoleの位置づけ. 臨床精神薬理, 9：223-236, 2006.
13) 伊豫雅臣：Aripiprazoleの薬理と脳内ドパミンD_2受容体占拠率. 臨床精神薬理, 9：191-196, 2006.
14) Janicak, P.G., Glick, I.D., Marder, S.R. et al.：The acute efficacy of aripiprazole across the symptom spectrum of schizophrenia：a pooled post hoc analysis from 5 short-term studies. J. Clin. Psychiatry, 70：25-35, 2009.
15) Kane, J.M., Carson, W.H., Saha, A.R. et al.：Efficacy and safety of aripiprazole and haloperidol versus placebo in patients with schizophrenia and schizoaffective disorder. J. Clin. Psychiatry, 63：763-771, 2002.
16) Kane, J.M., Assunção-Talbott, S., Eudicone, J.M. et al.：The efficacy of aripiprazole in the treatment of multiple symptom domains in patients with acute schizophrenia：A pooled analysis of data from the pivotal trials. Schizophr. Res., 105：208-215, 2008.
17) Kane, J.M., Carpenter, D., Leucht, S. et al.：The Expert Consensus Guideline Series：Optimizing Pharmacologic Treatment of Psychiatric Disorders. J. Clin. Psychiatry, 64 (Suppl. 12)：1-100, 2003.（大野 裕 監訳：精神病性障害. 薬物治療の最適化, アルタ出版, 東京, 2004.）
18) Kegeles, L.S., Slifstein, M., Frankle, W.G. et al：Dose-occupancy study of striatal and extrastriatal dopamine D_2 receptors by aripiprazole in schizophrenia with PET and [^{18}F] fallypride. Neuropsychopharmacology, 33：3111-3125, 2008.
19) 菊地哲朗：新規抗精神病薬aripiprazole（OPC-14597）—ドパミン自己受容体アゴニストの開発. 臨床精神薬理, 1：105-110, 1998.
20) 木下利彦, 工藤義雄, 三浦貞則 他：統合失調症に対するaripiprazoleの初期臨床第Ⅱ相試験—関西地区多施設共同オープン試験. 臨床精神薬理, 9：95-112, 2006.
21) 久住一郎, 小山 司：海外におけるaripiprazoleの臨床試験. 臨床精神薬理, 9：197-203, 2006.
22) Mamo, D., Graff, A., Mizrahi, R. et al.：Differential effects of aripiprazole on D_2, 5-HT_2, and 5-HT_{1A} receptor occupancy in patients with schizophrenia：A triple tracer PET study. Am. J. Psychiatry, 164：1411-1417, 2007.
23) Marder, S.R., McQuade, R.D., Stock, E. et al.：Aripiprazole in the treatment of schizophrenia：safety and tolerability in short-term, placebo-controlled trials. Schizophr. Res., 61 (2-3)：123-136, 2003.
24) McEvoy, J.P., Daniel, D.G., Carson Jr., W.H. et al.：A randomized, double-blind, placebo-controlled, study of the efficacy and safety of aripiprazole 10, 15 or 20mg/day for the treatment of patients with acute exacerbations of schizophrenia. J. Psychiatr. Res., 41 (11)：895-905, 2007.
25) 村崎光邦, 三浦貞則, 栗原雅直 他：統合失調症に対するaripiprazoleの初期臨床第Ⅱ相試験—関東地区多施設共同オープン試験. 臨床精神薬理, 9：75-93, 2006.
26) 村崎光邦：Iminodibenzyl系抗精神病薬は第二世代抗精神病薬との比較試験でどう戦ったか. 臨床精神薬理, 15：227-246, 2012.
27) 村崎光邦：第二世代抗精神病薬の開発物語—わが国初のSDA系抗精神病薬perospironeの開発物語 その2. 臨床精神薬理, 18：213-224, 2015.
28) 中山 誠, 伊藤公一, 岡五百理 他：Aripiprazoleの統合失調症に対する長期投与試験—北海道地区多施設共同非盲検試験. 臨床精神薬理, 9：635-658, 2006.
29) 中山 誠：Aripiprazoleを使いこなす 第4回. 統合失調症治療におけるaripiprazoleへの切り替え方法. 臨床精神薬理, 16：1695-1702, 2013.
30) 丹羽真一, 岩崎 稠, 田中勝正 他：統合失調症に対するaripiprazoleの長期投与試験—福島県グループ多施設共同非盲検試験. 臨床精神薬理, 9：909-931, 2006.
31) 大森哲郎, 三浦貞則, 山下 格 他：統合失調症に対するaripiprazoleの後期臨床第Ⅱ相試験. 臨床精神薬理, 9：271-293, 2006.
32) 大森哲郎, 三浦貞則, 山下 格 他：統合失調症に対するaripiprazole長期投与の有効性と安全性の検討—後期臨床第Ⅱ相試験からの継続投与. 臨床精神薬理, 9：453-474, 2006.
33) Petrie, J.L., Saha, A.R., McEvoy, J.P.：Aripiprazole, a new typical antipsychotic：phase Ⅱ clinical trial results. Eur. Neuropsychopharmacol., 7 (Suppl. 2)：S227, 1997.

34) Potkin, S.G., Saha, A.R., Kujawa, M.J. et al. : Aripiprazole, an antipsychotic with a novel mechanism of action, and risperidone vs placebo in patients with schizophrenia and schizoaffective disorder. Arch. Gen. Psychiatry, 60 (7) : 681-690, 2003.
35) 島田栄子, 村崎光邦, 川口 毅 他：Aripiprazole の臨床第I相試験―健常成人男子における単回及び反復投与時の安全性と薬物動態の検討. 臨床精神薬理, 8：695-731, 2005.
36) 田鳥祥宏, 小林啓之：ドパミン D_2 受容体部分アゴニストの特性. 抗精神病薬のヒト型ドパミン D_2 および D_3 受容体に対する in vitro 薬理作用. 日薬理誌, 144：265-271, 2014.
37) Takahata, K., Ito, H., Takano, H. et al. : Striatal and extrastriatal dopamine D_2 receptor occupancy by the partial agonist antipsychotic drug aripiprazole in the human brain : a positron emission tomography study with [^{11}C] raclopride and [^{11}C] FLB 457. Psychopharmacology, 222 : 165-172, 2012.
38) 高山智代, 岩竹紀明, 近藤正彦 他：Aripiprazole の使用実態下における安全性と有効性―統合失調症に関する特定使用成績調査結果より. 臨床精神薬理, 15：1347-1361, 2012.
39) Weiden, P.J., Preskorn, S.H., Fahnestock, P.A. et al. : Translating the Psychopharmacology of Antipsychotics to Individualized Treatment for Severe Mental Illness : A Roadmap. J. Clin. Psychiatry, 68 (Suppl. 7) : 1-48, 2007. (兼子 直 監訳：Roadmap. 抗精神病薬の精神薬理を生かした重度精神疾患個別化治療. アルタ出版, 東京, 第1版, 2008.)
40) Yokoi, F., Gründer, G., Biziere, K. et al. : Dopamine D2 and D3 receptor occupancy in normal humans treated with the antipsychotic drug aripiprazole (OPC 14597) : a study using positron emission tomography and [11C] raclopride. Neuropsychopharmacology, 27 (2) : 248-259, 2002.

わが国から世界制覇を成し遂げた aripiprazole の開発物語
──その４：Aripiprazole の適応症拡大物語－双極性障害および大うつ病補助療法──

I. はじめに

世界初の dopamine（DA）D_2 受容体部分作動薬の抗精神病薬としての試験に成功して，米国食品医薬品局（FDA）に申請する１年前の2000年にすでに Bristol-Myers Squibb（BMS）社と大塚製薬は先行する risperidone, olanzapine, quetiapine を念頭に置いてか，双極性障害への適応症拡大のための試験を準備していた。恐るべき用意周到さである。よほど aripiprazole の DA D_2 受容体部分作動薬としての臨床効果と安全性に自信を持っていたということか。

まずは双極性躁病に対する試験に成功して適応症を拡大し，その余勢を駆って双極性うつ病に挑戦したが，これにはわずかのところで失敗したが，そこで大うつ病の抗うつ薬への反応性不十分例へ矛先を転じ，見事に成功して世界初の大うつ病への補助療法の承認を得た。そして，その効果と安全性を生かした持続性注射剤にも踏み込み成功を収めた。

本稿では，双極性障害，大うつ病性障害に対する開発物語を書いて，aripiprazole の物語を締めくくりたい。

II. Aripiprazole の双極性障害への効果と安全性

ここで紹介するのは，急性双極性障害（躁病エピソード，混合性エピソード）を対象とした２本の placebo 対照二重盲検比較試験，２本の haloperidol との比較試験，valproic acid/lithium 単剤療法に部分反応性の患者に対する aripiprazole 付加療法の検討を行った placebo 対照試験および aripiprazole 単剤療法に対する placebo-lithium 対照試験である。

1. 双極性障害急性期への試験

1）Keck らの placebo 対照試験[15]

躁病エピソードまたは混合性エピソード患者で入院の必要な急性症状再燃をきたした262名を対象とし，aripiprazole 30mg/日または placebo に無作為に割りつけ，忍容性に応じて aripiprazole 15mg/日まで減量可能とした。３週間の試験期間中，最初の２週間は入院とし，２週終了時点で Clinical Global Improvement-bipolar version（CGI-BP）の重症度スコア≦3，および前病相からの変化（躁病スコア）≧2 を満たす患者は退院とした。主要評価項目は Young Mania Rating Scale（YMRS）合計スコアのベースラインから試験終了までの平均変化量とした。３週間の試験

完了率は82例（31％）で，aripiprazole群がplacebo群より有意に高かった（42％対21％，p＜0.001）。また，試験終了時の安全性解析対象例でのaripiprazoleの用量は平均27.9mg/日であった。

主要評価項目のYMRS合計スコアの平均変化量は図1のように，4日目から21日目にかけてaripiprazole群が有意に優れ，反応率，改善率とも同じく4日目から21日目まで有意差が維持されるという見事な成績を示した。

治療中に生じた有害事象は表1のように，消化器系副作用と傾眠がaripiprazole群に多かったが，7日目以降にほとんど消失している。錐体外路症状（EPS）に関連した有害事象ではaripiprazole群にアカシジア（11％），振戦（6％）が多かったが，アカシジアによる減量3％，中止1.6％と頻度は少なかった。

2）Sachsらのplacebo対照試験[26]

Keckら[15]と同じプロトコールのもとに，同様な対象272名をaripiprazole群137名，placebo群135名に無作為に割り付けた3週間の試験で，完了例は75例（55％）対70例（52％）と両群に大きな差はなく，aripiprazole群の平均投与量は27.7mg/日で，85％が30mg/日を服用している。

主要評価項目のYMRS合計スコアの平均変化量は図2のように4日目から両群の間に差がみられ，21日目まで維持されており，反応率では7日目から21日目まで（図3），また，CGI-BP重症度スコアの平均変化量は7日目，14日目，21日目に有意差が認められている（図4）。

安全性では，傾眠，アカシジア，消化器症状がaripiprazole群に高かったが，アカシジアを除いては，週を追うごとに軽減し，3週目には有意差がなくなっている。有害事象は全体に軽度で，そのための中止率はaripiprazole群8.8％とplacebo群の7.5％と差はわずかであった。EPS系の重症度はSimpson Angus Rating Scale（SAS），Barnes Akathisia Rating Scale（BAS）およびAbnormal Involuntary Movement rating Scale（AIMS）で評価したが，SASとAIMSでは両群に有意差なく，BASでのみ有意差がみられ，アカシジアのための治験中止率2％，減量を必要としたもの5％であった。体重変化は両群とも小さく，血清prolactin値は両群ともに低下し，aripiprazole群で変化量は有意に大きかった。QTc，バイタルサインの変化は小さく，有意差はなかった。

3）Youngらによるhaloperidol群を加えたplacebo対照試験[34]

急性期の躁病エピソード，混合性エピソードに対するaripiprazole，haloperidol，placeboの単剤比較試験で，3週間ののちは9週間aripiprazole群とhaloperidol群との比較試験を続けたものである。Aripiprazoleは15mg/日，haloperidolは5mg/日から開始し，4日目からそれぞれ30mg/日，10mg/日に増量可能とし，haloperidolは7日目に15mg/日まで増量可能とした。なお，最初の2週間は入院としている。

主要評価項目のYMRS合計スコアの平均変化量は図5に示す通りで，aripiprazole群，haloperidol群ともplacebo群に対して有意な平均変化量を示し，3週時まで維持されている。3週時点までのCGI-BP重症度スコアの平均変化量はaripiprazole群（p＜0.05），haloperidol群（p＜0.01）とも有意となっている。なお，YMRS合計スコアの50％以上減少の反応率はaripiprazole群，haloperidol群，placebo群それぞれ，47.0％，49.7％，38.2％と有意差はみられず，寛解率でも44.0％，45.3％，36.8％といずれも数値的には高いが有意差までには至っていない。

急性期（3週間）のaripiprazole群で最も多く認められた有害事象は不眠（14.5％），アカシジア（9.0％），EPS（7.2％）で，12週時点でも14.5％，11.4％，7.8％とほぼ同様であった。Haloperidol群でのEPS関連有害事象は53.3％に対し，aripiprazole群では23.5％と低かった（12週まで）。

体重変化は両群間に差はなく，空腹時血糖値，中性脂肪，LDL-，HDL-，総コレステロールも12週時点では差がなく，12週時での高prolactin血症新規発症率はaripiprazole群12.8％，haloperidol群60.8％であり，血清prolactin値は平均値としては低下したのに対し，haloperidol群では上昇した（－13.4ng/mL対＋6.7ng/mL；p＜0.001）。

4）Placebo対照試験とhaloperidolを含めたplacebo対照試験のまとめ

急性期の双極性躁病に対しては4日目からpla-

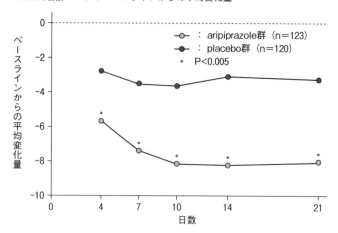
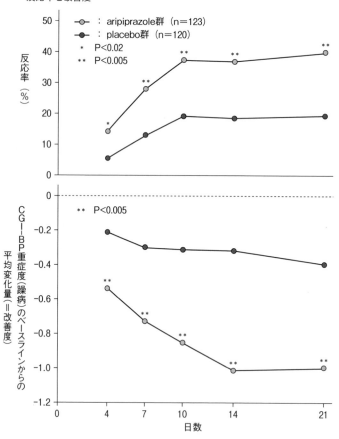

図1　Keckらの試験におけるYMRS平均変化量および反応率と改善度
　　（Keckら，2003[15]，2図を1図に合成）
　　反応率：YMRS合計スコアのベースラインからの≧50％の低下
　　改善度：CGI-BP重症度（躁病スコア）の変化量

表1 Keck らの試験における治療中に発生した有害事象（頻度10％以上のもの）(Keck ら, 2003[15])

	placebo 群 (n=127)		aripiprazole 群 (n=127)	
	n	%	n	%
頭痛	40	31	46	36
悪心	13	10	29	23
消化不良	13	10	28	22
傾眠	6	5	26	20
焦燥	24	19	25	20
不安	13	10	23	18
嘔吐	6	5	20	16
不眠	11	9	19	15
ふらつき	10	8	18	14
便秘	7	6	17	13
事故による外傷	3	2	15	12
下痢	11	9	15	12
アカシジア	3	2	14	11

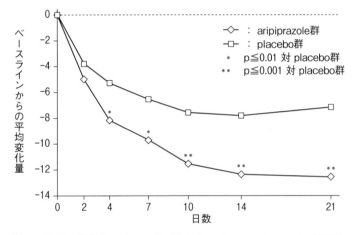

図2 双極Ⅰ型躁病エピソードに対する aripiprazole の placebo 対照試験における YMRS 合計スコアの平均変化量 (LOCF) (Sachs ら, 2006[26])

cebo に有意差をつけ，効果の発現は速く，安全性面では，傾眠，アカシジア，消化器症状が aripiprazole に多いが，傾眠と消化器症状は7日以上持続することは少ない。アカシジアでも軽度のものが多く，そのために治験を中止する率は低く，効果と忍容性面で aripiprazole は優れていることを示した。さらに，第一世代抗精神病薬（first generation antipsychotics：FGA）との比較でも同等の効果を示しながら，EPS 関連の有害事象が有意に少なく，血清 prolactin 上昇作用もなく，優れた成績を示した。

現在では，急性期双極性躁病に対しては lithium や valproic acid などの気分安定薬とともに risperidone, olanzapine, quetiapine などの第二世代抗精神病薬（second generation antipsychotics：SGA）が first-line drug として用いられるが，DA D_2 受容体部分作動薬の aripiprazole もこれら SGA の一員として同等以上の有効性を示しながら，12週までの時点での安全性の高さが示され，今後の長期に及ぶ維持療法に対しての有用性が期待され

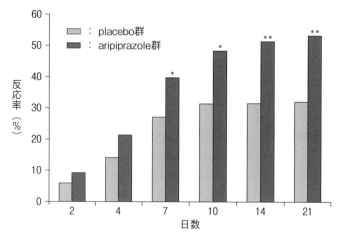

図3 双極Ⅰ型躁病エピソードに対する aripiprazole の placebo 対照試験における反応率の推移（LOCF）（Sachs ら，2006[26]）

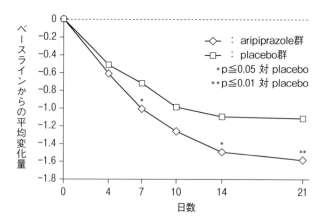

図4 双極性Ⅰ型躁病エピソードに対する aripiprazole の placebo 対照試験における CGI-BP 重症度（躁病スコア）のベースラインからの平均変化量（LOCF）（Sachs ら，2006[26]）

る成績であったといえよう。

5）対 haloperidol との12週間に及ぶ二重盲検比較試験

Vieta ら[32]は haloperidol との12週間に及ぶさしの比較試験で，有用性（effectiveness）の概念を利用した興味ある所見を得ているので紹介したい。なお，この試験では著者の一人に Taro Iwamoto の名前がある。

本試験は3週間の第Ⅰ期と4週から12週までの第Ⅱ期からなっている。第Ⅰ期では aripiprazole 15mg/日，あるいは haloperidol 10mg/日から開始し，1～2週終了時点で aripiprazole 30mg/日まで，あるいは haloperidol 15mg/日まで増量可能とし，忍容性によっては aripiprazole 15mg/日，haloperidol 10mg/日までの減量が可能となっている。第Ⅱ期では3週時点で処方された用量を継続している。なお，EPS に対する抗コリン薬の投与は禁止されている。

主要評価項目は，反応性の指標としての有用性（effectiveness）としている。この場合の反応性は12週終了時点で試験が継続しており，ベースラインからの YMRS 合計スコアが≧50％改善した患者と定義されている。副次的には3週時点での反応率と試験中止までの時間（日数）としている。

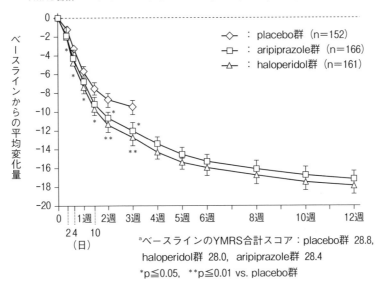

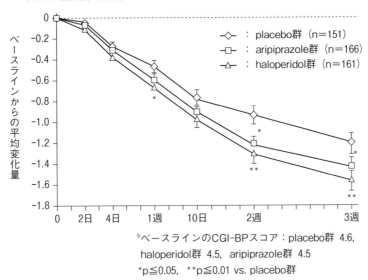

図5 双極Ⅰ型障害の急性躁病相におけるaripiprazole, haloperidolのplacebo対照試験—YMRSとCGI-BP (Youngら, 2009[34], 2図を合成)

結果をみると，3週までの試験を完了したのはaripiprazole群76.6%（134/175例），haloperidol群55.2%（95/172例）で，21.3%の差が認められている（p<0.001）。第Ⅱ期終了時点では，aripiprazole群50.9%，haloperidol群29.1%が試験を完了しており，有意差がついている（p<0.001）。なお，第3週終了時点での平均投与量はaripiprazole 22.6mg/日，haloperidol 11.6mg/日，第12週終了時点ではそれぞれ21.6mg/日，11.1mg/日であった。

反応率は，第3週時点では両群に差はないが，第12週ではaripiprazole群49.7%，haloperidol群

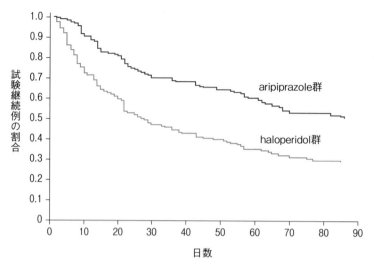

図6 双極性障害急性躁病に対する12週間の aripiprazole と haloperidol の二重盲検比較試験における試験中止までの時間（日数）(Vieta ら, 2005[32])

表2 双極性障害急性躁病に対する aripiprazole と haloperidol との比較試験における治療中に発生した有害事象（頻度10％以上のもの）(Vieta ら, 2005[32])

	aripiprazole 群 (n=175) %	haloperidol 群 (n=159) %
不眠	13.7	7.1
アカシジア	11.4	23.1
うつ病	11.4	14.2
頭痛	10.9	11.8
錐体外路症候群	9.1	35.5
振戦	6.9	10.1

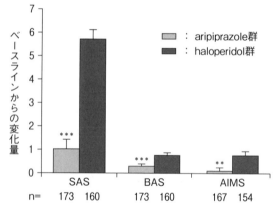

図7 双極性障害急性躁病における aripiprazole と haloperidol との比較試験における第12週時点（LOCF）でのベースラインからの錐体外路症状尺度（SAS, BAS, AIMS）スコアの変化量（Vieta ら, 2005[32]）
SAS：＊＊＊ $p<0.001$ 対 haloperidol 群
BAS：＊＊＊ $p<0.001$ 対 haloperidol 群
AIMS：＊＊ $p<0.02$ 対 haloperidol 群

28.4％と aripiprazole 群が有意に高かった（$p<0.001$）。また，第12週時点での YMRS 合計スコアの改善値は－29.0 対－27.4（$p<0.044$）で aripiprazole 群で高く，寛解状態（YMRS 合計スコア＜12）の患者の割合は50％対27％（$p<0.001$）と aripiprazole 群で高かった。試験中止までの時間をみると（図6），aripiprazole 群で有意に長かった（$p<0.001$）。

有害事象は表2にみるように，EPS が多く，両群の比較では図7にみるように3つの評価尺度でいずれも aripiprazole 群が有意に低かった。

また，第12週終了まで反応を維持し，最後まで試験を中止しなかった患者の割合は aripiprazole 群49.7％対 haloperidol 群28.4％と有意差がみられた（$p<0.001$）。この評価項目は，有効性（efficacy）と忍容性の両方に影響する尺度であり，日常での臨床場面での有用性（effectiveness）を反映するものとしている。ただし，EPS に対する抗コリン薬の使用禁止は実臨床と異なり，haloperidol

表3 双極性障害に対する併用療法の効果（Geoffroyら, 2012[9], SGAに関わるものを抜粋, 一部省略, 各試験の文献はGeoffroyら参照のこと）

試験（発表年）	期間（D）	併用療法（被験者数）	躁病への効果比較
Sachsら（2002）	21	RIS + MS（52） HAL + MS（53） PBO + MS（51）	RIS + MS = HAL + MS > PBO + MS
Tohenら（2002）	42	OLZ + MS（220） PBO + MS（114）	OLZ + MS > PBO + MS
Delbelloら（2002）	42	QTP + VPA（15） PBO + VPA（15）	QTP + VPA > PBO + VPA
Yathamら（2003）	21	RIS + MS（75） PBO + MS（75）	RIS + MS > PBO + MS
Sachsら（2004）	21	QTP + MS（91） PBO + MS（100）	QTP + MS > PBO + MS
McIntyreら（2007）	84	QTP + MS（197） PBO + MS（205）	QTP + MS > PBO + MS
Yathamら（2007）	42	QTP + MS（104） PBO + MS（96）	QTP + MS > PBO + MS
Sussmamら（2007）	42	QTP + MS（197） PBO + MS（205）	QTP + MS > PBO + MS
Vietaら（2008）	42	ARI + MS（253） PBO + MS（131）	ARI + MS > PBO + MS
Tohenら（2008）	42	OLZ + CBZ（58） PBO + CBZ（60）	OLZ + CBZ = PBO + CBZ
Berwaerts（2011）	84	PER + MS（197） PBO + MS（205）	PER + MS = PBO + MS
Szegediら（2012）	52	ASE + MS（158） PBO + MS（166）	ASE + MS > PBO + MS
Ouyangら（2012）	21	RIS + VPA（22） HAL + VPA（19）	RIS + VPA > HAL + VPA

ARI：aripiprazole, ASE：asenapine, CBZ：carbamazepine, HAL：haloperidol, MS：mood stabilizer（lithium か valproate）, OLZ：olanzapine, PBO：placebo, PER：paliperidone extended-release, QTP：quetiapine, RIS：risperidone, VPA：valproate, ＞：より効果的

に不利に働いた可能性がある。

それにもう1つ, 筆者が長年慣れ親しんできたわが国での臨床試験での最終評価は, 最終全般改善度（Final Global Improvement Rate：FGIR）, 概括安全度（Overall Safety Rate：OSR）, 全般有用度（General Utility Rate：GUR）であり, 主要評価項目はFGIRであったが, FGIRとOSRから導き出されるGURの重要性が常に念頭にあった。Vietaらの本試験ではUtilityではなく, effectivenessを用いているが, GURの重要性を思い出させてくれて嬉しかった。

6）気分安定薬（valproic acid, lithium）単剤療法に部分反応性の双極I型障害躁病相患者に対するaripiprazole付加療法

双極性障害の躁病または混合性エピソードに対して, 気分安定薬, 抗精神病薬それぞれが単剤で適応を得ているなかで, 両者の併用が第一選択薬となっているのは, Geoffory ら[9]のレビューにみられる数多くのエビデンスに基づいている（表3）。ここでは, Vietaら[33]によるvalproateあるい

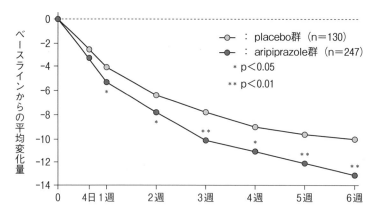

図8 気分安定薬部分反応性の双極Ⅰ型障害に対する aripiprazole 付加療法における YMRS 合計スコアの平均変化量（LOCF）（Vieta ら，2008[33]）

は lithium 単剤療法に部分反応性の双極Ⅰ型障害躁病相患者に対する aripiprazole 付加療法の有効性が見事に検証された placebo 対照試験を紹介する。

本試験は3期からなり，第Ⅰ期では外来患者で lithium または valproic acid による単剤療法で3～28日（最長42日まで延長）治療を行い，lithium 血清濃度 0.6～1.0mmol/L，または valproate 血清濃度 50～125ng/mL で YMRS 合計スコア≧16点の患者をスクリーニングした。第Ⅱ期では，lithium または valproate の単剤療法をオープンラベルでさらに2週間継続し，2週間後に部分反応（≧16点であった YMRS 合計スコアの改善率が≦25％）が確認された患者を，第Ⅲ期の aripiprazole 付加療法（15mg/日）または placebo 付加療法に2対1の割合で無作為に割り付けた6週間の二重盲検期へ進んだ。この3期のそれぞれの定義づけは，これまでの付加療法に比べてより厳密なものであったことが本試験の特徴といえる。

第Ⅲ期における主要評価項目の YMRS 合計スコアの平均変化量は図8にみるように，1週目から aripiprazole 付加療法群は placebo 付加療法群に有意差を見せるという速効性を示し，6週目まで有意差を維持している。YMRS 11項目中，「気分高揚」「性的関心」「易刺激性」「会話（速さと量）」「破壊的・攻撃的行為」「病識」の6項目で有意差をつけている。

反応率は5週目から aripiprazole 付加療法群で有意に高くなり，6週目では，62.8％対 48.5％となっており（p＜0.01），治療必要例数（Number needed to treat：NNT）は7となっている。寛解率でも aripiprazole 付加療法群は1，3，4，5，6週目で有意差を示し，6週目のそれは 66.0％対 50.8％と有意に高く（p＜0.01），NNT は7であった。

試験中にみられた有害事象は両群間で有意差のみられたのはアカシジアのみであり（18.4％対 5.4％，p＜0.001），そのほとんどは軽度から中等度で，アカシジアによって試験を中止したのは aripiprazole 付加療法群で13例（5.1％），placebo 付加療法群で1例（0.8％）であった。

以上，本試験では，とくに気分安定薬への非反応性に対するより厳格な判定基準を採用しており，また，単剤療法の部分反応を確認するための2週間の第Ⅱ期が設けられていることから，より優れた成績が得られたと考えられ，その知見は特に意義がある。

7）双極Ⅰ型障害急性躁病エピソードに対する aripiprazole と lithium との単剤療法比較—placebo 対照試験

急性躁病エピソードに対する気分安定薬，FGA，SGA のそれぞれ単剤療法の効果はすでに多くの試験により実証されている。ここでは aripiprazole 対 lithium の比較試験を Keck ら[16]の成績に基づいて紹介しておく。

米国46施設で2004年4月から2006年7月まで施

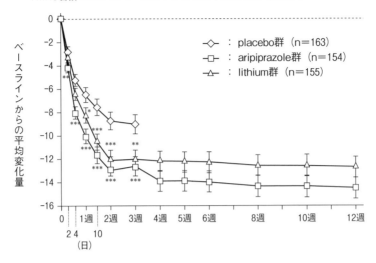

図9 双極Ⅰ型障害の急性躁病エピソードにおけるaripiprazole, lithiumのplacebo対照試験―YMRS(Keck ら, 2009[16])
*p＜0.05, **p＜0.01, ***p＜0.001 対placebo

行された。過去に入院を必要とする躁病エピソードもしくは混合性エピソードを1回以上有しており，気分安定薬または抗精神病薬による治療経験のある患者を対象とした。

2〜14日の休薬期間後，患者をplacebo群，aripiprazole群（15mg/日から開始して4日以降30mg/日まで増量可能），lithium群（900mg/日から開始し，4日目には1200mg/日まで，7日目では1500mg/日までの増量が認められ，0.60〜1.20mEq/Lを目標濃度とした）の3群に1：1：1の比で割り付けた。

主要評価項目のYMRS合計スコアのベースラインからの平均変化を図9に示したが，aripiprazole群とplacebo群では，2日以降，有意差が現われ，lithium群でも1週時点よりplacebo群との有意差が現われ，両群とも3週時点まで推移している。3週以降はplacebo群は実薬に移行とした。12週時点ではaripiprazole群（YMRS平均変化量－14.5±0.9），lithium群（－12.7±0.9）ともに維持されている。各群の反応率および寛解率は図10のようになっている。

安全性については，治験中に発生した有害事象を表4に示した。体重増加については両実薬群ともplacebo群と比べて有意な変化を示さなかった。

以上，本試験ではaripiprazoleの開始量が15mg/日であったが，2日目から有意差を示す速効性を認め12週間維持された。Aripiprazoleとlithiumとの有効性を比較するのに十分な統計学的パワーはなかったが，両群の改善の程度は同等としても，速効性の点では，aripiprazoleが優れている。本試験の成績は，他のSGAのそれと比べて観察された転帰は同じであったが，aripiprazoleの忍容性の高さは際立っていた。この点を含めて，aripiprazoleは双極Ⅰ型障害の躁病エピソードに対する急性期治療と維持治療における有効性が確認された。

8）躁病エピソード治療後のaripiprazoleの再発抑制効果

Keck ら[17]はaripiprazoleの統合失調症への適応が取得される2年前の2000年3月から始まり，2003年6月にかけての躁病エピソードに対する維持療法としての可能性をみるために26週に及ぶplacebo対照試験を実施している。双極性障害に対するaripiprazoleに対する将来性への期待の大きさが，そしてBMS社と大塚製薬との執念が強

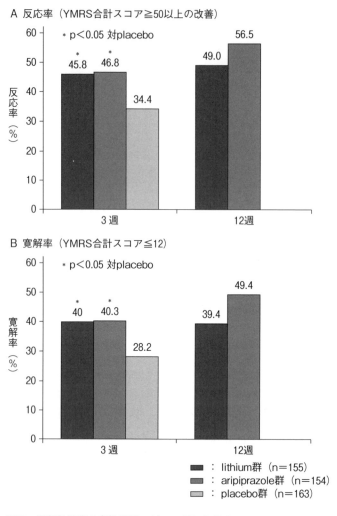

図10 双極性障害の急性躁病エピソードにおける aripiprazole, lithium の placebo 対照試験―A 反応率, B 寛解率 (Keck ら, 2009[16])

く感じられる。本試験は米国, Argentina, Mexico の3ヵ国76施設で実施されている。

対象は, 初期治療として, オープンラベルで aripiprazole 15mg/日または30mg/日を6〜18週投与し, YMRS 合計スコアが10以下に低下し, かつ Montgomery-Åsberg Depression Rating Scale (MADRS) 合計スコアが13以下に低下し, その状態が4受診日または6週以上持続している患者としている。

被験者を aripiprazole または placebo へ無作為に割り付け, 26週間治療を継続してあらゆる気分障害エピソードが再発するまでの時間を一次エンドポイントとした。なお, aripiprazole は初期治療終了時の投与量を継続したが, 効果と忍容性に応じ, 15mg/日への減量あるいは30mg/日への増量は可とした。再発の定義は効果不良による治療中止 (再入院), aripiprazole 以外の向精神薬使用, aripiprazole の増量とした。

スクリーニングを経た567名を初期治療に導入したが, 二重盲検期に参加したのは161名であった。二重盲検期の aripiprazole の平均投与量は24.3mg/日であった。

試験中に治療中止したのは, placebo 群66％, aripiprazole 群50％で, 両群の試験中止率に有意

表4 双極性障害の急性躁病エピソードにおける aripiprazole, lithium の placebo 対照試験中に発生した有害事象（頻度10％以上のもの）（Keck ら, 2009[16]）

	placebo 群 (n = 164)	lithium 群 (n = 159)	aripiprazole 群 (n = 154)
第3週まで			
アカシジア	5 (3.0)	8 (5.0)	17 (11.0)
便秘	10 (6.1)	17 (10.7)	16 (10.4)
頭痛	37 (22.6)	32 (20.1)	36 (23.4)
悪心	22 (13.4)	37 (23.3)	35 (22.7)
過鎮静	8 (4.9)	11 (6.9)	18 (11.7)
振戦	8 (4.9)	16 (10.1)	11 (7.1)
第12週まで			
アカシジア	－	8 (5.0)	23 (14.9)
便秘	－	20 (12.6)	16 (10.4)
頭痛	－	35 (22.0)	36 (23.4)
悪心	－	38 (23.9)	35 (22.7)
過鎮静	－	11 (6.9)	20 (13.0)
振戦	－	19 (11.9)	12 (7.8)

差はみられなかったが，26週における非再発率はplacebo 群49％，aripiprazole 群72％であり，placebo 群で有意に再発率は高かった（図11）。

安全性では，placebo 群58例（69.9％），aripiprazole 群57例（74.0％）で，5％以上の頻度でみられた有害事象のうち，振戦，アカシジア，膣炎，四肢痛が placebo 群の2倍以上であった。Aripiprazole 群の EPS として，振戦，アカシジア，筋緊張亢進がみられたが，ほとんどは試験中に消失し，これらの症状により試験を中止したのはアカシジアの1例のみであった。その他，体重，血糖値，コレステロール値などは有意の変動を認めていない。血中 prolactin 値は aripiprazole 群で有意に減少した。Placebo 群がとくに高頻度であったのは躁病反応とうつ病であった。

以上，本試験は既報の類似する研究の中で，対象者の選定に YMRS 合計スコア10点以下かつ MADRS 合計スコア13点以下の状態が6週以上持続するとの基準は最も厳格なものであり，再発が起こりにくい条件を設定した中での再発抑制効果が placebo に優るとの成績は，初期治療により躁病および混合性エピソードが改善した双極性 I 型障害の再発予防に普遍化できるものとして高く評価されるべきものと考えられた。Aripiprazole の長期維持療法における安全性の高さとともに，高い評価が与えられよう。

9) なぜ失敗したか固定用量試験

双極性 I 型障害急性期の躁病および混合型エピソードに対する aripiprazole の臨床試験は Keck ら[15,16,17]の placebo 対照試験を端緒として着実に進められて，米国では表5[14]にみるような経緯で双極性障害への適応症拡大に成功し，大 breakthrough を果たしたのであるが，2番目に発表された Sachs ら[26]の報告の中に aripiprazole の固定用量の placebo 対照試験で placebo の反応率が高くて失敗した（未発表）との記載がある。ところが，この成績が2010年に El Mallakah, Vieta, Rollin ら[7]の名前で報告された。なぜ，2010年になって出て来たのか，すでに aripiprazole は統合失調症のみならず，双極性障害の世界でゆるぎない地位を獲得しており，過去の失敗した試験をふり返って考察を加える余裕が生まれてきていたのか，ひとまず最後に簡単に紹介しておきたい。

本試験は2000年3月から2001年7月にかけて実施されており，aripiprazole の双極性障害に対するものとしては最初に計画された可変用量のものと，固定用量のものの1つである。試験デザインは，最初の報告の Keck ら[15]のものとは，用法・用

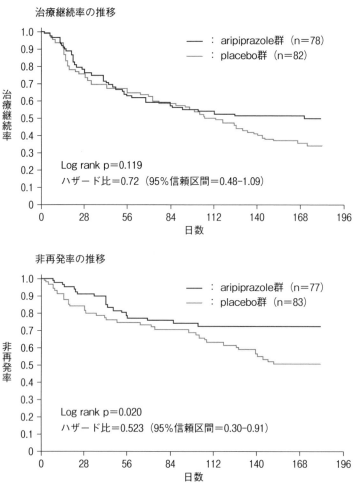

図11 躁病エピソード治療後の再発抑制効果（Keck ら，2006[17]，2 図を合成）

量の違いのみで，aripiprazole 15mg/日，30mg/日の 2 群と placebo との固定用量による比較試験である．試験は米国，Argentina，Mexico の 3 国56施設で実施された．

主要評価項目の YMRS の平均変化の推移をみると（図12），placebo 群の変化率が高く，3 群間に差を認めていない．Aripiprazole の 15mg/日群，30mg/日群とも，可変用量での試験でみられた成績とほぼ同じであることから，本試験に限っては placebo の変化率が高かったといわざるをえない．

有害事象をみると，他の aripiprazole による臨床試験と同様で，例えば EPS 関連では，placebo 群 14％，15mg/日群 28％，30mg/日群 24％であり，アカシジアではそれぞれ 2％，14％，11％と

なっており，いずれも軽度のものが多いとはいいながら，頻度的には aripiprazole にみられる数値が出現している．

なぜ初期の試験で placebo の反応率が高くて有意差が出せなかったかを，post hoc 解析であらゆる角度から検討しており，例えば地理的に Latin America と米国の違い，スクリーニング前の 4 週以内の cannabinoid，抗うつ薬，抗精神病薬の使用歴，前薬の wash-out の期間，躁病エピソードと混合性エピソードの比率，試験施設の数，疾病の重症度（YMRS＞25，＞30），臨床上の特徴（第 1 回目のエピソード，rapid cycler），自然治癒率，固定用量による arm 数の増加（arm 数が多いと，実薬が多く割り付けられるとの期待から被験者，

表5 Aripiprazole の適応症一覧（川嵜, 2012[14]を一部改変と追加）

年	日本	米国	欧州
2002		・統合失調症承認	
2003		・統合失調症維持療法承認	
2004		・双極性障害躁状態承認	・統合失調症承認
2005		・双極性障害維持療法（単剤・併用）承認	
2006	・統合失調症承認		・双極性障害躁状態および維持療法承認
2007		・大うつ病性障害補助療法承認 ・小児統合失調症承認	
2008		・小児双極性障害承認	
2009		・自閉症の興奮承認	・青少年統合失調症承認
2012	・双極性障害躁状態承認		
2013	・うつ病・うつ状態承認	・LAI 統合失調症承認	
2014		・トゥレット障害承認	・LAI 統合失調症承認
2015	・LAI 統合失調症承認		

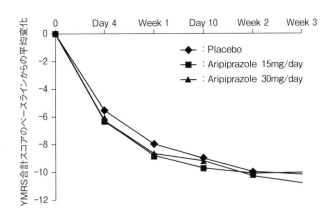

図12 双極Ⅰ型障害躁病相に対する aripiprazole 固定用量の placebo 対照試験におけるベースラインからの YMRS 平均変化（El Mallakah ら，2010[7]）

治験担当医とも判断が甘くなることで，placebo 反応率が上るなど），aripiprazole は効くと信じこんだ被験者の反応，などが挙げられる．この中では Latin America での placebo 反応率の高い数値が検討されているが，被験者数が少なく，有意差を云々するまでに至っていない．2010年の段階で躁病の急性期エピソードに対する SGA の固定用量での placebo 対照試験は，本試験と paliperidone の2本が報告されており[8]，paliperidone も3mg 群，6mg 群で差が出せず，12mg 群のみに差は出たが試験としては失敗している．

以上から，BMS 社と大塚製薬両社は頑張って失敗した初期の試験を公表して，なぜ placebo の反応率が高かったか解析し尽しており，読んでいて参考になり，面白くもあったが，失敗した理由を明らかにすることのできない失敗作であったということで，ありうる話ではあった．

Ⅲ．双極性うつ病に成功せず

SGA の双極性うつ病に対する効果を見た試験として，Tohen ら[31]による olanzapine および olan-

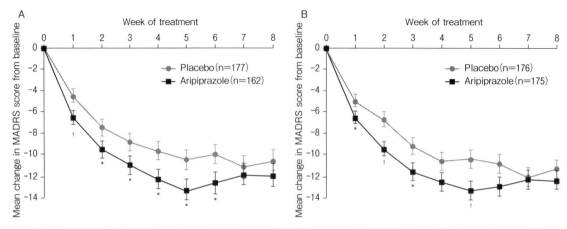

図13 双極性うつ病に対する aripiprazole の placebo 対照試験：MADRS の基準値からの変化（Thase ら，2008[30]）
A：study 1：CN138-096，B：study 2：CN138-146，＊p≦0.05，†p≦0.001

zapine プラス fluoxetine が placebo に対して有意に優れる成績はよく知られており，また Calabrese ら[4]，および Thase ら[29] は quetiapine の placebo 対照試験に成功しており，olanzapine プラス fluoxetine，および quetiapine はともに双極性うつ病に対する適応を取得している。

Aripiprazole でも 2 本の pivotal study（2004年 1 月から2006年 3 月までの CN138-096，2004年 6 月から2006年 5 月までの CN138-146）を実施している[30]。

Aripiprazole 10mg/日から開始して 5〜30mg/日に変量しうる 8 週間の試験で，主要評価項目は MADRS の変化量とした。その成績は図13にみるように，Study 1（CN138-096）では 1 週から 6 週までは placebo 群に対して有意差をつけながら，7 週，8 週時点で有意差が消えてしまっている。Study 2（CN138-146）でも，1，2，3，5 週で有意差をつけながら，4，6，7，8 週で有意差が消える成績であった。ともに，副次的評価項目の CGI-Bipolar Version（Depression Score）でも有意差をつけられなかった。

安全性では，アカシジア，悪心，疲労感，不穏，口渇が placebo 群より多く，中止率も Study 1 で 46.8％対 35.1％，Study 2 で 41.2％対 29.8％と aripiprazole 群が高かった。

2 本の pivotal study が成功しなかった考察として，1 つは placebo 群での反応率の高さがあげられたが，olanzapine や quetiapine の場合でもこのことは生じており，予測できないことはなかったし，両剤は 8 週間での有意差を示すことができたのに対して，aripiprazole は 6 週までは順調に推移していながら，7〜8 週目で placebo 群へ近づいてしまったことが問題であった。もう 1 つは，双極性うつ病への用量反応試験を行っていないことがあげられるが，双極性躁病や統合失調症，統合失調感情障害で用いられた 15〜30mg/日で十分な効果と忍容性が示されたこともあり，これでいけるとの判断があった。しかし，双極性うつ病に対しての開始用量の 10mg/日と 1 週ごとの 5mg/日の増量が高すぎた可能性があげられた。この点を考慮しての低用量での再挑戦もありえたが，当時，open label ながら，双極性うつ病への aripiprazole の付加療法 adjunctive therapy の有効性の報告が 3 編出されており[18,19,23]，この方向への試験の方に価値があるのではないかとの判断もあり，これ以上，双極性うつ病への単剤療法には挑戦しないことが決定された。そして，付加療法についてもこれ以上はやらないとして，双極性うつ病の世界から撤退してしまったのである。今から考えても，残念至極なことであった。

なお，BMS 社と大塚製薬両社はこの教訓を生かしてどの SGA も成功していない抗うつ薬による効果不十分な大うつ病性障害への補助療法にエネルギーを結集して，見事に成功を収め，2006年に

は世界初の FDA の承認を得ることに成功し，わが国もこれに続く臨床試験に成功した物語は後に述べる．

Ⅳ. 大うつ病性障害に対する aripiprazole の補助療法

BMS 社と大塚製薬は双極性うつ病に対する aripiprazole の単剤療法で手痛い失敗を経験し，気分安定薬での効果不十分例への付加療法への可能性を残しながら，双極性うつ病への試験からすべて撤退した．そして，抗うつ薬により十分な治療反応が得られず，寛解状態に達しない患者が60％に上ることに目をつけて，aripiprazole の補助療法へと全力を注ぐことになった．面目より実利を採ったと考えられる．ここでは placebo 対照試験を3本紹介する．

1. Berman らの試験[2]

2004年6月16日から2006年4月27日にかけて米国24施設で実施された．対象は第Ⅰ期のスクリーニング期で大うつ病性障害と診断された患者で，Massachusetts General Hospital Antidepressant Treatment Response Questionnaire（ATRQ）で6週間以上にわたる1～3種類の抗うつ薬によってうつ病の重症度が50％未満しか改善しなかった場合に十分な治療効果なしと判定した．7～28日のスクリーニング期終了時において17 item Hamilton Depression Rating Scale（HAM-D-17）の合計スコアが18以上の患者を第Ⅱ期の8週間のプロスペクティブ治療期に移行させ，その終了時に HAM-D-17 合計スコアの50％未満の減少，HAM-D-17 合計スコア≧14，臨床的全般改善度（Clinical Global Impression-Improvement, CGI-I）スコア≧3であった患者を第Ⅲ期の6週間の二重盲検期へ移行した．このさい，それまでの同一製剤・用量の抗うつ薬＋aripiprazole 群と placebo 群に1対1の割合で無作為に割り付けた．

Aripiprazole は5mg/日より開始し，忍容性と反応性に応じて週ごとに5mg/日ずつ増量し，fluoxetine および paroxetine CR 投与患者では15mg/日，その他は20mg/日まで投与可能とした．忍容できない場合は2mg/日まで減量可能とした．

主要評価項目は，プロスペクティブ治療期終了時から二重盲検期終了時までの MADRS の合計スコアの平均変化量とした．合計1,044例がスクリーニングされ，781例が適格基準を満たしてプロスペクティブ治療期に移行し，262例の患者が治療反応有りと判定され，治療を中止した患者は781例中159例（20.4％）であり，二重盲検期に placebo 群と aripiprazole 群に割り付けられ，最終的に安全性解析対象になったのは，placebo 群176例，aripiprazole 群182例であった．

二重盲検期終了時における MADRS 合計スコアの平均変化量は，図14にみるように推移し，2週時点から aripiprazole 群で placebo 群に比して有意な減少が認められ，その後も持続し，最終的には aripiprazole 群－8.8，placebo 群－5.8で有意差（p＜0.001）がみられた．その effect size は0.39であった．Aripiprazole 群では placebo 群に比して3週時点から有意に寛解率が高く（18.8％対8.7％，p＝0.006），終了時点では26.0％対15.7％（p＝0.011）となっている．治療反応率は1週時点より aripiprazole 群で有意に高く（6.2％対1.8％，p＝0.025），終了時点では33.7％対23.8％（p＝0.027）となっている．

二重盲検期での有害事象発現率は aripiprazole 群81.9％，placebo 群62.5％で，アカシジアは23.1％対4.5％と aripiprazole 群に多く，最終来院時まで19例（14.4％）に持続していたが，ほとんどが軽度であり，アカシジアによる中止例は，1例のみであった．アカシジア以外の EPS 関連有害事象は aripiprazole 群4.4％，placebo 群5.1％であった．

今回の試験における aripiprazole の平均用量は11.8mg/日であり，大うつ病性障害における aripiprazole 補助療法では，統合失調症や双極性障害患者に対する推奨用量よりも低用量で効果が得られることが示唆された．Aripiprazole 群では placebo 群に比べて有害事象の発現率は高かったが，両群における試験完了率は aripiprazole 群87.9％，placebo 群90.9％と同等かつ高率であり，aripiprazole 補助療法の有効性は高く，忍容性も

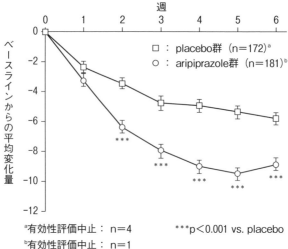

図14 大うつ病性障害に対するaripiprazole補助療法におけるMADRS合計スコアの平均変化量（LOCF）（Bermanら，2007[2]）

良好であった。

本試験の特徴は，第Ⅰ期のスクリーニング期で本試験に適合する被験者を選定し，第Ⅱ期のプロスペクティブ治療期には標準的抗うつ薬に予めplaceboを併せて投与し，第Ⅲ期の二重盲検期への移行を患者に対して盲検化したことである。この方式によって，気分障害を対象とした臨床試験でよく認められるplacebo効果を低減させるとともに，抗うつ薬に十分に反応しない患者を慎重に判定評価しえたと考えられる。

2．Marcusらの試験[22]

Marcusらは，2004年9月から2006年12月にかけて（期間的には，Bermanらの試験とオーバーラップしている），米国の35施設で，Bermanらの試験と同じ方式で実施している。Aripiprazoleの用量については5mg/日より開始し，忍容できない場合は2mg/日に減量可能とし，忍容可能であれば10mg/日以上に増量し，治験担当医の判断で週5mg/日ずつ増量して20mg/日まで増量可能とした（fluoxetineおよびparoxetine CR投与患者は15mg/日まで）。

合計1,151例の患者をスクリーニングし，830例がプロスペクティブ治療期に適格とされ，651例が治療期を完了した。うち266例（41％）は，治療効果あり（HAM-D-17合計スコア50％以上減少，HAM-D-17合計スコア＜14もしくはCGI-Iスコア＜3）と判定されたため除外され，合計381例が二重盲検期に進み，placebo群190例，aripiprazole群191例に無作為に割り付けられた。

二重盲検期のMADRS合計スコアの平均変化量は図15のように第1週目からaripiprazole群はplacebo群に対して有意な改善を示し（－3.7対－2.2, $p=0.007$），最大で－8.5対－5.7となっている（$p<0.001$）。そのeffect sizeは0.35であった。

二重盲検期でみられた寛解率は，aripiprazole群で終了時25.4％対15.2％とplacebo群より有意に高かった。治療反応率についても試験終了時において，32.4％対17.4％（$p<0.001$）と有意に高かった。

二重盲検期に有害事象がみられたのは，placebo群120例（63.2％）とaripiprazole群154例（81.5％）であり，aripiprazole群でplacebo群に比べて2倍以上の頻度でみられたものは，アカシジア（25.9％対4.2％），疲労（10.1％対3.7％），落ち着きのなさ（9.5％対0.5％），不眠（7.4％対1.6％），振戦（6.3％対2.6％），便秘（5.3％対2.6％）であった。有害事象による治療中止例は，placebo群2例

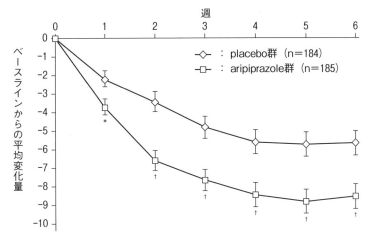

図15 大うつ病性障害に対するaripiprazoleの補助療法におけるMADRS合計スコアの平均変化量（LOCF）（Marcusら，2008[22]）

(1.1%)，aripiprazole群7例（3.7%）であった。

本試験におけるaripiprazoleの平均用量は11.0 mg/日であり，前述のBermanらのそれと同様であった。

3．再びBermanらによる試験（第3報）[3]

大うつ病性障害患者を対象としたplacebo対照試験ではplacebo反応率が高く，被験薬の優位性を証明できない事態が増加している。FDAの承認を得るには2本以上の臨床試験で有効性を証明する必要があるとして，Bermanらは，先の2本に加えて，3本目の試験を2005年3月から2008年4月にかけて米国36施設で，これまでと同じ方式のもとに実施している。Aripiprazoleの用法・用量はMarcusらのそれと同じである。

第Ⅲ期の二重盲検期に割り付けられた被験者はplacebo群172例（平均MADRS合計スコア27.1±5.8），aripiprazole群177例（平均MADRS合計スコア26.6±5.8）であった。Aripiprazoleのエンドポイント時の平均用量は10.7mg/日であった。

主要評価項目のMADRS合計スコアの平均変動量は図16のように，1週目から一貫してplacebo群に対して有意な改善を示した（終了時：－10.1 対－6.4，$p<0.001$）。寛解率および治療反応率については2週目から終了時まで有意に高率であった（終了時，それぞれ36.8%対18.9%，$p<0.001$；46.6%対26.6%，$p<0.001$）。

安全性解析対象において，いずれかの群で5%以上の患者に発現した有害事象を表6に示した。有害事象により治療中止に至ったのは，placebo群3例（1.7%），aripiprazole群11例（6.2%）であった。アカシジアはaripiprazole群で176例中32例報告されているが，大部分が軽度から中等度のもので，アカシジアによる治療中止例は2例であった。

体重増加は群間に有意差はみられず，空腹時の血糖値，脂質系数値にも差はみられなかった。

性機能に関しては，aripiprazole群で有意な改善が認められている（Sexual Function Inventory：$P<0.03$）。

以上，3本目のaripiprazole補助療法における大規模試験でも，前2本と同じく，早期からのaripiprazole群の優位性が確認されており，寛解率，反応率ともに高い。この3本の試験の優れた点は採用された斬新な試験デザインにあるとしている。Placebo効果を低減させるため，スクリー

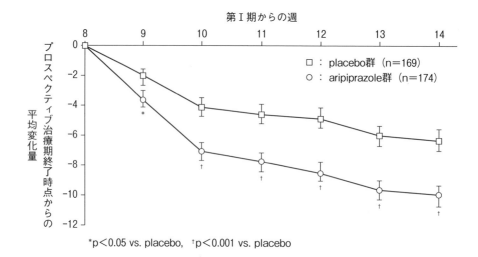

図16 大うつ病性障害に対する aripiprazole の補助療法における MADRS 合計スコアの平均変化量（LOCF）（Berman ら，2009[3]）

表6 Aripiprazole の大うつ病に対する補助療法の二重盲検期に生じた有害事象：いずれかの群で5％以上のもの（Berman ら，2009[3]）

有害事象	placebo 群 N = 172（％）	aripiprazole 群 N = 176（％）
アカシジア	6（3.5）	32（18.2）
頭痛	14（8.1）	15（8.5）
傾眠	1（0.6）	10（5.7）
めまい	5（2.9）	9（5.1）
落ち着きのなさ	6（3.5）	22（12.5）
不眠	9（5.2）	15（8.5）
便秘	6（3.5）	10（5.7）
下痢	13（7.6）	10（5.7）
嘔気	10（5.8）	7（4.0）
上気道感染症	13（7.6）	13（7.4）
疲労	8（4.7）	16（9.1）
霧視	3（1.7）	13（7.4）

ニング期，プロスペクティブ治療期，二重盲検期という3段階の期間を設け，とくに，aripiprazole 補助療法への移行を患者に対して気づかせないようプロスペクティブ治療期の段階から抗うつ薬とともに placebo を投与したことを再度強調している。かくして，2007年標準的抗うつ薬に十分に反応しない大うつ病への補助療法としての承認を SGA として初めて FDA から得ることに成功したのである。

V．わが国での双極性障害および大うつ病性障害に対する臨床試験

米国では，BMS 社と大塚製薬両社は統合失調症への臨床試験を実施しながら，すでに双極性障害への試験を開始していったが，わが国ではそのような離れ技を発揮することは不可能であり，2006年の統合失調症への適応承認が得られたあと，I型双極性障害急性躁病および混合性エピソードに対する AMAZE 試験と大うつ病性障害に対する ADMIRE 試験が実施された。なお，双極性うつ病に対する試験は実施されていない。

1．初のアジア国際共同試験で成功した双極性障害への臨床試験（AMAZE[注1] study）

SGA の I 型双極性障害の急性躁病あるいは混合エピソードに対する臨床試験は，2005年6月から2009年1月にかけて3年半を要して実施された olanzapine[13] に続くものであった。大塚製薬は試験の長期化を懸念し，アジア国際共同試験で対応することを決意し，2008年2月から日本，中国，

注1）Aripiprazole Mania Asian Efficacy（AMAZE）study

Philippines, 台湾, Malaysia, Indonesia, 香港の7ヵ国91施設でスタートした（AMAZE試験）[12]。

試験方法は，米国でのKeckら[15]やSachsら[26]のものを踏襲し，7日までのスクリーニングに合格した入院患者を対象とする3週間のplacebo対照試験である。米国のそれと異なる点はaripiprazoleの開始用量で，24mg/日から開始し，忍容性に応じて12mg/日までの可変用量としたことである。エントリーされた症例数は342名で，そのうち258名が無作為化割り付けされている。参加国別の被験者の割合を表7に示す。Aripiprazoleの完了例は72/128例（56.3％），placeboでは64/130例（49.2％）で，aripiprazole完了例の平均投与量は22.9mgであった。

主要評価項目はYMRS合計スコアのベースラインからの平均変化量で，その成績は図17にみる通り，4日目でaripiprazole群が有意の変化をみせ（-6.4対-2.9，p<0.001），21日目では-11.3対-5.3（p<0.001）と見事な結果が得られている。エンドポイントでの反応率は52.5％対35.2％（p<0.01）でaripiprazoleに有意に高かった。

副次的な評価項目では，CGI-BP疾病重症度の躁病と全体としての変化，CGI-BP改善の躁病と全体としての変化，およびPositive and Negative Syndrome Scale（PANSS）の陽性症状尺度で有意差をつけている。

安全性では，試験時の有害事象は表8のようにaripiprazole群の83.7％，placebo群の65.6％に認められた。Placebo群の2倍以上にみられたものは，EPS関連のアカシジア，振戦，唾液過多と消化器症状の嘔吐，悪心，下痢と血液CPK値上昇であった。EPSについては，SASとAIMSのスコアに差がなく，Barnesスコア（0.2対-0.1；p<0.001）とDIEPSS合計スコア（0.4対-0.2；p<0.001）でaripiprazole群が高かった。

なお，有害事象のための中止例は，aripiprazole群11例（8.8％），placebo群11例（8.9％）と変らず，アカシジアはaripiprazole群の2例，症状悪化と考えられる躁病とI型双極性障害はplacebo群に3例ずつみられた。うつ転による中止は1例ずつであった。

体重では両群に差がなく，血清prolactin値の低下ではaripiprazole群に-653mIU/L対-497mIU/

表7 AMAZE試験の被験者の割合（川嵜[14], 2012より作表）

日本	79名（30.6％）
中国	56名（21.7％）
フィリピン	44名（17.1％）
台湾	36名（14.0％）
マレーシア	27名（10.5％）
インドネシア	16名（6.2％）
香港	0名（0％）

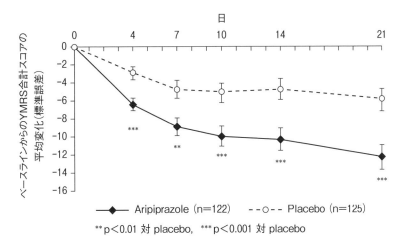

図17 AMAZE試験におけるベースラインからのYMRS合計スコアの平均変化（LOCF）（Kanbaら, 2014[12]）

Lと有意傾向がみられた（p=0.070）。

以上，本試験はSGAのI型双極性障害に対する初めてのアジア国際共同試験で，試験開始後1年半の2009年10月に終了し，そのメリットを十分に享受したのである。効果においては米国でのKeckらやSachsらの試験と同じく，効果発現が速く，placeboに対して高い優位性が示され，24mg/日から開始した用量設定も完了時の平均用量が22.9mg/日であったことからも適切であったと考えられる。

ここで，AMAZE試験の国別の主要評価項目の成績を紹介しておく。表9にみるように，日本ではYMRS合計点の平均変化量は-16.1対-8.2とaripiprazole群がplaceboより有意の改善を示してバランスがとれている。Malaysiaではaripiprazole群が-10.3に対してplacebo群が-13.8と逆転しているが，これはplacebo群の1例がYMRS合計点39から12へと-27改善したためで，この外れ値を除外すると，Malaysia全体で-12.5対-10.4で差が-2.1となっている。また，インドネシアでは差が-19.6と極めて大きな値となったりで，各国でのばらつきの大きいのが目につく。症例数の多い日本，中国，台湾，Philippineの成績がほぼ適正な成績を示している。アジア国際共同試験の本来の目的は，アジアの国々でのバランスのとれた成績を期待することにあるが，今後，こうした試験を通して，各国が切磋琢磨する必要がある。それにしても，もう1つの試験期間の短縮は見事に成功し，全体としての試験に成功したことを含めて極めてめでたいことであった。

表8 AMAZE試験における5％を越える有害事象（Kanbaら，2014[12]）

有害事象，人数（％）	aripiprazole（人数=123）	placebo（人数=125）
何らかの有害事象	103 (83.7%)	82 (65.6%)
アカシジア	27 (22.0)	7 (5.6)
不眠	20 (16.3)	12 (9.6)
嘔吐	15 (12.2)	6 (4.8)
振戦	15 (12.2)	4 (3.2)
便秘	10 (8.1)	8 (6.4)
悪心	10 (8.1)	5 (4.0)
下痢	9 (7.3)	3 (2.4)
流涎過多	9 (7.3)	3 (2.4)
血中CPK上昇	8 (6.5)	1 (0.8)
頭痛	8 (6.5)	9 (7.2)
I型双極性	3 (2.4)	9 (7.2)

表9 AMAZE試験における投与3週目でのYMRS合計点の投与開始前からの平均変化量の層別解析（申請資料の表，一部抜粋）

特性	内容	aripiprazole 例数	投与前値	平均変化量[a]	placebo 例数	投与前値	平均変化量[a]	aripiprazole−placebo 平均変化量の差	95% CI[b]
全体		122	28.3	−12.0	125	28.0	−6.0	−6.0	−9.4〜−2.6
国別(1)	日本	39	29.0	−16.1	40	27.8	−8.2	−7.9	−13.4〜−2.4
	日本以外	83	28.0	−10.0	85	28.1	−5.0	−5.0	−9.3〜−0.7
国別(2)	日本	39	29.0	−16.1	40	27.8	−8.2	−7.9	−13.4〜−2.4
	中国	28	26.3	−7.2	28	27.4	−3.0	−4.2	−11.4〜2.9
	台湾	17	25.8	−10.7	18	27.0	−7.5	−3.2	−12.5〜6.1
	インドネシア	7	29.9	−13.3	8	29.3	6.3	−19.6	−36.0〜−3.2
	マレーシア	12	26.8	−10.3	13	26.2	−13.8	3.5	−5.7〜12.7
	フィリピン	19	32.5	−12.1	18	31.2	−4.5	−7.6	−18.3〜3.0
民族	日本人	39	29.0	−16.1	40	27.8	−8.2	−7.9	−13.4〜−2.4
	韓国人又は中国人	54	26.3	−8.2	52	27.1	−5.3	−2.8	−7.9〜2.2
	その他	29	31.3	−13.3	33	29.8	−4.7	−8.5	−16.6〜−0.5

[a]：投与開始前を共変量として共分散分析により調整された投与3週目（21日目）での平均変化量
[b]：95％信頼区間

表10 AMAZE試験後の長期継続試験の被験者（中込ら，2013[25]，一部抜出し）

		placebo（42例）		aripiprazole（54例）	
性別	男性	18例	42.9%	25例	46.3%
	女性	24例	57.1%	29例	53.7%
年齢	平均値（標準偏差）歳	37.8	(11.7)	38.7	(12.0)
国別	日本	10例	23.8%	22例	40.7%
	中国	9例	21.4%	9例	16.7%
	インドネシア	2例	4.8%	5例	9.3%
	マレーシア	6例	14.3%	4例	7.4%
	フィリピン	6例	14.3%	10例	18.5%
	台湾	9例	21.4%	4例	7.4%

2．アジア国際共同試験（AMAZE試験）後の長期継続試験

本試験は双極性障害の躁状態に対する多施設アジア国際共同placebo対照試験（AMAZE試験）を完了した有効例を対象とし，二重盲検下で22週間継続投与し，aripiprazole単剤の長期の有効性および安全性を検討したものである[25]。

2008年4月から2010年1月にかけて，6ヵ国46施設（日本19施設，Indonesia 4施設，台湾8施設，中国8施設，Malaysia 2施設，Philippines 5施設）にて99例が登録され実施された。Aripiprazole群55例，placebo群44例であったが，最大解析対象集団および安全性解析対象集団は表10にみるように96例であった。先行していた治療薬（aripiprazoleまたはplacebo）を二重盲検下で1日1回22週間経口投与し，先行試験終了時の投与量より開始し，臨床反応または忍容性により12mg，24mgあるいは30mg/日に変更可能とした。治療期間中のaripiprazoleの平均用量は21.95±4.16mg/日となっており，抗コリン薬の併用は38.9%（21例）で，placebo群では7.1%（3例）であった。

最終評価時の有効性の結果は表11に示し，YMRS合計スコアの平均変化量の推移は図18に示した。本試験開始時点（AMAZE試験21日目）のaripiprazole群のYMRS合計スコアの平均変化量は－22.6±11.08，placebo群で－15.4±12.90であったが，本試験の最終時点まで一定の改善が維持されている。反応率は最終時点ではaripiprazole群で83.3%（45例），placebo群で69.0%（29例）であり，aripiprazole群で最終時点まで80%以上の高い反応率が維持された。

副作用は，aripiprazole群で39例（72.2%），placebo群で26例（61.9%）に発現し，aripiprazole群に多かった副作用は，アカシジア，振戦，運動緩慢，流涎過多，体重増加，筋固縮，傾眠であり，EPS関連のものが多かった。なお，副作用の60%以上がAMAZE試験の開始から2週間以内に発現している。副作用による中止例は，両群ともに躁病が多く，aripiprazole群で2例（3.7%），placebo群で2例（4.8%）で，アカシジアによる投与中止はaripiprazole群の1例（1.9%）のみであった。EPSの評価尺度（AIMS, BAS, DIEPSS, SAS）でaripiprazole群に大きい変化のみられたものもあるが，すべての項目で両群ともに低いスコアを示した。

血清prolactin値がいずれの時期でもaripiprazole群での低下が大きかった以外，臨床検査，バイタルサイン，心電図パラメータに問題となる所見はなかった。

体重では，aripiprazole群で投与開始前62.04±13.85kg，最終時点が64±13.69kgとごく軽度の上昇を示し，placebo群で投与開始前65.26±13.44kg，最終時点が63.88±12.97kgで軽度の減少を示した。

以上，先行試験であるAMAZE試験で認められ

表11 AMAZE試験後の長期継続試験における最終評価時の有効性の結果（LOCF）（中込ら，2013[25]）

	placebo（42例）		aripiprazole（54例）	
	投与前値[a]	平均変化量	投与前値[a]	平均変化量
YMRS 合計点	27.5	−15.4	28.9	−22.6
CGI-BP 重症度（mania）	4.3	−1.9	4.7	−2.9
効果不十分による中止率（％）[b]	例数11例	中止率26.2	例数6例	中止率11.1
反応率[c,d]	反応例29例	反応率69.0％	反応例45例	反応率83.3％
CGI-BP 重症度（depression）	1.5	0.3	1.5	0.4
CGI-BP 重症度（overall）	4.3	−1.6	4.6	−2.2
CGI-BP 改善度（mania）[d]	−	2.5	−	1.8
CGI-BP 改善度（depression）[d]	−	4.0	−	4.0
CGI-BP 改善度（overall）[d]	−	2.9	−	2.6
PANSS 陽性尺度合計点	14.4	−3.9	16.3	−7.1
MADRS 合計点	7.3	−0.8	7.6	0.5

[a]：平均変化量＝最終評価時点の値−AMAZE試験の投与開始前の値
[b]：中止例のうち，中止理由が効果不十分，または中止時のCGI-BP改善度（mania）が4～7であった症例の割合。
[c]：反応例＝YMRS合計点が，投与開始前のYMRS合計点より50％以上減少している症例。
[d]：最終評価時点

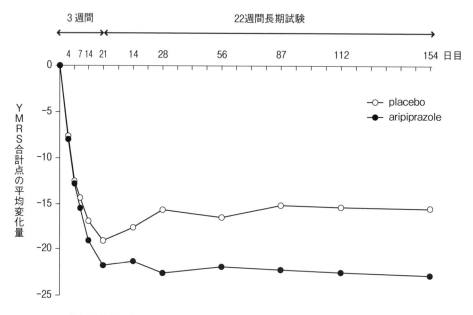

図18 AMAZE試験後の長期継続試験におけるYMRS合計点の平均変化量の推移（中込ら，2013[25]）

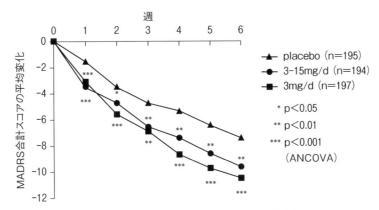

図19 AripiprazoleのMADRSの平均変化（Kamijimaら，2013[11]）

たaripiprazole群のYMRS合計スコアの改善は，22週間の継続投与期間を通して維持されており，悪化することはなかった。Aripiprazole群で高かった副作用は，アカシジア，振戦，運動緩慢，流涎過多とEPS関連のものが多かった。これらの副作用の60％以上が投与初期に発現し，かつほとんどが軽度から中等度であった。本試験の結果からaripiprazoleは躁状態の改善の長期維持に優れ，忍容性および安全性が良好であることが確認されている。こうして，初めての双極性躁病あるいは混合性エピソードに対するアジア国際共同試験でありながら，とてもきれいな継続投与試験の成績が得られて筆者は感動している。大塚製薬の開発陣の方々の努力と各国の治験担当医の方々の真摯な態度の賜物であると考えている。

VI．効果不十分大うつ病性障害に対するaripiprazoleの補助療法

1．筆者も参加したADMIRE[注2] Study

わが国でも海外と同じく，標準的な抗うつ薬治療に十分な反応を示さない症例は少なくない。2009年4月から2012年1月まで，169施設でaripiprazoleの大うつ病に対する補助療法の有効性，安全性を確認する臨床試験（ADMIRE Study）が実施され，筆者も一分担医師として参加した[11]。本試験は3期からなり，第1期1～28日では併用禁止薬剤を中止し，HAM-D17で18点以上の大うつ病であることを確認し，第2期のプロスペクティブ治療期では8週間の単盲検法にて標準的抗うつ薬にplaceboを上乗せした投薬を行い，これにてHAM-D17で50％未満の反応しか得られず，かつ，HAM-D17の合計スコアが14点以上かCGI-Iが3以上の症例を最終的な症例として，第3期の二重盲検比較試験として，第2期で服用中の抗うつ薬へのplacebo上乗せ群（placebo群），aripiprazole 3～15mg/日上乗せ群〔3mg/日から開始して15mg/日まで増量可（flexible群）〕および3mg/日上乗せ群（fixed群）の3群へ等分に振り分ける6週間の試験である。この方式は海外でのBermanら[2,3,22]の3本の試験で採用されたのと同じである。

主要評価項目はMADRSの平均変化であり，図19にみるように，1週目から6週目のすべての評価週でaripiprazole上乗せ両群がplacebo上乗せ群に対して有意な変化を示し，aripiprazoleのplaceboに対する優越性を検証した（6週時aripiprazole 3mg/日上乗せ群−10.5，3～15mg/日上乗せ群−9.6，placebo上乗せ群−7.4）。MADRSの合計スコアでみた反応率は，図20のように3mg/日上乗せ群は全6週を通じてplacebo上乗せ群より有意に優れ，3～15mg/日上乗せ群は1，5，6週目で有意差を示した。また，寛解率では，3mg/日上

注2）Aripiprazole Depression Multicenter Efficacy（ADMIRE）study

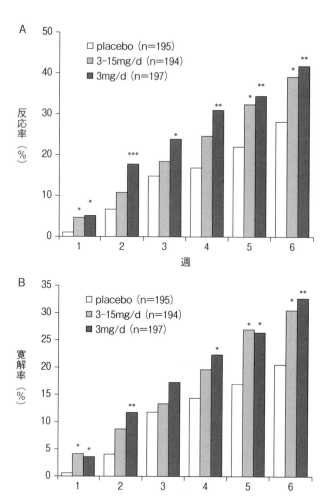

図20 Aripiprazoleの補助療法における反応率（A）と寛解率（B）
（Kamijimaら，2013[11]）
*p＜0.05, **p＜0.01, ***p＜0.001（χ^2 test）

乗せ群は1，2，4，5，6週時点で，3〜15mg/日上乗せ群は1，5，6週時点でplacebo上乗せ群に有意差を示した。

安全性では，表12の有害事象一覧にみる通りで，全体に3〜15mg/日上乗せ群に多く，EPS関連ではBARSで評価したアカシジアのスコアも3〜15mg/日上乗せ群は0.3±0.0対0.0±0.0でplacebo上乗せ群より有意に高く（p＜0.001），DIEPSS合計スコアは3〜15mg/日上乗せ群0.7±0.1（p＜0.001），3mg/日上乗せ群0.3±0.1（p＝0.042）と，ともにplacebo上乗せ群の0.1±0.1より有意に高かった。なお，抗パーキンソン薬の併用は3〜15mg/日上乗せ群45.1％，3mg/日上乗せ群46.4％となっており，抗パーキンソン薬により十分に対応可能であった。

体重増加は，3〜5mg/日上乗せ群1.63±0.13kg（p＜0.001），3mg/日上乗せ群1.68±0.13kg（p＜0.001）で，placebo上乗せ群の0.44±0.13kgより有意に多かった。臨床的に意味のある7％以上の体重増加はplacebo上乗せ群の1.6％に対して，3〜15mg/日上乗せ群8.1％（p＝0.003），3mg/日上乗せ群10.4％（p＜0.001）とともに実薬上乗せ群に有意に多かったが，頻度そのものは低かった。

以上，aripiprazoleは3mg/日上乗せ，3〜15mg/

表12 ADMIRE Studyにおける二重盲検期の有害事象（Kamijimaら, 2013[11]）

有害事象	Aripiprazole 3-15 mg/day (n = 194) n (%)	Aripiprazole 3 mg/day (n = 197) n (%)	Placebo (n = 195) n (%)
アカシジア	71 (36.6)	28 (14.2)	8 (4.1)
振戦	20 (10.3)	14 (7.1)	5 (2.6)
便秘	15 (7.7)	7 (3.6)	4 (2.1)
口渇	13 (6.7)	10 (5.1)	3 (1.5)
alanine aminotransferase 上昇	13 (6.7)	14 (7.1)	3 (1.5)
体重増加	12 (6.2)	8 (4.1)	1 (0.5)
不眠	10 (5.2)	8 (4.1)	3 (1.5)
aspartate aminotransferase 上昇	8 (4.1)	10 (5.1)	1 (0.5)
血液 CPK 値上昇	6 (3.1)	10 (5.1)	0 (0.0)

5%以上か placebo 群の2倍以上のもの

日上乗せともに効果不十分大うつ病に対して有効な補助療法であることが証明された。1つの問題は，3mg/日上乗せ群が3〜15mg/日上乗せ群より数値で上回ったことで，アジア人では白人に比してCYP2D6酵素活性を減少させるCYP2D6* 10 alleleが高いことが知られ[10]，抗うつ薬効果不十分例に対してもアジア人では低用量のaripiprazoleが奏効するとの報告[5,21,28]と一致している。本試験でも日本人うつ病患者でのaripiprazoleの薬物動態に影響した可能性が考えられる[27]。筆者の印象では，うつ病患者では統合失調症患者よりもaripiprazoleに対する感受性が高く，より低用量で奏効する反面，低用量での有害事象が多い。このことは他のSGAについても当てはまる。

2．大うつ病性障害に対するaripiprazoleの長期投与試験

本試験はADMIRE試験から継続投与された122名（部分寛解，寛解を含む）と新規高齢者例33名（65歳以上で，現在の大うつ病エピソードが8週間以上継続しており，適切な抗うつ薬治療を1〜3回行い，いずれの治療においても反応が不十分な症例）を対象とした52週間の非盲検長期投与試験である[20]。SSRI/SNRIについては，ADMIRE試験からの継続例では，最終の用法・用量を固定の上，継続投与し，新規高齢者例では治験開始前に使用していた最終の用法・用量を固定の上，継続投与した。Aripiprazoleについては，すべて最初の1週間は3mg/日から開始し，以後，必要に応じて3mg/日の増量基準に従い，3〜15mg/日の範囲内で1日1回52週間投与した。Aripiprazoleの平均投与量は7.9mg/日（継続投与例8.3mg/日，新規高齢者6.5mg/日）であった。MADRS合計スコアは図21のように4週後まで漸減し，その後52週後まで安定して推移した。

安全性について，主な有害事象は表13にみるように，鼻咽頭炎，アカシジア，体重増加，傾眠の発現率が高かったが，アカシジアについては高度のものはなく，1例のみが投与中止になっている。体重増加については，継続例で多かったが，その変化量は3.80kgで，投与中止に至った例はいなかった。

以上の結果から，aripiprazole 3〜15mg/日はSSRI/SNRIで効果不十分うつ病に対し，補助療法として長期にわたり有効であることが確認され，忍容性も良好と考えられた。また，高齢の効果不十分うつ病に対しても同様に長期の有効性と安全性が示唆された。本試験にも筆者は一分担医師として参加することができ，良い結果が得られてうれしい限りであった。§46で述べたように，後

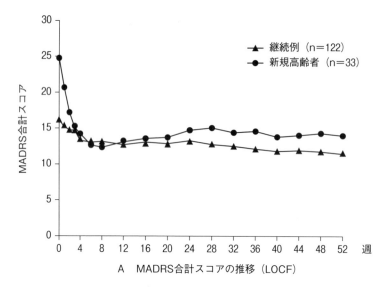

A　MADRS合計スコアの推移（LOCF）

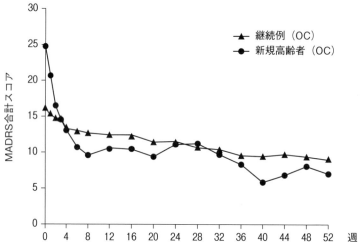

B　MADRS合計スコアの推移（OC）

図21　Aripiprazole 補助療法の長期投与における MADRS 合計スコアの推移（木村ら，2014[20]）

にわが国で実施された quetiapine XR のうつ病への補助療法の試験が失敗しただけに[24]，本試験の成功の意義は大きいものがある．

　以上の2本の試験に成功して，aripiprazole の標準的抗うつ薬による効果不十分例への補助療法が2013年6月に承認されたのである．わが国初の快挙といえる．

VII．おわりに

　米国では1999年に BMS 社が共同開発に参入した段階で，極めて用意周到に臨床試験が実施さ

表13 Aripiprazole補助療法の長期投与における主な有害事象（全体で5%以上発現）（木村ら，2014[20]）

投与群	継続例 122例 例数（%）	新規高齢者 33例 例数（%）	全体 155例 例数（%）
有害事象	111 (91.0)	29 (87.9)	140 (90.3)
鼻咽頭炎	42 (34.4)	5 (15.2)	47 (30.3)
アカシジア	34 (27.9)	8 (24.2)	42 (27.1)
体重増加	39 (32.0)	2 (6.1)	41 (26.5)
傾眠	14 (11.5)	5 (15.2)	19 (12.3)
振戦	12 (9.8)	2 (6.1)	14 (9.0)
便秘	7 (5.7)	6 (18.2)	13 (8.4)
血中 trigliceride 増加	11 (9.0)	1 (3.0)	12 (7.7)
下痢	9 (7.4)	2 (6.1)	11 (7.1)
不眠症	6 (4.9)	4 (12.1)	10 (6.5)
大うつ病	9 (7.4)	1 (3.0)	10 (6.5)
ジスキネジー	7 (5.7)	2 (6.1)	9 (5.8)
alanine-aminotransferase 増加	9 (7.4)	0 (0.0)	9 (5.8)
頭痛	6 (4.9)	2 (6.1)	8 (5.2)
悪心	7 (5.7)	1 (3.0)	8 (5.2)
倦怠感	6 (4.9)	2 (6.1)	8 (5.2)

れ，2000年には双極性障害への試験が始まっていた．先行するSGAの動きをみていて，追いつき，追い越せの破竹の進撃であった．I型双極性障害の躁病および混合性エピソードに対して見事な試験で成功した．ところが，双極性うつ病に対しては不成功に終った．綿密な用量反応試験が十分に実施されなかったとの反省もあったが，再挑戦することなく撤退してしまった．本当は，日常臨床の場で最も治療に難渋する疾患であるだけに，ここは頑張って欲しかった．しかし，ここでの失敗の経験を効果不十分例の大うつ病性障害への補助療法にはうまく生かして，世界で初めての適応の承認を得た．そして，米国では2012年と2013年四半期で全医薬品の売上げ第1位の座を獲得した．Aripiprazoleが米国で頂点に立ったのである．

わが国でもAMAZE試験とADMIRE試験に成功して，それぞれの適応の承認を得て，日常臨床の場で大いに役立っている．ただ，残念なのは，双極性うつ病に対する試験をわが国でやっていないことである．いろいろの理由はあるとしても，米国で成功しなかった試験をわが国で成功するシーンを見たかったのである．わが国発の，世界で唯一のdopamine D_2 受容体部分作動薬としての誇りを世界に見せたかった．

さて，本稿をもって，aripiprazoleの開発物語は終りとなる．持続性筋注製剤については，機を見て，SGAの持続性筋注製剤の開発物語の中でまとめて書く予定である．稿を終えるにあたり，改めて菊地哲朗，間宮教之両氏に謝意を表したい．

文　献

1) Bauer, M., Pretorius, H. W., Constant, E. L. et al. : Extended-release quetiapine as adjunct to an antidepressant in patients with major depressive disorder : results of a randomized, placebo-controlled, double-blind study. J. Clin. Psychiatry, 70 : 540-549, 2009.

2) Berman, R. M., Marcus, R. N., Swanink, R. et al. : The efficacy and safety of aripiprazole as adjunctive therapy in major depressive disorder : a multicenter, randomized, double-blind, placebo-controlled study. J. Clin. Psychiatry, 68 : 843-853, 2007.

3) Berman, R. M., Fava, M., Thase. M. E. et al. : Aripiprazole augmentation in major depressive disorder : a double-blind, placebo-controlled study in patients with inadequate response to antidepressants. CNS Spectr., 14 : 197-206, 2009.

4) Calabrese, J. R., Keck, P. E. Jr., Macfadden, W. et al. : A randomized, double-blind, placebo-controlled trial of quetiapine in the treatment of bipolar I or II depression. Am. J. Psychiatry, 162 : 1351-1360, 2005.

5) Chen, S. J., Hsiao, Y. L., Shen, T. W. et al. : The effectiveness and safety of adjunctive aripiprazole in Taiwanese patients with antidepressant-refractory major depressive disorder : a prospective, open-label trial. J. Clin. Psychopharmacol., 32 : 56-60, 2012.

6) El-Khalili, N., Joyce, M., Atkinson, S. et al. : Extended-release quetiapine fumarate (quetiapine XR) as adjunctive therapy in major depressive disorder (MDD) in patients with an inadequate response to ongoing antidepressant treatment : a multicentre, randomized, double-blind, placebo-controlled study. Int. J. Neuropsychopharmacol., 13 : 917-932, 2010.

7) El Mallakah, R. S., Vieta, E., Rollin, L. et al. : A comparison of two fixed doses of aripiprazole with placebo in acutely relapsed, hospitalized patients with bipolar disorder I (manic or mixed) in subpopulations (CN138-007). Eur. Neuropsychopharmacol., 20 : 776-783, 2010.

8) Fountoulakis, K. N., Vieta, E. : Treatment of bipolar disorder : a systematic review of available data and clinical perspectives. Int. J. Neuropsychopharmacol., 11 : 999-1029, 2008.

9) Geoffroy, P. A., Etain, B., Henry, C. et al. : Combination therapy for manic phases : a critical review of a common practice. CNS Neurosci. Ther., 18 : 957-964, 2012.

10) Ji, L., Pan, S., Marti-Jaun, J. et al. : Single-step assays to analyze CYP2D6 gene polymorphisms in Asians : allele frequencies and a novel *14B allele in mainland Chinese. Clin. Chem., 48 : 983-988, 2002.

11) Kamijima, K., Higuchi, T., Ishigooka, J. et al. : Aripiprazole augmentation to antidepressant therapy in Japanese patients with major depressive disorder : A randomized, double-blind, placebo-controlled study (ADMIRE study). J. Affect. Disord., 151 : 899-905, 2013.

12) Kanba, S., Kawasaki, H., Ishigooka, J. et al. : A placebo-controlled, double-blind study of the efficacy and safety of aripiprazole for the treatment of acute manic or mixed episodes in Asian patients with bipolar I disorder (The AMAZE Study). World J. Biol. Psychiatry, 15 : 113-121, 2014.

13) Katagiri, H., Takita, Y., Tohen, M. et al. : Safety and efficacy of olanzapine monotherapy and olanzapine with a mood stabilizer in 18-week treatment of manic/mixed episodes for Japanese patients with bipolar I disorder. Curr. Med. Res. Opin., 28 : 701-713, 2012.

14) 川嵜弘詔：AMAZE Study：Aripiprazole 双極性障害の躁状態に対する臨床試験．臨床精神薬理．15：1995-2008, 2012.

15) Keck, Jr. P. E., Marcus, R., Tourkodimitris, S. et al. : A placebo-controlled, double-blind study of the efficacy and safety of aripiprazole in patients with acute bipolar mania. Am. J. Psychiatry, 160 : 1651-1658, 2003.

16) Keck, P., Orsulak, P. J., Cutler, A. J. et al. : Aripiprazole monotherapy in the treatment of acute bipolar I mania : A randomized, double-blind, placebo- and lithium-controlled study. J. Affect. Disord., 112 : 36-49, 2009.

17) Keck, P. E. Jr., Calabrese, J., McQuade, R. D. et al. : A randomized, double-blind, placebo-controlled 26-week trial of aripiprazole in recently manic patients with bipolar I disorder. J. Clin. Psychiatry, 67 : 626-637, 2008.

18) Kemp, D. E., Gilmer, W. S., Fleck, J. et al. : Aripiprazole augmentation in treatment-resistant bipolar depression : early response and development of akathisia. Prog. Neuropsychopharmacol. Biol. Psychiatry, 31 : 574-577, 2007.

19) Ketter, T. A., Wang, P. W., Chandler, R. A. et al. : Adjunctive aripiprazole in treatment-resistant bipolar depression. Ann. Clin. Psychiatry, 18 : 169-172, 2006.

20) 木村真人，堀 輝，中村 純 他：大うつ病性障害を対象とした aripiprazole 補助療法の長期投与における有効性および安全性に関する非盲検試験．臨床精神薬理．17：401-411, 2014.

21) Lin, C. H., Lin, S. H., Jang, F. L. : Adjunctive low-dose aripiprazole with standard-dose sertraline in treating fresh major depressive disorder : a randomized double-blind, controlled study. J. Clin. Psychopharmacol., 31 : 563-568, 2011.

22) Marcus, R. N., McQuade, R. D., Carson, W. H. et al. : The efficacy and safety of aripiprazole as adjunctive therapy in major depressive disorder : a second multicenter, randomized, double-blind, placebo-controlled study. J. Clin. Psychopharmacol., 28 : 156-165, 2008.

23) McElroy, S. L., Suppes, T., Frye, M. A. et al. : Open-label aripiprazole in the treatment of acute bipolar depression : a prospective pilot trial. J. Affect. Disord., 101 : 275-281, 2007.

24) 村崎光邦, 石郷岡純, 木下利彦 他：Quetiapine 第Ⅱ相試験：既存の抗うつ薬で効果不十分な大うつ病性障害患者を対象としたプラセボ対照二重盲検群間比較試験. 臨床精神薬理, 18 : 1613-1625, 2015.

25) 中込和幸, 三浦 至, 丹羽真一：アリピプラゾールの双極性障害の躁状態に対するプラセボ対照二重盲検長期継続試験における有効性および安全性―双極Ⅰ型障害の躁病または混合性エピソードに対する多施設アジア国際共同試験. 臨床精神医学, 42 : 485-496, 2013.

26) Sachs, G., Sanchez, R., Marcus, R. et al. : Aripiprazole in the treatment of acute manic or mixed episodes in patients with bipolar Ⅰ disorder : a 3-week placebo-controlled study. J. Psychopharmacol., 20 : 536-546, 2006.

27) Suzuki, T., Mihara, K., Nakamura, A. et al. : Effects of the CYP2D6*10 allele on the steady-state plasma concentrations of aripiprazole and its active metabolite, dehydroaripiprazole, in Japanese patients with schizophrenia. Ther. Drug Monit., 33 : 21-24, 2011.

28) Terao, T. : Small doses of aripiprazole augmentation of antidepressant treatment : a report of 3 cases. Prim. Care Companion J. Clin. Psychiatry, 10 : 252-253, 2008.

29) Thase, M. E., Macfadden, W., Weisler, R. H. et al. : Efficacy of quetiapine monotherapy in bipolar Ⅰ and Ⅱ depression : a double-blind, placebo-controlled study (the BOLDER Ⅱ study). J. Clin. Psychopharmacol., 26 : 600-609, 2006.

30) Thase, M. E., Jonas, A., Khan, A. et al. : Aripiprazole monotherapy in non-psychotic bipolar Ⅰ depression. Results of 2 randomized, placebo-controlled studies. J. Clin. Psychopharmacol., 28 : 13-20, 2008.

31) Tohen, M., Vieta, E., Calabrese, J. et al. : Efficacy of olanzapine and olanzapine-fluoxetine combination in the treatment of bipolar Ⅰ depression. Arch. Gen. Psychiatry, 60 : 1079-1088, 2003.

32) Vieta, E., Bourin, M., Sanchez, R. et al. : Effectiveness of aripiprazole v. haloperidol in acute bipolar mania : double-blind, randomised, comparative 12-week trial. Br. J. Psychiatry, 187 : 235-242, 2005.

33) Vieta, E., T'joen, C., McQuarde, R. et al. : Efficacy of adjunctive aripiprazole to either valproate or lithium in bipolar mania patients partially nonresponsive to valproate/lithium monotherapy : A placebo-controlled study. Am. J. Psychiatry, 165 : 1316-1325, 2008.

34) Young, A. H., Oren, D. A., Lowy, A. et al. : Aripiprazole monotherapy in acute mania : 12-week ranzomized placebo- and haloperidol-controlled study. Br. J. Psychiatry, 194 : 40-48, 2009.

§55

世界初の dopamine serotonin antagonist か
—blonanserin の躍進—
――その1：創薬の独創性と blonanserin の開発物語――

I. はじめに

　Blonanserin は創薬という意味では，わが国では aripiprazole に続く第二世代抗精神病薬（second generation antipsychotic：SGA）である．わが国創製の初の SGA は perospirone であるが，これが Bristol-Myers Squibb 社の tiospirone の successor という意味で[19]独創性の点では blonanserin への評価が高くなる．

　合成された1988年は，海外ではすでに risperidone, olanzapine, quetiapine の開発が始まっており，わが国でも加えて perospirone, aripiprazole が続いていた．1990年に京都で開催された国際神経精神薬理学会（CINP）では，sertindole, ziprasidone, Org 5222（asenapine）なども顔を見せていた[20]．そして，blonanserin も AD-5423 として堂々の3編の薬理学的データが発表されている（後述）．

　Blonanserin の開発が始まったのは1992年8月の第 I 相試験からであり，筆者はここから第 III 相試験までほぼすべての試験に深く関与しており，blonanserin が世に出るまで，さらにはその後の promotion にも関わり，まるで自分の薬とのイメージがある．本稿ではその blonanserin の開発物語を書く楽しみを味わっている．

II. Blonanserin の創薬

　Blonanserin の創薬物語は，久留宮と采[15]によって「臨床精神薬理」誌に詳しく書かれている．まずはそれに沿って紹介していきたい．

1. Blonanserin 発見までの研究経緯

　大日本製薬（現 大日本住友製薬）は中枢神経薬の領域では，吉富製薬（現 田辺三菱製薬），塩野義製薬とともに御三家と呼ばれ，大日本製薬としては1964年に GD Searle 社を経由して導入された haloperidol をわが国で上市していた．さらに，Wander 三兄弟と筆者が呼ぶ[21]clozapine, clothiapine, loxapine（amoxapine）のうち前二者の開発を手がけ，clothiapine は1970年 Deliton® として上市に成功しており，clozapine もすべての臨床試験を終えて，1973年には当局へ申請していた．このあと，1970年代前半に当たるか，大日本製薬の吹田市江坂の総合研究所の中枢神経系チームは独自の抗精神病薬の開発に乗り出していた．しかし，haloperidol に匹敵する dopamine（DA）D$_2$受容体への親和性の高い化合物を見出すことができず探索研究は中断していた．その後，1980年代に入

り，中枢神経系チームは抗うつ薬の研究を経て認知症治療薬の研究へとシフトしていた。

一方，このころ中枢神経系チームの薬理グループでは受容体結合試験法を用いた化合物スクリーニング系を確立するために，導入したばかりのセルハーベスタというスクリーニング効率を上げるために開発された機器を用いて，各種神経伝達物質の受容体結合試験法を実施できるよう評価系を構築していた。

2. Leysen らから学んだ serotonin (5-HT) 受容体親和性測定法の改良

中枢神経系チームの薬理グループの構築した受容体結合試験法の中で，5-HT 受容体結合試験法がうまく確立されず，いろいろの改良を試みてはいたが停頓していた。ここに大きな転機を与えたのが，なんと，かの Jansseen Pharmaceutica 社（現 Janssen 社）の Leysen ら[16]の［^{3}H］ketanserin を放射線リガンドとして用いた 5-HT$_2$ 受容体への結合親和性の報告であった。当時，Janssen 社では，Paul Janssen が自ら創薬した butyrophenone 系の pipamperone の特異性〔陰性症状の改善，睡眠障害の改善，錐体外路症状（EPS）の軽減〕に着目し，5-HT$_2$ 受容体親和性の強さが鍵であることに気付いて，最初の serotonin-dopamine antagonist (SDA) として setoperone を合成し，失敗作と知るや一旦，5-HT$_2$ 受容体の選択的拮抗薬 ritanserin へバックし，さらに ketanserin を合成して，最終的な risperidone に辿りつく寸前にあった（1984年 risperidone 合成）[12,22]。この Leysen ら[16]の報告から 5-HT 受容体の結合試験の方法を学びとり，従来の測定系と比較して感度，精度および安定性面で格段の向上を獲得したという。大日本製薬の研究陣にあっては Leysen 様々であったのである。

3. 5-HT$_2$ 受容体高親和性化合物（プロトタイプ）の発見

こうして，飛躍的に向上した方法をもって，自社で合成された化合物のリストの中から構造的に変化があって面白そうな化合物について 5-HT$_2$ 受容体結合試験を実施していったのであるが，1つの化合物だけ飛び抜けた活性を有していた。その化合物が Compound B である（図1）。Compound A も Compound B も抗うつ薬・認知症治療薬の探索研究から生まれた化合物であり，ともに認知症治療薬のスクリーニング系では活性が認められなかったのであるが，たまたま Compound B に 5-HT$_2$ 受容体への高親和性がみつかり，これが blonanserin の発見への大きなきっかけとなったのである。

4. DA D$_2$ 受容体親和性

5-HT$_2$ 受容体に高い親和性が見つかった Compound B は D$_2$ 受容体への親和性は低く，ここからすぐに serotonin-dopamine antagonist へはいかない。しかし，大日本製薬の中枢神経系チームは，前に haloperidol に匹敵する D$_2$ 受容体拮抗薬の開発に失敗しながらも，どのような構造修飾を行えば，D$_2$ 受容体への親和性を向上させうるかのアイデアは蓄積されていた。こうして Compound B に構造修飾を加えて Compound C が合成された。Compound C は予想を上回る D$_2$ 受容体親和性を示したのみならず，5-HT$_2$ 受容体親和性も向上していたのである。そして，Compound C が in vivo での行動薬理試験でもある程度の抗 DA 作用を示したことから，新たに抗精神病薬の探索研究がスタートすることになった。

5. 探索研究から blonanserin に到達

探索研究の目標は，Compound C から，① haloperidol に匹敵する強い D$_2$ 受容体遮断作用を有しながら，② 強力な 5-HT$_2$ 受容体遮断作用を併せ持つことであった。そして，③ 従来の抗精神病薬が有する adrenaline α_1 受容体や histamine H 受容体，muscarinic M$_1$ 受容体などへの親和性を示さない化合物を作ることであった。当時，筆者らが臨床開発を行っていた risperidone の存在は大日本製薬の研究陣に大きなインパクトを与えていたという。こうして Compound C に様々な構造修飾を行っていくなかで，blonanserin (AD-5423) に到達した。プロトタイプの発見からわずか約半年とのことで1988年のことである。筆者には構造活性相関の詳細は知るよしもないが，ethyl-piperazinyl-fluorophenyl-hexahydrocycloocta-pyridine

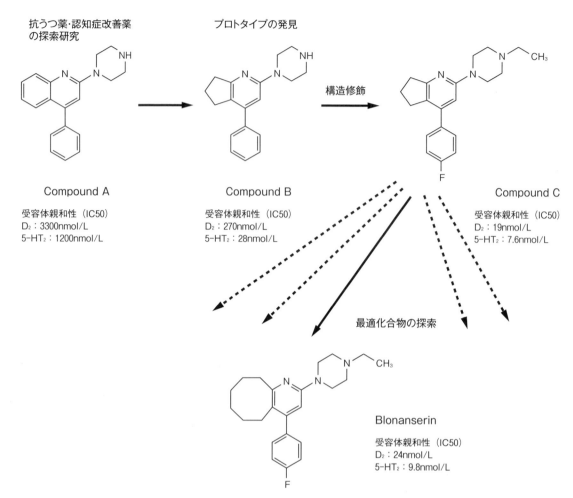

図1 Blonanserin 選択までの流れ（久留宮と采，2008[15]）

という化学構造はとても新鮮にみえたというよりも，hexahydrocycloocta の部分は奇抜に映ったというのが正直な実感であった。

Ⅲ．Blonanserin の薬理学的プロフィール

1．神経伝達物質受容体への親和性

大日本製薬の中枢神経系チームは blonanserin の薬理学的プロフィールを明らかにしていったが，筆者が第Ⅰ相試験を依頼された1992年には治験番号 AD-5423 が用いられて，2008年1月に承認されるまでこの AD-5423 で治験を行ってきており，この名称は忘れられない。最初に AD-5423 が世界に発信されたのは，Hino ら[7]による1990年の Washington DC での 200th American Chemical Society Meeting の時で，合成された翌々年のことである。さらに，1990年の京都での CINP では，Oka ら[35]，Noda ら[33]，Une ら[40]の3つが発表されて，本格的デビューを飾った。そして，1992年には Oka と Hino[36]が Drugs of the Future 誌に AD-5423 のタイトルで図2にみるような合成の Schema を発表している。1993年になって Oka ら[37]が AD-5423 の薬理学的プロフィールを発表した。著者の Oka, Noda, Ochi, Furukawa, Une, Kurumiya, Hino, Karasawa は当時の大日本製薬総合研究所の中枢神経系チームの主要メンバーであった。

この Oka らの論文にみられる受容体親和性は表

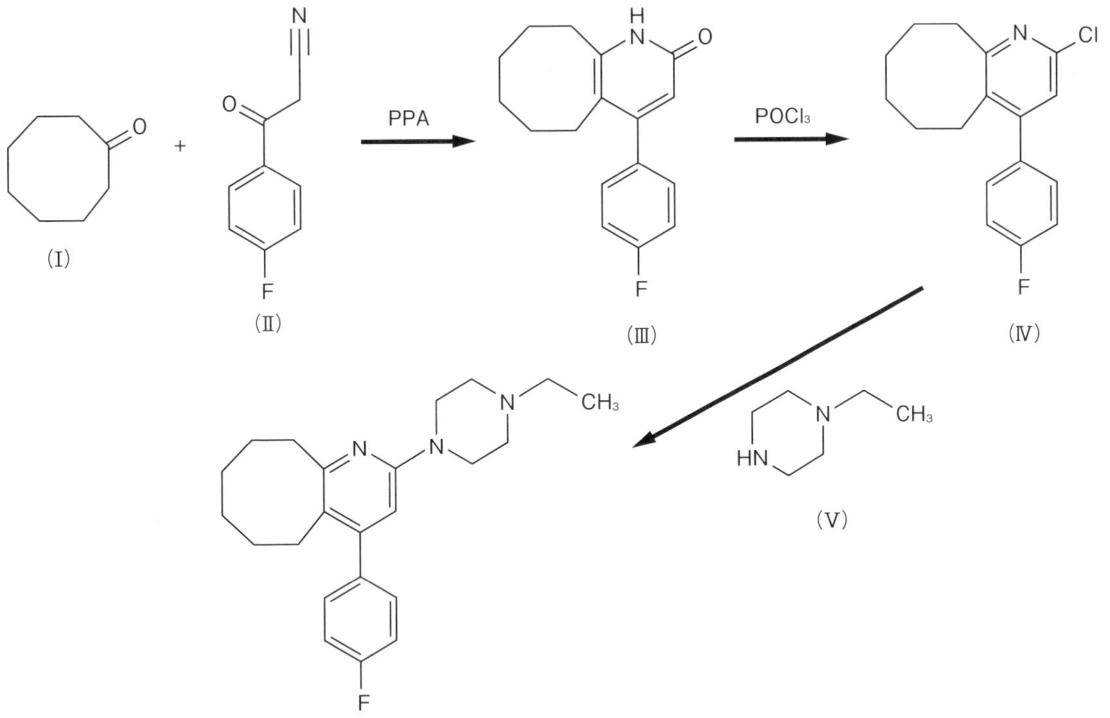

図2 AD-5423の合成 Schema（Oka と Hino, 1992[36]）

表1 AD-5423, haloperidol および clozapine の受容体親和性（Oka ら, 1993[37]）

受容体	ki		
	AD-5423	haloperidol	clozapine
DA-D$_1$	2870	59.9	875
DA-D$_2$	14.8	8.79	149
5-HT-S$_2$	3.98	26.8	8.66
Ad-alpha 1	56.3	20.3	8.38

1にみるように，AD-5423は強力な5-HT$_2$受容体への親和性を示して，当時，日の出の勢いにあったSDAに属するものと理解されていた。ところが，久留宮と栾[15]によると，探索研究を実施した1980年代後半は，まだ遺伝子工学の技術があまり発達しておらず，ヒト型の受容体を用いた受容体結合試験は実施できなかったことから，Okaらのデータはマウスやラットを用いたものであった。そして，2007年に栾と久留宮[41]によって発表されたblonanserinの受容体親和性は表2をみて，筆者は少なからずショックを受けた。長い臨床試験の期間を通じてAD-5423はSDAであると信じこんでいたからである。D$_2$受容体およびD$_3$受容体への親和性が5-HT$_{2A}$受容体への親和性より高いとの事実は衝撃的であった。後に筆者はdopamine serotonin antagonist（DSA）と呼ぶことにして[23]，今ではこれが一般的に用いられているが，その話はあとで述べる。

2．行動薬理学的プロフィール

ここでは，AD-5423のD$_2$受容体関連行動抑制作用（apomorphine誘発gnawing抑制）と5-HT$_2$受容体抑制作用（p-chloroamphetamine誘発首振り行動）の比較表と（表3），抗精神病効果および副作用に関連する薬理作用（表4）および陰性症状のモデルとされているphencyclidine反復投与にみる抑制作用（図3）を示すにとどめる。表4の抗精神病効果（条件回避反応抑制）と副作用に関連する薬理作用（カタレプシー惹起：EPS，眼瞼下垂惹起：過鎮静，眠気，懸垂行動抑制：ふらつき）をみると，AD-5423では効果に対する

表2 Blonanserinの神経伝達物質受容体への親和性（釆と久留宮，2007[41]）

受容体	動物種	受容体親和性 Ki (nmol/L)		
		Blonanserin	Haloperidol	Risperidone
D_1	ヒト	1,070	2,300	761
D_{2long}	ヒト	0.142	2.73	13.2
$5-HT_{2A}$	ヒト	0.812	45.7	1.09
α_1	ラット	26.7	8.75	0.657
D_3	ヒト	0.494		
$5-HT_{2B}$	ヒト	31.8		
$5-HT_{2C}$	ヒト	26.4		
$5-HT_6$	ヒト	41.9		
$D_{4.2}$, $5-HT_{1A}$, $5-HT_{5A}$, $5-HT_7$, α_2, H_1, M_1	ヒト，ラット	≥ 100		
D_5, β, $5-HT_4$	ヒト，ラット モルモット	>1,000		
		IC_{50} (nmol/L)		
$5-HT_3$	ヒト	>100,000		

Ki；阻害定数，IC_{50}；50％抑制濃度，D；ドパミン，5-HT；セロトニン，α；アドレナリンα，M；ムスカリン，H；ヒスタミン，β；アドレナリンβ

表3 Dopamine D_2 および serotonin $5-HT_{2A}$ 受容体関連行動抑制作用の比較（釆と久留宮，2007[41]）

試験項目	ED_{50}, mg/kg p.o.			
	Blonanserin	Haloperidol	Clozapine	Risperidone
Apomorphine 誘発 gnawing 抑制［ラット］	0.292	0.426	41.7	1.52
p-chloroamphetamine 誘発 首振り行動抑制［ラット］	0.434	5.59	5.78	0.0977

ED_{50}；50％作用用量

ED_{50} 値に比べて，副作用に関連する効果での ED_{50} 値はかなり高く，効果と副作用が大きく分離できることが期待された。

3. DA D_3 受容体の意義

初めて釆と久留宮[41]の論文を読んだとき，おやっと思った。SDAと理解してきていたのが，5-HT_2 受容体への親和性より D_2 受容体への親和性が高いことと，D_3 受容体への親和性がかなり高いことである。D_3 受容体への高親和性を示す SGA としては amisulpride が知られており，欧州で評判が高く，筆者が強く押していればあるいはわが国への導入が叶った可能性があるだけに，D_3 受容体への高い親和性にはとても興味があった。当初，大日本製薬は D_3 受容体に関しては，前面に出さないスタンスをとっていたが，その役割についての研究は続けられていた。2005年10月1日住友製薬と合併して大日本住友製薬となった3年後の2008年にAD-5423がLonasen® として華々しいデビューを飾った。好評のうちに統合失調症への貢献度を増し，統合失調症の認知機能障害の改善作用が臨床的に認められることが明らかにされ，

表4 抗精神病効果および副作用に関連する薬理作用の比較（采と久留宮, 2007[41]）

試験項目	ED$_{50}$, mg/kg p.o.（条件回避反応に対する比）			
	Blonanserin	Haloperidol	Clozapine	Risperidone
条件回避反応抑制[ラット]	0.55（1）	0.62（1）	32（1）	3.7（1）
カタレプシー惹起[ラット]	16.4（30）	5.63（9.1）		
眼瞼下垂惹起[ラット]	＞80（＞150）	17.9（29）	64.1（2.0）	7.78（2.1）
懸垂行動抑制[ラット]	50.9（93）	11.4（18）	17.7（0.6）	7.25（2.0）

ED$_{50}$；50％作用用量

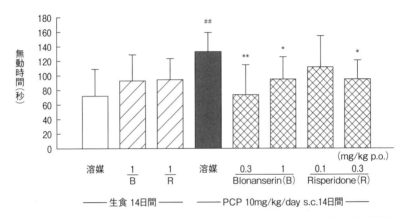

図3 マウスへのphencyclidine反復投与後における無動時間延長に対する抑制作用（采と久留宮, 2007[41]）
各値は平均値±標準偏差（n＝12）。
生食；生理食塩液, PCP；phencyclidine
##$p<0.01$（生食反復＋溶媒群との比較, Wilcoxonの順位和検定）, *$p<0.05$, **$p<0.01$（PCP反復＋溶媒群との比較, Steel検定）

EPSの発現も軽度であることが明確になって, D$_3$受容体拮抗作用の果たす役割についての研究が公表され始めている。後に紹介するOhnoら[34]のAD-5423の活性代謝物M1（AD-6048）のD$_3$受容体への親和性の高さがEPS軽減につながる研究もその一環であり, Babaら[1]によりD$_3$受容体への高親和性の再確認が発表されている（図4）。そして, 1990年当時から大日本製薬の中枢神経グループの一員でありAD-5423の創薬研究にも関わっておられた野田幸裕 現 名城大学院薬学研究科教授の指導のもとにHidaら[6]はつい最近, AD-5423（blonanserin）の認知機能障害改善作用の基盤となる基礎的研究を発表している。ここで, その一部を紹介しておきたい。

HidaらはblonanserinがphencyclidinePCP）誘発性の新奇物体認知試験（novel object recognition test）での物体認知記憶障害を改善する作用機序を解明したのである。Blonanserinの認知機能障害改善作用はD$_3$受容体作動薬7-OH DPATによっても, 5-HT$_{2A}$受容体作動薬DOIによっても抑制される。ちなみにolanzapineの認知機能障害改善作用はDOIによって抑制されるが, 7-OH

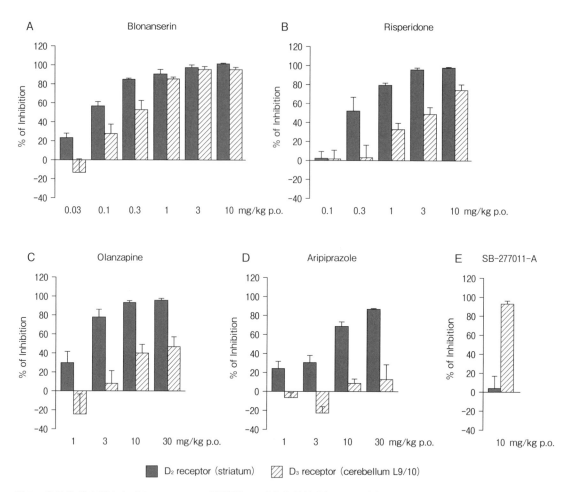

図4 各抗精神病薬およびSB-277011-A（選択的D_3受容体拮抗薬）のD_2受容体（線条体）およびD_3受容体（小脳L9/10）の占有率（in vivo, ラット：n=4）（Babaら, 2015[1]）

DPATによっては抑制されない（図5）。また，内側前頭前皮質（medial prefrontal cortex：mPFC）における細胞外DA濃度を増加させるが，その作用は7-OH DPATによっても，DOIによっても抑制される（図6）。すなわち，blonanserinは5-HT_2受容体とD_3受容体とを遮断することによってPCP誘発性の物体認知記憶障害を改善することと，その基底にはmPFCでのシナプス間隙へのDAの遊離を促進することにあるという。Hidaらの報告はさらに詳細な神経生化学的検証を説明しているが，一臨床医の理解を越えているので，その部分は省略して，野田幸裕教授の解説（図7）をもってお許し願うこととする。

Ⅳ. 第Ⅰ相試験の成績

筆者にとって大変ありがたいことに，当時の大日本製薬はAD-5423の第Ⅰ相試験（健康男性被験者を対象）を北里大学東病院へ託された。当時としては最新のSGAとして期待の高いAD-5423だけに，勇躍，これに取組んだ。1992年8月から1993年3月のことである。ただ，残念なことにAD-5423の第Ⅰ相試験のデータを筆者らは論文化していない。学会発表があるのみである[42]。これまでの開発物語でみるように，第Ⅰ相試験を論文化することは筆者にとって大きな喜びなのであったが，時代は主要試験の論文化は必須のものでは

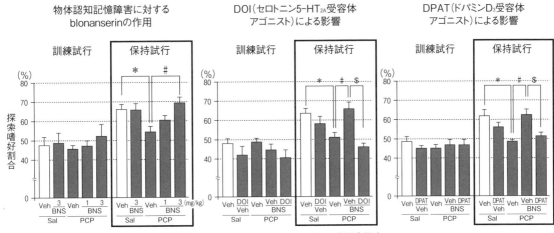

図5 統合失調症様モデル動物（PCP連続投与）に対するblonanserinの認知機能への影響（マウス）〔Hidaら，2015[6]〕の2図から合成，改変し抜粋（野田幸裕教授提供）〕
統合失調症様モデルマウスにblonanserinを投与したところ，物体認知記憶障害が緩解した。
この緩解作用はセロトニン5-HT2A受容体アゴニストのDOI，およびドパミンD3受容体アゴニストのDPATを投与することで抑制された。したがって，blonanserinの物体認知記憶障害緩解作用にはセロトニン5-HT2A受容体およびドパミンD3受容体の遮断が関与することが示唆された。

なくなっていた。ただ，ありがたいことに，申請用の社内資料にかなり詳しく書かれているので，それを手掛かりに第Ⅰ相試験の成績を紹介しておきたい。

2．第Ⅰ相試験スケジュール

まず，表5にスケジュールを示す。投与量の設定は，非臨床試験の結果から型どおりに行ったが，単盲検として用いたhaloperidolとは等価としたが，Step 5では臨床症状および血清prolactin値上昇の程度から，haloperidolは3mgとした。

3．自覚症状

a）単回投与試験

AD-5423の初回投与量の妥当性および安全性を確認するために実施した予備単回投与試験では，AD-5423の0.04mgおよび0.1mg投与でそれぞれ3例中1例にアカシジア様の症状が出現した。軽度の眠気が認められたが，薬剤の影響とは考えられない程度のものであった。

AD-5423の0.25mg投与で軽度の眠気が全例に，0.5～2mg投与では，各投与量とも中等度の眠気が1～2例，軽度の脱力感や頭のボーッとした感じが2～3例に出現し，さらに4mgでは中等度の眠気2例，強度の眠気1例などが出現した。これらはAD-5423の中枢神経抑制作用と考えられ，症状の程度，発現例数は用量依存的傾向がみられた。なお，予備単回投与でみられたアカシジア様症状はその後認められず，EPSも認めなかった。Haloperidol投与時もほぼ同様な症状が観察された。

b）反復投与試験

AD-5423の1mg反復投与では，AD-5423の4mg単回投与時より弱い印象であるが，6例中5例に眠気が，6例中4例に顔や足がほてる感じが出現したが，紅潮や体温の上昇は認めなかった。AD-5423と同様にrisperidoneの第Ⅰ相試験においても，6例中2例に体熱感が出現しており，体

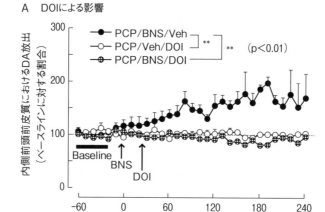
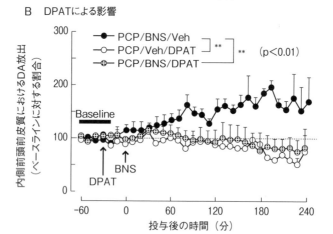

BNS：blonanserin，Veh：vehicle

図6 内側前頭前皮質（mPFC）内の細胞外 DA レベルへの blonanserin の影響（Hida ら，2015[6]，一部抜粋，改変）

温上昇，紅潮を伴わない体熱感は 5-HT$_2$ 受容体遮断作用に起因する症状である可能性が考えられた．また，EPS については，AD-5423，haloperidol の両群に認められなかった．両群とも1mg という投与量は低目の設定であった．

4．臨床検査
a）単回投与試験と反復投与試験
AD-5423，haloperidol 両群に意味のある変化を認めなかった．
b）血清 prolactin 値
単回投与試験時の血清 prolactin 値の変動を図8に示した．AD-5423 群では 1mg 投与より上昇傾向を示し，2mg 投与では投与後4時間，4mg 投与では投与後2時間に最高値となり，用量依存的な上昇が認められた．血清 prolactin 値の推移は未変化体の血漿中濃度とほぼ相関したが，血清 prolactin 値のピークは未変化体の血漿中濃度の T_{max} より1〜2時間遅れて出現した．

一方，haloperidol では 2mg 投与より明らかな上昇を示し，投与後6時間には最高値となり，AD-5423 と同様に用量依存的な上昇が認められた．Haloperidol 群でのピークは AD-5423 群よりも遅れて出現しているが，ピーク時の値は AD-5423 群に比べてほとんど差がなかった．

血清 prolactin 値のピークが両薬剤でほぼ同等で

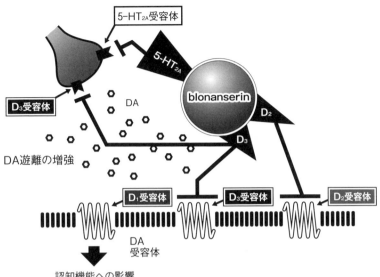

図7 Blonanserinの受容体親和性とDA D₃受容体を介した認知機能への作用メカニズム（野田幸裕教授提供）
Blonanserinは前頭前皮質におけるDA作動性神経のシナプス前に存在する5-HT$_{2A}$受容体およびD₃受容体の両受容体を遮断することで，シナプス間隙へのDA遊離を促進した．さらに，DA作動性神経のシナプス後に存在するD₂受容体およびD₃受容体を遮断することで相対的にD₁受容体の機能が優位となり活性化され，認知機能に影響を与えることが示唆された．

表5 AD-5423の第Ⅰ相試験スケジュール（社内資料）

		AD-5423 用量（mg）と被験者数	haloperidol 用量（mg）と被験者数
予備単回投与試験	Prestep 1	0.04 (6)	—
	Prestep 2	0.1 (3)	—
単回投与試験	Step 1	0.25 (6)	0.25 (2)
	Step 2	0.5 (6)	0.5 (2)
	Step 3	1.0 (6)	1.0 (2)
	Step 4	2.0 (6)	2.0 (2)
	Step 5	4.0 (6)	3.0 (1)
反復投与試験	Step 6	1.0 (6)	1.0 (2)

両被験薬1mgを朝空腹時に単回投与し，その反応を観察したのち，2日間の間隔をあけ，両被験薬を1mg，朝食後，7日間反復投与する

あったことは，AD-5423がD₂受容体の関与する種々の行動薬理試験でhaloperidolに匹敵する抑制作用を示したことと一致する．また，AD-5423の血清prolactin値のピークが，2mg単回投与時に未変化体の血漿中濃度のT$_{max}$より2時間，4mg単回投与時に1時間遅れて出現したことは，prolactin分泌機能における5-HT系の関与が考えられた．

反復投与試験時の血清prolactin値の経時推移を図9に示した．AD-5423投与群では1日目は単

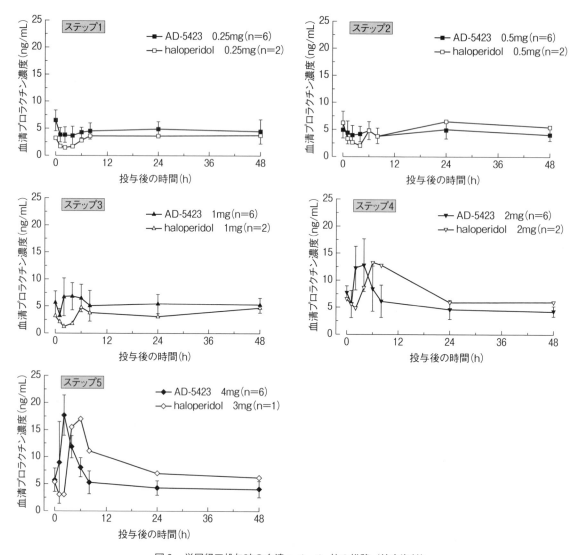

図8 単回経口投与時の血清prolactin値の推移（社内資料）

回投与時とほぼ同様に投与後4時間にピークを示し，7日目ではピークが投与後6時間とやや遅れたが，ピーク時の値は1日目と7日目でほとんど差がない。一方，haloperidol投与群では，単回投与試験時と異なり，1日目，7日目ともに投与後8時間にピークがみられ，7日目では1日目よりピーク値が高かった。両群の血清prolactin値の推移での決定的な違いは，AD-5423では7日間とも同じ血清中レベルがくり返されて，反復投与で値が上昇していかないのに対して，haloperidolでは反復投与によって血清中レベルが徐々に上昇してAD-5423より血清prolactin値をより高く上昇させる点である。すなわち，AD-5423の血清prolactin値上昇作用はhaloperidolのそれより弱いことを意味しており，5-HT系の関与が反復投与試験で明らかになったと考えられる。実臨床での血清prolactin値に及ぼす影響の違いが，有害事象面で異なることが期待されたのである。

5．心理作業検査—内田・クレペリン精神作業検査

タッピング検査，フリッカー試験，反応時間，メモリースキャン検査ではAD-5423およびhalo-

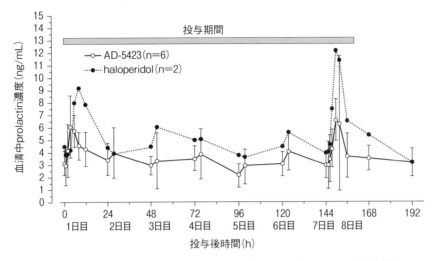

図9　反復経口投与時の血清中 prolactin 値の推移（平均値±SD）（社内資料）

peridol による明確な影響はみられなかった。最も明白な差が認められたのは内田・クレペリン精神作業検査であり，少し詳しく紹介する。本検査はスクリーニング時，反復投与6日目，および試験終了の後検査時の3回実施している。

ここでは最も影響が明らかとなる平均作業量の推移を図10をみながら説明する。AD-5423群では，反復投与6日目の成績はスクリーニング時（事前検査時）に比べてわずかな練習効果が認められている。この効果は前半15分ではっきりとしているが，後半15分ではほとんど練習効果はみられなくなっている。事後検査時にはAD-5423の影響が見られなくなり，本来の練習効果の出たパターンとなっている。一方，haloperidol群では，服薬下の検査では練習効果がみられていない。

筆者は向精神薬の精神運動機能に及ぼす影響をみるために，多くの心理作業検査を実施しているが，この内田・クレペリン精神作業検査に最も影響が出やすいことに注目している[32,46]。ここでもAD-5423 は haloperidol に対して等量投与では日常の精神運動機能への影響が明らかに少なく，将来の服薬アドヒアランスの向上に優れた成績を示すことが期待された。

6．薬物動態学試験

抗精神病薬の第Ⅰ相試験を健康被験者にて実施する場合には，投与量を十分に上げることができないため，第Ⅰ相試験とは別に薬物動態学専用の試験を組むことが通常である。

AD-5423 の場合は信濃坂クリニックで実施された。その成績をここで紹介しておく。健康成人男性8名に4，6，8，10，12mg を単回空腹時に投与して図11のような成績を得た。いずれの用量でも投与0.5～3時間後に最高血漿中濃度に達した。未変化体の血漿中濃度は用量依存的に上昇した。この試験での薬物動態パラメータは図11の中に示した。

反復投与試験では，1回2mg，1日2回（4mg/日）を10日間反復投与した（図12）。T_{max}（最高濃度到達時間）は平均2時間で，反復投与でも変化は認められなかった。未変化体は反復投与開始後5日目までに定常状態に達した。一次代謝物（M-1，N-脱エチル体，AD-6048）は反復投与開始後10日目までには定常状態に達すると推定され，単回投与からの推定値を超える蓄積は生じないと考えられた。

なお，M-1 の受容体関連作用（in vitro および in vivo）の強さは未変体の1/9.7～1/25および1/1.6～1/4.4であった。

ヒトでの主な推定代謝経路を図13に示した[17]。この中の M_1（AD-6048）の作用について，Ohno ら[34]は興味あるデータを示している。AD-6048 は

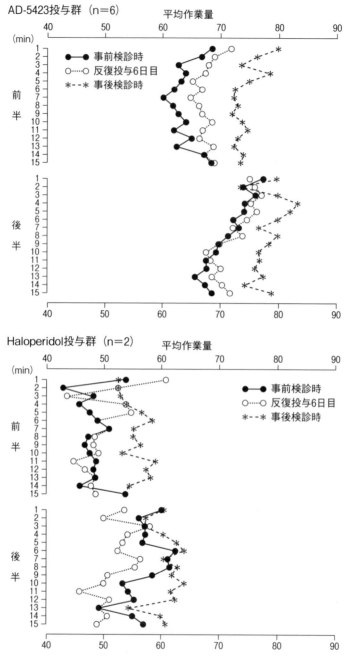

図10 第I相試験における内田・クレペリン精神作業検査に及ぼすAD-5423とhaloperidolの影響（社内資料）

AD-5423よりもD₃受容体への親和性が高い。もともとD₃受容体拮抗薬はEPSを軽快させる作用を有すると同時に[4,5,18,38]，中脳皮質系のDA系でのDA放出と合成を促進するとの報告がある[2,3,31,43,44]。そこで，OhnoらはAD-6048がhaloperidol誘発性のbradykinesiaとcatalepsyを軽減させるとのデータを示して（図14），AD-5423（以後blonanserin）のEPS惹起作用の軽減に一役買っ

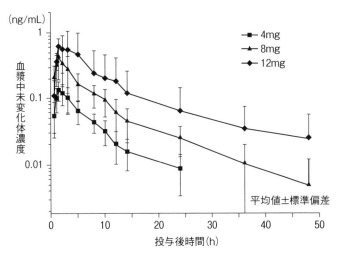

用量 (mg)	Tmax (h)[a]	Cmax (ng/mL)[b]	$t_{1/2}$ (h)[b]	AUC$_{last}$ (ng·h/mL)[b]
4	1.5 (1-3)	0.14 ± 0.04	10.7 ± 9.4	0.91 ± 0.34
8	1.5 (0.5-2)	0.45 ± 0.22	12.0 ± 4.4	2.82 ± 1.38
12	1.5 (1-3)	0.76 ± 0.44	16.2 ± 4.9	6.34 ± 6.34

n = 8, a) 中央値（最小値 - 最大値），b) 平均値 ± 標準偏差

図11 Blonanserin の薬物動態学的研究―血中濃度推移と薬物動学的パラメータ（煩雑さを避けるために主要3用量に限定して作図したもの，インタビューフォームより引用）

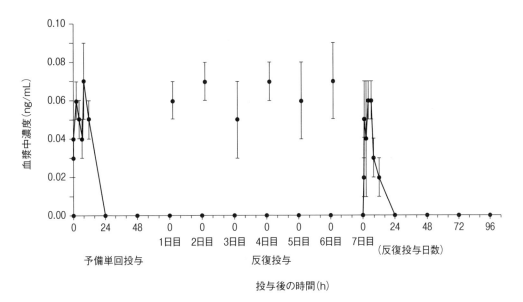

図12 AD-5423 反復経口投与時の血漿中未変化体濃度推移（n=6，平均値±SE）（社内資料）

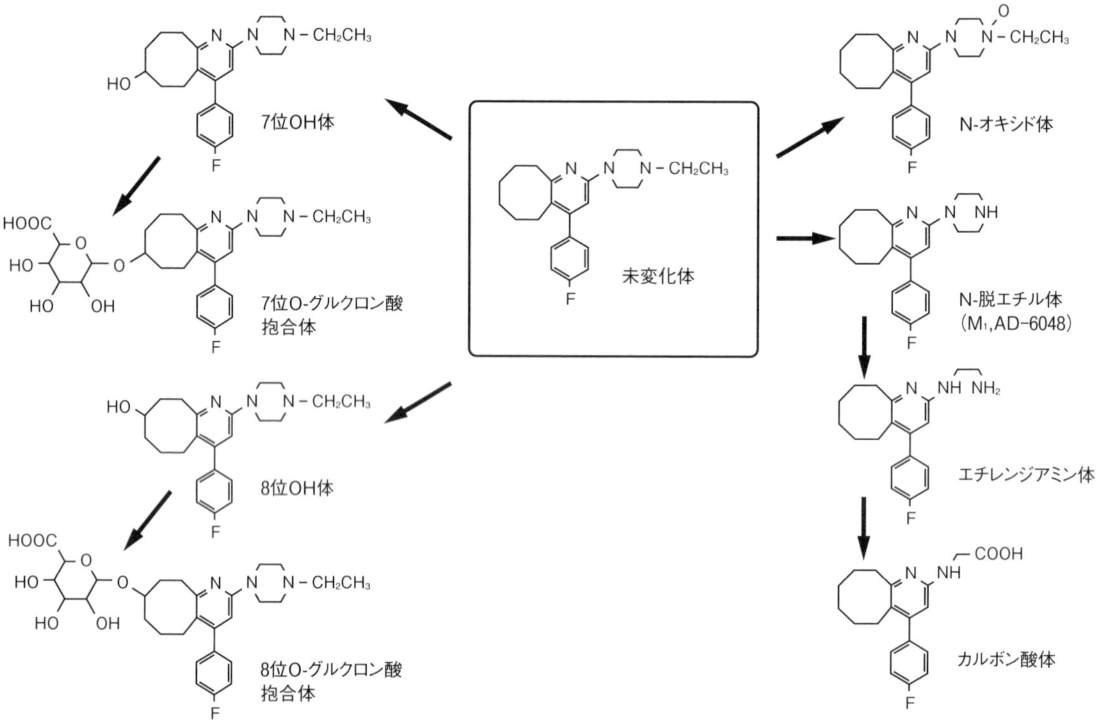

図13 Blonanserin のヒトでの主な推定代謝経路（松本ら，2008[17]，一部追記）

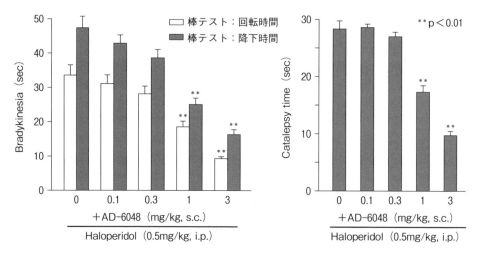

図14 Haloperidol 誘発性の bradykinesia と catalepsy への AD-6048 の効果（マウス）(Ohno ら，2010[34]）

て，blonanserin の非定型性に貢献していると考察している。なお，ラット小脳内に投与した場合も同様な成績が得られている[39]。先に述べた blonanserin の D_3 受容体拮抗作用が PCP 誘発性の視覚性認知記憶の改善に関係するとの Hida らの報告への援軍となっており，面白いのである。

表6 Blonanserinの前期第Ⅱ相試験における最終全般改善度（社内資料）

著明改善	中等度改善	軽度改善	不変	軽度悪化	中等度悪化	著明悪化	合計
8 (10.1)	30 (38.0)	17 (21.5)	7 (8.9)	7 (8.9)	8 (10.1)	2 (2.5)	79
38 (48.1)				17 (21.5)			例数（%）

V. Blonanserinの臨床開発始まる―前期第Ⅱ相試験からhaloperidolとの二重盲検比較試験まで―

1992年8月から始まった第Ⅰ相試験に引き続いて前期第Ⅱ相試験，後期第Ⅱ相試験，さらにはpivotal studyとしてのhaloperidolとの二重盲検比較試験へと進み，3本の長期投与試験の終了までをまずここで紹介する。ここまでの試験は筆者が総括医師として担当したもので，筆を進めるに当って懐かしさがまず蘇ってくる。ただ，これはまことに残念なことであるが，第Ⅰ相試験の場合と同様に，前・後期の第Ⅱ相試験は論文化されておらず，ともに申請資料と，それに基づいて書かれた石郷岡[8]の総説，および筆者の学会報告[24]の資料による。

1．前期第Ⅱ相試験

本試験は統合失調症に対するblonanserinの有効性および安全性を検討し，その至適用量を併せて検討した。第Ⅰ相試験が1993年3月に終了し，これに引き続いて実施されたと考えられ，1993年後半に開始したことは推定できるが正確にいつかからいつまでと書けないのが残念である。

全国規模の多施設共同オープン試験で40施設で実施された。初回投与量は2mg/日とし，1日2回，20mg/日までの用量範囲で適宜増減するデザインのもとに8週間の試験期間とした。有効性は簡易精神症状評価尺度（Brief Psychiatric Rating Scale：BPRS）で評価し，主要評価項目は最終全般改善度であった。組み入れ症例は81例で，中止・脱落例は21例あったが，服薬不良にて中止した1例を除く80例が解析対象となった。77例が入院例で，罹病期間が5年以上のものが67％を占め，10年以上が46.3％となっている。試験開始時の状態像は，「自発性欠如・感情鈍麻が前景にある場合Ⅱ（慢性経過，症状固定のもの）」が43.8％と最も多く，「幻覚・妄想が前景」が25.0％と続き，わが国での抗精神病薬の臨床試験の対象とほぼ同様といえる。

最終全般改善度は表6のように，「著明改善」が8例（10.1％），「中等度改善」が30例（38.0％）であり，「中等度改善」以上は48.1％（38/79例）であった。悪化率は21.5％（17/79例）となっている。BPRSでの成績では，「罪業感」「幻覚」「緊張」で改善の割合が高かった。

安全性については，78例中55例（70.5％）に187件の副作用がみられ，錐体外路系の副作用（EPS）は表7に示した。その他5％以上にみられたのは，不眠（25.6％），眠気（12.8％），便秘（11.5％），めまい・ふらつき・立ちくらみ（10.3％），興奮・易刺激性（9％），不安・焦燥（7.7％），過鎮静，血圧低下，食欲不振のそれぞれ6.4％，倦怠感（5.1％）であった。臨床検査値異常変動では血清prolactin値上昇が10例（17.5％）に認められた。

概括安全度は，「副作用なし」および「軽度副作用あり（試験継続）」は40.3％（31/77例）であり，有用度は「かなり有用以上」が36.4％（28/77例）となっている。前治療薬との有用度比較では「同等以上」が76.2％（48/63例）であった。

有効性解析対象集団80例におけるblonanserinの平均最高1日投与量は13.3±6.0mg/日，平均最終1日投与量は12.3±6.2mg/日であった。至適用量の判定が可能であった56例中，8～12mg/日が32例（57.1％）で最も多く，平均至適用量は11.3±5.3mg/日であった（図15）。

以上の成績は，近年行われてきたSGAの前期第Ⅱ相試験成績と比較すると，最終全般改善度の高かったrisperidone[45]，olanzapine[9]よりやや低い

表7 Blonanserinの前期第Ⅱ相試験における副作用の内訳（社内資料，錐体外路系のみ抜粋）

症状名		発現例数		発現件数	重症度		
		例数	%		軽度	中等度	高度
錐体外路系	［小計］	—	—	73	40	26	7
	振戦	12	15.4	12	6	6	
	筋強剛	6	7.7	6	4	1	1
	アカシジア	19	24.4	19	11	8	
	寡動	6	7.7	6	3	2	1
	流涎	11	14.1	11	7	2	2
	構音障害	10	12.8	10	6	3	1
	急性ジストニア	5	6.4	5	2	2	1
	遅発性ジスキネジア	2	2.6	2		2	
	咀嚼困難	1	1.3	1			1
	嚥下困難	1	1.3	1	1		

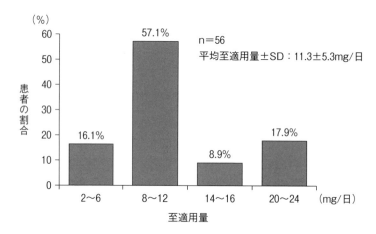

図15 Blonanserinの前期第Ⅱ相試験における至適用量（社内資料）

が，perospirone[25]，quetiapine[26]，aripiprazole[13,27]と同様の範囲にあり，EPSの発現率は高くなく，新規のSGAとなりうる可能性が示された．本試験は1997年，第37回のNCDEU（Boca Raton）で発表した[24]．

2．後期第Ⅱ相試験

本試験は前期第Ⅱ相試験に引き続いて，blonanserinの有効性，安全性，有用性およびその至適用量を検討するために行われた，4〜24mg/日の用量で1日2回8週間の76施設の多施設共同オープン試験である．なお，前治療薬の使用状況によ

り初回投与量8mg/日も可とした．試験期間は他の試験の前後関係から，1995〜1996年の頃と推定される．試験デザインは前期第Ⅱ相試験とほぼ同様であるが，有効性の評価にBPRSに加えて陽性・陰性症状評価尺度（Positive and Negative Syndrome Scale：PANSS）を用いている点が注目される．というのも，第Ⅱ相試験の段階でPANSSを用いたのは本試験がolanzapineに続く2番目であるからである．組み入れた症例は149例で，有効性解析対象集団は140例，安全性解析対象集団は146例であった．有効性解析対象集団140例の背景は，罹病期間5年以上が70％，10年以上が

表8 Blonanserin の後期第Ⅱ相試験における最終全般改善度（社内資料）

著明改善	中等度改善	軽度改善	不変	軽度悪化	中等度悪化	著明悪化	合計
15 (10.7)	53 (37.9)	29 (20.7)	16 (11.4)	8 (5.7)	8 (5.7)	11 (7.9)	140
68 (48.6)				27 (19.3)			例数(%)

表9 Blonanserin の後期第Ⅱ相試験における PANSS 合計スコアと尺度別スコアの推移（社内資料，一部省略）

項目		n	投与前 平均値	SD	投与後 平均値	SD	変化量 平均値	SD	95% CI-L[#1]	95% CI-U[#1]
	合計スコア	140	89.0	22.6	77.6	24.2	-11.5	24.2	-15.5	-7.4
尺度分類	陽性	140	18.3	7.1	16.1	7.1	-2.2	7.1	-3.4	-1.0
	陰性	140	25.8	7.7	21.7	7.4	-4.1	6.2	-5.1	-3.0
	総合精神病理評価	140	44.9	12.5	39.7	13.3	-5.2	12.9	-7.4	-3.0

#1：変化量の95%信頼区間　95% CI-L：95%信頼区間下限，95% CI-U：95%信頼区間上限

50.7%，試験開始時の状態像は，「自発性欠如・感情鈍麻が前景にある場合Ⅱ」が56.4%と最も多く，「幻覚・妄想が前景」が22.1%といういつものように慢性例中心の試験であった。

最終全般改善度は，表8のように，「著明改善」が15例（10.7%），「中等度改善」が53例（37.9%）で「中等度改善」以上は48.6%であり，前期第Ⅱ相試験と同様の結果が得られた。悪化率（「軽度悪化」以下の割合）は19.3%（27/140例）であった。ここに面白い層別解析がある。有効性解析対象集団140例での blonanserin の平均最高1日投与量は15.4±6.5mg/日，平均最終投与量は14.6±6.7mg/日であったが，最終投与量が4mg/日の症例が13例あり，改善率が23.1%（3/13例）と低く，悪化率が46.2%（6/13例）と高くなっている。最終投与量が8mg/日以上の症例を8～16mg/日，8～20mg/日，8～24mg/日に区分するとすべての用量範囲で改善率が50%を超え，悪化率が20%以下となっている。Blonanserin は8mg/日以上の用量で十分な力を発揮するということである。BPRS 合計スコアの変化量は-7.3±15.3と低下し，クラスター分類別スコアもすべて低下していた。特に症状が改善した項目は，「感情的引きこもり」「幻覚による行動」「運動減退」であり，「興奮」などで悪化が多くみられた。

PANSS の変動を表9でみると，合計スコア，陽性尺度，陰性尺度，総合精神病理尺度いずれも有意に減少しているが，ここでは陰性尺度の改善が大きく目立っている。陽性尺度については，急性期の統合失調症では，基準値が20点を越えており，より大きい変動がみられるはずであるが，本試験では18.3と基準値の低さが変動幅を小さくしていると考えられた。その中で陰性尺度への効果には十分なものが認められている。

安全性については，146例中98例（67.1%），402件に認められ，EPS は表10に示したようにアカシジア28.1%，振戦23.3%と高かった。その他5%以上にみられたのは，不眠23.3%，不安・焦燥11.6%，倦怠感8.2%，眠気10.3%，食欲不振9.6%，便秘9.6%，脱力感8.2%，口渇7.5%，月経異常6.3%（女性64例中），めまい・ふらつき・立ちくらみ6.2%，悪心・嘔吐6.2%，過鎮静5.5%であった。なお，血清 prolactin 値上昇は31例（27.7%）に認められた。

概括安全度では，「副作用なし」および「軽度副作用あり（試験継続）」を合わせた安全率は47.9%（70/146例）であり，有用度では，「かなり有用」以上は32.9%（46/140例）であった。また，前治療薬と比較して同等以上とされた症例は69.2%（81/117例）にのぼっている。

至適用量の判定が可能であった91例中，8mg/

表10 Blonanserinの後期第Ⅱ相試験における副作用の内訳（社内資料，錐体外路系のみ抜粋）

症状名		発現例数		発現件数	重症度		
		例数	%		軽度	中等度	高度
錐体外路系	［小計］	66	45.2	156	107	37	12
	振戦	34	23.3	37	33	3	1
	筋強剛	21	14.4	21	13	8	
	アカシジア	41	28.1	44	22	17	5
	寡動	10	6.8	11	5	4	2
	流涎	15	10.3	15	13	2	
	構音障害	12	8.2	13	12	1	
	急性ジストニア	6	4.1	10	5	1	4
	遅発性ジスキネジア	3	2.1	3	3		
	嚥下障害	1	0.7	1		1	
	パーキンソン姿勢	1	0.7	1	1		

日および12mg/日が20例（22.0%）と最も多く，次いで16mg/日が18例（19.8%），24mg/日が13例（14.3%）であり，8～24mg/日の範囲に90.1%（82/91例）の症例が含まれていた。平均使用量は13.4±6.0mg/日であった。

以上の成績は上記の前期第Ⅱ相試験とほぼ同様で優れた効果と安全性を示しており，8～24mg/日の範囲で次のpivotal studyへ進むことが可能と判定された。

3．これまでの臨床試験のまとめ

第Ⅰ相試験をはじめ，前・後期の第Ⅱ相試験はいずれも論文化されていないために，申請用社内資料と，やはりそれに則って書いたと思われる石郷岡[8]の"わが国におけるblonanserinの臨床試験成績"を参考に書き写したかのように紹介してきた。ただ，第Ⅰ相試験[42]と前期第Ⅱ相試験[24]については，幸いにも学会で発表しており，それを参考にすることができた。この話は後に書くことになる。

第Ⅰ相試験では，精神運動機能を最も鋭敏に表わすとされる内田・クレペリン精神作業検査で対照薬のhaloperidolと比較して，明らかに影響力が小さい点から，非定型性を予感させたし，血清prolactin値の変動も反復投与でhaloperidolのように上昇していかない点が確認された。

前・後期の第Ⅱ相試験はともにオープン試験ではあるが，risperidoneとolanzapineを除く他のSGAと比較して遜色のない改善度が認められ，EPSも定型抗精神病薬（first generation antipsychotics：FGA）に比べて頻度が低いことと，とくに後期第Ⅱ相試験で初めて採用したPANSSですべてのサブスケールで改善作用を示し，なかでも陰性症状の改善度の高さから，SGAとしての資格を有する抗精神病薬として，次の検証試験への期待が高まったのである。

Ⅵ．検証的試験と長期投与試験

ここからは，論文化された3つの重要な臨床試験を紹介することになる。

1．Pivotal studyとしてのhaloperidolとの二重盲検法による検討的試験[28]

本試験は1997年3月から2000年9月までの3年半という長い期間をかけて全国規模の83施設で実施された。最も標準的であるFGAのhaloperidolを対照薬とし，用量比は2対1とし，blonanserinは8mg/日1日2回から開始して24mg/日まで，haloperidolは4mg/日1日2回から開始して12mg/日までとした。前治療薬がある場合はwash out期間を設けず，直接切り換えとし，抗パーキ

表11 Blonanserin と haloperidol の二重盲検比較試験における最終全般改善度（村崎，2007[28]）

薬剤群	項目	著明改善	中等度改善	軽度改善	不変	軽度悪化	中等度悪化	著明悪化	改善率[#1]	検定[#2]	改善率の差の95％信頼区間
BNS (n=121)	例数	14	60	25	8	8	6	0	61.2%	p=0.001	−2.7〜22.4%
	%	11.6	49.6	20.7	6.6	6.6	5.0	0			
HPD (n=117)	例数	13	47	31	11	3	6	6	51.3%		
	%	11.1	40.2	26.5	9.4	2.6	5.1	5.1			

BNS：blonanserin，HPD：haloperidol
#1：「著明改善」+「中等度改善」の割合．#2：ハンディキャップ方式（⊿=10%）

表12 Blonanserin と haloperidol の二重盲検比較試験における PANSS 合計スコア変化量と尺度別スコア変化量（村崎，2007[28]）

項目		薬剤群	例数	投与前	投与後	変化量	検定 群内比較[#1]	検定 群間比較[#2]
合計		BNS	114	81.5±21.3	71.5±23.0	−10.0±18.4	p<0.001	p=0.215
		HPD	111	82.4±21.6	74.6±23.5	−7.8±18.2	p<0.001	
尺度	陽性尺度	BNS	114	16.3±5.8	14.3±5.8	−1.9±6.1	p<0.001	p=0.818
		HPD	111	17.2±6.4	15.3±6.4	−1.9±5.7	p<0.001	
	陰性尺度	BNS	114	24.0±7.6	20.6±7.6	−3.4±4.7	p<0.001	p=0.025
		HPD	111	24.0±7.3	21.8±7.5	−2.2±5.3	P<0.001	
	総合精神病理評価尺度	BNS	114	41.2±11.4	36.6±12.0	−4.6±9.5	P<0.001	p=0.334
		HPD	111	41.3±12.1	37.6±12.4	−3.7±9.3	P<0.001	

（平均値±標準偏差）

BNS：blonanserin，HPD：haloperidol
#1：投与前後のスコア変化量についての Wilcoxon 符号付き順位検定
#2：投与前後のスコア変化量についての Wilcoxon 順位和検定

ンソン薬は試験薬投与開始2週間後までに中止することとした．

有効性は，最終全般改善度を主要評価項目とし，PANSS，BPRS も評価した．安全性は錐体外路系副作用発現割合を主要評価項目とし，薬原性錐体外路症状評価尺度（Drug Induced Extra-Pyramidal Syndrome Scale：DIEPSS）を用いた．無作為化された265例のうち，261例を最大の解析対象集団（Full Analysis Set：FAS）とし，さらに不採用と扱った23例を除いた238例（blonanserin 群121例，haloperidol 群117例）を PPS（Per Protocol Set）とした．

PPS における対象患者の罹病期間をみると，10年以上が，blonanserin 群で49.6％，haloperidol 群62.4％，治験開始時の状態像では，「自発的欠如，感情鈍麻が前景にある場合Ⅱ（慢性経過，症状固定のもの）」が blonanserin 群60.3％，halo-peridol 群63.2％であり，次いで「幻覚・妄想が前景に出ている場合」がそれぞれ17.4％と23.9％となって，慢性経過，症状固定のものが両群とも60％を超えるという治療困難な症例が対象となっている．

主要評価項目の最終全般改善度は表11にみるとおり，「中等度改善」以上の改善率は blonanserin 群61.2％，haloperidol 群51.3％で，ハンディキャップ方式（⊿=10%）による blonanserin の haloperidol に対する非劣性が検証された（p=0.001）．なお，FAS で集計した場合でも，60.5％対50.0％となり，PPS と同様の結果であった（p<0.001）．Blonanserin は haloperidol に対して，堂々の非劣性検証に成功したのである．

副次的評価項目の PANSS による評価は表12に示したが，両薬とも合計スコアおよび各尺度とも群内比較で有意差を認めている．本試験では古い

表13 Blonanserinとhaloperidolの二重盲検比較試験におけるBPRS合計スコア変化量とクラスター別スコア変化量（村崎, 2007[28]）

項目		薬剤群	例数	投与前	投与後	変化量	検定 群内比較[#1]	検定 群間比較[#2]
合計スコア		BNS	121	45.2±12.3	38.2±12.7	−7.0±11.4	p<0.001	p=0.187
		HPD	116	45.1±12.2	40.0±13.3	−5.1±10.6	p<0.001	
クラスター分類	欲動性低下	BNS	121	12.5±3.8	10.3±3.9	−2.2±2.5	p<0.001	p=0.022
		HPD	116	12.1±3.8	10.5±3.8	−1.6±2.7	p<0.001	
	思考障害	BNS	121	9.9±3.4	8.8±3.5	−1.1±3.1	p<0.001	p=0.801
		HPD	116	10.6±4.3	9.5±4.3	−1.2±3.4	p<0.001	
	不安−抑うつ	BNS	121	9.7±4.2	7.7±3.5	−1.9±3.1	p<0.001	p=0.118
		HPD	116	8.9±4.0	7.9±4.0	−1.0±3.0	p<0.001	
	興奮	BNS	121	6.6±2.8	5.8±2.8	−0.8±2.7	p<0.001	p=0.232
		HPD	116	6.9±3.1	6.6±3.0	−0.4±2.7	p=0.070	
	敵意−疑惑	BNS	121	6.4±3.0	5.4±2.8	−1.0±2.7	p<0.001	p=0.889
		HPD	116	6.5±2.9	5.5±2.8	−1.0±2.3	p<0.001	

BNS：blonanserin, HPD：haloperidol　　　　　　　　　　（平均値±標準偏差）
#1：投与前後のスコア変化量についてのWilcoxon符号付き順位検定
#2：投与前後のスコア変化量についてのWilcoxon順位和検定

陰性症状中心の症例が大半であり，陽性尺度の投与前値が16〜17点と低いものの両薬とも有意の変動を示すことができたことは立派なものといえる。そして，なによりも特筆すべきは陰性尺度での群間比較で変化量−3.4±4.7対−2.2±5.3で有意にblonanserin群が優れたことである（p＝0.025）。この事実はolanzapineとhaloperidolとの比較試験（p＝0.024）[10]およびaripiprazoleとhaloperidolとの比較試験（p＝0.0398）[11]に続く快挙であった。BPRSでは，すべてのクラスターで両群ともにスコアが有意に減少し（表13），とくに「欲動性低下クラスター」の改善がhaloperidolより大きかった（p＝0.022）。この2つの評価尺度からは，blonanserinは陽性症状にはhaloperidolと同程度の効果を示し，陰性症状には有意な改善を示すことがいえよう。

安全性については，副作用発現率は82.2％対83.3％と両群に差はなかったが，EPS全体でみると52.7％対75.0％と有意に低く（p＜0.001），個々にみると（表14），「振戦」「アカシジア」「運動能遅延」で有意にblonanserin群で低かった。抗パーキンソン剤の使用率と使用量については図16に示した。血清prolactin値の上昇例は11例（8.5％）

対20例（15.2％）と有意差はつかなかったもののblonanserin群に約1/2と少なかった。また，長期的には認知機能やQOLの低下に直結する「過度鎮静」について，2.3％対9.1％（p＝0.030）と有意差がみられている。

こうして，概括安全度は「副作用なし」および「軽度」の割合が41.1％対21.4％とblonanserin群に有意に高く（表15），有用率も「極めて有用」および「かなり有用」の割合は45.3％対27.1％とblonanserin群に有意に高くなり（表16），blonanserinはhaloperidolに完勝したのである。総括医師であり，論文執筆者の筆者はなんと誇らしかったことか。本試験の開鍵会は2001年7月末日相模原市のホテルセンチュリーにおいて開催された。いつものことながら，会社の開発担当の方々，中央委員会の全メンバー，ことに総括医師の筆者もみんな緊張のもとに三浦貞則北里大学名誉教授，広津千尋明星大学理工学部教授の両コントローラーが持ち込まれた膨大な資料が配布されるのを固唾を呑んで見守り，手渡されるや否や，最終評価の出ている頁を開くのに急いだ。そしてこの結果であったのである。全員が喝采し，飲めないシャンパンの乾杯の嵐になったことはいうまでも

表14 Blanonserin と haloperidol の二重盲検比較試験における副作用の内訳（村崎，2007[28]，錐体外路系のみ抜粋）

		副作用				検定[#1]
		BNS（129例）		HPD（132例）		p値
		例数	%	例数	%	
錐体外路系	振戦	36	27.9	58	43.9	0.010
	筋強剛	25	19.4	34	25.8	0.239
	アカシジア	33	25.6	54	40.9	0.009
	寡動	18	14.0	23	17.4	0.498
	流涎	23	17.8	33	25.0	0.176
	構音障害	18	14.0	20	15.2	0.861
	運動能遅延	22	17.1	41	31.1	0.009
	ジストニア	10	7.8	16	12.1	0.302
	ジスキネジア	12	9.3	9	6.8	0.502
	歩行障害	22	17.1	34	25.8	0.098

BNS：blonanserin，HPD：haloperidol，#1：Fisherの直接確率法

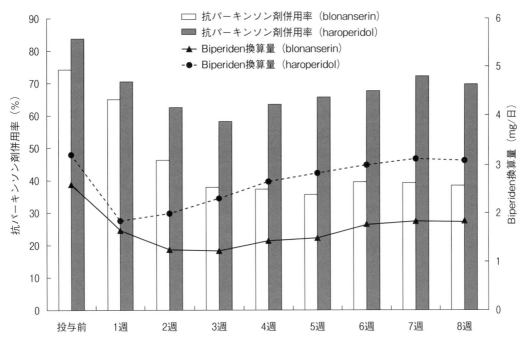

図16 Blonanserinとhaloperidolの二重盲検比較試験における抗パーキンソン剤の併用率および使用量（biperiden換算）の推移（村崎，2007[28]）

ない。感激の一瞬であった。今の制度ではこんな体験はもうできない。この醍醐味を経験した人が段々少なくなっていくことは寂しい。なお，本試験の成績は，「臨床精神薬理」誌に投稿[28]するとともに第15回Barcelonaでの欧州神経精神薬理学会ECNPにて発表した[29]。

2．長期投与試験

Blonanserinでは3本の長期投与試験が行われている。1本は後期第Ⅱ相試験から引き続いた継

表15 Blonanserin と haloperidol の二重盲検比較試験における概括安全度（村崎，2007[28]）

薬剤群	副作用あり				副作用なし	検定	95% CI[#3]
	軽度	処置を必要	試験薬の減量が必要	試験の中止が必要			
BNS (n=129)	30 (23.3%)	45 (34.9%)	18 (14.0%)	13 (10.1%)	23 (17.8%)	p=0.007[#1] p=0.743[#2]	−7.3〜10.9
HPD (n=131)	7 (5.3%)	59 (45.0%)	22 (16.8%)	22 (16.8%)	21 (16.0%)		

BNS：blonanserin, HPD：haloperidol
#1：Wilcoxon 順位和検定
#2：Fisher の直接確率法（「副作用なし」の率）
#3：「副作用なし」の率の差の 95％信頼区間

表16 Blonanserin と haloperidol の二重盲検比較試験における有用度（村崎，2007[28]）

薬剤群	極めて有用	かなり有用	やや有用	有用とは思われない	やや好ましくない	かなり好ましくない	非常に好ましくない	検定	95% CI[#3]
BNS (n=128)	8 (6.3%)	50 (39.1%)	37 (28.9%)	14 (10.9%)	6 (4.7%)	10 (7.8%)	3 (2.3%)	p=0.004[#1] p=0.003[#2]	6.6〜29.7
HPD (n=129)	3 (2.3%)	32 (24.8%)	48 (37.2%)	17 (13.2%)	12 (9.3%)	11 (8.5%)	6 (4.7%)		

BNS：blonanserin, HPD：haloperidol
#1：Wilcoxon 順位和検定
#2：Fisher の直接確率法（「極めて有用」＋「かなり有用」の割合）
#3：「極めて有用」＋「かなり有用」の割合の差の 95％信頼区間

表17 継続長期投与試験における最終全般改善度（社内資料）

著明改善	中等度改善	軽度改善	不変	軽度悪化	中等度悪化	著明悪化	合計
10 (19.6)	23 (45.1)	9 (17.6)	2 (3.9)	2 (3.9)	4 (7.8)	1 (2.0)	51
33 (64.7)				7 (13.7)			例数（％）

続投与試験でこれは筆者がそのまま総括医師で実施されたが，残念ながら論文化されていない。申請資料から起こしたものをここに紹介する。あとの2本はこれも筆者らが依頼された神奈川グループのものと，全国レベルのもので，ともに論文化されている。

1）後期投与試験からの継続した長期投与試験

後期投与試験で，「中等度改善」以上の症例で忍容性に問題のない52名を対象として実施された。用法・用量は後期第Ⅱ相試験の終了時の投与量を継続し，24mg/日を上限とする適宜増減のもとに6ヵ月，可能なものは12ヵ月とした。52例中20例が中止・脱落したが，最終全般改善度は，表17のように「中等度改善」以上が64.7％（33/51例）と高い改善率がみられ，「軽度悪化」以下は13.7％（7/51例）であった。

BPRSでは，後期第Ⅱ相試験の8週終了時 −16.8±14.0から28週時 −17.4±14.4，52週時 −19.8±16.2と着実に点数は減っている。

PANSSでは，表18に詳細を示したが，合計スコア，陽性尺度，陰性尺度，総合精神病理尺度とも変化量が大きくなって，52週時が最も大きい数値となっている。

安全性では，副作用発現率65.4％（34/52例）

表18 継続長期投与試験における PANSS 合計スコアと尺度別スコアの推移（社内資料，一部省略）

項目		評価時期	n	投与前 平均値	SD	投与後 平均値	SD	変化量 平均値	SD	95% CI-L[#1]	95% CI-U[#1]
合計スコア		8週後	51	93.0	23.9	67.6	14.3	−25.4	22.2	−31.6	−19.1
		28週後	40	94.8	24.4	68.0	19.5	−26.8	25.7	−35.1	−18.6
		52週後	17	99.7	21.7	66.6	18.2	−33.1	28.5	−47.7	−18.4
		最終評価時	48[#2]	91.4	22.9	67.9	20.4	−23.6	27.2	−31.5	−15.7
尺度分類	陽性	8週後	51	20.2	73	13.9	3.8	−6.3	6.3	−8.0	−4.5
		28週後	40	20.6	73	14.2	4.8	−6.5	6.7	−8.6	−4.3
		52週後	17	21.5	75	13.5	4.7	−7.9	7.9	−12.0	−3.9
		最終評価時	48[#2]	19.9	7.3	14.1	5.6	−5.7	7.5	−7.9	−3.5
	陰性	8週後	51	26.4	8.5	19.6	6.7	−6.7	5.8	−8.4	−5.1
		28週後	40	27.3	8.6	19.6	8.0	−7.7	7.1	−10.0	−5.4
		52週後	17	29.3	6.6	19.8	7.3	−9.5	7.7	−13.5	−5.6
		最終評価時	48[#2]	26.3	8.5	19.5	8.0	−6.8	7.7	−9.0	−4.5
	総合精神病理評価	8週後	51	46.4	13.8	34.0	7.6	−12.4	12.1	−15.8	−9.0
		28週後	40	46.9	14.0	34.2	10.3	−12.7	14.0	−17.1	−8.2
		52週後	17	48.9	13.5	33.4	8.6	−15.6	15.2	−23.4	−7.8
		最終評価時	48[#2]	45.3	12.8	34.2	10.7	−11.1	14.4	−15.3	−6.9

#1：変化量の95%信頼区間　95%CI-L：95%信頼区間下限，95%CI-U：95%信頼区間上限
#2：有効性解析対象集団のうち，評価可能な投与後データのない3例を集計から除外した。

表19 継続長期投与試験における副作用の内訳（社内資料，錐体外路系のみ抜粋）

	症状名	発現例数 n	%	発現件数	重症度 軽度	中等度	高度
錐体外路系	［小計］	—	—	61	48	13	
	振戦	8	15.4	8	7	1	
	筋強剛	6	11.5	6	5	1	
	アカシジア	15	28.8	25	19	6	
	寡動	3	5.8	4	2	2	
	流涎	7	13.5	7	6	1	
	構音障害	5	9.6	6	6		
	急性ジストニア	2	3.8	2	2		
	遅発性ジスキネジア	1	1.9	1		1	
	下顎ジスキネジア	1	1.9	1	1		
	眼球上転	1	1.9	1		1	

であり，EPSは46.2%（24/52例）でその内訳は表19に示した。血清prolactin値の異常変動は39.5%となっている。概括安全度「副作用なし」および「軽度副作用あり（試験継続）」は50.0%で後期第Ⅱ相試験の47.9%とほぼ同様で，重篤な有害事象は症状悪化による入院が4例，脱肛の手術のため入院が1例の計5名であった。全般有用度の「かなり有用」以上は52.9%と高く，前治療と比較した場合，同等以上が80.0%（32/40例）にのぼっている。至適用量は48例で判定され，平

表20 Blonanserin 長期投与試験（神奈川グループ）における PANSS 合計および尺度別スコアの推移（村崎, 2007[30]）

項目		評価時期	例数	投与前 平均値	投与前 標準偏差	投与後 平均値	投与後 標準偏差	変化量 平均値	変化量 標準偏差	検定[#1] p値
合計スコア		28週後	45	70.6	22.33	59.3	24.47	−11.3	17.50	p = 0.0000
		52〜56週後	32	69.1	21.46	55.2	21.64	−13.9	13.12	p = 0.0000
		最終評価時	59	69.9	22.53	61.1	23.44	−8.8	19.03	p = 0.0001
尺度	陽性	28週後	45	14.8	5.58	12.2	5.69	−2.5	5.62	p = 0.0000
		52〜56週後	32	14.2	5.50	11.1	4.13	−3.1	3.68	p = 0.0000
		最終評価時	59	14.9	5.77	13.2	5.70	−1.7	6.09	p = 0.0043
	陰性	28週後	45	20.1	7.82	16.9	7.96	−3.2	4.05	p = 0.0000
		52〜56週後	32	19.3	7.05	16.2	7.19	−3.1	4.02	p = 0.0000
		最終評価時	59	19.8	7.77	16.9	7.96	−2.9	3.88	p = 0.0000
	総合精神病理評価	28週後	45	35.7	11.62	30.2	12.35	−5.6	9.85	p = 0.0000
		52〜56週後	32	35.6	11.58	27.9	11.34	−7.7	8.23	p = 0.0000
		最終評価時	59	35.2	11.55	30.9	11.96	−4.3	11.46	p = 0.0003

#1：Wilcoxon 1 標本検定

均至適用量は 14.4 ± 6.8mg/日であり，8〜24mg/日の範囲に93.8％（45/48例）の症例が含まれた。

以上の成績から，blonanserin 長期投与においても精神症状の改善効果が認められ，安全性の面からも，特に懸念される副作用はみられず，6ヵ月以上の長期投与において臨床的有用性を示すことが示唆された。

3．神奈川県臨床精神薬理試験グループの長期投与試験―多施設共同オープン試験[30]

本試験は，blonanserin と haloperidol との比較試験が実施されている最中の1998年3月から2000年9月にかけて大日本製薬の依頼のもとに，横浜市立大学小阪憲司教授，聖マリアンナ医科大学青葉安里教授と筆者の3名が世話役となり，神奈川県下の15施設で61名を対象とした試験である。試験方法は blonanserin 8〜24mg/日を1日2回28〜56週間経口投与し，評価は PANSS，BPRS および最終全般改善度とした。症例の内訳は，罹病期間5年以上が65.6％，10年以上が45.9％と慢性例が多く，試験開始時の状態像は「自発性欠如，感情鈍麻が前景にある場合Ⅱ」が39.3％と最も多かったが，「幻覚・妄想状態が前景」が29.5％と約3割を占めていた。

有効性については，まず PANSS による精神症状評価を表20に示した。前薬による治療中の慢性例が多いことから，PANSS 合計スコアが投与前平均値で70.6と低く，陽性尺度も15点未満であったが，よく奏効し，すべての尺度で有意の変動を示している。BPRS でも全クラスターで有意の変動を認めた。最終全般改善度では表21のように，「中等度改善」以上の改善率は最終評価時で68.3％と高値を示した。なお，週別全般改善度の改善率と悪化率を図17に示した。

安全性では，副作用発現割合は72.1％であり，EPS 全項目と 5％以上のものを表22にまとめた。また，血清 prolactin 値の推移を表23に示した。

本試験では，抗精神病薬は併用禁止としたが，haloperidol に限り，blonanserin の投与量を増減しても症状のコントロールができない場合と，試験薬投与開始時に使用していた haloperidol の投与を中止できないと判断された場合には併用を可とし，症状の経過により，継続して減量・中止を試みることにしていたが，haloperidol の併用を必要とした症例は27.9％であった。

以上から，blonanserin は陽性症状や陰性症状等に幅広く改善効果を示し，長期投与時でもその効果は持続した。また，EPS の発現割合は，これ

表21 Blonanserin 長期投与試験（神奈川グループ）における最終全般改善度（村崎, 2007[30]）

評価時期	著明改善	中等度改善	軽度改善	不変	軽度悪化	中等度悪化	著明悪化	合計	改善率[#1]（95％信頼区間）
28週後	14 (29.2)	22 (45.8)	11 (22.9)	0	0	1 (2.1)	0	48	75.0% (60.4〜86.4%)
52〜56週後	12 (31.6)	21 (55.3)	5 (13.2)	0	0	0	0	38	86.8% (71.9〜95.6%)
最終評価時	14 (23.3)	27 (45.0)	7 (11.7)	5 (8.3)	1 (1.7)	3 (5.0)	3 (5.0)	60	68.3%[#2] (55.0〜79.7%)

#1：中等度改善以上の症例の割合
#2：判定不能の1例を除外して算出（41/60例）

例数（%）

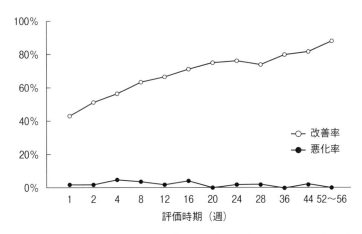

図17 Blonanserin 長期投与試験（神奈川グループ）における週別全般改善度の改善率と悪化率（61例）（村崎, 2007[30]）

までの blonanserin の試験とほぼ同じで，長期投与による遅発的な運動障害を認めず，血清 prolactin 値上昇，体重増加，過度鎮静などのリスクも低いと推定された。よって，blonanserin は SGA の特徴を有しており，長期にわたって統合失調症治療に使用できる有用な薬剤であると考えた。

4．全国区の多施設共同オープン試験による長期投与

これまで紹介してきた2本の長期試験に重なる期間の1998年12月から全国91施設で木下利彦総括医師のもとに本試験が開始され，完了したのは3年半後の2002年4月であった[14]。組み入れ症例は322例で，投与例は321例であった。

症例の内訳は，罹病期間5年以上が83.8%，10年以上が72.0%と圧倒的に古い症例で，状態像は「自発性欠如，感情鈍麻が前景にある場合 II」が62.3%となり，PANSS 類型分類で陰性症状優位が82.2%となっている。

投与方法は，blonanserin 8〜24mg/日を1日2回，28〜56週間経口投与とし，①blonanserin の追加投与を開始する。ただし，前治療抗精神病薬として risperidone, quetiapine, perospirone, olanzapine が投与されている場合は，それらの薬剤を中止した後開始する，②前治療抗精神病薬の投与を全て中止し，blonanserin の単独投与を開始する，のいずれかの方法で開始した。

評価方法は，PANSS, BPRS および全般改善度，最終全般改善度により評価した。安全性は DIEPSS による EPS の調査など全てにわたって調査した。

組み入れ症例322例のうち，投与例が321例，28

週完了例264例，中止例57例，52～56週完了例155例，中止例16例であった。

有効性について，PANSSによる精神症状評価では表24のように，いずれの評価時期，また尺度別スコアとも全ての項目で投与前より減少した。BPRSでもいずれの評価時期，クラスター別スコアでも全ての項目（欲動性低下，思考障害，不安－抑うつ，興奮，敵意－疑惑）で投与前より減少した。

全般性改善度による精神症状評価では，「中等度改善」以上は表25のように，改善率の95％信頼区間の下限は前治療薬の改善率（24.6％）を上回った。なお，週別全般改善率と悪化率を図18に示した。

安全性では，副作用は68.5％（220/321例）にみられ，EPSのすべてと5％以上のものを一覧表にした（表26）。EPSの発現例ではアカシジア，振戦，寡動が10％を超えている。DIEPSSでは，合計スコアおよび概括重症度スコアがいずれの評価時期でも投与前より減少し，項目別では歩行，動作緩慢および振戦のスコアが投与前より減少した。

高血清prolactin値は20.9％に認められたが，いずれの評価時期でも投与前に比べ正常方向へ推移し（表27），体重は投与前後でほぼ同じであった。

以上から，概括安全度で「副作用なし」の割合がいずれの評価時期でも35％前後であり，有用率もいずれの評価時期でも35％前後となって，blonanserinは長期にわたって効果と安全性が持続し，SGAの特徴を有する有用な統合失調症治療薬であると考えられた。

Ⅶ．Blonanserinの申請前相談

これまで述べてきたblonanserinの臨床開発物語でひとまず大日本製薬の想定した承認のためのデータ・パッケージは完了した。非臨床試験からは世界で初めてと考えられるdopamine serotonin antagonistとも呼ぶべき薬理学的プロフィールを有し，統合失調症の陽性症状のみならず，陰性症状への有効性が期待されるとともに，認知機能障

表22 Blonanserin長期投与試験（神奈川グループ）における副作用（錐体外路症状と5％以上のもの）（村崎，2007[30]）

区分	基本語	副作用 61例 例数	％
錐体外路症状	流涎	6	9.8
	アカシジア	20	32.8
	ジスキネジア	6	9.8
	ジストニア	6	9.8
	寡動	8	13.1
	筋強剛	4	6.6
	構音障害	4	6.6
	振戦	13	21.3
	歩行異常	5	8.2
その他5％以上のもの	高prolactin血症	21	34.4
	不眠	11	18.0
	傾眠	10	16.4
	口渇	9	14.8
	めまい	7	11.5
	不安	5	8.2
	倦怠感	5	8.2
	便秘	5	8.2
	体重増加	5	8.2
	月経異常	4	6.6

表23 Blonanserin長期投与試験（神奈川グループ）における血清prolactin値の推移（村崎，2007[30]）

評価時期	例数	投与前 平均値±SD	投与後 平均値±SD	変化量 平均値±SD	Wilcoxon 符号付順位検定
8週後	48	20.2±17.87	12.1±12.52	−8.2±19.50	p=0.0036
28週後	37	23.9±19.70	14.1±9.87	−9.8±20.10	p=0.0054
52～56週後	25	21.6±17.23	13.2±10.70	−8.4±14.11	p=0.0053
最終評価時	51	21.1±18.26	14.0±10.98	−7.1±17.20	p=0.0016

表24 Blonanserin 長期投与試験（全国区）における PANSS 合計および尺度別スコアの推移（木下，2008[14]）

項目		評価時期	例数	投与前 平均値	投与前 標準偏差	投与後 平均値	投与後 標準偏差	変化量 平均値	変化量 標準偏差	検定[#1] p値
合計スコア		28週後	255	80.0	24.82	71.9	23.75	−8.1	12.60	p = 0.0000
		52〜56週後	154	82.0	25.52	70.6	24.55	−11.4	14.33	p = 0.0000
		最終評価時	315	79.4	24.58	73.0	25.56	−6.4	15.98	p = 0.0000
尺度	陽性	28週後	255	16.1	6.77	14.6	6.30	−1.4	3.69	p = 0.0000
		52〜56週後	154	16.7	6.92	14.5	6.27	−2.2	4.04	p = 0.0000
		最終評価時	315	16.0	6.65	15.1	6.95	−0.9	4.83	p = 0.0000
	陰性	28週後	255	23.9	8.12	21.2	7.76	−2.7	4.14	p = 0.0000
		52〜56週後	154	24.2	8.18	20.8	7.96	−3.3	4.42	p = 0.0000
		最終評価時	315	23.6	8.08	21.2	7.90	−2.4	4.48	p = 0.0000
	総合精神病理評価	28週後	255	40.0	12.96	36.0	12.21	−4.0	6.69	p = 0.0000
		52〜56週後	154	41.1	13.18	35.3	12.37	−5.8	7.64	p = 0.0000
		最終評価時	315	39.8	12.88	36.7	13.21	−3.1	8.71	p = 0.0000

#1：Wilcoxon 1 標本検定

表25 Blonanserin 長期投与試験（全国区）における最終全般改善度（木下，2008[14]）

評価時期	著明改善	中等度改善	軽度改善	不変	軽度悪化	中等度悪化	著明悪化	合計	改善率[#1]（95%信頼区間）
28週後	20 (7.6)	117 (44.3)	81 (30.7)	39 (14.8)	5 (1.9)	2 (0.8)	0	264	51.9% (45.7〜58.1%)
52〜56週後	12 (7.7)	74 (47.7)	44 (28.4)	22 (14.2)	2 (1.3)	1 (0.6)	0	155	55.5% (47.3〜63.5%)
最終評価時	24 (7.5)	129 (40.6)	93 (29.2)	47 (14.8)	8 (2.5)	12 (3.8)	5 (1.6)	318	48.1% (42.5〜53.8%)

#1：中等度改善以上の症例の割合　　　　　　　　　　　　　　　　　例数（%）

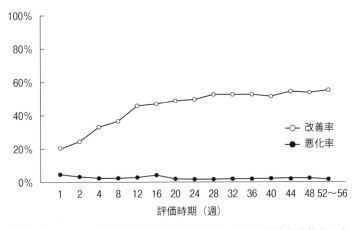

図18 Blonanserin 長期投与試験（全国区）における週別全般改善度の改善率と悪化率（321例）（木下，2008[14]）

害の改善作用が示唆され，EPSや高prolactin血症の軽減も示唆された。堂々たるSGAの資格を有するとの条件を満たし，臨床試験に入った。第Ⅰ相試験でhaloperidolよりも精神運動機能への影響が少ないことが予測され，前・後期の第Ⅱ相試験で8〜24mg/日の推奨用量のもとにほぼ十分な効果と安全性が担保された。そして，満を持してのpivotal studyとしてのhaloperidolとの二重盲検比較試験に入り，見事な成績を示して完勝した。長期投与試験でも長期にわたって効果と安全性が持続することが証明された。これまでのSGAの臨床試験と同等以上といってもよい成績を示した。そこで当然のことながら，大日本製薬は医薬品医療機器総合機構（機構，Pharmaceuticals and Medical Devices Agency：PMDA）へ申請前相談に行くことになった。Haloperidolとの比較試験が終了した2000年の翌年2001年12月のことである。その際の大日本製薬のblonanserin開発担当責任者の中村 洋氏と機構とのやりとりを筆者なりに想像すると次の通りである。もともと大日本製薬側のデータ・パッケージにはhaloperidolとの比較試験1本と決められており，haloperidolとの非劣性検証とEPSが有意に低いとの検証をもって申請することになっていた。機構としては，olanzapineを除く他のSGAはすべて2本のpivotal studyをもって承認していることから，海外のデータのないblonanserinはもう1本のpivotal studyを実施して欲しいと言う。Olanzapineのみが1本のpivotal studyで承認されたのは当時として例外であり，全国精神障害者家族会連合会の陳情など政治的判断があったかの印象を受けたことは本シリーズですでに書いた。いずれにせよ，blonanserinはもう1本やるべきで，それもその当時は実際の臨床の場で最も標準的となっていたSGAの旗手risperidoneを対照薬とすべきという話となった。大日本製薬側もこれを飲むことになったが，これは重い決定であった。少なくとも筆者の知る限りで

表26 Blonanserin長期投与試験（全国区）における副作用（錐体外路症状と5%以上のもの）（木下，2008[14]）

区分	基本語	副作用 321例 例数	%
錐体外路症状	流涎	24	7.5
	アカシジア	55	17.1
	ジスキネジア	16	5.0
	寡動	35	10.9
	筋強剛	15	4.7
	構音障害	24	7.5
	振戦	51	15.9
	歩行異常	15	4.7
その他5%以上のもの	高prolactin血症	67	20.9
	不眠	56	17.4
	傾眠	41	12.8
	便秘	41	12.8
	めまい	31	9.7
	口渇	30	9.3
	倦怠感	28	8.7
	神経過敏	25	7.8
	頭痛	24	7.5
	不安	23	7.2
	嘔気	20	6.2
	無力症	18	5.6
	体重増加	16	5.0

表27 Blonanserin長期投与試験（全国区）における血清prolactin値の推移（木下，2008[14]）

投与期間	例数	投与前 平均値±SD	投与後 平均値±SD	変化量 平均値±SD	Wilcoxon 符号付順位検定
8週後	276	30.5±29.59	26.0±24.66	−4.6±19.23	p=0.0019
28週後	233	29.3±30.00	24.2±25.62	−5.0±19.43	p=0.0002
52〜56週後	148	29.4±29.02	24.4±28.65	−5.0±21.02	p=0.0019
最終評価時	310	29.6±30.30	24.9±26.78	−4.7±21.36	p=0.0003

(ng/mL)

は，承認申請のためのrisperidoneとのさしの勝負となったのは後にも先にも世界中でこの試験1本なのである．なお，aripiprazoleでのplacebo対照試験でrisperidoneをreference drugとした試験はすでに紹介した．こうしてblonanserinは最後の大一番を迎えることになった．その詳細は次稿に書くが，結果的には，このもう1本というのがblonanserinの地位を高めることになったのである．

Ⅷ．おわりに

2008年4月の上市後，日毎に評価を高めているblonanserinの合成秘話を書くことができた．ことにLeysenらのketanserinの5-HT$_2$受容体親和性を調べる試験から学んだことが，大きな発見の端緒になった話はとても興味深かった．当初，SDAとされて第Ⅰ相試験に入ったが，臨床試験が進むとともに基礎の薬理学的研究の進展はめざましく，遺伝子工学的研究のもとで，blonanserinはSDAではなく，強力なD$_3$受容体拮抗作用をも有するDSAであることが判明したときは筆者にとって大きな驚きであった．そして，活性代謝物M1（AD-6048）がEPS軽減の方向に働き，AD-5423の非定型性に寄与している可能性のデータが出てきて楽しかった．初めはその意義については触れないでおかれたD$_3$受容体がblonanserinの認知機能障害の改善に作用する機序が明らかにされ，blonanserin全体への理解が深められて書いていて気持ちが弾む思いがした．臨床試験に入って，論文化されていなかった第Ⅰ相試験を比較的詳しく紹介し，薬物動態学的試験まで筆を進めることができた．前・後期の第Ⅱ相試験でSGAとしての成績を示し，pivotal studyとしてのhaloperidolとの比較試験に完勝した．ここで申請の前相談に行って，もう1本risperidoneとの比較試験が必要とされて，がっくり肩を落としたが，これが結果的にはblonanserinに箔をつけることになった．塞翁が馬なのである．

§56では，そのrisperidoneとの比較試験とblonanserinのその後の展開を書くことになる．

文　献

1) Baba, S., Enomoto, T., Horisawa, T. et al.: Blonanserin extensively occupies rat dopamine D$_3$ receptors at antipsychotic dose range. J. Pharmacol. Sci., 127：326-331, 2015.

2) Gobert, A., Rivet, J.M., Audinot, V. et al.: Functional correlates of dopamine D$_3$ receptor activation in the rat in vivo and their modulation by the selective antagonist, (+)-S14297：Ⅱ. Both D$_2$ and 'silent' D$_3$ autoreceptors control synthesis and release in mesolimbic, mesocortical and nigrostriatal pathways. J. Pharmacol. Exp. Ther., 275：899-913, 1995.

3) Gross, G., Drescher, K.: The role of dopamine D$_3$ receptors in antipsychotic activity and cognitive functions. Handb. Exp. Pharmacol., 213：167-210, 2012.

4) Gyertyán, I., Sághy, K.: The selective dopamine D$_3$ receptor antagonists, SB277011-A and S33084 block haloperidol-induced catalepsy in rats. Eur. J. Pharmacol., 572：171-174, 2007.

5) Gyertyán, I., Sághy, K., Laszy, J. et al.: Subnanomolar dopamine D$_3$ receptor antagonism coupled to moderate D$_2$ affinity results in favourable antipsychotic-like activity in rodent models：Ⅱ. behavioural characterisation of RG-15. Naunyn Schmiedebergs Arch. Pharmacol., 378：529-539, 2008.

6) Hida, H., Mouri, A., Mori, K. et al.: Blonanserin ameliorates phencyclidine-induced visual-recognition memory deficits：the complex mechanism of blonanserin action involving D$_3$-5-HT$_{2A}$ and D$_1$-NMDA receptors in the mPFC. Neuropsychopharmacology, 40：601-613, 2015.

7) Hino, K., Kai, N., Sakamoto, M. et al.: Novel potential antipsychotics：4-Phenyl-2-(1-piperazinyl)-5,6,7,8,9,10-hexahydrocycloocta［b］pyridines. 200th ACS Natl Meet（Aug 26-31, Washington DC）1990, Abst MEDI 11.

8) 石郷岡純：わが国におけるblonanserinの臨床試験成績．臨床精神薬理，11：817-833, 2008.

9) Ishigooka, J., Murasaki, M., Miura, S.: Olanzapine optimal dose：Results of an open-label multicenter study in schizophrenic patients. Psychiatry Clin. Neurosci., 54：467-478, 2000.

10) Ishigooka, J., Inada, T., Miura, S.: Olanzapine versus haloperidol in the treatment of patients

with chronic schizophrenia : results of the Japan multicenter, double-blind olanzapine trial. Psychiatry Clin. Neurosci., 55 : 403-414, 2001.

11) 石郷岡純, 三浦貞則, 小山 司 他 : 統合失調症に対する aripiprazole の臨床評価—haloperidol を対照薬とした第Ⅲ相二重盲検比較試験. 臨床精神薬理, 9 : 295-329, 2006.

12) Janssen, P.A.J.（諸川由実代 翻訳）: 半世紀におよぶ抗精神病薬研究を経て—精神分裂病と抗精神病薬についての再考. 臨床精神薬理, 4 : 307-316, 2001.

13) 木下利彦, 工藤義雄, 三浦貞則 他 : 統合失調症に対する aripiprazole の初期臨床第Ⅱ相試験—関西地区多施設共同オープン試験—. 臨床精神薬理, 9 : 95-112, 2006.

14) 木下利彦 : 統合失調症に対する blonanserin の長期投与試験—多施設共同オープン試験（全国区）. 臨床精神薬理, 11 : 135-153, 2008.

15) 久留宮聰, 采 輝昭 : Blonanserin 誕生の研究経緯と基礎薬理. 臨床精神薬理, 11 : 807-815, 2008.

16) Leysen, J.E., Niemegeers, C.J., Van Nueten, J. M. et al. : [^{3}H] -ketanserin (R41468), a selective 3H-ligand for serotonin 2 receptor binding sites. Binding properties, brain distribution, and functional role. Mol. Pharmacol., 2 : 301-314, 1982.

17) 松本和也, 安本和善, 中村 洋 他 : 日本人健康成人男子における blonanserin と erythromycin との薬物相互作用の検討. 臨床精神薬理, 11 : 891-899, 2008.

18) Millan, M.J., Gressier, H., Brocco, M. : The dopamine D$_3$ receptor antagonist, (+) -S14297, blocks the cataleptic properties of haloperidol in rats. Eur. J. Pharmacol., 321 : R7-R9, 1997.

19) 村崎光邦 : 第二世代抗精神病薬の開発物語—わが国初の SDA 系抗精神病薬 perospirone の開発物語 その1 —. 臨床精神薬理, 18 : 97-110, 2015.

20) 村崎光邦 : 1990年代の新しい向精神薬一覧. In : 神経精神薬理1990, 第17回国際神経精神薬理学会議（CINP）の話題を中心に（編集 神経精神薬理編集委員会）, pp. 211-244, 星和書店, 東京, 1991.

21) 村崎光邦 : 悲運の大本命 fluperlapine にまつわる物語—その1 : 3-hydroxy benzodiazepine, temazepam から perlapine まで—. 臨床精神薬理, 16 : 103-109, 2013.

22) 村崎光邦 : 第二世代抗精神病薬の開発物語—その1. Risperidone への道—序章—. 臨床精神薬理, 17 : 1457-1468, 2014.

23) 村崎光邦 : Blonanserin の基礎と臨床. 臨床精神薬理, 11 : 855-868, 2008.

24) Murasaki, M. : Phase Ⅱ study results of AD-5423, a newly synthesized SDA neuroleptic in Japan. Psychopharmacol. Bull., 33 : 560, 1997.

25) 村崎光邦, 山下 格, 町田幸輝 他 : 新規抗精神病薬 塩酸 perospirone（SM-9018）の精神分裂病に対する前期第2相試験. 基礎と臨床, 31 : 2159-2179, 1997.

26) 村崎光邦, 山内俊雄, 八木剛平 他 : 精神分裂病に対するフマル酸クエチアピンの前期第Ⅱ相試験. 日本神経精神薬理学雑誌, 19 : 53-66, 1999.

27) 村崎光邦, 三浦貞則, 栗原雅直 他 : 統合失調症に対する aripiprazole の初期臨床第Ⅱ相試験—関東地区多施設共同オープン試験—. 臨床精神薬理, 9 : 75-93, 2006.

28) 村崎光邦 : 統合失調症に対する blonanserin の臨床評価—Haloperidol を対照とした二重盲検法による検証的試験. 臨床精神薬理, 10 : 2059-2079, 2007.

29) Murasaki, M. : AD-5423 versus haloperidol in the treatment of schizophrenic patients : Results of the Japan multicenter, double-blind trial. Eur. Neuropsychopharmacol., 12 : S268, 2002.

30) 村崎光邦 : 統合失調症に対する blonanserin の長期投与試験—神奈川県臨床精神薬理試験グループ多施設共同オープン試験. 臨床精神薬理, 10 : 2241-2257, 2007.

31) Nakajima, S., Gerretsen, P., Takeuchi, H. et al. : The potential role of dopamine D$_3$ receptor neurotransmission in cognition. Eur. Neuropsychopharmacol., 23 : 799-813, 2013.

32) 西脇 淳, 福山嘉綱, 瀧澤るみ子 他 : 中枢神経作用薬の第Ⅰ相試験における心理検査. 内田・クレペリン精神作業検査について. 臨床薬理, 19 : 201-202, 1988.

33) Noda, Y., Ochi, Y., Oka, M. et al. : Pharmacological profile of AD-5423, a novel putative antipsychotic. 17th Cong Coll Int, Neuropsychopharmacol (Sept 10-14, Kyoto) 1990, Abst P-13-2-16.

34) Ohno, Y., Okano, M., Imaki, J. et al. : Atypical antipsychotic properties of blonanserin, a novel dopamine D$_2$ and 5-HT$_{2A}$ antagonist. Pharmacol. Biochem. Behav., 96 : 175-180, 2010.

35) Oka, M., Noda, Y., Ochi, Y. et al. : Effects of repeated treatment with AD-5423 of dopamine-

mediated behaviors. 17th Cong Coll Int Neuropsychopharmacol (Sept 10-14, Kyoto) 1990, Abst P-13-2-18.
36) Oka, M., Hino, K. : AD-5423. Drug Future, 17 : 9-11, 1992.
37) Oka, M., Noda, Y., Ochi, Y. et al. : Pharmacological profile of AD-5423, a novel antipsychotic with both potent dopamine-D_2 and serotonin-S_2 antagonist properties. J. Pharmacol. Exp. Ther., 264 : 158-165, 1993.
38) Perrault, G., Depoortere, R., Morel, E. et al. : Psychopharmacological profile of amisulpride : an antipsychotic drug with presynaptic D_2/D_3 dopamine receptor antagonist activity and limbic selectivity. J. Pharmacol. Exp. Ther., 280 : 73-82, 1997.
39) Shimizu, S., Tatara, A., Sato, M. et al. : Role of cerebellar dopamine D_3 receptors in modulating exploratory locomotion and cataleptogenicity in rats. Prog. Neuro-Psychopharmacol. Biol. Psychiatry, 50 : 157-162, 2014.
40) Une, T., Furukawa, Y., Ochi, Y. et al. : Biochemical profile of AD-5423, a novel putative antipsychotic. 17th Cong Coll Int Neuropsychopharmacol (Sept 10-14, Kyoto) 1990, Abst P-13-2-17.
41) 采 輝昭, 久留宮聰：Blonanserin の薬理学的特徴. 臨床精神薬理, 10：1263-1272, 2007.
42) Wakatabe, H., Ochiai, K., Murasaki, M. et al. : Phase I study of AD-5423, a new atypical drug with D_2 and S_2 anti-agonist activity. Drugs R & D, 3 : 405-406, 2002.
43) Watson, D.J., Loiseau, F., Ingallinesi, M. et al. : Selective blockade of dopamine D_3 receptors enhances while D_2 receptor antagonism impairs social novelty discrimination and novel object recognition in rats : a key role for the prefrontal cortex. Neuropsychopharmacology, 37 : 770-786, 2012.
44) Watson, D.J., Marsden, C.A., Millan, M.J. et al. : Blockade of dopamine D_3 but not D_2 receptors reverses the novel object discrimination impairment produced by post-weaning social isolation : implications for schizophrenia and its treatment. Int. J. Neuropsychopharmacol., 15 : 471-484, 2012.
45) 八木剛平, 三浦貞則, 山下 格 他：新しい抗精神病薬リスペリドンの初期第二相試験―高い分裂病改善率と軽い錐体外路系副作用. 臨床精神医学, 20：529-542, 1991.
46) 山角 駿, 村崎光邦, 福山嘉綱 他：抗精神病薬の第 I 相試験における心理検査の意義. 特に内田・クレペリン精神作業検査について. 臨床薬理, 14：227-228, 1983.

§56

世界初の dopamine serotonin antagonist か
—blonanserin の躍進—
——その2：Risperidone との大一番とその後の展開——

I. はじめに

§56では独創的な blonanserin の合成物語から，当初の serotonin dopamine antagonist (SDA) としての薬理学的プロフィールを書いた。その後の遺伝子工学の発達とともに dopamine serotonin antagonist (DSA) とも呼ぶべきプロフィールを有することが明らかにされ[12,20]，dopamine (DA) D_3 受容体にも高い親和性を有することが注目されていた。

大日本製薬（現 大日本住友製薬）の中枢神経グループは着々と blonanserin の基礎薬理の研究を進め，大日本住友製薬となっても脈々とその精神は受けつがれ，新しい知見のもとに blonanserin の本態の理解は深められていった。

一方，1992年の第Ⅰ相試験をもって始まった臨床開発は順調に進み，haloperidol との比較試験に完勝して2001年には申請前相談にまで駒を進めた。ここで機構（PMDA）側は，もう1本の pivotal study，それも risperidone との比較試験を勧めた。この大勝負は受けるべきと，大日本製薬は決断した。

本稿では，risperidone とのさしの勝負の物語とその後の展開について書いていく。

II. 大敵 risperidone との二重盲検比較試験始まる

承認のための risperidone とのさしの勝負は世界でも初めてのことであり，周囲は大いなる関心を抱き，大日本製薬は緊張し，筆者らも緊張していた。

なにしろ，世界中のガイドラインで first-line drug 中の first choice の抗精神病薬として君臨する risperidone が相手である。相手にとって不足はない。三浦貞則医学専門家のもと，2003年8月から2004年11月にかけて全国59医療機関で実施された[10]。

対象は Positive and Negative Syndrome Scale (PANSS) 合計スコアが60〜120の統合失調症患者301例（blonanserin 群156例，risperidone 群145例）である。その内訳をみると，罹病期間5年以上が79.1％と79.4％，10年以上が63.4％と58.8％，試験開始時の状態像では「自発性欠如，感情鈍麻が前景にある場合Ⅱ」が56.4％と48.6％，「幻覚，妄想が前景」が26.9％と28.5％と両群とも慢性の症例で，PANSS 類型分類で陰性症状優位が両群とも75％を超える症例であり，これまでのわが国での臨床試験の対象とほぼ同じと考えられる。

表1 Blonanserinとrisperidoneの比較試験におけるPANSS合計スコア変化量（三浦，2008[10]）

薬剤群	n	試験開始直前のスコア 平均値	標準偏差	試験終了時のスコア 平均値	標準偏差	投与前後の比較[#1]	変化量 平均値	標準偏差	薬剤群間の差[#2] 推定値	標準誤差	95%信頼区間
BNS	156	87.1	14.7	76.1	21.4	p<0.001	−11.05	17.27	−0.46	2.00	−4.40〜3.48
RIS	144	86.7	15.3	75.2	22.1	p<0.001	−11.51	17.38			

BNS：blonanserin，RIS：risperidone，#1：Wilcoxonの符号付順位和検定，#2：1 way-ANOVAモデル

表2 Blonanserinとrisperidoneの比較試験におけるPANSS尺度別スコア変化量（三浦，2008[10]）

尺度	薬剤群	n	試験開始直前のスコア 平均値	標準偏差	試験終了時のスコア 平均値	標準偏差	投与前後の比較[#1]	変化量 平均値	標準偏差	95%IC 下限	上限	薬剤群間の比較[#2]
陽性尺度	BNS	156	18.8	5.2	16.3	6.3	p<0.001	−2.5	5.5	−3.4	−1.6	p=0.984
	RIS	144	19.0	6.2	15.9	6.6	p<0.001	−3.1	5.9	−4.0	−2.1	
陰性尺度	BNS	156	24.3	5.7	20.9	6.3	p<0.001	−3.4	4.6	−4.2	−2.7	p=0.382
	RIS	144	24.6	5.8	21.6	6.7	p<0.001	−3.0	4.3	−3.7	−2.3	
総合精神病理尺度	BNS	156	44.1	8.1	38.9	11.2	p<0.001	−5.1	9.1	−6.6	−3.7	p=0.960
	RIS	144	43.1	7.9	37.6	11.3	p<0.001	−5.5	9.1	−7.0	−3.9	

BNS：blonanserin，RIS：risperidone，95%CI：95%信頼区間
#1：Wilcoxonの符号付順位和検定，#2：Wilcoxonの順位和検定

用法・用量は，blonanserin群8〜24mg/日（8mgの朝夕2分割投与から開始），risperidone群2〜6mg/日（2mgの朝夕2分割投与から開始）とする8週間の試験であった。

主要評価項目は試験終了時のPANSS合計スコア変化量とし，薬剤群間差（risperidone群−blonanserin群）の両側95%信頼区間（CI）下限値が非劣性の許容差−7を上回った場合にblonanserinのrisperidoneに対する非劣性が検証されると定めた。非劣性の許容差はrisperidoneの国内外の臨床試験から設定した。副次的評価項目はPANSS, Brief Psychiatric Rating Scale（BPRS）および全般改善度，最終全般改善度とした。

安全性のうち，錐体外路症状（EPS）に対しては薬原性錐体外路症状評価尺度（Drug Induced Extra-Pyramidal Symptoms Scale：DIEPSS）の合計スコア変化量をみた。

試験結果をまず主要評価項目のPANSS合計スコアの変動でみると，表1のように群内比較は両群とも有意の変動を示し，薬剤群間の差の95%CIでは−4.40〜3.48となり，許容量の「−7」を上回っており，blonanserin群のrisperidone群に対する非劣性が検証された。まず，第一の大目標を達成した。ちなみに，blonanserin群の合計スコア変化量は−11.05±17.27，risperidoneのそれは−11.51±17.38で，ほぼ同等であった。PANSSの各尺度スコアの変化量を表2に示したが，よく似た改善を示して差がみられず，ともに強力な抗精神病作用を発揮している。BPRSの合計スコアおよび各クラスター別の変化量にも差がない。参考までにPANSSとBPRSのスコア変化の推移を図1に示した。最終全般改善度では，表3のように「中等度改善」以上で51.0%対56.6%と同等であるが，数値的にはrisperidoneが上回っている。

安全性では，EPSが中心の神経系障害で表4のようにアカシジアがblonanserin群に有意に多いのが目立った。DIEPSS合計スコアの推移には差はみなかった。他に差の出たものとして，まず，血中prolactin増加では71例（45.5%）対114例（78.6%）とrisperidone群に有意に多く（p<

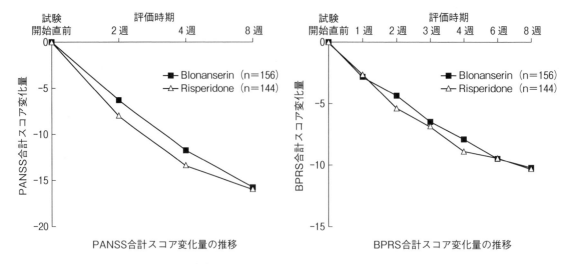

図1 Blonanserin と risperidone の比較試験における PANSS および BPRS の合計スコア変化量の推移（三浦，2008[10] より2図を1図に合成）

表3 Blonanserin と risperidone の比較試験における最終全般改善度（三浦，2008[10]）

薬剤群	項目	著明改善	中等度改善	軽度改善	不変	軽度悪化	中等度悪化	著明悪化	判定不能	合計	改善例の割合[#1]（％）	改善割合の薬剤群間差の95％信頼区間
BNS	n	27	52	48	14	9	4	1	0	155	51.0	−5.7〜16.9％
	％	17.4	33.5	31.0	9.0	5.8	2.6	0.6	0.0			
RIS	n	21	60	33	20	2	5	2	0	143	56.6	
	％	14.7	42.0	23.1	14.0	1.4	3.5	1.4	0.0			

BNS：blonanserin，RIS：risperidone，#1：「著明改善」＋「中等度改善」の割合

0.001），高 prolactin 血症は1例対8例（p＝0.016）と差が出ている。これらは血中 prolactin 値の推移（図2）を見れば一目瞭然である。食欲亢進で2例対9例で有意差がつき（p＝0.030），体重増加では1例対6例で有意傾向（p＝0.059）でともに risperidone 群に多い。起立性低血圧も1例対7例と risperidone 群に有意に多い（p＝0.031）。便秘も9例対17例と risperidone 群に有意傾向（p＝0.099）があった。一方，blonanserin 群に有意に多かったのは易興奮性の12例対3例（p＝0.033）で，不眠症は55例（35.3％）対37例（25.5％）と有意傾向（p＝0.080）になっている。なお，耐糖能に関連する血糖値，HbA$_{1c}$，インシュリンなどは両群に問題はなく，QTc 変化量にも問題なかった。

以上の成績から blonanserin はかの risperidone との非劣性試験に成功したのである。一昔前な

ら，開鍵会でシャンパンで乾杯というところであるが，この時は社内の一室で会社の解析担当者から開鍵の結果を教えられるだけで，blonanserin の開発担当者の中村 洋氏は静かにこみあげてくる喜びに浸ったことと思われる。Risperidone に匹敵する改善効果を示し，EPS，糖尿病性昏睡・ケトアシドーシス，QT 延長のリスクは risperidone と変りなく，アカシジアと易興奮性の発現は blonanserin 群に多いが，血清 prolactin 値増加，体重増加，起立性低血圧のリスクは risperidone より低く，安全面では risperidone とやや異なる特徴があると考えられた。若年層の女性やメタボリック症候群と合併している統合失調症では QOL やアドヒアランスの低下を防ぐ可能性が示唆されて，blonanserin は有用な統合失調症治療薬であると考えられた。こうして最後の大一番の risperidone と

表4 Blonanserin と risperidone の比較試験における有害事象・副作用の事象別発現割合（三浦, 2008[10]より神経系障害のみ抜き出し）

（いずれかの群で発現割合5%以上又は薬剤群間の検定でp＜0.05の事象）

器官別大分類	基本語	有事事象					副作用				
		BNS (156例)		RIS (145例)		検定[#1]	BNS (156例)		RIS (145例)		検定[#1]
		n	%	n	%	p値	n	%	n	%	p値
発現例数合計		153	98.1	143	98.6	1.000	148	94.9	142	97.9	0.221
神経系障害	アカシジア	45	28.8	25	17.2	0.020	45	28.8	25	17.2	0.020
	運動緩慢	57	36.5	56	38.6	0.722	56	35.9	55	37.9	0.722
	浮動性めまい	20	12.8	16	11.0	0.723	14	9.0	12	8.3	0.841
	体位性めまい	11	7.1	9	6.2	0.820	10	6.4	8	5.5	0.811
	ジスキネジー	12	7.7	5	3.4	0.137	12	7.7	5	3.4	0.137
	構音障害	18	11.5	13	9.0	0.570	18	11.5	12	8.3	0.442
	頭痛	24	15.4	21	14.5	0.872	13	8.3	9	6.2	0.514
	運動低下	15	9.6	20	13.8	0.284	15	9.6	20	13.8	0.284
	傾眠	32	20.5	29	20.0	1.000	23	14.7	19	13.1	0.741
	振戦	49	31.4	36	24.8	0.249	48	30.8	35	24.1	0.245

BNS：blonanserin, RIS：risperidone, 空欄：該当症例なし, #1：Fisher の直接確率法

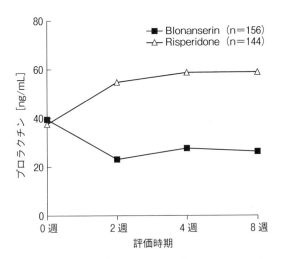

図2 Blonanserin と risperidone の比較試験における血清 prolactin 値の推移（三浦, 2008[10]）

の非劣性試験に成功して, 念願の申請に向うことになったのである。2005年9月に申請し, 2008年1月25日に承認が降りた。そして, 筆者は2008年4月22日の上市までの間に「Blonanserin の薬理学的特徴と臨床的位置付け」[13]を書いたのである。さらに, 2008年6月7日の blonanserin（Lonasen®）発売記念講演会のさい, 筆者は Opening Remarks とシンポジウムの司会という大役を担った。開発に入ってから16年の年月を経たが, ここまで重ねてきた苦労も一挙に吹き飛ぶ思いを味わったのである。

Ⅲ. 認知機能障害への blonanserin の効果

Blonanserin は統合失調症患者の呈する認知機能障害を改善する作用を有することが徐々に明らかにされてきている。その基礎的な作用機序については, 前稿の Hida ら[4]による DA D₃ 受容体拮抗作用によるとの理論的根拠を説明してきたが, ここでは自主研究として実施された臨床試験のいくつかを紹介していく。

1. Risperidone との比較試験の中で行われた試験
一番最初に blonanserin の認知機能障害への効果をみたのは, 前述の risperidone との比較試験の中で, 聖マリアンナ医科大学精神科がエントリーした26例を対象にした試験で, 2003年6月から2005年3月にかけて実施されている。三宅ら[11]は本来の評価に加えて表5にみる認知機能検査バッテリーを薬剤投与前（baseline）と8週間後または中止時（endpoint）の2回評価した。26例に対して blonanserin と risperidone は13例ずつ

表5 統合失調症患者群の抗精神病薬投与前後における認知機能検査およびPANSS成績(三宅ら,2008[11])

	Blonanserin群 n=10				Risperidone群 n=12				薬剤群間比較	
	baseline	endpoint	差	p値[a]	baseline	endpoint	差	p値[a]	95%信頼区間	p値[b]
MMSE	27.9±2.8	27.9±2.2	0.0±2.1	1.000	28.0±2.3	28.5±2.2	0.5±1.3	0.196	-2.008, 1.008	0.497
WMS-R										
論理的記憶 I	16.1±8.4	22.6±9.0	6.5±7.9	0.015	18.1±10.7	23.6±11.3	5.5±6.3	0.012	-5.314, 7.314	0.745
論理的記憶 II	12.7±8.0	17.7±8.2	5.0±7.1	0.025	15.4±10.2	18.9±12.5	3.5±4.6	0.026	-3.735, 6.735	0.557
WCST										
カテゴリー数	2.9±2.2	3.9±2.2	1.0±1.7	0.105	3.2±2.5	3.6±2.4	0.4±1.1	0.163	-0.663, 1.829	0.340
保続エラー	7.8±7.9	8.2±11.8	0.4±8.4	0.760	6.7±7.5	9.9±13.7	3.3±11.9	0.645	-12.202, 6.502	0.532
WAIS-R										
符号評価	6.0±2.3	7.1±2.1	1.1±1.1	0.020	6.8±3.4	7.5±3.8	0.8±1.3	0.078	-0.728, 1.428	0.506
類似評価	8.3±4.2	8.7±3.8	0.4±1.3	0.357	10.2±1.5	10.3±1.5	0.1±2.2	0.888	-1.370, 2.003	0.700
PANSS										
合計スコア	80.9±12.4	64.5±14.5	-16.4±9.9	0.007	81.0±13.7	65.3±18.7	-15.8±18.8	0.013	-14.439, 13.139	0.923
陽性尺度	18.4±3.9	15.2±3.8	-3.2±4.8	0.074	20.8±7.3	14.4±6.5	-6.3±7.4	0.008	-2.559, 8.825	0.264
陰性尺度	22.0±3.7	16.9±4.4	-5.1±2.6	0.007	19.8±3.5	17.8±4.4	-2.1±3.7	0.073	-5.923, -0.110	0.043
総合精神病理尺度	40.5±7.5	32.4±8.3	-8.1±5.2	0.007	40.4±5.4	33.1±9.0	-7.3±9.3	0.026	-7.690, 6.156	0.820

平均±標準偏差
PANSS: Positive and Negative Syndrome scale, MMSE: Mini-Mental State Examination, WMS-R: Wechsler Memory Scale-Revised
WCST: Wisconsin Card Sorting Test, WAIS-R: Wechsler Adult Intelligence Scale-Revised
a: Wilcoxon符号付順位和検定 b: 2標本のStudent's test

表6 第二世代抗精神病薬の認知機能障害に対する効果（久住と小山[8]，2007，一部改変）

認知機能障害の分類	Quetiapine	Olanzapine	Risperidone
知覚・注意・運動処理機能	◎	○	○
実行機能	○	○	○
作動記憶	△	○	◎
言語性学習・記憶	○	◎	○
視覚性学習・記憶	×	△	×
言語性流暢	○	○	△

◎：大多数の報告で有効，○：有効の報告が多い，△：有効と無効の評価が分かれる，×：無効の報告が多い

無作為に振り分けられ，脱落例は blonanserin 群の5例，risperidone 群の4例の計9例で，薬剤投与前後に PANSS の評価は26例全例で評価可能であったが，認知機能評価が可能であった症例は22例（blonanserin 群10例，risperidone 群12例）であった．まず，三宅らは対象患者26例と健常者10例でこれらの検査を実施し，統合失調症患者群では，Wechsler Memory Scale-Revised（WMR-S）論理的記憶ⅠおよびⅡ，Wisconsin Card Sorting Test（WCST）カテゴリー数および Wechsler Adult Intelligence Scale-Revised（WAIS-R）符号評価点において健常者群より有意に低いことを確認している．そして，評価対象患者群22例についての認知機能検査および PANSS の成績を一覧表（表5）に示している．それによると，WMS-R 論理的記憶Ⅰ得点は blonanserin 群および risperidone 群ともに有意な検査成績の改善を認めた（それぞれ p＝0.015，p＝0.012）．WMS-R 論理的記憶Ⅱ得点でも両群ともに有意な改善を認め（p＝0.025 と p＝0.026），WAIS-R 符号評価点では blonanserin 群で有意な改善を認め（p＝0.020），risperidone 群では改善傾向（p＝0.078）を認めた．一方，MMSE，WCST および WAIS-R 類似評価点では，両群ともに有意な改善を認めなかった．

認知機能障害に対する第二世代抗精神病薬（SGA）の効果は薬剤によって少しずつ違いがあり，久住と小山[8]は quetiapine，olanzapine，risperidone の効果を表6のようにまとめている．これに当てはめると，言語性記憶の即時再生および遅延再生の改善に加えて注意・処理速度を評価する WAIS-R 符号評価点についての改善を認めた blonanserin は quetiapine と類した認知機能改善効果を有すると，これは後に筆者が推察した[13]．

なお，PANSS で，blonanserin 群は陰性尺度で risperidone 群より有意の改善を示した点が特筆される．

2．急性期統合失調症における認知機能および社会機能に及ぼす blonanserin の効果―risperidone との比較

産業医科大学の Hori ら[5]は入院中の急性期統合失調症患者39例を対象に blonanserin の認知機能および社会機能への効果をみる試験を行っている．練習効果を除外するために参照薬として risperidone を置き，脱落例を除いた blonanserin 17例，risperidone 16例を対象とした8週間の試験で，評価者は blind で成績を評価している．評価項目は PANSS，BACS-J，Life Assessment Scale for Mentally Ill（LASMI，精神障害者社会生活評価尺度）である．

まず PANSS スコアの変化は（表7），blonanserin，risperidone ともに合計スコアと陽性尺度スコアは4週後と8週後に，陰性尺度と総合精神病理評価尺度は8週後に有意の改善を示した．

BACS-J と LASMI の結果を簡略するために詳細なデータを著者らによって図式化された成績で紹介する（図3）．Blonanserin 投与群では認知機能は言語流暢性および遂行機能の2項目で有意な改善が認められている．また，社会機能は日常生活および課題の遂行の項目で有意な改善が示されて

いる。なお，risperidone群では言語流暢性と課題の遂行で有意な改善が認められた。本試験でのblonanserinの平均使用量は14.6±4.0mg/日，risperidoneのそれは3.1±1.3mg/日であった。

以上より，blonanserinは陽性症状や陰性症状の改善とともに，言語流暢性および遂行機能，日常生活および労働または課題の遂行を改善したことから，就労を見据えた長期的な予後の改善が期待できるとしている。

IV. BlonanserinのPET研究

Blonanserin上市ののち間もなくの頃，Tatenoら[19]によって実施されたblonanserinのPET研究を紹介したい。著者の中にblonanserin開発担当者として最も深く関わった中村 洋氏の名がある。本試験は大日本住友製薬による市販後臨床試験の1つとして日本医科大学病院で実施された。

対象は，blonanserin（8，16または24mg/日）による治療を4週以上（同一用量で2週以上）受けている統合失調症患者15例（平均年齢32.8歳，男性8例）と患者群と年齢・性別を一致させた健康被験者15例である。全例にそれぞれ[^{11}C] raclopride および [^{11}C] FLB 457を放射性リガンドとするPET検査を実施し，線条体および線条体外（側頭皮質および下垂体）のDA D_2受容体占有率を算出している。また，患者群では放射性リガンド投与直前および1回目と2回目のPET検査直後に採血してblonanserinの血漿中濃度を測定している。

まず，線条体におけるDA D_2受容体占有率とblonanserinの用量・血漿中濃度との関係をみると，図4のようになり，DA D_2受容体を50％占有するのに必要な用量（ED$_{50}$）は5.53mg/日（r=0.91），血漿中濃度（EC$_{50}$）は0.17ng/mL（r=0.52）であった。Blonanserin 8mg/日，16mg/日および24mg/日投与患者（各5例）の線条体におけるD$_2$受容体占有率（平均±標準偏差）は，それぞれ60.8±3.0％，73.4±4.9％および79.7±2.3％であった。一方，側頭皮質のDA D_2受容体に対するED$_{50}$およびEC$_{50}$はそれぞれ8.61mg/日および0.38ng/mLであり（図5），下垂体でのそれは

表7　Risperidone群とblonanserin群のPANSSスコア変化（Horiら，2014[5]）

	Risperidone		Blonanserin	
	Mean	SD	Mean	SD
PANSS positive subscale score				
Baseline	29.5	4.1	29.0	6.1
4 weeks	22.0	5.6*	21.8	6.4*
8 weeks	19.4	7.2*	19.5	8.1*
PANSS negative subscale score				
Baseline	29.2	6.9	28.2	7.3
4 weeks	27.1	7.2	24.9	7.7
8 weeks	22.7	7.4*	21.4	7.4*
PANSS general psychopathology subscale score				
Baseline	47.2	8.6	47.2	7.9
4 weeks	42.4	9.4	41.7	8.5
8 weeks	38.9	10.6*	38.6	11.2*
PANSS total score				
Baseline	105.8	13.8	104.3	14.4
4 weeks	91.5	16.1*	88.3	15.8*
8 weeks	81.0	22.0*	79.5	23.2*

Note：*$P<0.01$ versus baseline.

18.06mg/日および0.87ng/mLであった（図6）。Blonanserin 24mg/日投与例では，線条体と側頭皮質のDA D_2受容体占有率に有意差を認めたが（p=0.002），血漿中濃度に有意差は認められなかった。

以上から，線条体のDA D_2受容体占有率が70～80％の場合に効果を発現し，80％を超えるとEPSが発現するとの報告から，blonanserinの至適用量は12.9～22.1mg/日であることが示された。承認用量の8～24mg/日はほぼ適切であるが，20mg/日を超えると，EPSの頻度が高くなる可能性が示された。またblonanserinの側頭皮質および下垂体におけるDA D_2受容体占有率から推定した血液・脳関門内外のblonanserin濃度（B/P）比は3.88であり，Arakawaら[1]のデータによるhaloperidol（2.40），olanzapine（2.70），risperidone（1.61），sulpiride（0.34）と比べると血液・脳関門透過性が高いことから，高prolactin血症のリスクがより低くなる可能性が示唆されている。

こうして，PET研究は，抗精神病薬の領域では線条体を初めとする脳内のDA D_2受容体占有率を算出することによって，臨床上極めて有益な情報

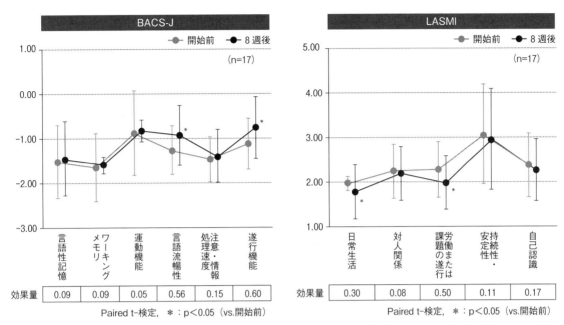

図3 Blonanserin 投与前後の BACS-J（z スコア）および LASI 各評価項目得点（Hori ら, 2014[5]の本文中のデータより堀が作図）
効果量：サンプルサイズによって影響されない治療効果の大きさを示した数値
効果量の基準：0.20（小さい），0.50（中等度），0.80（大きい）：Cohen, 1992[2]より）

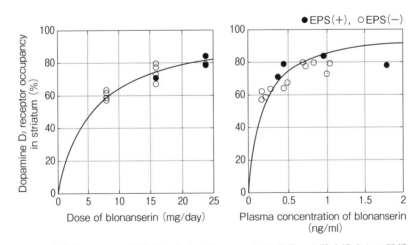

図4 線条体の DA D_2 受容体占有率と blonanserin の用量・血漿中濃度との関係（Tateno ら, 2013[19]）

をもたらしてくれる。PET 研究の進展によって今後，第Ⅰ相試験の段階でこれが実施されるようになれば，臨床試験の正確性とともにスピードアップにも貢献すると考えられ，期待も大きい。

V．海外で実施された臨床試験とメタ解析

1．海外進出を目指した haloperidol との比較試験

Haloperidol との比較試験に完勝して機構へ申請

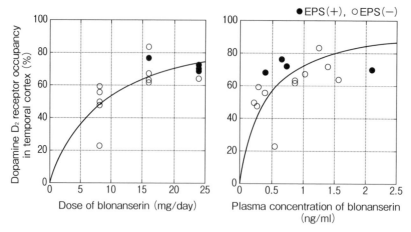

図5 側頭葉皮質のDA D₂受容体占有率とblonanserinの用量・血漿中濃度との関係
(Tatenoら, 2013[19])

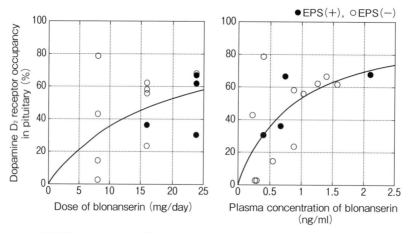

図6 下垂体のDA D₂受容体占有率とblonanserinの用量・血漿中濃度との関係
(Tatenoら, 2013[19])

前相談に行ったさい，わが国創製のblonanserinには海外からの援軍が来ないのだから，もう1本のpivotal studyとしてrisperidoneとの比較試験を勧められた。当時の大日本製薬は，本気で海外進出を考えたか，ebastineの導入などで取引きのあったSpainはBarcelonaのLaboratorios Almirall社へ話を持って行った。そして，同社のEsther Garciaらとともに勝手知ったるhaloperidolとの比較試験の計画をたて，ここでは急性増悪期の統合失調症患者を対象とした二重盲検比較試験を実施したのである[3]。

本試験は米国，Bulgaria，Czech共和国，Russiaを含めた6週間の国際共同試験で，307例を対象とし，blonanserin 2.5mg，5mg，10mg/日の3群，haloperidol 10mg/日，placeboの5群の二重盲検比較試験であり，2003年6月から2004年11月にかけて実施された。時期的には，わが国での最後のpivotal studyとしてのrisperidoneとの比較試験と重なっている。

その成績は，対象307例中228例（74.3％）が試験を終了し，6週後のPANSS合計スコアの平均低下量はplacebo群と比較して，全ての実薬投与群で有意に大きかった（-12.58：$p<0.001$）。Blonanserin 10mg/日群は2.5mg/日群と有意差を

示した（-30.18 対 -20.6；p＜0.001）。すべての実薬群は陽性症状を大きく改善し，blonanserin 5mg/日群と10mg/日群はhaloperidol群よりも高い陰性症状改善効果を示した（図7，表8）。

安全性では，臨床的に重要な体重の増加，起立性低血圧，QTc延長，臨床検査値異常は認めず，haloperidolがprolactinレベルの持続的上昇を示したのに対して，blonanserin群ではいずれの用量においても認められず，EPS発現割合はblonanserin 10mg/日群26.6％で，haloperidol群53.3％より低かった。

以上のように，blonanserinは低用量（10mg/日以下）でhaloperidol 10mg/日に対して同等以上の効果を示し，とくに陰性症状の改善に優れ，prolactinレベルやEPSでも安全性の高いSGAとしての成績を示したのであるが，Laboratorios Almirall社にこれ以後の臨床開発を続けるパワーがなく，大日本製薬自体が米国を初めとする海外での拠点を持つことができず，欧米への進出はここで断念されている。あと一押しのところへ来ていただけに残念であった。

2. 韓国で行われた承認のためのrisperidoneとの比較試験

本試験[22]は韓国での承認を目指したもので，わが国では審査の段階にあった時期の2006年1月から2008年12月にかけて15施設での入院および外来通院中の，PANSS合計スコアが60〜120の統合失調症患者206例を対象としている。試験デザインはわが国での試験と同じで，blonanserinは8〜24mg/日，risperidoneは2〜6mg/日の8週間の二重盲検比較試験で，主要評価項目はPANSS合計スコアの変化量とし，副次的にはBPRS, CGI-I（Clinical Global-Impression-Improvement Score）を評価し，EPSの評価にはDIEPSSを用いている（評価尺度はいずれも韓国版）。なお，解析対象はfull analysis set（FAS）としている。

効果としては表9にみるようにPANSSとBPRSの全項目で両群ともに有意の変動を示しているが，群間比較ではBPRSの欲動性障害のクラスターでrisperidone群が有意の変動をみせている。主要評価項目のPANSS合計スコアの変動では，blonanserin群 -23.48±19.73，risperidone群 -25.40±18.38となり，両群の差は1.92±19.02となっている。片側95％のCIは-3.41で，あらかじめ決めていた-7.66を下回っていないことから，blonanserinのrisperidoneに対する非劣性検証に成功している。両群ともPANSS合計スコアの変動は速く（図8），2週後に有意差が認められている（p＜0.001）。各サブスケールも同様であり，群間に差は認めていない。

安全性では，治療に関連した有害事象の頻度は

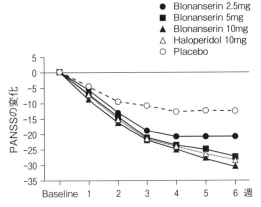

図7 Blonanserinとhaloperidolの比較試験におけるPANSS合計スコアの変化の推移（Garciaら，2009[3]）

表8 Blonanserinとhaloperidolの比較試験におけるPANSSスコアの基準値から6週後までの最小二乗平均変化（Garciaら，2009[3]）

PANSS	Blonanserin 2.5mg (n=60)	Blonanserin 5mg (n=57)	Blonanserin 10mg (n=62)	Haloperidol 10mg (n=58)	Placebo (n=61)
Total	-20.60[a] (3.01)	-27.19[a] (3.07)	-30.18[a] (2.99)	-28.16[a] (3.05)	-12.58 (2.97)
Positive	-7.21[a] (0.95)	-9.05[a] (0.97)	-10.06[a] (0.94)	-10.64[a] (0.96)	-4.61 (0.94)
Negative	-3.54 (0.72)	-5.11[a] (0.73)	-5.88[a] (0.71)	-4.13 (0.73)	-1.95 (0.71)

（ ）：標準誤差，a：対placeboに有意差（p＜0.001），LOCF法による

表9 Blonanserin と risperidone の比較試験における PANSS と BPRS スコアの基準値から8週までの最小二乗平均変化（Yang ら，2010[22]）

評価尺度		Baseline (Mean ± SD) Blonanserin (n = 92)	Baseline (Mean ± SD) Risperidone (n = 91)	8週時の最小二乗平均変化 (平均 ± SD)* Blonanserin (n = 92)	8週時の最小二乗平均変化 (平均 ± SD)* Risperidone (n = 91)	P†
PANSS	Total	86.91 ± 17.37	86.49 ± 15.00	−23.48 ± 19.73	−25.40 ± 18.38	0.3014
	陽性尺度	21.26 ± 6.44	20.86 ± 5.58	−7.20 ± 6.66	−7.61 ± 6.53	0.3219
	陰性尺度	22.72 ± 6.20	22.54 ± 6.01	−5.48 ± 5.88	−5.92 ± 4.96	0.2130
	総合精神病理尺度	42.93 ± 9.20	43.10 ± 7.68	−10.80 ± 9.57	−11.87 ± 9.52	0.2693
BPRS	Total	48.93 ± 10.07	49.32 ± 8.97	−14.57 ± 11.60	−15.84 ± 11.79	0.2933
	不安/抑うつ	10.59 ± 3.30	10.81 ± 2.74	−3.32 ± 2.70	−3.49 ± 3.12	0.2857
	欲動性低下	10.67 ± 3.77	10.84 ± 2.83	−2.22 ± 2.97	−2.75 ± 2.55	0.0414‡
	思考障害	12.03 ± 4.12	11.78 ± 3.48	−3.88 ± 4.28	−4.00 ± 3.97	0.3349
	興奮	7.16 ± 2.19	7.58 ± 1.92	−2.12 ± 2.23	−2.31 ± 2.56	0.4016
	敵意/疑惑	8.48 ± 2.93	8.31 ± 3.00	−3.03 ± 3.23	−3.29 ± 3.10	0.4908

＊：Wilcoxon signed-rank test，全値で placebo に対して有意（p＜0.0001）
†：Wilcoxon rank sum test
‡：統計学的に有意

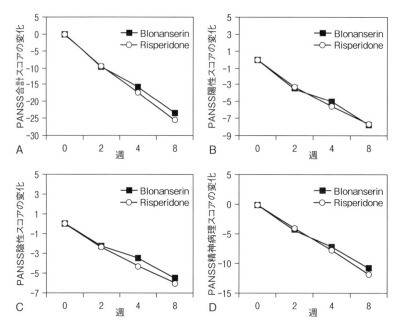

図8 Blonanserin と risperidone の比較試験における PANSS 合計スコア（A），PANSS 陽性症状スコア（B），PANSS 陰性症状スコア（C），PANSS 総合精神病理スコア（D）の変化の推移（Yang ら，2010[22]）

表10にみる通りで，EPS 関連ではアカシジアと歩行障害で blonanserin 群に有意傾向で多く，振戦では有意に多い．ただし，DIEPSS では両群ともに有意の変動はなく，群間にも有意差はない．一方，構音障害では risperidone 群に有意に多い．ほかに，めまい，alanine transferase 上昇と aspar-

表10 Blonanserin と risperidone の比較試験における治療関連有害事象の頻度（5%以上のもの，n [%]）（Yang ら，2010[22]）

有害事象	Blonanserin (n=93)	Risperidone (n=92)	P
アカシジア	33 (35.48)	21 (22.83)	0.0751
振戦	30 (32.26)	10 (10.87)	0.0006 †
運動遅延	14 (15.05)	10 (10.87)	0.5124
ジストニー	9 (9.68)	7 (7.61)	0.7946
構音障害	0 (0.00)	5 (5.43)	0.0288 †
めまい	0 (0.00)	6 (6.52)	0.0139 †
頭痛	5 (5.38)	6 (6.52)	0.7668
便秘	12 (12.90)	11 (11.96)	1.0000
流涎過多	14 (15.05)	8 (8.70)	0.2560
血中 prolactin 値上昇	5 (5.38)	11 (11.96)	0.1249
体重増加*	3 (3.93)	6 (6.52)	1.0000
Alanine aminotransferase 上昇	1 (1.08)	9 (9.78)	0.0095 †
Aspartate aminotransferase 上昇	0 (0.00)	8 (8.70)	0.0032 †
不眠	12 (12.90)	9 (9.78)	0.6440
筋強剛	23 (24.73)	18 (19.57)	0.4796
歩行障害	17 (18.28)	8 (8.70)	0.0839
高 prolactin 血症	5 (5.38)	13 (14.13)	0.0504
prolactin 値上昇，週			
2	7 (9.59)	17 (21.52)	0.0065 †
4	6 (8.82)	19 (26.03)	<0.0001 †
8	3 (4.92)	17 (22.97)	0.0012 †

＊：7%以上の有意の体重増加，†：p＜0.05，Fisher exact test

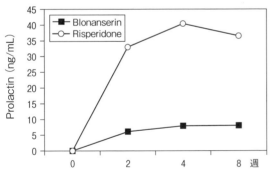

図9 Blonanserin と risperidone の比較試験における血中 prolactin 値の変化の推移（Yang ら，2010[22]）

tate transferase 上昇は risperidone 群に多い．7%以上の体重増加は両群に差はないが，両群とも 1.29 ± 3.48kg（p = 0.0022）と 1.83 ± 3.38kg（p < 0.0001）と有意の増加をみている．高 prolactin 血症は有意傾向をもって risperidone 群に多く，血中 prolactin レベルは図9にみる通りで，risperidone 群が有意に高くなっている（p＜0.05）．

以上のように，blonanserin は韓国の統合失調症患者に対しても，risperidone に劣らぬ優れた抗精神病作用とより高い安全性が検証されて，2009年韓国で上市され，念願の海外進出が叶ったのである．

3．中国で行われた承認のための risperidone との比較試験

大日本住友製薬は，韓国に続く blonanserin の海外進出を目指して，2012年3月から2013年2月にかけて，中国13施設での264例の統合失調症患者を対象とする risperidone との二重盲検比較試験を実施した[9]．試験デザインは，日本と韓国でのものと同じで，用法・用量は blonanserin 8～24 mg/日，risperidone 2～6mg/日の8週間の試験で，主要評価項目は PANSS 合計スコアの基準値から8週後までの変動値とし，副次的には PANSS 各サブスケールの変動，PANSS 5因子モデル合計

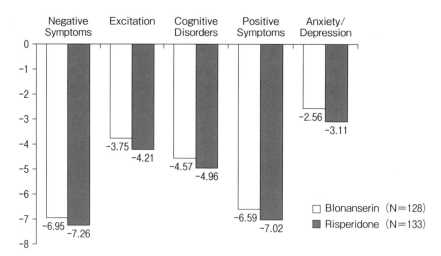

図10 Blonanserin と risperidone の比較試験における PANSS 5因子モデルスコアの変化量（Li ら，2015[9]）

スコアの変動，CGI-S，CGI-I を評価している。

　まず成績を主要解析（Intention to Treat：ITT と Last observation carried forward：LOCF）でみると，PANSS 合計スコアの基準値は blonanserin 群93.46，risperidone 群92.30で両群に差はなく，endpoint 時の数値はそれぞれ62.88と58.74となっている。平均変化は blonanserin 群－30.59，risperidone 群－33.56で両群とも有意の減少を示した（p<0.0001）。最小二乗法でみた両群間の平均変化の差は3.69（両側95％CI－0.36, 7.75）であった。この結果，95％CI の上限は主要効果解析であらかじめ決めた7.0の非劣性の枠を超えていることになり，非劣性検証は成らなかった。なお，不思議なことに PANSS の合計スコアや各サブスケールの一覧表は示されていないが，5因子モデルスコアの変化量は図10で示されている。PANSS 合計スコアの ITT 解析を LOCF から MMRM（Mixed effect Models for Repeated Measures）に代えてみたものでは blonanserin 群－34.70，risperidone 群－36.97となり，両群の最小二乗法による平均変化の差は2.28（両側95％CI；－1.29, 5.85）となり，非劣性検証が成立する。ITT から PPS（per protocol set）に代えて解析すると，blonanserin 群の平均変化は－33.71，risperidone 群－36.31となり，両群の最小二乗法による平均変化の差は2.94（両側95％CI；－0.76, 6.65）となり，非劣性の枠7.0を上回らず非劣性検証が成立する。さらに，ITT のうち，最初の2週間以内に中止した症例を除いて解析すると，それぞれ PANSS 合計スコアの平均変化は－33.01と－35.47となり，最小二乗法による平均変化の差は3.04（両側95％CI；－0.70, 6.79）となり，これまた7.0を超えておらず非劣性検証が成立する。

　以上，最も肝腎の ITT，LOCF 解析では非劣性は成立しなかったが，ITT，MMRM 解析，PPS での解析および2週以内に中止した症例を除いた ITT 解析ではいずれも非劣性が成立する結果となり，実質的には blonanserin は risperidone に劣らない効果を示すと考えられることになる。

　安全性については，本試験に関連した有害事象（treatment-emergent adverse events：TEAEs）を表11でみると，EPS が錐体外路性疾患の頻度が48.46％対29.10％，興奮が21.54％対11.94％と blonanserin 群に高率であり，中止例が blonanserin 群の33例，risperidone 群の21例と blonanserin 群に多い原因の1つになっている可能性があり，主要解析での非劣性を検証できなかった事実にもつながっていると思われる。一方，7％以上の体重増加は13.82％対21.71％と blonanserin 群に少なく，血中 prolactin 値上昇では52.31％対67.16％と blonanserin 群に低く，循環器系有害事象も12.31％対22.39％と blonanserin 群に低くなってい

表11 Blonanserin と risperidone との比較試験における試験関連有害事象（Li ら，2015[9]）

器官系統別	Blonanserin group (N=130)			Risperidone group (N=134)		
	Number of subjects	Number of cases	Incidence rate (%)	Number of subjects	Number of cases	Incidence rate (%)
胃・十二指腸系障害						
便秘	21	28	16.15	22	34	16.42
肝・胆系障害						
肝機能異常	9	9	6.92	17	17	12.69
感染症						
鼻咽頭炎	14	16	10.77	20	23	14.93
検査						
血清 prolactin 値上昇	68	68	52.31	90	90	67.16
神経系障害						
錐体外路系障害	63	71	48.46	39	41	29.10
精神障害						
興奮	28	32	21.54	16	19	11.94
不眠	24	31	18.46	18	25	13.43

る。

以上の成績から，blonanserin は risperidone に匹敵する効果を有しており，安全性では代謝性疾患のモニターを要する患者や高 prolactin 血症に関連する月経異常や性機能障害に関わる若い患者，あるいは心循環器系に問題を抱える患者により適していると考えられる。中国ではこの試験成績をもって申請しており，審査の段階にある。韓国に続く承認国となることを強く望みたい。

4．二重盲検比較試験のメタ解析

Kishi ら[6,7]は，統合失調症に対する blonanserin の効果／安全性を検討した二重盲検比較試験を研究対象とするメタ解析を実施しているので，比較試験のまとめとしてここに紹介する。該当する臨床試験を特定するため，"randomized"，"random" または "randomly"，"blonanserin"，"schizophrenia" をキーワードに PubMed/Cochrane Library/PsycINFO を用いて2012年9月までの期間で検索し，4試験が得られた。前述の中国での risperidone との比較試験は残念ながら，このメタ解析のあとに実施されたものである。4試験の概要を表12に示した。

結果を要約すると，①4試験の組み入れ例数は，haloperidol との比較試験の572例，risperidone との比較試験の508例，合計1,080例であった。②有効性（PANSS 総得点および下位尺度別得点の変化量，反応率）は，blonanserin が対照薬（risperidone／haloperidol）に劣らない有効性を示した。一方，対照薬剤の解析結果では，haloperidol に比べて blonanserin は PANSS 陰性尺度得点の改善効果が有意に高かった（Weighted new difference：WND = -1.29，CI = -2.29〜-3.0，$p=0.01$，F=0%）。③脱落率はすべての原因および原因別（効果不十分／副作用発現／死亡）のいずれでも，対照薬群と有意の差を認めなかった。④有害事象では，blonanserin の「高 prolactin 血症」発現割合は，対照薬群と比べて有意に低かった（risk ratio：RR = 0.31，CI = 0.20〜0.49，$p<0.00001$，F=14%，numbers-needed-to-harm：NNH は有意差なし）。また，対照薬剤の解析結果では，blonanserin での「めまい」の発現割合が haloperidol より（RR=0.47，CI=0.23〜0.93，$p=0.03$，F=0%，NNH は有意差なし），「高 prolactin 血症」では risperidone より（RR=0.25，CI=0.16〜0.40，$p<0.00001$，F=0%，NNH は有意差なし）有意に低かった。一方，「アカシジア」の発現割合では，haloperidol より blonanserin が有意に低かったものの（RR=0.54，CI=0.32〜0.90，$p=0.02$，F=48%，NNH=7），risperidone より

表12 Blonanserinのメタ解析に組み入れた二重検無作為化比較試験の概要（岸，2013[6]）

試験	症例数	対象	診断	期間	年齢 (mean±SD)	男性 (%)	人種 (%)	薬剤	各群例数	用量 (dose mg/day)	アウトカム
BLO vs. RIS											
三浦，2008[10]（日本）	302	急性増悪，昏迷，治療抵抗性かつ/または重度の解体型統合失調症を除くPANSS総得点＝60～120	ICD-10	8週	BLO：45.0±14.8, RIS：46.0±14.5 (≥15)	BLO：56.4, RIS：52.1	日本人 (100)	BLO	156	8–24 (16.3±6.2) [flexible]	総得点：BLO＝RIS, 陽性：BLO＝RIS, 陰性：BLO＝RIS, 総合精神病理：BLO＝RIS
								RIS	145	2–6 (4.0±1.5) [flexible]	
Yangら，2010[22]（韓国）	206	PANSS 総得点＝60～120	ICD-10	8週	BLO：34.5±10.4, RIS：36.0±10.1 (18–65)	BLO：51.1, RIS：47.3	韓国人 (100)	BLO	103	8–24 (16.2±6.1) [flexible]	総得点：BLO＝RIS, 陽性：BLO＝RIS, 陰性：BLO＝RIS, 総合精神病理：BLO＝RIS
								RIS	103	2–6 (4.1±1.6) [flexible]	
BLO vs. HAL											
Garciaら，2009[3]（米国，ブルガリア，チェコ，ロシア）	307	急性増悪，試験前の入院期間が2週間未満PANSS総得点70超，概念の統合障害，幻覚による行動，不自然な思案内容の各得点が4以上，CGI-Sが中等度以上	DSM-IV-TR	6週	38.1 (18–65)	60	コーカソイド (93.2)	BLO	61	2.5 [fixed]	総得点：BLO10＞BLO2.5, 陽性：BLO10＝BLO5＝BLO2.5＝HAL, 陰性：BLO10＞BLO5＝BLO2.5＝HAL
								BLO	58	5 [fixed]	
								BLO	64	10 [fixed]	
								HAL	60	10 [fixed]	
村崎，2007[14]（日本）	265	急性増悪，昏迷，治療抵抗性かつ/または重度の解体型統合失調症を除く	ICD-10	8週	BLO：42.4±12.5, HAL：43.0±13.3 (16–64)	BLO：57.9, HAL：58.1	日本人 (100)	BLO	121	8–24 (15.8±6.1) [flexible]	総得点：BLO＝HAL, 陽性：BLO＝HAL, 陰性：BLO＞HAL, 総合精神病理：BLO＝HAL
								HAL	117	4–12 (8.1±2.9) [flexible]	

BLO：blonanserin, RIS：risperidone, HAL：haloperidol

表13 第19回 CINP での北里大学からの発表（1と2：シンポジウム，3〜6：一般演題）

発表者とタイトル	文献（Neuropsychopharmacol 10；1994）の頁
1 Murasaki M：Clinical efficacy of azapirones in anxiety disorders：An overreview.	192
2 Takahashi A, Ishigooka J, Sugiyama T et al.：Dual 5-HT and NE reuptake inhibitors：Pharmacokinetics and pharmacodynamics in phase I clinical trials.	651
3 Sugiyama T, Mizusawa N, Uchiumi M et al.：Effects of single oral dose of diazepam and lorazepam on daytime sleepiness and psychomotor functions.	111
4 Murasaki M, Takahashi A, Inami M et al.：Phase I study of Y-23684, a novel benzodiazepine partial agonist activity.	171
5 Wakatabe H, Ochiai K, Murasaki M et al.：Phase I study of AD-5423, a new antipsychotic drug with D_2 and S_2 antagonist activity.	192
6 Ishigooka J, Nagata, E, Takahashi A et al.：Serotonin uptake inhibition in platelets of duloxetine-treated subjects.	218

blonanserin の方が有意に高いという結果であった（RR＝1.62，CI＝1.18〜2.22，p＝0.003，F＝0.3%，NNH＝8）。他の有害事象の発現割合では，blonanserin と対照薬剤に統計的な違いはなく，体重の変化は対照薬剤と比べて差がなかった。

VI. Blonanserin と国際学会の想い出

Blonanserin では，第 I 相試験，前期第 II 相試験および haloperidol との二重盲検比較試験の3つを国際学会で発表することができ，それぞれ良き想い出となって残っている。ここで一息入れて書いていきたい。

1．大勢で出かけた Washington, D.C. の CINP

Blonanserin は，AD-5423 として基礎薬理の詳細が1990年から発表されて，世界に向けて発信されたことは前稿で述べたが，臨床試験の成績は1994年 Washington, D.C. での第19回国際神経精神薬理学会 CINP で最初に発表された。Wakatabe ら[21]による第 I 相試験である。その時の資料はすべて失われているが，試験そのものの詳細は申請資料から可能な限り本稿で紹介した。1994年当時は，新規向精神薬の開発が最も盛んであった時代で，この CINP には北里大学の精神科からは6演題を持って大勢で出かけたのである（表13）。この中で，とくに筆者は自分で企画立案したシンポジウムを組んでおり，これが終るまでは緊張しっ放しであった。その時の詳細は§24ですでに紹介している[15]。

CINP のさいは恒例であったが，この時も Janssen-Pharma 社が日本人参加者を Washington, D.C. から6マイル離れた Virginia 州は Alexandria の Gadsby's Tavern へ招待してくれて楽しい一夜を過ごした。一滴も飲めない筆者は合い間に Alexandria の街中を一人散策したものである。ところが，その翌日，Water Gate まで往復する Potomac River のクルージングにも参加したのであるが，遊覧船の発着はこの Alexandria であったのにはびっくりした。チケットの入手が困難な評判のクルージングであったが，船中で飲んで歌って踊りまくるのにはついていけず，Water Gate 近傍の夜景が煌びやかなだけの退屈なものとなってしまった。Water Gate で U ターンしての帰路に雷鳴轟く集中豪雨に遭遇したりで散々であった。それでも筆者は CINP が最も楽しく実り多い学会で，この時は Rickels 教授に会えたし，Stahl 先生とも友達になれたのである。

2．前期第Ⅱ相試験を発表した2度目のBoca Raton

1997年Boca Raton Resort & ClubでのNCDEU（New Clinical Drug Evaluation Unit）で前期第Ⅱ相試験の成績を発表すべく，時のblonanserinの開発担当者舟辺隆之氏とともに2度目のBoca Ratonへ出かけた。当時，NCDEUは毎年Boca Ratonで開催されており，会場のBoca Raton Resort & ClubはMiamiの北に位置するFloridaのリゾート地で，ゴルフ場に囲まれた絶好の場所ではあった。そのために筆者は図々しくもゴルフバッグを持参したのである。この時はFort Lauderdale空港から入ったのであるが，ターンテーブルにそのゴルフバッグが出てこなかったのである。罰が当たったのだと弱りきって，ホテルに到着したところ，部屋に入ってゴルフバッグが先についていたのを見て仰天したものである。この時は3ラウンドした。

NCDEUは筆者の好きな学会の1つで，新規向精神薬の話題が飛びかい，目の回る思いをしたものであるが，筆者のポスター発表[16]を読まれた一人の紳士が，この薬は米国へ輸出する気があるのか，あるのなら仲介してもいいと言われて名刺を渡されたのには驚いた。当時，AD-5423の名称で発表し，独創性の高いSDAとして評価されたのなら嬉しい限りであった。のちに，大日本製薬はBarcelonaのAlmirall社のGarciaらとともにhaloperidolとの比較試験を実施して欧米への進出を意図しながら不首尾に終わった経緯は本稿でも述べている。

なお，この翌年の1998年のNCDEUでperospironeの臨床試験の発表に3度目のBoca Ratonへ出かけ，米田 博，木下利雄両教授とゴルフを楽しんだ話は§43ですでに書いている[17]。

3．Barcelonaの白ゴリラとECNP

第12回世界精神医学会議（World Psychiatric Association：WPA）横浜大会が無事終了して間もなくの2002年10月，BarcelonaでのEuropean College of Neuropsychopharmacology（欧州神経精神薬理学会）（ECNP）にblonanserinとhaloperidolとの二重盲検比較試験の発表に出かけた[18]。この時，先に述べたLaboratorios Almirall社のEsther Garciaを中心にhaloperidolとの比較試験が始まっていたのである。Barcelonaは第2回世界生物学的精神医学会で初めて訪れた極めて魅力的な街で，今回は3回目であった。Antoni Gaudíを初めとする著名な建築家を輩出したことでも知られ，Sagrada Família，Casa Milà，Guell公園は必見であるが，この当時，歴史上ただ一頭という巨大な白ゴリラがBarcelona動物園にいた。1966年10月1日，スペイン統治下の赤道ギニアのジャングルで射殺された母親に真っ白な子どものゴリラがしがみついているのが発見された。1966年11月1日Barcelona動物園へ連れて来られて，一躍，人気者となり，コピート・デ・ニエベ（Copito de Nieve）と名付けられた。3頭のメスとの間に21頭の子をなし，孫も多数生まれたが，白い体毛は遺伝していない。福岡市動物園の1981年生まれのオス，ビンドン（Bindung）もコピートの子である。

筆者は珍しく妻と同行していたが，Barcelonaへ来たら白ゴリラをと動物園へ出かけた。コピートは大ボスの風格で，孫の一頭を遊ばせていたが，見物客のすべてがコピートの居る檻の前に集まるもので，ほかのゴリラ達は僻んで拗ねていたのが笑いを誘った。この巨大なコピート，実は皮膚がんに侵されており，2003年11月に安楽死の処置をとられたとのニュースが世界を駆けめぐった。もう二度と見られないのかと涙した。安楽死といえば，武 豊の騎乗する稀代の快速馬サイレンススズカ（父サンデーサイレンス，母ワキア）が1998年11月1日秋の天皇賞（府中競馬場）を大独走中骨折して安楽死となったことを思い出す。その年の第49回毎日王冠で，当時無敗を誇る2頭の外国産馬のエルコンドルパサーとグラスワンダーの挑戦を受け，影を踏ませない快勝劇を演じていただけに何としても残念で，そのテレビを見ていて涙した。実は，この話は前に書いたことがある。筆者が北里大学東病院の院長を務めていた1999年の東病院ニュースに"競馬は武 豊，史上最強馬はサイレンススズカ"という記事を書いた。月に1回，芝白金の北里学園本部での理事会でお会いしていた大村 智北里研究所理事長（当時；ivermectinを初めとする数々の偉大な業績に

より2015年度ノーベル生理学・医学賞とともに文化勲章を受賞され，今や時の人）から戴いたパステル画のお礼にHawaii は Ko Olina のてんとう虫のロゴ入りの短パンをおみやげにお届けしたさい，「先生のような偉い（？）方があのようなくだけた記事を書かれて親近感と安堵感を味わいましたよ」と言ってくださって恐縮した記憶が蘇える。ともに昭和10年生まれの同年で，ともに相模原ゴルフクラブのメンバーで，2度対戦して1勝1敗となっている。社会的には随分と差がついてしまったが，またゴルフ場でお会いしたいものである。2015年11月3日の文化の日には，筆者は30年以上続いている村崎杯で相模原ゴルフクラブへ行っていたのである。

ところで肝腎の学会では，blonanserin の薬理学的プロフィールでD_3受容体への親和性に興味を持たれた方から amisulpride とはどうかと問われたことと，EPSの評価に用いたDIEPSSとはどういうものかと，稲田俊也先生がおられたら泣いて喜びそうな質問があった。今ではDIEPSSは worldwide で臨床現場で不可欠となっているが，当時はまだもの珍しかったのである。この学会に同行されていた大日本製薬の中村 洋氏の助けを借りて無事発表は終了した。この学会には日本からも大勢の先生方が参加されており，妻と Montserrat の教会のミサに顔を出して，慈恵会医科大学の中山和彦教授一行とばったり出合ったりした記憶がある。

Barcelona からの帰りに Nice へ寄って Negresco へ泊り，Èze から Monaco まで足を延ばし，Paris では caviar kaspi で食事をし，Le Bon Marché では長い長い買物につき合った。想い出の多い学会旅行であった。

Ⅶ．おわりに

Haloperidol との比較試験に完勝した blonanserin はもう1本，それも risperidone との比較試験を背負うことになった。初めは重く感じられたが，世界でも初めての承認のための risperidone とさしの勝負がやれるのはそれだけ blonanserin への期待が大きいと捉えると，むしろ光栄なことであった。その覚悟ができたのか，文字通り blonanserin は奮戦し，非劣性を勝ちとり，risperidone との非劣性試験に成功した抗精神病薬として世界に発信できる資格を獲得した。それに続いて統合失調症の認知機能障害に最も優れたSGAの1つとしての成績も得られた。DSAという呼称も定着し，DA D_3 受容体への親和性との関連性が生きてきた。PET研究でもその特徴が裏打ちされ，効果と安全性が確認されて，海外への進出に自信を持った。まず韓国への進出に成功したが，その輪が拡がることを期待したい。それもこれも risperidone との比較試験を実施したことが blonanserin を大きく成長させたと考えている。

本稿では，AD-5423から出発して世に出るまで長い時間を要したが，苦あれば楽ありでいろいろのエピソードを書くことができて楽しかった。無から始まった独創性あふれ，今後の活躍がますます期待される blonanserin の開発物語をこれで終えたい。稿を終えるに当って，資料をたくさん用意してくださり，助言を惜しまなかった中村 洋氏に感謝する。

文　献

1) Arakawa, R., Okumura, M., Ito, H. et al.: Positron emission tomography measurement of dopamine D_2 receptor occupancy in the pituitary and cerebral cortex: relation to antipsychotic-induced hyperprolactinemia. J. Clin. Psychiatry, 71: 1131-1137, 2010.
2) Cohen, J.: A power primer. Psychol. Bull., 112: 155-159, 1992.
3) Garcia, E., Robert, M., Peris, F. et al.: The efficacy and safety of blonanserin compared with haloperidol in acute-phase schizophrenia: a randomized, double-blind, placebo-controlled, multicentre study. CNS Drugs, 23: 615-625, 2009.
4) Hida, H., Mouri, A., Mori, K. et al.: Blonanserin ameliorates phencyclidine-induced visual-recognition memory deficits: the complex mechanism of blonanserin action involving D_3-5-HT_{2A} and D_1-NMDA receptors in the mPFC. Neuropsychopharmacology, 40 (3): 601-613, 2015.
5) Hori, H., Yamada, K., Kamada, D. et al.: Effect of blonanserin on cognitive and social function

in acute phase Japanese schizophrenia compared with risperidone. Neuropsychiatr. Dis. Treat., 10：527-533, 2014.
6) 岸 太郎：薬理学的プロファイルおよびメタ解析からみた blonanserin の有用性について．臨床精神薬理，16：935-948, 2013.
7) Kishi, T., Matsuda, Y., Nakamura, H. et al.：Blonanserin for schizophrenia：Systematic review and meta-analysis of double-blind, randomized, controlled trials. J. Psychiatr. Res., 47：149-154, 2013.
8) 久住一郎，小山 司：統合失調症治療における quetiapine の位置づけと今後の課題．臨床精神薬理，10：1671-1677, 2007.
9) Li, H., Yao, C., Shi, J. et al.：Comparative study of the efficacy and safety between blonanserin and risperidone for the treatment of schizophrenia in Chinese patients：A double-blind, parallel-group multicenter randomized trial. J. Psychiatr. Res., 69：102-109, 2015.
10) 三浦貞則：統合失調症に対する blonanserin の臨床評価—Risperidone を対照とした二重盲検比較試験．臨床精神薬理，11：297-314, 2008.
11) 三宅誕実，宮本聖也，竹内 愛 他：統合失調症患者の認知機能障害に対する新規抗精神病薬 blonanserin の効果—Risperidone との無作為化二重盲検比較．臨床精神薬理，11：315-326, 2008.
12) 村崎光邦：Blonanserin の基礎と臨床．臨床精神薬理，11：855-868, 2008.
13) 村崎光邦：Blonanserin の薬理学的特徴と臨床的位置付け．臨床精神薬理，11：461-476, 2008.
14) 村崎光邦：統合失調症に対する blonanserin の臨床評価—Haloperidol を対照とした二重盲検法による検証的試験．臨床精神薬理，10：2059-2079, 2007.
15) 村崎光邦：Azapirone 物語—その3．Azapirone 系抗不安薬の総括とそれに続いた non-azapirone 物語—．臨床精神薬理，16：1097-1109, 2013.
16) Murasaki, M.：Phase II study results of AD-5423, a newly synthesized SDA neuroleptic in Japan. Psychopharmacol. Bull., 33：560, 1997.
17) 村崎光邦：第二世代抗精神病薬の開発物語—わが国初の SDA 系抗精神病薬 perospirone の開発物語 その2—．臨床精神薬理，18：213-224, 2015.
18) Murasaki, M.：AD-5423 versus haloperidol in the treatment of schizophrenic patients：results of the Japan multicenter, double-blind trial. Eur. Neuropsychopharmacol., 12：S268, 2002.
19) Tateno, A., Arakawa, R., Okumura, M. et al.：Striatal and extrastriatal dopamine D_2 receptor occupancy by a novel antipsychotic, blonanserin：a PET study with [^{11}C] raclopride and [^{11}C] FLB 457 in schizophrenia. J. Clin. Psychopharmacol., 33：162-169, 2013.
20) 采 輝昭，久留宮 聰：Blonanserin の薬理学的特徴．臨床精神薬理，10：1263-1272, 2007.
21) Wakatabe, H., Ochiai, K., Murasaki, M. et al.：Phase I clinical study of AD-5423, a new antipsychotic drug with D_2 and S_2 antagonist activity. Neuropsychopharmacology, 10：192, 1994.
22) Yang, J., Bahk, W., Cho, H. et al.：Efficacy and tolerability of Blonanserin in the patients with schizophrenia：a randomized, double-blind, risperidone-compared trial. Clin. Neuropharmacol., 33：169-175, 2010.

§57

遅れて来た世界初のSNRI，venlafaxineの開発物語
―― その1：合成からわが国での後期第Ⅱ相試験まで ――

Ⅰ．はじめに

1970年代後半か，米国 New Jersey の Wyeth 社（現 Pfizer 社）では，John Yardley ら[33]が三環系抗うつ薬（tricyclic antidepressant：TCA）全盛期に muscalinic acetylcholine 受容体に親和性を持たず，心毒性のない新規抗うつ薬を合成しようと日夜努力を続けていた。当時はすでに Arvid Carlsson らの大発見から noradrenaline（NA）再取り込み阻害作用を有する抗 histamine 薬のハロゲン化による選択的 serotonin（5-HT）reuptake inhibitor（SSRI）の zimelidine, fluoxetine, fluvoxamine が誕生し，paroxetine も続いていた。これら SSRI が世に出て大爆発をきたす前から，Yardley らは黙々と 5-HT 再取り込み阻害作用に NA 再取り込み阻害作用をもとり入れた新しい群の抗うつ薬の合成に取り組み，venlafaxine に辿りついていた。1981年のことである。

本稿では，海外では順調に進んで1993年に米国の食品医薬品局（FDA）の承認を受け，serotonin noradrenaline reuptake inhibitor（SNRI*）として華々しくデビューしたのに対し，わが国では遅れに遅れて，2015年9月にようやく承認された長い長い venlafaxine の開発物語を書くことになる。

Ⅱ．Venlafaxine 合成への道

1990年に Yardley ら[32]が書いた venlafaxine の合成物語によると，1960年代終りに自らが合成した mixed opiate agonist-antagonist である ciramadol の構造の単純化から始めたという（図1）。この研究陣の中に後に venlafaxine の薬理学的プロフィールの全貌を発表していった Eric Muth[17,18]も名を連ねている。Ciramadol の鎮痛作用を持たない化合物を目指しての行程で，ちょっとした化学構造の変更が大きな中枢神経作用薬としての機能を発揮する新規化合物の発見につながった。この話は Paul Janssen が meperidine の化学的操作の中から butyrophenone 系抗精神病薬を発見し，さらにその中から risperidone を発見していった物語に通じるものがある[15]。

Ciramadol の構造の単純化から導出された化合物 2 は，当時，gamfexine（WINI-1,344）として，無動化・陳旧化した統合失調症患者への補助療法

---
*脚注
SNRI は，本来は selective noradrenaline reuptake inhibitor であるが，当時の Wyeth 社が1993年に売り出すに当って，SSRI に対抗するキャッチフレーズとして serotonin noradrenaline reuptake inhibitor（SNRI）を打ち出した。今では，この SNRI がまかり通っており，本稿もこれに従う。

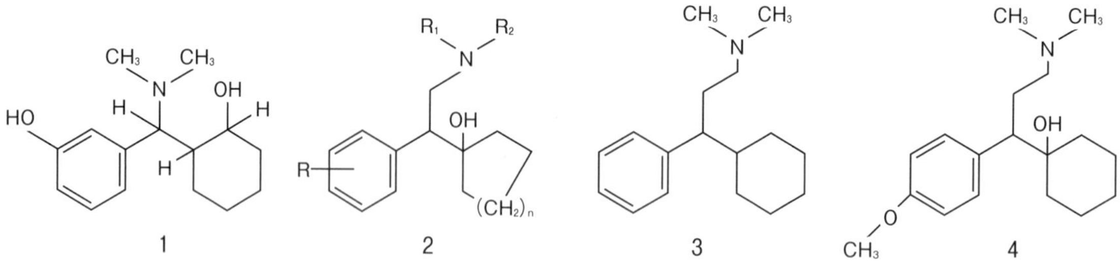

図1 2-phenyl-2-(1-hydroxycycloalkyl)ethylamine derivatives (Yardleyら，1990[32]．化合物4，venlafaxineを追加，一部改変)

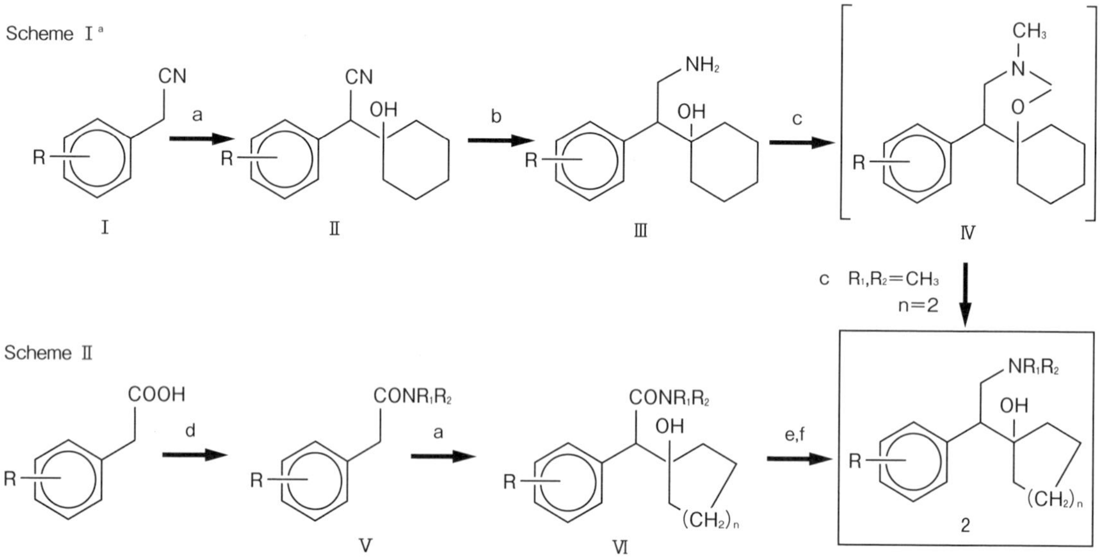

図2 Venlafaxineの合成のScheme (Yardleyら，1990[32])

として試みられていた化合物3に類似しており，化合物2は活動性，賦活性を示す薬物（抗うつ薬）の開発に適したものであると予見したという．そこで，Yardleyらは化合物2を中心にその構造活性相関を追求していった．このさい，ラット脳への[^{3}H] imipramineの結合抑制作用とNAと5-HTの取り込み阻害作用とをみる一方で，行動薬理学的には，reserpine誘発性体温低下への拮抗作用とhistamine誘発性ACTH放出への拮抗作用を追求し，最終的にはラット松果体でのβ-adrenergic responsivenessをdown regulateさせる能力を調べていったのである．そして，その中から化合物4のvenlafaxineが選ばれて，臨床試験へと進ん

だ．参考までに化合物2で合成されたschemeを示しておくが（図2），Yardleyらの論文に示された化合物4関連のNAおよび5-HT取り込み阻害作用を表1に示した．

図1にみるように，化合物4 venlafaxineはciramadolから導出された化合物2から出発したのであるが，最終的にはgamfexineに酷似したものであった．

III. Venlafaxineの薬理

1. Muthらによる薬理学的プロフィール

Venlafaxineの最初の薬理学的プロフィールは合

成にも関わった Muth ら[17]が1986年に発表している．ラット脳での神経生化学的プロフィールは表2にみるように，[^{3}H] imipramine 結合の抑制作用は desipramine よりわずかに強い．驚くべきことは，ラセミ体の venlafaxine（WY-15030）の2つの異性体，[−]（WY-45,651）と [+]（WY-45,655）とも同様な親和性をもって [^{3}H] imipramine 結合の抑制作用を有していることである．重要な点は，TCA の desipramine と違って，muscarinic cholinergic, histamine-1, α-1 adrenergic, α-2 adrenergic, β adrenergic の各受容体に親和性を示さず，TCA の泣き所である諸々の副作用を持たないことが示唆されていることである．NA, 5-HT, dopamine（DA）の取り込み阻害作用については，NA については desipramine よりも弱いものの強い取り込み阻害作用を示し，5-HT についてはさらに強い取り込み阻害作用を有している．WY-45,651 も同様な力を示している．DA への取り込み阻害作用も弱いながら有している．

以上，venlafaxine は強力な 5-HT と NA の取り込み阻害作用を有し，DA のそれも弱いながら有し，かつ，TCA の副作用に関連する脳内の各受容体には親和性を示さないことから，有望な新規の二環性の抗うつ薬としての期待が示されている．こうして，venlafaxine は堂々の選択的な SNRI であることが証明されている．

続いて，Muth ら[18]は1991年に venlafaxine の主

表1 Venlafaxine の noradrenaline（NE）および serotonin（5-HT）の取り込み阻害効果（Yardley ら, 1990[32]，一部抜き出し）

no.	IC$_{50}$, μM（95%CI）; synaptosomal uptake inhibition	
	NE	5-HT
4	0.64（0.50-0.84）	0.21（0.15-0.28）
(+)-4	3.14（2.87-3.45）	0.10（0.09-0.12）
(−)-4	0.76（0.61-0.99）	0.19（0.16-0.23）

4：venlafaxine

表2 Desipramine, WY-45,030（venlafaxine）, WY-45,651 および WY-45,655 のラット脳における神経化学的プロフィールの比較（Muth ら, 1986[17]）

	desipramine	Wy-45,030	Wy-45,651	Wy-45,655
受容体結合 K_i (nM)（95%C.I.）				
Imipramine	130（110-150）	90（10-3000）	140（100-200）	109（71-198）
Muscarinic cholinergic	50（36-68）	>10μM		
Histamine-1	124（77-198）	>10μM		
α-1 Adrenergic	300（150-750）	>10μM		
α-2 Adrenergic	>10μM	>10μM		
β Adrenergic	>10μM	>10μM		
神経伝達物質取り込み IC$_{50}$（μM）（95%C.I.）				
Norepinephrine	0.15（0.07-0.38）	0.64（0.50-0.84）	0.76（0.61-0.99）	3.14（2.87-3.45）
Serotonin	1.5（1.1-2.3）	0.21（0.15-0.28）	0.19（0.16-0.23）	0.10（0.09-0.12）
Dopamine	>20	2.8（1.8-5.1）		

表3 Venlafaxine と代謝物 desvenlafaxine の monoamine 取り込み阻害（Muth ら，1991[18]，一部抜き出し）

化合物	NE	5-HT	DA
		取り込み阻害，IC$_{50}$ μM (95%C.I.)	
Venlafaxine	0.64 (0.50-0.84)	0.21 (0.15-0.28)	2.8 (1.8-5.1)
Wy-45,233A (desvenlafaxine)	1.16 (1.05-1.28)	0.18 (0.13-0.26)	13.4 (12.2-14.7)

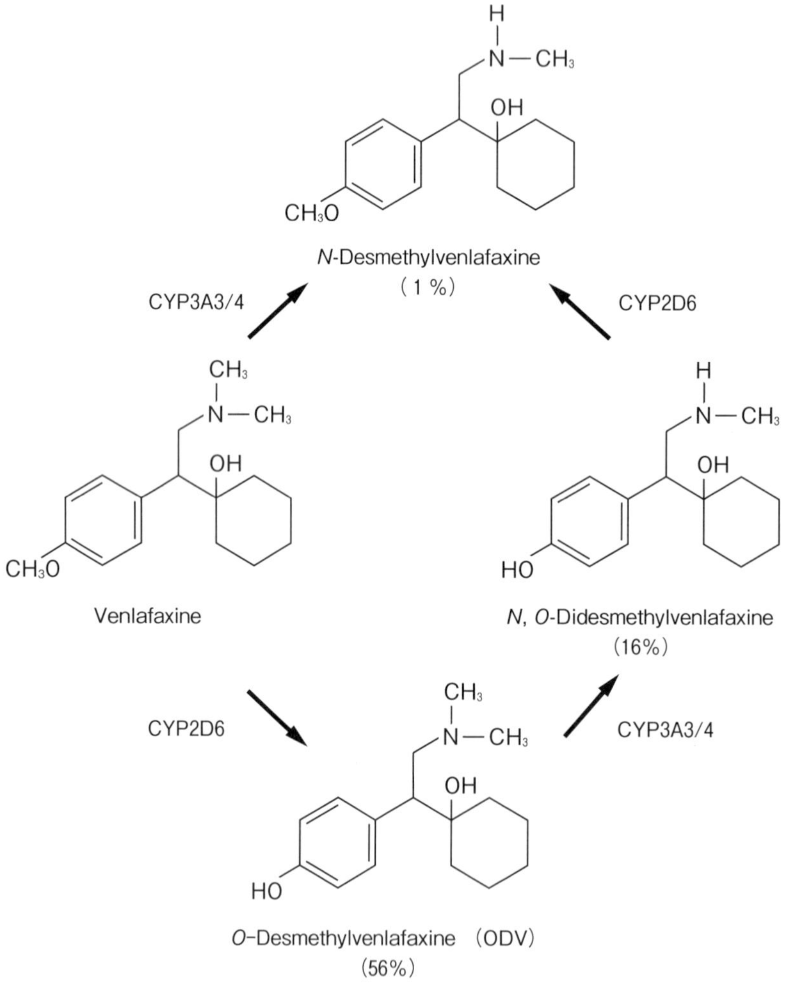

図3 Venlafaxine の主要活性代謝物 O-desmethylvenlafaxine（ODV）と2つのわずかな活性を有する代謝物への代謝経路（Wellington と Perry，2001[31]）

要代謝物 WY-45,233（desvenlafaxine）を中心とする代謝物の薬理について報告しており，ここでは表3のみを紹介しておく．Desvenlafaxine は後に触れるが，当時から強力な SNRI の特性が判明していたのである．その venlafaxine の主要活性代謝経路を図3に示しておく[31]．

表4 Serotoninとnorepinephrine両方の取り込み阻害薬および対照薬によるin vitroのヒトmonoamine transporter結合阻害（Kochら，2003[12]）

阻害薬	K_i (nM)		
	Serotonin	Norepinephrine	Dopamine
Chlorimipramine[a]	0.3 ± 0.01	38 ± 1	2190 ± 40
Duloxetine[b]	0.8 ± 0.04	7.5 ± 0.3	240 ± 23
Milnacipran	123 ± 11	200 ± 2	>10,000
Venlafaxine[b]	82 ± 3	2483 ± 43	7647 ± 793
Desipramine	179 ± 10	3.8 ± 0.3	>10,000
Sertraline	0.9 ± 0.2	715 ± 52	26 ± 2

a：Tatsumiら[29]のデータから，b：Bymasterら[2,3]のデータから

2．Kochらによる薬理学的プロフィール

Venlafaxineを合成し，臨床開発を進め，世界初のSNRIとして上市したWyeth社のMuthらの研究成績を述べてきたが，米国で新しくSNRIとしてduloxetineの合成・開発を進め，venlafaxineの特許切れとともに世界ナンバーワンの売上げを誇るEli Lilly社の研究所からKochら[12]やBymasterら[2,3]のSNRIの薬理学的プロフィールが報告されている。

Kochらによると，表4のようにin vitroでのKi値でみたヒトmonoamine transporterへの結合抑制作用では，TCAのclomipramineのNA transporterへの結合抑制作用と5-HT transporterへのそれとの比は100倍5-HT transporterへの作用が強く，duloxetineは9倍，milnacipranは2倍，venlafaxineは30倍となっている。Duloxetineとvenlafaxineの直接比較はBymasterら[2,3]のデータによるもので，duloxetineは力価が高い上にNA/5-HT比は9対1とバランスのとれた比率になっているのに対して，venlafaxineは力価が低く，NA/5-HT比は30対1で，5-HTへの作用に比してNAへの作用が弱く，低用量ではSSRIのパターンを呈することになり，高用量でNAへの作用が顔を出してSNRIのパターンになることがすでに示されている。

一方，in vivoでのED$_{50}$でみた5-HTとNAのtransporterの遮断作用をみると，clomipramineはNAの取り込み阻害作用の強い活性代謝物のdesmethyl体が出現するために，NA transporter遮断作用の比は2.7となるのに対して，duloxetineは約

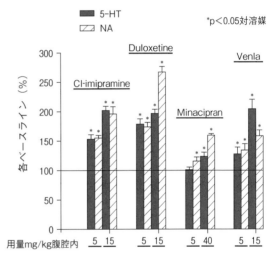

図4 各抗うつ薬によるラット前頭前野における5-HTおよびNAの細胞外濃度（4時間値の平均）（Kochら，2003[12]）
Venla：venlafaxine

6倍となり，milnacipranは約2倍と変らず，venlafaxineはNA transporterの遮断作用が極めて弱い成績となっている。

さらにKochら[12]はclomipramineと3種類のSNRIをラットの腹腔内に投与して，前頭前野皮質の細胞外5-HTとNAの濃度をmicrodialysis法にて測定して図4のような結果を得ている。これによると，NA transporterへの親和性の比較的強いduloxetineでは15mg/kgでNAの濃度が十分に上昇するのに対してvenlafaxineでは15mg/kgでは5-HTの濃度は十分に上昇するが，NAの濃度は上昇しても5-HTのそれより高くはならな

表5 大うつ病（DSM-Ⅲ）に対する venlafaxine（30〜450mg/日，1日3分服，6週）の非比較試験および placebo 対照試験の要約（Holliday と Benfield, 1995[9]）

報告者（発表年）	試験デザイン	用量(mg/日)	症例数	HDRS	MADRS	CGI-S
非比較試験						
Goldberg & Finnerty[7] (1988)	非盲検	30-300	22	72*	67*	42*
Schweizer ら[22] (1988)	非盲検	30-450	37	56		52
Placebo との比較試験						
Guelfi ら[8] (1992)	多施設共同二重盲検 4週間	375≦	46	50**	50**	38**
		placebo	47	17	18	9
Khan ら[10] (1991)	二重盲検	75	23	37**	34	39
		225	22	34**	38**	40**
		375	22	37**	55**	44
		placebo	26	15	17	19
Mendels ら[14] (1993)	多施設共同二重盲検	25 (bid)	78	40	40	29
		50-75 (bid)	72	43	43	32
		150-200 (bid)	77	46**	49**	35
		placebo	75	37	37	26
Schweizer ら[23] (1991)	多施設共同二重盲検	75	15	47	45	28
		225	15	63**	61**	55**
		375	14	62**	66**	48**
		placebo	16	25	23	9

*基準値より有意（$P<0.05$），**placebo に有意（$P<0.05$），bid = twice daily
HDRS = Hamilton Depression Rating Scale, MADRS = Montgomery-Åsberg Depression Rating Scale,
CGI-S = Clinical Global Impressions-Severity scale

い。前頭前野は活動性と認知機能に対して top down control を行っている。うつ病患者ではこの部位の活性が低下しており，抗うつ薬はこの機能低下を回復するとされている。同じ SNRI でも 5-HT と NA の transporter への親和性の力価や比率の違いが効果の上に微妙に現われる可能性がある。

Ⅳ．海外での臨床試験

米国での開発は1986年に始まっている。通常の venlafaxine 錠は，未変化体の半減期4時間，O-desmethyl-venlafaxine（ODV）10時間のため1日2〜3回投与で実施されている[11]。後に1995年，1日1回投与の SSRI と対抗すべく，徐放性製剤として extended release capsule（XR カプセル，あるいは ER カプセル）が開発されて現在はこの XR カプセルが用いられるが，XR カプセル開発の前の venlafaxine を immediate release（IR）と呼んでいる。なお，海外での臨床試験報告では extended release capsule を venlafaxine XR として統一する。

1．Venlafaxine IR の臨床試験

ここでは優れた reviewer である Holliday と Benfield[9] によってまとめられた表5に従って紹介する。ほとんどの試験は DSM-Ⅲ によるうつ病患者を対象とし，評価は Hamilton Depression Rating Scale（HDRS = HAM-D），Montgomery Åsberg Depression Rating Scale（MADRS）および Clinical Global Impression（CGI）の severity（CGI-S）や Change Scale（CGI-C）によっている。また反応率は HAM-D や MADRS の合計スコアの50%以上減少としている。

表6 大うつ病（DSM-Ⅲ）に対する venlafaxine と対照薬との多施設共同の6週間の無作為化二重盲検比較試験（Holliday と Benfield, 1995[9])）

報告者（発表年）	用量 （mg/日）	被験者数	評価方法	結果 全体的効果	結果 忍容性
Clomipramine（C） Samuelian ら[21] （1992）	V 105（平均） C 105（平均）	102（合計）	HDRS, MADRS, CGI	V≧C	抗コリン性：V＜C 頭痛/悪心：V≧C
Fluoxetine（F） Clerc ら[4]（1994）	V 200 F 40	34 34	HDRS, MADRS, CGI	V≧F	全体的：V＝F
Imipramine（I） Shrivastava ら[25] （1994）	V 75-225（12ヵ月） I 75-225（12ヵ月）	290 91	CGI-C, CGI-S, HSCL-61, Global patient rating	V≧I	全体的：V＜I 抗コリン性 V＜I
Schweizer ら[24] （1994）	V 75-225 I 75-225 placebo	73 73 78	HDRS, MADRS, CGI-C, CGI-S, HSCL-61	V≧I＞P	全体的：V≦I 頭痛/悪心：V≧I
Trazodone（T） Cunningham ら[5] （1994）	V 156-160（平均） T 294-300（平均） placebo	225（合計）	HDRS, MADRS, CGI	V≧T＞P	全体的：V≦T 抗コリン性：V＝T 悪心：V＞T

CGI-C = Clinical Global Impression-Chang Scale, HSCL-61 = Hopkins Symptom Checklist（61-item）
全体的効果欄：V＞ venlafaxine が有意に優れる，V≧ 有意差はないが有意傾向
忍容性欄：＜ 有意に低い頻度，＞ 有意に高い頻度，≧ 有意でないが高い頻度，
　　　　　≦ 有意ではないが低い頻度，＝ 同じ

　まず最初に，2本の小規模な open-label の試験（わが国でいえば前期第Ⅱ相試験）が 10～150mg 1日3回投与，6週間の試験が探索的に実施されている．ともに，高い反応率が得られており[7,22]，次の placebo 対照試験へ進んでいる．

　Guelfi ら[8]の4週間の試験では，475mg までの用量で placebo に有意差をつけ，Khan ら[10]は 75～375mg/日のいずれの用量でも HAM-D での反応率で有意差を認め，MADRS と CGI-S では 225mg/日以上で有意差を示している．Mendels ら[14]の試験では，75mg/日（1日2回投与）以下では placebo に有意差を認めず，150～200mg/日（1日2回投与）で HAM-D と MADRS で有意差をつけている．Schweizer ら[23]は 75mg/日では有意差を出せず，225mg/日，375mg/日で有意差を示している．

　次に他の抗うつ薬との比較試験がまとめられている（表6）．まず，TCA の強敵 clomipramine とは優るとも劣らぬ成績を示し，抗コリン性副作用は有意に少なく，頭痛と悪心は有意ではないが venlafaxine に多い[21]．Imipramine との2本の試験のうち，さしの勝負の Shrivastava ら[25]の試験では等量の 75～225mg/日で imipramine に優れる傾向を示し，安全性では全体でも抗コリン性副作用でも venlafaxine に有意に少ない．もう1つの placebo との3群比較試験では，venlafaxine は imipramine に優れる傾向を示し，両薬剤群は placebo に有意差を示している[24]．安全性では，全体でも抗コリン性副作用でも venlafaxine に少なく，頭痛と悪心は逆に多くなっている．当時，爆発的に処方されていた SSRI の fluoxetine との68例の入院患者を対象とした比較試験では[4]，venlafaxine 200mg/日，fluoxetine 40mg/日で4週目に有意差（$p<0.05$）を示し，6週目には有意差は消えているが，優れる成績となっている．安全性では同等であった．Trazodone との比較試験では[5]，venlafaxine が trazodone に優れる傾向を示し，両薬剤とも placebo には有意差を示している．忍容性で

表7 大うつ病に対する多施設共同無作為化二重盲検試験のvenlafaxine XR（VEN）の1日1回投与の効果（Wellington と Perry, 2001[31]）

用量（mg/日）	症例数	ベースラインスコア HAM-D total	MADRS	エンドポイント時の結果（ベースラインからの平均変化）[a] HAM-D total	HAM-D depressed mood	CGI-S	MADRS	反応率（症例%）[b] HAM-D	CGI-I
Thase ら[30]（可変用量, 8週）[c]									
VEN 75-225	91	24.1	27.9	↓ 11.7***	↓ 1.5***	↓ 1.6***	↓ 12.7***	58**	60**
PL	100	24.1	27.9	↓ 7.3	↓ 0.7	↓ 0.9	↓ 7.3	29	37
Cunningham ら[6]（可変用量, 12週）[d]									
VEN 75-150	92	24.5	26.7	↓ 15.1***†	↓ 1.22***†[e]	↓ 2.1***†	↓ 16.1***†	69.4***†[f]	NR
VEN IR 75-150[g]	87	24.0	26.5	↓ 11.7***	↓ 1.05***[e]	↓ 1.4**	↓ 13.2***	53.5*[f]	NR
PL	99	24.9	26.6	↓ 9.1	↓ 0.49[e]	↓ 1.1	↓ 8.3	31.2[f]	NR
Rudolph ら[20]（可変用量, 8週）[h]									
VEN 75-225	95	25	28	↓ 12.5	NR[i]	NR[i]	↓ 17.5*	57	71
FLU 20-60[j]	103	26	29	↓ 11.8	NR[i]	NR[i]	↓ 15.2	50	62
PL	97	25	29	↓ 10.2	NR[i]	NR[i]	↓ 13.3	42	52
McPartlin ら[13]（固定用量, 12週）[k]									
VEN 75	183	23	29	↓ 14.7	↓ 2.1	↓ 2.3	↓ 19.3	74.0[f]	79.4[f]
PAR 20[j]	178	23	29	↓ 14.1	↓ 1.9	↓ 2.3	↓ 18.3	70.8[f]	75.7[f]

a：LOCF，b：HAM-D合計スコア50%以上減少した症例数の割合かCGIスコア1か2
c：年齢18〜77歳（平均41歳），d：年齢18〜77歳（平均41歳），e：ベースライン値不記入のため1週時からの平均変化，f：数値はプラスより評価，g：2回分割投与，h：年齢18〜80歳（平均40歳），i：ベースライン値不報告，j：1日1回投与，k：年齢18〜83歳（平均45歳）
NR：不報告，FLU：fluoxetine，PAR：paroxetine，PL：placebo，VEN IR：venlafaxine即放錠，XR：venlafaxine徐放錠，
*p≦0.05，**p≦0.01，***p≦0.001 対placebo，†p≦0.05 対VEN IR

は，全体的にはvenlafaxineが優れる傾向で，抗コリン性副作用はともに少なく，悪心はvenlafaxineに多かった．

以上の成績から，open-labelの試験からは高い反応性が得られ，placeboとの比較試験で75mg/日から効果発現がみられ始め，150〜200mg以上で確実な抗うつ効果が認められている．TCA，fluoxetine, trazodoneとの比較試験でも優るとも劣らぬ効果を示しながら，安全性ではTCAよりも抗コリン性副作用が有意に少なく，fluoxetineとは同等であり，trazodoneともほぼ同等とその安全性の高さが示されている．なお，placebo対照試験でみた有害事象による中止率は用量依存性であり，imipramineとの比較試験では，悪心と頭痛はTCAより多いが，抗コリン性副作用を含めて，心血管系への副作用も少なく，忍容性の高さが明らかである．

こうして，米国では，1993年に承認され，SNRIのキャッチフレーズのもとにSNRI全盛時代の中，船出をしていったのである．

2．Venlafaxine XRの臨床試験

1993年に米国で承認されて，その効果と安全性から処方を伸ばしたが，半減期の短かさから1日2〜3回の分割投与を余儀なくされていた．そこで，Wyeth社はSSRIに対抗すべく，1日1回投与で済むextended release capsuleを開発し，その臨床試験を実施している（表7[31]）．ここでは，最初の2本の試験成績を紹介し，その後，極めて多くの試験が行われている分については，Smithら[26]のメタ解析について触れる．

1）2つのStudy Groupのplacebo対照試験

Cunninghamら[6]のvenlafaxine XR 208 Study Groupは75〜150mg/日のvenlafaxine XR（1日

表8 Venlafaxine XR, venlafaxine IR, placebo 比較試験における主要評価項目の調整済み平均スコアと群間比較(ITT, LOCF)(Cunninghamら,1997[6])

週	Placebo (n=99)	Venlafaxine XR (n=92)	Venlafaxine IR (n=87)	p value vs. placebo[a] XR	IR
HAM-D 合計					
1	20.4	19.8	20.2	0.32	0.78
2	19.3	17.2	17.1	0.02	0.01
3	17.1	15.3	15.9	0.05[b]	0.20
4	16.0	12.7	13.9	<0.001	0.03
6	15.7	11.4	12.7	<0.001	0.003
8	15.5	10.8	12.9	<0.001	0.01
12	15.8	9.4	12.3	<0.001	0.001
HAM-D 抑うつ気分					
1	2.32	2.06	2.19	0.02[b]	0.26
2	2.15	1.82	1.82	0.01	0.01
3	1.84	1.46	1.58	0.005	0.07
4	1.81	1.19	1.39	<0.001	0.003
6	1.76	1.02	1.22	<0.001	<0.001
8	1.75	1.08	1.31	<0.001	0.002
12	1.83	0.84	1.14	<0.001	<0.001
MADRS 合計					
1	22.8	22.3	21.8	0.59	0.26
2	21.6	20.1	19.5	0.17	0.05
3	19.9	17.4	17.3	0.02	0.02
4	18.7	14.1	15.5	<0.001	0.01
6	17.8	12.4	13.6	<0.001	<0.001
8	17.9	12.0	13.8	<0.001	<0.001
12	18.3	10.6	13.3	<0.001	<0.001
CGI 重症度					
1	3.85	3.82	3.90	0.72	0.57
2	3.70	3.49	3.52	0.07	0.15
3	3.44	3.14	3.34	0.03[a]	0.48
4	3.25	2.75	3.01	0.001	0.13
6	3.13	2.58	2.75	<0.001	0.02
8	3.11	2.36	2.73	<0.001	0.02
12	3.18	2.08	2.67	<0.001	0.002

a:調整済み平均値の比較に基づいた群間差
b:F test で≦0.05 でなく,有意差なし

1回投与), venlafaxine IR(1日2分割投与)および placebo の3群比較試験を実施して,表8の結果を得た。HAM-D$_{21}$ 合計スコア,CGI-S では実薬群はともに4週目から12週目にかけて placebo 群に有意差をつけ,MADRS では3週目から有意差をつけている。そして,最も注目すべき所見として,venlafaxine XR 群は venlafaxine IR 群に対して8週目で HAM-D$_{21}$ 合計スコアと CGI-S で有意差をつけ,12週目には全評価項目で有意差をつけたのである(p<0.05)。全体には venlafaxine XR の方に効果発現が早く,安全性でも両実薬群の間に差を認めていない。

Thaseら[30] の venlafaxine XR 209 Study Group は75~225mg/日の venlafaxine XR,1日1回の placebo 対照二重盲検比較試験を実施した。HAM-D$_{21}$ 合計スコア,MADRS 合計スコアはともに4週

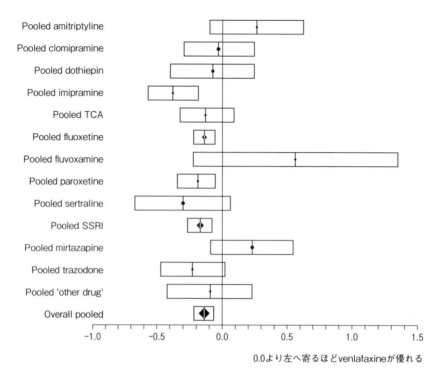

図5 Venlafaxine の他の抗うつ薬に対する効果（プールしたデータの効果のまとめ）
(Smith ら, 2002[26])

目から8週目まで placebo 群に対して有意差を示し，CGI-S では2週目から有意差を示している．安全性では，「悪心」が26％と venlafaxine XR 群に最も多いが，2週目には14％と減少し，あとは placebo 群と差がなくなる．

以上，2本の placebo 対照試験で venlafaxine XR の有効性と安全性が検証されており，なによりも venlafaxine XR が venlafaxine IR に8週目で有意差を示した事実は特筆される．XR カプセルではピーク値とトラフ値の差が小さくなることが有利に作用すると考えられる．

なお，Rudolf ら[20]は fluoxetine，placebo の3群比較試験で placebo に有意差をつけ，McPartlin ら[13]は paroxetine との比較試験で両群に差を認めない成績をあげており，反応率では数値的に勝っている．

2）Smith らの SSRI その他の抗うつ薬との比較試験のメタ解析

Smith ら[26]は Wyeth 社の fund により，1994年から2000年までに実施報告された venlafaxine の SSRI，TCA およびその他の抗うつ薬との二重盲検比較試験32編（未発表データを含む）のメタ解析の結果をまとめている．大きくは，効果（effect size），反応率，寛解率の3つにまとめており，判りやすいので紹介する．

①効果

図5に示したように，TCA では amitriptyline，SSRI では fluvoxamine，その他では mirtazapine では分が悪いが，fluoxetine, paroxetine, sertraline に対して優れた効果（effect size の大きさ）を示している．Fluvoxamine については，Zanardi ら[34]が入院中の妄想性うつ病28例を対象とした fluvoxamine，venlafaxine それぞれ300mg/日，6週間の比較試験を実施し，反応率78.6％（N=11）と58.3％（N=7）と有意差はないが，数値的には大幅に fluvoxamine が上回っており，fluvoxamine の妄想性うつ病への効果が取り沙汰された試験である．

全体的には venlafaxine の効果が優れる解析結果が示されている．

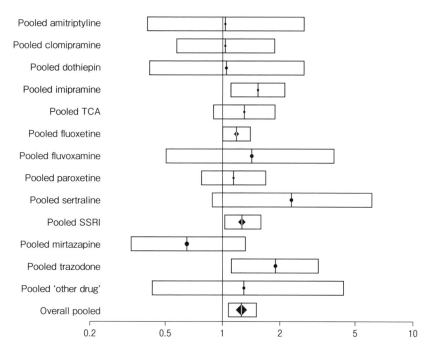

1より右へ寄るほどvenlafaxineが優れる

図6 Venlafaxineの他の抗うつ薬に対する反応率（プールしたデータの反応率のまとめ）
（Smithら，2002[26]）

②反応率

図6には反応率がまとめられ，mirtazapineの反応率の高さには及ばないが，TCAとはほぼ互角であり，SSRIに対しては優れ，全体的には有意に優れる反応率を示している。

③寛解率

寛解率をまとめた図7では，mirtazapineには分が悪いが，TCAとは互格，妄想性うつ病対象のfluvoxamineとも分が悪いものの，SSRI御三家のfluoxetine，paroxetine，sertralineには有意に優れる寛解率を示している。

以上から，無敵のmirtazapine，強敵のTCAについてはこのメタ解析のデータはうなずけるし，例外的なfluvoxamineの妄想性うつ病を除けば，venlafaxineはSSRIよりも反応率，寛解率ともに高いとの成績についてはかねてからStahlら[27]が強調していることの裏付けとなっている（図8）。

こうしてvenlafaxine XRは承認のためのplacebo対照試験でも優れた成績を示し，venlafaxine XRはvenlafaxine IRに優位性を示すことに成功して1997年FDAの承認を得てSSRIの後を引き継いで，その特許が切れるまで抗うつ薬のトップとして君臨した。Smithら[26]のメタ解析にあるように，SSRIを初めとする比較試験の数が多く，いかにSSRIへの対抗心が強かったかが窺われる。多作用機序の抗うつ薬の優位性を説いたStahl[28]の図9は有名である。なお，比較試験に負けたことがないといわれるmirtazapineに仕掛けられた成績ではさすがに分が悪く[1]，一方，優越性を見込んで仕掛けられたduloxetineとの比較試験では[19]，duloxetine側の60mg/日1回投与から開始するというEli Lilly社側のミスで，さしものduloxetineも脱落例の多さで自らこけてしまっている（表9）[16]。

V．わが国での臨床試験

Venlafaxineの合成は1981年と古く，米国での臨

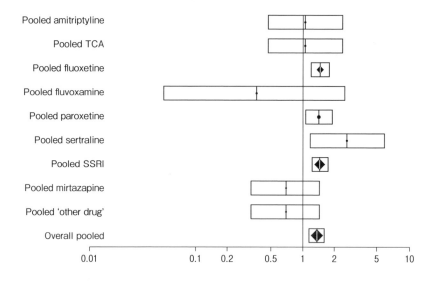

図7 Venlafaxine の他の抗うつ薬に対する寛解率（プールしたデータの寛解率のまとめ）（Smith ら，2002[26]）

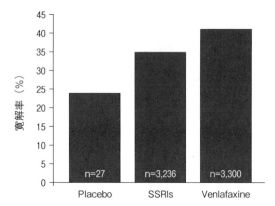

図8 SNRIs，SSRIs および placebo の蓄積寛解率（Stahl ら，2005[27]）

床開発は venlafaxine 即放錠（immediate release tablet，IR 錠）を用いて 1986 年から始められた．筆者が venlafaxine のことを最初に知ったのは，日本 Wyeth 社の矢後さんという当時，同社の開発担当者の方が北里大学東病院へ訪ねて来られたのが最初であった．1980 年代後半のことで，米国での venlafaxine の placebo 対照試験の成績を紹介して戴いたのを記憶している．その時，placebo に有意差が出るのは投与後 2〜3 週と遅かったことを指摘した憶えがある．

その後，しばらく音沙汰がなかったが，1995 年 9 月の venlafaxine IR 錠での予備的な第 I 相試験が開始されたことを後に知らされた．ここからは，わが国で実施された臨床試験のすべてを振り返りながら第 I 相試験から紹介していく．なお，2010 年 Wyeth 社が Pfizer 社に吸収合併された後に実施された venlafaxine ER の placebo 対照試験以外は論文化されておらず，すべては申請のさいの社内資料による．

1．第 I 相試験

1995 年 9 月に大阪臨床薬理研究所で健康成人男性を対象とした venlafaxine IR 錠の単回投与試験として 12.5，25，および 37.5mg の投与を行い，忍容性と薬物動態の測定を実施している．この試験は venlafaxine 徐放カプセル（extended release capsule，以後 venlafaxine ER）の本格的な第 I 相試験に入るための予備的なものと考えられる．わが国での venlafaxine の開発は 1995 年 12 月から 1996 年 8 月にかけて実施された venlafaxine ER の第 I 相試験から始まったことになる．国際レベルでは，米国での 1986 年の venlafaxine IR の開発開始，1993 年 FDA の承認に続き，1993 年には venla-

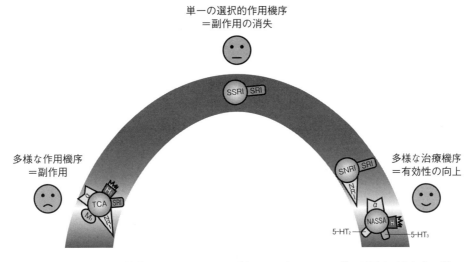

図9 2つの抗うつ作用機序薬は1つのそれより優れるか（Stahl, 1997[28]）原図は下から赤，橙，黄，淡緑，濃緑，淡紺，濃紺（紫）へと彩色されている）

表9 Duloxetine と venlafaxine の比較試験における Study Period II および III の試験完了例と中止理由（「有意差あり」のみを抜粋）（Perahia ら，2008[19]，を一部省略した村崎，2010[16] より改変引用）

中止理由	duloxetine N = 330 被験者数	%	venlafaxine N = 337 被験者数	%	p 値
Study Period II					
試験完了例	251	76.1	278	82.5	0.038
有害事象による中止	40	12.1	21	6.2	0.008
プロトコル違反による中止	7	2.1	1	0.3	0.030
Study Period II / III					
試験完了例	214	64.8	251	74.5	0.006
有害事象による中止	48	14.5	31	9.2	0.032
プロトコル違反による中止	9	2.7	2	0.6	0.029

Study II：duloxetine 60mg/日1日1回投与 対 venlafaxine 75mg/日から150mg/日へ増量する6週間
Study III：duloxetine 60〜120mg/日 対 venlafaxine 150〜225mg/日の6週間

faxine ER の臨床試験開始，1997年6月スイスでの承認といった経緯であり，Wyeth 社の方針としてはわが国では最初から venlafaxine ER の開発をもって始められたことになる．

Venlafaxine ER 錠の単回投与試験は，37.5mg，75mg，150mg および 225mg の4用量を実薬6名，placebo 2名の二重盲検下で実施されている．その際の venlafaxine および O-desmethylvenlafaxine（ODV）の平均血漿中濃度推移を図10に示し，薬物動態パラメータを表10に示した．Venlafaxine の薬理学的作用は ODV に負うところが大きいことは一目瞭然である．Venlafaxine の T_{max} の平均値は6.0時間，$t_{1/2}$ の平均値は7.6〜9.7時間であり，ODV ではそれぞれ8.0〜10.0時間および11.1〜12.3時間とほぼ一定しており，ODV での半減期が長くなることが示されている．72時間後までの累積尿中排泄量（Ae_{72}）は 2.5〜5.3％で，venlafaxine が未変化体で尿中に排泄される量はわずかであった．

安全性では，150mg 群と 225mg 群に件数が多

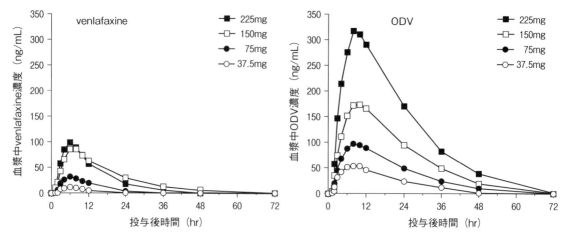

図10 Venlafaxine ER の単回投与後の venlafaxine および O-desvenlafaxine（ODV）の平均血漿中濃度推移（社内資料）

表10 日本人健康成人男性に venlafaxine を経口投与したときの血漿中未変化体および O-desvenlafaxine（ODV）の薬物動態パラメータ（社内資料）

投与量 (mg)	未変化体 C_{max} (ng/mL)	t_{max} (h)[a]	$t_{1/2}$ (h)	$AUC_{0-\infty}$ (ng・h/mL)	ODV C_{max} (ng/mL)	t_{max} (h)[a]	$t_{1/2}$ (h)	$AUC_{0-\infty}$ (ng・h/mL)
37.5	12 ± 7	6.0	9.3 ± 3.3	206 ± 178	54 ± 6	8.0	11.8 ± 3.2	1316 ± 311
75.0	33 ± 15	6.0	7.9 ± 2.3	505 ± 257	98 ± 19	8.0	12.3 ± 2.1	2462 ± 391
150	89 ± 65	6.0	9.7 ± 2.5	1830 ± 1753	176 ± 42	10.0	11.1 ± 2.7	4598 ± 995
225	101 ± 20	6.0	7.6 ± 1.6	1471 ± 238	322 ± 22	8.0	11.7 ± 1.1	8254 ± 547

平均値 ± 標準偏差，評価例数：各群6例
a) 中央値

く，嘔吐および悪心が発現した225mg群の1例のみが自覚症状の面から忍容性にやや問題があると判定されているが，全体としては，37.5〜225mgを単回投与したときの安全性に問題はないと説明されている．

反復投与試験では，venlafaxine ER 75mg または150mgを1日1回7日間経口投与したときの薬物動態が検討され，venlafaxine および ODV の血漿中濃度推移（図11）と薬物動態パラメータ（表11）の成績が得られている．Venlafaxine ER の75mg投与時，および150mg投与時とも T_{max} は6時間，$t_{1/2}$ は8.5〜9.6時間とほぼ一定している．このさいの ODV では T_{max} はほぼ同じ値を示しているが，$t_{1/2}$ で1日目の平均値は18.6〜22.4時間と単回投与試験の結果（11.1〜12.3時間）と比べて長かったが，これは2日目の投与のために十分な観察期間がとれなかったことに由来すると考えられている．7日目の $t_{1/2}$ の平均値は11.3〜11.8時間であり，単回投与試験とほぼ同じであった．

安全性ではとくに問題となる有害事象は発現していない．

以上のように venlafaxine ER の 37.5，75，150，225mg の空腹時単回投与時，および75mgと150mgの7日間の反復投与時の薬物動態および安全性が確定されている．なお，75mgを絶食下または非高脂肪食摂取後の単回投与で食事による大きな影響は認めていない．筆者らは向精神薬の第I相試験で，精神運動機能に及ぼす影響をみているが，本試験では必要最低限の薬物動態と安全性をみるものとなっており，もの足りない印象を受ける．

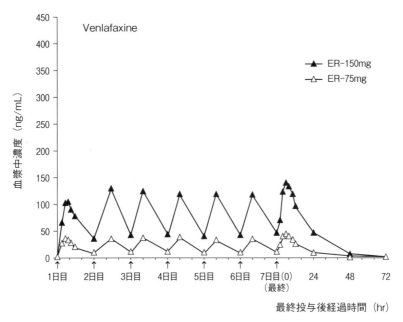

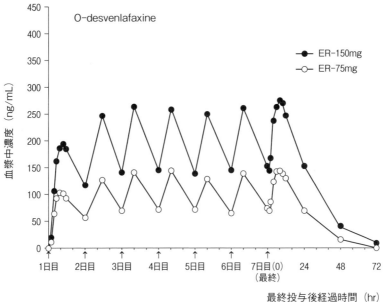

図11 Venlafaxine ER，1日1回7日間反復投与後の平均血漿中濃度（社内資料，2図を1図に合成）

2．前期第Ⅱ相試験

本試験は1997年4月から1998年9月にかけて，上島国利総括医師のもとに全国規模で実施された。登録症例35例のうち有効性解析対象27例，安全性解析対象34例であった（目標症例数30例）。DSM-Ⅳによる大うつ病性障害と双極Ⅰ型障害の大うつ病エピソードを対象とした。用法・用量は18.75mg/日から投与開始し，1週間ごとに37.5mg，75mg，150mg，225mg/日の順に増減することとされ，1日1回夕食後投与の6週間と設定された。

主要評価項目は，HAM-D$_{17}$合計スコア，最終

表11 日本人健康成人男性にvenlafaxineを反復経口投与したときの血漿中未変化体およびO-desvenlafaxine (ODV) の薬物動態パラメータ (社内資料)

投与量 (mg)	評価時期	未変化体 C_max (ng/mL)	t_max (h)a)	t_{1/2} (h)	AUC_{0-24h} (ng·h/mL)	ODV C_max (ng/mL)	t_max (h)a)	t_{1/2} (h)	AUC_{0-24h} (ng·h/mL)
75	1日目	38 ± 20	6.0	8.9 ± 2.6	485 ± 321	104 ± 20	9.0	18.6 ± 6.7	1732 ± 272
	7日目	46 ± 24	6.0	8.5 ± 2.4	630 ± 403	149 ± 26	8.0	11.8 ± 1.3	2697 ± 430
150	1日目	108 ± 58	6.0	9.6 ± 2.9	1521 ± 1021	196 ± 64	10.0	22.4 ± 8.6	3316 ± 1056
	7日目	143 ± 90	6.0	9.0 ± 2.7	2186 ± 1680	276 ± 87	10.0	13.3 ± 2.8	5237 ± 1728

平均値±標準偏差, 評価例数:各群6例
a) 中央値

表12 Venlafaxine ERの前期第Ⅱ相試験におけるHAM-D合計点:用量ごとの改善例数/反応例数および累積改善率/累積反応率 (社内資料)

	18.75mg	37.5mg	75mg	150mg	225mg
症例数	27	27	27	27	27
改善例数	5	5	4	2	3
累積改善例数	5	10	14	16	19
累積改善率 (%)	18.5	37.0	51.9	59.3	70.4
反応例数	6	5	2	1	3
累積反応例数	6	11	13	14	17
累積反応率 (%)	22.2	40.7	48.1	51.9	63.0

投与量,1日投与量,累積改善例数,累積反応例数とし,副次的には,CGI重症度,VAS評価,HAM-D_{21}の各スコアとしている。なお,改善例とはHAM-D_{17}合計スコアが12点以下となった被験者の割合,反応例とはHAM-D_{17}合計スコアがベースラインと比較して50%以上減少した被験者の割合と規定されている。

累積改善率および累積反応率は用量依存的に上昇し,HAM-D合計点の累積平均値が12以下となった用量は150mgであり,累積改善率が50%以上となった用量は75mgであった(表12)。累積反応率が50%以上となった用量は150mgであった(表12)。HAM-Dの第1項目「抑うつ気分」は75mgまでは用量の増加に従い改善がみられたが,150mg,225mgでは変動はなかった。以上の結果より,75mg以上の用量で有効と推定された。

安全性については,重篤な副作用は報告されておらず,生理学的検査および臨床検査においても投与前後で一定の方向性のある変動はみられなかったことより,安全性についてとくに問題のある薬剤ではないと考えられた。有害事象の発現率および内容は,対象症例が少数での結果であるため今後さらに症例数を集積して検討する必要があると考えられた。

以上より,有効性の面からはvenlafaxine ERの改善率,反応率は用量依存的に上昇していくことと,十分な効果を示す用量は75mg以上であること,および安全性の高い薬剤であることが示されている。

3. きれいな用量反応性を示した後期第Ⅱ相試験

前期第Ⅱ相試験に引き続いて上島国利総括医師のもと,筆者も参加した2000年1月から2002年4月にかけて全国の多施設共同二重盲検比較試験として実施された。対象はDSM-Ⅳによる大うつ病性障害で,低用量群(18.75mg/日,8週間),中用量群(第1週目は7.5mg,2〜8週は75mg/

表13 Venlafaxine ER の後期第Ⅱ相試験における HAM-D$_{17}$ 反応率〔PPS, LOCF (Last Observation Carried Forward)〕(社内資料)

投与群	評価例数	HAM-D$_{17}$ 合計スコア			反応率(%)(反応例数)	18.75mg/日群との対比較	
		ベースライン	最終評価時	変化量		群間差[95%信頼区間][a]	p値[b]
18.75mg/日群	100	24.3 ± 4.47	11.2 ± 8.43	−13.08 ± 8.01	57.0 (57)		
75mg/日群	99	23.7 ± 4.25	10.0 ± 7.61	−13.70 ± 7.70	66.7 (66)	9.67 [−3.76, 23.10]	0.190
150mg/日群	86	24.3 ± 4.40	8.8 ± 6.07	−15.53 ± 7.03	74.4 (64)	17.42 [4.03, 30.80]	0.014

平均値 ± 標準偏差
a) (本剤75又は150mg/日群) − 18.75mg/日群 (正規近似に基づく95%信頼区間)
b) Fisherの直接確率検定 (Bonferroni法により検定の多重性を調整)

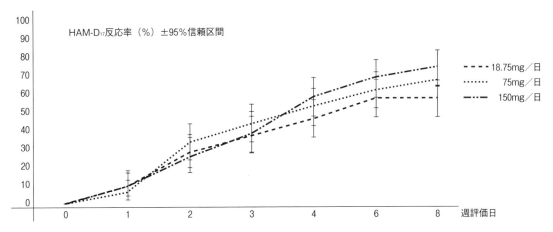

図12 Venlafaxine ER の後期第Ⅱ相試験における評価週ごとの HAM-D$_{17}$ 反応率 (PPS, LOCF)(社内資料)

日), 高用量群 (第1週目は75mg, 2～8週は150mg/日) の3群比較としている. なお, 中用量群は1週間の漸減期間として37.5mg, 高用量群は75mgとした.

主要評価項目は最終評価 (終了または中止) 時の HAM-D$_{17}$ 反応率とした. 副次的には, HAM-D$_{17}$ スコア合計点, HAM-D$_{21}$ の各スコアおよびスコア合計点, CGIの重症度, VAS評価, HAM-D$_{17}$ 改善率, HAM-D$_{17}$ 寛解率とした. 従来は, 主要評価項目は最終全般改善度を用いてきたが, venlafaxine ER の試験では, 前期第Ⅱ相試験から HAM-D$_{17}$ による反応率を採用して, 主観的評価を可及的に排除する方向となっている.

無作為化症例のうち, 有効性解析対象集団であるPer Protocol Set (PPS) における最終評価時の HAM-D$_{17}$ 反応率は表13のように, 低用量群57.0%, 中用量群66.7%, 高用量群74.4%であり, 中用量群と低用量群の比較で統計学的有意差は示されなかったが, 高用量群と低用量群の間に統計学的に有意差 (Fisher p=0.014, 群間差と両側95%信頼区間17.4% [4.0～30.8%]) がみられ, 低用量群に対する高用量群の有効性の優越性が検証された. LOCF解析による HAM-D$_{17}$ 反応率の経時的な推移において, 4週評価日には中用量群と高用量群の反応率はいずれも50%を超え (低用量群46.0%, 中用量群52.5%, 高用量群58.1%), その後, 8週評価時までこの順位のまま推移した (図12). 筆者は, この成績の開鍵会に世話人の1人として立合っていたが, このようなきれいな用量反応性をみた試験は初めて体験したといってよく, 出席者一同シャンパンで乾杯をしたものである. 高用量群は低用量群に勝ったのである. 勝っ

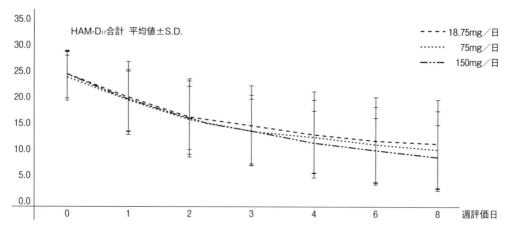

図13 Venlafaxine ER の後期第Ⅱ相試験における HAM-D$_{17}$ 合計スコアの推移（PPS, LOCF）（社内資料）

たという事実はすなわち高用量群は抗うつ薬として承認されるべき資格を得たのだと思った．そう考えたのは筆者だけでなく，日本 Wyeth 社の開発担当の方々も同じであった．医薬品医療機器総合機構（機構）へ相談に行ったさい，"「勝ちました」という成績を見せて下さいよ"と常々言われていたからである．話を元へもどすが，副次的評価項目である HAM-D$_{17}$ 改善率（合計スコアが12点以下となった症例の割合）でも低用量群58.0％，中用量群67.7％，高用量群75.6％で，高用量群と低用量群の比較で有意差が認められた（Fisher P＝0.013, 群間差とその両側95％信頼区間 17.6％［4.3～30.8％］）．ただ，HAM-D$_{17}$ 寛解率（合計スコアが7以下となった症例の割合）では3群間に差は認められなかった．また，HAM-D$_{17}$ 合計スコアの変動幅では，図13のように3群間に有意差はみられなかったことは見逃してはならない．

以上の評価項目では，まず主要評価項目としての最終評価時の HAM-D$_{17}$ 合計スコアにおける反応率で高用量群が低用量群に有意差を示したことと，改善率でも有意差を示して，後期第Ⅱ相試験としては見たことないきれいな成績であった．安全性では，venlafaxine ER の忍容性は3用量とも良好で，低・中・高用量における安全性のプロフィールはほぼ同様であった．こうして本試験によって150mg／日までの忍容性が確認され，本剤の臨床推奨用量は75～150mg／日と考えられ，37.5～75mg／日より開始し，効果と安全性を観察しながら漸増することが妥当であると結論されたのである．

4．後期第Ⅱ相試験を終えての機構相談

Wyeth 社は見事に成功した後期第Ⅱ相試験の成績で勢いづいたか，米国での臨床試験との bridging を利用して申請できないかと考えた．筆者はその話を聞いたとき，さすがにそれは無理ではないかと思った．前期第Ⅱ相試験は27例という小規模のオープン試験であり，無作為化された規模を大きくした3用量での比較試験に成功したとはいえ，当初のデータ・パッケージでは第Ⅲ相比較試験が入っている．Wyeth 社の開発担当者の方に難しいのではないかと筆者なりの意見を述べたが，たとえ5％でも承認の可能性があれば企業としては申請するとの答えであった．ただ，前相談とはいえ資料を整えるために余計な時間がかかるとのことであった．

結果として危惧されていたように，後期第Ⅱ相試験の成績がいくらきれいであっても，placebo 対照試験を実施している米国での臨床試験との bridging は不可能であるとしてわが国での第Ⅲ相試験を実施するよう指示されたという．そして，その後の相談の中で，venlafaxine ER（75～150 mg／日）の milnacipran（50～100mg／日）に対する抗うつ効果の非劣性を検証する二重盲検比較試験の案ができあがっていった．さらに，副次目的として HAM-D$_{17}$ 反応率を指標とする venlafaxine

ER 75～150mg/日群の venlafaxine ER 18.75mg/日に対する抗うつ効果の優越性の検討が設定されたのである。

VI. おわりに

Wyeth 社の Yardley らは，自らが開発した opiate analgesic の ciramadol を操作する中で，選択的に 5-HT と NA の両方の取り込み阻害作用を示す venlafaxine の合成に成功した．1981年のことで，Yardley 自身や Yardley のもとで合成に関わった Muth らが薬理学的プロフィールを明らかにし，さらに，Koch らや Bymaster らによってほぼ正確な 5-HT/NA の再取り込み阻害比が30対1とされて，低用量では SSRI のパターンをとり，用量が上がるにつれて，NA 系の作用が現われる serotonin-noradrenaline reuptake inhibitor (SNRI) であることが非臨床試験で明確にされた．米国での臨床試験でもこのことが実証され，順調に開発が進み，1993年 FDA の承認するところとなり，全般性不安障害の適応をも獲得して，優れた抗うつ作用と寛解率の高さから抗うつ薬の市場性を高め，処方を伸ばしていった．

一方，わが国への導入はなぜか1995年と遅くなったが，前期第II相試験で高い反応率が得られ，後期第II相試験では低用量の 18.75mg/日に対して，高用量の 150mg/日が優越性を示すという快挙をなしとげ，この成績で申請できるのではと Wyeth 社は頑張ったが，さすがにそれはならず，最終的な pivotal study へと向かうことになった．

文献

1) Benkert, O., Szegedi, A., Philipp, M. et al. : Mirtazapine orally disintegrating tablets versus venlafaxine extended release : a double blind, randomized multicenter trial comparing the onset of antidepressant response in patients with major depressive disorder. J. Clin. Psychopharmacol., 26 : 75-78, 2006.
2) Bymaster, F.P., McNamara, R.K., Tran, P.V. : New approaches to developing antidepressants by enhancing monoaminergic neurotransmission. Expert Opin. Investig. Drugs, 12 : 531-543, 2003.
3) Bymaster, F.P., Dreshfield-Ahmad, L.J., Threlkeld, P.G. et al. : Comparative affinity of duloxetine and venlafaxine for serotonin and norepinephrine transporters in vitro and in vivo, human serotonin receptor subtypes, and other neuronal receptors. Neuropsychopharmacology, 25 : 871-880, 2001.
4) Clerc, G.E., Ruimy, P., Verdeau-Paillès, J. : A double-blind comparison of venlafaxine and fluoxetine in patients hospitalized for major depression and melancholia, Int. Clin. Psychopharmacol., 9 : 139-143, 1994.
5) Cunningham, L.A., Borison, R.L., Carman, J.S. et al. : A comparison of venlafaxine, trazodone, and placebo in major depression. J. Clin. Psychopharmacol., 14 : 99-106, 1994.
6) Cunningham, L.A., for the Venlafaxine XR 208 Study Group : Once-daily venlafaxine-extended release (XR) and venlafaxine immediate release (IR) in outpatients with major depression. Ann. Clin. Psychiatry, 9 : 157-164, 1997.
7) Goldberg, H.L., Finnerty, R. : An open-label, variable-dose study of WY-45,030 (venlafaxine) in depressed outpatients. Psychopharmacol. Bull., 24 : 198-199, 1988.
8) Guelfi, J.D., White, C., Magni, G. : A randomized, double-blind comparison of venlafaxine and placebo in inpatients with major depression and melancholia [abstract]. Clin. Neuropharmacol., 15 (Suppl. 1) : 323B, 1992.
9) Holliday, S.M., Benfield, P. : Venlafaxine. A review of its pharmacology and therapeutic potential in depression. Drugs, 49 : 280-294, 1995.
10) Khan, A., Fabre, L.F., Rudolph, R. : Venlafaxine in depressed outpatients. Psychopharmacol. Bull., 27 : 141-144, 1991.
11) Klamerus, K.J., Maloney, K., Rudolph, R.L. et al. : Introduction of composite parameter to the pharmacokinetics of venlafaxine and its active O-desmethyl metabolite. J. Clin. Pharmacol., 32 : 716-724, 1992.
12) Koch, S., Hemrick-Luecke, S.K., Thompson, L.K. et al. : Comparison of effects of dual transporter inhibitors on monoamine transporters and extracellular levels in rats. Neuropharmacology, 45 : 935-944, 2003.
13) McPartlin, G.M., Reynolds, A., Anderson, C. et

al. : A comparison of once-daily venlafaxine XR and paroxetine in depressed outpatients treated in general practice. Prim. Care Psychiatry, 4 : 127-132, 1998.

14) Mendels, J., Johnston, R., Mattes, J. et al. : Efficacy and safety of b.i.d. doses of venlafaxine in a dose-response study. Psychopharmacol. Bull., 29 : 169-174, 1993.

15) 村崎光邦：第二世代抗精神病薬の開発物語―その1　Risperidoneへの道―序章―. 臨床精神薬理, 17 : 1457-1468, 2014.

16) 村崎光邦：Duloxetine 登場. 臨床精神薬理, 13 : 435-462, 2010.

17) Muth, E.A., Haskins, J.T., Moyer, J.A. et al. : Antidepressant biochemical profile of the novel bicyclic compound WY-45,030 in ethyl cyclohexanol derivative. Biochem. Pharmacol., 35 : 4493-4497, 1986.

18) Muth, E.A., Moyer, J.A., Haskins, J.T. et al. : Biochemical neurophysiological and behavioral effects of WY-45,233 and other identified metabolites of the antidepressant venlafaxine. Drug Dev. Res., 23 : 191-199, 1991.

19) Perahia, D.G., Pritchett, Y.L., Kajdasz, D.K. et al. : A randomized, double-blind comparison of duloxetine and venlafaxine in the treatment of patients with major depressive disorder. J. Psychiatr. Res., 42 : 22-34, 2008.

20) Rudolph, R.L., Feiger, A.D. : A double-blind randomized, placebo-controlled trial of once-daily venlafaxine extended release (XR) and fluoxetine for the treatment of depression. J. Affect. Disord., 56 : 171-181, 1999.

21) Samuelian, J.C., Tatossian, A., Hackett, D. : A randomized, double-blind, parallel group comparison of venlafaxine and clomipramine in outpatients with major depression [abstract]. Clin. Neuropharmacol., 15 (Suppl. 1) : 324B, 1992.

22) Schweizer, E., Clary, C., Weise, C. et al. : An open label, dose-finding study of WY-45,030, a novel bicyclic antidepressant. Psychopharmacol. Bull., 24 : 195-197, 1988.

23) Schweizer, E., Weise, C., Clary, C. et al. : Placebo-controlled trial of venlafaxine for the treatment of major depression. J. Clin. Psychopharmacol., 11 : 233-236, 1991.

24) Schweizer, E., Feighner, J., Mandos, L.A. et al. : Comparison of venlafaxine and imipramine in the acute treatment of major depression in outpatients. J. Clin. Psychiatry, 55 : 104-108, 1994.

25) Shrivastava, R.K., Cohn, C., Crowder, J. el al. : Long-term safety and clinical acceptability of venlafaxine and imipramine in outpatients with major depression. J. Clin. Psychopharmacol., 14 : 322-329, 1994.

26) Smith, D., Dempster, C., Glanville, J. et al. : Efficacy and tolerability of venlafaxine compared with selective serotonin reuptake inhibitors and other antidepressants : a meta-analysis. Br. J. Psychiatry, 180 : 396-404, 2002.

27) Stahl, S.M., Grady, M.M., Moret, C. et al. : SNRIs : their pharmacology, clinical efficacy, and tolerability in comparison with other classes of antidepressants. CNS Spctr., 10 : 732-747, 2005.

28) Stahl, S.M. : Are two antidepressant mechanisms better than one? J. Clin. Psychiatry, 58 : 339-340, 1997.

29) Tatsumi, M., Groshan, K., Blakely, R.D. et al. : Pharmacological profile of antidepressants and related compounds of human monoamine transporters. Eur. J. Pharmacol., 340 : 249-258, 1997.

30) Thase, M.E., for the Venlafaxine XR 209 Study Group : Efficacy and tolerability of once-daily venlafaxine extended release (XR) in outpatients with major depression. J. Clin. Psychiatry, 58 : 395-398, 1997.

31) Wellington, K., Perry, C.M. : Venlafaxine extended-release. A review of its use in the management of major depression. CNS Drugs, 15 : 643-669, 2001.

32) Yardley, J.P., Husbands, G.E.M., Stack, G. et al. : 2-phenyl-2-(1-hydroxycycloalkyl) ethylamine derivatives : synthesis and antidepressant activity. J. Med. Chem., 33 : 2899-2905, 1990.

33) Yardley, J.P., Fletcher, H.Ⅲ, Russell, P.B. : A potent benzylamine analgesic : (−) cis-2 (α-dimethylamino-m-hydroxybenzyl)-cyclohexanol. Experientia, 34 : 1124-1125, 1978.

34) Zanardi, R., Franchini, L., Seretti, A. et al. : Venlafaxine versus fluvoxamine in the treatment of delusional depression : a pilot double-blind controlled study. J. Clin. Psychiatry, 61 : 26-29, 2000.

§58

遅れて来た世界初のSNRI, venlafaxineの開発物語
―― その2：最初の第Ⅲ相試験から承認に至るまで ――

I. はじめに

　1986年，米国Wyeth社（現 Pfizer社）は自社で合成に成功した選択的なserotonin（5-HT）とnoradrenaline（NA）の両方の取り込み阻害作用を有するvenlafaxineの開発に乗り出し，selective serotonin reuptake inhibitor（SSRI）が席巻するなか，serotonin noradrenaline reuptake inhibitor（SNRI）なるキャッチフレーズを造り出して1993年FDAの承認のもとに上市され，SSRIよりも高い寛解率を示す実力を発揮し，SSRIの次の世代の抗うつ薬としてナンバーワンの売上げを誇った。

　わが国では，1995年に導入され，第Ⅰ相試験，前期第Ⅱ相試験を経て，後期第Ⅱ相試験では，低用量の18.75mg群に対して，高用量の150mg/日が有意差をつけるという筆者も初めての用量反応性が検証されて，Wyeth社もこれで申請できないかと医薬品医療機器総合機構（機構）へ相談に行くほどの見事な成績を示した。

　前稿では順調に推移したこれまでを書いたが，本稿では波乱の幕開けとなったWyeth社による最初の第Ⅲ相試験から，Pfizer社に移って実施された2番目の第Ⅲ相試験に成功して承認に至るまでの開発物語を書く。

II. 判断に苦しむ結果となった第Ⅲ相試験

　後期第Ⅱ相試験に続くpivotal studyは，venlafaxine extended release capsule（ER）（75～100mg/日）のmilnacipran（50～100mg/日）に対する抗うつ効果の非劣性を検証する試験となった。問題はもう1つのアームにvenlafaxine ER（18.75mg/日）を置いて，それに対するvenlafaxine（75～150mg/日）の抗うつ効果の優越性の検証が副次評価項目となったことである。このvenlafaxine ER（18.75mg/日）をどうみるかについて，試験を開始する前にいくつかの重大な疑義が出された。確かに後期第Ⅱ相試験では，高用量群（150mg/日）が優越性を示したが，低用量群（18.75mg/日）も反応率57.0％という高い数値を示した。また，HAM-D_{17}合計スコアの変動をみた成績では，中用量，高用量の各群に比して差を認めない成績をあげている。この18.75mg/日は有効な用量なのではないか，という点である。しかし，企業側は18.75mg/日は後期第Ⅱ相試験で勝負づけが済んでおり，pseudo placeboとみなすと断言したのである。ならば，18.75mg/日を被験者にどう説明するのかとの倫理的問題が生じてくる。むしろ，このアームの代りにplaceboを置いた方が余程すっきりするとの考えがあり，まさにその通りなのであるが，

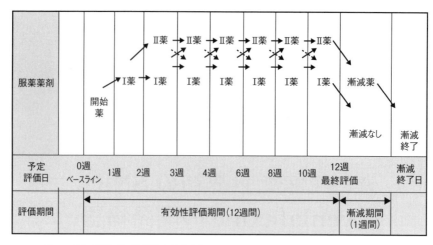

図1 Venlafaxine ER と milnacipran の二重盲検比較試験における投与スケジュール（社内資料から合成）

当時は抗うつ薬の試験に placebo を用いることの倫理性が克服されておらず，やむなく Wyeth 社の主張通りの試験が行われることとなり，2004年9月から2006年5月にかけて，図1のような投与スケジュールのもとで実施された．そして，次のような結果が得られた．

無作為化症例600例のうち，未投与4例および誤投与1例を除く595例が安全性解析対象集団であり，このうち，HAM-D$_{17}$ 評価データが存在しない8例を除く587例が FAS（full analysis set）となり，さらにこのうちプロトコルに適合しなかった82例を除く505例が PPS（per protocol set）として有効性解析対象集団であった．安全性解析対象集団における最終投与量は，本剤 75～150mg/日群（H群）で 115.2±42.2mg/日（平均値±標準偏差），milnacipran 群で 79.3±24.7mg/日であった．

主要評価項目である PPS における最終評価時の HAM-D$_{17}$ 反応率は表1のとおりであり，本剤 H 群と milnacipran 群の群間差の両側95％信頼区間の下限値（－8.98％）が，事前に設定した非劣性限界値（Δ＝－10％）を上回ったことから，venlafaxine ER 群の milnacipran 群に対する非劣性が示された．少なくとも主要評価項目である本剤 H 群の milnacipran 群に対する非劣性検証は達成された．しかし，探索的解析として，venlafaxine ER 18.75mg/日群（L群）と H 群および milnacipran 群の HAM-D$_{17}$ 反応率（％）の群間差（平均値）とその95％信頼区間は，それぞれ－2.5［－11.2，6.1］および－4.3［－14.9，6.3］であり，venlafaxine ER L 群と H 群および L 群と milnacipran 群の間に統計学的な有意差は認められなかった．

こうして，venlafaxine ER（75～150mg群）の 18.75mg/日群に対する HAM-D$_{17}$ 反応率の優越性をみた副次的評価については検証されず，しかも数値的には HAM-D$_{17}$ 合計スコアの変化量および反応率とも低用量群（18.75mg/日群）が最も高い成績となった．

安全性について，副作用の発現率（95％信頼区間）は，18.75mg 群 90.3％（85.7～93.7％），75～

表1 Venlafaxine ER と milnacipran の二重盲検比較試験における HAM-D$_{17}$ 反応率（PPS, LOCF）（社内資料）

投与群	評価例数	HAM-D$_{17}$ 合計スコア			反応率（%）(反応例数)	群間差［95%信頼区間］[a]
		ベースライン	最終評価時	変化量		
本剤 L 群	202	22.8 ± 4.26	8.5 ± 7.22	− 14.27 ± 7.17	74.8（151）	
本剤 H 群	198	22.4 ± 3.80	8.9 ± 6.30	− 13.45 ± 6.54	72.2（143）	1.75［− 8.98, 12.47］
MIL 群	105	22.5 ± 3.87	9.5 ± 7.14	− 12.98 ± 7.08	70.5（74）	

平均値 ± 標準偏差
a) 本剤 H 群 − MIL 群（正規近似に基づく 95%信頼区間）
本剤 L 群：venlafaxine ER 18.75mg 群（低用量群）
本剤 H 群：venlafaxine ER 75〜150mg 群（高用量群）
Mil 群：milnacipran 群

150mg 群 92.4 %（88.3〜95.5 %），milnacipran 群 98.3%（94.2〜99.8%）であり，milnacipran 群と 75〜150mg 群の間に統計学的な有意差が認められている（P = 0.026，Fisher の直接確率法）。

以上の成績から，本試験では venlafaxine ER 75〜150mg 群の milnacipran 群に対する非劣性が検証され，かつ，HAM-D$_{17}$ 反応率は 72.2%と良好な成績が得られた。副次目的とした 75〜150mg の 18.75mg 群に対する統計学的な優越性の達成はならなかったが，本剤の抗うつ薬としての絶対的な有効性は高いと判断した。しかし，この成績で主要評価項目は達成したものの，pseudo placebo 相当の 18.75mg に対する優越性を検証できず，しかも，それどころか 18.75mg/日群の HAM-D$_{17}$ 反応率が数値的には最も高いという，判断に苦しむ結果となった。18.75mg は有効用量ではないか，との危惧が適中したのみならず，高い反応率を示してしまったのである。ひとまず，Wyeth 社は予定通り，本試験で 12 週間の投与を終了した患者を対象に venlafaxine ER 75〜150mg/日を 52 週間まで投与する長期投与試験へ進んだ。

III．Venlafaxine ER 75〜150mg の長期投与試験

本試験の主要目的は venlafaxine ER 75〜150 mg/日の長期投与における安全性の検討であり，副次目的はその抗うつ効果の検討である。目標被験者数は，1 年間（52 週）の投薬期間の中で 6 ヵ月（26 週間）の投薬を完了した症例数を 150 例以上とした。Venlafaxine ER の用法・用量は，開始用量として 37.5mg/日または 75mg/日を 1 週間投与し，1 週評価日に，37.5mg/日で開始した患者は必ず 75mg/日に移行し，75mg/日で開始した患者は担当医の判断で 75mg/日を継続するか 150mg/日へ増量した。2 週評価日以降は，安全性および有効性を評価し，75mg/日または 150mg/日を投与した。また，漸減期間には 150mg/日投与症例では 75mg/日を，75mg/日投与症例では 37.5mg/日を 1 週間投与した。

有効性評価項目は，HAM-D$_{17}$ 合計点，HAM-D$_{17}$ 反応率，HAM-D$_{17}$ 寛解率，HAM-D$_6$ 反応率，HAM-D$_6$ 合計点，CGI-S，VAS による抑うつ気分とした。被験者 247 例のうち 83 例（33.6%）が治験を中止しており，主な中止理由は「中止の申し入れ」が 25 例，「有害事象発現」が 16 例であった。

まず，有効性の結果については，HAM-D$_{17}$ の反応率を図 2 に示した。26 週時 80.6%，52 週時 88.6%，最終評価時 85.0%と前試験終了時と同等もしくは同等以上の効果を 52 週（12 ヵ月）まで維持していた。HAM-D$_{17}$ 寛解率も 1 週は 46.2%，26 週は 62.7%，52 週は 76.0%と徐々に上昇し，最終評価時では 70.4%と，全体に高い反応率と寛解率を示した。

主要評価の安全性では，安全性解析対象 247 例において，詳細な解析が行われているが，因果関係を否定できない有害事象の発現率は 93.5%で，重篤な有害事象は 17 例に発現し，有害事象による投与中止例は 19 例であった。10%以上に発現した有害事象は，鼻咽頭炎（66.0%），悪心（48.6%），

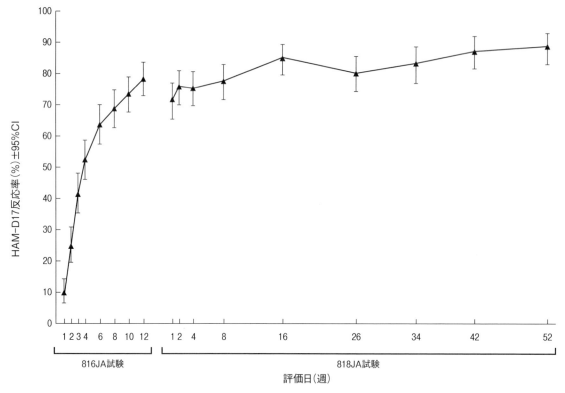

図2 Venlafaxine ER の長期投与試験における先行試験（milnacipran との二重盲検比較試験）のベースラインからの HAM-D₁₇ 反応率の推移（社内資料）（一部省略）

傾眠（48.2％），活動性めまい（40.9％），不眠症（40.9％），頭痛（38.9％），口内乾燥（32.8％），便秘（30.4％），動悸（25.9％），体位性めまい（23.1％），嘔吐（21.9％），下痢（14.6％），調節障害（13.4％），alanine-aminotransferase 増加（11.3％），背部痛（10.1％）であった．重度の有害事象が報告された患者は243例中29例であった．

死亡は1例が自殺既遂をみた．うつ病の回復期にみられる突発的なものとして治験薬との因果関係は否定されている．それ以外の重篤な有害事象は16例18件に出現している．治験薬との関連が否定できない重篤な有害事象は9件（大腸がん1件，社会的逃避1件，糖尿病1件，躁病1件，故意の自傷行為2件，自殺企図1件，気胸1件，好中球減少症1件）で好中球減少症の「たぶん関連あり」以外は，いずれも「関連ないともいえない」というものであった．臨床検査，その他の安全性パラメータで問題となるものはなかった．

以上から，venlafaxine ER 75〜150mg/日投与した場合，12ヵ月までの抗うつ効果が持続していることが確認され，本剤の長期使用，特に症状寛解後の再燃予防目的での使用の可能性が示唆された．また，安全性では，本治験でみられた有害事象はいずれも venlafaxine 投与により既に報告されている事象であった．これらの成績から venlafaxine ER 75〜150mg/日の投与において，12ヵ月間その有効性が持続し，安全性に問題がないことが確認された．

こうして，venlafaxine ER 75〜150mg/日の長期投与試験は立派な成績を示して成功したのである．

Ⅳ．Venlafaxine ER の高齢者のうつ病に対する第Ⅲ相オープン試験

Wyeth 社は第Ⅲ相試験の一環として65歳以上の

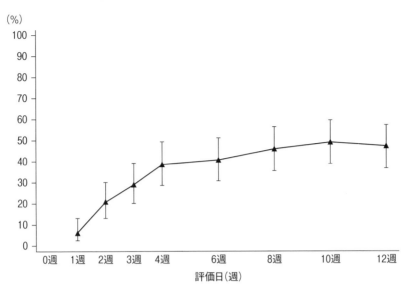

図3 Venlafaxine ER の高齢者対象試験における HAM-D$_{17}$ 反応率の推移図（FAS, LOCF）（社内資料）

高齢者のうつ病患者100例を対象とする12週間の治療期間と漸減期を設けた多施設共同オープン試験を2年4ヵ月かけて実施している。

用法・用量は37.5mg/日あるいは75mg/日を1週間服薬し，75mg/日，150mg/日へ増量するが，忍容性に応じて75mg/日への減量も認めている。

主要評価項目は HAM-D$_{17}$ 反応率で，副次的には HAM-D$_6$ 反応率，HAM-D$_{17}$ および HAM-D$_6$ の合計点，HAM-D$_{17}$ 寛解率，VAS による抑うつ気分，CGI-S を評価した。

主解析集団（FAS）96例の成績は図3にみるように推移し，最終評価時の HAM-D$_{17}$ 反応率（両側95％信頼区間）は，46.9％（36.6〜57.3％）であった。PPS（LOCF）は60.6％（43/71例，両側95％信頼区間［48.3〜72.0％］）であった。

安全性では，有害事象のうち治験薬との因果関係が否定できないものは95例（95％）にみられ，10％以上のものは，悪心，便秘，口内乾燥，活動性めまい，頭痛，傾眠，動悸，排尿困難，（眼の）調節障害，嘔吐，体位性めまい，不眠症，γ-glu-tamyltransferase 増加であった。重篤な有害事象は7例に12件認められ，因果関係が否定できない事象は狭心症，低ナトリウム血症，低カリウム血症，低クロール血症，低蛋白血症，全身健康状態低下，自殺企図，便秘で，肺炎および便秘は軽快，他はすべて消失・回復した。中止に至った有害事象は25例（25％）で，40kg 未満に55.6％（5/9例），40〜50kg に31％（14/45例）と体重の軽い被験者に多かった。

以上，最終評価時の HAM-D$_{17}$ 反応率は46.9％（FAS）および60.6％（PPS）であり，venlafaxine ER の高齢者に対する抗うつ効果が確認された。FAS と PPS での HAM-D$_{17}$ 反応率の差は，投与初期，とくに1週評価日までに中止に至った症例が多かったことによると考えられた。安全性では本試験でみられた有害事象は venlafaxine ER の有害事象として知られたもので，milnacipran との比較試験や海外の臨床試験と差はなく，高齢者に対して75〜150mg/日の venlafaxine ER を12週間投与したときの安全性が確認された。本試験での中止率は51％（51/100例）と，非高齢者を対象とした milnacipran との比較試験の26.9％より高かったが，中止例51例のうち32例が体重50kg 未満の被験者であり，中止理由では有害事象による中止が25例であり，うち19例は体重50kg 未満の被験者であった。したがって，高齢者で比較的体重の軽い患者に投与する場合には，注意が必要であると考えられた。

V. 第1回目の申請の顛末とdesvenlafaxine への寄り道

　日本 Wyeth 社は venlafaxine ER のすべての臨床試験を終えて申請した．後期第Ⅱ相試験で 150mg/日群の 18.75mg/日群に対する優越性が検証されて，Wyeth 社はもとより筆者を含めて開発に関わっていた者達は欣喜雀躍した．ところが，この成績が肝腎の第Ⅲ相試験で再現されず，venlafaxine ER の 75～150mg/日群は milnacipran 100mg/日群に非劣性を示しながら，pseudo placebo と位置づけた 18.75mg/日群が最も高い数値を示して，この第Ⅲ相試験の根底を揺るがせてしまった．引き続いて実施した長期投与試験と高齢者試験をきれいに終えて，Wyeth 社は 18.75mg/日群の成績への説得力のある考察のないまま申請した．果たして機構は，Wyeth 社に対して申請を取り下げるよう勧告した．このまま審査すれば，venlafaxine ER は承認される可能性はほとんどなく，venlafaxine ER の今後の開発に対して傷がつくことになる．ここは黙って申請を取り下げるべきで，この措置は機構の温情（親心）であるといった主旨のやりとりのもとに，Wyeth 社は申請を取り下げた．

　そうこうするうちに，米国 Wyeth 社は venlafaxine XR の特許切れに対する次の対策として，venlafaxine の活性代謝物 desvenlafaxine の製品化を目指して，数々の臨床試験を実施し[4,6]，2008年 FDA の承認を得ていた．Desvenlafaxine（Pristiq®）は me-too-drug との批判もあり[5]，欧州の EMA（European Medicines Agency）は承認せず，米国 Wyeth 社も申請を取り下げていた．FDA は 50～400mg/日の用量での臨床試験に対して，一番低い用量 50mg の1日1回投与のみを承認し，それより低い用量の有効性を検討するよう宿題を出していた．こうした経緯の中で，米国 Wyeth 社は，わが国での venlafaxine ER の開発が行き詰った段階で，日本での desvenlafaxine の開発へいったん舵を切った．そして，米国と日本での共同試験として，desvenlafaxine 25mg/日，50mg/日，placebo の3群比較試験を実施することになった．1997年から始まったわが国での venlafaxine ER の臨床試験のほとんどすべてに参加した筆者らはこの試験からはずされていた．

VI. 日米共同の desvenlafaxine の臨床試験

　本試験は，2008年12月から2010年4月にかけて米国20施設，日本61施設で実施された[2]．日米で，ほぼ同数の外来通院中の被験者を対象とする 25mg/日，50mg/日，placebo の 1：1：1 の8週間の二重盲検比較試験である．HAM-D$_{17}$ の合計スコア20以上，その第1項目のスコア2以上，CGI-S 4以上を対象とし，6～14日間の単盲検での placebo lead-in から始められた．

　主要評価項目は，HAM-D$_{17}$ 合計スコアのベースラインからの変化量とし，副次的評価項目として CGI-I スコアとした．他に CGI-S，MADRS（Montgomery-Åsberg Depression Rating Scale），HAM-D$_6$，HAM-D$_{17}$ による反応率と寛解率を算出した．Placebo lead-in に入った813例のうち，709例が3群に振り分けられた（25mg/日群237例，50mg/日群237例，placebo 群235例）．安全性解析対象者699例のうち，日本人は363例（52％）であった．

　その成績をみると，25mg/日群は $-8.98±0.44$ の HAM-D$_{17}$ の変化を示して placebo 群（$-8.52±0.44$）に対して有意でなかったが（P＝0.452），50mg/日群は $-10.02±0.44$ を示して placebo 群に有意差を示した（P＝0.016）．HAM-D$_{17}$ 合計スコアの週別の推移を図4に示した．また，副次的評価項目の CGI-I スコアは図5に示したように，50mg/日群は「中等度改善」以上が 55.1％ となり，placebo 群の 47.2％ に有意差を認めたが（P＝0.028），25mg/日群は 50.9％ で placebo 群に差を示せなかった（P＝0.16）．他の副次的評価項目での成績をみると，CGI-S，MADRS 合計スコア，HAM-D$_6$ では 25mg/日群は placebo に有意差を認めなかったが，50mg/日群はともに有意差を認めた．反応率では，25mg/日群は HAM-D$_{17}$，MADRS，CGI-I で placebo 群に有意差を認めなかったが，50mg/日は HAM-D$_{17}$ での反応率（46％ 対 35％，P＝0.0154），MADRS での反応率（43％

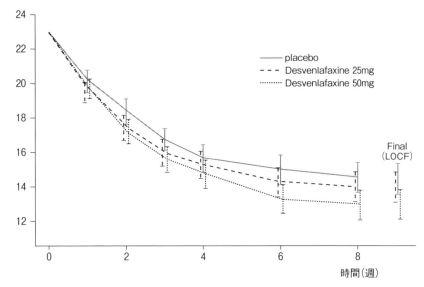

図4 Desvenlafaxine 2用量の placebo 対照二重盲検比較試験における HAM-D$_{17}$ の調整済み平均スコアの推移（ANCOBA, LOCF, ITT）(Iwata ら, 2013[2])

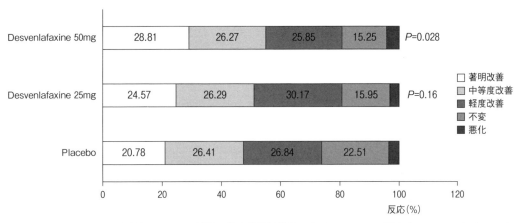

図5 Desvenlafaxine 2用量の placebo 対照二重盲検比較試験における CGI-I の効果（ITT, LOCF）(Iwata ら, 2013[2])

対 30％, P = 0.0022) とも placebo に対して有意差を示した。HAM-D$_{17}$ での寛解率については, 25mg/日群, 50mg/日群とも placebo に有意差を示せなかった。

試験関連の有害事象は, 悪心とめまいが desvenlafaxine 群に2倍多かった。有害事象による中止例は placebo 群 2.6％, 25mg/日群, 50mg/日群とも 3.4％と差は小さかった。重篤な有害事象は全体で9例 (1.3％), 治療期間中では5例 (placebo 群の3例：大発作, うつ病増悪, 自然気胸の各

1例, 50mg/日群の2例：増大したうつ病と自殺念慮で1例が自殺企図) であった。

以上の成績から, desvenlafaxine 50mg/日は placebo より有意に優れる成績を示し, 25mg/日は有意でないことが検証された。この試験とともに行われた companion study である desvenlafaxine 10mg/日と50mg/日と placebo の3群比較試験では[3], 10mg/日はおろか, 50mg/日も placebo に有意差をつけることができなかっただけに, 本試験の結果は貴重であり, effect size 0.22 と小さかっ

表2 Venlafaxine SR の placebo 対照二重盲検比較試験における二重盲検期の治験薬（Higuchi ら，2016[1] から作製した社内資料）

	処方 A	処方 B	処方 C	処方 D	処方 E	処方 F
placebo 群	0mg/日	0mg/日	0mg/日	0mg/日	0mg/日	0mg/日
venlafaxine ER 75mg/日群	37.5mg/日	75mg/日	75mg/日	75mg/日	37.5mg/日	0mg/日
venlafaxine SR 75〜225mg/日群	37.5mg/日	75mg/日	150mg/日	225mg/日	37.5mg/日[a] / 75mg/日[b]	0mg/日[a] / 37.5mg/日[b]

a. 8週時に，処方 B を服用していた被験者
b. 8週時に，処方 C または処方 D を服用していた被験者

たものの，50mg/日は最少有効用量であることを示し，FDA の宿題に答えることに成功した．本試験が終了して解析に入った頃か，2009年10月米国 Pfizer 社による米国 Wyeth 社の吸収合併があり，2010年6月1日に日本でも両社が統合されて，Pfizer 社となった．したがって，Pfizer 社の開発陣が解析を引き継いでいる．そして，Pfizer 社は desvenlafaxine を申請できるかどうか機構に相談したが，否定的であった．本論文には日本人被験者が699例中363例（52％）参加しているとの記載はあるが，日本人被験者の成績についてはいっさい触れられていない．試験そのものは成功したが，日本の Pfizer 社が申請しなかったという事実は，日本人被験者での成績が芳しくなかったと類推することになる．ひとまず，desvenlafaxine のわが国での開発は終った．それにしても，Pfizer 社に日本人被験者のデータを開示して，考察を加える度量が欲しかった．

Ⅶ．Venlafaxine 最後の大勝負に成功したか

米国 Wyeth 社が desvenlafaxine を開発した最大の理由は venlafaxine の特許が切れたことによるが，そもそも薬物動態学的にも，薬力学的にも venlafaxine の作用は desvenlafaxine が担っており，FDA が 50mg の1日1回投与を承認したことで，desvenlafaxine は一般臨床医にとって使いやすい抗うつ薬となった．米国 Pfizer 社も generic の時代となっている venlafaxine よりも desvenlafaxine を日本で開発する方針であった．ところが，日本 Pfizer 社の開発陣はどうせやるのなら，SNRI の第1号となり，高く評価されてきている venlafaxine の開発をと訴えた．直訴といってもいい．当時の日本 Pfizer 社の開発陣の結束は固かった．New York（日本 Pfizer 社は米国本社をこう呼ぶ）から担当者が来日して話し合った．そして日本側の主張は通った．日本では抗うつ薬の大半は精神科医が処方する．50mg 1日1回投与の desvenlafaxine よりも，低用量から開始し，経過を見ながら用量を調節する技術に長けた精神科医には venlafaxine の方が向いている．米国でも venlafaxine XR の方が desvenlafaxine より評価が高く，処方率も高い．こうしてわが国での venlafaxine の再開発が始まった．筆者らもこの大一番の臨床試験に参加した．以下にその成績を紹介する．なお，Pfizer 社は venlafaxine extend release capsule に替えて，venlafaxine sustained release capsule（SR）の用語を用いており，以下 SR として統一する．

1．Venlafaxine SR と placebo との二重盲検比較試験

本試験の最初の同意取得日は，2011年11月17日であり，最後の観察日は，2014年3月15日であり，約2年半の期間に及んでいる[1]．20歳以上の外来通院中の大うつ病性障害単一エピソードおよび反復性エピソードの患者を対象とした．2週間のスクリーニング期，8週間の治療期および2週間の漸減期からなり，二重盲検期の治験薬は表2に示し，投与スケジュールは図6に示した．Placebo 群，venlafaxine SR 75mg/日群および 75〜225mg/日群の3群比較試験である．治験薬は「処方 A」から開始し，忍容性に問題がなければ「処方 B」

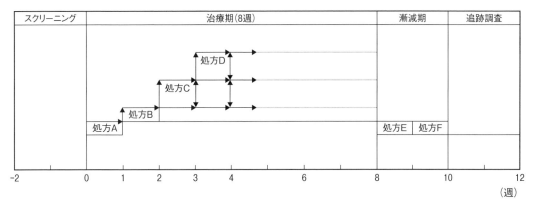

図6 Venlafaxine SR の placebo 対照二重盲検比較試験における投与スケジュール（Higuchi ら，2016[1]から作製した社内資料）

「処方C」「処方D」へ増量するが，増量により忍容性に問題があると危惧される場合は，治験担当医の判断により同一用量を維持することを可とし，増量後に問題がなかった場合には減量を可とした．ただし1週後およびそれ以降に「処方B」以上を服用できない場合には投与を中止すること，また4週後以降は用量の変更は行わないこととした．2週間の漸減期を設け，8週後から最初の1週間は「処方E」を，次の1週間は「処方F」を服用した．継続長期投与試験に移行する被験者は，8週に漸減期治験薬の処方は行わず，長期投与試験用の治験薬を処方した．

主要評価項目は HAM-D$_{17}$ 合計点におけるベースラインから治療期終了（8週）・中止時までの変化量とし，副次評価項目は①HAM-D$_{17}$ 合計点におけるベースラインから治療期終了（8週）・中止時より前の各評価時点までの変化量，②MADRS 合計点，CGI-S，HAM-D$_6$ 合計点，日本語版自己記入式簡易抑うつ評価尺度（QIDS$_{16}$-SR-J）合計点のベースラインから各評価時点までの変化量および③全般改善度（CGI-I）とした．安全性評価基準の中にコロンビア自殺評価スケール（C-SSRS）を用いた．主解析は FAS を対象とした主要評価項目と PPS を対象とした主要評価項目とした．

被験者の内訳は，635例が組み入れられ，うち538例が割り付けられた．

さて，いよいよ主要評価項目の開鍵である．日本 Pfizer 社の開発陣の命運をも賭けた結果は表3に示す通りとなった．Venlafaxine ER 75mg/日は見事に placebo 群に対して有意差を示したが（P=0.031），75～225mg/日群は有意差を示さなかった（P=0.106）．HAM-D$_{17}$ 合計点，HAM-D$_6$ スコア，睡眠障害スコアのベースラインからの経時変化をみると，HAM-D$_{17}$ スコアでは，75mg/日群および75～225mg/日群は同様の減少を示し，その程度は placebo 群に比べて大きかった（図7）．一方，睡眠障害スコアでは，75mg/日群は placebo 群と同程度の減少を示していたが，75～225mg/日群は投与開始後，4週で平均減少量が小さくなっていた．この理由として，75～225mg/日群での投与開始後4週は，89.1％（147/166例）が225mg/日へ増量後の最初の評価であり，本剤の225mg/日以上で認められる noradrenaline（NA）の影響により何らかの睡眠障害が発現した可能性が考えられた．なお HAM-D 睡眠障害スコアの各項（項目4：入眠障害，項目5：熟眠障害，項目6：早朝睡眠障害）についてベースラインからの調整済み平均変化量の経時推移をみると，もっとも影響を受けていたのは項目5：熟眠障害であることが示唆された．

一方，最も重要な副次評価である MADRS 合計点をみると，表3にみるようにベースラインからの変化量の調整済み平均値は，placebo 群の−12.41に対して75mg/日群−15.30，75～225mg/日群−15.05でともに有意差を示した（それぞれ

表3 Venlafaxine SR の placebo 対照二重盲検比較試験における効果測定の基準値から 8 週時への平均変化の要約 (full analysis set, LOCF, ANCOVA model) (Higuchi ら, 2016[1])

	被験者数	基準値から8週時への調整変化 Mean	SE	placebo との調整差 Mean	95%CI	P value[†]
HAM-D$_{17}$						
Placebo	184	−9.25	0.48			
Venlafaxine ER 75mg/day (fixed dose)	174	−10.76	0.50	1.50	0.14−2.87	0.031
Venlafaxine ER 75-225mg/day (flexible dose)	177	−10.37	0.49	1.12	−0.24 to 2.48	0.106
HAM-D$_6$						
Placebo	184	−4.92	0.28			
Venlafaxine ER 75mg/day (fixed dose)	174	−6.10	0.29	1.18	0.39−1.97	0.004
Venlafaxine ER 75-225mg/day (flexible dose)	177	−5.99	0.29	1.06	0.28−1.85	0.008
MADRS						
Placebo	182	−12.41	0.75			
Venlafaxine ER 75mg/day (fixed dose)	172	−15.30	0.77	2.88	0.77−5.00	0.008
Venlafaxine ER 75-225mg/day (flexible dose)	176	−15.05	0.76	2.64	0.54−4.74	0.014
QIDS$_{16}$-SR-J						
Placebo	182	−6.50	0.36			
Venlafaxine ER 75mg/day (fixed dose)	172	−8.00	0.37	1.50	0.48−2.53	0.004
Venlafaxine ER 75-225mg/day (flexible dose)	175	−7.27	0.37	0.77	−0.25 to 1.79	0.137
CGI-S						
Placebo	184	−1.31	0.08			
Venlafaxine ER 75mg/day (fixed dose)	174	−1.57	0.08	0.26	0.03−0.49	0.025
Venlafaxine ER 75-225mg/day (flexible dose)	177	−1.56	0.08	0.25	0.02−0.48	0.032
CGI-I						
Placebo	184	−	−			
Venlafaxine ER 75mg/day (fixed dose)	174	−	−	0.21	−0.02 to 0.45	0.073
Venlafaxine ER 75-225mg/day (flexible dose)	177	−	−	0.25	0.02−0.48	0.034

ANCOVA, analysis of covariance；CGI-I, Clinical Global Impression of Improvement；CGI-S, Clinical Global Impression of Severity；CI, confidence interval；ER, extended release；HAM-D, Hamilton Rating Scale for Depression；MADRS, Montgomery-Åsberg Depression Rating Scale；QIDS$_{16}$-SR-J, Quick Inventory of Depressive Symptomatology self-report version.

[†] P value for two-sided test.

fixed dose＝固定用量，flexible dose＝可変用量

P＝0.008, P＝0.014)．この成績をみて，Pfizer社の開発陣は愁眉を開いたことであろう．HAM-D$_6$, CGI-Sとも，両実薬群はplacebo群に対して有意差を示した．なお，CGI-Iでは，75〜225mg/日群ではplaceboに対して有意差を示したが，75mg/日群では有意差を示していない．75mg/日では有効性が認められない場合，150又は225mg/日まで増量することで症状の改善が認められる患者が一定数存在していた．

安全性について，因果関係を問わない主な有害事象は表4の通りであった．下段にいずれかの群で5％を超えた有害事象が示されているが，悪心が最も多かった．ほとんどが軽度または中等度であった．増量時のNAに関連する血圧上昇，心拍数増加などの有害事象は一部を除いて5％以下で，明らかな用量依存的増加は認められていない．有害事象による中止例のうち，治験薬との因果関係を否定できなかったものは，placebo群で3例，75mg/日群で9例，75〜225mg/日群で10例であり，そのほとんどが軽度または中等度であっ

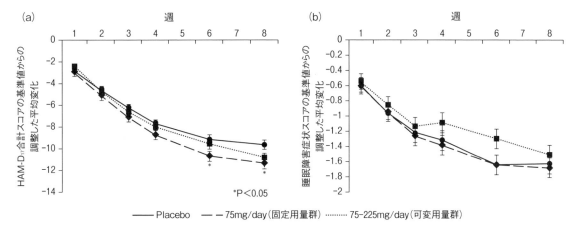

図7 Venlafaxine SR の placebo 対照二重盲検比較試験における HAM-D₁₇ 合計スコアの調整した平均変化の変動（a）と HAM-D の睡眠障害症状の調整した平均変化の変動（b）（full analysis set, MMRM）（Higuchi ら，2016[11]）

た.

以上,最後の大一番の成績は,主要評価項目の HAM-D₁₇ 合計点の変動について,75 mg/日群は placebo 群に有意差をつけたが,75〜225 mg/日群は有意差がみられず,副次評価の MADRS 合計点では,両実薬群とも placebo 群に有意差を示すという悩ましいものとなった.HAM-D₁₇ 合計点で 75〜225 mg/日群が placebo 群に有意差を示せなかった点についての考察として,この群の 89.1% が 225 mg/日への増量時の評価であり,NA の影響による睡眠障害の出現をあげている.

筆者はこの成績を見せられたとき,直感的にこれはいけると思った.確かに主要評価項目では 75 mg/日しか placebo 群に勝っていないが,MADRS では 75〜225 mg/日群も立派に勝っているのである.一臨床医の勘ではあるが,Pfizer 社の開発担当陣も一抹の不安を抱えながらもそう思ったはずである.

2．2本目の長期投与試験

Wyeth 社が実施した第Ⅲ相比較に引き続いての 248 例を対象とする長期投与試験はすでに紹介したが,最後の試験として Pfizer 社が実施した第Ⅲ相試験（venlafaxine SR の placebo 対照二重盲検比較試験）に引き続いた長期投与試験を紹介しておく.主要目的は venlafaxine SR（75〜225 mg/日）の長期投与における安全性の検討であり,副次的にはその有効性を検討するものである.対象は venlafaxine SR の placebo 対照二重盲検比較試験に参加した被験者のうち,重大な治験実施計画違反がなく,8 週間の投与を完了し,治験薬に対する忍容性が良好の外来患者 50 例で venlafaxine SR 群 35 例,placebo 群 15 例であった.52 週完了例数は 38 例（76.0%）と高い完了率を示し,12 例の中止理由は「有害事象」が 8 例,「同意の撤回」が 2 例,「その他」が 2 例であった.

まず,HAM-D₁₇ 合計点の推移をみると,平均値は徐々に低下し,28 週時に 7 点以下となっている（表 5）.これを反応率および寛解率の推移でみると,極めて高い成績となり 52 週まで HAM-D₁₇ 合計点は減少を続け,反応例,寛解例とも増加し続けている.CGI-S,CGI-I でも同様の傾向を示した.

安全性については,因果関係を否定できない有害事象の発現率は 82.0%,重篤な有害事象は 3 例に発現し,有害事象による投与中止例は 8 例であった.重篤な有害事象 3 例（窃盗および性的虐待 1 例,発熱 1 例,胸痛 1 例）のうち,窃盗および性的虐待は治験薬との因果関係は否定できないと判断された.有害事象による中止 6 例（うつ病,GGT 増加,異常感,そう痒症,傾眠,多汗症,犯罪,歩行障害）は治験薬との因果関係は否定できないと判断されたが,ほとんどが軽度または中等度で,重度は犯罪の 1 例であった.収縮期

表4 Venlafaxine SR の placebo 対照二重盲検比較試験における有害事象の要約（Higuchi ら, 2016[1]）

	Venlafaxine ER 75mg/day（固定用量群, $n=174$）	Venlafaxine ER 75-225mg/day（可変用量群, $n=180$）	Placebo[a]（$n=183$）
有害事象発現件数	351	428	269
何らかの有害事象を呈した患者数（%）［症例数（%）］	131（75.3）	147（81.7）	123（67.2）
試験に関連した有害事象例数（%）［症例数（%）］			
試験期間	90（51.7）	122（67.8）	71（38.8）
漸減期／追跡期	24（16.6）	24（14.8）	11（6.7）
重篤な有害事象を呈した患者［症例数（%）］	1（0.6）	1（0.6）	2（1.1）
有害事象のため中止した患者[b]［症例数（%）］	9（5.2）	10（5.6）	3（1.6）
有害事象頻度（いずれかの群で5%以上出現）［症例数（%）］			
悪心[c]	38（21.8）	50（27.8）	17（9.3）
鼻咽頭炎	30（17.2）	26（14.4）	36（19.7）
傾眠[c]	21（12.1）	29（16.1）	13（7.1）
頭痛	11（6.3）	15（8.3）	10（5.5）
口渇	11（6.3）	18（10.0）	14（7.7）
便秘[c]	17（9.8）	17（9.4）	6（3.3）
めまい[c]	6（3.4）	10（5.6）	4（2.2）
心拍数増加[c]	10（5.7）	13（7.2）	4（2.2）
倦怠感[c]	8（4.6）	9（5.0）	4（2.2）
腹部不快感[c]	5（2.9）	11（6.1）	2（1.1）
多汗症[c]	3（1.7）	15（8.3）	1（0.5）

a placebo 群の1例が過誤により75～225mg の治験薬を2日間服用したためこの例の有害事象は75～225mg/日群に算定した。
b 2例の死亡例（placebo 群1例，75～225mg/日群1例，いずれも自殺既遂）を含む。
c venlafaxine 群に placebo 群より2倍以上多く報告された有害事象。

血圧，拡張期血圧および脈拍数に関して，ベースラインからの変化量の平均値は治験終了時まで大きな変動はみられなかったが，体重に関してはわずかながら増加する傾向が認められた。

以上，venlafaxine ER 75～225mg/日の52週に及ぶ長期投与試験で，安全性，忍容性にとくに問題となるものはなく，有効性では効果の持続が認められている。

Ⅷ．Pfizer 社 venlafaxine ER カプセル申請

1995年から始まった Wyeth 社時代からの venlafaxine の開発は Pfizer 社が実施した2本目の長期投与試験をもって終了した。Pfizer 社は venlafaxine の75mg/日～225mg/日の用量幅で当局へ申請した。2014年12月のことである。

機構では75～225mg/日群が最後の pivotal study で placebo 群に統計学的有意差をつけられなかった点を重くみていたが，①最後の試験で placebo 群における HAM-D$_{17}$ 合計スコアの変化量が想定より大きかったこと，②venlafaxine は低用量投与時には 5-HT に対する作用が，高用量投与時には NA への作用が強く出ることから，75～225mg/日群では 86.6%（155/179例）は最高用量の 225mg/日まで増量されており，NA の作用による不眠症状が発現し，HAM-D$_{17}$ 合計スコアの変化量が低下したと考えられること，③副次評価項目である MADRS，CGI-S，CGI-I では75～225mg/日群で placebo に対して有意差を示したこと，④225mg/日まで増量することで改善を認める症例が一定数認められること，⑤欧米においては 225mg/日または 375mg/日が承認されているこ

表5 長期投与試験における HAM-D₁₇ 合計点の推移（社内資料）

先行試験を含まない場合[a]			先行試験を含む場合[b]					
長期試験の評価時期	N	平均値±標準偏差	本剤の曝露期間	venlafaxine			placebo	
				N	平均値±標準偏差		N	平均値±標準偏差
BL	50	12.0±6.10	BL	35	23.5±4.86		15	12.6±6.92
1週	50	11.0±5.86	1週	35	19.6±5.65		15	11.9±6.62
2週	50	10.5±5.18	2週	34	17.7±6.63		15	11.3±6.35
3週	50	9.9±5.49	3週	35	15.4±6.46		15	11.3±6.34
4週	50	9.2±5.06	4週	35	13.7±6.79		15	9.9±6.19
6週	47	8.8±4.26	6週	35	11.6±6.87		14	8.1±5.05
8週	48	8.4±4.59	8週	35	11.8±5.81		15	7.2±4.83
12週	47	8.3±5.14	9週	35	10.7±5.57		−	−
16週	46	7.8±6.25	10週	35	10.2±4.64		−	−
20週	45	6.3±4.62	11週	35	9.2±5.05		−	−
24週	44	6.8±5.46	12週	35	8.9±4.56		15	8.2±4.92
28週	42	6.4±5.23	14週	33	9.1±3.94		−	−
32週	41	6.2±5.30	16週	33	8.9±4.45		15	7.1±4.91
36週	41	6.1±5.62	20週	32	8.3±5.31		15	6.3±4.10
40週	40	5.9±6.20	24週	31	8.2±6.85		15	6.7±4.98
44週	40	5.7±6.00	28週	30	6.3±4.93		14	6.1±4.99
			32週	29	6.8±5.77		14	5.8±4.96
			36週	28	6.5±5.43		14	5.0±4.40
			40週	27	6.4±5.54		13	4.6±4.05
			44週	27	6.7±6.16		13	4.7±4.61
			48週	27	6.6±6.99		−	−
			52週	27	6.1±6.59		−	−

BL：ベースライン
a. 本試験のベースライン（先行する試験の8週時評価）からの推移
b. 先行する試験で venlafaxine SR を投与された被験者（75mg 群または75〜225mg 群）は先行する試験のベースラインからの推移，先行する試験で placebo を投与された被験者は本試験のベースライン（先行する試験の8週時評価）からの推移

と，⑥日本人大うつ病性障害患者においても75mg/日を超える用量での有効性が期待できること，⑦安全性上の大きな懸念は認められていないこと，などが論じられ，とくに専門協議と機構での審査の中で，国内外の治療ガイドラインでは，抗うつ薬の効果が十分に認められない場合には，薬剤変更や他剤の上乗せではなく，増量が推奨されており，選択可能な用量が1用量しかなく増量できない抗うつ薬は，医療現場では治療薬として選択することが難しくなることが駄目押しとなったか，venlafaxine を75mg/日を超えて増量した場合の増量効果について，製造販売後調査の中で引き続き検討することを前提として，本剤の最高用量を225mg/日と設定することは許容可能と結論

された。こうして，2015年9月28日製造販売の承認が降り，11月26日には75mg1カプセル270.70円という過去最高の薬価がついて2015年12月8日上市されたのである。

IX. おわりに

Venlafaxine は SSRI が世に出るかなり前から，Wyeth 研究所の Yardley らが懸命の努力のもとに創薬に専念して1981年に誕生した世界初の選択的な SNRI である。SSRI の単一作用機序よりも5-HT 系に加えて NA 系への多作用機序を有する抗うつ薬をとのスタートで，米国では順調に進み，1993年に上市された。そして，その3年後にわが

国へ導入されたのであるが，なぜ日本への導入が後から創薬された同じ SNRI 仲間の milnacipran や duloxetine に大きく遅れたのか理由は明らかでない。後期第Ⅱ相試験では 18.75mg/日に対する 150mg/日の優越性が検証されるという快挙に沸いたが，Wyeth 社はこの成績を米国のデータとのブリッジングをかけて申請できるのではないかと考え，機構との前相談にかけた。Placebo 対照試験でないわが国の臨床試験ではブリッジングは不可能とされて，それではと 18.75mg/日を placebo 相当の pseudo placebo としての第Ⅲ相試験に入った。米国の臨床試験でも venlafaxine の有効用量は 75mg/日以上との成績が決定的であり，わが国でも後期第Ⅱ相試験での成績から 18.75mg/日は pseudo placebo とみなした Wyeth 社の判断は理路整然としていた。しかし，18.75mg/日を pseudo placebo とすることへの疑問もあり，この第Ⅲ相試験のプロトコルの決定を巡っては異論があった。18.75mg/日を placebo 相当とする試験と 75～225mg/日と milnacipran 100mg/日との非劣性検証試験の 2 つの試験を 1 本でやろうとするのは危険であるというのが主な危惧であった。Wyeth 社の強い主張でこの試験は実施され，筆者も参加した。そして，主要評価項目の 75～225mg/日の venlafaxine ER は milnacipran 100mg/日に対する非劣性検証に成功した。ところが，HAM-D 合計点の変動幅は pseudo placebo のはずの 18.75mg/日が数値上，最も大きかったのである。適切な考察ができないまま，Wyeth 社は 75～225mg/日の有効性と安全性をもって申請した。さすがにこの成績では承認に至るのは難しいと，機構と Wyeth 社の話し合いのもとに申請は取り下げられた。

そして，Wyeth 社は米国で venlafaxine の特許が切れ，その活性代謝物の desvenlafaxine の開発に成功していたこともあり，わが国では venlafaxine の開発を中止して desvenlafaxine の開発へと向った。その日米共同の臨床試験に筆者は参加しておらず，詳細は Iwata らの報告で初めて知った。50mg/日の placebo および 25mg/日に対する優越性試験であり，見事に成功した。この試験の行われている最中に，2009 年米国では Wyeth 社が Pfizer 社に統合され，2010 年わが国でも両社の統合が行われ，開発は Pfizer 社へ移っていた。この日米共同試験は成功裏に終ったものの，日本人被験者での解析で申請するに足りるものでなかったか，わが国では申請されなかった。米国 Pfizer 社は当然のように引き続いて desvenlafaxine の開発を続けるよう日本 Pfizer 社へ要求した。これに対して日本 Pfizer 社の開発陣は頑張り，どうせやるなら，venlafaxine の開発をやるべきと本手を打った。その熱意に New York も go sign を出した。そして 2011 年 11 月に最後の placebo 対照試験に入り，これまで書いてきた成績が得られた。筆者はこの成績をみて，確かに主要評価項目は 75～225mg/日群で達成されていないが，とても大切な副次評価項目で達成されており，十分な抗うつ効果を示していることから，今度こそはいけると確信した。そして 2015 年 9 月 28 日に承認が下り，同年 12 月 8 日に発売された。

本稿には，「おわりに」に開発の経緯の要約を書かせてもらった。こんな長い「おわりに」は初めてであるが，それだけ長い開発物語であったのである。

文　献

1) Higuchi, T., Kamijima, K., Nakagome K. et al.: A randomized, double-blinded, placebo-controlled study to evaluate the efficacy and safety of venlafaxine extended release and a long-term extension study for patients with major depressive disorder in Japan. Int. Clin. Psychopharmacol., 31:8-19, 2016.

2) Iwata, N., Tourian, K.A., Hwang, E. et al.: Efficacy and safety of desvenlafaxine 25 and 50mg/day in a randomized, placebo-controlled study of depressed outpatients. J. Psychiatr. Pract., 19:5-14, 2013.

3) Liebowitz, M.R., Tourian, K.A., Hwang, E. et al.: A randomized, double-blind, placebo controlled study of desvenlafaxine 10 and 50mg/day efficacy and safety in depressed outpaients. Poster presented at : Annual Meeting of the American Psychiatric Association, Honolulu, HI, May 14-19, 2011.

4) Perry, R., Cassagnol, M.: Desvenlafaxine: a new serotonin-norepinephrine reuptake inhibitor for the treatment of adults with major de-

pressive disorder. Clin. Ther., 31 : 1374-1404, 2009.
5) Sopko, M.A.Jr., Ehret, M.J., Grgas, M. : Desvenlafaxine : Another "me too" drug? Ann. Pharmacother., 42 : 1439-1446, 2008.
6) Thase, M.E., Kornstein, S.G., Germain, J.M. et al. : An integrated analysis of the efficacy of desvenlafaxine compared with placebo in patients with major depressive disorder. CNS Spectr., 14 : 144-154, 2009.

§59

特異な薬理学的プロフィールを持つasenapineの開発物語
──その1：Asenapineの誕生から海外で承認されるまで──

I．はじめに

Org 5222（asenapine）が2016年3月28日にわが国で承認された。筆者らが日本オルガノン社（現 Merk Sharp and Dohme社，MSD社）の依頼のもとに1990年12月にOrg 5222の経口剤の第I相試験を実施してちょうど26年にもなる[18]。当時は，risperidoneを旗頭とするserotonin dopamine antagonist（SDA）が続々とわが国へ導入されていた時期であり[16]，筆者もオランダのOrganon社が得意とする四環系抗うつ薬のmianserinのsuccessorでSDAの1つとして考えていた。オランダと日本での開発から始まり，順次世界に拡げていくとの話で，第I相試験が終了して前期第II相試験に入った。

ところが後期第II相試験の半ばに，海外での臨床試験の成績が芳しくなく，それが後にOrg 5222経口錠の生物学的利用能bioavailabilityが極めて低いことによることが判明し，Organon社は一旦，開発を中止し，わが国もそれに従った。後に述べるように，Org 5222の薬理学的プロフィールは他の第二世代抗精神病薬（second generation antipsychotics：SGA）とは一味異なる特徴を有していることからこれを生かすべく，Organon社は生物学的利用能を高める工夫を重ね，1996年には舌下錠による再開発に乗り出した。そして，米国では合成から25年後の2009年8月に統合失調症とI型双極性障害躁病相および混合相に対する適応を得た。わが国でも2004年英国でのasenapine舌下錠の第I相試験から再開発に入り，アジア国際共同試験でのplacebo対照試験に成功し，2016年3月の承認を得たのである。この間，2007年にOrganon社がSchering-Plough社に吸収され，さらに2009年にSchering-Plough社がMerk社に吸収されるという紆余曲折があり，開発に専念できにくい状況にありながら，ここまで辿りついたのは開発担当陣のたゆまぬ努力とasenapineの持つ魅力に他ならない。

§58では，venlafaxineの長い長い開発物語を書いたが，本稿ではasenapineの長い長い開発物語を書くこととなる。

II．Asenapineの合成から薬理学的プロフィールまで

1．Asenapineの合成とOrganon社の意欲

Organon社が1964年の昔に向精神薬を意図して合成した四環系のmianserinに抗うつ作用のあることがItilら[10]による定量薬物脳波学的研究を通して予見され，臨床試験によって優れた抗うつ作用が検証されて，抗コリン作用を持たない抗うつ

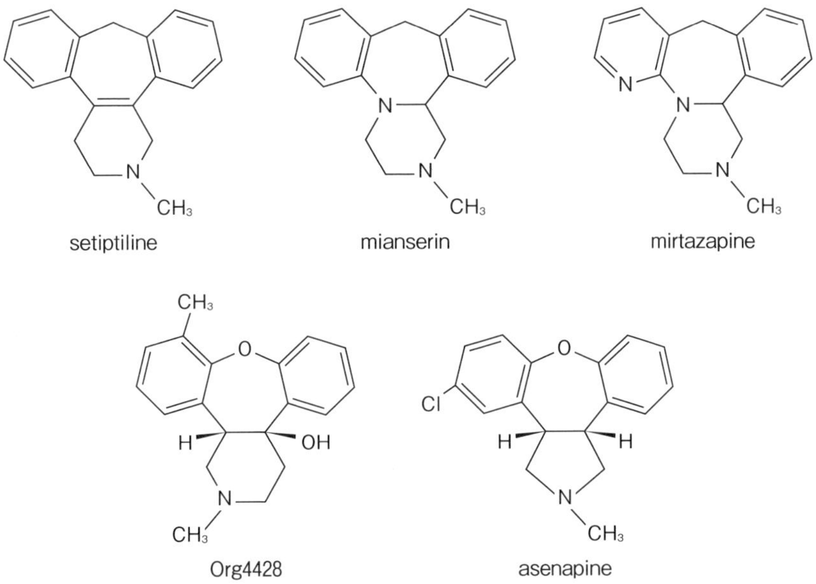

図1 Organon社が合成した四環系の抗うつ薬およびasenapine

薬として欧州で1974年登場した。わが国へも導入され，1983年に上市された。このmianserinから多くのsuccessorsが合成され（図1），わが国のみで開発・上市されたsetiptilineのほかに，1974年に合成されたmirtazapineはnoradrenergic and specific serotonergic antidepressant (NaSSA) として勇名を馳せ[6]，わが国では2009年に上市されている。こうして，Organon社は抗うつ薬開発の分野で確固たる地位を築き，さらにはdibenzoxepine pyridine 骨格を有するOrg 4428を合成して世に問うた。筆者はOrganon社からOrg 4428の第Ⅰ相試験を依頼され，のち前期第Ⅱ相試験へ進んでいた。1990年初めの頃の話で，Org 4428 (beloxepin) はselective noradrenaline (NA) reuptake inhibitorであり，筆者は当時の北海道大学の小山司教授（現 名誉教授）と臨床試験を進めており，これをSNRIと呼んでいた。わが国では臨床試験は順調に進んでいたが，欧米ではplacebo対照試験で有意差を出せない成績が続いてOrganon社は開発中止を決定した。筆者らはこの決定に納得しがたかったが，Organon社から開発担当の責任者をされていたDr. Sitsenらが来日されて，海外の成績をすべて開示して中止のやむなきに至った経緯を説明され，これに同意せざるを得なかったのである。

さて，Organon社はmianserinを初めとする四環構造の抗うつ薬が強力なserotonin 5-HT$_2$受容体拮抗作用を有することに着目し，dopamine D$_2$受容体の遮断作用を併せ持つ抗精神病薬のSDAの開発を目指して研究を進める中で，Org 4428に化学構造上最も近いdibenzoxepine pyrrole誘導体のOrg 5222の合成に成功した。筆者の調べ得た資料では，1984年Kelderら[13]が第5回のEuropean Symposium on QSARで発表したのが最初である。どのような構造活性相関の過程でOrg 5222に辿りついたかを書いたものは見当らない。

2．Org 5222の薬理学

まず，Organon社研究陣の要めであったDe Boer[7]（後にmirtazapineをNaSSAと命名した人）らの1990年に発表した脳内受容体親和性に関わる成績から紹介し，続いて詳細な全貌を明らかにしたShahidら[22]の報告を紹介する。

1）生みの親の1人De Boerらの脳内受容体親和性

De Boerら[7]はラットを用いたOrg 5222と標準

表1 Asenapine（Org 5222）と他の抗精神病薬の脳内受容体への結合親和性（De Boer ら，1990[7]）

Ligand	Receptor	Ki (nM)			
		Org 5222	Haloperidol	Chlorpromazine	Clozapine
³H-spiperone	D_2	5.7	4.8	44	450
³H-NPA	D_2	1.6	1.5	1.0	22
³H-SCH 23390	D_1	2.0	347	70	31
³H-prazosin	α_1	0.4	2.8	a	4.6
³H-rauwolscine	α_2	13	3200	490	71
³H-8-OH-DPAT	5-HT_{1A}	21	4900	3500	650
³H-5-HT	5-HT_{1B}	47	>5300	3000	2900
³H-mianserin	5-HT_2	1.3	110	39	24
³H-mepyramine	H_1	7.7	5900	10.1	9.6
³H-QNB	ACh/m	5270	2200	160	24

a：データなし

的抗精神病薬の脳内各種受容体への親和性を測定し，表1にみる結果を報告している．これによると，D_1, D_2, α_1 adrenergic, 5-HT_2 の各受容体に非常に強力な親和性を有しており，さらに 5-HT_{1A}, 5-HT_{1B}, α_2 adrenergic, histamine H_1 の各受容体にも強い親和性を示し，muscarinic acetylcholine（ACh）受容体には親和性を示さない．D_2 と 5-HT_2 の受容体遮断作用はほぼ同等で，当時開発が盛んであった SDA の中では 5-HT/DA 比では 5-HT_2 受容体への相対体親和性が低いことになる．このように，Org 5222 は従来の抗精神病薬に比して，脳内の各種受容体に対して広汎でかつ強力な親和性を示している．

2）Costall らの行動薬理学的研究

興味あることに，イギリスの Bradford 薬科大学の Costall ら[5]は Organon 社の依頼のもとに，マウス，ラット，マーモセットを用いた Org 5222 の行動薬理学的研究を実施している．この研究では Org 5222 と fluphenazine との比較をしているが，①fluphenazine に比してカタレプシー惹起作用の弱いこと，線条体への注入による非対称性姿勢の惹起作用の弱いこと，②側坐核への dopamine （DA）注入による過活動，腹側線条体への DA 注入による過活動を抑制する，fluphenazine では注入を中止したあと反跳性過活動が生じるが，Org 5222 ではこれが生じないこと，③DA 注入後の DA 作動薬チャレンジに対する反応性の変化を防止すること，④マウス黒白箱テスト，高架式十字迷路法による探索行動を解放すること，などを明らかにして，強力な抗精神病作用と錐体外路症状（EPS）の惹起作用の弱いこと，抗不安作用をも示すことなどを報告している．自ら動物モデルを考案して名を馳せている Costall が Org 5222 の行動薬理研究をいち早く実施していることは注目に値する．

3）Shahid らの総括的研究

Org 5222 が asenapine 舌下錠としての臨床試験が進展し，承認目前の2008年，Schering-Plough 社の Shahid と Walker，Pfizer Global の Zorn と Wong ら[22]はクローン化ヒト受容体標本を用いた総括的研究を報告している．主要な SGA と第一世代抗精神病薬（first generation antipsychotics：FGA）の haloperidol を対照薬に置いた膨大な研究で，その成果を図2と表2に示した．Org 5222 は 5-HT 系への親和性が高く，5-HT_{2A} 受容体のみならず，陰性症状の改善に関わるとされる 5-HT_{2C} 受容体への親和性は D_2 受容体の38倍高い．ちなみに，clozapine は48倍と最も高く，ziprasidone 8倍，olanzapine 6倍で，他の対照薬にはこの作用がない．統合失調症の認知機能や肥満の防止に関わるとされる 5-HT_6 受容体，不安・気分調節・認知機能に関わるとされる 5-HT_7 受容体への親和性が高いことも目立っている．認知機能と陽性症状，陰性症状に関わる α_1 受容体，α_2 受容体への

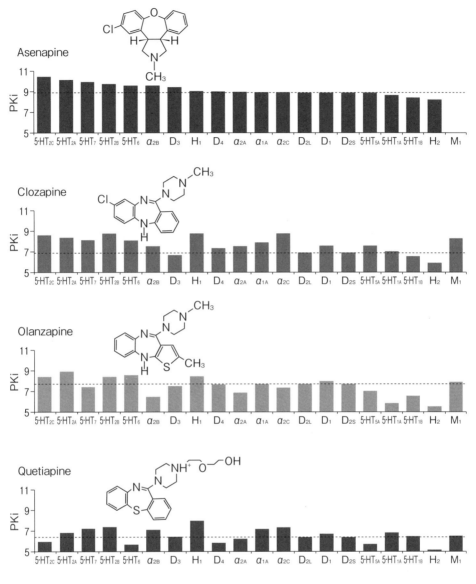

図2 Asenapine および対照薬の脳内受容体親和性の模式図 (Shahid ら, 2009[22])
点線は D_{2L} 受容体への相対的 PKi 値を示す。

親和性も高い。同じく認知機能，陽性症状，陰性症状に関わるとされる D_3 受容体への親和性も高く，D_2/D_3 受容体遮断と α_{2A}/α_{2C} 受容体遮断は glutamate 系神経伝達と関わり，この作用は clozapine にもみられて認知機能の改善に関わるという。5-HT_{1A} 受容体への作動作用も有して抗不安作用に関連している。そして 1 つの大きな特徴は muscarinic acetylcholine 受容体に対する親和性がないこ とで，抗コリン性副作用のないことが見込まれる。

以上の研究成績は De Boer らや Richelson と Souder[20] のそれを確認するものであり，さらにより広い範囲に押し拡げるもので，統合失調症や双極性障害への治療薬として特徴ある効果を発揮しうる可能性を示している。

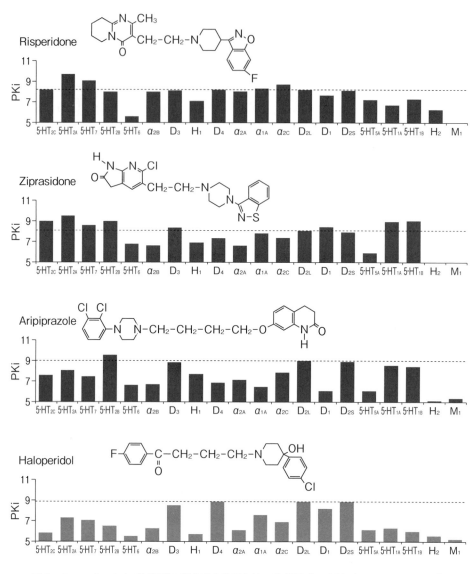

図2 Asenapine および対照薬の脳内受容体親和性の模式図（つづき）（Shahid ら，2009[22]）

Ⅲ．海外での臨床試験

Org 5222 はオランダを中心とする欧州と日本で臨床開発が実施されていったとされている。当初の経口剤による臨床試験は1991年の Vrijmoed-De Vries[24]によるパイロット試験の学会報告が最初のものである。したがって，臨床試験が開始されたのは1980年代終り頃と考えられる。ここでは，まず通常の経口剤による試験を紹介し，芳しい成績をあげられないのは asenapine の生物学的利用能 bioavailability の低さによるものとの判断のもとに，舌下錠の開発に移ったこと，そして新たに舌下錠による臨床試験へと述べていく。

1．Vrijmoed-De Vries によるパイロット試験とその後

本パイロット試験[24]は Org 5222 1mg（bid = 1日2回投与）と haloperidol 10mg bid との小規模な二重盲検比較試験で，Florence での第5回世界

表2 ヒト受容体における asenapine と対照抗精神病薬の親和性（pK, ±SEM）（Shahid ら，2009[22]）

Receptor	Asenapine	Aripiprazole	Ziprasidone	Quetiapine	Olanzapine	Risperidone	Clozapine	Haloperidol
5-HT$_{1A}$	8.60 ± 0.04	8.57 ± 0.04	9.01 ± 0.03	6.78 ± 0.03	5.82 ± 0.05	6.75 ± 0.02	7.06 ± 0.02	6.29 ± 0.03
5-HT$_{1B}$	8.40 ± 0.08	8.55 ± 0.11	9.05 ± 0.11	<6.50	6.60 ± 0.04	7.29 ± 0.11	6.57 ± 0.07	<6.00
5-HT$_{2A}$	10.15 ± 0.09	8.02 ± 0.16	9.51 ± 0.06	6.81 ± 0.02	8.88 ± 0.03	9.69 ± 0.01	8.39 ± 0.03	7.28 ± 0.02
5-HT$_{2B}$	9.75 ± 0.03	9.59 ± 0.17	9.08 ± 0.01	7.33 ± 0.01	8.41 ± 0.11	7.99 ± 0.13	8.79 ± 0.09	6.48 ± 0.10
5-HT$_{2C}$	10.46 ± 0.15	7.55 ± 0.14	9.01 ± 0.05	5.98 ± 0.05	8.41 ± 0.12	8.17 ± 0.11	8.56 ± 0.06	5.79 ± 0.01
5-HT$_{5A}$	8.84 ± 0.21	6.05 ± 0.12	5.95 ± 0.07	5.70 ± 0.19	7.00 ± 0.07	7.23 ± 0.10	7.60 ± 0.13	6.10 ± 0.09
5-HT$_{6}$	9.60 ± 0.04	6.64 ± 0.07	6.78 ± 0.13	5.64 ± 0.04	8.49 ± 0.06	5.66 ± 0.02	8.05 ± 0.10	5.44 ± 0.06
5-HT$_{7}$	9.94 ± 0.04	7.46 ± 0.18	8.60 ± 0.23	7.25 ± 0.09	7.43 ± 0.08	9.13 ± 0.06	8.19 ± 0.01	7.05 ± 0.04
D$_1$	8.85 ± 0.04	6.09*	8.45 ± 0.08	6.71*	7.93 ± 0.13	7.68 ± 0.02	7.64 ± 0.07	8.20 ± 0.14
D$_{2L}$	8.90 ± 0.08	8.94 ± 0.04	8.09 ± 0.15	6.38 ± 0.13	7.67 ± 0.04	8.21 ± 0.04	6.87 ± 0.08	8.84 ± 0.06
D$_{2S}$	8.84 ± 0.05	8.91 ± 0.06	7.99 ± 0.09	6.32 ± 0.06	7.58 ± 0.00	8.07 ± 0.06	6.81 ± 0.04	8.76 ± 0.14
D$_3$	9.38 ± 0.06	8.85 ± 0.02	8.35 ± 0.03	6.41 ± 0.06	7.46 ± 0.07	8.16 ± 0.08	6.66 ± 0.03	8.56 ± 0.08
D$_4$	8.95 ± 0.07	6.89 ± 0.08	7.33 ± 0.08	5.85 ± 0.07	7.75 ± 0.07	8.21 ± 0.04	7.33 ± 0.07	8.83 ± 0.08
α_{1A}	8.93 ± 0.04	6.49 ± 0.06	7.81 ± 0.09	7.19 ± 0.04	7.65 ± 0.05	8.29 ± 0.03	7.90 ± 0.04	7.60 ± 0.03
α_{2A}	8.9 ± 0.05	7.16 ± 0.16	6.59 ± 0.17	6.25 ± 0.21	6.83 ± 0.08	8.09 ± 0.05	7.54 ± 0.04	6.06 ± 0.05
α_{2B}	9.49 ± 0.02	6.72 ± 0.10	6.62 ± 0.19	7.08 ± 0.06	6.48 ± 0.02	8.02 ± 0.02	7.55 ± 0.09	6.25 ± 0.03
α_{2C}	8.91 ± 0.12	7.93 ± 0.19	7.38 ± 0.19	7.42 ± 0.09	7.39 ± 0.01	8.74 ± 0.03	8.80 ± 0.11	6.88 ± 0.05
H$_1$	9.00 ± 0.13	7.69 ± 0.16	6.89*	7.96 ± 0.07	8.47 ± 0.06	7.09 ± 0.03	8.76 ± 0.06	5.68*
H$_2$	8.21 ± 0.10	5.15*	4.55*	5.18*	5.50*	6.32*	5.91*	5.50*
M$_1$	5.09 ± 0.03	5.41 ± 0.10	<5.00	6.55 ± 0.03	7.92 ± 0.21	4.57 ± 0.03	8.29 ± 0.16	5.25 ± 0.03
M$_2$	4.50 ± 0.09	4.92 ± 0.17	<5.00	6.22 ± 0.04	7.40 ± 0.14	4.41 ± 0.03	7.15 ± 0.02	5.05 ± 0.05
M$_3$	4.67 ± 0.03	5.11 ± 0.06	<5.00	6.29 ± 0.04	7.47 ± 0.10	4.60 ± 0.07	7.61 ± 0.08	4.87 ± 0.02
M$_4$	5.04 ± 0.10	5.23 ± 0.23	<5.00	6.61 ± 0.07	7.65 ± 0.08	4.97 ± 0.02	7.68 ± 0.04	5.25 ± 0.05

*n=2, SEM：標準誤差

生物精神医学会で発表されたもので，12行の抄録しか残っていない．むしろ，de Boer ら[8]が1993年に Org 5222 のタイトルで Drug of the Future 誌にもう少し詳しく紹介している．それを含めて成績をみると，Org 5222 36例，haloperidol 34例の比較試験で，Brief Psychiatric Rating Scale（BPRS），Continuous Ranked Probability Skill Score（CRPS-S），Clinical Global Impression（CGI）と EPS は Simpson and Angus Scale（SAS）で評価している．6週間の試験の完了例は Org 5222 群22例，haloperidol 群 29 例と Org 5222 群に脱落例が多い．Org 5222 群からの脱落例のうち，10例は効果不十分により，haloperidol 群からの3例は副作用による．Org 5222 の作用は①BPRS の賦活因子スコアでの評価で，非鎮静であること，②EPS が有意に少ないこと，抗コリン作用薬の併用が有意に少ないこと，③prolactin 値の変化が少ないことが挙げられている．完了例では BPRS の評価で症状の本質的な低下が認められているが，Org 5222 群で脱落が多かったのは，症状のベースライン値が高かったとしており，Org 5222 の 1mg/日は低すぎたかと，判断されている．

面白いのは，de Boer ら[8]のこの報告の紹介に続いて Karolinska Institutet の Farde と Sedvall の私信として4名の志願被験者での PET 研究の結果も紹介されている．断片的な記載で判りにくいが，1名に Org 5222 経口剤 10mg を投与して，まず D$_1$ 受容体占有率を「[11]C」-SCH 2390 でみたところ5時間後で置換が認められていないこと，同じく 10mg 経口剤で1時間後の D$_2$ 受容体占有率を「[11]C」raclopride でみたところ 24% の占有率がみられたこと，2人目の被験者で同じ 10mg 経口剤投与で5時間後には占有されていなかったとある．そして，結論の項に，ヒト PET 研究で Org 5222 がほとんど DA 受容体を占有しないことと EPS が出現しなかったことが一致していると述べ

ている。1993年の当時，placebo 対照試験が実施中であるとも書かれている。de Boer らのこの記載では Org 5222 の経口剤の不成績について深刻には捉えていない。2013年3月，Org 5222 の舌下錠（asenapine）の承認申請業務，販売・流通・プロモーションを担当することとなった Meiji Seika ファルマ社から提供された社内資料によると，「経口剤による第Ⅱ相試験（5試験）の結果，二重盲検試験（3試験）において検討した最高用量（2mg 1日2回）および非盲検試験（2試験）において検討した最高6mg 1日2回投与の効果はごくわずかであった。全体的にみて，これらの試験における Org 5222 の安全性および忍容性は良好であった」とある。なぜ効果が出てこないかの検討の中で，薬物動態学的に吸収された Org 5222 が素早く肝-胃・消化器系で初期通過効果を受け，生物学的利用能がわずか1％以下にしか達しない事実に行きついたと思われる。同じ社内資料に，Org 5222 経口剤の第Ⅰ相試験として実施されたものの1つか，「外国人健康成人男性を対象とした14日間反復投与安全性試験では，1.5mg，5mg，10mg および15mg を1日2回投与したところ，5mg 以上を1日2回投与した群において，用量依存性の軽度から中等度の ALT 増加および AST 増加を認めたが，その他に臨床上意義のある安全性所見は認められなかった」とある。当然，この試験で薬物動態学的検討はされたはずであるが，それについてはいっさい触れていない。Org 5222 は薬物動態学的所見が明らかにできない状況下で臨床試験が実施されていったと考えられる。こうしたことは当時としては珍しくなかったことではある。

非臨床試験で優れた特徴を有する Org 5222 の薬理学的プロフィールを生かすための工夫が始まり，米国 Catalent 社が開発したフリーズドライ製法を応用した Zydis 技術を用い，口腔粘膜から速やかに吸収される速崩性の舌下錠が開発された。こうして，直接，体循環の中へ流す方法が完成したのは1994年前後のことか。舌下錠による臨床試験の開発が始まったのは1996年とされる。

筆者は，1998年第21回国際神経精神薬理学会（CINP）で Glasgow を訪れ，わが国での perospirone と haloperidol の二重盲検比較試験を発表したのであるが[17]，当時わが国での Org 5222 の開発を担当されていた辻さん（苗字しか出てこない，通称ヨシさん）に Glasgow のとあるレストラン（Restaurant McIntosh か）に呼ばれ，Org 5222 の舌下錠の placebo を試みて欲しいと頼まれた記憶がある。舌下に入れると，パッと溶け出して驚いたものの案外摂取しやすいとの記憶が残っている。その頃，オランダではこの舌下錠を用いた Org 5222 の再開発が始まっていたと聞いている。当時のことを最もよく知っていた辻さんはその後，間もなく亡くなられたため，これ以上は判らない。辻さんは獣医学部の出身で，馬を専門とされていたこともあり，競馬にも詳しく，1998年の第49回毎日王冠で武豊騎乗のサイレンススズカがそれまで無敗の外国産馬エルコンドルパサーとグラスワンダーをまとめて一蹴した話に花を咲かせたものである。若くして亡くなられてまことに残念なことであった。もっと Org 5222 の開発に活躍され，またもっと馬の話を聞かせてもらいたかったのである。

2．Asenapine の第Ⅱ相試験始まる

Org 5222 の経口剤で手痛い失敗を経験した Organon 社は舌下錠の asenapine の開発については慎重に第Ⅱ相試験をすすめた。以下に Meiji Seika ファルマ社から提供された社内資料に沿って述べる。

まず1本目は，6週間の多施設共同二重盲検比較試験で，asenapine 群は 0.2mg bid，0.4mg bid，0.8mg bid の4群からなり，いずれも低用量で始めている。参照薬として risperidone 3mg bid をおき，placebo との5群比較試験である。その結果は risperidone 群は placebo 群に対して有意な改善を示したが，asenapine のどの群も placebo との間に差は示さず，52週までの継続試験で，asenapine 群に効果はみられなかったが，安全性の高さは維持された。

2本目は，同じく6週間の多施設共同二重盲検比較試験で，asenapine 群は 1.6mg bid，2.4mg bid の2群とし，placebo との3群比較試験とした。ここでも，asenapine 群は placebo 群に有意差

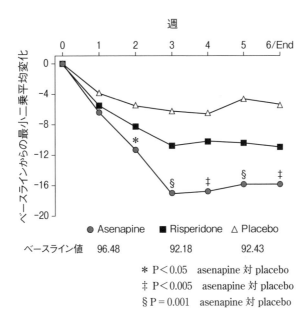

図3 Asenapine, risperidone, placebo の3群比較試験におけるPANSS合計スコアのベースライン値からの週別推移（Potkinら, 2007[19]）

を示さず，52週までの継続試験でasenapine群の効果はみられず，安全性の高さは維持された。

3本目は同じく6週間の多施設共同比較試験で，asenapine群は5mg bidと用量を上げ，参照薬にはrisperidone 3mg bidを置いたplacebo対照試験とした。これが次に述べる有名なPotkinら[19]の試験である。

3．Potkinらによるasenapine, risperidone, placeboの3群比較試験

いよいよ，第Ⅱ相試験の切り札として2001年8月から2002年5月にかけて米国21施設での6週間の試験が実施された。18歳以上の急性増悪期の統合失調症でintention to treat（ITT）の症例174名を対象とするもので，Positive and Negative Syndrome Scale（PANSS）合計スコア60以上でPANSS陽性尺度の2項目以上で4以上，CGI-Severity（CGI-S）4以上を選択基準としている。

主要評価項目はPANSS合計スコアのベースラインからの変化，副次評価項目はCGI-SとPANSS下位尺度のベースラインからの変化と安全性としている。試験デザインは，asenapine 5mg bid群（60名），risperidone 3mg bid群（62名），placebo群（62名）の固定用量方式である。

早速，成績を図3にみると，主要評価項目のPANSS合計スコアの変化ではasenapine群はplacebo群に対して2週目から有意差を示し，6週時あるいはエンドポイント時まで有意差を示している。一方，risperidone群はplacebo群に対して有意差を示していない。副次評価項目では（図4），asenapine群はCGI-Sでは4週時より，PANSS陽性症状，PANSS陰性症状では3週時より，PANSS総合精神病理では2週時より有意差を示した。一方，risperidone群ではCGI-Sで1，4，5，6週時およびエンドポイント時，PANSS陽性症状では1，3，5，6週時およびエンドポイント時に有意差を示したが，PANSS陰性症状とPANSS総合精神病理ではどの時点でも有意差を見せていない。

忍容性と安全性は表3にみる通り，asenapine群には不眠，傾眠，悪心，不安，激越が多かった。EPSでは，risperidone群にhypertoniaとhyperkinesiaが多く，risperidone群に抗パーキンソン薬の併用例が多かった。EPSの各評価尺度の成

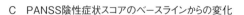
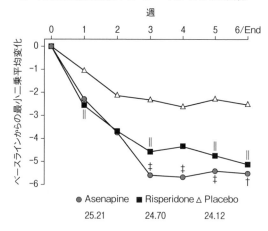
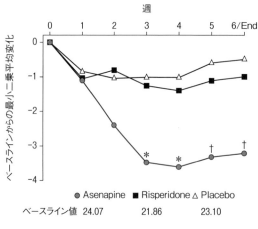
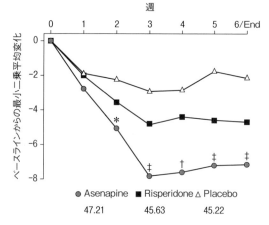

図4 Asenapine, risperidone, placebo の3群比較試験における副次評価項目スコアのベースライン値からの変化（ITT）
（Potkin ら，2007[19]）

績を表4に示す。体重では臨床的に意味のある増加（7％以上の増加）は図5にみるように risperidone 群に多く，asenapine 群には少なかった。血清 prolactin 値については risperidone 群は高値を呈したのに対して asenapine 群は placebo と同様であった（図6）。

　本試験では asenapine 5mg bid 群は主要評価項目および副次評価項目で placebo 群に対して有意差をつけて大成功を博した。一方，risperidone 3mg bid 群では PANSS 陽性症状評価と CGI-S で有意差を示したのみで，主要評価項目を含めて placebo 群に差をつけられなかった。Asenapine 群と risperidone 群とは直接の統計学的比較は実施していないが，有効性を示せないで中止した症例は asenapine 群に比べて risperidone 群に多かった。

　Risperidone 群のこの不成績は本試験が 6mg/日まで強制的に増量するスケジュールを採用しており，risperidone の至適用量は 4mg/日で，6mg/日へ増量することで何ら有利な点はなく，10mg/日

表3 Asenapine, risperidone, placebo の3群比較試験におけるいずれかの群に10%以上出現した有害事象の頻度（Potkin ら，2007[19]）

World Health Organization の用語	Asenapine (N=59)	Placebo (N=62)	Risperidone (N=59)
不眠	11 (19)	8 (13)	13 (22)
傾眠	11 (19)	8 (13)	9 (15)
悪心	11 (19)	8 (13)	7 (12)
不安	10 (17)	9 (15)	9 (15)
激越	9 (15)	15 (24)	11 (19)
頭痛	8 (14)	17 (27)	13 (22)
嘔吐	8 (14)	7 (11)	3 (5)
便秘	6 (10)	6 (10)	4 (7)
精神病	6 (10)	4 (6)	4 (7)
めまい	5 (8)	9 (15)	4 (7)
食思不振	4 (7)	5 (8)	7 (12)
上気道感染症	4 (7)	3 (5)	6 (10)
痛み	3 (5)	4 (6)	6 (10)
疲労	2 (3)	4 (6)	6 (10)
ハイパートニア	0 (0)	2 (3)	7 (12)

表4 Asenapine, risperidone, placebo の3群比較試験における錐体外路症状の各評価尺度のベースラインからエンドポイントへの平均スコア変化（Potkin ら，2007[19]）

Rating Scale	Asenapine (N=56-57) Baseline	Change	Placebo (N=59-60) Baseline	Change	Risperidone (N=56) Baseline	Change
BAS	1.00	-0.21	0.53	0.25	0.68	0.14
SAS	1.11	-0.32	0.64	-0.24	0.75	0.05
AIMS	1.05	0.04	0.93	0.46	1.36	-0.02

マイナス変化は改善を，プラス変化は悪化を示す。
略語：AIMS=Abnormal Involuntary Movement Scale, BAS=Barnes Akathisia Scale, SAS=Simpson-Angus Scale.

に増量すると有効性が減じていくとのEzewuzieとTaylor[9]の報告を勘案すると，risperidone群に不利に作用した可能性がある。いずれにしてもasenapineは急性期の統合失調症に効果的であり，安全性も高く，陰性症状のコントロールにも新しい武器となることを検証した。Champion studyと呼ばれる所以である。

本試験でも52週の継続投与試験が実施され，asenapineの安全性と効果の持続が示されている。

以上のPotkinらの第Ⅱ相試験を経て，asenapineの第Ⅲ相試験に入っていったのであるが，2003年から2006年11月までPfizer社がasenapineの開発に参入し，そして，Organon社は2007年3月Schering-Plough社に統合され，そのSchering-Plough社が2009年11月Merk社に統合されるという時代にもまれながら，asenapineの開発は連綿と継続されていったのである。

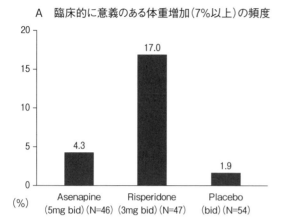
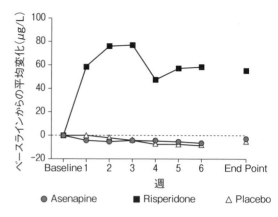

図5 Asenapine, risperidone, placebo の3群比較試験における体重増加（Potkin ら, 2007[19]）

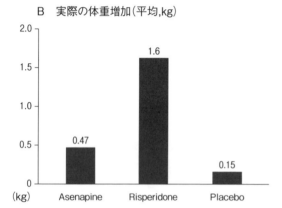

図6 Asenapine, risperidone, placebo の3群比較試験における血清 prolactin 値の変動（Potkin ら, 2007[19]）

4．Kane らによる asenapine, haloperidol, placebo の比較試験

第Ⅲ相試験として Kane ら[11]によって，43施設の国際共同試験（米国17施設，ロシア11施設，インド7施設，ルーマニア7施設，カナダ1施設）が2005年6月から2006年11月にかけて実施されている．本試験は，のちにわが国で実施された asenapine と placebo との比較試験の bridging study の対象となったものである．

18歳以上の急性増悪の統合失調症患者が対象で，ベースラインの PANSS 合計スコア60以上，PANSS 陽性尺度5項目（妄想，思考解体，幻覚による行動，誇大性，疑惑／迫害感）中，少なくとも2項目で4以上のスコア，CGI-S スコア4以上の者となっている．

用法・用量は asenapine 5mg bid 群，asenapine 10mg bid 群（1日目5mg bid），haloperidol 4mg bid 群，placebo の4群で6週間の試験で，最初の2週間は入院，あとは外来を原則としている．

主要評価項目は PANSS 合計スコアのベースラインからの変化で，Last Observation Carried Forward（LOCF）解析，副次的に Mixed Model for Repeated Measures（MMRM）解析を実施している．副次評価項目は PANSS 下位尺度，PANSS Marder（陽性症状，陰性症状，思考解体，敵意／興奮，不安／抑うつ），CGI-S, CGI-Improvement（CGI-I），PANSS 反応者（PANSS 合計スコア30％以上減少）の割合，CGI-I 反応者の割合とし，他に Calgary Depression Scale for Schizophrenia（CDSS），Modified International Suicide Prevention Trial（InterSePT）Scale for Suicidal Thinking, Readiness to Discharge Questionnaire（RDQ）を評価しており，安全性と忍容性が入っている．

結果としては，安全性評価対象者は1回以上服用した455名，有効性評価対象者は1回以上ベースライン後の効果評価を実施した448名（ITT）となり，272名（ITT 患者の61％）が完了し，中止率は asenapine 5mg 群41名（109名中の37.6％），うち効果不十分14名，asenapine 10mg 群35名（105名中の33.3％），うち効果不十分17名，haloperidol 群47名（112名中の42.0％），うち効果不十分10

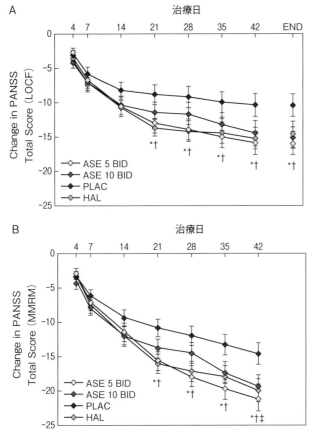

図7 Asenapine の haloperidol, placebo との対照試験における PANSS 合計スコアのベースラインからの変化
(Kane ら, 2010[11])

名, placebo 群43名 (102名中の42.2%), うち効果不十分31名となっている. Trihexyphenidyl と benztropine の併用者数は asenapine 5mg 群16名, asenapine 10mg 群23名, placebo 群18名, haloperidol 群43名となっている.

効果をみると, 図7のように主要評価項目である PANSS 合計スコアの変化で asenapine 5mg 群は haloperidol 群とともに21日目から LOCF, MMRM 解析ともに placebo に対して有意差を示している. Asenapine 10mg 群は LOCF ではすべて有意差を示さず, MMRM 解析で42日時のみ placebo 群に有意差を示している.

副次評価では, PANSS 陽性症状評価尺度で asenapine 5mg, haloperidol の両群は21日目から LOCF, MMRM の両解析で有意差を示し, asenapine 10mg 群は42日目とエンドポイント時に両

解析とも有意差を示している. PANSS 陰性症状評価尺度では, LOCF ではどの群も placebo 群に有意差を示せず, MMRM で asenapine 5mg 群のみが35日目と42日目に有意差を示した. PANSS 総合精神病理評価尺度の LOCF, MMRM 両解析で asenapine 5mg 群が21日目以降 placebo 群に有意差を示し, 一方 haloperidol 群は21日目のみで有意差を示したが, asenapine 10mg 群はどの時点でも差を示していない (図8).

PANSS Marder スコアでは, 陽性症状因子では LOCF, MMRM 両解析とも実薬群は placebo 群に有意差を示したが, 陰性症状因子には全群 placebo 群と差を示していない. 両解析で敵意/興奮因子で haloperidol 群のみが有意差を示し, asenapine 5mg 群は MMRM 解析でのみ不安/抑うつ因子に, また思考解析因子では両解析で有意差を示

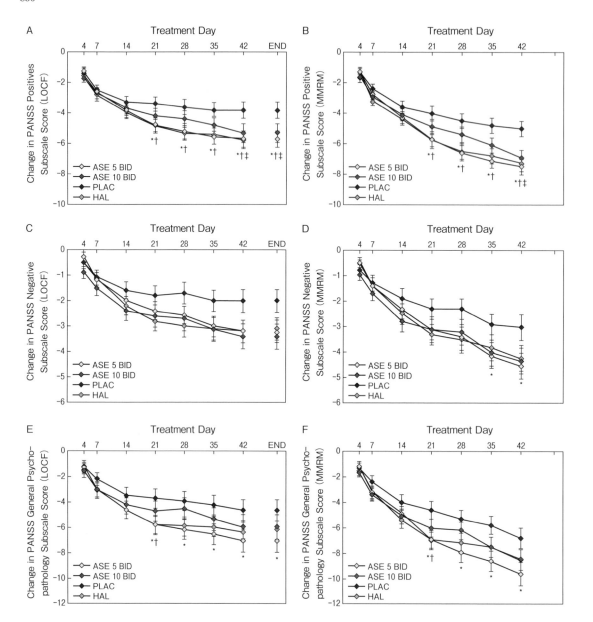

A, C, E：平均±標準誤差（LOCF），B, D, F：最小二乗平均±標準誤差（MMRM）
＊ P ＜0.05：asenapine 5mg bid 対 placebo，‡ P ＜0.05：asenapine 10mg bid 対 placebo，† P ＜0.05：haloperidol 4mg bid 対 placebo

図8 Asenapine の haloperidol，placebo との対照試験における PANSS 下位尺度のベースラインからの変化（Kane ら，2010[11]）

した。

PANSS 反応者の割合は，asenapine 5mg 群 55％（P＜0.001），asenapine 10mg 群 49％（P＜0.05）で LOCF 解析で placebo 群（33％）より有意に高く，21日から42日およびエンドポイント時まで有意差が認められた。Haloperidol 群では42日目44％，エンドポイント時43％と placebo 群に差を示せなかった。同様に CGI-I 反応者の割合は

LOCF 解析で asenapine 5mg 群は 48％で placebo 群の 34％に対し有意差を示した（P＜0.05）。Asenapine 10mg 群と haloperidol 群はともに 44％で placebo 群とは有意差がなかった。

CGI-S では，LOCF，MMRM 両解析で asenapine 5mg 群と haloperidol 群は 21 日目以後 placebo 群に有意差を示したが，asenapine 10mg 群は placebo 群に差を示せなかった。

Asenapine と haloperidol の post hoc 比較をしたが，有意差が認められたのは PANSS 反応率のエンドポイント時の成績で，asenapine 5mg 群 55％，haloperidol 群 43％（LOCF 解析，P＝0.0451）であり，他に有意差はみられなかった。

安全性については，いずれかの群で 5％以上の頻度を示した有害事象をみると，舌下錠の関係から asenapine 群に口部しびれ感が多かった。EPS については asenapine 5mg 群 15％，asenapine 10mg 群 18％，placebo 群 10％，haloperidol 群 34％で，いずれも軽度～中等度であった。抗パーキンソン薬の併用はそれぞれ 17％，19％，12％，43％であった。

検査室試験では 4 群で目立つ差はなく，prolactin 値の変動は平均値（標準偏差）でみると asenapine 5mg 群で－14.7（38.7）μg/L，asenapine 10mg 群で－11.6（40.9）μg/L，placebo 群で－19.2（43.7）μg/L に対して haloperidol 群 2.8（5.9）μg/L と上昇していた。

体重については，臨床的に意味のある増加（7％以上）は 5％，4％，2％，4％の順であり，4 群間で差はなかった。

以上の成績をまとめると，asenapine 5mg 群と haloperidol 群は LOCF，MMRM 両解析とも主要評価項目の PANSS 合計スコアのベースラインからの変化において placebo 群に有意差を示した。一方，asenapine 10mg 群は 42 日時に副次的解析である MMRM のみで placebo 群に有意差を示した。副次評価項目である PANSS 陽性症状尺度では asenapine 5mg 群と haloperidol 群は 21 日目から LOCF，MMRM の両解析で有意差を示したが，asenapine 10mg 群は 42 日時とエンドポイント時にのみ placebo 群に有意差を示した。PANSS 陰性症状尺度では，LOCF ではどの群も placebo 群に有意差を示せず，asenapine 5mg 群が MMRM 解析で有意差を示した。PANSS 総合精神病理尺度では，asenapine 5mg のみが LOCF，MMRM 解析で 21 日目以降 placebo 群に有意差を示し，haloperidol 群は 21 日目のみで有意差を示し，asenapine 10 mg 群はいずれも有意差を示さなかった。安全性では有害事象の出現率は asenapine 5mg 群 44％，asenapine 10mg 群 52％，haloperidol 群 57％，placebo 群 41％であり，EPS の発現率はそれぞれ 15％，18％，34％，10％と haloperidol 群に高く，prolactin 値は haloperidol 群でのみ上昇した。臨床的に意味のある体重増加は 5％以下であった。Post hoc 解析では asenapine と haloperidol はほぼ同等の効果を示したが，EPS の発現，prolactin 値の上昇において安全性で asenapine が優れる成績であった。ただ，asenapine 10mg 群の成績が比較的低かったのは，本試験での placebo 群の成績が予測したより高かったことと関連している。

以上，Potkin らによる第Ⅱ相試験と Kane らによる第Ⅲ相試験の成績を比較的詳しく述べてきたが，前者は Organon 社が 4 本の pivotal study の 1 本と数えたことと，後者は，わが国で実施された placebo 対照試験の bridging study の対象となった試験のためである。なお，あと 2 本の pivotal study は Citrome[3]のレビューの表 5 に示した olanzapine との比較試験で，いずれも失敗したことから論文化されておらず，表の中の簡単なコメントとなっている。

5．Asenapine の再燃防止試験―倫理的に許されるのか

Kane ら[12]は，2005年 5 月から2008年 6 月にかけて米国，ロシア，インド，ウクライナ，クロアチアでの国際共同試験として700名の統合失調症患者に asenapine を投与し，26 週のオープンラベルの試験を完了した386名を対象とする再燃防止試験を実施している。386名を placebo 群（192名），asenapine 群（194名）に分けた placebo 対照試験を 26 週間実施し，再燃／切迫再燃，何らかの理由で中止した群は asenapine 群に有意に少ない（P＜0.0001）としている（図 9）。本試験の成績をもって Kane らは asenapine は長期投与によって再燃

表5 完了した asenapine の二重盲検比較試験の成績の要約（Citrome, 2014[3]. 統合失調症対象のみ抜粋）

試験	期間（週）	対象疾患	被験者数	asenapine 用量（人数）	実薬対照用量（人数）	placebo（人数）	成績のコメント
Potkin ら 2007	6	統合失調症急性増悪	132	10mg/日（60）	risperidone 6mg/日（60）	62	asenapine 10mg/日は placebo に有意, risperidone は placebo に有意差なし
Citrome のレビュー 2009	6	統合失調症急性増悪	417	10mg/日（106）20mg/日（102）	olanzapine 15mg/日	106	asenapine 両群とも placebo と差なし, olanzapine は placebo に有意差示す
Citrome のレビュー 2009	6	統合失調症急性増悪	277	10 か 20mg/日（91）	olanzapine 10-20mg/日（93）	93	asenapine, olanzapine とも placebo に有意差示さず
Kane ら 2010	6	同急性増悪	458	10mg/日（114）20mg/日（106）	haloperidol 8mg/日（115）	123	asenapine 10mg/日は placebo に有意, 20mg/日は有意差なし, haloperidol は placebo に有意差
Kane ら 2011	26	統合失調症	386	10mg or 20mg/日（174）, 形式的用量 20mg/日	なし	192	asenapine 有意に再発率低く, 再発までの期間は長かった
Schoemaker ら 2010	52	同急性増悪	1225	10 or 20mg/日（913）. 平均用量 13.5 mg/日	olanzapine 10-20mg/日（312）. 平均用量 13.6mg/日	なし	精神病理評価尺度スコアは両薬で改善. 改善の大きさと olanzapine の方が LOCF で大きく, OC では差なし. 完了者は3年間の長期投与試験へ
Buchanan ら 2012（Study 1-EH）	26	持続的陰性症状を有する統合失調症	481	10 or 20mg/日（241）. 平均用量 14.4 mg/日（継続試験では 15.9mg/日）	olanzapine 10-20mg/日（240）. 平均用量 12.5mg/日（継続試験では 12.8mg/日）	なし	完了者は26週の継続試験へ. Asenapine は本試験でも継続試験でも16項目陰性症状評価尺度合計スコアで olanzapine より優れていなかった. Olanzapine は PANSS 陽性尺度で継続試験の何回かの評価時にわずかであるが asenapine に有意差を示した
Buchanan ら 2012（Study 2-WH）	26	持続的陰性症状を有する統合失調症	468	10 or 20mg/日（244）. 平均用量 14.5mg/日（継続試験では 16.0mg/日）	olanzapine 10-20mg/日（224）. 平均用量 14.0mg/日（継続試験では 14.8mg/日）	なし	完了者は26週の継続試験へ. Asenapine は16項目陰性症状評価尺度合計スコアで olanzapine より優れていなかったが, 継続試験の52週時点で優れていた. Olanzapine は, PANSS 陽性尺度で本試験および継続試験のいくつかの時点でわずかであるが有意に優れていた
McIntyre ら 2009	3	I型双極性障害躁病, 混合エピソード	489	20mg/日で開始, その後 10-20mg/日, 平均用量 18.2mg/日	olanzapine 15mg/日で開始, その後 5-20mg/日（191）. 平均用量 15.8mg/日	104	asenapine, olanzapine とも placebo に有意差, 完了者は9週および40週の継続試験へ
McIntyre ら 2010	3	I型双極性障害躁病, 混合エピソード	488	20mg/日で開始, その後 10-20mg/日, 平均用量 18.4mg/日	olanzapine 15mg/日で開始, その後 5-20mg/日（185）. 平均用量 15.9mg/日	98	asenapine, olanzapine とも placebo に有意差, 完了者は9週および40週の継続試験へ
Szegedi ら 2012	12	I型双極性障害躁病, 混合エピソード	326	lithium か valproate に 10か20mg/日追加 平均用量 11.8mg/日		167	追加 asenapine は追加 placebo に対して3週主要効果エンドポイントで有意差. 完了者は40週の継続試験へ

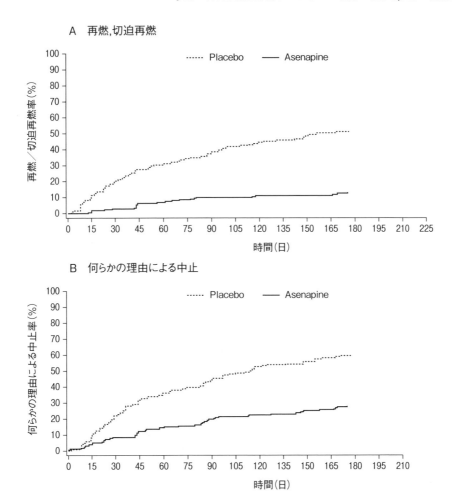

図9 Asenapine 長期投与による再燃防止をみるための placebo 対照試験における Kaplan-Meier 曲線（Kane ら，2011[12]）

の防止に有効であり忍容性も優れると結論している。

筆者の認識では，再燃・再発防止試験は欧州医薬品庁（European Medicines Agency：EMA）は必須とし，米国食品医薬品局（Food and Drug Administration：FDA）は必須としていないが，とくに統合失調症を対象とする試験では非倫理性が高く，EMA も今後は必須としない方向と聞いている。臨床精神薬理学的にみて失敗することがないとされる再燃・再発防止試験を抗精神病薬の治療で実施し，しかも Journal of Clinical Psychiatry 誌という超一流誌に掲載されていることに大きな疑問を感じる。

6．Asenapine 舌下錠の PET 研究

Org 5222 の経口錠で予備的に Karolinska 研究所で 4 名の健康被験者を対象とした PET 研究が実施されたのが最初で，10mg までが投与されているが，一定した成績が得られていない（Farde L と Sedvall G の de Boer への私信）。舌下錠となって最初の PET 研究は同じく Karolinska 研究所で Andrée ら[1]によって 3 名の健康被験者を対象に 100μg が投与された試験が報告されている。それによると，DA D_2 受容体には 12〜23%の占有率，5-HT_{2A} 受容体には 15〜30%の占有率が示されている。その後，健康被験者では 0.3mg bid での試験が実施されて，D_2 受容体占有率は 11〜45%と

表6　Asenapine 舌下錠の PET 研究の成績

試験	用量	被験者	時間[a] (h)	D_2占有率 (%)	C_{max} (ng/mL)	t_{max} (h)	AUC[b] (ng・h/mL)
試験A	0.1mg，単回	1	2.5	12	0.166	0.50	1.02
		2	2.5	20	0.156	1.0	1.03
		3	2.5	23	0.110	0.77	0.850
		平均値	2.5	18	0.144	0.76	0.967
試験B	0.3mg，1日2回	1	3.5	21	0.281	1.0	2.45
		2	3.5	29	0.260	0.50	2.34
		3	2.0	26	0.274	0.50	2.47
		4	2.0	11	0.210	1.0	1.92
		5	2.0	40	0.387	0.75	2.30
		7	2.0	45	0.752	0.50	3.37
		平均値	2.5	29	0.361	0.71	2.48
試験C	2.4mg，1日2回	1015	1.9	93	6.22	1.0	27.2
	4.0mg，1日2回	1026	3.5	93	3.29	1.5	18.8
	4.8mg，1日2回	1021	2.7	90	4.28	1.0	26.9
		1023	3.3	68	1.02	4.0	8.07
		1024	3.5	68	5.32	1.5	23.7
		1025	5.9	91	3.88	1.5	30.9
		平均値[c]	3.9	79	3.63	2.0	22.4

試験A，試験B：外国人健康成人男性を対象とした試験（Andrée ら，1997[1]）
試験C：外国人統合失調症又は統合失調感情障害患者を対象とした試験
a) 投与後のPETスキャンまでの時間，b) 試験A及び試験BはAUC$_{0-\infty}$，試験CはAUC$_{0-12h}$
c) 4.8mg 1日2回の平均値（n=4）

なっている（表6）。

さらに，統合失調症患者を対象とした試験では，2.4mg，4.0mg，4.8mgのそれぞれ1日2回投与時の D_2 受容体占有率が検討されている。それによると，用量依存的な D_2 受容体占有率が示され，2.4mg bid では93％となっている。

また，D_2 受容体占有率と asenapine 血漿中濃度との相関も認められており（図10），4.8mg bid では投与後約3〜6時間での平均占有率は79％であり，投与後8時間では66％，15時間では38％に減少している。

PANSS スコアの変化量と D_2 受容体占有率のモデル解析の結果，約5mg bid 以上の用量で，統合失調症の治療における asenapine の臨床的有効性が期待されると推定されている。以上の舌下錠の PET 研究は Andrée ら[1]のものが論文化されているのみで，あとに説明した成績はすべて社内資料となっている。

IV．海外での承認—分かれた FDA と EMA の解釈

これまで述べてきた海外の臨床試験は Organon 社が進めてきた。2003年から2006年まで米国では Pfizer 社が開発に参入したが，2006年11月28日に撤退している。その Organon 社は2007年3月 Schering-Plough 社に吸収統合されたために，asenapine の申請は2008年 Schering-Plough 社によって行われたことになる。本稿では，直接触れなかったが，Organon 社は2004年にI型双極性障害の躁病エピソードおよび混合エピソードに対する臨床試験を展開し，表5にある通り，McIntyre らの2本の pivotal study[14,15]に成功しており，申請は統合失調症と双極性障害の2疾患への同時申請

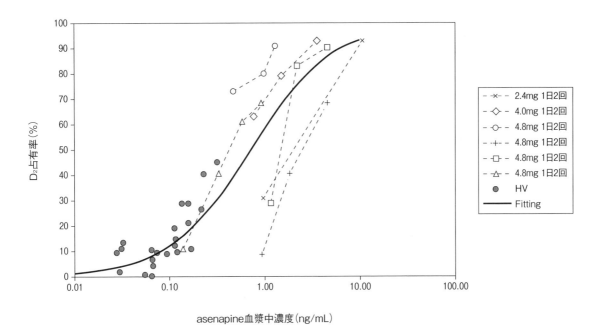

図10 Dopamine D_2 受容体占有率と asenapine 血漿中濃度との関係
点線及び輪郭だけのマーカー：試験 C の個々の患者データ
実線：点線及び輪郭だけのマーカーのデータのフィッティング
● HV：健康成人のデータ（試験 B）
試験 B，試験 C は表 6 のそれに該当

となった。そして，FDA は 2009 年 8 月 14 日，両疾患への適応を承認した。両疾患への同時の承認はasenapine が初めてであった。ところが，EMA は双極性障害への適応を承認したが，統合失調症への適応を承認しなかった。FDA が 4 本の pivotal study のうち Potkin らの試験と Kane らの試験を認めたのに対し，EMA は Potkin らの試験は第Ⅱ相試験であり，症例数も少なく，いくら良い成績といえども pivotal study とは認めないとし，Kaneらの 1 本のみの成功では承認できないと判定して蹴ってしまったのである。ちなみに，EMA による双極性障害への承認は 2011 年のことである。EMAには EMA の矜持があり，FDA の右へならえには従わなかった。過去にも FDA が承認し，EMAが承認しなかったものに eszopiclone と desvenlafaxine があり，ここでも EMA は意地を通したのである。筆者が思うに asenapine はオランダの地で生まれ育ち，苦労を重ねて米国で花開いたものであり，EMA はそこまで頑張らなくてもと思った

が，こればかりはどうにもならない。

V．おわりに

Org 5222（asenapine）は類まれな薬理学的プロフィールを有して，1986 年臨床開発に入ったが当初はその成績の悪さに当惑した。それが生物学的利用能の低さによるものと判明したのは 1994 年のことで，Org 5222 の真価を発揮するための努力の中から舌下錠が工夫され，1996 年から再開発に入った。最初は慎重に低用量から始めており，Potkin らによる 5 mg bid の用量でようやく優れた抗精神病作用が明らかにされた。2004 年からは双極性障害を対象とした開発も始まり，2009 年 8 月には FDA によって統合失調症と I 型双極性障害の適応を同時に承認された。ところが，EMA はPotkin らの試験を pivotal study とは認めず，統合失調症の承認を見送った。なお，2004 年から米国Pfizer 社が開発に参入したが，2006 年 11 月には撤

退している。

　本稿ではOrg 5222舌下錠の海外での開発物語を書いたが，次稿では長い中断ののちほれぼれする臨床試験の成績をあげた物語を書くことになる。

文　　献

1) Andrée, R., Hallidin, C., Vrijmoed-de Vries, M. et al. : Central 5-HT_{2A} and D_2 dopamine receptor occupancy after sublingual administration of Org 5222 in healthy men. Psychopharmacology, 131 : 339-345, 1997.
2) Buchanan, R.W., Panagides, J., Zhao, J. et al. : Asenapine versus olanzapine in people with persistent negative symptoms of schizophrenia. J. Clin. Psychopharmacol., 32 : 36-45, 2012.
3) Citrome, L. : Asenapine review, part II : clinical efficacy, safety and tolerability. Expert Opin. Drug Saf., 13 : 803-830, 2014.
4) Citrome, L. : Asenapine for schizophrenia and bipolar disorder : a review of the efficacy and safety profile for this newly approved sublingually absorbed second-generation antipsychotic. Int. J. Clin. Pract., 63 : 1762-1784, 2009.
5) Costall, B., Domeney, A.M., Kelly, M.E. et al. : Actions of Org 5222 as a novel psychotropic agent. Pharmacol. Biochem. Behav., 35 (3) : 607-615, 1990.
6) de Boer, T. : The pharmacologic profile of mirtazapine. J. Clin. Psychiatry, 57 (Suppl. 4) : 19-25, 1996.
7) De Boer, T., Tonnaer, J.A.D.M., De Vos, C.J. et al. : Neurochemical studies with the potential antipsychotic compound trans-5-chloro-2-methyl-2,3,3a,12b-tetrahydro-1H-dibenzo-[2,3:6,7]-oxepino[7b:4,5-c]pyrrolidine maleate. Arzneim-Forsch-Drug Res., 40 (5) : 550-554, 1990.
8) de Boer, T., Betendsen, H., Broekkamp, C.L.E. et al. : Org 5222. Drug Future, 18 : 1117-1123, 1993.
9) Ezewuzie, N., Taylor, D. : Establishing a dose-response relationship for oral risperidone in relapsed schizophrenia. J. Psychopharmacol., 20 : 86-90, 2006.
10) Itil, T.M., Polvan, N., Hsu, W. : Clinical and EEG effects of GB-94, a "tetracyclic" antidepressant. Curr. Ther. Res., 14 : 395-413, 1972.
11) Kane, J.M., Cohen, M., Zhao, J. et al. : Efficacy and safety of asenapine in a placebo- and haloperidol-controlled trial in patients with acute exacerbation of schizophrenia. J. Clin. Psychopharmacol., 30 : 106-115, 2010.
12) Kane, J.M., Mackle, M., Snow-Adami, L. et al. : A randomized placebo-controlled trial of asenapine for the prevention of relapse of schizophrenia after long-term treatment. J. Clin. Psychiatry, 72 : 349-355, 2011.
13) Kelder, J., De Boer, T., De Graaf, J.S. et al. : Tetracyclic neuroleptics structurally related to mianserin. QSAR and strategies in the design of bioactive compounds. In : Proceedings of the 5th European Symposium on QSAR, B. Segeberg (eds. by Seydel, J.K.), pp.162-169, VCH, Berlin, 1984.
14) McIntyre, R.S., Cohen, M., Zhao, J. et al. : A 3-week, randomized, placebo-controlled trial of asenapine in the treatment of acute mania in bipolar mania and mixed states. Bipolar Disord., 11 : 673-686, 2009.
15) McIntyre, R.S., Cohen, M., Zhao, J. et al. : Asenapine in the treatment of acute mania in bipolar I disorder : a randomized, double-blind, placebo-controlled trial. J. Affect. Disord., 122 : 27-38, 2010.
16) 村崎光邦：1990年代の新しい向精神薬一覧．神経精神薬理1990．第17回国際神経精神薬理学会議（CINP）の話題を中心に（編集　神経精神薬理編集委員会），pp.211-244，星和書店，東京，1991.
17) Murasaki, M. : Clinical effects on perospirone on schizophrenia; a double blind study with haloperidol. 21st CINP Congress, Glasgow, UK, 1998 (Programme, P.324).
18) 大谷義夫，村崎光邦，新井　卓他：Org 5222の第I相試験．臨床医薬，13：4075-4093，1997.
19) Potkin, S.G., Cohen, M., Panagides, J. : Efficacy and tolerability of asenapine in acute schizophrenia : a placebo- and risperidone-controlled trial. J. Clin. Psychiatry, 68 (10) : 1492-1500, 2007.
20) Richelson, E., Souder, T. : Binding of antipsychotic drugs to human brain receptors focus on newer generation compounds. Life Sci., 68 : 29-39, 2000.
21) Schoemaker, J., Naber, D., Vrijland, P. et al. :

Long-term assessment of Asenapine vs. Olanzapine in patients with schizophrenia or schizoaffective disorder. Pharmacopsychiatry, 43 : 138-146, 2010.
22) Shahid, M., Walker, G.B., Zorn, S.H. et al. : Asenapine : a novel psychopharmacologic agent with a unique human receptor signature. J. Psychopharmacol., 23 : 65-73, 2009.
23) Szegedi, A., Calabrese, J.R., Stet, L. et al. : Asenapine as adjunctive treatment for acute mania associated with bipolar disorder : results of a 12-week core study and 40-week extension. J. Clin. Psychopharmacol., 32 : 46-55, 2012.
24) Vrijmoed-De Vries, M.C. : Pilot clinical study with a new antipsychotic. Biol. Psychiatry, 29 (11, Suppl.) : Abst P-28-42, 1991.

§60

特異な薬理学的プロフィールを持つasenapine の開発物語
――その2：長い中断のあったわが国での開発物語――

I. はじめに

1970年代終りに合成されたOrg 5222はその特異な薬理学的プロフィールが明らかにされ[3]，1986年海外で臨床試験に入った。しかし，十分な治療効果をあげられず，それが肝-胃・消化器系の初期通過効果が大きく，生物学的利用能bioavailabilityが1%以下であることによると気付いて，経口剤による試験を1994年に中止した。Org 5222の特異な作用を生かすための工夫のなかで，舌下錠が創製され，海外では1996年からはそれによる臨床試験が再開された。

2004年からは双極性障害を対象とする開発も加わり，2009年に米国食品医薬品局（Food and Drug Administration：FDA）によって，統合失調症と双極性障害への適応が同時に承認された初めてのものとなった。

§59ではasenapineの海外での開発物語を書いてきたが[11]，本稿では，わが国での1990年の経口剤による第I相試験から始まり，途中で長い中断を経たのち，2004年から舌下錠による再開発に転じて2016年3月28日の承認に至るまでの物語を書いていく。

II. 経口剤で始められたわが国での臨床試験

1. 何も出なかった第I相試験

Org 5222の経口剤の第I相試験の依頼が日本オルガノン社（現 MSD社）から筆者に届いたのは1990年のことで，その薬理学的プロフィールはde Boerら[3]の成績を入手していた。Org 3770（mirtazapine），Org 4428（beloxepin）に続いて日本オルガノン社から3つ目の第I相試験の依頼であった。当時，Akzo-Nobel社の製薬部門のOss（オランダ）のOrganon社は，中枢系の新規薬剤の開発には非常に積極的であり，頼もしい限りであった。筆者はrisperidoneを初め，すでに多くの第二世代抗精神病薬（second generation antipsychotics：SGA）の第I相試験を手掛けており，いつもの手順で実施していった。1990年12月から1991年6月のことである。幸い，Org 5222の第I相試験は論文化されており[15]，それに従って大要を述べる。実施スケジュールは表1に示したように，0.25mg/日から始まり，4mg/日に至る単回投与試験（Step 1〜Step 5）と0.5mg bidの7日間の反復投与試験（Step 6）からなっている。

1）臨床症状では，単回投与試験，反復投与試験ともにOrg 5222に特徴的な症状の発現は認められなかった。

2）臨床検査結果では，反復投与試験において

表1 Org 5222 の第 I 相試験のスケジュール（大谷ら，1997[15]）

	Step 1	Step 2	Step 3	Step 4	Step 5	Step 6
投与方法	単回投与					7日間の反復投与
	経口					
試験方法			単盲検			単盲検
Org5222 被験者数	0.25mg 4	0.5mg 4	1mg 4	2mg 4	4mg 4	1mg/日（0.5mg bid）
対照薬 被験者数			haloperidol 3mg 2			placebo 2

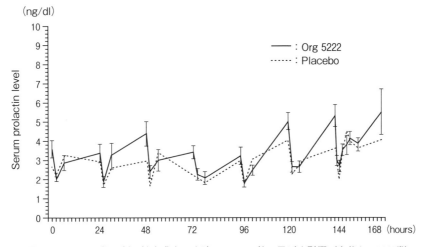

図1 Org 5222 経口剤の健康成人の血清 prolactin 値に及ぼす影響（大谷ら，1997[15]）

1例の被験者で GOT, GPT の上昇が認められた。血清 prolactin 値については，単回投与試験（図1），反復投与試験とも上昇は認められなかった。

3）内田-クレペリン精神作業検査でみる平均作業量への影響がみられなかった。抗精神病薬の第 I 相試験で本検査の影響のみられない唯一の経験となった。

4）薬物動態学的検討を実施したが，最高投与量の 4mg 時にもそのパラメータを求めるに足る血漿中濃度データを得ることはできなかった。これといって何も出て来ない第 I 相試験であった。

以上から，肝機能を含めた臨床検査を定期的に行いながら患者の変化に十分注意を払えば，臨床第 II 相試験への移行は可能であると考えられた，と結論されている。これまでの抗精神病薬の第 I 相試験の経験と異なった点は，①強い眠気，倦怠感，頭重などの抗精神病薬によくみられる症状が

みられなかったこと，②強い抑制を受ける内田-クレペリン精神作業検査での平均作業量がまったくといっていいほど影響が出てこなかったこと，③ 4mg という比較的高い用量にもかかわらず，血中濃度が測定できなかったこと，④多くの場合には上昇してくる血清 prolactin 値に変化がみられなかったこと，⑤時にみられる錐体外路症状（EPS）がまったくみられなかったこと，などがあげられる。当時は，血漿中薬物濃度の測定技術が十分でなく，検出率が低いこともあって，血中濃度を追えないことは珍しくなかった。

2. どう読んだか，前期第 II 相試験と後期第 II 相試験

何も出なかった第 I 相試験に引き続いて，三浦貞則総括医師のもと，1991年12月から1992年10月にかけて統合失調症患者41例を対象とする6週間

の前期第II相試験が実施された。本試験は未発表であるが，Meiji Seika ファルマ社提供の Org 5222 の治験薬概要書[9]と，筆者の書いたレビュー[12]の中に一部紹介されている。それによると1～4mg/日（最高12mg/日）を投与した時の成績は，「中等度改善」以上が42.5%（概要書では47.5%）とやや低く，「中等度悪化」以下は22.5%と高く，「副作用なし」は47.4%（概要書）であったが，有用度は興奮・易刺激性，不眠，不安，焦燥などの副作用のために，「かなり有用」以上が30%（概要書では31.6%）と低かった。

この結果をもとに，1993年6月から有効性，安全性および至適用量を検討する目的で，後期第II相試験を実施したが，ここでも改善率がやや低い反面，悪化率も比較的高いとの成績であった。ところが1994年に Org 5222 の生物学的利用能が低いとの理由で欧米において経口投与薬剤での開発を中止するとの決定がなされたため，実施中の試験を治験計画書の期間まで満了し（1994年8月），その後，わが国における経口投与製剤の開発を中止した。なお，概要書によると，「中等度改善」以上は36.6%であり，安全性については，「副作用なし」が49.5%であった。多くみられた副作用は，不眠症，易刺激性および興奮であり，重篤な副作用や臨床検査値異常は認められなかった。有用度は，「かなり有用」以上は33.7%と評価された。

さて，前後期の第II相試験をどう読むか，詳しい成績が明らかにされていない中で考えると，①「中等度改善」以上の数値が低いこと，②「中等度悪化」以下の数値が高いこと，③「かなり有用」以上の数値が低いこと，など効果面での数値が低いことと，悪化する症例の多いこと，有用度の低いことなどがあげられる。また，安全性面で EPS についての記載がまったくない点もあげられる。

以上の第I相試験，前・後期第II相試験の成績は Org 5222 の経口剤の生物学的利用能が1%以下と極めて低いことが明らかにされた今となっては，まさしく，subclinical な placebo 相当の効果をみていたと考えれば，頷ける成績ということになる。海外の Vrijmoed-De Vries[19] の学会報告も，Farde と Sedvall の私信による PET 研究の成績[4]（前稿参照[11]）もすべて説明がつく。1990年代初頭に placebo 相当の被験薬を実薬と信じ込んで試験を実施するとこういう成績になる，という勉強をしたことになり，筆者らは極めて貴重な経験をしたのである。したがって，この前・後期の第II相試験の成績を論文化していれば，その後，わが国でも必須となった抗精神病薬の placebo 対照試験を実施するにあたっての大いなる参考になるはずのものであった。ここに紹介しえた要約だけでも貴重なものであると考えている。

III. 舌下錠により再開された臨床試験

1994年8月に一旦中止された Org 5222 の再開発は，米国では New Jersey の Catalant 社によるフリーズドライ製法を応用した"Zydis"技術を用い，口腔粘膜から速やかに体循環に吸収される速崩錠の舌下錠（以下 asenapine）を採用することが決定され，1996年から米国 Organon 社が中心に実施してきた。

わが国での asenapine の開発は米国より数年以上遅れて2004年に入ってからである。2004年11月18日から2005年3月22日にかけて英国で実施された第I相試験に始まる（Richmond Pharmacology, St. George's Hospital Medical School, London）。

1. 第I相試験での安全性

本試験は，英国の第I相試験専用施設で，日本人（EU圏在住，24名）および外国人（白人，24名）の健康成人男子被験者を対象としたプラセボ対照二重盲検並行群間比較試験として実施されている[10]。投与スケジュールは，asenapine 1, 3, 5 mg 単回投与ならびに3, 5, 10mg 1日2回漸増法による7～9日間反復投与からなり，安全性および薬物動態プロフィールが検討された。

安全性では，単回投与および反復投与時において重篤な有害事象は発現しなかったが，placebo 服薬群よりも asenapine 服薬群に有害事象件数は多かった。有害事象の大半は軽度で，発現率の高かった事象は，舌下錠によると思われる「口の感覚鈍麻」と「口の錯覚感」で，他に「傾眠」であった。その他に報告頻度の高いものとして，「不

表2 日本人健康成人男性における1日2回反復舌下投与時の血漿中 asenapine の薬物動態パラメータ（MeijiSeika ファルマ社内資料[10]）

用量 (mg)	評価例数	t_{max}[a] (hr)	C_{max} (ng/mL)	$t_{1/2}$ (hr)	AUC_{0-12h} (ng・hr/mL)
5	6	0.50 (0.50-1.50)	5.05 ± 2.58	35.5 ± 20.2	29.4 ± 10.3
10	5	1.00 (0.33-1.50)	5.39 ± 2.49	27.8 ± 7.9	37.5 ± 16.6

平均値 ± 標準偏差
a）：中央値（最小値 – 最大値）

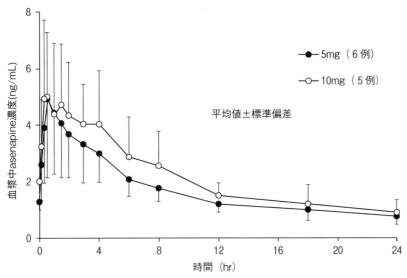

図2 日本人健康成人男性における1日2回反復舌下投与時の最終投与後の asenapine 血漿中濃度推移（MeijiSeika ファルマ社内資料[10]）

安」「頭痛」および「活動性めまい」が認められている。なお，本試験では血中 prolactin 値の測定は実施しておらず，精神運動機能に及ぼす影響もみていない。なお，EPS および関連した有害事象は認められていない。せめて，血中 prolactin 値の測定はしておいて欲しかった。

2．薬物動態学的検討

日本人健康成人男性に asenapine 5mg と 10mg を1日2回6日間反復投与（漸増法：5mg 投与群は2日間，10mg 投与群は3日間の漸増期を設け，その後当該用量を投与，最終投与日は朝の投与のみ）した時の最終投与後の血中 asenapine 濃度推移およびその際の薬物動態パラメータを表2および図2に示した。そのさい，血漿中 asenapine 濃度は3日以内に定常状態に達した。また，asenapine 5mg 単回舌下投与時の $AUC_{0-\infty}$ と，5mg 1日2回反復舌下投与時の1投与間隔の AUC（AUC_{0-12}）は同程度であり，asenapine 反復投与による蓄積はないものと考えられた。t_{max} が1時間以下と短いことに注意しておきたい。効果発現の速さと相関していることが後に検証されている[17]。

以上の日本人および白人を対象とした第I相試験における薬物動態学的検討では，日本人と白人の間にほとんど差はなく，肝機能障害患者，腎機

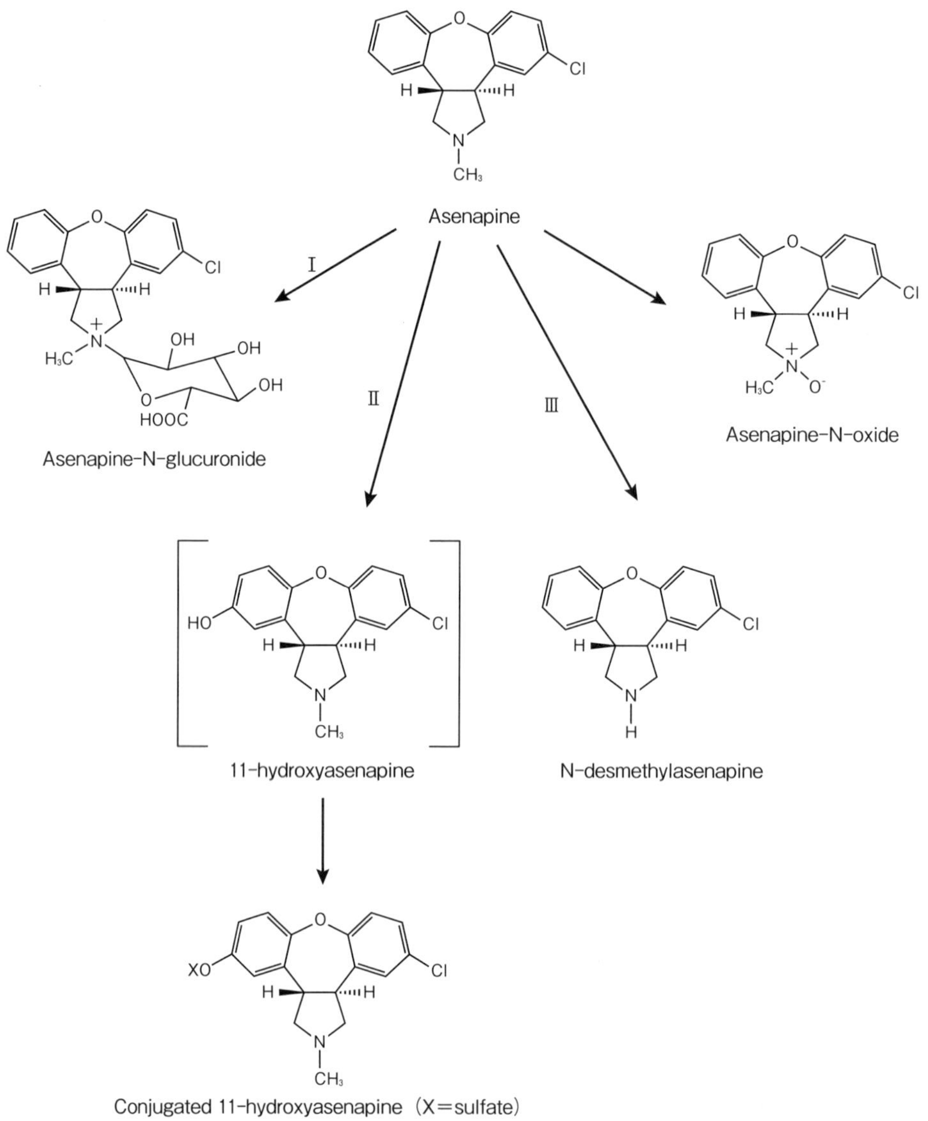

図3 Asenapine のヒトでの主要代謝経路（Citrome, 2014[2]）
Ⅰ：グルクロン酸抱合，Ⅱ：水酸化，Ⅲ：desmethylation
代謝物の活性弱く，未変化体が主作用。

能障害患者，高齢者における薬物動態，食事の影響試験，飲水の影響などは外国人データが利用されている。

3．代謝

in vitro 試験から，asenapine の主要代謝経路は N^+-グルクロン酸抱合体の生成により，UDP-グルクロン酸転移酵素（uridine glucuronosyl transferase；UGT）1A4 が関与している。その他，N-脱メチル化，N-脱メチル化後のカルバモイルグルクロン酸抱合体の生成などがみられ，CYP 分子種としては CYP1A2 が最も重要とされている（図3）[2]。

なお，N-脱メチル体の薬理作用については，asenapine よりはるかに低い効力を示したにすぎない。

Ⅳ. 日本オルガノン社（現MSD社）が asenapine舌下錠のplacebo対照試験に踏み切るまでの経緯

わが国ではOrg 5222経口剤での後期第Ⅱ相試験の最中に本国からの中止指示が届き，ひとまず1994年8月で終えた。Organon本社はde Boerら[7]のレビューの中に書かれている"現在placebo対照試験が進行中である"という試験の結果が思わしくなく，それが何故かを追究していくうちに，経口剤の薬物動態が明らかにされて，生物学的利用能が1%以下と極めて低く，それが肝－胃・消化器系での初回通過効果によるとの事実を突きとめたと推測される。そこで海外では経口ではなく，直接体循環へ入れる方法を探り，米国Catalant社の技術を応用して舌下錠へ辿りついた。米国Organon社は1996年にasenapine舌下錠による開発に入ったとされ，1998年筆者はGlasgowでのCINPに参加したさい，asenapine舌下錠のplaceboを試した話はすでに書いた[11]。

Asenapine舌下錠の開発をわが国で，との話が届いたのは2000年に入ってからであった。米国ではPfizer社が2003年にasenapineの共同開発に参入し，わが国でも日本ファイザー社と日本オルガノン社が共同開発に入り，日本人と白人を対象とした第Ⅰ相試験が2004年11月から2005年3月にかけて英国の地で実施されている。ここで日本人健康男性被験者での薬物動態学的検討が行われ，白人健康男性被験者のそれと変りがないとの成績を得て，わが国での再開発が始まった。海外では，すでにPotkinら[16]の有名な第Ⅱ相試験が終わり，Kaneら[5]のhaloperidolを含めたplacebo対照試験が終った頃の話である。英国での第Ⅰ相試験の成績が出るのを待って，日本オルガノン社と日本ファイザー社は2005年から医薬品医療機器総合機構（機構，PMDA）に相談に出かけている。当時，機構は抗精神病薬のplacebo対照試験の実現に向けて手ぐすねひいていたと思われるが，オルガノン，ファイザー両社には最初からは強く要望しなかったようである。両社が提案したのは，asenapine 1mgをpseudoplaceboとみなす比較試験であったという。Asenapine 1mgがpseudoplaceboであるとのエビデンスのない中，両社はいろいろ工夫を凝らしていたようである。

この2005年の頃か，asenapineを開発していた日本オルガノン社の三宅和夫氏と日本ファイザー社の辻出清和氏が連れだって東京・町田の常盤病院にいた筆者の元へ訪ねて来られた。1つは，筆者は米国Pfizer社のziprasidoneの第Ⅰ相試験を北里大学東病院で実施，以後の臨床試験の総括医師として，わが国で後期第Ⅱ相試験[13]を終えた段階でその開発は止まっていた。1990年代後半の頃か。米国での臨床試験でQTc延長問題が生じ，New YorkのPfizer本社はziprasidoneを含めたSGAの大規模な臨床試験を実施し，ziprasidoneの安全性を確保する作業[1,18]を経て2001年2月にFDAの承認を得ていた。その後，米国でのziprasidoneの動向（処方の伸び）をみて，わが国でのziprasidoneの再開発を行うかどうかを決めるという話になっていた。そして，日本ファイザー社の辻出氏は，わが国でのziprasidoneの開発は行わないこと，代ってasenapineの開発を日本オルガノン社と共同で実施することになったことをziprasidoneの総括医師であった筆者に話を通しておきたいとのことであった。当時，米国ではziprasidoneが承認された翌年の2002年にdopamine D_2 受容体の部分作動薬であるaripiprazoleがFDAに承認されて，その処方のめざましい伸びに押されていたこともあったと思われる。

一方，日本オルガノン社の三宅氏とはカネボウ薬品当時にbenzodiazepine系のflutoprazepam（1986年8月上市）と，イタリアのAngelini社のtrazodone（1991年11月上市）を開発して以来の仲で，カネボウ薬品が1999年に日本オルガノン社に吸収されてからは，mirtazapine（Org 3770），beloxepin（Org 4428），asenapine（Org 5222）と矢継ぎ早に開発を共にしてきていた。とくに，mirtazapineの開発ではオランダのOssとドイツのNeussを一緒に訪れている。

両氏が訪ねて来られた席上で，筆者は正式にまずziprasidoneの開発を日本ファイザー社は断念したことと，日本オルガノン社はOrg 5222の舌下錠化に成功して，asenapineとして再開発に入る

ことを知ったのである。今，これを書いていて，筆者は本シリーズで triazolopyridine 誘導体の trazodone の開発物語をとりあげていないことに気づいた。

さて，こうして日本オルガノン社と日本ファイザー社が asenapine の共同開発に入り，機構相談を重ねているうちに，なんと米国 Pfizer 社は asenapine の将来性にどう見切りをつけたか 2006 年に共同開発から撤退することを発表し，当然，日本ファイザー社も撤退し，ここで日本オルガノン社は再び一社で asenapine の開発に取りかかっていった。そうこうするうちに，2007 年 Organon 社の親会社の Akzo-Nobel 社は製薬部門の Organon 社を Schering-Plough 社へ売却するという事態となり，わが国では asenapine の開発は Schering-Plough 社が引継ぐことになった。そして，この間にヤンセンファーマ社が risperidone の活性代謝物である paliperidone の開発のために機構相談に現われたのである。機構としては，オルガノン，ファイザー両社ではわが国での最初の placebo 対照試験を実施するだけの力がないと見ていたのか，強くは迫らなかった。ヤンセンファーマ社の paliperidone 開発にターゲットを絞り，その placebo 対照試験を実施するよう強く迫り，ついに実現させるという歴史的出来事があった。この間のやりとりは paliperidone の開発物語に詳しいのであるが[14]，機構はここでわが国での抗精神病薬の開発に placebo 対照試験を必須とすることに勝利し，以降すべての抗精神病薬の開発はこれに倣うことになった。日本オルガノン社がもたつく間に，大日本住友製薬が 2010 年米国で統合失調症の適応を取得し，2013 年には双極性うつ病の適応取得に成功した lurasidone の治験（PASTEL 試験）を申請し，わが国では 2 番目の placebo 対照試験であり，わが国では初のアジア国際共同試験に入っている。そして，次に述べる asenapine の pivotal study は米国の Kane ら[5]によって実施された haloperidol を含めた placebo 対照試験を対象とする bridging study に入っていったのである。

この pivotal study は Schering-Plough 社がプロトコルを作成したのであるが，placebo 対照試験にならざるをえないことから，関西医科大学の木下利彦教授を医学専門家に迎え多くのアドバイスを得ている。ところが今度は Schering-Plough 社が 2009 年 11 月米国の Merck 社に吸収合併されるという出来事があり，2010 年 5 月の試験のスタートを切ったのは Schering-Plough 社であるが，わが国では 2010 年 10 月 1 日に Merck Sharp & Dohme 社（MSD 社）として発足したこともあり，以後は MSD 社が担当した。なお，asenapine の開発にはオルガノン社時代から三宅和夫氏が終始一貫して関わってきている。

V．わが国 3 本目の placebo 対照試験

これまで述べてきたように本試験は paliperidone，lurasidone に続く 3 本目の placebo 対照試験となった。Paliperidone の場合と異なり，placebo，asenapine 5mg bid（1 日 2 回投与），asenapine 10mg bid の 3 群比較試験となったために症例が多く必要で，いわゆるアジア国際共同試験となり，日本 112 施設，台湾 51 施設，韓国 16 施設が参加した[6]。

対象の主な選択基準は，20～64 歳の急性増悪の患者で，Positive and Negative Syndrome Scale（PANSS）合計スコア 60 点以上，PANSS 陽性尺度 5 項目（妄想，概念の統合障害，幻覚による行動，誇大性，猜疑心/迫害感）のうち，2 つ以上の項目で 4 点（中等度）以上，Clinical Global Impression-Severity of Illness（CGI-S）4 点（中等度）以上とし，抗精神病薬服用の既往症があり，治療抵抗性のものは除いた。

試験のデザインは，asenapine 5mg bid，asenapine 10mg bid，placebo の 3 群二重盲検比較試験で，治療期は 6 週間とし，2010 年 5 月から 2014 年 4 月にかけて実施された。試験期間が約 4 年という長きに達したのは，国際共同試験のため手続き，その他に時間を要したことがあるが，placebo 対照試験ということで，治験担当医師は慎重に構え，他施設での進行ぶりを見てからと互いに顔を見合って症例のエントリーが容易に進まなかったことにあるといわれる。なお，本試験では，paliperidone の placebo 対照試験の場合のように，2 週後の評価で効果不十分で治験の継続は好ましく

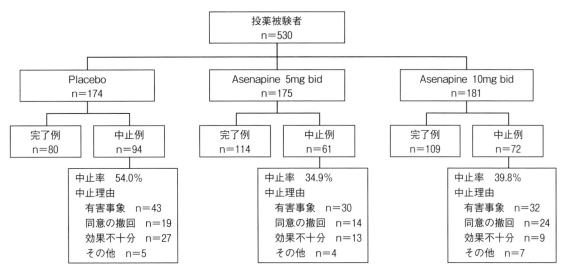

図4 Asenapine の placebo 対照試験における被験者の割り付け：完了例と中止例および中止理由（Kinoshita ら，2016[6]，一部省略と追加）

表3 Asenapine の placebo 対照試験における PANSS 合計スコアの最終評価時点でのベースラインからの変化量（FAS 集団）（Kinoshita ら，2016[6]改変）

投与群 （評価例数）	PANSS 合計スコア		ベースライン からの変化量	プラセボ群との比較[a]	
	ベースライン	最終評価時		変化量の群間差[b]	p 値
プラセボ （174例）	94.51 ± 17.26	93.38 ± 25.30	− 1.13 ± 19.36		
本剤 5mg （173例）	94.23 ± 18.06	81.84 ± 26.10	− 12.39 ± 18.39	− 11.29 [− 15.42, − 7.16]	<0.0001
本剤 10mg （178例）	92.83 ± 17.42	78.60 ± 25.01	− 14.23 ± 20.45	− 13.22 [− 17.33, − 9.12]	<0.0001

平均値 ± 標準偏差
a）投与群及び地域を因子，ベースライン値を共変量とした共分散分析モデルに基づく
b）本剤群 − プラセボ群［95%信頼区間］

ないと判定された場合には，オープンラベルの継続長期投与試験に移行しうるとの条項は設けられていない。

対象患者は無作為割付被験者532名のうち，530名が治験薬の投与を1回以上受けた All Subjects Treated（AST）集団であり，解析対象となった Full Analysis Set（FAS，治験薬投与後に1回以上 PANSS を測定した全ての被験者）集団は525名であり全体の流れを図4に示した。なお，地域別の内訳は日本人273名，韓国人98名，台湾人154名であった。

主要評価項目は PANSS 合計スコアの最終評価時点でのベースラインからの変化量とし，副次評価項目は PANSS サブスケール，PANSS Marder 因子（陽性症状，陰性症状，思考解体，敵意/興奮，不安/抑うつ）および CGI-S の各評価時点でのベースラインからの変化量および CGI-Improvement（CGI-I）レスポンダーとした。

さて，4年という長い年月ののちに開鍵された本試験の成績をみると，主要評価項目の PANSS 合計スコアの変化量は，asenapine 5mg bid 群で − 12.39，10mg bid 群で − 14.23 を示し，ともに placebo 群の − 1.13 に対して統計学的に有意な差を示した（p<0.0001）（表3）。副次的解析として

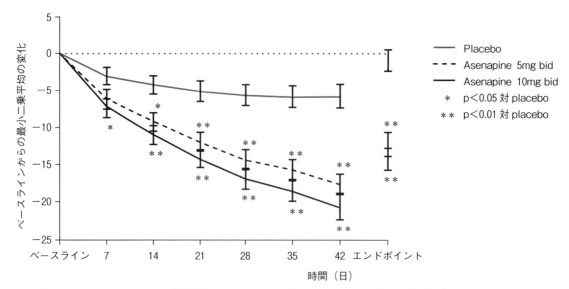

図5 Asenapineのplacebo対照試験におけるPANSS合計スコアの時間的推移（FAS）（Kinoshitaら，2016[6]）

Mixed Model Repeated Measures（MMRM）による評価時点ごとにplacebo群と比較した結果，asenapine 5mg bid群では14日以降，asenapine 10mg bid群では7日以降，それぞれ42日までの各評価時点でベースラインより減少し，その変化量はplacebo群より有意に大きかった（図5）。ほれぼれするきれいな成績を示している。

副次評価項目でも，PANSSサブスケール，PANSS Marder因子の各スコアは，最終評価時点でベースラインより減少し，その変化量はplacebo群と比較して統計学的に有意に大きかった（p＜0.01）（図6）。CGI-Sスコアも主要評価項目の結果を支持するものであり，CGI-I反応率もasenapine両群でplacebo群より有意に高かった（両群とも p＜0.0001）。なお，PANSSレスポンダー率の推移を参考までに図7に示しておく。

安全性と忍容性について，まず治療関連の有害事象のうちいずれかの群で5％以上出現した事象を表4に示した。全有害事象の発現率は3群間に差はみられず，最も多い事象は統合失調症（増悪）で，placebo群は28.2％とasenapine 5mg bid群（13.1％），asenapine 10mg bid群（15.5％）より高かった。舌下錠によると考えられる口の感覚鈍麻は実薬群に10％前後みられている。錐体外路症状関連では，EPSとアカシジアは実薬群でplacebo群より高かったが，全体には低いものであった。他に問題となるものはみられず，有害事象による脱落の頻度はplacebo群の24.7％に対して，asenapine 5mg bid群17.1％，asenapine 10mg bid群17.7％と低かった。また，効果不十分による脱落もplacebo群に比して実薬群に低かった。

体重増加はasenapine 5mg bid群＋0.42±2.65kg，asenapine 10mg bid群＋0.81±2.89kg，placebo群－1.76±2.45kgで，臨床的に意味のある体重増加（≧7％以上）はasenapine群で4.7〜7.3％でありともに低く，placebo群にはみられなかった。BMIでは，placebo群で軽度の減少（－0.66±0.91 kg/m²），asenapine群ではそれぞれ軽度の増加（0.16±1.03kg/m²，0.32±1.09kg/m²）がみられた。

臨床検査およびバイタルサインでは意味のある変化はみられず，血中prolactin値では，ベースラインよりasenapine 5mg bid群，asenapine 10mg bid群，placebo群で，それぞれ－17.92±45.31，－13.27±43.93および－27.79±46.25μg/L低下している。

QT延長に関わる有害事象は認めなかった。

以上のように，日本，韓国，台湾3国でのアジア国際共同試験でasenapine 5mg bid, asenapine 10mg bidともplaceboより高い有意差を示す見事な成績を示し，アジア国際共同試験に成功した初

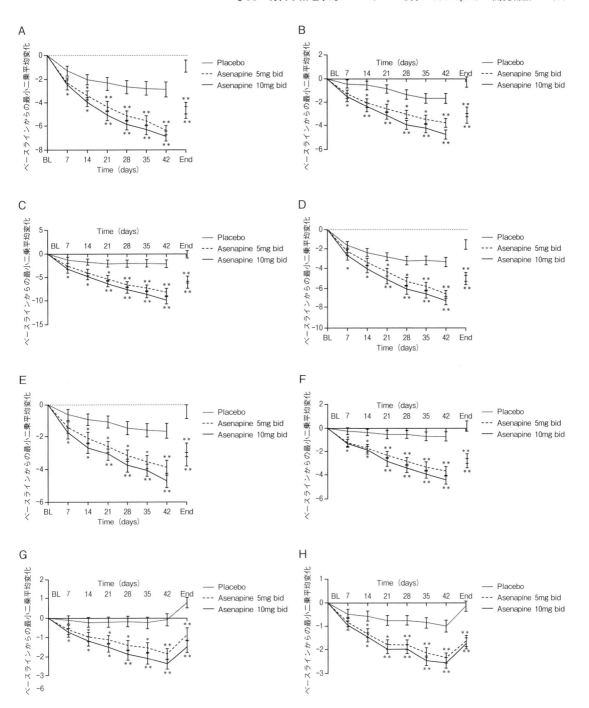

図6 Asenapineのplacebo対照試験におけるPANSS下位尺度およびPANSS Marder尺度の時間的推移（Kinoshita ら, 2016[6]）
A：PANSS陽性症状尺度, B：PANSS陰性症状尺度, C：PANSS総合病理尺度, D：PANSS Marder陽性症状, E：PANSS Marder陰性症状, F：PANSS Marder思考解体, G：PANSS Marder敵意/興奮, H：PANSS Marder不安/抑うつ, ＊：$p<0.05$ 対 placebo, ＊＊：$p<0.01$ 対 placebo

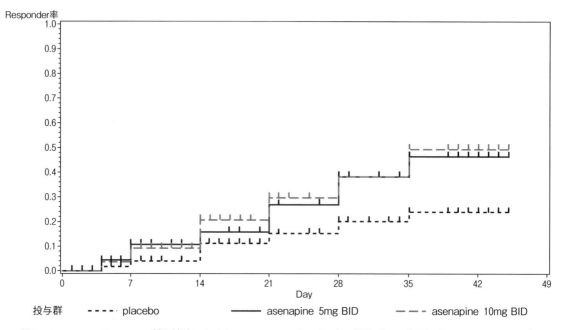

図7 Asenapine の placebo 対照試験における PANSS レスポンダー率の推移（FAS 集団）（Kinoshita ら，2016[6]）

表4 Asenapine の placebo 対照試験における1つの群で5％以上に認められた有害事象（Kinoshita ら，2016[6]）

有害事象	Placebo（n＝174）	Asenapine 5mg bid（n＝175）	Asenapine 10mg bid（n＝181）
何らかの有害事象	142（81.6）	148（84.6）	146（80.7）
統合失調症（悪化）	49（28.2）	23（13.1）	28（15.5）
口の感覚鈍麻	6（3.4）	19（10.9）	17（9.4）
アカシジア	9（5.2）	20（11.4）	19（10.5）
錐体外路症状	3（1.7）	9（5.1）	14（7.7）
傾眠	3（1.7）	17（9.7）	22（12.2）
頭痛	11（6.3）	11（6.3）	10（5.5）
便秘	11（6.3）	10（5.7）	13（7.2）
めまい	5（2.9）	7（4.0）	17（9.4）
鎮静	2（1.1）	4（2.3）	9（5.0）
悪心	6（3.4）	8（4.6）	9（5.0）
血中 CPK 値上昇	4（2.3）	3（1.7）	12（6.6）
不眠症	21（12.1）	17（9.7）	14（7.7）
鼻咽頭炎	8（4.6）	13（7.4）	11（6.1）

の抗精神病薬となった。安全性でも高い忍容性を示した。舌下錠にすることによって，生物学的利用能を高め，asenapine 本来の特異な薬理学的プロフィールが生かされ，ここに蘇ったのである。本試験のデータは抗精神病薬の placebo 対照試験の教科書ともいうべき素晴しいもので，本来は Kane らの試験を対象とする bridging study として実施されたが，bridging を行う必要がない見事なものであった。次に述べる2本の長期投与試験とともに，2015年5月28日に厚生労働省に承認申請が行われ，2016年3月28日に承認が降りたのである。

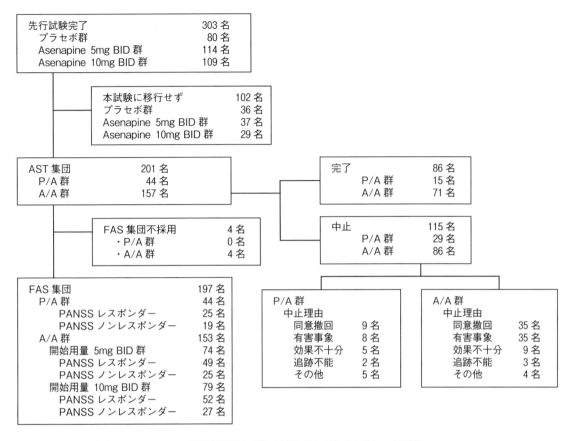

図8　Asenapine の継続長期投与試験の被験者の内訳（木下ら，2016[7]）
P/A（placebo/asenapine）群：先行試験で placebo が投与された被験者群
A/A（asenapine/asenapine）群：先行試験で asenapine が投与された被験者群

なお，Meiji Seika ファルマ社は，placebo 対照試験と2本の長期投与試験が終盤にさしかかった2013年3月，MSD 社とライセンス契約を締結し，2014年2〜5月の継続長期投与試験のモニタリング業務，placebo 対照試験の2014年5月14日の開鍵，2015年5月28日の申請書提出ならびに3本の試験の論文化を担当し，販売を含めた以降のすべての業務を引き継いでいる。

Ⅵ．2本実施された長期投与試験

1．継続長期投与試験

急性増悪期統合失調症に対する国際共同 placebo 対照試験を終了した被験者を対象に，asenapine の長期的な有効性と安全を評価するための52週間の継続投与試験[7]が2010年7月から2015年4月にかけて実施されている。

1）対象と主要評価項目

対象は先行試験で6週間の治療期を終了し，CGI-I が「軽度改善」以上で，安全性に大きな問題のなかった被験者で，その内訳は図8に示した。用法・用量は初めの6週間は二重盲検期として先行試験で割り付けられた群と同じ治験薬を投与した。ただし，先行試験で placebo 群に割り付けられた被験者には，2週間の placebo 投与の後，asenapine 5mg bid を4週間二重盲検下で投与した。この6週間の二重盲検期の後，全被験者を asenapine 5mg bid または 10mg bid 投与群に無作為割り付けし，46週間，可変用量として asenapine を非盲検下で投与した。本試験では安全性評価を

表5 Asenapineの継続長期投与試験における比較的よく見られる※有害事象の発現件数，被験者数及び発現率（木下ら，2016[7]）

有害事象	P/A群 (N=44) 件数	被験者数	発現率(%)	A/A群 (N=157) 件数	被験者数	発現率(%)
鼻咽頭炎	9	6	13.6	45	34	21.7
高脂血症	3	3	6.8	3	3	1.9
不眠症	2	2	4.5	13	12	7.6
統合失調症	12	10	22.7	42	35	22.3
アカシジア	2	2	4.5	14	13	8.3
浮動性めまい	2	2	4.5	10	9	5.7
頭痛	11	9	20.5	11	9	5.7
傾眠	5	5	11.4	18	18	11.5
振戦	4	4	9.1	7	6	3.8
動悸	3	3	6.8	2	2	1.3
便秘	4	4	9.1	13	12	7.6
口内炎	4	4	9.1	2	2	1.3
口の感覚鈍麻	4	4	9.1	1	1	0.6
湿疹	3	3	6.8	5	5	3.2
そう痒症	3	3	6.8	5	4	2.5
月経困難症	4	4	6.8	1	1	0.6
アラニンアミノトランスフェラーゼ増加	3	3	6.8	8	8	5.1
体重増加	7	7	15.9	17	17	10.8

※いずれかの群の発現率が5％以上
MedDRA/J ver. 17.1　［発現率］(%)＝［発現被験者数］／［AST集団被験者数］×100

主要目的とし，副次目的として有効性評価を実施した。

2）安全性

安全性については，有害事象発現状況，体重およびBMI，EPS，HbA1c・空腹時血糖・インスリンおよびprolactin，その他の臨床検査所見に及ぼす影響とした。有効性評価項目はPANSS合計スコア，PANSS下位尺度スコア，PANSS Marder因子スコアのベースラインからの変化量，PANSSレスポンダー率，CGI-S，CGI-Iとし，有効性の主要評価項目はPANSS合計スコアが先行試験ベースライン時から30％以上減少した被験者（PANSSレスポンダー）を対象に，効果消失までの期間とし，Kaplan-Meier法で算出した。効果消失までの期間は，①PANSS合計スコアが本治験継続時のベースライン値に対して30％以上増加，②統合失調症の悪化による抗精神病薬の追加，精神医学的ケアの増加，入院または入院レベル，③CGI-Sが6以上，④効果不十分による中止，⑤統合失調症の悪化による有害事象／重篤な有害事象のいずれかに該当する場合とした。

安全性の結果では，比較的よく見られる有害事象を表5に示した。重度の有害事象は，統合失調症（増悪）が最も多く，P/A群（先行試験でplaceboに割りつけられた群）で4.5％（2/44名），A/A群（先行試験でasenapineに割り付けられた群）で5.1％（8/157名）とほとんど同じであった。治験薬の投与中止に至った有害事象の発現率はそれぞれ20.5％（9/44名），18.5％（29/157名）で，いずれの群も統合失調症（増悪）がそれぞれ11.4％（5/44名），10.8％（17/157名）と最も多かった。死亡その他の重篤な有害事象では，統合失調症（増悪）がP/A群で9.1％（4/44名），A/A群で14.0％（22/157名）と最も多かった。P/A群の1名が転落による死亡と診断され，抑うつ気分および自殺既遂は治験薬との関連性は完全に否定

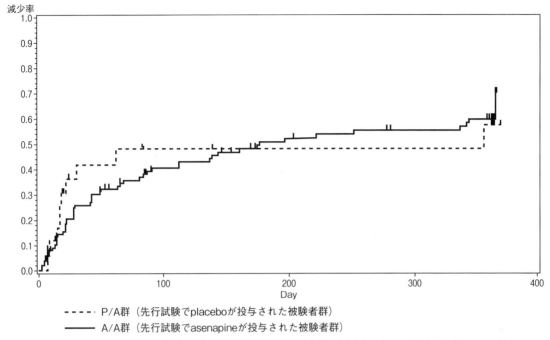

図9 Asenapine の継続長期投与試験におけるレスポンダー群の効果減少までの期間（木下ら，2016[7]）

されないと判断されている。

体重，BMI，HbA1c，空腹時血糖，インスリン，prolactin の変動については，7％以上の体重増加が P/A 群で 22.6％，A/A 群で 23.9％とやや数値的に高いのが目についたのみで他に問題はなかった。EPS については DIEPSS（Drug-Induced Extrapyramidal Symptoms Scale）に変化がみられなかった。

3）有効性

有効性の結果では，先行する試験で確認された効果の減少までの期間を主要評価としており，PANSS 合計スコアの変化量が 30％以上であった被験者が PANSS レスポンダー，30％未満であった被験者が PANSS ノンレスポンダーと定義されている。その結果，FAS 集団 197 名のうち，P/A 群は 44 名で，うち PANSS レスポンダーは 25 名，A/A 群は 153 名で 101 名が該当した。PANSS レスポンダー群の効果減少（Y 軸：効果減少率）と期間（X 軸：日数）の関係について図 9 に示した。効果減少までの期間を 6 ヵ月時点と 12 ヵ月時点とした場合，PANSS レスポンダー群では，6 ヵ月時点で，P/A 群では 47.5％，A/A 群では 50.2％が該当した。12 ヵ月時点で P/A 群では 56.3％，A/A 群では 58.7％であった。なお，ノンレスポンダー群は，6 ヵ月時点で，P/A 群では 57.2％，A/A 群では 29.6％であり，12 ヵ月時点で，P/A 群では 7.9％，A/A 群では 37.2％であった。つまり，本試験でのレスポンダー群では，先行試験で placebo 群，asenapine 群にかかわらず，効果減少率は，6 ヵ月時点で約 50％に至ったのち，12 ヵ月時点まで大きな変化は示さなかった。このことより，6 ヵ月間 asenapine 投与による効果が持続していた場合は，さらに 6 ヵ月（約 1 年後）でも効果が持続すると考えられた。

PANSS 合計スコアの変化量は図 10 に示したが，先行試験のベースラインからの最終評価時点での変化量の平均値および標準偏差は P/A 群および A/A 群でそれぞれ −18.30±2.97 および −21.63±1.71 であった。PANSS サブスケール，PANSS Marder 因子スコアのいずれでもそれぞれにスコアの減少がみられ，CGI-S，CGI-I でも改善が維持された。

以上，本試験では，日本人を含むアジア人統合失調症患者での asenapine 5mg bid および 10mg

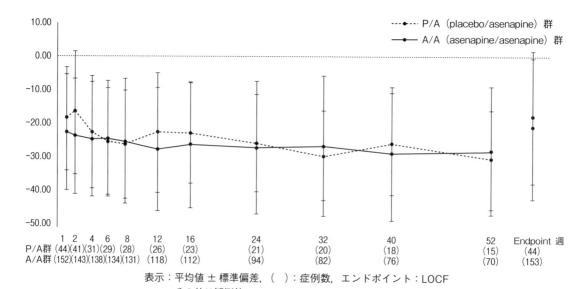

図10 Asenapine の継続長期投与試験における PANSS 合計スコアの先行試験ベースラインから52週目までの変化量の推移（木下ら，2016[7]）

bid，もしくは placebo を 6 週間投与 placebo 対照二重盲検比較試験を完了した被験者を対象に，非盲検下で asenapine 可変用量での長期投与の安全性および有効性を評価し，長期間の asenapine 反復投与の忍容性は良好であった。また，asenapine は急性増悪の統合失調症患者に対し，1 年にわたる長期投与で良好な忍容性を示し，持続的な有効性を発揮すると考えられた。

2．国内長期投与試験

Asenapine の placebo 対照試験からの継続投与試験（国際共同長期投与試験）が急性増悪期の統合失調症患者からのものであることから，もう 1 本実臨床場面で最も多く遭遇する慢性期の残遺型，多剤併用，多量投与，治療抵抗性あるいは高齢患者などを対象とする長期投与試験が必要であるとの機構からの要望のもとに本試験が計画された[8]。最初，60例を目標としたが，上記の国際共同継続長期投与試験への移行症例数が201例と少ないことから，途中から症例を100例追加している。本来プロトコルの変更には厄介な手続きが必要となるが，この場合は試験の目的が同じであり，単に症例を追加したのみとの判断のもとに機構側もこれを受け入れている。処方の単純化を心掛けるべき流れの中で asenapine を上乗せする方式はほめられないが，現実的な方向性を示すことの重要性から本試験が実施されている。2011年 4 月から2014年 9 月までの期間であった。

1）対象と主要評価項目

対象は残遺型，3 剤以上の多剤使用例，chlorpromazine 換算で 900mg/日（haloperidol 換算で 18mg/日）以上の症例，治療抵抗性の症例（clozapine の基準に準ずる），PANSS 陽性症状尺度 7 項目のうちいずれかの項目で 3（軽度）以上の65歳以上の症例，概括重症度が 4 点（中等度）以上の症例で，最初の 1 週間は asenapine 5mg bid とし，以後 5～10mg bid を51週間とした長期投与試験で，症例の内訳は図11に示した。52週完了者79名，中止者78名と相半ばしている。

主要評価は安全性（体重増加，BMI，錐体外路症状，HbA1c，空腹時血糖，インスリンおよび prolactin）と有効性（PANSS 合計スコアの変化量，PANSS レスポンダー率，部分集団における PANSS 合計スコアの変化量）としている。

2）安全性

安全性については，有害事象は87.9％（138/157名）に発現し，副作用は58.0％（91/157名）であった。比較的よく見られる有害事象（発現率

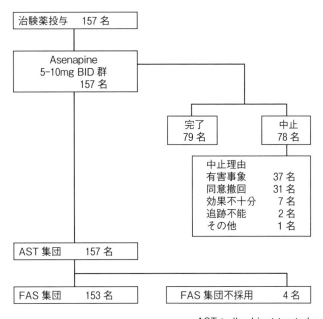

図11 Asenapine の国内長期投与試験における被験者の内訳（木下ら，2016[8]，一部省略）

5％以上）の発現件数および発現率を表6に示した。なお，部分集団別の有害事象発現率には大きな差はみられていない。重篤な有害事象は8.9％（14/157名）に発現し，統合失調症（増悪）が2.5％（4/157名）と最も多かった。死亡に至った被験者は3.2％（5/157名）で，治験薬との因果関係の可能性ありと判断されたのは1名（突然死）であった。

EPS に関連する有害事象のうち最も発現率が高かったのは錐体外路障害で6.4％（10/157名），次いで振戦3.2％（5/157名）と全体に低く，DIEPSS スコアでは変化はなかった。Asenapine 投与開始後の抗パーキンソン薬の使用率は9.6％（15/157名）であった。

体重および BMI では，体重増加が12.7％（20/157名），体重減少が7.6％（12/157名）となり，ベースラインから52週目までの平均変化量は0.25 kg と小さく，BMI の変化量の平均値（標準偏差）は0.07（1.93）kg/m^2 であった。

HbA1c，空腹時血糖，インスリンおよび prolactin については，いずれも大きな変化はみられなかった。

3）有効性

PANSS 合計スコアのベースラインからの変化量の推移を図12に示したが，ベースラインの PANSS 合計スコア（平均±標準偏差）は90.20±1.50と全体に高く，52週目までの変化量は－11.08±1.36，最終評価時点で－5.48±1.08であった。

PANSS レスポンダー率は図13にみるように52週目で30.4％（24/79名），最終評価時点で18.3％（28/153名）であった。

部分集団別 PANSS 合計スコアのベースラインから最終評価時点までの変化量を表7に示したが，いずれの項目でも，該当する集団と該当しない集団で変化量に大きい差はみられなかった。

以上，国内で実施された実臨床場面に近い対象に対する病態別の長期投与試験では，安全性の面で臨床上問題となる異常はみられず，有効性でもどの病態別類型に対しても同様な効果が得られて，幅広い患者層で有効性が期待できるとされている。ユニークな長期投与試験であり，筆者はこの原著論文のドラフトを読んでいて楽しかった。

表6 Asenapine の国内長期投与試験における比較的よく見られる有害事象（発現率が5%以上）の発現状況（AST集団）（木下ら，2016[8]）

有害事象　（N = 157）	件数	被験者数	発現率（%）
鼻咽頭炎	63	33	21.0
統合失調症	21	21	13.4
傾眠	21	20	12.7
体重増加	20	20	12.7
口の感覚鈍麻	17	17	10.8
発熱	17	14	8.9
体重減少	12	12	7.6
背部痛	11	11	7.0
アスパラギン酸アミノトランスフェラーゼ増加	11	11	7.0
血中クレアチンホスホキナーゼ増加	11	11	7.0
錐体外路障害	10	10	6.4
便秘	11	10	6.4
転倒	10	10	6.4
挫傷	12	10	6.4
嘔吐	9	9	5.7
湿疹	9	9	5.7
肺炎	9	8	5.1
不眠症	9	8	5.1
頭痛	9	8	5.1
流涎過多	9	8	5.1
アラニンアミノトランスフェラーゼ増加	8	8	5.1
血中プロラクチン増加	8	8	5.1

発現率（%）＝［発現被験者数］／［AST集団被験者数］×100

Ⅶ．おわりに

Org 5222 の経口薬でスタートした特異な薬理学的プロフィールを持つ asenapine の開発は，生物学的利用能が極端に低いことのために1994年に一旦中止したこともあり，その進行は遅れに遅れた。海外では主に米国 Organon 社が中心に1996年舌下錠による開発が再開され，慎重に進められ，同時に実施されたⅠ型双極性障害のうつ病期への試験にも成功し，米国では FDA から2つの適応を同時に承認された。それに対して欧州医薬品庁（EMA）は Potkin らの試験を pivotal study とは認めず，双極性うつ病のみの適応を承認した。

一方，わが国では2004年の英国での第Ⅰ相試験から asenapine 舌下錠の開発が始められ，Kane らの試験を対象とする bridging study として，わが国3本目の placebo 対照試験（アジア国際共同試験としては lurasidone に続く2本目）が実施され見事にこれに成功し，経口薬によるスタートから数えて雌伏26年にして2016年3月28日承認が降りた。筆者は Org 5222 の経口薬の第Ⅰ相試験に携ってきただけに感無量である。今後は MSD 社とライセンス契約を結んだ Meiji Seika ファルマ社が販売を中心とするすべての業務を荷うことになるが，この希有な新規抗精神病薬のこれからの活躍を大いに期待してやまない。

文　献

1) Camm, A.J., Karayal, O.N., Meltzer, H.Y. et al. : Ziprasidone and the corrected QT interval : a comprehensive summary of clinical data. CNS Drugs, 26 : 351-365, 2012.
2) Citrome, L. : Asenapine review, part 1 : chemistry, receptor affinity profile, pharmacokinetics and metabolism. Expert Opin. Drug Metab. Toxicol., 10 : 893-903, 2014.

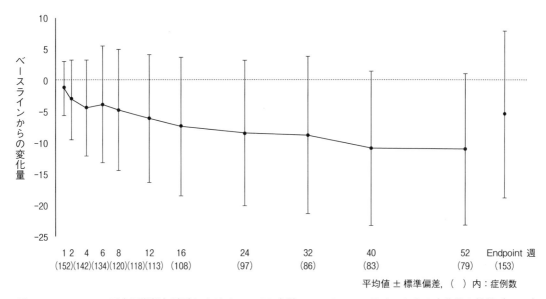

図12 Asenapine の国内長期投与試験における PANSS 合計スコアのベースラインからの変化量の推移（LOCF）（木下ら，2016[8]）

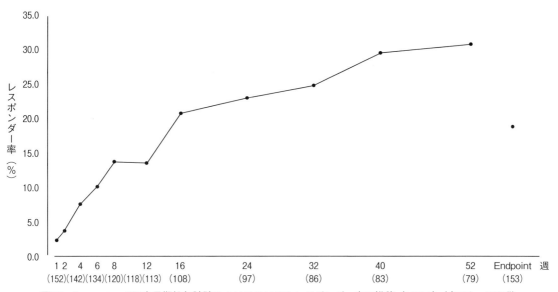

図13 Asenapine の国内長期投与試験における PANSS レスポンダー率の推移（LOCF）（木下ら，2016[8]）

3) De Boer, T., Tonnaer, J.A.D.M., De Vos, C.J. et al. : Neurochemical studies with the potential antipsychotic compound trans-5-chloro-2-methyl-2, 3, 3a, 12b-tetrahydro-1H-dibenzo-[2, 3 : 6, 7]-oxepino [7b : 4, 5-c] pyrrolidine maleate. Arzheim-Forsch-Drug Res., 40 : 550-554, 1990.

4) De Boer, T., Betendsen, H., Broekkamp, C.L.E. et al. : Org 5222. Drug Future, 18 : 1117-1123, 1993.

5) Kane, J.M., Cohen, M., Zhao, J. et al. : Efficacy and safety of asenapine in a placebo- and haloperidol-controlled trial in patients with acute exacerbation of schizophrenia. J. Clin. Psychopharmacol., 30 : 106-115, 2010.

6) Kinoshita, T., Bai, Y.M., Kim, J.H. et al. : Efficacy and safety of asenapine in Asian patients with

表7 Asenapineの国内長期投与試験における部分集団別PANSS合計スコアのベースラインから最終評価時点までの変化量（木下ら，2016[8]）

	該当する患者群	該当しない患者群
残遺型		
被験者数	78	75
ベースライン値	86.33 ± 2.33	94.21 ± 1.75
変化量	− 5.87 ± 1.37	− 5.07 ± 1.68
多剤併用		
被験者数	35	118
ベースライン値	93.83 ± 2.89	89.12 ± 1.73
変化量	− 7.17 ± 2.36	− 4.97 ± 1.21
多量投与		
被験者数	67	86
ベースライン値	95.64 ± 1.93	85.95 ± 2.09
変化量	− 7.13 ± 1.61	− 4.19 ± 1.45
治療抵抗性		
被験者数	35	118
ベースライン値	96.26 ± 2.76	88.40 ± 1.73
変化量	− 4.46 ± 2.89	− 5.78 ± 1.11
高齢者		
被験者数	49	104
ベースライン値	88.47 ± 2.55	91.01 ± 1.85
変化量	− 5.14 ± 1.61	− 5.63 ± 1.40

ベースライン値及び変化量の数値は平均値±標準誤差で表示。

an acute exacerbation of schizophrenia : a multicentre, randomized, double-blind, placebo-controlled study. Psychopharmacology, 233（14）: 2663-2674, 2016.
7) 木下利彦, 和久真弓, 田村文宏 他：統合失調症患者を対象にasenapine舌下錠を52週間投与した場合の安全性及び有効性を検討する第Ⅲ相延長投与試験（P06125試験）. 臨床精神薬理, 19：753-770, 2016.
8) 木下利彦, 温 恵子, 田村文宏 他：残遺型, 多剤併用, 多量投与, 治療抵抗性又は高齢の統合失調症患者を対象にasenapine舌下錠を52週間投与した場合の安全性及び有効性を検討する第Ⅲ相試験（P06238試験）. 臨床精神薬理, 19：771-787, 2016.
9) Meiji Seikaファルマ社社内資料. Org 5222の治験概要書. 2009年9月9日作成.
10) Meiji Seikaファルマ社：シクレスト®舌下錠インタビューフォーム. 2016年3月作成, 第1版.
11) 村崎光邦：特異な薬理学的プロフィールを持つasenapineの開発物語―その1：Asenapineの誕生から海外で承認されるまで. 臨床精神薬理, 19：901-920, 2016.
12) 村崎光邦：向精神薬開発の動向（2）―抗精神病薬. 日本神経精神薬理学雑誌, 15：191-210, 1995.
13) Murasaki, M. : Ziprasidone, phase Ⅱ study. 4th International Congress of Schizophrenia. Vancouver, Canada, 1996.
14) 村崎光邦：わが国初のplacebo対照試験を実施した新規抗精神病薬paliperidoneの開発物語. 臨床精神薬理, 19：1225-1250, 2016.
15) 大谷義夫, 村崎光邦, 新井 卓 他：Org 5222の第Ⅰ相試験. 臨床医薬, 13：4075-4093, 1997.
16) Potkin, S.G., Cohen, M., Panagides, J. : Efficacy and tolerability of asenapine in acute schizophrenia : a placebo- and risperidone-controlled trial. J. Clin. Psychiatry, 68：1492-1500, 2007.
17) Pratts, M., Citrome, L., Grant, W. et al. : A single-dose, randomized, double-blind, placebo-controlled trial of sublingual asenapine for acute

agitation. Acta Psychiatr. Scand., 130 : 61-68, 2014.
18) van Kammen, D.P.（村崎光邦 監修）: 非定型・新規抗精神病薬―その忍容性を中心に―. 臨床精神薬理, 4 : 483-492, 2001.
19) Vrijmoed-De Vries, M.C. : Pilot clinical study with a new antipsychotic. Biol. Psychiatry, 29（11, Suppl）: Abst P-28-42, 1981.

§61

わが国初のplacebo対照試験を実施した新規抗精神病薬paliperidoneの開発物語

I. はじめに

Paliperidone は Janssen Pharma 社が開発した risperidone の主活性代謝物（9-hydroxy risperidone）を有効成分とする。1つ強調しておきたいことは，paliperidone は risperidone に続く新規の抗精神病薬の開発に行き詰った Janssen Pharma 社が苦しまぎれに risperidone の活性代謝物を製剤化したのとは違うという点である[19]。Paliperidone と risperidone の化学構造の違いはわずかであるが（図1），例えば dopamine（DA）と nor-adrenaline（NA）の化学構造の違いはわずかながら，1つの水酸基の有無の違いにより両者の受容体プロフィールや再取り込み機序が全く異なり，神経生化学的に異なる神経伝達物質として作用しているのと同様に（図2），paliperidone と risperidone とは World Health Organization（WHO）の Anatomical Therapeutic and Chemical Classification（ATC）ではそれぞれの薬理学的，化学的特性から別の化合物として登録されている。Serotonin-dopamine antagonist（SDA）としての 5-HT$_{2A}$/DA D$_2$ 比は risperidone が7.1であるのに対して，paliperidone は1.5と比率が小さく，paliperidone の D$_3$ 受容体への親和性が高くなっている。そして，受容体結合能は adrenaline α$_2$ 受容体においてそれぞれ151nMと3.9nMと大きく相違しており，paliperidone の有する α$_2$ 受容体に対する高い親和性は前頭前野での NA の放出を高め抑うつ効果を示す可能性がある（表1）[6,12]。このことが，paliperidone 独自の効果と安全性をもたらす成績となって現われている。

本稿では生まれ変わった paliperidone の開発物語を書くことになるが，画期的な点の1つは paliperidone は米国ALZA社の浸透圧を利用した放出制御システム（osmotic controlled release oral delivery system：OROS）により24時間にわたって paliperidone を放出し，血漿中濃度を安定させることで1日1回投与による徐放錠化していること，2つ目は前期第II相試験の中で positron emission tomography（PET）study を実施して用量設定の検討を行ったこと，そして，3つ目は，これが筆者にとって最も大きな衝撃であったのであるが，わが国で初めての抗精神病薬として placebo 対照試験を実施したことである。心して書いていきたい。

II. Paliperidone 開発への道

Janssen Pharma 社は，Paul Janssen の恐るべき慧眼のもとに SDA として1986年 risperidone を合

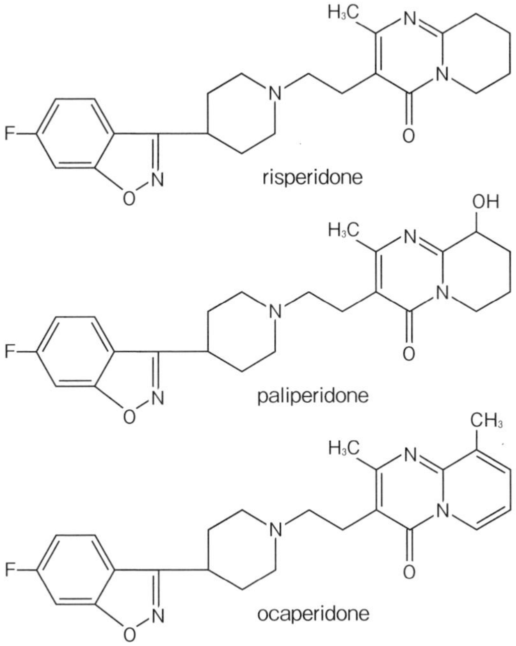

§61 わが国初の placebo 対照試験を実施した新規抗精神病薬 paliperidone の開発物語   885

図1 Risperidone, paliperidone, ocaperidone の化学構造

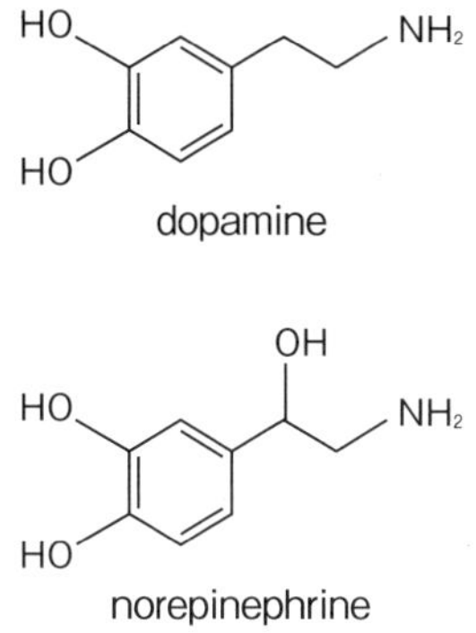

図2 Dopamine と norepinephrine の化学構造

表1 Risperidone と paliperidone の受容体親和性 in vitro Ki 値（nM）（Gray と Roth, 2007[6]）

化合物	D_2	D_3	$5-HT_{1A}$	$5-HT_{2A}$	a_{1A}	a_{2A}	M_1	H_1
Risperidone	2.4	8	423	0.34	5	151	>10,000	20
Paliperidone	1.6	3.5	617	1.1	2.5	3.9	>10,000	19

D_2：dopamine D_2 受容体，D_3：dopamine D_3 受容体，$5-HT_{1A}$：serotonin$_{1A}$ 受容体，$5-HT_{2A}$：serotonin$_{2A}$ 受容体，a_{1A}：adrenaline$_{1A}$ 受容体，a_{2A}：adrenaline$_{2A}$ 受容体，M_1：muscaline M_1 受容体，H_1：histamine H_1 受容体

成し，華々しいスタートを切ったが，同時に ocaperidone を合成し，さらに次の後継薬の探索に入っていた．1990年京都での第17回国際神経精神薬理学会（CINP）には ocaperidone までが発表されている．しかし，glycine-transporter 阻害薬を含めた risperidone の後継薬の探索が進まないなか[20]，一旦 ocaperidone へ戻ってその臨床開発に取り組んでいた．Risperidone とのわずかな化学構造の違いながら，ocaperidone の開発は後期第Ⅱ相試験の段階で止まり，French laboratory Neuro 3D 社へ譲渡し，さらに2007年にはドイツの Evotec 社へ渡ったが，2010年2月すべての開発が断念されている．

Janssen Pharma 社は最後の切り札として risperidone の活性代謝物で優れた薬理学的プロフィールを有する paliperidone を OROS 化する新規の開発に着手した．2002年当時，Janssen Pharma 社には，これに加えて risperidone の持効性注射製剤（Risperdal Consta®）と paliperidone の持効性注射製剤 paliperidone palmitate（Xeplion®）の開発がラインアップされていた．こうして，堂々の OROS 化された新規の paliperidone の開発に入ったのである．

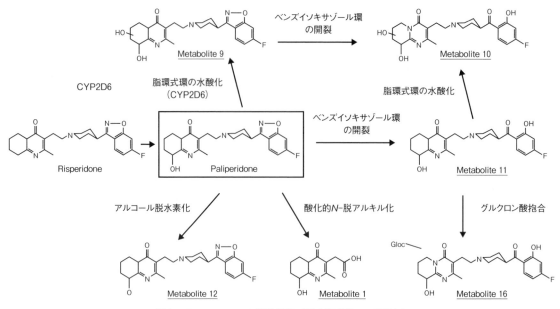

図3 Paliperidone の代謝経路（社内資料[A]，一部追加）

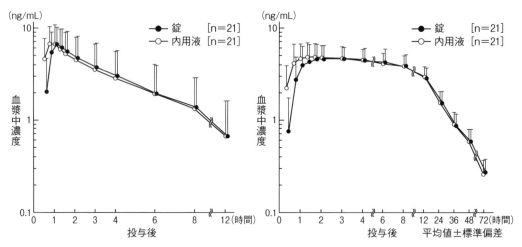

図4 Risperidone 1mg（錠または内用液）単回投与時の未変化体と 9-OH risperidone (paliperidone) の血中濃度推移（社内資料[C]）

Ⅲ．Paliperidone の薬物動態

Paliperidone 自体は risperidone の代謝経路の中で図3のように主に CYP2D6 と一部 CYP3A4 によって出現するが，paliperidone は CYP による代謝をほとんど受けず，腎からの排泄が中心である[A]。したがって，CYP を介した遺伝子多型による影響や競合的阻害による相互作用を受けにくく，活性代謝物を持たない[B]。

Risperidone 経口服用時の risperidone と paliperidone の血中濃度推移から見るように（図4）[C]，paliperidone は risperidone の臨床効果発揮の上で主役を演じていることが一目瞭然である。Pali-

反復投与時の血漿中paliperidone濃度推移

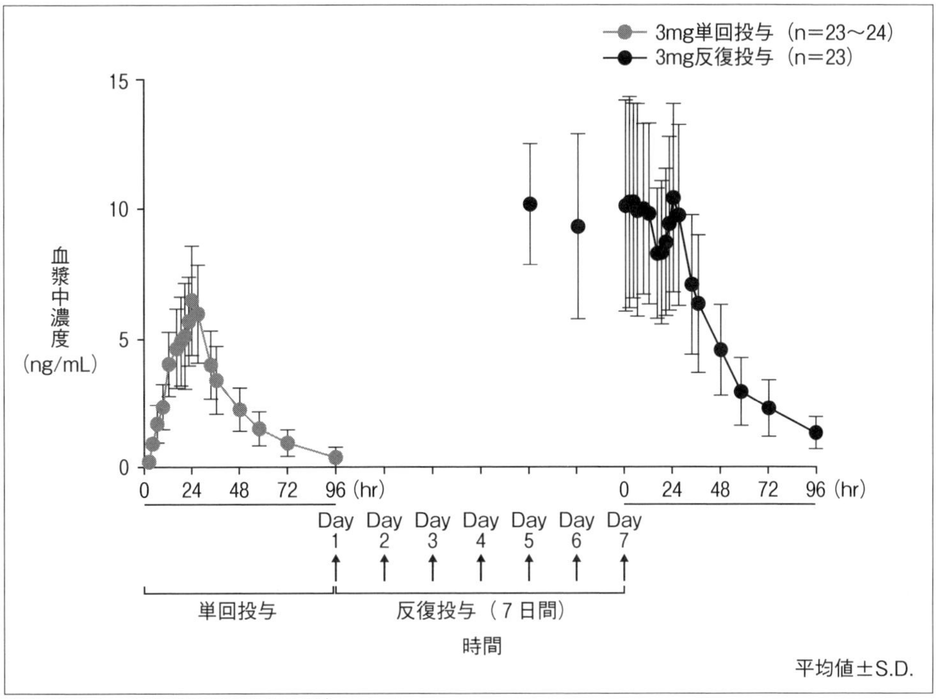

測定ポイント：5及び6日目(投与直前)
7日目(投与直前,投与後2，4，6，9，12, 16, 18, 20, 22, 24, 27, 33, 36, 48, 58, 72, 96時間)

反復投与時の薬物動態パラメータ（n=23）

	C_{max}（ng/mL）	t_{max}[a)]（hr）	AUC_{∞}（ng・hr/mL）	$t_{1/2}$（hr）
3mg（単回投与）	6.6 ± 2.19	24.0（9.0～27.2）	241 ± 84.2	19.6 ± 3.5[b)]
3mg（反復投与）[c)]	11.8 ± 3.95	12.0（2.0～24.0）	230 ± 78.2[d)]	25.4 ± 3.5

a：中央値（範囲），b：n = 24，c：反復経口投与7日目，d：AUC_{τ}（反復投与時の1投与間隔のAUC）　平均値 ± S.D.

図5　Paliperidone 反復投与時の血中濃度推移と薬物動態パラメータ（社内資料[D)]）

peridone 反復投与時の血漿中 paliperidone 濃度推移と薬物動態パラメータを図5に示しておく[D)]。

なお，これらの海外データのほかに，英国で実施された日本人および白人健康成人各30例による第Ⅰ相試験と，米国で実施された日本人健康成人20例による第Ⅰ相試験によって得られた成績もあるが，ほぼ同等の成績を示しており，paliperidone のインタビューフォームには海外のデータが用いられている。

OROS 製剤化によるメリットについては，図6にみるように，OROS では放出制御膜を通して消化器内で吸収された水分がプッシュ層を押し上げ，薬物放出口より paliperidone を緩徐に放出し，速放錠と比較して24時間にわたり血漿中濃度のピーク値とトラフ値の振幅が小さく，1日1回の投与で安定した放出制御を可能としている。これによって，例えば起立性低血圧を予防するための初回投与量を調節する必要がなく，第1日から有効用量を開始することができる。また，ピーク値が高くなりすぎて錐体外路症状（EPS）や起立性低血圧を惹起する危険性を低くし，トラフ値が低くなりすぎて有効濃度を割りこむこともなく，血中濃度の変動の少なさが臨床的有用性を高めることが期待される[5)]。

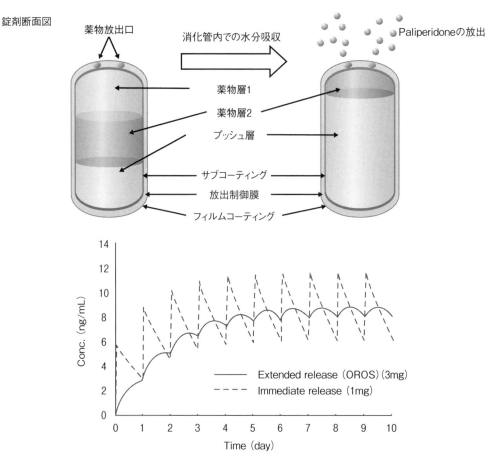

図6 OROSの放出メカニズムとpaliperidoneの定常状態血漿濃度（古郡ら，2010[5]）

なお，Janssen Pharma 社の親会社である Johnson & Johnson 社は drug delivery system (DDS) の専門会社の ALZA 社を2001年に傘下に収め，OROS の第1号として methylphenidate の OROS 化により Concerta® を2000年に上市し，わが国でも2007年12月に注意欠陥／多動性障害の適応のもとに上市している。

IV. 海外での臨床試験

1. 3本のpivotal studyの統合解析結果

Paliperidone が risperidone の活性代謝物で優れた薬理学的プロフィールを有することは周知であり，しかも，OROS 化によって徐放化され，安定した薬物動態と安全性を示すことが第 I 相試験で確認されていることはすでに述べた。安心して placebo 対照試験が実施できるということから，2004年から2005年にかけて同じプロトコルのもとに3本の pivotal study が実施され報告されている[3,9,13]。いずれも急性期エピソードを有する統合失調症患者を対象とし，paliperidone 3mg，6mg，9mg，12mg，15mg の5用量による placebo 対照試験で，参照薬に olanzapine 10mg 1日1回投与が置かれている（なお，3試験の paliperidone の用量は，Marder ら[13]，6mg，12mg，Kane ら[9]，6mg，9mg，12mg，Davidson ら[3]，3mg，9mg，15mg となっている）。主要評価項目は Positive and Negative Syndrome Scale (PANSS) 合計スコアの変化量であり，副次評価項目に PANSS 下位尺度（陽性症状尺度，陰性症状尺度，総合精神病理尺度）や Marder[14] の分類による PANSS 下位尺度（陽性症状，陰性症状，思考解体，敵意／興奮，不安／

§61 わが国初の placebo 対照試験を実施した新規抗精神病薬 paliperidone の開発物語

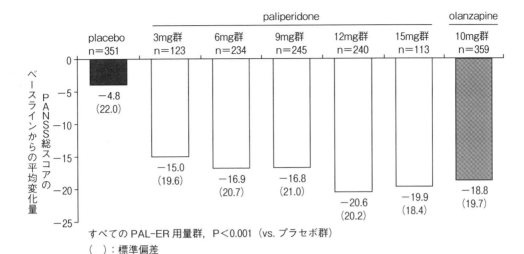

図7 海外3 placebo 対照試験における PANSS 合計スコアの平均変化量（プール解析による）（Meltzer ら, 2008[15]の表を図に改変した村崎, 2010[19]）

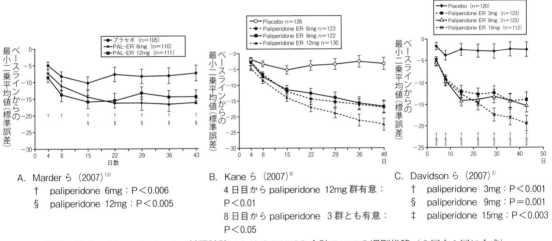

図8 Paliperidone の placebo 対照試験における PANSS 合計スコアの週別推移（3図を1図に合成）

抑うつ），臨床上の医師の印象による重症度（Clinical Global Impression of Severity: CGI-S）などのほかに，心理社会的機能として Personal and Social Performance (PSP) Scale[18]が評価されている．なお，21日以上参加して効果不十分（PANSS 合計スコア 20％以上増加した場合）のため中止した者のうち同意の得られた被験者は長期継続オープン試験に参加しうることが明記されている．

幸い，上記3本の試験のプール解析を Meltzer ら[15]が実施して公表しているので，ここではその紹介にとどめる．これによると，PANSS 合計スコアの変化量は paliperidone の3～15mg のすべての用量群で placebo 群に比べて有意に大きかった（図7）．また，paliperidone の各用量群と olanzapine 群との PANSS 合計スコア変化量には有意な差はなかった．Marder らの分類による PANSS 下位尺度においても paliperidone 各用量群は placebo 群に比べて有意な改善を示した．

ちなみに，3試験での PANSS 合計スコアの経時的変化をみると，図8のように試験開始4日目より placebo 群に比べて有意差を示し，速やかな効果発現が確認されている．また，上記3試験で

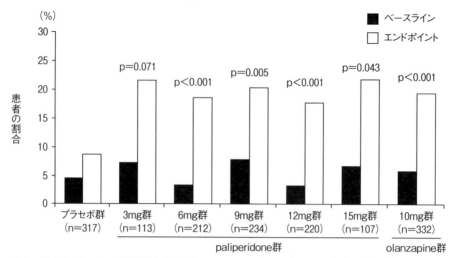

図9 海外3 placebo対照試験におけるPSPスコアが≧71であった患者の割合（Meltzerら，2008[15]）

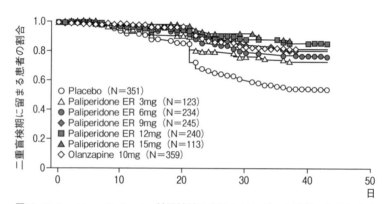

図10 Paliperidoneのplacebo対照試験3本におけるプール解析：無効による中止への時間のKaplan-Meier Plot（Meltzerら，2008[15]）

心理社会的機能をPSP Scaleにより評価したところ，paliperidoneの各用量群はplacebo群に比べPSPスコアを有意に改善しており，さらに，機能障害が軽度あるいはほとんど認められないカテゴリとなるPSPスコア71点以上の患者の割合は，paliperidoneの3mg群を除いたいずれの用量群も最終評価時においてplacebo群よりも優位に大きかった（図9）。

なお，3週以降に効果不十分のため中止した症例では，オープンラベルの継続長期投与試験に参加しうるとの規定と相関するかをみたところ，図10のように3週以降にplacebo群に中止例が目立っている。参考までに海外の3試験での完了者と中止者の状況を表2に示しておく。

Paliperidoneの主な有害事象は，頭痛，不眠であり，錐体外路症状関連事象の発現頻度は3～6mgにおいてはplaceboとほぼ同程度であったが，9mgを超えると頻度が増加している（図11）。また，血中prolactin値の上昇が認められ，その中央値は男性24ng/ml，女性81ng/mlであったが，3～12mg群において，prolactin値上昇に伴う有害事象の発現は1～2％程度であり，投与中止例はなかった。

以上より，paliperidoneは急性期統合失調症患者に対する有効性がplaceboに優り，速やかな効果発現が得られ，その効果はolanzapineとほぼ同

表2 Paliperidoneのplacebo対照試験3本における全割り付け患者の完了者と脱落者の状況（Meltzerら，2008[15]）

状況	Placebo (N=360)	Paliperidone ER 3mg (N=127)	6mg (N=235)	9mg (N=247)	12mg (N=242)	15mg[a] (N=115)	Total (N=966)	Olanzapine 10mg (N=366)
（総参加者）	351 (98)	123 (97)	234 (>99)	245 (99)	240 (99)	113 (98)	955 (99)	359 (98)
完了者	142 (39)	70 (55)	131 (56)	164 (66)	155 (64)	82 (71)	602 (62)	228 (62)
脱落者	218 (61)	57 (45)	104 (44)	83 (34)	87 (36)	33 (29)	364 (38)	138 (38)
無効	144 (40)	31 (24)	46 (20)	42 (17)	29 (12)	14 (12)	162 (17)	59 (16)
患者の申し出	37 (10)	17 (13)	28 (12)	29 (12)	29 (12)	8 (7)	111 (11)	33 (9)
有害事象	19 (5)	3 (2)	16 (7)	10 (4)	14 (6)	4 (3)	47 (5)	22 (6)
追跡不能	6 (2)	1 (1)	9 (4)	2 (1)	10 (4)	2 (2)	24 (2)	11 (3)
服薬不遵守	3 (1)	1 (1)	0	0	3 (1)	2 (2)	6 (1)	4 (1)
死亡	0	0	0	0	0	0	0	1 (<1)
その他	9 (3)	4 (3)	5 (2)	0	2 (1)	3 (3)	14 (1)	8 (2)

[a] 15mg/日群は最初の1週は12mg/日から開始

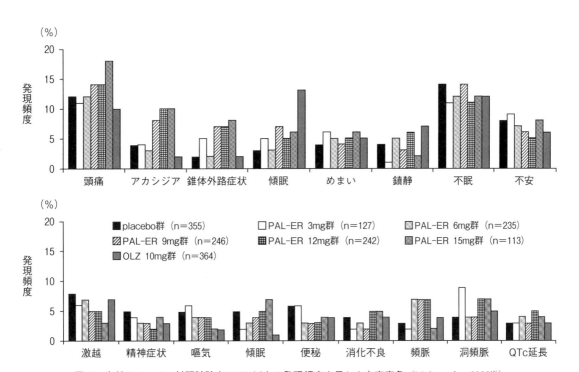

図11 海外3 placebo対照試験中に5%以上の発現頻度を呈した有害事象（Meltzerら，2008[15]）
PAL-ER：paliperidone徐放錠，OLZ：olanzapine

等であること，そして忍容性が高いことが確認された．また，有効性と安全性のバランスから6mgが至適臨床用量であると判断された．Arakawaら[1]による日本人脳内D_2受容体占拠率を調べたPET研究からも6mgを至適用量とすることが支持されている．なお，上記メタ解析において，paliperidoneの有効性は12mgと15mgでほぼ同等であったが，安全性は12mgに比べ15mgで劣る傾向があるため，3～12mgを有効用量としている．

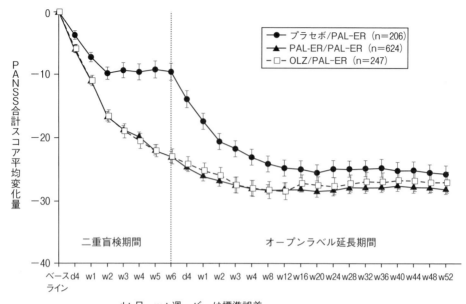

図12 海外 paliperidone 継続長期投与試験における PANSS 合計スコアの推移（Emsley ら，2008[4]）

2．52週長期継続オープン3試験の統合解析結果

上記の急性期統合失調症患者を対象とした3本の pivotal study を終了した被験者，あるいは21日以上参加して効果不十分のため中止した者を対象に，長期継続オープン試験が実施されている[4]。試験デザイン検討当時の paliperidone 推奨用量は9mg と考えられていたため，これらの試験では開始用量を9mg とし，3〜15mg の範囲で適宜3mg ずつ用量調整されている。各群とも長期継続試験開始12週まで PANSS 合計スコアはさらなる改善を示し，12週以降は効果の持続が認められ（図12），PSP スコアの改善も継続している。主な有害事象は，不眠，頭痛，アカシジアであり，有害事象のプロフィールは短期試験と同じであった。試験期間中に血糖値や血中インスリン値，脂質値を含め臨床的に問題となる検査所見異常は認められていない。QT 延長は11例（1%）が450msec 以上480msec 未満を示し，1例は480 msec を超えている。

以上から，paliperidone 投与により統合失調症状と社会的機能の改善が長期にわたり認められ，継続した長期投与が可能であり，高い忍容性が確認されている。

3．ランダム化治療中止による再発防止試験

Kramer ら[11]は急性期エピソードを有する統合失調症に対して paliperidone 3〜15mg の可変用量によるオープンラベル8週の run-in 相にて症状を安定化し，前相で探索した至適用量を継続する6週の stabilization の相を経た207例を対象に実薬と placebo に割り付ける二重盲検比較試験を実施している。その結果，paliperidone 群で再発までの期間が有意に長く（p＜0.0001），再発率も有意に低い（22%対52%，P＜0.0001）との成績を発表している。確かにきれいな成績ではあるが，ランダム化治療中止による試験の結果は火を見るより明らかであり，倫理的に極めて問題が大きい。後に述べるように，paliperidone はわが国で初の placebo 対照試験を実施した。良きにつけ悪しきにつけ，その意義は大きかった。それにしても，統合失調症患者を対象としたランダム化治療中止試験は筆者にとっては悪魔の所業とも思われ，絶対にやるべきではないと考えている。

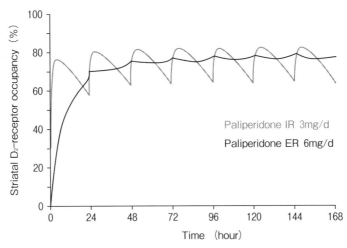

図13 Paliperidone の脳内動態のシミュレーション（Karlsson ら，2006[10]，大久保と荒川，2010[23]より転用）
Paliperidone 徐放錠では速放錠に比べて D_2 受容体占有率であらわされる脳内動態が6分の1に減少する。このシミュレーションでは paliperidone 徐放錠 6mg 1日1回投与で錐体外路症状を来さず抗精神病効果が期待できる 70〜80％の至適 D_2 受容体が安定して維持される。

V．わが国での臨床試験——PET 研究から継続投与試験まで

1．Paliperidone の PET 研究

Karolinska 研究所の Karlsson ら[10]は，健康人に paliperidone 速放錠 1mg と徐放錠 6mg の単回投与時の血中濃度と脳内受容体の実測値およびシミュレーションから，脳内では SDA としての特徴を示し，図13のようなシミュレーション曲線を描いている。Paliperidone は徐放化されることによって脳内動態変動が6分の1に減少することを明らかにした。そして，paliperidone 徐放錠の臨床用量を 3mg/日以上と推定している。

一方，Arakawa ら[1]は，後に述べるわが国での6週間の前期第Ⅱ相試験の中で統合失調症患者14名（3mg：6名，9mg：4名，15mg：4名—うち1名は PET カメラ不具合により除外）を対象に，服用後2週間以上たった時点で独立行政法人放射線医学総合研究所（放医研）にて PET 研究を実施している。かねてから pivotal study の前に PET 研究を行いたいとの思いがヤンセンファーマ社側と放医研側とで一致して，本試験が実施されて，見事な成績を挙げたのである。そのさいの paliperidone 徐放錠の用量と血中濃度と線条体 D_2 受容体および側頭葉 D_2 受容体占拠率の相関が図14と図15に示されている。その結果，paliperidone は線条体と側頭葉の D_2 受容体への親和性は差がなく，大脳辺縁系選択性は認められないことが確かめられている。そして，paliperidone PET 研究からみた脳内動態は大久保と荒川[23]によって表3にまとめられているように，70〜80％の D_2 受容体占有率に相当する至適用量は 6〜9mg/日で，臨床用量設定（1日 3〜12mg）は妥当であるとして，わが国での初の placebo 対照試験となった pivotal study に極めて貴重な情報を与えた。

2．PET 研究が実施された前期第Ⅱ相試験[E]

本試験は paliperidone の効果と安全性をみるために PANSS 合計スコアの変動を主要評価項目としているが，もう1つ，わが国で初めての pivotal study 実施前に用量設定を兼ねた PET 研究を実施することが大きな目的であった。被験者は47名という小規模な多施設共同試験で，投与量は 3mg/

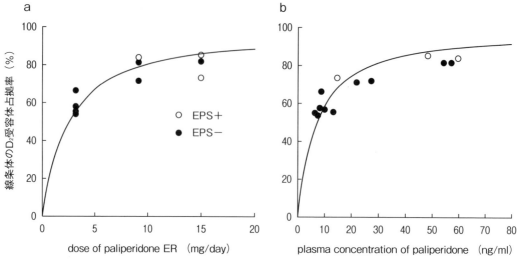

図14 Paliperidone 徐放錠の用量，血中濃度と線条体 D_2 受容体占拠率（Arakawa ら，2008[1]，大久保と荒川，2010[23] より転用）
 Paliperidone 徐放錠の D_2 受容体親和性 ED_{50} は，線条体では 2.83mg（1日用量）かつ 6.65ng/ml（血中濃度）であった。錐体外路症状が3例の患者に認められ，その3例の線条体 D_2 受容体占有率は平均で 80.3% であった。

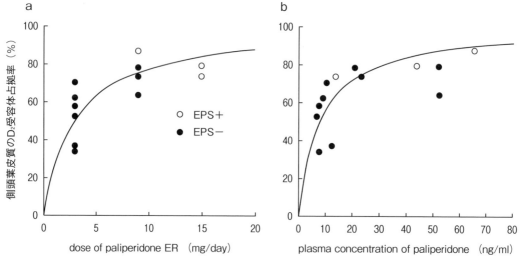

図15 Paliperidone 徐放錠の用量，血中濃度と側頭葉 D_2 受容体占拠率（Arakawa ら，2008[1]，大久保と荒川，2010[23] より転用）
 Paliperidone 徐放錠の D_2 受容体親和性 ED_{50} は，側頭葉では 2.84mg（1日用量）かつ 7.73ng/ml（血中濃度）であった。この値は線条体における ED_{50} とほぼ同等であることから，paliperidone 徐放錠の脳内動態について部位選択性は認めないと考えられた。

日，9mg/日，15mg/日の固定用量の6週間の探索的試験であった。たまたま，47名全例が外来患者で罹病期間平均は9.72年と慢性例が多く，PANSS 合計スコアが平均60.9で低く，とくに陽性症状尺度スコアの平均は12.1であった。これはひとえにPET 研究を実施するという初の試みのために比較的安定した症例が選ばれたことによると思われる。また，PET 研究を実施するために，放医研

表3 PET 研究からみた paliperidone 徐放錠の脳内動態（大久保と荒川，2010[23]）

① ドーパミン D_2 受容体よりも $5-HT_{2A}$ 受容体に対する親和性がより高く，セロトニン・ドーパミン拮抗薬としての特徴を持つ[10]。
② 線条体，側頭葉 D_2 受容体占有率に差を認めないことから脳内作用には大脳辺縁系選択性を認めない[1]。
③ 脳内 D_2 受容体への親和性比からは risperidone と paliperidone 徐放錠の等価用量比は1対2である[1]。
④ 70～80％の D_2 受容体占有率に相当する paliperidone 徐放錠の至適用量は1日6～9mg で，臨床用量設定（1日3～12mg）は妥当である[1]。
⑤ 徐放錠化することによって脳内動態変動が6分の1に減少，安定した D_2 受容体占有を示す[10]。

表4 Paliperidone の前期第Ⅱ相試験における PANSS 合計スコアの変化（FAS）（社内資料[E]を改変）

投与量	ベースライン	6週時	6週時のベースラインからの変化と P 値[a]		最終評価時	最終評価時のベースラインからの変化と P 値[a]	
3mg	16名 56.3 (11.4)	14名 53.0 (11.6)	-3.4 (2.8)	0.0006**	16名 54.3 (11.4)	-1.9 (4.8)	0.1279
9mg	15名 61.2 (16.7)	14名 56.2 (17.0)	-5.0 (3.5)	0.003**	15名 57.2 (16.8)	-4.0 (3.5)	0.0013**
15mg	16名 65.3 (12.9)	10名 61.7 (14.9)	-3.6 (6.9)	0.0647	16名 62.3 (13.9)	-2.9 (6.3)	0.0739
合計	47名 60.9 (14.0)	36名 56.5 (14.6)	-4.4 (4.4)	0.0001**	47名 58.0 (14.2)	-2.9 (5.0)	0.0002**

数値：平均値（標準偏差）
a：対応のある検定によるベースライン時との比較
**：$P \leq 0.01$

（千葉市稲毛）に比較的近い施設が選ばれ，大久保善朗日本医大教授と渡邊衡一郎杏林大教授（当時慶應義塾大）が中心となり，東東京から千葉にかけての被験者が多かった。

PANSS 合計スコアの変動をみると（表4），6週時では，15mg/日以外で有意の変動を示し，最終評価時では 9mg/日群のみが有意の変動を示し，全体としての変動も有意であった。PANSS の下位尺度スコアの変動は，陽性症状尺度スコアでは，3mg/日群以外はすべて有意であり，陰性症状尺度スコアでは 15mg/日群以外のすべてで有意であった。総合精神病理スコアでは 3mg/日群と 15mg/日群で有意差を認めなかった。Brief Psychiatric Rating Scale（BPRS）では，3mg/日以外ですべて有意の変動を認めた。最終評価時の Clinical Global Impression-Change（CGI-C）は「軽度改善」以上が全体で 38.3％，「不変」が 46.8％，「軽度悪化」以下が 14.9％と優れた成績とはいえなかったが，PET 研究を大きな目的とした試験での慢性症例を対象とした成績としてはまずまずのものであった。

安全性については，副作用と判定されたものは，血中 prolactin 値増加 16例（34.0％），高 prolactin 血症とアカシジアが各4例（8.5％），血中 creatin-phosphokinase 増加3例（6.4％），EPS と alanin-aminotransferase 増加各2例（4.3％），血中 bilirubin 増加1例（2.1％）であった。EPS の頻度は低く，アカシジアの出現も低率であったが，血中 prolactin 値に及ぼす影響は高いものであった。

以上，paliperidone の 3mg，9mg，15mg の忍容性は良好であった。有効性において，陽性症状と陰性症状の両方の症状を改善し，前治療薬と同程度の効果を示した。血漿中 paliperidone 濃度の検討も実施したが，反復投与時における定常状態が確認され，また，3～15mg/日の用量範囲で用量比例性が示された。

わが国初の試みとして，本試験の中で実施された PET 研究の成績はすでに述べたが[1,23]，本剤 3～15mg/日の範囲内に至適用量と考えられる D_2 受容体占有率 70～80％を満たす用量範囲が含まれていた。

3. わが国初の抗精神病薬の placebo 対照試験が実施されるまでの顛末

わが国では，かねてより医薬品医療機器総合機構（機構）は向精神薬の pivotal study に placebo 対照試験の実施を着々と進めてきていた。抗うつ薬も長らく精神科医側の抵抗もあってか，placebo 対照試験は見送られてきた。この間，苦肉の策として pseudo-placebo 相当のごく低用量（subclinical dose）を用いた試験がいくつか実施されたが，いずれも失敗に終わっていた。こうした中でファイザー社が開発していた sertraline の臨床試験がうまくいかず，宙に浮いていたのに対して，とうてい pivotal study とは思えないランダム化治療中止試験にて placebo を用いた試験が行われた。そして，sertraline はこの試験の成績をもって承認されたが，添付文書に sertraline の抗うつ効果は検証されていないといった文言が入るなど，物議を醸した物語はすでに書いた[21]。強引とも思える機構側の作戦は成功し，以後すべての抗うつ薬の臨床試験で placebo 対照試験は必須となった。

残るは抗精神病薬の placebo 対照試験のみとなった。2004年の頃か，機構は Org5222（asenapine）の pivotal study に対して placebo 対照試験を勧めたが，当時の Organon 社（現 MSD 社）が躊躇している間に，ヤンセンファーマ社が paliperidone の臨床試験の相談にやってきた。ヤンセンファーマ社は初の SDA として risperidone をわが国で1996年に上市させ，抗精神病薬の開発では頭一つ抜けた存在であった。機構側はこれを絶好の機会と捉え，わが国で抗精神病薬の placebo 対照試験を実施できるのはヤンセンファーマ社しかないと説得した。

ヤンセンファーマ社側は，paliperidone の開発に当っては，OROS 化による extended release 製剤を作りあげており，前期第Ⅱ相試験の中で PET study を実施して至適用量の設定を行うという画期的手順を踏んでいた。しかし，第Ⅲ相試験では，これまでの方式，すなわち東日本と西日本で既存の標準抗精神病薬との二重盲検比較試験を実施して，それによる非劣性検証での承認を考えていた。それに対して，この機会を逃してはならじと機構側は強い決意を固めていたか，ヤンセンファーマ社に placebo 対照試験を強く迫った。抗精神病薬の開発に強い熱意を燃やしていたヤンセンファーマ社にとって，paliperidone がわが国での placebo 対照試験の第1号になる資格を有している事実を承知していた。最も使い慣れた risperidone の臨床的有効性を担っているのが paliperidone であることから，わが国の精神科医にとって最も placebo 対照試験に入っていきやすいとの考え方もあった。機構側の強い要望に答えられるのはヤンセンファーマ社しかないとの自負心はあったが，筆者を含めて統合失調症患者に placebo を投与することへの反対論の強い中で，直ちに決められる問題ではなかった。こうなることを察知していたヤンセンファーマ社は横浜市立大学の平安良雄教授を医学専門家に迎えていた。米国から帰国間もない，かつ米国の治験事情に明るく，placebo 対照試験に柔軟に対応しうる専門家をと考えてのことであったという。そこで，平安良雄教授は広く臨床精神薬理を専門とする精神科医の意見を問うべく，日本臨床精神神経薬理学会に託した。2005年の第15回大会での治験教育セミナーには，機構にあって最も強い意見を有していた宇山佳明氏が招かれ，「最近の治験相談の現状と留意点等について」を講演された[24]。翌2006年の第16回大会では，表5のように「抗精神病薬の臨床試験にプラセボを使用できるか？」のタイトルのもとに，機構からは森 和彦氏が招かれて講演されている[17]。この治験教育セミナーやシンポジウムを通して，平安良雄教授は placebo 対照試験に反対する立場の人は多いが（慶應関係の先生方が多かったと言われている），賛成の立場の人も，木下利彦関西医大教授をはじめ少数ながらおられることを確認している。一方，ヤンセンファーマ社でも社内会議を開いたが容易に意見の一致がみられず，placebo 対照試験を倫理的立場から反対されている先生方が多い中でこれを決行すれば，その後のヤンセンファーマ社への批判が強くなるのではとの懸念も強かったと聞いている。しかし，海外では placebo 対照試験が必須となっている事実と，外資系の会社としては是が非でもと迫る機構の要望には答えるべきとの判断のもとに，時のヤンセンファーマ社の社長，関口 康氏はゴーサイン

表5　第16回日本臨床精神神経薬理学会プログラム（リーガロイヤルホテル小倉，福岡，2006）

シンポジウム3　抗精神病薬の臨床試験にプラセボを使用できるか？ 　　　　　　　　　　　　座長：兼子　　直（弘前大学医学部神経精神医学講座） 　　　　　　　　　　　　　　　樋口　輝彦（国立精神・神経センター武蔵病院）
統合失調症に対するプラセボ対照試験についての考察 　　　　　　　　　　　　　千葉大学大学院医学研究院精神医学　　伊豫　雅臣 横浜市立大学附属病院および地域の精神科病院におけるプラセボ対照臨床開発試験実施システムの報告 　　　　　　　　　　　横浜市立大学大学院医学研究科精神医学部門 　　　　　　　　　　　　　横浜市立大学附属病院神経科　　平安　良雄 抗精神病薬の臨床試験でのプラセボ対照，固定用量について：薬剤疫学，医学統計学の立場から 　　　　　　　　　　　　　　　　　　統計数理研究所　　藤田　利治 　　　　　　　　独立行政法人医薬品医療機器総合機構審議役　　森　　和彦 抗精神病薬の臨床試験にplaceboを使用できるか 　　　　　　　　　　　　　　　光石法律特許事務所　　光石　忠敬 精神科医療に対する家族の願い 　　　　　　　　　財団法人全国精神障害者家族会連合会　　小松　正泰

の社長決裁を出したのである。実際には，全国で11大学病院を含む65施設がplacebo対照試験に参加して実施された。2006年7月から2007年11月のことであった。

〈付記〉ヤンセンファーマ社でpaliperidoneの開発を担当されていた方々から伺った話を筆者の独断でまとめると以下の通りである。

Paliperidoneの前期第II相試験はPET研究を実施するためのものであったが，機構との話し合いの中で，すでに機構はpaliperidoneの第III相試験はplacebo対照試験でと考えていた節があった。第III相試験の相談の前からどうしてもplacebo対照試験でとの雰囲気があり，相談のさい，なんとかそれ以外の方法でと思って臨んだが，はなからplacebo対照試験しかないと出されて，これを飲まざるをえない状況にあった。このことは事前に察知しており，placebo対照試験に理解のある平安良雄教授に医学専門家をお願いし，正式な調整医師は置かなかったが，木下利彦教授に指導をお願いしていた。ヤンセンファーマ社の開発陣がplacebo対照試験を受けて帰社したさい，上からきつく叱られた。何の権利があってそのような重大なことを受けてきたのか，とまで言われた。Placebo対照試験に反対する立場からのヤンセンファーマ社に対する批判，風当りは現実に強かった。当時，全国精神障害者家族会連合会（全家連）の小松正泰理事長に意見を伺いにいったさい，いい薬なら早く使えるようにして欲しい，そのための試験であればplacebo対照試験でもよい，と言って下さった。もし，ここで反対されたら違う結果になったかもしれないと思っている。

プロトコルの作成時に，2週間後の結果次第でオープンラベルの継続長期投与試験に移行しうるとの案は飲んでもらって治験はスタートしたが，症例のエントリーは進まず，治験担当医師は他の施設がどう動くか窺っている感じがあり，ポツリ，ポツリと症例が入って，さしたる問題もなく進行していく様子を聞いて，腰をあげ始めた施設が多かった。その後の進行は思ったより早く進み，2006年7月から2007年11月で終了することができた。本試験以降のpivotal studyはすべてplacebo対照試験になったことから，paliperidoneの果たした役割は大きかったと考えている。

4．見事な成績を示したplacebo対照試験[7,F]

本試験のデザインは図16に示すように，6週間の被験薬paliperidone 6mgとplaceboの比較試験で，参照薬としてolanzapine 10mgを置いたものであり，ともに固定用量としたために単純な形となっている。試験の対象患者はDSM-IV（精神疾患の診断・統計マニュアル第4版改訂版）の診断基準を満たす20歳以上の急性症状を有する統合失調症患者で，スクリーニング検査時においてPANSS合計スコアが70以上120未満となっている。登録された321例のうち，318例（paliperidone群134例，placebo群138例，olanzapine群46例）が1回以上の有効性評価を受けている。有効性解析集団全体では，平均罹病期間18.7年で10年以上が61.5％を占めているが，PANSS合計スコアの平均値は91.9，PANSS陽性症状尺度スコアが20点を超えており，CGI-Sは中等度が51.6％であった。

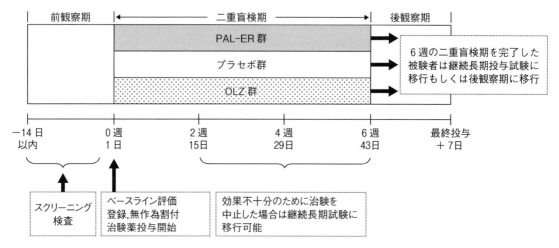

図16　Paliperidoneのplacebo対照試験のデザイン（平安ら，2010[7]）

　なお，ここで注目しておきたい点がある。それは，治験薬の投与方法の項で，『……6週間の二重盲検期を完了した被験者は継続投与可能とした長期投与試験又は1週間の後観察期に移行した。また，少なくとも2週時の評価まで治験を継続し，それ以降に効果不十分のために治験を中止した被験者についても，後観察を行わずにその後の長期投与試験への移行を可能とした』[7]というくだりである。そして，図16にもこの旨が書き入れられている。このことは，本試験がわが国初の抗精神病薬のplacebo対照試験である点を考慮して，placeboに割り付けられた症例に不都合が生じた場合に，2週間という短期間ののちにpaliperidoneの継続長期投与試験の中へ組みこむことができるということを意味しており，1つの大きな救済措置が用意されていると考えられよう。ちなみに，placebo群に割りつけられた138例中，91例が治験中止し，うち効果不十分によるものが64例，長期投与試験に移行したものが53例に及んでいる。なお，どの週時で中止して長期投与試験に移行したかの解析は書かれていない。効果不十分との判定にはPANSS合計スコアがベースラインと比較して20％以上増加した場合等がとり入れられている。

　さて，話を元へもどすが，有効性の主要評価項目はPANSS合計スコアのベースライン時から最終評価時の変化量とし，副次的評価項目はPANSS下位尺度（陽性症状尺度，陰性症状尺度，総合精神病理尺度），Marderらの分類によるPANSS下位尺度（陽性症状，陰性症状，思考解体，敵意／興奮，不安／抑うつ），レスポンダー（PANSS総スコアがベースラインと比較して30％以上または20％以上改善した被験者）の割合，CGI-S，効果不十分による中止症例の割合と中止までの期間，激越症状などへのlorazepamおよびdiazepamの使用等としている。

　さて，成績をみてみると，有効性では，主要評価項目の最終評価時におけるPANSS合計スコアのベースラインからの変化量は表6に示すように，paliperidone群およびplacebo群の平均値はそれぞれ－9.1および3.8で，最小二乗平均値（Least Square Mean：LSM）のpaliperidone群とplacebo群との投与群間差［95％信頼区間］は－12.7［－17.16：－8.25］となり，統計学的有意差が認められた（$P<0.0001$）。案じた成績は万々歳であったのである。

　PANSS合計スコアの平均変化量の経時的推移を図17に示したように，いずれの評価時期においてもplacebo群に比べ，paliperidone群におけるスコアの減少が大きく（いずれも$P<0.05$），投与開始1週後にはpaliperidoneの有効性が認められることが示唆され，時間経過とともに投与群間差は大きくなった。なお，olanzapine群における最終評価時のPANSS合計スコアの変化量の平均

表6 Paliperidone の placebo 対照試験における PANSS 総スコア及びベースラインからの平均変化量（平安ら，2010[7]）

	プラセボ群	PAL-ER 群	OLZ 群
解析対象被験者数	138	134	46
ベースラインスコア			
平均値（SD）	91.0（11.16）	92.0（12.94）	94.1（12.64）
中央値（最小値；最大値）	90.5（70；120）	91.0（70；119）	95.0（70；118）
最終評価時のスコア			
平均値（SD）	94.8（22.40）	83.0（20.44）	84.2（20.10）
中央値（最小値；最大値）	93.5（43；172）	83.0（36；150）	87.0（45；143）
ベースラインから最終評価時への変化量			
平均値（SD）	3.8（18.88）	−9.1（18.39）	−9.9（16.83）
中央値（最小値；最大値）	2.5（−64；68）	−8.5（−65；64）	−9.5（−45；39）
placebo 群との差			
平均値（SD）		−12.8（18.64）	
p 値[a]		＜0.0001	
最小二乗平均値（SE）[a]		−12.7（2.26）	
［95％信頼区間］[a]		［−17.16；−8.25］	
OLZ 群との差			
平均値（SD）		0.9（18.00）	
最小二乗平均値（SE）[a]		0.4（3.05）	
［95％信頼区間］[a]		［−5.63；6.41］	

SD：標準偏差　SE：標準誤差
a：投与群を因子，ベースラインスコアを共変量とした共分散分析

値は−9.9であり，LSM の paliperidone 群と olanzapine 群との投与群間差は0.4［−5.63；6.41］であった（表6）。また，olanzapine 群における PANSS 合計スコアの平均変化量の経時推移は，paliperidone 群と同様であった。

最終評価時における PANSS 下位評価尺度スコアのベースラインからの変化量は表7に示したように，すべての下位評価尺度において placebo 群に比べ paliperidone 群におけるスコアの減少が大きかった（いずれも P＜0.0001）。Marder らの分類による PANSS 下位評価尺度においても，すべての下位評価尺度において paliperidone 群と placebo 群間に統計学的な有意差が認められている。

30％レスポンダーの経時的推移を図18に示したが，時間経過とともに placebo 群に比べ paliperidone 群で30％レスポンダーの割合は増加し，4週時および6週時には統計学的有意差が認められた（P＝0.0039および P＝0.0007）。

CGI-S スコアのベースラインからの変化量の平均値は paliperidone 群−0.4，placebo 群0.2であり，LSM の投与群間差は−0.6［−0.84；−0.34］となり，統計学的有意差が認められ（P＜0.0001），また，いずれの評価時期においても paliperidone 群では，placebo 群に比べ CGI-S スコアの減少が大きかった。

本試験に登録後中止した被験者とその中止理由を図19に，効果不十分による中止までの期間の Kaplan-Meier Plot を図20に示した。効果不十分による中止までの期間では，治験薬開始15日目以降，placebo 群で中止した被験者の割合が急増したのに対して paliperidone 群と olanzapine 群では治験を継続した被験者の割合が高くなる傾向を示した。

二重盲検期間中に激越症状などのために lorazepam または diazepam を使用した被験者は，paliperidone 群29.9％（40/134例），placebo 群37.7％（52/138例）で，placebo 群に比べ，paliperidone 群で低かった。

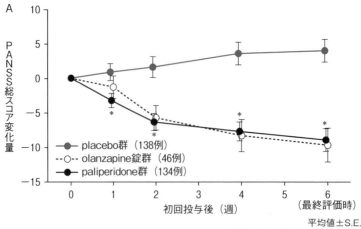

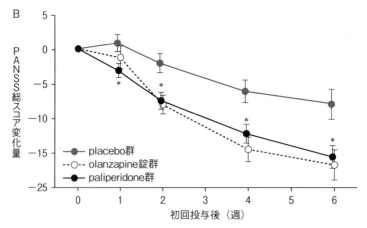

	ベースライン	1週時	2週時	4週時	6週時
placebo群（例）	138	138	118	68	54
olanzapine錠群（例）	46	46	43	33	32
paliperidone群（例）	134	134	124	98	89

最小二乗平均値 ± S.E.
＊：p＜0.05（vs. placebo）共分散分析

図17 Paliperidoneのplacebo対照試験におけるPANSS合計スコアの平均変化量の経時推移（A：平安ら，2010[7]，B：インタビューフォーム[6]より引用）
A：FAS-LOCF，B：FAS-OC

　一方，安全性では，二重盲検期における治験薬との因果関係が否定されなかった有害事象（副作用）の発現率はpaliperidone群71.6％（96/134例），placebo群69.6％（96/138例）およびolanzapine群78.7％（37/47例）であった（表8）．Paliperidone群で認められた比較的発現率の高い副作用（≧5％）は，統合失調症（増悪）16.4％，不眠症10.4％，便秘8.2％，錐体外路障害6.7％およびトリグリセリド増加5.2％であった．

　錐体外路症状関連の有害事象については表9に示したが，paliperidone群に認められたものでは，錐体外路障害7.5％，パーキンソニズムおよび振

表7 Paliperidone の placebo 対照試験における PANSS 下位評価尺度スコア及びベースラインからの最終評価時までの変化量（平安ら，2010[7]）

	プラセボ群	PAL-ER 群	OLZ 群
解析対象被験者数	138	134	46
陽性症状尺度スコア			
ベースライン　平均値（SD）	20.0（4.92）	21.6（5.02）	21.2（4.68）
最終評価時　平均値（SD）	21.6（7.30）	18.9（6.16）	18.8（6.41）
変化量　平均値（SD）	1.6（5.53）	−2.6（5.69）	−2.4（5.34）
placebo 群との投与群間差　最小二乗平均値（SE）[a]		−3.8（0.68）	
［95％信頼区間］[a]		［−5.17；−2.51］	
p 値[a]		＜0.0001	
陰性症状尺度スコア			
ベースライン　平均値（SD）	25.1（5.43）	24.3（5.64）	25.9（5.87）
最終評価時　平均値（SD）	25.2（7.01）	22.0（6.62）	23.1（7.05）
変化量　平均値（SD）	0.0（5.02）	−2.4（5.05）	−2.8（4.27）
placebo 群との投与群間差　最小二乗平均値（SE）[a]		−2.5（0.60）	
［95％信頼区間］[a]		［−3.71；−1.33］	
p 値[a]		＜0.0001	
総合精神病理尺度スコア			
ベースライン　平均値（SD）	45.9（6.21）	46.1（7.55）	47.0（7.43）
最終評価時　平均値（SD）	48.1（11.88）	42.1（10.58）	42.3（10.37）
変化量　平均値（SD）	2.2（10.71）	−4.1（9.52）	−4.7（9.00）
placebo 群との投与群間差　最小二乗平均値（SE）[a]		−6.2（1.21）	
［95％信頼区間］[a]		［−8.58；−3.80］	
p 値[a]		＜0.0001	

SD：標準偏差　SE：標準誤差
a：投与群を因子，ベースラインスコアを共変量とした共分散分析

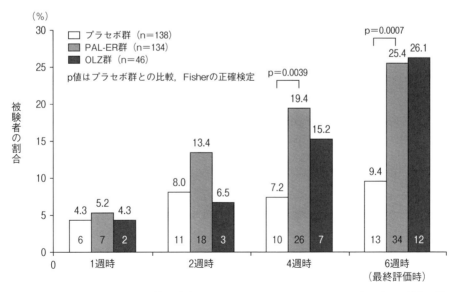

図18　Paliperidone の placebo 対照試験における PANSS スコア 30％レスポンダーの割合の推移（平安ら，2010[7]）

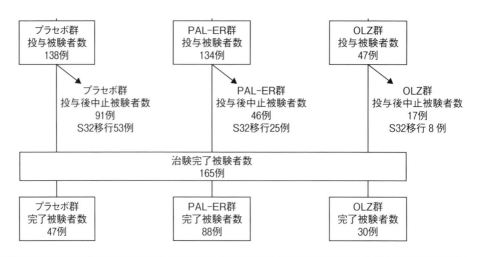

図19 Paliperidone の placebo 対照試験における被験者の内訳と中止・脱落例の内訳（平安ら，2010[7]，一部追記と省略）

戦がそれぞれ 2.2％，アカシジア，注視麻痺および筋骨格硬直がそれぞれ 1.5％，ジストニーおよび流涎過多がそれぞれ 0.7％と全体に低かった。二重盲検期における抗パーキンソン病薬の併用率は paliperidone 群 13.4％（18/134例），placebo 群 16.7％（23/138例）および olanzapine 群 6.4％（3/47例）であった。薬原性錐体外路症状評価尺度（Drug-Induced Extrapyramidal Symptoms Scale：DIEPSS）の変化量では，paliperidone 群における各項目の変化量の平均値をみると，ジスキネジアを除いてわずかに増加しており，合計スコアの投与後最大値までの変化量は paliperidone 群 0.32，placebo 群 −0.47 と 2 群間に有意差が認められている（P = 0.0054）。

Prolactin に関連すると考えられる有害事象の発現はごく少数であった。血糖関連のそれも 3 群と

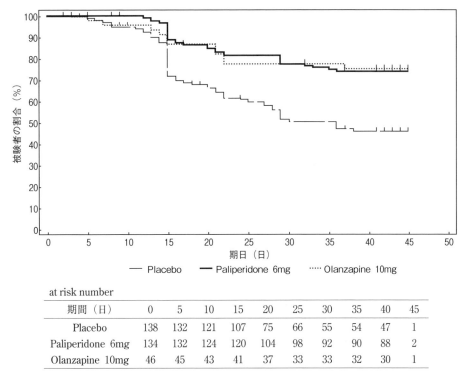

図20 Paliperidone の placebo 対照試験における効果不十分による中止までの期間の Kaplan-Meier Plot（FAS）（平安ら，2010[20]，一部改変）

表8 Paliperidone の placebo 対照試験におけるいずれかの群で5%以上発現した副作用（平安ら，2010[7]）

	プラセボ群 被験者数（%）	件数	PAL-ER 群 被験者数（%）	件数	OLZ 群 被験者数（%）	件数
解析対象被験者数	138		134		47	
副作用発現被験者数	96（69.6）	179	96（71.6）	182	37（78.7）	94
統合失調症	57（41.3）	57	22（16.4）	22	11（23.4）	12
不眠症	12（8.7）	12	14（10.4）	14	4（8.5）	4
錐体外路障害	1（0.7）	1	9（6.7）	9	1（2.1）	1
傾眠	0	0	3（2.2）	3	8（17.0）	8
浮動性めまい	2（1.4）	2	1（0.7）	1	3（6.4）	3
頻脈	0	0	1（0.7）	1	3（6.4）	3
便秘	2（1.4）	2	11（8.2）	11	5（10.6）	5
口渇	1（0.7）	1	2（1.5）	2	5（10.6）	5
体重増加	0	0	6（4.5）	6	4（8.5）	4
血中トリグリセリド増加	0	0	7（5.2）	7	2（4.3）	2
γ-グルタミントランスフェラーゼ増加	0	0	1（0.7）	1	3（6.4）	3

も差がなかった．

　重篤な有害事象の発現率は，paliperidone 群 3.0%（4/134例）（統合失調症 3 例，肺炎 1 例），placebo 群 0.7%（1/138例）（統合失調症 1 例）および olanzapine 群 4.3%（2/47例）（統合失調症 1 例，気分変動 1 例）で，投与中止に至った有害事象の多くは原疾患である統合失調症の悪化で，その割合は paliperidone 群 6.0%，placebo 群 33%，

表9 Paliperidoneのplacebo対照試験における錐体外路症状関連の有害事象（平安ら，2010[7]）

項目	プラセボ群 被験者数（%）	件数	PAL-ER群 被験者数（%）	件数	OLZ群 被験者数（%）	件数
解析対象被験者数	138		134		47	
事象発現被験者数	11 (8.0)	12	23 (17.2)	24	5 (10.6)	5
神経系障害	8 (5.8)	8	19 (14.2)	19	5 (10.6)	5
錐体外路障害	1 (0.7)	1	10 (7.5)	10	1 (2.1)	1
パーキンソニズム	2 (1.4)	2	3 (2.2)	3	2 (4.3)	2
振戦	2 (1.4)	2	3 (2.2)	3	0	0
アカシジア	1 (0.7)	1	2 (1.5)	2	0	0
ジスキネジア	1 (0.7)	1	0	0	1 (2.1)	1
ジストニー	1 (0.7)	1	1 (0.7)	1	0	0
構語障害	0	0	0	0	1 (2.1)	1
眼障害	1 (0.7)	1	2 (1.5)	2	0	0
注視麻痺	0	0	2 (1.5)	2	0	0
瞬目過多	1 (0.7)	1	0	0	0	0
胃腸障害	0	0	1 (0.7)	1	0	0
流涎過多	0	0	1 (0.7)	1	0	0
筋骨格系および結合組織障害	3 (2.2)	3	2 (1.5)	2	0	0
筋骨格硬直	3 (2.2)	3	2 (1.5)	2	0	0

olanzapine群14.9%であった。なお，paliperidone群の1例で自殺による死亡が認められたが，paliperidone投与開始2日目に統合失調症の悪化により治験を中止し，quetiapineが投与された。症状が次第に軽快したため，治験薬投与中止8日目に退院となり，その後，外来にて経過観察され，内服薬の調整を行ったが，治験薬投与中止29日後に自宅にて自殺による死亡が確認された。治験担当医師は治験薬と自殺との因果関係を「可能性大」と判断しているが，筆者ならば因果関係「なし」と判定する事例であった。

以上の，paliperidone 6mg/日の有効性および安全性について，わが国で初めてのplacebo対照試験にて検討したところ，すべての有効性の評価項目においてpaliperidone群はplacebo群に完勝し，安全性においても高い忍容性を示した。この事実は歴史的快挙といってよく，paliperidoneの力はさることながら，placebo対照試験を成功裏になし遂げたヤンセンファーマ社が実力を発揮したこととして敬意を表したい。かくして，ヤンセンファーマ社は本試験に引き続いて実施した長期投与試験にも成功し，2008年6月10日に申請し，機構も1本のpivotal studyによる承認で報いた。

5．Paliperidoneの長期投与試験[8]

本試験はpaliperidoneの長期投与時の安全性および有効性について48週間の長期投与試験にて検討している。対象は先行するplacebo対照試験に登録された321例のうち，選択基準を満たし，継続試験を希望した221例，並びに本試験に新規に登録された7例の統合失調症患者とし，図21の治験デザインに従ってpaliperidone 6mg/日から開始し，3〜12mgの範囲で長期投与した。なお，ここでも，『治験を完了又は少なくとも2週時評価まで治験を継続し，それ以降に効果不十分のため治験を中止，且つ，2週時評価までの服薬率が75％以上で継続投与を希望する被験者を対象とした（継続被験者）』[8]ということが書かれていることに注目しておきたい。

評価方法，解析方法は先行するplacebo対照試験と同様とし，本試験では安全性が主要評価項目，有効性が副次評価項目となっている。

まず有効性をみると，PANSS合計スコアの経時推移をみると表10，図22のようになり，新たに参加した群（NO/PAL群）ではベースラインから最終評価時スコアへの変化量は−13.4，先行のplacebo対照試験でplaceboに割り付けられていた群

§61 わが国初のplacebo対照試験を実施した新規抗精神病薬 paliperidone の開発物語

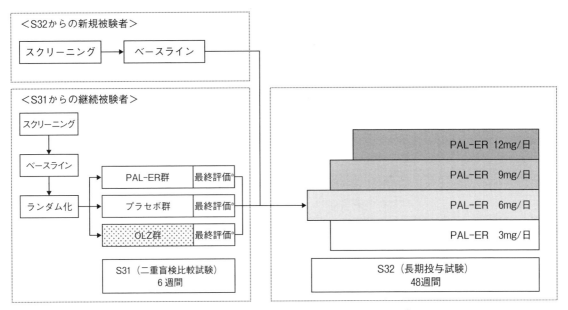

a：S31の最終評価をS32のベースライン評価とした（解析上のベースラインとは異なる）
S31：placebo対照試験，S32：長期投与試験

図21　Paliperidone の長期投与試験のデザイン（平安ら，2010[8]）

表10　Paliperidone の長期投与試験における PANSS 総スコア及びベースラインからの変化量（平安ら，2010[8]）

評価時期	項目	NO/PAL群	PLA/PAL群	PAL/PAL群	PAL/PAL群※	OLZ/PAL群
	被験者数	7	92	97	97	32
ベースラインスコア	平均値（SD）	70.9（14.26）	91.2（20.39）	91.8（12.72）	79.2（18.57）	77.8（16.25）
24週時スコア	平均値（SD）	59.9（33.41）	80.3（21.97）	76.0（21.05）	75.8（21.57）	77.3（21.06）
ベースラインからの変化量	平均値（SD）	－11.0（31.21）	－10.9（20.11）	－15.8（21.17）	－3.5（14.24）	－0.5（17.48）
48週時スコア	平均値（SD）	57.4（35.05）	80.0（21.74）	75.3（21.11）	74.6（21.49）	80.7（20.71）
ベースラインからの変化量	平均値（SD）	－13.4（31.93）	－11.1（20.84）	－16.5（21.64）	－4.6（17.96）	2.8（20.67）
最終評価時スコア	平均値（SD）	57.4（35.05）	80.0（21.74）	74.6（21.49）	74.6（21.49）	80.7（20.71）
ベースラインからの変化量	平均値（SD）	－13.4（31.93）	－11.1（20.84）	－17.2（22.15）	－4.6（17.96）	2.8（20.67）

SD：標準偏差
※：PAL/PAL群のベースラインをS32試験の開始時点として集計した
LOCF

（PLA/PAL群）では－11.1，paliperidone に割り付けられていた群（PAL/PAL群）では－17.2，olanzapine に割り付けられていた群（OLZ/PAL群）では2.8となっている。PAL/PAL群について，長期投与試験開始時をベースラインとした場合のPANSS合計スコアの最終評価時のベースラインからの変化量の平均値は－4.6であった。

PANSS下位評価尺度スコアの経時推移およびMarderらの分類によるPANSS下位評価尺度については，NO/PAL群，PLA/PAL群およびPAL/PAL群ではいずれも減少したが，OLZ/PAL群ではほとんど変化がみられなかった。CGI-Sの経時推移はOLZ/PAL群以外では減少した。

安全性については，発現率5％以上の副作用を表11に示し，錐体外路症状関連の有害事象を表12に示した。

死亡およびその他の重篤な有害事象の発現率は11.4％（26/228例）であり，肺炎および多臓器不

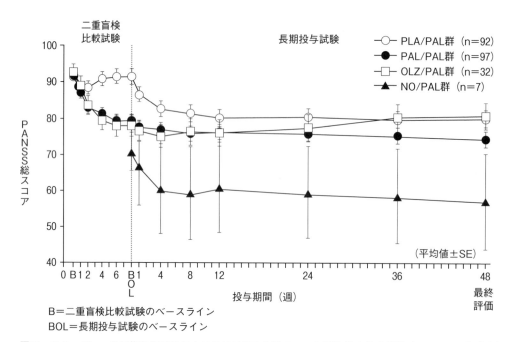

図22 Paliperidone の長期投与試験における PANSS 合計スコアの平均値の経時推移（FAS-LOCF）（平安ら，2010[8]）

表11 Paliperidone の長期投与試験における 5%以上発現した副作用（平安ら，2010[8]）

解析対象症例 (n=228)		
項目	例数（%）	件数
事象発現例数	211 (92.5)	776
血中プロラクチン増加	91 (39.9)	96
統合失調症	58 (25.4)	61
体重増加	45 (19.7)	46
錐体外路障害	39 (17.1)	42
便秘	27 (11.8)	27
不眠症	22 (9.6)	23
血中クレアチンホスホキナーゼ増加	20 (8.8)	20
血中トリグリセリド増加	20 (8.8)	21
肝機能異常	13 (5.7)	13
血中コレステロール増加	12 (5.3)	13

表12 Paliperidone の長期投与試験における錐体外路症状関連の有害事象（平安ら，2010[8]）

項目	全体	
	例数（%）	件数
解析対象例数	228	
事象発現例数	75 (32.9)	91
神経系障害	66 (28.9)	76
錐体外路障害	39 (17.1)	43
パーキンソニズム	8 (3.5)	8
アカシジア	7 (3.1)	8
ジストニア	5 (2.2)	5
振戦	4 (1.8)	4
ジスキネジア	3 (1.3)	4
運動緩慢	1 (0.4)	1
構語障害	1 (0.4)	1
構音障害	1 (0.4)	1
パーキンソン歩行	1 (0.4)	1
眼障害	5 (2.2)	7
注視麻痺	5 (2.2)	7
胃腸障害	3 (1.3)	3
流涎過多	3 (1.3)	3
筋骨格系および結合組織障害	5 (2.2)	5
筋骨格硬直	5 (2.2)	5

全による死亡が1例認められた。因果関係はなしと判断された。

投与中止に至った有害事象の発現率は22.4%であり，減量に至った有害事象の発現率は12.7%で，その内訳は「神経系障害」(10.1%) に分類される有害事象に多く，錐体外路障害 (5.7%)，浮動性めまい，パーキンソニズムおよび傾眠（各

0.9％）であったが，高度以上と判断されたものはなかった．体重の各評価時期における変化量はいずれの評価時期においても増加が認められたが，長期投与により増加し続けることはなかった．7％を超えるBMIの増加は25.1％であったが，海外長期投与試験[4]の結果においては，7％を超える体重増加は15％であった．Citrome[2]が算出した7％を越える体重増加のNumber Needed to Harmはrisperidoneが12に対して，paliperidoneは25〜100であった．

　以上，わが国で実施されたpaliperidoneの長期投与試験における安全性および有効性について，安全性ではpaliperidoneのこれまでの臨床成績やrisperidoneの投与経験より類推される安全性プロフィールから大きく逸脱するものは認められず，長期投与における忍容性が確認された．また，長期投与における有効性については，6mg 1日1回投与から開始し，3〜12mgの範囲で長期投与したときの用量の分布は6mgが最も多かったことから，6mg/日を開始用量とし，個々の患者の状態に応じて至適用量を探索する必要があると示唆されたが，長期にわたって改善または前治療薬の効果の維持が確認された．以上から，paliperidoneは急性期治療から引き続いて，再発予防効果が期待される統合失調症治療の新たな選択肢として有用な薬剤であると考えられている．

6．Paliperidoneのplacebo対照試験での中止率にみられた興味ある所見

　すでに述べたように，統合失調症に対するわが国初のplacebo対照試験ということで，2週以降の評価で効果不十分により治験担当医師が治療継続を不適と判断した場合は中止とし，オープンラベルの継続長期投与試験に移行することができるとの救済的な条項が設けられている．これは，従来の抗精神病薬での被験薬と対照薬との二重盲検比較試験にはみられないものである．そのこともあってか，placebo投与期間を可能な限り短くしたいとの判断のもと，効果不十分例を早目に判断して中止へもっていったことが試験の成功につながった要因の1つと考えられる（図19，図20）．現実に，placebo群での中止例が2週後から目立っている．実臨床では，効果不十分な場合は，まず増量するのが一般的であるが，本試験では固定用量が採用されており，増量できないこともあり，治療担当医師は早目に中止したと考えられる．盲検下の無作為割り付けであるから，当該症例に何が当っているのか不明なはずであるが，さすがに抗精神病薬とplaceboとの間の作用のあり方の違いが明確に現われたと考えられる．なお，図19にみるように，効果不十分にて中止して長期投与試験へ移行した割合は，placebo群で58.2％（53/91例），paliperidone群で54.3％（25/46例），olanzapine群で47.1％（8/17例）といずれの群でもかなり高率であったことは，早くオープンラベルの試験へ移行したいとの治験担当医師の胸中が察せられて興味深い．海外でのpaliperidoneの3本のplacebo対照試験では，3週以降の評価で，PANSS合計スコアが20％以上上昇した場合に効果不十分（lack of efficacy）として中止し，次の継続長期投与試験へ移行しうるとされているが，わが国での試験では2週以降の評価で中止することが可能となっており，この1週間の違いは大きいと考えられる．

　なお，本試験に最も近い時期に実施されたblonanserinの場合，haloperidolとの二重盲検比較試験[22]での中止率は，blonanserin 29.5％（46/156例），haloperidol 25.5％（37/145例），risperidoneとの比較試験では[16]，blonanserin 24.0％（31/129例），risperidone 29.1％（39/134例）となっており，paliperidoneのplacebo対照試験でのplacebo，paliperidone，olanzapineの中止率がそれぞれ65.9％（91/138例），33.8％（46/136例），36.2％（17/47例）と，placebo群の中止率がとくに高く，paliperidone，olanzapineの中止率もblonanserin，haloperidol，risperidoneの場合よりも全体に高いことから，placebo対照試験では，早目に中止への意図が働いたことは明白である．

　効果不十分による中止率（とくにplacebo群での中止率）が高いことは，FAS-LOCF解析（最後に観測した値で補完する方法）ではpaliperidoneに有利に働いたことが図19に如実に現われている．しかし，これだけ有効性に差があれば，FAS-OC解析（Observed Case解析：欠測のデータは

欠測のままとし，実際に得られた観測値だけで解析する）でも paliperidone の placebo に対する優越性はゆらいでいない．

ほかにも，中止した被験者で，図19にみるように「被験者又は家族等が治験の中止を申し出た場合」および「有害事象を認め，治験担当医師が投与を中止すべきと判断した場合」の2条項も placebo 群が最も多いことも，前薬からの離脱症状との関連が考えられ，初めての placebo 対照試験で経験してこれもまた興味深かった．

Ⅵ．おわりに

わが国初の placebo 対照試験が paliperidone で実施されるまでの経緯を調べていった．多数の反対派に対して実施すべしとの少数派もおられることに意を決して，機構側の強いを通り超した要望を受け，実施に踏み切ったヤンセンファーマ社に改めて敬意を表したい．最終的決断を下した関口康社長は，少しでも早く患者様の元へ届けられるのであればとその時の心境を語っておられる．関口康社長は筆者の相模原ゴルフクラブの仲間で定期的にプレーを御一緒しており，その折に伺った話である．

かくして，paliperidone の臨床試験は，OROS 化された第一号の抗精神病薬となったこと，前期第Ⅱ相試験の中で PET 研究を実施して用量設定を行ったこと，そして何よりも，placebo 対照試験をわが国に定着させる先鞭をつけたこととという，時代を画する記録づくめのものとなった．さらに，paliperidone は SGA 初の4週間の持効性注射製剤の開発へと向ったのである．この話もいずれ書くつもりである．

文　献

1) Arakawa, R., Ito, H., Takano, A. et al. : Dose-finding study of paliperidone ER based on striatal and extrastriatal dopamine D2 receptor occupancy in patients with schizophrenia. Psychopharmacology (Berl), 197 : 229-235, 2008.
2) Citrome, L : Quantifying risk : The role of absolute and relative measures in interpreting risk of adverse reactions from product labels of antipsychotic medications. Curr. Drug Saf., 4 : 229-237, 2009.
3) Davidson, M., Emsley, R., Kramer, M. et al. : Efficacy, safety and early response of paliperidone extended-release tablets (paliperidone ER) : results of a 6-week, randomized, placebo-controlled study. Schizophr. Res., 93 : 117-130, 2007.
4) Emsley, R., Berwaerts, J., Eerdekens, M. et al. : Efficacy and safety of oral paliperidone extended-ed-release tablets in the treatment of acute schizophrenia : pooled data from three 52-week open-label studies. Int. Clin. Psychopharmacol., 23 : 343-356, 2008.
5) 古郡華子，新岡丈典，古郡規雄：Paliperidone の薬物動態学的特徴．臨床精神薬理，13：2039-2044, 2010.
6) Gray, J. A., Roth, B. L : The pipeline and future of drug development in schizophrenia. Mol. Psychiatry, 12 : 904-922, 2007.
7) 平安良雄，富岡基康，飯泉美鈴 他：統合失調症患者を対象とした paliperidone 徐放錠のプラセボ対照二重盲検比較試験．臨床精神薬理，13：2077-2103, 2010.
8) 平安良雄，富岡基康，飯泉美鈴 他：統合失調症患者を対象とした paliperidone 徐放錠の長期投与試験．臨床精神薬理，13：2105-2135, 2010.
9) Kane, J., Canas, F., Kramer, M. et al. : Treatment of schizophrenia with paliperidone extended-release tablets : a 6-week placebo-controlled trial. Schizophr. Res., 90 : 147-161, 2007.
10) Karlsson, P., Dencker, E., Nyberg, S. et al. : Pharmacokinetics, dopamine D2 and serotonin 5-HT2A receptor occupancy and safety profile of paliperidone extended-release in healthy subjectsP. Presented at Annual Meeting of the American Society for Clinical pharmacology and Therapeutics (ASCPT), Mar8-11, Baltimore, USA, 2006.
11) Kramer, M., Simpson, G., Maciulis, V. et al. : Paliperidone extended-release tablets for prevention of symptom recurrence in patients with schizophrenia : a randomized, double-blind, placebo-controlled study. J. Clin. Psychopharmacol., 27 : 6-14, 2007.
12) Leysen, J. E., Janssen, P. M., Gommeren, W. et al. : In vitro and in vivo receptor binding and effects on monoamine turnover in rat brain re-

gions of the novel antipsychotics risperidone and ocaperidone. Mol. Pharmacol., 41 : 494-508, 1992.
13) Marder, S. R., Kramer, M., Ford, L. et al. : Efficacy and safety of paliperidone extended-release tablets : results of a 6-week, randomized, placebo-controlled study. Biol. Psychiatry, 62 : 1363-1370, 2007.
14) Marder, S. R., Davis, J. M., Chouinard, G. : The effects of risperidone on the five dimensions of schizophrenia derived by factor analysis : combined results of the North American trials. J. Clin. Psychiatry, 58 : 538-546, 1997.
15) Meltzer, H. Y., Bobo, W. V., Nuamah, I. F. et al. : Efficacy and tolerability of oral paliperidone extended-release tablets in the treatment of acute schizophrenia : pooled data from three 6-week, placebo-controlled studies. J. Clin. Psychiatry, 69 : 817-829, 2008.
16) 三浦貞則：統合失調症に対する blonanserin の臨床評価—Risperidone を対照とした二重盲検比較試験．臨床精神薬理，11：297-314, 2008.
17) 森 和彦：シンポジウム3．抗精神病薬の臨床試験にプラセボを使用できるか？ 第16回日本臨床精神神経薬理学会，北九州，2006.
18) Morosini, P.-L., Magliano, L., Brambilla, L. et al. : Development, reliability and acceptability of a new version of the DSM-Ⅳ Social and Occupational Functioning Assessment Scale (SOFAS) to assess routine social functioning. Acta Psychiatr. Scand., 101 : 323-329, 2000.
19) 村崎光邦：海外データからみた paliperidone 徐放錠のプロフィール．臨床精神薬理，13：2019-2038, 2010.
20) 村崎光邦：今後に期待される抗精神病薬開発の動向—Dopamine を越えて—．臨床精神薬理，11：1089-1101, 2008.
21) 村崎光邦：SSRI の開発物語—その7．波瀾万丈の sertraline の開発物語：その2．臨床精神薬理，17：441-449, 2014.
22) 村崎光邦：統合失調症に対する blonanserin の臨床評価—Haloperidol を対照とした二重盲検法による検証的試験．臨床精神薬理，10：2059-2079, 2007.
23) 大久保善朗，荒川亮介：Paliperidone 徐放錠の脳内動態特性．臨床精神薬理，13：2045-2052, 2010.
24) 宇山佳明：最近の治験相談の現状と留意点等について．治験教育セミナー東京，第15回日本臨床精神神経薬理学会，東京，2005.

本稿で参照したヤンセンファーマ社社内資料一覧
A) ヤンセンファーマ社社内資料：Mannens, G., et al.：パリペリドンの代謝の検討（FK2995 試験）．(J900453)
B) ヤンセンファーマ社社内資料：Bohets, H., et al.：パリペリドンの代謝酵素の検討（FK3103 試験）．(J900454)
C) ヤンセンファーマ社社内資料：寺尾哲和 他：内用液生物学的同等性試験．(J900005)
D) ヤンセンファーマ社社内資料：Eerdekens, M., et al.：パリペリドン徐放錠の薬物動態の検討（R076477-P01-1005 試験）．(J900445).
E) ヤンセンファーマ社社内資料：パリペリドン徐放錠の第Ⅱ相試験成績（JNS007ER-JPN-S21 試験）．(J900406)
F) ヤンセンファーマ社社内資料：パリペリドン徐放錠の第Ⅲ相試験成績（JNS007ER-JPN-S31 試験）．(J900506)
G) ヤンセンファーマ社社内資料：インヴェガ®錠インタビューフォーム（2014年2月改訂）（改訂第4版）

§62

第二世代抗精神病薬の持続性筋注製剤の開発物語

—— その1：Risperidone（Risperdal Consta®）——

I．はじめに

　抗精神病薬のアドヒアランス（当時はコンプライアンス）の悪さから服薬の部分コンプライアンス，怠薬，中断，症状再燃，再入院といった回転ドア現象を断ち切るべく工夫されたデポ剤（今日では持続性注射剤 long-acting injectable：LAI）が最初に臨床の場に導入されたのは1966年の fluphenazine enanthate で，わが国へは1970年に導入された。

　Fluphenazine 自体が世に出たのは1958年で，1960年にわが国へ導入されている。当時，筆者は井之頭病院にあってその大量療法を吉富製薬（現田辺三菱製薬）に依頼されて，アカシジアを中心とする錐体外路症状（EPS）関連の有害事象で騒然となって慌てふためいた憶えがある。その fluphenazine のデポ剤がいろいろに利用される中にあって，正しい理解のもとにアドヒアランスの悪さに対するのみならず，統合失調症の維持療法へと邁進したのが山梨県立北病院の功刀とその後継者藤井であった。藤井の展望[1,2]にあるように，1970年の fluphenazine enanthate の導入から，次の fluphenazine decanoate への導入までに長い年月を要したのもデポ剤に対する理解が進まず，fluphenazine enanthate の副作用の強さ，使いにくさが悪いイメージとして強く残ったのが影響してか，後に述べるように功刀の努力も容易に実を結ばなかった（図1）。

　こうした中で，第Ⅱ世代抗精神病薬 second generation antipsychotic（SGA）の先陣を切って serotonin-dopamine antagonist（SDA）の risperidone が1996年わが国に導入された。遅ればせながら他の SGA も導入され，多剤併用・大量療法の悪習を改善すべく，処方の単純化，さらには単剤療法への流れが始まった。『臨床精神薬理』も，"多剤併用・大量療法をどうする"とのキャンペーンを張り，新しい流れを押し進めてきた。そして，単剤療法化の粋を集めたというべき SGA のデポ剤（以後 LAI）の開発が始まり，これまでに3製剤が導入されている。

　本稿では，ここでもその先陣を切った risperidone の LAI の開発物語をまず取り上げたい。

Ⅱ．Risperidone 持効性注射製剤

1．Risperidone 持効性注射製剤の仕組み

　Fluphenazine や haloperidol では水酸基を利用してエステル化させ，脂溶性を高め，これを油性の基剤に溶けこませている。それに対して，risperidone は水酸基を持たないため，生体内分解性ポリマーである d,l-lactid-glycoride 共重合体を用

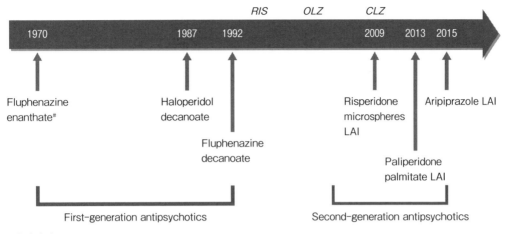

図1 わが国における持効性注射製剤の導入史（藤井，2015[2]）

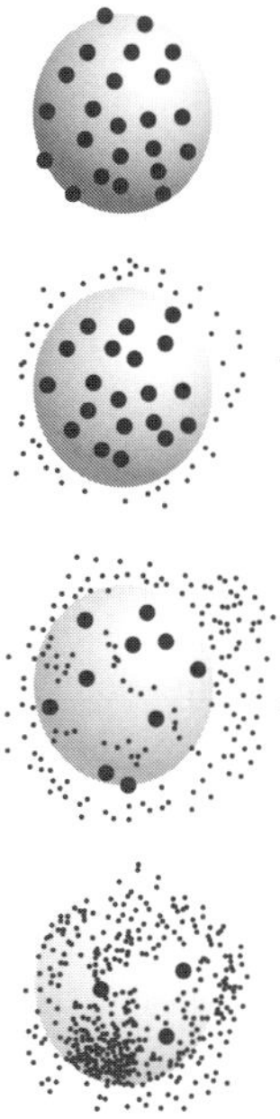

注射後1～21日（初期遊離）：
1日目には少量の risperidone がマイクロスフェア表面から遊離する。次いでマイクロスフェアの水酸化が生じるが，最初の3週間はほとんど薬物は遊離しない。

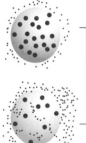

注射後22～48日（薬物遊離と拡散）：
マイクロスフェアの崩壊に伴う risperidone の主要な遊離。

注射後49日以降（ポリマー崩壊）：
残ったポリマー断片が崩壊し，risperidone はほとんど残存しない。

図2 RIS-LAI の拡散状況（Lindenmayer ら，2004[3]，吉村，2009[4] より引用）

いてマイクロスフェアとし，専用懸濁用液にて用時懸濁し，臀部の筋肉内に投与する。

注射直後からポリマーマトリックスの崩壊が徐々に起こり，薬物が遊離・拡散して血中に移行する（図2）[3,4]。しかし，このポリマーマトリックスの崩壊は注射後すぐには生じず，2～3週間後に始まると同時に，risperidone 成分の放出が始まり，4～6週間後にはこのポリマーマトリックスが完全に崩壊し，risperidone が血中に現われる。したがって，注射後3週間後から risperidone およびその活性代謝物 9-OH risperidone（paliperidone）の血中濃度が立ち上がり，4～6週間維持され，7週間後に消失する。Risperidone 持効性注射製剤（long acting injectable：RIS-LAI）の血中濃度と，risperidone 錠（RIS-Tab）の血中濃度推移を比較したのが図3[4,5]で，筋注後ゆっくり立ちあがり，以後は経口薬に比してピーク値とトラフ値の変動の小さい濃度を推移するのが大きな特長である。臨床効果への変動や副作用の少ないことが期待される。

2．RIS-LAI の薬物動態

海外での第Ⅰ相試験における RIS-LAI の統合失調症患者への臀部筋肉1回投与時の血中濃度推移は図4にみるように，極めて低い濃度を投与後3週間維持し，3～4週で上昇し，4～6週で C_{max} に到達するパターンをとる。その時の薬物動態学的パラメータは表1に示す。

1）わが国での第Ⅰ相試験

①単回投与試験

わが国での第Ⅰ相試験は，筆者らのグループで実施しており，単回投与は2000年10月から2002年

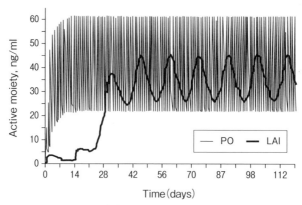

図3 RIS-LAI 50mg 投与時と経口薬 4mg 投与時の血中濃度の変動（Mannaert ら，2005[5]，吉村，2009[4]より引用）
PO：経口薬，LAI：CONSTA®

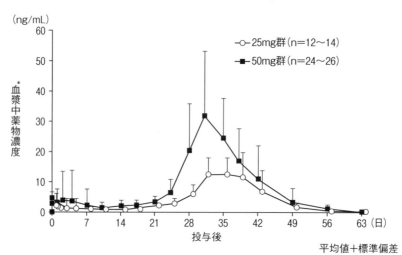

＊：活性成分（risperidone＋9-hydroxyrisperidone）
本剤単回投与時の個体間変動は活性成分の C_{max} 及び AUC で 24〜48％（変動係数）であった。また，本剤の放出プロファイルから予測できない血中濃度推移（ラグタイムにおける一過性の高値又はメイン・ピーク後の上昇）を示す症例が認められた。
未変化体 risperidone と主代謝物 9-hydroxyrisperidone（paliperidone）は同程度の薬理作用を有することから，本剤の薬物動態については，両成分を合算した「活性成分」として検討された。

図4 統合失調症患者に RIS-LAI 25mg または 50mg を単回筋肉内投与したときの血漿中薬物濃度推移（ヤンセンファーマ社内資料，リスパダールコンスタ®インタビューフォーム[38]より引用）

1月に6施設で実施した。この時の試験デザインは図5に示したが，入院中の統合失調症患者13例（RIS-LAI 25mg 2例，50mg 4例，75mg 7例）を対象としている。当初，24例を予定したが，RIS-Tab 単剤服用症例が少なく，組み入れが困難で，約半数の13例を対象とした。この時の薬物動

表1　統合失調症患者に単回筋肉内投与したときの活性成分（risperidone＋9-hydroxyrisperidone）の薬物動態パラメータ（ヤンセンファーマ社内資料）

薬物動態パラメータ	25mg 群（n＝14）	50mg 群（n＝26）
C_{max}（ng/mL）	16.1±7.12	39.8±15.7
t_{max}（day）	34.7±4.0	32.8±7.1
$AUC_{(0→t)}$（ng·hr/mL）	5644±2513	11978±4469
AUC（ng·hr/mL）	5766±2485	11654±4129[a]
$t_{1/2}$（hr）	130.81±118.57	95.12±75.74[a]

a：n＝25　　　　平均値±標準偏差

投与群	治験薬投与前	治験期間				
		RIS-Tab 投与期間	RIS-LAI 投与後			
	治験開始前1ヵ月以上	1週間	1週目	2週目	3週目	4～8週目
RIS-LAI 25mg	risperidone 市販製剤 維持用量 2mg/日	RIS-Tab 2mg 分2（朝・夕食後に1錠投与）				
			↑ RIS-LAI 25mg 単回投与			
RIS-LAI 50mg	risperidone 市販製剤 維持用量 4mg/日	RIS-Tab 4mg 分2（朝・夕食後に2錠投与）				
			↑ RIS-LAI 50mg 単回投与			
RIS-LAI 75mg	risperidone 市販製剤 維持用量 6mg/日	RIS-Tab 6mg 分2（朝・夕食後に3錠投与）				
			↑ RIS-LAI 75mg 単回投与			

参照データ：総括報告書18頁 投与スケジュール

図5　RIS-LAI 単回投与試験のデザイン（ヤンセンファーマ社内資料）

態の推移を図6に，パラメータを表2に示した。いずれの用量でも，2～3週のマイクロスフェアからの薬物放出がほとんどみられないラグタイムの後，主要活性体（risperidone と paliperidone）の放出があり，4～5週に C_{max} に達したのち投与後7週には消失するという推移を示した。これらの成績は海外のものと大きく異なるものではないことが示唆された。なお，有効性の評価としてRIS-Tab 投与前の Positive and Negative Syndrome Scale（PANSS）合計スコアをベースラインとする変化量（平均値±標準偏差）をみており，57日目においてRIS-LAI 25mg 群では－2.5±3.5，50mg 群では－2.0±3.4であったのに対し，75mg 群のみ4.6±6.5と増加している。Clinical Global Impression-Severity（CGI-S）では，25mg 群，50mg 群では変化なかったが，75mg 群では7例中，1例が「中等度」から「やや重症」に，もう1例が「軽度」から「中等度」へ移行した。有害事象では「ほぼ確実」が4件（4/13例），「疑わしい」が4件（4/13例），「関連なし」が20件（4/13例）で，最も多くみられたのは，注射部位疼痛3件，白血球増加4件で副作用は8例すべてが軽度であった。75mg 群の1例が試験期間中に肺炎に罹患し，回復したが，因果関係なしと判定されている。

②第Ⅰ/Ⅱ相反復投与試験

本試験は第Ⅲ相試験を実施する前に，予想され

活性成分（risperidone+9-OH risperidone）

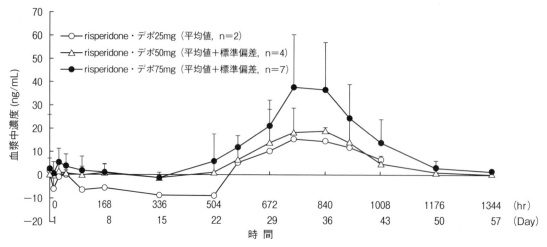

risperidone・デポは RIS-LAI のことである。75mg 群：Day 43 以降は n＝6。
推定値を算出した場合にマイナスの値であってもそのままプロットした。

図 6　RIS-LAI 25mg，50mg 又は 75mg を単回筋肉内投与したときの推定血漿中活性成分濃度推移（ヤンセンファーマ社内資料）

る臨床用量の反復投与時の薬物動態および忍容性を確認する必要性のもとに実施されたもので，その成績については薬物動態についての検討が主要評価であった。そのために，以下に述べるように薬物動態については詳細が申請資料として用いられて報告されているが，有効性の検討については副次的であり，その詳細は公表されていないのか，入手できなかった。

本試験は単回投与試験とほぼ同じ施設で2002年12月から2003年12月にかけて実施された。後に述べるが，Janssen Pharmaceutical 社は米国で RIS-LAI の 25mg，37.5mg，50mg を米国食品医薬品局（FDA）に申請しており，2003年10月29日に承認が降りている。したがって，本試験における用量は，単回投与試験のさいの 25mg，50mg，75mg ではなく，25mg，37.5mg，50mg を採用している。本試験で世界初の 37.5mg が用いられたことになる。

各群 9 例の統合失調症患者を対象とし，2 週間隔で 6 回反復筋肉内投与しているが，25mg 群の被験者 A が初回筋注後10週時に著しい高値の血漿中活性成分（risperidone と 9-OH risperidone）濃度が認められ，以後の解析では被験者 A を除いて

いる。この時の risperidone，9-OH risperidone の血漿中濃度推移を図 7 に，定常状態における血漿中活性成分のパラメータを表 3 に示してある。本剤を反復投与したときの risperidone，9-OH risperidone および活性成分の血漿中濃度には 25〜50mg の用量範囲で用量の増加に伴う上昇が認められ，いずれの用量においても，初回投与後 6 週（投与 4 回目）には定常状態に達していた。6 回反復投与したときの定常状態における血漿中活性成分の t_{max} は最終投与後6.59〜9.45日（被験者 A を除く）で用量による差はなかった。各用量群の定常状態における活性成分の C_{max}，AUC（10w-12w）および C_{ss-av} を用量に対してプロットし，回帰分析により用量相関性を検討した結果，本剤 25〜50mg の用量範囲において，用量相関性が認められた。

以上の結果より，患者に本剤を 25〜50mg の用量範囲で反復投与したときの定常状態における薬物動態は線形であると推定されている。副次評価として実施された有効性の検討については，いずれの用量においても，PANSS 合計スコアはベースラインより減少し，経口抗精神病薬から切り替えるにあたり，その有効性は本剤投与後も維持され

表2 RIS-LAI 25mg, 50mg 又は 75mg を単回筋肉内投与したときの薬物動態パラメータの概要（ヤンセンファーマ社内資料）

薬物動態パラメータ			平均値±標準偏差（中央値）			
			RIS-LAI 25mg 群 2例	RIS-LAI 50mg 群 4例	RIS-LAI 75mg 群 6例	
活性成分						
C_{max}		ng/mL	16.8	26.0±6.9 (24.9)	47.8±14.8	(46.7)
t_{max}		hr	792.0	792.0±105.5 (792.0)	788.0±71.9	(744.0)
		day	33.0	33.0±4.4 (33.0)	32.8±3.0	(31.0)
AUC (25day→t)		ng·hr/mL	4926.5	6683.1±1986.0 (6586.3)	14333.5±4709.0	(15134.8)
$t_{1/2}$		hr	153.4	79.3±5.7 (76.9)	89.3±9.6	(94.4)
		day	6.39	3.30±0.24 (3.20)	3.72±0.40	(3.93)
risperidone						
C_{max}		ng/mL	6.87	6.42±2.48 (6.55)	15.6±8.0	(11.9)
t_{max}		hr	792.0	792.0±105.5 (792.0)	788.0±71.9	(744.0)
		day	33.0	33.0±4.4 (33.0)	32.8±3.0	(31.0)
AUC (25day→t)		ng·hr/mL	1801.3	1497.2±457.1 (1601.2)	4231.9±2126.6	(3250.4)
$t_{1/2}$		hr	99.0	63.4±9.7 (64.5)	66.4±20.6	(66.7)
		day	4.13	2.64±0.40 (2.69)	2.77±0.86	(2.78)
9-OH-risperidone						
C_{max}		ng/mL	9.98	19.6±5.0 (18.7)	32.2±11.5	(30.4)
t_{max}		hr	828.0	792.0±105.5 (792.0)	788.0±71.9	(744.0)
		day	34.5	33.0±4.4 (33.0)	32.8±3.0	(31.0)
AUC (25day→t)		ng·hr/mL	3125.2	5138.5±1602.3 (4939.7)	10088.7±4036.1	(9877.3)
$t_{1/2}$		hr	−	84.6±6.1 (82.6)	94.8±10.4	(99.4)
		day	−	3.53±0.25 (3.44)	3.95±0.43	(4.14)

参照データ：総括報告書
−：算出不能

ることが示唆されている。また，安全性においては，試験期間中に発現した有害事象の種類や頻度は，既存の risperidone 経口剤でこれまでに報告されている事象，もしくは本剤の海外試験で報告されている事象と大きく異なるものではなかった，と書くに留めざるをえないのは残念であった。

Ⅲ．海外主要データの紹介

RIS-LAI の承認のための臨床試験とそれらの試験の二次的解析または事後解析その他の系統的レビューは，Fleischhacker[6]によって本誌「臨床精神薬理」に特別に寄稿されている。ここでは，最も重要な pivotal study となった Kane ら[7]の placebo 対照試験と，その後，RIS-LAI の用量設定の根拠の1つとなった positron emission tomography（PET）研究を紹介しておく。

1．Kane らの risperidone 持効性筋注製剤の placebo 対照試験

本試験は米国41施設で実施され，2001年5月に効果と安全性についての最初の報告がされており，フルテキストは2003年6月号の Am J Psychiatry 誌に掲載されている[7]。ドイツ，英国での承認は2002年，米国では2003年とあることから，1990年代終盤から2000年終盤にかけて実施されたものであろうか。

対象は18〜35歳の PANSS 合計スコアが60〜120を呈する統合失調症患者400例である。治験デザインは表4に示すように RIS-Tab 4mg までの導入期を経て RIS-LAI 25mg, 50mg, 75mg と place-

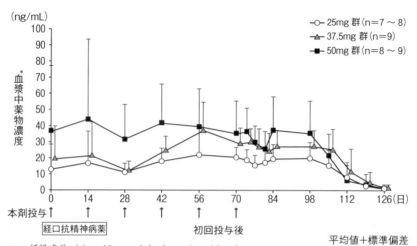

*:活性成分(risperidone＋9-hydroxyrisperidone)
本剤投与前及び初回投与後3週間の平均血漿中活性成分濃度は，経口 risperidone 製剤又は risperidone 以外の他の経口抗精神病薬を併用投与された症例をあわせて算出した．
未変化体 risperidone と主代謝物 9-hydroxyrisperidone は同程度の薬理作用を有することから，本剤の薬物動態については，両成分を合算した「活性成分」として検討された．

図7 第I/II相試験における統合失調症患者に反復筋肉内投与（2週間隔で6回）したときの血漿中薬物濃度推移（ヤンセンファーマ社内資料，リスパダールコンスタ®インタビューフォームより引用）

表3 第I/II相試験における統合失調症患者に反復筋肉内投与（2週間隔で6回）したときの定常状態における活性成分（risperidone＋9-hydroxyrisperidone）の薬物動態パラメータ（ヤンセンファーマ社内資料，リスパダールコンスタ®インタビューフォームより引用）

薬物動態パラメータ	25mg 群（n＝8）	37.5mg 群（n＝9）	50mg 群（n＝9）
C_{max}（ng/mL）	22.47 ± 7.47	34.15 ± 11.68	43.58 ± 15.37
t_{max}（day）	9.45 ± 4.76	6.59 ± 4.31	9.41 ± 4.46
AUC_τ（ng·hr/mL）	5898.19 ± 2010.51	9104.88 ± 3169.44	10673.61 ± 3698.31
C_{av}（ng/mL）	17.60 ± 5.96	27.21 ± 9.40	31.87 ± 11.11
$t_{1/2}$（hr）	94.34 ± 25.97	99.33 ± 40.37	95.85 ± 36.87

t_{max}：最終投与を0時間として算出した
AUC_τ：最終投与後2週間の血漿中濃度-時間曲線下面積
C_{av}：最終投与後2週間の平均血漿中濃度
平均値 ± 標準偏差

bo 群の4群比較試験となっている．
　RIS-LAI を1回以上受けた400例のうちの中止理由を表5に示した．
　RIS-LAI の投与を1回以上受け，ベースライン後に PANSS を1回以上評価された370例（ITT 集団）における PANSS 合計スコア，下位尺度スコアおよび CGI の成績では，RIS-LAI のどの用量群も placebo 注射剤群に対する優越性が検証されている．RIS-LAI 3用量群間の差はないが，75mg 群は 50mg 群に対して，数値的に勝っていない点に注目しておきたい．PANSS 合計スコアの経時的変化は図8にみるように，いずれの評価時期におい

表4 RIS-LAI 12週間の多施設共同placebo対照試験の治験デザイン (Kaneら, 2003[7])

スクリーニング	導入期	二重盲検期	
週-2	週-1	週1-3	週4-12
	RIS-Tab 4mgまで増量	placebo群 (N=98)	
		placebo錠	―
			2週間隔で6回placebo筋注
		RIS-LAI 25mg群 (N=99)	
		RIS-Tab 2mg/日	―
			2週間隔で6回RIS-LAI 25mg筋注
		RIS-LAI 50mg群 (N=103)	
		RIS-Tab 4mg/日	―
			2週間隔で6回RIS-LAI 50mg筋注
		RIS-LAI 75mg群 (N=100)	
		RIS-Tab 6mg/日	―
			2週間隔で6回RIS-LAI 75mg筋注

RIS-LAI : risperidone long-acting injectable, RIS-Tab : risperidone tablet

表5 RIS-LAIとplaceboの比較試験における中止理由 (Kaneら, 2003[7])

	被験者の理由			
		Long-Acting Injectable Risperidone		
理由	Placebo (N=98)	25mg (N=99)	50mg (N=103)	75mg (N=100)
何らかの理由	68	52	51	52
不十分な反応	30	22	15	12
有害事象	12	11	12	14
同意撤回	10	7	13	11
追跡不能	6	2	3	6
コンプライアンス不良	4	0	3	3
不適格症例	0	3	3	2
死亡	1	0	0	0
その他	5	6	4	4

ても50mg群および75mg群はplacebo群より有意に大きく，25mg群では10週時および12週時でplacebo群に有意差を示した．また，PANSS合計スコアは，陽性症状の変動幅については，75mg群はいずれも50mg群を下回っている（図9）．

反応率（PANSS合計スコアが20％以上減少した割合）は最終評価時で，25mg群が47.3％（44/93例），50mg群が48.0％（47/98例），75mg群が39.1％（34/87例），placebo群が17.4％（16/92例）と，実薬群がいずれもplacebo群に対して有意に高かった．

安全性および忍容性では，5％以上にみられた有害事象を表6に示した．重篤な有害事象はplacebo群（23.5％）が25mg群（13％），50mg群（14％），75mg群（15％）より有意に多く，原疾患の悪化によるものと考えられた．EPS関連では，Extrapyramidal Symptom Rating Scaleで評価されているが，ベースライン時はどの群でも軽微で，治験中に変化しなかった．被験者が自発的に訴えたEPSの頻度は，placebo群13％，25mg群10％，50mg群24％，75mg群29％で，群間差は統計学的に有意ではなかったが，数値的には75mg群が高かった．抗パーキンソン薬の併用はplacebo群13％，25mg群12％，50mg群と75mg群で23％であった．

最終評価時の体重変化はわずかであったが，

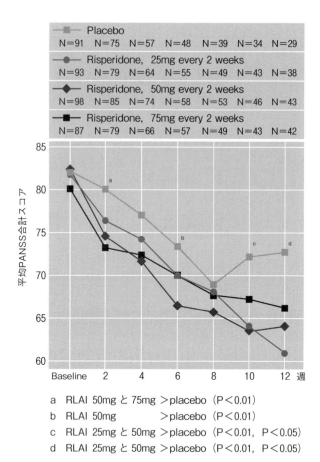

a RLAI 50mg と 75mg ＞placebo （P＜0.01）
b RLAI 50mg ＞placebo （P＜0.01）
c RLAI 25mg と 50mg ＞placebo （P＜0.01, P＜0.05）
d RLAI 25mg と 50mg ＞placebo （P＜0.01, P＜0.05）

図8　RIS-LAI の placebo 対照試験における PANSS 合計スコアの推移（Kane ら, 2003[7]）

25mg 群 0.5kg, 50mg 群 1.2kg, 75mg 群 1.9kg で placebo 群の－1.4kg とは有意差がみられた（F＝9.24, df＝3, 297, P＜0.001）。

QT 間隔や心血管系の問題はなく, 注射部位の疼痛も問題ない程度のものであった。

以上の成績から, RIS-LAI の有効性が十分に検証され, 安全性, 忍容性に問題はなかった。しかし, 75mg 群は 50mg 群に対して有効性に差がみられず, 有意差はないものの, 全体に有害事象が多いことが問題として残されており, Kane らも 75mg は 50mg に対して何らつけ加えるべき利益はないと結んでいる。後に, RIS-LAI の承認申請時に 75mg は除かれている。

2. PET 研究

PET 研究による RIS-LAI の薬力学的研究が3本実施されている。

Uppsala の Gefvert ら[8]は, 2週間に1回, RIS-LAI を13例の統合失調症患者に筋注し, risperidone の血中活性成分（risperidone＋9-OH risperidone）の定常状態は4回目の注射以降認められ, その状態が最後の注射から4～5週間持続するのをみている。8例で, 5回目の注射から2週間後の D_2 受容体の占有率をみたところ, 25mg では 25～48％, 50mg では 59～83％, 75mg では 62～72％の範囲で変化するとした。

Toronto の Remington ら[9]は, risperidone 経口錠で安定期にある9例の統合失調症患者に, 1～2mg/日あるいは 3～4mg/日でコントロールされ

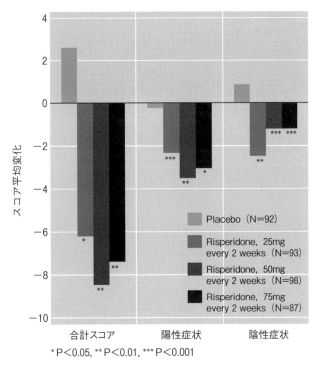

図9 RIS-LAI の placebo 対照試験における PANSS スコアの変化（Kane ら，2003[7]）

ている被験者には RIS-LAI 25mg を 2 例に，50mg を 5 例に，5〜6mg/日でコントロールされている被験者には RIS-LAI 70mg を 2 例に 2 週間隔で少なくとも 5 回筋注し，2 回の PET を実施している。1 回目は注射後 3 日以内，2 回目は次の注射前日の 5 日以内前に測定し，図10のような D_2 受容体占有率と，図11のような D_2 受容体占有率と血中活性成分との相関をみている。そして，RIS-LAI 70 mg は 80％を越える占有率を示すことから，EPS を惹起するリスクのあることに言及している。

同じく Toronto の Uchida ら[10] は，少なくとも 3 回連続して月 1 回の RIS-LAI 50mg を 7 例の患者に筋注し，D_2 受容体占有率をみている。次の注射予定日前の 4 日以内に PET スキャンを実施し，その結果，活性成分の総血中濃度の平均は 16.6ng/mL であり，D_2 受容体占有率は 29％から 82％まで変化し，平均は 56％であった。この試験で再発した患者はいなかった。このように，月 1 回の筋注では 60％以上を常時，維持していないが，有効性の維持は可能であると考えている。

3．用法・用量

当初，RIS-LAI の用量について，RIS-Tab の 1〜2mg/日は RIS-LAI の 25mg が，3〜4mg/日は 50mg が，5〜6mg/日は 70mg が対応するとの考えのもとにすべての臨床試験が実施されてきた。しかし，Kane ら[7]のデータの示すように，70mg の RIS-LAI の効果は数値的には 50mg のそれを下回り，EPS を初めとする有害事象が多くなることから，70mg の RIS-LAI の存在意義はないのではないかと判断されている。当初の用量設定は RIS-Tab の推奨用量を 1〜6mg/日としたためのもので，ある意味では妥当な設定であったと考えられるが，LAI の形では 75mg/2 週は多すぎるとの成績が出てきた。Ezewuzie と Taylor[11] のレビューにあるように，RIS-Tab の真の推奨用量が 1〜4mg/日であると考えれば RIS-LAI は 25〜50mg が必要にして十分な用量ということになる。Janssen-Pharma 社は，Kane らの意見をとり入れ，70mg

表6 RIS-LAI と placebo の比較試験における被験者が自発的に訴えた有害事象（Kane ら，2003[7]）

有害事象[a]	Placebo (N = 98)	Long-Acting Injectable Risperidone 25mg (N = 99)	50mg (N = 103)	75mg (N = 100)
何らかの有害事象	83	80	83	82
頭痛	12	15	12	21
激越	25	15	11	20
精神病	23	15	10	12
不眠	14	16	13	16
不安	15	7	6	14
めまい	6	8	11	8
EPS	3	4	8	10
食思不振	2	7	7	9
ハイパーキネジア	4	2	9	10
傾眠	3	5	6	10
ハイパートニア	5	4	5	10
幻覚	5	7	6	5
鼻炎	8	14	4	7
疼痛	4	10	3	4
悪心	5	3	4	9
便秘	1	5	7	7
嘔吐	6	4	3	4
咳	4	5	2	5
体重増加	2	5	4	4
疲労	0	3	7	3
頻尿	6	1	4	1
神経質	5	2	2	2
外傷	6	0	2	5
下痢	3	5	1	2
口渇	1	0	7	2
流涎	1	6	2	1

a　いずれかの群で5%以上のもの

を削ること，そして，25mg と 50mg の中間に用量設定試験では一度も評価されたことのない 37.5mg をおくことを決定した．25mg と 50mg の薬物動態学的パラメータが判っていることから，37.5mg のそれを描くことは容易であり，実臨床の場で 37.5mg をおいた方が使いやすいとの Kane らの判断を FDA も承認したのである．

なお，用法については，当初の2週間に1回の注射のほかに，薬物動態学的パラメータのデータから4週間に1回の用法も検討されたと聞く．後に実施された PET 研究でも，4週間に1回の注射で病状のコントロールがうまくいくことが期待されている[10]．しかし，RIS-LAI の血中濃度推移は2週間に1回の注射で極めて安定したパターンを示し，見事な fluctuation の少ない形が得られている．4週間に1回の注射では，4週間の後半に血中濃度が低くなる可能性があり，せっかくの RIS-LAI の特長を崩しかねない．海外での臨床試験はすべて2週間に1回の筋注で実施されていずれも優れた成績が得られている．こうした点から多々議論の末に，やはり当初の計画通りに2週間に1回の注射の用法が決定され，わが国の臨床試

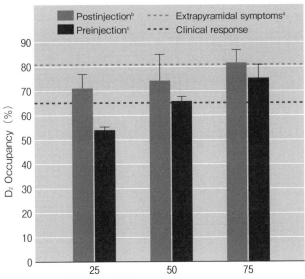

a：D₂受容体占有と効果およびEPSの閾値
b：筋注後3日以内
c：次の筋注前5日以内

図10 RIS-LAI（25mg, 50mg, 75mg）のdopamine D₂受容体占有率（Remingtonら，2006[9]）

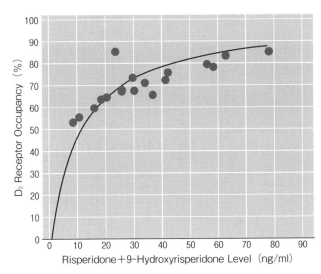

図11 RIS-LAI（25, 50 or 75mg）を2週間隔で筋注したさいのD₂受容体占有率と血漿risperidone＋9-OH risperidone濃度との相関（N＝9）（Remingtonら，2006[9]）

験もこれに従ったのである。筆者はRIS-LAIの筋注を要する統合失調症患者と2週に1回の診察時にいろいろ話を聞くことを楽しみにしており，この選択は正しかったと考えている。

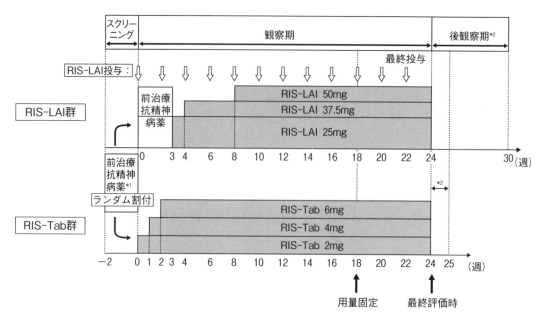

*1：前治療抗精神病薬（risperidone を含む）は単剤，多剤は問わない．ただし，総用量を risperidone に換算し，6mg/日以下とする（ただし，頓用は除く）．
*2：薬剤の特性（半減期）により，RIS-LAI 群は最終投与後 8 週間，RIS-Tab 群は最終投与後 1 週間の後観察期を設けた．

図12　Risperidone 持効性注射剤と risperidone 錠の比較試験における試験デザイン（上島ら，2009[12]）

Ⅳ．わが国における risperidone 持続性筋注製剤の pivotal study とそれに続いた長期投与試験

わが国での RIS-LAI の臨床試験はすでに述べた 2000 年 10 月からの第Ⅰ相試験に始まっている．当時は海外で 25mg，50mg，75mg の 3 用量での試験がほぼ終了していた段階であり，わが国での単回投与試験は同じ 3 用量で実施されたが，2002 年海外で 25mg，37.5mg，50mg の 3 用量が承認されたことから，反復投与試験ではこの 25mg，37.5mg，50mg が採用された．37.5mg の使用が間に合ったのである．海外で用量設定試験において評価の対象になったことのない 37.5mg が採用されたわが国の試験は，RIS-LAI 開発物語上，極めて貴重なことなのである．

1．Risperidone 持続性筋注製剤と risperidone 錠との比較試験

本試験はわが国での RIS-LAI の pivotal study として上島国利調整医師，石郷岡純医学専門家のもと，14 大学病院を含む全国 57 施設で 2004 年 6 月から 2005 年 4 月にかけて実施された[12]．本来は二重盲検法によるのであるが，注射製剤と錠剤との比較であり，ダブルダミー法をとると被験者に与える苦痛が大きいとの判断のもとに，RIS-LAI 群 3 に対して RIS-Tab 群 1 の割合のランダム化非盲検並行群間比較試験の形をとっている．

1）治験デザインと対象患者

治験デザインは図 12 に示したように，RIS-LAI 群では初回投与量 25mg より開始し，RIS-Tab 群では初回投与量 2mg/日を 1 日 2 回に分けて経口投与した．投与開始後，Brief Psychiatric Rating Scale（BPRS）スコアがベースラインより 1 ポイント以上悪化した場合，RIS-LAI は 12.5mg 単位で最高 50mg まで，RIS-Tab は 2mg 単位で最高 6mg/日まで増量した．両薬剤群ともに必要に応じ

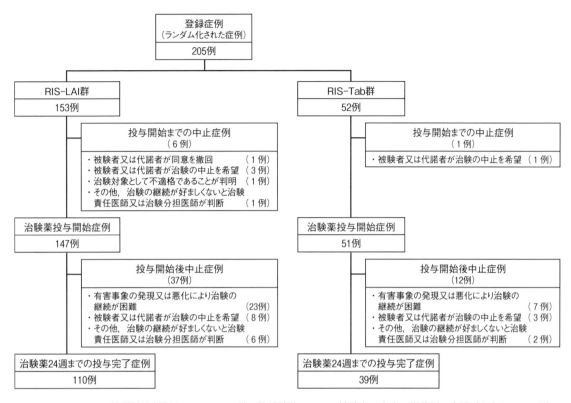

図13 Risperidone 持効性注射剤と risperidone 錠の比較試験における被験者の中止・脱落例の内訳（上島ら，2009[12]）

表7 Risperidone 持効性注射剤と risperidone 錠の比較試験における PANSS 総スコア及びベースラインからの変化量（上島ら，2009[12]）

	RIS-LAI 群 被験者数	RIS-LAI 群 平均値（標準誤差）	RIS-Tab 群 被験者数	RIS-Tab 群 平均値（標準誤差）	群間差[a] 平均値（標準誤差）（95％信頼区間）
ベースラインスコア	147	76.7（1.18）	51	78.3（2.29）	
最終評価時のスコア	147	70.1（1.69）	51	71.8（3.08）	
ベースラインから最終評価時への変化量：平均値	147	－6.6（1.36）	51	－6.5（1.96）	－0.3（2.58）
最小二乗平均値[a]		－6.7（1.31）		－6.4（2.22）	（－5.35；4.82）

a：投与群を因子，ベースラインスコアを共変量とした共分散分析を用いて推定した。

て減量を認めたが，18週以降は投与量は変更せず24週まで同一用量を継続した。

対象患者は DSM-IV による統合失調症患者205例で，単剤，多剤は問わず risperidone 換算 6mg/日以下の抗精神病薬で治療されており，PANSS 合計スコア60〜120の中等度で比較的安定した患者であった．図13に症例の内訳と中止・脱落例の内訳を示した．

2）有効性

主要評価項目の最終評価時における PANSS 合計スコアのベースラインからの変化量の比較結果を表7に示した．RIS-LAI 群および RIS-Tab 群の PANSS 合計スコアの変化量はそれぞれ－6.7（95％信頼区間：－9.25〜－4.15，P＜0.001），－6.4（－10.79〜－2.03，P＜0.0017）であり，2群間の PANSS 合計スコアのベースラインからの変化量の

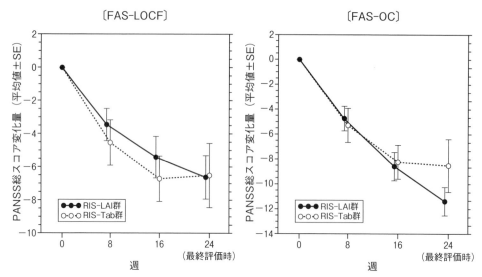

図14 Risperidone 持効性注射剤と risperidone 錠の比較試験における PANSS 合計スコアの平均変化量の経時推移（上島ら，2009[12]）

差は −0.3（−5.35〜4.82）で，95％信頼区間の上限値は4.82と，非劣性マージンである7.5を超えなかった。この成績によって，RIS-LAI の RIS-Tab に対する非劣性は検証され，本試験の最大目標は達成されたことになる。PANSS 合計スコアの平均変化量の経時推移を図14に示した。データの取り扱い方法が FAS-LOCF および FAS-OC のいずれの場合においても両薬剤群とも投与開始8週以降に PANSS 合計スコアの平均変化量は統計的に有意に低下したが，群間に統計学的な差はなかった。

最終評価時の PANSS 合計スコアがベースラインから20％以上減少した被験者の割合（レスポンダー率）は，RIS-LAI 群で38.8％（57/147例），RIS-Tab 群で43.1％（22/51例）であり，統計学的差はなく，ほぼ同程度であった。

副次評価項目である PANSS の下位尺度では，3下位尺度とも有意な低下を示したが，群間に統計学的な差はなかった（図15）。Marder らの PANSS 下位尺度でも群間に統計学的差はなかった。Clinical Global Improvement-Change（CGI-C）が「軽度改善」以上であったのは RIS-LAI 群53.7％，RIS-Tab 群45.1％，「不変」以上であったのはそれぞれ83.7％および86.3％であり，いずれの群においても，約85％の被験者で症状の維持または改善が認められた。

なお，本試験における RIS-LAI の投与量の分布を図16に示しておく。

3）安全性

有害事象のうち，治験薬との因果関係が否定されなかった副作用発現率を表8に示したが，RIS-LAI 群および RIS-Tab 群でそれぞれ血中 prolactin 増加32.0％と49.0％，不眠症23.1％と17.6％，体重増加12.2％と11.8％が主なものであった。

治療のために入院または入院の延長を要した重篤な有害事象は，RIS-LAI 群11.6％，RIS-Tab 群5.9％で発現し，その多くは被害妄想，昏迷，幻覚などを含めた精神症状であった。

EPS 関連の有害事象は，表9に示したように，発現率および重症度は RIS-Tab 群に比べ，RIS-LAI 群で低く，抗パーキンソン薬の併用割合が RIS-LAI 群で低かった。

Prolactin 関連の有害事象の発現率は RIS-LAI 群に低かった。血中 prolactin 値は両群ともに高値を示したが，全般的に RIS-Tab 群に高かった。

体重・血糖関連の有害事象では，体重増加率の平均値は RIS-LAI 群0.97kg，RIS-Tab 群1.59kg と低いが，7％以上の体重増加がみられたのは RIS-LAI 群に多かった。

注射部位反応は，13.6％と予想より高かったが，

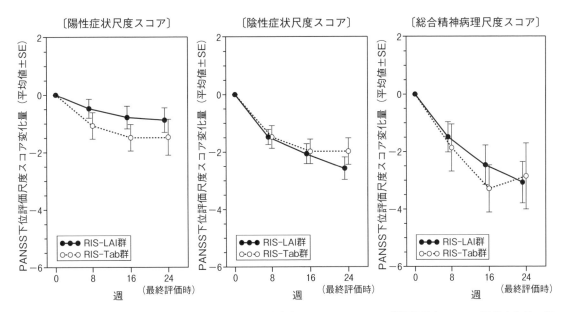

図15 Risperidone 持効性注射剤と risperidone 錠の比較試験における PANSS 下位評価尺度スコアの平均変化量の経時推移（上島ら，2009[12]）

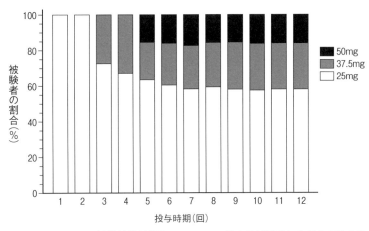

図16 Risperidone 持効性注射剤と risperidone 錠の比較試験における RIS-LAI の投与量の分布（上島ら，2009[12]）

haloperidol や fluphenazine の持効性製剤に比べて軽度であるとの報告がある。

以上の成績をまとめると，有効性において，PANSS 合計スコアのベースラインからの変化量は RIS-LAI 群 -6.7，RIS-Tab 群 -6.4 と同程度であり，抗精神病薬で一定期間安全に治療されている統合失調症患者においてその治療薬を RIS-LAI に切替えた場合の治療効果は，RIS-Tab に切替えた場合のそれに比べて劣らないことが示された。また，安全性においても，副作用の発現率は RIS-LAI 群は RIS-Tab 群と同程度であり，他の SGA の治験における発現率とも同程度で，問題のないものと考えられた。しかし，EPS 関連と prolactin 関連の有害事象が RIS-LAI 群に低かったことは，薬物動態学的に RIS-LAI ではピーク値とトラフ値の差が小さくなることから説明されて，期待通り

表8 Risperidone持効性注射剤とrisperidone錠の比較試験における関連性が否定できない有害事象（副作用）（上島ら，2009[12]，2%以下のもの省略）

項目	RIS-LAI群 (147例)	RIS-Tab群 (51例)	計 (198例)
血中プロラクチン増加	47 (32.0%)	25 (49.0%)	72 (36.4%)
不眠症	34 (23.1%)	9 (17.6%)	43 (21.7%)
体重増加	18 (12.2%)	6 (11.8%)	24 (12.1%)
便秘	10 (6.8%)	6 (11.8%)	16 (8.1%)
精神症状	13 (8.8%)	4 (7.8%)	17 (8.6%)
ALT増加	12 (8.2%)	4 (7.8%)	16 (8.1%)
血中トリグリセリド増加	9 (6.1%)	2 (3.9%)	11 (5.6%)
CK増加	6 (4.1%)	3 (5.9%)	9 (4.5%)
注射部位疼痛	14 (9.5%)	0	14 (7.1%)
白血球数増加	5 (3.4%)	1 (2.0%)	6 (3.0%)
γGTP増加	9 (6.1%)	0	9 (4.5%)
頭痛	5 (3.4%)	2 (3.9%)	7 (3.5%)
アカシジア	6 (4.1%)	3 (5.9%)	9 (4.5%)
AST増加	4 (2.7%)	2 (3.9%)	6 (3.0%)
錐体外路障害	4 (2.7%)	3 (5.9%)	7 (3.5%)

表9 Risperidone持効性注射剤とrisperidone錠の比較試験における錐体外路症状関連の有害事象（上島ら，2009[12]）

事象名	RIS-LAI群 例数	(%)	件数	RIS-Tab群 例数	(%)	件数	全体 例数	(%)	件数
解析対象例数	147			51			198		
事象発現例数	27	(18.4)	38	13	(25.5)	13	40	(20.2)	51
神経系障害	22	(15.0)	27	10	(19.6)	10	32	(16.2)	37
アカシジア	6	(4.1)	6	3	(5.9)	3	9	(4.5)	9
ジスキネジア	7	(4.8)	7	0		0	7	(3.5)	7
錐体外路障害	4	(2.7)	4	3	(5.9)	3	7	(3.5)	7
ジストニー	4	(2.7)	5	1	(2.0)	1	5	(2.5)	6
振戦	4	(2.7)	4	1	(2.0)	1	5	(2.5)	5
パーキンソニズム	1	(0.7)	1	2	(3.9)	2	3	(1.5)	3
眼障害	2	(1.4)	2	1	(2.0)	1	3	(1.5)	3
注視麻痺	2	(1.4)	2	1	(2.0)	1	3	(1.5)	3
胃腸障害	7	(4.8)	8	0		0	7	(3.5)	8
流涎過多	6	(4.1)	7	0		0	6	(3.0)	7
嚥下障害	1	(0.7)	1	0		0	1	(0.5)	1
筋骨格系及び結合組織障害	1	(0.7)	1	2	(3.9)	2	3	(1.5)	3
筋固縮	1	(0.7)	1	2	(3.9)	2	3	(1.5)	3

の成績をあげている。以上のことより，RIS-LAIは2週間に一度の投薬で服薬の煩雑さを回避することが可能であるとの大きな利点を有してアドヒアランスの向上が期待されることから，統合失調症の治療薬として有用であると考えられた。

こうして，わが国初のSGAの持効性注射製剤は2006年12月に申請の運びとなり，2009年4月に承認され，同6月に上市されたのである。

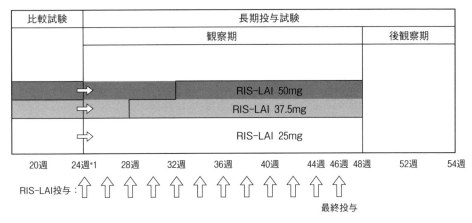

*1：比較試験の最終評価日までに同意を取得し，本治験に適格な被験者は，24週時の投与を実施する．

図17　Risperidone 持効性注射剤の長期投与試験におけるデザイン（上島ら，2009[13]）

2．Risperidone 持効性注射剤の長期投与試験

本試験[13]は先行する RIS-LAI と RIS-Tab の多施設共同ランダム化非盲検並行群間比較試験に参加した統合失調症患者で，RIS-LAI 群に割付けられ，RIS-LAI の24週の投与期間を完了した被験者110例中の83例を対象としている．13大学病院を含む55施設で2004年11月から2006年10月にかけて実施された．試験デザインは図17に示したように，先行試験を含めて48週とし，有効性と安全性をみている．

症例の内訳は図18にみる通りで91.6％（76/83例）が48週を完了している．

RIS-LAI の投与量の分布の推移は図19のようになり，先行試験の最終投与である投与12回目では，25mg が57.3％，37.5mg が28.0％，50mg が14.6％であったが，本試験の最終投与である24回目では，それぞれ47.4％，36.8％，15.8％であった．

有効性では，PANSS 合計スコアの推移にみるように（図20），ベースライン75.4，24週時63.2，48週（最終評価）時60.9となっており，いずれの評価時期においてもベースラインから有意な減少がみられている．PANSS 合計スコアがベースラインから20％以上減少した被験者の割合は，24週時54.9％，48週時61.0％であった．

PANSS 下位尺度スコアの経時変化では（図21），いずれの下位尺度も24週時および48週時のスコアはベースラインから有意に減少している．陽性尺度スコアの変動が小さいのは，ベースライン時のスコアが15.4と低く，それでも24週時，48週時はともに12.9と有意の減少を見せている．Marder らの PANSS 下位尺度スコアもすべてベースラインから有意に減少している．CGI-C では，「軽度改善」以上の割合は24週時 60.5％，48週時 70.7％，「不変」以上の割合は24週時 97.6％および48週時 96.3％と高かった．

安全性では，全83例における有害事象発現率は97.6％で，未知のものは認めず，20％を上回ったのは，鼻咽頭炎 48.2％，不眠症 43.4％，血中 prolactin 増加 28.9％および体重増加 20.5％であった．一方，副作用の発現率は84.3％で，10％以上の事象は血中 prolactin 増加 27.7％，不眠症 26.5％，体重増加 19.3％，注射部位疼痛 10.3％，alanine-transferase 増加 13.3％および便秘 10.8％であった．

重篤な有害事象の発現率は，7.2％（6/83例）で，「精神障害」（精神症状2例，妄想1例，異常行動1例，不安1例）および多飲症（治験以前より認められていたものが悪化）1例であった．

有害事象の発現による治験薬の投与中止割合は3.6％（3/83例）であり，精神症状2例，異常行動1例で，原疾患の悪化によるものであった．

EPS 関連の有害事象は21.7％（18/83例）にみられた（表10）．いずれも軽度もしくは中等度であ

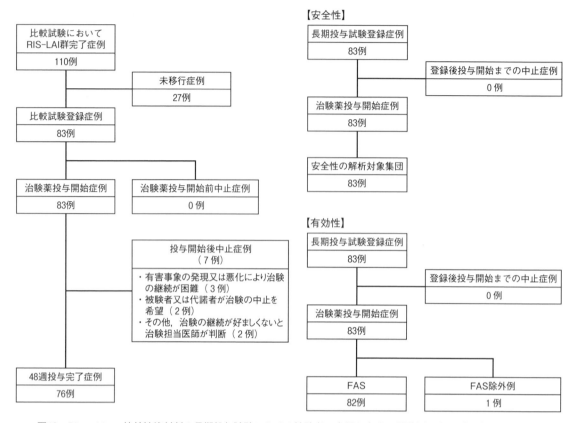

図18 Risperidone 持効性注射剤の長期投与試験における被験者の内訳と中止・脱落例の内訳（上島ら，2009[13]）

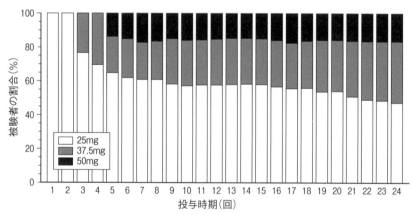

図19 Risperidone 持効性注射剤の長期投与試験における RIS-LAI の投与量の分布（上島ら，2009[13]）

り，治験期間中に回復もしくは軽快した。DIEPSSでは，8項中ジスキネジアがベースライン平均値（SD）1.05（1.73）から投与後最大値平均値（SD）1.41（1.69）で有意の変動（P=0.0156）を示した。

抗パーキンソン薬併用率は14.5％（12/83例）であり，治験薬投与開始前の併用率50.6％（42/83例）に比べてその割合は低下した。

Prolactin 関連の有害事象の発現率は32.5％（27/

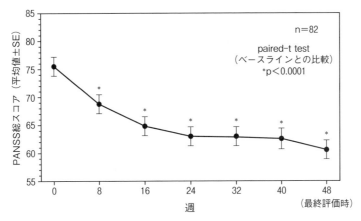

図20 Risperidone 持効性注射剤の長期投与試験における PANSS 合計スコアの推移（上島ら，2009[13]）

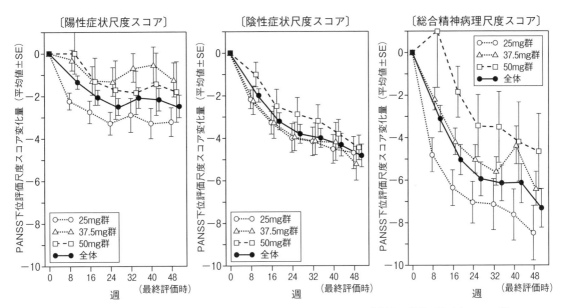

図21 Risperidone 持効性注射剤の長期投与試験における PANSS 下位尺度の推移（上島ら，2009[13]）

83例）と高く，血中 prolactin 増加の発現率（28.9％）が最も高かったが，乳汁漏出，月経異常，射精障害など臨床所見を伴う有害事象はそれぞれ 1.2％と低かった．

血糖関連，心血管系関連での有害事象はそれぞれ 2.4％，4.8％と低かった．

注射部位反応関連では，18.1％（15/83例）にみられ，疼痛 13.3％が最も高かったが，中等度の2例を除き，いずれも軽度であった．

体重のベースラインから，24週および28週時の変化量の平均値はそれぞれ 0.2kg，0.5kg と軽度であった．7％を超える体重増加は24週時 16.9％，48週時 14.5％に認められたが，いずれの患者においても耐糖能異常を示す所見はなかった．

以上の成績をまとめると，有効性では PANSS 合計スコアは24週時まで徐々に減少し，それ以降はほぼ同様な改善が維持されたこと，PANSS 下位尺度，Marder らの PANSS 下位尺度でも同様な結果が示されたこと，CGI-C 評価では大部分の被験者が前治療抗精神病薬の効果が48週にわたって維

表10 Risperidone 持効性注射剤の長期投与試験における錐体外路症状関瞳の有害事象（上島ら，2009[13]）

項　目	25mg 群 例数 (%) 件数	37.5mg 群 例数 (%) 件数	50mg 群 例数 (%) 件数	全体 例数 (%) 件数
解析対象例数	47	23	13	83
事象発現例数	8 (17.0) 12	8 (34.8) 10	2 (15.4) 3	18 (21.7) 25
神経系障害	8 (17.0) 9	4 (17.4) 5	1 (7.7) 2	13 (15.7) 16
アカシジア	2 (4.3) 2	4 (17.4) 5	0 0	6 (7.2) 7
ジスキネジー	5 (10.6) 5	0 0	1 (7.7) 1	6 (7.2) 6
ジストニー	1 (2.1) 1	0 0	1 (7.7) 1	2 (2.4) 2
パーキンソニズム	1 (2.1) 1	0 0	0 0	1 (1.2) 1
眼障害	0 0	1 (4.3) 1	1 (7.7) 1	2 (2.4) 2
注視麻痺	0 0	1 (4.3) 1	1 (7.7) 1	2 (2.4) 2
胃腸障害	2 (4.3) 2	3 (13.0) 4	0 0	5 (6.0) 6
流涎過多	2 (4.3) 2	3 (13.0) 4	0 0	5 (6.0) 6
筋骨格系および結合組織障害	1 (2.1) 1	0 0	0 0	1 (1.2) 1
筋萎縮	1 (2.1) 1	0 0	0 0	1 (1.2) 1

持されたことで優れた成績が示された。また，RIS-LAI 長期投与時の安全性には特に問題なく，忍容性は良好であると確認された。以上のことから RIS-LAI は再発予防効果が期待される統合失調症薬物治療の新たな選択肢として有用な薬剤であると考えられている。

V. LAI のパイオニア功刀弘とそれを発展させた藤井康男の両先達

筆者にとってデポ剤（当時，LAI などというしゃれた言葉はなかった）といえば，功刀 弘と藤井康男である。まず畏敬すべき功刀 弘先生は大学の1年後輩で，かの八木剛平の同期である。功刀と筆者は原 俊夫北里大学精神科初代教授の門下生で，共に慶應精神科の電気生理研究班に属していた。功刀は1963年出向していた山梨県立玉諸病院（現在の北病院の前身）で先輩の辻 鋭一先生が fluphenazine enanthate の治験をやられているのを見ていたという。1964年から1970年に東京天使病院に勤務していたさいの研究に基づいた生活療法について学位を得ているが[14]，何といってもその業績の第一は当時，統合失調症患者の終夜脳波で，症状悪化とともに著しく徐波睡眠が減少するのをみて，自ら世紀の大発見と豪語して精神経誌に発表したことである[15]。そして，徐波睡眠を減少させる benzodiazepine 系の nitrazepam を連用することへの強い警鐘を鳴らした[16]。1971年33歳の若さで生まれ育った山梨の県立北病院へ赴任された頃にその舌鋒は鋭くなっていた。なお，1978年北病院へ慶應から移られた，治験界のドン伊藤 斉先生の愛弟子，藤井康男現北病院院長もいち早くこの考えに同調している[17]。伊藤 斉先生は筆者が入局した当時の医局長で，筆者も随分可愛がって頂いて，私事ながら先生がメンバーの国際文化会館で挙式したのは1962年のことである。

さて，功刀は北病院へ赴任してから，1970年にわが国で上市されていた fluphenazine enanthate（Anatenzol Depot®）を使い始め，単にコンプライアンスの悪い症例のみならず，外来での維持療法として進展させていった。副作用の強い，使い難いデポ剤であるとされて，普及を妨げていたが，功刀はこれを上手に使いこなしていた。そこへ大きな転機が訪れた。1972年，米国で Squibb 社（fluphenazine や fluphenazine enanthate を開発した会社で，1989年 Bristol-Myers 社と合併して，現在 Bristol-Myers Squibb 社，BMS 社）が2週間に1回投与の fluphenazine enanthate を改良した4週に1回投与の fluphenazine decanoate（Fludecasine®）を上市した。当時の日本スクイブ社の担当者が持参した論文を読み，ぜひわが国でも使ってみたいと熱望し，1981年6月になってようやく試

供品を入手した功刀は早速 fluphenazine decanoate を試用し，効果の確実さと副作用の少なさに瞠目した[18,19]。ここから，一日も早いわが国への導入を願って活動することになる[20]。この時の功刀の活動ぶりは語り草で，後に「ある精神科医の奮闘記」[21]を書き，藤井・功刀の編集による「デポ剤による精神科治療技法のすべて」[22]を星和書店から出版した。功刀はその書評を大熊輝雄先生に願い，「デポ剤特に fluphenazine decanoate が分裂病の外来治療に極めて有効であることをいち早く知った功刀博士が，その導入のために，製薬会社に働きかけ，学会で発表し，そのために学会の評議員，理事になり，政治家の協力を求め，最後に自分の責任で fluphenazine decanoate を輸入して患者のために使用するなど，獅子奮迅の働きをした経緯が詳しく描かれている」とのお言葉を頂いている[23]。同書中の功刀・藤井による「日本におけるデポ剤臨床25年の展開」は36頁の大著であり[24]，その迫力は読む者を圧倒する。筆者の書いている開発物語の比ではない。

話は少し戻るのであるが，実は慶應では伊藤 斉先生の薬理研究班が1980年にはすでに fluphenazine decanoate の基礎的研究を行いその成果を発表していた[25,26]。日本スクイブ社も臨床開発を予定していたと考えられるが，1つには fluphenazine enanthate の副作用の強さが悪いイメージとなっていたか，何回か導入を試みたが治験にまでは至らないでいた。そうした中で，先述の功刀の奮闘ぶりが展開されたのである。詳細は述べがたいが，功刀の活動に助言を与えておられた伊藤 斉先生も自分の庭を荒らすかの行動と捉えられたか「俺の目の黒いうちは開発させない」とまで言われてしまった。そして，後から創製された haloperidol decanoate の開発は欧米の流れと同一のタイミングの1980年から始まり，かなりのスピードで進み，先を超されてしまう結果となったのである[27,28]。1985年7月15日，功刀は重い病床にあった伊藤 斉先生を慶應義塾大学病院へ見舞い，同日の日付の礼状に「……今が一番大事なとき，裏街道を歩まないように……」と書かれていた。こうと思い込んだらマスコミ，政治家，学会など考えられるあらゆる手段を駆使して突っ走った功刀に対して，正規の治験を通しての導入を本分とする伊藤 斉先生との間に越えられない溝があったということか。伊藤 斉先生は1985年8月30日にご逝去され，その数日後，藤井がデポ剤の臨床研究のためにフランス政府給費留学生として旅だっていった。その翌年の1986年ついに日本スクイブ社は fluphenazine decanoate の開発をスタートさせ，経口 haloperidol との二重盲検比較試験に勝利し，1993年1月19日に承認を得た[29]。米国での承認から23年後のことである。なお，わが国での haloperidol decanoate は1987年6月30日に承認されており，それからも約6年遅れたのである。この間，功刀は1991年北病院を辞し，功刀クリニックを開設し，そこでの大車輪の診療活動を展開していった。

一方，藤井は慶應のフレッシュマンの時代から非常勤医として北病院に勤務し，翌1978年から常勤医として赴任して功刀を喜ばせた。当時から功刀の薫陶を受けて LAI の重要性に着目し，それによる外来患者の維持療法についての学位論文を書き上げたのち[30]，1985年9月から1年間，Savoie は Chambéry の de Bassens 公立病院に留学し，自らが翻訳した「ランベールの精神科薬物療法」[31]の著者 Pierre Lambert のもとで LAI による治療法に磨きをかけ[32,33]，帰国後 haloperidol decanoate や fluphenazine decanoate を駆使して LAI の権威となり，さらには RIS-LAI の開発から臨床応用へと活躍の場を拡げている。LAI のみならず，SGA の開発と臨床応用に力を注ぎ，わが国で初の PANSS のビデオを作成し[34]，SGA の QOL への影響をみるなど[35,36]，先駆的活動を通して，統合失調症の薬物療法全般にわたる押しも押されもせぬ第一人者として八面六臂の活躍をされていることは周知であり，北病院の経営にも優れた手腕を発揮しておられる。『臨床精神薬理』の有力編集委員の1人であることは言うまでもない。栃木県の名門の生まれであるが，精神科医としてのほぼ全生涯を過ごした山梨に骨を埋める覚悟と聞いている（2018年より同院の名誉院長）。

最後にもう一度功刀 弘先生のこと。原 俊夫教授の門下生があまりにも早すぎる死を悼み（1982年7月11日，享年59歳），「原 俊夫先生を偲ぶ会」

（現在はリンビック会と改称）で年1回集まっているが，功刀先生は今も矍鑠として蘊蓄を傾向ける口調は昔と変らず，2014年横浜での第110回日本精神神経学会（大会長 宮岡 等北里大学教授）では「私が関わった統合失調症患者50年の経過に学ぶ」[37]を発表されて意気軒昂である。年1回の逢瀬が楽しみなのである。

VI. おわりに

わが国ではLAIの普及率が低く，1970年のfluphenazine enanthateの導入からfluphenazine decanoateの導入まで22年を要している。これをみても，いかに精神科医と製薬会社がLAIの導入に対して消極的であったかが明らかである。

SGAのLAIの導入も決して早かったとはいえないものの，RIS-LAIの開発は，海外での承認の下りる前の2000年に始まっている。海外でのRIS-LAIの用量設定が最初の思惑通りにいかず，25mg，50mg，75mgでの臨床試験が行われて，75mgの有用性が認められず，試験で評価されたことのない37.5mgを入れて，海外での承認用量は25mg，37.5mg，50mgとなった。わが国は，皮肉にも開発の遅れのために，この3用量での試験が行われた数少ない国となり，LAIと錠剤との非盲検下での非劣性試験に成功した。SDAの旗手として登場したrisperidoneがLAIとしても第1号となったことはまずはめでたいことであった。当初は，RIS-LAIの初回筋注後，推奨血中濃度に上ってくるのに3週を要することから，経口剤の併用を必要とする煩わしさを感じたが，その後のfluctuationの変動の小ささがRIS-LAIの特徴となり，かえって安全性の高さが後に実証された。1999年から2000年初めにかけてJanssen Pharma社は，RIS-LAI，paliperidoneおよびそのLAIと矢継ぎ早の開発期にあり，血気さかんなものがあった。

次稿ではそのpaliperidoneのLAIの開発物語を書くことになるが，RIS-LAIのように平坦なものではなかったのである。

なお，本稿では抗精神病薬のLAIのパイオニアとして功刀と藤井の業績の一端を紹介することができて楽しくもあり，嬉しかった。

文 献

1) 藤井康男：患者自身のデポ剤治療受け入れと精神科医の役割．臨床精神薬理，12：1059-1073, 2009.

2) 藤井康男：持効性注射製剤の歴史と治療原則．臨床精神薬理，18：675-693, 2015.

3) Lindenmayer, J.P., Eerdekens, E., Berry, S.A. et al. : Safety and efficacy of long-acting risperidone in schizophrenia : a 12-week, multicenter, open-label study in stable patients switched from typical and atypical oral antipsychotics. J. Clin. Psychiatry, 65 : 1084-1089, 2004.

4) 吉村玲児：Risperidone持効性注射製剤（RLAI）の基礎と臨床効果・薬物動態．臨床精神薬理，12：1075-1080, 2009.

5) Mannaert, E., Vermeulen, A., Remmerie, B. et al. : Pharmacokinetic profile of long-acting injectable risperidone at steady state : comparison with oral administration. Encephale, 31 : 609-615, 2005.

6) Fleischhacker, W.W. : Risperidone持効性注射剤の系統的レビュー（宮本聖也 監訳）．臨床精神薬理，12：1081-1093, 2009.

7) Kane, J. M., Eerdekens, M., Lindenmayer, J. P. et al. : Long-acting injectable risperidone : efficacy and safety of the first long-acting atypical antipsychotic. Am. J. Psychiatry, 160 : 1125-1132, 2003.

8) Gefvert, O., Eriksson, B., Persson, P. et al. : Pharmacokinetics and D_2 receptor occupancy of long-acting injectable risperidone （Risperdol Consta™） in patients with schizophrenia. Int. J. Neuropsychopharmacol., 8 : 27-36, 2005.

9) Remington, G., Mamo, D., Labelle, A. et al. : A PET study evaluating dopamine D_2 receptor occupancy for long-acting injectable risperidone. Am. J. Psychiatry, 163 : 396-401, 2006.

10) Uchida, H., Mamo, D.C., Kapur, S. et al. : Monthly administration of long-acting injectable risperidone and striatal dopamine D_2 receptor occupancy for the management of schizophrenia. J. Clin. Psychiatry, 69 : 1281-1286, 2008.

11) Ezewuzie, N., Taylor, D. : Establishing a dose-response relationship for oral risperidone in relapsed schizophrenia. J. Psychopharmacol., 20 : 86-90, 2006.

12) 上島国利，石郷岡純，駒田裕二：統合失調症

患者を対象としたrisperidone持効性注射剤とrisperidone錠の比較試験. 臨床精神薬理, 12：1199-1222, 2009.
13) 上島国利, 石郷岡純, 駒田裕二：統合失調症患者を対象としたrisperidone持効性注射剤の長期投与試験. 臨床精神薬理, 12：1223-1244, 2009.
14) 功刀 弘：精神分裂病者の院内生活療法. 精神経誌, 76：397-414, 1974.
15) 功刀 弘：精神分裂病の終夜睡眠脳波による研究. 精神経誌, 72：202-211, 1970.
16) 功刀 弘, 藤井康男：Nitrazepamを分裂病に連用するのは適当か. 日本精神神経学会 浜松大会にて, 1980. 5. 23.
17) 藤井康男：Nitrazepamを分裂病者に連用するのは適当か. 精神経誌, 84：162-183, 1982.
18) 功刀 弘：Fluphenazine decanoateの外来使用経験. 精神経誌, 84：807, 1982.
19) 功刀 弘：Fluphenazine decanoateの外来使用経験－第二報－. 精神経誌, 85：901, 1983.
20) 功刀 弘：デポ剤の主役, FD (fluphenazine decanoate) の本邦への導入. 臨床精神薬理, 3：413-416, 2000.
21) 功刀 弘：ある精神科医の奮闘記――再発防止の新薬を手に入れるまで. 山梨ふるさと文庫, 山梨, 1995.
22) 藤井康男, 功刀 弘 編：デポ剤による精神科治療技法のすべて. 星和書店, 東京, 1995.
23) 大熊輝男：書評；藤井康男, 功刀 弘 著「デポ剤による精神科治療技法のすべて」. 精神医学, 37：1121, 1995.
24) 功刀 弘, 藤井康男：日本におけるデポ剤臨床25年の展開. In：デポ剤による精神科治療技法のすべて（藤井康男, 功刀 弘 編）, pp.3-38, 星和書店, 東京, 1995.
25) 立山萬里, 田上 聡, 中島誠一郎 他：フルフェナジン・デポ剤の血中濃度（1）エナンテート筋注とデカノエート筋注の比較. 臨床精神医学, 12：771-781, 1983.
26) 田上 聡, 立山萬里, 中野嘉樹 他：フルフェナジン・デポ剤の血中濃度（2）経口フルフェナジン剤投与との比較. 臨床精神医学, 12：883-892, 1983.

27) 大熊輝雄, 八木剛平, 山下 格 他：精神分裂病に対するhaloperidol持効剤と経口剤の二重盲検比較試験. 神経精神薬理, 7：983-996, 1985.
28) 大熊輝雄, 八木剛平, 山下 格 他：精神分裂病に対するKD-136（デカン酸ハロペリドール：持効剤）の第Ⅲ相試験―ハロペリドール経口剤を対照とした多施設二重盲検比較試験に関する解析の詳細. 臨床評価, 15：37-72, 1987.
29) 金野 滋, 大熊輝雄, 山下 格 他：精神分裂病に対するデカン酸フルフェナジン（SQ10733）と経口ハロペリドールとの二重盲検比較試験. 臨床評価, 19：15-45, 1991.
30) 藤井康男：持効性抗精神病薬（デポ剤）による分裂病外来患者の維持治療. 慶應医学, 62：291-303, 1985.
31) Lambert, P.A.（荻田和宏, 冨永 格, 中山道規, 藤井康男 訳）：ランベールの精神科薬物療法. 国際医書出版, 東京, 1986.
32) 藤井康男：ランベール博士のserviceにおけるデポ外来維持療法―フランス地域精神医療近況. 臨床精神医学, 15：1705-1707, 1986.
33) 藤井康男：デポ剤による分裂病外来治療―日仏地方精神病院での調査結果から. 精神医学, 31：145-151, 1989.
34) 藤井康男, 宮田量治, 上島国利 他：症例ビデオを用いたPANSS Raters' Meetingにおける評価者の信頼性検討. 臨床精神医学, 24：471-481, 1995.
35) 藤井康男：分裂病患者への抗精神病薬治療とQuality of Life. 臨床精神薬理, 1：135-151, 1998.
36) 宮田量治, 藤井康男：クオリティ・オブ・ライフ評価尺度 解説と利用の手引き. 星和書店, 東京, 1995.
37) 功刀 弘, 輿石郁生, 藤井康男 他：私が関わった統合失調症患者50年の経過に学ぶ. Lessons Observed from 50 Years of Treating Patients with Schizophrenia. 第110回日本精神神経学会, 横浜, 2014.
38) ヤンセンファーマ株式会社：リスパダールコンスタ®筋注用25mg 37.5mg 50mg, インタビューフォーム. 2016年4月改訂（第7版）.

§63

第二世代抗精神病薬の持効性筋注製剤の開発物語

―― その2：Paliperidone palmitate（Xeplion®）――

I. はじめに

1994年に米国でrisperidoneが上市され，serotonin dopamine antagonist（SDA）として脚光を浴び，第二世代抗精神病薬（second generation antipsychotics：SGA）時代の幕明けとなった。わが国でも筆者はその第I相試験から開発に参加し，1996年には上市されている。Risperidoneに続いて続々と新規のSDAが開発されていく中で，Janssen Pharma社はrisperidoneのsuccessorを探し[1]，glycine transporter阻害薬もその候補の1つであったが，glutamate系抗精神病薬は成功するかに見えてことごとく失敗していった。Janssen Pharma社は一旦，ocaperidoneにたち返ったがそれはうまくいかず，risperidoneの活性代謝物であるpaliperidoneの開発へ向かった。2000年に入った頃にはrisperidoneの持効性筋注製剤（long-acting injectable：RIS-LAI），paliperidoneとLAIの開発スケジュールがつまっていた。すでにpaliperidone[2]およびrisperidone LAI（RIS-LAI）[3]の開発物語を書いてきた。

本稿では，Janssen Pharma社最後の切り札ともいうべきpaliperidone LAI（PAL-LAI）の波乱に満ちた開発物語とその後の展開を書くことになる。

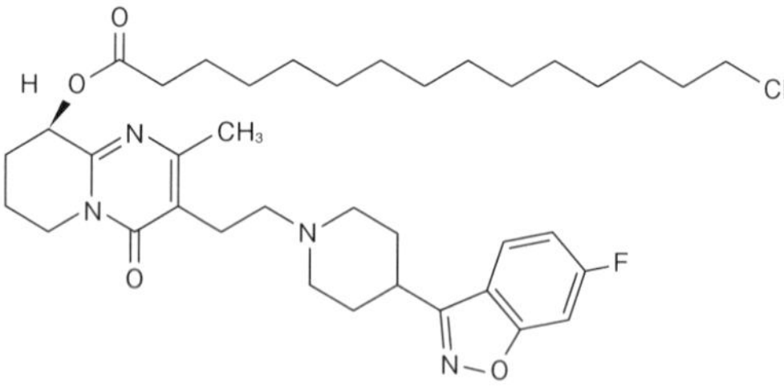

図1 Paliperidone palmitateの化学構造

II. 海外での開発

1. Paliperidone palmitateとは

PAL-LAIはpaliperidoneと長鎖脂肪酸であるpalmitateをエステル結合させた原薬（図1）を，ナノクリスタルテクノロジーを用いて微粒子化することによって吸収性を高め，水性溶媒に対する懸濁性を高めた水懸筋注である（図2）[1,14]。原薬粒子の粒子径を制御することにより，体内で約1ヵ月間安定して薬物放出が持続するよう設計されている。PAL-LAIを筋肉内に投与することにより投与部位で徐々に加水分解され，活性本体であるpaliperidoneとなり吸収される。

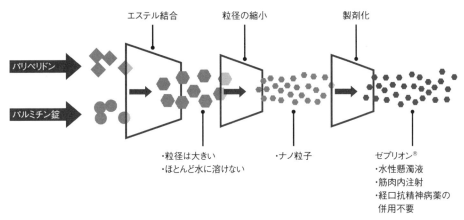

図2 ナノクリスタルテクノロジーによるナノ粒子化（Bisharaら，2011[4]，通山，2014[5]の改変図を引用）

2．Paliperidone palmitate の薬物動態と導入レジメンの採用

米国では数多くの第Ⅰ相試験が実施されて，薬物動態学的検討が行われている。単回投与試験の後の4週に1回の反復投与試験で安定した定常状態が得られず，それには6ヵ月近くかかることが明らかとなった。そこで Janssen Pharma 社の研究陣は，試行錯誤の末か，初回投与後の1週後に2回目を筋注することで，早期のみかけ上の定常状態にもっていける導入レジメンを考え出した。この間の苦労話があればと探したが，通山[6]や藤井のレビュー[8]にその詳細が紹介されている。この導入レジメンが後に物議を醸すことになる。もし，わが国であれば，経口剤を併用して定常状態へもっていく方式を考える可能性が高いのであるが，さすがに単剤治療の国，米国では独特の導入レジメン方式を考え出し，あくまで LAI のみでの治療法へと進んだのである。ここでは，この導入レジメン方式に則った2本の代表的臨床試験を紹介しておく。

3．Fleischhacker らの試験[9]

本試験は RIS-LAI との非劣性二重盲検比較試験である。そのデザインは図3に示したように，paliperidone の LAI（PAL-LAI）の初回用量と Day 8 の導入レジメンの用量を50mg とし，Day 36 では25-75mg，Day 64 では25-100mg となっている。一方，RIS-LAI の方は Day 1 から経口剤でスタートし，Day 8 で25mg を筋注し，Day 36 では25-50mg の筋注のみとする方式をとっている。

本試験における被験者の内訳は図4のようになっている。主要評価項目の Positive and Negative Syndrome Scale（PANSS）の合計スコアのベースラインからの変化の推移を図5に示した。この時の平均変化量（標準偏差）は PAL-LAI 群で−11.6（21.22），RIS-LAI 群で−14.4（19.76）となっており，最小二乗平均の差は−2.6（95％CI −5.84〜0.61）で非劣性マージン5を超えており，非劣性検証に失敗している。効果不十分による脱落例が PAL-LAI 群に多いこと，また，血中濃度推移をみると，paliperidone の血中濃度上昇の速度がゆるやかで260時間でようやく RIS-LAI 群の活性物質（risperidone と paliperidone）と同様の水準に到達している（図6）。

以上の結果から，PAL-LAI の RIS-LAI に対する非劣性検証の失敗は PAL-LAI の用量が低すぎると結論されている。

4．Pandina らの試験[10]

本試験では先行試験での Day 1 と Day 8 の PAL-LAI の用量を50mg とし，RIS-LAI との比較で非劣性を検証しえなかったことから，さらに規模を大きくし，図7のように Day 1 を150mg，Day 8 を100mg とする試験となっている。RIS-LAI の投与方法はほぼ同じである。本試験での被験者の内訳は図8に示した。

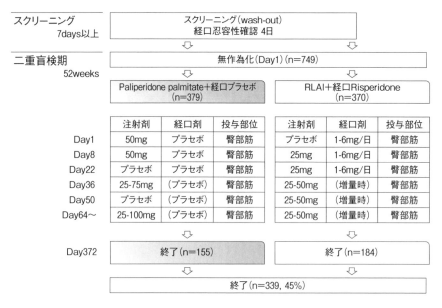

図3　PAL-LAI と RIS-LAI＋経口 risperidone との非劣性試験のスケジュール（Fleischhacker ら，2012[9]，社内資料より引用）

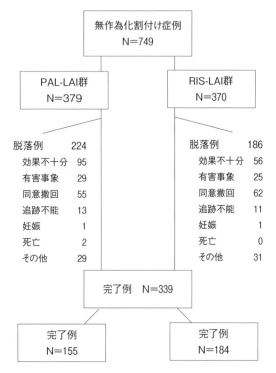

図4　PAL-LAI と RIS-LAI＋経口 risperidone との非劣性試験における患者の内訳（Fleischhacker ら，2012[9]）

　主要評価項目の PANSS 合計スコアの平均（SD）変化は，最終評価時で PAL-LAI 群 −18.6（15.45），RIS-LAI 群 −17.9（14.24）で，その差は 0.4（95％ CI ［−1.62，2.38］）で数値的に PAL-LAI 群が勝り，95％ CI の下限はプロトコルにあらかじめ決められていた非劣性マージン −5 を超えておらず，PAL-LAI の RIS-LAI に対する非劣性が検証された。PANSS 合計スコアの推移を図9に示したが，両群ほとんど同様のパターンとなっている。

　本試験での反復投与後の血漿中濃度推移をみると（図10），両群とも同様なパターンとなっており，安全性についても出現する有害事象に差が認められていない。

　以上の Fleischhacker らの試験の成績と，Pandina らの試験の成績から，PAL-LAI の投与方式は Pandina らの方式が優れており，より適切であると判断されて，2009年7月31日米国食品医薬品局（FDA）の承認を受け，その後，2011年3月4日に統合失調症の維持療法を適応として EU で認可されている。

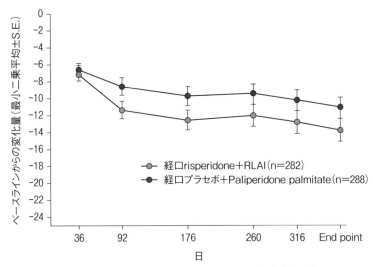

図5 PAL-LAI と RIS-LAI ＋ 経口 risperidone との非劣性試験における PANSS 合計スコアの変化量の推移（Fleischhacker ら，2012[9]，社内資料より引用）

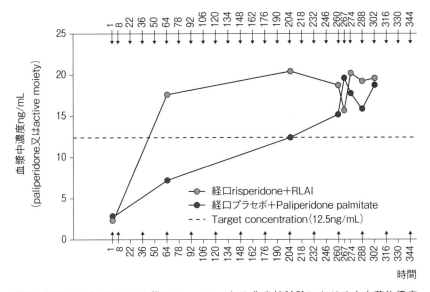

図6 PAL-LAI と RIS-LAI ＋ 経口 risperidone との非劣性試験における血中薬物濃度（paliperidone または active moiety）推移（Fleischhacker ら，2012[9]，社内資料より引用）

Ⅲ．わが国での開発

2000年頃には，paliperidone の開発に引き続いて PAL-LAI の開発を実施することはヤンセンファーマ社は決定していた路線であり，まず3本の第Ⅰ/Ⅱ相試験が実施されている[7]。

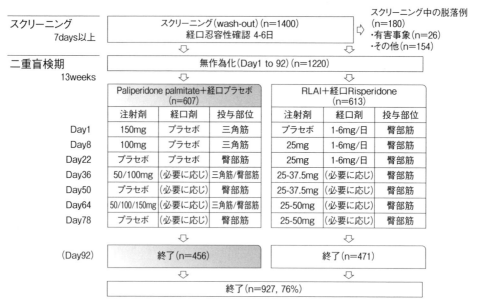

図7 PAL-LAI と RIS-LAI＋経口 risperidone との非劣性試験のスケジュール（Pardina ら，2011[10]，社内資料より引用）

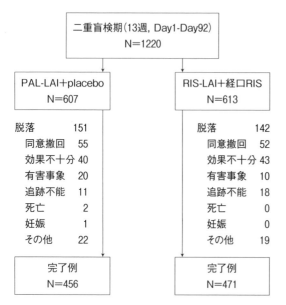

図8 PAL-LAI と RIS-LAI＋経口 risperidone との非劣性試験における患者の内訳（Pardina ら，2011[10]）

1．3本の第I相試験

1）単回投与試験（臀部筋内注射）

統合失調症患者を対象として PAL-LAI を paliperidone として25，50および150mg を臀部筋内に単回投与し，図11に示すような血漿中 paliperidone 濃度推移が得られている。緩やかに上昇し，投与11〜18日後に C_{max} に達した後，緩やかに低下し，最終測定時の投与後126日においても定量可能であった。

因果関係が否定できない有害事象の発現割合は全体で69.2%（18/26例）で，投与群別にみると，25mg 群が50.0%（4/8例），50mg 群が55.6%（5/9例），150mg 群が100.0%（9/9例）となっている。10%を超えた事象は，血中 prolactin 値増加 34.6%（9/26例），注射部位疼痛 19.2%（5/26例），注射部位紅斑 11.5%（3/26例）であった。

2）反復投与試験（第I/II相試験，臀部筋内注射）

統合失調症患者を対象として，PAL-LAI を paliperidone として 50mg，100mg，150mg を4回反復して臀部筋内注射して薬物動態と安全性を検討している。試験デザインは海外での試験に習って，導入レジメン方式を採用しており，Day 1，Day 8，Day 36，Day 64 に投与して31週間検討している。なお，1群は Day 1 に 150mg，Day 8 以降は 50mg を投与する方式をとっている（150/50mg 群）。

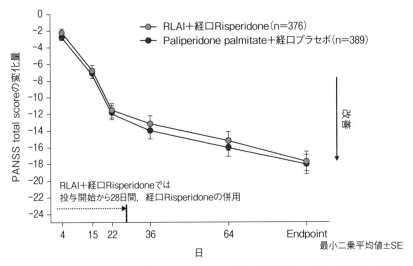

図9 PAL-LAI と RIS-LAI＋経口 risperidone との非劣性試験における PANSS 合計スコアの変化量の推移（Pardina ら, 2011[10], 社内資料より引用）

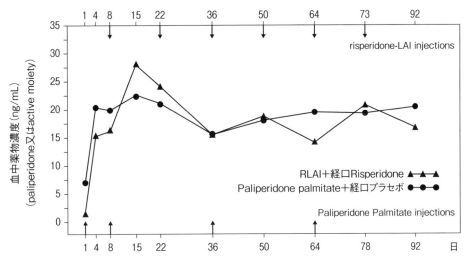

図10 PAL-LAI と RIS-LAI＋経口 risperidone との非劣性試験における血漿中濃度推移（Pardina ら, 2011[10], 社内資料より引用）

Paliperidone の血漿中濃度－時間曲線と薬物動態パラメータを図12に示した。全体に被験者間のばらつきの大きいのが目につく。150/50mg 群の血漿中 paliperidone の C_{max}, AUC および $C_{avg,ss}$ は 50mg 群の各パラメータの値より大きく，100mg 群の各パラメータの値より小さかった。

因果関係が否定できない有害事象の発現割合は，96.4％（54/56例）で，ほぼ全例に認められている。発現割合が10％以上の事象は，血中 prolactin 値増加が76.8％（43/56例）と最も高く，精神症状が17.9％（10/56例），注射部位疼痛が12.5％（7/56例）であった。

以上の成績から，PAL-LAI 50mg，100mg および 150mg を反復投与したとき，最終（4回目）投与時（Day 64）以降，用量に伴った平均血漿中 paliperidone 濃度の増加が認められている。また，

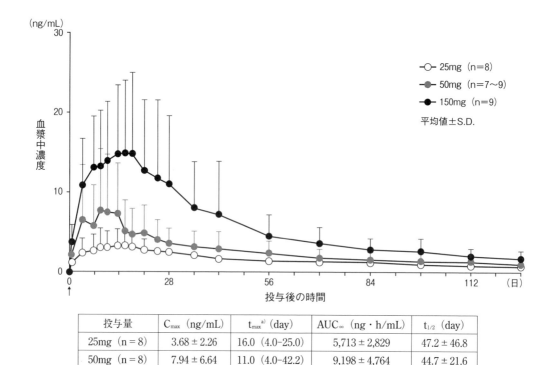

図11 統合失調症患者の臀部筋内に PAL-LAI を単回投与したときの血漿中 paliperidone 濃度推移と薬物動態パラメータ（薬物動態の解析対象集団）（社内資料，インタビューフォーム[18]から引用）

最終投与後の paliperidone の C_{max}，AUC_τ および $C_{avg,ss}$ は，50〜150mg の範囲で用量に比例して増加している．安全性では，150/50mg 群を含めた 4 つのいずれの投与群においても忍容性は良好であることが確認された．有効性では，PANSS および CGI-S を用いた評価から，いずれの投与群においても治験期間を通してベースラインから大きな変動なく，前治療薬の治療効果が維持されることが示唆された．

3）反復投与試験（第Ⅰ/Ⅱ相試験，三角筋または臀部筋内注射）

3 本目は，統合失調症患者を対象として PAL-LAI を paliperidone として 150mg を三角筋，75mg を三角筋または臀部筋内に導入レジメンを採用して 4 回反復投与したときの薬物動態および安全性を検討している．

PAL-LAI を 4 回反復投与したさいの paliperidone の血漿中濃度-時間曲線を図13に示した．また，薬物動態パラメータについて，こまかい数値は割愛するが，2 回目投与（Day 8）後の血漿中 paliperidone は，75mg/三角筋群では 75mg/臀部筋群に比べ，より速やかに t_{max} に達し，C_{max} および AUC_τ の平均値は高値であった．また，150mg/三角筋群および 75mg/三角筋群の C_{max}，AUC_τ ならびに $C_{avg,ss}$ の平均値は用量に伴い増加した．PAL-LAI 最終投与（4 回目，Day 64）後の血漿中 paliperidone については，75mg/三角筋群および 75mg/臀部筋群の t_{max} の中央値は同様であり，C_{max} および AUC_τ の平均値は 75mg/三角筋群で若干高値であった．また，150mg/三角筋群および 75mg/三角筋群の C_{max}，AUC_τ ならびに $C_{avg,ss}$ の平均値は用量に伴い増加した．

因果関係が否定できない有害事象の発現割合は全体で 78.9 %（60/76例）で，投与群別では 150mg/三角筋群が 79.2 %（19/24例），75mg/三角筋群が 85.2 %（23/27例），75mg/臀部筋群が 72.0 %

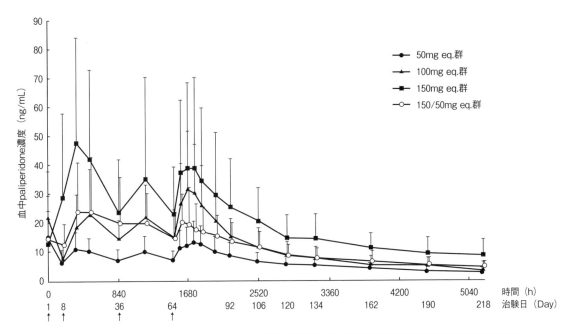

図12 統合失調症患者にPAL-LAIを4回反復臀部筋内投与したときのpaliperidoneの血漿中濃度－時間曲線（平均値＋SD）と薬物動態パラメータ（薬物動態の解析対象集団）（社内資料より2枚を合成）

（18/25例）であった．発現割合が10%以上の事象は，血中prolactin値増加が47.4%（36/76例）と最も多く，次いで注射部位硬結23.7%（18/76例），注射部位疼痛22.4%（17/76例）であった．

以上の成績から，PAL-LAI 150mgを三角筋，75mgを三角筋または臀部筋に導入レジメンに従って4回反復投与したとき，血漿中paliperidoneのC_{max}及び$AUC_τ$は，臀部筋内投与より三角筋内投与で高値であった．なお，投与部位間の比は2回目投与時に比べ，4回目投与時で若干小さい値を示した．また，用量間の比較では，2回目投与時及び4回目投与時ともに用量比例性が示唆された．三角筋内投与に比べ臀部筋内投与で有害事象の発現割合は低い傾向がみられたものの，投与量及び投与部位にかかわらず忍容性は良好であった．本治験で得られた安全性プロファイルは，これまで国内外で実施したPAL-LAIの臨床試験成績と大きく異なるものではなかった．PANSS及びCGI-Sを用いた有効性の評価では，いずれの投与群においても前治療薬と同程度の治療効果が維持されることが示唆された．

IV. 日本，台湾，韓国でのアジア国際共同試験のデザインの決定

これまで述べてきた日本人統合失調症患者を対

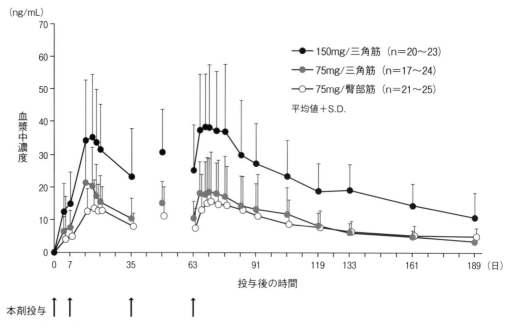

図13 統合失調症患者にPAL-LAIを臀部筋または三角筋内に反復投与(初日,1週後,以降4週間隔で2回)したときの血漿中paliperidone濃度推移(社内資料,インタビューフォーム[18]より引用)

象とした3本の第Ⅰ/Ⅱ相試験で得られたデータに加えて海外データを参考にして,いろいろなシミュレーション曲線を描いて検討した結果,図14にみるように,PAL-LAIを初回150mg,1週後に100mgを三角筋内に投与し,その後4週間隔で75mgを反復投与する方式だと,初期からゆるみのないpaliperidoneの血中濃度が維持されることが推定された。この方式は,Pandinaら[10]による海外でのpivotal studyにおける初回150mg,2回目100mgの導入レジメンと同じであり,3回目以降が75mgと低くなっている。この方式が次に述べるアジア国際共同placebo対照試験のデザインとなったのである。

ところで,わが国ではphenothiazine系抗精神病薬,butyrophenone系抗精神病薬の導入以来,incisifなものとsedativeなものを組み合わせて投与する方式が推奨され,これが次第に多剤併用・大量療法へと展開されていった歴史があり,SGAの時代となって徐々に変りつつあるとはいえ,まだまだこれが染みついている。こうした中で,臨床試験そのものは厳密に実施されることから問題は少ないが,承認されて世に出て実臨床の場へ移ったときに,経口抗精神病薬と併用されて,dopamine D_2 受容体遮断薬の合計の血中濃度が高くなりすぎる危険性を孕むのではと危惧する声も強かったと聞く。

これに対して,ヤンセンファーマ社はPAL-LAIを正しく使用することで,日本の統合失調症薬物療法を本来の単剤治療に導いていく気概を示すべきであるといった方針を貫いていった。こう書けば格好いいが,日本のヤンセンファーマ社の意志というより,外資系会社のいわゆるグローバルの意向によるというのが実情かもしれない。

1. Paliperidone palmitateのplacebo対照試験

わが国1国では症例のエントリーが難しいと考えてか,日本47施設,韓国12施設,台湾11施設によるアジア国際共同試験として2010年9月27日から2012年3月27日にかけて実施された。開始当時は,わが国でまだpaliperidone ER錠が承認される前であり,日本の医薬品医療機器総合機構(機構)はRIS-LAIが非盲検下のrisperidone経口錠との比較試験であったのに対し,盲検下のplacebo対照試験を要求し,LAIの試験としては,わが

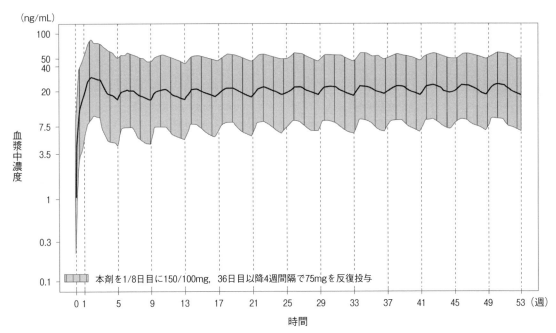

図14 PAL-LAI の血漿中濃度シミュレーション
PAL-LAI を初回 150mg, 1 週後に 2 回目 100mg を三角筋内投与し，その後 4 週間隔で 75mg を反復投与したときの推定血漿中 paliperidone 濃度（実線は中央値，網かけ部の範囲は 90％予測区間）
（ゼプリオン®適正使用ガイド[19]より引用）

国初の placebo 対照試験となった[11]。

対象患者の内訳は図15に示したが，20歳以上で PANSS 合計スコアが 60〜120 となっている。

試験デザインは図16に示したのと同じである。被験者を PAL-LAI 群または placebo 群に無作為に割り付け，PAL-LAI 群の被験者では，初期用量として初回（Day 1）に 150mg eq., 1 週後（Day 8）に 2 回目 100mg eq. を三角筋内に投与し，その後は 5 週後（Day 36）および 9 週後（Day 64）に 75mg eq. を三角筋または臀部筋肉内に投与した13週間に及ぶ試験である。

主要評価項目は PANSS 合計スコアのベースラインからの変化量に対する優越性試験で，副次評価項目には，Clinical Global Impression-Severity（CGI-S），Marder らの PANSS 下位尺度，反応率（PANSS 合計スコアの 30％以上）の改善した被験者の割合とした。

有効性については，図17の PANSS 合計スコアの変動の推移にみるように，Day 22 以降の評価で有意差がみられ，最終評価時までその差は拡がっている。副次評価の CGI-S スコア，および Marder らの PANSS 下位尺度でも全項目で placebo に有意差をつけている。反応率も 22.8％対 8.5％と PAL-LAI 群が有意に高かった（p = 0.0005）。

安全性については，表1に示した。重篤な有害事象は placebo 群に多く（15.2％対 6.3％），最も多かったものは，精神症状 7.9％対 2.5％，統合失調症の悪化 18％対 2.5％であった。中止に至った有害事象は PAL-LAI 群 17％，placebo 群 29.9％で，ここでも placebo 群の効果不十分によるものが多かった。死亡例は placebo 群の心不全による 1 名であった。

錐体外路症状（EPS）は 23.3％対 12.8％と PAL-LAI 群に多く，抗パーキンソン薬の併用は，PAL-LAI 群 35.2％対 placebo 群 29.9％であった。体重変動はわずかであったが，7％以上の増加は 9.4％対 2.4％と PAL-LAI 群に多かった。血中 prolactin 値では，PAL-LAI 群で男性群はベースラインからの変動はなく，女性群でわずかに上昇した。Placebo 群では全体に低下した。その他，血糖値，

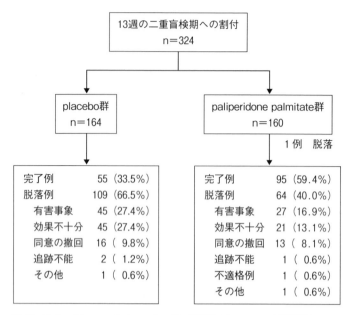

図15 Paliperidone palmitate のアジア国際共同 placebo 対照試験における被験者の内訳（Takahashi ら，2013[11]）

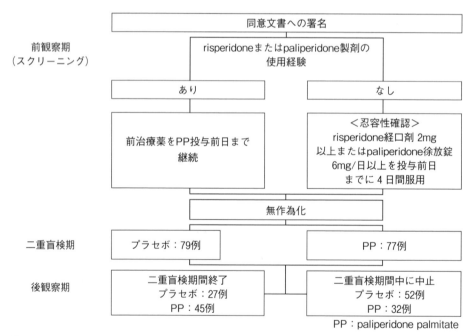

図16 Paliperidone palmitate のアジア国際共同 placebo 対照試験における試験デザイン（日本人部分集団解析の内訳）（若松ら，2013[12]）

QT 延長，臨床検査室試験で特記すべき所見はみなかった。

本試験では薬物動態学的検索を実施しており，図18にみるような結果が得られている。PAL-LAI 筋注日は注射前の採血でトラフ値を捉えており，Day 15 が最も高値を示し，Day 36，Day 64，Day

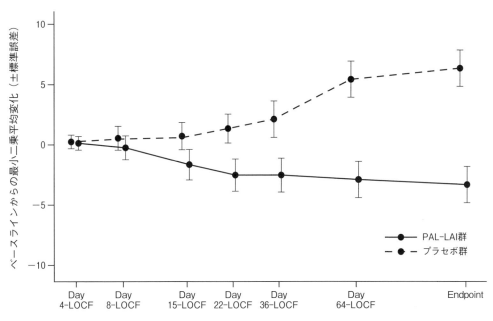

図17 Paliperidone palmitate のアジア国際共同 placebo 対照試験における PANSS 合計スコアのベースラインからの変化の推移（LOCF, FAS）（Takahashi ら, 2013[11]の図と表を1枚に合成）

92 はほぼ同じ水準にあり，定常状態が持続している。

以上の成績は，日本人，台湾人，韓国人の間で効果と安全性に差がみられず，優れた効果と安全性を示し，薬物動態学的にも安定した血中濃度推移がみられて，海外の成績と同様に見事なものであった。

2．Paliperidone palmitate のアジア国際共同試験の日本人部分集団解析

わが国を含むアジアでの初の LAI の placebo 対照試験となった上記試験の日本人部分集団解析が若松ら[12]によって行われている。

試験デザインと被験者内訳を図16に示し，主要評価項目の PANSS 合計スコアの経時的変化を図19に示した。

安全性については，有害事象を表2に示した。

最も興味ある薬物動態学的検討の成績を図20に示したが，主論文[11]にない実測濃度値が示されており興味深い。PAL-LAI 投与群（日本人77例，韓国人33例，台湾人49例）のうち，血漿中 paliperidone 濃度が測定されたのは，日本人75例，韓国人31例，台湾人47例で，2回目投与後（Day 15）に血漿中 paliperidone 濃度は最高値を示し，2回目以降の本薬投与前（Day 8, 36 および 64）および Day 92 の血漿中 paliperidone 濃度は同程度であった。また，血漿中 paliperidone 濃度の分布範囲は3ヵ国間で二重盲検期を通じて重なり合っているとある。詳細にみると，日本人での血漿中 paliperidone 濃度が推定濃度のシャドー部分を越えているものが多いかに見える。また，下回っているものも散見され，バラツキが大きい可能性を示している点に留意しておきたい。

以上の日本人参加者156例（PAL-LAI 群77例，

表1 Paliperidone palmitate のアジア国際共同 placebo 対照試験における有害事象（5％以上，Takahashi ら，2013[11]，一部改変）

	Placebo (n = 164)	Paliperidone palmitate (n = 159)
有害事象患者数（％）	134（81.7）	136（85.5）
不眠	25（15.2）	27（17.0）
注射部位疼痛	11（6.7）	21（13.2）
鼻咽頭炎	10（6.1）	20（12.6）
精神症状	43（26.2）	18（11.3）
錐体外路症状	8（4.9）	16（10.1）
不安	13（7.9）	10（6.3）
便秘	9（5.5）	9（5.7）
上気道感染症	7（4.3）	8（5.0）
頭痛	6（3.7）	8（5.0）
アカシジア	3（1.8）	8（5.0）
嘔吐	3（1.8）	8（5.0）
EPS 関連有害事象（2％以上）		
錐体外路症状	8（4.9）	16（10.1）
アカシジア	3（1.8）	8（5.0）
振戦	2（1.2）	4（2.5）
ジストニア	1（0.6）	4（2.5）

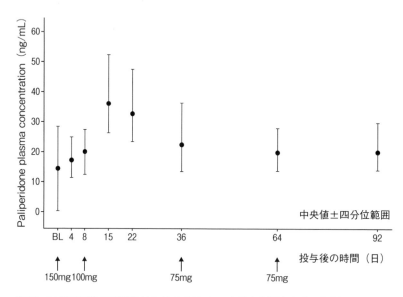

図18 アジア国際共同試験における PAL-LAI を統合失調症患者に初回 150mg，1週後に2回目 100mg を三角筋内投与し，その後，4週に1回，75mg を2回三角筋または臀部筋内に投与したときの血漿中 paliperidone 濃度（Takahashi ら，2013[11]，一部改変）

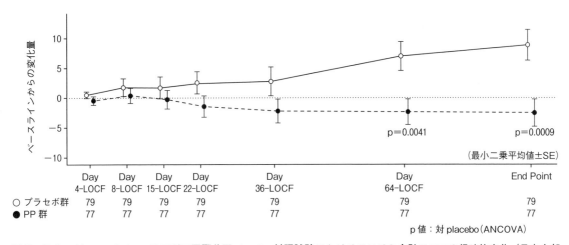

図19 Paliperidone palmitate のアジア国際共同 placebo 対照試験における PANSS 合計スコアの経時的変化（日本人部分集団解析）（LOCF）（若松ら，2013[12]）

表2 Paliperidone palmitate のアジア国際共同 placebo 対照試験（日本人部分集団解析）における，いずれかの群で発現割合が3％以上の因果関係が否定できない有害事象（若松ら，2013[12]）

事象名	プラセボ群 被験者数（％）	件数	PP 群 被験者数（％）	件数
解析対象被験者数	79		77	
事象発現被験者数	34 (43.0)	51	41 (53.2)	95
精神障害	14 (17.7)	16	11 (14.3)	12
精神症状	8 (10.1)	9	5 (6.5)	5
不眠症	1 (1.3)	1	3 (3.9)	3
神経系障害	7 (8.9)	8	20 (26.0)	24
錐体外路障害	2 (2.5)	2	6 (7.8)	6
アカシジア	1 (1.3)	1	6 (7.8)	6
ジストニー	0	0	3 (3.9)	3
肝胆道系障害	1 (1.3)	1	3 (3.9)	3
肝機能異常	0	0	3 (3.9)	3
一般・全身障害および投与部位の状態	6 (7.6)	7	7 (9.1)	25
注射部位疼痛	3 (3.8)	4	4 (5.2)	6
注射部位硬結	1 (1.3)	1	5 (6.5)	12
注射部位腫脹	0	0	3 (3.9)	5

placebo 群79例）についての有効性では，placebo 群より PAL-LAI が有意に優れ，安全性および忍容性は良好であり，日本人部分集団における解析結果とアジア国際共同試験全体での結果で同様な傾向がみられ，日本人部分集団に特徴的な影響は認められていないと結論されている。

3．Paliperidone palmitate の長期投与試験[13]

アジア国際共同 placebo 対照試験に引き続いて，わが国のみでの PAL-LAI の非盲検の長期投与試験が20歳以上で PANSS 合計スコア60〜120の統合失調症患者を対象として図21に示すデザインのもとに実施されている。特筆すべきは，国内33施設の審査委員会の承認のもとに，本試験に登録された201例すべてが治験薬の投与を受けたこと

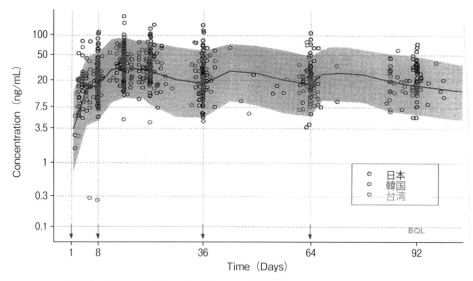

Day 1：150mg eq., Day 8：100mg eq.三角筋投与
Day 36 and Day 64：75mg eq.三角筋又は臀部筋投与

図20 アジア国際共同 placebo 対照試験における推定血漿中 paliperidone 濃度―時間推移と実測濃度値の比較〔中央値（50%）および90%予測区間（5〜95%）〕（若松ら，2013[12]）

である。うち40.8%（82/201例）が観察期に治験薬投与を中止しているが，119例（59.2%）が完了し，13回すべての投与を受けるという高い完了率を示している。201例すべてが安全性の解析対象集団となり，198例がFASとなり，また，189例が薬物動態の解析対象集団となっている。

安全性について，2%以上の因果関係が否定できない有害事象が表3に示されている。

死亡例は2例で，1例は自殺既遂，1例は窒息で，ともに因果関係は「多分なし」と判定されている。安全性評価対象201例での観察期の重篤な有害事象は死亡した2例を含めて12.9%（26例，32件）で，「精神障害」に分類される有害事象が多く，「精神症状」が8.5%（17件），「統合失調症」が1.5%（3例）を占めていた。

投与中止に至った有害事象は，死亡した2例を含めて19.9%（40例，43件）で，「精神障害」に分類されるものが多く，30例（14.9%）であった。

EPS関連の有害事象は18.4%の被験者に発現し，5%以上の発現割合のものはアカシジアの7%のみであった。観察期間中，抗パーキンソン薬が投与された被験者は35.8%であった。薬原性錐体外路症状評価尺度（DIEPSS）の各評価項目のスコアおよび合計スコアはほとんど変化しなかった。

Prolactin 関連事象は32.8%の被験者に発現し，そのほとんどが血中 prolactin 値の増加であった。注射部位反応は49例（98件）にみられ，疼痛14.4%，硬結11.9%，腫脹3.5%，紅斑2.0%であった。

その他特記すべきものはなく，体重に関する大きな変化はなく，7%以上増加した被験者は17.4%（35/201例），7%以上減少した被験者は9.5%（19/201例）であった。

有効性について，FASを対象とし，観察期中のPANSS合計スコアのベースラインからの変化を図22に示した。PANSS合計スコアの減少は最終評価時（Day 344）まで継続した。

PAL-LAI 反復投与後の血漿中 paliperidone 濃度を測定し，Day 8 および Day 36 の血漿中濃度の平均値（中央値）は同程度であり，下限閾値である7.5ng/ml を越えていた（図23）。また，3回目の投与以降の投与量が75mg eq.であった被験者での血漿中 paliperidone 濃度は速やかに治療濃度に

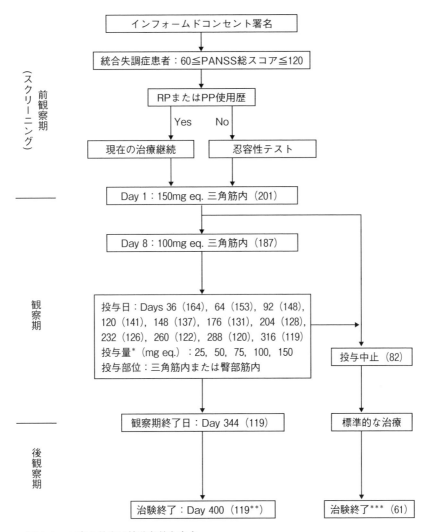

図中カッコ内の数字は被験者数を表す。
*：week 5〜week 45 までは 75mg eq. を推奨したが原則として変更可能とし，1 回の変更量は 50mg eq. を上限とした。
**：観察期を終了した119例の被験者のうち，2 例が治験を中止したが，この 2 例については観察期終了後12週後を後観察期の終了時とした。
***：観察期に治験を中止した被験者については，最終投与時から12週間を後観察期とした。
RP：risperidone 製剤，PP：paliperidone 製剤

図21 Paliperidone palmitate の長期投与試験のデザイン（高橋ら，2013[13]）

到達した後，その範囲内で維持されることが示唆されている。これらの所見は海外データと同様の範囲内に推移しており，PAL-LAI を投与したときの血漿中 paliperidone の薬物動態に人種差はないと考えられている。

以上，本試験でのデザインに則った長期投与では，PAL-LAI の安全性および忍容性は良好であり，治療効果は減弱または消失することなく維持された。また，初期投与により，血漿中 paliperidone 濃度は速やかに治療濃度に到達し，その後，

表3 Paliperidone palmitate の長期投与試験における，発現割合が2%以上の因果関係が否定できない有害事象：観察期（安全性の解析対象集団）（高橋ら，2013[13]）

事象名（MedDRA/J V14.1） SOC 　PT	PP 被験者数	（%）	件数
解析対象被験者数	201		
事象発現例数	140	(69.7)	366
内分泌障害	4	(2.0)	4
高プロラクチン血症	4	(2.0)	4
精神障害	21	(10.4)	26
精神症状	8	(4.0)	8
不眠症	6	(3.0)	6
神経系障害	34	(16.9)	49
アカシジア	14	(7.0)	14
振戦	9	(4.5)	11
錐体外路障害	4	(2.0)	4
胃腸障害	16	(8.0)	20
便秘	11	(5.5)	11
生殖系および乳房障害	11	(5.5)	15
不規則月経	4	(2.0)	4
一般・全身障害および投与部位の状態	51	(25.4)	92
注射部位疼痛	29	(14.4)	36
注射部位硬結	24	(11.9)	31
注射部位腫脹	7	(3.5)	7
注射部位紅斑	4	(2.0)	4
臨床検査	80	(39.8)	112
血中プロラクチン増加	59	(29.4)	62
体重増加	14	(7.0)	14
体重減少	5	(2.5)	5

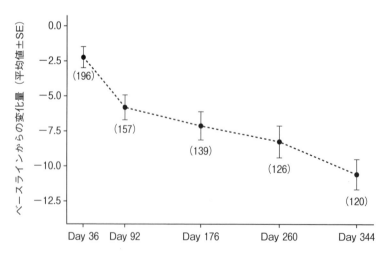

図22 Paliperidone palmitate の長期投与試験における PANSS 総スコアのベースラインからの変化量の時間推移（Observed）[FAS]（高橋ら，2013[13]）

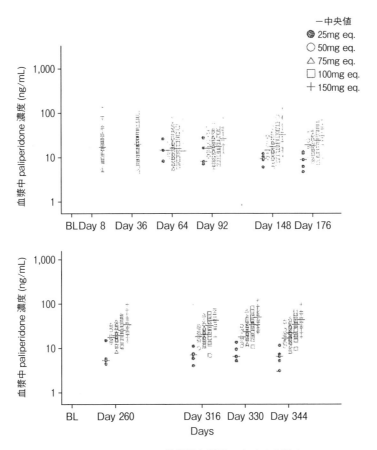

図23 Paliperidone palmitate の長期投与試験における血漿中 paliperidone 濃度の時間推移(個別値および中央値)(高橋ら，2013[13])
個別値は，採血前の直近の投与量別に集計し解析した．図中の BL は ベースライン時を意味する．

治療濃度範囲内で維持されることが示された．

V. 市販直後6ヵ月調査での死亡例の多さとブルーレター

すでに述べたように，臨床試験は順調に進み，2013年11月19日に上市されてからの処方の伸びは，RIS-LAI からの切り替えが多かったこともあり，これまでの LAI に比べて急速なものであった．その矢先の2014年3月に，市販直後調査の2月までの中間報告として7例の死亡例の報告があり，4月4日には17例となり，4月9日の読売新聞にとり上げられた．そして，4月17日には21例となり，厚生労働省はブルーレター（安全性速報）を出して PAL-LAI 使用にあたっての留意事項と死亡症例の資料と添付文書の改訂内容を発表した（図24）．そして，2013年11月19日から2014年5月18日までの6ヵ月の市販直後調査結果が同年6月23日にヤンセンファーマ社から公表されその時には使用患者推定数約11,000例で，死亡例は32例となっていた．マスメディアに大きく取り上げられて一時，騒然となる中で，藤井[14]は緊急報告として"ゼプリオン投与中の死亡例から，我々はなにを学ぶべきか？"を「臨床精神薬理」誌に寄稿して事態を冷静に分析した．図25のように32例の死亡原因を示し，「32例の死亡例は異例に多いのか？」として比較した4つの報告を表4に示している．この比較結果からは異例に多いとはいえな

安全性速報

重要

2014年4月
14-01号

ゼプリオン®水懸筋注 25mg, 50mg, 75mg, 100mg, 150mg シリンジの使用中の死亡症例について

2013年11月19日の販売開始より2014年4月16日までの間に，21例の死亡が報告されています（推定使用患者約10,900人）。

報告された死亡症例の死因に関する情報は不十分であり，現時点では本剤と死亡との因果関係は不明です。2014年4月4日から，「ゼプリオン®水懸筋注 25mg, 50mg, 75mg, 100mg, 150mg シリンジ―適正使用についてのお願い―」を配布して，本剤使用中に死亡が報告されていること，及びそれらの死亡症例の経過の概要について情報提供するとともに，適正使用についてのお願いをしていましたが，本剤のさらなる適正使用の徹底を図るべく使用上の注意を改訂することとしました。

<u>本剤のご使用にあたっては，以下の事項に十分ご留意ください。</u>

- **急激な精神興奮等の治療や複数の抗精神病薬の併用を必要とするような不安定な患者には使用しないでください。**
  持効性製剤は，精神症状の再発及び再燃の予防を目的とする製剤であり，一度投与すると直ちに薬物を体外に排除する方法がないため，本剤を投与する場合は，あらかじめ患者の身体状態を確認した上で投与の必要性を十分に検討し，副作用発現時の処置，過量投与等についても十分留意してください。

- **本剤及びリスペリドンの主活性代謝物はパリペリドンです。リスペリドン持効性懸濁注射液（販売名：リスパダール コンスタ®筋注用 25mg, 37.5mg, 50mg）から本剤への切替えにあたっては，過量投与にならないよう，用法・用量に注意してください。**
  以下の本剤の投与方法で，リスパダール コンスタ筋注用投与時の定常状態と同程度の血漿中有効成分濃度が得られることが推定されています。

リスパダール コンスタ筋注用	→	ゼプリオン水懸筋注シリンジ
25mg（2週間に1回）	→	50mg（4週間に1回）
50mg（2週間に1回）	→	100mg（4週間に1回）

- **パリペリドン又はリスペリドンでの治療経験がない場合は，まず，一定期間経口パリペリドン又は経口リスペリドンを投与して症状が安定していることを確認した後，これら<u>経口剤を併用せずに本剤の投与を開始してください。</u>**
  2週間効果が持続するリスパダール コンスタ筋注用は，初回投与3週間後以降より血中濃度が上昇するため，その間，経口抗精神病薬を併用しますが，本剤は，初回投与後速やかに血中濃度が上昇するので，通常，他の抗精神病薬を併用しないでください。

お問合せ先につきましては4頁をご参照ください。

図24 ブルーレター

いことになる。一方で，死亡32例中症例の概要が公開されている27例について，その中から悪性症候群類似状態後の死亡例4例，重篤な合併症患者における死亡4例，突然死による死亡13例について適確にまとめている。そして，突然死についての文献的検討に多くの紙面を割いている。藤井は「臨床精神薬理」誌に突然死についての展望も書いており[17]，わが国では右に出る者がない。統合失調症患者の死亡リスクは高く，抗精神病薬治療中の患者では少なくとも10/1000人年（1000人の患者が1年間薬物治療を受けたさいの死亡者数）程度はある，とされるなかで，PAL-LAI 投与中の32例の死亡例は他の調査との比較で高くはないかもしれないが，突然死のリスクは海外の調査との比較では高い可能性がある，としている。"PAL-LAI 投与中の突然死は，もっとも大きな問題であり，症例概要をみると，本剤に切り替えた直後に突然死されている方もいて，なぜこのようなことが生じてしまったかと愕然とする"とあり，"PAL-LAI で死亡リスクや突然死リスクが高まるのかどうかは現時点では分からない。繰り返すが，この点を明らかにするには，もっと厳密な調査が不可欠である。もし PAL-LAI の心臓突然死リスクが高いとすれば，使用の制限なり，モニタリングの義務づけ等が必要である"としている。たとえ，1000人年での死亡例は他の抗精神病薬と差がないとしても，死亡例実数が格段に多いことは事実なのである。

筆者が PAL-LAI の開発物語にこの項を設けたのは上記の藤井の緊急報告の中に，"持効性注射製剤の導入では，そもそも start low and go slow が大原則とされた"とし，"特に反応性や副作用リスクが見極め難い症例には持効性注射製剤は少量から投与し，足りない分は経口抗精神病薬を補

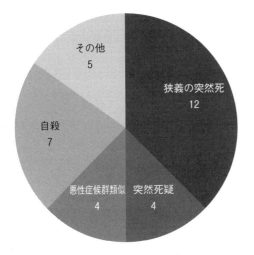

図25　ゼプリオン投与中の死亡例（N＝32）の死亡原因（藤井，2014[14]）

表4　4つの調査の調査方法や背景因子（藤井，2014[14]）

調査名	調査方法	調査期間	症例数	平均年齢（±SD）	死亡数
ゼプリオン市販直後調査	医薬情報担当者による自発調査	6ヵ月	約11,000	?	32
ZODIAC[15]	ZIP あるいは OLZ を無作為割り付け，現実臨床（併用可）での多国・多施設での前向き調査。進行性致死性疾患など除外，18歳以上	1年	18,154	41.1（±13.0）	205
Denmark[16]	OLZ, RIS, QTP のいずれかを新たに単剤処方（LAI 含む）した18～64歳の患者	1年	48,625	38～40（±12.8～13.0）	221
北病院調査	病院で作成した死亡患者リストに基づくカルテ調査	1年	1,367	47.9（±15.0）	22

ZIP：ziprasidone，OLZ：olanzapine，RIS：risperidone，QTP：quetiapine，LAI：long-acting injection

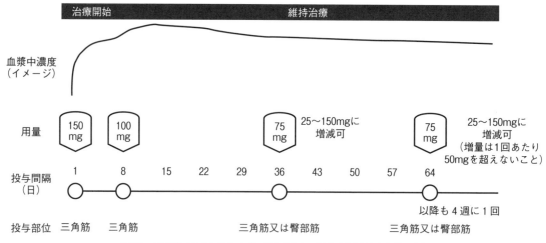

図26　ゼプリオン®の投与方法（ゼプリオン®適正使用ガイド[19]より）

助的に併用し，徐々に持効性注射製剤を増量していく方法（漸減漸増法）がその導入の基本であった"とあることで，PAL-LAI は"導入レジメンをその使用開始方法の基本としているが，これはあくまで risperidone や paliperidone の至適投与量が判明していることが前提であり，これが確立していない場合や，錐体外路症状のリスクが高い場合（例えば高齢者）などでは，少量の PAL-LAI（例えば 25mg）を投与し，経口的に risperidone あるいは paliperidone を併用し，徐々に経口投与を減らして，PAL-LAI 単独投与に持ち込む方法を選択する方が安全性が高いと思われる。このような方法が今回の添付文書の改訂で否定されたことは理解に苦しむ"，としている件があったことにある。

もともと，ヤンセンファーマ社は PAL-LAI の開発に当って，導入レジメン方式を採用した時に，start low and go slow の大原則の方式を採らず，start high and go fast の原則を選んだと考えられる。わが国は多剤併用，大量療法の国であり，1996年の risperidone の導入以来，多くの SGA が導入されて，徐々に処方の単純化，単剤化へ向っているとはいえ，まだまだ併用の国である。そこに導入レジメンを採用する PAL-LAI の開発を押し進めることは危険ではないかとの意見が強かったことはすでに書いた。市販直後調査で死亡例が多く出たことによるブルーレターが出され，添付文書が改訂されたが，筆者は改訂ではなくて，導入レジメンを採用した方式を押し進めるに当って，言葉が足りなかったところを補い，より明確にしたものと受け取っている。藤井のいう"漸減漸増法が LAI の導入の基本"を PAL-LAI は採らず，PAL-LAI 独自の方式を採ったと考える。したがって，ヤンセンファーマ社は自信を持ってこの方式を押し進めるには，従来と異なる LAI の方式であることをもっと強く精神科医に周知徹底しておくべきであったと考えている。Risperidone や paliperidone を併用する必要がないことを，導入レジメンで十分に補えるということを知らしめておくべきであったのである。日本の統合失調症薬物治療のあり方を是正するくらいの決意で PAL-LAI の開発をスタートさせた以上は言葉が足りなかったと思う。全国規模の発売記念講演会を開かなかったこと，主要な臨床試験の論文を精神科医が目にする機会が極めて乏しい雑誌に掲載することを敢えて実行したからには，十分な情報を適確に精神科医に与えておくべきであったと考える。なお，「市販直後調査結果のお知らせ」と「ゼプリオン®適正使用ガイド」をいち早く作成・配布したことは評価している。この中での図26は PAL-LAI の用法・用量を明確に示している。この方式が PAL-LAI の生命線であり，これから逸れることは許されないのである。ちなみに，「臨床精神薬理」誌は，表5のような"デポ剤治療の新たな視点"なる特集号を刊行した。著者の先生方の多大

表5 「臨床精神薬理」第17巻3号目次

●展望
　統合失調症の維持期治療におけるデポ剤の用量設定を取り巻く課題……………内田　裕之

●特集　デポ剤治療の新たな視点
　発病早期の患者への持効性注射剤治療の意義………宮田　久嗣，石井　洵平，小高　文聰
　統合失調症薬物治療における paliperidone palmitate の位置づけ ……………藤井　康男
　持効性抗精神病薬注射剤（LAI）と経口抗精神病薬の再発予防効果を
　　比較したメタ解析……………………………………………………………………岸本泰士郎
　医療倫理的視点から見たデポ剤治療……………………………………………………三澤　史斉
　持効性注射剤治療と治療者 – 患者関係 …………………………………………………澤田　法英
　デポ剤と悪性症候群………………………………………………………山下　徹，藤井　康男

な御協力に改めて感謝の意を表しておきたい。

　さて，PAL-LAI による死亡例数が多いのか多くないのかは，現在進行中の登録制の1年間の市販後調査の結果を待つことになるが，藤井[8]のいう"最近公表されたモーズレイ病院における検討結果では，PAL-LAI の1年継続率は65%とRIS-LAI のそれの倍以上であり，反応性の良好な症例に，外来で導入し，risperidone からの切り替えによって，initial regimen などの導入方法を遵守した場合には1年間の継続率が80%に上昇するとされている。統合失調症維持治療における drug delivery 領域の進展の中で，PAL-LAI はその幕開けとなる製剤であり，おそらく我々にとって欠かせないものの1つになるであろう"ということに尽きるのである。PAL-LAI の適正目的・適正使用はわが国の統合失調症薬物療法の方向性を決定づけることになるのである。"頑張れヤンセンファーマ社"なのである。

VI．おわりに

　早くから計画されていた PAL-LAI の開発は米国では順調に進み，導入レジメンを採用した方式の効果と安全性が確認された。わが国での開発に当っては，統合失調症に対する薬物療法のあり方の違いから，導入レジメンを採用することは危険ではないかとの意見があったが，当初の計画通りに進められた。すべての臨床試験は厳密に実施されて，最初からゆるみのない paliperidone の血漿中濃度を維持する方法は見事に成功し，2013年9月20日に承認され，同11月19日から発売された。しかし，実臨床に入ってから間もなく，PAL-LAI 使用例での死亡例が報告され始めた。17例に及んだ時点でマスメディアに取り上げられ，21例の時点でブルーレターと添付文書の改訂が届けられた。市販直後6ヵ月の調査では32例に及んでいた（推定使用例11,000例）。RIS-LAI からの切り替えが8割を占めていたとされる。RIS-LAI ではほとんど死亡例の報告がなかっただけに，死亡例の急激な増加には仰天した。死亡例の分析では，他の抗精神病薬の併用が多かった。本来，PAL-LAI は導入レジメンを採用しており，併用しないのが原則であるのに現実は大きく異なっていた。この事実はヤンセンファーマ社が PAL-LAI を売り出すさいに適確な情報を与えきれなかった可能性が強い。添付文書の改訂は不足していた情報を補ったものと考えている。1000人年での死亡数の割合は高くないとも言われるが，RIS-LAI がわが国で上市されてからの死亡数に比べると格段に多いことも事実である。

　導入レジメンに反対していた立場からは，「心配が現実となってしまった」という表現になる。今後の厳密な調査を実施するとともに，適確な情報のもとでの本来の PAL-LAI の実力を発揮して文字通り欠かせないものの1つとなることを祈る。Risperidone の導入以来，業界をリードしてきた日本ヤンセンファーマ社の今後の健闘を祈りたい。頑張りまっしょいヤンセンファーマ社。

付　記

　2016年6月21日，認定特定非営利活動法人地域精神保健福祉機構（COMHBO）の代表理事大島巌氏が塩崎恭之厚生労働大臣に宛てた「精神科における抗精神病薬ゼプリオン適正使用に関する要望書」を提出した。その内容は全国紙にも取り上げられたが，一番の問題は，Xeplion®が他の抗精神病薬に比べて，死亡者数が突出して多いのはなぜかを明らかにして欲しいという点にある。日本ヤンセンファーマ社は1000人年での死亡者数の割合は決して多くないとの立場をとっている。筆者が個別に聞いたところ，適正使用に徹すれば，死亡者数は決して多くないという施設もあれば，死亡者数が多いとの報告なので，使用を見合せているという施設もある。同社のRisperdal Consta®の場合，発売後24ヵ月の時点での死亡者数は15例であったのに対してXeplion®は79例にのぼっている。この違いは何によるのか，また，死亡例の解析で突然死が多いのか否かを明らかにしなくてはならない。現在，大規模な登録制の1年間の市販後調査が実施されていると聞く。日本ヤンセンファーマ社は可能な限り，早い機会に調査結果を解析し，公表することで，COMHBOの疑問に答え，当事者の方々が安心して治療を受けられるよう努力すべきものと考える。

文　献

1) 村崎光邦：今後に期待される抗精神病薬開発の動向―Dopamineを越えて―．臨床精神薬理，11：1089-1101，2008.
2) 村崎光邦：わが国初のplacebo対照試験を実施した新規抗精神病薬paliperidoneの開発物語．臨床精神薬理，19：1225-1250，2016.
3) 村崎光邦：第二世代抗精神病薬の持効性筋注製剤の開発物語――その1：Risperidone（Risperdal Consta®）．臨床精神薬理，19：1373-1396，2016.
4) Bishara, D. and Taylor, D.：Paliperidone palmitate- a new long-acting injection for schizophrenia. Br. J. Clin. Pharm., 3：75-78, 2011.
5) 通山かおり：パリペリドンパルミチン酸エステル持効性懸濁注射液（ゼプリオン®水懸筋注25mg／50mg／100mg／150mgシリンジ）．日病薬誌，50：611-613, 2014.
6) 通山かおり，若松昭秀，齋藤隆行 他：新規抗精神病薬paliperidone palmitate―導入レジメンの臨床的意義と有効性・安全性―臨床精神薬理，17：423-429, 2014.
7) ヤンセンファーマ株式会社：ゼプリオン水懸筋注25mgシリンジ，ゼプリオン水懸筋注50mgシリンジ，ゼプリオン水懸筋注75mgシリンジ，ゼプリオン水懸筋注100mgシリンジ，ゼプリオン水懸筋注150mgシリンジ．申請資料概要（http://www.pmda.go.jp/drugs/2013/P201300116/index.html）
8) 藤井康男：統合失調症薬物治療におけるpaliperidone palmitateの位置づけ．臨床精神薬理，17：323-336, 2014.
9) Fleischhacker, W.W., Gopal, S., Lane, R. et al.：A randomized trial of paliperidone palmitate and risperidone long-acting injectable in schizophrenia. Int. J. Neuropsychopharmacol., 15：107-118, 2012.
10) Pandina, G., Lane, R., Gopal, S. et al.：A double-blind study of paliperidone palmitate and risperidone long-acting injectable in adults with schizophrenia. Prog. Neuro-Psychopharmacol. Biol. Psychiatry, 35：218-226, 2011.
11) Takahashi, N., Takahashi, M., Saito, T. et al.：Randomized, placebo-controlled, double-blind study assessing the efficacy and safety of paliperidone palmitate in Asian patients with schizophrenia. Neuropsychiatr. Dis. Treat., 9：1889-1898, 2013.
12) 若松昭秀，高橋長秀，高橋昌義 他：パリペリドンパルミチン酸エステルの統合失調症患者を対象とした13週間アジア国際共同プラセボ対照二重盲検試験における日本人部分集団解析．Prog. Med., 33：2377-2392, 2013.
13) 高橋長秀，高橋昌義，齋藤隆行 他：パリペリドンパルミチン酸エステルの統合失調症患者を対象とした非盲検長期投与試験．Prog. Med., 33：2393-2412, 2013.
14) 藤井康男：ゼプリオン投与中の死亡例から，我々はなにを学ぶべきか？　臨床精神薬理，17：1395-1418, 2014.
15) Strom, B.L., Eng, S.M., Faich, G. et al.：Comparative mortality associated with ziprasidone and olanzapine in real-world use among 18,154 patients with schizophrenia：The Ziprasidone Observational Study of Cardiac Outcomes（ZODIAC）. Am. J. Psychiatry, 168：193-201, 2011.

16) Pasternak, B., Svanström, H., Ranthe, M.F. et al. : Atypical Antipsychotics Olanzapine, Quetiapine, and Risperidone and Risk of Acute Major Cardiovascular Events in Young and Middle-Aged Adults : A Nationwide Register-Based Cohort Study in Denmark. CNS Drugs, 28 : 963-973, 2014.
17) 藤井康男：抗精神病薬治療と統合失調症患者における突然死．臨床精神薬理，18：3-16, 2015.
18) ヤンセンファーマ株式会社：ゼプリオン水懸筋注25mgシリンジ，50mgシリンジ，75mgシリンジ，100mgシリンジ，150mgシリンジ，医薬品インタビューフォーム，2016年4月（第7版）.
19) ヤンセンファーマ株式会社：ゼプリオン®適正使用ガイド，2014年12月（第3.0版）.

第二世代抗精神病薬の持効性筋注製剤の開発物語

—— その3：Aripiprazole 持続性筋注製剤（Abilify® 持続性水懸筋注用）——

I. はじめに

わが国で創製された aripiprazole は，1991年には臨床試験に入っていた。当時は，第二世代抗精神病薬（second generation antipsychotic : SGA）が一斉に花開き，risperidone が先行する中，多くの臨床試験が競合し，aripiprazole の開発も進行が遅れていた。米国でも米国大塚製薬が細々と開発していた。Aripiprazole はわが国ではすでに古川ら[2,3,5,6]のグループが非臨床試験のレベルで dopamine（DA）D_2 受容体部分作動薬であるとの報告をしていた。そこに目をつけたのではないかと筆者は常々考えているのであるが，米国で Bristol-Myers Squibb 社は大塚製薬に共同開発の話を持ちかけ，1999年に実現している。

そして，2002年にかの有名な Burris ら[1]の aripiprazole がヒト型の DA D_2 受容体に対して部分作動作用を示すことを証明する論文が発表され，大車輪の臨床開発も進展し，2002年米国食品医薬品局（Food and Drug Administration : FDA）の承認を受けた。先に開発を始めていたわが国での2006年の承認よりも4年早かったのである。世界初の DA D_2 受容体部分作動薬は Dopamine System Stabilizer（DSS）と命名され，たちまちのうちにエキスパートコンセンサスガイドラインなどで[9,18] first-line drug として risperidone に肩を並べ，さらに，双極性障害や治療抵抗性うつ病への増強療法の適応を獲得し，2013年（2012年10月1日～2013年9月30日）には米国で全医薬品の売上げNo.1の快挙をなしとげるまでに成長した。

そして，aripiprazole のさらなる躍進を目指した持続性筋注製剤（long-acting injectable : LAI）の開発にも踏みこみ，見事に成功している。

本稿では，この aripiprazole LAI の開発物語を書く。なお，米国では aripiprazole LAI を aripiprazole once monthly（AOM）と呼んでおり，ここでもそれに従っておく。

II. 海外での臨床開発

AOM の開発の歴史は2003年に遡ると聞かされて，筆者は驚いている。2002年の FDA の承認の翌年のことである。海外では，それだけ SGA の LAI の開発は急務であったということか。現実に，米国では2003年の risperidone（Risperdal Consta®），2008年の olanzapine（Zypadhera®），2009年の paliperidone（Xeplion®）に続く4番目の SGA の LAI となった。以下に AOM の海外での開発物語の大要を紹介する。なお，AOM は aripiprazole の水和物結晶を micronization の技術により，均

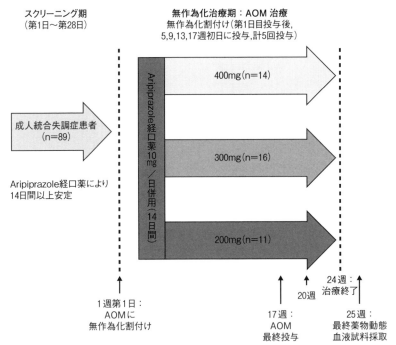

図1 Aripiprazole 持続性注射製剤の薬物動態，忍容性および安全性の試験デザイン
（Mallikaarjun ら，2013[15]）

質な水性懸濁液として用いている。

1．Aripiprazole 持続性筋注製剤の第Ⅰ相試験における薬物動態

健常人を対象とした14日間のaripiprazole経口薬（ARI-TAB）の薬物動態を調べた試験から，1日1回反復投与したさいの薬物動態は線型性を示し，固定用量（5，10，15，20mg/日）および可変用量（10～30mg/日）での平均消失半減期はそれぞれ47～68時間および59時間であり，血漿中濃度は概ね14日で定常状態に達し，10～30mg/日投与での14日時点における最高血漿中濃度（C_{max}）は163～452ng/mLであった[14]。

Mallikaarjunら[15]はAOMの第Ⅰ相試験の薬物動態を図1のようなデザインのもとに測定している。試験はARI-TABによる14日間以上安定した状態を保つためのスクリーニング期と，AOM治療期からなるオープンラベル並行群間比較試験で

ある。なお，aripiprazole 血漿中濃度プロフィールは単回投与AOMの薬物動態パラメータとARI-TABの血漿中濃度の定常状態に関する試験の結果に基づき，シミュレートしている。それによると，AOM初回投与後，14日間はARI-TAB 10mg/日を併用するのが最良であることが示されている。この方法は後のAOMのすべての試験に採用されている。

スクリーニング期で適格とされた統合失調症患者41例のうち，試験を完了したAOM 200mg群4例，300mg群8例，400mg群10例を薬物動態解析対象集団とし，aripiprazoleの平均血漿中濃度の推移を図2に，AOM 5回注射後の薬物動態パラメータを表1に示した。本試験を通じて，Positive and Negative Syndrome Scale（PANSS）およびClinical Global Impression-Severity（CGI-S）で評価しているが，精神病理学的症状は安定しており，治療下で発現した有害事象の大部分は軽

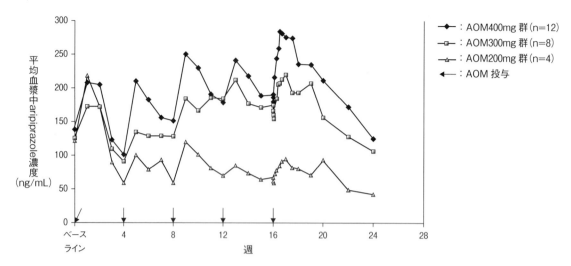

図2 Aripiprazole持続性注射製剤5回注射時のaripiprazoleの平均血漿中濃度の推移（Mallikaarjunら，2013[15]，一部省略）

表1 Aripiprazole持続性注射製剤5回注射後の薬物動態パラメータ（Mallikaarjunら，2013[15]，一部省略）

薬物動態パラメータ	AOM 200mg群（n=4）	AOM 300mg群（n=8）	AOM 400mg群（n=10）
Aripiprazole			
$C_{ss,max}$，ng/mL，平均（標準偏差）	100（68.4）	269（128）	316（160）
t_{max}，日，中央値（範囲）	5.0（4.0-27.9）	6.5（0.5-21.2）	7.1（3.0-11.2）
AUC_τ，μg·h/mL，平均（標準偏差）	54.5（39.4）	140（58.4）	163（88.8）
$t_{1/2,z}$，日，平均（標準偏差）	ND	29.9（8.0）	46.5（10.8）
$C_{ss,min}$，ng/mL，平均（標準偏差）	95.0（86.2）	156（67.7）	212（113）

度～中等度であった。

本試験を通しての薬物動態プロフィールならびに臨床データから総合すると，AOM 300mgおよび400mgがARI-TAB 10～30mg/日反復投与時のそれと一致しており，統合失調症治療の今後の試験には最も適した用量であることが示唆される。

2．Kaneらによる52週間の多施設共同placebo対照試験（ランダム化治療中止試験）

Kaneら[10]は，米国，メキシコ，アルゼンチン，ブルガリア，ルーマニア，セルビア，スロバキア，ロシア，インド，台湾，マレーシア，フィリピンの12ヵ国108施設において，2008年7月から2011年12月にかけて本試験を実施している。AOMのpivotal studyである。

本試験のデザインは図3のようにスクリーニング期ならびに4つの治療期により構成されており，その骨子はARI-TABの単剤療法によって安定した状態を維持している患者をまずAOMに切り替え，さらにAOMによって安定した状態を維持している患者を無作為に盲検下で2対1の割合で2群に割付け，1群にはAOMを，他の1群にはplaceboを臀部筋内に注射し（第4期），精神症状の悪化／再発までの期間を主要評価項目とするいわゆるランダム化治療中止試験である。ARI-TABからAOMに切り替えるさいには，AOM投与開始後2週間は治療域血中濃度を維持するために経口薬（10～20mg/日）の投与を継続し，その後は経口薬用量を漸減した。なお，精神症状の悪化／再発の基準は表2のように定義されている。ちなみに，この精神症状の悪化／再発の定義は以後紹介するAOMのすべての試験に採用されている。

最終解析時における再発までの期間は，placebo

§64 第二世代抗精神病薬の持効性筋注製剤の開発物語

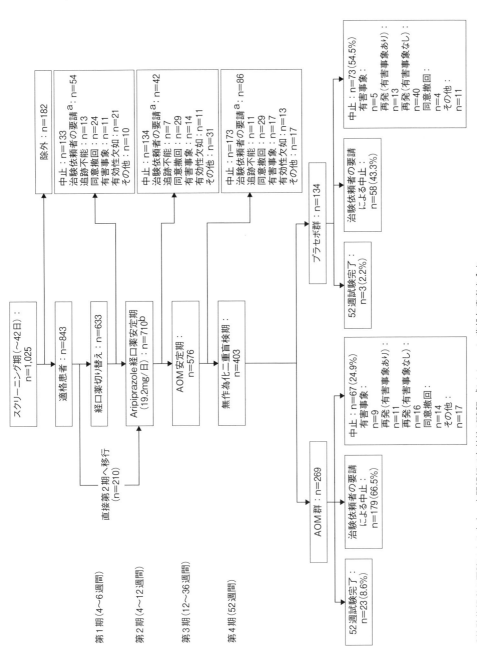

図3 Aripiprazole持続性注射剤のplacebo対照試験における試験デザイン (Kaneら, 2012[10])

[a] 治験依頼者の要請による中止:中間解析で有効性が確認, [b] Aripiprazole 非投与患者を含む
AOM: aripiprazole 持続性注射剤

表2 Kaneらによるaripiprazole持続性注射剤のplacebo対照試験における精神症状の悪化/再発の定義（Kaneら，2012[10]）

1）主要評価項目
カプラン・マイヤー法による26週後の精神症状の非悪化/非再発率
［精神症状の悪化/再発：以下のいずれかに該当した場合］
・CGI-Iが5（軽度悪化）以上で，PANSS下位項目のうち「概念の統合障害」「猜疑心/迫害感」「幻覚による行動」「異常な思考内容」のいずれかが5（やや重度）以上かつその項目のスコアが無作為割付け時から2以上悪化
・CGI-Iが5（軽度悪化）以上で，PANSS下位項目のうち「概念の統合障害」「猜疑心/迫害感」「幻覚による行動」「異常な思考内容」のいずれかが5（やや重度）以上かつこれら4項目の合計スコアが無作為割付け時から4以上悪化
・精神症状の悪化により入院
・CGI-SSのPart1が4（高度）又は5（自殺を試みた），又はPart2が6（中等度悪化）又は7（高度悪化）
・臨床的に重大な自傷，他害，又は器物破損を引き起こす暴力行為が認められた場合
2）主な副次評価項目
・精神症状の悪化/再発までの時間

CGI-SS：Clinical Global Impression-Severity of Suicide

群に比べてAOM群において有意に延長した（P≤0.0001，図4A）。再発率もAOM群ではplacebo群に比べて有意に低かった。二重盲検期における治験依頼者の要請以外のあらゆる理由による試験中止までの期間は，AOM群においてplacebo群に比べて有意に延長し（P≤0.0001，図4B），中止率はAOM群24.9％，placebo群54.5％であった。

平均PANSS合計スコアはARI-TAB安定期とAOM安定期の間で改善が認められた。二重盲検期中における平均PANSS合計スコアの変化は，図5にみるようにAOM群の+1.4に対して，placebo群では+11.6と急速に増加して有意差を示した（p<0.0001）。無作為割付けの2週後から平均PANSS合計スコアに有意差が認められ（p<0.05），その後は一貫して有意差が維持された。

CGI-SスコアについてもARI-TAB安定期のベースライン時には3.4であったが，ARI-TAB安定期終了時には3.1に低下し，AOM安定期では2.9へと改善した。二重盲検期の52週時のCGI-Sスコアの平均変化は，AOM群0.1とplacebo群0.7に比べて有意な改善が認められた（p<0.0001）。

第3，4期の治験下で発現した有害事象（5％以上）を表3に示した。重篤な有害事象はAOM群4.1％，placebo群6.7％で，精神障害（AOM群1.5％対placebo群3.0％）と統合失調症（0.7％対1.5％）であった。

二重盲検期中における有害事象による投与中止は，AOM群7.1％（n=19/269），placebo群13.4％（n=18/134）であった。本試験中に2例が死亡したが（冠状動脈不全，膵がん），いずれも本薬との関連性は認められなかった。

二重盲検期においてAOM群14.9％，placebo群9.7％に錐体外路（EPS）関連事象（アカシジア5.6％対6.0％，ジスキネジア0.7％対1.5％，ジストニア1.9％対1.5％，パーキンソン症候群8.2％対3.0％）が発現し，遅発性ジスキネジアがplacebo群で1例報告された。

ARI-TAB安定期およびAOM安定期における体重の平均変化は，それぞれ0.1kg，-0.2kgであり，7％以上の体重変化は0.9％，5.4％であった。

その他，臨床的に重大なバイタルサインの変化，起立性低血圧，ECG異常所見の発現率，QTc間隔の平均変化など群間差を認めなかった。

以上の成績より，AOMはplaceboに比べて再発までの期間を有意に延長させ，安全性・忍容性に問題となる所見もなく，統合失調症の維持治療において効果的で安全な治療選択であることが示された。

本試験は当然のことながら，大塚製薬とFDAとの相談のもとにデザインが決められている。抗

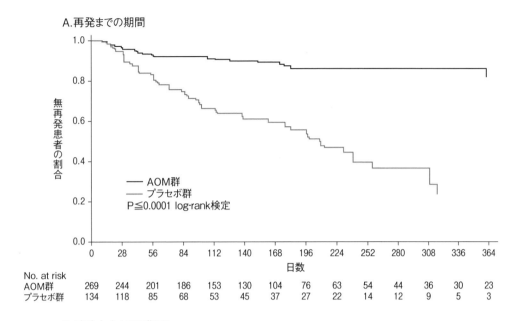

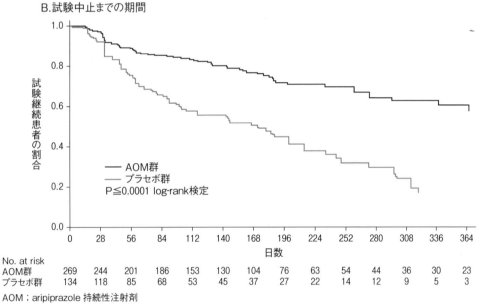

AOM；aripiprazole 持続性注射剤

図4 Aripiprazole 持続性注射剤の placebo 対照試験における無作為化から再発までの期間（A）および試験中止までの期間（B）（Kane ら，2012[10]）

精神病薬の長期に及ぶランダム化治療中止試験は精神症状の悪化／再発を持つ試験であり，再入院へ直結する危険性を有するだけに，筆者にはとうていヘルシンキ宣言をクリアしているとは思えない。Placebo 群で早期に多くが悪化／再発に至る結果となることはこれまでの臨床経験や多くの検証試験で判りきっている[13,17]。剤型追加の試験でここまでやらせる FDA の存在はすごい。筆者はこうした試験報告を読むにつけ胸が悪くなる。

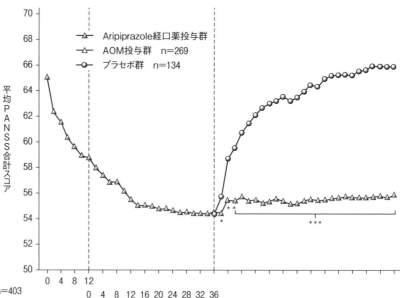

第2期：aripiprazole経口薬安定期 n=403
第3期：AOM安定期 n=403
第4期：無作為化二重盲検期

平均PANSS合計スコア：第2期ベースライン時65.1, 第3期ベースライン時58.8, 第4期ベースライン時AOM群54.5 プラセボ群54.4
*p<0.05, **p<0.001, ***p<0.0001 vs. プラセボ

図5 Aripiprazole 持続性注射剤の placebo 対照試験における全試験期間を通じての PANSS 合計スコアの推移（Kane ら, 2012[10]）

表3 Aripiprazole 持続性注射剤の placebo 対照試験における有害事象（いずれかの群で5%以上, Kane ら, 2012[10]）

有害事象 n（%）	第3期 （安定期） AOM 群 （n＝576）	第4期 （無作為化二重盲検期） AOM 群 （n＝269）	プラセボ群 （n＝134）
何らかの有害事象	345（59.9）	170（63.2）	83（61.9）
アカシジア	36（6.3）	15（5.6）	8（6.0）
不安	38（6.6）	16（5.9）	10（7.5）
頭痛	34（5.9）	16（5.9）	7（5.2）
注射部位疼痛	34（5.9）	8（3.0）	5（3.7）
不眠	46（8.0）	27（10.0）	12（9.0）
振戦	21（3.6）	16（5.9）	2（1.5）
体重増加	40（6.9）	26（9.7）	13（9.7）

3．Fleischhacker らによる AOM の ARI-TAB に対する非劣性検証試験

Kane ら[10] による52週間の placebo 対照試験とほぼ同じ時期の2008年9月26日から2012年8月31日にかけて，もう1つの重要な pivotal study としてオーストリア，ベルギー，ブルガリア，チリ，クロアチア，エストニア，フランス，ハンガリー，イタリア，韓国，ポーランド，南アフリカ連邦，米国の13ヵ国105施設で AOM の ARI-TAB との非劣性検証試験が実施されている[4]。

試験デザインは図6のようにスクリーニング期と3つの治療期からなる．まず前治療薬を ARI-

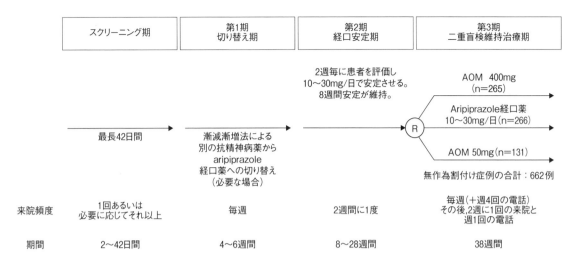

図6 Aripiprazole 持続性注射剤の経口剤に対する非劣性検証試験における試験デザイン（Fleischhacker ら，2014[4]）

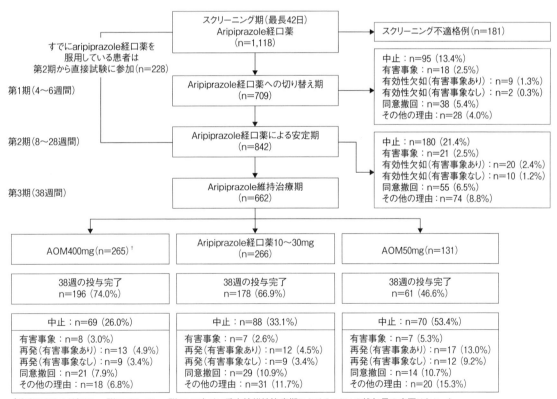

† 患者のほとんど（400mg群92.8%，50mg群99.2%）が二重盲検維持治療期におけるAOMの投与量の変更はなかった。
AOM；aripiprazole持続性注射剤

図7 Aripiprazole 持続性注射剤の経口剤に対する非劣性検証試験における試験デザインと患者の内訳（Fleischhacker ら，2014[4]）

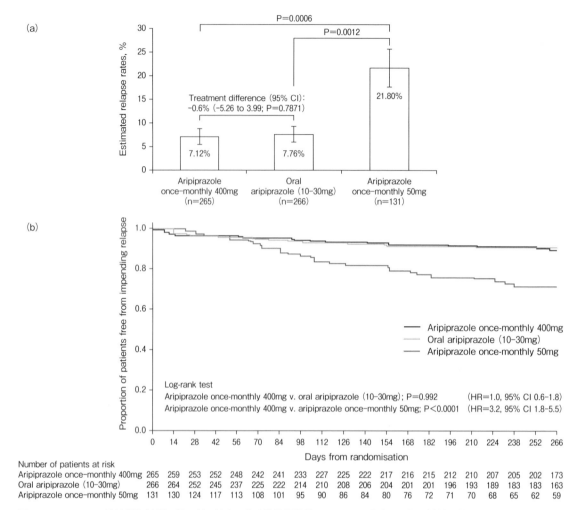

図8 Aripiprazole 持続性注射剤の経口剤に対する非劣性検証試験における26週時の再発／精神症状の悪化の率（Kaplan-Meier 推定値）(a) と38週時の再発／精神症状の悪化までの時間 (b)（いずれも ITT）（Fleischhacker ら, 2014[4]）

TAB に切り替えて安定期に達した患者を AOM に切り替え，12〜36 週間 AOM で安定の維持された患者を AOM 400mg 群，ARI-TAB 群（10〜30mg/日），AOM 50mg 群の3群へ2：2：1の割合で無作為に割付けて38週間の二重盲検維持治療期の成績をみている。なお，AOM 50mg は薬物動態学的に suboptimal dose（pseudoplacebo）としての設定と考えられる。

主要評価項目は，無作為割付期28週時の精神症状の悪化／再発患者の割合とした。なお，再発の定義は，Kane らの試験と同じとなっている（表2）。主な副次評価項目は，無作為割付け後再発

までの期間，第3期終了時点での反応した患者の割合とした。患者の内訳は図7にあるが，無作為割付け後 26 週時の推定再発／精神症状の悪化率は AOM 群 7.1％，ARI-TAB 群 7.8％（p＝0.79），AOM 50mg 群 21.8％（p＜0.001，対 AOM 400mg 群）で（図8），AOM 500mg 群と ARI-TAB 群間での推定再発率の差は－0.6％（95％CI；－5.26, 3.99）であり，95％CI の上限は事前に定義した非劣性マージン 11.5％を下回ったため，AOM 500 mg は ARI-TAB に対して非劣性であることが見事に検証された。また，投与中止に至った割合は AOM 400mg 群が他の群に比べて最も遅かった

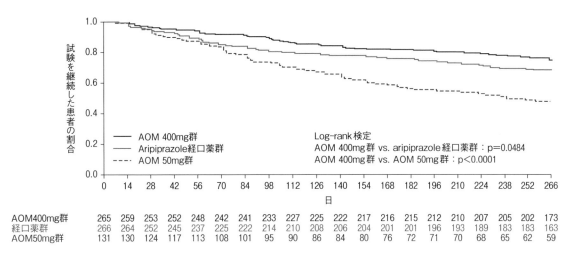

図9 Aripiprazole 持続性注射剤の経口剤に対する非劣性検証試験における試験を中止した患者の割合（Fleischhacker ら，2014[4]）

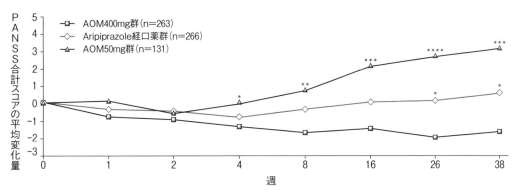

*p＜0.05; **p＜0.01; ***p＜0.001; ****p＜0.0001 vs. AOM400mg群

図10 Aripiprazole 持続性注射剤の経口剤に対する非劣性検証試験における PANSS 合計スコアの調整後平均変化量の推移（Fleischhacker ら，2014[4]，大塚製薬治験報告会資料2014年7月より引用）

（図9）．さらに，AOM 400mg 群の PANSS 合計スコアの平均変化量は ARI-TAB 群に比べ26週，38週目で，AOM 50mg 群に比べ4週目以降いずれの評価時点でも有意な差を認めた（図10）．

治療下（第3期）に発現した有害事象は表4に示した．治療下で出現した EPS および EPS 関連の有害事象では，AOM 400mg 群，ARI-TAB 群，AOM 50mg 群それぞれにおける発現率はアカシジア 10.6％，6.8％，8.4％，ジスキネジア 2.6％，1.1％，0.8％，ジストニア 4.2％，2.3％，1.5％，パーキンソン症状 5.7％，4.1％，5.3％であった．第3期における抗コリン薬の使用率は AOM 400 mg 群 19.6％（52例），ARI-TAB 群 17.3％（46例），AOM 50mg 群 13.7％（18例）であった．7％以上の体重増加は AOM 400mg 群 15.8％（42例），ARI-TAB 群 16.2％（43例），AOM 50mg 群 6.1％（8例）であった．

以上の成績から，AOM 400mg は ARI-TAB 群に対して非劣性を示し，subclinical dose として設定された AOM 50mg 群に対して，再発率を有意に低下させ，再発までの時間を有意に延長させた．この AOM 400mg が ARI-TAB（10〜30mg/日）に有効性において非劣性を示した本試験は，見事なものであり，わが国で実施された ALPHA 試験

表4 Aripiprazole持続性注射剤の経口剤に対する非劣性検証試験における有害事象（いずれかの群で5％以上，Fleischhackerら，2014[4])）

有害事象	Aripiprazole once-monthly 400mg (n=265) n(%)	Oral aripiprazole 10-30mg (n=266) n(%)	Aripiprazole once-monthly 50mg (n=131) n(%)
何らかの有害事象	219 (82.6)	213 (80.1)	106 (80.9)
不眠	31 (11.7)	37 (13.9)	18 (13.7)
アカシジア	28 (10.6)[b]	18 (6.8)	11 (8.4)
頭痛	26 (9.8)	30 (11.3)	7 (5.3)
体重減少	26 (9.8)	16 (6.0)	12 (9.2)
体重増加	24 (9.1)	35 (13.2)	7 (5.3)
鼻咽頭炎	21 (7.9)	25 (9.4)	9 (6.9)
注射部位疼痛	20 (7.5)	6 (2.3)	1 (0.8)
不安	19 (7.2)	13 (4.9)	10 (7.6)
上気道感染症	18 (6.8)	11 (4.1)	5 (3.8)
インフルエンザ	11 (4.2)	11 (4.1)	7 (5.3)
背部痛	10 (3.8)	14 (5.3)	15 (11.5)
精神障害	8 (3.0)	8 (3.0)	8 (6.1)
統合失調症	8 (3.0)	5 (1.9)	10 (7.6)

（Aripiprazole Long-acting Formulation Psychiatry Asian Study）はこれに準じたデザインとなっている。いわばALPHA試験のモデルともなっている。

4．急性期統合失調症へのAOMの効果──12週間のplacebo対照試験

本試験は，AOM 400mgの安定期の維持療法への試験と，ARI-TABとの非劣性検証試験の2本のpivotal studyののち，FDAへの申請後の2012年10月から，承認後の2013年8月にかけて，41施設（米国37，クロアチア2，ラトビア2）で実施されている[11]。

試験デザインは統合失調症患者の内訳とともに図11に示したが，スクリーニング期，2週間までのARI-TABの忍容性確認期およびAOM 400mgとplaceboへの1：1の無作為割付けによる12週の試験期よりなっている。

主要評価項目はPANSS合計スコアの10週間までの基準値からの推移であり，副次評価項目はPANSS下位尺度，CGI-S，Personal and Social Performance Scale（PSP Scale）などからなっている。図12に4つの評価項目の成績を示したが，主要評価項目のPANSS合計スコアのAOM群とplacebo群との差は−15.1（[95％CI，−19.4〜−10.8]；P＜0.0001）となって，AOM群の優位は動かない。CGI-Sでの差は−0.8（[95％CI，−1.1〜−0.6]；P＜0.0001）であった。

安全性・忍容性については，いずれかの群で5％以上の有害事象を表5に示したが，体重増加16.8％対7.0％，頭痛14.4％対16.3％，アカシジア11.4％対3.5％が主な有害事象の割合であり，いずれも軽度〜中等度でとくに問題はなかった。

以上の成績は，AOM 400mgは統合失調症の急性期治療において優れた有効性と安全性を示し，AOM 400mgは急性期エピソードに応用可能な治療法といえるとしている。

5．経口抗精神病薬からAOMへの切り替えによる入院率の変化をみたミラーイメージ試験

本試験は，Kaneら[10]によるAOMのpivotal studyとしてのランダム化治療中止試験に続いて実施された[12]。2012年11月6日時点で得られたデータによる予備的解析のミラーイメージ試験である。

試験デザインは図13に示したように，後方視的経口薬標準期と，他剤からARI-TAB（10〜30mg/日）に切り替えるスクリーニング期（A期）およびAOM 400mgへ切り替えるB期の後方視的

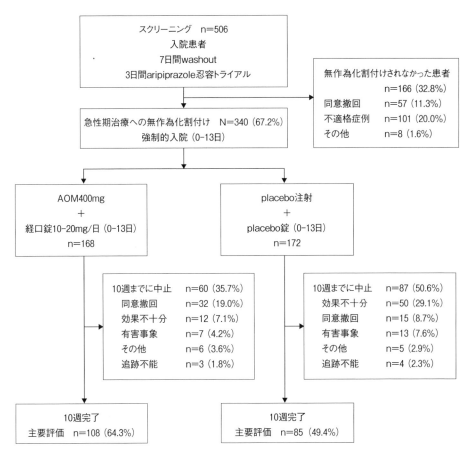

図11 急性期統合失調症患者を対象としたaripiprazole持続性注射剤のplacebo対照試験における試験デザインと患者の内訳（Kaneら，2014[11]）

AOMオープンラベル期よりなり，主要評価項目は図13中にある後方視的経口薬標準期3ヵ月間（-4～-1ヵ月時点）とAOMオープンラベル期（B期）の3ヵ月間（3～6ヵ月時点）における入院率とした。なお，AOMへの切り替え時には14日間ARI-TAB（10～20mg/日）を併用している。

その成績をみると，経口薬標準期の3ヵ月間における入院率27.1％に比べて，AOMオープンラベル期の3ヵ月間では2.7％と有意に低下していた（P＜0.0001）（図14）。全患者433例における入院率は，経口薬標準期6ヵ月では38.1％であったのに対してAOMオープンラベル期では8.8％と有意に低下している（P＜0.0001）。

オープンラベル期において5％以上発現した有害事象は，精神障害（7.7％），アカシジア（7.2％），不眠（7.2％），妄想型統合失調症（5.5％），背部痛（5％），統合失調症（5.0％）であった。AOM投与開始後の1ヵ月間に有害事象が最も高頻度に発現したが（38.1％），それ以降の発現率は2ヵ月目は18.3％，6ヵ月目は6.5％であり，安全性・忍容性にとくに問題はなかった。

本試験はミラーイメージ試験であり，また，盲検化されていないために，担当医師の臨床判断が結果に影響を及ぼした可能性は排除できないが，統合失調症治療においてAOMは入院率を低下させ，その有用性が示されたことは確実である。それにしても，海外とわが国では入院治療での仕組みに違いがあるとはいえ，入院率の高さは大問題である。

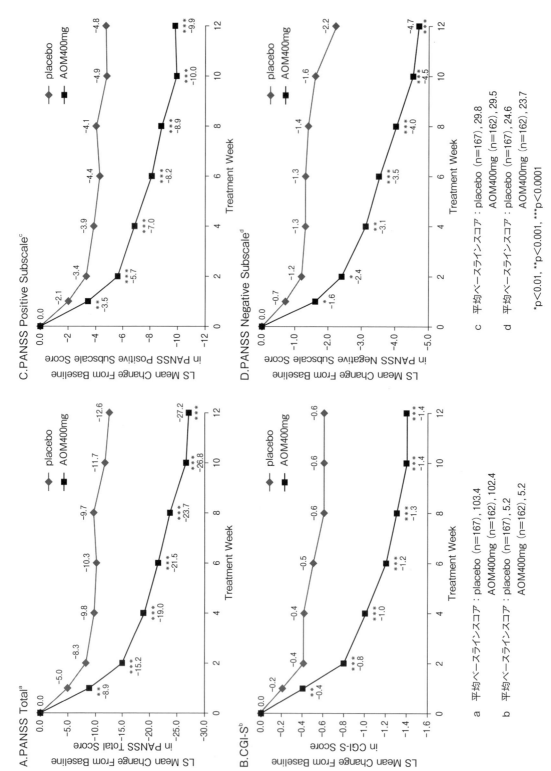

図12 急性期統合失調症患者を対象とした aripiprazole 持続性注射剤の placebo 対照試験における有効性評価 (Kane ら, 2014[1]), 2図を合成)

Ⅲ．わが国での臨床開発

米国では2002年の上市の翌年の2003年にすでにAOMの開発が始まっているが，わが国では2006年の上市の2年後，2008年1月10日の第Ⅰ相試験開始でスタートした。単回投与試験では9施設の，反復投与試験では16施設の入院統合失調症患者を対象として実施された。筆者の関与している施設で実施されたのであるが，Fleischhackerら[4]の試験とのbridging studyを目指して大忙しであったとの記憶がある。

1．単回投与試験

Aripiprazoleの使用経験があるか，ない場合はaripiprazole 6mg 1回投与にアレルギー性あるいは過敏性のないことを確認した安定した統合失調症患者を対象に100mg 8例，200mg 6例，300mg 5例，400mg 7例（1例中止）にAOMを臀部筋肉内に単回投与した。9施設で実施された本試験の結果のみを示すと，aripiprazoleの血中濃度推移は図15のようになり，そのさいの薬物動態では，100mgでは中央値40.05ng/mL，200mgでは65.75 ng/mLと低く，300mgと400mgとでは顕著な差がなく（表6），両用量が推奨用量と考えられた。有害事象は46.2％（12/26例）にみられ，最も頻度の高かったのは注射部位疼痛19.2％（5/26例）で，忍容性に問題はなかった。

2．反復投与試験

単回投与試験で推奨用量と判断されたAOM 300mgと400mgを4週に1回計5回臀部筋肉内に投与する反復投与試験には，2週間以上aripiprazoleによる単剤治療にて安定している被験者28例が参加し，300mg群12例中10例，400mg 16

表5 急性期統合失調症患者を対象としたaripiprazole持続性注射剤のplacebo対照試験における有害事象の頻度（いずれかの群で5%以上，Kaneら，2014[11]，代謝性測定値の部分 省略）

	AOM 400mg (n=167)	Placebo (n=172)
有害事象，n（%）		
何らかの有害事象	133（79.6）	122（70.9）
体重増加	28（16.8）	12（7.0）
頭痛	24（14.4）	28（16.3）
アカシジア	19（11.4）	6（3.5）
便秘	16（9.6）	12（7.0）
咳嗽	10（6.0）	10（5.8）
食思不振	10（6.0）	11（6.4）
激越	9（5.4）	11（6.4）
注射部位疼痛	9（5.4）	1（0.6）
鎮静	9（5.4）	2（1.2）
歯痛	9（5.4）	8（4.7）
統合失調症	4（2.4）	10（5.8）

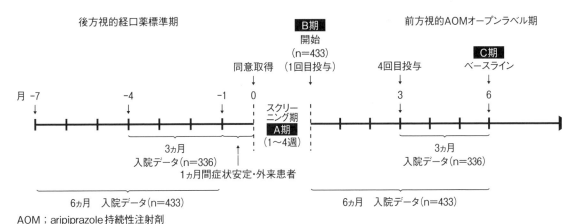

AOM；aripiprazole持続性注射剤

図13 経口抗精神病薬からAOMへ切り替えた患者の入院率の変化をみたミラーイメージ試験のデザイン（Kaneら，2013[12]）

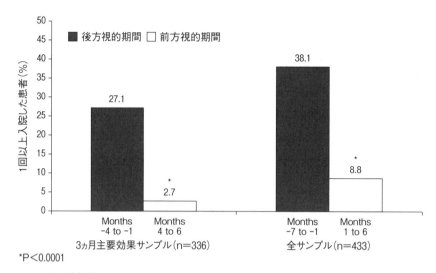

図14 経口抗精神病薬から aripiprazole 持続性注射剤へ切り替えた患者の入院率（ミラーイメージ試験，Kane ら，2013[12]）

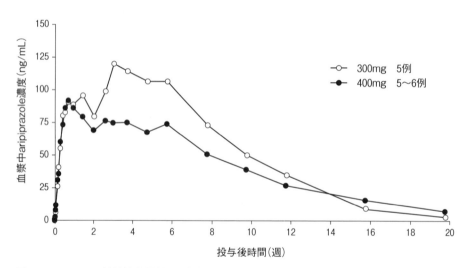

図15 Aripiprazole 持続性注射剤の臀部筋肉内単回投与時の血漿中 aripiprazole の濃度推移（社内資料：単回筋肉内投与試験，100mg，200mg 投与時の成績省略，インタビューフォーム[16]より引用）

表6 Aripiprazole 持続性注射剤の臀部筋肉内単回投与時の薬物動態パラメータ（インタビューフォーム[16]）

投与量	化合物	t_{max} (h)	C_{max} (ng/mL)	$t_{1/2,z}$ (h)	AUC_∞ (mg·h/L)
300mg (5例)	未変化体	648 (96.3-816)	136 (95.2-791)	302 (187-660)	201 (170-250)
	主代謝物 (OPC-14857*)	984 (168.4-1273)	25.8 (19.1-118)	368 (222-702)	39.1 (32.9-57.2)
400mg (6例)	未変化体	841 (120-1680)	126 (38.8-168)	781 (388-984)	141 (107-267)
	主代謝物 (OPC-14857*)	841 (120-1680)	26.1 (12.8-35.1)	605 (432-760)[a]	45.0 (24.4-59.6)[a]

中央値（最小-最大），*：活性代謝物，[a]：5例

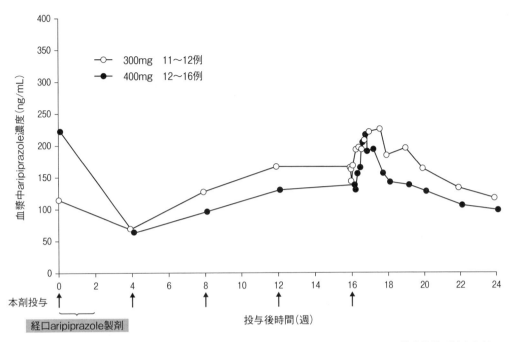

図16 Aripiprazole 持続性注射剤の臀部筋肉内5回反復投与時の血漿中 aripiprazole の濃度推移（社内資料：反復筋肉内投与試験）

表7 Aripiprazole 持続性注射剤の臀部筋肉内5回目投与後の aripiprazole と代謝物（OPC-14857）の薬物動態パラメータ（インタビューフォーム[16]）

投与量	化合物	t_{max} (h)	C_{max} (ng/mL)	$t_{1/2, z}$ (h)	AUC_{28d} (mg·h/L)
300mg (11例)	未変化体	120 (71.3-672)	244 (105-409)	$-^a$ (505-808)	126 (63.1-245)
	主代謝物 (OPC-14857*)	263 (47.3-672)	72.8 (53.7-107)	1030^b (544-1720)	40.6 (26.8-58.3)
400mg (13例)	未変化体	95.7 (48.0-669)	217 (124-424)	1030^c (759-3020)	104 (71.7-251)
	主代謝物 (OPC-14857*)	120 (8.00-673)	68.0 (40.5-129)	$-^d$ (884-2440)	35.9 (20.4-76.2)

中央値（最小-最大），＊：活性代謝物，a：2例，b：4例，c：8例，d：2例，－：算出不可

例中13例が完了した．なお，1回目の AOM 投与から最初の2週間は経口薬 6mg/日または 12mg/日が1日1回併用されている．血漿中 aripiprazole 濃度推移を図16に，薬物動態パラメータを表7に示した．

安全性では，300mg 群でアカシジアおよび注射部位疼痛がみられ，400mg 群では2例以上発現した副作用は認められず，忍容性は良好であった．

以上の AOM 反復投与後の薬物動態において，AOM 4回目投与前（初回投与後12週（84日））までに血漿中 aripiprazole 濃度はほぼ定常状態に到達したと考えられた．また，AOM 300mg および 400mg 投与後の血漿中 aripiprazole トラフ濃度の中央値は，AOM 初回投与以降，aripiprazole 錠剤 6mg/日投与時の定常状態における血漿中 aripiprazole トラフ濃度の中央値から aripiprazole 錠剤 24mg/日投与時の定常状態における aripiprazole の C_{max} の中央値までの範囲内を推移した．こうして AOM 300mg または 400mg を4週間に1回，反復投与した時の血中濃度推移と薬物動態が明らかにされ，安全性にも大きな問題はなく，忍容性は良好であることが確認され，いよいよ最後

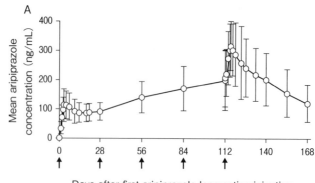

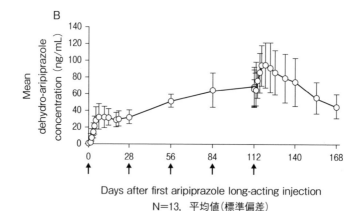

図17 Aripiprazole 持続性注射剤 400mg の三角筋内 5 回反復投与時の aripiprazole（A）および dehydro-aripiprazole（B）の平均血漿中濃度（石郷岡ら，2016[7]）

の大一番である pivotal study へ向うことになったのである。

3．三角筋内への反復投与試験

ここで 2013 年米国で承認された AOM の三角筋内への投与に引き続いて実施されたわが国での三角筋内への反復投与試験の成績が論文化されており[7]，その骨子を紹介しておく。

本試験は臀部筋肉内投与の AOM が本邦で承認される前の 2014 年 4 月 8 日から開始され，2015 年 4 月にかけて国内 9 施設で実施されている。対象はこれまでの試験と同様な統合失調症患者 17 例で，4 週ごとに 1 回，合計 5 回の AOM 400mg を三角筋内に投与し，13 例（76.5％）で完了した。そのさいの aripiprazole の血漿中濃度の推移を図17に，薬物動態パラメータの一部を表 8 に示

した。ともに，AOM の臀部筋内投与の成績とほとんど変りがなく，安全性においても問題とすべきものは認められておらず，2016 年 3 月 2 日にわが国でも AOM の三角筋内への投与が承認されている。

4．Aripiprazole 持続性注射剤と aripiprazole 経口錠剤との非劣性検証試験——アジア国際共同試験

第 I 相試験での AOM の用量設定，薬物動態パラメータ，安全性が確認されて ALPHA 試験と呼ばれる pivotal study が，石郷岡純医学専門家のもとに日本，マレーシア，フィリピン，台湾の 4 ヵ国のアジア国際共同試験として 2010 年 7 月から 2013 年 6 月にかけて 91 施設にて実施された[8]。なお，筆者は本試験には東京女子医科大学循環器

表8 Aripiprazole 持続性注射剤 400mg の三角筋内 5 回反復投与時の 1 回目と 5 回目後の薬物動態パラメータ（石郷岡ら，2016[7]）

PK parameter	First (n = 13)	Fifth (n = 13)
Aripiprazole		
C_{max}, ng/ml	127 (45.6)	331 (103)
t_{max}, day[a]	4.9 (3.0-28.1)	4.0 (2.0-10.9)
AUC_{28d}, μg·h/ml	63.3 (22.9)[b]	165 (63.6)
AUC_t, μg·h/ml	60.4 (20.7)	−
$t_{1/2,z}$, day	−	37.7 (16.3)[c]
C_{min}, ng/ml	91.9 (29.4)	201 (88.9)
CL/F, L/h	−	2.79 (1.19)
CL/F/BW, L/h/kg	−	0.0399 (0.0175)
Vz/F, L	−	3,510 (1,770)[c]
Vz/F/BW, L/kg	−	49.2 (24.6)[c]
Dehydro-aripiprazole		
C_{max}, ng/ml	39.2 (12.3)	103 (26.5)
t_{max}, day[a]	11.0 (5.0-29.1)	5.1 (4.0-28.0)
AUC_{28d}, μg·h/ml	16.7 (3.2)[d]	56.1 (16.9)
AUC_t, μg·h/ml	18.8 (5.82)	−
$t_{1/2,z}$, day	−	45.4 (20.4)[e]
C_{min}, ng/ml	32.8 (8.07)	74.3 (28.5)

SD：standard deviation，AUC：area under the curve，C_{min}：concentration at 28 days post-injection.
[a] median (min-max)，[b] n = 8，[c] n = 12，[d] n = 6，[e] n = 10.

内科志賀剛准教授とともに安全性評価委員会委員として関わっている。

本試験は先に述べた Fleischhacker ら[4]によって実施された AOM と ARI-TAB との非劣性検証試験に準じている。

本試験のデザインは図18に示したように，スクリーニング期と aripiprazole 単剤への切替期（Phase 1），精神症状の安定／維持確認期（Phase 2），および二重盲検期（Phase 3）から成り立っている。

本 ALPHA 試験の主要評価項目は二重盲検期の26週後の精神症状の非悪化／非再発率を求め，両群間の差の両側 95％信頼区間下限が−15％以上のとき，ARI-TAB（0〜24mg／日）に対して AOM 400mg は非劣性であると判定するものとした。なお，精神症状の悪化／再発の定義は表 2 に示したものと同じである。また，被験者の内訳は図19に示した。

さて，Kaplan-Meier 法による26週後の精神症状の非悪化／非再発率は AOM 群（N = 228）95.0％（標準偏差1.5），ARI-TAB 群（N = 227）94.7％（1.6）で，AOM の ARI-TAB 群に対する差は0.3であり，95％信頼区間は−3.9，4.5で−15％以上であることが示され，AOM の ARI-TAB に対する非劣性が検証された。AOM と ARI-TAB のアジア国際共同試験における精神症状の悪化／再発までの時間を Kaplan-Meier 法により計算したものを図20に示した。また，副次評価項目である PANSS 合計スコア，PANSS 下位尺度，CGI-S スコア，CGI-I スコアなどの変動を表 9 に示した。

安全性と忍容性については，いずれかの群に 5％以上みられた有害事象を表10に示したが，鼻咽頭炎を除けば，注射部位の疼痛，紅斑，硬結が上位を占めた。二重盲検期の EPS では，AOM 群の 16.2％に対して ARI-TAB 群は 14.1％であり，アカシジアが最も多く，それぞれ 6.6％と 6.2％であった。52週時の DIEPSS の平均変化±標準偏差は −0.2±0.9（N = 168）と −0.2±0.8（N = 149）で両群に差はなかった。体重増加や検査室試験の成績でもとくに意味のある差は認められていない。

以上の ALPHA 試験の成績は，二重盲検期26週後の非悪化／非再発率に要約されるように AOM 群，ARI-TAB 群ともに優れた成績を示し，AOM の ARI-TAB に対する差は0.3であり，AOM の非劣性が検証され，安定した統合失調症に対する維持療法として効果的であり，安全性も忍容性も経口薬と同等であることが示された。

本試験は bridging study としてではなく，わが国の堂々たる pivotal study として，この 1 本をもって AOM（エビリファイ持続性水懸筋注用 300mg® および 400mg®）は2015年3月26日に承認されたのである。

5．ALPHA 試験における aripiprazole 持続性注射剤の薬物動態試験

ALPHA 試験では，AOM と ARI-TAB との非劣性検証を行ったが，ほかに AOM の薬物動態試験をも実施しており，山崎ら[19]がその詳細を報告している。ここでは，その要約を述べるにとどめるが，AOM 400mg または 300mg／4 週を反復投与

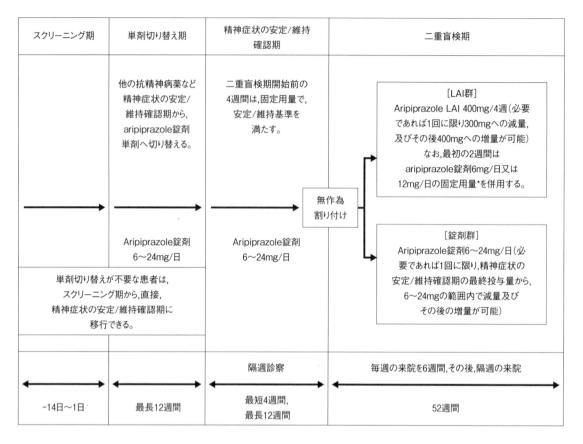

図18 Aripiprazole 持続性注射剤のアジア国際共同実薬対照比較試験における試験デザイン（Ishigooka ら，2015[8]，山崎ら，2015[19]）の作図を引用）

したときの血漿中 aripiprazole トラフ濃度は AOM 4回目投与前［初回投与後12週（84日）］までにほぼ定常状態に達したと考えられた（図21）。AOM 初回投与以降から初回投与後52週までの血漿中 aripiprazole のトラフ濃度は，aripiprazole 錠剤 6mg/日投与時の定常状態における血漿中 aripiprazole トラフ濃度から aripiprazole 錠剤 24mg/日投与時の定常状態における aripiprazole の C_{max} までの範囲内を推移した。また，血漿中 aripiprazole の濃度 375ng/mL 以下と 375ng/mL 超の各群で有害事象の発現率および重症度に明らかな差異は認めなかった。血漿中 aripiprazole 濃度と QTcF 間隔の明らかな相関関係は認められなかった。

Ⅳ．おわりに

わが国で生まれた aripiprazole が世界初の DA D_2 受容体部分作動薬として2002年米国で承認・上市されて，世界中で高い評価を受け，双極性障害や治療抵抗性うつ病への増強療法など適応症拡大が図られる一方で，剤型上の工夫も重ねられてきた。わが国では2006年錠剤と散剤でスタートし，2009年には内用液，2012年には OD 錠と進み，ついに2015年3月26日にはわが国生まれの抗精神病薬としては初の持続性注射剤（aripiprazole LAI：AOM）が承認された。当初は臀部筋肉内への注

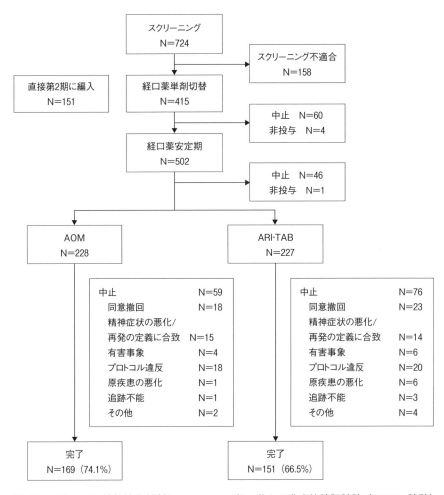

図19 Aripiprazole 持続性注射剤と aripiprazole 経口薬との非劣性検証試験（ALPHA 試験）における患者の内訳（Ishigooka ら，2015[8]）

射法が採用されたが，その後の試験を通して三角筋内への投与法が確立され，2016年3月2日には承認を受けている．最初の2週間は経口薬をAOMに併用する用法はわが国の風土にも合っている．今後，安定した統合失調症患者の維持療法に威力を発揮していくものと確信している．Pivotal study のALPHA試験の安全性評価委員会の委員の一人として参加させてもらって aripiprazole の depot 剤の誕生に立ち合うことができて幸せであった．

文　献

1) Burris, K.D., Molski, T.F., Xu, C. et al. : Aripiprazole, a novel antipsychotic, is a high-affinity partial agonist at human dopamine D_2 receptors. J. Pharmacol. Exp. Ther., 302 : 381-389, 2002.

2) 堂前真理子，山田勝士，古川達雄：新規 dopamine 受容体作動薬 OPC-14597 の prolactin 放出に対する作用．日本神経精神薬理学雑誌, 14 : 524, 1994.

3) 堂前真理子，永島真理子，古川達雄：新規抗精神病薬 OPC-14597 のドパミン受容体作用．Neurosciences, 21 (Suppl. 2) : 137-140, 1995.

4) Fleischhacker, W.W., Sanchez, R., Perry, P.P. et al. : Aripiprazole once-monthly for treatment of schizophrenia : double-blind, randomised, non-inferiority study. Br. J. Psychiatry, 205 (2) : 135-144, 2014.

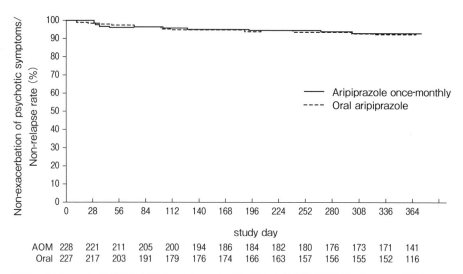

図20 Aripiprazole 持続性注射剤と aripiprazole 経口薬との非劣性検証試験（ALPHA 試験）における精神症状の悪化/再発までの時間（Ishigooka ら，2015[8])）

表9 Aripiprazole 持続性注射剤と aripiprazole 経口薬との非劣性検証試験（ALPHA 試験）における評価尺度の推移（Ishigooka ら，2015[8])）

Rating scale	Aripiprazole once-monthly (n = 228)	Oral aripiprazole (n = 227)	Difference	(95％CI)
PANSS total score, mean (SE)				
Double-blind baseline	54.4 (0.8)	53.3 (0.8)		
Change to Week 52	− 2.3 (0.8)	− 2.7 (0.8)	0.4	(− 1.8, 2.5)
PANSS positive score, mean (SE)				
Double-blind baseline	11.5 (0.2)	11.4 (0.2)		
Change to Week 52	− 0.3 (0.2)	− 0.3 (0.2)	0.0	(− 0.7, 0.7)
PANSS negative score, mean (SE)				
Double-blind baseline	15.9 (0.3)	15.2 (0.3)		
Change to Week 52	− 1.1 (0.2)	− 1.0 (0.2)	− 0.1	(− 0.7, 0.6)
PANSS general score, mean (SE)				
Double-blind baseline	27.0 (0.4)	26.8 (0.4)		
Change to Week 52	− 0.9 (0.4)	− 1.3 (0.4)	0.4	(− 0.7, 1.6)
CGI-S score, mean (SE)				
Double-blind baseline	2.8 (0.1)	2.7 (0.1)		
Change to Week 52	0.0 (0.1)	− 0.1 (0.1)	0.0	(− 0.1, 0.2)
CGI-I score, mean (SE)				
Change to Week 52	3.5 (0.1)	3.5 (0.1)	0.0	(− 0.2, 0.2)

5) Fujikawa, M., Nagashima, M., Inoue, T. et al. : Partial agonistic effects of OPC-14597, a potential antipsychotic agent, on yawning behavior in rats. Pharmacol. Biochem. Behav., 53 : 903-909, 1996.

6) Inoue, T., Domae, M., Yamada, K. et al. : Effects of the novel antipsychotic agent 7- {4- [4- (2,3-dichlorophenyl) -1-piperazinyl]butyloxy} -3,4-dihydro-2 (1H) -quinolinone (OPC-14597) on prolactin release from the rat anterior pituitary

gland. J. Pharmacol Exp. Ther., 277 : 137-143, 1996.
7) 石郷岡純, 野田隆政, 西山浩介 他：日本の統合失調症患者を対象としたaripiprazole持続性注射物の三角筋内反復投与による薬物動態および安全性. 日本神経精神薬理学雑誌, 36 : 63-68, 2016.
8) Ishigooka, J., Nakamura, J., Fujii, Y. et al. : Efficacy and safety of aripiprazole once-monthly in Asian patients with schizophrenia : A multi-center, randomized, double-blind, non-inferiority study versus oral aripiprazole. Schizophr. Res., 161 (2-3) : 421-428, 2015.
9) Kane, J.M., Carpenter, D., Leucht, S. et al. : The Expert Consensus Guideline Series : Optimizing Pharmacologic Treatment of Psychotic Disorders. J. Clin. Psychiatry, 64 (Suppl. 12) : 1-100, 2003.（大野 裕 監訳：精神病性障害 薬物治療の最適化, アルタ出版, 東京, 2004.）
10) Kane, J.M., Sanchez, R., Perry, P.P. et al. : Aripiprazole intramuscular depot as maintenance treatment in patients with schizophrenia : a 52-week, multicenter, randomized, double-blind, placebo-controlled study. J. Clin. Psychiatry, 73 (5) : 617-624, 2012.
11) Kane, J.M., Peters-Strickland, T., Baker, R.A. et al. : Aripiprazole once-monthly in the acute treatment of schizophrenia : findings from a 12-week, randomized, double-blind, placebo-controlled study. J. Clin. Psychiatry, 75 (11) : 1254-1260, 2014.
12) Kane, J.M., Sanchez, R., Zhao, J. et al. : Hospitalization rates in patients switched from oral antipsychotics to aripiprazole once-monthly for the

表10 Aripiprazole 持続性注射剤と aripiprazole 経口薬との非劣性検証試験（ALPHA試験）における有害事象（いずれかの群で5%以上, Ishigookaら, 2015[8]）

有害事象	Aripiprazole once-monthly (n = 228) n (%)	Oral aripiprazole (n = 227) n (%)
注射部位疼痛	64 (28.1)	43 (18.9)
鼻咽頭炎	55 (24.1)	54 (23.8)
注射部位紅斑	34 (14.9)	22 (9.7)
注射部位硬結	26 (11.4)	11 (4.8)
体重増加	18 (7.9)	12 (5.3)
不眠	17 (7.5)	20 (8.8)
アカシジア	15 (6.6)	14 (6.2)
注射部位膨張	15 (6.6)	11 (4.8)
統合失調症	12 (5.3)	17 (7.5)
下痢	10 (4.4)	15 (6.6)

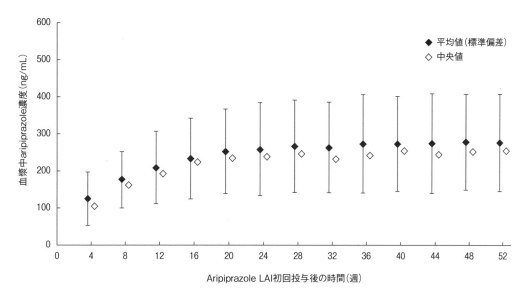

図21 Aripiprazole 持続性注射剤と aripiprazole 経口薬との非劣性検証試験（ALPHA試験）における注射剤群の血漿中 aripiprazole トラフ濃度推移（山崎ら, 2015[19]）

management of schizophrenia. J. Med. Econ., 16 : 917-925, 2013.
13) Leucht, S., Tardy, M., Komossa, K. et al. : Antipsychotic drugs versus placebo for relapse prevention in schizophrenia : a systematic review and meta-analysis. Lancet, 379 (9831) : 2063-2071, 2012.
14) Mallikaarjun, S., Salazar, D.E., Bramer, S.L. : Pharmacokinetics, tolerability, and safety of aripiprazole following multiple oral dosing in normal healthy volunteers. J. Clin. Pharmacol., 44 : 179-187, 2004.
15) Mallikaarjun, S., Kane, J.M., Bricmont, P. et al. : Pharmacokinetics, tolerability and safety of aripiprazole once-monthly in adult schizophrenia : an open-label, parallel-arm, multiple-dose study. Schizophr. Res., 150 : 281-288, 2013.
16) 大塚製薬株式会社：エビリファイ持続性水懸筋注用 300mg，400mg，300mg シリンジ，400mg シリンジ．インタビューフォーム．2016年3月改訂第2版．
17) Tiihonen, J., Haukka, J., Taylor, M. et al. : A nationwide cohort study of oral and depot antipsychotics after first hospitalization for schizophrenia. Am. J. Psychiatry, 168 (6) : 603-609, 2011.
18) Weiden, P.J., Preskorn, S.H., Fahnestock, P.A. et al. : Translating the Psychopharmacology of Antipsychotics to Individualized Treatment for Severe Mental Illness : A Roadmap. J. Clin. Psychiatry, 68 (Suppl. 7) : 1-48, 2007.（兼子 直 監訳：Roadmap．抗精神病薬の精神薬理を生かした重度精神疾患個別化治療．アルタ出版，東京，第1版，2008.）
19) 山﨑有美子，金 盛烈，清水直明 他：統合失調症患者を対象とした aripiprazole 持続性注射剤のアジア国際共同実薬対照無作為化二重盲検比較試験における薬物動態成績．臨床精神薬理，18：801-812, 2015.

§65 新規作用機序を持った睡眠薬の開発物語

——その1：世界初のmelatonin受容体作動薬ramelteon——

I. はじめに

1956年Sternbachによって発見されたchlordiazepoxideの1960年の臨床導入以来, benzodiazepine (BZ) 系薬物が全盛を誇り, 優れた抗不安作用, 催眠作用と安全性をもって, とくに1966年のnitrazepamを端緒としてnon-BZ構造を持つものを含めて多くのBZ受容体作動性睡眠薬が君臨してきている。そのために新規の睡眠薬の開発を遅らせてしまったとの評さえある。しかし, さしものBZ受容体作動性睡眠薬 (BZ系睡眠薬) も, 臨床用量依存, 反跳性不眠, 健忘, 筋弛緩作用など安全面の問題を抱え, ようやく1990年代に入って新しい作用機序の睡眠薬の2つ, melatonin受容体作動薬とorexin受容体拮抗薬の開発が始まり, 2000年代に入って花開いた。柏鵬時代に新横綱となった佐田の山と栃ノ海に例えられる。しかも, この2つの新規睡眠薬は, わが国の研究者の創意のもとに世に出た世界に誇るべきものなのである。

本稿では, まず筆者らがその第I相試験から深い関わりを持ったramelteonの開発物語から始めよう。

II. Ramelteon (TAK-375) の創成物語

1. 時代的背景

1992年に入ってからのことか, 武田薬品工業 (以下武田) は新しい睡眠薬の開発に熱意を燃やしていた。武田は1966年BZ系睡眠薬の第1号nitrazepamのRoche社からの導入に失敗したさい, 自社で独自のBZ系睡眠薬の創成に乗り出し, 1968年7月にtriazolo-BZ系のestazolamの合成に成功するという輝かしい歴史を有することは本シリーズ第12回で取り上げた[21]。その後, 今日までBZ系睡眠薬が長きにわたって君臨するなか, 1つの事件が持ち上った。米国のNewsweek誌が1991年8月19日号に "Halcion：Sweet Dream or Nightmare?" と題して, 当時世界で圧倒的シェアを誇っていたtriazolamの危険性についての特集記事を掲載し, 日本では1991年9月12日発行のNewsweek誌で "安眠か悪夢か？" として紹介された。ここで再びtriazolamの安全性問題に火がついたのであるが, 折も折, 1991年10月14日イギリスのBBCは "The Halcion Nightmare" と題するドキュメンタリー番組を放送した。わが国では1992年1月25日にNHK BS-1で放映された。筆者はNewsweek誌をくり返し読み, NHK BS-1のビデオを何度となく観てかなり力をこめて一文を書いた[22]。Triazolamを含めて, BZ系睡眠薬は適

正目的・適正使用に徹すれば，Pennsylvania大学のKales一派や，Edinburgh大学のOswaldらの主張するような危険性は回避しうるというのが筆者の年来の主張であるが，海外での激しいBZ系睡眠薬とりわけtriazolam bashingは大きな社会問題となっていた。より安全で効果に優れる睡眠薬の開発への機運が盛り上っていた背景があった。1991年〜1992年の頃の状況であった。

こうした中で，武田の研究陣は「人々に自然な眠りをもたらす物質がもしも身体の中で枯渇しているとすれば，その物質に着目した薬剤を創出することができないだろうか？」という自らの問いかけに答えるべく次世代の睡眠薬探索プロジェクトを開始したという[25,40]。そして，1年半もの期間をかけて辿りついたのが脳の松果体から夜間に分泌されて睡眠・覚醒サイクル（概日リズム）を司っている生体ホルモン・melatoninであったのである。当時，武田の研究本部内の評価は芳しいものではなく，なぜ今さらmelatoninかといった批判があったが，「理想とするターゲットはmelatonin受容体をおいて他にない」との確信のもとに1993年11月から合成3名，薬理3名でいよいよramelteonの創成に向ってスタートした[26,27]。

2．Melatonin研究の当時の成果

Melatoninを放出する松果体に何らかの作用のあることは古くから知られていたが，1917年McCordとAllen[13]が松果体の抽出物が蛙の皮膚を明るくすることを発見し，以来，皮膚科領域での研究が進み，1958年Yale大学皮膚科のLernerら[11]が松果体から分離してmelatoninと命名した。被験者に注射すると，ほとんどが眠り始めたということから，この当時すでにmelatoninは睡眠に関係する作用を有することが判っていた。Melatonin（N-acetyl-5-methoxytryptamine）はindolamine類に属し，tryptophanからの生合成が明らかにされ，合成されたmelatoninは髄液中および血中に放出されるが，その大部分は松果体由来である[16]。その後，melatoninの研究は活発に行われ，melatoninは視交叉上核の生物時計を同調する作用を持つことが1980年代後半から1990年代初めにかけて明らかにされた[1,2]。

Melatoninがヒトの睡眠を誘導する作用を有することがこの頃に明らかにされると同時に[47]，受容体の存在が報告され，1984年Vakkuriら[46]によって開発された2-[^{125}I]-iodmelatoninがmelatonin受容体特異的高親和性のradio ligandであることが判明して，melatonin受容体研究は大きく進展し，初期のDubocovich[3,4]やReppertら[30]の研究により，melatonin受容体の分布と性状が明らかにされていった。1990年代初期の段階では，高親和性のMT$_1$，MT$_2$と低親和性のMT$_3$結合部位のあることが判明しており，MT$_1$受容体とMT$_2$受容体は視交叉上核や網膜に多く存在し，睡眠や概日リズムに関与していることは判明していたが，MT$_3$受容体は脳のみならず，心臓，肝臓，腎臓などに広く分布しており，生理的機能は全くわかっていなかった[25]。1990年頃にはmelatonin製剤は，睡眠に関わる健康補助食品として米国で販売されているが，正確な年月は今もって筆者には判っていない。

以上，武田の研究陣がmelatonin受容体作動薬の開発に乗り出した当時の状況であるが，その後のmelatonin研究とその臨床応用についての研究はめざましく，わが国でも飯郷[8]や三島[16]の優れた総括があり，またメラトニン研究会が「メラトニン研究の最近の進歩」なる大著を発行している。ぜひ参照されたい[14]。

3．武田の研究陣，melatonin受容体の創成に本腰を入れる

当初，目指したのは，①睡眠にかかわるMT$_1$，MT$_2$受容体のみに強力に結合し，②その生理的作用が不明であったMT$_3$受容体には結合せず，③経口投与可能で，④望ましい睡眠時間に見合った動態を示す化合物の創成であった[25]。本研究が開始された当時，melatoninを含め3つのmelatonin受容体作動薬がすでに報告されていた（図1）。S-20098（agomelatine）は1992年，フランスのServier社のYousら[48]によって合成され，催眠作用は不十分であったが，serotonin（5-HT）$_{2c}$受容体への親和性が強く，melatonin受容体作動薬としては世界で初めての抗うつ薬として欧州で2009年承認・上市されている（Valdoxan）[20]。

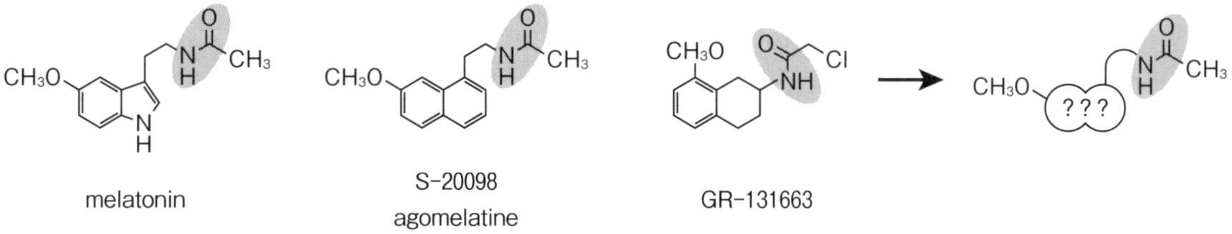

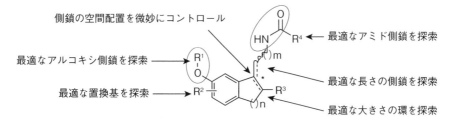

図1 Melatonin 受容体作動薬（大川と内川，2011[25]）
プロジェクト開始時に知られていた化合物群と当初描いたデザインのイメージ

図2 Benzocycloalkene 誘導体（大川と内川，2011[25]）
活性を示して急浮上した構造と具体的な合成戦略

　さて，武田の研究陣は，これらの melatonin 受容体作動薬の化学構造から，図1にみる左側の methoxy 基側鎖（CH$_3$O-）と，右端の amid 側鎖（-NHCO-）の両共通部分の構造は，活性発現に必須と考え，一方，2つの側鎖を互いに結びつけている中心部分は，indole 骨格や naphthalene 骨格からなっており，他の構造への変換が可能であると判断していた。

　そこで15種類に及ぶさまざまな中心構造をデザインし，開発を進める中で，好ましい化合物として急浮上してきたのが benzocycloalkene 誘導体であった（図2）[6]。この indan 誘導体は狙い通りの melatonin より強力かつ MT$_1$/MT$_2$ 受容体選択性を有し，prototype として Compound A とされた。ところが，この Compound A は容易に水酸化を受けて大きく効力が低下することが判明して，一旦は振り出しに戻ったという。

　丁度，この頃に米国で，Reiter と Robinson[29] の「Melatonin」と Pierpaoli ら[28] の「The Melatonin Miracle」とが出版され，わが国でも翻訳・出版された。Melatonin の催眠作用や概日リズムの調整を超えて，寿命を延ばす，若返りと抗痴呆作用，活性酸素の抑制，免疫力の強化と抗悪性腫瘍作用など，まるで万能の薬であるかのような内容で，筆者もこの2冊を入手してむさぼるように読んだものである。これとともに米国でも日本でも大 melatonin ブームが沸き起こり，とくに米国ではドラッグストアやコンビニの棚に所狭しと並べられ，筆者も何回か購入して帰ったものである。この大ブームは，地道に melatonin 受容体作動薬の創成に励んでいた武田にとっては熾烈な開発競争を煽る結果にならないかと危惧したという。しかし，武田は冷静に Compound A から新たなブレークスルーとして Compound C，Compound D へと進み，methoxy 基部分を環化させた Compound E の合成に成功した（図3）。この成功が強力な活性および選択性を示す Compound F の合成につながったのである。この Compound F こそが ramelteon であり，1996年12月に TAK-375 という開発コードに改められ，開発候補化合物としての道を歩み始めたのである。

　以上の ramelteon の合成物語は「始発に乗り昼食なし」の毎日に明け暮れながら合成の立役者となった内川 治氏から提供戴いた資料に基づくが，合成の門外漢である筆者の理解を超えた部分を端折ったために，武田の研究陣の血のにじむよう

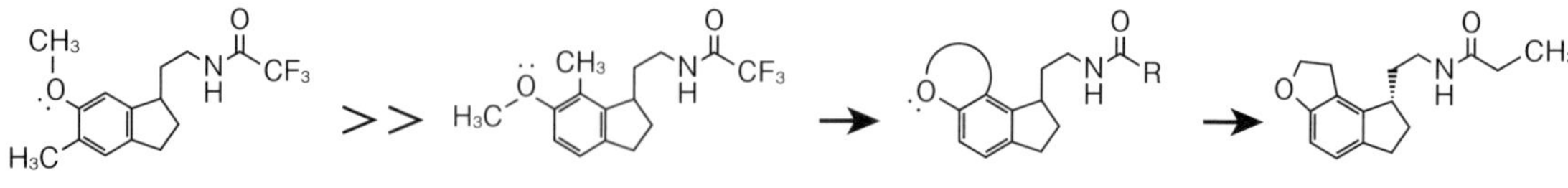

図3 新たなブレークスルー（大川と内川，2011[25]）
三環性誘導体への変換が，"活性の向上"と"代謝の回避"に大きく寄与

表1 Ramelteon の薬理作用（大川ら，2003[27]が武田の研究所のデータ，Katoら，2005[9]，Miyamotoら，2004[17]，Miyamoto，2006[18]，Miyamoto，2009[19]，Hiraiら，2005[7]，Yukuhiroら，2004[49]をまとめたもの）

1）TAK-375 は高い ML$_1$（MT$_1$，MT$_2$）親和性と選択性を示した。(表2)[9]
2）TAK-375 は forskolin による cAMP 産生を抑制しフルアゴニストで活性を示した。
3）TAK-375 はメラトニンが親和性を示す D$_1$ や 5-HT$_{1A}$ などメラトニン以外の受容体に対して 10μM という高濃度でも阻害を示さなかった。
4）TAK-375 はネコにおいてメラトニンよりも低用量（0.1-1.0mg/kg）で睡眠を惹起し，作用持続もメラトニン（1.0-3.0mg/kg）が2時間であるのに対し6時間と長いことが確認された。(図4)[17]
5）カニクイザルを用いた検討においてベンゾジアゼピン系薬剤により誘発される睡眠が脳波上14Hzを超える速波部分の増強が認められ自然睡眠と明らかに異なるのに対し，TAK-375により誘発される睡眠は自然睡眠と変わりのないものであった。
6）TAK-375（3-30mg/kg, p.o.）は高用量の投与においてもラットの水迷路学習および遅延位置あわせ課題に対して無影響であった。
7）ベンゾジアゼピン受容体作動薬の1つである diazepam は，用量依存的（5-10mg/kg, p.o.）に協調運動障害を誘発したが，TAK-375 およびメラトニンの単独投与は，30mg/kg の用量まで運動機能障害を示さなかった。
8）有意な協調運動障害を誘発しない diazepam の 3mg/kg とメラトニン受容体作動薬との併用投与を検討した結果，MT$_3$ に親和性を示すメラトニンと N-アセチルセロトニンが diazepam による協調運動障害を増強したのに対し，TAK-375 は全くこのような作用を示さなかった。
9）TAK-375（3-30mg/kg, p.o.）はラットの場所嗜好条件付け課題においてベンゾジアゼピン受容体作動薬のような薬物嗜好性を誘発せず薬物依存性がないことが示唆された。
10）TAK-375 の反復投与（0.3, 3.0mg/kg, p.o., 14 days）はメラトニンの分泌量に影響を与えなかった。

努力のもとに生まれた ramelteon の合成物語としては迫力を欠いている。筆者の力不足によるものである。

4．Ramelteon の薬理学的プロフィール

武田の研究陣の合成と薬理による協同作業の勝利のもとに誕生した ramelteon の薬理学的プロフィールは同研究陣によって明らかにされている。ここでは，大川ら[27]のまとめを表1に紹介しておく。

Ⅲ．米国での臨床開発

米国での ramelteon の臨床開発は1999年から2000年にかけてわが国でのそれとほぼ同時期にスタートしたが，polysomnography（PSG）を測定しうる睡眠研究センター（Sleep Laboratories）が段違いに多い米国での開発がはるかに速く進行している。数多く実施されたものの中から，鍵となる試験を紹介する。

1．一過性不眠モデルへの効果

Rothら[32]は健常成人375名を対象に第1夜効果

表2 Melatonin および他の化合物のヒト MT₁/MT₂ 受容体およびニワトリ melatonin 受容体への親和性（Kato ら, 2005[9]）

化合物	ニワトリ前脳 melatonin Mel₁ₐ/Mel₁c 受容体 (pmol/L)	ヒト型 MT₁ 受容体 遺伝子導入 CHO 細胞 (pmol/L)	ヒト型 MT₂ 受容体 遺伝子導入 CHO 細胞 (pmol/L)
Ramelteon	23.1 ± 0.4	14.0 ± 0.5	112 ± 5
Melatonin	368 ± 9	80.7 ± 2.1	383 ± 5
2-Iodomelatonin	24.8 ± 1.7	13.1 ± 0.3	188 ± 4
N-acetyl-5-HT	583000 ± 22000	81300 ± 6900	3640000 ± 30000
Prazosin	>2360000	>2730000	>5370000

ki (pM)

受容体結合試験は，^{125}I-2-iod melatonin を ligand として用いた．
3 回の繰り返し実験結果の平均値 ± S.E. で表示

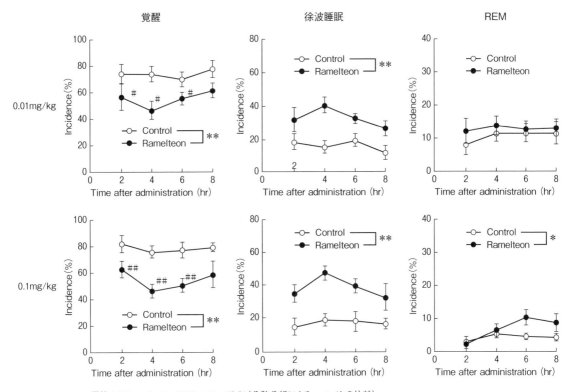

平均 ± SE, n=8　*: $p \leq 0.05$, **: $p \leq 0.01$（分散分析による control との比較）
#: $p \leq 0.05$, ##: $p \leq 0.01$（paired t 検定による control との比較）

図4　自由行動下の睡眠覚醒に及ぼす ramelteon の影響
（Miyamoto ら, 2004[17], 0.0001mg/kg および 0.001mg/kg の成績は省略）

による一過性不眠モデルを用いて，ramelteon 16mg，64mg，placebo の 3 群比較による PSG を測定した（表3）．PSG による客観的所見では，16mg，64mg とも睡眠潜時の有意の短縮と総睡眠時間の有意の延長を認めた．主観的には 16mg で睡眠潜時の有意な短縮を認めている．

Zammit ら[50]も同様な方法で，289 名の健常成人を対象に，8mg，16mg，placebo の比較試験で，

表3 第1夜効果による一過性不眠モデルに対するramelteonの効果（Rothら，2005[32]，一部改変）

	placebo (n=123)	ramelteon 16mg (n=124)	ramelteon 64mg (n=123)	ANOVA
PSGによる客観的評価				
睡眠潜時（分）	24.6±21.9	14.1±15.1***	15.5±15.4***	<0.001
総睡眠時間（分）	411.3±41.7	425.4±37.6**	422.4±34.8*	0.008
睡眠段階1（%）	12.6±6.2	11.7±5.5	12.8±6.1	n.s.
睡眠段階2（%）	58.0±8.9	59.3±9.2	58.9±8.2	n.s.
睡眠段階3/4（%）	9.8±9.1	8.7±9.0	8.2±7.5	n.s.
睡眠段階REM（%）	19.6±5.7	20.3±6.3	20.0±6.0	n.s.
主観的評価				
主観的睡眠潜時（分）	31.2±26.8	22.2±24.1*	25.4±28.3	0.022
主観的総睡眠時間（分）	410.6±56.0	427.8±57.4	419.9±56.7	0.06
主観的睡眠の質	3.3±1.0	3.1±1.2	3.5±1.1	0.012

プラセボに対する有意差 *: $p<0.05$, **: $p<0.01$, ***: $p<0.001$

表4 PSGと主観的評価（Ermanら，2006[5]，一部省略）

	Placebo (N=103)	Ramelteon 4mg (N=103)	8mg (N=103)	16mg (N=106)	32mg (N=103)	全般的効果
PSGによる睡眠潜時（分）	37.7	24.0***	24.3***	24.0***	22.9***	P<0.001
主観的睡眠潜時（分）	57.0	50.9	46.7	43.9*	46.5	P=0.040
PSGによる総睡眠時間（分）	400.2	411.0*	412.9**	411.2*	418.2***	P=0.001
主観的総睡眠時間（分）	360.6	364.1	370.4	370.9	372.8	P=0.282
主観的睡眠の質	3.8	3.6	3.7	3.7	3.7	P=0.525
PSGによるWASO（分）	45.5	48.8	47.0	48.3	43.0	P=0.470

主観的睡眠の質：7ポイントスケールを用いた睡眠後の質問票による．WASO：入眠後の覚醒時間
*** $p\leq0.001$, ** $p\leq0.010$, * $p\leq0.050$ 対placebo

8mgでは客観的睡眠潜時が有意に短縮し，8mg，16mgで客観的総睡眠時間が有意に延長する結果を得ている．

この一過性不眠モデルに対するramelteonの効果は，次の慢性不眠症患者を対象とする試験での有効性と用量を決める方向づけを行った重要な結果であった．

2．慢性不眠症患者を対象とするPSGによる用量反応試験

慢性不眠症患者170名を対象に，Ermanら[5]はramelteonの4，8，16，32mg投与群とplacebo投与群をランダムな順序で，各用量2日間投与の5剤5期の二重盲検比較試験を行っている．なお，各期の間に5～12日のwash-out期間をおいている．表4にみるように，ramelteon 4用量群ともPSGによる客観的睡眠潜時が有意に短縮し，総睡眠時間が有意に延長している．また主観的睡眠潜時は16mgでのみ有意に短縮し，全体としても有意差を示している．睡眠構築への影響では，睡眠段階2で4mg群に有意の増加がみられ，4用量で睡眠段階3/4が有意に減少する結果となっている．

本試験では，4用量とも客観的評価で睡眠潜時の短縮と総睡眠時間の延長が確認されている．

3．Ramelteonの慢性不眠症患者に対する5週間の効果

Zammitら[51]は29サイト，405名の慢性不眠症患者を対象にramelteon 8mgと16mgの効果をPSG

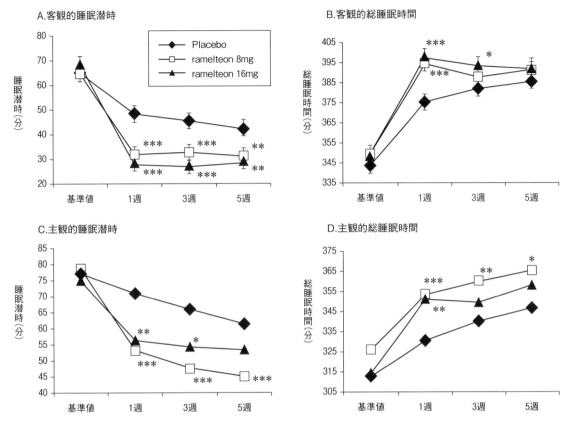

図5 成人慢性不眠症患者における ramelteon の反復投与時の睡眠潜時および総睡眠時間に及ぼす影響（Zammit ら，2007[51]，Miyamoto，2009[19] が合成したものを引用）
＊p＜0.05，＊＊p＜0.01，＊＊＊p＜0.001，placebo 対照群との比較（分散分析）

を通して placebo と比較している。

　PSG による睡眠潜時は 8mg，16mg とも1，3，5週時の測定で有意に短縮し，5週まで効果は持続している（図5）。総睡眠時間は 8mg，16mg とも第1週時は有意に延長し（P＜0.001），ramelteon 自体の効果は持続しているが，3，5週時は placebo 群も改善がみられて有意差がなくなっている。また，主観的睡眠潜時は 8mg で5週通して有意に短縮し（P＜0.001），16mg では1，3週が有意で，5週時には有意差がなくなっている（P＜0.050）。主観的総睡眠時間は 8mg で5週通して有意に延長し（P＜0.050），16mg では第1週のみ有意（P＝0.003）で，3，5週時は placebo も改善してきて有意差がなくなっている。なお，入眠後覚醒時間と覚醒回数に差はなく，翌朝の精神運動機能検査，覚醒度，行為遂行能力にも差がみられ

なかった。

　睡眠構築上の所見では，睡眠段階1と2には両群とも有意の変動なく，睡眠段階3/4では 8mg 群は全期を通じて有意の減少を，16mg 群は1，2週時に有意の減少，5週時有意傾向の減少（P＝0.017）を示した。また，REM 睡眠では，16mg の3週時のみ有意の増加を示した。これらの変動幅は有意のものも幅が小さく，臨床上意味のあるものとはみなされていない。

　以上，ramelteon 8mg と 16mg は，臨床的に意味のある睡眠構築上の変化，翌朝の残遺症状，反跳性不眠，離脱症状などを呈することなく，慢性不眠症患者で5週を通じて睡眠潜時を短縮させた。なお，有害事象に placebo との有意な差はなく，数値的に ramelteon に高かったのは傾眠と疲労感であった。

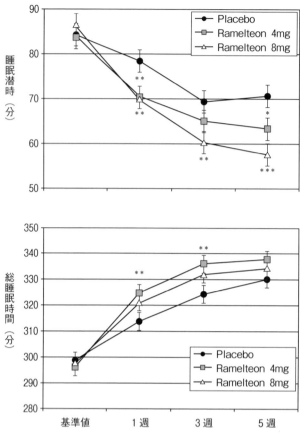

図6 高齢者慢性不眠症患者（N＝829）のramelteon（4, 8mg）とplaceboの効果比較（Rothら, 2006[33]）より合成）
*p＜0.05, **p＜0.005, ***p＜0.001 対placebo

4. 高齢者慢性不眠症患者を対象とした試験

1) Rothらの試験[33]

65歳以上の829名（男性341名，女性488名）の慢性不眠症患者を対象としてramelteon 4mg, 8mgの効果をplaceboと比較する多施設共同二重盲検比較試験で，睡眠日誌により評価した。

主観的睡眠潜時はramelteon 4mg群，8mg群とも第1週目から有意に短縮し，8mg群は5週目まで効果が持続している（図6）。一方，総睡眠時間は4mg群が1週目，3週目とplacebo群より有意に延長し，5週目も効果は持続しているが，placebo群も改善を示して3群間に有意差がみられない。

反跳性不眠，離脱症状を認めず，有害事象の頻度も低く，軽度ないし中等度のもので問題となるものはなかった。

2) 重症入眠障害患者におけるramelteonの効果解析

Miniら[15]は過去に報告されたramelteonの臨床試験に参加した65歳以上の慢性不眠症患者829名のうち，ramelteon 8mgかplaceboを5週間服用した高度の睡眠障害（60分以上の睡眠潜時）を呈していた患者（ramelteon群157名，placebo群170名）を選び出してramelteonの効果を解析した。

その結果は図7にみるように，最初の1週間のみならず，3週間時，5週間時ともにplaceboより有意の主観的睡眠潜時の短縮を示している。有害事象の頻度は低く，placeboと差がなく，安全性も確認されている。

以上から，ramelteon 8mgは睡眠潜時が60分を

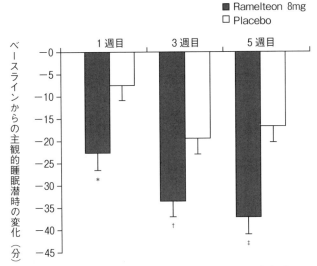

図7 高齢者慢性不眠症患者におけるramelteon 8mg投与時の1，3，5週目の主観的睡眠潜時の短縮（Miniら，2007[15]）
*p ≤ 0.002，†p ≤ 0.005，‡p < 0.001　対placebo

越える重症の高齢者慢性不眠症患者に対しても有効で安全であるといえる。

5．長期投与試験

1）6ヵ月の効果と安全性をPSGにて追跡

世界46施設（米国，欧州，ロシア，豪州）で18歳以上の451名の慢性不眠症患者を対象として，ramelteon 8mgとplaceboとの二重盲検比較試験[12]にて，6ヵ月に及ぶPSGによる追跡が行われている。

PSG上，6ヵ月にわたってramelteon 8mgは有意の睡眠潜時の短縮をもたらした。主観的睡眠潜時では，3ヵ月と6ヵ月時に有意傾向（P<0.08）を認めている。

PSGによる総睡眠時間の延長は第1週のみ有意となっている（P<0.001）。

睡眠構築上の所見では，睡眠段階REMと睡眠段階1では有意の変化なく，睡眠段階2では有意に増加し，睡眠段階3/4は減少している。REM潜時は第1週時と1ヵ月時のみ短縮している。

翌朝の残遺症状は認めず離脱症状と反跳性不眠も認めていない。特別な有害事象はなく，軽度から中等度のものでplaceboと差がなかった。

2）オープンラベルでの睡眠日誌による1年間の試験

対象は一次性不眠症患者で，65歳以上248名，18〜64歳の成人965名からなり，前者は8mg，後者は16mgのramelteonを投与されている[31]。

1年間を通じて主観的睡眠潜時と総睡眠時間の持続的な改善が得られており，1ヵ月時よりも6ヵ月時の方が改善を示し，Clinical Global Impression-Improvement（CGI-I）でもそれが確認されている。3日間のplacebo run-out時，睡眠潜時はやや延長したが，ごく軽度のものであった。

安全性については，まったく問題がなく，内分泌値は正常範囲内を維持し，成人群でfree thyroxineの低下，高齢者群でfree testosteroneの低下（ともにP≤0.05）が認められたが臨床上問題なく，女性で月経が平均約1日延長している。

以上の2報告から，ramelteon 8mg，16mgは長期投与においても効果が持続しており，安全性も極めて高いことが示されている。

IV．わが国での臨床開発

武田の研究陣の懸命の努力のもとに誕生した

表5 北里大学東病院臨床薬理試験部でのTAK-375の臨床試験

第Ⅰ相試験	単回投与試験	1999年1月25日－同年7月26日
	反復投与試験	1999年10月18日－同年12月24日
	32mg用量追加試験	2000年3月15日－同年5月17日
	PSG試験（中・高年男性）	2000年7月19日－同年11月6日
第Ⅱ相試験	PSG試験（不眠症患者）	2002年5月10日－2003年11月9日
第Ⅰ相試験	高齢者16mg単回投与薬物動態試験	2002年5月11日－同年7月10日
第Ⅲ相試験	慢性不眠症者（睡眠日誌）	2005年5月6日－同年11月6日
	長期投与試験	2005年10月6日－2006年5月26日
	慢性不眠症者（睡眠日誌）	2007年1月12日－同年7月27日
第Ⅰ相試験	最終製剤の薬物動態試験（健常男子）	2007年3月8日－同年7月26日

TAK-375（ramelteon）のわが国での臨床開発は，1999年1月21日の北里大学東病院臨床薬理試験部での第Ⅰ相試験をもって開始された．筆者が武田からramelteonの第Ⅰ相試験の依頼を受けたのは1998年のことで，同社の開発担当の方々とともに第Ⅰ相試験のデザインについて検討した．そのデザインを持って武田の臨床試験委員会に筆者が出席して居並ぶ委員の先生方の前で説明し，質疑があり，本試験をこのまま実施していいかどうかの裁定を別室に控えて待つという，武田ならではのものものしさであり，筆者も緊張して控えていたものである．臨床試験委員会の常任委員の1人に柳田知司先生（当時，実験動物中央研究所所長），本試験への特別委員として出席された融 道男先生（前東京医科歯科大学教授）ならびに大川匡子先生（前滋賀医科大学教授）のお顔だけは記憶している．こうして，わが国のramelteonの臨床開発はスタートしたのであるが，表5にみるように，ramelteonの開発に筆者らは深く関わっていた．

1．第Ⅰ相試験における薬物動態の成績

単回投与では健康成人男子にramelteon 4mg，8mg，16mg，32mgを投与したが，ここでは推奨用量8mgを空腹時に投与したさいのramelteonの血中濃度推移と単回投与時の薬物動態パラメータを図8で紹介しておく[35]．

8mg単回投与時の消失半減期$t_{1/2}$は0.94時間，活性代謝物M-Ⅱのそれは1.94時間で，海外で実施された8mg単回投与時のそれと類似しており，melatoninの20～30分よりかなり長くなっている．なお，M-ⅡのC_{max}はramelteonの45倍近くなっている．Ramelteonの代謝経路は図9に示したが[36]，M-Ⅱのchick Mel$_{1a}$/Mel$_{1c}$受容体への親和性はramelteonの1/5～1/10と強力であり，そのC_{max}がかなり高いことと，M-Ⅱ自体もMT$_1$/MT$_2$受容体の選択的作動作用を有することから，ramelteonの重要な活性はM-Ⅱが受け持っているとされている．M-Ⅱは自由に動けるネコを用いた実験でも，強力な睡眠誘発作用が証明されている[17]．

Ramelteonの代謝ではCYP1A2が主要アイソザイムであり，一部CYP2C familyとCYP3A4が関与しており，M-ⅡにはCYP3A4が当っている．なお，CYP1A2の阻害作用の強いfluvoxamineはramelteonのAUCとC_{max}を190倍と70倍に上昇させるとの報告[24]から，日米ともに併用禁忌となっている．

食事の影響で未変化体とM-ⅡのC_{max}が低下し，T_{max}が延長するとされるが，大きな変化ではなく，年齢について，高齢者では非高齢者より半減期が延長するが，用量の調整は必要としないとされている[35]．

軽度～中等度の肝障害患者で未変化体のC_{max}とAUCが有意に上昇することから，高度の肝障害ではさらにこれらの数値が上昇する可能性があり，禁忌となっている．なお，M-Ⅱに有意な変化はない．腎障害患者では影響が出ないとされてい

§65 新規作用機序を持った睡眠薬の開発物語   991

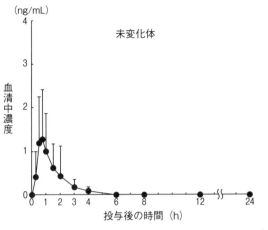
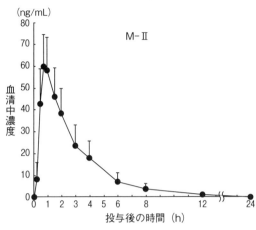

mean±SD, N=18

■単回投与時の薬物動態パラメータ

化合物	AUC$_{0-48}$ (ng・h/mL)	C$_{max}$ (ng/mL)	T$_{max}$[a] (h)	t$_{1/2}$ (h)
未変化体	2.04 ± 1.80	1.41 ± 1.21	0.75 (0.50, 1.00)	0.94 ± 0.18
M-Ⅰ	4.97 ± 1.64	4.52 ± 1.14	0.75 (0.50, 1.00)	0.58 ± 0.16
M-Ⅱ	184.97 ± 69.01	63.04 ± 14.63	0.75 (0.50, 1.50)	1.94 ± 0.53
M-Ⅳ	50.01 ± 11.21	8.24 ± 1.49	1.00 (0.50, 1.50)	3.63 ± 0.77

mean ± SD, n = 18, a) 中央値（最小値, 最大値）

（承認時資料：2010年4月）

図8　Ramelteon の血中濃度推移と単回投与時の薬物動態パラメータ（武田薬品工業株式会社社内資料[35]より合成・引用）

る[34]。

反復投与では，健康成人男子24例に placebo 対照二重盲検試験によりramelteon 8mg および16mgを夕食3時間後に1日1回7日間反復投与した[37]。8mg 投与時の ramelteon と M-Ⅱの血清中濃度推移と，反復投与時の薬物動態パラメータを図10に示した。投与7日目の未変化体の C$_{max}$ および AUC$_{0-24}$ は，投与1日目と比較してそれぞれ6％および13％増加し，投与7日目の M-Ⅱの C$_{max}$ および AUC$_{0-24}$ は，投与1日目と比較してそれぞれ0.1％減少および2％減少したが，未変化体および M-Ⅱともに血中濃度トラフ値は定量未満であった。

いつも反復投与時に実施する薬理学的検査として自覚的眠気度調査，他覚的眠気度調査，精神運動機能検査，平衡機能検査，心理作業検査，注意機能検査，活動リズム調査および記憶機能検査を実施しているが，いずれの項目についても，ramelteon 8mg 群および16mg 群とも，placebo 群と比較して薬剤投与の影響と考えられる変化は特にみられなかった[37]。

安全性については，8mg 投与群，16mg 投与群，placebo 投与群の全例に有害事象がみられ，因果関係が否定できない有害事象の発現頻度も3群間で同程度であった。最も発現頻度の高かった有害事象は眠気で，placebo 群87.5％（7/8例），ramelteon 8mg 群および16mg 群では100％（8/8例）であった。発現頻度に用量依存性はなく，中等度と判断された眠気の2例を除き，いずれも軽度で，ramelteon 16mg までの7日間投与において，忍容性に問題はなかった[37]。

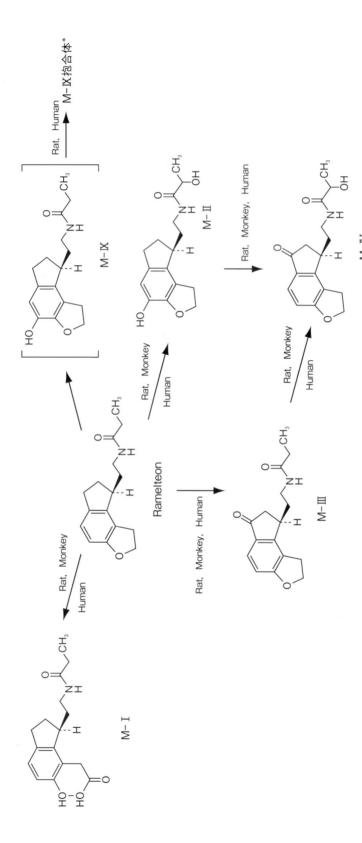

Glu：グルクロン酸，＊：ヒトはグルクロン酸抱合体
図9 Melatoninの推定代謝経路（武田薬品工業株式会社社内資料[36]より合成・引用）

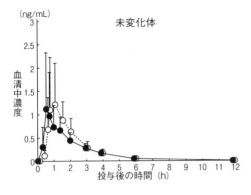
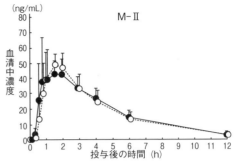

mean±SD, n=8, ●—1日目 ‥○‥7日目

■反復投与時の薬物動態パラメータ

測定時点	化合物	AUC_{0-24} (ng・h/mL)	C_{max} (ng/mL)	T_{max} (h)	$t_{1/2}$ (h)
1日目	未変化体	2.34 ± 1.01	1.39 ± 1.05	1.31 ± 0.84	1.08 ± 0.23 (5)
	M-I	3.53 ± 0.59	2.64 ± 1.24	1.16 ± 0.38	―
	M-II	234.79 ± 62.20	54.18 ± 21.20	1.53 ± 0.80	2.26 ± 0.42 (6)
	M-IV	44.97 ± 8.67	5.87 ± 1.00	2.25 ± 1.30	4.13 ± 0.90
7日目	未変化体	2.64 ± 1.40	1.47 ± 1.03	1.09 ± 0.38	0.92 ± 0.31 (6)
	M-I	3.74 ± 1.05	2.76 ± 0.97	1.19 ± 0.35	―
	M-II	229.07 ± 66.03	54.15 ± 10.53	1.53 ± 0.54	2.05 ± 0.54 (6)
	M-IV	42.29 ± 8.35	5.83 ± 0.48	1.69 ± 0.37	4.12 ± 0.88

mean±SD, ( ) は例数, ( ) 以外は8例

図10 Ramelteonの反復投与時の血中濃度推移と薬物動態パラメータ（武田薬品工業株式会社社内資料[37]より合成・引用）

2. 第Ⅱ相試験としてのPSGを用いた用量反応試験

すでに述べたErmanら[5]の試験と同じプロトコルで，65例の慢性不眠症患者を対象に，ramelteon 4mg，8mg，16mg，32mg投与時の有効性について，PSGによる睡眠潜時を主要評価項目としたplacebo対照二重盲検クロスオーバー法による多施設共同試験がある[10]。睡眠潜時を主要評価項目とし，それをPSGで評価したわが国初の大規模試験である。

試験デザインはplaceboを含めた5群の2夜連続のPSG測定を5～12日のwashoutを置いてクロスオーバー法にて実施した。65例が参加し，60例が全行程を完了している。2001年11月から2003年12月にかけて23施設で実施された。

主要評価項目の成績を表6と図11に示したように，PSGによる睡眠潜時（LS Mean）は，用量反応の検定において有意な傾向性が認められた（P＝0.0046）。Ramelteon 4mg，8mg，16mgおよび32mgとplaceboとの差はそれぞれ－6.53分，－13.51分，－7.06分，－11.0分であり，8mgおよび32mgでplaceboに対して10分以上の有意な短縮が認められ，その効果は同程度であったが，4mgと16mgではplaceboとの間に有意差を認めなかった。

なお，副次評価項目としたPSGおよび睡眠後調査票による睡眠パラメータについては，中途覚醒回数を除き，有意な用量反応性はみられなかったが，ramelteon 8mg投与時に全睡眠時間は最も長く，睡眠効率は最も高かった。また，自覚的睡眠潜時のplaceboとの差は8mgで－11.63分と有意差はみられなかったものの最も大きく，16mgで－6.15分，32mgで－2.67分であった。自覚的全睡

表6 RameltonのPSGによる用量反応試験における睡眠潜時（Kohsakaら，2011[10]，武田薬品工業株式会社社内資料[38]より引用）

	プラセボ	TAK-375 4mg	TAK-375 8mg	TAK-375 16mg	TAK-375 32mg	p値[b]
例数	61	62	61	63	63	
LS Mean	36.03	29.50	22.52	28.97	24.99	
SE	5.144	3.258	2.337	3.506	4.059	0.0046
プラセボとの差	−	−6.53	−13.51	−7.06	−11.04	
p値[a]	−	0.2738	0.0204	0.2323	0.0065	

Day 1，Day 2 の平均値。placeboとの差はLS Mean。
a) 分散分析によるplaceboとの対比較，b) 分散分析による傾向性検定

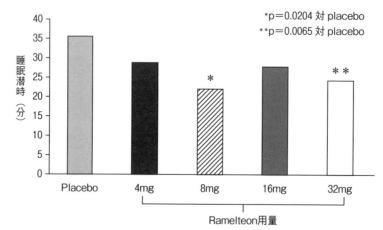

図11 日本人慢性不眠症患者対象のrameltonの用量反応試験におけるPSGによる睡眠潜時（Kohsakaら，2011[10]）

眠時間および睡眠の質についても，用量反応性およびplaceboとの比較において有意差は認められなかった。

有害事象について，その発現率はplacebo，4mgおよび8mgではほぼ同等であり，16mgおよび32mgでは若干の上昇がみられた。最も頻度が高かったのは傾眠で，用量の増加とともに頻度の上昇がみられたが，いずれも軽度かつ一過性であった。有害事象による中止例はなく，重篤な有害事象はみられず，また，残遺効果は認められなかった。

以上の成績をErmanら[5]の試験と比べると，ramelton 4mgと16mgでPSGによる睡眠潜時に有意差がみられないもの足りなさはあったが，用量反応性の傾向性検定において4～32mgに有意な用量反応性が認められて日本人と米国の患者の間に民族的な効果の差はなかったと評価される。

なお，両試験の比較を表7にまとめておいた。両試験とも，睡眠構築上，睡眠段階3/4が全投与群で有意の減少を示したことが注目される。

3．慢性不眠症を対象とした睡眠日誌によるplacebo対照二重盲検比較試験（第Ⅲ相試験）

20～85歳の慢性不眠症患者971例を対象としたramelton 8mgとplaceboの睡眠日誌による2週間の二重盲検比較試験で，2006年10月から2007年8月にかけて60施設で実施された[42]。

試験デザインは単盲検の1週間のplacebo lead-inの観察期ののち，ramelton 8mgとplaceboの2週間の二重盲検期，さらに1週間の単盲検のplacebo run-outの後観察期からなっている。

主要評価項目は第1週時の睡眠日誌による自覚的睡眠潜時（Day 1～Day 7の平均値）で，副次評

表7 PSGを用いたramelteonの用量反応試験

主要睡眠パラメータ	Ermanらの所見[5]	Kohsakaらの所見[10]
PSG睡眠潜時	全投与群で有意の短縮	8mg, 32mg群で有意
主観的睡眠潜時	16mg群のみで有意の短縮	NS
PSG総睡眠時間	全投与群で有意の延長	NS
主観的総睡眠時間	NS	NS
主観的睡眠の質	NS	NS
入眠後の覚醒時間	NS	NS
睡眠効率	−	NS
睡眠構築		
REM潜時	NS	16mg群で短縮
睡眠段階 1（％）	NS	全投与群で有意の増加
2（％）	4mg群でのみ増加	16mg群で有意の減少
3/4（％）	全投与群で有意の減少	全投与群で有意の減少
REM（％）	NS	NS

表8 Ramelteonの睡眠日誌によるplacebo対照試験における自覚的睡眠潜時（分）（Uchiyamaら，2011[42]，武田薬品工業株式会社社内資料[39]より引用）

		プラセボ	TAK-375 8mg
観察期	例数	482	489
	LS Mean（SE）	77.42（1.39）	77.13（1.38）
	プラセボとの差	−	−0.29（1.96）
	p値	−	0.8842
第1週	例数	481	489
	LS Mean（SE）	65.69（0.97）	61.15（0.97）
	プラセボとの差	−	−4.54（1.37）*
	p値	−	0.0010
第2週	例数	478	478
	LS Mean（SE）	59.47（1.04）	57.11（1.04）
	プラセボとの差	−	−2.36（1.47）
	p値	−	0.1093
後観察期	例数	471	475
	LS Mean（SE）	56.94（1.06）	56.09（1.06）
	プラセボとの差	−	−0.84（1.50）
	p値	−	0.5741

プラセボとの差はLS Mean（SE）
p値：共分散分析による比較，*：有意差あり（p＜0.05）

価項目は2週時の自覚的睡眠潜時（Day 8～Day 14の平均値）と睡眠日誌における自覚的総睡眠時間（第1週，第2週）である．

その成績は表8にみるように，第1週時の自覚的睡眠潜時はramelteon 8mgではplaceboに比較して4.54分の有意な短縮が認められた（P＝0.0010）．なお，第2週時もさらに短縮しているが，placebo群も短縮を示して2.36分となり有意差は認めていない（P＝0.1093）．

ひとまず，主要評価項目はクリアした．もう1つの副次評価項目の睡眠日誌における自覚的総睡眠時間では，第1週のそれはplaceboで5.56時間，

表9 慢性不眠症患者を対象としたramelteonのplacebo対照試験のデザイン（Uchimuraら，2011[41]）

パラメータ	単盲検のplacebo run-in 期	試験1 二重盲検期	試験2 二重盲検期	単盲検のplacebo run-out 期
用量 4→8mg 群 　　 8→16mg 群 　　 placebo→4mg 群	placebo	4mg 8mg placebo	8mg 16mg 4mg	placebo
治験期間	7日 Day 1-7	14日 Day 1-14	14日 Day 15-28	7日 Day 29-35
被験者日誌（睡眠前後の質問票）	毎日 睡眠の前と後	毎日 睡眠の前と後		毎日 睡眠の前と後
投薬	実薬とplaceboを組み合わせた4錠を入床前30分に投与			

ramelteon 8mgで5.63時間と，その差は0.07時間で有意な差（P＝0.0484）が認められた。第2週においては，placeboで5.69時間，ramelteon 8mgで5.74時間と，その差は0.04時間と有意でなかったが（P＝0.2378），placeboに比して延長する傾向はみられた。

その他の睡眠パラメータでは，被験者による睡眠概括評価（Patient Global Impression Score：PGI）で第1週，第2週ともramelteon 8mgが有意の改善を示し，中途覚醒回数では第2週で有意差を認めた。

なお，第2週の自覚的睡眠潜時で有意差がみられなかったことに対する部分集団による検討を行い，「服薬および睡眠日誌記載コンプライアンスの良好な患者」および「Self-rating Depression Scaleが低い患者」で追加解析を実施して，第2週も第1週とほぼ同等の有意な効果がみられたとしている。

安全性の面では有害事象は軽微かつ一過性で特記すべきものはなく，後観察期での検討でも反跳性不眠もみられなかった。

以上より，ramelteon 8mgの慢性不眠症に対する有効性が検証され，睡眠を全般的に改善するとともに，忍容性に優れることが示されている。

4．慢性不眠症患者を対象とした睡眠調査票によるplacebo対照二重盲検比較試験（第Ⅱ／Ⅲ相試験）

20～85歳の慢性不眠症患者1,143例を対照にramelteon 4mgおよび8mgの有効性を検証するplacebo対照試験である。また，漸増時の8mg，18mgの有効性および安全性について併せて検討している。実施時期は明記されていないが，全国141施設での大規模試験である[41]。

試験デザインは，表9にみるようにplacebo lead-inの7日間の観察期と，ramelteon 4mg，8mg，placeboの3群への無作為割付けの2週間の二重盲検期，さらに4→8mg，8→16mg，placebo→4mgへの漸増の2週間の二重盲検期，placebo run-outの後観察期からなっている。

主要評価項目は睡眠調査票による自覚的睡眠潜時（Day 1〜Day 7の平均値）とし，副次評価項目は同じく睡眠調査票による自覚的睡眠潜時（Day 8〜Day 14の平均値）としている。

有効性の解析では，まず睡眠調査票による自覚的睡眠潜時（Day 1〜Day 7の平均値）について，ramelteon 4mgでは差はみられず，8mgでは3.1分の短縮をみたが有意差はなかった。副次評価項目の自覚的睡眠潜時（Day 8〜Day 15の平均値）でも，第1週に比べて短縮したものの，3群間に有意差は認めていない。

そこで，自覚的睡眠潜時について，ramelteonの有効性をより詳細に検討するため，ノイズを小さくすることを目的とし，解析対象集団を「観察期の自覚的睡眠潜時の変動が±30分以内で安定している被験者集団」「罹病期間が1年未満の被験者集団」および「前治療としてbenzodiazepine系薬剤を使用していない被験者集団」として追加解

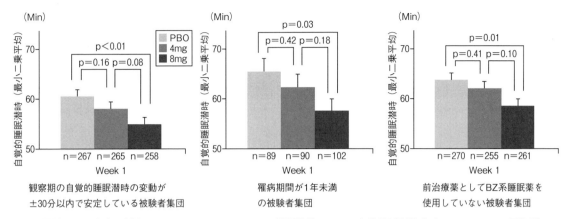

図12 慢性不眠症患者を対象としたramelteonのplacebo対照試験における自覚的睡眠潜時（Day 1-Day 7の平均値）の部分集団の追加解析（Uchimuraら，2011[41]，2図を合成）

析を行っている。その結果，3つの被験者集団とも8mg群はplaceboに対して自覚的睡眠潜時の短縮に有意差を示すことが判明した（図12）。4mg群では短縮傾向を示したが有意差はみられず，その効果は8mgの効果を上回ることはなかったことから，安定して効果を発揮することは難しい用量であると考えられた。

投与量漸増後の自覚的睡眠潜時の短縮は3群間で差異はなく，4→8mgおよび8→16mgの漸増効果はplaceboから4mgへ切り替えた時の効果とほぼ同程度と考えられ，明らかな漸増効果はみられなかった。

なお，自覚的睡眠時間について，8mgでは第1週の時点でplaceboと比較して0.14時間の有意な延長が認められた。

安全性では，ramelteon 4mg，8mg，16mg投与時の有害事象に差はなく，問題となる事象はみられなかった。

以上より，ramelteonは慢性不眠症の改善に有用である可能性が示唆され，安全性も高く，臨床推奨用量は8mgであると考えられている。

5．慢性不眠症患者を対象とした長期投与試験

20～85歳の慢性不眠症患者190例を対象に24週間の長期投与試験が27施設で実施されている[43]。試験デザインは1週間のplacebo lead-inののち，単盲検で各施設のエントリー順に4mgか8mgで開始し，4週時点で被験者概括評価PGIに改善がみられない場合には最高16mgまでの増量と8mgで問題がある場合には4mgへの減量を可能としている。なお，placebo run-outによる1週間の後観察期を設けている。

主要評価項目は有害事象，残遺効果，反跳性不眠，離脱症状（Tyrer Benzodiazepine withdrawal Symptom Questionnaire使用）および依存性（10項目質問紙票使用）で，副次評価項目は自覚的睡眠潜時と総睡眠時間となっている。

まず安全性では，有害事象は全体で147/190例（77.4％）に発現し，ramelteonとの因果関係が否定できなかったのは22/190例（11.6％）で，すべて軽度または中等度であり，長期投与および高齢者特有に発現した事象はなかった。内分泌機能検査における変動はいずれも正常範囲内の微小なものであった。反跳性不眠はみられず，翌日への残遺効果，退薬症候および依存性についても問題となる事象はみられなかった。

副次評価項目の睡眠日誌による自覚的睡眠潜時について，観察期の72.86分から1週で58.42分，4週で51.13分，16週で40.43分と短縮がみられた。その後はほぼプラトーに達し，ramelteonの長期投与に伴う耐性の形成はみられなかった。自覚的総睡眠時間では，観察期に5.42時間であったが投与期間が長くなるにつれて緩やかに延長し，8～12週でプラトーに達した後，24週時点で6.09時間に延長した。

本試験の成績より，ramelteonの睡眠改善効果

は長期投与中維持され，耐性の形成はみられず，16mgまでの長期安全性プロフィールは良好であることが示されている。

　以上のすべての国内臨床試験データおよび海外の資料をつけて武田は2008年2月29日に当局に申請し，2010年4月16日に製造・販売の承認が降りたのである。

6．市販後調査の集計解析結果

　2010年7月6日の上市直後の2010年7月から2013年4月にかけて入眠困難を伴う不眠症患者3,223例を対象に中央登録方式で実施された市販後の調査では[44]，副作用発現率は3.38％で，主なものは傾眠（1.15％），浮動性めまい（0.65％）と極めて低率であった。

　投与4週後（または投与終了時）に，睡眠潜時は平均で42.8分短縮し，総睡眠時間は平均で0.82時間延長し，中途覚醒回数は平均で0.9回減少した。入眠，睡眠時間，睡眠の質では約65％の症例で，朝の目覚め，朝の疲れの残り具合，日中の眠気，日中の体調/調子では約50％の症例で「とてもよくなった」または「少しよくなった」と評価していた。睡眠潜時の短縮時間の平均値は，投与期間別では14日以下で12.3分，15-28日以下で35.2分，29日以上で45.5分であった。

　以上のように，ramelteonの実臨床下の使用で，安全性の高さと満足すべき効果の持続が示されている。

7．精神疾患と併存した不眠症治療におけるramelteonの臨床的有用性

　上田[45]は自身のクリニックでの実臨床の中で，精神疾患と併存した不眠症患者122名を対象として2011年1月1日から2012年2月1日にかけてramelteonの臨床的有用性を検討して，興味ある所見を報告している。

　それによると，改善以上が全例で62.1％，ramelteon単独群が66.7％，他の睡眠薬併用群が59.8％といずれも高い改善率を得ている。症状別改善度では，全例，ramelteon単独群，他の睡眠薬併用群とも入眠障害，中途覚醒，熟眠障害，早朝覚醒，多夢などあらゆるタイプの不眠症状に有効性を示した。本報告で興味ある点の1つは，有意差はないものの併用睡眠薬を若干減量できたこと，2つ目は，投与別改善度で，改善以上が投与後2週〜1ヵ月以内で30.4％であったが，3ヵ月以上群では88.0％と長期投与することで改善度が増加したこと，3つ目は，内因性melatonin分泌がピークに達する時刻の2〜3時前の夜9時頃に投与するのが効果的であるとしたことである。

　以上からramelteonは原発性不眠症，併存不眠症を問わず，不眠症治療においてfirst-lineに位置付けられる薬物であり，すでにBZ系，非BZ系睡眠薬で治療中の不眠症において，ramelteonを併用することにより，より快適で確実な改善効果が得られる可能性が示唆されたとしている。すなわち，ramelteonは効果と安全性に優れ，BZ系睡眠薬を減らせる可能性を示したことで貴重な報告である。実は，本論文は筆者が査読したもので，2014年の「臨床精神薬理」誌優秀論文賞を受賞している。

V．Ramelteonでの思い出

　これまで書いてきたように，筆者は1999年1月に第Ⅰ相試験を実施して以来，わが国でのramelteonの臨床開発に深く関ってきたが，個人的なことでもう1つ思い出すことがある。筆者が名誉編集委員をしている「臨床精神薬理」誌で「睡眠障害治療薬の現状とこれから」との特集を組んだ時に，「新規睡眠薬ramelteonの基礎と臨床」を書いた[23]。この総説を書くに当って，武田の方に資料を集めて戴いたのであるが，筆者はその資料を全部バッグに詰め込み，東京都府中市にある榊原記念病院へ入院した。2010年12月3日のことである。健診でたまたま受けた心臓のCT Scanで左心房に幼児の小指頭大の粘液腫が発見され，無症候性ではあるが，何かの拍子に剥がれた小片が脳へ飛べば脳梗塞になる危険性があるという。思い切って開胸しての摘出術を受ける決心をした。入院後1週間は検査のみとのことで，この1週間に書けるだけ書こうというのである。幸い，個室がとれて，静かな環境の中で日夜書きに書いた。飽

きると，近くのくらやみ祭で有名な大國魂神社や府中美術館へ出かけたりしたことを思い出す。12月10日に手術を受けてから数日間は心房細動の発作が何回か起きて，書ける状況になかったが，発作が治まってからまた書き続けることができた。20日間の入院中におおよそ完成し，星和書店編集部の小薬佳代さんに病院まで来て戴いて原稿を手渡すことができた。なお，手術は神の手によって極めて順調に終わり，術後1ヵ月で仕事に復帰し，3ヵ月後にゴルフが解禁となった。待ちに待った3ヵ月目のゴルフの後，榊原記念病院へ立ち寄ってリハビリを受けていたとき，2011年3月11日の午後2時46分東日本大震災が起きたのである。自宅へ車で20分のところを4時間30分かけて帰りついた。

Ramelteonでの思い出は尽きない。

VI. おわりに

武田の研究陣が世界初のmelatonin受容体作動薬の睡眠薬として1996年にramelteonの合成に成功するという快挙を受けて，筆者は第I相試験から開発に携わることができて，光栄であった。開発に入った1999〜2000年の頃はわが国でのmelatoninブームがやや下火になりかけていたとはいえ，まだまだ根強い人気があり，その開発にはやり甲斐があった。武田の研究陣の方々の論文を読んでいても躍動感があり，世界初を目指しての努力の物語は感動的でもあった。1つの新しい時代を画する薬物の開発に立ち合えたことは幸いでもあった。しかし，残念ながら，実臨床でのramelteonの睡眠薬としての有用性がいまだ十分に理解されていない。BZ系睡眠薬に及ばないとの既成概念が打破できないでいる現実がある。その意味で大規模な市販後調査の集計解析結果や上田によるramelteonの臨床的有用性の報告は貴重なのである。RamelteonのBZ系睡眠薬からの一部切換えの自主研究も始まっており，今後の発展を願ってやまない。

文　献

1) Arendt, J., Borbely, A.A., Franey, C. et al. : The effects of chronic, small doses of melatonin given in the late afternoon on fatigue in man. Neurosci. Lett., 45 : 317-321, 1984.
2) Cassone, V.M. : Effects of melatonin on vertebrate circadian systems. Trend Neurosci., 13 : 457-464, 1990.
3) Dubocovich, M.L. : Pharmacology and function of melatonin receptors. FASEB J., 2 : 2765-2773, 1988.
4) Dubocovich, M.L. : Melatonin receptors : are there multiple subtypes? Trends Pharmacol. Sci., 16 : 50-56, 1995.
5) Erman, M., Seiden, D., Zammit, G. et al. : An efficacy, safety, and dose-response study of Ramelteon in patients with chronic primary insomnia. Sleep Med., 7 : 17-24, 2006.
6) Fukatsu, K., Uchikawa, O., Kawada, M. et al. : Synthesis of a novel series of benzocycloalkene derivatives as melatonin receptor agonists. J. Med. Chem., 45 : 4212-4221, 2002.
7) Hirai, K, Kita, M., Ohta, H. et al. : Ramelteon (TAK-375) accelerates reentrainment of circadian rhythm after a phase advance of the light-dark cycle in rats. J. Biol. Rhythms, 20 : 27-37, 2005.
8) 飯郷雅之：メラトニン研究の歴史．時間生物学, 17：23-34, 2011.
9) Kato, K., Hirai, K., Nishiyama, K. et al. : Neurochemical properties of ramelteon (TAK-375), a selective MT1/MT2 receptor agonist. Neuropharmacology, 48 : 301-310, 2005.
10) Kohsaka, M., Kanemura, T., Taniguchi, M. et al. : Efficacy and tolerability of ramelteon in a double-blind, placebo controlled, crossover study in Japanese patients with chronic primary insomnia. Expert Rev. Neurother., 11 : 1389-1397, 2011.
11) Lerner, A.B., Case, J.D., Takahashi, Y. et al. : Isolation of melatonin, the pineal gland factor that lightens melanocytes. J. Am. Chem. Soc., 80 : 2587, 1958.
12) Mayer, G., Wang-Weigand, S., Roth-Schechter, B. et al. : Efficacy and safety of 6-month nightly ramelteon administration in adults with chronic primary insomnia. Sleep, 32 : 351-360, 2009.
13) McCord, C.P., Allen, F.P. : Evidences associating pineal gland function with alterations in pigmentation. J. Exptl. Zool., 23 : 207-224, 1917.
14) 三池輝久, 山寺博史 監修, メラトニン研究会

編：メラトニン研究の最近の進歩．星和書店，東京，2004．

15) Mini, L. J., Wang-Weigand, S., Zhang, J. : Self-reported efficacy and tolerability of ramelteon 8mg in older adults experiencing severe sleep-onset difficulty. Am. J. Geriatr. Pharmacother., 5 : 177-184, 2007.

16) 三島和夫：メラトニン・メラトニン受容体アゴニストが生物時計に及ぼす影響．睡眠医療増刊号，4：184-194，2010．

17) Miyamoto, M., Nishikawa, H., Doken, Y. et al. : The sleep-promoting action of ramelteon (TAK-375) in freely moving cats. Sleep, 27 : 1319-1325, 2004.

18) Miyamoto, M. : Effect of ramelteon (TAK-375), a selective MT1/MT2 receptor agonist, on motor perfomance in mice. Neurosci. Lett., 402 : 201-204, 2006.

19) Miyamoto, M. : Pharmacology of ramelteon, a selective MT1/MT2 receptor agonist : a novel therapeutic drug for sleep disorders. CNS Neurosci. Ther., 15 : 32-51, 2009.

20) Montgomery, S.A. : Major depressive disorders : clinical efficacy and tolerability of agomelatine, a new melatonergic agonist. Eur. Neuropsychopharmacol., 16 : S633-S638, 2006.

21) 村崎光邦：世界に冠たる triazolo benzodiazepine 物語―その1：Triazolo benzodiazepine の誕生．臨床精神薬理，15：1241-1250，2012．

22) 村崎光邦：短時間作用型睡眠薬の動向―triazolam story を通して―．精神医学レビュー No.4 睡眠・覚醒とその障害（太田龍朗 編），pp.80-92，ライフ・サイエンス，東京，1992．

23) 村崎光邦：新規睡眠薬 ramelteon の基礎と臨床．臨床精神薬理，14：419-438，2011．

24) Obach. R.S., Ryder, T.F. : Metabolism of ramelteon in human liver microsomes and correlation with the effect of fluvoxamine on ramelteon pharmacokinetics. Drug Metab. Dispos., 38 : 1381-1391, 2010.

25) 大川滋紀，内川 治，辻本豪三：自然睡眠をもたらす新規メラトニン受容体作動薬ラメルテオン（ロゼレム®）の創成．実験医学，29：124-130，2011．

26) 大川滋紀，宮本政臣：自然な眠りを求めて―メラトニン受容体作動薬 TAK-375 の開発研究―．MEDCHEM NEWS, NO4 NOVEMBER : 19-23, 2001.

27) 大川滋紀，内川 治，深津孝司：自然な眠りを誘う新しい世代の睡眠薬を目指して―メラトニン受容体作動薬 TAK-375 の創薬研究．MEDCHEM MEWS, NO1 FEBRUARY : 21-25, 2003.

28) Pierpaoli, W., Regelson, W., Colman, C. : The Melatonin Miracle. pp.1-314, Pocket Books, New York, 1995.（養老孟司 訳：驚異のメラトニン．保健同人社，東京，1996．）

29) Reiter, R.J., Robinson. J. : Melatonin. pp.1-399, Bantam Books, New York, 1995.（小川敏子 訳：奇跡のホルモン メラトニン．講談社，東京，1995．）

30) Reppert, S.M., Weaver, D.R., Rivkees, S.A. et al. : Putative melatonin receptors in a human biological clock. Science, 242 : 78-81, 1988.

31) Richardson, G.S., Zammit, G., Wang-Weigand, S. et al. : Safety and subjective sleep effects of ramelteon administration in adults and older adults with chronic primary insomnia : a 1-year, open-label study. J. Clin. Psychiatry, 70 : 467-476, 2009.

32) Roth, T., Stubbs, C., Walsh, J.K. : Ramelteon (TAK-375), a selective MT1/MT2-receptor agonist, reduces latency to persistent sleep in a model of transient insomnia related to a novel sleep environment. Sleep, 28（3）: 303-307, 2005.

33) Roth, T., Seiden, D., Sainati, S. et al. : Effects of ramelteon on patient-reported sleep latency in older adults with chronic insomnia. Sleep Med., 7 : 312-318, 2006.

34) 武田薬品工業株式会社：ロゼレム錠8mg医薬品インタビューフォーム．2015年11月（第6版）

35) 武田薬品工業社株式会社内資料：国内における薬物動態試験①

36) 武田薬品工業株式会社社内資料：ラメルテオンの代謝に関する資料

37) 武田薬品工業株式会社社内資料：国内における薬物動態試験②

38) 武田薬品工業株式会社社内資料：国内における臨床試験成績①（社内資料）

39) 武田薬品工業株式会社社内資料：国内における臨床試験成績③（社内資料）

40) Uchikawa, O., Fukatsu, K., Tokunoh, R. et al. : Synthesis of a novel series of tricyclic indan derivatives as melatonin receptor agonists. J. Med. Chem., 45 : 4222-4239, 2002.

41) Uchimura, N., Ogawa, A., Hamamura, M. et al. :

Efficacy and safety of ramelteon in Japanese adults with chronic insomnia : a randomized, double-blind, placebo-controlled study. Exp. Rev. Neurother., 11 : 215-224, 2011.

42) Uchiyama, M., Hamamura, M., Kuwano, T. et al. : Evaluation of subjective efficacy and safety of ramelteon in Japanese subjects with chronic insomnia. Sleep Med., 12 : 119-126, 2011.

43) Uchiyama, M., Hamamura, M., Kuwano, T. et al. : Long-term safety and efficacy of ramelteon in Japanese patients with chronic insomnia. Sleep Med., 12 : 127-133, 2011.

44) 内山 真, 坂本 繁, 白井克明：入眠困難を伴う不眠症患者に対するラメルテオンの安全性および有効性の検討―3,000例を越える使用成績調査の集計解析結果―. Geriatr. Med., 52 : 813-837, 2014.

45) 上田 均：精神疾患と併存した不眠症治療におけるramelteonの臨床的有用性. 臨床精神薬理, 17 : 65-73, 2014.

46) Vakkuri, O., Lämsä, E., Rahkamaa, E. et al. : Iodinated melatonin : preparation and characterization of the molecular structure by mass and 1H NMR spectroscopy. Anal. Biochem., 142 : 284-289, 1984.

47) Waldhauser, F., Saletu, B., Trinchard-Lugan, I. : Sleep laboratory investigations on hypnotic properties of melatonin. Psychopharmacology, 100 : 222-226, 1990.

48) Yous, S., Andrieux, J., Howell, H. E. et al. : Novel naphthalenic ligands with high affinity for the melatonin receptor. J. Med. Chem., 35 : 1484-1486, 1992.

49) Yukuhiro, N., Kimura, H., Nishikawa, H. et al. : Effects of ramelteon (TAK-375) on nocturnal sleep in freely moving monkeys. Brain Res., 1027 : 59-66, 2004.

50) Zammit, G., Schwartz, H., Roth, T. et al. : The effects of ramelteon in a first-night model of transient insomnia. Sleep Med., 10 : 55-59, 2009.

51) Zammit, G., Erman, M., Wang-Weigand, S. et al. : Evaluation of the efficacy and safety of ramelteon in subjects with chronic insomnia. J. Clin. Sleep Med., 3 (5) : 495-504, 2007.

新規作用機序を持った睡眠薬の開発物語

――その2-1：世界初のorexin受容体拮抗薬suvorexant
：orexinの発見からsuvorexantの薬理まで――

I. はじめに

1960年代中葉から続いているbenzodiazepine受容体作動性睡眠薬（BZ系睡眠薬）の全盛期のなか，これらの持つ臨床用量依存，反跳性不眠，健忘，筋弛緩作用とは無縁の新規睡眠薬の開発の必要性が叫ばれていた。その先陣を切ったのが武田薬品工業の創成によるmelatonin受容体作動薬のramelteonで，米国で2005年，わが国で2010年上市された[18]。

これに続いたのがSakuraiら[24]やde Lecea ら[6]によって発見されたorexin（hypocretin）に端を発して開発されたorexin受容体拮抗薬であり，2001年にはGlaxoSmithKline社（GSK社）は最初の化合物の特許を取得している。2003年頃から非臨床試験や臨床試験が活発に実施され，いくつかの候補薬のデータが発表されていった中で，最初に臨床試験に成功したのがMerck社のsuvorexantであった。

前稿では，わが国から巣立ったramelteonの開発物語[19]を書いたが，本稿では数多くの先行するorexin受容体拮抗薬の中から，追いつき，追い超せのMerck社の頑張りによって最初に成功したsuvorexantの開発物語を書くことになる。

II. Sakuraiらとde Leceaらの大発見

1990年代後半，視床下部外側部にその機能がよくわからないG蛋白共役型のオーファン受容体（ligandのみつかっていない受容体＝孤児受容体で，HFGAN 72と呼ばれていた）の存在が知られていた。そのligandをみつける熾烈な競争の中からUniversity of Texas Southwestern Medical Center（Texas大学と略す）のYanagisawaのグループのSakuraiらが新しいligand（neuropeptide）を見つけ出し，その構造式の同定に成功した[24]。このpeptideをマウスやラットに脳内投与すると，摂食量を増加させ，絶食によってそのneuropeptideのRANレベルが亢進することから，摂食行動の制御因子の1つと考えられ，ギリシャ語の食欲を意味するorexisからorexinと命名された。当時，すでにorexin 1とorexin 2のサブグループのあることが発見されていた。1998年のことである。

ほぼ同じ頃に，Scripps Research InstituteのdeLeceaを中心にStanford大学の方々らが同じligandを発見し[6]，視床下部特異的な転写産物から予想された神経興奮性活動を有するpeptideとしてhypocretinと命名している。

III. Orexinとナルコレプシーの関係を巡る研究競争

翌1999年，米国の睡眠研究のパイオニアであるWilliam Dementが創設したStanford大学のSleep Research CenterからLinら[13]は，遺伝性のナルコレプシーのイヌの2つの独立した系統（DobermanとLabrador）からhypocretin 2（orexin 2）受容体遺伝子に突然変異を見い出した。すなわち，イヌのナルコレプシーはhypocretin（orexin）受容体2遺伝子（Hcrtr 2）の破綻によって惹起されるとして，hypocretinを主要な睡眠調整神経伝達物質として同定し，ナルコレプシーへの強力で新しい道を拓くとした。なお，興味深いのは，Linらの論文のタイトルの中で，Sakuraiらのorexinを採用して，hypocretin（orexin）の表現を用いていることである。

Linらのナルコレプシーとhypocretin（orexin）との関係が報告されるやいなや，Texas大学のグループのChemelliら[3]やWillieら[33]は，reverse geneticsの方法を用いた研究で，orexin遺伝子欠損マウス（OX2R遺伝子欠損マウス）や，orexin産生ニューロンを特異的に欠損させたorexin-ataxin 3 transgenic mouseはヒトのナルコレプシーと似た睡眠と覚醒の分断化とcataplexy発作を示すことを相次いで発見している。

2000年には，Nishinoら[20]は，専門家の間違いのない診断を受けた9名のナルコレプシー患者の髄液中のhypocretin（orexin）が7名で著しい低値を認め，hypocretin系の神経伝達の遮断がナルコレプシーを生じるとの仮説をヒトで証明している。その後，症例を増やした検討がなされてさらに確認されている[16,21]。

こうして，当初，Sakuraiらによって，視床下部外側部に存在する1つのorphan receptorのligandを見つけられ，その機能を解明していこうとのSakuraiらの夢は，摂食行動の制御因子から始まり，ナルコレプシーを介して，睡眠・覚醒機構を含める壮大なorexin産生ニューロンの入出力系へと発展していったのである[25]。

なお，ナルコレプシー患者で最初に髄液中のhypocretinの低値を発見したNishino（西野精治）は，大阪医科大学精神科から早石修先生の大阪バイオサイエンス研究所を経てStanford大学のSleep Research Centerに研究の場を移されて輝かしい成果をあげられたのであるが，2000年当時，筆者が理事長を務めていた日本睡眠学会へ来られて，颯爽と発表されている様子を鮮明に記憶している。この時，筆者は初めてイヌやマウスのナルコレプシーをビデオで見たのであるが，西野先生はhypocretinの名称を用いておられた。

当初，Texas大学とStanford大学の熾烈な研究競争の中で，Texas大学のグループはorexin（hypocretin）と書き，Stanford大学のグループはhypocretin（orexin）の名称を使っており，お互いの研究成果を称えあう様子が窺われて清々しい。のちに，次第にorexinの名称に統一されていった。

IV. Orexinとorexin受容体の機能

Orexinとorexin受容体の機能に関わる研究はすさまじい勢いで進められて，その全貌が解明されていったのであるが，ここではその要約を紹介するにとどめる。Orexin受容体にはorexin 1 receptor（OX1R）とorexin 2 receptor（OX2R）の2つのサブタイプが存在し，OX2Rが主に睡眠・覚醒の機能に大きく関わっているが，OX1Rにも相補的な機能が認められて，2つの受容体がともに十分に働いて覚醒・睡眠の機能を果たしていると考えられている（図1）[25-27]。

Orexinによる覚醒状態の維持機構としてorexin産生ニューロンはSakuraiが集大成した図2[26]にみるように，monoamineおよびcholine作動性ニューロンを含有する脳幹の核に投射している。これらは上行性脳幹網様体賦活系への作用により，睡眠と覚醒の制御を担っており，視床下部外側野のorexin産生ニューロンの入出力系はこうした機構の中心に位置して，大脳辺縁系，視索前野，側坐核，視床下部，脳幹などとの相互作用を有して，極めて重要な働きをしていることが一目瞭然である。

なお，TsujinoとSakurai[30]は上記のorexin産生

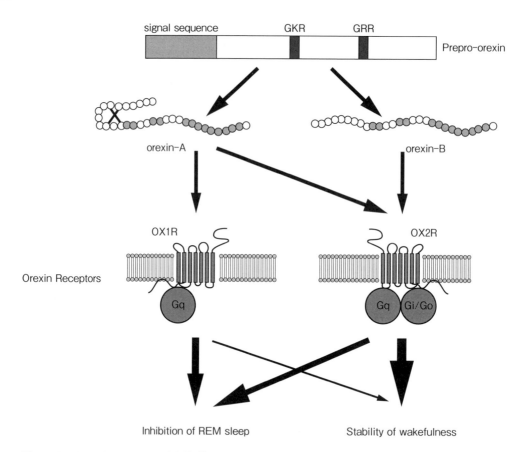

図1 オレキシンとオレキシン受容体（櫻井, 2014[26]）
オレキシンAとBは共通の前駆体（プレプロオレキシン）から通常のプロセッシングによって産生され，基本的に両者は同じニューロンに共存する．両者は，オレキシン1受容体（OX1R）およびオレキシン2受容体（OX2R）（ともにG蛋白質共役型受容体）と呼ばれる受容体に作用する．OX1Rは，オレキシンAに高い親和性をもっているが，OX2RはオレキシンA，Bに同等の親和性を示す．覚醒の安定化には主にOX2Rが関わっている．REM睡眠の抑制には両方の受容体が重要な役割をしている．OX1Rも一部覚醒の増加に関与している．

ニューロンの入出力系をさらに判りやすく立体化して，orexin神経系の睡眠覚醒調節における役割を模式図（図3）[7,30]で説明している．

V. Orexin受容体拮抗薬の開発の経緯

睡眠・覚醒機構にあって，主に覚醒系機能を有するorexin受容体の機能を抑制する薬物（orexin受容体拮抗薬，orexin receptor antagonist：ORA）は新しい睡眠薬になりうるとの考え[34]が，この機構の全貌が明らかになるとともに芽生えたことは当然の帰結であった．

ORAにはOX1Rのみを抑える1-SORA（single orexin antagonist），OX2Rのみを抑える2-SORA，および両方のorexin receptorを抑えるDORA（dual orexin receptor antagonist）の3種類が存在する．

GSK社は，orexinの機能が解明されつつあった2000年にはすでにORAの臨床開発に熱意を燃していた．2001年には最初の1-SORAのSB-334867を発表している[14,22,23,28,35]．SB-334867は肥満の抑制のためのものであったが，動物レベルで覚醒時間の減少とnon-REM睡眠の増加の作用を見つけている．a受容体やserotonin（5-HT2c，2b）受

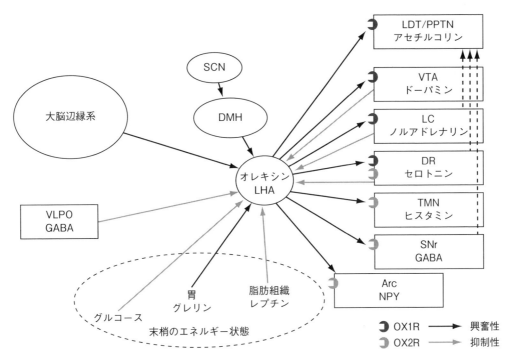

図2　オレキシン産生ニューロンの入出力系（櫻井，2014[26]）
オレキシンは，大脳辺縁系から情動に関わる情報，視床下部背内側核を介して脳内時計からの入力，レプチン，グルコース，グレリンなど末梢のエネルギーバランスに関わる情報を受け，脳幹や視床下部のモノアミン/コリン作動性神経に出力している。
SCN：視交叉上核，DMH：視床下部背内側核，LHA：視床下部外側野，VLPO：腹側外側視索前野，LDT/PPTN：外背側被蓋核/脚橋被蓋核，VTA：腹側被蓋野，LC：青斑核，DR：背側縫線核，TMN：結節乳頭体核，SNr：黒質網様部，Arc：弓状核，NPY：ニューロペプチドY。

容体への親和性を有することもあり，SB-334867自体は前臨床試験の段階で止まってしまったが，GSK社はこの領域で最も活発な開発活動を展開している。

続いたのが，いよいよ不眠症治療薬としてのDORAの登場である（図4）。2007年の初頭，スイスのActelion社がDORAとしてのalmorexantを開発し，ラットを中心とする多くの睡眠への前臨床試験で，ラットのREM睡眠とnon-REM睡眠の増加と睡眠促進作用を認めている[9,11,12,29]。健常者対象の第Ⅰ相試験ののち実施された原発性不眠症を対象とした第Ⅱ相試験[22]で，200mgと400mgで全般的な睡眠効率の改善が示された。また，副次評価項目の睡眠開始時間の短縮，中途覚醒時間の減少がみられた。

2008年にGSK社がalmorexantの開発権と販売権をActelion社から譲り受け，2009年11月には両社共同開発による原発性不眠症患者を対象とした第Ⅲ相試験（RESTORA 1）の一部を完了している[15]。極めて残念なことに，一過性の肝酵素の増加のためかActelion，GSK両社はalmorexantの開発断念を2011年1月28日プレスリリースで発表している。

Actelion社が臨床導入した2番目のDORA（ACT-462206）は，健常人を対象とした単回投与試験で1,500mgまで投与されている[10]。薬物動態学的検討やalertnessへの定量的評価としてVisual Analogue Scale（VAS）を用いて測定している。他にも多くの精神運動機能への影響をみているが，その後の開発状況は不明である[22]。

4番目は再びGSK社のSB-649868である[1,2]。DORAの中でも特徴的な構造をもち，ヒトOX1R

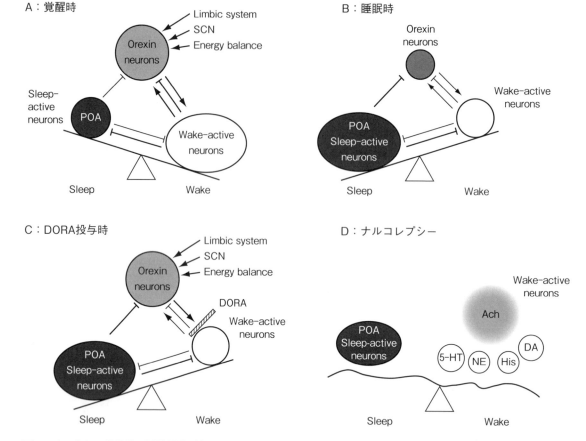

図3 オレキシン神経系の睡眠覚醒調節における役割を示した模式図（TsujinoとSakurai, 2013[30]を改変，追加した藤木と神林，2015[7]を引用）
A：覚醒時を示す．オレキシン神経系は情動系，視交叉上核，エネルギーバランスなどの影響を受けて活動が高まると，覚醒系ニューロンに対して促進性に働く．覚醒系は睡眠誘発系である視索前野（POA）の活動を抑え，安定した覚醒が持続される．
B：POAの活動が高まると，POAはオレキシン神経系と覚醒系ニューロンの活動を抑制し，オレキシン神経系の活動が低下したことにより，覚醒系ニューロンの活動もより低下し，安定した睡眠が維持される．
C：DORAの投与は，オレキシン神経系の活動がある程度高い状態であっても，その作用点である覚醒系ニューロンに対するオレキシンの促進作用を阻害することにより，覚醒系ニューロンの活動を低下させ，Bのような睡眠時と同様，POAの活動が高い睡眠状態をもたらすと考えられる．
D：ナルコレプシーでは，オレキシン神経系の消失により，支配下にあった覚醒系ニューロンの活動に統率が失われ，それぞれが勝手に活動するようになっていると考えられる．そのため，睡眠覚醒ステージの維持が不安定となり，分断化が引き起こされる．

およびOX2RへのIC$_{50}$はそれぞれ0.3nMと0.4nMと高い力価を示す．健常人を対象とした薬物動態試験に続いて行われたpolysomnography（PSG）による試験では，全睡眠時間の増加と中途覚醒時間の減少が示され，2007年には第Ⅱ相試験へ進んだ．ところが，その年の後半に前臨床の毒性試験の成績から開発保留となった[22]．ORAへのGSK社の強い思いはここでも実を結ばなかったが，諦めることなく，次々と新しい候補化合物を合成していっている．

そして，ORAの中で最初に成功したのが5番目のMerck社のMK-4305（suvorexant）であった．

ACT-078573（almorexant） 第Ⅲ相試験，中止

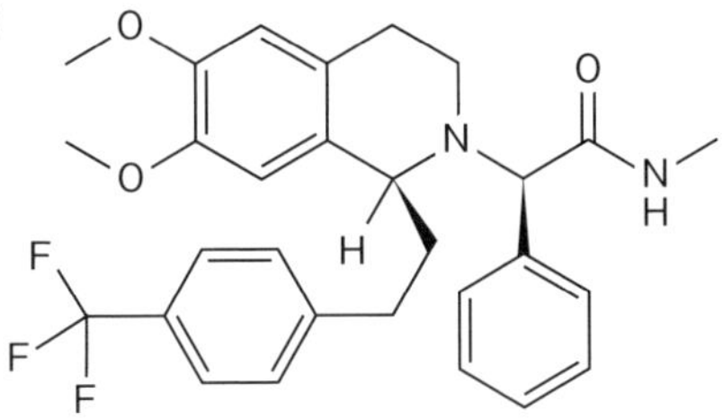

ACT462206 第Ⅰ相試験，中止

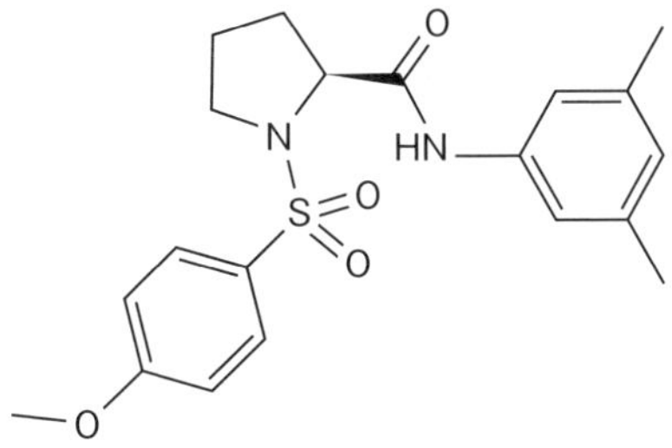

SB-649868 第Ⅱ相試験終了，中止

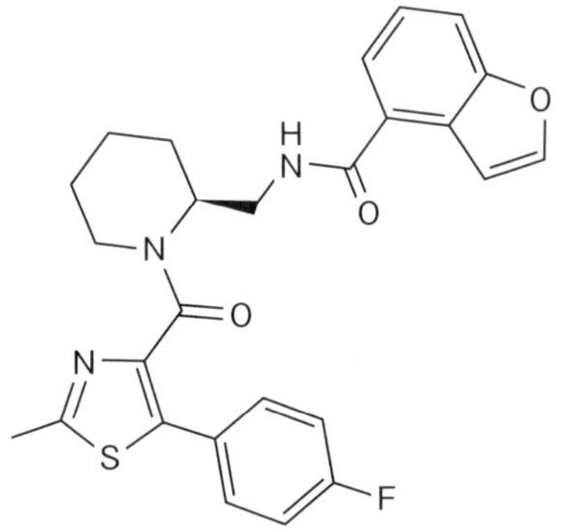

MK-4305（suvorexant） 第Ⅲ相試験終了，FDA承認，上市

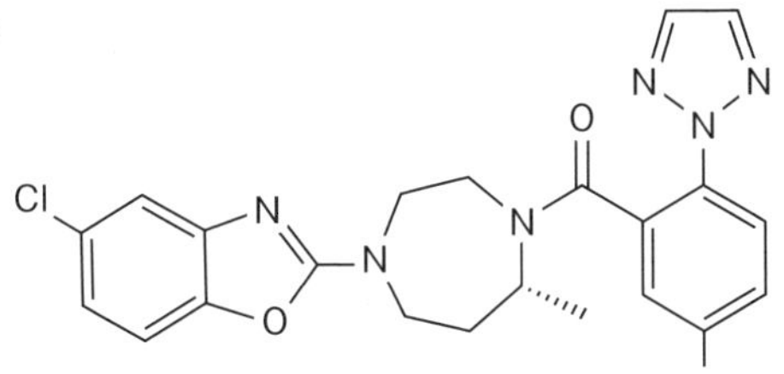

MK-6096（filorexant） 第Ⅱ相試験終了

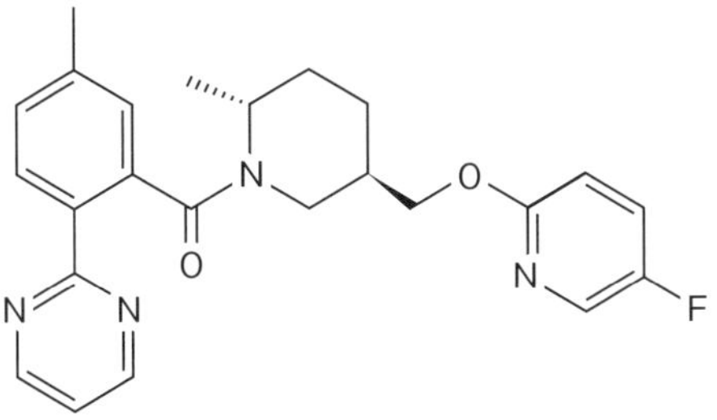

図4　Dual orexin receptor antagonist（DORA）の化学構造

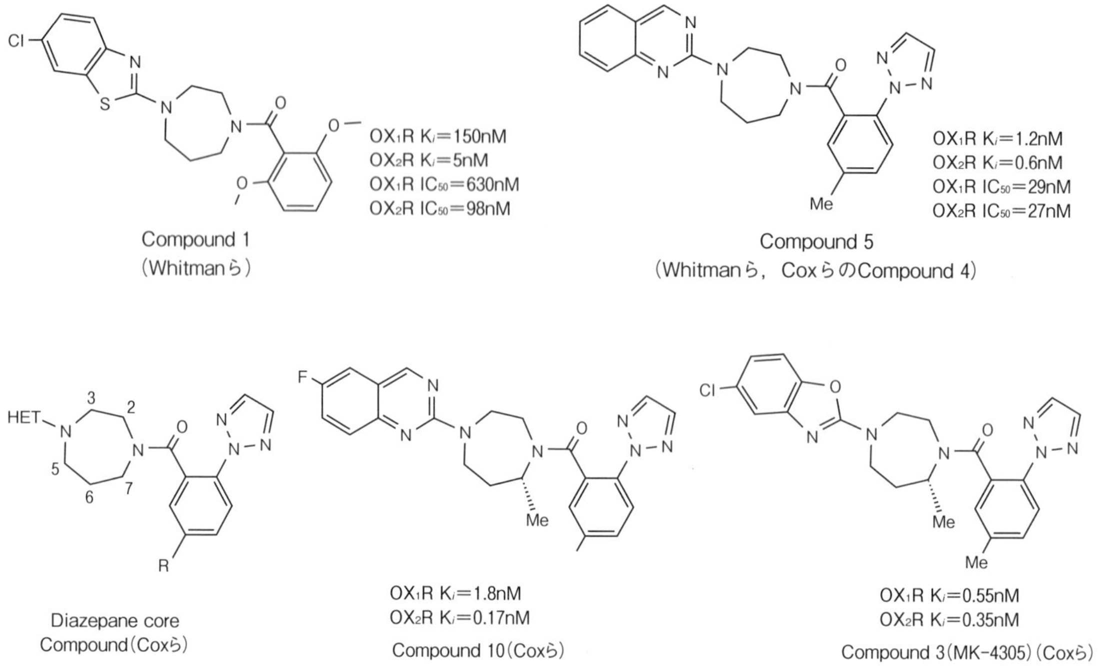

図5 MK-4305（suvorexant）の合成の過程（Whitman ら，2009[32]，Cox ら，2010[5]より作成）

次章からいよいよsuvorexantの開発物語に入る。

Ⅵ. MK-4305（suvorexant）の発見物語

1998年，2つのグループから視床下部外側部のorphan receptor の ligand として orexin（hypocretin）が発見された。これがナルコレプシーにとって極めて重要な役割を果たすことが判明し，ナルコレプシーの原因究明の学問が進展する一方で，この受容体拮抗薬が優れた不眠症治療薬になりうるとして GSK 社と Actelion 社が次々と DORA の開発を進めていった。2006年から2007年にかけてその臨床成績が報告され，いずれも優れた効果を出しながら，安全性の面から開発中止を余儀なくされていった中で，Merck 社もこれに触発されたか，DORA の開発に参入し，diazepane 骨格の MK-4305（suvorexant）と piperidine carboxamide の MK-6096（filorexant）[4,36]を合成し，臨床開発に入った。ここでは suvorexant の発見物語を書いていく。

2009年に報告された Whitman[32]を中心とする総勢26名による発見物語から始めるが，まず 1,4-diazepane 骨格を有する化合物に関心を抱き，リード化合物として compound 1 を合成した（図5）。この化合物は OX1R への作用が弱いことから，OX1R，OX2R への親和性とラットの睡眠促進作用の両面から構造活性相関（structure activity relationship：SAR）をみながら開発を進め，ついに compound 5（後に述べる Cox ら[5]による compound 4）に辿りついた。強力な OX1R と OX2R への拮抗作用と，ラット睡眠促進作用を示すことから第1のゴールに到達した。ここまでが Whitman ら[32]の発見物語なのであるが，実はこの compound 5 は肝での初期通過効果を受け，生物学的利用率が低いことが判明し，Merck 社の研究陣総勢26名による Cox らによる物語へと続くのである。

Cox ら[5]は compound 4（Whitman らによる compound 5）のイヌでの実験で，肝での高い初期通過効果を受けるという事実から，一旦化合物 A に立ちもどり，ここから再び SAR を通して新しい化合物の探索を続け，compound 10 を見い出した

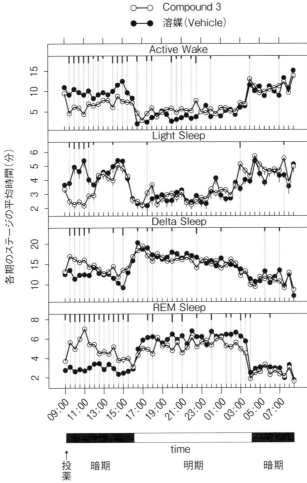

図6 Compound 3, 30mg/kg 経口投与ラットの睡眠への効果（Cox ら，2010[5])
値：平均値±SEM
灰色の縦線：有意差を示した部分
tick mark の長さ：短＜0.05，中＜0.01，長＜0.001

（図5）。左に fluoro-benzoquinazoline を，右に methyl-triazol-phenylmethanone を配した compound 10 は，OX1R と OX2R に強力な親和性を有し，ラットの睡眠促進作用にも優れた十分な効果を証明されて研究陣は色めきたったと思われる。ところが，好事魔多しというか，compound 10 は複数の活性代謝物を生ずることがわかったのである。このことは，臨床に入ったさい，奇異な，あるいは思わぬ副作用が生じる可能性を示している。Cox らは再び次なる化合物の合成へと突き進むことになった。Compound 11, 12, 13 と進んだ

ところで，compound 3 が最も優れた DORA であり，睡眠促進効果にも優れることに気がつき，ここに最終的な化合物 MK-4305 (suvorexant) に到達し，臨床試験へ回ることになったのである。Suvorexant の合成は 2006 年とされている。Benzodiazepane 骨格に methyl 基をつけ，左に chlorobenzoxazol 側鎖を，右に methyl-triazol-phenylmethanone 基を配した suvorexant の姿には惚れ惚れするではないか。

なお，Cox ら[5]は compound 3 (suvorexant) のラットの睡眠促進作用の様子と，投与量と受容体

占有率との関係を図6と図7に示している。

Ⅶ. Suvorexantの薬効薬理

1. OX1RおよびOX2Rへの結合親和性（in vitro試験）

SuvorexantはCoxらの発見物語で紹介されているようにヒトOX1RとOX2Rへの高い親和性を有しており（表1），K_i値はそれぞれ0.55および0.35nMである。なお，suvorexantの主要代謝物のM9のそれは5.9および2.2nMと1桁低い上に，脳への透過性が低く，薬効上の意義は低い。

2. Suvorexantの脳内orexin受容体占有率

Suvorexantの薬効薬理の中で，最も興味深いのはsuvorexantのorexin受容体占有率と睡眠促進作用の相関である。Merck社研究所のGotterら[8]総勢20名は，まずsuvorexantの類似化合物DORA-12をヒトOX2Rを発現させた遺伝子改変ラットに静脈内投与し，OX2R占有率（OX2R R.O.）と最高血中濃度（C_{max}）および薬効（睡眠促進効果）との関連を検討している（図8）。DORA-12を1mg/kg静脈内投与すると，OX2R占有率は約63％，C_{max}は0.07μMとなる。この時点で覚醒時間の減少はみられていない。次に，3mg/kgを投与すると，OX2R占有率は約83％，C_{max}は0.20μMとなり，睡眠促進効果がみられて覚醒時間の有意な減少が観察された。このことからOX2R占有率が約63〜83％以上でDORA-12の睡眠促進効果が発揮されると考えられた。

DORA-12以外のDORAであるsuvorexant，MK-6096（filorexant），DORA-22でも同様な効果が得られている。Suvorexantに関しては，C_{max} 0.342μM，OX2R占有率が約65％のときに薬効が現われるとされる。さらに，Gotterらは第Ⅰ相試験で得られたsuvorexant投与後8時間までの血中濃度の推移と睡眠促進作用のために必要なOX2R占有率の相関を図9に示している。

3. 睡眠脳波に対する作用

Suvorexantのラット，イヌ，サルの睡眠脳波に及ぼす影響のうち，ここではラットのデータを紹介する[17]。ラットの通常の活動期（暗期）にsuvorexant 10mg/kg，30mg/kgおよび100mg/kgを経口投与すると，コントロール（媒体）と比較して，デルタ睡眠（深睡眠）とREM睡眠の長さが有意に増加し，同時に活動的覚醒と浅睡眠の長さは有意に減少してくる（図10）。

Ⅷ. おわりに

新規睡眠薬suvorexantの開発物語のすべては視床下部外側部に存在する機能未知のorphan re-

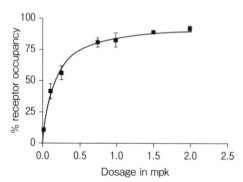

図7 Transgenic ratにおけるcompound 3の投与量と受容体占有率の関係（Coxら，2010[5]）
血漿，脳，髄液中のcompound 3の濃度と受容体占有率も同様なパターンでプロットされる。

表1 ヒトおよび動物のorexin受容体に対するsuvorexantの結合親和性（インタビューフォーム[17]より引用）

K_i (nM)		ヒト[a]	イヌ	アカゲザル	マウス	ウサギ	ラット
OX1R	平均	0.55 ± 0.095	0.41 ± 0.05	2.1 ± 0.22	0.62 ± 0.10	1.2 ± 0.11	0.56 ± 0.08
	n	18	17	20	11	8	9
OX2R	平均	0.35 ± 0.057	0.48 ± 0.06	0.68 ± 0.07	0.65 ± 0.05	0.32 ± 0.04	0.36 ± 0.03
	n	12	8	6	5	6	13

[a] 安定的に遺伝子導入したCHO細胞株のデータ

ceptor の ligand 探しから始まった. 1998年 Texas 大学の Sakurai らによって ligand としての orexin (hypocretin) が発見され, 当初は摂食行動との関連が注目された. 翌1999年 Stanford 大学の Lin らによって遺伝性ナルコレプシーのイヌで hypocretine (orexin) の突然変異が発見され, にわかに orexin を中心とした Texas 大学と Stanford 大学の熾烈な研究競争が展開され, この領域の学問は大いに進展した. Sakurai らによって orexin を中心に据えた睡眠・覚醒機構が明らかにされる中で, orexin 受容体拮抗薬から新しい睡眠薬の生まれる可能性が脚光を浴び, 2001年に入ってから次々と候補化合物が創成され, 臨床試験に入っていった. 米国 Merck 社も開発競争に参入し, 2006年には suvorexant の合成に成功した.

本稿は, suvorexant 誕生とその薬効薬理の解明までを書いた. §67は suvorexant の臨床開発物語を書くことになる.

文 献

1) Bettica, P., Nucci, G., Pyke, C. et al.: Phase 1 studies on the safety, tolerability, pharmacokinetics and pharmacodynamics of SB-649868, a novel dual orexin receptor antagonist. J. Psychopharmacol., 26 : 1058-1070, 2012.
2) Bettica, P., Squassante, L., Zamuner, S. et al.: The orexin antagonist SB-649868 promotes and maintain sleep in men with primary insomnia. Sleep, 35 : 1097-1104, 2012.
3) Chemelli, R. M., Willie, J.T., Sinton, C.M. et al.: Narcolepsy in orexin knockout mice : molecular genetics of sleep regulation. Cell, 98 (4) : 437-451, 1999.
4) Coleman, P.J., Schreier, J.D., Cox, C.D. et al.: Discovery of MK-6096 : A novel dual orexin receptor antagonist for the treatment of insomnia. In : 242nd National American Chemical Society Meeting, Division of Medicinal Chemistry, MEDI 193, Denver, Aug. 28-Sep. 1, 2011.
5) Cox, C.D., Breslin, M.J., Whitman, D.B. et al.: Discovery of the dual orexin receptor antagonist [(7R)-4-(5-chloro-1,3-benzoxazol-2-yl)-7-methyl-1,4-diazepan-1-yl] [5-methyl-2-(2H-1,2,3-triazol-2-yl)phenyl] methanone (MK-4305) for the treatment of insomnia. J. Med.

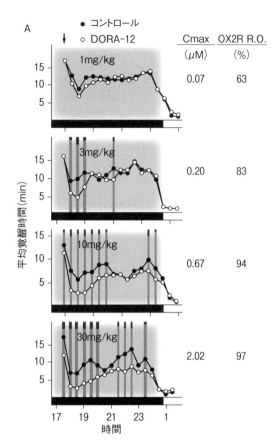

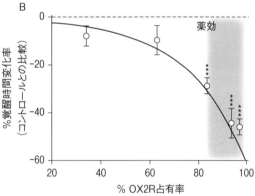

図8 ラットにおける DORA-12 の睡眠効果と orexin 2 受容体占有率との相関 (Gotter ら, 2013[8], 常松と山中, 2014[31] より引用)

A : DORA-12 の睡眠効果. シャドー部分は暗期. 折れ線グラフ中のグレーの線は有意差を示す (tick mark の長さ, 短＝p＜0.05, 中＝p＜0.01, 長＝p＜0.001).

B : DORA-12 の OX2R 占有率と覚醒時間減少との相関. ***: p＜0.001

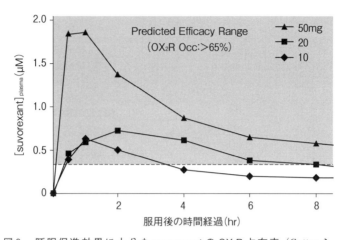

図9 睡眠促進効果に十分なsuvorexantのOX$_2$R占有率（Gotterら，2013[8]）
第1相試験で得られたsuvorexant投与後の血中濃度の推移。オレキシン2受容体占拠率が65％となる血中濃度（0.33μM）を点線で示した。灰色のエリアは効果発現が見られると予想される範囲を示すものである。

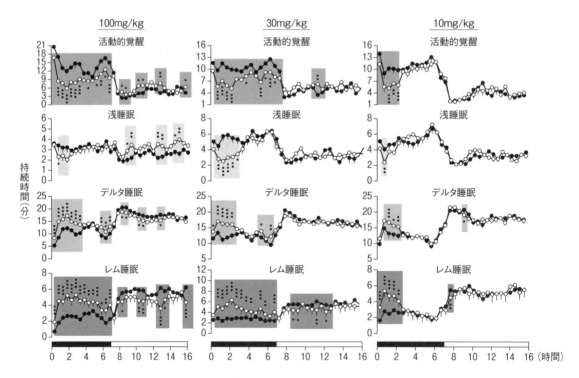

図10 Suvorexant経口投与後のラット脳波に対する作用（n＝8）（インタビューフォーム[17]より引用）
30分の解析間隔での活動的覚醒，浅睡眠，デルタ睡眠およびレム睡眠の持続時間を，媒体投与群（●），suvorexant投与群（○）で示す。X軸の黒線は消灯時間を示す。1日1回，7日間連続投与したときの4段階の睡眠／覚醒ステージの持続時間の平均±SEMを示し，また有意差が見られた時点を灰色で示した（＊：$p<0.05$，＊＊：$p<0.01$，＊＊＊：$p<0.001$，student's t-test）。

Chem., 53 : 5320-5332, 2010.

6) de Lecea, L., Kilduff, T.S., Peyron, C. et al. : The hypocretins : hypothalamus-specific peptides with neuroexcitatory activity. Proc. Natl. Acad. Sci. USA, 95（1）: 322-327, 1998.

7) 藤木通弘, 神林 崇 : Q & A. オレキシン受容体拮抗薬スボレキサント. 睡眠医療, 9 : 453-459, 2015.

8) Gotter, A.L., Winrow, C.J., Brunner, J. et al. : The duration of sleep promoting efficacy by dual orexin receptor antagonists is dependent upon receptor occupancy threshold. BMC Neurosci., 14 : 90, 2013.

9) Hoch, M., Hoever, P., Zisowsky, J. et al. : Absolute oral bioavailability of almorexant, a dual orexin receptor antagonist, in healthy human subjects. Pharmacology, 89 : 53-57, 2012.

10) Hoch, M., van Gorsel, H., van Gerven, J. et al. : Entry-into-humans study with ACT-462206, a novel dual orexin receptor antagonist, comparing its pharmacodynamics with almorexant. J. Clin. Pharmacol., 54 : 979-986, 2014.

11) Hoever, P., de Haas, S. L., Dorffner, G. et al. : Orexin receptor antagonism : an ascending multiple dose study with almorexant. J. Psychopharmacol., 26 : 1071-1080, 2012.

12) Hoever, P., Dorffner, G., Beneš, H. et al. : Orexin receptor antagonism, a new sleep-enabling paradigm : a proof-of-concept clinical trial. Clin. Pharmacol. Ther., 91 : 975-985, 2012.

13) Lin, L, Faraco, J., Li, R. et al. : The sleep disorder canine narcolepsy is caused by a mutation in the hypocretin（orexin）receptor 2 gene. Cell, 98（3）: 365-376, 1999.

14) McElhinny, C.J. Jr., Lewin, A.H., Mascarella, S.W. et al. : Hydrolytic instability of the important orexin 1 receptor antagonist SB-334867: possible confounding effects on in vivo and in vitro studies. Bioorg. Med. Chem. Lett., 22 : 6661-6664, 2012.

15) Midnight Pharma, LLC : Almorexant in Adult Subjects with Chronic Primary Insomnia（RESTOKA 1）. http://clinicaltrials.gov/ct2/show/NCT00608985

16) Mignot, E., Lammers, G.J., Ripley, B. et al. : The role of cerebrospinal fluid hypocretin measurement in the diagnosis of narcolepsy and other hypersomnias. Arch. Neurol., 59（10）: 1553-1562, 2002.

17) MSD 株式会社 : ベルソムラ錠®15mg, 20mg 医薬品インタビューフォーム. 2015年12月改訂（第5版）

18) 村崎光邦 : 新規睡眠薬 ramelteon の基礎と臨床. 臨床精神薬理, 14 : 419-438, 2011.

19) 村崎光邦 : 新規作用機序を持った睡眠薬の開発物語―その1 : 世界初の melatonin 受容体作動薬 ramelteon. 臨床精神薬理, 19 : 1767-1787, 2016.

20) Nishino, S., Ripley, B., Overeem, S. et al. : Hypocretin（orexin）deficiency in human narcolepsy. Lancet, 355 : 39-40, 2000.

21) Nishino, S., Ripley, B., Overeem, S. et al. : Low cerebrospinal fluid hypocretin（Orexin）and altered energy homeostasis in human narcolepsy. Ann. Neurol., 50（3）: 381-388, 2001.

22) Renger, J.J., Coleman, P.J.（戸田康夫 監訳）: オレキシン受容体を標的とした不眠症の新たな治療アプローチ. 臨床精神薬理, 18 : 1041-1053, 2015.

23) Rodgers, R.J., Halford, J.C., Nunes De Souza, R. L. et al. : SB-334867, a selective orexin-1 receptor antagonist, enhances behavioural satiety and blocks the hyperphagic effect of orexin-A in rats. Eur. J. Neurosci., 13 : 1444-1452, 2001.

24) Sakurai, T., Amemiya, A., Ishii, M. et al. : Orexins and orexin receptors : a family of hypothalamic neuropeptides and G protein-coupled receptors that regulate feeding behavior. Cell, 92（4）: 573-585, 1998.

25) Sakurai, T. : The neural circuit of orexin（hypocretin）: maintaining sleep and wakefulness. Nat. Rev. Neurosci., 8（3）: 171-181, 2007.

26) 櫻井 武 : 睡眠覚醒の制御機構とオレキシンの役割. 睡眠医療, 8（増刊号）: 490-499, 2014.

27) 櫻井 武 : 睡眠覚醒制御におけるオレキシンおよびオレキシン受容体の機能. 臨床精神薬理, 18 : 1031-1039, 2015.

28) Smart, D., Sabido-David, C., Brough, S. J. et al. : SB-334867-A : the first selective orexin-1 receptor antagonist. Br. J. Pharmacol., 132 : 1179-1182, 2001.

29) Steiner, M. A., Lecourt, H., Strasser, D.S. et al. : Differential effects of the dual orexin receptor antagonist almorexant and the GABA（A）-alpha 1 receptor modulator zolpidem, alone or combined with ethanol, on motor performance in the rat. Neuropsychopharmacology, 36 : 848-856, 2011.

30) Tsujino, N., Sakurai, T. : Role of orexin in modulating arousal, feeding, and motivation. Front. Behave. Neurosci., 7 : 28-62, 2013.
31) 常松友美, 山中章弘：オレキシン受容体拮抗薬の作用メカニズム. 睡眠医療, 8（増刊号）: 500-506, 2014.
32) Whitman, D.B., Cox, C.D., Breslin, M. J. et al. : Discovery of a potent, CNS-penetrant orexin receptor antagonist based on an n, n-disubstituted-1,4-diazepane scaffold that promotes sleep in rats. ChemMedChem., 4 : 1069-1074, 2009.
33) Willie, J. T., Chemelli, R. M., Sinton, C. M. et al. : Distinct narcolepsy syndromes in Orexin receptor-2 and Orexin null mice : molecular genetic dissection of Non-REM and REM sleep regulatory processes. Neuron, 38 (5) : 715-730, 2003.
34) Winrow, C.J., Renger, J.J. : Discovery and development of orexin receptor antagonists as therapeutics for insomnia. Br. J. Pharmacol., 171 : 283-293, 2014.
35) Winrow, C.J., Gotter, A.L., Coleman, P.J. et al. : Recent chronology of orexin pharmacology and its potential as a treatment for primary insomnia. In : Drug Discovery for Psychiatric Disorders (ed. by Rankovic, Z., Bingham, M., Nestler, E. J. et al.), pp.416-442, Royal Society of Chemistry, London, 2012.
36) Winrow, C.J., Gotter, A.L., Cox, C.D. et al. : Pharmacological characterization of MK-6096 —A dual orexin receptor antagonist for insomnia. Neuropharmacology, 62 : 978-987, 2012.

§67

新規作用機序を持った睡眠薬の開発物語

――その 2-2：世界初の orexin 受容体拮抗薬 suvorexant の臨床試験から承認まで――

I. はじめに

1998年 Sakurai ら[12]と de Lecea ら[1]のグループによって orexin（hypocretin）が発見され，orexin を中心とする睡眠・覚醒機構の領域の学問の進展は目覚ましく，その中から新規睡眠薬としての orexin 受容体拮抗薬の開発が展開されていった。そして，最初の栄冠に輝いたのが米国 Merck 社の suvorexant である。

§66では，orexin の発見から始めて suvorexant の薬理までの物語を書いた[10]。本稿ではいよいよ suvorexant の臨床開発から承認に至るまでの物語を書くことになる。

II. Suvorexant の健康成人を対象とした試験

1. 日本人を対象とした第 I 相試験（005試験）

2008年6月に米国在住の日本人健康成人男性を対象に米国 Merck 社が Contracted Research Organization（CRO）に委託して実施した[6,9]。試験のデザインは表1に示したように，本剤4～100mg の単回投与試験で，安全性，忍容性，薬物動態および薬力学を検討した。各パネル8例（placebo 2例，本剤群6例）での placebo 対照二重盲検比較試験である。

まず，パネル A とパネル B の単回投与を実施したが，途中で GCP 上の問題が判明したため，パネル A の第3期およびパネル B の第2期の後に一旦試験を中止した。報告されていた逸脱以外に GCP 上の問題はなかったために，薬物動態上の成績はすでに実施済みのデータは採用とし，安全性解析対象からはすべて除外し，パネル C とパネル D で試験を再開した。この時の血漿中未変化体の薬物動態パラメータは表2のとおりであり，血漿中未変化体の $AUC_{0-\infty}$ および C_{max} は用量比例性を示さなかった。また，有害事象（パネル C とパネル D でみられたもの）は表3の通りで，バイタルサイン，心電図を含めて安全性に特に問題ないと考えられた。

2. 食事の影響試験（042試験）

本試験は2011年わが国での第 I 相試験専用クリニックにおいて，日本人健康成人（12例）を対象として，本剤40mg を空腹時または食後に単回投与したさいの suvorexant の血漿中薬物動態パラメータを検討した（図1）[9]。

通常，食事の影響試験は，単回投与試験の中で推定臨床用量にて実施するのであるが，なぜか本試験は後に述べる第 III 相試験（028試験と029試験）の最中に実施されている。

表1 日本人を対象とした第Ⅰ相試験（005試験）のデザインとsuvorexantの用法・用量（資料[6]より引用）

		投与期1	投与期2	投与期3	投与期4
パネルA又はC	本剤群	本剤4mg（朝食前）	本剤20mg（朝食前）	本剤76mg（朝食前）	本剤76mg（就寝前）
	プラセボ群	プラセボ（朝食前）			プラセボ（就寝前）
パネルB又はD	本剤群	本剤10mg（朝食前）	本剤50mg（朝食前）	本剤100mg（朝食前）	本剤10mg（朝食後）
	プラセボ群	プラセボ（朝食前）			プラセボ（朝食後）

表2 日本人を対象とした第Ⅰ相試験（005試験）におけるsuvorexant単回投与時の血漿中未変化体の薬物動態パラメータ（資料[6]より引用）

用量(mg)	投与タイミング	評価例数	C_{max}（μM）	T_{max}（h）[a]	$t_{1/2}$（h）[b]	$AUC_{0-\infty}$（μM・h）
4	朝食前	12	0.244 [0.211, 0.282]	1.0 (0.5, 6.0)	7.3 ± 1.7	1.68 [1.45, 1.94]
10		12	0.408 [0.353, 0.473]	2.0 (0.5, 4.0)	7.3 ± 1.5	2.92 [2.51, 3.39]
10	朝食後	6	0.350 [0.287, 0.426]	3.0 (2.0, 4.0)	7.1 ± 1.4	3.56 [2.96, 4.27]
20	朝食前	12	0.709 [0.613, 0.820]	2.0 (1.0, 4.0)	7.5 ± 1.7	5.72 [4.94, 6.63]
50		12	1.029 [0.889, 1.191]	4.0 (2.0, 6.0)	9.3 ± 2.0	10.41 [8.97, 12.08]
76		12	1.595 [1.379, 1.845]	2.0 (1.0, 4.1)	8.4 ± 1.7	14.18 [12.22, 16.44]
76	就寝前	6	1.208 [0.995, 1.468]	4.0 (4.0, 6.0)	8.5 ± 2.2	15.55 [12.98, 18.63]
100	朝食前	6	1.801 [1.476, 2.198]	2.0 (1.0, 6.0)	9.0 ± 2.1	15.86 [13.19, 19.08]

自然対数変換値に対する，パート，投与群を固定効果，被験者を変量効果とした混合効果モデルで得られた最小二乗平均及び95%信頼区間を逆変換した値
a) 中央値（最小値，最大値），b) 調和平均±ジャックナイフ法により計算した標準偏差

表3 日本人を対象とした第Ⅰ相試験（005試験）における有害事象およびsuvorexantとの因果関係のある有害事象の発現割合（資料[6]より引用）

		プラセボ群			本剤群						
					4mg	10mg	10mg	20mg	50mg	76mg	76mg	100mg
投与時間帯		朝食前	朝食後	就寝前	朝食前	朝食後	朝食前			就寝前	朝食後
評価例数		12	2	2	6	6	6	6	6	6	6	6
有害事象		100 (12)	100 (2)	0 (0)	100 (6)	100 (6)	100 (6)	100 (6)	100 (6)	100 (6)	33.3 (2)	100 (6)
治験薬との因果関係のある有害事象		100 (12)	100 (2)	0 (0)	100 (6)	100 (6)	100 (6)	83.3 (5)	100 (6)	100 (6)	33.3 (2)	100 (6)
主な事象	傾眠	100 (12)	100 (2)	0 (0)	100 (6)	100 (6)	100 (6)	83.3 (5)	100 (6)	100 (6)	16.7 (1)	100 (6)
	疲労	0 (0)	0 (0)	0 (0)	16.7 (1)	0 (0)	0 (0)	0 (0)	50.0 (3)	0 (0)	0 (0)	16.7 (1)

発現割合（%）（発現例数）

3．反復投与試験

日本人を対象とした反復投与試験は行われていない。筆者らが実施してきた向精神薬の第Ⅰ相試験では，反復投与試験の中で，精神心理学的および精神運動機能検査や精密平衡機能検査を実施して，被験者の精神身体機能に及ぼす影響をみることを原則としてきた。Suvorexantは世界で初めてのorexin 1受容体（OX1R）とorexin 2受容体（OX2R）の拮抗薬で，新規作用機序の睡眠薬であり，benzodiazepine受容体作動性睡眠薬（BZ系睡眠薬）にみられる特有の有害事象のない睡眠薬を目指したものである。したがって，もし筆者がsuvorexantの第Ⅰ相試験を依頼された場合には，可能な限り，BZ系睡眠薬と対比しうる種々の精

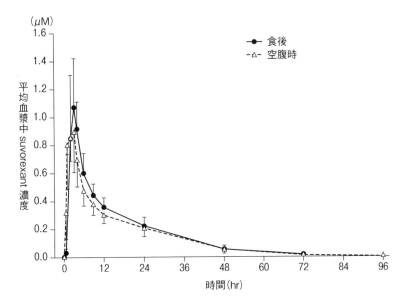

図1 日本人を対象とした食事の影響試験（042試験）のsuvorexantの薬物動態パラメータと血漿中濃度推移（インタビューフォーム[9]より引用）

神身体機能への検査を実施したいと考えるのであるが，反復投与試験そのものが実施されておらず，資料を読んでいて非常にもったいないという思いを抱いた．逆に，可能な限り少ない試験で承認を得ようとする米国Merck社の方針が垣間みえて，極めて残念である．

なお，外国人健康男性（30例）に本剤10〜100 mgを1日1回14日間反復投与（就寝前・空腹時）したとき，3日目までに定常状態に到達し，本剤40mgの平均$t_{1/2}$（約12時間，95％信頼区間：12.0〜13.1時間）から予想される値と一致している．AUC_{0-24hr}の累積係数は1.21〜1.60で，いずれの用量でも相似していた．反復投与時の線形性を評価したところ，AUCの比（反復投与第14日目のAUC_{0-24hr}/単回投与の$AUC_{0-\infty}$）は検討した用量範囲で一定であった．このことから，自己誘導または自己阻害は示唆されなかった．

4．外国人健康男性成人におけるsuvorexantの代謝

外国人6例を対象とした代謝経路の検討では，まずtriazol-benzyl部位の水酸化によりM9が生成され，それに続くM9の酸化によるcarbon酸体（M4）およびM9のglucuronidationによるM11の生成が考えられる（図2）．M9の活性は低い上に，脳への透過性が低く，薬効上の意義は低い．

代謝には，主にCYP3Aが関与し，CYP2C19がわ

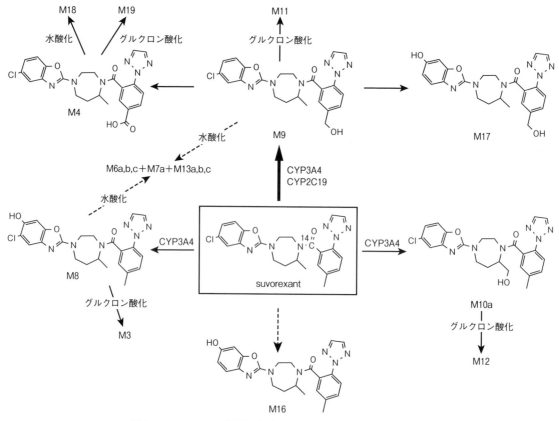

図2 Suvorexantの代謝経路（インタビューフォーム[9]より引用）

ずかに関与している．Suvorexant自体はCYP3Aへの阻害作用を有することから，後の承認時にAzole系抗真菌薬，抗生剤clarithromycin，一部のHIV治療薬などが併用禁忌となっている．

5．Suvorexantの自動車運転試験

Vermeerenら[15]は，2011年6月から10月にかけて，28例（女性15例）の健康被験者（27〜64歳）を対象にsuvorexantの自動車運転に及ぼす影響をみた．車体の側方への偏り（standard deviation of lateral position：SDLP）を測定する特別な装置をつけた自動車でオランダのハイウェイを利用して測定している．

デザインは，suvorexant 20mg，40mgを8夜連続服用，zopiclone 7.5mgを1夜と8夜に服用，placeboを含めた4期のクロスオーバー法による二重盲検比較試験である．自動車運転試験は2日目と9日目の朝に実施している．

その成績を図3で説明すると，被験薬服用時とplacebo服用時のSDLPの差の安全とされる上限は2.4cmとされており，対称解析（symmetry analysis）によると，suvorexant 20mg，40mg服用時のSDLPの差の平均値は2.4cmを下回っているが，2日目の20mgと40mg服用時，および9日目の40mg服用時では2.4cmを超える被験者がかなりの数にのぼり，placebo服用時との間に統計学的有意差が認められている．また，4例の女性被験者は傾眠の訴えで5回の運転試験を中止している．

以上の成績は，suvorexant 20mg，40mgは自動車運転におおむね安全とはいえ，翌日の運転に影響をきたす可能性を示している．

また，suvorexant 40mg，およびzopiclone 7.5mgの単回投与約11時間後の評価で，単語の再生能およびDigit Symbol Substitution Test（DSST）の正答数がplaceboと比して有意に減少し，su-

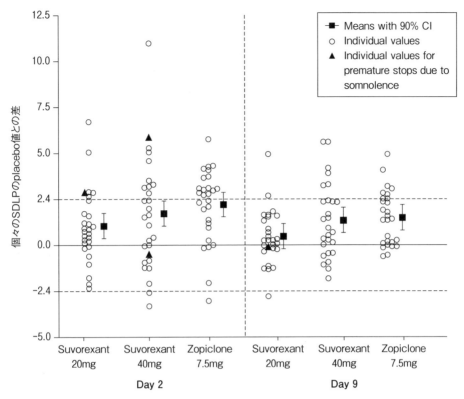

図3 Suvorexant の自動車運転に及ぼす影響（Vermeeren ら，2015[15]）
SDLP：standard deviation of lateral position

vorexant 20mg および 40mg，ならびに zopiclone 7.5mg 単回投与約11時間後の評価で，身体のふらつき範囲が有意に増加したとある．

6．健康男性被験者を対象とした polysomnography 試験

本試験は，前期第Ⅱ相試験に相当する初期の最も重要な試験で[13]，2008年5月から8月にかけて，London の Guy's Hospital で，18～45歳の健康男性被験者22例を対象として実施された polysomnography（PSG）試験である．Suvorexant 10mg，50mg，100mg，および placebo のランダム化二重盲検クロスオーバー方式で4期よりなっている．各期は2夜の PSG 記録よりなり，1夜目は無投薬の順応夜，2夜目は被験薬を投与し，翌朝は残遺効果をみるための各種の精神運動機能検査を実施している．各期は96時間以上の間隔を置いている．なお，最後に第5期を設け，PSG は実施せず，実薬投与による薬物動態試験を実施している．

睡眠促進効果は suvorexant 全用量で認められ，睡眠潜時（latency to persistent sleep：LPS）と中途覚醒時間（wake after sleep onset：WASO）は 50mg と 100mg で有意に減少し，また，睡眠効率（sleep efficiency：SE）と総睡眠時間（total sleep time：TST）も両群で有意に改善した．なお10mg は WASO を有意に減少させている．

PSG によるパワースペクトル分析では有意な変化，とくに期待した slow wave activity（SWA）の増加はみられず，睡眠構築を変化させない点は BZ 系睡眠薬とは異なる作用を示している．

翌日への残遺効果については，10mg ではみられず，50mg では有意な主観的アラートネスの低下がみられ，100mg ではそれに加えて反応時間（reaction time）の延長がみられた．なお，DSST には変化はなかった．

薬物動態学的所見としては，T_{max}（中央値）が3時間，$t_{1/2}$ は9〜13時間であった。

有害事象は，傾眠と頭痛が主で，いずれも軽度であったが，100mgでは傾眠は20%にのぼっている。他に，カタプレキシー，幻覚，睡眠麻痺は認めなかった。

本試験の結果から，suvorexantは睡眠障害のない健常男性に睡眠促進効果を示し，10mgではWASOの減少，50mgと100mgではLPS，WASO，SE，TSTでいずれも有意な効果を示したが，100mgでは持ち越し効果の徴候が認められて，用量的に高すぎ，よって第Ⅱ相試験では10mgから80mgまでの範囲が適当としている。

Ⅲ．後期第Ⅱ相試験としてのPSGを用いた用量反応試験

2008年4月から2009年10月にかけて米国29施設，日本12施設での多施設共同試験である。対象は原発性不眠症患者254例（うち日本人34例）である[4]。試験デザインは，4通りの独立した2つの治療期（4週間）からなるランダム化された2期のクロス・オーバー試験（間に1週間のplacebo期を置く）で，suvorexant→placebo，またはplacebo→suvorexantの順序で4用量（10，20，40，80mg）のいずれかを服用した。

主要評価項目のSEについては，表4に示したようにsuvorexantすべての用量でplaceboに対して高い優越性がみられた。副次評価項目WASOとLPSについては，WASOでは治療期第1日夜および4週時夜ともすべての用量でplaceboに有意の減少がみられたが，LPSでは，いずれの用量でもplaceboに統計的な優越性を示さなかった。ただし，数値的にはsuvorexantのすべての用量で短縮を示しており，複数の用量（第1日夜80mgおよび40mg，4週最終夜20mg）で名目上の有意差が認められた（$p<0.001$）。

副作用の発現率は，10mg群4.8%（3/62例），20mg群6.6%（4/61例），40mg群22.0%（13/59例），80mg 23.0%（14/61例）であり，本剤群で認められた主な副作用は傾眠と頭痛で，傾眠の頻度は10mg群1.6%，20mg群4.9%，40mg群10.2%，80mg群11.5%であり，40mg群，80mg群で高かったが，大部分は軽度であった。なお，日本人集団と非日本人集団の安全性プロファイルはおおむね類似しており，忍容性は全般的に良好であった。

以上のPSGを用いた日米共同のランダム化平行用量試験では，主要評価項目のSEと，副次評価項目のWASOで，suvorexantすべての用量で，placeboに対して優越性が認められ，LPSでは複数の用量でのplaceboとの名目上の有意差がみられて，suvorexantの原発性不眠症への有効性が示された。また，安全性でも傾眠が40mgと80mgで多くみられたが，日本人集団での特別な問題はみられなかった。なお，本試験は日本人の原発性不眠症患者が最初にsuvorexantを服用したものであり貴重であるが，34例と参加者も少なく，効果と安全性についてのまとまった解析は報告されていない。

Ⅳ．第Ⅲ相有効性検証試験（028試験と029試験）

いよいよsuvorexantの第Ⅲ相試験である。本試験は睡眠日誌による自己評価のみのQコホートと，PSGと自己評価を併せたPQコホートよりなる3ヵ月のplacebo対照試験である[3]。対象は非高齢者（18〜64歳）と高齢者（65歳以上）の原発性不眠症患者で，suvorexant投与量は高用量（非高齢者40mg，高齢者20mg）と低用量（非高齢者30mg，高齢者15mg）となっている。

本試験は1,021例を対象としたTrial 1（028試験，3ヵ月にさらに3ヵ月の継続投与のオプションのついたもの）と1,019例を対象としたTrial 2（3ヵ月の試験，029試験）からなっており，前者は米国，欧州，アジア，南アフリカ連邦の79施設で2010年5月〜2011年12月に，後者はさらにオーストラリアを加えた91施設で2010年5月〜2011年11月に実施された。なお，日本人被験者247例はすべてQコホートに参加している。

主要評価項目は，睡眠日誌による自覚的総睡眠時間（subjective total sleep time：sTST），自覚的睡眠潜時（subjective time to sleep onset：sTSO）

表 4 Suvorexant の PSG による評価項目への効果（ベースラインからの平均変化の placebo との差）（Herring ら，2012[1]，一部改変と抜粋）

用量	第 1 夜				第 4 週最終夜			
	10mg	20mg	40mg	80mg	10mg	20mg	40mg	80mg
主要評価項目								
睡眠効率（%）	5.2 (1.9, 8.6)[a]	7.6 (4.2, 11.0)[b]	10.8 (7.4, 14.2)[b]	12.9 (9.5, 16.3)[b]	4.7 (1.6, 7.8)[b]	10.4 (7.2, 13.6)[b]	7.8 (4.6, 10.9)[b]	7.6 (4.4, 10.9)[b]
副次評価項目								
入眠後覚醒時間（分）	−21.2 (−33.5, −8.8)[b]	−24.7 (−37.0, −12.3)[b]	−33.9 (−46.4, −21.5)[b]	−36.8 (−49.4, −24.3)[b]	−21.4 (−34.2, −8.7)[b]	−28.1 (−41.0, −15.1)[b]	−33.2 (−46.3, −20.2)[b]	−28.9 (−42.1, −15.7)[b]
睡眠潜時（分）	−3.4 (−15.6, 8.7)	−9.4 (−21.5, 2.9)	−23.1 (−35.3, −10.9)[c]	−25.4 (−37.7, −13.1)[c]	−2.3 (−12.2, 7.5)	−22.3 (−32.3, −12.3)[c]	−3.8 (−13.8, 6.3)	−9.5 (−19.7, 0.7)
探索項目								
総睡眠時間（分）	25.1 (9.1, 41.2)[a]	36.2 (20.1, 52.4)[b]	52.4 (36.2, 68.7)[b]	61.9 (45.6, 78.3)[b]	22.3 (7.4, 37.2)[a]	49.9 (34.7, 65.0)[b]	36.8 (21.6, 52.0)[b]	36.6 (21.1, 52.0)[b]
覚醒回数	0.3 (−1.4, 2.0)	0.6 (−1.1, 2.4)	0.1 (−1.6, 1.8)	−3.3 (−5.0, −1.6)[b]	−0.3 (−2.1, 1.5)	1.3 (−0.6, 3.1)	0.9 (−0.9, 2.8)	0.6 (−1.3, 2.4)

a p ≦ 0.01 対 placebo
b p ≦ 0.001 対 placebo
c p ≦ 0.001 対 placebo 多動性制御法で有意差なく，名目上の有意差あり
cf〔多動性制御法 adjustment for multiplicity（multiplicity adjustment）〕

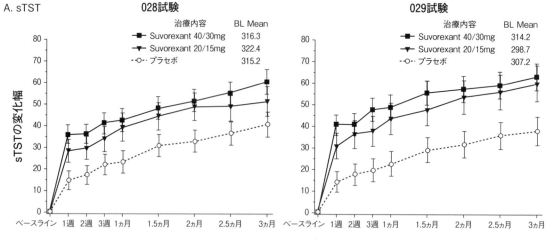
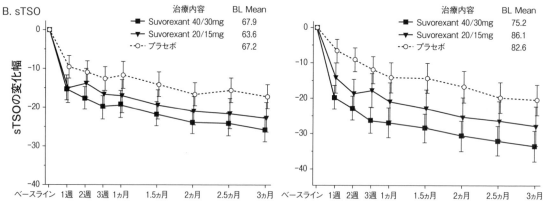

図4 第Ⅲ相有効性検証試験におけるsTSTおよびsTSOの推移（Herringら，2014[3]，井上，2015[5]の図を引用）
A：sTST（自覚的総睡眠時間）の変化，B：sTSO（自覚的睡眠潜時）の変化，BL Mean＝ベースライン時点の平均値

およびPSGでのWASOとLPSである。

成績を図4と図5に示した。sTSTおよびsTSOともにsuvorexant 40/30mg, 20/15mgはplaceboに対して高い優越性を示した。また，WASOもすべての測定時にplaceboより有意に優れる成績を示したが，LPSについては，Trial 1では全測定時に有意差を示したが，Trial 2では3ヵ月時の測定でplaceboと差を認めていない。

安全性については，有害事象を表5に示したが，主な副作用は，傾眠，頭痛，疲労，倦怠感であった。なお，傾眠は高用量群（40mg/30mg）で高くなる傾向がみられた。ナルコレプシー関連の睡眠麻痺，入眠時幻覚はいずれも1%未満と極めて低く，カタプレキシーは1例もみられなかっ

た。なお，suvorexant投与離脱後の退薬症候を検討するため，Trial 1（028），Trial 2（029）の両試験の併合解析で，Tyrer Withdrawal Symptom Questionnaireを用いた調査が行われているが，中止群と継続群の間で本スコアの総得点の差はみられていない。

以上の成績から，suvorexantは服用第1夜から明らかな睡眠促進効果が得られ，1ヵ月，3ヵ月時点まで効果の減弱はみられていない。また，非高齢者と高齢者の間で効果の差はみられず，日本人被験者の結果についても全対象者集団との差異は認められていない。安全性についても，高用量群（40/30mg）で傾眠の頻度が高くなる点には要注意であとは問題となるものはなく，優れた睡眠

§67 新規作用機序を持った睡眠薬の開発物語   1023

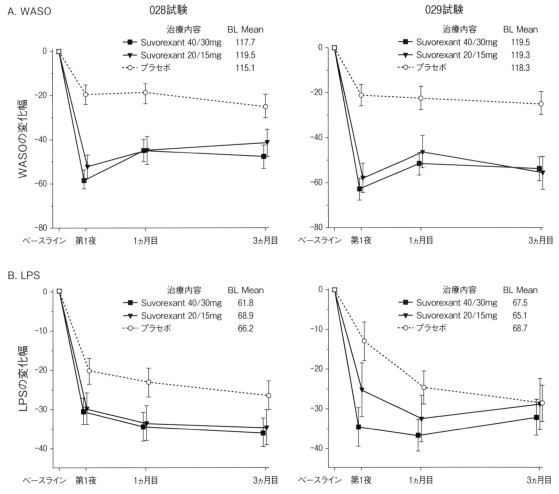

図5 第Ⅲ相有効性検証試験における WASO と LPS の推移（Herring ら，2014[3]，井上，2015[5]の図を引用）
A：WASO（中途覚醒時間）の変化，B：LPS（睡眠潜時）の変化，BL Mean＝ベースライン時点の平均値

表5 第Ⅲ期有効性検証試験における有害事象および治験薬との因果関係がある有害事象の発現割合（資料[6]より引用）

		治療期（0～3ヵ月）			延長期（4～6ヵ月）		
		プラセボ群	本剤低用量群	本剤高用量群	プラセボ群	本剤低用量群	本剤高用量群
評価例数		384	254	383	151	100	172
有害事象		49.7 (191)	49.6 (126)	51.7 (198)	27.8 (42)	32.0 (32)	34.3 (59)
治験薬との因果関係がある有害事象		13.8 (53)	20.1 (51)	25.1 (96)	4.0 (6)	3.0 (3)	6.4 (11)
主な事象	傾眠	3.1 (12)	4.3 (11)	9.9 (38)	0.7 (1)	1.0 (1)	1.2 (2)
	頭痛	3.1 (12)	3.9 (10)	2.9 (11)	0 (0)	0 (0)	0 (0)
	疲労	0.8 (3)	2.4 (6)	1.6 (6)	0 (0)	0 (0)	0 (0)
	倦怠感	0.5 (2)	0.4 (1)	2.1 (8)	0.7 (1)	0 (0)	0 (0)

発現割合（％）（発現例数）

薬としての第Ⅲ相試験の結果であった。

　以上のHerringら[3]のpivotal studyの成績を中心に，後に米国Merck社もわが国のMSD社も，通常用量を非高齢者40mg，高齢者30mgとするが，症状により非高齢者20mg，高齢者15mgも投与可能とする用法・用量で申請した。これについては後に詳述するが，米国食品医薬品局（Food and Drug Administration：FDA）は，あろうことか10mg/日から開始して20mg/日までの用量を申し渡した。実は，Herringらの論文はsuvorexant上市後の2016年に出版されており，考察の最後の部分でFDAとのやりとりの中で，20/15mgで開始し，効果不十分で安全性に問題がなければ40/30mgへ増量する方法を提案したが，FDAの決定は変らなかったとある。Herringらは，40/30mg/日は効果に優れ，忍容性にも問題ないと判断していたのであるが，FDAの変らぬ決定に，"米国の臨床医にとって，本試験の20/15mgのデータが最も妥当なものであるようだ"としめくくっている。この「……であるようだ are likely to be」とあるのは，もっと何か言いたいHerringらの気持が込められているようにも思えるのである。

Ⅴ．第Ⅲ相有効性検証試験（028試験）における日本人と全集団/非日本人との比較検討

　028試験には79施設で1,021例（高用量群383例，低用量群254例，placebo群384例）がエントリーされ，そのうち日本人は25施設（内科20，精神科4，心療内科1）から247例（高用量群92例，低用量群61例，placebo群94例）となっている。028試験における日本人被験者の効果と安全性が解析されて，重要な情報が得られているので紹介する[6,14]。

　日本人集団での平均年齢は55歳〔21～84歳，高齢者の割合は40.1％（99/247例），性別は男性37.7％（93/247例）および女性62.3％（154/247例），平均BMI 22.4kg/m^{2}であった。なお，外国人集団の平均年齢は56歳〔18～87歳，高齢者の割合は42.6％（330/774例）〕，性別は男性37.6％（291/774例）および女性62.4％（483/774例），平均BMIは26.0kg/m^{2}であった。日本人にBMIの低値がみられたが，他は同様であった。

　両集団における主要評価項目であるsTSO，sTSTのベースライン値および1ヵ月時と3ヵ月時の変化量は表6に示した通りである。

　外国人集団と比較して日本人集団で群間差が小さい傾向が認められたが，群間差の点推定値ではいずれの評価項目，評価時点，用量群および集団においてもsuvorexant群でplacebo群を上回る改善を示しており，全集団と日本人集団で一貫した結果が得られたとしている。しかし，こまかくみると，入眠効果（sTSO）の項で日本人placebo群の1ヵ月時，3ヵ月時ともそれぞれ75.0および74.1と数値的に大きく，変化量が－14.0および－22.9となり，suvorexant低用量群の変化量－11.4および－15.2を大きく上回っている。ただ，高用量群では変化量－16.1および－21.0と持ち直している。日本人群のベースライン値の平均入眠時間が外国人群より10数分高かったことによるもので，全体の流れの中では許容範囲ということか。

　安全性については表7のように，両集団で大きく異なっておらず，傾眠の発現割合が外国人集団と比較して日本人集団でやや高かったが，suvorexant高用量群の1例が中等度であった以外は，いずれも軽度であった。頭痛に関しては，外国人集団ではplacebo群，実薬群ともに高いのが目につく。いずれにしても，両集団での安全性プロファイルに大きな差はなかった。

　以上の成績から，内因性および外因性の民族的要因がsuvorexantの有効性および安全性に影響を及ぼす可能性は低く，本試験における患者背景，suvorexantの薬物動態，有効性および安全性に，日本人集団と外国人集団で大きな差異はなかったことから，本試験において，両集団を同一集団とみなしてsuvorexantの有効性および安全性を評価することは適切と考えられている。

Ⅵ．Suvorexantの1年間の長期投与試験（009試験）

　本試験は，suvorexantの1年間に及ぶ効果と安

表6 第Ⅲ相有効性検証試験（028試験）における日本人／外国人別のsTSOmおよびsTSTm変化量（分）（有効性解析対象集団①）（資料[6]より引用）

評価時点	集団	プラセボ群 ベースライン	プラセボ群 変化量	本剤低用量群 ベースライン	本剤低用量群 変化量	本剤低用量群 変化量の群間差[a]	本剤高用量群 ベースライン	本剤高用量群 変化量	本剤高用量群 変化量の群間差[a]
入眠効果：sTSOm									
1ヵ月時	全集団	65.7±39.4 (365)	−12.8±41.2	62.7±36.7 (244)	−16.4±31.5	−5.4 [−10.9, 0.0]	65.3±41.2 (363)	−20.7±36.9	−7.4 [−12.3, −2.5]
1ヵ月時	日本人	75.0±50.8 (90)	−14.0±62.0	63.6±47.5 (59)	−11.4±33.3	−4.8 [−17.2, 7.7]	63.0±31.1 (89)	−16.1±23.7	−9.2 [−20.3, 1.9]
1ヵ月時	外国人	62.7±34.4 (275)	−12.4±31.6	62.4±32.6 (185)	−17.9±30.8	−6.3 [−12.4, −0.3]	66.1±44.0 (274)	−22.2±40.2	−7.9 [−13.3, −2.5]
3ヵ月時	全集団	66.6±39.9 (339)	−18.9±39.3	60.5±34.7 (228)	−20.4±27.5	−5.2 [−10.2, −0.3]	66.4±45.5 (348)	−27.4±36.6	−8.4 [−12.8, −4.0]
3ヵ月時	日本人	74.1±50.4 (87)	−22.9±48.6	59.7±44.8 (53)	−15.2±24.8	−3.4 [−12.9, 6.1]	63.4±31.4 (86)	−21.0±30.5	−4.9 [−13.4, 3.5]
3ヵ月時	外国人	63.9±35.3 (252)	−17.5±35.5	60.7±31.2 (175)	−22.0±28.2	−6.5 [−12.2, −0.8]	67.3±49.3 (262)	−29.5±38.1	−10.3 [−15.5, −5.2]
睡眠維持効果：sTSTm									
1ヵ月時	全集団	317.7±65.3 (365)	23.4±52.0	322.7±57.7 (244)	38.7±50.5	16.3 [7.9, 24.8]	317.6±64.0 (363)	44.2±57.8	19.6 [12.0, 27.1]
1ヵ月時	日本人	293.1±56.9 (90)	23.8±53.3	305.4±49.0 (59)	32.8±39.3	14.9 [1.5, 28.3]	300.6±53.1 (89)	33.3±35.0	12.2 [0.3, 24.2]
1ヵ月時	外国人	325.7±66.0 (275)	23.2±51.6	328.3±59.3 (185)	40.6±53.6	17.2 [6.9, 27.6]	323.2±66.4 (274)	47.8±63.1	22.6 [13.3, 31.8]
3ヵ月時	全集団	316.7±64.5 (339)	42.1±56.4	325.4±56.7 (228)	50.3±55.2	10.7 [1.9, 19.5]	316.6±65.8 (348)	62.2±58.0	19.7 [11.9, 27.6]
3ヵ月時	日本人	295.2±56.4 (87)	42.1±51.2	307.6±47.1 (53)	42.6±44.6	7.1 [−7.4, 21.5]	300.5±53.3 (86)	50.0±46.1	11.7 [−1.1, 24.5]
3ヵ月時	外国人	324.1±65.6 (252)	42.1±58.2	330.8±58.3 (175)	52.6±57.9	12.5 [1.9, 23.2]	322.0±68.7 (262)	66.2±60.9	23.1 [13.6, 32.7]

平均値±標準偏差，（ ）内は評価例数
[a] 本剤群−プラセボ群（主要解析モデルに基づく最小二乗平均値 [95%信頼区間]）

表7 第Ⅲ相有効性検証試験（028試験）における日本人／外国人別の有害事象の発現状況（資料6)より引用）

		日本人集団			外国人集団		
		プラセボ群	本剤低用量群	本剤高用量群	プラセボ群	本剤低用量群	本剤高用量群
治療期 （0～3ヵ月）	評価例数	94	61	92	290	193	291
	全有害事象	34.0 (32)	49.2 (30)	52.2 (48)	54.8 (159)	49.7 (96)	51.5 (150)
	重篤な有害事象	3.2 (3)	0 (0)	0 (0)	2.8 (8)	0.5 (1)	0 (0)
	投与中止に至った有害事象	6.4 (6)	3.3 (2)	3.3 (3)	5.9 (17)	2.1 (4)	5.2 (15)
	主な有害事象						
	傾眠	4.3 (4)	9.8 (6)	15.2 (14)	3.1 (9)	3.6 (7)	9.3 (27)
	鼻咽頭炎	13.8 (13)	9.8 (6)	10.9 (10)	7.2 (21)	6.2 (12)	7.6 (22)
	倦怠感	2.1 (2)	1.6 (1)	6.5 (6)	0.3 (1)	0 (0)	0.7 (2)
	薬剤誤投与	2.1 (2)	6.6 (4)	3.3 (3)	2.8 (8)	3.1 (6)	2.1 (6)
	頭痛	0 (0)	3.3 (2)	2.2 (2)	7.9 (23)	7.8 (15)	8.2 (24)
延長期 （4～6ヵ月）	評価例数	85	49	82	66	51	90
	全有害事象	24.7 (21)	28.6 (14)	32.9 (27)	31.8 (21)	35.3 (18)	35.6 (32)
	重篤な有害事象	0 (0)	0 (0)	1.2 (1)	0 (0)	0 (0)	2.2 (2)
	投与中止に至った有害事象	0 (0)	0 (0)	1.2 (1)	0 (0)	0 (0)	3.3 (3)
	主な有害事象						
	鼻咽頭炎	1.2 (1)	6.1 (3)	11.0 (9)	0 (0)	2.0 (1)	0 (0)
	薬剤誤投与	0 (0)	2.0 (1)	1.2 (1)	1.5 (1)	5.9 (3)	0 (0)

発現割合（％）（発現例数）

全性を確認するための長期投与試験で，Herringらのpivotal studyの開始前にスタートし，その終了前に終えている[8]。米国，オーストラリア，欧州，南アフリカ連邦の106施設で781例の非高齢者（18～64歳）および高齢者（65歳以上）の原発性不眠症患者を対象とし，非高齢者には40mg，高齢者には30mgを投与するplacebo対照試験である．なお，12ヵ月完了者は2ヵ月間の退薬期に移行し，suvorexant服用者は1対1に実薬とplaceboに割り付け，placebo服用者はそのままplaceboを継続投与した．

主要評価項目は安全性で，副次評価項目はsTST, sTSOおよび退薬時の退薬症候と反跳性不眠とした．

まず，sTSTとsTSOのベースラインからの変化量をみると（図6），ともにplaceboに対する優越性を示した（それぞれ$p<0.0001$, $p<0.05$）．次に，1年間の投与試験における離脱後の変化をみると，有意の離脱症状はみられなかったが，図7にみるように明らかな不眠症状の再燃が認められ

ている．不眠症のベースラインを超えるものではなく，反跳性不眠は認めなかったが，suvorexant服用下で抑制されていた不眠症状が服薬中止により再び顕在化したものと考えられ，suvorexantの投与のみで不眠の基本的病態を消失－治癒へ導くところまでのポテンシャルはないものと判断されよう．

安全性について，有害事象発現率は両群に同程度で，副作用発現率は本剤に高い（表8）．副作用による中止率も本剤でやや高かった．

注目すべき有害事象として，①自殺念慮または自傷行為は本剤群で4例（0.8％）でplacebo群に0，②夢遊症が本剤群に1例（0.2％），③入眠時幻覚が3例（0.6％），傾眠時幻覚1例（0.2％），④日中の過剰な眠気は本剤群13例（2.5％），placebo群2例（0.8％），⑤睡眠時麻痺が本剤群に2例（0.4％）であった．なお，カタプレキシーは1例もみられず，転倒・転落および交通事故など本剤に起因するものはなかった．

以上の成績より，非高齢者40mg，高齢者30mg

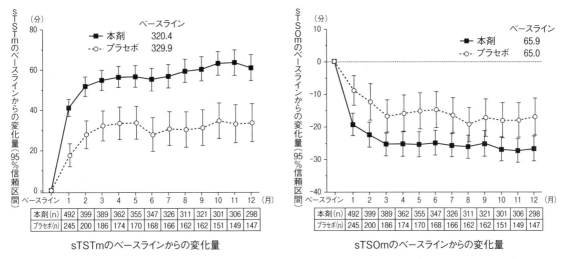

図6 Suvorexant の長期投与試験における sTST と sTSO のベースラインからの変化量（Michelson ら，2014[8]，インタビューフォーム[9]より引用）
sTSTm：自覚的総睡眠時間の平均，sTSOm：自覚的睡眠潜時の平均

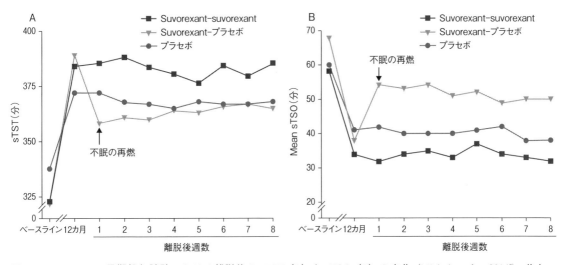

図7 Suvorexant の長期投与試験における離脱後の sTST（A）と sTSO（B）の変化（Michelson ら，2014[8]，井上，2015[5]の図を引用）
sTST：自覚的総睡眠時間，sTSO：自覚的睡眠潜時

の suvorexant は1年間を通じ，安全で，忍容性が高く，また不眠症状に対する睡眠潜時の短縮と睡眠維持に優れることが示されている．なお，服薬中止による不眠の再燃はありえても，反跳性不眠は認められなかった点を再度強調しておきたい．

Ⅶ．Suvorexant の持越し効果について

これまでの臨床試験を通して，BZ 系睡眠薬と異なり，臨床用量依存や反跳性不眠をきたさないことが証明されているが，持越し効果についてのまとめを挙げておく[6]．

表8 Suvorexantの長期投与試験における有害事象（Michelsonら，2014[8]），一部省略）

	Suvorexant N = 521	Placebo N = 258	Difference
有害事象全般			
全有害事象	362（69.5%）	164（63.6%）	5.9（−1.1 to 13.1）
副作用	182（34.9%）	53（20.5%）	14.4（7.8 to 20.6）
重篤な有害事象	27（5.2%）	17（6.6%）	−1.4（−5.5 to 1.9）
副作用としての重篤な有害事象	1（0.2%）	3（1.2%）	−1.0（−3.2 to 0.1）
有害事象による中止	61（11.7%）	22（8.5%）	3.2（−1.5 to 7.4）
Placeboより多い事象			
傾眠	69（13.2%）	7（2.7%）	10.5（6.8 to 14.1）
疲労	34（6.5%）	5（1.9%）	4.6（1.6 to 7.4）
口渇	26（5.0%）	4（1.6%）	3.4（0.7 to 5.9）
食欲不振	10（1.9%）	0	1.9（0.4 to 3.5）
末梢浮腫	9（1.7%）	0	1.7（0.3 to 3.3）

表9 第Ⅲ相試験（028試験，029試験，009試験）併合成績における持越し効果関連の有害事象（投与0〜3ヵ月）（資料[6]より引用）

	プラセボ群	本剤低用量群	本剤高用量群
評価例数	1025	493	1291
持越し効果関連の有害事象	6.2（64）	9.5（47）	16.6（214）
重篤な事象	0（0）	0（0）	0（0）
投与中止に至った事象	0.4（4）	0.6（3）	3.1（40）
重度の事象	0.1（1）	0.2（1）	1.0（13）
主な事象			
傾眠	3.0（31）	6.7（33）	10.7（138）
疲労	1.8（18）	2.2（11）	3.9（50）

発現割合（%）（発現例数）

1．翌日の精神運動機能，記憶および平衡機能への影響

第Ⅲ相試験（028試験と029試験）のPQコホートの被験者（1,493例）にDSSTで，suvorexant高用量群，低用量群とplacebo群の間に大きな差異は認めていない。健康被験者，慢性閉塞性肺疾患患者，閉塞性睡眠時無呼吸患者を対象とした検査では，非高齢者を対象とした自動車運転能力試験において，投与翌日の午前中に，20mg群で身体のふらつき範囲の増加が，40mg群では単語再生能力の低下および身体のふらつき範囲の増加が認められている。

2．持越し効果に関連した有害事象について

第Ⅲ相試験（028試験，029試験，009試験）併合成績における持越し効果関連の有害事象を表9に示した。多くは軽度または中等度で，投与継続が可能であった。

傾眠の累積発現割合のKaplan-Meierプロットは図8のとおりで，大半が投与開始後1週間以内に発現し，本剤群はplacebo群と比較して用量依存的に高かった。投与後1ヵ月以降の発現割合は，高用量群では1〜3ヵ月の間に約2.5%増加している。

3．翌日の自動車運転能力について

自動車運転試験（039試験）[15]）で，SDLPの対称性の解析では，suvorexant 20mg群（2日目）および40mg群（2および9日目）において有意な影響が認められたこと，一部の被験者で傾眠のた

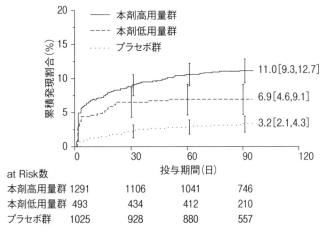

図8 第Ⅲ相試験（028試験，029試験，009試験）併合成績における傾眠の累積発現割合（投与0～3ヵ月，Kaplan-Meier推定値[95%信頼区間]）（資料[6]より引用）

めに自動車走行検査を中止したことから，運転能力に対する持越し効果には個人差があった。

以上から，多くの患者において，suvorexant投与による明らかな翌日の機能障害は認められず，不眠を原因とする日中の機能障害を改善することが期待されている。なお，後の添付文書には，本剤の影響が服用の翌朝以降に及び，眠気，注意力・集中力・反射運動能力等の低下が起こることがあるので，自動車の運転など危険を伴う機械の操作に従事させないよう注意すること，と書かれている。

Ⅷ．FDAおよび機構への申請と承認をめぐる用法・用量上の問題

これまで紹介してきた成績をもって米国Merck社と日本のMSD社は2012年にそれぞれFDAと医薬品医療機器総合機構（機構）へ申請した（わが国では12月4日）。通常用量を高用量（非高齢者40mg，高齢者30mg）とするが，症状により低用量（非高齢者20mg，高齢者15mg）も投与可能とする用法・用量である。これまでの試験の成績からは当然の設定であると考えられる[6]。ところが，FDAはMerck社に対して2013年6月に，不眠症に対して有効かつ許容可能なリスクを有する用量，すなわち，suvorexantの開始用量は10mg/日であること，忍容性が良好な場合には15mg/日または20mg/日を使用することは可能であるが，30mg/日または40mg/日までの増量は安全性の観点から認められないと結論したとの審査完了通知を送った。臨床試験の成績からは低すぎると思われる用法・用量の決定は，Merck社にとっては思いもよらないものであったと推測される。なぜこうなったかの詳細は，「スボレキサント審議結果報告書」[6]に8頁にわたって書かれている。とても興味ある内容でいちいち紹介したいが，紙面の都合もあり，松井と石郷岡[7]によるFDAの公式見解[2]からの類推にとどめる。すなわち，①20mg以上の服用で，翌日の運転技能に障害が出うること，②30mg以上の高用量で，パラソムニアの出現のリスク，自殺企図のリスクが上昇すること，③第Ⅰ相，第Ⅱ相試験の結果から2014年秋の承認に際しては，開始用量を10mgとすること，忍容性に問題なければ増量可能であるが，20mgまでとすること，CYP3Aを中等度に阻害する薬剤と併用の際には5mgから開始すること，などが盛り込まれた，とある。なお，非高齢者と高齢者間での用量調整の必要のない理由にも触れられている。

臨床試験の成績に基づく申請用量とFDAの承認用量とがこれだけ大きく外れたのは，薬物依存が大きな社会問題となっている米国では，BZ系

睡眠薬の臨床用量依存を抱えた現状の中で eszopiclone や zolpidem の用量の減量を指示しており，そうした問題のない新規睡眠薬といえども，可及的低用量に抑えるという FDA の意志の固さは並々ならぬものがあると読みとれる．FDA と Merck 社の間にかなり激しいやりとりがあったと考えられるが，FDA の意志の固さに，さしもの Merck 社も不承不承ながら譲歩せざるをえなかったのではないかと推察される．

こうした FDA の決定を踏まえて，機構は，通常，成人には suvorexant として1日1回 20mg を就寝直前に経口投与する．ただし，高齢者には1日1回 15mg を就寝直前に経口投与する，とした．なお，10mg/日を臨床推奨用量として設定しないとする機構の考えは専門協議において支持されているが，不眠症治療においては，治療継続のために一時的に減量が必要な場合もあり，10mg/日の投与が可能な製剤も今後上市されるべきとの意見が示されている．こうしたことから，機構は，本剤 15mg 錠より低用量の製剤の開発を検討するよう申請者に求めている．

かくして，米国での承認は2014年8月13日，わが国では2014年9月26日であるが，上市はわが国の方が2014年11月26日と早かった．米国の上市が2015年2月3日と遅れたのは，10mg 錠および 5mg 錠の米国申請に必要なデータを取得した後に2014年2月に再申請したことによるもので，5mg 錠，10mg 錠の生産ラインの確保も影響したと考えられる．

なお，わが国での承認による適応症（効能・効果）について，orexin 伝達系の活性を抑える suvorexant の作用機序は原因の如何を問わず，不眠症の症状改善に有益であること，DSM-5 では原発性不眠症と二次性不眠症はとくに区別されていないことを踏まえて，「不眠症」とされている．ただし，二次性不眠症患者における有効性および安全性は確かめられていないことを添付文書で注意・喚起されている．

Ⅸ．おわりに

筆者は suvorexant の開発には直接タッチしていないが，orexin が発見され，その機能の全貌が明らかにされるにつれ，ここから優れた睡眠薬が生まれることを suvorexant が合成される前に予測していた[11]．Orphan receptor（孤児受容体）の ligand 探しからスタートして，orexin (hypocretin) がわが国の Sakurai らと de Lecea らによって発見され，それがナルコレプシーを介して睡眠・覚醒機構の仕組みが明らかにされ，Texas 大学と Stanford 大学の熾烈な競争の中からこの領域の学問が大いに進展した．本稿を書くために集めて頂いた資料を読みながら，睡眠研究の末席を汚している筆者にとって非常に勉強になった．

BZ 系睡眠薬の処方頻度を減らし，あわよくば取って替ろうとする激しい DORA（dual orexin receptor antagonist）としての睡眠薬の開発競争に打ち勝って初の orexin 受容体拮抗薬として登場した suvorexant は，不眠症治療の中で特異な地位を確立していくものと期待されている．世界初の薬物の開発物語を書く楽しさは格別のものがある．その意味で，suvorexant は筆者を楽しませてくれた．なお，suvorexant に続く DORA として最も近くにいるのが，わが国創成の E-2006[16]であり，現在，第Ⅲ相試験の最中で，筆者もそれに参加している．その開発物語を書ける日の近いことを祈っている．

最後に，本稿を書くに当って，資料を快く集めてくださった MSD 社の荻田咸夫氏，特別の教えを頂いた米国 Merck 社の Dr. John Renger を始め，多くの MSD 社の方々に感謝したい．

文　献

1) de Lecea, L., Kilduff, T. S., Peyron, C. et al.: The hypocretins: hypothalamus-specific peptides with neuroexcitatory activity. Proc. Natl. Acad. Sci. USA, 95 (1): 322-327, 1998.
2) Food and Drug Administration: Suvorexant (orexin receptor antagonist) briefing materials. 22 May 2013. [cited 2014 19 August]. Available from: http://www.fda.gov/downloads/AdvisoryCommittees/CommitteesMeetingMaterials/Drugs/PeripheralandCentralNervousSystemDrugsAdvisoryCommittee/UCM352969.pdf
3) Herring, W. J., Connor, K. M., Ivgy-May, N. et

al. : Suvorexant in patients with insomnia : results from two 3-month randomized controlled clinical trials. Biol. Psychiatry, 79 : 136-148, 2016. Epub 2014 Oct. 23.
4) Herring, W. J., Snyder, E., Budd, K. et al. : Orexin receptor antagonism for treatment of insomnia : a randomized clinical trial of suvorexant. Neurology, 79 : 2265-2274, 2012.
5) 井上雄一：Suvorexant の臨床効果．臨床精神薬理，18：1063-1071, 2015.
6) 厚生労働省医薬食品局審査管理課：スボレキサント審議結果報告書，2014年8月22日．
7) 松井健太郎，石郷岡純：Suvorexant の薬物動態．臨床精神薬理，18：1055-1062, 2015.
8) Michelson, D., Snyder, E., Paradis, E. et al. : Safety and efficacy of suvorexant during 1-year treatment of insomnia with subsequent abrupt treatment discontinuation : a phase 3 randomised, double-blind, placebo-controlled trial. Lancet Neurol., 13 : 461-471, 2014.
9) MSD 株式会社：ベルソムラ®錠15mg，20mg 医薬品インタビューフォーム．2015年12月改訂（第5版）
10) 村崎光邦：新規作用機序を持った睡眠薬の開発物語―その2-1：世界初の orexin 受容体拮抗薬 suvorexant：orexin の発見から suvorexant の薬理まで．臨床精神薬理，20：99-111, 2017.
11) 村崎光邦：新しい睡眠薬開発への期待．臨床精神薬理，9：2027-2038, 2006.
12) Sakurai, T., Amemiya, A., Ishii, M. et al. : Orexins and orexin receptors : a family of hypothalamic neuropeptides and G protein-coupled receptors that regulate feeding behavior. Cell, 92 (4) : 573-585, 1998.
13) Sun, H., Kennedy, W. P., Wilbraham, D. et al. : Effects of suvorexant, an orexin receptor antagonist, on sleep parameters as measured by polysomnography in healthy men. Sleep, 36 : 259-267, 2013.
14) 内村直尚，久田智，高橋健一他：オレキシン受容体拮抗薬であるスボレキサントの原発性不眠症患者に対する有効性および安全性の検討―日本人と全集団/非日本人の比較検討―国際共同第Ⅲ相無作為化二重盲検プラセボ対照有効性検証試験．睡眠医療，9：395-411, 2015.
15) Vermeeren, A., Sun, H., Vuurman, E. F. et al. : On-the-Road Driving Performance the Morning after Bedtime Use of Suvorexant 20 and 40 mg : A Study in Non-elderly Healthy Volunteers. Sleep, 38 : 1803-1813, 2015.
16) Yoshida, Y., Naoe, Y., Terauchi, T. et al. : Discovery of (1R, 2S)-2-{[(2,4-dimethylpyrimidin-5-yl)oxy]methyl}-2-(3-fluorophenyl)-N-(5-fluoropyridin-2-yl) cyclopropanecarboxamide (E2006) : a potent and efficacious oral orexin receptor antagonist. J. Med. Chem., 58 : 4648-4664, 2015.

§68

新規作用機序を持った睡眠薬の開発物語

――その3：生まれ変った eszopiclone――

I. はじめに

　新規作用機序を有する睡眠薬の開発物語として eszopiclone を取り上げることになった。Eszopiclone については，zopiclone の開発物語のところで一部書いているが[11]，振り返ってみて，GABA_A 受容体の最近の知見を盛り込んだ内容になっておらず，心残りであり，筆者の勉強し直しを兼ねてここで ramelteon，suvorexant に続いてその開発物語を書く決意を固めた。

　本稿では，米国の Sepracor 社（現 Sunovion 社）がどのような意図のもとに eszopiclone を開発し，それに対してわが国がどのように対応したかについて書いて，eszopiclone の本来の姿を浮き彫りにしていきたい。

II. Eszopiclone 開発の経緯

　Eszopiclone の開発の経緯は1965年頃，欧州で全盛期を迎えつつあった benzodiazepine (BZ) 系抗不安薬と睡眠薬に負けない新規化合物を作ろうと立ち上った Rhône-Poulenc 社の研究にまで遡る。同社は図1のように，3-hydroxy-1-isoindolinone から 2436R.P.（benzopyrroline 化合物）を経て2つの cyclopyrrolone 系化合物の合成に辿りついた[17]。1971年のことである。化学構造上は非 BZ であるが，薬理学的には BZ 系薬物に極めて類似しており，1977年に BZ 受容体が発見されたのち[1,2,10]，cyclopyrrolone 系化合物も BZ 受容体の作動薬であることが確認されている。Rhône-Poulenc 社は半減期の短い zopiclone を睡眠薬に，長い suriclone を抗不安薬にとの意図のもとに開発を続け[12]，まず zopiclone が1986年欧州で超短時間型の睡眠薬として承認された。わが国でも1980年代早期に導入され，筆者もその臨床試験に参加している。

　この zopiclone の開発のために不眠研究会が組織されたことはすでに述べた[11]。ちなみに，不眠研究会はいくたびかの変遷を経て，2014年からわが国で eszopiclone を開発したエーザイ株式会社（以下エーザイ）が共催となり，2016年で第32回を迎えるという長寿の名物研究会となっている。さて，zopiclone のわが国での開発は順調に進み，1989年には承認され，欧州と日本を中心に広く汎用されていった。優れた催眠作用と翌朝の苦味の強さが印象に残っている。

　話は米国へ飛ぶ。1991年の triazolam bashing の後の1992年に米国で上市された Synthélabo 社（現 Sanofi 社）の zolpidem が世界初の ω_1 受容体作動薬として日の出の勢いで販路を拡大し，Ambien® の時代となっていた。全盛を誇った triazo-

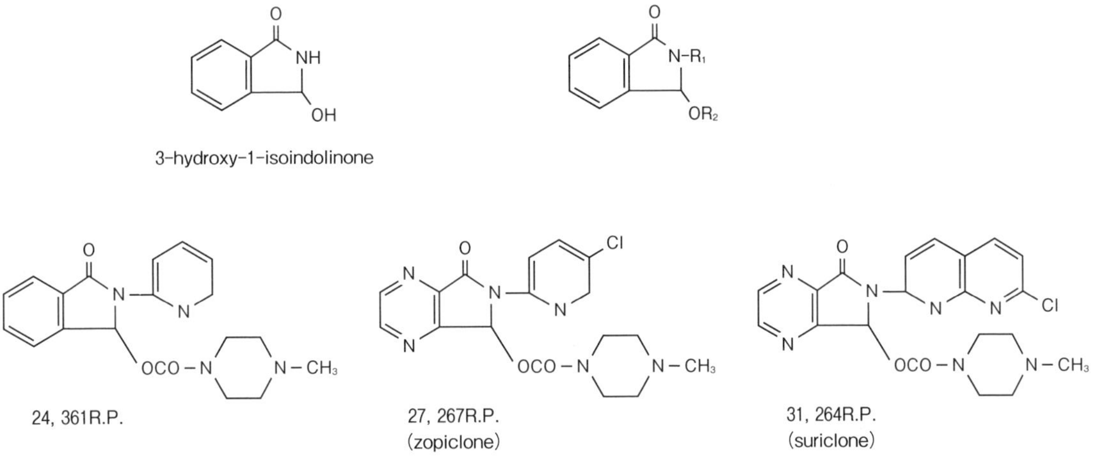

図1 Zopiclone（27, 267R.P.）発見に至るまでの歴史的経過（大熊，1999[17]，一部改変）

lam に取って代ったのである[13]。そうした中，Massachusetts 州 Marlborough にある Sepracor 社（現 Sunovion 社）は着々と zopiclone の S 体である eszopiclone の基礎的研究を開始していた。もともと Sepracor 社はラセミ体の薬物を S 体と R 体に分ける技術を持っていたとされるが，（R）-zopiclone には作用がなく，eszopiclone が zopiclone の作用を担っているという事実に着目し，1989年に開発に入っていた。米国での膨大な臨床試験の成績については後に一部を紹介するが，とりわけ6ヵ月の長期投与後の離脱時に反跳性不眠を生じないとの成績[26]は見事で，12ヵ月間の投与試験[19]も実施されたのが評価されたか，米国の食品医薬品局（Food and Drug Administration：FDA）の承認を受けた。それも35日までの処方指定のない承認であった。この承認を受けたあと，Sepracor 社はわが国での eszopiclone の開発を展開すべくいくつかの日本の製薬会社に声をかけたと聞いている。当初，5社までは手を挙げなかったが，ここに敢然と受けて立ったのがエーザイであった。こうして，2006年 eszopiclone の開発はわが国で始められたのであるが，筆者はエーザイの勇気ある態度にはいたく感激している。

ところで，Sepracor 社は欧州での販売を英国の Glaxo-SmithKline 社に委託し，欧州医薬品庁（European Medicines Agency：EMA）へも申請した。当初はこれを受け入れるかの様子であった

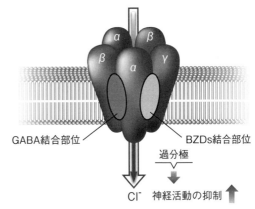

図2 GABA_A 受容体の構造と機能（大熊ら，2008[15]，一部改変引用）

が，EMA は eszopiclone と zopiclone がほとんど変らないため，新規医薬品としては認めず，仮に販売しても薬価は zopiclone の generic と同じになるとされて，Sepracor 社は申請を取り下げた。そして，eszopiclone を販売する手筈を整えていた Glaxo-SmithKline 社は代りにスイスの Actelion 社と契約して orexin 受容体拮抗薬の almorexant の開発権を入手することになったとされる。

注）Z-Drug：非 BZ 構造を持ちながら BZ 受容体に作動作用を呈する zopiclone, eszopiclone, zolpidem, zaleplon（本邦未発売）の頭文字をとって Z-Drug と呼ばれる。

表1 GABA_A 受容体のαサブユニットの薬理学的役割（大熊ら，2015[16]）

GABA_A 受容体サブユニット	薬理作用								
	鎮静	睡眠	抗不安	抗うつ	筋弛緩	抗けいれん	学習・記憶	前向性健忘	依存	耐性
α1	○	△				○		○	○	
α2			○	○(>α3)	○	○				
α3			○	○	○	○				
α5					○		○			○

各サブユニットが作用を有するものを○で示す。α4，α6 は BZD，Z-Drug に対する感受性なし。

III. Eszopiclone の作用特性

抑制性神経伝達物質の1つである γ-amino butyric acid（GABA）は GABA_A 受容体に結合することで内在する Cl⁻ チャンネルを開いて Cl⁻ の神経細胞内への流入を促進し，神経細胞の興奮を鎮める[8,15,16]。GABA_A 受容体は図2にみるように[15] 5個のサブユニットにより構成される5量体であり，GABA 結合部位はαおよびβサブユニットの境界領域に存在する。BZ はαとγサブユニットの境界領域に結合し，Z-Drug[注]はαサブユニットに結合する。BZ と Z-Drug はともに BZ 受容体作動作用を有して GABA の受容体結合を増加させて Cl⁻ 流入増加をもたらすが，GABA 作用の増強は内在性 GABA 含量に依存するため，直接 Cl⁻ チャンネルに作用して Cl⁻ の神経細胞内流入を持続させる barbiturate とは異なり，過度の神経細胞内抑制作用を生じさせず，過量服用によっても致命的にはならないという安全性を特徴とする。

GABA_A 受容体に包括される BZ 受容体は Langer ら[9]によってω受容体と命名され，ω1，ω2，ω3 の3つのサブタイプがあり，Z-Drug の zolpidem と zaleplon は選択的にω1 受容体に結合するとされた。Rudolph ら[20,21]や Tan ら[22]の優れた業績により現在ではω1 受容体はα1 サブユニット，ω2 受容体はα2,3,5 サブユニットに分類できるとされている。大熊ら[15,16]は表1にみるように，各αサブユニットの薬理学的役割を見事に説明している。また，Nutt と Stahl[14]のレビューから各 Z-Drug のαサブユニットに対する機能的作用強度を表2のように示している。すなわち，zopiclone

表2 Z 薬物の GABA_A 受容体αサブユニットに対する機能的作用強度の比較（大熊ら，2015[16]）

Zolpidem	α1≫α2，α3，α5（−）
Zopiclone	α1，α5>α2，α3
Eszopiclone	α2，α3>α1

はα1，α5 への作用がα2，α3 への作用よりやや強く，それに対して eszopiclone はα2，α3 への作用がα1，α5 への作用よりやや強いことになる。これらの表からは，α2，α3 サブユニットへの作用の強い eszopiclone は最も優れた臨床効果をもたらすと読みとれる。このαサブユニットへの作用の違いこそが eszopiclone と zopiclone の薬理学的特性の違いにつながることになる。

さらに黒川ら[8]は，BZ や Z-Drug の依存形成性と GABA_A 受容体αサブユニットへの役割について図3のように示している。α1 サブユニットへより強く作用する BZ，zolpidem，zopiclone は抑制性 GABA 介在神経を抑制して脱抑制を生じ，dopamine 神経細胞の興奮に伴う依存形成の可能性を高める。一方，eszopiclone は介在性 GABA 神経細胞の活動とは関係なく，直接 dopamine 神経細胞上のα3GABA_A 受容体を刺激するため，依存形成性はα1 サブユニットへの作用の強い BZ や Z-Drug に比して低いと考えられているという。

ここで誰もが抱く疑問は，通常の用量では何の作用も持たない（R）-zopiclone を除いた eszopiclone がなぜα2，α3 サブユニットへの作用がα1，α5 サブユニットへの作用より強くなるのか，という点である。GABA_A 受容体への親和性を示さない（R）-zopiclone に何らかの作用を求めるのか，あ

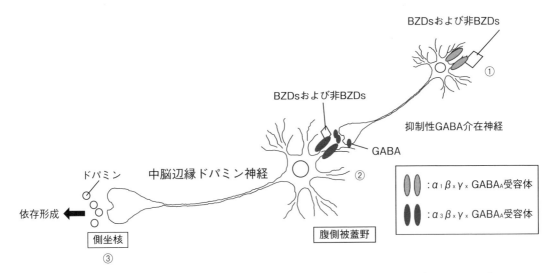

図3 中脳辺縁ドパミン神経系におけるGABA_A受容体αサブユニットの役割（黒川ら，2012[8]）
中脳辺縁ドパミン神経系の起始核である腹側被蓋野には抑制性GABA神経が投射しており，ドパミン神経系を抑制性に調節している（①→②）。BZDおよび非BZDは，このGABA神経上に存在する$α_1$サブユニットGABA_A受容体に作用して，抑制GABA神経を抑制し，GABAの遊離を抑制する（脱抑制：①→②）。その結果，ドパミン神経系が活性化され，中脳辺縁系の投射先である側坐核においてドパミンが過剰に遊離されることにより，精神依存が引き起こされると考えられている（③）。また，腹側被蓋野のドパミン神経上にある$α_3$サブユニットGABA_A受容体にBZDおよび非BZDが作用する。BZD = benzodiazepine

るいはeszopicloneのGABA_A受容体への結合部位あるいは結合方法に微妙な変化が生じるのか，明確な答えは今のところ見当らない。

IV．海外での臨床試験

米国では，数多くの試験が実施されている。ここでは，後にわが国でのブリッジング試験の対象となったErmanら[4]の試験，Walshら[26]の6ヵ月投与試験に限定して紹介する。なお，Favaら[5]の不眠症を伴う大うつ病へのfluoxetineとの併用療法が興味深い成績をあげているので，加えて紹介する。

1．原発性不眠症患者に対する用量反応試験（海外第II相試験）

本試験は，原発性不眠症患者65例を対象にeszopicloneの用量反応性をpolysomnography（PSG）を用いて測定したplacebo対照無作為二重盲検交叉比較試験で，米国7睡眠検査施設にて2000年10月から2001年4月にかけて実施された[4]。

試験デザイン（用法・用量）は，スクリーニング期にplacebo服用下でPSGを測定し，二重盲検期にeszopiclone 1, 2, 2.5, 3mg, zolpidem 10mg, またはplaceboをPSG測定前30分に2日間投与する。休薬期間は3～7日間と設定されている。

主要評価項目はITT集団（intention-to-treat）におけるPSGによる客観的睡眠潜時である。その成績は表3のように，eszopiclone 2mg, 2.5mgおよび3mgはplacebo投与時と比較して統計学的に有意差（いずれも$p≦0.0001$）が認められた。

因果関係が否定されなかった有害事象（臨床検査値異常を含む）は，placebo投与時25.4％（16/63例），1mg投与時19.0％（12/63例），2mg投与時15.9％（10/63例），2.5mg投与時20.0％（13/65例），3mg投与時23.4％（15/64例），zolpidem投与時25.0％（16/64例）に認められ，主な事象は表4にみるように，味覚異常がeszopiclone群に用量依存的に多くなっている。安全性上，他

表3 Eszopicloneの用量反応試験における客観的睡眠潜時（分）（ITT）（Ermanら，2008[4]，資料[7]より引用）

	プラセボ	本剤				Zolpidem
		1mg	2mg	2.5mg	3mg	
評価例数	63	63	63	65	64	64
中央値 （最小値，最大値）	29.0 (1.5, 143.5)	16.8 (3.0, 133.3)	15.5 (1.8, 99.5)	13.8 (0.5, 83.0)	13.1 (0.5, 91.3)	13.1 (1.0, 81.0)
プラセボ群との比較[a]			$p \leq 0.0001$	$p \leq 0.0001$	$p \leq 0.0001$	

a) 各時期で得られた2連夜の実測値の平均値を順位変換した値を応答変数，薬剤，投与順および時期を固定効果，被験者を変量効果＜投与順にネスト＞とした分散分析

表4 米国のeszopicloneの用量反応試験における主な副作用（Ermanら，2008[4]）

	味覚異常	傾眠	頭痛
placebo	1	2	1
eszopiclone			
1mg	3	3	3
2mg	3	2	2
2.5mg	6	2	3
3mg	5	3	3
zolpidem	0	5	3

（例）

に問題となることはなかった。

以上から，eszopiclone 2～3mgの有効性が示され安全性についても大きな問題はなかった。

2．原発性不眠症患者に対する6ヵ月投与試験

成人（21～64歳）原発性不眠症患者830例に対するeszopiclone 3mgのplacebo対照試験で（2対1に無作為割りつけ，placebo群280例，eszopiclone群550例），2003年10月から2004年10月にかけて，米国54施設で実施された[26]。

主要評価項目は主観的評価による睡眠潜時とし，副次評価項目は中途覚醒時間と総睡眠時間としている。この3評価項目の6ヵ月の推移をみると（図4），いずれも1ヵ月後から6ヵ月後にかけてplacebo群に対して有意の改善を認めて効果が持続している。そして，6ヵ月時服用中止後14日間の3項目の推移をみると（図5），実薬群ではいずれも一時的な軽度の悪化方向への動きがみられたが，速やかに元に復しており，反跳性不眠が認められないことを示している。この事実は，BZ系睡眠薬にはみられない貴重な所見である。

安全性については，有害事象全体でeszopiclone群75.5％対placebo群58.9％（$p<0.05$）と実薬群に多い。各事象では，有意差のついたもののみをあげると，味覚異常（不快な味覚）は19.7％対1.1％（$p<0.001$），傾眠8.8％対3.2％（$p=0.0029$），筋肉痛6.0％対2.9％（$p=0.047$）の3項目のみであった。重篤な有害事象は5例のみで，placebo群3例（胸痛2例，腹痛1例），eszopiclone群2例（変形性関節疾患の悪化と脳血管性疾患）であった。

以上，eszopiclone 3mgの6ヵ月投与で睡眠潜時，中途覚醒時間，総睡眠時間への効果は有意のまま持続し，中止後の反跳性不眠も認められず，安全性の高さが目立っている。

3．Fluoxetineとの併用による大うつ病への効果

Favaら[5]は，米国67施設でfluoxetine 20mg/日を服用中の不眠症を伴う大うつ病患者545例を対象とし，eszopiclone 3mgかplaceboを併用する8週間の二重盲検比較試験を2000年1月から10月にかけて実施している。なお，2週間の単盲検のplacebo run-out期をおいている。

対象は21～64歳のHAM-D17項目で睡眠の3項目の点数を除いた14点以上の大うつ病患者で，睡眠潜時30分以上，総睡眠時間6.5時間以下，中途覚醒時間45分以上を示した545例である。その成績をみると，睡眠潜時，中途覚醒時間，総睡眠時間は評価した週1，4，8のすべての時期でeszopiclone併用群はplacebo併用群より有意の改善を示している。さらに，HAM-D17項目の推移で，全体では週4および週8でeszopiclone併用群が有意に優れる改善を見せ，睡眠の3項目を除いた

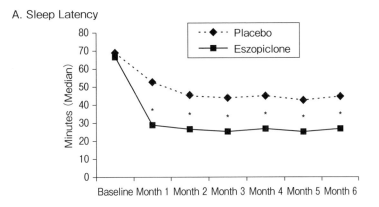

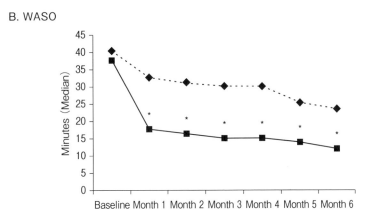

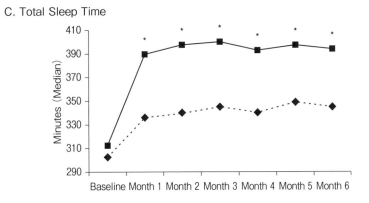

図4 Eszopicloneの6ヵ月投与試験における睡眠潜時（A），中途覚醒時間（B），総睡眠時間（C）の6ヵ月の推移（Walshら，2007[26]）
＊基準夜からの変化。p＜0.0001 対 placebo

検討では，週8の評価でeszopiclone併用群が有意の改善を見ている。HAM-D17項目の22点以上の患者群でみると，HAM-D17項目全体でも，睡眠の3項目を除いた検討でも週4，週8ともeszopiclone群で有意な改善が認められている（図6）。また，反応率と寛解率ともにeszopiclone群が有意に高い（図7）。

改善の推移をClinical Global Impression Severi-

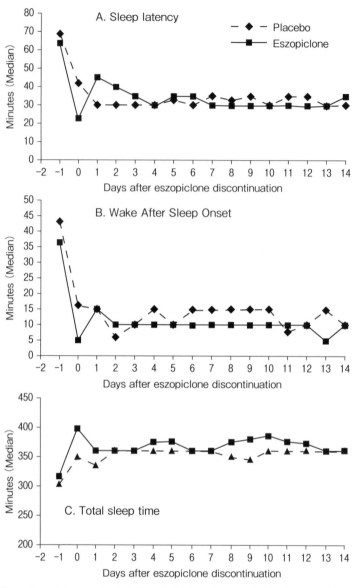

図5 Eszopicloneの6ヵ月投与試験における離脱後の睡眠潜時（A），中途覚醒時間（B），総睡眠時間（C）の推移（Walshら，2007[26]）

ty（CGI-S）でみると，2週時点からeszopiclone併用群はplacebo併用群に有意差をつけ，早期からの改善が認められている（図8）．また，8週間でeszopicloneは中止してその2週間後の評価で，反跳現象およびその他の変化は生じていない．

安全性では，eszopiclone併用群76.2%，placebo併用群71.5%に有害事象は生じているが，差の著しい項目は味覚異常の22.7%対0.7%のみであった．

本試験は初めての大規模なselective serotonin reuptake inhibitor（SSRI）に睡眠薬を付加したplacebo対照試験であるが，eszopicloneは不眠症状のみならず，うつ病症状をも早期から有意に改善することが示されている．この事実はeszopicloneに抗うつ効果があることを示唆しており，Favaらは不眠症を併存するうつ病への増強療法と

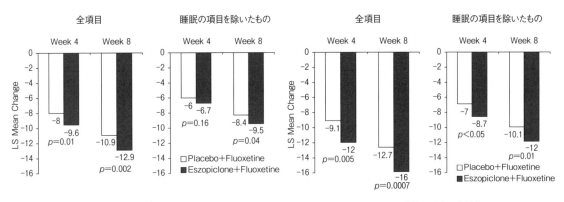

図6 不眠症を併発する大うつ病でのfluoxetineとeszopicloneの併用療法におけるHAM-D17項目の平均変化（Favaら，2006[5]，2図を合成）

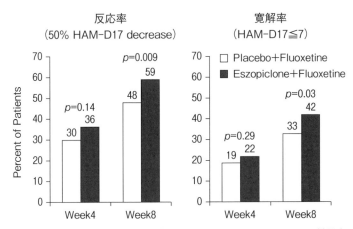

図7 不眠症を併発する大うつ病でのfluoxetineとeszopicloneの併用療法における反応率と寛解率（Favaら，2006[5]）

なりうるとしている。これまでにもうつ病治療で不眠症状を伴う症例にBZ系睡眠薬やzolpidemを併用した試験はいくつか報告されており，不眠症状の改善には作用しているが，抗うつ効果までは示していない。

Eszopicloneの抗うつ作用は，$GABA_A$受容体の$α_3$サブユニットへの親和性の強さにあると考えればRudolphらの$α_3$サブユニットは抗うつ作用に関連するとの考え方が生きてきて興味深い。

なお，Pollackら[18]は成人の全般性不安障害の患者595例を対象としたescitalopram 10mgにeszopiclone 3mgかplaceboを併用する大規模試験で，不眠症状の改善のみでなく，不安障害そのものを有意に改善する結果を得ている（図9）。

V．わが国での臨床試験

日本人を対象とした最初の第Ⅰ相試験は，米国で日本人および白人の健康成人を対象とした臨床第Ⅰ相反復投与試験として，2005年6月から10月にかけてSepracor社によって実施されている。

1．第Ⅰ相試験[3,7]

米国の2施設で，20～44歳の男女96例（日本人48例，白人48例）の健康成人を対象とした4用量（1mg，2mg，3mg，4mg）とplaceboのいずれか

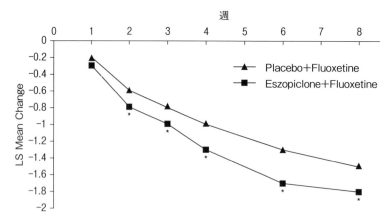

図8 不眠症を併発する大うつ病でのfluoxetineとeszopicloneの併用療法における CGI-S の推移（Fava ら，2006[5]）
CGI-S：Clinical Global Impression Severity
*基準値からの変化（p≦0.05）

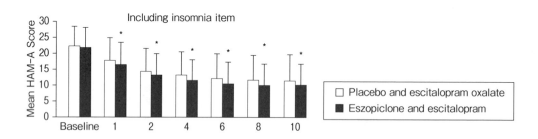

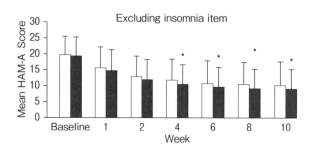

図9 Eszopicloneのescitalopramとの併用による全般性不安障害への効果にみるHamilton Anxiety Scale スコアの推移（Pollack ら，2008[18]）
*基準値からの変化（p＜0.05）対 placebo
10週時は単盲検 placebo run-out 期

を1日1回7日間の反復投与試験として行われた。このさいのeszopicloneの血漿中濃度推移を図10に，薬物動態パラメータを表5に示した。C_{max}, AUC はともに白人よりも日本人にわずかに高い数値が認められているが，両被験者群での体重差は約10kgある点に注目したい。

薬力学的効果の1つの指標としてDigit Symbol Substitution Test（DSST）を実施しており，日本人，白人ともeszopiclone 3mg服用時のDSSTスコアは投与直後から減少し，30分後で最大となり，3時間後まで減少し続けている。この成績から日本人で認知機能に関連した副作用や持ち越し

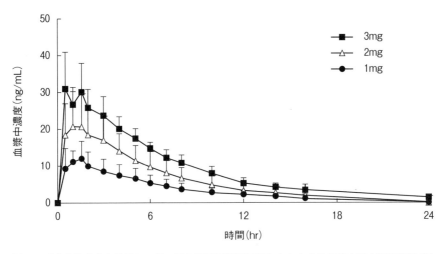

図10 日本人健康成人男性に1日1回7日間反復経口投与したときの平均血漿中濃度推移（社内資料[3]より引用）
（平均＋標準偏差，1mg 及び 3mg：n＝8，2mg：n＝9）

表5 日本人健康成人男性に1日1回7日間反復経口投与したときの薬物動態パラメータ（投与1日目および7日目）（社内資料[3]より引用）

			1mg (n＝8)	2mg (n＝9)	3mg (n＝8)
Eszopiclone	1日目	C_{max} (ng/mL)	14.52 ± 4.46	25.40 ± 7.40	37.03 ± 5.70
		t_{max} (hr)	1.25 (0.50, 1.52)	1.00 (0.50, 2.00)	1.50 (0.50, 2.00)
		$AUC_{0\text{-last}}$ (ng・hr/mL)	79.60 ± 36.17	147.89 ± 57.47	222.25 ± 36.95
	7日目	C_{max} (ng/mL)	14.71 ± 3.97	27.02 ± 5.22	37.59 ± 5.54
		t_{max} (hr)	1.00 (0.50, 1.50)	1.00 (0.50, 2.00)	0.75 (0.50, 2.00)
		$AUC_{0\text{-last}}$ (ng・hr/mL)	88.71 ± 36.33	168.69 ± 67.54	252.63 ± 59.17
		$t_{1/2}$ (hr)	4.83 ± 0.89	5.08 ± 1.62	5.16 ± 0.85

平均値 ± 標準偏差，ただし t_{max} は中央値（最小値，最大値）

効果が多くみられる可能性は低いとされている。

因果関係が否定できない有害事象の発現率はいずれも両群の間に明確な差は認められていない。味覚異常は placebo 群，1mg 群には0であったが，2mg 群と 3mg 群で50％，4mg 群で66.7％に出現しているものの，白人と日本人との差はなかったのか，明確には対比されていない。

以上の成績から，$AUC_{0\text{-last}}$ および C_{max} は日本人と白人とで同様であり，ともに用量比例性を示している。したがって，薬物動態の面から，日本人で用量を調整する必要はないと考えられている。また，安全性の面でも人種間の差はみられていない。

わが国では，日本人健康成人を対象として，eszopiclone 1mg 錠3錠と 3mg 錠1錠の生物学的同等性を検証する試験（2007年1月〜4月）と，eszopiclone の薬物動態に及ぼす食事の影響をみる試験（2008年12月〜2009年2月）がエーザイによって実施されている[3,7]。まず，1mg 錠3錠と 3mg 錠1錠の生物学的同等性はきれいに検証されている。次いで，薬物動態に及ぼす食事の影響については，図11のように eszopiclone は食事により t_{max} が遅延し，C_{max} が70％に低下することが認められたが，AUC には影響が認められていない。いずれの場合にも，安全性に問題はなかった。

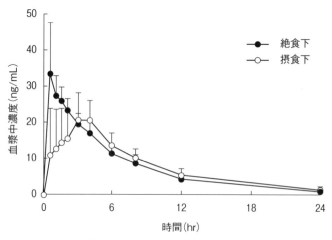

図11 絶食下および摂食下に単回経口投与（3mg）したときの平均血漿
中濃度推移（社内資料[3]）より引用）
図中のポイントは平均値＋標準偏差

2．原発性不眠症患者に対する用量反応試験（国内第Ⅱ/Ⅲ相試験）

本試験は，米国でのErmanら[4]による試験を対象としたブリッジング試験で，2008年9月から2010年5月にかけて全国21施設で実施されたPSGを用いた試験である[23]。

試験デザイン（用法・用量）は，Ermanらの試験とほぼ同じプロトコルであり，異なる点はeszopicloneの投与量が1，2，3mgの3用量であることと，休薬期間を4〜6日とした点のみである。総投与症例72例（placebo投与71例，1mg投与70例，2mg投与69例，3mg投与68例，zolpidem投与70例）全例がFAS（full Analysis Set）であり，有効性および安全性解析対象である。

主要評価項目であるFASにおけるPSGによる客観的睡眠潜時および主観的睡眠潜時は表6および図12のように，いずれもeszopiclone群がplaceboに対して有意に優れていた。

安全性について，因果関係が否定されなかった有害事象（臨床検査値異常を含む）は，placebo投与時7.0％（5/71例），eszopiclone 1mg投与時14.3％（10/70例），2mg投与時17.4％（12/69例），3mg投与時22.1％（15/68例），zolpidem 10mg投与時15.7％（11/70例）に認められ，主な事象は表7にまとめた。軽度ないし中等度の味覚異常が用量依存的にeszopiclone投与例に多くなるが，BZ系睡眠薬に一般的にみられる傾眠，浮動性めまいなどの副作用が少ない点が特筆される。

以上のように，eszopicloneは1mg，2mg，3mgとも日本人原発性不眠症患者に対してplaceboより有意に優れる成績を示し，安全性にも大きな問題点は認めていない。

本来，本試験は海外第Ⅱ相試験（ErmanらのPSGを用いた用量反応試験）を対象としたブリッジング試験としてほぼ同じプロトコルのもとに実施された。ここに示した成績をもとに，厳密な資料解析に基づくやりとりの結果，医薬品医療機器総合機構（機構）は原発性不眠症を対象とした海外臨床試験成績を日本人に外挿して評価することは可能と判断した。そして，エーザイは次に述べる長期投与試験（国内第Ⅲ相試験）を含めた全成績をもって，2010年11月30日に申請し，2011年11月16日に審議報告書が出され[7]，2012年1月18日に製造販売承認が降りた。

筆者自身は直接eszopicloneの開発にタッチしていないが，審議報告書のこの部分を読んで自然に涙が流れたのである。なお，この際の承認は麻薬および向精神薬取締法外でのもので，2016年10月etizolamとzopicloneが第三種向精神薬の指定を受けたさいにも，eszopicloneはそれを受けておらず，依存性や乱用の危険性がないと評価されたものと考えられる。

表6 米国のeszopicloneの用量反応試験における客観的および主観的睡眠潜時（分）（FAS）（Uchimuraら，2012[23]，資料[7]より引用）

		プラセボ	本剤 1mg	本剤 2mg	本剤 3mg	Zolpidem
	評価例数	71	70	69	68	70
客観的睡眠潜時	中央値（最小値，最大値）	22.8 (0.8, 194.5)	17.9 (0.5, 88.8)	11.3 (0.3, 132.3)	10.4 (0.0, 59.3)	7.0 (0.0, 146.5)
	プラセボとの比較[a]			$p<0.001$	$p<0.001$	
主観的睡眠潜時	中央値（最小値，最大値）	45.0 (12.5, 210.0)	32.5 (10.0, 202.5)	25.0 (3.0, 120.0)	20.0 (3.0, 142.5)	22.5 (0.0, 150.0)
	プラセボとの比較[a]			$p<0.001$	$p<0.001$	

[a] 測定値を対数変換した後の各期の平均値を応答変数，薬剤，投与順および時期を固定効果，被験者を変量効果＜投与順にネスト＞とした混合効果モデル

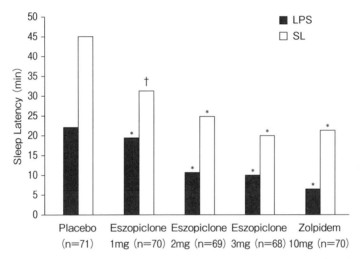

図12 Eszopicloneの用量反応試験におけるPSGによる睡眠潜時（LPS）と主観的睡眠潜時（SL）（Uchimuraら，2012[23]）
*$p<0.001$ 対 placebo，†$p<0.05$ 対 placebo

3．不眠症を対象とした長期投与試験（国内第Ⅲ相試験）

前述のPSGを用いたブリッジング試験とほぼ時を同じくした2008年8月から2010年5月にかけて，20～80歳の外来不眠症患者325例を対象にeszopicloneの安全性および有効性を検討するために実施された無作為化二重盲検並行群間比較試験である[24]。

被験者325例の内訳は，非高齢者161例（2mg群84例，3mg群77例），高齢者（65～80歳）164例（1mg群81例，2mg群83例）で，4つのstrata：精神疾患を有する高齢者，有さない高齢者，精神疾患を有する非高齢者，有さない非高齢者からなり，併発精神疾患の内訳は表8に示した。

試験スケジュールは図13のように，観察期（基準値）ののち，第1治療期週1-4，第2治療期週5-24，および追跡期週25からなっている。第1治療期で睡眠潜時か総睡眠時間の改善のない被験者や全般改善度が不変か悪化の被験者では，eszopiclone 1mgか，1mg placeboの追加が認められている。1mg placeboは非高齢者で3mgに割りつけられた被験者と高齢者で2mgに割りつけられた被験者に用いられたことになる。主要評価項目は安全性評価とピッツバーグ睡眠質問表（Pitts-

表7 わが国のeszopiclone用量反応試験における有害事象（いずれかの群で2%以上みられたもの）（Uchimuraら，2012[23]）

Adverse event, n（%）	Placebo (n = 71)	Eszopiclone 1mg (n = 70)	Eszopiclone 2mg (n = 69)	Eszopiclone 3mg (n = 68)	Zolpidem 10mg (n = 70)
Any adverse event	12 (16.9)	16 (22.9)	16 (23.2)	18 (26.5)	13 (18.6)
味覚異常	1 (1.4)	4 (5.7)	6 (8.7)	11 (16.2)	1 (1.4)
傾眠	2 (2.8)	1 (1.4)	3 (4.3)	4 (5.9)	3 (4.3)
活動性めまい	0 (0)	0 (0)	0 (0)	2 (2.9)	3 (4.3)
接触性皮膚炎	2 (2.8)	2 (2.9)	1 (1.4)	0 (0)	1 (1.4)
感常異常	0 (0)	3 (4.3)	0 (0)	0 (0)	0 (0)

表8 Eszopicloneの長期投与試験における併発精神疾患の内訳（Uchimuraら，2012[24]）

併発精神疾患 n（%）	高齢者 (n = 81)	非高齢者 (n = 80)
大うつ病	49 (60.5)	59 (73.8)
全般性不安障害	11 (13.6)	6 (7.5)
気分変調症	10 (12.3)	7 (8.8)
広場恐怖	5 (6.2)	6 (7.5)
パニック障害	4 (4.9)	7 (8.8)
社交不安障害	4 (4.9)	5 (6.3)
精神病障害	3 (3.7)	3 (3.8)
強迫性障害	1 (1.2)	8 (10.0)
神経症	1 (1.2)	2 (2.5)

burg Sleep Quality Index：PSQI）による睡眠潜時で，副次評価として総睡眠時間，中途覚醒時間，覚醒回数，日中の眠気，Medical Outcome study 36-Item Short Form Health Survey（SF36）でのQOLの改善をみている。

まず，第1治療期週1-4での睡眠潜時をみると（図14），すべての週で精神疾患を有する群も有さない群も基準値に対して有意の睡眠潜時の短縮をみている。次いで，第2治療期の週24，および追跡期の週25の成績は図15にみるように，週24まで睡眠潜時短縮の効果が持続しているとともに，追跡期週25の成績でも基準値に対して有意差を示して反跳性不眠が認められていない。このPSQIを用いた主観的睡眠潜時の推移をみたのが図16である。なお，週4の時点で増量を要した被験者は高齢者群で6例（うち1mg服用者4例），非高齢者 11例（うち2mg服用者7例）であった。

有害事象（臨床検査値異常を含む）は，非高齢者では2mg群82.1%（69/84例），3mg群87.0%（67/77例），高齢者では1mg群81.5%（66/81例），2mg群79.5%（66/83例）にみられ，いずれかの群で2%以上にみられた有害事象は表9に示した。最も高率に味覚異常が認められているのが目につくが，ここでも傾眠や浮動性めまいの頻度は低い。

以上の本試験の成績から，精神疾患の有無にかかわらず，日本人非高齢者および高齢者の不眠症患者にeszopicloneを24週間投与したときの安全性に大きな問題はなく，有効性も示唆されたと考えられた。

Ⅵ．Eszopicloneはzopicloneより苦みは軽減したか

Zopicloneの泣き所の1つはzopicloneが示す苦味である。服用翌朝，未変化体が一部唾液腺に出てくることによる苦味であるため防ぎようがなく，極めつきは，水道局へ水の中に苦味の成分を流したのではと苦情の電話が行くくらいである。Zopicloneの臨床効果の本態はS体であり，eszopicloneでは推奨用量が1/2以下となることで苦味の軽減が期待された。米国やわが国での臨床試験では，ともに苦味を含む味覚異常が有害事象としての頻度はやはり最も高い。Zopicloneとeszopicloneの両方が発売されているのはわが国のみであるが，両者の直接の比較試験が実施される

§68 新規作用機序を持った睡眠薬の開発物語　1045

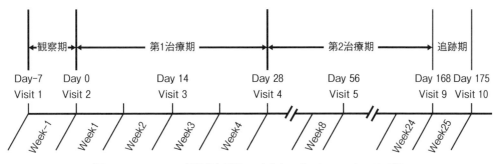

図13　Eszopiclone 長期投与試験のデザイン（Uchimura ら，2012[24]）
　　　Visit 6，7，8 は 4 週間隔で実施。

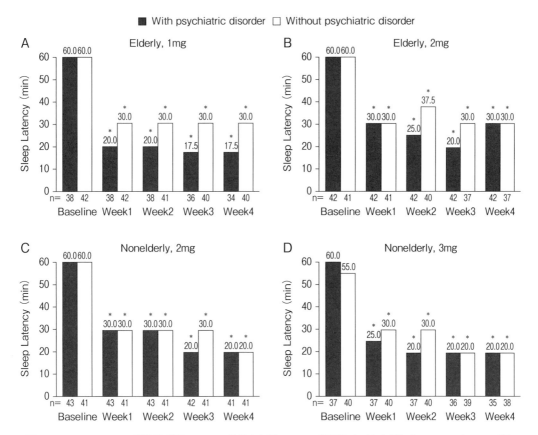

図14　Eszopiclone の長期投与試験における基準夜と週1～4の睡眠潜時（中央値）（Uchimura ら，2012[24]）
　　　*p＜0.001 対基準夜

可能性はない。そこで，宇田ら[25]は極めて興味深い苦味比較試験を行っているので紹介する。1つは，苦味特異的な物質に反応を示す味覚センサ試験で，それによると，図17のように zopiclone により高い苦味センサ出力値が認められている。も

う1つは12例の健康成人（平均25.3±0.99歳，男性9例，女性3例）を被験者としたヒト官能試験による苦味評価で，図18のような結果が出ており，ここでも zopiclone 群に有意に高い数値が認められている。この宇田らの試験でみる限りでは

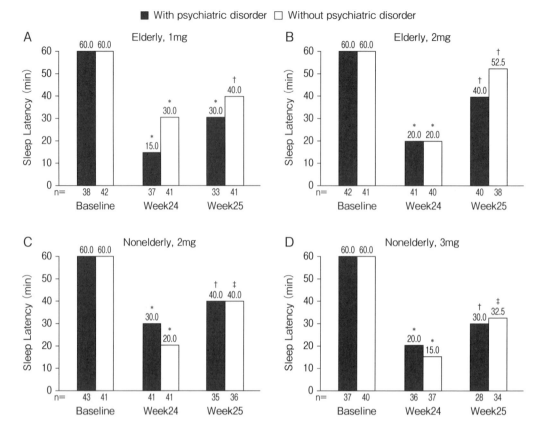

図15 Eszopicloneの長期投与試験における基準夜と週24, 週25の睡眠潜時（中央値）（Uchimuraら, 2012[24]）
*p＜0.005 対基準夜, †p＜0.01 対基準夜, ‡p＜0.05

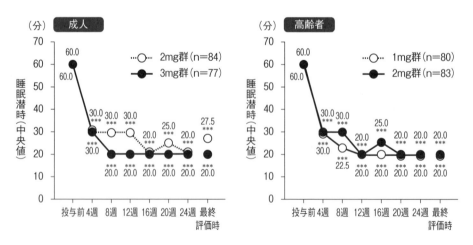

***:p＜0.001, vs.投与前, 対数変換値を用いた1標本t検定

図16 Eszopicloneの長期投与試験におけるピッツバーグ睡眠質問票による睡眠潜時（Uchimuraら, 2012[24], 井上, 2013[6]より引用）

表9 原発性不眠症患者を対象としたeszopicloneの長期投与試験における有害事象（いずれかの群で2%以上にみられたもの）（Uchimuraら，2012[24]）

Adverse event, n（%）	Elderly		Nonelderly	
	1mg (n＝81)	2mg (n＝83)	2mg (n＝84)	3mg (n＝77)
味覚異常	15（18.5）	23（27.7）	36（42.9）	44（57.1）
鼻咽頭炎	14（17.3）	18（21.7）	22（26.2）	14（18.2）
頭痛	4（4.9）	5（6.0）	3（3.6）	1（1.3）
傾眠	4（4.9）	2（2.4）	3（3.6）	6（7.8）
上気道感染症	4（4.9）	3（3.6）	2（2.4）	4（5.2）
背部痛	4（4.9）	3（3.6）	2（2.4）	1（1.3）
血中フォスフォキネーシス上昇	4（4.9）	1（1.2）	3（3.6）	2（2.6）
口渇	3（3.7）	0（0.0）	2（2.4）	2（2.6）
尿糖	3（3.7）	2（2.4）	1（1.2）	1（1.3）
活動性めまい	1（1.2）	4（4.8）	0（0.0）	1（1.3）
咽頭炎	1（1.2）	2（2.4）	3（3.6）	1（1.3）

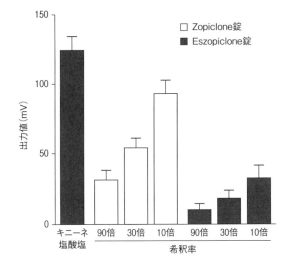

図17 錠剤を蒸留水に懸濁，希釈した試料の苦味センサACO（CPA）出力値（宇田ら，2016[25]）

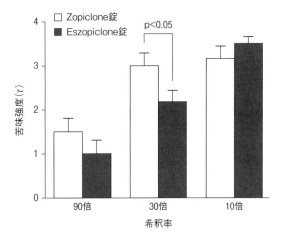

図18 錠剤を蒸留水に懸濁，希釈した試料のヒト官能試験による苦味評価（宇田ら，2016[25]）

eszopicloneは苦みが軽減したと言えそうである。

Ⅶ．おわりに

Eszopicloneはラセミ体のzopicloneからS体を取り除いたものであり，EMAが新規性を認めなかったこともあって，二番煎じと思われがちであるが，その薬理学的特性を勉強し直してみると，効果面ではtriazolamに一歩譲るとしても，GABA_A受容体に作用する最新かつ最良の睡眠薬と言える。エーザイの英断も機構の判断も正しかったのである。Zopicloneの本来の薬理作用は抗不安薬のプロフィールであるとの考え方は，eszopicloneにも生きており，半減期の短さもあって睡眠薬の適応をとったことになるが，抗不安作用を持ちながら依存形成性の最も低いという優れた面が強調される。これで苦味がなければ鬼に金棒であるが，多少軽減されたとはいえまだまだである。苦味を感じにくい高齢者には第一選択薬と

なる。

　今回，eszopicloneを書き直す気になったのは，2016年11月26日の第32回不眠研究会でエーザイの地域連携製品政策部のプロダクトマネージャーをされている小野田智氏にお会いしたときである。氏からたくさんの資料を提供して戴き，大熊誠太郎先生の書かれたものを通して，最新のGABA$_A$受容体とαサブユニットの機能について勉強をし直すことができた。書いていて楽しく，ついつい長くなってしまったが，感謝，感謝で本稿を閉じたい。

文　　献

1) Bosmann, H.B., Case, K.R., DiStefano, P. : Diazepam receptor characterization : specific binding of a benzodiazepine to macromolecules in various areas of rat brain. FEBS Lett., 82 : 368-372, 1977.

2) Braestrup, C., Albrechtsen, A., Squires, R.F. : High densities of benzodiazepine receptors in human cortical areas. Nature, 269 : 702-704, 1977.

3) エーザイ株式会社：ルネスタ®錠 医薬品インタビューフォーム．2014年12月改訂（第5版）

4) Erman, M.K., Zammit, G., Rubens, R. et al. : A polysomnographic placebo-controlled evaluation of the efficacy and safety of eszopiclone relative to placebo and zolpidem in the treatment of primary insomnia. J. Clin. Sleep. Med., 4 : 229-234, 2008.

5) Fava, M., McCall, W.V., Krystal, A. et al. : Eszopiclone co-administered with fluoxetine in patients with insomnia coexisting with major depressive disorder. Biol. Psychiatry, 59 : 1052-1060, 2006.

6) 井上雄一：エスゾピクロンの国内エビデンス．Clinician, 60（619）：555-561, 2013.

7) 厚生労働省医薬食品局審査管理課：エスゾピクロン審議結果報告書．2011.11.16

8) 黒川和宏，水野晃治，大熊誠太郎：ベンゾジアゼピンとそのアゴニスト―睡眠薬の現況と課題―．睡眠医療, 6（増刊号）：137-142, 2012.

9) Langer, S.Z., Arbilla, S. : Imidazopyridines as a tool for the characterization of benzodiazepine receptors : a proposal for a pharmacological classification as omega receptor subtypes. Pharmacol. Biochem. Behav., 29 : 763-766, 1988.

10) Möhler, H., Okada, T. : Benzodiazepine receptor : demonstration in the central nervous system. Science, 198 : 849-851, 1977.

11) 村崎光邦：非benzodiazepine系睡眠薬の開発物語――その1：Zopicloneの果たした役割と続いて開発されたeszopiclone――．臨床精神薬理, 15：1723-1734, 2012.

12) 村崎光邦，岡本呉賦，石井善輝 他：Suricloneの第Ⅰ相試験．薬理と治療, 15：2045-2110, 1987.

13) 村崎光邦：非benzodiazepine系睡眠薬の開発物語――その2：Zolpidemの開発の経緯とその後の展開――．臨床精神薬理, 15：1873-1886, 2012.

14) Nutt, D.J., Stahl, S.M. : Searching for perfect sleep : the continuing evolution of GABA$_A$ receptor modulators as hypnotics. J Psychopharmacol., 24 : 1601-1612, 2010.

15) 大熊誠太郎，芝崎真裕，黒川和宏：GABA$_A$受容体．日薬理誌, 131：388-390, 2008.

16) 大熊誠太郎，黒川和宏，山本昇平：BzRAsのファーマコダイナミックス．薬局, 66：2961-2966, 2015.

17) 大熊輝雄：Zopiclone. 臨床精神薬理, 2：915-920, 1999.

18) Pollack, M., Kinrys, G., Krystal, A. et al. : Eszopiclone coadministered with escitalopram in patients with insomnia and comorbid generalized anxiety disorder. Arch. Gen. Psychiatry, 65 : 551-562, 2008.

19) Roth, T., Walsh, J.K., Krystal, A. et al. : An evaluation of the efficacy and safety of eszopiclone over 12 months in patients with chronic primary insomnia. Sleep Med., 6 : 487-495, 2005.

20) Rudolph, U., Crestani, F., Benke, D. et al. : Benzodiazepine actions mediated by specific γ-aminobutyric acid (A) receptor subtypes. Nature, 401 : 796-800, 1999.

21) Rudolph, U., Knoflach, F. : Beyond classical benzodiazepines : novel therapeutic potential of GABA$_A$ receptor subtypes. Nat. Rev. Drug Discov., 10 : 685-697, 2011.

22) Tan, K.R., Rudolph, U., Lüscher, C. : Hooked on benzodiazepines : GABA$_A$ receptor subtypes and addiction. Trends Neurosci., 34 : 188-197, 2011.

23) Uchimura, N., Kamijo, A., Kuwahara, H. et al. : A randomized placebo-controlled polysomno-

graphic study of eszopiclone in Japanese patients with primary insomnia. Sleep Med., 13 : 1247-1253, 2012.
24) Uchimura, N., Kamijo, A., Takase, T. : Effects of eszopiclone on safety, subjective measures of efficacy, and quality of life in elderly and nonelderly Japanese patients with chronic insomnia, both with and without comorbid psychiatric disorders : a 24-week, randomized, double-blind study. Ann. Gen. Psychiatry, 11 : 15, 2012.
25) 宇田篤史, 吉田 都, 原口珠実 他：ゾピクロン錠とエスゾピクロン錠の苦味比較. 日病薬誌, 52：529-532, 2016.
26) Walsh, J.K., Krystal, A.D., Amato, D.A. et al. : Nightly treatment of primary insomnia with eszopiclone for six months : effect on sleep, quality of life, and work limitations. Sleep, 30 : 959-968, 2007.

新規抗てんかん薬の開発物語

――その 1：先陣を切った gabapentin――

I. はじめに

2016年2月の World Health Organization（WHO）の発表によると[32]，全世界で約5000万人がてんかんに罹患し，人口の0.4〜1.0%が治療を要する状況にあるという。米国ではてんかん患者は230万人と推定され[3]，疫学調査を実施した米国，英国，インドなどの国々の有病率はおおむね0.5〜0.8%に分布する[16]。

1999年の厚生省の患者調査によれば，わが国のてんかん患者は23.5万人と報告されている[9]。2002年の調査では治療を受けている患者数は25万8千人と推計されている[10]。岡山大学の1975年の疫学調査では有病率0.82%[8]，日本神経学会てんかん治療ガイドラインでは0.5〜1.0%と報告され[22]，有病率は日本と外国で類似すると考える立場もある[23]。なお，20〜30%は既存の抗てんかん薬で発作が抑制されない難治てんかんで，その50〜60%は部分発作とされる。

以上のように，てんかん患者数は想定された以上に多く，かつ難治てんかんの割合も多い中で，これまでの抗てんかん薬の承認状況をみると，表1のようにあの歴史的な1912年の phenobarbital から数えて1970年代の valproate までわずか8剤にすぎない。しかも，その後も空白時代が続いている。そこで WHO は，全世界の製薬企業に抗てんかん薬の開発に力を入れるように要請したとされる。こうして，海外では1980年前後から新規抗てんかん薬の開発が押し進められ，1993年承認の felbamate，gabapentin を始め8剤が承認されて，WHO の要請に応えた。

一方，わが国では依然として空白の状況が続いている。当時，わが国でも抗てんかん薬の開発には積極的ではなく，海外の臨床試験の経緯を窺い，ある程度，目処がついた段階で動き出すという姿勢をとっていたと聞いている。したがって，1990年以降になって突如動き出し，筆者は1993年以来，gabapentin，felbamate，topiramate，lamotrigine，vigabatrin，tiagabine，levetiracetam などの新規抗てんかん薬の第I相試験を矢継ぎ早に依頼されて目を白黒させながら，着実に実施していったのである。

本稿からは，わが国へ導入された新規抗てんかん薬の開発物語を書くことになるが，まず先陣を切った gabapentin から始めよう

II. Gabapentin の創薬と海外での開発の経緯

Gabapentin は，1970年日本人によって創成され，当初，鎮痙剤や筋弛緩薬を目指したが，のちにドイツの Warner-Lambert 社（2000年 Pfizer 社と

表1 主要抗てんかん薬の承認年[a]の日米比較（協和発酵キリン株式会社，社内資料[14]）

抗てんかん薬	米国（年）	日本（年）
Phenobarbital	1912[b]	1944[c]
Phenytoin	1938[b]	1940[c]
Primidone	1954	1956[c]
Ethosuximide	1960	1964[c]
Diazepam	1963	1964[c]
Carbamazepine	1968	1966[c]
Clonazepam	1975	1980
バルプロ酸	1978	1974
Felbamate	1993	—
Gabapentin	1993	2006
Lamotrigine	1995	—
Topiramate	1996	—
Tiagabine	1997	—
Levetiracetam	1999	—
Oxcarbazepine	2000	—
Zonisamide	2000	1989
Clobazam	—	2000

a) 出所：（米国）FDAホームページ（FDA@drugs）Label and Approval History. Drugs@FDA. Available from URL：http://www.accessdata.fda.gov/scripts/cder/drugsatfda/index.cfm
（日本）
厚生省医薬安全局審査研究会：I新医薬品等成分名別索引．新薬承認申請ハンドブック1998, p.404, 薬業時報社，東京，1998.
薬事審査研究会：新医薬品等一覧表．医薬品製造指針2001, p.661, じほう，東京，2001.
b) 米国導入年
c) 販売開始年（出所：添付文書）

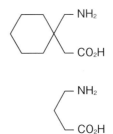

図1 Gabapentin（上図）とGABA（下図）の化学構造式（国原，2007[11]）

合併）に売却された，との記載がインターネット上にあるが，真偽のほどは定かではない。Pfizer社の資料には，1973年ドイツのWarner-Lambert Gödecke Research Instituteで合成されたとある[26]。γ-amino butyric acid（GABA）誘導体で（図1），構造上はGABAに類似するが，GABA$_A$やGABA$_B$の受容体に作用しない。さらには，放射性活性リガンドを用いてglutaminic acid, NMDA, AMPAあるいはcainic acid, glycine受容体での各種受容体に作用せず，その上，電位依存性のCaチャネル，Naチャネル，Clチャネル，Kチャネルにも結合しないことが確認されて，作用機序が明らかでない新規の抗てんかん薬として期待された[25,26]。

1982年よりドイツで第I相試験が開始され，1987年から1989年にかけて，てんかんの部分発作を対象に第III相試験が欧米その他の地域で実施され，1993年，英国と米国で承認された。

その後，米国で2000年に3歳以上の小児の部分発作に対する併用療法の適応が追加されている。欧州においては，国によって異なっていた承認内容が2006年8月に統一され，6歳以上の小児の適応としており，また，12歳以上を対象とする単剤療法も承認されている。なお，2011年1月現在，てんかん部分発作，末梢神経性障害，帯状疱疹後神経痛の治療薬としてアジアを含め世界90ヵ国以上で承認されている[25]。

III. Gabapentinの作用機序

作用機序不明の新規抗てんかん薬とはいえ，いくつかの仮説が提唱されている[11]。

1. 電位依存性Caチャネル（$a_2\delta$ subunit）への作用

電位依存性Caチャネルはa_1, a_2, β, δの少なくとも4つのsubunitから構成されているが，gabapentinは$a_2\delta$ subunitのうちの$a_2\delta$-1および$a_2\delta$-2に結合することが明らかにされてきている。Finkら[4]によると，大脳新皮質シナプトソームにおける高K誘発細胞内Ca流入に対して，gabapentinが抑制するとされる（図2）。

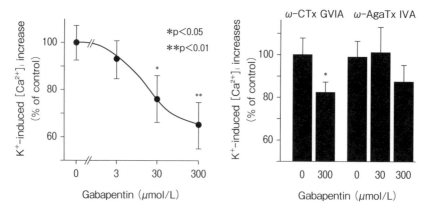

図2 大脳新皮質シナプトソームにおける高カリウム誘発細胞内カルシウム流入に対するgabapentinの抑制作用（Finkら，2000[4]，国原，2007[11]より引用）

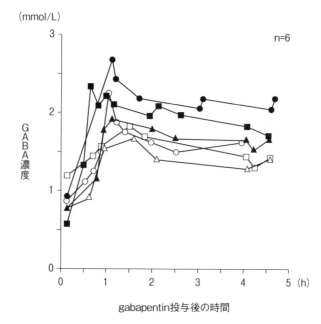

図3 核磁気共鳴分光分析法（NMR spectroscopy）によるてんかん患者におけるgabapentin経口投与後の後頭新皮質内GABA量の増加（Petroffら，2000[24]，ファイザー株式会社資料[25]の図を引用）

2．脳内GABAの増加

Petroffら[24]は，核磁気共鳴分光分析法（NMR spectroscopy）により，てんかん患者においてgabapentin経口投与後の後頭新皮質内GABA濃度を測定した。Gabapentin 1,200mgを6例の患者（女性4例）に経口投与後，後頭新皮質内GABA濃度は投与後1時間以内に各々著明に増加し，5時間以上維持するのを見ている（図3）。

3．GABA transporterの活性化（in vitro）

Gabapentinを培養ラット海馬神経細胞とともに，通常の取り込み試験と比較して，60分以上プレインキュベーションしたとき，GABA transporter蛋白（GAT1）は細胞質内のプールから細

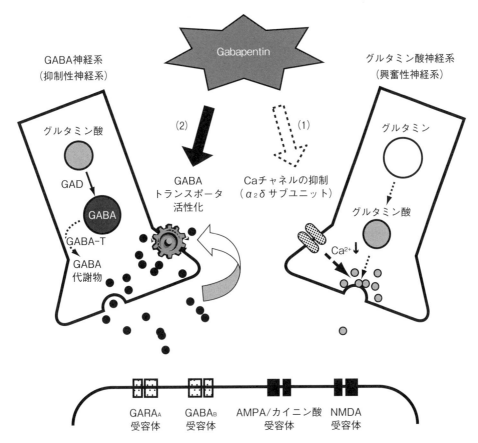

図4 Gabapentinの作用機序の推察（ファイザー株式会社社内資料[26]より引用）

胞膜に再現性よく移行する。120分間のプレインキュベーションでは，gabapentinは^{3}H-GABA取り込みを増加させ，そのEC$_{50}$値は22μmol/L（3.77μg/ml）であった。

以上のgabapentinの作用を総合的にまとめたのが図4で，Caチャネル（$a_2\delta$ subunit）の抑制作用を介して，glutaminic acid神経系（興奮性神経系）を抑制し，また，GABA transporterの活性化により，GABA神経系（抑制性神経系）を亢進することにより，中枢神経活動を抑制して，抗けいれん作用を発現させると考えられている。

IV. わが国での臨床試験

Gabapentinのわが国での臨床試験は1993年11月からの第I相試験で開始された。1993年欧米での承認のあとの開始である。当時，わが国では新規の薬物の開発を始めるに当っては，海外での治験の様子を窺いながら進める風潮があり，gabapentinも例外ではなかったのである。1998年わが国で新GCPが施行されたことや，2000年Warner-Lambert社がPfizer社に吸収合併されたりで，最終的にわが国での承認は2006年7月で，欧米から13年遅れとなった。

1．第I相試験

最初の第I相試験（945-1J試験）は，筆者らがWarner-Lambert社の依頼のもとに，健康成人男性を対象に北里大学病院にて1993年11月から1994年3月にかけて実施した（表2）。まず，200〜1,200mgまでの単回投与試験であり，その際のgabapentin血漿中濃度推移と薬物動態パラメータを図5に示した。安全性については，詳細な臨床観察と症状チェック表を用いて見ており，また精神

表2　Gabapentinの第Ⅰ相試験のデザイン（ファイザー株式会社社内資料[26]）

症例内訳[*]	Step 1		Step 2[**]		Step 3		Step 4		Step 5		Step 6[***]	
	200 mg	プラセボ	400 mg	プラセボ	600 mg	プラセボ	800 mg	プラセボ	1,000 mg	プラセボ	1,200 mg	プラセボ
組み入れ例数	6	2	6	2	6	2	6	2	6	2	6	2
完了例数	6	2	6	2	6	2	6	2	6	2	6	2
薬物動態評価例数	6	-	6	-	6	-	6	-	6	-	6	-
安全性評価例数：												
有害事象	6	2	6	2	6	2	6	2	6	2	6	2
臨床検査	6	2	6	2	6	2	6	2	6	2	6	2

　[*] Step 1 と Step 3（Ⅰ群），Step 2 と Step 5（Ⅱ群），Step 4 と Step 6（Ⅲ群）はそれぞれ同一被験者
　[**] Step 2a（空腹時投与）と Step 2b（食後投与）を含む．
　[***] Ⅲ群に割付けられた被験者1例は Step 4 終了後 Step 6 の開始にあたり，自己都合により中止した．中止した1例に代わり，新たに被験者を追加した．

運動機能に及ぼす影響も検討した．傾眠，集中力障害，倦怠感，無力症，めまいなどの臨床症状が認められているが，軽度であり，日常生活に支障をきたすものはなかった．なお，食事の影響試験も実施している．

引き続いて，反復投与試験を実施したが，ここでは600mg 1日3回，800mg 1日3回，1,200mg 1日3回の単回および反復投与したときの血漿中濃度推移と薬物動態パラメータを図6に示しておく．いつもは反復投与試験のさいに実施する内田・クレペリン精神作業検査を紹介するのであるが，社内資料には公表されておらず，紹介できないのが残念である．安全性については，傾眠，集中力障害，倦怠感，無力症，めまいなどの臨床症状は認められているが，いずれも軽度で，忍容性は良好であった．

なお，gabapentinの製剤については，初めに初期開発用カプセルと国内開発用カプセルにて第Ⅰ相試験を実施し，国内開発用カプセルにて前期第Ⅱ相試験を実施している．のち，国内開発用錠剤に変更し，それによる第Ⅰ相試験および生物学的同等性試験を実施しており，第Ⅲ相試験はこの国内開発用錠剤を用いている．こうしたことから，すべての第Ⅰ相試験が終了したのは，2002年5月で，第Ⅲ相試験の最中であった．

2．前期第Ⅱ相試験

既存の抗てんかん薬治療ではてんかん発作の抑制が不十分な難治性てんかん患者59例を対象として，gabapentin 600〜1,800mg/日を服用中の抗てんかん薬（2剤まで）に上乗せして併用した時の，安全性と有効性を探索する12週間の非盲検試験が，1997年10月より1999年2月にかけて実施された[26]．

治験スケジュールは表3に示した．

主要評価項目の反応率（Response Ratio：R Ratio）とてんかん発作頻度減少率を表4に示したが，発作頻度は服用前観察期に比べ，維持用量期で統計学的に有意に減少した．用量別では，600mg/日では効果がみられず，より高い用量で効果が認められている．

安全性では，因果関係を否定できない有害事象は59例中の36例（61.0％）にみられ，5％を超えたものは，傾眠26例（44.1％），浮動性めまい12例（20.3％），複視5例（8.5％），倦怠感4例（6.8％）であった．

以上から，gabapentinの上乗せ投与により，600mgを超える用量での部分発作頻度の減少が認められて，有効性が示された．また，有害事象および検査所見より，安全性に問題のないことが確認されている．

なお，gabapentinの臨床試験でのみ採用されている主要評価項目のR Ratioは，統計学的感度を高めるための手法と考えられる．その計算式は表4の下段に示したが，統計学的理論の根拠は「臨床精神薬理」のgabapentinの特集号[30]で後藤ら[5]

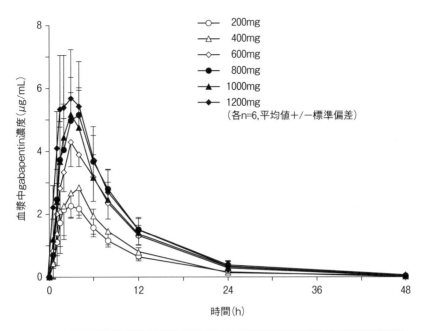

図5 健康成人男性に絶食時,gabapentin を単回経口投与したときの血漿中 gabapentin 濃度推移と薬物動態パラメータ(ファイザー株式会社資料[25]より合成)

が解説している。また,ファイザー社の資料[25]でも特別に解説が掲載されており,由緒正しい手法とされるが,一臨床医の筆者の理解を超えるもので,なぜ gabapentin のみで臨床試験の評価に採用されたかは,Pfizer 社の頭脳明晰な担当者の知恵というところか。本来,てんかん発作のうち,と

くに本試験で最も多くの対象となる複雑部分発作は自分で発作の回数を正確に捉えることができない。自分では発作はなかったと思っていても,家族や周囲の目撃者がいて発作のあったことが初めてわかることもあり,就眠中に無自覚のうちに発作を起こしていることもある。微妙な発作回数の

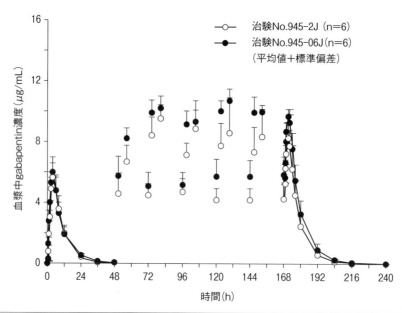

		5.3.3.1.3 治験No.945-2J		5.3.3.1.4 治験No.945-06J		5.3.3.1.5 治験No.945-10J	
		1回600mg 1日3回		1回800mg 1日3回		1回1,200mg 1日3回	
		単回投与	反復投与 6日目	単回投与	反復投与 6日目	単回投与	反復投与 6日目
C_{max} ($\mu g/mL$)	幾何平均値	5.50	8.13	5.99	9.82	7.590	10.689
	変動係数%	23.9	22.9	9.3	5.3	18.6	13.6
t_{max} (h)	算術平均値	3.83	3.17	3.83	3.08	2.6	2.4
	変動係数%	10.7	23.7	10.7	29.9	30.8	29.2
$AUC_{0-\infty}$ ($\mu g\cdot h/mL$)	幾何平均値	58.10	53.54[a]	63.43	62.70[a]	66.235	64.311[b]
	変動係数%	20.1	31.4	15.1	12.2	33.0	16.1
$t_{1/2}$ (h)	算術平均値	7.02	5.38	10.21	5.87	5.73	7.95
	変動係数%	20.8	11.9	28.3	12.3	10.5	15.8
CL_r (mL/min)	算術平均値	100.78	112.23	101.42	109.73	104.3	108.6
	変動係数%	23.0	18.5	8.2	13.8	24.0	29.2
Ae (%)	算術平均値	57.6	57.4	47.4	58.0	34.2	32.2
	変動係数%	16.7	8.2	15.2	6.9	18.4	14.0

図6 健康成人男性にgabapentinを単回および反復投与したときの血漿中濃度推移と薬物動態パラメータ
（ファイザー株式会社資料[25]より合成）

カウントが試験成績に関わることになることから，こうした統計学的手法もありうると考えられる．

3．第Ⅲ相試験

本試験はわが国のpivotal studyとして，2000年3月から2003年10月まで54施設で八木和一調整医師を中心に実施された[33]．

対象は12週間の観察期に8回以上の発作を起こした既存の抗てんかん薬に抵抗する部分発作の患者209例で，無作為に割りつけられたplacebo群（82例），gabapentin 1,200mg/日群（86例），1,800mg/日群（41例）の12週間の3群比較試験である．12週間の服用期終了後は減薬期（8日〜4週

表3 Gabapentin前期第Ⅱ相試験の治験スケジュール（ファイザー株式会社社内資料[26]）

服用前観察期 （8週間）	用量調節期 （最長12週間）	維持用量期 （4～12週間）	減量期 （1～6週間）	服用後観察期 （4週間）

長期服用試験へ移行

表4 Gabapentin前期第Ⅱ相試験におけるR Ratio（ファイザー株式会社資料[25]より合成）

	維持用量期全体 （600～1,800mg/日）	最高投与量別		
		600mg/日	1,200mg/日	1,800mg/日
有効性評価対象例数（PPS）	29	4	7	18
R Ratio（平均値）[*1]	−0.173	0.004	−0.228	−0.191
てんかん発作頻度減少率[*2]	−29.5%	0.8%	−37.1%	−32.1%

PPS：Per Protocol Set

*1：Response Ratio は，本剤の投与前28日あたりの発作頻度を「B」，投与後28日あたりの発作頻度を「T」とし，(T−B)/(T+B) で算出した．その値は，−1から+1になり，0は発作頻度に変化がないこと，−1は発作が完全に消失したことを示し，正の値は発作頻度が増加したことを示す．なお，Response Ratio：−0.333は，発作頻度が50%減少したことに相当する．

*2：Response Ratio の平均値から算出したてんかん発作頻度減少率（%）
[= 200 × Response Ratio/(1 − Response Ratio)]

発作頻度変化（減少）率は，−100～∞の値をとる．発作の完全消失（T=0）で−100をとり，発作頻度の増加に伴って無限大に発散する．特に，Bの小さい（始めから発作頻度の少ない）患者では発作頻度の増加によって，極端に大きな値をとる．

表5 Gabapentinの第Ⅲ相試験におけるresponse ratio（PPS）（Yamauchiら，2006[34]，ファイザー株式会社資料[25]より引用）

	プラセボ群	Gabapentin群	
		1,200mg/日群	1,800mg/日群
有効性評価例数	75	80	35
Response Ratio[*1] の平均値	−0.037	−0.144	−0.160
95%信頼区間	[−0.086, 0.012]	[−0.195, −0.093]	[−0.230, −0.090]
プラセボ群との比較（ANCOVA）		p=0.0032	p=0.0049
てんかん発作頻度減少率[*2]	−7.1%	−25.2%	−27.6%

*1, *2は表4と同じ

間）を経て治験を終了するが，移行期（2日～4週間）を経て長期投与試験へ移行することとした．移行期にはいずれの投与群も1,200mg/日を経口投与（1日3回）したが，placebo群は初日のみ600mg/日投与としている．

主要評価項目のR Ratioは表5および図7のとおりで，1,200mg/日群，1,800mg/日群ともにplacebo群に対して統計学的に有意な発作頻度の減少が認められている（それぞれp=0.0032, p=0.0049）[26,33,34]．さらに，placebo群，1,200mg/日群，1,800mg/日群において統計学的に有意な用量反応性が示されている（p=0.0008）．

発作型別にgabapentinの効果を検討したところ，単純部分発作，複雑部分発作，二次性全般化発作のいずれにも奏効し，てんかん症候群別の効果では，成人期の難治てんかんの4割を占める側

頭葉てんかんに対して，gabapentin の効果が確認されている。

12週間のてんかん発作回数の経時的変化をみると，placebo 群ではほとんど変らなかったのに対して，gabapentin 群では投与4週後から発作回数の減少が認められ，投与12週後も維持されている（図8）[34]。

なお，Responder rate（発作頻度が50%以上減少した割合）は，表6のように gabapentin 群と placebo 群を比べて，統計学的に有意な差は認められなかったものの，有意な用量反応性が示された（$p = 0.0418$）。また，てんかん発作頻度減少率の中央値は placebo 群，1,200 mg/日群，1,800 mg/日群でそれぞれ−9.7%，−21.2%，−27.9%であり，gabapentin 群における発作頻度の減少は placebo 群よりも大きいことが示された[25,34]。

安全性については，因果関係の否定できない有害事象の頻度を表7に示したが，傾眠が最も多く（44〜51%），浮動性めまいが続いている（19〜20%）。ともに用量反応性はみられなかった。注目すべきは，placebo 群も他の抗てんかん薬を服用しており，傾眠（20.7%）と浮動性めまい（4.9%）をやや高い頻度で認めていることである。因果関係の否定できない臨床検査値異常は，1,200 mg/日群で14.1%（12/85 例），1,800 mg 群で18.4%（7/38 例）に認められ，placebo 群での13.6%（11/81例）と差はなく，臨床検査値の推移においても臨床的に意味のある変動は認められなかっ

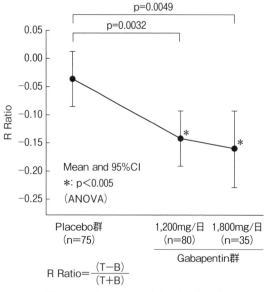

図7　Gabapentin の第Ⅲ相試験における発作抑制効果（Yamauchi ら，2006[34]，八木と佐瀬，2007[33] より引用）

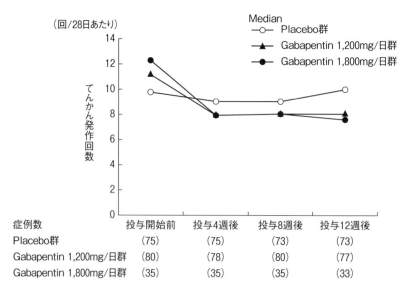

図8　Gabapentin の第Ⅲ相試験における効果発現（Yamauchi ら，2006[34]，八木と佐瀬，2007[33] より引用）

表6 Gabapentinの第Ⅲ相試験におけるResponder Rateおよびてんかん発作頻度減少率（PPS）（Yamauchiら，2006[34]），（ファイザー株式会社社内資料[26]より引用）

	プラセボ群	Gabapentin群 1,200mg/日群	Gabapentin群 1,800mg/日群
評価例数	n=75	n=80	n=35
Responder Rate	6.7%（5/75）	16.3%（13/80）	20.0%（7/35）
プラセボ群との差	−	9.6%	13.3%
95％信頼区間	−	[−1.1, 20.2]	[−0.2, 26.9]
p値*	−	0.0801	0.0501
用量反応性**		0.0418	
てんかん発作頻度減少率			
平均	2.6%	−17.8%	−22.2%
中央値	−9.7%	−21.2%	−27.9%

*Fisherの正確検定，**max-t法

表7 Gabapentinの第Ⅲ相試験における因果関係の否定されない有害事象（いずれかの群で3％以上のもの）（Yamauchiら，2006[34]）

	Placebo n（%）	Gabapentin（mg/day） 1200 n（%）	1800 n（%）
被験者数	82	86	41
有害事象数	65	108	50
有害事象を呈した被験者数（%）	38（46.3）	55（64.0）	27（65.9）
傾眠	17（20.7）	44（51.2）	18（43.9）
浮動性めまい	4（4.9）	16（18.6）	8（19.5）
頭痛	4（4.9）	5（5.8）	3（7.3）
複視	3（3.7）	4（4.7）	2（4.9）
悪心	1（1.2）	3（3.5）	1（2.4）
倦怠感	3（3.7）	1（1.2）	0
てんかん増悪	3（3.7）	0	0

た[34]。

以上から，主要評価項目のR Ratioはgabapentin 1,200mg/日群，1,800mg/日群ともにplacebo群より有意の発作頻度の減少を示し，安全性でも有害事象の発現率に用量に依存した増加は認められず，多くは軽度であり，忍容性に問題はないと考えられた。

4．長期投与試験

長期投与試験として，第Ⅱ相試験および第Ⅲ相試験からの移行症例を対象とした2つのオープン試験が実施されている[26]。また，筆者の知る限りではほとんどすべての抗てんかん薬の臨床試験で採用されるものとして，被験薬の投与中止によって発作の再発・増悪が予測され，他剤への代替ができない症例に，倫理的な配慮に基づき発売まで投与可能とするような長期投与試験を別に実施している。

第Ⅱ相試験からの移行試験では発作頻度が50％以上減少した症例，あるいは最終全般改善度が「中等度改善」以上の症例で忍容性良好であった症例のうちの27例を対象として1998年6月から2002年10月にかけて，最長200週間まで，600～1,800mg/日を投与した。

第Ⅲ相試験からの移行試験では，忍容性良好であった症例のうちの185例を対象として2001年2

表8 長期投与試験におけるgabapentinの発作抑制効果（国内臨床試験）（八木と佐瀬，2007[33]，ファイザー株式会社社内資料[26]より引用）

治療期間（週）		12	24	36	48	60	72	84	96
第Ⅱ相試験からの移行症例を対象とした長期投与試験	例数	20	20	18	17	15	14	9	8
	R Rado	−0.274	−0.331	−0.370	−0.361	−0.303	−0.371	−0.332	−0.389
第Ⅲ相試験からの移行症例を対象とした長期投与試験	例数	170	150	125	112	75	65	54	47
	R Ratio	−0.221	−0.253	−0.285	−0.313	−0.351	−0.368	−0.378	−0.358

Mean

月から2003年11月にかけて，最長132週間まで，600〜2,400mg/日を投与した。

両長期投与試験の成績は表8にみる通りで，長期にわたってR Ratioの減少が認められている[33]。さらに，早期に試験を中止した症例のデータを除くため，72週間あるいは96週間投与された部分集団におけるR Ratioについて検討したところ，いずれも一貫したR Ratioの減少が認められており（図9），これらの部分集団におけるgabapentinの最終平均投与量は約1,800mg/日であった。

長期投与試験の主要評価項目である安全性について，第Ⅱ相試験からの移行試験では，因果関係を否定できない有害事象は50.0％（13/26例，23件）で，主なものは浮動性めまい15.4％（4例），傾眠11.5％（3例），無力症11.5％（3例）で，いずれも軽度であった。第Ⅲ相試験からの移行試験での因果関係を否定できない有害事象は56.2％（104/185例，236件）で，主なものは傾眠22.7％（42例），浮動性めまい12.4％（23例），頭痛11.9％（22例）で，いずれも軽度であった。

以上の2つの長期投与試験から，gabapentin 600〜1,800mg/日および600〜2,400mg/日の投与で，効果は持続して減弱することなく，また安全性に問題ないことが確認された。

なお，倫理的配慮による長期投与試験は2002年8月から2006年9月の発売まで実施されているが，有効性などの詳細な評価は行っていない。

5．小児での第Ⅲ相試験

欧米に倣って，わが国でも小児の部分発作への適応を取得するための試験が2008年4月から2009年12月にかけて実施されている[26]。他の抗てんかん薬で十分な効果が得られない部分発作（二次性全般化発作を含む）を有する3〜15歳の被験者89

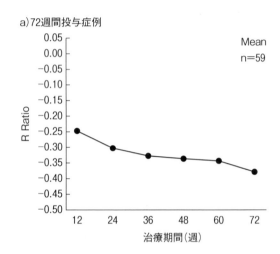

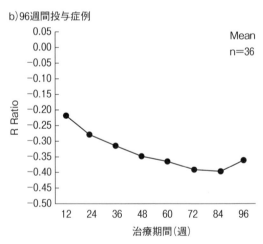

図9 長期投与症例におけるgabapentinの発作抑制効果（国内臨床試験）（八木と佐瀬，2007[33]，ファイザー株式会社社内資料[26]より引用）

例を対象とした12週間の非盲検試験である。3〜12歳はシロップ剤を，13〜15歳は錠剤を服用している。

主要評価項目は28日以上服薬して評価された

表9 小児における国内第Ⅲ相試験の漸増スケジュール（ファイザー株式会社社内資料[26]）

年齢	3～4歳	5～12歳	13～15歳
1日目	10mg/kg/日[a]	10mg/kg/日[a]	600mg/日
2日目	20mg/kg/日[b]	20mg/kg/日[b]	1,200mg/日
3日目以降（維持量）	40mg/kg/日[c]	25～35mg/kg/日[c]	1,200又は1,800mg/日

a）投与量は，1日量として600mgを超えないこと
b）投与量は，1日量として1,200mgを超えないこと
c）投与量は，1日量として1,800mgを超えないこと

表10 小児における国内第Ⅲ相試験のR Ratio（MITT）
（ファイザー株式会社社内資料[26]）

評価例数	86
R Ratio（1～12週平均）	－0.158
標準偏差	0.2915
95％信頼区間［下限，上限］	［－0.221，－0.096］

R Ratio ＝（T－B）/（T＋B）
T＝各治療評価時期の総発作回数を28日あたりの発作頻度に換算（発作回数／28日）
B＝ベースライン期6週間の総発作回数を28日あたりの発作頻度に換算（発作回数／28日）

表11 小児の外国試験におけるR Ratio[a]（MITT）（ファイザー株式会社資料[25]）

投与群	評価例数	調整平均	標準誤差	投与群の比較（Gabapentin－プラセボ）		
				差	95％信頼区間[b]	p値
プラセボ群	120	－0.072	0.031	－0.089	－0.174，－0.004	0.0407
Gabapentin群	113	－0.161	0.031			

a）分散分析，主効果モデル，b）両側検定（95％）

Modified Intention To Treat（MITT）集団86例におけるR Ratioである．服薬中の抗てんかん薬（1～3剤）に表9のようなgabapentinの用量を上乗せしたさいのR Ratio（1～12週平均）は－0.158で（表10），この成績は外国試験（治験No.945-86/186）のplacebo群のR Ratio（調整平均－0.072）を下回ることが確認された（表11）[2,25]．MITT集団のてんかん部分発作のResponder rateは，1～12週が19.8％（17例）であり，1～4週，5～8週，9～12週では，それぞれ25.6％（22例/86例），25.0％（21/84例），30.0％（24/80例）で，治療開始後の9～12週でもっとも高い値であった．また，発作減少率の中央値は，1～2週では－24.4％であった．

安全性では，因果関係を否定できない有害事象は52.8％（47/89例，73件）で，内訳は傾眠39.3％（35/89例），それ以外は3.4％（3/89例）以下であった（表12）．

以上のように，小児のてんかん部分発作に対しても，gabapentinは効果と安全性が確認されている．なお，本試験での12週完了例（80例）のうち，65例が2002年5月から2006年12月にかけて52週間の非盲検下の長期投与試験に参加した[26]．R Ratioの平均値は，治療期の期間中－0.327～－0.256の範囲を示し，効果に大きな変動はなかった．また，因果関係の否定できない有害事象は20％（13/65例）にみられ，傾眠が10.8％（7/65例）と多く，他は10項目各1例であり，重篤なものはなかった．

以上の成績をもって，2011年7月1日3歳以上

表12 小児の国内第Ⅲ相試験における因果関係を否定できない有害事象（発現率2%以上）（ファイザー株式会社社内資料[26]）

評価例数	89
MedDRA（ver.12.1）基本語	発現例数（%）47（52.8）
傾眠	35（39.3）
痙攣	3（3.4）
食欲亢進	3（3.4）
悪心	2（2.2）
流涎過多	2（2.2）
体重増加	2（2.2）
運動失調	2（2.2）
感情不安定	2（2.2）
気分変化	2（2.2）
発疹	2（2.2）

の小児への適応が承認され，小児用のシロップ剤の剤型が追加されている．

V．海外主要試験の要約

海外では1982年より西ドイツ（当時）で第Ⅰ相試験が開始されており，1986年英国でてんかんの部分発作を対象にgabapentin 1,200mgとplaceboとの二重盲検比較試験（877-210P試験[31]）が実施されている．そして，1987年から1989年にかけて，pivotal studyとしての第Ⅲ相比較試験（945-5試験[29]，945-6試験[1]，945-9/10試験[28]）が欧米その他の地域で実施されている．

これらの試験に基づいて，英国，米国で1992年成人におけるてんかんの部分発作に対する併用療法の適応が申請され，1993年2月5日英国で，同12月30日米国で承認されている．その後，米国で小児での部分発作に対するplacebo対照試験が実施されて，2000年には追加承認されている．

ここでは，上記の877-210P試験と3本のpivotal studyの要約を紹介する．表13のように，いずれの試験においてもplacebo群と比較してgabapentin群におけるR Ratioは小さく，gabapentinによる発作頻度の減少が認められている．また，外国試験の合計では，placebo群，gabapentin 600mg/日群，900mg/日群，1,200mg/日群，1,800mg/日群それぞれでR Ratioは−0.037，−0.126，−0.137，−0.167，−0.228であり，用量の増加に伴い，発作頻度の減少の程度は大きくなっている（表13，図10）．これらの結果は，国内試験と同様であり，国内試験の成績を支持するものであると考えられた．

また，同4試験の合計におけるResponder Rateをみると，各群でそれぞれ10.1%，19.6%，20.3%，22.8%，25.0%であり，placebo群と比較してgabapentin群で高かった．このようにResponder Rateは用量の増加に伴い高くなり，50%以上改善した症例の割合の増加が認められ（表14，図11），国内試験と同様の結果であった．

以上のように，海外の試験で主要評価項目にR Ratioが採用されている．筆者の知る限りではR Ratioを主要評価項目としたのは，後にも先にもgabapentinの臨床試験のみであり，とても興味深い．

VI．てんかん研究での思い出

抗てんかん薬の開発物語を書くに当って，多くの思い出が蘇ってきたのであるが，ここでは2つのことを書いておきたい．

1．井之頭病院の電気生理研究室のこと

筆者は1962年に慶應義塾大の精神神経科に入局して，わずか半年の卒後教育を受けたのみで，1962年11月に井之頭病院へ出向となった．当時，義務出張とも強制出張とも呼ばれていた．筆者にとって極めて幸運であったことは，原 常勝先生（のちに駒木野病院の病院長，理事長を歴任）と斉藤昌治先生（のちに井之頭病院の病院長，理事長を歴任）という優れた先輩に巡り会えたことで，直接，実験てんかんの手ほどきを受けることができた．ネコの大脳辺縁系の海馬や扁桃核に電極を植えこみ，電気刺激で誘発される海馬発作と扁桃核発作のきれいなseizure patternとそれぞれにみられる発作症状を克明に観察し，記録した感激は今も忘れられない．ヒトでの精神運動発作（複雑部分発作）とほとんど同じパターンで出現

表13 Gabapentinの主要な外国試験におけるR Ratio（EVAL）（ファイザー株式会社社内資料[26]）

治験 No.	プラセボ群	Gabapentin群 600mg/日	900mg/日	1,200mg/日	1,800mg/日
877-210P	N=61 −0.051 [−9.7%]	−	−	N=52 −0.201* [−33.5%]	−
945-5	N=87 −0.041 [−7.9%]	N=46 −0.126* [−22.4%]	−	N=87 −0.117 [−20.9%]	N=48 −0.228* [−37.1%]
945-6	N=99 −0.026 [−5.1%]	−	N=96 −0.153* [−26.5%]	N=50 −0.186* [−31.4%]	−
945-9/10	N=30 −0.032 [−6.2%]	−	N=32 −0.088 [−16.2%]	N=17 −0.265* [−41.9%]	−
外国試験合計	N=277 −0.037 [−7.1%]	N=46 −0.126* [−22.4%]	N=128 −0.137* [−24.1%]	N=206 −0.167* [−28.6%]	N=48 −0.228* [−37.1%]

＊プラセボとの比較：p<0.05，[　]：R Ratioから算出したてんかん発作頻度減少率，−：該当せず

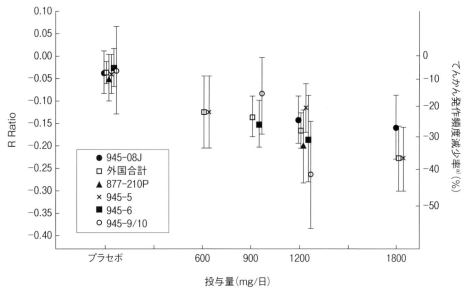

図10　国内試験と外国試験のR Ratio（平均および95％信頼区間）（ファイザー株式会社社内資料[26]）
a）R Ratioから算出したてんかん発作頻度減少率（%）＝200×R Ratio/(1-R Ratio)
945-08J = Yamauchiら，2006[34]

することを教えられて，後のてんかんの臨床に極めて役に立った．慶應の電気生理研究班に所属して，週1回，慶應での研究会に通い，原 俊夫先生（当時，井之頭病院から慶應に戻られて講師をされていた）をリーダーとする先輩の先生方に多くのことを教えていただいた．筆者はこの研究室での研究で学位を得ることができた[17, 18]．井之頭病院時代，ネコは主に神戸の業者から取り寄せており，三鷹駅からネコが届いたとの電話を受けて，筆者は自転車に乗って三鷹駅までネコが5匹入ったミカン箱を取りに出かけた．ネコが足りなくて，病院の営繕の方に作ってもらったネコ捕獲器に木天蓼を置いてネコをおびき寄せて捕えたり，病院近くの銭湯にネコ買いますの貼り紙をし

表14 Gabapentinの主要な外国試験におけるResponder Rate (EVAL)(ファイザー株式会社社内資料[26])

	プラセボ群	Gabapentin群			
		600mg/日	900mg/日	1,200mg/日	1,800mg/日
877-210P	N=61 9.8%(6)	–	–	N=52 25.0%(13)	–
945-5	N=87 9.2%(8)	N=46 19.6%(9)	–	N=87 17.2%(15)	N=48 25.0%(12)
945-6	N=99 10.1%(10)	–	N=96 22.9%(22)	N=50 28.0%(14)	–
945-9/10	N=30 13.3%(4)	–	N=32 12.5%(4)	N=17 29.4%(5)	–
外国試験合計	N=277 10.1%(28)	N=46 19.6%(9)	N=128 20.3%(26)	N=206 22.8%(47)	N=48 25.0%(12)

( ):反応例,-:該当せず

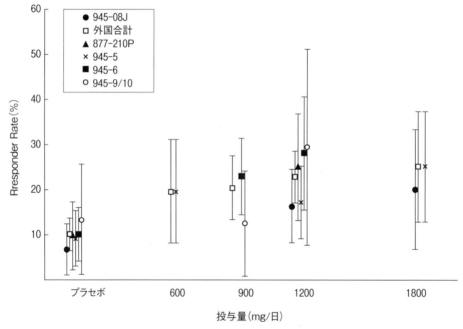

図11 国内試験と外国試験のResponder Rate(平均および95%信頼区間)(ファイザー株式会社社内資料[26])
945-08J = Yamauchiら,2006[34]

たことを思い出す.

　1970年に北里大学に医学部が新設され,原 俊夫先生が初代の精神科教授になられたさい,北里へ来ないかとのお誘いを受けたが,筆者は井之頭病院の居心地の良さに生涯この病院でとの思いが強く,おことわりしていた.ところが,1971年の初めのまだ寒い日の夜,筆者が一人当直をしていたところへ,わざわざ原 俊夫教授がお見えになり,北里へ移るよう説得された.翌日,斉藤昌治先生にも北里へ行くことを勧められて,ついに筆者は一大決心をしたのである.1971年7月26日の北里大学病院の開院に間に合うように移ったので

あるが，当時，筆者はゴルフで身を持ち崩していた。北里へ移れば，きっぱりゴルフとは縁を切るつもりでいたのであるが，北里大学病院の眼前には相模原ゴルフクラブが広がり，その誘惑には勝てず，身を持ち崩した状態は今も続いている。その時は自分が相模原ゴルフクラブのメンバーになれるとは夢にも思わなかったが，今では週1回は通っているし，北里時代から始めた村崎会は40年以上続いている。

2．北里大学医学部生物物理系とてんかん研究

北里大学では生物物理系の研究室で，てんかん，睡眠，情動の研究をネコ，ラット，マウスを用いて続けることになったが，てんかんに関わる思い出を1つ紹介したい。

1971年の北里大学病院の開院から間もなくの頃，ある患者が一見，もうろう状態で徘徊しているところを保護されて，虎の門の龍醫院の龍倫之助先生から御紹介頂いた。長年通院中のてんかん患者とのことにて，早速脳波を記録したところ，精神運動発作がくり返されていることが判明し，入院してもらい，病棟で一晩，脳波記録を続けた。1回が50秒前後のきれいな高振幅徐波パターンの発作時脳波がくり返されているのを見て筆者は興奮した。精神運動発作重積 psychomotor status である。その後，興味ある症例を含めて9例の精神運動発作重積の症例を集めて，日本てんかん学会や国際てんかん学会で何回か発表し，まとめて Folia に掲載した[19-21]。実験てんかんの研究を続けていたおかげで，精神運動発作重積を9例も集めることができたのである。その頃，清野昌一先生が静岡東病院の院長をされていた時に呼んで戴いて，講演会で話をさせて戴いた。後日，清野先生から静岡東病院へ移らないかとのとてもありがたいお誘いを受けたが，その頃，筆者は向精神薬の第I相試験を始めとする臨床精神薬理の領域にも手を拡げており，身動きのできない状況にあり，おことわりせざるをえなかったのである。

VII．厚生労働省への要望書

Gabapentin の臨床試験は1993年11月の第I相試験をもって開始された。筆者も新規抗てんかん薬ということで心はずんで試験に参加していたが，Warner-Lambert 社が2000年に Pfizer 社と合併し，以後は Pfizer 社がすべてを引き継いだ。当時，開発を担当されていたかなりの社員が退社されたこともあって，Pfizer 社の担当者は苦労したと聞いている。Gabapentin は新規抗てんかん薬の先陣を切って登場し，ほぼすべての試験が成功裏に終了しかけていた2003年に，2つの要望書が厚生労働省へ提出された。1つは2003年3月20日に時の厚生労働大臣と医薬局長に宛てられた日本てんかん学会，日本精神神経学会，日本小児神経学会，日本神経学会の理事長の連名によるもので，日本における抗てんかん薬による治療の現状と，てんかん医療の問題点を取りあげ，過去30年間に承認された抗てんかん薬は，1974年の valproic acid，1980年の clonazepam，1989年の zonisamide，2000年の clobazam の4剤にすぎず，欧米に比べて10年以上遅れており，てんかん治療の後進国となっている現状を訴え，「新しい抗てんかん薬の承認についてのお願い」として速やかな承認についての要望書である[26]。もう1つは，2003年6月27日の社団法人日本てんかん協会からの「新しい抗てんかん薬の早期承認に向けて」である。

ほぼ1年後の2004年3月に Pfizer 社は申請書の作成を終えて，厚生労働省へ提出しようとしたが，ちょうど，あの医薬品医療機器総合機構（PMDA）の立ち上げの時期にぶつかり，正式には2004年4月14日となるハプニングがあった。臨床試験の成績から，承認については Pfizer 社は確かな自信を持っていたと考えられ，2006年7月26日に製造販売の承認が降りたのである。

VIII．お わ り に

新規抗てんかん薬の先陣を切って gabapentin が登場した。筆者は1993年に第I相試験を実施したが，抗てんかん薬の開発自体が久々のことでもあり，その第I相試験は初めての経験であった。その後の臨床試験でも調整医師の1人として開発に立ち合って，つぶさにその成績をみてきた。難治

性の複雑部分発作を対象とした試験では，zonisamide，柴胡桂枝湯，clobazam で経験しており，戸惑うことはなかったが，発作頻度を正確に把握することが困難で，評価には苦労した憶えがある。R Ratio という筆者には馴染みのない評価方法が採用され，その方法を正しく理解することは難しかったが，成績そのものは海外のそれとほぼ同等であり，当初 bridging study が考慮されたが，わが国の成績のみで堂々と承認条件を満たすことができて，まずは目出度いことであった。

なお，調整医師をしていた関係で，海外からの有害事象報告がおびただしく届いたが，ほとんどが鎮痛薬としてのものであったことを思い出している。

稿を終えるにあたり，多くの資料を提供して下さった Pfizer 社，また，R Ratio の読み方など資料の読み方を始め，多くの御教示を戴いた当時の開発担当者の佐瀬眞一氏に厚く感謝する。

付　記

Gabapentin はレストレスレッグス症候群（下肢静止不能症候群）に有効とされて，2004年米国レストレスレッグス症候群財団が発表した治療アルゴリズムで選択肢の1つとして記載されている[27]。のちに，gabapentin の薬物動態を改善する目的で prodrug 化された gabapentin enacarbil が開発され[6,7,12,13,15]，米国で2011年，わが国では2012年にレストレスレッグス症候群の治療薬として承認されている。筆者もその臨床試験に参加した。わが国での上市に際して，『臨床精神薬理』誌の15巻4号でレストレスレッグス症候群の特集が組まれている。

文　献

1) Anhut, H., Ashman, P., Feuerstein,T.J. et al. : Gabapentin (Neurontin) as add-on therapy in patients with partial seizures : a double-blind, placebo-controlled study. The International Gabapentin Study Group. Epilepsia, 35 : 795-801, 1994.
2) Appleton, R., Fichtner, K., Lamoreaux, L. et al. : Gabapentin as add-on therapy in children with refractory partial seizures : a 12-week, multicentre, double-blind, placebo-controlled study. Gabapentin Paediatric Study Group. Epilepsia, 40 : 1147-1154, 1999.
3) Begley, C.E., Famulari, M., Annegers, J.F. et al. : The cost of epilepsy in the United States : an estimate from population-based clinical and survey data. Epilepsia, 41 : 342-351, 2000.
4) Fink, K., Meder, W., Dooley, D.J. et al. : Inhibition of neuronal Ca^{2+} influx by gabapentin and subsequent reduction of neurotransmitter release from rat neocortical slices. Br. J. Pharmacol., 130 : 900-906, 2000.
5) 後藤昌司，山邉太陽，丸山和司 他：「応答比」とそれに基づく推測．臨床精神薬理，10：667-676, 2007.
6) 井上雄一：Gabapentin enacarbil による restless legs syndrome 治療．臨床精神薬理，15：517-524, 2012.
7) Inoue, Y., Uchimura, N., Kuroda, K. et al. : Long-term efficacy and safety of gabapentin enacarbil in Japanese restless legs syndrome patients. Prog. Neuropsychopharmacol. Biol. Psychiatry, 36 : 251-257, 2012.
8) 石田純郎：岡山県における小児てんかんの神経疫学的研究．てんかん研究，2：1-12, 1984.
9) 厚生省：平成11年患者調査1 上巻 第65表　総患者数，性，年齢階級×傷病小分類別．p. 652-653, 1999.
10) 厚生労働省大臣官房統計情報部：平成14年患者調査．1上巻第65表 総患者数，性・年齢階級×傷病小分類別．2002. Available from URL：http://wwwdbtk.mhlw.go.jp/toukei/data/150/2002/toukeihyou/0004439/t0091902/j65_002.html＜5.4.1 概括2）＞
11) 国原峯男：新規抗てんかん薬 gabapentin（ガバペン®）の薬理作用．臨床精神薬理，10：633-639, 2007.
12) Kushida, C.A., Becker, P.M., Ellenbogen, A.L. et al. : Randomized, double-blind, placebo-controlled study of XP13512/GSK1838262 in patients with RLS. Neurology, 72 : 439-446, 2009.
13) Kushida, C.A., Walters, A.S., Becker, P. et al. : A randomized, double-blind, placebo-controlled, crossover study of XP13512/GSK1838262 in the treatment of patients with primary restless legs syndrome. Sleep, 32 : 159-168, 2009.
14) 協和発酵キリン株式会社社内資料
15) Lee, D.O., Ziman, R.B., Perkins, A.T. et al. : A randomized, double-blind, placebo-controlled

study to assess the efficacy and tolerability of gabapentin enacarbil in subjects with restless legs syndrome. J. Clin. Sleep Med., 7：282-292, 2011.
16) Leppik, I.E.：Contemporary Diagnosis and Management of the Patient with Epilepsy, 5th eds. pp.5-8, Handbooks in Health Care, Pennsylvania, 2000.
17) 村崎光邦：精神運動発作の焦点とその発作発射伝播に関する実験的研究―とくに視床背内側核の役割について―. 精神経誌, 71：63-82, 1969.
18) 村崎光邦：精神運動発作を再考する. 精神経誌, 109：813-821, 2007.
19) 村崎光邦, 山角 駿, 鈴木市郎 他：Mental diplopia, 概念思考発作, 笑い発作を呈する精神運動発作の1例. 精神医学, 20：283-292, 1978.
20) Murasaki, M.：Psychomotor status：case reports and proposal for classification. Folia Psychiatr. Neurol. Jpn, 33：353-357, 1979.
21) Murasaki, M., Inami, M., Okamoto, K. et al.：Psychomotor status induced by temporal lobe encephalitis. Folia Psychiatr. Neurol. Jpn, 35：129-138, 1981.
22) 日本神経学会：てんかん治療ガイドライン2002. 臨床神経学, 42：556-597, 2002.
23) 岡 鎮次：わが国のてんかん患者数. てんかん研究, 20 (3)：157, 2002.
24) Petroff, O.A., Hyder, F., Rothman, D.L. et al.：Effects of gabapentin on brain GABA, homocarnosine, and pyrrolidinone in epilepsy patients. Epilepsia, 41：675-680, 2000.
25) ファイザー株式会社：ガバペン®錠, シロップ医薬品インタビューフォーム. 2016年4月改訂（第10版）
26) ファイザー株式会社社内資料：ガバペン錠申請資料
27) Silber, M.H., Ehrenberg, B.L., Allen, R.P. et al.：An algorithm for the management of restless legs syndrome. Mayo Clin. Proc., 79：916-922, 2004.
28) Sivenius, J., Kälviäinen, R., Ylinen, A. et al.：Double-blind study of gabapentin in the treatment of partial seizures. Epilepsia, 32：539-542, 1991.
29) The US Gabapentin Study Group No 5.：Gabapentin as add-on therapy in refractory partial epilepsy：a double-blind, placebo-controlled, parallel-group study. Neurology, 43：2292-2298, 1993.
30) 特集：新規抗てんかん薬 gabapentin. 臨床精神薬理, 10：625-676, 2007.
31) U.K Gabapentin Study Group：Gabapentin in partial epilepsy. Lancet, 335：1114-1117, 1990.
32) WHO：Media centre, Epilepsy, updated February 2016. http://www.who.int/mediacentre/factsheets/fs999/en/
33) 八木和一, 佐瀬眞一：Gabapentin の臨床効果. 臨床精神薬理, 10：641-649, 2007.
34) Yamauchi, T., Kaneko, S., Yagi, K. et al.：Treatment of partial seizures with gabapentin：Double-blind, placebo-controlled, parallel-group study. Psychiatry Clin. Neurosci., 60：507-515, 2006.

新規抗てんかん薬の開発物語

―― その2：糖尿病治療薬開発から生まれた topiramate ――

I. はじめに

　新規抗てんかん薬の第2弾は，1979年 McNeil 社で合成され，わが国では gabapentin よりも早く臨床開発に入った topiramate である。糖尿病治療薬開発中に発見された topiramate は危うく闇に葬られそうになりながら，合成者の情熱のもとに蘇って，blockbuster drug となった。本シリーズで語るにはうってつけの抗てんかん薬である。Topiramate は fructopyranose 骨格に sulfamate 構造を有して広汎な作用機序を有する新規抗てんかん薬で，海外では McNeil 社，わが国では協和発酵工業（現　協和発酵キリン株式会社）によって開発された。

　本稿では，その topiramate の発見物語から話を進めよう。

II. Topiramate の発見物語

　Topiramate の発見に至った物語はとても興味深いもので，発見者の Maryanoff 自身が書いたものに従って紹介しよう[19-21]。1978年米国の McNeil 社の生化学者 Bruce Maryanoff と Gene Tutwiler とが Pennsylvania 州立大学の Stephen Benkovic 教授の協力のもとに，新しい糖尿病治療薬を創ろうとして，fructose-1,6-biphosphatase（1,6-FBPase）の阻害薬を発見しようと研究を続けていた。この 1,6-FBPase とは，糖新生代謝経路で，fructose-1,6-biphosphatase を fructose-6-phosphate へと変換させる酵素である。Monosaccharide 化合物を用いて 1,6-FBPase 阻害薬を創ろうとしていたのである。

　最初の目標は図1[19]の compound 2 である fructofuranoside-1-sulfamate-6-phosphate とその β-isomer であった。D-fructose から始まった一連の合成過程で，Scheme 1 にみるように compound 1（McN-4853）と compound 6a/b へたどりついたが（図2[19]），そこから compound 2a/b への道には失敗し，Scheme 2 にみるように再度挑戦して compound 9 から compound 2a/b の合成に成功している（図3[19]）。

　1979年の春，彼らは2つの sulfamate compound 1（McN-4853）と 4（4832）のグラム単位のサンプルを手に入れて McNeil 社の compound library に登録した。この時が McN-4853（topiramate）の合成年とされる。

　これまでが序論で，発見の瞬間（Eureka Moment）として，McNeil 社の CNS 領域の主席薬理学者 Joseph Gardocki が McN-4853 にいたく魅せられたことを挙げている。その化学構造の sulfamate, SO_2NH_2 が sulfonamide 系の acetazol-

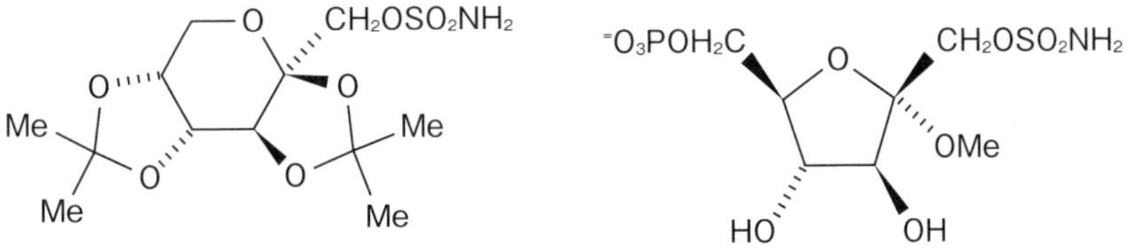

図1　Topiramate (1) と compound 2 の化学構造 (Maryanoff, 2009[1])

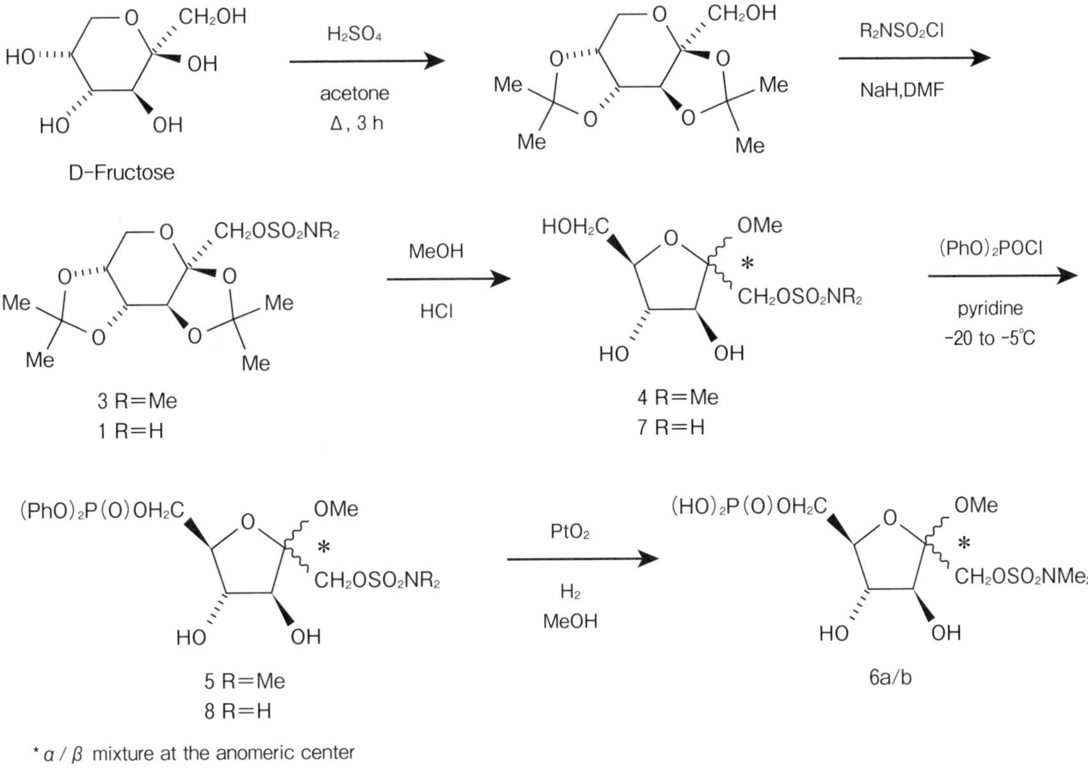

図2　McN-4853 (1) と compound 6a/b の Scheme I (Maryanoff, 2009[19])

amide を思い出させたというのである．Acetazolamide (Diamox®) は抗てんかん薬の1つで，利尿作用があり，睡眠時無呼吸に用いたりしていた (図4[19])．抗てんかん薬であれば，マウスの最大電撃けいれんモデルにかけるのであるが，当時，会社は抗てんかん薬に興味を持っておらず，Gardocki はまず抗精神病薬や抗うつ薬などの中枢神経作用薬の薬理学的プロフィールの試験を実施し，その作用がないことを確かめたのちに最大電撃けいれんへの作用を調べたという．いかに，当時の McNeil 社で抗てんかん薬の優先度（プライオリティ）が低かったかが如実に示されている．そして，Gardocki は McN-4853 が phenytoin 様の抗けいれん作用プロフィールを示すことを明らかにした．2つの ketal group を持つ化合物は胃中の不安定性を示すのであるが，幸い McN-4853 は長期投与でもそういう心配のないことも判明している．

こうして，Gardocki と Maryanoff は1980年に研究・開発化合物の候補としてもらうべく持ちこ

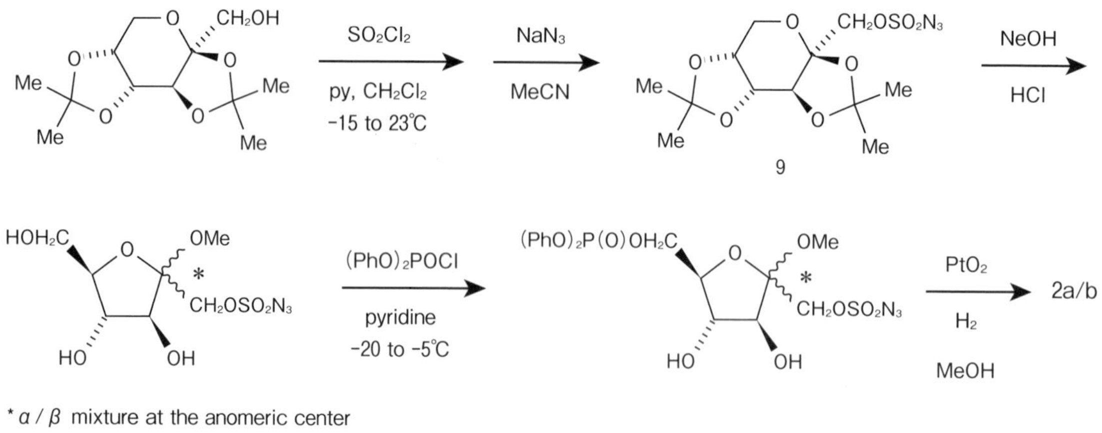

図3 Compound 2a/b の合成の Scheme 2（Maryanoff, 2009[19]）

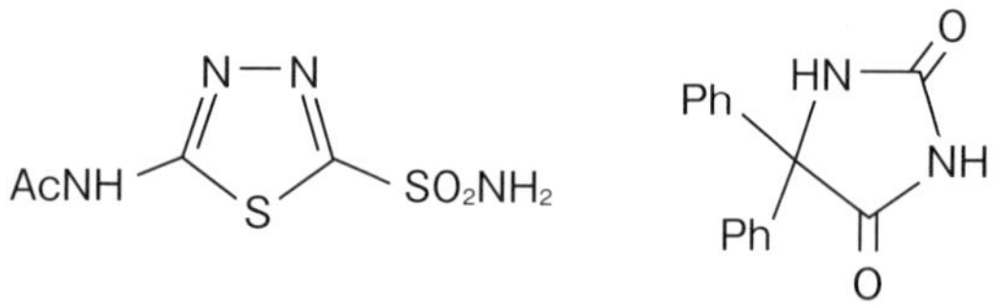

図4 Acetazolamide（左）と phenytoin（右）の化学構造（Maryanoff, 2009[19]）

んだが，すげなく拒否されたのである．会社は抗てんかん薬どころか，神経学領域の治療薬さえ開発する気がなかったのである．

そこで，McN-4853 を開発の方向で前進させるべく，彼らは国立衛生研究所 National Institute of Health の下部組織である国立神経疾患脳卒中研究所 National Institute of Neurological and Communicative Disorders and Stroke（NINCDS）へ持ち込んで，新しい化合物としての客観的評価を依頼した．抗てんかん薬の世界的権威である Harvey Kupferberg が 1981 年 6 月に受けとってその評価を監督してくれて，1982 年の暮れに強い興味を示してくれた．そこで彼らはさらに McN-4853 の開発に火をつけてもらうべく，Kupferberg に McNeil 社を訪れて，彼が得た所見，観点，熱意などを会社側に伝えてもらうような段どりをつけたのである．そして，Kupferberg は彼らの目論見通りに彼がこの領域でみてきたもののベストの 1 つであると言ってくれたのである．かくして，周囲の人達の協力のもと，運命的な幸運に恵まれ，McN-4853 を臨床開発のルートに乗せることに成功したという物語である．なお，念のため，Maryanoff は compound 78 まで構造活性相関を確認している．

Maryanoff らが topiramate を発見した当時は，どこの製薬企業でも抗てんかん薬のプライオリティは極めて低く，多くのてんかん患者を前にして，この事態を憂えた WHO は各企業に新規抗てんかん薬の開発に奮起を促した時でもあった．それでも，Maryanoff らの情熱がなければ闇に葬られて日の目を見ず，blockbuster drug となることがなかった可能性があるだけに，この発見物語は意義深いのである．

III. Topiramate の作用機序

Maryanoff らが topiramate を発見した 1979 年当時は，マウスの最大電撃けいれんを抑制することからスタートしている．抗てんかん薬の作用機序は，1999 年 Patsalos[26] が topiramate の作用機序をまとめた当時には，①電位依存性 sodium channel 抑制作用，② GABA による抑制作用の増強，③電位依存性 calcium channel 抑制作用，④興奮性神経伝達の遮断，の 4 つの作用が知られており，topiramate はどの作用機序をも有することが明らかにされていた．とくに，White ら[28] は GABA_A 受容体複合の作用を，さらに Coulter ら[2] は AMPA/kainate 型 glutamate 受容体機能抑制作用

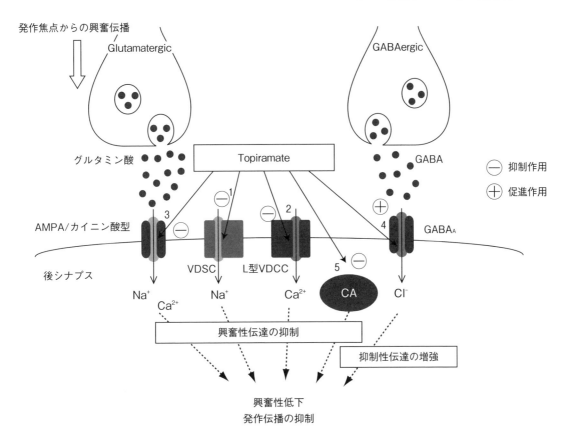

1：電位依存性ナトリウムチャネル（VDSC）抑制
2：電位依存性L型カルシウムチャネル（L型VDCC）抑制
3：AMPA/カイニン酸型グルタミン酸受容体機能抑制
4：GABA存在下におけるGABA_A受容体機能増強
5：炭酸脱水酵素（CA）阻害

図5　Topiramateの作用機序（八木，2007[29]）

を明らかにしていた。その後に明らかにされたtopiramateの作用機序をまとめて，八木[29]は1枚の模式図に示しており（図5）topiramateの作用機序が一目瞭然となっている。興味あるのは，topiramateがacetazolamideと同様に力価は弱いながら炭酸脱水酵素（carbonate dehydrogenase）阻害作用を有していることである。以上のうちのどの作用機序が中心なのかについては明らかでなく，これらの作用の相加的／相乗的作用によるものと，今は考えられている。

IV．海外での臨床試験

米国では1986年8月から第Ⅰ相試験が開始され，1987年3月から成人の部分発作に対する付加療法薬としての臨床試験がFaughtら[4]を中心に開始されている。この試験はTopiramate YD Studyと呼ばれ，後にわが国での第Ⅲ相試験のbridging studyの対象試験となったもので，少し詳しく紹介しておく。

対象は既存の抗てんかん薬により，十分な効果がみられず，過去12週間に12回以上の部分発作を有する18～65歳のてんかん患者である。試験のデ

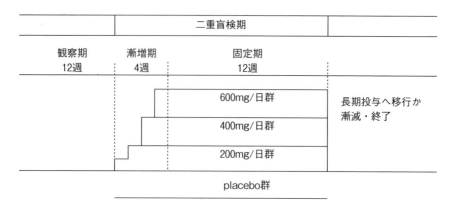

図6 Topiramate 200mg/日, 400mg/日, 600mg/日のplacebo対照試験（YD Study）のスケジュール（Faughtら, 1996[4]より作図）

表1 Topiramate 200mg/日, 400mg/日, 600mg/日のplacebo対照試験（YD Study）における効果評価（Faughtら, 1996[4]）

		Topiramate		
項目	Placebo (N=45)	200mg/day (N=45)	400mg/day (N=45)	600mg/day (N=46)
発作発現頻度減少率				
中央値	13.1	29.6	47.8	44.7
p値		0.051	0.007	<0.001
治療反応率（50％以上減少）				
症例数	8/45	12/45	21/45	21/46
％	18	27	47	46
p値		0.620	0.013	0.027
治験担当医全般評価				
平均スコア	2.7	3.3	3.8	3.6
p値		0.004	<0.001	<0.001
被験者の総合評価				
中央値	2.2	2.6	2.8	2.6
p値		0.030	0.007	0.053

ザインは図6に示すように, 200mg/日, 400mg/日, 600mg/日のplacebo対照試験で, 最初の4週は漸増期（既服用の抗てんかん薬2剤までの上に, 1週目は100mg朝1回投与から開始し, 2週目は100mg tid, 3週目は200mg tid, 4週目は300mg tid）とし, 後の12週は固定用量期となっている。なお, 試験終了後は可能な被験者はオープンの継続長期投与試験に移行している。主要評価項目は二重盲検期のベースラインからの発作発現頻度減少率であり, 副次評価項目は治療反応率（発作が50％以上減少した割合）としている。効果評価は表1のように発作発現頻度減少率は200mg/日群では中央値で有意差がみられず, 400mg/日群でp＝0.007, 600mg/日群でp＜0.001の有意差が認められている。また, 治療反応率でも200mg/日で有意差がみられず, 400mg/日群と600mg/日群で有意差がみられている。なお, 治験担当医全般評価と被験者総合評価では, 3用量とも有意差がみられている。

安全性については, 治療関連有害事象（因果関係を否定できないもの）とそれによる中止例を表2に示した。

表2 Topiramate 200mg/日，400mg/日，600mg/日のplacebo対照試験（YD Study）における治療関連有害事象とそれによる中止（Faughtら，1996[4]）

事象	Percent of patients			
	Placebo (N=45)	Topiramate 200mg/day (N=45)	400mg/day (N=45)	600mg/day (N=45)
浮動性めまい	29	36	33	35
疲労	11	11	7	20
思考異常	2	20	13	30
頭痛	29	29	31	28
失調症	9	20	29	26
傾眠	9	29	27	30
眼振	18	18	20	15
異常感覚	2	18	20	9
複視	4	7	24	7
有害事象による中止	7	4	9	13

1群以上で，被験者の20％以上にみられた有害事象

以上，有効性をみると，200mg/日での効果は不十分であり，400mg/日，600mg/日で十分な効果が認められている。安全性では600mg/日までの用量では，発現頻度も低く，軽度のものが多く，忍容性に問題なかった。ただ，600mg/日群にやや頻度が増加している。

次に実施されたPriviteraら[27]を中心とするTopiramate YE Study Groupによる600mg/日，800mg/日，1000mg/日のplacebo対照試験では，発作頻度減少の上積みはみられず，有害事象が増加することが確かめられている。

以上の試験から，米国では1996年12月に通常用量として400mg/日の1用量が承認されている。後に，Gubermanら[5]による欧州での漸増法検証試験が実施され，placebo群の発作発現頻度減少率（中央値）が20％であるのに対して，topiramate 200mg/日群は44％．反応率もplacebo群の24％（22/91例）に対し，topiramate 200mg/日群では45％（75/168例）であり，topiramate 200mg/日群はplacebo群に比べ，有意に発作を抑制する結果が示された（p＜0.001）。この結果，2003年12月に米国では承認時の400mg/日から200〜400mg/日の用量範囲に改定されるということがあった[23]。極めて興味深い事実である。

なお，これもまた興味深いことであるが，Biton[1]を中心とするTopiramate TPS-TR Study Groupによって，市販後臨床試験として，これまでの漸増法（rapid漸増法）と，より緩徐なslow漸増法（開始用量50mg/日，以降50mg/日/週毎に増量）に群分けして群間比較試験が行われている。188例のうち100/200のrapid漸増法による93例に対して，50/50のslow漸増群95例ではtopiramateの治療を変更（減量，一時中断，中止）した有害事象の累積発現頻度，および有害事象による一時中断あるいは中止した症例の割合が有意に低かった（それぞれp=0.048，p=0.040）としている。さらに，発作発現頻度減少量（中央値）も42％対33％とslow漸増法群に改善率が高く，二重盲検期間での完全消失例の率は14％対10％とslow漸増法群で高かった。このように，slow漸増法は治療効果を高めながら，有意な忍容性を示すという。このslow漸増法とrapid漸増法の比較試験はtopiramateの市販後にわが国でも実施されており，後に紹介する。

なお，海外では後にてんかんの単剤療法が認められ，また，片頭痛への適応を得ている。

V．わが国での臨床試験

TopiramateのⅠ相試験は1991年6月の単回投

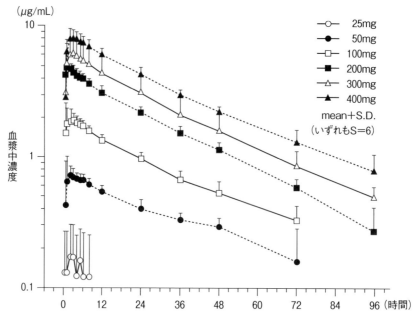

図7 Topiramate の第Ⅰ相試験における絶食下単回投与時の血漿中濃度推移と薬物動態パラメータ（医薬品インタビューフォーム[7]，協和発酵キリン株式会社社内資料[9]）

与試験に始まり，1992年3月までの反復投与試験で終っている．したがって，前稿で書いた gabapentin の第Ⅰ相試験開始の1993年11月より2年前のことである．新規抗てんかん薬の先陣を切ったのは，実は topiramate であったのである．

1．第Ⅰ相試験

筆者は健康成人男性を対象とした topiramate の第Ⅰ相試験を通常の向精神薬のそれと同じ方法で実施した[7,9,10]．単回投与試験のさいの topiramate の血漿中濃度推移と薬物動態パラメータは図7の通りで，投与後速やかに吸収され，投与後0.8〜3.0時間で最高血漿中濃度に達した．半減期は25〜47時間と比較的長く，50〜400mg までの投与量範囲で C_{max} および $AUC_{0-\infty}$ は投与量との間に線形性が認められている[9]．

1991年10月から11月にかけて，topiramate 100 mg での食事の影響試験を実施し，空腹時および食後に投与して血漿中薬物動態を検討している．T_{max} は食事により有意に遅延したが，C_{max}，$AUC_{0-\infty}$ などの薬物動態パラメータに有意な差は見られなかった[11]．

1992年2月から3月にかけての反復投与試験では，topiramate 50mg を1日2回（100mg/日）13

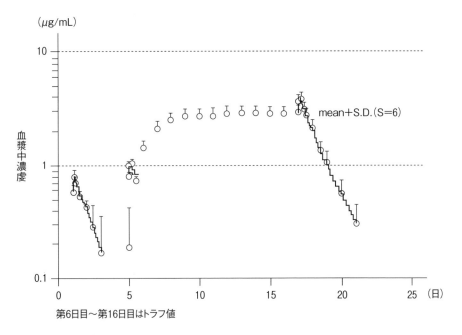

図8 Topiramate の第Ⅰ相試験における反復投与時の血漿中濃度推移と薬物動態パラメータ（医薬品インタビューフォーム[7]，協和発酵キリン株式会社社内資料[10]）

日間投与した．その際の血漿中濃度推移と薬物動態パラメータを図8に示した．反復投与に先立ち，同じ被験者に単回投与を行っている．各回投与の投与直前の血漿中濃度（トラフ値）は，反復投与開始5日目以降で一定となり，定常状態に達すると考えられた．単回投与後の $t_{1/2}$ は37.9時間，最終回投与後の $t_{1/2}$ は27.6時間であり，反復投与による体内動態変化は認められていない[10]．なお，反復投与試験中に筆者らが必ず実施する精神運動機能への影響について，メモリー・ドラム検査で試行回数の増加，メモリー・スキャン検査で反応時間の延長，内田・クレペリン検査で平均作業量の抑制が認められたが，タッピング検査，遅延見本あわせ，フリッカー・フュージョン検査および反応時間検査では変化はほとんど認められなかった．本来なら，内田・クレペリン検査への影響は図で説明したいところであるが，手元に資料がなくて残念である．

第Ⅰ相試験における有害事象をまとめると，25mgから眠気，頭がぼーっとするなどの症状が出始め，400mgではほかに頭重感，しびれ，だるさなど発現頻度および重症度の高い精神身体症状の項目数が増加して，注意が必要と考えられた．健康者では向精神薬への感受性が高いことから，第

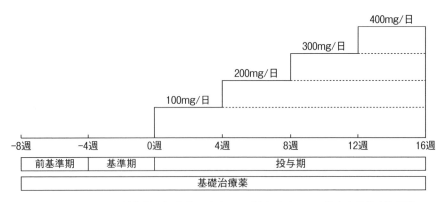

図9 Topiramateの前期第Ⅱ相試験のデザイン（協和発酵キリン株式会社社内資料[12]）

表3 Topiramateの前期第Ⅱ相試験（その2）の発作頻度評価（協和発酵キリン株式会社社内資料[13]）

完全消失	著明改善	中等度改善	不変	悪化	判定不能	合計	中等度改善以上
2	1	4	6	2	0	15	7
13.3%	6.7%	26.7%	40.0%	13.3%			46.7%

Ⅱ相試験以降の臨床試験で400mg/日までの投与には問題ないと考えられた。

2．前期第Ⅱ相試験

第Ⅰ相試験に引き続いて，1992年10月から既存の抗てんかん薬治療で十分な発作抑制が得られず，月平均2回以上の頻度で発作を生じている39例の部分てんかんおよび全般てんかん患者を対象として8施設で前期第Ⅱ相試験に入った[12]。筆者は世話人会のメンバーの1人として参加した。試験スケジュールは図9に示すように1日100mg（2分服）から開始して最高400mg/日となっている。既存の抗てんかん薬2剤までの薬剤への付加療法である。安全性解析対象例38例はすべて部分てんかんで，有効性解析症例は34例であった。発作頻度評価は「中等度改善」以上は47.1％に達した。その症例の割合は0～4週間で26.5％，5～8週間で27.8％と変りなかったが，9～12週間では37.5％，13～16週間で48.4％と上昇し，また，投与量増加に伴って発作頻度の改善率も上昇した。安全性では，「ほぼ安全」以上が78.9％で，傾眠が4例と最も多かった。

なお，本試験の途中で1日量を600mgまで上げてみるべきではないかとの意見が出され，1993年9月から1994年9月にかけて同様の症例18例を対象に200mg/日（分2）から開始して400mg/日，600mg/日へと増量する追加試験が組まれた[13]。発作頻度評価は表3のように「中等度改善」以上は46.7％であり，0～4週間で46.7％，5～8週間で60.0％，9～12週間で30.8％，13～16週間で75.0％であった。安全性では，「ほぼ安全」以上は72.2％で重度の副作用はなく，傾眠は1例にすぎなかった。

以上の2本の前期第Ⅱ相試験では，topiramateは難治性てんかんへの付加療法として600mg/日までの安全性，有効性を有する薬物であると考えられ，次段階でより詳細な評価が必要と推察された。

3．後期第Ⅱ相試験

上記2本の前期第Ⅱ相試験の結果をふまえ，オープン後期第Ⅱ相試験が1995年3月から1996年9月にかけて，38施設39科で実施された。この試験でも筆者は世話人会の1人として治験に参加しているが，総括医師は1996年12月までが細川 清氏，その後は八木和一氏が務めている。本試験は

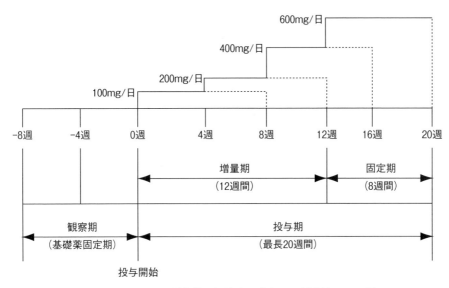

図10 Topiramateの後期第Ⅱ相試験のデザイン（大沼ら，2007[23]）

表4 Topiramateの後期第Ⅱ相試験の発作発現頻度改善度（大沼ら，2007[23]）
（全体）

完全消失	著明改善	中等度改善	不変	悪化	判定不能	合計	中等度改善以上
11	5	22	43	18	3	102	38
10.8%	4.9%	21.6%	42.2%	17.6%	2.9%		37.3%

表5 Topiramateの後期第Ⅱ相試験における用量別中等度以上有効例（八木，2009[30]）

投与量 mg/day	中等度改善以上	総投与数	中等度改善以上比率
100	27	119	22.7%
200	34	105	32.4%
400	25	84	29.8%
600	18	59	30.5%

大沼ら[23]によって論文化されている。

試験の対象は前期第Ⅱ相試験と同じであり，解析対象例112例で，図10のような試験デザインのもとに行われた。

有効性が評価された102例での発作発現頻度は表4のように，「中等度改善」以上は37.3%と，前期第Ⅱ相試験の成績より低かった[23]。これを用量別に比較してみると（表5），100mg/日では22.7%と低かったが，200mg/日以上ではほぼ横ばいの結果となり，前期第Ⅱ相試験でみた成績と異なっている。また，総投与数が投与量増加につれて減少し，推奨用量とされる200～400mg/日へ増量した症例数が少なく，600mg/日の投与数は100mg/日の約半分に低下している[30]。概括安全度で，「ほぼ安全」以上が72.1%と高く，副作用症状の発現頻度を項目別にみても，傾眠18.9%，倦怠感7.4%，浮動性めまい6.6%，無食欲および大食症候群5.7%くらいのものであるのに，米国のpivotal studyである用量設定試験（YD試験）で最も発作発現頻度減少率が高かった400 mg/日へ投与量を上げきれていないことが本試験での「中等度改善」以上の率が低かったことを示したと筆

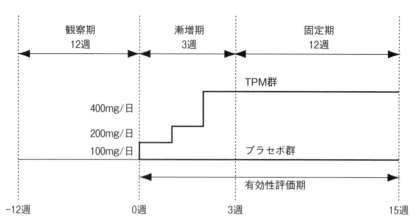

図11 Topiramateの第Ⅲ相試験のデザイン（松田と八木，2007[22]）

表6 Topiramateの第Ⅲ相試験の有効性評価期におけるてんかん発作発現頻度減少率（主要評価項目）（松田と八木，2007[22]）

投与群	対象例数	てんかん発作発現頻度減少率（％）							Wilcoxonの2標本検定
		最小値	25％点	中央値	75％点	最大値	平均値	標準偏差	
TPM群	61	−178.3	5.00	33.40	56.90	96.6	27.47	43.96	Z＝2.756
PL群	65	−102.2	−8.80	13.70	35.40	82.3	9.34	38.05	p＝0.006**

**：p＜0.01，*：p＜0.05，⁺：p＜0.10，N.S.：Not Significant

者は考えている。

　抗てんかん薬に限らず，向精神薬の臨床試験で効果が十分でなく，安全性に問題なければ投与量を増量するという規定があっても，初回投与量あるいは低い用量のまま治験期間を終えてしまい，被験薬の用量反応性を含めた効果と安全性を十分に引き出せない結果となった試験をいくつも体験している。本試験も初回用量の100mg/日に留まっている症例数が最も多く，その1つではないかと考えた。したがって，第Ⅲ相試験では明確にこのことを規定して実施する必要があると考えた。

4．第Ⅲ相試験

　後期第Ⅱ相試験を終えて，いよいよpivotal studyとしての第Ⅲ相試験が米国のFaughtら[4]のYD Studyを対象とするbridging studyとして2000年8月から2003年9月にかけて32施設で実施された[22]。対象患者はこれまでの試験と同じであり，観察期の発作頻度が平均して4回/4週間以上と規定されている。試験のスケジュールは図11のように，既存の抗てんかん薬2剤までの上に，placeboまたはtopiramate 100mg/日（分2）を付加し，1週毎に200mg/日，400mg/日もしくは最高耐用量まであげ，固定期は12週間としている。

　主要評価項目は有効性評価期のてんかん発作発現頻度減少率であり，副次評価項目はresponder rate（50％以上発作が減少した患者の割合）とした。早速，その成績をみると，てんかん発作発現頻度はtopiramate群はplacebo群と比較して有意（p＝0.006）（表6），responder rateも有意（p＝0.019）となり（表7），見事な成績を示した。なお，有効性評価期における二次性全般化発作についても，topiramate群（14例）ではplacebo群（17例）に対して，発作発現頻度減少率，responder rateとも有意な減少を示している。

　安全性については，因果関係が否定されなかった有害事象（副作用）は，topiramate群で80.6％（50/62例），placebo群で58.5％（38/65例）に認められ，主な副作用（topiramate群とplacebo群との発現割合が10％以上）は，傾眠19例（30.6％）対10例（15.4％），浮動性めまい11例（17.7％）対3例（4.6％），感覚減退11例（17.7％）対2例

表7 Topiramateの第Ⅲ相試験の有効性評価期におけるresponder rate[a] (松田と八木, 2007[22])

投与群	対象例数	responder (例)	Non-responder (例)	responder rate (%) 95%信頼区間	Fisherの直接確率法	responder rate TPM群-PL群(%) 95%信頼区間
TPM群	61	20	41	32.8 (21.3〜46.0)	p=0.019*	18.9 (4.5〜33.4)
PL群	65	9	56	13.8 (6.5〜24.7)		

a): responder: 発作発現頻度減少率≧50%の症例
**: $p<0.01$, *: $p<0.05$, +: $p<0.10$

表8 第Ⅱ相長期投与試験における最終全般改善度 (協和発酵キリン株式会社社内資料[14])

	例数	著明改善	中等度改善	軽度改善	不変	悪化	判定不能	改善割合 (%)[a] (95%信頼区間[b])
1年目	51	10 (19.6%)	15 (29.4%)	9 (17.6%)	10 (19.6%)	4 (7.8%)	3 (5.9%)	49.0 34.8〜63.4
2年目	42	11 (26.2%)	15 (35.7%)	8 (19.0%)	3 (7.1%)	3 (7.1%)	2 (4.8%)	61.9 45.6〜76.4
3年目	27	9 (33.3%)	14 (51.9%)	2 (7.4%)	1 (3.7%)	1 (3.7%)	0	85.2 66.3〜95.8
4年目	24	11 (45.8%)	12 (50.0%)	0	1 (4.2%)	0	0	95.8 78.9〜99.9
5年目	19	7 (36.8%)	9 (47.4%)	2 (10.5%)	1 (5.3%)	0	0	84.2 60.4〜96.6

a: 改善割合 (%) = (「著明改善」+「中等度改善」)/「例数」×100
b: F分布を利用して求めた95%信頼区間

(3.1%), 無食欲および大食症候群9例 (14.5%) 対1例 (1.5%) で, ほとんどが軽度から中等度であった.

以上のように, topiramate 400mg/日もしくは最高耐用量はplaceboよりも発作発現頻度減少率 (中央値) で有意に優れる結果を示し, 忍容性においても問題のないことが確認されている.

5. 長期投与試験

1) 第Ⅱ相長期投与試験

1995年5月より, 国内29施設において, 2つの前期第Ⅱ相試験から10例, 後期第Ⅱ相試験から48例の合計59例 (部分てんかん56例, 全般てんかん3例) の継続投与が必要と認められた患者を対象として第Ⅱ相長期投与試験が実施された[14]. 各症例の長期投与試験移行前の用量を継続投与し, 必要に応じて1日量600mgを上限として適宜増減した. 症例ごとに2000年4月以降の最初の来院日までを有効性期間とし, それ以降は安全性の検討を行い, 2003年5月でデータカットオフとしている. それ以降の継続投与必要症例に対しては, topiramateの発売日までのいわゆる倫理的配慮による長期投与試験としている. 2004年6月末現在で16例が試験を継続していた.

有効性評価では, 最終全般改善度を表8に示したが, 2年以上服用を継続した症例について, 長期服用による効果の持続が認められている.

安全性評価では, 因果関係を否定できない有害事象は傾眠の10例が最も多く, 他は浮動性めまいなど中枢神経系由来のものであったが, 長期投与における安全性の問題は認めなかった.

2) 第Ⅲ相試験からの継続長期投与試験

2000年8月より第Ⅲ相試験でtopiramateに割り付けられた62例とplaceboに割り付けられた63例

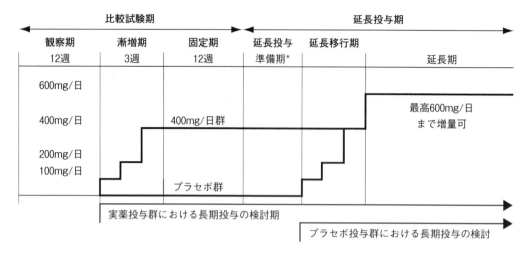

図12 Topiramate の第Ⅲ相試験からの長期投与試験のデザイン（協和発酵キリン株式会社社内資料[15]）

の計125例を安全性解析対象例とする継続長期投与試験が32施設で実施された[15]。2003年9月1日をデータカットオフとし，それ以降は倫理的配慮の長期投与試験となっており，2004年6月末当時69例が継続されていた。

図12は第Ⅲ相試験を含めた治験デザインである。

てんかん発作発現頻度は，選択基準違反の1例を除いた124例で，観察期と比べて，長期にわたって減少している。また，responder rate も長期にわたって上昇している。

主要評価項目の安全性については，因果関係の否定できない有害事象は97.6％（122/125例）に認められ，主な事象は体重減少46.4％（58例），傾眠44.8％（56例），浮動性めまい25.6％（32例），感覚減退，無食欲および大食症候群各17.6％（22例），頭痛15.2％（19例），倦怠感14.4％（18例），複視，腹痛各11.2％（14例），易刺激性10.4％（13例）で，検査値として血中重炭酸塩減少12.8％（16例），γ-グルタミルトランスフェラーゼ増加12.0％（15例）であった。この他，topiramate に特徴的な有害事象である腎/尿路結石が3.2％（4/125例）にみられている。

以上，topiramate は発作コントロールが不十分な症候性局在てんかん患者に対して，部分発作抑制効果が長期にわたって持続することが示唆された。また，有害事象もこれまで国内および海外の臨床試験成績，および海外の市販後調査で得られた既知の事象が多く，「軽度」または「中等度」のものがほとんどで，安全性の高い薬物と考えられた。

6．てんかん患児を対象とした臨床試験

Topiramate が2007年7月にわが国で承認されたのち，2本のてんかん患児を対象とした試験が実施されて，2013年11月に2歳以上の小児への用法・用量が追加承認されている。ここで，2本の試験が論文化されており，紹介しておきたい。

1）てんかん患児における安全性と有効性の検討（第Ⅰ／Ⅱ相薬物動態試験）

2～15歳の症候性または潜因性局在関連性てんかん患児27例を対象として全国5施設で2008年11月から2009年9月にかけて実施された[16,24]。

試験デザインは図13のように，1mg/kg/日（分2）を開始用量として9mg/kg/日まで漸増し，計5週間の非盲検，非対照試験である。

薬物動態パラメータをみると，1および5mg/kg/日投与時における薬物濃度推移および薬物動態パラメータからは，年齢の低下とともに曝露が小さくなる傾向がみられたものの，その差は小さかった。本試験での薬物動態パラメータは，海外小児薬物動態試験の成績とほぼ一致していた。

安全性では，副作用は27例中24例（88.9％）に出現し，傾眠が最も多く（18例，66.7％），血中重

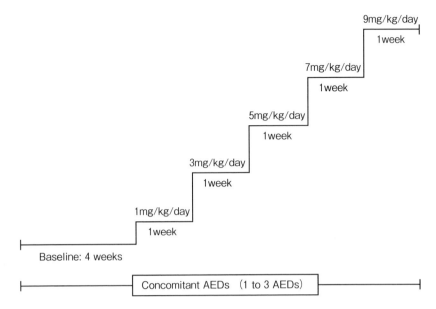

図13 小児てんかんに対するtopiramateの薬物動態，安全性と有効性の検討時のデザイン（大塚ら，2014[24]）

炭酸塩減少が9例（33.3%），食欲減退が4例（14.8%），体重減少が3例（11.1%）でいずれも軽度であった。副作用のために中止したのは19例（傾眠12例，食欲減退4例など）であったが，全例長期投与試験に移行してtopiramateの服用を継続している。

有効性では，発作発現頻度（回/4週）の中央値は，観察期間16.500，本試験期間中のその変化量の中央値は6.325であり，減少している。また，全体でのてんかん発作発現頻度減少率の中央値（%）は41.230であり，観察期間と比較し減少が認められている。

なお，本試験に参加した27例中，26例が52週の長期投与試験へ進んでいる[17]。52週の長期投与を完了した被験者については，それ以降の継続投与を可とし，104週目来院日（それ以前に中止した場合は，中止時来院日）までのカットオフデータで成績を取りまとめている。その結果を紹介すると，主な副作用は「傾眠」「重炭酸塩減少」「食欲減退」「体重減少」「発汗障害」および「乏汗症」であり，成人の場合と同様で，新たに問題となる副作用の発現はなかった。また，てんかん発作発現頻度，てんかん発作発現頻度減少率およびre-sponder率の結果より，有効性は長期にわたって認められることが明らかとなった。以上のことから，2〜15歳の症候性または潜因性局在関連性てんかん患児に対するtopiramateの長期投与の安全性に特段の問題はなく，有効性が認められている。

2）Topiramateの有効性検証試験

上記試験に引き続いて，2〜15歳の症候性または潜因性局在関連性てんかん患児59例を対象に全国24施設でtopiramateの有効性検証試験が2010年7月から2012年3月まで実施された[25]。

試験デザインは図14に示したが，観察期間（8週間）および有効性評価期間（8週間）からなる非盲検，非対照試験である。用量維持期間で有害事象により，topiramateの減量が必要な場合には，5mg/kg/日への減量を可としている。

主要評価項目の有効性評価期間の部分発作発現頻度減少率の中央値は34.0%，中央値に対する95%信頼区間は16.3〜50.3%であった。本試験では海外小児有効性検証試験[3]におけるplacebo群の部分発作発現頻度減少率をもとに，有効性評価基準値として閾値部分発作頻度減少率を10%と設定しており，95信頼区間の下限は10%をはるかに上

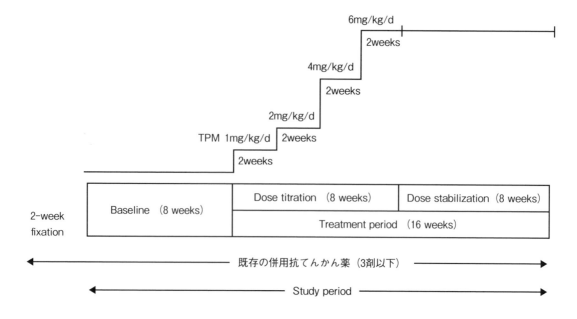

図14 小児てんかんに対する topiramate の有効性検証試験のデザイン（大塚，2013[25]，一部改変）

表9 小児てんかんに対する topiramate の有効性評価期間の部分発作発現頻度減少率（大塚，2013[25]）

期間	N	Mean	SD	Min	Max	Median (95% CI)
治療期	59	25.86	45.04	−142.2	100.0	34.00 (16.30-50.30)
用量固定期	52	34.04	54.21	−184.4	100.0	48.35 (24.40-58.40)

回っており，topiramate の有効性が検証されている（表9）。用量維持期の部分発作発現頻度減少率の中央値は48.4％，信頼区間は24.4〜58.4％であった。多変量解析により，潜因性局在性関連てんかんにおいて，症候性のものより有効性が高いことが示唆されている。

安全性では，59例中30例（50.8％）に副作用が発現し，血中重炭酸塩減少が20.3％（12例）と最も多く，その他，5％以上のものは，傾眠15.3％（9例），乏汗症10.2％（6例），食欲減退5.1％（3例）であった。5例で副作用のため topiramate の投与が中止されているが，うち2例は乏汗症によるものであった。また，topiramate の特徴的な副作用として知られる体重減少は成人試験の結果より低かった。

以上の結果から，topiramate はわが国の2〜15歳の症候性または潜因性局在関連性てんかんにみられる部分発作に対し，付加投与の有効性が検証された。また，乏汗症や中枢神経系副作用など特有の副作用はあるが，大部分は忍容可能であり，topiramate の併用療法は有用な治療方法であることが確認されている。

有効性検証試験に参加した59例の被験者のうち，48例が第Ⅲ相長期投与試験に参加している[18]。Topiramate の投与量は原則として有効性検証試験終了時の用量としている。なお，本試験に組み入れられたすべての被験者が36週目の検査を終了（それ以前の中止を含む）した時点でデータカットオフし，成績をとりまとめている。12週を終了した被験者は46例（95.8％），36週を終了した被験者は37例（77.1％）と高い継続率を示した。

副次評価項目の部分発作発現頻度減少率の中央

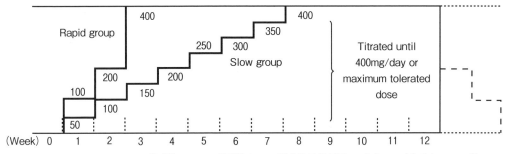

図15 TopiramateのRapid漸増法とSlow漸増法との二重盲検比較試験のデザイン（兼子ら，2012[6]）

値（95％信頼区間）は，12週後，24週後および36週後でそれぞれ46.2％（27.2〜70.7％），49.5％（26.4〜69.6％）および55.6％（34.3〜81.4％）と高い有効性が維持されている。

主要評価項目の安全性では，副作用は48例中31例（64.6％）に発現し，事象別では，「血中重炭酸塩減少」が最も多く29.2％（14例），次いで，「傾眠」が22.9％（11例），「乏汗症」が12.5％（6例），「発汗障害」が8.3％（4例）で，「尿中リン増加」および「食欲減退」が4.2％（2例）となっている。これらは成人に対してtopiramateを投与したときに発現する副作用と同様のもので，新たに問題となる副作用は発現していない。

以上のことから，2〜15歳の症候性または局在関連性てんかん患児に対するtopiramateの長期投与の安全性に特段の問題はなく，有効性は長期にわたって認められると考えられている。

これまで紹介してきたてんかん患児を対象とした臨床試験の成績をもって小児への適用の承認が2013年11月に下りたのである。

7．Rapid漸増法とslow漸増法

これまで紹介してきたtopiramateの漸増法は，100mg/日から開始して，毎週100〜200mg/日ずつ増量するrapid漸増法によるものである。2001年にBitonら[1]が50mg/日から開始して，毎週50mg/日ずつ増量していくslow漸増法による方法との比較試験を報告している。それによると，400mg/日に達する期間は，rapid漸増法では3週間，slow漸増法では8週間を要するが，slow漸増法の方がtopiramateの減量，中断，中止を必要とする治療関連性有害事象の蓄積頻度がrapid漸増法に比べて有意に少なく（p＝0.048），それらの有害事象により中止・中断に至った症例も有意に少ない（p＝0.040）とし，最終受診日での発作発現頻度減少率は42％対33％，50％以上発作を減少させる割合であるresponder rateは42％対38％，完全抑制率14％対10％と効果面では差がないとしている。

そこで兼子ら[6]は，わが国でも大規模な市販後臨床試験を全国60施設で，安全性解析対象例183例を対象として2008年12月から2010年6月にかけて，両漸増群の二重盲検比較試験を実施している（図15）。

Topiramateの中止，中断が必要であった有害事象は，rapid群では95例中18例（18.9％，95％CI：11.6〜28.3％），slow群では88例中13例（14.8％，95％CI：8.1〜23.9％）であり，両群間に有意差を認めなかった（p＝0.554）。また，本剤投与の中止，中断が必要であった副作用の発現率の群間差は3.1％（95％CI：−7.6〜13.3％，p＝0.690）で有害事象と同様の結果であった。

有効性について，てんかん発作発現頻度減少率（中央値）は，rapid群32.2％，slow群40.0％であり，群間に有意差は認められず（p＝0.169），responder率（95％CI）は，rapid群36.8％（37.2〜47.4％），slow群40.2％（29.9〜51.3％）で群間に差は認められていない（p＝0.650）。

以上のように，有害事象，副作用発現率および有効性に有意な差は認められていないが，副作用の発現はslow群で若干低くなる傾向が認められたことから，緩やかに漸増することで副作用の発現リスクを抑えながら至適用量まで増量できる可

能性があると考えられている。

Ⅵ. Topiramate と bridging study

Topiramate の第Ⅲ相試験[22]は Faught らによる YD Study[4]を対象として実施された。承認申請にあたっての両試験のデータを比べてみよう。有効性に関して，YD Study での 400mg/日投与群のそれと比較すると，発作発現頻度減少率（中央値）は，YD Study では実薬群と placebo 群との差が 34.7 あるのに対して，わが国での成績では差は 19.7 しかない。また，responder rate（発作発現頻度が 50％以上減少した症例の割合）の差は，29％対 19％と 10％の開きがある。有効性の差に影響を及ぼしている患者背景因子を検索して調整を試みたが，せいぜい半分にしか縮まらず，YD Study の有効性のデータの外挿は適当でないとの結論に至っている。差が大きかったのは，topiramate 群の成績がわが国の試験で全体に低かったことによるものであるが，幸い placebo 群に対しては十分な有意差を示すことができている。なお，外挿できなかったもう 1 つの理由は，YD Study は placebo，200mg/日，400mg/日，600mg/日の 4 群比較による用量反応試験であるのに対して，わが国の第Ⅲ相試験は placebo と 400mg/日まで強制増量する 2 群比較であることから，用量反応性の比較が困難であることが挙げられている。

これに対して，国内の用量反応性は漸増法，非盲検の後期第Ⅱ相試験のデータを再解析して根拠を導き出したもので対応したが，すでに述べたように，初回用量の 100mg/日に留まった症例が最も多く，十分な用量反応試験となっていないこともあり，当局からかなり厳しいことを言われたと聞いている。

一方，安全性については，主な有害事象の発現頻度，種類および重篤度または重要な有害事象について，日米両試験の間に明らかな違いは認められず，海外臨床試験成績の安全性データは利用可能と判断された。もともと，今回の bridging study のもう 1 つの主題がこの点にあった。長期投与試験での 6 ヵ月 300 例，1 年 100 例という閾値はわが国の試験のみでは越えられない可能性が高かっただけに，安全性のデータが外挿できてほっと安堵したものである。とにかく，部分的にも bridging study は成立したといえる。

こうして，topiramate は申請に用いる国内臨床試験および外挿資料として利用する海外臨床試験から構築した臨床データパッケージをもとに，2004 年 7 月 28 日に厚生労働省へ申請され，2007 年 7 月 31 日に承認が降りたのである。

なお，前稿の gabapentin のさいにも触れた日本てんかん学会，日本精神神経学会，日本小児神経学会，日本神経学会の 4 学会の理事長連名による厚生労働省への早期承認の要望書および社団法人日本てんかん協会からの要望書は，topiramate を含めた新しい抗てんかん薬のためのものでもあった。

Ⅶ. おわりに

新規抗てんかん薬の第 2 弾として topiramate の開発物語を書いたが，最も興味深かったのは topiramate が糖尿病治療薬の開発中に発見された点である。しかも，抗てんかん薬は開発のプライオリティとしては極めて低く，McNeil 社は最初は相手にしていなかったのに，発見者の Maryanoff が熱い情熱をもってその重要性を訴え，考えうるあらゆる手段を用いて，McNeil 社を開発する気にさせていった道筋は面白く，後に blockbuster drug となっただけに 1 つのアメリカンドリームを見るようで楽しかった。わが国では筆者は topiramate の開発には第Ⅰ相試験から参加しており，部分的とはいえ初めて bridging study に成功した点もうれしかった。

もともと topiramate の第Ⅰ相試験の開始は 1991 年と gabapentin より 2 年早かったのであるが，新規抗てんかん薬ということで協和発酵キリン社が慎重に構えているうちに，第Ⅱ相試験の段階で gabapentin と横並びとなり，申請は 2004 年 7 月 28 日と 3 ヵ月遅れ，承認は 2007 年 7 月 31 日と 1 年遅れることになった。しかし，上市後は市販後臨床試験で rapid 漸増法と slow 漸増法の二重盲検比較試験を達成したりで，難治性てんかんの付加的治療薬として幅広く活躍している。

本稿を書くに当って，開発を担当された岡 雄一氏にたくさんの資料の提供を受け，御教示賜ったことはありがたく，ここに感謝を申しあげたい。

文　献

1) Biton, V., Edwards, K. R., Montouris, G. D. et al. : Topiramate titration and tolerability. Ann. Pharmacother., 35 : 173-179, 2001.
2) Coulter, D. A., Sombati, S., De Lorenzo, R. J. : Topiramate effects on excitatory amino acid-mediated responses in cultured hippocampal neurons : selective blockade of kainate currents. Epilepsia, 36 (Suppl. 3) : S40, 1995.
3) Elterman, R. D., Glauser, T. A., Wyllie, E. et al. : A double-blind, randomized trial of topiramate as adjunctive therapy for partial-onset seizures in children. Topiramate YP Study Group. Neurology, 52 : 1338-1344, 1999.
4) Faught, E., Wilder, B. J., Ramsay, R. E. et al. : Topiramate placebo-controlled dose-ranging trial in refractory partial epilepsy using 200-, 400-, and 600-mg daily dosages. Topiramate YD Study Group. Neurology, 46 : 1684-1690, 1996.
5) Guberman, A., Neto, W., Gassman-Mayer, C. et al. : Low-dose topiramate in adults with treatment-resistant partial-onset seizures. Acta Neurol. Scand., 106 : 183-189, 2002.
6) 兼子 直, 井上有史, 笹川睦男 他：局在関連性てんかんに対するトピラマート（トピナ®錠）治療における漸増法の二重盲検並行群間比較—Rapid 漸増法および Slow 漸増法—. 日神精薬理誌, 32：73-83, 2012.
7) 協和発酵キリン株式会社：トピナ錠，細粒の医薬品インタビューフォーム. 2014 年 6 月改訂（第 8 版）
8) 協和発酵キリン株式会社：社内資料（公開 CTD 資料）トピラマート. 起源又は発見の経緯及び開発の経緯.
9) 協和発酵キリン株式会社：社内資料. 単回経口投与試験.
10) 協和発酵キリン株式会社：社内資料. 反復経口投与試験.
11) 協和発酵キリン株式会社：社内資料. 食事の影響試験.
12) 協和発酵キリン株式会社：社内資料. 前期第 II 相試験（その 1）.
13) 協和発酵キリン株式会社：社内資料. 前期第 II 相試験（その 2）.
14) 協和発酵キリン株式会社：社内資料. 第 II 相試験長期投与試験.
15) 協和発酵キリン株式会社：社内資料. 第 III 相比較試験延長投与.
16) 協和発酵キリン株式会社：社内資料. てんかん患児を対象とした第 I／第 II 相薬物動態試験.
17) 協和発酵キリン株式会社：社内資料. 部分発作を有する小児てんかん患者の長期投与試験.
18) 協和発酵キリン株式会社：社内資料. てんかん患児を対象とした第 III 相長期投与試験.
19) Maryanoff, B.E. : Sugar sulfamates for seizure control : discovery and development of topiramate, a structurally unique antiepileptic drug. Curr. Top. Med. Chem., 9 : 1049-1062, 2009.
20) Maryanoff, B.E. : Phenotypic assessment and the discovery of topiramate. ACS Med. Chem. Lett., 7 : 662-665, 2016.
21) Maryanoff, B.E., Nortey, S.O., Gardocki, J.F. et al. : Anticonvulsant O-alkyl sulfamates. 2,3:4,5-Bis-O-(1-methylethylidene)-β-D-fructopyranose sulfamate and related compounds. J. Med. Chem., 30 : 880-887, 1987.
22) 松田一己, 八木和一：トピラマート（KW-6485）の症候性局在関連性てんかんに対する第 III 相臨床試験—プラセボを対照とした二重盲検並行群間比較試験—. 新薬と臨牀, 56：1385-1403, 2007.
23) 大沼悌一, 久郷敏明, 武田明夫 他：トピラマート（KW-6485）の難治てんかんに対する後期第 II 相試験—漸増法による有効性, 安全性および至適用量の検討—. 新薬と臨牀, 56：1659-1681, 2007.
24) 大塚頌子, 重松秀夫, 吉永治美 他：小児の局在関連性てんかんに対するトピラマートの薬物動態ならびに安全性と有効性の検討. てんかん研究, 32：13-24, 2014.
25) 大塚頌子：小児の症候性または潜因性局在関連性てんかんに対するトピラマートの有効性検証試験. てんかん研究, 31：19-29, 2013.
26) Patsalos, P.N. : The mechanism of action of topiramate. Rev. Contemp. Pharmacother., 10 : 147-153, 1999.
27) Privitera, M., Fincham, R., Penry, J. et al. : Topiramate placebo-controlled dose-ranging trial in refractory partial epilepsy using 600-, 800-, and

1,000-mg daily dosages. Topiramate YE Study Group. Neurology, 46 : 1678-1683, 1996.
28) White, H.S., Brown, S.D., Woodhead, J.H. et al. : Topiramate enhances GABA-mediated chloride flux and GABA-evoked chloride currents in murine brain neurons and increases seizure threshold. Epilepsy Res., 28 : 167-179, 1997.
29) 八木和一：新規抗てんかん薬トピラマート．新薬と臨牀，56：1373-1384, 2007.
30) 八木和一：Topiramate の開発の経緯と将来の展望．臨床精神薬理，12：449-453, 2009.

§71

新規抗てんかん薬の開発物語

——その3：抗マラリア薬開発の中から創成された lamotrigine
（1） Lamotrigine の発見から抗てんかん薬として大成するまで——

I. はじめに

　新規抗てんかん薬の第3弾は2008年10月に承認された lamotrigine である。筆者が北里大学東病院で実施した第Ⅰ相試験は1987年10月と，これまで書いてきた gabapentin や topiramate よりかなり前のことで，日本ウエルカム社（現 GlaxoSmithKline 社，GSK 社）の開発担当の方が相談に見えたのは北里大学東病院が開設された1986年の翌年のことであった。第Ⅰ相試験が始まってすぐに健康被験者に発疹（紅斑）が出現し，筆者の初めての経験でもあり前途多難を思わせた。しかし，lamotrigine 本来の優れた抗てんかん薬の特徴を生かすべく，日本ウエルカム社の方々の懸命の頑張りもあって，見事に難局を乗りきり，主要な臨床試験を終えた。
　ちょうどこの頃，1999年の頃か，英国での Wellcome Foundation 社が Glaxo-Wellcome 社を経て GlaxoSmithKline 社となり，わが国でも以後の lamotrigine の開発や申請業務は GSK 社が引き継ぐことになった。
　こうして，2003年3月に厚生労働省へ申請の運びとなったのである。本稿では，Wellcome Foundation 社による lamotrigine の発見物語から抗てんかん薬としての開発物語を書いていく。そして，次稿で lamotrigine が双極性障害の治療薬としての大輪の花を咲かせる物語へと続くことになる。

II. Lamotrigine の発見物語

　話は chlorpromazine が世に出た1952年に遡る。Wyeth Laboratories 社の研究室で，Hitchings ら[3]は当時は重要な創薬の主題であった抗マラリア作用に関わる研究に従事しており，3,5-diamino-6-(3,4-dichlorophenyl)-as-triazine を合成していた。これがマウスで抗マラリア薬として知られていた chlorguanide よりも230倍も強力な plasmodium berghei（マラリア原虫）への作用を有すると報告している。その当時，このタイプの化合物は lactobacilis casei（乳酸菌の一種）の発育における葉酸やフォリン酸に競合的阻害作用を有することが知られていた。その後の1972年に同じ研究室の Ree[16]は，Hitchings らと一緒に研究に従事していた Russell らとともにこの研究を引き継ぎ，3,5-diamino-as-triazine 誘導体の抗マラリア活性についての構造活性相関を調べており，17種類の chlorinated, flourinated, methoxylated and trifluoromethylated 6-aryl-as-triazine を合成していった。このうちの Compound 5 が Hitchings らの化合物なのである（図1）。

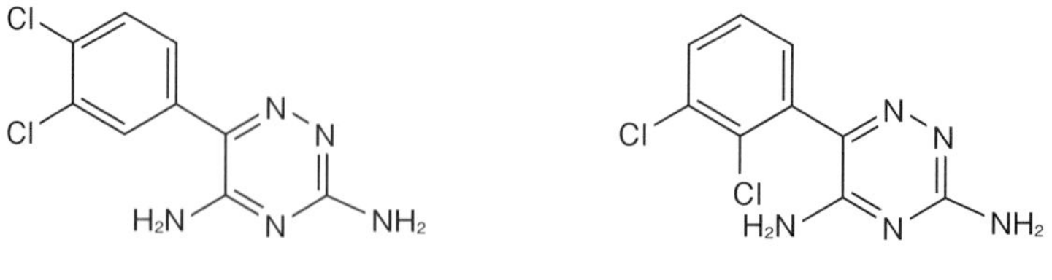

Ree らの Compound 5　　　　　　lamotrigine

図1　Ree ら[16] の Compound 5 と lamotrigine の化学構造の類似性

　一方，英国の Wellcome Foundation 社（現 GSK社）は，1950〜60年代に抗てんかん薬治療を受けている患者で葉酸欠乏がみられることに着目し，1970年代に入って抗葉酸作用を持つ化合物が抗てんかん薬になりうるとの仮説を基に，新規抗てんかん薬の探索に入っていた[1]。今日では，抗てんかん薬による葉酸欠乏は抗てんかん薬の有害事象と考えられており[1]，抗葉酸作用を持つ化合物が抗てんかん薬になりうるとの仮説そのものは誤りであったかも知れないが[6]，最初に dihydrofolate reductase（DHFR）阻害薬である pyrimethamine に白羽の矢をたてた。そして，さらにそれより DHFR 阻害作用は弱いもののより強力な抗てんかん発作抑制作用を示す triazine 骨格を持った化合物に着目したのは思いもよらぬ幸運（serendipity）であったと考えられる。Wellcome Foundation 社の研究陣は triazine 骨格を有する化合物を出発点としてものの見事に lamotrigine の創製に辿りついたのである（図1）。1970年代後半のことである。それにしても Hitchings らの抗マラリア剤としての化合物と lamotrigine の化学構造はよく似ている。Cl 側鎖のつき場所が1つずれただけで，類稀な lamotrigine に生まれ変ろうとは。まさしく serendipity 以外の何物でもない。

III. Lamotrigine の作用機序

　Lamotrigine は，本来，抗てんかん薬の葉酸低下作用に着目し，抗葉酸作用を有する化合物の追究の中から創製されたのであるが，筆者らが第 I 相試験を実施した1987年当時は十分な作用機序は明らかにされていなかった。その後，この分野の研究の進歩は目覚ましく，現在では次のようにいわれている[5]。①まずは，主に電位依存性 Na^+ チャンネル抑制作用によるとされており，一部は，②一過性外向き K^+ 電流および過分極活性化陽イオン電流の増強作用，③電位依存性 N，R および T 型 Ca^{++} チャンネルの抑制作用，④Na^+ および Ca^{++} チャンネル抑制作用に起因したグルタミン酸遊離抑制作用，⑤GABA 受容体機能増強作用の関与も示唆されている。とりわけ筆者が興味をひかれるのは，ポストシナプスの AMPA 受容体を遮断して海馬歯状回の顆粒細胞のグルタミン酸放出を減少させることで，興奮性アミノ酸伝達を抑制し，抗けいれん作用を発揮するとの Lee ら[7] のデータである。主作用である Na^+ チャンネルを抑制することにより神経膜を安定化，興奮性アミノ酸の過剰遊離を抑制することにつながっており，後に発見された双極性障害への治療効果と関連していよう。岩佐と兼子[5] は主な抗てんかん薬の作用機序を表1のようにまとめている。

IV. Lamotrigine の血中濃度と 他抗てんかん薬との関係

　Lamotrigine 自体は他の抗てんかん薬の血中濃度に影響を及ぼさないが，併用する他の抗てんかん薬によっては大きく影響を受けることが知られている。これから紹介する国内外の臨床試験での lamotrigine の用法・用量を理解しやすいように，May ら[8] のデータと Wellcome 社が採用した用法・用量の要約を説明しておく。
　ドイツの Epilepsy Center Bethel を中心とする May ら[8] の膨大なデータが図2にみるように，la-

表1 主な抗てんかん薬の作用機序（岩佐と兼子，2009[5]）

抗てんかん薬	Na$^+$チャネル抑制	Ca^{2+}チャネル抑制	GABA伝達系への作用	グルタミン酸の抑制	モノアミン遊離
Lamotrigine	+	+?	+	+	
Gabapentin		+	+		
Topiramate	+	+	+	+	+
バルプロ酸	+	+	+	+	+
Carbamazepine	+	+	+	+	+
Phenytoin	+	+	+		
Zonisamide	+	+		+	+
Phenobarbital	+	+	+	+	
ベンゾジアゼピン系	+	+	+		

（主な作用機序について記したが，不明の部分やデータが一定しないものもある．）

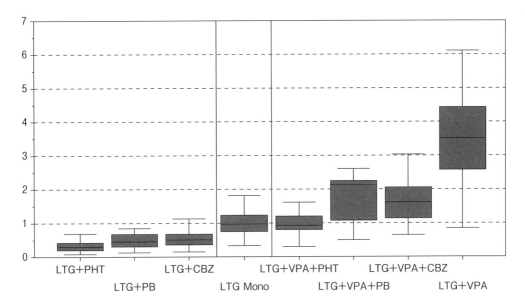

図2 他の抗てんかん薬との併用時のlamotrigine血漿中濃度（Mayら，1996[8]）
Boxの下縁は25th percentile，上縁は75th percentileを示す．
Box中の水平値は中央値，boxの上下に出ている線は実測値の最大値と最小値を示す．
LTG：lamotrigine，PHT：phenytoin，PB：phenobarbital，CBZ：carbamazepine，VPA：valproic acid，Mono：単剤

motrigineの血中濃度は併用する他の抗てんかん薬によって，一定方向の影響を受けることが明らかである．

Wellcome Foundation社は併用てんかん薬を①Inhibited Group：glucuronidationによって代謝されるlamotrigineの代謝に拮抗するvalproic acidとの組み合せ，②Balanced Group：valproic acidおよびlamotrigineのglucuronidationを誘導する抗てんかん薬（phenytoin, carbamazepine, phenobarbital, primidone）との組み合せ，③Induced Group：lamotrigineのglucuronidationを誘導する抗てんかん薬との組み合せの3つのグループに分け，そのさいのlamotrigineの推奨用量を表2のようにとり決めた[2]．この基準に則って以下に述べ

表2 併用抗てんかん薬の組み合わせとlamotrigineの推奨維持用量との関係（ラミクタール申請資料概要[2]より引用）

併用抗てんかん薬グループ	lamotrigineと併用する抗てんかん薬			成人での推奨維持用量（mg/日）	小児での推奨維持用量（mg/kg/日）
	lamotrigineの代謝を拮抗阻害する薬剤	lamotrigineへの影響が明らかではない薬剤	lamotrigineのグルクロン酸抱合を誘導する薬剤		
	VPA	ZNS, ESM etc.	PHT, CBZ, PB, PRM		
Inhibited group	○			100〜200	1〜3
	○	○			
Balanced group	○		○		1〜5
	○	○	○		
			○		1〜10
Induced group			○	200〜400	5〜15
		○	○		

○：該当する抗てんかん薬を1剤又は複数併用した場合
VPA：valproic acid, ZNS：zonisamide, ESM：ethosuximide, PHT：phenytoin, CBZ：carbamazepine,
PB：phenobarbital, PRM：primidone

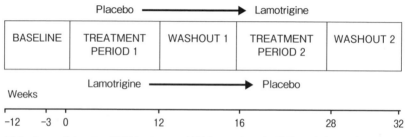

図3 Lamotrigineの二重盲検, placebo対照クロスオーバー試験のデザイン（Schapelら, 1993[17]）

る臨床試験を実施していったのである。

V．海外での臨床試験

海外では数多くの臨床試験がWellcome社によって実施されている。ここでは，まず2本のpivotal studyとしてのplacebo対照のクロスオーバー試験を紹介しよう。

1．オーストラリアで実施されたSchapelら[17]の試験

オーストラリア41施設からの17〜63歳（中央値28歳）の既存の抗てんかん薬でコントロール不良の部分発作および二次性全般化発作を有する41例を対象に，2剤までの抗てんかん薬にlamotrigine上乗せ療法を実施している。試験のデザインは図3のように，4週のwashout期をはさんでのlamotrigineとplaceboのクロスオーバー試験である。Lamotrigineの用法・用量はlamotrigineの血漿中濃度が1〜3mg/Lになるように，Induced Groupでは300mg/日（朝100mg, 夕200mg），Balanced Groupでは150mg/日（朝50mg, 夕100mg）としている。なお，開始時もwashout時も，最初の1週間は2カプセルの投与を採用している（Induced Groupでは200mg/日，Balanced Groupでは100mg/日）。

その成績を表3に示したが，全発作型に対しては，何らかの発作減少した患者はlamotrigine群

表3 部分発作に対するlamotrigine療法における発作型別および発作のあった日数の変化—placeboとの比較（Schapelら，1993[17]）

	単純および複雑部分発作		二次性全般化発作		全発作型		発作のあった日数	
	Lamotrigine	Placebo	Lamotrigine	Placebo	Lamotrigine	Placebo	Lamotrigine	Placebo
Decrease 1-25%	3	8	0	1	5	10	11	8
Decrease 26-49%	12	6	1	1	12	4	7	2
Decrease 50-100%	8	1	9	3	9	0	9	0
Total number with decrease	23	15	10	5	26	14	27	10
Total number with no change	1		2		1		4	

表4 部分発作に対するlamotrigine療法におけるplaceboとlamotrigineの有害事象発生率（Schapelら，1993[17]）

有害事象	Incidence on placebo (%)	Incidence on lamotrigine (%)	95% CI for placebo-lamotrigine
失調症	5	17	(−26, 2)
浮動性めまい	0	17	(−29, −5)★
悪心	7	17	(−24, 5)
頭痛	5	15	(−23, 3)
嘔吐	7	15	(−21, 6)
発疹	10	15	(−20, 10)
無力症	22	10	(−4, 28)
複視	0	10	(−19, 0)
疼痛	2	10	(−18, 3)
視覚異常	0	10	(−19, 0)
鼻炎	0	7	(−16, 1)
傾眠	15	7	(−6, 21)

★$P<0.05$

で63％（26/41例），50％以上の減少をみた患者は22％（9/41例）であったのに対してplacebo群では34％（14/41例）と0％であった（$p<0.001$）。部分発作における成績でもlamotrigine群が有意の減少を示した（$p<0.05$）。また，二次性全般化発作では有意差が認められなかった（$0.05<p<0.1$）。発作のあった日の減少ではlamotrigine群で有意に大きかった（$p<0.001$）。

安全性については，表4にみるように浮動性めまいが有意にlamotrigine群に多かった以外，両群に有意差を認めていない。発疹については，lamotrigine群に数的には多かったが，軽度〜中等度のもので中止例はなかったことから，忍容性は良好とされている。

2．米国で実施されたMessenheimerら[9]の試験

米国7施設からの18〜65歳の二次性全般化発作を含む難治性てんかん患者98例を対象に，valproic acidおよび2剤以上の患者を除いてlamotrigineの上乗せ療法を実施している。試験のデザインの骨子はSchapelらのそれと同じである（図4）。Lamotrigineの用法・用量は最初の3日間は100mg/日（50mg，bid），次の4日間は200mg/日（100mg，bid），以後1週ごとに100mg/日ずつ増量して400mg/日（200mg/日，bid）までとしている。

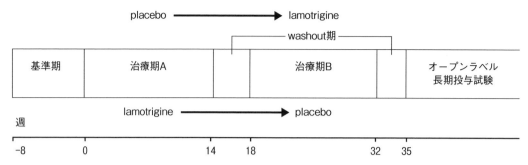

図4 Lamotrigine の二重盲検，placebo 対照クロスオーバー試験のデザイン（Messenheimer ら，1994[9]）より作成）

表5 Lamotrigine 維持療法中の発作頻度および発作のあった日の placebo 群と比較した変化（Messenheimer ら，1994[9]）

		各カテゴリーの患者の変化				
		減少（%）		不変	増加（%）	
	n	≥50	26-49	(25%)	26-49	≥50
発作頻度	88					
全患者（%）		20	24	38	7	11
パーセント範囲		(13-27)	(13-42)	(17-60)	(0-14)	(0-29)
発作のあった日	88					
全患者（%）		16	18	49	6	11
パーセント範囲		(0-29)	(0-40)	(14-60)	(0-14)	(0-29)

表6 Lamotrigine 維持療法中にいずれかの群で 10％以上に認められた治験との因果関係が否定できない有害事象（Messenheimer ら，1994[9]）一部省略）

	Add-on placebo (n = 96)		Add-on LTG (n = 94)	
有害事象	Frequency (%)	Discontinued (%)	Frequency (%)	Discontinued (%)
失調症	6		32	1
頭痛	15		17	1
浮動性めまい	10		31	2
複視	3		18	1
傾眠	4		16	1
発疹	6	1	15	3
鼻炎	6		13	
悪心	11		17	1
事故による外傷	7		14	

LTG：lamotrigine

　Placebo 服用時との発作頻度の差および発作のあった日の差をみた成績では（表5），lamotrigine 群の発作全体の減少率（中央値）は 24％（p＜0.001），発作のあった日は 18%（p＜0.1）と有意に placebo 群より優れていた．また，治験担当医による被験者の臨床状態に対する全体的な評価では lamotrigine 群が優れていた（2：1, p＜0.013）．なお，lamotrigine は併用中の phenytoin や carbamazepine の血中濃度に影響を与えなかった．

　安全性については，表6にみるように失調症,

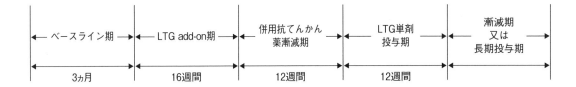

図5 H34-105-C88試験の投与スケジュール(ラミクタール申請資料概要[2]より引用)

表7 H34-105-C88試験における皮膚障害(発疹)の発現率および中止率:LTG初期用量・増量幅別(ラミクタール申請資料概要[2]より引用)　5.3.5.2.7/ref表32, 34を一部改変

併用抗てんかん薬	パターン	lamotrigine投与量/日 1〜2週	3〜4週	5週以降	症例数	発疹発現率 例数	(%)	発疹による中止率 例数	(%)
carbamazepine	1	200mg分2	400mg分2	400mg分2	49	7	(14)	2	(4)
	2	50mg分2	100mg分2	400mg分2	80	6	(8)	2	(2.5)
phenytoin	1	200mg分2	400mg分2	400mg分2	15	0	(0)	0	(0)
	2	50mg分2	100mg分2	400mg分2	77	2	(3)	0	(0)
valproic acid	1	100mg分1	100mg分1	100mg分1	13	8	(62)	5	(38)
	2	25mg分1	50mg分1	100mg分1	54	10	(19)	6	(11)
	3	25mg隔日	25mg分1	100mg分1	50	7	(14)	4	(8)
その他の抗てんかん薬	1	200mg分2	400mg分2	400mg分2	2	0	(0)	0	(0)
	2	50mg分2	100mg分2	400mg分2	7	0	(0)	0	(0)

浮動性めまい,複視,傾眠,発疹がlamotrigine群に有意に多かった。有害事象による中止例もplacebo群の1例に対してlamotrigine群10例と多かったが,全体に軽度〜中等度のものが多く,忍容性は有効と判断されている。

3. 初期用量・増量幅別の発疹の発現率および中止率をみた試験

前記の試験を含めた膨大な臨床試験により,1990年にアイルランドで,1991年に英国でまず承認されたが,発売後,とくにvalproic acid併用患者で非併用患者に比べて投与中止に至る発疹の発現頻度が高いことが明らかになった。Valproic acidがlamotrigineの代謝を阻害することによりvalproic acid併用時の最初の1ヵ月間のlamotrigineの血漿中濃度が高くなるのではないかとの仮説を基に,初期用量を50mg/日1日1回投与よりも低い用量も含めて発疹の発現を検討する試験がH34-105-C88試験[2]の中で行われ,その成績に基づいて1993年に英国で用法・用量の変更が行われることになった。ここにこの試験の概要を紹介しておく。

H34-105-C88試験は論文化されておらず,いつ,どこで実施されたか明らかでないが,GSK社の資料[2]より抜粋すると,本来この試験は抗てんかん薬1剤で治療中の難治性てんかん患者345例を対象に,lamotrigineを単剤投与した時の有効性と安全性およびlamotrigineのadd-on投与により改善が認められた患者の併用抗てんかん薬の退薬に対する評価を行ったもので,図5に示すような投与スケジュールのもとに実施されている。この図にみるlamotrigine add-on期にlamotrigineの用法・用量を変えることで発疹の発現率および発疹による中止率をみている(表7)。それによると,valproic acid併用時のパターン1(初期用量100mg/日)での発疹発現率は62%(8/13例)と高いが,初期用量を下げ,かつ増量速度を緩めることにより,パターン2(初期用量25mg)では

表8 英国での成人における lamotrigine の用量変更（ラミクタール申請資料概要[2]より引用）

		1～2週	3～4週	維持用量
VPA 併用時	1991年承認時	50mg/日（1日1回）	—	100～200mg/日（1日2回）
	1993年変更時	12.5mg/日（1日1回）（1回25mgを隔日投与）	25mg/日（1日1回）	100～200mg/日（1日1又は2回）
VPA 非併用時	1991年承認時	100mg/日（1日2回）	—	200～400mg/日（1日2回）
	1993年変更時	50mg/日（1日1回）	100mg/日（1日2回）	

VPA：valproic acid

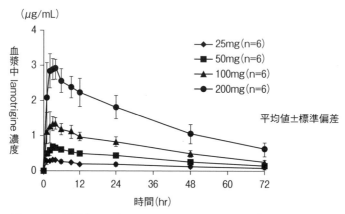

図6 第I相試験における lamotrigine 25～200mg を単回経口投与した場合の血漿中濃度推移（医薬品インタビューフォーム[1]より引用）

19%（10/54例），パターン3（初期用量25mg隔日）では14%（7/50例）と減少した．また，中止率も valproic acid 併用時では38→11→8%へ，carbamazepine 併用時でも4→2.5%へと減少している．

以上の成績から，lamotrigine の初期用量とvalproic acid 併用時の lamotrigine の初期用量が1993年9月，表8のように変更されたのである．後に述べるが，わが国での臨床試験は英国での1991年の承認時の用法・用量で実施されており，2004年の当局への申請時には英国での1993年承認時の新しいものとなっている．

VI．わが国での臨床試験

1．第I相試験

Lamotrigine の第I相試験は1987年10月から1988年2月にかけて，新しく開設された北里大学東病院の臨床薬理試験部で，筆者が総括医師として実施された．当時は，海外で実施された第I相試験（単回投与）では，1回120mgまでの投与で lamotrigine に起因した作用，副作用ともに認められなかった．わが国では健康成人男子被験者各 Step 8名（うち2名 placebo 投与）の単回投与 placebo 対照単盲検試験で，投与量は25mgから開始し，50mg，100mg，200mg の4 Step が実施された[1]．

Lamotrigine 25～200mg を単回経口投与した場合の血漿中濃度推移と薬物動態パラメータを図6と表9に示した．投与後1.7～2.5時間で C_{max} に達し，$t_{1/2}$ は約31～38時間であった．C_{max} および $AUC_{0～\infty}$ は投与量の増加に伴い増大した．

また，lamotrigine 50mg を1日2回，10日間反復投与した Step 5 では，初回投与および最終投与時の t_{max} はそれぞれ1.8および1.5時間とほぼ同じであり，最終投与後の血漿中未変化体濃度推移より

表9 第Ⅰ相試験におけるlamotrigine 25〜200mgを単回経口投与した場合の薬物動態パラメータ
（ラミクタール申請資料概要[2]より引用）

投与量 (mg)	n	C_{max} (μg/mL)	T_{max} (hr)	$t_{1/2}$ (hr)	$AUC_{0-\infty}$ (μg・hr/mL)	CLt/F (mL/min)	Vd/F (L)
25	6	0.338 ± 0.031	1.7 ± 0.8	37.9 ± 11.1	15.2 ± 4.9	29.77 ± 9.12	91.0 ± 8.1
50	6	0.718 ± 0.049	2.5 ± 1.2	35.0 ± 4.7	33.7 ± 5.9	25.33 ± 4.09	75.2 ± 4.8
100	6	1.488 ± 0.261	2.3 ± 1.4	30.5 ± 3.3	59.9 ± 12.1	28.79 ± 5.65	74.2 ± 9.2
200	6	3.075 ± 0.336	2.5 ± 1.0	32.4 ± 5.5	136.1 ± 33.2	25.64 ± 5.69	69.8 ± 9.3

平均値±標準偏差

算出した$t_{1/2}$は31.0時間であり，血漿中lamotrigine濃度は投与6日目に定常状態に達している．また，単回投与時の$t_{1/2}$，$AUC_{0-\infty}$は最終投与時と明らかな違いは認められていない．

筆者らは，いつも第Ⅰ相試験では，詳細な臨床観察とともに内田・クレペリン精神作業検査や精密平衡機能検査を含めた精神運動機能検査を実施しているが，得た資料にはこれらの成績が記されておらず残念である．ただ，安全性面で鮮明な記憶として，第Ⅰ相試験の早い段階で3例の被験者に皮疹（全身性の紅斑，無処置で消退）が出現して驚いたことが残っている．その後，新たな皮疹はみられず，ひとまず無事に第Ⅰ相試験を終えたが，筆者にとって，第Ⅰ相試験の段階での皮疹は初めての経験であり，後の試験における被験者の安全性を確保する上で，慎重なlamotrigineの投与が必要であると考えられた．

2．前期第Ⅱ相試験（探索的試験）

第Ⅰ相試験を終え，第Ⅱ相試験以降の臨床試験の進め方について，当時の日本ウエルカム社と筆者ら世話人との検討会でlamotrigineの安全性に関する以下の情報を海外から得ていた．①他の抗てんかん薬との併用によるlamotrigineの$t_{1/2}$への影響として，Induced Groupでは$t_{1/2}$が約1/2に短縮される．Valproic acidとの併用により，lamotrigineの$t_{1/2}$が約2倍に延長される（Inhibited Group）．Balanced Groupではlamotrigineの$t_{1/2}$は変化しない．②投与回数については$t_{1/2}$はInduced Groupが約15時間，Balanced Groupが約30時間と比較的長いことから1日2回とする．

なお，この時まで得られていた海外での臨床試験の成績を要約しておくと，①Induced Groupは100mg（1回50mg，1日2回），Balanced Groupは50mg（1回50mg，1日1回）で投与を開始し，漸増後，前者では200〜400mg，後者では100〜200mgの維持用量でplaceboに比べて有意なてんかん発作抑制効果が認められ，安全性においても特に問題はみられなかった．また発疹の発現は投与初期に多く，発疹による投与中止率はvalproic acidとの併用によって増加することが示された．②臨床試験から中止・脱落した理由で最も高頻度のものは，発疹の発現（2.7%）であった．③Induced Groupにおける血漿中lamotrigine濃度は1.5μg/mL程度であり，発疹の発現頻度は低いが，Balanced Groupでは血漿中lamotrigine濃度は高く（2.0〜3.0μg/mL以上），発疹の発現頻度が高い．④血漿中lamotrigine濃度の上昇速度が速い症例の方が，発疹の発現頻度が高い．⑤carbamazepineまたはphenytoinとの比較試験において，lamotrigine投与による発疹の発現頻度に差は認められていない．

以上の知見に基づいて再協議し，わが国でも開発を続ける意義がある，との考えから少数例を対象としたlamotrigineの前期第Ⅱ相試験を瀬踏み的に実施することが決定された．それに基づいて，1991年8月から1992年12月にかけて多施設共同試験として筆者を治験総括医師として，実施された．対象はグルクロン酸抱合を誘導する抗てんかん薬3剤で十分なコントロールの得られない成人の部分てんかんと全般てんかん40例とし，図7のようなデザインのもとに行われた[2]．

有効性解析対象23例でみた主要評価項目の最終全般改善度で「改善」以上の割合は48%（11/23

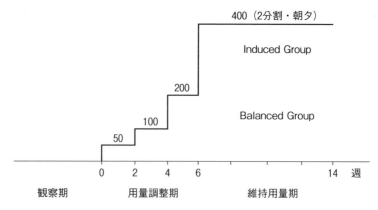

図7 Lamotrigine の成人難治てんかんにおける前期第Ⅱ相試験のスケジュール（ラミクタール申請資料概要[2]より作成）

表10 Lamotrigine の成人難治てんかんを対象とした前期第Ⅱ相試験における因果関係が否定されない有害事象（ラミクタール申請資料概要[2]より作成）

全体での発現率 53％（21/40例）	Balanced Group 17/26例	Induced Group 4/13例
傾眠	13	1
浮動性めまい	7	0
複視	5	0
発疹	1	3
頭痛	1	1
悪心	2	0
不眠症	2	0

例），副次評価項目の発作頻度改善率が50％以上の群は43％（10/23例）にのぼり，悪化（25％以上増加）は13％（3/23例）で，高い有効性が認められた。

安全性では，表10のように全般に Balanced Group に多く，発疹は4例で，いずれも軽度〜中等度であった。

以上の成績から，Induced Group 400mg/日（2分割）と Balanced Group 200mg/日（2分割）で，難治例に対して有効性が示唆され，忍容性にもほぼ問題のないことが示されたのである。

3．後期第Ⅱ相試験—多施設共同の用量比較試験

本試験[11]は，valproic acid 非併用の15歳から64歳未満の成人難治てんかん患者132例を対象として，全国29施設で1993年6月から1994年7月までに実施された。筆者が治験総括医師を務めた。

試験のデザインは図8のように8週間のスクリーニング期に4回以上の発作を有し，主要抗てんかん薬（必ずグルクロン酸抱合を誘導する薬剤を含む）3剤以下（すなわち，Induced Group）服用中の患者で，100mg/日群と300mg/日群との非盲検の比較試験である。なお，前述の前期第Ⅱ相試験で Balanced Group は Induced Group の半分の用量で同程度の lamotrigine 血漿中濃度が得られると考えられたこと，および両群ともに用量と血漿中濃度の間に正の相関が認められたことから，本試験では Induced Group のみを対象としている。

主要評価項目は最終全般改善度とし，132例の組み入れのうち，プロトコル違反例を除いた87例（有効性解析対象集団，Efficacy Evaluable Set, EES 解析対象）にみる成績を図9に示した。判定分布では，300mg 群が100mg 群に比べて有意に優れており（p＝0.0184），「改善」以上と判定された症例は，300mg 群43％（16/37例），100mg 24％（12/50例）と300mg 群の方が高値である傾向を示した（p＝0.0672）。副次評価項目の発作頻度減少率（中央値）および50％減少率では，部分発作全体で300mg 群が100mg 群よりも有意の成績を示した（それぞれ p＝0.0182，p＝0.0208）。

安全性では，主な副作用は傾眠，浮動性めまい，発疹で（表11），300mg 群の方に多く出現しているが，いずれも軽度ないし中等度で，発疹に

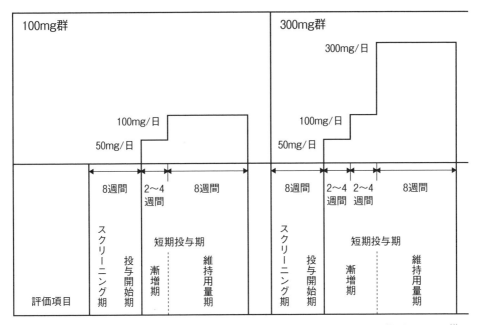

図8 Lamotrigine の成人難治てんかんにおける後期第Ⅱ相試験のスケジュール（村崎ら，2008[11]，観察項目を省略）

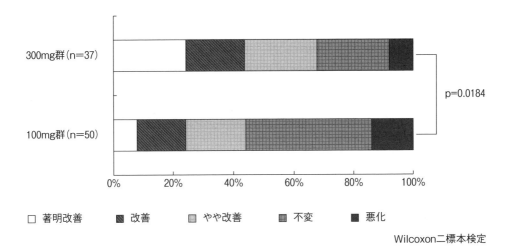

図9 Lamotrigine の成人難治てんかんにおける後期第Ⅱ相試験の最終全般改善度（EES 解析対象）（村崎ら，2008[11]）

ついては，中等度と判定された4例はいずれも300mg群で，投与中止により消失した。

以上の結果から，valproic acid 非服用の成人難治てんかん患者に対する有効性では，300mg群の100mg群に対する優位性が認められ，lamotrigineの用量反応性が示された。また，300mg群の100mg群に対する忍容性も良好であることが示されている。

4．Placebo を対照とした成人第Ⅲ相比較試験

後期第Ⅱ相試験の結果を踏まえて，1995年6月から1997年8月にかけて，全国62施設で既存の抗

表11 Lamotrigineの成人難治てんかんを対象とした後期第Ⅱ相試験における副作用（村崎ら，2008[11]）

器官別分類	有害事象名	100mg群（N=65）件数	例数（%）	300mg群（N=66）件数	例数（%）
治験薬との因果関係が否定できない有害事象発現件数/例数		37	16（25）	63	38（58）
神経系障害	傾眠	7	7（11）	14	13（20）
	浮動性めまい	8	4（6）	16	12（18）
皮膚及び皮下組織障害	発疹	3	3（5）	7	7（11）
眼障害	複視	0		6	5（8）
胃腸障害	悪心	0		3	3（5）

図10 Lamotrigineの成人難治てんかんにおける第Ⅲ相比較試験のスケジュール（村崎ら，2008[12]，評価スケジュール省略）

てんかん薬でコントロール不良の成人難治てんかん患者176例を対象にlamotrigineをadd-onした場合の有効性，安全性および有用性についてplaceboを対照とした二重盲検比較試験が実施された[12]。本試験でも筆者は治験総括医師を務めた。

本試験のデザインは図10のように，Induced Groupは300mg/日まで，Balanced Groupは150mg/日までとした。対象は16歳以上65歳未満で，スクリーニング期8週間の発作回数が4回以上で併用抗てんかん薬は3剤以下としている。

主要評価項目のfull analysis set（FAS）解析対象群の最終全般改善度の判定分布は，lamotrigine群がplacebo群に比べ有意に優れていた（p=0.0119）。「改善」以上の改善率はlamotrigine群34%（30/87例），placebo群24%（21/89例）で，両群間に有意差は認められなかったが（p=0.1353），lamotrigine群で高値を示した（図11）。なお，EES解析対象136例（c群68例，placebo群68例）においても同様の傾向が認められ，最終全般改善度の判定分布はlamotrigine群がplacebo群より有意に優れていた（p=0.0190）。発作頻度減少率では，二次性全般化発作の減少率（中央値）はlamotrigine群31.6%，placebo群−18.0%とlamotrigine群が有意に優れていた（p=0.0160）。部分発作全体の減少率は，lamotrigine群20.0%，placebo群0.0%と大きな差がみられたが，症例数

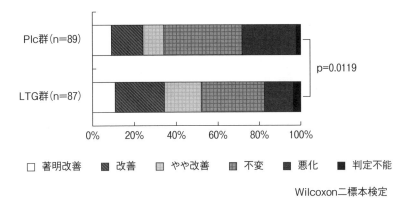

図11 Lamotrigine の成人難治てんかんにおける第Ⅲ相比較試験の最終全般改善度（FAS）（村崎ら，2008[12]）
Plc：プラセボ，LTG：lamotrigine

表12 Lamotrigine の成人難治てんかんにおける第Ⅲ相比較試験のいずれかの群で 5% 以上に発生した，治験薬との因果関係が否定できない有害事象（副作用）（村崎ら，2008[12]）

器官別分類	有害事象名	LTG 群 (N=87) 件数	例数 (%)	プラセボ群 (N=89) 件数	例数 (%)
治験薬との因果関係が否定できない有害事象発現件数/例数		74	32 (37)	29	22 (25)
神経系障害	傾眠	20	17 (20)	8	8 (9)
	浮動性めまい	12	11 (13)	2	2 (2)
	頭痛	4	4 (5)	1	1 (1)
眼障害	複視	5	4 (5)	0	0

LTG：lamotrigine

が少ないこともあり，両群間に有意差は認められなかった（p=0.2181）が，lamotrigine 群で一貫して placebo 群より高値であった。

安全性では，治験薬との因果関係が否定できない有害事象（副作用）を，表12に示した。本試験では，デザインの図10で示したように，投与初期の皮膚障害の発現を避けるため，開始用量を Induced Group で 50mg，Balanced Group で 25mg とし，漸増する方法を採用している。本試験で認められた皮膚障害は 4 例で，うち 3 例が因果関係が否定できない有害事象と判定されている。全身性皮疹の 1 例は規定投与方法での発現であった。皮膚粘膜眼症候群を発症した 1 例は，処方ミスにより初期用量の 25mg ではなく，100mg から過量投与されたものであり，また発疹を発症した 1 例では，Balanced Group であるにもかかわらず，あやまって Induced Group の用法・用量で 2 倍投与されていたことが判明している。したがって，これらの皮膚障害は lamotrigine 初期投与量の逸脱による可能性が考えられた。Lamotrigine の皮膚障害については後に別項を設けて詳述する。

以上の第Ⅲ相比較試験では，lamotrigine 群の最終全般改善率は 34% で，placebo 群の 24% と比べ有意差はみられなかったが，最終全般改善度の判定分布は，lamotrigine 群が placebo 群に比べ有意に優れていた（p=0.0119）。部分発作の発作頻度減少率も lamotrigine 群で一貫して placebo 群より優れ，二次性全般化発作では有意差が認められた

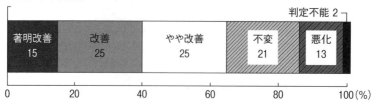
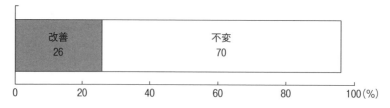
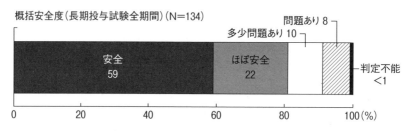

図12 Lamotrigine の成人難治てんかんにおける長期投与試験の最終評価（八木と村崎, 2009[18]より合成）

（p＝0.0160）。安全性でも傾眠，浮動性めまいなどがみられたが，忍容性は良好と判定されている。上記皮膚障害の2例は，現今の臨床試験ではプロトコル違反（GCP違反）として試験から除外されることになる。

5．Lamotrigine の長期投与試験

本試験[18]は，1991年8月からの前期第Ⅱ相試験，1993年6月からの後期第Ⅱ相試験および1995年6月からの第Ⅲ相比較試験に引き続いて，これら3試験で有用性が認められた患者，もしくは用量調節により有用性が認められた患者134例を対象に54施設において実施された。投与期間に制限を設けず，lamotrigine 上市までの投与を可能とした。本稿では2001年3月までに集積されたデータについてまとめている。

Lamotrigine の推奨最高用量は，Induced Group では300mg/日または400mg/日，Balanced Group では150mg/日または200mg/日に設定した。主要評価項目の最終全般改善度は，lamotrigine 投与開始から1年後もしくは投与中止までとした。安全性の評価は投与開始1年後に加えて，長期投与試験移行後から2000年度投与分まで（各症例の2001年の最初の観察日まで）とした。なお，2002年4月時点で lamotrigine を継続している症例について，長期使用の理由を調査する目的で，治療経過，臨床症状の変化，QOL の変化に関する治験担当医を対象としたアンケート調査を実施した。Lamotrigine は2008年12月12日に上市され，それまで継続していた症例では順次市販品への切り替えが行われたが，最長投与期間は17.4年と驚異的であり，反面，いかに治験開始から承認・上市まで長い期間を要したかが判ろうというものである。

最終全般改善度，精神症状の改善度，概括安全度を図12に示した。1年後までの因果関係が否定できない有害事象では（表13），浮動性めまい，傾眠がやや多く，発疹は4％（6/134例）にみられ，いずれも軽度ないし中等度であったが，6例

表13 Lamotrigine の成人難治てんかんにおける長期投与試験の治験薬との因果関係が否定できない有害事象（発現率1％以上）（八木と村崎，2009[18]）

		症例数（％）
有害事象発現例数		46（34）
有害事象発現件数		69
主な有害事象		
神経系障害	めまい	14（10）
	傾眠	11（8）
皮膚および皮下組織障害	発疹	6（4）
眼障害	霧視	3（2）
精神障害	易刺激性	2（1）

(N＝134)

表14 Lamotrigine と zonisamide の単盲検比較試験（小児第Ⅲ相試験）のスケジュール表（大田原ら，2008[13] 一部省略）

	Concomitant anti-epileptic drug group	Baseline period	Week 1-2	Week 3-4	Maintenance dose period	
					Week 5-8	Week 9-12
lamotrigine 群	Induced group	8 weeks	2mg/kg	4mg/kg	5mg/kg −	≦15mg/kg
	Balanced group		0.5mg/kg	1mg/kg	2mg/kg	≦5mg/kg
	Inhibited group		0.2mg/kg	0.5mg/kg	1mg/kg	≦3mg/kg
zonisamide 群	−		2mg/kg	4mg/kg	8mg/kg −	≦12mg/kg

とも中止となっている。また，特記すべき臨床検査値異常や体重の変動を認めていない。なお，因果関係のない死亡が3例認められた。

興味深いのは，2002年4月時点で継続投与されていた30例についてのアンケートで，5.3～10.7年（平均7.0年）の服用で，13例に生活の自由度と範囲が拡大し，発作に対する不安，心気症状，イライラ感などの精神症状の安定や意欲の亢進などが報告されていることで，就学可能が5例にみられた。Lamotrigine のこの精神症状への効果が後の lamotrigine の双極性障害への大発見につながっていくのである。

以上の結果から，lamotrigine は長期投与しても有効性が持続し，心配された発疹を含めて安全性に大きな問題のないことが明らかにされている。

Ⅶ．小児難治てんかん患者を対象とした試験

1．Lamotrigine と zonisamide との第Ⅲ相単盲検比較試験

2～16歳未満の8週間の観察期に日または週単位で発作が確認される難治てんかん患児174例を対象に，1995年7月から1997年5月にかけて39施設で単盲検による lamotrigine と zonisamide との比較試験が大田原を総括医師として実施された[13]。治験スケジュールおよび用法・用量は表14に示した。

主要評価項目の最終全般改善度は図13のように，有効性評価対象患者168例のうち lamotrigine 群86例中，「改善」以上38例（44％）であるのに対して，zonisamide 群82例のうちの「改善」以上は20例（24％）であり，「改善」以上の割合を改善率とすると，両群間の差の90％信頼区間は5～35％で，同等下限（−10％）以上であり，la-

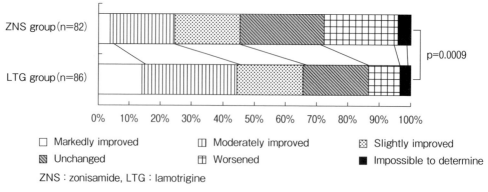

図13 Lamotrigine と zonisamide の単盲検比較試験（小児第Ⅲ相試験）の全般改善度（FAS 解析）（大田原ら，2008[13]）

motrigine の zonisamide に対する非劣性が検証された。改善率44％対24％は，lamotrigine 群で有意に高く（p＝0.0092），判定分布でも lamotrigine 群で有意に優れていた（p＝0.0009）。

てんかん分類別最終全般改善度の2群間の90％信頼区間は，局在関連性てんかんでは－31～16％，全般てんかんでは17～51％，焦点性か全般性か決定できないてんかんでは－4～104％で，全般てんかんと焦点性か全般性か決定できないてんかんでは lamotrigine 群の zonisamide 群に対する非劣性が確認されたが，局在関連性てんかんでは検証されていない。改善率は，全般てんかんでは49％（26/53例）対15％（6/39例）で lamotrigine 群で有意に高かったが（p＝0.0009），局在関連性てんかんでは32％（9/28例）対36％（12/33例）と両群間に有意差はなく，数値的には zonisamide 群の方が高かった。焦点性か全般性か決定できないてんかんでは lamotrigine 群3/5例，zonisamide 群1/10例で，症例数が少なく有意差はなかったが，lamotrigine 群に高い傾向（p＝0.0769）が認められた。

対象のうち，Lennox-Gastaut 症候群（lamotrigine 群31例，zonisamide 群32例）に注目すると，発作頻度減少率の中央値は，ミオクロニー発作，強直発作，強直間代発作，脱力発作を合わせた全般発作全体で，lamotrigine 群の35.3％は zonisamide 群の7.0％に比し有意に高かった（p＝0.0293）。転倒発作に限っても，lamotrigine 群で高い傾向がみられた（29.5％対11.0％，p＝0.0511）。50％以上の発作減少が，全般発作の全体では lamotrigine 群の39％（12/31例），zonisamide 群の13％（4/32例）に，その中でも転倒発作では37％（11/30例），13％（4/32例）と lamotrigine 群で有意に高率であった（p＝0.00219）。このように，Lennox-Gastaut 症候群に対して，lamotrigine は zonisamide より優れる効果を検証している。

安全性では，治験薬との因果関係が否定できなかった副作用は，表15に示したが，傾眠と浮動性めまいが両群とも頻度が高かった。重篤な有害事象は lamotrigine 群の2例（てんかん発作の増悪と Stevens-Johnson 症候群）で，Stevens-Johnson 症候群では投与中止して対症療法により涙器障害を残して回復している。

以上の成績より，小児難治てんかんに対して，lamotrigine は zonisamide に対する非劣性が検証され，Lennox-Gastaut 症候群の全般発作の改善には有意に優れていた。安全性では，lamotrigine 群に1例 Stevens-Johnson 症候群がみられたが，他に zonisamide との間に有意差はなく，有効性と安全性を総合しての有用度は lamotrigine で有意に高かった（p＝0.0287）。

2．小児難治性てんかん患者を対象とした長期投与試験

難治てんかん患児を対象として実施された1993年12月開始の第Ⅱ相試験からの36例，1995年7月開始の第Ⅲ試験からの59例，計95例が長期投与試験へ移行した[14]。服薬しなかった1例と同意が

表15 Lamotrigine と zonisamide の単盲検比較試験における有害事象（大田原ら，2008[13]）

	lamotrigine 群 症例数（%） 37（43）	zonisamide 群 症例数（%） 44（54）
因果関係が否定されない有害事象		
5%以上のもの		
傾眠	23（26）	25（30）
浮動性めまい	6（7）	4（5）
食欲低下	2（2）	7（9）
食思不振	1（1）	7（9）
重篤な有害事象	2（2）	－
発作増悪	1（1）	－
SJS	1（1）	－
有害事象のための脱落	10（11）	5（6）
傾眠	3（3）	2（2）
重要な副作用	5（6）	2（2）
発疹	3（3）	2（2）
SJS	1（1）	－
蕁麻疹	1（1）	－

SJS：Stevens-Johnson 症候群

表16 小児難治てんかんに対する lamotrigine 長期投与試験における推奨用量（大田原ら，2010[14]）

併用抗てんかん薬別グループ	併用抗てんかん薬	第Ⅱ相試験	第Ⅲ相試験
Induced group	LTG 代謝酵素の誘導作用を有する薬剤を併用	5〜≦15mg/kg	5〜≦15mg/kg
Balanced group	LTG 代謝酵素の誘導作用を有する薬剤＋VPA を併用	2〜≦5mg/kg	2〜≦5mg/kg
	LTG 代謝酵素の誘導作用のない薬剤のみを併用		
Inhibited group	VPA を併用	1〜≦5mg/kg	1〜≦3mg/kg

LTG 代謝酵素の誘導作用を有する薬剤：carbamazepine, phenytoin, phenobarbital および primidone
LTG：lamotrigine

得られていなかった2例の計3例を除いた92例が有効性および安全性解析対象となり，2001年の最初の観察日までのデータの集計である．なお，2002年4月時点で lamotrigine を継続している症例については，記述式のアンケート調査を実施している．

投与方法は，短期試験で有用性が確認されていた用量とし，推奨用量は表16に示した．なお，有効性評価は各症例で評価判定時期が一律でないた め，すべての長期投与移行例では，先行短期試験の投与開始から1年の時点で評価している．

最終全般改善度では，改善率（「改善」以上の割合）は47.8%（44/92例）であった（図14）．Lamotrigine 投与開始前に精神症状が「有」の26例のうち，1年時評価において行動異常および精神症状に改善がみられた症例の割合（改善率）は53.8%（14例）であった．

安全性では，1年時評価までに因果関係が否定

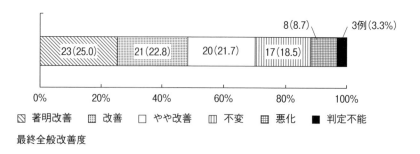

最終全般改善度

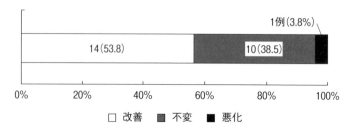

行動異常および精神症状改善度

図14 小児難治てんかんに対する lamotrigine 長期投与試験における最終全般改善度（上段）と行動異常および精神症状改善度（下段）（大田原ら，2010[14]，2図を1図に合成）

できない有害事象の発現率は23.9％（22/92例）で，傾眠が5.4％（5例），次いで浮動性めまい，複視がそれぞれ3.3％（3例）に発現している。長期投与試験全期間を通して，皮膚障害は除外例を含めた95例中8例（8.4％）に12件発現し，因果関係が「不明」の1例を除きすべての症例で因果関係なしと判断されている。このことから，投与開始3ヵ月を過ぎ維持量に達した後では発疹の発現リスクは低下すると考えられた。95例中，1例に入浴時の溺死があったが，因果関係は否定されている。臨床検査値その他で特記すべきものはなかった。

2002年4月時点でlamotrigine継続中の31例でQOL調査が行われ，28例（90.3％）で担当医から「問題行動が減少した」「ボーッとした感じが減った」「表情が和らいだ」「転倒が減り行動範囲が広くなった」「落ち着き・集中力が改善した」「発語が増加した」「眠気・ふらつきが改善した」などの変化が報告され，その結果，家族の付き添いの時間が短縮したり，通学が可能になった症例もあった。

以上から，lamotrigineは長期投与において，有効性，安全性が維持される耐容性の高い有用な薬剤であると考えられているが，精神症状を有する症例に対して興味ある作用を示す点に注目しておきたい。

3．海外での新推奨用量による lamotrigine の臨床試験[15]

Lamotrigineは臨床試験の段階で発疹の頻度が高いことは明らかにされていたが，1991年英国で承認取得後発売されたのちも，valproic acid 併用患者で投与中止に至る発疹の発現頻度が高く，valproic acid 併用時の最初の1ヵ月間のlamotrigineの血漿中濃度が高いのではとの仮説のもとに，初期用量を25mg隔日投与などの新しい用法・用量での検討ののち，1993年には新推奨用量への変更が行われた[2]。わが国での臨床試験はこの変更前に計画されたため，既に述べた改訂前の用法・用量に従って実施されている。そして，2003年3月28日に厚生労働省へ申請したさいには，この新推奨用量を採用している。

筆者が類推するに，本試験の実施時期から判断して医薬品医療機器総合機構（機構）はその審査

の過程で新推奨用量での安全性をみた試験を1本実施する必要があるとGSK社に要望し，それに応えて本試験が急拠，大田原らを中心に実施されることになったと考える．後に本試験は当局の指示によるものであることが判明して筆者の類推が当っている．

本試験は機構での審査中の2006年8月から2007年7月にかけて，12施設でvalproic acid服用中（Inhibited GroupとBalanced Group）の2～65歳未満の部分発作，強直間代発作，Lennox-Gastaut症候群の全般発作のいずれかを有するてんかん患者102例を対象に8週間の非盲検非対照試験が実施された[15]．

用法・用量は図15のように，海外の新推奨用法・用量に従っている．なお，本試験では，患者の服薬コンプライアンスを維持するために，スターターパックを使用している．主要評価項目は投与開始後8週間における発疹発現率で，副次評価項目は維持用量期終了までの発疹発現率とした．有害事象として報告された皮膚障害については飯島正文昭和大学皮膚科教授（当時）を中心とする4名の発疹検討委員が薬剤起因性か否かの皮膚科学的考察を行っている．

投与開始後8週間における発疹の発現率は4.9％（5/102例）で，うち因果関係が否定できない発現率は2.9％（3/102例）であった．年齢別の発疹発現率は成人3.9％（2/51例），小児5.9％（3/51例）であった．発現時期別の発疹は投与開始2週目までは1例，2～4週目までに2例，4～6週目までに1例，6～8週目までに1例で，8週目を超えての発現はみられなかった．因果関係が否定できない発疹の3例は，1例は軽度の紅斑，2例が中等度の紅斑と丘疹で，うち1例は入院したため重篤とされた．

これまでに実施された従来の用法・用量による国内臨床試験において，valproic acid併用例でlamotrigineとの因果関係が否定できない発疹の発現率は，成人7.0％（5/71例），小児6.7％（7/104例）で，それと比較すると，本試験での発疹の発現率2.9％は明らかに低い．また，これまでの国内臨床試験で，いずれも推奨用量を逸脱した症例の3例で皮膚粘膜眼症候群が認められているが，本試験では1例も認められていない．こうして海外での新推奨用量による発疹の発現率の低下が確認されたのである．

Ⅷ．Lamotrigineと発疹

発疹は抗てんかん薬に共通した副作用で，多くは良性のものであるが，稀に皮膚粘膜眼症候群（Stevens-Johnson Syndrome：SJS）や中毒性表皮壊死融解症（Toxic epidermal necrolysis：TEN）を来たしうることから，投与中止に至る最も多い副作用とされる．筆者は第Ⅰ相試験で健康被験者3例に紅斑を認めて驚いたのであるが，海外での臨床試験で5～10％に発疹がみられ，その14％近い患者がvalproic acidの併用例とされる．また，SJSやTENなどの重症型薬疹は臨床試験の段階で成人3％，小児1％との高い報告もある．

わが国で実施された成人および小児てんかん患者を対象とした第Ⅱ相および第Ⅲ相臨床試験において547例中3例（0.5％）（いずれもvalproic acid併用例）にSJSが認められ，その内訳は成人335例中1例（0.3％），小児212例中2例（0.9％）であった．筆者は成人てんかんでの治験の総括医師を務めていたこともあり，lamotrigineの世話人会に当時，最も活躍されていた飯島正文昭和大学教授と南光弘子東京厚生年金病院部長の2人の皮膚科専門医をお呼びして御意見を伺ったことがある．18歳女性患者に25mgから開始すべきところを100mgが投与され，誤りに気付いた担当医はすぐに50mgへ，次いで25mgへ減量したものの，SJSの発症を阻止できず，両眼に後遺症を残し，てんかんそのものも予後不良であった症例が提示されたさい，皮膚科専門医としてはlamotrigineの以後の開発にかなり厳しい提案を下さざるを得ないとのお言葉を戴いた．しかし，わが国で経験された3例のSJSはいずれも治験でとり決められた用量より高い用量が誤って投与されたとの事実から，治験の継続は認められて，当時の日本ウエルカム社も筆者ら世話人会も愁眉を開いたものである．

Lamotrigineの発疹の問題は世界的な現象であり，多くの論文にとりあげられて，枚挙にいとま

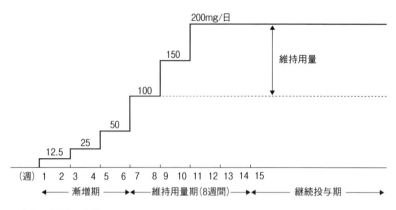
A：成人への投与スケジュール

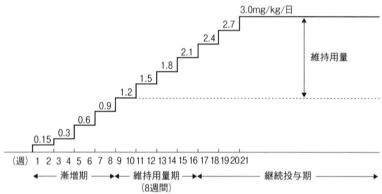
B：小児への投与スケジュール（valproic acid単剤併用の場合）

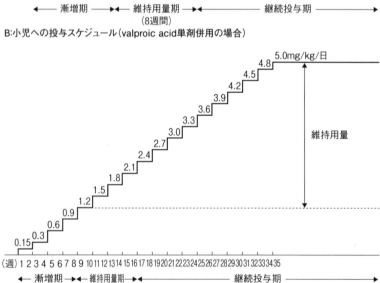
C：小児への投与スケジュール（valproic acidとlamotrigineのグルクロン酸抱合を誘導する薬剤を併用している場合）

図15　海外での新規推奨用量によるlamotrigineの臨床評価の投与スケジュール（大田原ら，2008[15]，3図を1図に合成）

がない。ここでは，代表的なものとして米国 Columbia 大学の総合てんかんセンターの Hirsch ら[4]の報告を紹介しておきたい。

2000年1月1日から2003年12月31日までの丸4年間における同センターの lamotrigine 服用者988例についての調査で，5.7%（56/988例）に発疹がみられ，3.9%に当る39例が投薬中止となっている。TEN は1例も認めず，SJS の軽症例が1例であった。目立ったことは，他の抗てんかん薬で発疹の既往のある症例では13.9%でそうでない症例の4.6%より有意に多い（$p<0.001$）。もう1つは，13歳以下の小児で10.7%とそうでない症例の4.3%より有意に多いことである（$p<0.001$）。なお，小児で発疹の既往のある症例での lamotrigine による発疹は18.2%にも上っている。成人の発疹の既往のない症例では3%とある。

Hirsch ら[4]が引用している Messenheimer らの学会報告によると[10]，重症型発疹（SJS, TEN）の発現頻度について，10,000例に処方したさいの値として lamotrigine 2.5例，carbamazepine 1.4例，phenytoin 8.3例，phenobarbital 8.1例となっている。この数値をみて，lamotrigine は重症型発疹をとび抜けて呈しやすいとはいえないまでも，呈しやすい薬物の1つであり，とくに valproic acid との併用時には推奨用法・用量を守るべきであることを銘記すべきである。

IX. 承認の遅れとその後の展開

わが国での lamotrigine の開発は1987年10月の第Ⅰ相試験で始まった。抗てんかん薬の試験は初めてということで日本ウエルカム社の開発担当の方々と入念に打合わせを行ったことを思い出す。すべての試験が終了したのは2001年3月。成人の難治てんかん患者を対象とした長期投与試験のデータを固定した時であった。日本ウエルカム社は1999年に日本グラクソ社と合併してグラクソ・ウエルカム社となり，2001年には社名が GlaxoSmithKline 社（GSK 社）となったので実質的にほとんどすべての臨床試験を実施したのは日本ウエルカム社であったが，データ解析と申請業務は GSK 社が担当した。そして，2003年3月28日に厚生労働省へ申請した。ところが審査の過程で国内の臨床試験の成績に集計上の誤りが認められたことから，2005年12月に一旦申請が取り下げられた[2]。各試験を別々の CRO（Contract Research Organization）に依頼したためにデータベースが個々に独立して存在し，併合解析が複雑化したことによることが判明した。そこで GSK 社は新規に統合した臨床試験データベースを作成した上で再解析を実施し，2005年12月26日に再度申請した。そして承認が降りたのは最初の申請から5年後の2008年10月16日であった。この間に gabapentin と topiramate に追い越されたのである。しかし，lamotrigine の場合には日本てんかん学会・日本脳神経外科学会・日本小児神経学会から単剤療法の適応取得を目的とした開発要望書が厚生労働省へ提出され，2010年12月に厚生労働省から開発要請を受け，2011年6月より臨床試験を開始し，2014年8月に「成人てんかん患者の部分発作（二次性全般化発作を含む）および強直間代発作」，2015年9月に「小児てんかん患者の定型欠神発作」に対する単剤療法の承認を取得するに至っている[1]。こうして lamotrigine は承認こそ遅れたが，確実に抗てんかん薬としての地位を固めていったのである。

X. おわりに

抗マラリア薬の中で抗葉酸作用を有するものとして当時の Wellcome Foundation 社の研究陣が triazine 系化合物を選んだのが運の始めで，優れた抗てんかん薬の lamotrigine が創製された。これが第1の serendipity であった。長い期間，新しい抗てんかん薬が出て来ない中で，WHO は世界の製薬企業にその打開を訴え，lamotrigine は先陣を切って WHO の期待に応えたのである。海外での臨床試験は順調に進み，1990年にはアイルランドで，1991年には英国で難治性てんかんへの付加療法として承認されている。発疹の頻度が高く，中には SJS や TEN などの重症型薬疹へ至ることもありえて，英国では発疹の発現とそれによる中止・脱落を回避するべく，低用量からの緩徐な増量法に用法・用量を改めた。1993年のことである。

1987年，わが国での臨床開発は筆者らが実施した第Ⅰ相試験をもって開始され，健康被験者に発疹を認めて，当初は驚いたが，用法・用量を遵守すれば忍容性に問題はないと次々と臨床試験は進められていった。海外のみならずわが国で実施された試験の数が多く，また，lamotrigine への期待とともに慎重を期したため，開発物語が長くなってしまった。

　いよいよ次稿では lamotrigine のもう1つの serendipity としての大発見につながった双極性障害への開発物語を書くことになる。

文　献

1) グラクソ・スミスクライン株式会社：ラミクタール®錠医薬品インタビューフォーム．2015年9月改訂（第6版）
2) グラクソ・スミスクライン株式会社：ラミクタール申請資料概要．
3) Hitchings, G.H., Maggiolo, A., Russell, P. B. et al. : 3,5-diamino-as-triazines as inhibitors of lactic acid bacteria and plasmodia. J. Am. Chem. Soc., 74 : 3200-3201, 1952.
4) Hirsch, L.J., Weintraub, D.B., Buchsbaum, R. et al. : Predictors of lamotrigine-associated Rach. Epilepsia, 47 : 318-322, 2006.
5) 岩佐博人，兼子 直：Lamotrigine の作用機序と臨床薬理．臨床精神薬理, 12 : 871-879, 2009.
6) Kishi, T., Fujita, N., Eguchi, T. et al. : Mechanism of reduction of serum folate by antiepileptic drugs during prolonged therapy. J. Neurol. Sci., 145 : 109-112, 1997.
7) Lee, C.Y., Fu, W.M., Chen, C.C. et al. : Lamotrigine inhibits postsynaptic AMPA receptor and glutamate release in the dentate gyrus. Epilepsia, 49 : 888-897, 2008.
8) May, T.W., Rambeck, B., Jürgens, U. : Serum concentrations of lamotrigine in epileptic patients : the influence of dose and comedication. Ther. Drug Monit., 18 : 523-531, 1996.
9) Messenheimer, J., Ramsay, R.E., Willmore, L.J. et al. : Lamotrigine therapy for partial seizures : a multicenter, placebo-controlled, double-blind, cross-over trial. Epilepsia, 35 : 113-121, 1994.
10) Messenheimer, J., Mockenhaupt, M., Tennis, P. et al. : Incidence of Stevens-Johnson syndrome and toxic epidermal necrolysis among new users of antiepileptic drug. Neurology, 62（Suppl. 5）: S41, 2004.
11) 村崎光邦，八木和一，稲見允昭：Lamotrigine の成人難治てんかんにおける後期第Ⅱ相臨床試験―多施設協同研究による用量比較試験―．臨床精神薬理, 11 : 99-115, 2008.
12) 村崎光邦，八木和一，稲見允昭：Lamotrigine の難治てんかんに対する二重盲検比較試験―プラセボを対照とした成人第Ⅲ相比較試験．臨床精神薬理, 11 : 117-134, 2008.
13) 大田原俊輔，飯沼一宇，藤原建樹 他：ラモトリギンの難治てんかんに対する単盲検比較試験―ゾニサミドを対照とした小児第Ⅲ相比較試験．てんかん研究, 25 : 425-440, 2008.
14) 大田原俊輔，飯沼一宇，藤原建樹 他：小児難治てんかんに対する lamotrigine 長期投与試験．小児科臨床, 63 : 169-181, 2010.
15) 大田原俊輔，藤原建樹，兼子 直 他：海外での新推奨用量による lamotrigine の臨床評価―バルプロ酸ナトリウム服用てんかん患者を対象とした第Ⅲ相試験．新薬と臨牀, 57 : 1442-1453, 2008.
16) Ree, R.W., Russell, P.B., Foell, T.J. et al. : Antimalarial activitives of some 3,5-diamino-as-triazine derivatives. J. Med. Chem., 15 : 859-861, 1972.
17) Schapel, G.S., Beran, R.G., Vajda, F.J.E. et al. : Double-blind, placebo controlled, crossover study of lamotrigine in treatment resistant partial seizures. J. Neurol. Neurosurg. Psychiatry, 56 : 448-453, 1993.
18) 八木和一，村崎光邦：成人難治てんかんに対するラモトリギン併用療法の長期投与での有効性と安全性．新薬と臨牀, 58 : 1931-1946, 2009.

§72

新規抗てんかん薬の開発物語

——その3：抗マラリア薬開発の中から創成された lamotrigine
（2）双極性障害への大開発物語——

I．はじめに

Lamotrigine は 2 つの思いもよらぬ幸運（serendipity）に恵まれた薬物である。1 つは Wellcome Foundation 社（現 GlaxoSmithKline 社，GSK 社）の研究陣が抗てんかん薬の創薬に抗葉酸作用を想定し，dihydrofolate reductase（DHFR）阻害薬として triazine 骨格を有する化合物に目をつけ，lamotrigine に辿りついたことである。

もう 1 つは，Richard Weisler が京都での第17回国際神経精神薬理学会（CINP）に参加したさい，欧州のてんかん学者達と知り合い，開発中の lamotrigine に抗てんかん作用のほかに気分を明るくする作用や人付き合いを良くする作用のあることを聞きこんだことである。Carbamazepine にそうした作用のあることから双極性障害への有効性が発見されたという事実を知っていた Weisler は，米国へ帰って欧州から lamotrigine を輸入して自分の症例に使って著効を得たのである。ここから lamotrigine の双極性障害治療薬としての物語が始まっているのである。

本稿では，いよいよその物語を大きな楽しみをもって書いていく。

II．Lamotrigine の双極性障害治療薬としての開発物語

抗てんかん薬の carbamazepine や valproic acid が気分安定薬として日常臨床の場で貴重な働きぶりを発揮している中で，lamotrigine にも抗てんかん薬としての臨床試験のさいに，気分を明るくする，人付き合いを良くするなど気分安定化作用に通じる成績が得られていた。そして，それを決定的にしたのがかの Richard Weisler その人であった。

Weisler のひらめきこそが Weisler の言うもう 1 つの serendipity であった。以下に lamotrigine がもう 1 つの大輪の華を咲かせることになった物語を続けよう。

Lamotrigine の双極性障害に対する有効性が最初に報告されたのは1994年，Philadelphia での American Psychiatric Association（APA）の Annual Meeting で，Richard Weisler らによる症例報告であった[15,16]。North Carolina 大学と Duke 大学 Medical Center に籍を置く Weisler が lamotrigine のことを最初に知ったのは，1990年京都での国際学会（第17回国際神経精神薬理学会，CINP と思われる）に参加した時のことで，当時，欧州で lamotrigine の治験に従事していたてんかん学者達に出合ったことが 1 つの幸運となった。Weisler 自身は抗うつ薬の bupropion の臨床試験

のデータを持って参加していたのであるが、当時、Weislerは脳波と事象関連電位の研究を行っていたことから欧州のてんかん学者達と親しくなったという。この時、Wellcome Foundation社が開発中のlamotrigineはキンドリング現象の抑制作用とNa⁺チャネル遮断作用を有し、その結果、glutamate系の活動を抑える作用を持っていることを教わった。そして、臨床的には強力な抗てんかん作用を持ちながら、てんかん患者の気分を明るくし、周囲との接触性を改善する作用をも有すると聞かされて、lamotrigineが双極性障害に効くのではないかとひらめいた。というのは、1973年の昔にOkumaら[14]は大脳辺縁系発作などの側頭葉てんかんに優れた効果を発揮するcarbamazepineがてんかん患者の気分を明るくすることに気づき、そこから双極性障害への有効性を発見していった事実を知っていたのである。Carbamazepineの双極性障害への有効性はBallengerとPost[1]も1978年に報告しており、米国でも広く使用されていた。しかも、Weislerはこの時、いかなる治療にも反応しない双極性障害の患者を2名抱えていた。Lamotrigineは1990年アイルランドで、1991年英国で承認されていたが、米国ではいまだ抗てんかん薬としての承認を受けていなかった。そこでWeislerは米国食品医薬品局（Food and Drug Administration：FDA）の情深い免除措置のもとに欧州からlamotrigineを輸入して自分の難渋している2例の双極性障害に使ったのである。

1例目は43歳男性のⅡ型双極性障害患者で、lithium, carbamazepine, 電撃療法, clonazepam, valproic acid, 11種類の抗うつ薬, buspironeなどをもってしても平均年8回の躁とうつのサイクルを呈する症例であった。本人の同意のもとに、朝25mg, 就寝前50mgというてんかん患者への推奨用量より高い用量をlithium carbonate, bupropion, levothyroxineに付加していった。これまで経験したことのない著効を得て、その患者は10年以上使い続けて成功裏に継続している。

2例目は77歳女性のⅠ型双極性障害で、自殺企図による入院歴があり、電撃療法, lithium, carbamazepine, valproic acid, 数多くの抗うつ薬でも反応せず、1993年5月には重症型の精神病性うつ病にて入院していた。この症例にも50mgを1日2回投与から100mg 2回投与へと高い用量をlevothyroxineに上乗せしたところ、徐々に、かつ確実に改善がみられ、数週で著効を奏し、4～5年間継続して安定した状態が続いている。

Weislerらがこの2例を1994年のAPAでポスター発表したのが[15]、最初の報告となったのである。抑うつ状態が著しく改善し、躁転しないとした。Carbamazepineとvalproic acidはむしろ双極性障害の躁状態やrapid cyclerの躁状態に効くのに対して、lamotrigineはうつ状態に効くとの印象であると報告し、英国のNicol Forrier教授も同様な症例を経験しているとのことで話がはずんだとある。Weislerらのこの報告がlamotrigineの双極性障害に対する臨床試験への機運を高めた重要なものであったという。そして、1994年英国のWellcome's Beckman Research Facilityで双極性障害の国際的パネルが開催され、正式な臨床開発が始められていったのである。Weislerの京都でのCINPへの参加を契機とし、そこでlamotrigineの抗てんかん作用と気分を明るくし、人付き合いを良くするとの話からlamotrigineの双極性障害への適応症拡大という大きな発見につながった物語である。1つのserendipityであったとWeislerは述懐しているが、なにげない話の中から大発見につなげていったWeislerの慧眼ぶりは大いに賞賛されるべきである。

Ⅲ．海外での臨床試験

Weislerらのrapid cyclerと重症型の双極性障害うつ病エピソードへの有効性を示した症例報告[15]に続いてWellcome Foundation社はlamotrigineの双極性障害に対する数多くの臨床試験を実施してきた。ここでは次の3点に絞ってその成績を紹介しておく。まず第1はlamotrigineのうつ病エピソードに対する急性期の治療効果である。第2はrapid cyclingを示すタイプでの再発・再燃を防止する効果であり、第3は最終的にはこれが最も重要なテーマとなったのであるが、うつ病エピソードあるいは躁病エピソードから回復して安定化している症例での長期の再発・再燃防止効果に

表1 双極性障害うつ病エピソードに対する急性期治療の特徴（Calabrese ら，2008[3]，一部省略）

	Study 1 SCAB2001 BD I	Study 2 SCAA2010 BD I or BD II	Study 3 SCA40910 BD I	Study 4 SCA100223 BD II	Study 5 SCA30924 BD I
lamotrigine の 1日用量	50mg, 200mg の 固定用量 placebo	100mg〜400mg の 可変用量 placebo	50mg, 300mg の 固定用量 placebo	200mg の固定用量 placebo	200mg の固定用量 placebo
無作為化症例数	195例 50mg　66 200mg　63 placebo　65	206例 lamotrigine　103 　BD I　61 　BD II　42 placebo　103 　BD I　61 　BD II　42	257例 133 placebo　124	221例 111 placebo　110	259例 131 placebo　128
二重盲検期	7週	10週	8週	8週	8週
主要評価項目	17-item HAM-D	17-item HAM-D	MADRS	MADRS	MADRS

lamotrigine 増量法，Study 1, 3, 4, 5：週1-2 25mg/日，週3-4 50mg/日，週5 100mg/日，週6以降 200mg/日
　　　　　　　　Study 2：週5まで同じ，週6 flexible 100-200mg/日，週7 flexible 100-300mg/日，週8-10 flexible 100-400mg/日
BD I：I型双極性障害，BD II：II型双極性障害

17-item HAM-D：17-item Hamilton Depression Rating Scale, MADRS：Montgomery-Åsberg Depression Rating Scale

ついてである。

1．双極性障害うつ病エピソードへの急性期治療

Calabrese ら[3]は自らが実施した試験（Study 1：GW602/SCAB2001）[4]を含めた5本の双極性障害うつ病エピソードに対する急性期治療としての placebo 対照試験の結果をまとめている（表1）。要約すると，lamotrigine はどの試験でも主要評価項目（Study 1と2では17-item Hamilton Depression Rating Scale：HAM-D, Study 3, 4, 5では Montgomery-Åsberg Depression Rating Scale：MADRS）で placebo との間に有意差を示せなかった。Study 1では，副次評価項目の MADRS, Clinical Global Impression-Severity（CGI-S）および Clinical Global Impression-Improvement（CGI-I）で placebo に有意差を示したが，他の4試験ではどの評価項目でも有意差が認められなかった。すなわち，双極性障害のうつ病エピソードの急性期治療において，5試験のうち4試験で効果を示すことができなかったということである。

なお，Geddes ら[8]は Calabrese らのまとめた5本の試験をメタ解析にかけ，一定した抗うつ効果を示すこと，殊に HAM-D$_{17}$（17-item HAM-D）で24以上の被験者では有意の改善を認めている（図1）。

以上の Calabrese ら[3]のまとめと Geddes ら[8]のメタ解析の結果から，lamotrigine は双極性障害のうつ病エピソードに対して有効とする方向性は示しているが，急性期の治療の承認を得るまでには至っていないことになる。

2．Rapid cycling を示す I 型あるいは II 型双極性障害への効果

Rapid cycling を示す I 型あるいは II 型双極性障害患者を対象とする2本の大規模な lamotrigine の維持療法の有効性をみた placebo 対照試験が実施されている。

1つは，Calabrese ら[5]が2000年に報告したもので，182例（lamotrigine 群 100〜500mg/日93例，placebo 群89例）を対象とする26週に及ぶ二重盲検比較試験である。この試験では，lamotrigine 群の50％と placebo 群の56％が気分エピソードのた

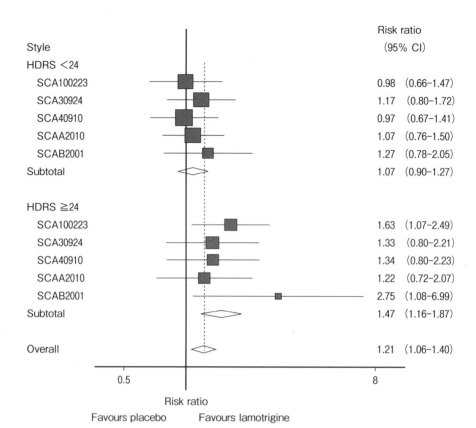

図1 双極性障害うつ病エピソードの急性期治療におけるplacebo対照試験のメタ解析—HAM-D$_{17}$の重症別成績（Geddesら，2009[8]，一部データ省略）
HDRS：Hamilton Depression Rating Scale

めの薬物療法的介入に至っている。薬物療法的介入までの期間の中央値は，lamotrigine群18週，placebo群12週で，lamotrigine群に長いが，有意差は示していない。何らかの理由での試験からの脱落までの期間は生存解析法（survival-in-study analysis）でみると，14週対8週でlamotrigine群が有意に優れていた（p＝0.036）。本試験で付加的薬物療法を受けた被験者の80％はうつ病エピソードのためのものであった。なお，I型双極性障害では差はなかったが，II型ではlamotrigine群がplacebo群よりも付加的薬物療法に至るまでの期間が長い傾向を示した（17週対7週，p＝0.073）。

もう1つは論文化されていないが[7,9]，lamotrigine群69例，placebo群68例を対象とする32週間の二重盲検比較試験で，主要評価項目の何らかの気分エピソードのための治療的介入までの期間（中央値）は142日対133日で差がなかった。Lamotrigine群でうつ病エピソードのための介入を要した被験者数は有意に少なかった（p＝0.007）し，うつ病エピソードのための治療的介入までの期間は有意に長かった（p＝0.047）。逆に，躁病／軽躁エピソードのための治療的介入までの期間はplacebo群の方が長かった（p＝0.032）。

以上の2本の試験から，ともに主要評価項目では有意差が認められなかったが，rapid cyclingを示す双極性障害で，lamotrigineはとくにうつ病エピソードの再発・再燃を防止する方向の成績が示されている。

Weislerらは双極性障害うつ病エピソードへの急性期治療およびrapid cyclingを示す双極性障害治療についてFDAの承認を得るに足る成績を残せなかったのは，lamotrigineの用法・用量に問題

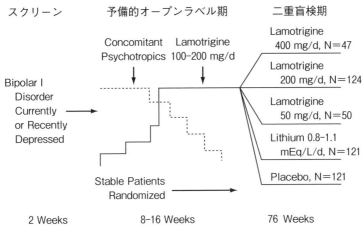

図2 I型双極性障害のうつ病エピソードからの placebo 対照18ヵ月維持療法試験のデザイン（Calabrese ら，2003[6]）

があり，もっと高い用量から開始すべきであったと述べている。

3．I型双極性障害における直近のうつ病エピソードから安定した被験者に対する lamotrigine と lithium の18ヵ月に及ぶ placebo 対照試験

本試験（Glaxo Wellcome protocol SCAB2003，GW605）は米国79施設で1997年9月から2001年8月にかけて，18歳以上のI型双極性障害におけるうつ病エピソードからの被験者を対象として実施された[6]。

治験デザインは図2に示したが，2週間のスクリーニング期に適切な被験者を選び出し，8～16週間の予備的オープンラベル期に既存治療薬を次の二重盲検期に移行する1週間以前までに漸減・中止すると同時に lamotrigine を漸増して置き換え，CGI-S で3（軽症）以下の状態が少なくとも4週間継続した被験者を二重盲検期に割りつけて76週間経過を見ている。Lamotrigine の用法・用量は1～2週時は25mg/日，3～4週時は50mg/日，5週時は100mg/日，6週時以降は200mg/日とする。なお，valproic acid 服用者には半量で，carbamazepine 服用者には倍量で対応している。966例が予備的オープンラベル期にエントリーし，うち480例がこれを完了し，最終的には463例が二重盲検期へ進んだ。

本試験の結果を図3に示した。主要評価項目は，何らかの気分エピソード（躁，軽躁，混合型あるいはうつ）のために電撃療法，抗うつ薬，抗精神病薬，抗けいれん薬／気分安定薬あるいは benzodiazepines（認められたレスキュー投与量を超えた場合）などの治療が行われるまでの期間としている（A）。その中間値は，placebo 群で93日，lithium 群で170日，lamotrigine 群で200日となり，lamotrigine 群と lithium 群はともに placebo 群より有意に長かった（p＝0.029）。Lamotrigine 群と lithium 群には差はなかった（p＝0.915）。副次評価項目の，Kaplan-Meier 曲線上の試験中止までの期間は（B），placebo 群46日，lithium 群86日，lamotrigine 群92日で実薬群はともに placebo 群に対して有意であり（それぞれ p＝0.022，p＝0.003），lithium 群と lamotrigine 群には差はなかった（p＝0.516）。また，うつ病エピソードのために治療が行われるまでの期間では（C），lamotrigine 群は placebo 群に比して有意に長く（p＝0.047），lithium 群と placebo 群には差がなかった（p＝0.209）。また，lamotrigine 群と lithium 群にも差がなかった（p＝0.434）。一方，躁病あるいは混合エピソードのために治療が行われるまでの期間（D）は，lithium 群は placebo 群より有意に長く（p＝0.026），lamotrigine 群と placebo 群には差はみられていない（p＝0.339）。

安全性については，表2にみるように，全体に低率で，発疹は lamotrigine 群（200mg と 400mg

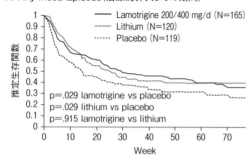
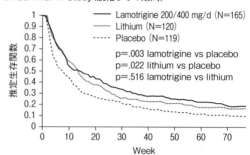
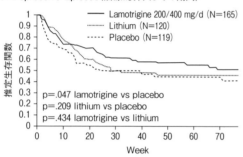
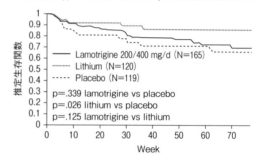

図3 Ⅰ型双極性障害のうつ病エピソードからの placebo 対照18ヵ月維持療法試験における治療的介入・脱落までの期間（Calabrese ら，2003[6]，2図を合成）

表2 Ⅰ型双極性障害のうつ病エピソードからの placebo 対照18ヵ月維持療法試験における有害事象[a]（Calabrese ら，2003[6]）

有害事象	オープンラベル期 (N = 958)	二重盲検期 (N = 410) Placebo (N = 121)	Lithium (N = 120)	Lamotrigine (N = 169)[b]
頭痛	247 (26)	25 (21)	23 (19)	30 (18)
悪心	127 (13)	15 (12)	24 (20)	28 (17)
発疹	104 (11)	3 (2)	5 (4)	12 (7)*
感染症	110 (11)	14 (12)	14 (12)	21 (12)
浮動性めまい	101 (11)	12 (10)	13 (11)	14 (8)
傾眠	83 (9)	7 (6)	16 (13)*	16 (9)
下痢	81 (8)	10 (8)	19 (16)	12 (7)**
不眠	80 (8)	8 (7)	11 (9)	17 (10)
インフルエンザ	72 (8)	13 (11)	10 (8)	13 (8)
振戦	46 (5)	6 (5)	20 (17)*	9 (5)**

a：いずれかの群で10％以上の有害事象
b：lamotrigine 群　200mg/日群，400mg/日群合計
＊：$p < 0.05$ 対 placebo, ＊＊：$p < 0.05$ 対 lithium, （ ）：％

群）7%でplacebo群より有意に多かったが重篤なものはなく，傾眠はlithium群がplacebo群より多く，下痢がlamotrigine群よりlithium群に多く，振戦はlithium群がplacebo群，lamotrigine群より多かった。

　以上の成績から，lamotrigineとlithiumは直近がうつ病エピソードであったⅠ型双極性障害の気分エピソードの再発・再燃防止にplaceboよりも優れており，lamotrigineは主にうつ病エピソードの防止に効果を示し，lithiumは躁病エピソードの防止に有効であることが示されている。18ヵ月の長期に及ぶ大規模試験でlamotrigineはうつ病エピソードの防止に有効であるとの検証は貴重である。

4．Ⅰ型双極性障害における直近の躁病あるいは軽躁病エピソードから安定した被験者に対するlamotrigineとlithiumの18ヵ月に及ぶplacebo対照試験

　本試験（Glaxo Wellcome protocol SCAB2006, GW606）は，米国64施設で18歳以上のⅠ型双極性障害における躁病あるいは軽躁病エピソードからの被験者を対象として実施された[2]。

　治験デザインは2週間までのスクリーニング期に適切な被験者を選び出し，8～16週間のオープンラベル期にlamotrigineの単剤か付加療法かが行われた。単剤の場合は，上記Calabreseらの試験（GW605）[6]と同じ方法で200mg/日まで，valproic acidへの付加療法では半量で，carbamazepineへの付加療法では倍量で投与された。そしてvalproic acidあるいはcarbamazepineはともに二重盲検期に移行する1週間以前までに漸減・中止してlamotrigineの単剤療法とした。この方法のもとに4週間以上CGI-Sが3以下の状態が継続した被験者を1対1対1の割合で無作為にlamotrigine（開始用量200mg/日で，臨床的反応に応じて100～400mg/日），lithium（0.8～1.1mEq/L），placeboの3群に割りつけ，76週間経過を見ている。オープンラベル期にエントリーした349例のうち，175例が二重盲検期へ進んだ（lamotrigine群59例，lithium群46例，placebo群70例）。

　主要評価項目である何らかの気分エピソードのために治療が行われるまでの期間を図4-Aに示した。Lamotrigineとlithiumはともにplaceboよりも有意に長い期間を示している（それぞれp＝0.02, p＝0.003）。Lamotrigineとlithiumの間に差は認めていない（p＝0.46）。試験中止までの期間では，lamotrigineはplaceboより有意に長く（p＝0.03），lithiumはplaceboに対して有意差を示していない（p＝0.70）（図4-B）。

　Lamotrigineはうつ病エピソードのために治療が行われるまでの期間を延長させる点ではplaceboより優れ（p＝0.02），lithiumは有意差を示さなかった（p＝0.17）（図4-C）。一方，lithiumは躁病，軽躁病，混合エピソードのために治療が行われるまでの期間をplaceboより有意に延長したが（p＝0.006），lamotrigineはplaceboに対して有意差を示さなかった（p＝0.28）。そして，lithiumはlamotrigineより有意傾向を示している（p＝0.09）（図4-D）。

　安全性については，オープンラベル期および二重盲検期にみられた有害事象を表3に示した。二重盲検期では，頭痛がlithium群よりlamotrigine群に有意に多く，下痢がlamotrigine群，placebo群よりlithium群に有意に多かった。ほとんどが軽度から中等度のもので，忍容性には問題はなかった。

　以上の成績から，直近が躁病あるいは軽躁病エピソードであったⅠ型双極性障害の患者において，lamotrigineとlithiumは気分エピソードの再発・再燃を防止する点でplaceboより有意に優れていることを示した。そして，lamotrigineは双極性障害，ことにうつ病エピソードの防止に有効かつ安全な維持療法薬であることが検証されている。

Ⅳ．わが国の臨床試験

1．Ⅰ型双極性障害の気分エピソードの再発・再燃を指標としたplacebo対照試験

　わが国で実施されたlamotrigineの双極Ⅰ型障害に対する臨床試験は，小山ら[10]による1本の気分エピソードの再発・再燃抑制を指標としたplacebo対照二重盲検比較試験である。全国60施設

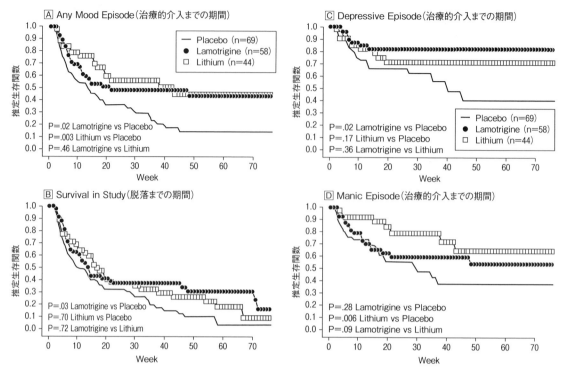

図4 Ⅰ型双極性障害の躁病エピソードからの placebo 対照18ヵ月維持療法における治療的介入・脱落までの期間（Bowden ら，2003[2]，2図を合成）

表3 Ⅰ型双極性障害の躁病エピソードからの placebo 対照18ヵ月維持療法試験における有害事象（Bowden ら，2003[2]）

有害事象	オープンラベル期 (n=347)	二重盲検期 (n=173) Lamotrigine (n=59)	Lithium (n=46)	Placebo (n=69)
頭痛	86 (25)	12 (20)†	2 (4)	11 (16)
発疹	38 (11)	2 (3)	4 (9)	6 (9)
感染症	34 (10)	8 (14)	5 (11)	10 (14)
傾眠	34 (10)	5 (8)	6 (13)	6 (9)
悪心	35 (10)	4 (7)	9 (20)	6 (9)
下痢	32 (9)	3 (5)	13 (28)‡	6 (9)
不眠	29 (8)	5 (8)	6 (13)	4 (6)
インフルエンザ	14 (4)	6 (10)	3 (7)	4 (6)

† lamotrigine 対 lithium, p=0.02
‡ lithium 対 lamotrigine, p=0.002；lithium 対 placebo, p=0.009

で，2007年11月から2009年10月にかけて実施されており，試験デザインは図5に示したように，すでに紹介した Calabrese ら[6]と Bowden ら[2]のものと本質的には同じである。8～16週間の第1期（オープンラベル期）と26週間の第2期（二重盲検期）からなり，lamotrigine の漸増方法は表4に示したように，200mg/日を上限としており，上限までの用法・用量はてんかん患者に認められたそ

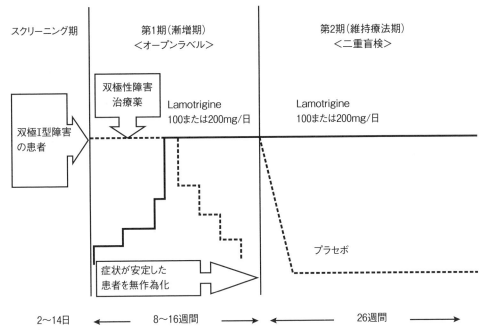

図5 Lamotrigineの気分エピソードの再発・再燃を指標としたplacebo対照試験のデザイン（小山ら，2011[10]）

表4 Lamotrigineの気分エピソードの再発・再燃を指標としたplacebo対照試験の第1期（漸増期）におけるLTGの漸増方法（小山ら，2011[10]）

投与期間	0～2週時	2～4週時	4～5週時	5～6週時	6週時以降	VPA中止後
LTG単独療法，またはLTGのグルクロン酸抱合を誘導あるいは阻害しない薬剤（Liなど）との併用	25mg/日	50mg/日	100mg/日	200mg/日	200mg/日[b]	
VPA併用	25mg（隔日投与）	25mg/日	50mg/日	100mg/日	100mg/日	200mg/日[a,b]

a) VPA中止後は，すみやかにLTGを2倍量（200mg）まで増量することとした。
b) 200mg投与にて安全性に問題があると判断された場合には，100mgに減量することとした。
LTG：lamotrigine, VPA：valproic acid, Li：lithium

れと同じである。

本治験で同意を取得した229例の被験者のうち，215例が第1期に移行し，症状が安定した患者103例が第2期の二重盲検期へ進んだ。症状が安定した患者とは，CGI-Sのスコアが3（軽症）以下の状態が少なくとも4週間継続した被験者であり，無作為にlamotrigine群とplacebo群に1対1で割り付けた。

主要評価項目は理由にかかわらず第2期に治療を中止・脱落するまでの期間（TWS：Time to Withdrawal from Study）とし，副次評価項目は第2期に気分エピソードの再発・再燃のために治療が行われるまでの期間（TIME：Time to Intervention for Mood Episode），うつ病エピソードの再発・再燃のために治療が行われるまでの期間（TIDep：Time to Intervention for Depressive Episode），躁病・軽躁病または混合性エピソードの再発・再燃のために治療が行われるまでの期間

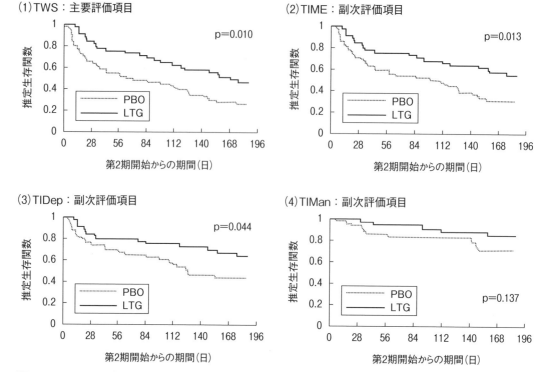

図6 Lamotrigineの気分エピソードの再発・再燃を指標としたplacebo対照試験におけるTWS, TIME, TIDep, TIManのKaplan-Meier曲線（小山ら，2011[10]）
TWS：Time to Withdrawal from Study，TIME：Time to Intervention for Mood Episode，TIDep：Time to Intervention for Depressive Episode，TIMan：Time to Intervention for Manic, Hypomanic, or Mixed Episode，PB：placebo，LTG：lamotrigine

(TIMan：Time to Intervention for Manic, Hypomanic, or Mixed Episode) としている。

本試験の成績は図6に示したように，主要評価項目のTWS，副次評価項目のTIME, TIDepでplaceboに対して有意差を示しており，TIManでは有意差が認められていない。すなわち，理由にかかわらず治験を中止・脱落するまでの期間，気分エピソードの再発・再燃のために何らかの治療が行われるまでの期間およびうつ病エピソードの再発・再燃のために治療が行われるまでの期間を有意に延長したのである。

安全性では，第1期で有害事象のために中止した症例は55例で，うち皮膚および皮下組織障害に分類される事象が最も多く（23/215例，11％），次いで精神障害に分類される事象が多かった（18/215例，8％）。全体には軽度および中等度であり，忍容性は良好であった。

以上の成績から，lamotrigineはわが国で初めて気分エピソードの再発・再燃を抑制することが検証され，双極性障害における気分エピソードの再発・再燃抑制の承認を2011年7月1日に取得したのである。

本試験の第2期以降はいわゆるランダム化治療中止試験の形をとっている。筆者の知る限り，ランダム化治療中止試験はわが国では，sertralineのうつ病患者を対象としたplacebo対照試験が最初であり，sertralineのパニック障害患者を対象としたものを入れなければ，本試験では2本目ということになる。Sertralineでのランダム化治療中止試験をpivotal studyとすることに問題があると物議をかもしたことは本シリーズでも取りあげた[12]。1つの試験としては成立しうるが，これがpivotal studyになることには筆者は賛成できない。理由の1つは，ランダム化治療中止試験で失

敗した事例がないということであり，もう1つは倫理的な問題である。うつ病におけるランダム化治療中止試験はまだしも，統合失調症においては，言葉こそcomplianceからadherenceへと変わったものの，服薬をやめれば100％再発・再燃すると口を酸っぱくして説明しておきながら，placeboを投与して再発・再燃を待つ試験など許されるべきでない。Helsinki宣言が泣こうというものである。さて，双極性障害は再発率が高く，1年間で48〜60％，5年間で81〜91％と報告されており，病相を繰り返すことで次第に自己評価の低下，社会的地位の剥奪など，さまざまな要因により社会生活水準の低下をきたす，と小山ら[10]の報告に引用されている。こうした状況下で，ランダム化治療中止試験を実施することはいかにもつらい。さらに言えば，双極性障害の気分エピソードの再発・再燃を抑制することの検証と双極性障害の治療に有用であることを同義と捉えていいのかにも問題は残る。しかし，海外でのlamotrigineの双極性障害への有効性をみた試験成績から判断して，わが国で実施しうる唯一の試験であることも明白なのであり，筆者が直接の当事者であってもこの試験を選ばざるを得ないこともまた事実なのである。

2．I型双極性障害に対する長期投与試験

わが国で実施されたlamotrigineの双極I型障害に対する2本目の臨床試験は，再発・再燃抑制を指標としたplacebo対照二重盲検比較試験に続く長期投与試験であった[11]。全国60施設で，双極性障害において，他の薬剤を併用可能とし，併用薬や被験者の症状および忍容性に応じてlamotrigineの投与量を調節した際の，lamotrigine長期投与時の安全性および有効性を検討することを目的として，2008年5月より2010年10月にかけて実施されている。

対象は，先行して実施された二重盲検比較試験に参加し，二重盲検期を完了または中止した被験者103例のうち，忍容性が確認された92例で，引き続き52週間継続している。試験デザインは，初めの6週間（二重盲検，ただし最終1週間はオープンラベル）では，先行する試験でplaceboが投与された被験者はlamotrigineを漸増し，lamotrigineが投与されていた被験者は併用薬に応じてlamotrigineの投与量を調節したうえで投与を継続した。その後の46週間は，被験者の状況および併用薬の種類に応じてlamotrigine 50〜400mg/日をオープンラベルで投与している。

有効性を評価したHAM-D$_{17}$，Young Mania Rating Scale（YMRS）およびCGI-Sの評価時点ごとの測定値およびベースラインからの変化量をみると，本試験では，HAM-D$_{17}$は6週，CGI-Sは5週まで減少し，その後52週／中止時まで5.2〜6.1点または2.1〜2.4点とほぼ一定の値を示し，YMRSは治験期間中ほぼ一定の値を示し，52週／中止時に最も低い値を示すという見事な成績となっている。

安全性については，副作用と判定された事象は悪心3例，頭痛2例，貧血，背部痛，自傷行為各1例と極めて安全性は高く，発疹は1例に認められた軽度のものであった。

以上，日常の臨床場面と同様な，他の薬剤を併用したときのlamotrigineの長期投与時の忍容性は良好であり，lamotrigineは双極性障害の維持療法に長期にわたり用いることのできる薬剤であることが検証されたと考える。

V．お わ り に

Lamotrigineは2つのserendipityに恵まれて世界に冠たる抗てんかん薬にして気分安定薬の地位を獲得した。1つは前稿で述べたが，2つ目のserendipityはRichard Weislerが1990年京都でのCINPに参加したさいに欧州のてんかん学者から教えられたlamotrigineの双極性障害治療薬としての開発に関わる大活躍ぶりである。残念なのは，双極性障害うつ病エピソードの急性期治療とrapid cyclerの維持療法で有効性を目の前にしながらFDAの承認を得られなかった点である。発疹の問題さえなければより高い用量からの治療で成功した可能性があるだけに残念で，筆者が最初に見た発疹が最後までlamotrigineの足枷になろうとは夢にも思わなかった。

ちなみに1990年の京都のCINPでは，筆者は受

付係を拝命して京都国際会議場の玄関に釘づけにされていたが，当時の記録をひも解いてみると，確かに lamotrigine は難治てんかんへの新しい抗てんかん薬として報告されている[13]。

Lamotrigine は単剤療法の認められた抗てんかん薬として，また優れた双極性障害治療薬としての2足の草鞋を履いて輝やかしい大きな存在感を示している。第Ⅰ相試験から開発に従事してきた筆者にとっては可愛い息子の1人なのである。今回，多くのことを改めて学びながらかつ楽しみながら開発物語を書くことができてありがたかった。本稿を書くにあたって，多くの資料を提供くださり，貴重な御教示を戴いた GSK 社の開発担当の方々，とくに高橋 董氏と茂木貴史氏に深く感謝したい。

文　献

1) Ballenger, J.C., Post, R.M. : Therapeutic effects of carbamazepine in affective illness : a preliminary report. Commun. Psychopharmacol., 2 : 159-175, 1978.
2) Bowden, C.L., Calabrese, J.R., Sachs, G. et al. : A placebo-controlled 18-month trial of lamotrigine and lithium maintenance treatment in recently manic or hypomanic patients with bipolar I disorder. Arch. Gen. Psychiatry, 60 : 392-400, 2003.
3) Calabrese, J.R., Huffman, R.F., White, R.L. et al. : Lamotrigine in the acute treatment of bipolar depression : results of five double-blind, placebo-controlled clinical trials. Bipolar Disord., 10 : 323-333, 2008.
4) Calabrese, J.R., Bowden, C.L., Sachs, G.S. et al. : A double-blind, placebo-controlled study of lamotrigine monotherapy in outpatients with bipolar I depression. J. Clin. Psychiatry, 60 : 79-88, 1999.
5) Calabrese, J.R., Suppes, T., Bowden, C.L. et al. : A double-blind, placebo-controlled prophylaxis study of lamotrigine in rapid-cycling bipolar disorder. J. Clin. Psychiatry, 61 : 841-850, 2000.
6) Calabrese, J., Bowden, C., Sachs, G. et al. : A placebo-controlled 18-month trial of lamotrigine and lithium maintenance treatment in recently depressed patients with bipolar I disorder. J. Clin. Psychiatry, 64 : 1013-1024, 2003.
7) Data on file. Glaxo SmithKline. 2003.
8) Geddes, J.R., Calabrese, J.R., Goodwin, G.M. : Lamotrigine for treatment of bipolar depression : independent meta-analysis and meta-regression of individual patient data from five randomized trials. Br. J. Psychiatry, 194 : 4-9, 2009.
9) Goldsmith, D.R., Wagstaff, A.J., Ibbotson, T. et al. : Lamotrigine. A review of its use in bipolar disorder. Drugs, 63 : 2029-2050, 2003.
10) 小山　司，樋口輝彦，山脇成人 他：Lamotrigine の双極Ⅰ型障害に対する臨床評価—気分エピソードの再発・再燃抑制を指標としたプラセボ対照二重盲検比較試験—．臨床精神医学, 40 : 369-383, 2011.
11) 小山　司，樋口輝彦，山脇成人 他：Lamotrigine の双極Ⅰ型障害に対する臨床評価—長期投与試験—．臨床精神医学, 40 : 981-995, 2011.
12) 村崎光邦：SSRI の開発物語—その7．波瀾万丈の sertraline の開発物語：その2 —．臨床精神薬理, 17 : 441-449, 2014.
13) 村崎光邦：1990年代の新しい向精神薬一覧．神経精神薬理 1990（神経精神薬理編集委員会 編），pp.212-244, 星和書店, 東京, 1991.
14) Okuma, T., Kishimoto, A., Inoue, K. et al. : Antimanic and prophylactic effects of carbamazepine（Tegretol）on manic depressive psychosis. A preliminary report. Folia Psychiatr. Neurol. Jpn., 27 : 283-297, 1973.
15) Weisler, R., Risner, M., Ascher, J. et al. : Use of lamotrigine in the treatment of bipolar disorder. American Psychiatric Association Annual Meeting, Philadelphia, 1994.
16) Weisler, R.H., Calabrese, J.R., Bowden, C.L. et al. : Discovery and development of lamotrigine for bipolar disorder : A story of serendipity, clinical observations, risk taking, and persistence. J. Affect. Disord., 108 : 1-9, 2008.

§73

新規抗てんかん薬の開発物語

——その4：抗てんかん薬初のSV2A親和性を作用機序とするlevetiracetam——

I. はじめに

 新規抗てんかん薬の第4弾はUCB社が世界で初めて創製した向知性薬nootropic drugのpiracetamのsuccessorとしてのlevetiracetamである。当初は認知機能障害治療薬や抗不安薬として開発されていたが，1992年にマウスの聴原性発作への強力な抑制作用が発見され，それが契機となって抗てんかん薬としての開発に転じ，臨床試験に成功して1999年米国で上市された。
 その後，2004年にsynaptic vesicle (SV) のうちのSV2Aに高い親和性を有することが発見され，抗てんかん薬の世界に新しい作用機序をもたらし，抗てんかん薬として最も処方頻度の高いものとして大成した。
 筆者は第I相試験からlevetiracetamの開発に深く関与し，数々の得難い体験をした思い出深い薬物であり，その開発物語を書くことを楽しみにしていた。早速，その発見物語から書いていこう。

II. Levetiracetamの合成物語

 すべては1964年ベルギーのUCB社の研究所でCorneliu E GiurgeaがγーamIno butyric acid (GABA) の環状誘導体として2-oxo pyrrolidone系のpiracetamを合成したことに始まる。Piracetamには記憶を良くする作用，認知機能改善作用，抗けいれん作用のあることが知られ，nootropic drug（脳機能調整薬）と呼ばれたのが発端である。Piracetamの開発は全世界で展開され，わが国へも導入されたが，残念ながら認知機能改善効果は検証されず，米国では栄養補助食品となっている。わが国では皮質性ミオクローヌスの併用薬として1999年上市されている（Myocalm®）。
 なお，筆者らは第一製薬（現 第一三共）が創製したnefiracetam (DM9384) の第I相試験を実施して論文化しており[16]，2-oxo-pyrrolidone系薬物にはなじみがある。
 Levetiracetam（etiracetamのS-enantiomer）はpiracetamのsuccessorとしてUCB社によって1980年代初期に新規中枢作用物質として合成されている（図1）[21]。海外での第I相試験は1986年11月から1987年3月にかけて実施されており，当初は認知障害および不安障害の適応で臨床試験を進めていた。聴原性強直間代発作に対する強力な抗てんかん作用を有することが発表されたのは1992年のGowerら[4]によるもので，抗てんかん薬としての開発はそれ以降と考えられる。

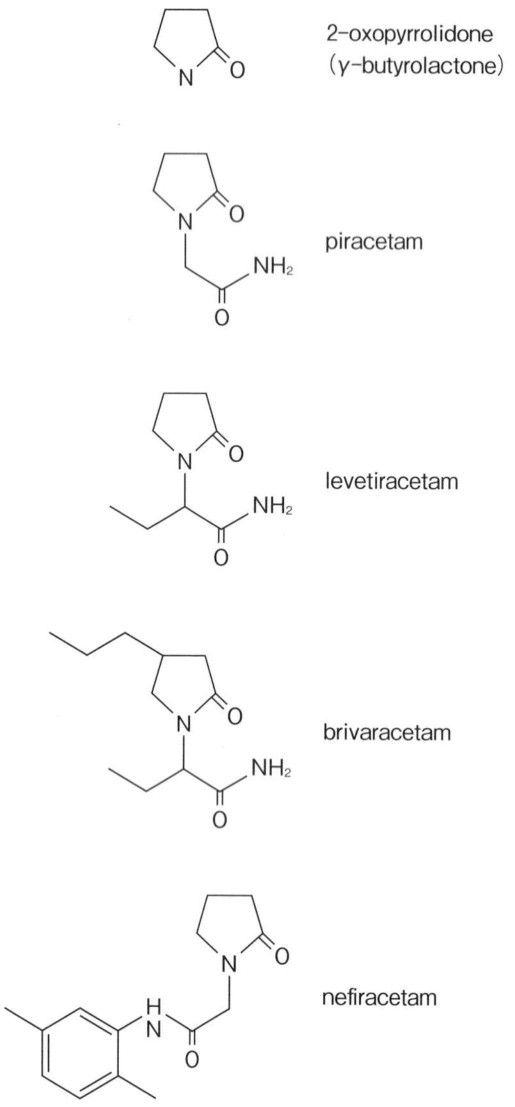

図1 UCB社合成の2-oxopyrrolidone系薬物の化学構造とnefiracetom

III. Levetiracetamの作用機序
── Lynchらの大発見

 Levetiracetamは当初聴原性発作マウスで抗てんかん作用のあることが発見され，最大電撃けいれんやpentylenetetrazoleけいれんへの抑制作用のないことも確認されて，既存の抗てんかん薬とは異なる作用機序を有することが期待されていた[4]。筆者らがUCBジャパン社から第I相試験を依頼された1995年には表1に示すようなてんかんモデルやけいれんモデルに対するlevetiracetamの発作抑制作用は明らかにされていたが[7]，なお，主な作用機序は明らかにされていなかった。GABA受容体，benzodiazepine受容体，gluta-minic acid受容体などへの親和性も認められていなかった。

 その後，2002年にはGABAおよびglycine作動性電流に対するアロステリック阻害の抑制作用が明らかにされ[20]，2003年には細胞内Ca^{2+}の遊離抑制作用が明らかにされた[1]。同じく2003年 levetiracetamが脳内の特異的な蛋白に結合することが判明した[3]。いわゆる levetiracetam binding site (LBS) である。そして，ついにこのLBSこそがシナプス顆粒小胞 (synaptic vesicle：SV) の1つSV2Aであり，levetiracetamがこれに高い親和性を有することがLynchら[15]によって明らかにされたのである。SV2Aは図2のようにプレシナプス神経細胞終末部に在って神経伝達物質の遊離に関与しているとされている。SV2には3種類のアイソフォームが存在し，levetiracetamはSV2Aへの親和性が特に高いことと（図3）[15]，SV2Aへの親和性の高さと聴原性発作抑制作用とに高い相関性のあることが示されている（図4）[15]。筆者がlevetiracetamの主作用がSV2Aへの高親和性にあるとの話を聞いたのは，2005年南アフリカ共和国のCape Townでの第3回Global Epilepsy Summitに参加した時のことで，抗てんかん薬での初めての作用機序であるとの話に感激したものである。なお，Lynchらの大発見以降，UCB社では聴原性発作への抗てんかん作用とSV2Aへの親和性をスクリーニング法として用いて次の抗てんかん薬の創製に乗り出している[8]。ちなみに，約12,000の化合物がSV2Aへの親和性のスクリーニングにかけられ，900の化合物が聴原性発作抑制作用を調べられ，30の化合物が他のてんかんモデルにかけられ，selectracetamとbrivaracetamの2つが残った。最終的にbrivaracetamが臨床試験に進み，2016年には米国でbriviact®として承認・上市されている。わが国での開発も予定されている。

表1 てんかんモデルおよび急性けいれんモデルに対するlevetiracetamの発作抑制作用（石井，田中，2011[7]）

モデル			動物種	結果	文献
てんかんモデル	部分発作	角膜電気刺激キンドリング発作	マウス	$ED_{50}=7mg/kg$, i.p.	9
		PTZ誘発キンドリング発作	マウス	$ED_{50}=36mg/kg$, i.p.	9
		扁桃核キンドリング発作	ラット	最小有効量＝13mg/kg, i.p.	13
		phenytoin抵抗性および感受性扁桃核キンドリング発作	ラット	phenytoin抵抗性ラットに対して，より有効	14
		Pilocarpine誘発発作	ラット	最小有効量＝17mg/kg, i.p.	9
		Kainate酸誘発発作	ラット	最小有効量＝54mg/kg, i.p.	9
	全般発作	ストラスブール遺伝性欠神てんかんラット	ラット	最小有効量＝5.4mg/kg, i.p.	5
		聴原性発作	マウス	$ED_{50}=31.7mg/kg$, p.o.（Wild Running） $ED_{50}=9.7mg/kg$, p.o.（間代） $ED_{50}=7.0mg/kg$, p.o.（強直）	4
急性けいれんモデル	最大刺激	最大電撃けいれん（MES）	マウス	$ED_{50}>540mg/kg$, i.p.	9
		最大PTZ誘発けいれん	マウス	$ED_{50}>540mg/kg$, i.p.	9

PTZ：pentylenetetrazole

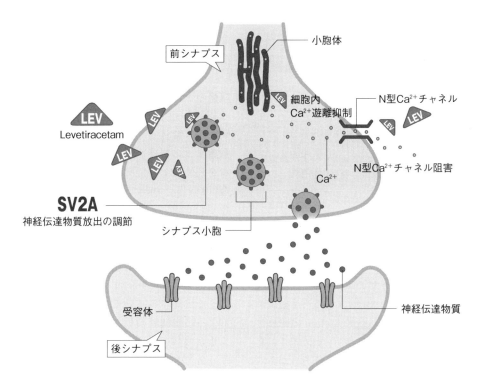

図2 Levetiracetam（LEV）の作用メカニズム模式図（笹，2010[22]）
(1) 主作用としてはlevetiracetamはシナプス小胞に存在するSV2Aに結合し，神経伝達物質の遊離を調節する．その他 (2) N型Ca^{2+}チャネルの抑制，(3) 細胞内Ca^{2+}貯蔵顆粒からのCa^{2+}遊離の抑制を図示した．

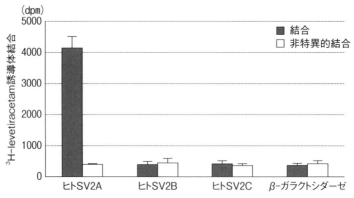

図3　ヒト SV2A, SV2B および SV2C への levetiracetam 誘導体の結合
（Lynch ら，2004[15]），一部改変）

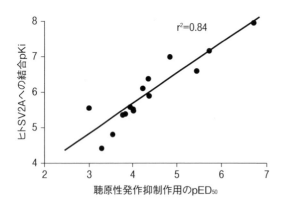

図4　ヒト SV2A に対する levetiracetam および類似化合物の親和性ならびに聴原性発作抑制作用との相関性（Lynch ら，2004[15]）

IV. Levetiracetam の海外での臨床試験

　1980年代初期に合成された levetiracetam の臨床試験は1986年11月から1987年3月の第Ⅰ相試験をもって開始されている。Levetiracetam の聴原性てんかん発作への作用が動物レベルで報告されたのが Gower ら[4]による1992年のことであるから，UCB 社では初めは寄り道をしていたが，確かな抗てんかん作用を発見して素早く臨床試験に入っている。そして，米国で成人のてんかん患者の部分発作に対する併用療法を最初の適応として承認されたのは1999年であり，すでに述べた levetiracetam の作用機序の本態が SV2A への親和性にあると発表されたのが2004年の Lynch らによるものであることを考えると，UCB 社の開発手順は迅速かつ機敏であったことになる。

　第Ⅰ相試験で，吸収が早い，食事の影響を受けない，血漿中最高濃度到達時間（T_{max}）は1時間，消失半減期が6〜8時間，肝で代謝されないで acetamide 群の enzymatic hydrolysis によること，血漿中蛋白結合率は10％以下，他抗てんかん薬との相互作用の心配がない，活性代謝物はなく，60％が未変体として体外へ排泄される，など薬物動態学上の好ましい評価のもとに第Ⅱ相試験へと歩を進めている。ここでは，米国での Cereghino ら[2]の報告と欧州での Shorvon ら[23]の報告を紹介しておく。

1．Cereghino らの多施設共同試験[2]

　本試験は米国の41施設39名の治験担当医による第Ⅱ相試験で，1994年9月1日から1996年3月7日まで実施されている。試験デザインは図5にみるように12週間の単盲検での観察期間と4週間の二重盲検による増量期，14週間の評価期間からなり，あとの8週間は漸減中止期か次の長期投与試験へ進むかの期間としている。

　Levetiracetam の用法・用量は増量期で1,000mg（2分服）と3,000mg（2分服）の2用量とし，placebo との3群比較試験となっている。

　対象は16〜70歳の発症後2年以上で2剤までの抗てんかん薬服用中の難治性部分てんかん患者

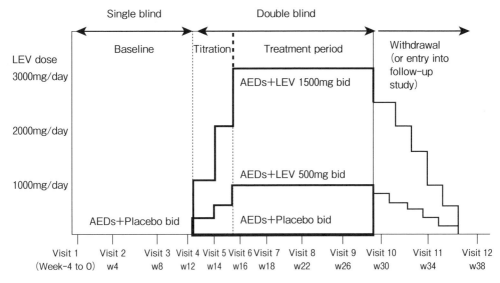

図5 Levetiracetamの部分発作に対するplacebo対照二重盲検比較試験のデザイン（Cereghinoら，2000[2]）
LEV：levetiracetam，AEDs：antiepileptic drugs

表2 Levetiracetamの部分発作に対するplacebo対照二重盲検比較試験における発作減少率のplaceboとの差，ベースラインとの差および50%反応率（Cereghinoら，2000[2]）

値	14週間評価期間，n = 285			18週間増量期と評価期間，n = 294		
	Placebo	LEV, 1000mg/d	LEV, 3000mg/d	Placebo	LEV, 1000mg/d	LEV, 3000mg/d
placeboとの発作減少率（%）の差（中央値）	—	20.9*	27.7*	—	26.1*	30.1*
ベースラインとの発作減少率（%）の差（中央値）	6.8	32.5*	37.1*	6.9	36.9*	38.1*
50%反応率	10.8	33.0*	39.8*	7.4	37.1*	39.6*

* $p < 0.001$，LEV = Levetiracetam

で，12週間で12回以上の部分発作を有し，観察期間の4週当り2回以上の発作を示す患者としている．294例のIntention-To-Treat（ITT）患者のうち，268例（91.2%）が14週の評価期間を完了し，266例が次のオープンラベルの長期投与試験へ移行している．ちなみに，266例は2年後にも148例が73%の発作減少率を示して試験を継続している．

14週間の評価しえた症例285例と二重盲検期18週間294例の成績を表2に示した．主要評価項目のplaceboとの発作減少率の差（中央値）は1,000mg群，3,000mg群ともplacebo群より有意に優れ，18週間を通しても同様である．また，副次評価項目の観察期間中のベースライン値との発作減少率の差（中央値）でも，placebo群には変化を認めないが，1,000mg群，3,000mg群は14週間，18週間のいずれでも有意の減少を示している．また，50%反応率でもplacebo群に変動なく，levetiracetam両群はいずれもplacebo群に有意差を示している．図6には，部分発作がゼロになった割合，75%発作減少率，50%発作減少率の割合が示されており，levetiracetam 3,000mg群ではすべての項目で有意差を示している．なお，levetiracetam群199例のうち11例が発作ゼロとなり，

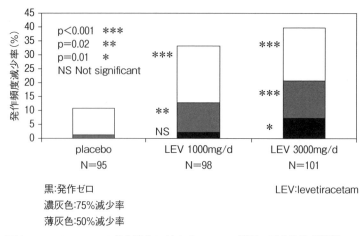

図6 Levetiracetamの部分発作に対するplacebo対照二重盲検比較試験における発作頻度減少率の成績（Cereghinoら，2000[2]）

表3 Levetiracetamの部分発作に対するplacebo対照二重盲検比較試験における試験関連性有害事象（いずれかの群で10%以上のもの）（Cereghinoら，2000[2]）

有害事象	Placebo, n=95	LEV 1000mg/d, n=98	LEV 3000mg/d, n=101
腹痛	10 (10.5)	5 (5.1)	3 (3.0)
事故による外傷	23 (24.2)	16 (16.3)	13 (12.9)
無力症	11 (11.6)	16 (16.3)	13 (12.9)
下痢	10 (10.5)	7 (7.1)	7 (6.9)
浮動性めまい	7 (7.4)	17 (17.3)	20 (19.8)
フルー症候群	8 (8.4)	6 (6.1)	11 (10.9)
頭痛	19 (20.0)	21 (21.4)	21 (20.8)
感染症	12 (12.6)	27 (27.6)	27 (26.7)
疼痛	13 (13.7)	11 (11.2)	13 (12.9)
鼻炎	8 (8.4)	13 (13.3)	7 (6.9)
傾眠	13 (13.7)	20 (20.4)	19 (18.8)

症例数（%）
LEV = levetiracetam.

placebo群には発作ゼロの症例はなかった。

　安全性では，いずれかの群で10%以上にみられた治療関連性有害事象を表3に示した。全体に発現頻度は低く，浮動性めまい，感染症，傾眠がlevetiracetam群に多く，事故による外傷がplacebo群に多かった。

　以上の成績から，levetiracetamの1,000mg/日と3,000mg/日は従来の抗てんかん薬で発作が十分にコントロールされない難治性部分発作に対して有効な併用薬であり，忍容性にも問題のないものと評価されている。とくに効果と安全性の高さが目立っている。

2．Shorvonらの多施設共同試験[23]

　本試験は欧州のベルギー，ドイツ，ルクセンブルグ，スイスおよび英国の61施設で実施されている。試験デザインは図7にみるように12週間（のち8週間へ変更）のオープンの観察期間および二重盲検による4週間の増量期を含む16週間の評価期からなっている。

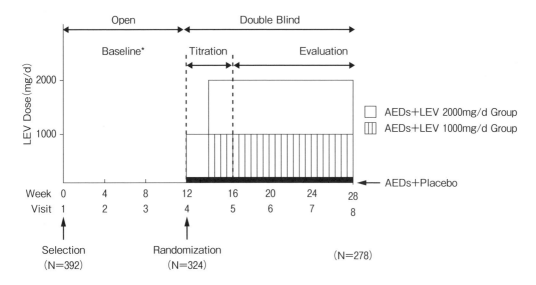

*：後に8週間へ変更
AEDs：antiepileptic drugs, LEV：levetiracetam

図7 Levetiracetamの部分発作に対するplacebo対照二重盲検比較試験のデザイン（Shorvonら，2000[23]）

表4 Levetiracetamの部分発作に対するplacebo対照二重盲検比較試験における発作減少率の成績（Shorvonら，2000[23]より筆者作成）

	placebo (n＝122)	levetiracetam 1000mg/日 (n＝106)	levetiracetam 2000mg/日 (n＝106)
placeboとの発作頻度減少率の差	—	16.4% (98%CI；2.7－28.1%) p＝0.006	17.7% (98%CI；4.1－29.4%) p＝0.003
ベースラインからの発作頻度減少率の差（中央値）	6.1%	17.7% p＜0.001	26.5% p＜0.001

LEV：levetiracetam，両levetiracetam用量群間に差なし

Levetiracetamの用法・用量は1,000mg/日（2分服）と2,000mg/日（2分服）でplaceboとの3群比較試験である。

対象は16～65歳の発症後2年以上で2剤までの抗てんかん薬服用中の難治性部分てんかん患者で，8～12週間の観察期間の各4週の間隔中に4回以上発作を示す患者としている。392例がスクリーニングを受け，324例が無作為化されている（ITT）（placebo群112例，1,000mg群106例，2,000mg群106例）。

発作頻度減少率のplaceboとの差は表4のように両levetiracetam投与群とも有意差を示し（それぞれp＝0.006，p＝0.003），ベースラインからの発作頻度減少率（中央値）は，placebo群は有意差を示さず，両levetiracetam投与群は有意差を示した（ともにp＜0.001）。なお，部分発作の合計回数のベースラインからの発作頻度減少率はlevetiracetam両投与群は有意差を示したが，部分発作サブタイプ別では有意差がみられていない（図8）。発作頻度反応率の成績では，図9のように，両levetiracetam群とも50%以上反応率，75%以上反応率でplacebo群に対して有意差を示している。

安全性については，有害事象はplacebo群

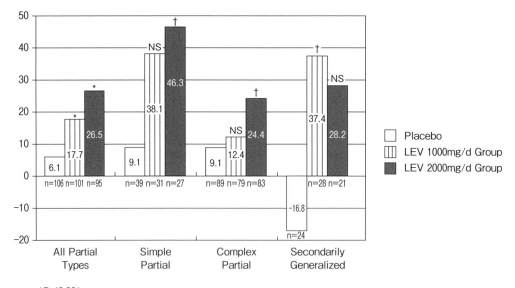

図8 Levetiracetam の部分発作に対する placebo 対照二重盲検比較試験における部分発作の合計回数のベースラインからの発作頻度減少率：全患者および部分発作サブタイプ別（中央値）（Shorvon ら，2000[23]）

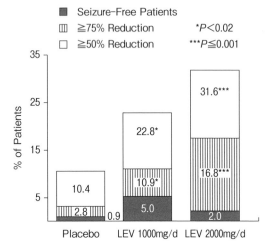

図9 Levetiracetam の部分発作に対する placebo 対照二重盲検比較試験における発作頻度反応率の成績（Shorvon ら，2000[23]）

73.2％，levetiracetam 1,000mg 群 70.8％，2,000mg 群 75.5％にみられて3群間に有意差はみられず，忍容性は良好であった。

なお，本試験では併用抗てんかん薬の血漿中濃度を測定しており，carbamazepine, phenobarbital, phenytoin, valproic acid, lamotrigine との薬物動態上の相互作用はみられていない。

以上の成績は，levetiracetam 1,000mg/日，2,000mg/日とも難治性部分てんかんへの付加療法として高い有効性と忍容性を示している。

V. Levetiracetam のわが国での臨床試験

わが国での levetiracetam の臨床開発は1995年12月の第I相試験で始まった。UCB ジャパン社の開発担当の方が筆者の所へ見えたのは1995年の中頃か。当時は felbamate, lamotrigine, topiramate, gabapentin, vigabatrin, tiagabine と新規抗てんかん薬の第I相試験が続き，その殿をつとめたのが levetiracetam であると記憶している。ベルギーの UCB 社といわれてぴんとこなかったが，nootropic drug としての piracetam を創製した会社であり，levetiracetam はその successor であると聞かされて居住いを正した憶えがある。ここでは，筆者らが中心に進めた第I相試験から紹介する。

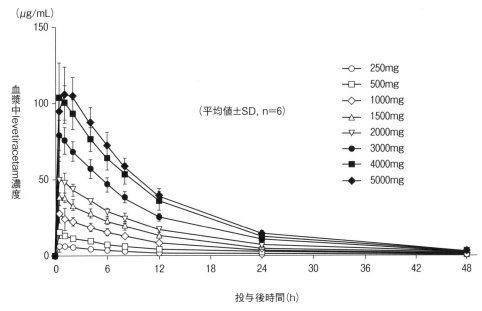

図10 Levetiracetam 第Ⅰ相試験における血漿中薬物濃度推移（イーケプラのインタビューフォーム[26]より引用）

1．第Ⅰ相試験

1995年12月から1996年7月にかけてまず単回投与試験を北里大学東病院の臨床薬理試験部で実施した[25]。健康成人男性16例の被験者に250mgから開始して5,000mgまで朝の空腹時に経口投与したが，その際の血漿中濃度推移を図10に示した[26,27]。T_{max} は0.6～1.0時間，$t_{1/2}$ は7～9時間であった。なお各Stepは8例（実薬6例，placebo 2例，無作為化単盲検）で実施している。

食事の影響試験は12例を対象に非盲検，無作為化した2期クロスオーバー法（休薬期間13日間）により，1,500mgを空腹時または食後に単回経口投与した。この時の血漿中濃度推移および薬物動態パラメータは図11に示した。空腹時に比べ，食後投与時では t_{max} が約1.3時間延長し，C_{max} は30％低下したが，$AUC_{0〜48h}$ は同等であり，levetiracetam の bioavailability に及ぼす食事の影響は小さいと考えられた。

反復投与試験は1996年9月から1997年3月にかけて実施した。1,000mg と 1,500mg を各6例に（2例には placebo 投与）1日2回，7日間投与した時の初回投与時と7日目（最終投与時）の薬物動態パラメータを表5に示した。t_{max} は2～3時間で約8時間の消失半減期で推移しており，3日目には定常状態に達していると推察された。

Levetiracetam の主要代謝経路は acetoamide 基の酵素的加水分解で図12のように代謝され，主代謝物の ucb L057 に薬理活性はない[26]。このため，CYP誘導作用を有する carbamazepine, phenytoin, phenobarbital, primidone, CYP阻害作用を有する valproic acid，CYPに影響しない gabapentin, lamotrigine, topiramate, zonisamide との薬物間相互作用のないことが確認されて，levetiracetam の大きな利点となっている。

Levetiracetam の第Ⅰ相試験では内田・クレペリン精神作業検査，記憶機能検査，精密平衡機能検査など詳細な検査を実施しており，同時に詳細な自覚的有害事象も確認している。自覚的には，眠気，脱力感，倦怠感，頭重・頭痛，ぼんやり感，集中力障害，めまい，ふらつき，構語障害などがみられ，4,000mg，5,000mgで増加する傾向が認められているが，いずれも軽度で，処置を要することなく回復している。Levetiracetam の 5,000mg までの忍容性は良好であったといえる。

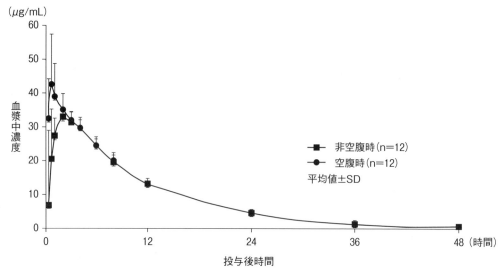

	C_max (μg/mL)	t_max (h)	AUC_{0-48h} (μg·h/mL)	AUC_{0-∞} (μg·h/mL)	t_{1/2} (h)
空腹時	49.9 ± 12.8	0.75 ± 0.43	463.1 ± 57.0	469.9 ± 58.7	7.64 ± 0.85
食後	36.4 ± 5.5	2.08 ± 1.06	431.6 ± 41.2	437.0 ± 44.4	7.61 ± 0.84

平均値 ± SD

図11 Levetiracetam 第Ⅰ相試験における食事の影響試験（イーケプラのインタビューフォーム[26]より引用）

表5 Levetiracetam 第Ⅰ相試験の反復投与時の薬物動態パラメータ（ユーシービージャパン社社内資料[27]より引用）

薬物動態パラメータ	2000mg/日 初回投与時	2000mg/日 最終回投与時	3000mg/日 初回投与時	3000mg/日 最終回投与時
C_max (μg/mL)	24.1 ± 3.0	36.3 ± 5.7	33.3 ± 3.6	52.0 ± 4.6
t_max (h)	2.2 ± 1.2	2.8 ± 1.0	2.2 ± 0.8	2.5 ± 1.0
AUC_{0-12h} (μg·h/mL)	191.3 ± 26.7	318.3 ± 63.2	253.7 ± 30.3	445.6 ± 56.9
t_{1/2} (h)	8.0 ± 1.4	8.3 ± 0.9	7.5 ± 0.7	7.7 ± 0.4

平均値 ± SD

なお，偶然，高橋明比古氏所蔵の資料から[24]第Ⅰ相試験時の3,000mg/日の反復投与時の内田・クレペリン精神作業検査平均作業量への影響のスライドコピーが見つかったので図13に示しておく。Levetiracetam 3,000mg/日は平均作業量に対して前半の15分ではほとんど影響を及ぼしていないが，後半ではほとんど練習効果が認められなくなっていることが一目瞭然であり，とても興味深い。

2．成人難治部分てんかんに対する levetiracetam 1,000mg/日，3,000mg/日の placebo 対照比較試験（N165試験）

本試験は Cereghino ら[2]の試験を対象とする bridging study を意図したわが国での第1の pivotal study で2001年1月から2003年7月にかけて全国87施設で実施された[28]。試験デザインは Cereghino らのそれとほぼ同じで，図14に示したように12週間の既存の抗てんかん薬1～3剤に placebo を単盲検で投与する観察期間と，二重盲

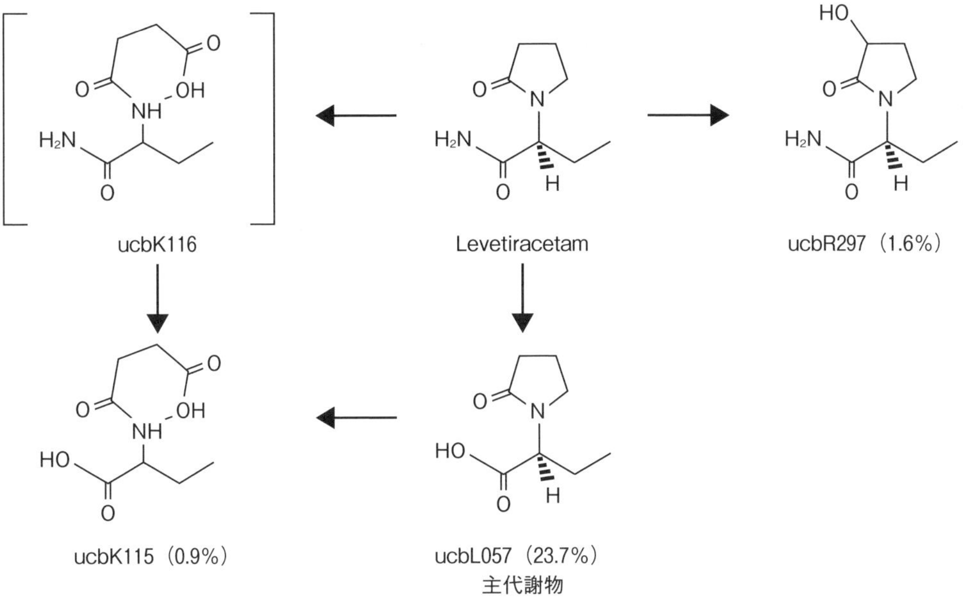

図12 Levetiracetamの代謝経路（イーケプラのインタビューフォーム[26]より引用）

検下に4週間のlevetiracetam増量期および12週間の効果評価期からなり，さらに4週間の減量期あるいは長期投与試験への移行期間6週間から構成され，投与終了あるいは中止後2週間を後観察期としている。Levetiracetamの用法・用量は1,000mg（2分服），3,000mg（2分服）の2用量でplaceboとの3群比較試験となっている。

対象は発症から2年以上経過した16～65歳の部分てんかん患者で，観察期間の12週間で12回以上の部分発作を認め，かつ4週ごとに2回以上の部分発作を呈している既存の抗てんかん薬1～3剤服用中の難治性部分てんかん患者となっている。症例の内訳は登録された266例のうち，216例が無作為割付けされ，213例（placebo群70例，levetiracetam 1,000mg 72例，同3,000mg 71例）が解析対象（full analysis set：FAS）となっている。

主要評価項目の評価期間における週あたりの部分発作回数の対数化調整済平均値のplaceboに対する減少率は表6のように1,000mg群で18.8%（p=0.006），3,000mg群で23%（p<0.001）とともにplacebo群に対して有意差を示し，実薬群合算して20.9%（p<0.001）の成績を示している。副次評価項目の観察期間での週あたりの部分発作回数減少率の中央値はplacebo群6.11と比較して1,000mg群で19.61（p<0.005），3,000mg群で27.72（p<0.007）と高い有意差を示した（図15）。また，50%反応率は図16のように，両実薬群ともplacebo群より有意に高かった。また，発作消失患者の割合では，placebo群0例，1,000mg群で61例中2例，3,000mg群で63例中3例となっている。

発作型別の発作回数減少率では，複雑部分発作回数減少率は1,000mg群（52例）で21.62%（p=0.032），3,000mg群（55例）で25.15%（p=0.035）で，placebo群（57例）−0.60%との間に有意差を認めたが，単純部分発作では1,000mg群（35例）で26.9%，3,000mg群（29例）で31.24%であり，placebo群（29例）32.94%との間に有意差を認めていない。二次性全般化発作では，1,000mg群（15例）で25.88%，3,000mg群（14例）で80.75%，placebo群（18例）で4.20%となり，3,000mg群で有意差（p=0.046）が認められた。

安全性については，増量期間と評価期間における因果関係の否定できない有害事象（副作用）の発現率はplacebo群，1,000mg群および3,000mg群でそれぞれ50.0%（35/70例），56.9%（41/72

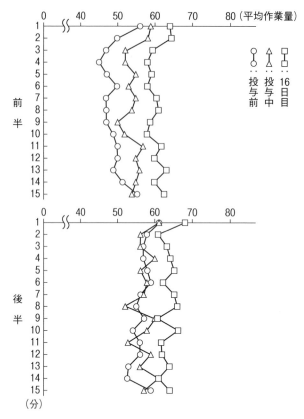

図13 Levetiracetam 第Ⅰ相試験の3,000mg/日反復投与時の内田・クレペリン精神作業検査平均作業量への影響（高橋, 1998[24]）

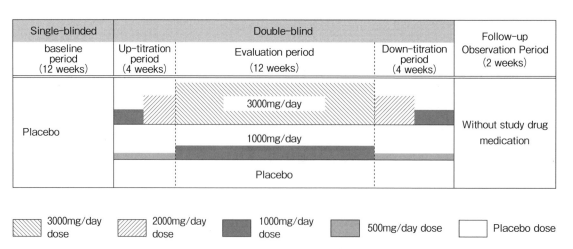

図14 Levetiracetam の部分発作に対する placebo 対照試験（N165試験）のデザイン（八木ら, 2010[28]）

表6 Levetiracetam の部分発作に対する placebo 対照試験における週あたりの部分発作回数減少率（FAS）（八木ら, 2010[28]）

	Placebo (N = 70)	Levetiracetam 1,000mg (N = 72)	Levetiracetam 3,000mg (N = 71)
n[a]	65	64	63
LSM[b]	1.563	1.354	1.302
% reduction over placebo (95%CI) p-value[c]	—	20.9 (10.2, 30.4) <0.001	
% reduction over placebo (95%CI) p-value[c]	—	18.8 (6.0, 29.9) 0.006	23.0 (10.7, 33.6) <0.001

[a] 観察期間および評価期間の両データが揃っている被験者数
[b] LSM：Least Square Mean. [c] ANCOVA statistics

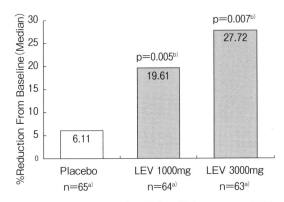

図15 Levetiracetam の部分発作に対する placebo 対照試験の評価期間における観察期間からの週あたりの発作回数減少率の中央値（八木ら, 2010[28]）

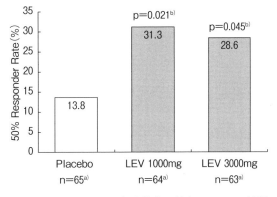

図16 Levetiracetam の部分発作に対する placebo 対照試験の50％反応率（八木ら, 2010[28]）

例），54.9％（39/71例）と3群間に差がない。いずれかの投与群で5％以上の発現率のみられた副作用はそれぞれ placebo 群，1,000mg 群，3,000mg 群の順に述べると，下痢4.3％，5.6％，0.0％，鼻咽頭炎12.9％，8.3％，8.5％，浮動性めまい5.7％，8.3％，5.6％，傾眠5.7％，13.9％，9.9％となっている。全体に発現頻度が低いこと，levetiracetam に特有の副作用は認められなかったことから，本剤の安全性の高さは特筆される。

なお，本試験では levetiracetam および併用抗てんかん薬の血中薬物濃度を測定しているが，levetiracetam の血中濃度は併用抗てんかん薬の影響を受けず，また levetiracetam は併用抗てんかん薬の血中濃度に影響を及ぼさないことが示されている。

以上の成績は，bridging study の対象とした Cereghino らの成績と有効性および安全性とも類似した結果であり，levetiracetam 1,000mg/日および3,000mg/日は難治部分てんかん患者に有効かつ安全であることが検証されている。

3．難治成人部分てんかんに対する levetiracetam の長期投与試験

本試験は先に述べた levetiracetam の placebo 対照二重盲検比較試験（N165 試験）に参加し，評価期間を完了した被験者のうちの151例を対象と

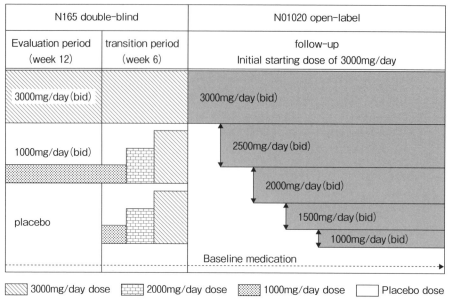

図17 Levetiracetam の難治成人部分てんかんに対する長期投与試験のデザイン（八木ら，2012[29]）

して2001年9月より2007年1月に全国71施設で実施されている[29]。試験デザインは図17に示したように，先行N165試験の評価期間が完了した16週時点でlevetiracetam 投与の継続を希望した被験者は同試験22週時まで二重盲検下の移行期間に入り，その間被験者全員に対しlevetiracetam 3,000 mg/日に増量した。その後非盲検下で1日投与量1,000mg～3,000mgの範囲で適宜増減した。

有効性の主要評価項目は，週あたりの部分発作回数，週あたりの発作型別部分発作回数の変化量とし，部分発作回数減少率は36ヵ月以上継続投与されている被験者で解析している。有効性および安全性の基準値は先行N165試験の観察期間（投与前）の値を用いている。

週あたりの部分発作回数は図18のように投与期間が長くなるに従い減少する傾向が認められた。週あたりの部分発作回数減少率は36ヵ月以上継続投与されている被験者77例でみると，6ヵ月目で34.8％，12ヵ月目で41.4％，24ヵ月目で48.4％，36ヵ月目で39.1％を示し，経時的に大きな変化は認められず，週あたりの部分発作回数減少率はほぼ一定している。

12週以上発作消失が認められた被験者数は151例中17例（11.3％）で，これらの被験者の中で6ヵ月以上発作消失が認められた被験者数は10例（6.6％），1年以上発作消失が認められた被験者数は3例（2.0％）であった。また，試験期間中に発作が一度も発現しなかった被験者は2例（1.3％）であった。

安全性については，151例中139例（92.1％）に因果関係の否定できない有害事象（副作用）が発現している。10％以上のものは，鼻咽頭炎84例（55.6％），頭痛37例（24.5％），傾眠34例（22.5％），下痢29例（19.2％），浮動性めまい27例（17.9％）であった。なお，精神障害系の副作用発現例数は151例中30例（19.9％）で，主なものは不眠症15例（9.9％），異常行動3例（2.0％），不安3例（2.0％），転換性障害2例（1.3％），うつ病2例（1.3％），易興奮性2例（1.3％），精神病性障害2例（1.3％）であり，高度とされた事象はなかった。

以上，部分発作を有する日本人てんかん患者に対し，levetiracetam は持続的な有効性と安全性を示し，部分発作に対する併用療法薬として長期間効果が減弱することなく，忍容性の高い価値ある薬剤となると考えられている。

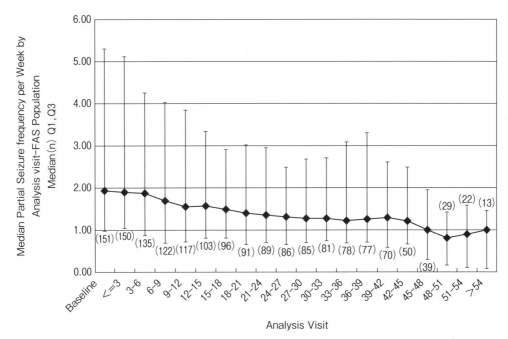

図18 Levetiracetam の難治成人部分てんかんに対する長期投与試験での週あたりの発作回数（八木ら，2012[29]）

4．Levetiracetam の用量反応をみた placebo 対照試験（N01221 試験）

UCB 社は，当初は米国の Cereghino ら[2]の試験を対象とする bridging study を目指して八木らの N165 試験[28]を実施してきた。そして申請前相談として医薬品医療機器総合機構（機構，PMDA）と検証したさい，bridging study とするには問題があるとの判断のもとにそれに捉われずに levetiracetam の 500mg, 1,000mg, 2,000mg, 3,000mg/日および placebo の発作回数減少における用量反応を新たに検討するよう機構から指示された。それに従って本試験（N01221 試験）が2005年12月から2007年12月にかけて全国56施設で2本目の pivotal study として実施された[6]。

試験のデザインは図19に示したように，単盲検の12週の観察期，二重盲検期では4週間の増量期と12週間の用量固定による評価期間からなり，6週間の漸減期へと続いている。デザインそのものは N165 試験と同じとなっている。

対象患者も N165 試験と同じで，401例が組み入れられ，352例が無作為化されたが，最終的な FAS の対象となったのは341例（500mg/日群 69例，1,000mg/日群 68例，2,000mg/日群 68例，3,000mg/日群 68例，placebo 群 68例）となった。

主要評価項目である評価期間における観察期間からの週あたりの部分発作回数減少率は，placebo 群 12.50％，500mg/日群 12.92％，1,000mg/日群 18.00％，2,000mg/日群 11.11％，3,000mg/日群 31.67％となった（表7）。先行試験の N165 試験と比べて placebo 群の成績が高かったこともあったが，1,000mg/日群＋3,000mg/日群は placebo 群に対して統計学的有意差が示せなかった（p = 0.067）。探索的解析では発作減少の差を 3,000mg/日群と placebo 群とでみると 14.93％（95％信頼区間 1.98 − 27.64；p = 0.025）と有意差が認められた。すなわち，主要評価項目では用量反応性は認められず，3,000mg/日群のみが placebo に対して有意差を示した。

50％以上の発作減少を呈した 50％ responder rate をみると，図20のように，1,000mg/日群＋3,000mg/日群および 3,000mg/日群でのみ有意差が認められた。

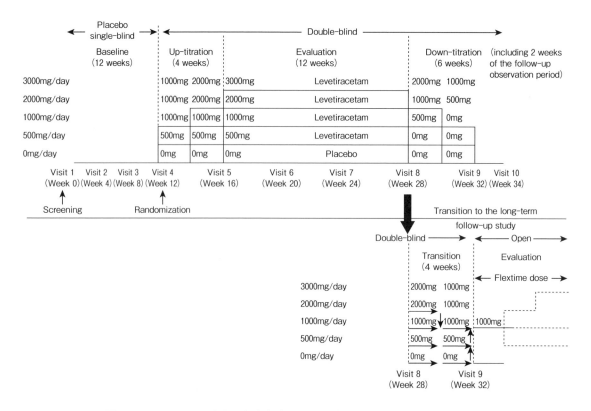

図19 Levetiracetam の用量反応試験（N01221 試験）のデザイン（Inoue ら，2015[6]）

表7 Levetiracetam の用量反応試験での評価期間における観察期間からの週あたりの部分発作回数の減少率（FAS）（Inoue ら，2015[6]），審議結果報告書[12] より引用）

	例数[a]	週あたりの部分発作回数[b] 観察期間	週あたりの部分発作回数[b] 評価期間	観察期間からの減少率（％）[b]	中央値の差（％）[95％信頼区間][c]
プラセボ群	69	3.00（1.42, 6.50）	2.45（1.17, 5.25）	12.50（-5.81, 31.25）	
500mg/日群	68	2.58（1.50, 6.13）	2.13（1.13, 5.21）	12.92（-13.56, 41.89）	0.43［-12.35, 13.21］
1000mg/日群	68	2.75（1.71, 5.17）	2.33（1.04, 4.04）	18.00（-12.25, 39.91）	2.27［-9.23, 14.44］
2000mg/日群	68	3.25（1.58, 7.00）	2.60（1.13, 6.50）	11.11（-19.64, 39.09）	-2.12［-15.30, 10.33］
3000mg/日群	66	2.65（1.33, 5.50）	2.00（0.92, 4.67）	31.67（0.00, 52.07）	14.93［1.98, 27.64］

a) 観察期間に部分発作があり，評価期間のデータがある症例数
b) 中央値（第1四分位点，第3四分位点）
c) Hodges-Lehmann 推定

なお，安全性に関しては N165 試験と同様で忍容性に問題はみられなかった。

以上の成績は，placebo 反応率が高かったこともあるが，2,000mg/日群の反応率が低く，当初目指した用量反応性は認められず，わずかに 3,000mg/日のみが十分にコントロールされない難治性部分てんかんへの有効性を示した。

5．2つの placebo 対照無作為化二重盲検試験の併合解析

用量反応をみた N01221 試験が成功しなかったことから UCB 社では N165 試験と N01221 試験の2つの試験に共通した用量である 1,000mg/日群と 3,000mg/日群の成績について併合解析を探索目的に実施している[30]。

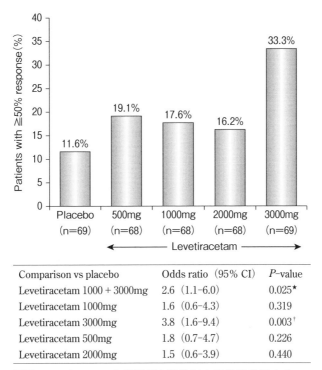

図20 Levetiracetam の用量反応試験における 50％以上の responder rate（Inoue ら，2015[6]）

それによると，N165 試験の有効性主要評価項目である評価期間における週あたりの部分発作回数の対数化調整済平均値から算出された levetiracetam 群の placebo 群に対する発作回数減少率（95％信頼区間）は，1,000mg 群 16.7（1.8〜19.2）%（p＝0.020，参考値），3,000mg 群 17（8.2〜24）%（p＜0.001，参考値）であった。N01221 試験の有効性主要評価項目である，評価期間における観察期間からの週あたりの部分発作回数減少率の中央値（Q1〜Q3）は，1,000mg 群 18.78（-6.02〜47.76）%（p＝0.020，参考値），3,000mg 群 28.64（-1.94〜53.49）%（p＜0.001，参考値）で，いずれの用量群においても levetiracetam は両試験の主要評価項目で placebo 群と比較し高い発作抑制効果を示した。50％ responder rate は，placebo 群，levetiracetam 1,000mg 群および 3,000mg 群で，それぞれ 12.7％，24.2％および 31.0％と levetiracetam 群で高く，placebo 群に対する odds 比（95％信頼区間）は levetiracetam 1,000mg/日群 2.2（1.2〜4.2）（p＝0.016，参考値），3,000mg 群 3.1（1.6〜5.8）

（p＜0.001，参考値）であった。さらに，発作消失例が levetiracetam 1,000mg 群で 4 例（2.9％），3,000mg 群で 5 例（3.6％）認められたが，placebo 群ではなかった。

なお，安全性評価ではほぼ同様な成績であった。

以上のことから，わが国における 2 つの臨床試験の探索的併合解析により，levetiracetam は欧米での試験と同様に日本人の部分発作を有する難治部分てんかん患者に対しても有効かつ安全であることが示唆されるとしたのである。

Ⅵ．2008年11月20日の申請から 2010年7月23日の承認まで

以上述べてきた国内の臨床試験の成績と N165 試験と N01221 試験の併合解析に加えて海外での主要臨床試験のデータをもって2008年11月20日に厚生労働省に申請した。審査の過程で筆者が最も気になっていた点は，N165 試験で levetiracetam

1,000mg/日の有効性が検証されていながら，N01221試験では有効性が検証されず，しかも2,000mg/日群でplacebo群よりも部分発作回数減少率が小さかったことであった．UCB社はありとあらゆる角度から解析して苦しい回答を機構側に提出した詳細が医薬食品局審査管理課からの審議結果報告書（2010年6月7日付）[12]に掲載されている．

最終的に機構は，N01221試験でlevetiracetam 1,000mg/日および3,000mg/日群の有効性が検証されず，その要因については種々の検討を行ったものの明確になっていないが，responder rate はplacebo群に対してlevetiracetamが上回る傾向が認められること，N165試験では1,000mg/日群の有効性が検証され，3,000mg/日群での有効性についても示唆されていること，海外placebo対照試験[2,23]ではlevetiracetam 1,000〜3,000mg/日の有効性は示されており，海外ガイドラインにおいてもlevetiracetamは部分発作に対する併用療法として標準的な位置付けとなっていることを踏まえると，既存治療で効果不十分な部分発作を有するてんかん患者に対するlevetiracetamの有効性は示されたと考えることは可能と判断する[12]，とそれこそ涙の出るようなありがたい裁定が下った．正式な製造販売承認は，2010年7月23日である．

なお，その後，4〜6歳未満の部分発作を有する日本人小児てんかん患者を対象とするN01223試験が実施され[27]，levetiracetam 20mg/kg/日または1,000mg/日から60mg/kg/日または3,000mg/日まで投与した時の併用療法による有効性，薬物動態および安全性が評価されて2013年5月に4歳以上の小児に対する効能・効果を取得している．N01223試験に引き続いた長期投与試験が論文化されている[19]．

さらに，2015年2月にてんかん患者の部分発作（二次性全般化発作を含む）への単剤療法を取得し，2016年2月には他の抗てんかん薬で十分な効果が認められないてんかん患者の強直間代発作に対する併用療法の効能・効果をも取得して今日に至っている．

Ⅶ. LevetiracetamとGlobal Epilepsy Summit

1999年levetiracetamが米国で承認されたあと，UCB社はてんかんの学問的進展を促すとともにlevetiracetamの広報活動を兼ねてGlobal Epilepsy Summitを組織した．2001年にはエジプトのCairoで，2003年にはParisで，そして2005年には南アフリカ共和国のCape Townでと計3回開催している．

筆者は第1回のSummitに山内俊雄教授（現 埼玉医科大学名誉学長）と2人で招待されて，勇躍，初めての地，Cairoへ旅立った．往路にParisのPorte Maillotに一泊して観光できたのは儲けものであったが，Cairoへ行ってみて驚いたのは，なんと1,000人規模の大きなSummitであったのである．当時は，Ca^{2+}チャネル遊離抑制作用が発表される前年のことであり，levetiracetamの作用機序はよく知られていなかったのであるが，米国での評判は上々で，それにしてもUCB社は思いきったことをすると驚嘆した．Levetiracetamの開発の経緯や臨床試験の成績が発表された筈であるが，levetiracetamやエジプトに関わるクイズが20問ほど出されて，一番の正答数を挙げた若いドクターが表彰されたのを憶えている．

会議の合間を縫って観光に出かけたのは言うまでもない．何はともあれGizaのクフ王，カフラー王，メンカウラー王の三大ピラミッドと大スフィンクスを見学に出かけ，その雄大さには圧倒された（写真A）．帰りの土産物店でパピルスに描かれた複製のTutankhamen王の黄金のマスクを買い込んだのであるが，これは今も仕事場（CNS薬理研究所）の壁に掛けられている．

Summitが参加者のために計画した2つの催しの1つはエジプト考古学博物館（通称 国立カイロ博物館）の見学で，Tutankhamen王の墓から発掘された宝物一式のほかにとても見きれないお宝の数々に唯々魅せられたものである．もう1つの催しが"Surprised Dinner"であった．参加者全員が行き先を教えられないままバスに分乗し，暗闇の中をつっ走ること約30分，そのあと一頭の駱駝に2名ずつ分乗して砂漠の中を進むこと約20

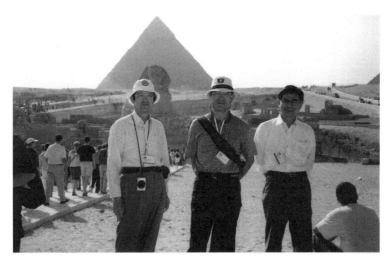

写真A　Gizaのピラミッドとスフィンクス前にて

分，イルミネーションでピラミッドとスフィンクスが見えたのでGizaへ来ていることは判ったが，あとは乗り心地の悪い駱駝の背にしがみついていた。ところが，突如，眼前に眼にも眩い大テントにしつらえられたレストランが忽然と出現したのである。先に到着されていた山内教授に案内されて，エジプトのあの白い長いガウンを身に纏い，"Surprised Dinner"を楽しんだのである（写真B）。龍宮城か，真夏の夜の夢かとまがうばかりの一刻で，忘れられない体験となった。あの白い長いガウンは日本に持って帰ったが，今は手元にない。この"Surprised Dinner"には後日談がある。食物か飲み物かにおなかをやられ，復路のParisからの飛行機の中でぐっすり眠り込んで喉をやられ，時差とともに2週間以上苦しんだのである。

2回目のParisでのSummitには参加しなかったが，3回目の2005年のCape Townには幸運にも呼んで戴いた。山内俊雄，八木和一，三浦寿男，加藤進昌，地引逸亀の各先生と筆者の6名が呼ばれた。Paris経由の加藤先生を除いて5名はBritish AirwayでLondon経由で出かけたが，Londonを飛び立って，地中海上へ差しかかったと思われる頃に機内がざわついてきた。機体の損傷でLondonへ引き返すということになった。その夜はHeathrow空港のホテルに泊って翌日の同じ便でCape Townに向うことになった。このHeathrow

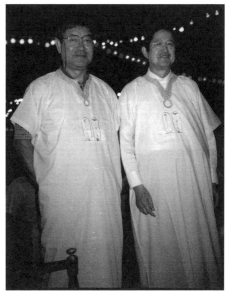

写真B　"Surprised Dinner"にて山内俊雄先生（右）と筆者（左）

空港のホテルで古くからのてんかんを専門とする山内，八木，三浦，地引，村崎の5名はこうなったら同窓会をやろうとロビーに座り込んで語りあかしたのである。それはそれは楽しい，Heathrowでの同窓会であった。翌日は無事にCape Townに到着したのであるが，ここでとてもありがたい企画が待っていた。日本人参加者のために特別のレ

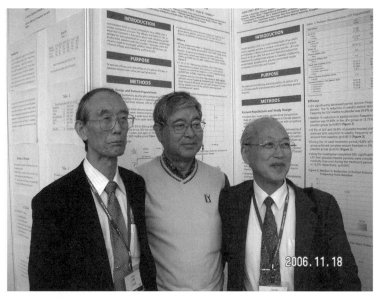

写真C　第6回アジアオセアニアてんかん学会のポスター前にて笹征史先生（左），八木和一先生（右）と

クチャーをUCB社の研究所でlevetiracetamの薬理を担当されていたHenrik Klitgaard[9-11]がしてくれたのである．筆者はlevetiracetam binding site（LBS）としてのSV2Aの話を初めて知った．Cape Townまで来た甲斐があったというものである．

Cape Townはとても美しい街で，郊外のブドウ畑の中のワイナリーで昼食を楽しみ，Table Mountainにもロープウェイで登って楽しみ，ゴルフも山内，地引両先生とともにボディガード付きで楽しむことができた．唯一，残念であったのは飛行機の故障でCape Townでの3泊の予定が2泊となり，喜望峰へ行く時間がなくなったことであった．ヘリコプターなら行けるとの話も出たが，乗気だったのは筆者一人であえなく中止となったのである．それにしてもGlobal Epilepsy Summitは良き時代の1コマで，筆者の思い出の中ではMeiji Seikaファルマ社とSolvay社（現Abbott Laboratories）による箱根シンポジウムに匹敵する．

Ⅷ．Kuala Lumpurでのアジアオセアニアてんかん学会

2006年11月18日，Kuala Lumpurでの第6回アジアオセアニアてんかん学会へ筆者らが実施していたlevetiracetamの第Ⅲ相試験（N165試験）を発表することになった[17]．2度目のKuala Lumpurではあったが，出たがりの筆者はもちろん参加することになった．しかし，日本を発つ前日には三重県は津市での第34回日本精神科病院協会の精神医学会で"Sertralineの臨床的位置づけ"なるランチョンセミナーを担当していた．筆者得意の日程のやりくりをして，津市での発表のあと，これも初めてのお伊勢参りを済ませ，松阪の「和田金」で好物のすき焼を食べ，また津市へ帰って高速船で伊勢湾を突っ切り，中部国際空港（セントレア）へ渡り，その夜は空港ホテルに一泊して翌朝一番機で成田へ飛び，そこからKuala Lumpurへという強行軍の話はすでに本シリーズで書いている[18]．

Kuala Lumpurでの発表は無事終えたが，ポスター前での笹 征史先生，八木和一先生とのスリーショットは懐かしい（写真C）．発表のあと，ゴルフ場へ出かけたことは言うまでもない．Levetiracetamの開発は最もいい時代に行われたのである．

IX. おわりに

　Levetiracetamは，ベルギーのUCB社が手がけた世界初のnootropic drug, piracetamのsuccessorとして出発した。当初は認知機能改善作用や抗不安作用を目指した研究・開発が行われたが，強力なマウスの聴原性発作への抗けいれん作用が1992年に発見されてからは，抗てんかん薬としての開発が展開され，臨床試験に成功して，1999年には米国で承認された。当時は真の作用機序が明らかにされないまま，わが国では1995年から臨床開発に入っており，pivotal studyとしての第Ⅲ相試験が終了する頃の2004年に抗てんかん薬としては初めてのSV2Aへの結合親和性が証明され，新しい作用機序を有する抗てんかん薬の第1号となった。

　筆者は第Ⅰ相試験からlevetiracetamの開発には深く関わっており，臨床試験には苦労しながらも，2度のGlobal Epilepsy Summitに参加したり，Kuala Lumpurでの学会に参加したりで楽しい思い出の方がはるかに多く，本稿ではそれを抑えながら書くのに苦労したほどである。こうして世に出たlevetiracetamは効果と安全性が高く評価され，抗てんかん薬の世界ではトップを走り続けている。そして，これに続くbrivaracetamは2016年米国で抗てんかん薬としての承認を受けており，いずれわが国でも開発が始まると聞いている。期待はふくらむ一方である。

　本稿を書くに当っては，当初からUCB社でlevetiracetamの開発を担当された鈴木伸滋，鈴木淳，田中正人の3氏にはたくさんの資料の提供を戴いて助けて下さった。また，学問とゴルフの盟友，山内俊雄先生から貴重な助言と資料を戴いた。ともに厚く御礼申し上げたい。

文　献

1) Angehagen, M., Margineanu, D. G., Ben-Menachem, E. et al. : Levetiracetam reduces caffeine-induced Ca^{2+} transients and epileptiform potentials in hippocampal neurons. Neuroreport, 14 : 471-475, 2003.
2) Cereghino, J. J., Biton, V., Abou-Khalil, B. et al. : Levetiracetam for partial seizures : results of a double-blind, randomized clinical trial. Neurology, 55 : 236-242, 2000.
3) Fuks, B., Gillard, M., Michel, P. et al. : Localization and photoaffinity labeling of the levetiracetam binding site in rat brain and certain cell lines. Eur. J. Pharmacol., 478 : 11-19, 2003.
4) Gower, A. J., Noyer, M., Verloes, R. et al. : ucb L059, a novel anti-convulsant drug : pharmacological profile in animals. Eur. J. Pharmacol., 222 : 193-203, 1992.
5) Gower, A. J., Hirsch, E., Boehrer, A. et al. : Effects of levetiracetam, a novel antiepileptic drug, on convulsant activity in two genetic rat models of epilepsy. Epilepsy Res., 22 : 207-213, 1995.
6) Inoue, Y., Yagi, K., Ikeda, Y. et al. : Efficacy and tolerability of levetiracetam as adjunctive therapy in Japanese patients with uncontrolled partial-onset seizures. Psychiatry Clin. Neurosci., 69 : 640-648, 2015.
7) 石井 豊，田中 岳：新規抗てんかん薬レベチラセタム（イーケプラ®錠）の薬理作用と臨床成績．日薬理誌，137：95-102, 2011.
8) Kaminski, R. M., Gillard, M., Klitgaard, H. : Targeting SV2A for discovery of antiepileptic drugs. In : Jasper's Basic Mechanisms of the Epilepsies [Internet] 4th ed.（ed. by Noebels, J. L., Avoli, M., Rogawski, M. A. et al.,）, National Center for Biotechnology Information (US), Bethesda, Maryland : 2012. [Accessed May 16, 2016]. Available at : www.ncbi.nlm.nih.gov/books/NBK98183
9) Klitgaard, H., Matagne, A., Gobert, J. et al. : Evidence for a unique profile of levetiracetam in rodent models of seizures and epilepsy. Eur. J. Pharmacol., 353 : 191-206, 1998.
10) Klitgaard, H. V., Matagne, A. C., Vanneste-Goemaere, J. et al. : Effects of prolonged administration of levetiracetam on pilocarpine-induced epileptogenesis in rat. Epilepsia, 42 (Suppl. 7) : 114-115, 2001.
11) Klitgaard, H. : Levetiracetam : the preclinical profile of a new class of antiepileptic drugs? Epilepsia, 42 (suppl. 4) : 13-18, 2001.
12) 厚生労働省医薬食品局審査管理課：審議結果報告書．平成22年6月7日．
13) Löscher, W., Hönack, D. : Profile of ucb L059, a novel anticonvulsant drug, in models of partial

and generalized epilepsy in mice and rats. Eur. J. Pharmacol., 232 : 147-158, 1993.
14) Löscher, W., Hönack, D., Rundfeldt, C. : Antiepileptogenic effects of the novel anticonvulsant levetiracetam (ucb L059) in the kindling model of temporal lobe epilepsy. J. Pharmacol. Exp. Ther., 284 : 474-479, 1998.
15) Lynch, B. A., Lambeng, N., Nocka, K. et al. : The synaptic vesicle protein SV2A is the binding site for the antiepileptic drug levetiracetam. Proc. Natl. Acad. Sci. USA, 101 : 9861-9866, 2004.
16) Murasaki, M., Inami, M., Ishigooka, J. et al. : Phase I study of DM9384 (nefiracetam). Jpn. Pharmacol. Ther., 22 : 3539-3587, 1994.
17) Murasaki, M., Yagi, K., Yamauchi, T. et al. : Multicentre, doubleblind, randomised, placebo-controlled, parallel-group study of add-on levetiracetam in Japanese patients with uncontrolled partial seizures. Presented at the 6th Asian and Oceanian Epilepsy Congress, Kuala Lumpur, Malaysia, 16-19 November 2006.
18) 村崎光邦：SSRIの開発物語―その7．波瀾万丈のsertralineの開発物語：その2―．臨床精神薬理, 17：441-449, 2014.
19) 中村秀文, 大澤眞木子, 横山輝路 他：日本人小児部分てんかんに対するレベチラセタム長期継続併用療法．多施設共同非盲検試験．Brain Nerve, 67 : 1435-1442, 2015.
20) Rigo, J. M., Hans, G., Nguyen, L. et al. : The antiepileptic drug levetiracetam reverses the inhibition by negative allosteric modulators of neuronal GABA- and glycine-gated currents. Br. J. Pharmacol., 136 : 659-672, 2002.
21) Rogawski, M. A. : Brivaracetam : a rational drug discovery success story. Br. J. Pharmacol., 154 : 1555-1557, 2008.
22) 笹 征史：Levetiracetamの薬理作用―そしててんかん原性抑制への期待―．臨床精神薬理, 13：1671-1683, 2010.
23) Shorvon, S. D., Löwenthal, A., Janz, D. et al. : Multicenter double-blind, randomized, placebo-controlled trial of levetiracetam as add-on therapy in patients with refractory partial seizures. Epilepsia, 41 : 1179-1186, 2000.
24) 高橋明比古：期待される新規抗てんかん薬．シンポジウム（II）．成人の難治性てんかんの治療．第32回日本てんかん学会, 横浜, 1998.
25) Takahashi, A., Izawa, S., Tobayashi, K. et al. : Phase I study of multiple dose of levetiracetam in Japanese subjects. 21st Collegium International Neuropsychopharmacology, Glasgow, Ingland, 1998. 7. 15.
26) ユーシービージャパン株式会社：イーケプラ®医薬品インタビューフォーム．2016年11月改訂（第15版）
27) ユーシービージャパン株式会社社内資料：レベチラセタム申請資料概要．
28) 八木和一, 亀山茂樹, 兼子 直 他：成人難治部分てんかんに対するレベチラセタム併用療法の有効性と安全性―多施設共同プラセボ対照無作為化二重盲検並行群間比較試験―．てんかん研究, 28：3-16, 2010.
29) 八木和一, 亀山茂樹, 兼子 直 他：難治成人部分てんかんに対するレベチラセタム長期継続併用療法の有効性と安全性―多施設共同研究試験―．てんかん研究, 29：441-454, 2012.
30) 山田真由美, 吉田克己, 鈴木 淳：日本人成人難治部分てんかんに対するレベチラセタムの併用療法―二つのプラセボ対照無作為化二重盲検試験の併合解析―．Ther. Res., 36：787-797, 2015.

§74

新規抗てんかん薬の開発物語

――その5：わが国で創製された世界初の AMPA 受容体拮抗性
抗てんかん薬 perampanel――

I. はじめに

　新規抗てんかん薬の第5弾はわが国で創製された世界初の選択的 AMPA（α-amino-3-hydroxy-5-methyl-4-isoxazolepropionic acid）型 glutamic acid 受容体（AMPA 受容体）拮抗薬の perampanel である。

　筆者は perampanel の開発には直接関与していないが，わが国で創製された抗てんかん薬としては1984年承認の zonisamide に続くものであり，世界で初めての AMPA 受容体拮抗薬の開発の中から生まれたものとして，ぜひ開発物語の中に加えておかねばならないと思った。なにしろ，1954年に glutamic acid がイヌの大脳皮質にあって強い興奮性を示すことを発見したのはかの林 髞*注なのであるからなおさらである。

　本稿では，エーザイがどのように AMPA 受容体拮抗薬の中から perampanel を合成し，臨床開発を進めていったか書いていきたい。

II. Perampanel の合成物語

　Glutamic acid（glutamate）がイヌの大脳皮質に対して非常に強い興奮性を示すことが1954年に Hayashi[7] によって報告されて以来，glutamate 系の生理機能，病態への関与に関する研究が続けられ，大きく進展してきている。

　Glutamic acid が神経伝達物質として認知され，現在では glutamic acid 受容体はイオンチャネル受容体と G 蛋白質共役型受容体（代謝型受容体）の2つのサブタイプに大別される[9-11]。前者は，NMDA 受容体（N-methyl D-aspartate 受容体），AMPA 受容体（α-amino-3-hydroxy-5-methyl-4-isoxazolepropionic acid 受容体），kainate 受容体に分類される。また，後者には抗精神病薬や抗うつ薬の創薬に関わるものとして mGlu 2/3 受容体（metabotrophic glutamic acid 2/3受容体）や mGlu 5 受容体などが知られている。

　Glutamate 系は脳全体にまたがり，数多くの疾患への関与が示されて，統合失調症，うつ病，てんかんなどの疾患とともに中枢神経系の脳血管障害に関わる疾患に対する創薬の宝庫ともなっている。

*注：林 髞（はやし たかし，1897.5.6-1969.10.31）。慶應義塾大学生理学教授。1932年 Leningrad（今の Sankt Petersburg）へ留学して Ivan Pavlov に師事し，条件反射学を研究，1954年日本条件反射学会を作る。1954年 glutamate 系の機能[7]を，さらに1959年 GABA 系の機能を発見[8]。中枢神経系の興奮系と抑制系の両方の機能を発見した大脳生理学の偉人。筆者は学生時代講義を受け，口頭試験で山中の山，Goll-Burdach が当った。木々高太郎のペンネームで「人生の阿呆」で1937年第4回直木賞を受賞，1960年「頭のよくなる本」はベストセラー。人生2度結婚説を唱え，実践した。

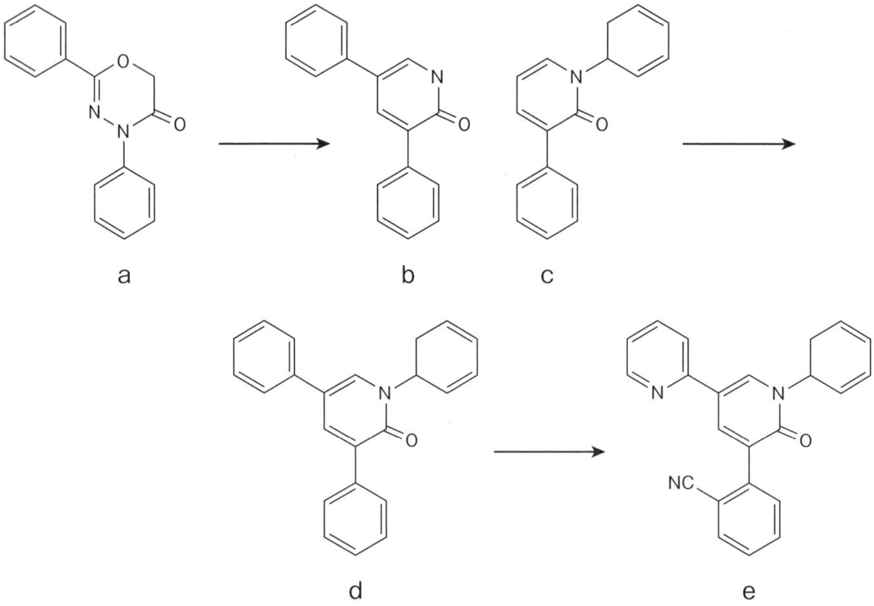

化合物	AMPA (IC$_{50}$, μM)
a (HTS hit compound)	9.17
b	57.72
c	69.54
d	1.08
e (perampanel)	0.09

図1　Perampanel の合成経路（花田，2013[9]）

　ここでは，AMPA 受容体拮抗薬の創薬研究に限定するが，これには glutamate 系の過剰興奮が生じたさいに脳神経系に細胞壊死が生じるとの興奮毒性仮説が基底にある[1]。世界中の多くの製薬企業では，AMPA 受容体拮抗薬を創薬して脳血管障害急性期治療への適応をとの研究開発が行われてきた。この間の経緯は花田の総説に詳しいが[9-11]，残念ながら多くの AMPA 受容体拮抗薬が創製されながら，いずれも臨床的有効性と有害事象との用量幅が小さく，多くは非臨床試験あるいは初期臨床試験の段階で開発が断念されてきている現実がある。

　エーザイの筑波研究所でも高い創薬の可能性を有する AMPA 受容体拮抗薬の創製に取り組んでいた。何万という化合物ライブラリーの中から，2つの high throughout screening（HTS assay），すなわち，ラット皮質ニューロンの AMPA による細胞死を保護する作用と AMPA 受容体への結合親和性を用いて1つのシード化合物（2,4-diphenyl-4H-［1,3,4］oxaliazin-5-one，図1の化合物 a）を選び出した[10,12]。このシード化合物 a から，構造活性相関を利用して，AMPA 誘導性 Ca^{2+}流入を抑える作用と AMPA 受容体への結合親和性をみながら，化合物の安全性，生物学的利用能の高さなど総合的に判定して，リード化合物 d へ辿りつき，そこからついに最も優れた薬理学的作用を有する perampanel，化合物 e に到達した（図1）。1999年のことである。

　当初，エーザイもこの perampanel を中枢神経系の血管障害による神経細胞死を保護する急性期治療薬への適応を考えて，注射製剤の合成を意図したとされる。国の内外で急ピッチで進められてきている AMPA 受容体拮抗薬の臨床開発がいずれも効果と有害事象惹起作用の用量幅が小さく，

表1 Perampanel の glutamic acid 受容体に対する抑制作用
（花田, 2013[9]）

受容体	初代培養神経細胞 （Ca^{2+} 流入, IC_{50} 値）	海馬スライス標本 （シナプス伝達, IC_{50} 値）
AMPA	93nM	230nM
NMDA	>30μM	>10μM
Kainate	−	>10μM

Perampanel のイオンチャネル型グルタミン酸受容体に対する作用を示す。AMPA 受容体に選択的な阻害作用を示した。

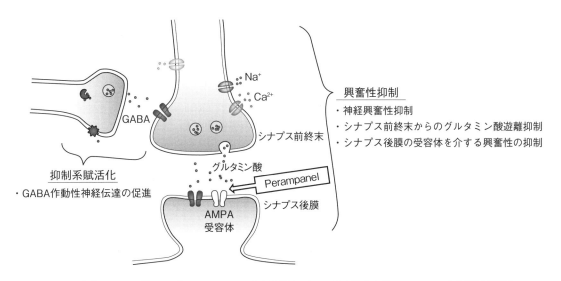

図2 既存抗てんかん薬および perampanel の主な作用点（エーザイ株式会社, Perampanel 申請用資料[4]）
AMPA＝α-amino-3-hydroxy-5-methyl-4-isoxazolepropionic acid, GABA＝γ-アミノ酪酸

ほとんどすべての試験が中断・中止されていく中で，エーザイは方向を中枢神経系の慢性疾患への適応へと舵を切り替え経口投与薬としての perampanel の合成に成功したのである。

Ⅲ．Perampanel の薬理作用

Perampanel は AMPA 受容体拮抗作用と AMPA 誘発性 Ca^{2+} 細胞流入阻害作用を目指して合成された[9,12]。[^{3}H] perampanel 受容体結合試験では，AMPA 結合部位のリガンドである AMPA, glutamic acid, NBQX は perampanel の結合に影響せず，非競合阻害薬の GYK152466, CP465022 が結合を置換する。さらに，Ca^{2+} 透過型 AMPA 受容体，海馬興奮性シナプスで主に利用される Ca^{2+} 非透過型受容体の双方を抑制する。こうして, perampanel は glutamic acid 受容体に対してとくに AMPA 受容体への非競合性の選択的阻害作用を示すことが確認されている（表1）[9]。

Perampanel の作用機序の中心は，AMPA 受容体の非競合性阻害作用により，神経興奮性を抑制し，シナプス前終末からの glutamic acid 遊離を抑制し，シナプス後膜の受容体を介する興奮性を抑制することにある（図2）[2,3]。Topiramate のように AMPA 受容体拮抗作用を一部に有するものはあるが，選択的な AMPA 受容体拮抗薬として合成され，かつ，その主作用が抗てんかん作用を示すものは perampanel のみであり，世界初の AMPA

表2 Perampanel 2mgを健康成人男性に単独で単回経口投与およびcarbamazepine併用時に単回経口投与したときのperampanelの薬物動態パラメータ（エーザイ株式会社，フィコンパ®錠医薬品インタビューフォーム[2]）

perampanel	C_{max} (ng/mL)	t_{max} [*] (hr)	$AUC_{(0-inf)}$ (ng・hr/mL)	$t_{1/2}$ (hr)	CL/F (mL/min)
perampanel 単独投与時 (Day 1)	74.2 ± 23.1	1.00 (0.32, 1.50)	2480 ± 1090	60.9 ± 21.7	16.2 ± 7.57
carbamazepine 併用時 (Day 32)	54.7 ± 16.6	1.00 (0.50, 1.00)	822 ± 414	28.0 ± 12.6	48.0 ± 17.2

[*] 上段：中央値，下段：最小値，最大値　　　　　　　　　　　　　（Mean ± S.D., n = 14）

受容体拮抗薬として，既存の抗てんかん薬では難治とされるてんかん発作への有効性が期待される所以である．

IV. 海外で開始されたperampanelの臨床試験

世界初のAMPA受容体拮抗薬であるperampanelを世に問うには広く国際的（global）でなければならないと考えたエーザイは，抗てんかん薬の開発に習熟し，対象症例数も多い米国や欧州を選んだ．臨床試験はNew York大学総合てんかんセンターのJacqueline A. French，Johns Hopkins大学のGregory L. Krauss，Arkansas Epilepsy ProgramのVictor Bitonらを中心に託した．

2001年に始まった第I相試験では健康成人でperampanel 2mg/日，1日1回経口投与から開始して8mg/日までの安全性を確認し，$t_{1/2}$が100時間前後と長いことから1日1回投与が確立されている[4]．そして，perampanelの主代謝CYP酵素はCYP3A4であり，CYP3A5も寄与していることから006試験を実施している．すなわち，外国人健康成人14例を対象としてcarbamazepine 300mgを1日2回反復投与時に，perampanel 2mgを単回投与したさい，単剤投与時と比較してperampanelのC_{max}は26％低下し，$AUC_{(0-inf)}$は67％減少し，$t_{1/2}$は56％短縮し，みかけのクリアランスは203％増加した．

またperampanel 2mgを健康成人に単独で単回投与したときと，carbamazepine併用時に単回投与したときのperampanelの薬物動態のパラメータは表2のようになった．

以上から，臨床試験においてperampanelを既存の抗てんかん薬に併用するにあたって，CYP3A誘導作用を有する抗てんかん薬は1剤までとする必要のあることが判明した．

そして，Kraussら[14]による小規模なplacebo対照の第II相試験（206試験，208試験）では，perampanel 2mg/日から開始して12mg/日まで増量する試験でplacebo群よりも高い発作頻度減少率と高い50％発作頻度減少達成率を得ており，安全性も確認している．

ここでは，難治性部分てんかんに対する3本のpivotal studyを紹介するが，以下に述べる海外およびわが国で実施された臨床試験で採用された対象患者の主な選択基準は統一されていることからそれを表3に示しておく．

1. 難治性部分てんかんに対するperampanelの付加療法—第III相試験（304試験）

本試験はアルゼンチン，カナダ，チリ，メキシコ，米国の5ヵ国68施設での国際共同試験で，2008年4月から2010年11月にかけて実施された[5]．対象は前記の規定をクリアした390例が無作為化割付けされたが，Intention-To-Treat（ITT）の患者387例（placebo 121例，perampanel 8mg 133例，12 mg 133例）が解析対象となっている．

試験デザインは6週間の観察期ののち，19週間の二重盲検期の治療期に入っているが，最初の6週間は2mg/日から1週おきに2mg/日増量していく治療漸増期と13週間の治療維持期からなっている．その後は継続長期投与試験への移行が可能となっている．

表3 Perampanelの難治性部分てんかん患者を対象とした臨床試験の主な選択基準（エーザイ株式会社，フィコンパ®錠医薬品インタビューフォーム[2]，社内資料[4]）

1. 12歳以上で，2年以内に2種類以上の標準てんかん薬で12週間以上の治療を受け，コントロール不良の者
2. 6週間の観察期間中に計5回以上（少なくとも3週間あたり2回以上）の部分発作を発現し，観察期間中に25日以上の無発作期間が認められないこと
3. 1〜3種類の抗てんかん薬を一定の用法・用量で使用中の者
4. CYP3A誘導作用を有する抗てんかん薬（carbamazepine，oxcarbazepine，phenytoin，phenobarbital，primidone）などのうち1剤のみ併用可能

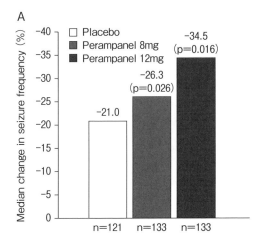

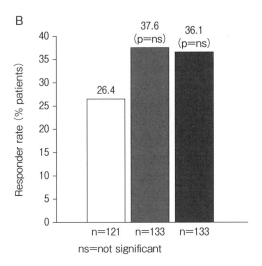

図3 Perampanelの難治性部分てんかんに対するplacebo対照試験（304試験）における28日あたりの発作頻度減少率（中央値，ITT）(A)および50%以上発作頻度減少達成率（ITT）(B)（Frenchら，2012[5]）

主要評価項目の二重盲検期における発作頻度変化率（中央値）は，placebo群の−21.0%に対して，perampanel 8mg群−26.3%（p=0.0261），12mg群−34.5%（p=0.0158）と両実薬群はplacebo群に対して有意差を示している（図3，A）。

副次評価項目の50%発作頻度減少達成率は図3，Bにみるように両実薬群ともplacebo群に有意差を示していない。これを施設の部位別にみると，北米（n=227）のデータでは，placebo群21.9%に対して，perampanel 8mg群40.5%，12mg群40.0%とともに有意差を示している（p<0.05）。一方，中央アメリカと南アメリカ（n=160）のデータではplacebo群33.3%，perampanel 8mg群33.9%，12mg群30.2%となっており，3群間に差がない。なお，75-100%発作頻度減少達成率では，placebo群5.0%，perampanel 8mg群18.8%（p=0.001），12mg 17.3%（p=0.001）と有意差が認められている。

複雑部分発作＋二次性全般化発作での発作頻度変化率では，placebo群−17.9%に対して，perampanel 8mg群−33.0%（p=0.0020），12mg群−33.1%（p=0.0081）と，ともに高い有意差を認めている。

全維持療法期間中の発作消失率はplacebo群0.0%，perampanel 8mg群2.2%，12mg 1.5%であった。

安全性では，本試験に関連した有害事象を表4に示した。多くが軽度から中等度であるが，10%以上のものでは中枢神経系の事象が多く，perampanel群とくに12mg群に率が高いのが目につき，易刺激性の高い点が注目される。また，有害事象

表4 Perampanel の難治性部分てんかんに対する placebo 対照試験（304試験）における全有害事象（French ら，2012[5]）

事象	Placebo (n=121)	8mg/d (n=133)	12mg/d (n=134)
全有害事象	100 (82.6)	117 (88.0)	123 (91.8)
試験に関連した全有害事象	58 (47.9)	99 (74.4)	108 (80.6)
中止に至った全有害事象	8 (6.6)	9 (6.8)	26 (19.4)
減量/中断した全有害事象	6 (5.0)	30 (22.6)	45 (33.6)
重篤な全有害事象	6 (5.0)	8 (6.0)	9 (6.7)
いずれかの群で 10％以上の有害事象			
浮動性めまい	12 (9.9)	50 (37.6)	51 (38.1)
傾眠	16 (13.2)	24 (18.0)	23 (17.2)
頭痛	16 (13.2)	20 (15.0)	18 (13.4)
転倒	8 (6.6)	13 (9.8)	17 (12.7)
易刺激性	6 (5.0)	10 (7.5)	19 (14.2)
失調症	0	8 (6.0)	16 (11.9)

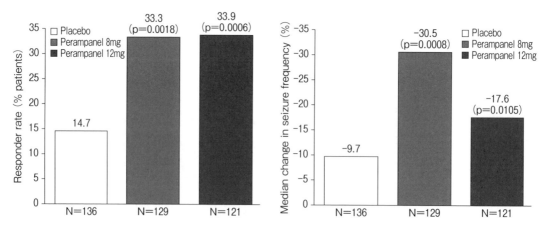

図4 Perampanel の難治性部分てんかんに対する placebo 対照試験（305試験）における 50％以上発作頻度減少達成率（左）と28日あたりの発作頻度減少率（右）（French ら，2013[6]，2図を合成）

による中止率も減量／中断率も 12mg 群に高い。8mg 群は安全性も高く，浮動性めまいと傾眠はやや高率であるが，有害事象による脱落率は 6.8％で，placebo 群の 6.6％とほとんど同じであった。

以上の成績から，perampanel 8mg と 12mg は難治性部分てんかんに対する付加療法薬として有効であり，受け入れられる忍容性を示している。

2．難治性部分てんかんに対する perampanel の付加療法—第Ⅲ相試験（305試験）

本試験は，前記の304試験とほぼ同じプロトコルのもとに欧州，米国，南アフリカ連邦など世界中の16ヵ国，78施設で2008年5月から2011年1月にかけて実施されている[6]。対象は386例（placebo 群136例，perampanel 8mg 群129例，12mg 群121例）の，無作為割付二重盲検比較試験である。

主要評価項目の50％発作頻度減少達成率は，placebo 群の14.7％に対して perampanel 8mg 群33.3％（p＝0.002），12mg 群33.9％（p＜0.001）と，両実薬群は placebo 群に有意差をつけている（図4，左）。また，二重盲検期の発作頻度変化率（中央値）は，placebo 群−9.7％に対して perampanel 8mg 群−30.5％（p＜0.001），12mg 群−17.6％（p＝0.011）とここでも両実薬群は placebo 群に有意差をつけている（図4，右）。

副次評価項目の複雑部分発作＋二次性全般化発

表5 Perampanel の難治性部分てんかんに対する placebo 対照試験
(305試験) における全有害事象 (French ら, 2013[6])

	患者数（%）		
	placebo (n=136)	8mg (n=129)	12mg (n=121)
全有害事象	93 (68.4)	112 (86.8)	104 (86.0)
試験に関連した全有害事象	65 (47.8)	89 (69.0)	94 (77.7)
有害事象重症者			
軽度	43 (31.6)	51 (39.5)	35 (28.9)
中等度	41 (30.1)	49 (38.0)	56 (46.3)
重度	9 (6.6)	12 (9.3)	13 (10.7)
重篤な全有害事象	7 (5.1)	10 (7.8)	12 (9.9)
いずれかの群で10%以上の有害事象			
浮動性めまい	10 (7.4)	42 (32.6)	58 (47.9)
傾眠	4 (2.9)	16 (12.4)	22 (18.2)
疲労	11 (8.1)	17 (13.2)	20 (16.5)
頭痛	18 (13.2)	11 (8.5)	16 (13.2)

作の発作頻度変化率／28日当り（中央値）は placebo 群 −8.1% に対して perampanel 8mg 群 −32.7%（$p<0.001$），8mg 群 −21.9%（$p=0.005$）となっている。

維持療法期を完了した症例での 75-100% 発作頻度減少率は placebo 群の 4.4% に対して perampanel 8mg 群 −15.5%，12mg 群 −16.5% であった。また，ITT 症例での発作消失率では placebo 群 1.5% に対して perampanel 8mg 群 2.3%，12mg 群 5.0% であった。

なお，QOLIE-31-P（Quality of Life in Epilepsy Questionnaire）でみた QOL には3群間で差がみられていない。

安全性では，試験関連有害事象の頻度を表5に示したように，perampanel 群に用量依存的に浮動性めまい，傾眠，疲労感が高かった。多くは軽度〜中等度のものであり，忍容性は受忍範囲内と考えられた。

以上の成績は，前記304試験とほぼ同じものであるが，ここでは主要評価項目とされた50%発作頻度減少達成率は 8mg，12mg とも有意差をつけている。安全性に関しては受忍範囲内ではあるが，有害事象の頻度がやや高い点も同じである。ここでは易刺激性は出ていない。

3．難治性部分てんかんに対する perampanel の付加療法—第Ⅲ相試験（306試験）

本試験は前記の2本の第Ⅲ相試験（304試験，305試験）が perampanel 8mg と 12mg の有効性と忍容性を検証する試験であったのに対して，perampanel の最少有効用量を検証するためのもので，欧州，アジア，オーストラリア24ヵ国，116施設で2008年8月から2010年5月にかけて実施された[15]。

対象患者はこれまでの試験と同じであり，デザインも6週間の観察期間と19週間の二重盲検期（最初の6週期は漸増期，次の13週間は治療維持期），そして追跡期となっており，継続長期投与試験への移行を可能としている。

706例が ITT の有効性評価対象（placebo 群 185例，perampanel 2mg 群180例，4mg 群172例，8mg 群169例）である。

主要評価項目の発作頻度減少変化率（中央値）は図5，Aのように perampanel 4mg 群と 8mg 群が placebo 群に対して有意差を示し，2mg 群には有意差が認められていない。また，50%発作頻度減少達成率も図5，Bのように 2mg 群は placebo 群に有意差を示せず，4mg 群と 8mg 群が有意差を示す成績となっている。

複雑部分発作＋二次性全般化発作での発作頻度

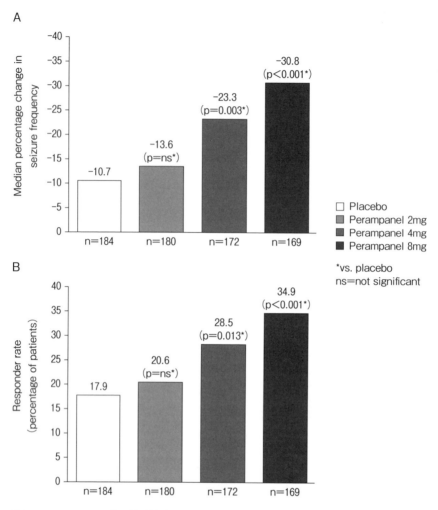

図5 Perampanel の第Ⅲ相試験（306試験）における28日あたりの発作頻度減少率（中央値，ITT）（A）と50％以上発作頻度減少達成率（ITT）（B）（Krauss ら，2012[15]）

減少変化率（中央値）は placebo 群−17.6％，perampanel 2mg 群−20.5％，4mg 群−31.2％，8mg 群−38.7％で，p 値は 4mg 群で 0.007，8mg 群で＜0.001 と placebo 群に有意差をつけている。

維持療法期の発作消失率は placebo 群 1.2％に対して，perampanel 2mg 群 1.9％，4mg 群 4.4％，8mg 群 4.8％であった。

安全性では，試験関連有害事象の頻度を表6に示したように304試験と305試験にみた内容と同じであり，perampanel 群では 8mg/日までの忍容性は高かった。

以上の成績より，perampanel は 4mg/日から有効で忍容性も高い。3本の pivotal study からは 2mg/日から開始し，1週間に 2mg/日ずつ増量して 8mg/日が至適用量となる。なお，CYP3A 誘導作用を有する抗てんかん薬併用時の維持療法は 8〜12mg/日となることを示している。

V．わが国での臨床試験

1．第Ⅰ相試験

わが国での臨床試験の開始である第Ⅰ相試験は海外での臨床試験が進む中，2005年から2007年にかけて男子成人健康被験者を対象に観音台クリ

表6 Perampanelの第Ⅲ相試験（306試験）における有害事象（Kraussら，2012[15]）

	Placebo (n=185)	患者数（%） 2mg/day (n=180)	4mg/day (n=172)	8mg/day (n=169)
全有害事象	101 (54.6)	111 (61.7)	111 (64.5)	121 (71.6)
試験に関連した全有害事象	59 (31.9)	67 (37.2)	77 (44.8)	96 (56.8)
中止に至った全有害事象	7 (3.8)	12 (6.7)	5 (2.9)	12 (7.1)
減量/中断に至った全有害事象	6 (3.2)	3 (1.7)	12 (7.0)	29 (17.2)
重篤な全有害事象	9 (4.9)	6 (3.3)	6 (3.5)	6 (3.6)
いずれかの群で5%以上の有害事象				
浮動性めまい	18 (9.7)	18 (10.0)	28 (16.3)	45 (26.6)
傾眠	12 (6.5)	22 (12.2)	16 (9.3)	27 (16.0)
頭痛	16 (8.6)	16 (8.9)	19 (11.0)	18 (10.7)
疲労	5 (2.7)	8 (4.4)	13 (7.6)	9 (5.3)
上気道感染症	5 (2.7)	11 (6.1)	6 (3.5)	3 (1.8)
鼻咽頭炎	3 (1.6)	7 (3.9)	9 (5.2)	3 (1.8)
歩行障害	2 (1.1)	1 (<1)	2 (1.2)	9 (5.3)

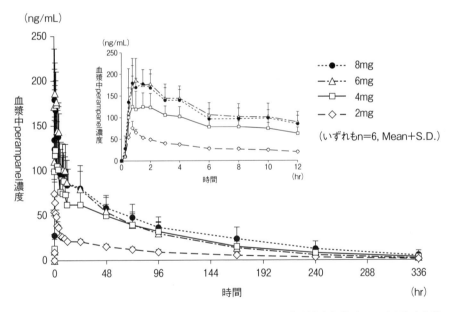

図6 Perampanelを健康成人に単回経口投与したときの血漿中濃度推移（エーザイ株式会社，フィコンパ®錠医薬品インタビューフォーム[2]，社内資料[4]）

ニックにて実施された[2,4]。

単回投与試験ではperampanel 0.25mgを開始用量とし，0.5mg，1mg，2mg，4mg，6mg，8mgの7ステップで絶食下に経口投与された（各ステップとも実薬群6例，placebo群2例の二重盲検下）。Perampanel 2mgから8mgまでの血漿中濃度推移を図6に示した。速やかに吸収され，$t_{1/2}$の平均値は60.6〜94.8時間と長く，C_{max}およびAUC$_{(0\text{-inf})}$は用量に対して比例すると考えられた。安全性では有害事象が2mg投与で83.3%（5/6例），4mgで66.7%（4/6例），6mgおよび8mgで100%（6/6例）にみられ，傾眠，浮動性めまい，感覚減退な

表7 Perampanelを反復経口投与したときの薬物動態パラメータ（エーザイ株式会社，フィコンパ®錠®医薬品インタビューフォーム[2]）

投与量 (mg/日)	例数	C_{max} (ng/mL)	t_{max} *) (hr)	$AUC_{(0-24hr)}$ (ng・hr/mL)
2	18	224 ± 55.4	1.00 (0.75, 3.00)	3670 ± 1040
4	9	433 ± 127	1.00 (0.75, 3.00)	6850 ± 2290

*) 上段：中央値，下段：最小値，最大値　　(Mean ± S.D.)
（注）承認された本剤の1日投与量は2〜12mgである。

どが認められたが，いずれも軽度〜中等度で，8mgまでの忍容性に問題はなかった。

反復投与試験ではステップ1では2mgまたはplaceboを1日1回14日間経口投与し，ステップ2では2mgを1日1回14日間投与後，4mgを1日1回14日間の計28日，摂食下で投与した。その際のperampanelの薬物動態パラメータを表7に示した。服薬後，速やかに吸収され，0.75〜1.50時間（平均値）でC_{max}に到達し，二相性の消失推移を示した。最終回投与時の$t_{1/2}$の平均値は2mg，4mgでそれぞれ102時間および63.9時間と長く，投与後14日目までに定常状態に達していることが示唆された。安全性では，傾眠，浮動性めまいが中心で，いずれも軽度〜中等度で，2mg 14日間反復投与後4mgを14日間反復投与した際の安全性および忍容性は確認されている。なお，反復投与試験の中で定量的な鎮静作用の指標で断続的眼球運動の測定により得られるpeak saccade velocity（PSV）を実施しており，2mgから4mgへの増量に伴い鎮静効果が大きくなることおよび4mg増量後7日目以降，鎮静効果は変らないことが確認されている。また，血中perampanel濃度とPSVは相関して推移することも確認されている[4]。

なお，海外で実施された食事の影響試験では，摂食下ではperampanelのC_{max}は低下し，$t_{1/2}$は遅延するが，$AUC_{(0-inf)}$は同様であることが示されている[2]。

2．Perampanelの難治性部分てんかんを対象とした用量漸増オープン試験（231試験）

第Ⅰ相試験に引き続いて第Ⅱ相試験としての用量漸増オープン試験が2009年3月から2009年11月にかけて全国9施設で実施された[4]。対象は20歳から65歳未満の難治性部分てんかん患者30例である。わが国での臨床試験は井上有史医学専門家，兼子直調整医師のもとに実施されている。

試験デザインは4週間の観察期間ののち，既存の抗てんかん薬3剤までの上にperampanel 2mg/日の就寝前投与から開始し，忍容性に問題がなければ1週ごとに2mg/日増量して12mg/日までとする6週間の治療漸増期とその用量で固定した4週間の治療維持期からなっている（図7）。なお，治療維持期終了時に継続長期投与試験（233試験）の選択基準を満たした被験者は，その試験に参加できることとした。また，併用抗てんかん薬3剤までのうち，CYP3A誘導作用のあるcarbamazepine, phenytoin, phenobarbital, primidoneは1剤のみ併用可としている。

成績をみると，主要評価項目の治療維持期における発作頻度変化率の中央値（最小値，最大値）はLOCF（last observation carried forward）で－35.00（－100.0, 312.8）％，OC（observed case）で－42.20（－100.0, 312.8）％であった。また，副次評価項目の発作頻度50％減少達成率はLOCFで37.0％（10/27例），OCで45.5％（10/22例）であった。100％発作頻度減少は4例にみられた。治験担当医による全般改善度評価は表8のように「改善した」以上がLOCF，OCともに54.5％と優れた効果がみられている。

安全性では，初のAMPA受容体拮抗薬として注目されたが，12mg/日を上限とした上乗せ療法では，副作用発現率は86.7％（26/30例）で，全

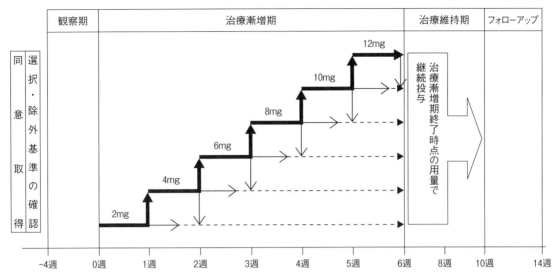

図7 Perampanel の難治性部分てんかんを対象とした用量漸増オープン試験（231試験）のデザイン（エーザイ株式会社，社内資料[4]）

表8 Perampanel の難治性部分てんかんを対象とした用量漸増オープン試験における医師による全般改善度評価（有効性解析対象集団，231試験）（エーザイ株式会社，社内資料[4]）

	著明に改善した n（％）	改善した n（％）	やや改善した n（％）	不変 n（％）	やや悪化した n（％）	悪化した n（％）	著明に悪化した n（％）
治療維持期 LOCF （n=22）	4（18.2）	8（36.4）	7（31.8）	2（9.1）	1（4.5）	0（0.0）	0（0.0）
治療維持期 OC （n=22）	4（18.2）	8（36.4）	7（31.8）	2（9.1）	1（4.5）	0（0.0）	0（0.0）

（　）内は治療維持期 LOCF または治療維持期 OC データを有する被験者（各22例）に対する割合

体に頻度は高かったが，いずれも軽度または中等度とされている．10％以上のものとして浮動性めまい53.3％（16/30例），傾眠46.7％（14/30例），頭痛および易刺激性が各10％（3/30例）となり，内容的には通常の抗てんかん薬によるものと変りはなかったが，易刺激性の10％は注目する必要があると考えられる．

以上の成績から，難治性部分発作を有する日本人てんかん患者を対象に perampanel 2mg/日から開始し，1週ごとに2mg/日ずつ漸増した結果，10mg/日までの安全性および忍容性は確認され，また，12mg/日の維持が可能であった被験者においても安全性および忍容性は確認された．本試験のために設置された忍容性・安全性評価委員会は，perampanel の国内臨床試験における推奨用量は8mg であり，最高用量は10mg であると提言した．ただし，CYP3A 誘導作用のある抗てんかん薬を併用されている患者については12mg を使用することも可能であると提言している．

3．難治性部分発作に対する第Ⅲ相 placebo 対照試験（日本を含む国際共同試験，335試験）

本試験は perampanel 4mg，8mg，12mg の有効性および安全性を評価するために，日本，中国，韓国，オーストラリア，マレーシア，台湾，タイの7ヵ国，119施設にて2012年5月から2014年12

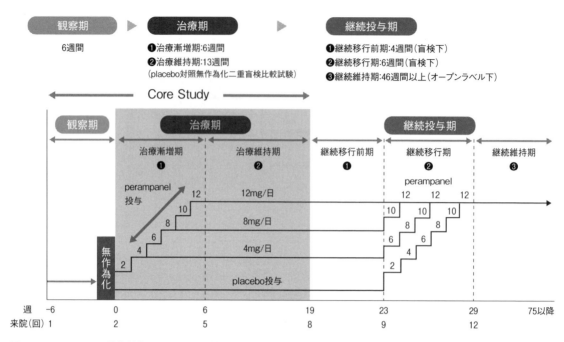

図8 Perampanel の難治性部分てんかんに対する placebo 対照試験（335試験）とそれに引き続いた長期投与試験（継続投与期）のデザイン（エーザイ株式会社，フィコンパ®錠総合製品情報概要[3]）

月（申請時に提出したカットオフ日）にかけて実施された[3,4]。

対象は，12歳以上の難治性部分てんかん患者704例で，perampanel 群529例（日本人患者185例），placebo 群175例（日本人患者60例）であり，試験のデザインは図8のように Core Study（観察期と治療期）と継続投与期からなっている。治療漸増期は perampanel 2mg または placebo を1日1回就寝前に経口投与を開始し，実薬群（4mg 群，8mg 群，12mg 群）では1週間に2mg ずつ漸増し，目標用量（4mg，8mg，12mg）到達後，治療維持期の完了まで投与している。なお，基礎治療薬1〜3剤の上に perampanel か placebo を上乗せ投与する方式をとっている。

主要評価項目である治療期における28日間あたりの発作頻度の観察期からの変化率は，図9のようにいずれの実薬群も placebo 群に比べて大きな減少が示され，8mg 群の−28.95％と12mg 群の−38.03％はともに placebo 群に対し有意差を示している（p＝0.0003，p＜0.0001）。

副次評価項目の発作頻度50％減少達成率も，8mg 群の36.0％，12mg 群の43.3％は placebo 群に比べて有意差が認められている（p＝0.0005，p＜0.0001）（図10）。また，複雑部分発作＋二次性全般化発作および二次性全般化発作の50％減少達成率は，ともに8mg と12mg 群が placebo 群に対して有意差を示した。全部分発作の発作頻度100％減少達成率は，placebo 群0.6％（1例），perampanel 4mg 群2.9％（5例），8mg 群4.0％（7例），12mg 群4.4％（8例）であった。

安全性については，表9に perampanel 群における発現率1％以上の副作用発現数を示した。発現頻度の高かった副作用は，浮動性めまい（30.3％），傾眠（16.4％），易刺激性（3.8％），疲労（3.0％），頭痛（3.0％）と続き，いずれも軽度ないし中等度で忍容性は良好といえた。

本試験の Core Study の結果より，perampanel 8mg および12mg の他の抗てんかん薬との併用療法は，難治性部分発作を有する12歳以上のてんかん患者の発作コントロールに対して有効であることが示された。Perampanel 4mg は placebo に比べ統計学的に有意な差は認められなかったが，発

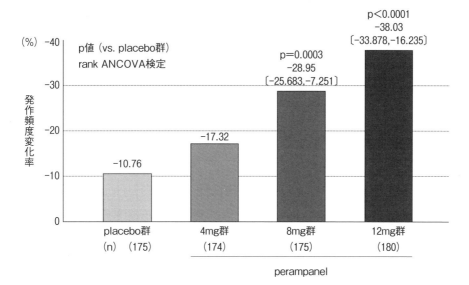

図9 Perampanel の難治性部分てんかんに対する placebo 対照試験（335試験）の発作頻度の変化率（ITT）（エーザイ株式会社，フィコンパ®錠総合製品情報概要[3]）

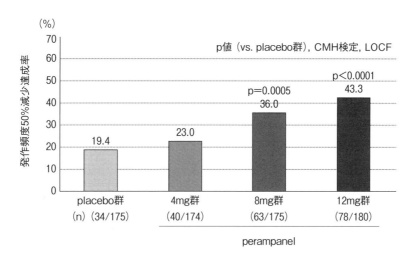

図10 Perampanel の難治性部分てんかんに対する placebo 対照試験（335試験）の発作頻度 50％発作減少達成率（ITT）（エーザイ株式会社，フィコンパ®錠総合製品情報概要[3]）

作コントロールに対して有効である傾向が示された．また，perampanel 4mg，8mg および 12mg の安全性および忍容性が示された．

4. 第Ⅱ相試験からの長期投与オープン試験（233試験）

第Ⅱ相試験（231試験）からの長期投与試験が2009年6月から2014年3月（中間データカットオフ時）にかけて全国9施設で実施された[4]．対象は 231 試験を完了した23例のうちの21例で，原則として本試験の perampanel の用量は231試験の治療維持期における用量を継続し，投与期間は perampanel の医薬品製造販売承認時までとした．併用抗てんかん薬は231試験と同様とした．

成績をみると，有効性では，発作頻度変化率の中央値（最小値，最大値）は 231 試験治療維持期

表9 Perampanel の難治性部分てんかんに対する placebo 対照試験（335試験）における副作用
（perampanel 群で1％以上のもの）（エーザイ株式会社，フィコンパ®錠総合製品情報概要[3]）

n（％）

	placebo 群 （n＝176）	perampanel			
		4mg 群 （n＝176）	8mg 群 （n＝175）	12mg 群 （n＝180）	合計 （n＝531）
副作用が発現した被験者数	52 （29.5）	81 （46.0）	97 （55.4）	128 （71.1）	306 （57.6）
浮動性めまい	8 （4.5）	39 （22.2）	49 （28.0）	73 （40.6）	161 （30.3）
傾眠	17 （9.7）	27 （15.3）	30 （17.1）	30 （16.7）	87 （16.4）
易刺激性	1 （0.6）	7 （4.0）	7 （4.0）	6 （3.3）	20 （3.8）
疲労	3 （1.7）	3 （1.7）	5 （2.9）	8 （4.4）	16 （3.0）
頭痛	5 （2.8）	3 （1.7）	10 （5.7）	3 （1.7）	16 （3.0）
攻撃性	0	3 （1.7）	5 （2.9）	5 （2.8）	13 （2.4）
歩行障害	2 （1.1）	1 （0.6）	3 （1.7）	8 （4.4）	12 （2.3）
回転性めまい	0	3 （1.7）	4 （2.3）	4 （2.2）	11 （2.1）
悪心	2 （1.1）	3 （1.7）	3 （1.7）	5 （2.8）	11 （2.1）
体重増加	0	4 （2.3）	3 （1.7）	4 （2.2）	11 （2.1）
運動失調	0	2 （1.1）	1 （0.6）	7 （3.9）	10 （1.9）

LOCF（21例）で－44.6％（－100％，58.0％），233試験治療期41～52週目（17例）で－49.36％（－100.0％，5.0％），233試験治療期101～112週目（16例）で－52.45％（－100.0％，12.5％），233試験治療期149-160週目（12例）で－41.13％（－100.0％，－5.1％），233試験治療期197～208週目（9例）で－83.55％（－100.0％，22.5％）であった。このように他の抗てんかん薬併用下で perampanel を投与したとき，231試験の治療維持期において認められた発作頻度減少率が4年にわたり維持されることが示された。

また，発作頻度50％減少達成率は，231試験治療期 LOCF で47.6％（10/21例），233試験治療期41～52週目で47.1％（8/17例），233試験治療期101～112週目で50.0％（8/16例），233試験治療期149～160週目で50.0％（6/12例），233試験治療期197～208週目で66.7％（6/9例）であり，発作頻度50％減少達成率は総じて4年間安定した推移を示した。

治験担当医による全般改善度評価では，「著明に改善した」は11.8％（2/17例），「改善した」は5.9％（1/17例），「やや改善した」は64.7％（11/17例）で，「やや悪化した」以下の評価を受けた被験者はなかった。

安全性では，副作用発現率は52.4％（11/21例）で，10％以上の副作用は，浮動性めまい14.3％（3/21例）のみであった。

以上の成績から，被験者数は少なかったが，難治性部分発作を有する日本人てんかん患者への他の抗てんかん薬との併用下で perampanel 2～12 mg/日を4年間投与したときの有効性と安全性が確認された。また，perampanel の長期投与における未知の安全性リスクは生じなかった。

5．335試験における継続投与期の成績

335試験の Core Study を完了した599例のうち596例が継続投与期に移行した。移行例の内訳は placebo 群から151例，4mg 群から156例，8mg 群から146例，12mg 群から143例であった。Core Study の観察期の発作頻度をベースラインとした各評価項目の成績を列記する。

1）発作頻度変化率は，Core Study の perampanel 群で認められた有効性は継続投与期の間も維持されることが確認された。Core Study の placebo 群では，perampanel 投与後に発作頻度減少率は増加し，継続投与期の終了時までに Core Study の perampanel 群と同じレベルに達した。

2）発作頻度50％減少達成率は，Core Study

のperampanel群では40％程度の割合でほぼ安定して推移した。Core Studyのplacebo群では，perampanel投与後に増加し，継続投与期の終了時までにCore Studyのperampanel群と同じレベルに達した。

3) 複雑部分発作と二次性全般化発作を合わせた発作頻度変化率の中央値および発作頻度50％減少達成率は，perampanel群ではCore Studyで認められた有効性は維持されることが確認された。

4) 二次性全般化発作に関する発作頻度変化率および発作頻度50％減少達成率はperampanel群での有効性は維持されることが確認された。

安全性については，Core Studyを含めた安全性解析対象集団における有害事象発現率は84.8％(576/679例)で，その重症度は軽度または中等度と判定された事象が多かった。発現率が高かったのは(10％以上)，浮動性めまい(42.9％)，傾眠(21.4％)，鼻咽頭炎(17.2％)であった。335試験のCore Studyまたは継続投与期における死亡例は3例で，特発性血小板減少性紫斑病および頭蓋内出血の1例と死因の特定できない1例は因果関係が否定され，てんかんにおける原因不明の突然死は治験薬との因果関係は否定されなかった。

以上の成績から，継続投与期において最大12mgまで投与した結果，Core Studyで認められた発作コントロールに対する有効性は長期間にわたり維持された。Perampanel 2～12mg長期投与の安全性および忍容性が示され，Core Studyと比べて新たなリスクは認められなかった。こうして，他剤併用時におけるperampanelは本治験で対象とした12歳以上の難治性部分発作を有する患者に対して，ベネフィットリスクバランスに優れた薬剤であることが示された。

6. 難治性強直間代発作に対する第Ⅲ相placebo対照試験（日本を含む国際共同試験，332試験）

本試験はperampanel 8mgの有効性と安全性を評価するために，日本を含めた19ヵ国，163施設にて2011年7月から2015年3月（継続投与期のデータカットオフ日）にかけて実施された[3]。

対象は，12歳以上の難治性強直間代発作を有する患者162例で，perampanel群81例（日本人患者6例），placebo群81例（日本人患者5例）であり，試験のデザインは図11のようにCore Study（観察期と治療期）と継続投与期からなっている。治療漸増期はperampanel 2mgまたはplaceboを1日1回就寝前に経口投与を開始し，perampanel群では1週間に2mgずつ用量を漸増し，8mgまたは最大耐量まで漸増した後，同用量を治療維持期の完了まで投与した。なお，基礎治療薬1～3剤の上にperampanelかplaceboを上乗せ投与する方式をとっている。ここでは，Core Studyの成績のみを紹介する。

主要評価項目である発作頻度変化率の中央値は図12，左のようにperampanel群はplacebo群より大きな減少が示され，その差は38.1％であり有意差が認められている（p＜0.0001）。

副次評価項目の発作頻度50％減少達成率はplacebo群に比べてperampanel群は有意に高くなっている（p＝0.0019）（図12，右）。また，探索的評価項目である発作頻度100％減少達成率はplacebo群の12.3％（10/81例）に対してperampanel群は30.9％（25/81例）と有意差（p＝0.0069，Fisherの直接確率法）を示した。

安全性では，安全性解析対象例にみられたperampanel群における副作用発現率3％以上のものを表10に示した。Perampanel群に多い副作用としては，浮動性めまい，疲労，易刺激性，傾眠などであったが，いずれも軽度ないし中等度で忍容性は良好であった。

以上の成績から，perampanel 8mgは難治性強直間代発作に対して有用性の高い，かつ安全な併用治療薬であることが検証されている。

なお，これまで述べてきた臨床成績は総合製品情報概要[3]と社内資料[4]に基づいているが，2018年にNishidaら[A]によって論文化され発表されている。

Ⅵ. Perampanelの副作用にみる攻撃性

部分発作を対象とした臨床試験における安全性解析対象例709例（日本人患者271例を含む）のうち，513例（72.4％）に副作用が認められ，主な副作用は，浮動性めまい（41.7％），傾眠（21.9％）

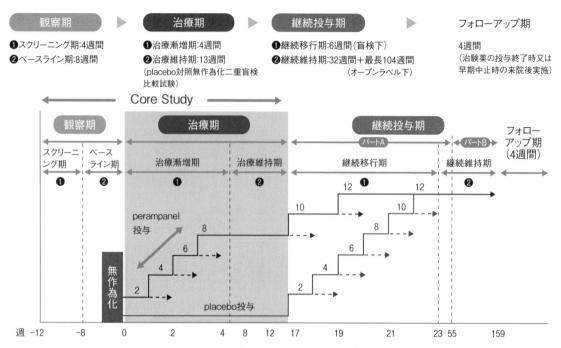

図11 Perampanel の難治性強直間代てんかんに対する placebo 対照試験（332試験）とそれに引き続いた長期投与試験（継続投与期）のデザイン（エーザイ株式会社，フィコンパ®錠総合製品情報概要[3]）

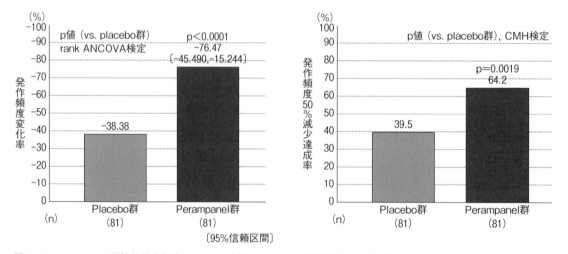

図12 Perampanel の難治性強直間代てんかんに対する placebo 対照試験（332試験）における発作頻度変化率（中央値）（左）と発作頻度50％減少達成率（右）（エーザイ株式会社，フィコンパ®錠総合製品情報概要[3]，2図を合成）

であった。また，強直間代発作を対象とした臨床試験における安全性解析対象例151例（日本人患者11例を含む）のうち107例（70.9％）に副作用が認められ，主なものは，浮動性めまい（34.4％），傾眠（12.6％），易刺激性（11.3％）であった（承認時）。

全体に軽度〜中等度のものが大部分であるとはいえ，副作用発現率がやや高いとの印象がある。そして，重大な副作用として攻撃性が取り上げられている。易刺激性（6.2％），攻撃性（2.7％），

表10 Perampanelの難治性強直間代てんかんに対するplacebo対照試験（332試験）における副作用（エーザイ株式会社，フィコンパ®錠総合製品情報概要[3]）

n (%)

	placebo群 (n = 82)	perampanel群 (n = 81)
副作用が発現した被験者数	37 (45.1)	56 (69.1)
浮動性めまい	5 (6.1)	24 (29.6)
疲労	2 (2.4)	9 (11.1)
易刺激性	1 (1.2)	7 (8.6)
傾眠	3 (3.7)	7 (8.6)
回転性めまい	2 (2.4)	6 (7.4)
悪心	2 (2.4)	5 (6.2)
体重増加	2 (2.4)	5 (6.2)
嘔吐	0	4 (4.9)
頭痛	6 (7.3)	4 (4.9)
不安	1 (1.2)	4 (4.9)

不安（1.4％）となっている。

Perampanelの精神および行動に対する副作用について，日米の添付文書のあり方が対照的であり，紹介しておく。米国の添付文書には，警告・使用上の注意として，「部分発作を対象とした第Ⅲ相比較対照試験において，敵意および攻撃性に関連する副作用が発現した患者は，placebo群が6％であるのに対して，perampanel 8mg/日群および12mg/日群はそれぞれ12％および20％であった」から始まり自殺行動および自殺念慮などについて数ページを超える警告文となっている。なお，英国の添付文書にも，自殺念慮，神経系障害，攻撃性，乱用の可能性などの項を設けて2ページを超えるものとなっている。

一方，わが国の添付文書では，使用上の注意の項の2.重大な基本的注意として，(1) 易刺激性，攻撃性・敵意，不安等の精神症状があらわれ，自殺企図に至ることもあるので，本剤投与中は患者の状態および病態の変化を注意深く観察すること，(2) 患者および家族等に攻撃性・敵意，自殺企図等の精神症状発現の可能性について十分説明を行い，医師と緊密に連絡を取り合うよう指導すること，とあるのみである。重大な副作用としながらも取り上げ方に大きな違いがあるのは興味深い。審議結果報告書によると[13]，医薬品医療機器総合機構（機構）も専門協議の委員も敵意・攻撃性のリスクについて添付文書で注意喚起することとの意見であり，それに基づいて作成されたものである。こうして，2015年7月27日申請し，2016年3月28日に承認されて同年5月26日上市となった。2016年5月26日から同11月25日までの「市販直後調査」によると，推定投与症例数は不明であるが，「易刺激性」27件，「攻撃性」12件，「怒り」10件となっており，治験から得られた安全性情報と傾向の変化は認められず，「使用上の注意」の改訂等の安全確保措置の実施は不要と判断されている。なお，57例の初期使用経験を報告した山本らによると[16]，優れた効果とともに，副作用として浮動性めまいの9例（15.8％）に次いで傾眠8例（14.0％）と同じ頻度で易刺激性／攻撃性が認められているが漸増途上でみられやすく，用量をその前の段階に下げることで軽快することから，より時間をかけた漸増を行うことで回避できる可能性を示している。

Ⅶ．おわりに

Perampanelは世界で初めてAMPA受容体拮抗薬の開発の中から創製された抗てんかん薬である。AMPA受容体拮抗薬といえば，どうしても脳血管障害の急性期の治療薬としての開発にまず目が向けられるが，この系統の薬物の特徴として有

効用量と有害事象惹起作用との幅が小さく臨床試験に成功しがたい点が大きな障壁となっている。そうした中で，エーザイは順位を1つ下げたか，経口剤による抗てんかん薬としての開発に転じ，ものの見事に成功したのである。Perampanelは1999年の創製であり，筆者が大学を退職した後に臨床開発が始まっており，2016年5月に上市されるまでその存在を知らなかった。世界初のAMPA受容体拮抗薬の開発物語を書きたくて，perampanelの創薬，薬理，開発のすべてに関わったエーザイの花田敬久氏に無理を願って1か10まで教えて戴いた。楽しく勉強しながら本稿を書くことができた。厚く感謝したい。

文　献

1) Dugan, L. L., Choi, D. W. : Excitotoxicity, free radicals, and cell membrane changes. Ann. Neurol., 35 (Suppl) : S17-S21, 1994.
2) エーザイ株式会社：フィコンパ®錠医薬品インタビューフォーム．2016年5月改訂（改訂第2版）
3) エーザイ株式会社：フィコンパ®錠総合製品情報概要．
4) エーザイ株式会社 社内資料：Perampanel申請用資料．
5) French, J. A., Krauss, G. L., Biton, V. et al. : Adjunctive perampanel for refractory partial-onset seizures : randomized phase III study 304. Neurology, 79 : 589-596, 2012.
6) French, J. A., Krauss, G. L., Steinhoff, B. J. et al. : Evaluation of adjunctive perampanel in patients with refractory partial-onset seizures : results of randomized global phase III study 305. Epilepsia, 54 : 117-125, 2013.
7) Hayashi, T. : Effects of sodium glutamate on the nervous system. Keio J. Med., 3 : 183-192, 1954.
8) Hayashi, T. : The inhibitory action of β-hydroxy-γ-aminobutyric acid upon the seizure following stimulation of the motor cortex of the dog. J. Physiol., 145 : 570-578, 1959.
9) 花田敬久：新規AMPA型グルタミン酸拮抗薬ペランパネル．脳21，16 : 322-328, 2013.
10) Hanada, T. : The discovery and development of perampanel for the treatment of epilepsy. Expert Opin. Drug Discov., 9 : 449-458, 2014.
11) Hanada, T., Hashizume, Y., Tokuhara, N. et al. : Perampanel : a novel, orally active, noncompetitive AMPA-receptor antagonist that reduces seizure activity in rodent models of epilepsy. Epilepsia, 52 : 1331-1340, 2011.
12) Hibi, S., Ueno, K., Nagato, S. et al. : Discovery of 2-（2-oxo-1-phenyl-5-pyridin-2-yl-1,2-dihydropyridin-3-yl）benzonitrile（perampanel）: a novel, noncompetitive alpha-amino-3-hydroxy-5-methyl-4-isoxazolepropanoic acid（AMPA）receptor antagonist. J. Med. Chem., 55 : 10584-10600, 2012.
13) 厚生労働省医薬・生活衛生局審査管理課：審査結果報告書．2016年3月3日．
14) Krauss, G. L., Bar, M., Biton, V. et al. : Tolerability and safety of perampanel : two randomized dose-escalation studies. Acta Neurol Scand., 125 : 8-15, 2012.
15) Krauss, G. L., Serratosa, J. M., Villanueva, V. et al. : Randomized phase III study 306 : adjunctive perampanel for refractory partial-onset seizures. Neurology, 78 : 1408-1415, 2012.
16) 山本貴道，山添知宏，飯島健太郎 他：新規抗てんかん薬perampanelの初期使用経験――難治性てんかんにおける有効性と副作用の検討．臨床精神薬理，20（7）: 811-820, 2017.
A) Nishida, T., Lee, S. K., Inoue, Y. et al. : Adjunctive perampanel in partial-onset seizures : Asia-Pacific, randomized phase III study. Acta Neurol Scand, 137 : 392-399, 2018.

§75

新規抗てんかん薬の開発物語

―― その6：米国NIHの抗てんかん薬スクリーニング計画に沿って開発されたlacosamide ――

I. はじめに

新規抗てんかん薬の第6弾はUCB社が2006年ドイツのSchwarz Pharma社を吸収合併したが，同社が開発していた抗てんかん薬を引き継いで世に出したlacosamideである。UCB社はすでに世界初のsynaptic vesicle (SV) 2Aへの高い親和性を有するlevetiracetamを開発し，そのsuccessorであるbrivaracetamを米国で2016年に上市してわが国でも開発予定になっているが，その前に仕上げた。Lacosamideのユニークな点の1つは電位依存性Naチャネルの緩徐な不活性化を選択的に促進するという新しい作用機序を有することと，もう1つは米国国立衛生研究所National Institute of Health (NIH) 傘下の国立神経疾患・脳卒中研究所 National Institute of Neurological Disorder and Stroke (NINDS) のEpilepsy Therapy Screening Program (ETSP) が推奨する抗てんかん薬スクリーニング計画に沿って開発を進められた点である。

本稿は，わが国では2016年7月の承認ほやほやlacosamideの開発物語である。

II. Lacosamideの発見物語

米国はTexasのHouston大学化学研究室のCortesら[9]は抗てんかん薬のphenytoinから出発して，単純なアミノ酸誘導体のてんかん動物モデルでの発作抑制作用を発見している。一連のアミノ酸の機能化配列の化合物の中からConleyとKohnは[8]N-acetyl-D,L-alanine, N-benzylamidesを選び出した。Kohnら[16]によって100を越える化合物が合成された中からChoiら[6]は1996年にN-benzyl-2-acetamide propion amide誘導体に辿りついた（図1）。Choiらはここからlacosamideを合成したのである。Houston大学のこの研究の中心には常にHarold Kohnが存在したと考えられる。Houston大学での研究の中から合成された化合物の動物モデルでの抗てんかん作用はNIH傘下のNINDSのETSPのスクリーニングにかけられており，最終的なlacosamideの抗てんかん作用もここで確認されている。

当初，NIHの抗てんかん薬開発プログラムでは，lacosamideはADD234034と呼ばれており，米国のHarris Federal Research Consultants (Harris FRC) が1998年7月，米国で第I相試験を実施した当時，harkoserideの名称がつけられていた。1990年代終盤の頃か，開発の価値を認めたHarris FRCが13例のてんかん患者での前期第II相試験を

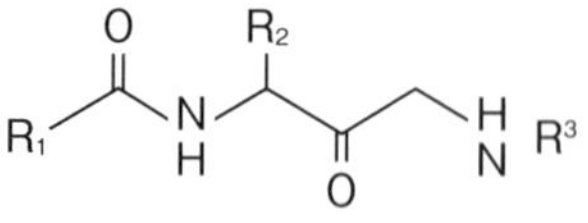

1

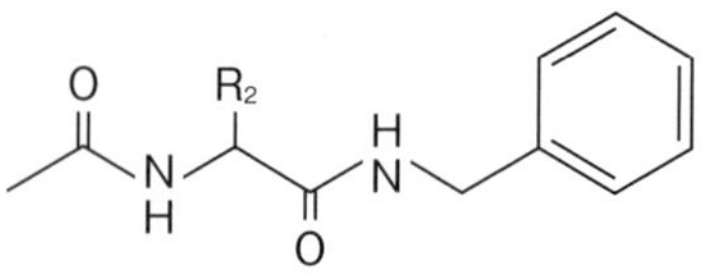

2
2-substituted N-benzyl-2-acetamidoacetamide

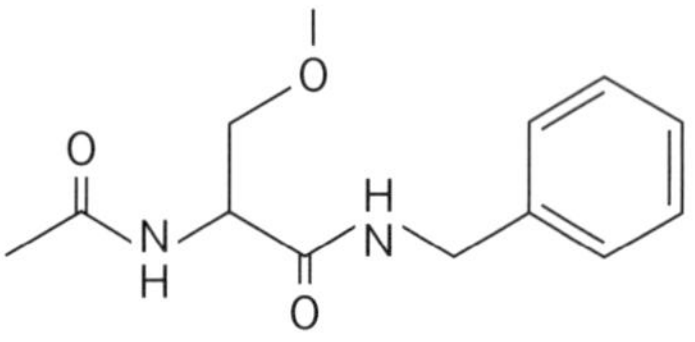

18   **19**
N-benzyl-2-acetamidopropionamides

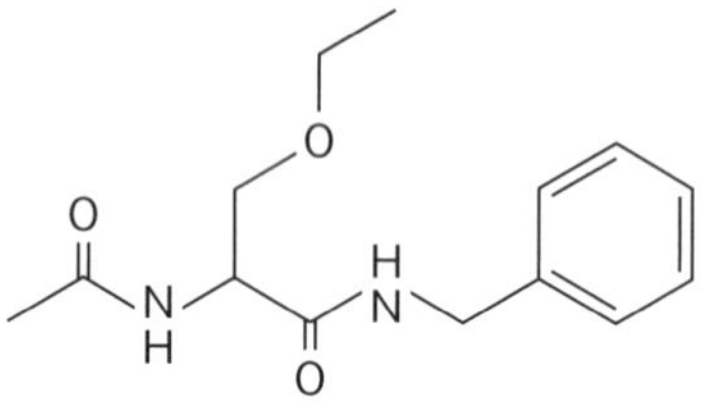

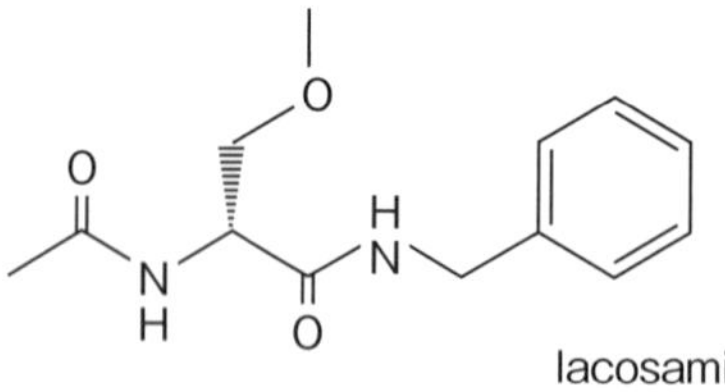

lacosamide
(2R)-1-acetamido-N-benzyl-3-methoxypropanamide

図1　Lacosamide 合成への道（Choi ら，1996[6]，一部改変，追加）

実施して効果と安全性が観察されているとの記載がある[29]。

本格的には2000年にドイツの Schwarz Pharma 社が開発の権利を獲得して SPM927 と命名して臨床開発に入っている。

Ⅲ．Lacosamide の薬理作用と作用機序

抗てんかん作用を評価する動物モデルのうち，lacosamide はマウスの角膜通電による最大電撃けいれんと 6Hz で 3 秒間 44mA の電流を加えて精神運動発作を誘発する 6Hz-psychomotor seizure モデルに強い抗けいれん作用を示す[2,24]。この効果は Na^+ チャネル阻害薬である phenytoin や carbamazepine に極めてよく似ている。Na^+ チャネルは急速な不活性化と緩徐な不活性化の 2 種類のメカニズムによって制御されることが知られており，緩徐な不活性化はてんかんのように持続するニューロンの過剰な興奮によっておこり，ニューロンの興奮性を調節している[12]。

従来の phenytoin や carbamazepine などの Na^+ チャネルブロッカーは急速な不活性からの回復を遅らせると考えられているのに対して，lacosamide は最近になって Na^+ チャネルの緩徐な不活性化を選択的に促進させることで，活性化できる Na^+ チャネルの割合を減少させ，ニューロンの過剰な興奮を抑制することが明らかにされて，新規作用機序を有すると考えられている（図2）[12,19,23]。従来になかった作用機序によって lacosamide は既存の抗てんかん薬に対して十分な効果が認められ

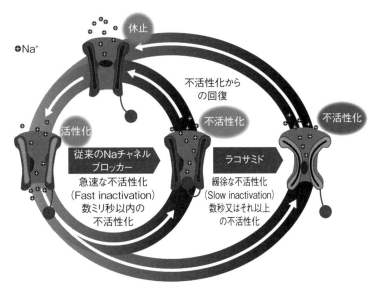

図2 Lacosamide の作用機序（過興奮状態のニューロンにおける電位依存性 Na^+ チャネルに対する作用）（Rogawski ら，2015[23]）（第一三共株式会社 社内資料[10]より引用）

なかった難治性部分てんかんへの有効性が期待されている。

Ⅳ．海外での臨床試験

Lacosamide の臨床開発は，1998年7月 Harris FRC 社が英国で実施した第Ⅰ相試験に始まるが，本格的には Schwarz Pharma 社が共同開発に参入した2000年のことである[25]。経口投与でほぼ100％吸収され，血漿蛋白結合率は15％以下と生物学的利用能は極めて高く，T_{max} は0.5～4時間と吸収も早い上に食事の影響を受けない。血漿中濃度，AUC，C_{max} は投与量に比例して線型を示す[14,28]。代謝経路は図3のように，活性を持たない o-desmethyl-lacosamide への代謝は CYP2C19，CYP3A4，CYP2C9 が関与し，lacosamide は代謝物を含めてほとんど全てが腎臓より速やかに排泄される[3-5]。

以上のように抗てんかん薬としては望ましい性質を有して難治性部分てんかん患者を対象とした付加療法の試験が押し進められていった。

ここでは3本の pivotal study の成績を紹介しておきたい。

1．後期第Ⅱ相試験（SP667）

海外での臨床試験として，まず後期第Ⅱ相試験として2002年2月から2004年5月にかけて，ドイツ，ハンガリー，リトアニア，ポーランド，スウェーデン，スイス，英国，米国の8ヵ国，68施設で実施された難治性部分てんかんに対する lacosamide の用量反応性をみた placebo 対照試験を紹介しよう[1]。

対象は18～65歳の2年以上2剤以上の抗てんかん薬による治療で8週間の観察期間中28日に4回以上の部分発作を呈する症例で，この間発作のない日が21日未満の者としている。

試験のデザインは8週間の観察期間で症例を選択し，placebo 群，200mg/日群（分2），400mg/日群（分2），600mg/日（分2）の4群に割り付け，6週間の漸増期中に1～2剤の既存の抗てんかん薬に付加的に100mg/日から開始して各週100mg/日ずつ増量してそれぞれの用量群に達した後，12週間の維持期を置いている。のち，移行期に入り，継続長期投与試験への移行を可能とし

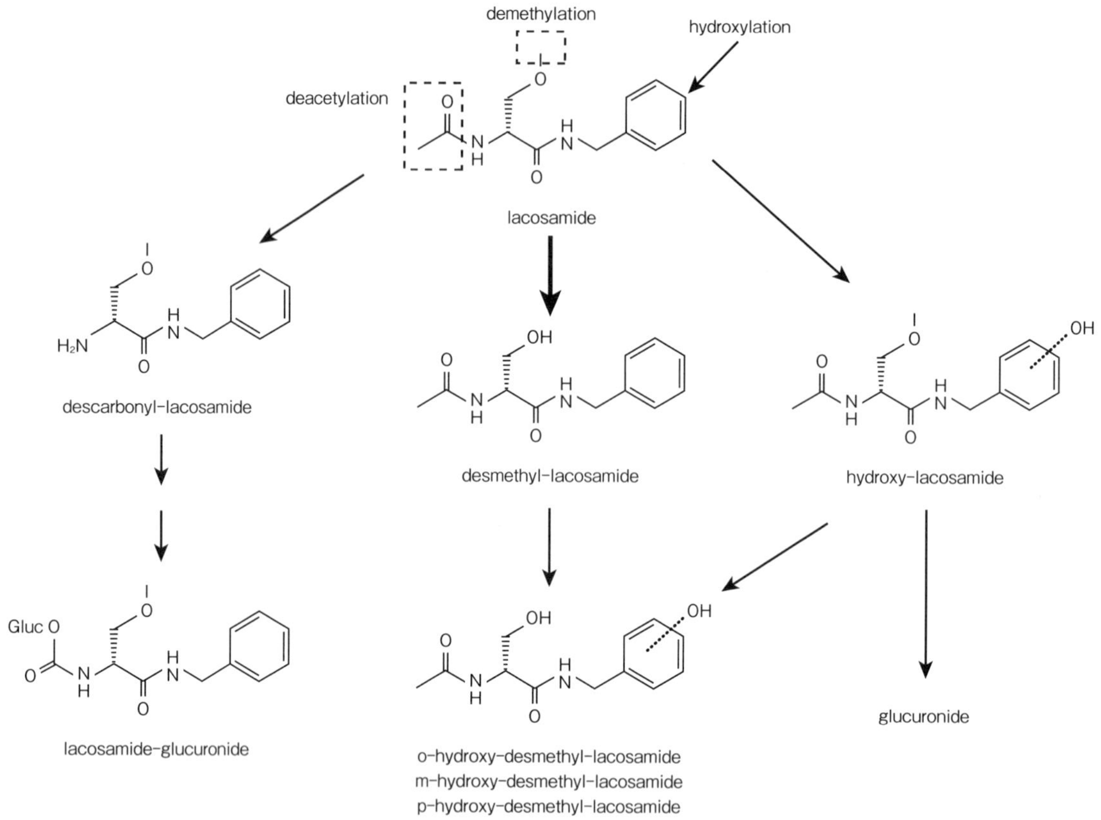

図3 Lacosamide の代謝経路（Cawello ら，2012[5]）
Lacosamide の約40％は未変化体として腎臓より排泄されるが，一部は脱メチル化された後に O-desmethyl-lacosamide などに，他の一部は p-hydroxy-lacosamide や descarbonyl-lacosamide などに代謝された後に排泄される。

ている（図5参照）。

主要評価項目は観察期間に対する維持期間の28日あたりの部分発作回数の変化量（発作頻度減少率）と，同じく50％以上の発作頻度減少達成率をみた反応率である。

無作為割付けされた症例421例の有効性解析対象例416例の成績は図4，Aのように発作頻度減少率は placebo 群10％に対して200mg/日群26％で有意差を認めず，400mg/日群39％（P＝0.0023），600mg/日群40％（P＝0.0034）と placebo 群に対して有意差を示している。また，50％反応率は図4，Bのように400mg/日群と600mg/日群は有意差を示したが，200mg/日群は有意差を示していない。75％以上の発作頻度減少を示した割合は placebo 群6.3％，200mg/日 11.2％（P＝0.2356），400mg 群22.4％（P＝0.0020），600mg 群16.2％（P＝0.0334）となっている。12週間の維持期間中に発作フリーとなったのは，200mg/日群1例，400mg 群5例，600mg 群1例であった。なお，QOLIE-31 でみた QOL では400mg/日群がより高い改善を示した。

有害事象は表1に示したように600mg/日群での浮動性めまいの高いのが目立ったが，重篤なものは認めなかった。

以上の成績から，lacosamide の難治性部分てんかんに対する付加療法で，200mg/日は placebo に対して有意差を示さず，400mg/日と600mg/日が有意の発作頻度減少を示し，忍容性も良好であった。

2．第Ⅲ相試験（SP754）

後期第Ⅱ相試験（SP667）に引き続いて2本の

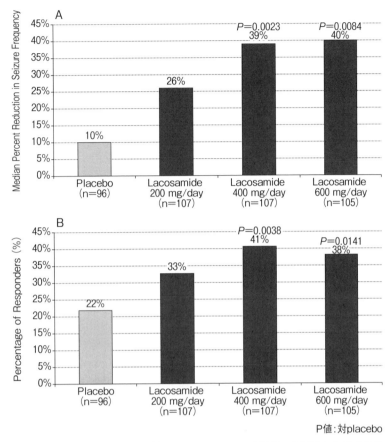

図4 難治性部分てんかんに対するlacosamideの後期第Ⅱ相試験における28日あたりの観察期から維持期への発作頻度減少率（中央値，ITT）(A)と50％反応率（ITT）(B)（Ben-Menachemら，2007[1]，2図を合成）

第Ⅲ相試験（SP754とSP755）が実施された。SP754試験は2004年3月から2006年8月にかけて米国の72施設にて実施されている[7]。対象の選択基準は年齢が16〜70歳と少し拡がった以外はSP667試験と同じで，試験のデザインも同じく8週間の観察期間ののちplacebo群，400mg/日群（分2），600mg/日（分2）の3群に1:2:1の3アームに割り付け，6週間の漸増期中に1〜3剤の既存の抗てんかん薬に付加的に100mg/日から開始して各週100mg/日ずつ増量した後，12週間の維持期を置いている。のち移行期を置いて漸減・終了するか継続長期投与試験への移行を可能としている（図5）。

主要評価項目は観察期間における維持期間の28日あたりの部分発作回数の変化量（発作頻度減少率）と50％以上の発作頻度減少達成率をみた反応率で，有効性解析対象例402例の成績を図6に示した。まず，発作頻度減少率では，placebo群の20.8％に対してlacosamide 400mg/日群は37.3％（P=0.008），600mg/日群は37.8％（P=0.006）と実薬群はともに高い有意差を示している（図6，A）。50％反応率についてもplacebo群18.3％に対して400mg/日群38.3％，600mg/日群41.2％でともに高い有意差（P<0.001）を示した（図6，B）。75％反応率はlacosamide 400mg/日群と600mg/日群でplacebo群（7.7％）に対して高い比率（それぞれ20.4％，p=0.005，21.6％，p=0.007）を示した。維持期12週間の観察をなし得た317例で発作フリーの症例をみると，placebo群0％（0/95例）に対して400mg/日群2.5％

表1 難治性部分てんかんに対するlacosamideの後期第Ⅱ相試験における有害事象（いずれかの群で10%以上の事象）（Ben-Menachemら，2007[1]）

有害事象	Placebo (n=97)	Lacosamide 200mg/day (n=107)	Lacosamide 400mg/day (n=108)	Lacosmide 600mg/day (n=106)	Lacosamide Total (n=321)
全事象	68 (70)	85 (79)	87 (81)	98 (92)	270 (84)
浮動性めまい	10 (10)	26 (24)	28 (26)	58 (55)	112 (35)
頭痛	9 (9)	12 (11)	26 (24)	14 (13)	52 (16)
悪心	9 (9)	11 (10)	16 (15)	19 (18)	46 (14)
疲労	5 (5)	11 (10)	13 (12)	21 (20)	45 (14)
失調症	3 (3)	4 (4)	14 (13)	24 (23)	42 (13)
視覚異常	5 (5)	4 (4)	12 (11)	21 (20)	37 (12)
嘔吐	3 (3)	11 (10)	13 (12)	13 (12)	37 (12)
複視	2 (2)	4 (4)	12 (11)	15 (14)	31 (10)
傾眠	6 (6)	8 (7)	13 (12)	10 (9)	31 (10)
上気道感染症	11 (11)	12 (11)	13 (12)	6 (6)	31 (10)
何らかの事故	12 (12)	15 (14)	6 (6)	5 (5)	26 (8)
眼振	5 (5)	3 (3)	5 (5)	11 (10)	19 (6)

( )：%

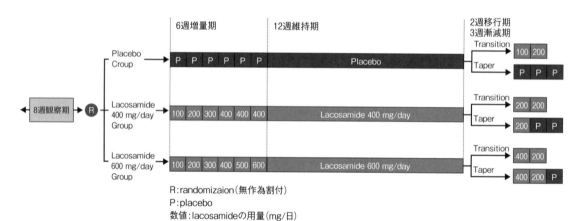

図5 難治性部分てんかんに対するlacosamideのplacebo対照試験（SP754）のデザイン（Chungら，2010[7]）

(4/160例)，600mg/日群8.1%（5/62例）となっている。なお，二次性全般化発作頻度減少率については placebo 群14.3%，400mg/日群59.4%，600mg/日群93.0%と用量依存性が認められた。

安全性については表2にみるように，軽度〜中等度ながら，数値的には600mg/日群に有事現象が多かった。

以上の成績から，lacosamide 400mg/日と600mg/日は高い有効性を示し，安全性を含めると，400mg/日がバランスのとれた成績を挙げている。600mg/日は二次性全般化発作に高い効果を示しているように400mg/日にはない利点を有する可能性を示唆している。

3．第Ⅲ相試験（SP755）

もう1つの第Ⅲ相試験（SP755）はlacosamide 200mg/日と400mg/日の効果と安全性を評価するために2004年6月から2006年1月にかけてオーストラリア，クロアチア，チェコ，フィンランド，フランス，ドイツ，ハンガリー，リトアニア，ポーランド，ロシア，スペイン，スウェーデン，英国の13ヵ国の75施設で実施された[11]。対象の選択基

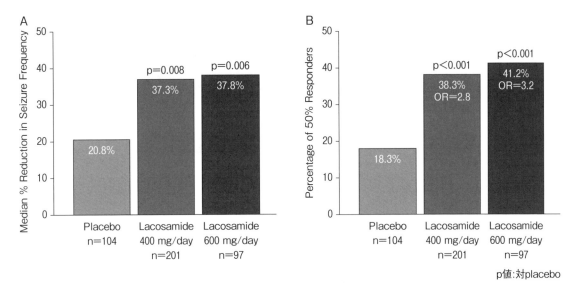

図6 難治性部分てんかんに対するlacosamideのplacebo対照試験（SP754）における28日あたりの観察期から維持期への発作頻度減少率（中央値，ITT）（A）と50％反応率（B）（Chungら，2010[7]）

表2 難治性部分てんかんに対するlacosamideのplacebo対照試験（SP754）における有害事象（増量期と維持期にlacosamideのいずれかの群で10％以上の事象）（Chungら，2010[7]）

	Placebo (n=104)	Lacosamide 400mg/day (n=204)	600mg/day (n=97)	Total (n=301)
有害事象	n（％）	n（％）	n（％）	n（％）
浮動性めまい	11（10.6）	86（42.2）	49（50.5）	135（44.9）
悪心	5（4.8）	24（11.8）	16（16.5）	40（13.3）
複視	3（2.9）	21（10.3）	18（18.6）	39（13.0）
かすみ眼	3（2.9）	23（11.3）	15（15.5）	38（12.6）
頭痛	12（11.5）	26（12.7）	11（11.3）	37（12.3）
嘔吐	3（2.9）	18（8.8）	19（19.6）	37（12.3）
振戦	8（7.7）	19（9.3）	14（14.4）	33（11.0）
協調運動異常	2（1.9）	18（8.8）	11（11.3）	29（9.6）
傾眠	7（6.7）	21（10.3）	6（6.2）	27（9.0）
眼振	5（4.8）	16（7.8）	10（10.3）	26（8.6）

準はSP754試験とまったく同じで，試験のデザインもplacebo群，200mg/日，400mg/日群の3群に1：1：1の3アームに割り付けた以外は同じである（図7）。

主要評価項目の発作頻度減少率と50％反応率は図8に示したように，まず発作頻度減少率はplacebo群の20.5％に対して，lacosamide 200mg/日群は35.3％（p=0.02），400mg/日群は36.4％（p=0.03）とともに有意に優れる成績を示した（図8，A）。一方，50％反応率ではplacebo群の25.8％に対して200mg/日群は35.0％（p=0.07）と有意差を示せず，400mg/日群は40.5％（p=0.01）と有意差を示した（図8，B）。維持期を完了した200mg/日群では3.6％（5/137例），400mg/日群では2.4％（3/123例），placebo群2.1％（3/143例）が発作フリーであった。

安全性では，表3のように認められており，いずれも軽度〜中等度で，用量反応性を認めたのは

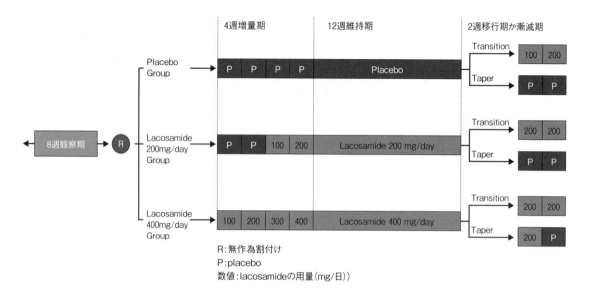

図7 難治性部分てんかんに対する lacosamide の placebo 対照試験（SP755）のデザイン（Halász ら，2009[11]）

浮動性めまい，悪心，嘔吐であった．注目すべきは傾眠は3群ともほぼ同様の頻度であったことである．なお，重篤な有害事象は placebo 群3.7%，200mg/日群8.0%，400mg/日群9.4% と lacosamide 群に多かった．

以上の成績から，lacosamide 200mg/日，400mg/日は難治性部分てんかんへの付加療法として有用なオプションであり，忍容性も高いとしている．

以上の3本の placebo 対照試験の成績から，lacosamide は200mg/日から発作頻度を減少させ，400mg/日，600mg/日と効果が強くなる．特記すべき有害事象はみられず，全体に用量依存的に多くなるが，ほとんどは軽度～中等度で忍容性は良好であり，400mg/日が最もバランスのとれた成績を示したが，600mg/日も二次性全般化発作を抑制するなどの利点を有しており，200～600mg/日の範囲の中で優れた効果と安全性を示す付加的抗てんかん薬であることが示されている．これまでの臨床試験はすべて Schwarz Pharma 社が実施してきた．これ以降は2006年に同社を吸収合併した UCB 社がすべての業務を引き継いでおり，次に述べるわが国での臨床開発はすべて UCB 社が実施している．

V．わが国での臨床試験

1．第I相試験（SP1046）

日本人を対象に最初に投与されたのは2011年5月から6月にかけてドイツの FOCUS Clinical Drug Development GmbH（治験責任医師：Gril Andersen）で実施された第I相試験においてである．幸い，本試験は岡垣ら[22]によって論文化されている．

18～45歳の健康成人日本人および中国人各18例を対象とし，lacosamide 100mg，200mg，400mg の単回投与による placebo 対照二重盲検試験となっている．

Lacosamide の血漿中濃度推移と，日本人の薬物動態パラメータを図9に示した．日本人，中国人とも同様に lacosamide 濃度は速やかに上昇し，0.5～4時間で C_{max} に達し，$t_{1/2}$ の幾何平均値は約14時間であり，AUC および C_{max} は投与量に比例して増加した．

なお，lacosamide の推定代謝経路は図3のようになり[5,27]，薬理学的に不活性な主代謝物である O-des-methyl 体生成に主に寄与する CYP 分子種は CYP3A4，CYP2C9 および CYP2C19 であり，CYP2C19 遺伝子型による代謝経路が同じ分類の日

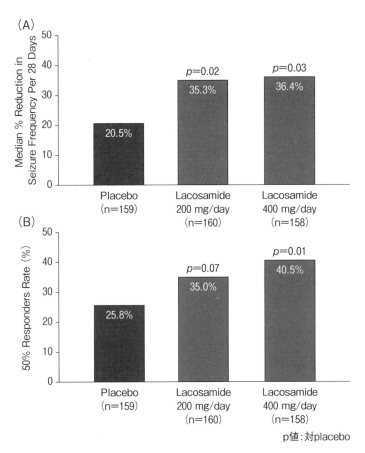

図8 難治性部分てんかんに対するlacosamideのplacebo対照試験（SP755）における28日あたりの観察期から維持期への発作頻度減少率（中央値，ITT）（A）と50%反応率（ITT）（B）（Halászら，2009[11]，2図を合成）

表3 難治性部分てんかんに対するlacosamideのplacebo対照試験（SP755）における有害事象（増量期と維持期にいずれかの群で5%以上の事象）（Halászら，2009[11]）

		Lacosamide		
	Placebo (n=163)	200mg/day (n=163)	400mg/day (n=159)	Total (n=322)
有害事象	n (%)	n (%)	n (%)	n (%)
浮動性めまい	8 (4.9)	17 (10.4)	25 (15.7)	42 (13.0)
頭痛	12 (7.4)	18 (11.0)	13 (8.2)	31 (9.6)
複視	2 (1.2)	13 (8.0)	16 (10.1)	29 (9.0)
悪心	2 (1.2)	9 (5.5)	13 (8.2)	22 (6.8)
回転性めまい	3 (1.8)	11 (6.7)	10 (6.3)	21 (6.5)
疲労	6 (3.7)	8 (4.9)	10 (6.3)	18 (5.6)
鼻咽頭炎	6 (3.7)	8 (4.9)	10 (6.3)	18 (5.6)
協調運動異常	1 (0.6)	7 (4.3)	10 (6.3)	17 (5.3)
嘔吐	3 (1.8)	5 (3.1)	9 (5.7)	14 (4.3)

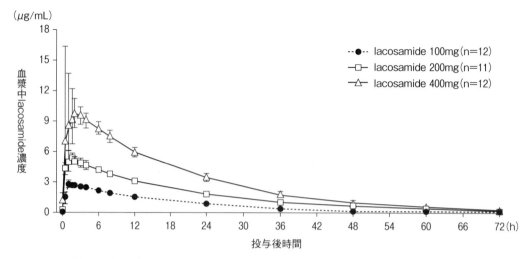

図9 Lacosamideの第I相試験，単回投与試験における血漿中濃度推移（上段）とその際の薬物動態パラメータ（下段）（第一三共株式会社 社内資料[10]，2図表から合成）

本人と中国人で比較した結果，すべての1mg/kgあたりのlacosamideの薬物動態パラメータは両人種間で同様であった。

安全性では，因果関係が否定できない有害事象はlacosamide群合計で日本人10例（55.6%），中国人6例（33.3%），placebo群で日本人4例（22.2%），中国人5例（27.8%）にみられ，疲労，浮動性めまい，頭痛，幻聴などで，日本人，中国人ともにlacosamide群に高い傾向がみられたが，いずれも軽度で試験中止に至ったものはなかった。

以上の日本人，中国人のlacosamideの薬物動態プロフィールは白人とほぼ一致しており，安全性にも問題なかった。なお，反復性投与試験は実施されておらず，参考までに外国人データの成績を図10に示しておく[10]。健康成人男性6例に200mg/回を1日2回7日間反復投与したとき，血漿中lacosamide濃度は投与開始から3日後に定常状態に到達し，AUC_{0-12h}の累積係数は2.4であった。

2．成人難治性部分てんかんに対するlacosamideのplacebo対照試験（EP0008試験）

わが国でのlacosamideのplacebo対照試験は2012年9月から2014年8月にかけて日本41施設，中国31施設における日中共同試験として井上有史医学専門家のもとに実施された[13]。

対象は16歳から70歳の難治性部分てんかん患者で，選択基準はすでに述べた海外でのplacebo対照試験と同じである。

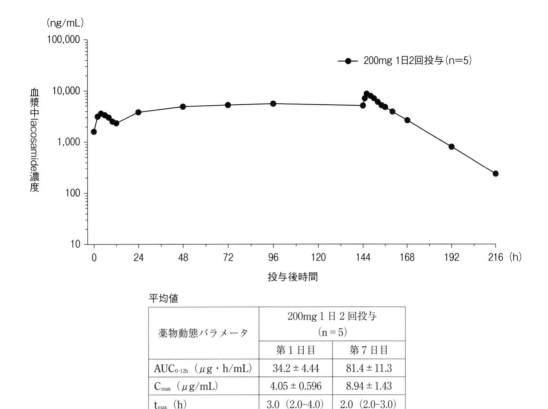

図10 Lacosamide の第Ⅰ相試験，反復投与試験における血漿中濃度推移（上段）とその際の薬物動態パラメータ（下段）（第一三共株式会社，社内資料[10]，2図表から合成）

試験のデザインは図11に示したように海外での試験と同じで，本試験では placebo 群，lacosamide 200mg/日群，400mg/日群の3群比較で，既存の抗てんかん薬1～3剤への付加療法の形をとっている。

主要評価項目は観察期間に対する維持期間の28日あたりの部分発作回数の変化量（発作頻度減少率）とし，副次評価項目として同じく50％以上の発作頻度減少達成率をみた反応率および観察期間に対する増量期間＋維持期間28日あたりの発作回数変化量としている。

無作為化された548例のうち，有効性評価対象となった544例（FAS）での主要評価項目の成績は表4に示されている。部分発作回数の中央値は placebo 群に比べて lacosamide 200mg/日群および 400mg/日群で大きく減少している。なお，日本人集団の観察期間の28日あたりの部分発作回数の中央値は，いずれの投与群も中国人集団に比べて高く，日本人集団では中国人集団に比べて重症なてんかん患者が組み入れられたと考えられる。そして，lacosamide 投与群の観察期間に対する維持期間の28日あたりの部分発作回数の変化量の placebo 群に対する比較をみると，全集団（図12）および中国人集団では lacosamide 200mg/日群，400mg/日群とも placebo 群に対して有意差を認めている。一方，日本人集団では，lacosamide 400mg/日群は placebo 群に対して有意差（p = 0.013）を認めているものの，200mg/日群では有意差（p = 0.110）を認めていない。これは日本人集団では中国人集団に比べて重症なてんかん患者が組み

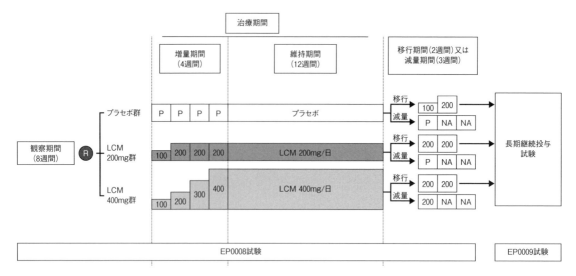

図11 Lacosamideの難治性部分てんかんに対する日中共同第Ⅲ相試験（EP0008試験）および非盲検継続試験（EP0009試験）のデザイン（井上ら，2017[15]より引用）

表4 Lacosamideの難治性部分てんかんに対する日中共同第Ⅲ相試験（EP0008）における観察期間及び維持期間の28日あたりの部分発作回数並びに観察期間に対する維持期間の変化量：FAS（ユーシービージャパン株式会社，ラコサミド申請資料[26]）

部分発作回数（中央値）	プラセボ群	LCM 200mg群	LCM 400mg群
全集団	N = 183	N = 182	N = 179
観察期間	10.50	11.00	10.00
維持期間	9.55	6.47	4.92
観察期間に対する維持期間の変化量[a]	− 1.22	− 3.33	− 4.50
日本人集団	N = 48	N = 47	N = 47
観察期間	16.65	23.00	13.50
維持期間	11.98	15.33	8.40
観察期間に対する維持期間の変化量[a]	− 1.60	− 4.33	− 4.04
中国人集団	N = 135	N = 135	N = 132
観察期間	10.00	8.81	8.40
維持期間	9.11	5.27	4.07
観察期間に対する維持期間の変化量[a]	− 1.13	− 3.15	− 4.50

LCM：lacosamide
注：維持期間は，維持期間開始前に中止した被験者の増量期間のデータを含む
[a] 個々の被験者の観察期間からの変化量の中央値

入れられたことに起因していると考察されている。

副次評価項目の観察期間に対する維持期間の50％反応率は図13のようになり，lacosamide 200mg/日群，400mg/日群とも placebo 群より有意に高かった（いずれも $p<0.001$）。また，維持期に発作フリーとなった割合は placebo 群で0であったのに対して，200mg/日群で4.7％，400mg/日群で5.4％であった。

安全性では，表5に試験期間中に発現した有害事象を挙げたが，ほとんどが軽度から中等度のもので，10％以上の有害事象でlacosamide 群がpla-

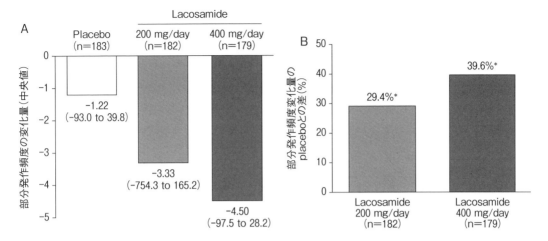

図12　Lacosamide の難治性部分てんかんに対する日中共同第Ⅲ相試験（EP0008）における観察期間から維持期間への28日あたりの発作回数の変化量（中央値，FAS）（A）と placebo との発作回数の変化量の差（％）の統計学的解析（FAS）（B）（Hong ら，2016[13]）
＊p＜0.001

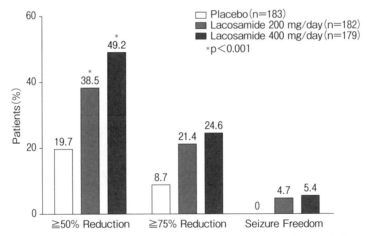

図13　Lacosamide の難治性部分てんかんに対する日中共同第Ⅲ相試験（EP0008）における観察期から維持期への発作減少反応率（FAS）（Hong ら，2016[13]）

cebo 群より 2％以上多かったのは浮動性めまい（25.9％対 9.2％）と傾眠（10.2％対 3.8％）のみであった。これらは海外の 3 本の pivotal study と同様な結果であった。

以上の成績から，二次性全般化発作を含む難治性部分てんかんに対する lacosamide 200mg/日および 400mg/日の有効性と安全性が検証された。ただし，より重症なてんかん患者が組み入れられた日本人集団では 200mg/日群は主要評価項目で placebo に対して有意差をつけられなかったことは問題として残されよう。

3．日中共同第Ⅲ相試験（EP0008 試験）からの継続長期投与試験（EP0009 試験）

Lacosamide 併用投与における安全性と有効性を評価するための日本41施設，中国31施設における EP0008 試験からの継続長期投与試験で，2013年 2 月から実施されている[15]。

表5 Lacosamideの難治性部分てんかんに対する日中共同第Ⅲ相試験（EP0008）における増量期と維持期に出現した有害事象（安全性解析対象）（Hongら，2016[13]）

Patients, n（%）	Placebo n = 184	Lacosamide 200mg/day n = 183	Lacosamide 400mg/day n = 180
全治療関連性有害事象	128（69.6）	119（65.0）	143（79.4）
全lacosamide服用患者の5%以上にみられた有害事象			
浮動性めまい	17（9.2）	30（16.4）	64（35.6）
鼻咽頭炎	23（12.5）	25（13.7）	27（15.0）
傾眠	7（3.8）	18（9.8）	19（10.6）
頭痛	11（6.0）	15（8.2）	19（10.6）
上気道感染症	22（12.0）	9（4.9）	16（8.9）
有害事象による中止例	12（6.5）	8（4.4）	28（15.6）
薬物に関連した有害事象	47（25.5）	64（35.0）	109（60.6）
重篤な有害事象	3（1.6）	2（1.1）	9（5.0）
死亡	0	0	0

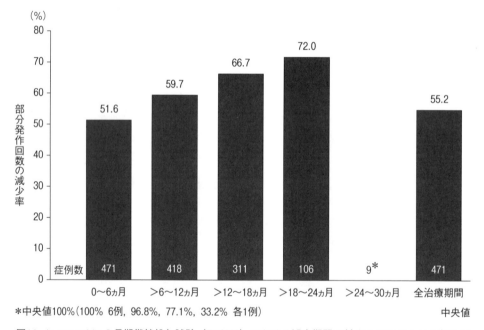

図14 Lacosamideの長期継続投与試験（EP0009）における観察期間に対する28日あたりの部分発作回数の減少率（%）（第一三共株式会社，社内資料[10]）

　対象はEP0008試験の治療期間および移行期間を完了した患者のうちの473例が登録され（安全性解析対象集団，SS），471例が最大の解析対象集団（FAS）となっている．日本人では123例から同意を取得し，全例がSSおよびFASとなった．中国人では351例から同意を取得し，SSおよびFASは350例および348例となっている．

　デザインは図11の移行期間を完了し，本試験へ参加した被験者はいずれもEP0008試験終了時の200mg/日でスタートし，忍容性および発作状況に応じて減量あるいは増量し，100mg/日から400mg/日（いずれも分2）で経過を追跡した．

　有効性では，主要評価項目を設定せず，副次評価項目としての治療期間における28日あたりの部

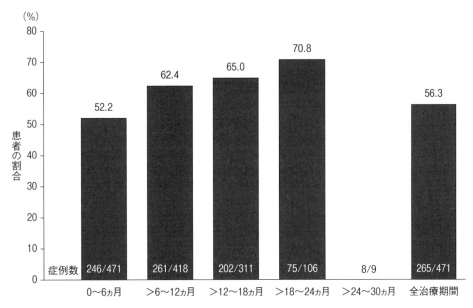

図15 Lacosamideの長期継続投与試験（EP0009）における観察期間に対する50%反応率（第一三共株式会社，社内資料[10]）

分発作回数の観察期間（EP0008試験の観察期間）からの変化率をみている。治療期間における28日あたりの部分発作回数の変化率の中央値は−55.23%で，治療期間別では0〜6ヵ月，6ヵ月超〜12ヵ月，12ヵ月超〜18ヵ月および18ヵ月超〜24ヵ月それぞれ−51.59%，−59.66%，−66.67%および−72.02%であった。このように，治療期間における28日あたりの部分発作回数は0〜6ヵ月および6ヵ月超〜12ヵ月で臨床的に重要な減少がみられ，その後も治療期間を通じて減少率は維持されており，長期にわたるlacosamideの有効性が維持されることが確認されている（図14）。

なお，日本人集団では変化率の中央値は−46.63%，中国人集団では−59.2%であり，日本人集団の変化率は全集団と比較すると低値であり，中国人集団は全集団と同程度であった。

また，治療期間における28日あたりの部分発作回数の観察期間（EP0008試験の観察期間）からの減少率が50%以上であった被験者の割合を50%反応率としてみると，治療期間のそれは56.3%で，治療期間を通じて50%反応率は維持されている（図15）。さらに，発作消失被験者をみると，6ヵ月以上lacosamideを服用した被験者のうち6ヵ月間発作が消失した被験者の割合は4.8%（20/418例），12ヵ月以上服用者では2.5%（8/314例），18ヵ月以上服用者では2.7%（3/110例）となっている。

安全性では，全集団で被験者の2%以上に発現した因果関係が否定できない有害事象を表6に示した。治療期間中に認められた重篤な有害事象は35例（7.4%）に認められ，治療薬との因果関係ありとされたのは，脳梗塞による死亡1例，てんかん重積2例（うち1例死亡），胃潰瘍・萎縮性胃炎・胃炎の1例の計5例であった。また，本治験の治療期間に治験薬の投与中止に至った有害事象は31例（6.6%）に認められ，2例以上に認められたのは，浮動性めまい7例（1.5%），てんかん重積状態3例（0.6%），上腹部痛，悪心，嘔吐および記憶障害の各2例（0.4%）であった。その他，臨床検査値，バイタルサイン，体重，心電図検査で特記すべき所見はみられなかった。

以上の成績から，抗てんかん薬1〜3剤使用している難治性部分てんかん患者にlacosamide 100〜400mg/日を最長24ヵ月間併用した時の有効性と安全性および良好な忍容性が確認されている。

表6 Lacosamideの難治性部分てんかんに対する日中共同非盲検継続試験（EP009試験）における全集団で被験者の2%以上に発現した因果関係が否定できない有害事象（ユーシービージャパン株式会社社内資料[26]）

器官別大分類 基本語	EP0008試験の投与群			合計 N = 473
	placebo群 N = 164	LCM 200mg群 N = 163	LCM 400mg群 N = 146	
	例数（%）			
すべての因果関係が否定できない有害事象	70（42.7）	73（44.8）	60（41.1）	203（42.9）
眼障害	8（4.9）	12（7.4）	6（4.1）	26（5.5）
複視	4（2.4）	4（2.5）	3（2.1）	11（2.3）
霧視	5（3.0）	8（4.9）	2（1.4）	15（3.2）
胃腸障害	12（7.3）	15（9.2）	12（8.2）	39（8.2）
悪心	7（4.3）	3（1.8）	5（3.4）	15（3.2）
嘔吐	4（2.4）	5（3.1）	6（4.1）	15（3.2）
一般・全身障害および投与部位の状態	10（6.1）	7（4.3）	10（6.8）	27（5.7）
歩行障害	4（2.4）	1（0.6）	5（3.4）	10（2.1）
神経系障害	50（30.5）	41（25.2）	37（25.3）	128（27.1）
浮動性めまい	35（21.3）	26（16.0）	23（15.8）	84（17.8）
頭痛	6（3.7）	4（2.5）	8（5.5）	18（3.8）
傾眠	7（4.3）	11（6.7）	9（6.2）	27（5.7）

LCM：lacosamide

VI. 2015年6月の申請から2016年7月の承認まで

　UCBジャパン社はデータパッケージにある上記の国の内外における各臨床試験の成績に基づいて2015年6月26日に厚生労働省へ申請した。通常は申請会社と医薬品医療機器総合機構（機構）とのやりとりは厳しいものがあって、会社側担当者は額に冷汗を浮かべて答弁書なり説明書を書くのであるが、lacosamideの審議結果報告書[17]を読む限りでは、「機構は適切な考察がなされていると考える」とか「以上については承認した」などの表現の多いのが目についた。

　最も重要なpivotal studyを含めた臨床試験について「機構は、本来であれば日本人を対象とした用量設定試験を実施し、日本人における用量範囲を確認した後に第Ⅲ相試験を実施すべきと考える。ただし、機構は、本剤の薬物動態に日本人と外国人で大きな差異はないと考えられること、薬力学解析の結果から本剤の1日用量と1日あたりの部分発作回数の変化率に相関性が認められることを踏まえると、日本人を対象とした用量設定試験を実施せずに国際共同第Ⅲ相試験を実施したことは理解できる。その上で機構は、海外プラセボ対照試験の成績を踏まえると、国際共同第Ⅲ相試験における本剤の用量設定（開始用量、漸増方法、維持用量）に大きな問題はないと考える」[17]としたうえで、「機構は、提示された臨床試験成績から、日本人てんかん患者の部分発作（二次性全般化発作を含む）に対する本剤200mg及び400mg/日の有効性は示されていると考える」との審議結果が下されたのである[17]。以上は、機構側の臨床試験についての考え方と提出されたデータに応じた臨機応変の判断がよく示されているので、審議結果報告書の文章を生のままで引用させて戴いた。わが国では、厚生労働省の「医療上の必要性の高い未承認薬・適応外薬検討会議」において、lacosamideは医療上の必要性の高い薬剤と評価され、2012年に早期開発の要請が行われた経緯があり[18]、臨床試験の成績を踏まえて審査が円滑に進んだ可能性がある。かくしてlacosamideは専門協議を経て、2016年7月4日に製造販売の承認が降りたのである。先に取り上げたlevetiracetam

の場合[20]と異なり,承認後に冷汗をかかされるようなこともなく,目出度く,2016年8月31日上市となった.

Ⅶ. おわりに

UCB社はnootropic drugのpiracetamから出発したlevetiracetamの開発を成功させ,新規作用機序としてのSV2A親和性を発見して抗てんかん薬開発上,確固たる地位を築いた.そのsuccessorとしてのbrivaracetamの開発の前に,偶然の成りゆきか,2006年に吸収・合併したSchwarz Pharma社が開発していたlacosamideの開発を引き継ぎ,見事にこれを同社の第2弾の抗てんかん薬として世に出し,さらに米国で2016年にbrivaracetamを上市させ,今では押しも押されもせぬ抗てんかん薬開発会社の地位を不動のものとした.筆者は前回のAMPA受容体拮抗薬としての初のperampanelの場合と同様に[21]その開発には関与しておらず,上市されてから知るという立場にあったが,「臨床精神薬理」誌19巻8号にlacosamide特集が組まれており,これはぜひ書いておかねばと思い立ったのである.秘話らしい秘話もなかったが,lacosamideの開発の運びが,Houston大学で誕生した新しい作用機序を有する化合物がNINDSのETSPにかけられ,まず米国Harris FRCのもとで最初の開発がなされ,のちにドイツのSchwarz Pharmaが引き継いでほとんどの臨床試験を終えた段階でUCB社が登場して上市に漕ぎつけたという数奇の経緯は興味深いものがあり,楽しく書かせて戴いた.

本稿もUCB社3人の方々,鈴木伸滋,鈴木淳,田中正人の3氏にお世話になりながらのもので,ここでも深く感謝を申し上げたい.

文 献

1) Ben-Menachem, E., Biton, V., Jatuzis, D. et al. : Efficacy and safety of oral lacosamide as adjunctive therapy in adults with partial-onset seizures. Epilepsia, 48 : 1308-1317, 2007.
2) Beyreuther, B. K., Freitag, J., Heers, C. et al. : Lacosamide : A review of Preclinical Properties. CNS Drug Rev., 13 : 21-42, 2007.
3) Cawello, W., Kropeit, D., Schiltmeyer, B. et al. : Food does not affect the pharmacokinetics of SPM 927. Epilepsia, 45 (Suppl. 7) : 307, 2004.
4) Cawello, W., Stockis, A., Andreas, J. O. et al. : Advances in epilepsy treatment : lacosamide pharmacokinetic profile. Ann. NY Acad. Sci., 1329 : 18-32, 2014.
5) Cawello, W., Boekens, H., Bonn, R. : Absorption, disposition, metabolic fate and elimination of the anti-epileptic drug lacosamide in humans : mass balance following intravenous and oral administration. Eur. J. Drug Metab. Pharmacokinet., 37 (4) : 241-248, 2012.
6) Choi, D., Stables, J. P., Kohn, H. : Synthesis and anticonvulsant activities of N-benzyl-2-acetamidopropionamide derivatives. J. Med. Chem., 39 : 1907-1916, 1996.
7) Chung, S., Sperling, M. R., Biton, V. et al. : Lacosamide as adjunctive therapy for partial-onset seizures : a randomized controlled trial. Epilepsia, 51 : 958-967, 2010.
8) Conley, J. D., Kohn, H. : Functionalized DL-amino acid derivatives. Potent new agents for the treatment of epilepsy. J. Med. Chem., 30 : 567-574, 1987.
9) Cortes, S., Liao, Z. K., Watson, D. et al. : Effect of structural modification of the hydantoin ring on anticonvulsant activity. J. Med. Chem., 28 : 601-606, 1985.
10) 第一三共株式会社,ユーシービージャパン株式会社:ビムパット,パンフレット,2016.
11) Halász, P., Kälviäinen, R., Mazurkiewicz-Beldzińska, M. et al. : Adjunctive lacosamide for partial-onset seizures : Efficacy and safety results from a randomized controlled trial. Epilepsia, 50 : 443-453, 2009.
12) Hebeisen, S., Pires, N., Loureiro, A. I. et al. : Eslicarbazepine and the enhancement of slow inactivation of voltage-gated sodium channels : A comparison with carbamazepine, oxcarbazepine and lacosamide. Neuropharmacology, 89 : 122-135, 2015.
13) Hong, Z., Inoue, Y., Liao, W. et al. : Efficacy and safety of adjunctive lacosamide for the treatment of partial-onset seizures in Chinese and Japanese adults : A randomized, double-blind, placebo-controlled study. Epilepsy Res., 127 : 267-275, 2016.

14) Hovinga, C. A. : SPM-927 (Schwarz Pharma). IDrugs, 6 (5) : 479-485, 2003.
15) 井上有史, 越阪部徹, 平野京子 他：日本人及び中国人成人てんかん患者に対する新規抗てんかん薬 lacosamide 併用療法の忍容性：二重盲検比較試験及び非盲検継続試験結果の二次解析. 臨床精神薬理, 20：439-453, 2017.
16) Kohn, H., Sawhney, K. N., Robertson, D. W. et al. : Anticonvulsant properties of N-substituted-α, α-diamino acid derivatives. J. Pharm. Sci., 83 : 689-691, 1994.
17) 厚生労働省医薬・生活衛生局審査管理課：ビムパット錠, 審議結果報告書. 2016年6月1日.
18) 厚生労働省：平成24年4月6日医政研究0406第1号薬食審査発0406第1号. 未承認薬・適応外薬の開発の要請について. 2012.
19) 丸 栄一, 浦 裕之：新規抗てんかん薬 lacosamide の薬理作用と作用機序. 臨床精神薬理, 19：1171-1180, 2016.
20) 村崎光邦：新規抗てんかん薬の開発物語—その4. 抗てんかん薬初の SV2A 親和性を作用機序とする levetiracetam. 臨床精神薬理, 20：947-968, 2017.
21) 村崎光邦：新規抗てんかん薬の開発物語—その5. わが国で創製された世界初の AMPA 受容体拮抗性抗てんかん薬 perampanel. 臨床精神薬理, 20：1079-1096, 2017.
22) 岡垣琢也, 渡邉市紀子, Kumke, T.：新規抗てんかん薬 lacosamide の薬物動態, 安全性および忍容性の検討—日本人と中国人での lacosamide 単回経口投与後の薬物動態パラメータの比較—. 薬理と治療, 43：1307-1316, 2015.
23) Rogawski, M. A., Tofighy, A., White, H. S. et al. : Current understanding of the mechanism of action of the antiepileptic drug lacosamide. Epilepsy Res., 110 : 189-205, 2015.
24) Stöhr, T., Kupferberg, H. J., Stables, J. P. et al. : Lacosamide, a novel anti-convulsant drug, shows efficacy with a wide safety margin in rodent models for epilepsy. Epilepsy Res., 74 : 147-154, 2007.
25) 寺田清人：Lacosamide の物性プロファイルと薬物動態. 臨床精神薬理, 19：1181-1188, 2016.
26) ユーシービージャパン株式会社：ラコサミド申請資料.
27) ユーシービージャパン株式会社, 第一三共株式会社：ビムパット錠医薬品インタビューフォーム. 2017年3月改訂（第4版）.
28) UCB Pharma : Summary of Product Characteristics, Vimpat〔Available from : http://www.ema.europa.eu/docs/en_GB/document_library/EPAR_-_Product_Information/human/000863/WC500050338.pdf〕
29) Wong, M. H., Fountain, N. B. : Lacosamide for the treatment of partial-onset seizures. Therapy, 7 : 459-465, 2010.

§76

新規抗てんかん薬の開発物語

―― その7：期待の星から orphan drug となった vigabatrin ――

I. はじめに

　新規抗てんかん薬の開発物語も稿を重ね，残るは小児の最重症型てんかんの点頭てんかん（infantile spasms, West 症候群）を適応とする vigabatrin と，Lennox-Gastaut 症候群を適応とする rufinamide のみとなった．ともにわが国では希少疾病用医薬品（いわゆる orphan drug）[注] に指定されている．Vigabatrin は，γ-amino-butyric acid（GABA）の transaminase（GABA-T）を阻害するという作用機序を有して，大型抗てんかん薬としての期待が大きく，開発も順風満帆に進行して，1989年には英国で難治性部分発作の併用療法に，また1996年には点頭てんかんに承認されている．わが国でも1990年に第I相試験が開始されて，第III相試験まで進行していた1997年，思わぬ有害事象として視野狭窄が報告され，開発が中止された．その後，海外での点頭てんかんを適応とする開発が進められる中，わが国でも2013年に試験を再開し，2016年3月に承認が下りた．筆者らが始めた1990年の第I相試験からは26年という長い年月を経ていた．

　まず，本稿では vigabatrin の開発物語を深い感慨を持って書いていく．

II. Vigabatrin の開発物語―海外編

1. Vigabatrin の創製

　GABA の中枢抑制作用が発見されたのは，1950年代後半の Elliot と Gelder[10] や Hayashi[15] による．その後，間もなく GABA の分解酵素である GABA-transaminase（GABA-T）の働きを阻害することで脳内の GABA 濃度を上昇させて強力な抗てんかん薬を創製しようとの発想のもとに，フランス Strasbourg の Centre de Recherche Merrell International で Jung ら[18] によって GABA-T の catalytic inhibitor である γ-acetylenic GABA の RMI 71645 が合成された．動物レベルで GABA-T の阻害による GABA の脳内濃度を上昇させることが示されたが，同時に l-glutamate-1-carboxylase（GAD）をも阻害することが判明した．そこで，Jung ら[19] は GABA-T を選択的にかつ非可逆的に阻害する γ-vinyl GABA の RMI 71754 の合成に辿りついた．1974年のことで，これこそが vigabatrin であった（図1）．

[注] 希少疾病用医薬品（orphan drug）：薬機法第77条2で指定された希少疾病（本邦では5万人未満）に用いられる必要性の高い医薬品で，製薬会社の採算がとれないため助成金の支給，医薬品医療機器総合機構（機構）による指導・助言，税制上の優遇，優先審査，再審査期間の延長などの支援措置などが受けられる．

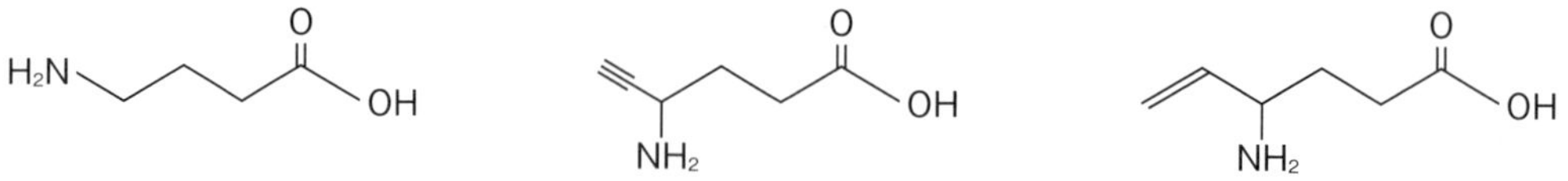

GABA　　γ-acetylenic GABA　　γ-Vinyl GABA (vigabatrin)

図1　Vigabatrin 関連物質の化学構造

Vigabatrin の非可逆的な GABA-T 阻害作用により脳内 GABA 濃度を上昇させ，行動薬理学的にも動物のてんかんモデルへの強力な抗てんかん作用が証明されて[5,12]，将来性豊かな大型の抗てんかん薬として臨床開発に入っていったのである。

2．Vigabatrin の臨床開発，視野狭窄とその後の経緯

海外での臨床開発は1983年のことで，当時の多くの新規抗てんかん薬は作用機序が十分に解明されていないままの開発であったのに対して vigabatrin は GABA-T 阻害薬としての出発であり，期待も大きかった。当然のように，まず難治性部分てんかんへの併用療法としての臨床試験から実施されて，50％発作抑制達成率 28～67％という高い改善効果が報告され[12,17,22]，小児てんかんを対象とした試験にも成功して，1989年英国で小児および成人の「難治性部分発作の併用療法」を適応とする承認が下りた。この頃には，vigabatrin は小児の点頭てんかん（West 症候群）によく奏効し，とくに結節性硬化症による点頭てんかんに著効することが報告されて[6,14,30]，1996年には世界で最初の承認を受けたのである。ここまでは順風満帆でさらに期待がふくらみ，わが国でも筆者らは夢中になって臨床開発に従事していた。

ところが，好事魔多しというか，1997年になって vigabatrin は有害事象として視野狭窄をきたすとの報告が Eke ら[9]によってもたらされ，悲報が世界を駆け巡った。まさか，との思いはその後の視野狭窄の頻度は 30～50％で多くは非可逆性であるとの報告で打ちのめされた[21,24,32]。こうして，海外では 1999年5月に，成人では「他剤無効例に限って最終選択肢としての他剤との併用療法」に，また小児では「点頭てんかんに対する単独療法」に限定し使用することになったのである。

米国では，2009年8月に小児の「点頭てんかん」と「成人の難治性複雑部分発作」の治療薬として承認されている。2016年7月現在では，世界50ヵ国以上で発売され，欧米での治療ガイドラインにおいて，「点頭てんかん」に対する数少ない治療薬の1つとして位置づけられている。なお，視野狭窄の原因として選択的な GABA-T の非可逆性の阻害は網膜に GABA を高濃度に蓄積させ[8,25]，視神経萎縮につながるとの報告がある[13]。

ここでは，視野狭窄の報告される前から始まっていた点頭てんかんを対象とした3本の pivotal study を紹介する。

3．Vigabatrin の点頭てんかんに対する海外第Ⅲ相単盲検試験

本試験は新たに点頭てんかんと診断された2歳未満の患者169例（安全性評価対象167例，有効性評価対象142例）を対象に1996年1月から2002年4月にかけて米国9施設で実施された[11]。

試験のデザインは図2のようにスクリーニング期を経て vigabatrin 低用量群（18～36mg/kg/日）と高用量群（100～148mg/kg/日）のいずれかに割付け，1日2回14日間投与した。投与量は7日間で漸増した後，次の7日間は一定用量を投与した。投与開始14日間以内にれん縮（スパズム）が消失した場合は，さらに7日間の治療を継続し，れん縮消失の7日目から3日以内に閉鎖回路ビデオ脳波モニタリング（CCTV-EEG）測定を行った。その後，最短 2週間から3年間までの非盲検の用量調整期へ移行した。一方，14日までにれん縮の消失に至らなかった場合は，用量調整期へ移行し，週あたり 25 ～50mg/kg/日を越えない範囲で増減できることとしている。

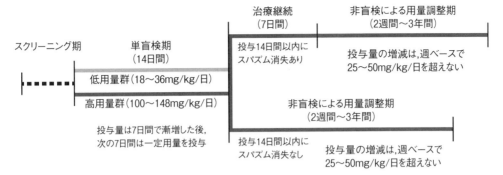

図2 点頭てんかんを対象としたvigabatrinの海外第Ⅲ相単盲検試験のデザイン（Elterman ら，2001[11]，アルフレッサファーマ株式会社 医薬品インタビューフォーム[2]より引用）

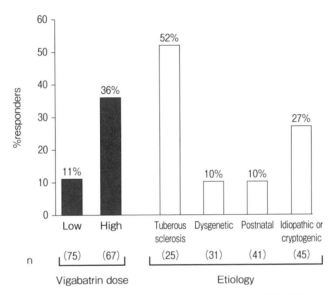

図3 Vigabatrinの点頭てんかんに対する海外第Ⅲ相単盲検試験における連続7日間のれん縮およびヒプスアリスミアの消失した患者の割合（Elterman ら，2001[11]）

　主要評価項目の投与開始14日以内のいずれかの時点から連続7日間のれん縮およびヒプスアリスミアの消失が認められた患者の割合は，低用量群で11％（8/75例），高用量群で36％（24/67例）であり（図3），高用量群で有意に高かった（p＝0.001）。また，vigabatrin療法に反応しない患者をKaplan-Meier曲線にプロットすると（図4），約2週間後に劇的に減少し，反応者の割合は2週時に8％，4週時に42％，2ヵ月時に55％，3ヵ月時に65％に達している（図4，A）。高用量群は低用量群よりも反応の時期が有意に早かった（図4，B：p＜0.04）。また，結節性硬化症による点頭てんかんとその他の原因によるものを比較すると，結節性硬化症によるものが有意に早く，かつ高率に反応している（図4，C：p＜0.001）。

　安全性については，治療関連性有害事象（副作用）は鎮静（42/167例），不眠（15/167例），いらいら（15/167例）が主なもので，用量との関連性は認めなかった。9例が有害事象のため中止し，2例が死亡した。うち1例は関連性を否定され，1例は不明であった。103例で眼科的検査を受け，6例が意味のある変化を呈した。

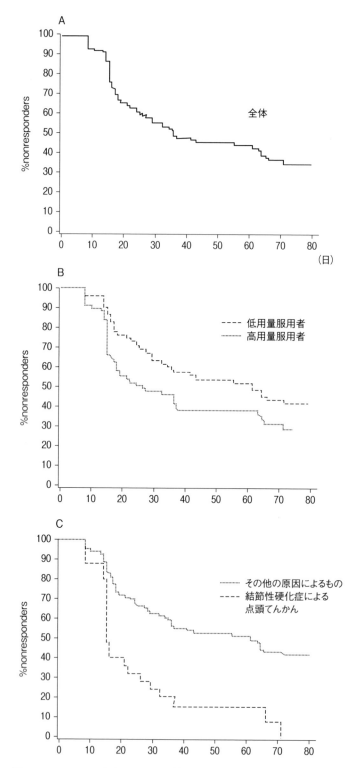

図4 Vigabatrinの点頭てんかんに対する海外第Ⅲ相単盲検試験における非反応者の割合（Eltermanら，2001[11]，3図を1図に合成）

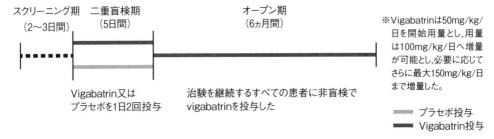

図5 点頭てんかんを対象としたvigabatrinの海外第Ⅲ相placebo対照二重盲検試験のデザイン（Appletonら，1999[4]，アルフレッサファーマ株式会社 医薬品インタビューフォーム[2]より引用）

以上の成績から，最重症型てんかんである点頭てんかんへのvigabatrinの有効性が確認され，忍容性もほぼ良好とされている。

4．Vigabatrinの点頭てんかんに対する海外第Ⅲ相placebo対照二重盲検比較試験

本試験は新たに点頭てんかんと診断された生後1～18ヵ月の患者40例を対象に1994年4月から1996年1月にかけて英国など7ヵ国9施設で実施された[4]。

試験のデザインは図5のように，2～3日の観察期間ののち5日間の二重盲検期に入った。まず，placeboかvigabatrin 50mg/kg/日を24時間維持し，れん縮の100％消失が認められない場合は100mg/kg/日へ増量して48時間維持した。その後，必要に応じて150mg/kg/日まで増量可能とした。二重盲検期での用量で48時間以上効果が認められ，かつ，安全性に問題なければその用量を維持した。

5日間の二重盲検期終了時にオープンラベルの6ヵ月の評価期間へ移行した。Placeboに割付けられていた症例にはvigabatrin 50mg/kg/日から開始し，必要に応じて150mg/kg/日までの増量を可能とした。

有効性の成績は表1に示したが，主要評価項目の二重盲検期の最終2日間（各日，既定の2時間）におけるれん縮の平均変化率はplacebo群との間に有意差を認めなかったが（p＝0.562），二重盲検期の最終2日間（各日24時間）におけるれん縮の平均変化率は68.9％対17.0％（p＝0.030）とvigabatrin群が有意差を示した。また，れん縮が消失した患者の割合（れん縮0-1回）および治験責任医師による有効性の総合的評価では高い有意差を示した。

安全性については，因果関係が否定できない有害事象を表2に示したが，懸念される問題は認められなかった。

以上より，新たに点頭てんかんと診断された未治療の患者におけるvigabatrinの有効性と忍容性の良さが示され，vigabatrinを点頭てんかんの第一選択薬と考察した大規模なretrospective study試験であるAicardiら[1]の結果を裏付けている。

5．結節硬化症による点頭てんかんへのhydrocortisoneとの比較試験

本試験はフランスにおける多施設共同試験で，結節性硬化症による点頭てんかんと新たに診断された生後1ヵ月～1歳の患者（有効性解析対象22例）を対象にvigabatrinとhydrocortisoneの効果比較をクロスオーバー法で実施されている[7]。

試験のデザインは図6のようにvigabatrin 150mg/kg/日とhydrocortisone 15mg/kg/日に無作為に割付け，1ヵ月間経口投与した後，れん縮の消失を認めなかった場合およびまたは忍容性に問題があった場合にもう一方の群に移行して1ヵ月間経口投与する方式をとった。

主要評価項目の投与1ヵ月目におけるれん縮の消失が認められた患者はvigabatrin群で11例中11例（100％），hydrocortisone群で11例中4例（36.4％）であり，vigabatrin群が有意に多かった（p＝0.01）。また，hydrocortisone群からvigabatrin群に移行した7例では，2ヵ月目に全例でれん縮の

表1 Vigabatrinの点頭てんかんを対象とする第Ⅲ相placebo対照二重盲検試験の有効性（Appletonら, 1999[4], サノフィ株式会社 社内資料[26]より引用）

●二重盲検期

有効性評価項目	治験薬 Vigabatrin	プラセボ	P value
二重盲検期の最終2日間（各日，既定の2時間）におけるれん縮の平均変化率	54.4%	40.5%	0.562
二重盲検期の最終2日間（各日24時間）におけるれん縮の平均変化率	68.9%	17.0%	0.030
れん縮が消失した患者の割合（れん縮0〜1回）	45.0%	15.0%	0.036
れん縮が消失した患者の割合（れん縮0回）	35.0%	10.0%	0.063
ヒプスアリスミアが消失した患者の割合	20.0%	5.0%	0.342
治験責任医師による有効性の総合的評価			
marked or moderate improvement	80.0%	15.0%	<0.0001
minimal improvement or unchanged	20.0%	65.0%	
minimally or much worse	0.0%	20.0%	

●オープン期

	患者数
試験完了例数	28
Vigabatrin単独療法での試験完了例数	15
反応例（4週間以上のれん縮消失が認められた患者）数	15（42%）
治療成功例（オープン期の最終12週間にvigabatrin単独療法でれん縮消失が認められた患者）数	11（31%）
オープン期の患者数	36

消失が認められた。

　安全性については，両群で問題となるものは認めておらず，結節性硬化症による点頭てんかんにvigabatrinが特に有効であり，hydrocortisoneよりも有意に優れることの検証に見事に成功している。後にHancockとOsborne[14]のレビューでも結節性硬化症による点頭てんかんへのvigabatrinの効果は際立っており，第一選択薬（first-line）の単剤療法と結論されている。

Ⅲ．Vigabatrinの開発物語—国内編

1．わが国での開発の経緯

　わが国でのvigabatrinの開発は1990年に始まった。当時のMarion Merrell Dow社（現Sanofi社）は1990年大熊輝雄総括医師のもとに中央委員会を組織し，筆者も呼ばれた。当初，vigabatrinによるげっ歯類とイヌの脳幹白質の微小空胞形成が問

表2 Vigabatrinの点頭てんかんを対象とする海外第Ⅲ相placebo対照二重盲検試験における因果関係が否定できない有害事象（Appletonら, 1999[4], サノフィ株式会社 社内資料[26]より引用，一部改変）

二重盲検期

有害事象	placebo N	%	vigabatrin N	%	合計 N	%
運動過多	1	5	0	0	1	3
筋緊張低下	1	5	0	0	1	3
嘔吐	1	5	0	0	1	3
激越	0	0	1	5	1	3
傾眠	1	5	8	40	9	23

オープン期

有害事象	N	%	N	%	N	%
筋緊張低下	1	5	0	0	1	3
便秘	1	5	0	0	1	3
激越	1	5	0	0	1	3
傾眠	4	20	0	0	4	11
情緒不安定	1	5	0	0	1	3

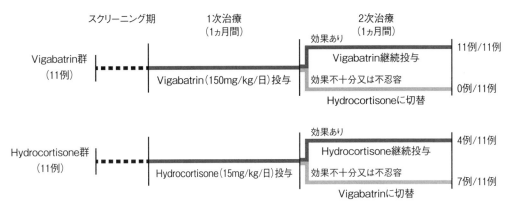

図6 結節性硬化症による点頭てんかんを対象としたvigabatrin 第Ⅲ相クロスオーバー比較試験のデザイン
(Chironら，1997[7]，アルフレッサファーマ株式会社 医薬品インタビューフォーム[2]より引用)

題となっており[31]，中央委員会に病理学の専門医が出席されて仔細に検討し，霊長類では空胞形成がみられないこと，当時すでに英国では臨床開発に入って安全性が確認されており[23]，現に1989年に部分発作への付加療法が承認されていたこともあり，わが国での開発にもゴーサインが出た。なお，米国ではvigabatrinの開発には慎重であったと記憶している。第Ⅰ相試験は筆者の思惑通り，北里大学東病院で実施することになった。当時，新規抗てんかん薬が続々と導入されていた時期であったが，当初から作用機序が判明していたのはGABA-T阻害薬のvigabatrinとGABAの再取り込み阻害薬のtiagabineのみであり，筆者はこの両剤に期待をかけ，ともに第Ⅰ相試験が北里で実施されることを願っていた。

第Ⅰ相試験終了後，直ちに難治性部分てんかんを対象とする第Ⅱ相試験に入り，第Ⅲ相試験へと進んでいた。ところが，1997年Ekeらによる視野狭窄の報告が入ったのである。まさに寝耳に水で，半信半疑の状態であったが，やむなくわが国での部分てんかんへの併用療法の試験は中止となった。筆者はひどく落胆した。

こうした中で，海外ではvigabatrinが点頭てんかんに著効するとの報告とともに視野狭窄が報告される前から適応症拡大の臨床試験が実施されているとのニュースが入ったが，わが国では動きがなかった。ようやく，2010年に入って，日本小児神経学会と日本てんかん学会からの開発要望に基づき，厚生労働省の「医療上の必要性の高い未承認薬の適応外薬検討会議」にて評価され，risk-benefitの観点からSanofi社（Marion Merrell Dow社を吸収合併していた）へ開発要請があった。当時，筆者はSanofi社の向精神薬の開発に深く関わっていたものの，ことごとく失敗に終り，Sanofi社は中枢神経系薬の開発には極めて消極的になっていた。そこで，Sanofi社は共同開発会社を募った。そこへ手を挙げたのがアルフレッサファーマ社で2012年3月4日に両社は共同開発契約を結び，2013年1月から点頭てんかん患者を対象とした臨床試験に入ったのである。

ここでは筆者らが実施した第Ⅰ相試験を紹介し，わが国での点頭てんかんへの2本のpivotal studyを紹介する。

2．Vigabatrinの第Ⅰ相試験

筆者らは，北里大学東病院の臨床薬理試験部で日本人健康成人男性を対象に1990年にvigabatrinの第Ⅰ相試験を実施した[28,29]。

単回投与試験では，1，2および4gを空腹時に経口投与し，反復投与試験では2gを朝食後に5回反復投与した。そのさいのvigabatrinの血漿中濃度推移を図7に，未変化体の薬物動態パラメータを表3に示した[2,26]。単回投与時のC_{max}およびAUC_{0-24}は投与量依存的に増加し，T_{max}は約1時間，$t_{1/2}$は約7時間であった。反復投与時では，C_{max}およびAUC_{0-24}は1日目と5日目はほぼ同値で

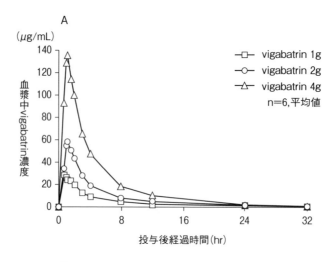

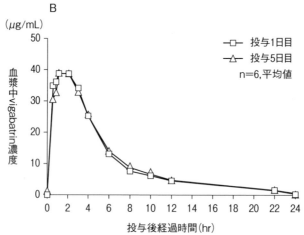

図7 Vigabatrin の第Ⅰ相試験における単回投与時（A）と反復投与時（B）の血漿中濃度推移（アルフレッサファーマ株式会社 医薬品インタビューフォーム[2]，2図を1図に合成）

表3 Vigabatrin の第Ⅰ相試験における日本人健康成人に本剤を単回または反復経口投与したときの血漿中未変化体の薬物動態パラメータ（アルフレッサファーマ株式会社，医薬品インタビューフォーム[2]）

	投与量（g/日）	測定時期	C_{max}（μg/mL）	t_{max}（h）	$t_{1/2}$（h）	AUC（μg·h/mL）[a]
空腹時単回投与	1		35.6（27.0）	0.75（0.5, 1.5）[b]	7.6（68.2）	150.0（28.6）
	2		66.7（21.4）	1.0（0.75, 2.0）[b]	7.0（19.4）	270.2（20.9）
	4		147.3（18.1）	1.0（0.75, 2.0）[b]	5.3（12.9）	627.3（16.1）
食後反復投与	2	1日目	42.6（12.0）	1.7（54.3）	5.6（13.4）	255（13.8）
		5日目	42.5（18.9）	1.7（70.1）	6.0（37.3）	291（16.0）

評価例数：6例／投与量，平均値（変動係数（％））
a）単回投与時の評価は $AUC_{0-\infty}$，反復投与時の評価は AUC_{0-24h}
b）中央値（最小値，最大値）

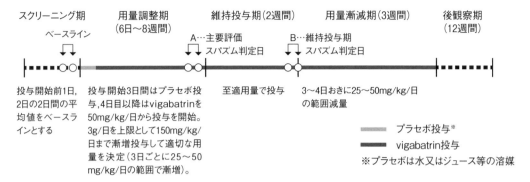

図8 点頭てんかんを対象としたvigabatrinの国内第Ⅲ相試験のデザイン（アルフレッサファーマ株式会社医薬品インタビューフォーム[2]）

あり，蓄積性は認められず，1日目および5日目の薬物動態パラメータは同程度であった。また，食後投与によりC_maxの低下が認められた[2,26]。

本試験でも，詳細な精神運動機能に及ぼす影響を検討しており，Sternberg[27]によるMemory Scan Taskとnon-Matching to Sample Task試験でplacebo群より良い成績を挙げており，通常の向精神薬と異なり，精神運動機能への鎮静作用のほとんどない成績となっている点は興味深かった[29]。

なお，vigabatrinはげっ歯類とイヌで脳幹白質に微小空胞形成がみられることから，本第Ⅰ相試験では初めての経験としてCT-SCANを検索したが，もちろん異常を認めず，また，全体に安全性および忍容性に特記すべきものは認めず，第Ⅱ相試験以降への進行には問題ないとの成績であった。

3．点頭てんかん患者を対象とした第Ⅲ相試験

本試験は2013年1月から2014年3月にかけて全国9施設で大塚頌子医学専門家のもとに実施された[26]。対象はれん縮および脳波上ヒプスアリスミアを認め点頭てんかんと診断された4週以上2歳未満の13例である。

試験のデザインとvigabatrinの用法・用量は図8に示すように用量調整期として，3日間placebo液を1日2回服用したのち，4日目から初期用量として50mg/kg/日（1日2分服）から開始し，服用3日目までにれん縮が消失しない場合，4日目から25-50mg/kg/日の範囲で増量し，上限を3g/日として150mg/kg/日までの間で8週間までに適切な用量を決定した。以後，2週間を維持期投与期としている。その後は用量漸減期をもって終了するが，可能な症例は継続長期投与試験への移行とした[26]。

主要評価項目のれん縮頻度が50％以上減少した患者の割合は61.5％（8/13例）（95％信頼区間31.6〜86.1％）で，95％信頼区間の下限値は前もって設定した同値有効率15％を上回っていた。

副次評価項目の維持期に移行した9例でのれん縮の50％以上減少した患者の割合は88.9％（8/9例）（95％信頼区間51.8〜99.7％）であった。れん縮の消失した患者の割合は66.7％（6/9例）（95％信頼区間29.9〜92.5％）であり，また，点頭てんかんの完全消失（れん縮およびヒプスアリスミアの消失）は44.4％（4/9例）であった。

保護者の印象を含めた治験担当医師の総合評価では，有効が88.9％（8/9例）に上っている。

安全性では，副作用の発現率は84.6％（11/13例）で，傾眠6例（46.2％），激越およびALT減少が各4例（30.8％），不眠症が2例（15.4％），副作用の程度はほとんどが軽度で，重篤な有害事象は認められなかった。

以上から，vigabatrinは本治験の曝露期間および曝露量における忍容性は良好であり，点頭てんかん患者に対して臨床上有効かつ安全な薬剤であることが示されている。なお，本試験は症例数こそ少ないが，海外の第Ⅲ相試験の成績と遜色のないものであった。

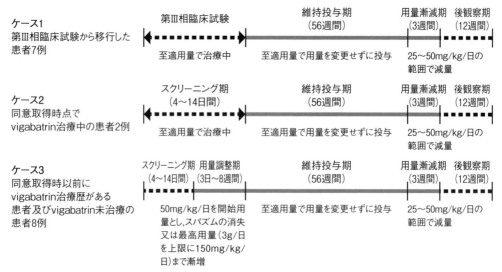

図9 点頭てんかんを対象としたvigabatrinの国内長期投与試験のデザイン（アルフレッサファーマ株式会社 医薬品インタビューフォーム[2]）

表4 点頭てんかんを対象としたvigabatrinの長期投与試験における有効性評価（アルフレッサファーマ株式会社，社内資料[3]）

評価項目		スパズムがベースラインと比較して50％以上減少[a]		点頭てんかんの完全消失[b]	
対象集団		ケース1	ケース3	ケース1	ケース3
評価時点	先行第Ⅲ相試験維持投与期スパズム判定日	6/7（85.7）	−	4/7（57.1）	−
	本試験開始後16週	7/7（100.0）	3/4（75.0）	4/7（57.1）	1/4（25.0）
	本試験開始後32週	6/6（100.0）	3/4（75.0）	3/6（50.0）	1/4（25.0）
	本試験開始後56週	5/5（100.0）	3/3（100.0）	2/5（40.0）	1/3（33.3）

当該例数/評価例数（割合（％））
[a] ケース2は，ベースラインにおいて本剤治療中であったため，評価対象外。
[b] ケース2は，ベースラインにおいてヒプスアリスミアが消失していたため，評価対象外。

4．点頭てんかん患者を対象とした長期投与試験

本試験は最初の患者の同意取得日である2013年1月31日から全国9施設で実施された[26]。

対象は先行する第Ⅲ相試験から移行した被験者（ケース1：7例），vigabatrinによる治療中の被験者（ケース2：2例），vigabatrin治療歴のある被験者と未服用の被験者（ケース3：5例）の計14例である。

Vigabatrinの用法・用量は50mg/kg/日（2分服）投与で開始し，投与後3～5日目にれん縮の消失が認められず，かつ安全性に問題がない場合，投与開始後4～6日目に25～50mg/kg/日の範囲で増量する。以降，れん縮の消失または最高用量（3g/日を上限に150mg/kg/日）に達するまで増量する方式である（図9）。

有効性評価では，表4のように，れん縮の50％以上減少はケース1では100％で56週時まで維持されている。ケース3では56週時に100％となっている。

れん縮の消失した症例は，ケース1の7例中4例が32週時，56週時ともに消失したままであり，ケース2では消失例はなく，ケース3では1例で消失していた。

主要評価項目の安全性では，治験薬投与開始か

ら維持投与開始後56週までの間に治験薬との因果関係の否定されない有害事象（副作用）の発現率は58.8%（10/17例）で，主なものは激越4例（23.5%），傾眠2例（11.8%）で他は不眠症，浮動性めまいなど13項目が1例ずつ（5.9%）みられた．副作用のほとんどは軽度で，中等度の副作用は低カルニチン血症，食欲減退の各1例であった．重篤な有害事象のうち，核磁気共鳴画像異常の1例と脳症と非けいれん性てんかん重積脳波の1例が因果関係が否定されないとされた．

以上の成績から，vigabatrin は維持投与期間開始後，32週の曝露期間中の曝露量において忍容性は良好であり，点頭てんかん患者に対して臨床上安全かつ有効な薬剤であることが示唆されたと結論している[3,26]．

5．Vigabatrin の審査結果と承認の条件

わが国の2本の pivotal study を評価資料とし，海外の3本の pivotal study を参考資料として2015年4月27日に Sanofi 社から申請された[20]．なお vigabatrin は2014年9月に希少疾病用医薬品の指定を受けている．

わが国の pivotal study の対象症例数が非常に少ないものの（第Ⅲ相試験13例，長期投与試験17例），その成績は海外の3本の試験と比較しても遜色のないものであり，現在までに得られているデータから日本人点頭てんかん患者における vigabatrin の有効性は期待される，と機構によって評価され，2016年3月28日に承認された．当然のことながら視野狭窄を含めた有害事象の重大性から厳しい承認条件がつけられた[20]．

添付文書にある「警告」の一部を引用すると，「本剤の投与は，点頭てんかんの診断，治療に精通し，かつ本剤の安全性及び有効性についての十分な知識を有し，サブリル処方登録システム（Sabril Registration System for Prescription：SRSP）に登録された医師・薬剤師がおり，網膜電図検査などの眼科検査に精通した眼科専門医と連携が可能な登録医療機関において，登録患者に対してのみ行うこと」となっており[2]，clozapine の処方に匹敵する厳しい条件がついている．

Ⅳ．おわりに

将来性を期待された GABA-T 阻害薬の vigabatrin は視野狭窄という思わぬ有害事象のために抗てんかん薬の王道からはずれざるを得なかった．極めて残念なことであった．

小児の最重症型てんかんである点頭てんかんへの効果が認められて，希少疾病治療薬としてではあるが，その存在感を示すことができたのはせめてもの幸いであった．登録制が採用された vigabatrin の処方は容易なことではなく，第Ⅰ相試験から力を入れてきた筆者にとって自分で処方することができないのは心残りである．

Risk-benefit の観点から vigabatrin が点頭てんかんに苦しめられている患者や家族にとって少しでも光明となることを願ってやまない．

本稿を書くにあたって資料を快く提供して下さり，助言を戴いたアルフレッサファーマ社の開発担当の竹村茂隆氏，学術部の大中淑子氏に感謝を申しあげる．

文　献

1) Aicardi, J., Mumford, J. P., Dumas, C. et al.: Vigabatrin as initial therapy for infantile spasm: A European retrospective survey. Epilepsia, 37: 638-642, 1996.
2) アルフレッサファーマ株式会社：サブリル®散医薬品インタビューフォーム．2016年7月改訂（第3版）．
3) アルフレッサファーマ株式会社：サブリル散製品情報概要，2016.
4) Appleton, R. E., Peters, A. C., Mumford, J. P. et al.: Randomised, placebo-controlled study of vigabatrin as first-line treatment of infantile spasms. Epilepsia, 40: 1627-1633, 1999.
5) Böhlen, P., Huot, S., Palfreyman, M. G.: The relationship between GABA concentrations in brain and cerebrospinal fluid. Brain Res., 167: 297-305, 1979.
6) Chiron, C., Dulac, O., Beaumont, D. et al.: Therapeutic trial of vigabatrin in refractory infantile spasms. J. Child Neurol., 6: S52-S59, 1991.
7) Chiron, C., Dumas, C., Jambaqué, I. et al.: Randomised trial comparing vigabatrin and hydro-

cortisone in infantile spasms due to tuberous sclerosis. Epilepsy Res., 26 : 389-395, 1997.
8) Cubells, J. F., Blanchard, J. S., Makman, M. H. : The effects of in vivo inactivation of GABA-transaminase and glutamic and decarboxylase on levels of GABA in the rat retina. Brain Res., 419 : 208-215, 1987.
9) Eke, T., Talbot, J. E., Lawden, M. C. : Severe persistent visual field constriction associated with vigabatrin. Br. Med. J., 314 : 180-181, 1997.
10) Elliot, K. A. C., van Gelder, N. M. : Occulsion and metabolism of γ-amino-butyric acid by brain tissue. J. Neurochem., 3 : 28-40, 1958.
11) Elterman, R. D., Shields, W. D., Mansfield, K. A. et al. : Randomized trial of vigabatrin in patients with infantile spasms. Neurology, 57 : 1416-1421, 2001.
12) French, J. A., Mosier, M., Walker, S. et al. : The vigabatrin Protocol 024 Investigative Cohort. A double-blind, placebo-controlled study of vigabatrin 3g/day in patients with uncontrolled complex partial seizures. Neurology, 46 : 54-61, 1996.
13) Frisén, L., Malmgren, K. : Characterization of vigabatrin-associated optic atrophy. Acta Ophthalmol. Scand., 8 : 466-473, 2003.
14) Hancock, E., Osborne, J. P. : Vigabatrin in the treatment of infantile spasms in tuberous sclerosis : a literature review. J. Child Neurol., 14 : 71-74, 1999.
15) Hayashi, T. : The inhibitory action of β-hydroxy-γ-aminobutyric acid upon the seizure following stimulation of the motor cortex of the dog. J. Physiol., 145 : 570-578, 1959.
16) Iadarola, M. J., Gale, K. : Evaluation of increases in nerve terminal-dependent vs nerve terminal-independent compartments of GABA in vivo. Brain Res. Ball., 5 : 13-19, 1980.
17) Italian Study Group on Vigabatrin : Single-blind, placebo-controlled multicenter trial of vigabatrin in the treatment of epilepsy. Ital. J. Neurol. Sci., 13 : 741-747, 1992.
18) Jung, M. J., Metcalf, B. W. : Catalytic inhibition of γ-aminobutyric acid-α-ketoglutarate transaminase of bacterial origin by 4-aminohex-5-ynoic acid, a substrate analog. Bioichem. Biophys. Res. Commun., 67 : 301-306, 1975.
19) Jung, M. J., Lippert, B., Metcalf, B. W. et al. : γ-vinyl GABA (4-amino-hex-5-enoic acid), a new selective irreversible inhibitor of GABA-T : effects on brain GABA metabolism in mice. J. Neurochem., 29 : 797-802, 1977.
20) 厚生労働省医薬・生活衛生局審査管理課：サブリル散 審議結果報告書．2016年3月3日．
21) Lawden, M. C., Eke, T., Degg, C. et al. : Visual field defects associated with vigabatrin therapy. J. Neurol. Neurosurg. Psychiatry, 67 : 716-722, 1999.
22) Marson, A. G., Kadir, Z. A., Hutton, J. L. et al. : The new antiepileptic drugs : a systematic review of their efficacy and tolerability. Epilepsia, 38 : 859-880, 1997.
23) Mauguiere, F., Chauvel, P., Dewailly, J. et al. : No effect of long-term vigabatrin treatment on CNS conduction in patients with refractory epilepsy : results of a multicenter study of somatosensory and visual evoked potentials. Epilepsia, 38 : 301-308, 1997.
24) Miller, N. R., Johnson, M. A., Paul, S. R. et al. : Visual dysfunction in patients receiving vigabatrin : clinical and electrophysiologic findings. Neurology, 53 : 2082-2087, 1999.
25) Neal, M. J., Cunningham, J. R., Shah, M. A. et al. : Immunocytochemical evidence that vigabatrin in rats causes GABA accumulation in glial cells of the retina. Neurosci. Lett., 98 : 29-32, 1989.
26) サノフィ株式会社：サブリル散申請資料．
27) Sternberg, S. : High-speed scanning in human memory. Science, 153 : 652-654, 1966.
28) 高橋明比古，若田部博文，石郷岡純 他：Vigabatrinの第Ⅰ相試験—精神作業検査に与える影響—．第27回日本てんかん学会，弘前，1993．
29) Takahashi, A., Suzuki, M., Wakatabe, H. et al. : Phase I study of vigabatrin : effects on psychomotor function. Jpn. J. Psychiatry Neurol., 48 : 340-341, 1994.
30) Vles, J. S., Van der Heyden, A. M., Ghijs, A. et al. : Vigabatrin in the treatment of infantile spasms. Neuropediatrics, 24 : 230-231, 1993.
31) Weiss, K. L., Schroeder, C. E., Kastin, S. J. et al. : MRI monitoring of vigabatrin-induced intramyelinic edema in dogs. Neurology, 44 : 1944-1949, 1994.
32) Wild, J. M., Martinez, C., Reinshagen, G. et al. : Characteristics of a unique visual field defect attributed to vigabatrin. Epilepsia, 40 : 1784-1794, 1999.

§77

新規抗てんかん薬の開発物語

——その8：最強の Lennox-Gastaut 症候群治療薬となった rufinamide——

I. はじめに

　いよいよ新規抗てんかん薬の開発物語の掉尾を飾るのは，前稿に続いて希少疾病用医薬品の指定を受けた rufinamide である。

　当初は，Ciba-Geigy 社（現 Novartis AG 社）が難治性部分てんかんへの開発を手がけながら，Ciba-Geigy 社と Sandoz 社の大型合併が実現して Novartis AG 社となった1996年，同社の戦略的理由から開発が中止されて宙に浮いていた。それをわが国のエーザイ（株）（以下エーザイ）が2001年に rufinamide のライセンスを獲得して，まず海外でのすべての臨床試験を完結させて申請し，欧州では2007年1月に，米国では2008年11月に Lennox-Gastaut 症候群への適応が承認された。わが国では，Ciba-Geigy 社が1991年に開発に入り，1996年以降中止された状態にあったが，エーザイが2010年から試験を再開し，2013年3月に承認を得て同社の中枢神経系薬物の開発路線の礎の1つとなった。

　本稿では，勇気あるエーザイによる rufinamide の開発物語を書き，最後に取り残された felbamate と tiagabine に触れて抗てんかん薬の開発物語を締めくくりたい。

II. Rufinamide の創製と開発の経緯

　スイスの Ciba-Geigy 社（現 Novartis AG 社）が rufinamide をいつ合成したのか明確ではないが，1981年にその薬理作用が非公式ながら明らかにされている記録があることから，1981年以前に従来の抗てんかん薬にない triazolo 骨格を持った rufinamide が創製されたと考えられる（図1）[3]。非臨床試験での強力な抗てんかん作用と安全性が確認されて，1989年ドイツで健康成人を対象とした第I相試験が実施されている。これまでの新規抗てんかん薬と同様に，まず難治性部分てんかんに対する付加療法としての開発が進められている[4,5]。それ相応の成績を挙げるとともに，lamotrigine の開発で紹介したのと同様に[16] rufinamide は Lennox-Gastaut 症候群にも優れた作用のあることが報告されていた[25]。

　1996年 Ciba-Geigy 社と Sandoz 社の大型合併により Novartis AG 社が誕生したさい，大きな決断を要する事柄が持ちあがった。話は遡るが，1953年 Geigy 社の化学者 Schindler と Häfliger[24]によって世紀の大発見といわれた carbamazepine が合成され1963年にはスイスで上市されていた。その successor としての oxcarbazepine が同じ Geigy 社によって1965年に創製され，臨床試験に入って

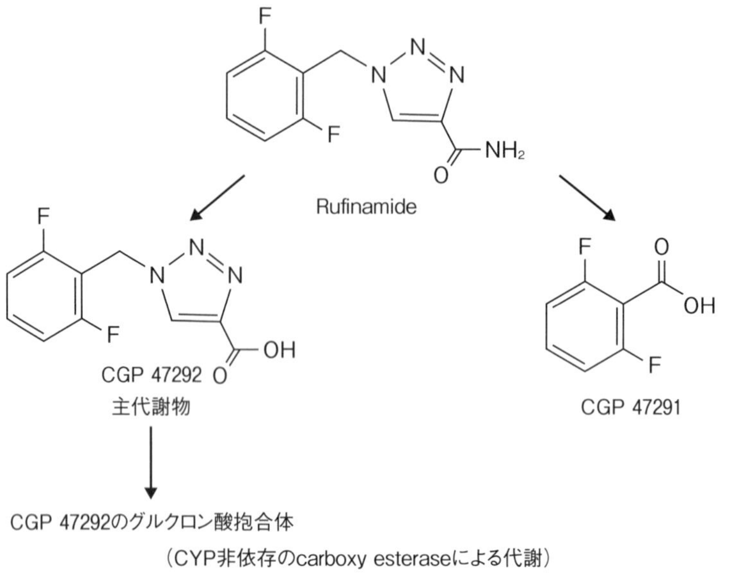

図1 Rufinamideの化学構造と主要代謝経路（エーザイ株式会社，医薬品インタビューフォーム[9]）

いた．Ciba-Geigy 社とSandoz 社の合併の年1996年にはデンマークで承認され，積極的に開発活動が行われていた．そこで，Novartis AG 社としては，同時に2つの抗てんかん薬の開発は困難と判断し，2001年に戦略的理由により oxcarbazepine の開発を続行し，rufinamide の開発を中止すると発表したのである．その報に接したわが国のエーザイは欧州で donepezil の開発を行い，また，大日本製薬（現 大日本住友製薬）が創製した zonisamide の開発を欧州で実施して販売しているなど海外でも中枢神経系薬物の開発に意欲を燃やしており，2004年2月 Novartis AG 社とライセンス契約を締結し，以後の rufinamide の開発・申請業務を引き継いだのである．当時は，rufinamide のほぼすべての臨床試験は終了しており，2005年3月に欧州で，2005年11月に米国で承認申請を行い，2007年1月に欧州で，2008年11月に米国で Lennox-Gastaut 症候群（4歳以上）への併用療法の承認が降りたのである．なお，米国では成人の難治性部分発作に対する併用療法についても同時に承認申請をしていたが，米国食品医薬品局（Food and Drug Administration：FDA）により当該効能・効果に対する有効性および至適用量

範囲が明確でないと判断され，承認には至っていない[8]．Novartis AG 社が戦略的理由で rufinamide の開発を中止した理由の1つに難治性部分てんかんへの成績が oxcarbazepine に比べると今一つ不十分であるとの判断があったのかもしれない．いずれにしても，エーザイは海外での中枢神経系薬物の開発に積極的であったのみならず，国内でも rufinamide の開発に続いて，米国の Sepracor 社（現 Sunovion 社）からの eszopiclone の開発の申し出を敢然としてこれを受けて成功させ[17]，さらには世界初の AMPA 受容体拮抗薬 perampanel を創出して抗てんかん薬としての臨床試験を成功させ[18]，現在は orexin 拮抗薬 E2006 の睡眠薬としての開発に入っており，中枢神経系薬物の開発にさっそうと突き進む姿は頼もしい．

III．Rufinamide の作用機序と薬理作用

Rufinamide の作用機序は確定していないが，電位依存性 Na^+ チャネルの不活性化状態からの回復を遅延させる作用や Na 依存性活動電位の高頻度発火を抑制する作用を有することが示されている[2,19,23]．しかも，この作用機序では rufinamide の

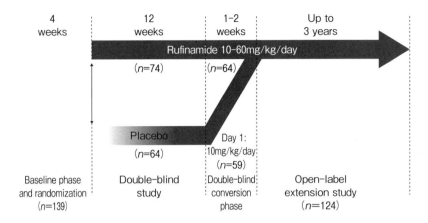

図2　Rufinamide の Lennox-Gastaut 症候群に対する第Ⅲ相試験（022試験）とその継続長期投与試験（022E試験）のデザイン（Kluger ら，2010[14]）

特徴的な有効性スペクトルを説明することができておらず，今もって謎とされている。

薬理作用としては，①最大電撃けいれん，②薬物誘発けいれん，③扁桃核キンドリング，④海馬，運動皮質，視床の電気刺激による後発作，などへの作用が確認されている[10]。

Ⅳ．海外での臨床試験

開発の経緯の項で述べたように，海外ではまずは難治性部分てんかんを対象とした付加療法で始められ，相応の成績を示したものの[4,5]，承認を得るにはやや不十分なものであったと考えられる。一方，平行して実施された Lennox-Gastaut 症候群を対象とした pivotal study としての placebo 対照試験では見事な成績を挙げている。ここでは，1996年に Ciba-Geigy 社と Sandoz 社が合併してできた Novartis AG 社が実施した2本の臨床試験の成績を紹介する。

1. Rufinamide の Lennox-Gastaut 症候群を対象とした第Ⅲ相試験（022試験）

本試験は，1998年3月から2000年9月にかけて，米国，ブラジル，欧州の国々の計9ヵ国，36施設で実施された[11]。

対象は，4〜30歳で強直・脱力発作（drop attack），非定型欠神を含む月90回以上の発作を有し，脳波上遅棘徐波複合を呈する Lennox-Gastaut 症候群患者の138例（rufinamide 群74例，placebo 群64例）である。

試験のデザインは28日間の観察期間ののち無作為化割付けにより，rufinamide を1−2日：10mg/kg/日，3−4日：20mg/kg/日，5−6日：30mg/kg/日，7日：45mg/kg/日（いずれも2分服）と増量・付加する12週間の二重盲検期をおいており，その後は継続長期投与試験（022E試験）へ移行している（図2）。

主要評価項目の総発作頻度および強直・脱力発作頻度の観察期からの28日あたりの減少率（中央値）は図3に示したように，総発作頻度は−32.7%対−11.7%（p＝0.0015），強直・脱力発作頻度は−42.5%対＋1.4%（p＜0.0001）とともにplacebo 群に対して高い有意差を示した。また，50%以上の発作頻度減少達成率（50%反応率）は31.1%対10.9%（p＝0.0045），42.5%対16.7%（p＝0.002）と，いずれもrufinamide 群はplacebo 群よりも高かった（図4）。副次評価項目の発作重症度の改善については，53.4%（39/73例）対30.6%（19/62例）とrufinamide 群に有意に高かった（p＝0.0041）。なお，発作の完全抑制例はなく，強直・脱力発作の100%消失率は4.1%対3.2%と両群に差を認めていない（p＝0.8414）。

安全性では，表1に有害事象を示したが，因果関係が疑われた有害事象は55.4%（41/74例），

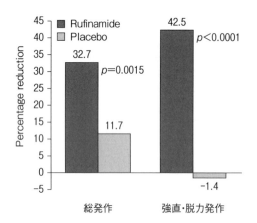

図3 Rufinamide の Lennox-Gastaut 症候群に対する第Ⅲ相試験における観察期から二重盲検期への28日あたりの発作頻度減少率（中央値）（Glauser ら，2008[11]）

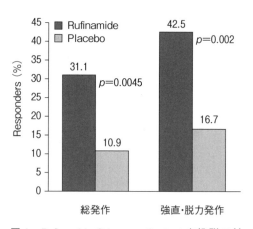

図4 Rufinamide の Lennox-Gastaut 症候群に対する第Ⅲ相試験における観察期から二重盲検期への28日あたりの50％以上発作頻度減少達成率（Glauser ら，2008[11]）

表1 Rufinamide の Lennox-Gastaut 症候群に対する第Ⅲ相試験（022試験）および継続長期投与試験（022E試験）での有害事象（Kluger ら，2010[14]）

	二重盲検期 Rufinamide (n=74)	二重盲検期 Placebo (n=64)	継続期 Rufinamide (n=124)
全有害事象，件数（％）	60 (81.1)	52 (81.3)	113 (91.1)
嘔吐	16 (21.6)	4 (6.3)	38 (30.6)
発熱	10 (13.5)	11 (17.2)	32 (25.8)
上気道感染症	4 (5.4)	6 (9.4)	27 (21.8)
傾眠	18 (24.3)	8 (12.5)	26 (21.0)
下痢	4 (5.4)	7 (10.9)	22 (17.7)
鼻咽頭炎	7 (9.5)	2 (3.1)	22 (17.7)
食欲減退	7 (9.5)	3 (4.7)	18 (14.5)
疲労	7 (9.5)	5 (7.8)	17 (13.7)
無食欲	5 (6.8)	5 (7.8)	16 (12.9)
便秘	4 (5.4)	5 (7.8)	15 (12.1)
攻撃性	2 (2.7)	3 (4.7)	14 (11.3)
頭痛	5 (6.8)	3 (4.7)	13 (10.5)
全重篤有害事象，件数（％）	2 (2.7)	2 (3.1)	17 (13.7)
肺炎	0	0	5 (4.0)
嘔吐	2 (2.7)	0	3 (2.4)
水痘	0	0	2 (1.6)
体重減少	0	0	2 (1.6)
てんかん重積	0	0	2 (1.6)
有害事象による脱落，件数（％）	6 (8.1)	0	12 (9.7)
発疹	2 (2.7)	0	3 (2.4)
嘔吐	3 (4.1)	0	1 (0.8)
無食欲	1 (1.4)	0	1 (0.8)
傾眠	2 (2.7)	0	0

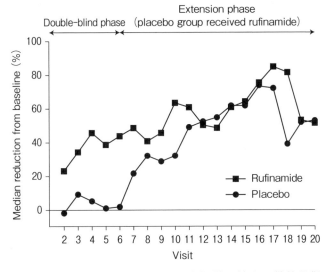

図5 RufinamideのLennox-Gastaut症候群に対する継続長期投与試験における先行第Ⅲ相試験でのrufinamide群およびplacebo群の群別総発作減少率（中央値）（Klugerら，2010[14]）

43.8%（28/64例）で，傾眠と嘔吐がplacebo群より多かった．有害事象のための脱落例は6例全例がrufinamide群であった（嘔吐3例，傾眠2例，発疹2例：重複あり）．重篤な有害事象は各群2例ずつで，まず忍容性には問題なかった．

以上から，rufinamideはLennox-Gastaut症候群に対する付加療法として優れた成績を示している．

2．RufinamideのLennox-Gastaut症候群への継続長期投与試験（022E試験）

022試験からの124例を対象とする継続長期試験が9ヵ国，43施設で1998年6月から2001年12月にかけて実施されている[14]．

デザインは図2に示したように3年間までのオープン・ラベルの試験で，rufinamideの用量（中央値）は1800mg/日（52.9mg/kg/日），服用期間（中央値）は432（10-1149）日であった．

022試験でrufinamide服用の被験者およびplacebo服用の被験者における観察期からの28日あたりの総発作頻度減少率（中央値）を図5に，50％反応率を図6に示したように，rufinamideの効果は長期にわたって持続しており，反応率も高

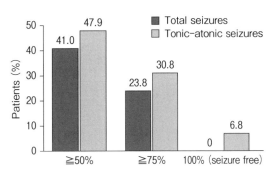

図6 RufinamideのLennox-Gastaut症候群に対する継続長期投与試験における最終12ヵ月間の総発作および強直・脱力発作の発作頻度減少率（Klugerら，2010[14]）

い．

安全性については，表1に示したように，二重盲検期よりも継続長期投与期で有害事象の頻度は約10％高くなっているが，3年に及ぶ試験でもあり，予期しないものではなく，全体として忍容性は良好であるとしている．

以上から，rufinamideは小児～若成人のLennox-Gastaut症候群に対しての付加薬として有用性の高い薬物であると結論している．

表2 わが国でのrufinamideの第I相試験における健康成人男性に本剤を単回経口投与したときの血漿中未変化体の薬物動態パラメータ（エーザイ株式会社　社内資料[8]）

投与量	評価例数	C_{max} (μg/mL)	t_{max} [a] (h)	$t_{1/2}$ (h)	AUC_{0-96h} (μg·h/mL)
100mg	6	0.75 ± 0.14	4 (3, 6)	9.5 ± 1.2	13.90 ± 1.91
200mg	6	1.03 ± 0.16	6 (4, 8)	9.1 ± 0.8	23.53 ± 3.99
400mg	6	1.52 ± 0.31	6 (4, 12)	10.0 ± 0.7	41.71 ± 6.11
800mg	6	2.12 ± 3.97	8 (8, 24)	11.8 ± 5.4	65.52 ± 18.37

a) 中央値（最小値，最大値）

表3 わが国でのrufinamideの第I相試験における健康成人男性に本剤を単回及び反復経口投与したときの血漿中未変化体の薬物動態パラメータ（エーザイ株式会社　社内資料[8]）

	評価例数	C_{max} (μg/mL)	t_{max} [a] (h)	$t_{1/2}$ (h)	AUC (μg·h/mL)	AUC 比[b]
単回投与	6	1.96 ± 0.13	5 (4, 6)	8.9 ± 1.2	35.58 ± 6.47[c]	0.91 ± 0.10
反復投与最終日	6	3.32 ± 0.59	4 (4, 10)	8.8 ± 1.2	32.18 ± 6.49[d]	

a) 中央値（最小値，最大値）
b) 単回投与時のAUCに対する反復投与最終日のAUCの比
c) AUC_{0-inf}, d) AUC_{0-12h}

V. わが国での臨床試験

わが国では，Ciba-Geigy社の時代に，1991年北里研究所バイオイアトリックセンターにおいて健康成人男性被験者を対象に第I相試験（単回投与試験EPI-001，反復投与試験EPI-002）が実施されて800mgまでの安全性が確認されている。そのさいの薬物動態パラメータを表2と表3に示しておく。

第I相試験に続いて成人の難治性部分てんかんを対象とした前期第II相試験（EPI-004）とその継続長期投与試験（EPI-005）が実施されているが，2004年にNovartis AG社がrufinamideの開発を中止し，エーザイがその開発・申請業務を引き継いでからは，Lennox-Gastaut症候群を対象としたため，申請のためのデータパッケージに含まれておらず（表4），詳細は紹介できない。

Rufinamideは，2007年10月に開催された第14回未承認薬使用問題検討会議において国内で早期に治験を開始すべきとされ，2009年10月に未承認開発支援事業による開発支援品目に選定されている。また，2009年8月に「日本てんかん学会」「日本小児神経学会」よりLennox-Gastaut症候群に伴う発作に対する併用療法としての要望書が提出され，2010年5月21日付でエーザイに対して当局からの開発要請が行われている。そして2011年6月10日付で希少疾病用医薬品に指定されている。

ここでは，わが国でのpivotal studyとしての304試験と305試験の成績を紹介する。

1. わが国でのrufinamideのLennox-Gastaut症候群に対する第III相試験（304試験）

本試験は2010年6月から2011年8月にかけて大塚頌子医学専門家のもとに全国22施設で実施された[20]。

患者の選択基準は022試験と同じで，59例（rufinamide群29例，placebo群30例）を対象としている。

試験のデザインも022試験とほぼ同じであり，4週間の観察期ののち，表5の用法・用量に則り12週間の二重盲検期（2週間の増量期と10週間の維持期）からなり，のち継続長期投与試験（305試験）へ移行している。

表4 Rufinamideの臨床データパッケージ（エーザイ株式会社　医薬品インタビューフォーム[9]）

		臨床薬理	有効性	安全性
国内臨床試験		**単回投与試験** （国内 EPI-001 試験） **反復投与試験** （国内 EPI-002 試験） 中期開発用製剤と国内開発用製剤の生物学的同等性試験 （国内 EPI-006 試験）	－	**LGS 患者プラセボ対照比較試験** （国内 304 試験） **LGS 患者継続投与試験** （国内 305 試験）
				成人てんかん患者オープン試験 （国内 EPI-004 試験） 成人てんかん患者継続投与オープン試験 （国内 EPI-005 試験）
外国臨床試験		**反復投与時の最大耐量試験** （外国 001 試験） **QT/QTc 評価試験** （外国 002 試験）		**LGS 患者プラセボ対照比較試験** （外国 0022 試験） **LGS 患者継続投与試験** （外国 0022E 試験）
		薬物動態試験：11 試験 薬力学試験：1 試験 生物薬剤学試験：7 試験	－	LGS 以外を対象とした試験：24 試験
その他		薬物動態統合解析報告書：3 報	－	統合概括安全性情報 最新の定期的安全性最新報告（PSUR）

太字は評価資料
LGS：Lennox-Gastaut 症候群

表5 Rufinamideの国内第Ⅲ相試験（304試験）における用法・用量のスケジュール（Ohtsukaら，2014[20]）

Trial day	Daily dose by body weight （mg/day）			
	15.0-30.0kg	30.1-50.0kg	50.1-70.0kg	≧70.1kg
Day 1-2	200	400	600	600
Day 3-4	400	800	1200	1200
Day 5-6	800	1200	1800	1800
Day 7-8	1000	1800	2400	2400
Day 9	1000	1800	2400	3200

　主要評価項目の強直・脱力発作の発作頻度変化率と副次評価項目の総発作頻度変化率を図7に示した．前者は－24.2％対－3.3％（p＝0.003），後者は－32.9％対－3.1％（p＜0.001）とともに rufinamide 群は placebo 群に対して高い有意性を示している．また，強直・脱力発作の発作頻度減少達成率では，図8のように50％以上反応率で rufinamide 群は placebo 群に対して有意差を示した．
　安全性では，表6のように治療関連性有害事象数を被験者の年齢別に示したが，全有害事象数は rufinamide 群93.1％に対して placebo 群70.0％と数字上は rufinamide 群に多かったが，すべては軽度～中等度のものであった．治療関連性有害事象は rufinamide 群62.1％に対して placebo 群16.7％で，多い事象は食欲低下17.2％対3.3％，傾眠17.2％対3.3％，嘔吐13.8％対0％であった．なお，本試験では薬物動態学的検討を実施しており，服薬1～9時間時の血漿中 rufinamide 濃度は17.2±6.2μg/mL（平均±標準偏差）で，体重，年齢とは相関していない．18歳の女性例で最高血漿中濃度39.9μg/mL がみられ，発作の改善は極めて優れていたが，食欲低下のため中止している．

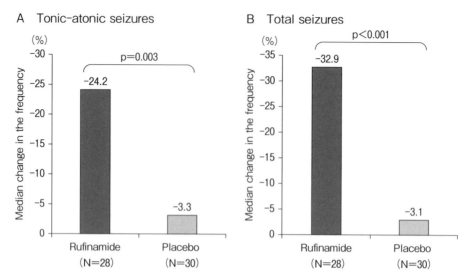

図7 Rufinamide の国内第Ⅲ相試験（304試験）における28日あたりの強直・脱力発作回数（A）および総発作回数（B）の変化率（Ohtsuka ら，2014[20]）

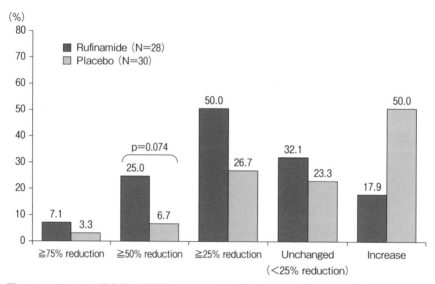

図8 Rufinamide の国内第Ⅲ相試験（304試験）における発作頻度減少達成率（Ohtsuka ら，2014[20]）

また，rufinamide は valproate, lamotrigine, clobazam の血漿中濃度に影響を与えていない。

以上から，rufinamide は難治性の Lennox-Gastaut 症候群に対する付加薬として適切な risk-benefit profile を示している。

2. わが国での rufinamide の Lennox-Gastaut 症候群への継続長期投与試験（305試験）

本試験は先行した304試験を完了した54例（rufinamide 群より25例，placebo 群より29例）を対象として，rufinamide 長期投与の安全性および忍容性ならびに有効性を非盲検下で検討するために2010年11月よりデータカットオフとした日まで22

表6 Rufinamideの国内第Ⅲ相試験（304試験）における年齢別治療関連有害事象（Ohtsukaら，2014[20]）

	Rufinamide			Placebo		
年齢（歳）	4 to <12	12 to <17	≧17	4 to <12	12 to <17	≧17
全患者数	10	6	13	13	6	11
食欲低下	1 (10.0)	0 (0.0)	4 (30.8)	0 (0.0)	0 (0.0)	1 (9.1)
傾眠	0 (0.0)	1 (16.7)	4 (30.8)	1 (7.7)	0 (0.0)	0 (0.0)
嘔吐	1 (10.0)	1 (16.7)	2 (15.4)	0 (0.0)	0 (0.0)	0 (0.0)

患者数（％）

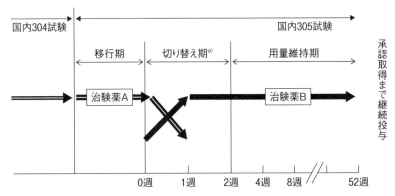

a) 合計錠数を一定として，2日ごとに治験薬Aを治験薬Bに切り替える

図9 Rufinamideの国内長期継続投与試験（305試験）のデザイン（エーザイ株式会社　医薬品インタビューフォーム[9]）

施設で実施された[21]。

　試験のデザインは図9に示した。総投与症例54例全例が安全性解析対象集団であり，有効性データのない8例を除いた46例が有効性解析集団であった。中止例は13例（効果不十分7例，有害事象4例，治験参加拒否2例）であった。

　先行304試験の観察期から本試験の各評価時期における強直・脱力発作頻度変化率（中央値）を図10に示したように，40週までの長期にわたり継続して高い変化率が維持されている。また，総発作頻度変化率（中央値）も同様であった。

　主要評価項目の安全性については，主な有害事象および副作用発現率を表7に示した。重篤な有害事象8例で，てんかん重積状態の1例を除いてrufinamideとの関連性なく，因果関係の否定できない有害事象で中止に至った症例は3例（食欲減退2例，薬疹1例）であった。

　以上から，安全性については大きな問題はなく，本試験の各評価時期における強直・脱力発作ならびに総発作頻度の減少が継続して認められ，強直・脱力発作の50％減少達成率は40週で48.8％（20/41例）と良好な結果が得られたことから，rufinamideは傾眠，てんかん重積状態，薬疹，食欲減退等の有害事象に配慮することにより，Lennox-Gastaut症候群に対して長期にわたり良好な抑制効果を有する薬剤であると示唆されている。

　これまで紹介してきたrufinamideの成績を中心に表4のデータパッケージに基づいて，エーザイは2012年8月30日に申請し，2013年3月25日に製造販売承認が降り，海外に続いて，初のLennox-Gastaut症候群のみへの適応症を持つ治療薬として同年5月29日上市されたのである。

Ⅵ．取り残されたfelbamateとtiagabine

　筆者が依頼されて第Ⅰ相試験を実施した7つの

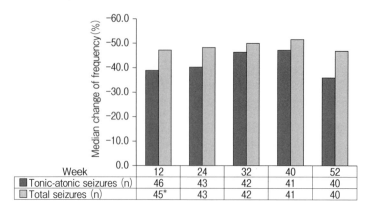

図10 Rufinamideの国内長期継続投与試験（305試験）における強直・脱力発作および総発作のベースラインからの変化率（中央値）（Ohtsukaら，2016[21]）
＊：1例で12週時ミオクロニー発作の記録欠落のため総発作の分析から除外

表7 Rufinamideの国内長期継続投与試験（305試験）における副作用発現率（エーザイ株式会社社内資料[8]，一部省略）

副作用	先行試験での投与群 rufinamide群（25例）	placebo群（29例）	合計（54例）
総発現例数	17（68.0%）	20（69.0%）	37（68.5%）
胃腸障害			
嘔吐	4（16.0%）	2（6.9%）	6（11.1%）
便秘	3（12.0%）	3（10.3%）	6（11.1%）
悪心	2（8.0%）	0（0.0%）	2（3.7%）
口内炎	1（4.0%）	0（0.0%）	1（1.9%）

副作用：因果関係が「関連あるかもしれない」，または「おそらく関連あり」の有害事象

新規抗てんかん薬のうち，gabapentin, topiramate, lamotrigine, levetiracetam, vigabatrin はわが国で承認・上市にまで至ったが，felbamateとtiagabineが海外では承認・上市に至りながらわが国では途中で開発が中止となって筆者の心残りとなっている．新規抗てんかん薬開発物語シリーズの最後に，この2剤についてごく短くその経緯を書いておきたい．

1．第Ⅰ相試験のみで終ったfelbamate

Felbamateの第Ⅰ相試験は1993年の初期に北里大学東病院で実施された．それまでまったく付き合いのなかったSchering-Plough社（現MSD社）からの依頼ということで張りきって実施した憶えがある．

Felbamateそのものは，Wallace Laboratories の Frank Milan Berger の指導のもとで弟子の Bernard John Ludwig が，抗菌剤 mephenesin の持つ tranquilization effect を効率的に発揮しうる meprobamate を1950年に合成したさい[15]，構造活性相関の研究の中で誕生したものとされる（図11）．当然のことながら極めてよく似た化学構造を持ち，meprobamateが第一世代の抗不安薬として全世界を席捲したが第二世代の benzodiazepine 系薬物の登場とともに駆け抜けてしまい，作用機序もよく解明されないままであったのに対し，felbamateは後に米国の National Institute of Neurological Disorders and Stroke（国立神経疾患・脳卒中研究所，NINDS）のてんかん部門でのスクリーニングで優れた抗てんかん作用が確認され，その作用機序も γ-aminobutyric acid$_A$ 受容体（GABA$_A$ 受容体）のmodulatorが主な作用で[22]，N-methyl-D-aspartate 受容体（NMDA 受容体），とくにNR2Bサブユニットの遮断作用をも有することが明らかにされている[12]．

筆者らが第Ⅰ相試験を実施した頃は，米国の臨床試験の最中で，1993年8月には米国で成人の難

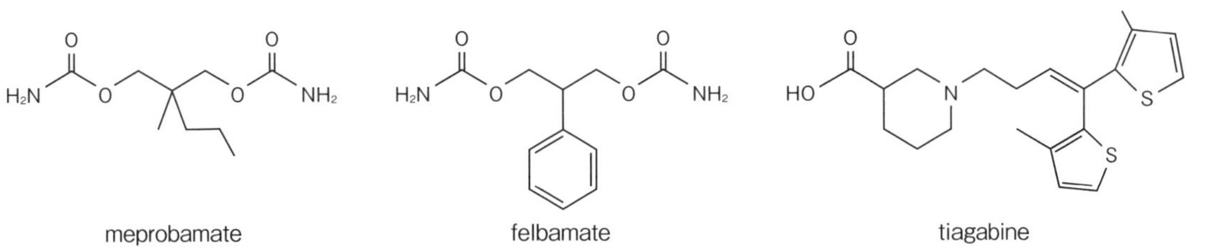

図11　Meprobamate, felbamate, tiagabine の化学構造

治性部分てんかんと小児の Lennox-Gastaut 症候群への適応が認められて上市された（Felbatol®, MedPointe 社）。ところが，その後，再生不良性貧血と肝機能障害という2つとも致命的となりうる有害事象が報告され，1994年8月1日に"Dear Doctor" letter が出され，1994年9月27日の次の"Dear Doctor" letter で felbamate の処方に対して厳しい制限が加えられた。

わが国では第I相試験が終了して次の第II相試験へ進もうとしていた矢先のことであり，さすがに Schering-Plough 社も二の足を踏み，わが国での以後の開発を断念したのである。Felbamate 誕生の経緯がとても興味あふれるものであっただけに期待したが，残念なことであった。

2．後期第II相試験の段階で開発中止となった tiagabine

Tiagabine の第I相試験はこれも初めてのお付き合いの Novo Nordisk 社の依頼によるもので，felbamate の第I相試験を終えた1993年半ばに実施された。Tiagabine は Novo Nordisk 社の研究所の化学者達が Claus Braestrup の総指揮のもとに1988年に合成した抗てんかん薬で（図11）[1]，作用機序としては，GABA の transporter 1（GAT-1）の阻害による GABA の再取り込み阻害作用が確認されていた[6]。

わが国での臨床開発は順調に進み，山内俊雄総括医師（現 埼玉医科大学名誉学長）のもとに後期第II相試験にさしかかっていた[26]。ところが，ある日，呼び集められた中央委員会の席上で Novo Nordisk 社の開発担当者から Novo Nordisk 社が米国の Monsanto 社の傘下に入り，tiagabine の開発は行わないと決定されたため，以後，日本での臨床試験を中止するとの説明があった。米国では Abbott Laboratories が共同開発に入り，1997年には12歳以上の難治性部分てんかんの付加療法として FDA の承認を得ていた（Gabitril®）が，わが国では単に中止するとの発表であった。当時はすでに抗てんかん薬の開発では，経過良好の被験者には長期投与試験の名目のもとに被験薬が承認・上市されるまでその被験薬を提供するというルールができあがっていた。治験を中止するということは，tiagabine の提供も中止するということで，当然のことながら，静岡東病院（現 静岡てんかん・神経医療センター）の清野昌一院長（当時）は継続投与の必要な被験者が数例おられるとの理由で異を唱えた。話し合いは容易にまとまらず，紛糾しかけたが，山内俊雄総括医師を中心に，当面は被験者の方々が困らない方策で提供を続ける，ただし，有害事象が起きた時に会社側は何らの対応もとらないとの約束で結着したのである。Tiagabine はその作用機序から不安障害（パニック障害）や線維筋痛症などへの off-label 使用される興味ある抗てんかん薬であるが，わが国ではあえなく消滅してしまい，残念なことであった。

なお，筆者は tiagabine の第I相試験のデータを発表するため[13]，稲見允昭助教授（現 南飯能病院名誉院長）とともに Sydney での第21回国際てんかん学会に出かけ，Darling Harbour に宿をとったが，日本からのてんかん学を専門とされる先生方と行動を共にし，極めて楽しい経験をしたことが昨日のことのように思い出される。学会招待でかのオペラハウスで歌劇「カルメン」を観ることができ，Sydney 市営の Moore Park Golf Course でゴルフを楽しみ，学会の帰りに Melbourne に足を延ばし，市内散策のさいに Melbourne 放送局の

建物の中へ入りこみ，同局の管弦楽団の練習風景を見学させてもらうという幸運に恵まれたりしたことがあり，これも良き時代の1コマであった．

Ⅶ．おわりに

抗てんかん薬の開発物語の最後になった rufinamide は，Novartis AG 社が戦略上の理由から開発を中止し，宙に浮いているところをわが国のエーザイが敢然としてライセンスを取得し，国際的に開発の継続と上市の業務を引き継いだことは大いなる英断である．ともすれば中枢神経系の薬剤の開発が後退傾向の中にあって国の内外で活発にこれらの薬剤の開発に立ち向っていくエーザイの姿勢は頼もしい限りである．Rufinamide は希少疾病治療薬とはいえ，Lennox-Gastaut 症候群に対して優れた効果と安全性を示し，第一選択薬としての期待が大きい．今後の発展を祈りたい．

最後に取り残された felbamate と tiagabine に触れることができて，筆者としてはとてもありがたかった．

Rufinamide の開発を担当された花田敬久氏，高野広樹氏に多くの資料提供と御指導を戴いた．厚く感謝する．そして，抗てんかん薬の開発物語を書くに当って勇気づけを戴いた上に多くの資料を与えて下さった山内俊雄埼玉医科大学名誉学長に深く深く御礼を申しあげたい．

文　献

1) Andersen, K. E., Braestrup, C., Grønwald, F. C. et al. : The Synthesis of Novel GABA uptake inhibitors. 1. Elucidation of the structure-activity studies leading to the choice of R-1-[4,4-bis(3-methyl-2-thienyl)-3-butenyl]-3-piperidine carboxylic acid (Tiagabine) as an anticonvulsant drug candidate. J. Med. Chem., 36 : 1716-1725, 1993.
2) Arroyo, S. : Rufinamide. Neurotherapeutics, 4 : 155-162, 2007.
3) Bialer, M., White, H. S. : Key factors in the discovery and development of new antiepileptic drugs. Nat. Rev. Drug Discov., 9 : 68-82, 2010.
4) Biton, V., Kraus, G., Vasquez-Santana, B. et al. : A randomized double-blind, placebo-controlled, parallel-group study of rufinamide as adjunctive therapy for refractory partial-onset seizures. Epilepsia, 52 : 234-242, 2014.
5) Brodie, M. J., Rosenfeld, W. E., Vazquez, B. et al. : Rufinamide for the adjunctive treatment of partial seizure in adults and adolescents: a randomized placebo-controlled trial. Epilepsia, 50 : 1899-1909, 2009.
6) Brodie, M. J. : Tiagabine pharmacology in profile. Epilepsia, 36 (Suppl.6) : S7-S9, 1995.
7) 独立行政法人医薬品医療機器総合機構：イノベロン錠審査報告書．2013年2月18日．
8) エーザイ株式会社：ルフィナミド申請資料．
9) エーザイ株式会社：イノベロン錠医薬品インタビューフォーム．2014年6月改訂（第4版）．
10) Gilchrist, J., Dutton, S., Diaz-Bustamante, M. et al. : Nav1.1 modulation by a novel triazole compound attenuates epileptic seizures in rodents. ACS Chem. Biol., 9 : 1204-1212, 2014.
11) Glauser, T., Kluger, G., Sachdeo, R. et al. : Rufinamide for generalized seizures associated with Lennox-Gastaut syndrome. Neurology, 70 : 1950-1958, 2008.
12) Harty, T. P., Rogawski, M. A. : Felbamate block of recombinant N-methyl-D-aspartate receptors : Selectivity for the NR2B subunit. Epilepsy Res., 39 : 47-55, 2000.
13) Inami, M., Wakatabe, H., Takahashi, A. et al. : Tiagabine in healthy Japanese subjects. Single- and multiple dose study. 21st International Epilepsy Congress, Sydney, 1995.
14) Kluger, G., Glauser, T., Krauss, G. et al. : Adjunctive rufinamide in Lennox-Gastaut syndrome : a long-term, open-label extension study. Acta Neurol. Scand., 122 : 202-208, 2010.
15) Ludwig, B. J., Piech, E. : Some anticonvulsant agents derived from 1,3-propanediol. J. Am. Chem. Soc., 73 : 5779-5781, 1951.
16) 村崎光邦：新規抗てんかん薬の開発物語—その3：抗マラリア薬開発の中から創製されたlamotrigine (1) Lamotrigine 発見から抗てんかん薬として大成するまで．臨床精神薬理，20 : 711-732, 2017.
17) 村崎光邦：新規作用機序を持った睡眠薬の開発物語—その3：生まれ変った eszopiclone—．臨床精神薬理，20 : 341-358, 2017.
18) 村崎光邦：新規抗てんかん薬の開発物語—その5：わが国で創製された世界初の AMPA 受容体拮抗性抗てんかん薬 perampanel．臨床精

神薬理, 20：1079-1096, 2017.
19) 大澤真木子：ルフィナミド. 薬局, 65：2765-2770, 2014.
20) Ohtsuka, Y., Yoshinaga, H., Shirasaka, Y. et al.：Rufinamide as an adjunctive therapy for Lennox-Gastaut syndrome：A randomized double-blind placebo-controlled trial in Japan. Epilepsy Res., 108：1627-1636, 2014.
21) Ohtsuka, Y., Yoshinaga, H., Shirasaka, Y. et al.：Long-term safety and seizure outcome in Japanese patients with Lennox-Gastaut syndrome receiving adjunctive rufinamide therapy：An open-label study following a randomized clinical trial. Epilepsy Res., 121：1-7, 2016.
22) Rho, J. M., Donevan, S. D., Rogawski, M. A.：Mechanism of action of the anticonvulsant felbamate：Opposing effects on N-methyl-D-aspartate and gamma-aminobutyric acid$_A$ receptors. Ann. Neurol., 35：229-234, 1994.
23) Rogawski, M. A.：Diverse mechanisms of antiepileptic drugs in the development pipeline. Epilepsy Res., 69：273-294, 2006.
24) Schindler, W., Häfliger, F.：Über Derivate des Iminodibenzyls. Helvetica Chimica Acta, 37：472-483, 1954.
25) van Rijckevorsel, K.：Treatment of Lennox-Gastaut syndrome：overview and recent findings. Neuropsychiatr. Dis. Treat., 4：1001-1019, 2008.
26) 山内俊雄, 清野昌一, 八木和一：抗てんかん薬開発の現状と問題点. 臨床精神薬理, 2：485-492, 1999.

新たに登場した ADHD 治療薬の開発物語

――その1：OROS 方式で生まれ変った methylphenidate――

I. はじめに

注意欠如多動症（attention deficit hyperactivity disorder：ADHD）の概念が定着したのは1987年のDSM-ⅢR（Diagnostic and Statistical Manual of Mental Disorders, Third Edition-Revised）とされるが，古くから多動児（hyperkinetic child）や微細脳機能障害（minimal brain dysfunction：MBD）[6]と呼ばれて薬物療法の対象とされてきている。最初の報告はBradleyがamphetamineを用いた1937年であり[4]，chlorpromazineが世に出た1952年を大きく遡っているとは驚嘆すべきことである。このBradleyのamphetamineの有効性に続いて同じ精神刺激薬であるmethylphenidateやpemolineの効果が報告され，とくに効果と安全性のバランスからADHDの薬物療法の中心はmethylphenidateとなっている。これら精神刺激薬の作用機序が解明されるとともに，noradrenaline（NA）の選択的な再取り込み阻害薬のatomoxetine，さらには $α_{2A}$ adrenaline 受容体作動薬の guanfacine が新たに登場してADHD治療薬の開発はさらに盛んとなっている。DSM-5によるADHDの概念の拡大がみられた中で，これらの治療薬の処方される頻度は増加の一途を辿ることが予測され，ま

た，創薬活動も一段と加速されよう。筆者とはやや無縁であったADHDへの理解を深めるためにも，ぜひADHD治療薬の開発物語を書いておこうとの決意を固めた。

本稿では，まずmethylphenidateのADHD治療薬としての開発物語を書いていく。

II. ADHD の大先達 Charles Bradley と Russell Barkley

小児科医のCharles BradleyはNew YorkのBabies Hospitalのレジデントから1932年に，その前年偉大なる叔父Georgeが，脳炎に罹患し後遺症に苦しみ27歳で死亡した娘のEmmaを記念して創立したEmma Pendleton Bradley Home（現在のThe Bradley Hospital）へと赴任してきた[5]。New YorkからRhode IslandのPendletonへ移り住んだCharles Bradleyはhyperkineticな小児を含めた患児の気脳写pneumoencephalographyを実施したさい，髄液の喪失によると思われる頭痛の訴えに，精神刺激薬のamphetamineを使っていた。髄液を産生する脈絡叢choroid plexusを刺激しようとの意図であった。気脳写による頭痛には効かなかったが，病院の看護師や学校の先生が患児達の病院や学校での生活に著しい改善を示すことに気付いた。子供達自身も改善を実感して計算能力

を高めるピル"arithmetic pill"と呼んでいた。この事実こそがBradleyが今でいうADHDに対してamphetamineが有効であることを確信した瞬間であり，その成果をまとめてAm. J. Psychiatry誌に投稿したのである[4]。この逆説的ともいえるhyperkinetic childrenに精神刺激薬がなぜ効くのかは謎とされたが，後にADHDの病態生理が明らかにされるにつれて，Bradleyの大発見は精神科薬物療法の歴史に刻まれる最初の偉業とされたのである。DelayとDenikerがchlorpromazineの統合失調症の治療成績を発表する15年も前の話なのである。

後に，Bradleyの偉業を継いだSouth Carolina医科大学の精神科臨床教授のRussell Barkley[1,2]がhyperactive childrenに対する精神刺激薬の効果の膨大なレビューを行ったさいのまとめを参考までに表1に示した。この表では，1944年に合成され，1954年に世に出たmethylphenidateの最初の報告は1958年のZimmermanとBurgemeister[53]によることになる。なお，Barkleyのレビューにmethylphenidateの生化学的な作用として血漿中のdopamine-β-hydroxylase（DBH）の有意の上昇が認められるとのRapoportら[31]の研究が紹介されている。Methylphenidateの作用機序解明のすぐ傍まで来ていたのである。

Ⅲ．Methylphenidateの登場

Methylphenidateは1944年スイスのCiba社（現Novartis Pharma社）でPanizzonが合成したとされる（図1）[29]。1954年に特許を取得してドイツや米国で発売されている。当時は精神刺激薬psychostimulantと呼ばれて，うつ病，慢性疲労，ナルコレプシーなどに用いられていた。商品名のRitalin®は合成者Panizzonの妻の愛称Ritaからとったという。後に，Janssen Pharma社で合成されたserotonin（5-HT）2A受容体拮抗薬R55667に対してその合成，薬理，臨床に幅広く関わったReyntjensが自分の秘書Rita にちなんでritanserinと名付けたのはPanizzonの故事に倣ったものか[20]。抗うつ薬としてGeigy社が1950年に合成したimipramineが正式に上市されたのは1958年の

ことで，わが国へは1959年に導入されているが，methylphenidateはその数年前に世界初のうつ病治療薬として世に出ていたとは驚きである。ちなみに，精神刺激薬の第1号であり，ADHDの治療薬の第1号でもあるamphetamineを合成したのはルーマニアの化学者であるLazăr Edeleanuで，なんと1887年（明治20年）にBerlin大学でのことである。そのamphetamineの精神病様症状惹起作用を利用して抗精神病薬haloperidolの薬理学的作用解明に用いたのはかのPaul Janssenである[21]。

Ⅳ．Methylphenidateの作用機序

Methylphenidateはamphetamineと同じく精神刺激薬psychostimulantとして広く臨床応用されてきており（図1）[25]，その作用機序は，dopamine transporter（DA-T）とnoradrenaline transporter（NA-T）に結合してDAやNAの再取り込みを阻害し，シナプス間隙におけるDAやNAの濃度を上昇させることにあり，DA-Tへの親和性はNA-Tへの親和性よりも10倍高く，DAへの選択性が高いとされている[26]。このmethylphenidateのDA-TやNA-Tへの結合親和性を誰が最初に発見したのか，はっきりしていないが，筆者がみつけた最初の報告はDA-Tへの結合は1985年のSchweriら[34]によるものであり，NA-Tへの結合は1987年のPatrickら[30]による。これらの所見を自分達の実験系を通して確認したのがBrookhaven National LaboratoryのPanら[28]とGatleyら[9]であり，1994年から1996年のことで，いずれもそんなに古い話ではない。また，2006年から2008年にかけてUniversity of WisconsinのBerridgeやDevilbissら[3,7]がmethylphenidateが前頭前野のcatecholamine系神経伝達を増やして認知機能を高めると報告している（図2）。Brookhaven National LaboratoryのVolkowら[45-47]も作用機序に関わる研究を精力的に報告している。総説も多いがSolanto[35]のものやLeonardら[19]によるものなど優れたものが多い。

以上のように，methylphenidateの作用機序について，その薬理をいつ，誰が発見したのか同定

表1 多動児 (hyperactive children) に対する各薬剤別反応率 (Barkley, 1977[1])

著者	被験者数	評価	改善率 (%)	不変, 悪化率 (%)
Amphetamines				
Bradley, 1937-38	30	Hospital Staff	76	24
Bradley, 1950	275	Hospital Staff	73	27
Bradley and Bowen, 1941	100	Hospital Staff	79	21
Comly, 1971	40	Teacher	78	22
Conners, 1972a	81	Clinician	96	4
Conners et al., 1967	37	Teacher	81	19
Conners et al., 1972	27	Clinician	96.3	3.7
	22	Teacher	77.3	22.7
Epstien et al., 1968	10	Parent	70	30
	10	Clinician	70	30
Knopp et al., 1973	22	Clinician	64	36
	22	Parent	67	33
Rapoport et al., 1971	16	Teacher	69	31
Steinberg et al., 1971	46	Teacher	79	21
Weiss et al., 1968	26	Parent	85	15
Winsberg et al., 1972	32	Parent	44	56
Winsberg et al., 1974	18	Teacher	78	22
Zrull et al., 1963	91	Clinician	57	43
Total: 15 studies	915	18 Judges	74 (Mean)	26 (Mean)
Methylphenidate				
Comly, 1971	134	Parent	88	12
Hoffman et al., 1974	34	Physician	84	16
	34	Parent	77	23
Knights and Hinton, 1969	40	Teacher	88	12
	40	Parent	73	27
Knobel, 1962	150	Clinician	90	10
Lytton and Knobel, 1959	20	Clinician	75	25
Rapoport et al., 1974	27	Psychologist	69	31
	29	Physician	94	6
Satterfield et al., 1973	57	Teacher	68	32
Schain and Reynard, 1975	98	Parents and Teachers	79	21
Schnackenberg and Bender, 1971	10	Parent	60	40
Seger and Hallum, 1974	29	Parent	86	14
	29	Teacher	90	10
Weiss et al., 1971	26	Parent	94	6
Werry and Sprague, 1974	37	Physician	51	49
Winsberg et al., 1974	18	Teacher	61	39
Zimmerman et al., 1958	54	Clinician	65	35
Total: 14 studies	866	18 Judges	77 (Mean)	23 (Mean)
Magenesium Pemoline				
Conners, 1972a	81	Clinician	77	23
Conners et al., 1972	26	Clinician	77	23
	22	Teacher	63.7	36.4
Total: 2 studies	105	3 Judges	73 (Mean)	27 (Mean)
Placebo				
Conners, 1972a	81	Clinician	30	70
Conners et al., 1972	27	Clinician	29.6	70.4
	23	Teacher	30.4	69.6
Knights and Hinton, 1969	40	Teacher	67	33
	40	Parent	54	46
Rapoport et al., 1971	18	Psychologist	38	61
	18	Physician	33	66
Schain and Reynard, 1975	48	Parents and Teachers	8	92
Weiss et al., 1968	12	Parent	50	50
Weiss et al., 1971	26	Parent	50	50
Zrull et al., 1963	84	Clinician	37	63
Total: 8 studies	417	11 Judges	39 (Mean)	61 (Mean)

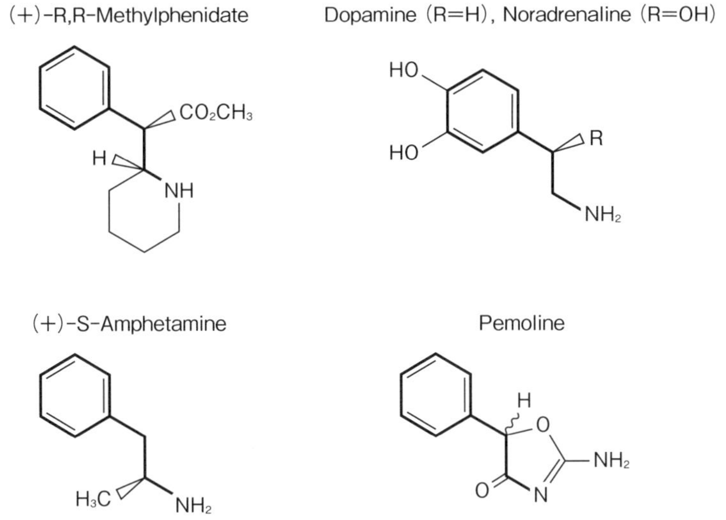

図1 薬理学的に関連のある化合物（ノバルティスファーマ株式会社，リタリン®錠10mg医薬品インタビューフォーム[25]）

することは困難で，多くの優れた報告に基づいて，その薬理作用の全貌が明らかにされてきているというのが真相である。

なお，精神刺激薬の第1号として登場し，ADHDの治療薬の第1号となったamphetamineは，1887年に合成されたが，交感神経刺激作用が判明したのは1927年で[36]，1934年にSmith, Kline and French社からBenzedrine®としてうっ血の治療薬として発売された。のちに，精神病様症状を惹起し，乱用など大きな社会問題となり，覚醒剤として規制されることになったのは周知である。その作用機序であるdopamine神経系への作用についてはSulzerら[37]のレビューに詳しい。

V. OROS methylphenidate 開発の経緯
―ALZA社の創意とSwansonの情熱―

Methylphenidateが今でいうADHD患者に有効であるとの報告は1958年のZimmermanとBurgemeister[53]以来，枚挙に暇がない。その最も大規模かつ信頼性のあるエビデンスは，1992年より米国の国立精神保健研究所National Institute of Mental Health（NIMH）を中心に多施設共同で実施されたMTA Study（Multimodal Treatment Study of Children with AD/HD）であろう[44]。579例のADHD患児（7歳～9歳11ヵ月）を対象として，無作為に①薬物療法単独群（n=144），②行動療法群（n=144），③薬物療法・行動療法併用群（n=145），④コミュニティケア群（n=146）に割り付け，14ヵ月間の治療の後，無作為化を解いて自由に治療法を選択させて長期経過を調べた試験である。この試験では，薬物療法はmethylphenidate速放錠を第一選択薬とし，被験者ごとの至適用量を定めるため，28日間の二重盲検法による用量設定試験を最初に実施し，"これ以上，改善の余地がない効果を発揮する用量"を至適用量としている。Methylphenidateで効果不十分な場合，dextroamphetamine, pemoline, imipramineを順に投与している。

14ヵ月の集中的な治療介入の成績を示す図3から明らかなように薬物療法の有用性が立証されている。この優れたMTA StudyでSwansonらはmethylphenidateのADHD患児に対する有効性を客観的に確立したのであるが，米国では1960年代から今でいうADHDに対してmethylphenidateの使用が中心となっていた。しかし，methylphenidate製剤（速放錠）は血中半減期が2～3時間と短く，効果持続時間も3～4時間と短いこともあ

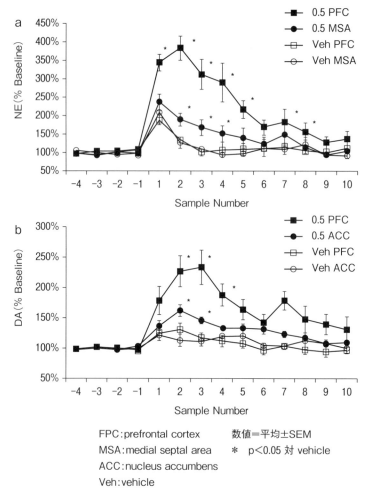

図2 Microdialysis による低用量 methylphenidate の前頭前野 (PFC) の内側中隔野 (MSA) の noreinephrine (NE) および前頭前野と側坐核 (ACC) の dopamine (DA) の細胞外濃度に及ぼす影響 (雄性ラット, 0.5mg 腹腔内投与) (Berridge ら, 2006[3])

り, 1日3回の服用が必要であった. 米国では錠剤は瓶に入れられて渡されるのが通常で, ADHD 患児が学校へ持って行って, スクールナースに預け, 昼休みに保健室へ行って服用する形をとっていたが, 服薬の事実をクラスメイトに知られて, からかわれたり, いじめの対象となったりでアドヒアランス上の問題があった. それに加えて, スクールナースが自身の疲労回復ややせ薬としての効用に目をつけ, ADHD 患児の methylphenidate をくすねて服用することなどがマスコミに摘発されて, 1980年代後半には1つの社会問題化していた. こうした不都合を解消するために, 徐放錠の開発が進められ, methylphenidate sustained release 剤が作られたが, 効果持続が8時間となお短く, 中途半端なものしかできていなかった. そこへ薬物送達のパイオニアである ALZA 社が目をつけたのである. ALZA 社[注]は, University of California, Irvine (UCI) Child Development Center の小児科学教授の James Swanson に協力を依頼し, 浸透圧制御システムを利用した Osmotic-Controlled Release Oral System (OROS) methylphenidate の創製に成功したのである.

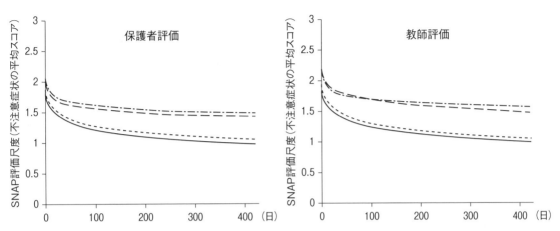

図3 ADHD患児に対するMTA Studyによる4無作為化群のSNAP評価（左：保護者評価，右：教師評価）の推移
(The MTA Cooperative Group, 1999[44])
SNAP: Swanson, Nolan and Pelham Questionnaire

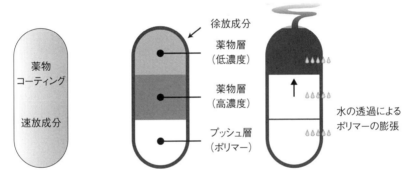

図4 コンサータ®錠の断面図（Swansonら，2009[39]）
Osmotic-controlled Release Oral System (OROS) を採用し，朝1回の投与で methylphenidate の血中濃度が漸増し，効果が持続する工夫がされている。

1993年から始まったSwansonら[38]のOROS methylphenidateの開発物語は自身の書かれた数々の論文に詳しいが，2008年5月Washington DCで米国精神医学会が開催されたさい，Swanson教授を囲んで日本からの参加者（小枝，山下，齋藤，友田，岡田）との Round Table Meeting for ADHD が開催され，その時の詳細が小児科臨床(Vol. 62, No. 3, 2009)に掲載されていて判りやすい[39]。それによると，OROS methylphenidate は速やかに放出される薬物コーティング層と緩やかに放出される内部の薬物層から成り（図4），外層と内層の境の外皮はゆっくりと水を内部に透過させる性質を有し，内部に入った水はポリマーを膨張させ，薬物を外部に押し出す。薬物層は濃度の異

注）ALZA社（California, Mountain View）: 1968年Dr. Alejandro Zaffaroniが創立した。薬物送達システム drug delivery system の pioneer で，20を超える処方薬を上市している。とくに浸透圧を利用した徐放錠（Osmotic-Controlled Release Oral System: OROS）の作成を得意とし，米国で OROS methylphenidate (Concerta®) の臨床開発に成功して2000年8月に小児のADHD治療薬として承認されている。その技術を高く買われて2001年 Johnson & Johnson 社に居抜きで買収された。同社傘下の Janssen Pharma 社は OROS paliperidone (Invega®) を開発して米国では2006年に上市され，わが国では2011年に上市されている。

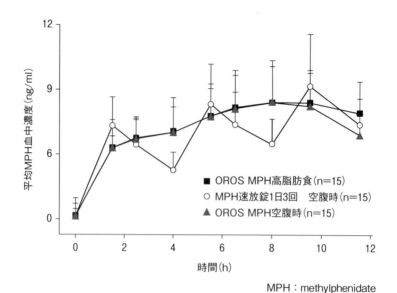

図5 OROS MPH の食後と空腹時（ともに1日1回）の投与およびMPH 速放錠1日3回投与時の血中濃度推移（Swanson ら，2003[38]）

　なる2層構造となっており，これを利用して理想的な血中濃度推移曲線を描くことに成功した。Swanson らはこの OROS methylphenidate を用いて薬物動態の検討試験として，ADHD患児15例を対象に3方向クロスオーバー試験を実施している。図5のように空腹時における methylphenidate 速放錠の分3では，ピークとトラフを交互に繰り返す3相様式となるのに対して，OROS methylphenidate は速放成分を速放錠の80％にしているため，初回投与後速やかに血中濃度が上昇するものの，その上昇勾配はやや緩やかで速放錠の初回の血中濃度ピークを下回る。その後，血中濃度推移は速放錠と比較して持続的に安定している。こうして OROS を採用することにより理想的な血中濃度推移の実現を可能にした。

　次に Swanson らは OROS methylphenidate の薬効を検証するために，ADHD患児64例を対象とした無作為化二重盲検クロスオーバー試験にて SKAMP 評価尺度（Swanson, Kotkin, Agler, M-Flynn and Pelham Rating Scale）による行動と不注意の評価を行い，OROS methylphenidate は速放錠分3と同程度の成績を示して placebo に対して有意な改善効果が12時間後まで示されている（図6）[38]。

　かくして，1日1回投与で12時間安定した効果が持続する OROS methylphenidate の開発により，学校での投薬の必要性がなくなり，学校サイドの負担が解消され，OROS methylphenidate は米国の小児 ADHD の薬物治療の大変革を起こした，として Swanson は自身の業績の中で最も自信を持って誇れる研究であると締めくくっている。

Ⅵ．米国での OROS methylphenidate の pivotal study

　OROS methylphenidate の有効性は Swanson ら[38]の報告に尽きるのであるが，ALZA 社の依頼のもとに Worlaich ら[52]が13施設で6〜12歳の282例の ADHD患児を対象に実施した pivotal study を紹介しておく。

　試験のデザインは，OROS methylphenidate（18〜54mg，1日1回投与）と methylphenidate 速放錠（5〜15mg，1日3回投与）および placebo の3群比較で，4週間みている。主要評価項目は IOWA Conners Rating Scale のうちの Inattention / Overactivity Subscale（教師評価）によるベースライン時評価から4週間後の評価への変動としている。なお，methylphenidate の平均用量は OROS

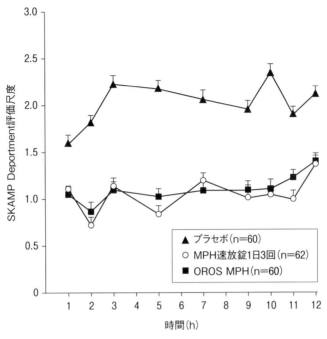

図6 ADHD患児を対象としたOROS MPH，MPH速放錠，placeboの3群比較試験におけるSKAMP評価尺度の平均スコアの推移（Swansonら，2003[38]，Swansonら，2009[39]の図を引用）
SKAMP : Swanson, Kotkin, Agler, M-Flynn, and Pelham Raing Scale

錠29.5mg/日（0.9±0.4mg/kg/日），速放錠34.8mg/日（1.1±0.5mg/kg/日）であった。

成績は図7に示したように，OROS錠群，速放錠群ともにplacebo群に対して1週時点で有意に優れており，両実薬群には差を認めていない。

安全性では，全有害事象はOROS錠群42.3％，速放錠群46.2％，placebo群37.7％で，多いものとして頭痛がそれぞれ14.4％，5.8％，10.2％，腹痛が6.7％，5.8％，10.2％で重篤なものはなかった。Methylphenidateで知られている有害事象の睡眠，食欲，チックは3群間で差がなく，忍容性は良好であった。

以上の試験成績から，OROS methylphenidateは1日1回投与で十分な効果と安全性を示してADHD患児にとって服用の煩雑性もなく，学校生活にも適した有用性の高い治療薬であることが示されている。

こうして米国では2000年8月に小児のADHD治療薬として承認を受けて広く処方されることになった（Concerta®）。そして，2001年ALZA社の技術と業績を高く評価したJohnson & Johnson社（J&J社）は居抜きでALZA社を買収している。その後，J&J社の傘下のJanssen Pharma社が成人期のADHD患者を対象とした臨床試験を実施して[48,49]，2008年6月にFDA（Food and Drug Administration）の承認を受けて上市され，ADHD治療薬としての地位を不動のものとしたのである。

Ⅶ．わが国でのOROS methylphenidateの臨床開発

米国ではdrug deliveryのpioneerであるALZA社がOROS methylphenidateを開発して，ALZA社の令名をさらに高からしめたが，わが国での開発はALZA社を居抜きで買収したJohnson &

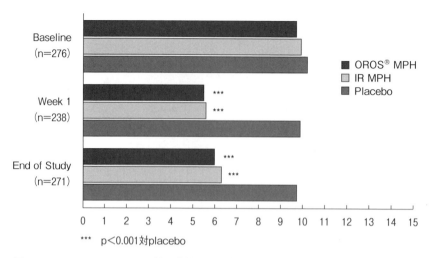

図7 Methylphenidate OROS 錠，速放錠および placebo の3群比較試験における IOWA Conners Inattention / Overactivity スコアの変動（LOCF）（Wolraich ら，2001[52]）

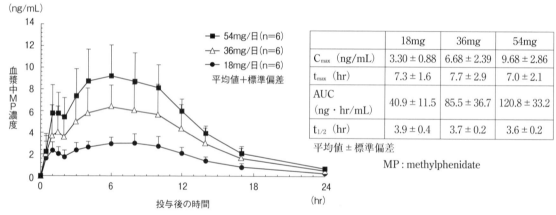

図8 OROS methylphenidate の第Ⅰ相試験における3用量経口投与時の methylphenidate の血漿中濃度推移，薬物動態パラメータ（各N=6）（ヤンセンファーマ株式会社，コンサータ®錠医薬品インタビューフォーム[13]）

Johnson 社の傘下のヤンセンファーマ社が担当している。

1996年に同社が世界初の serotonin-dopamine antagonist（SDA）の risperidone をわが国で上市した7年後に OROS methylphenidate（日本でのコードナンバーは JNS001）の開発にとりかかったことになる。なお，この OROS の技術は早速 risperidone の活性代謝物 9-hydroxy risperidone（paliperidone, Invega®）の開発に応用されていったのである[22]。

1. OROS methylphenidate（JNS001）の第Ⅰ相試験

健康成人男性を対象とした第Ⅰ相試験では，JNS-001 3用量（18mg，36mg，54mg）の単回投与試験と 18mg 錠の1日1回，4日間の反復投与試験が2003年4月から2003年5月にかけて実施されている[12]。朝空腹時の単回投与試験時における methylphenidate の血漿中濃度推移および薬物動態パラメータは，図8のように投与後まず薬物コーティング部分の溶解による速やかな上昇を示した後，内部充填された薬物が浸透圧変化で徐々に放出されることにより緩やかな上昇を示す[13]。

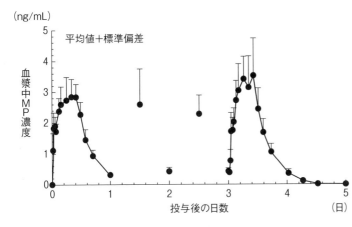

図9 OROS methylphenidate の第Ⅰ相試験における 18mg/日，4日間反復投与時の血漿中 methylphenidate 濃度推移と薬物動態パラメータ（ヤンセンファーマ株式会社，コンサータ®錠医薬品インタビューフォーム[13]，一部省略）

血漿中の methylphenidate のほとんどは d-異性体であり，投与5〜8時間後に C_{max} を示し，約4時間の $t_{1/2}$ で消失し，本剤 18〜54mg の用量範囲内で用量比例性を示す。

反復投与試験では血漿中 methylphenidate 濃度は1日目と4日目で類似しており，蓄積性は認められていない（図9）。Methylphenidate そのものを 20mg または 40mg，ナルコレプシー患者1例に単回投与した場合の血漿中濃度推移と薬物動態パラメータを比較すると（図10）[25]，いかに OROS methylphenidate が ADHD 患者に適した製剤に生まれ変わっているかが一目瞭然である。海外で行われた試験では，食事の影響を受けないことが確認されている。また，ヒトでの代謝経路は図11[13]のように推定されている。

以上より，国内および海外の健康被験者における OROS methylphenidate の単回並びに反復経口投与時の薬物動態に大きな違いはないものと考えられている。また，安全性については，単回投与試験，反復投与試験ともに特記すべきものはなく，忍容性に問題を認めず，海外の臨床用量である 18〜54mg/日による次の試験への移行は妥当とされている。

なお，残念なことに筆者が得意とする精神運動機能への影響をみる試験は行われていない。

2. OROS methylphenidate の ADHD 患児を対象とした第Ⅱ相試験

本剤（OROS methylphenidate＝JNS-001）の6〜12歳の ADHD 患児25例を対象とした非盲検の探索的試験が 2003年12月から 2004年4月にかけて全国9施設で実施されている[14]。18mg/日から開始して 45mg/日までの用量で3週間投与されており，主要評価項目の ADHD-評価スケール（ADHD RS-Ⅳ-J）の合計スコアの変化量は図12のように教師評価および親評価のいずれにおいても，最終評価時にはスクリーニング期より有意に減少しており（いずれも $p<0.05$），被験患児の症状の改善が認められている。また，治験担当医が ADHD RS-Ⅳ-J ［教師評価，親評価］等を参考にした Clinical Global Impression（CGI）評価では，「中等度改善」以上は52.0％で，「軽度改善」以上は92％に達している。

薬物動態の検討も行われており，JNS001 投与時の methylphenidate および主要代謝物 α-phenyl-2-piperidine acetamide（PPA，非活性）の血漿中濃度は，各用量において14日目と21日目で大きな違いはなく，14日目には定常状態に達しているものと考えられた。また，各血漿中濃度は 18〜36mg/日の範囲で，用量に比例した上昇を示している。

安全性では，すべての副作用を表2に示したが，いずれも軽度で，忍容性は良好であった。

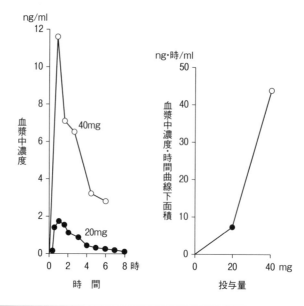

用量	T_{max} (h)	C_{max} (ng/mL)	$t_{1/2}$ (h)	AUC_∞ (ng・h/mL)
20mg	1	1.7	2.6	5.9
40mg	0.7	11.7	2.7	42.7

図10 ナルコレプシー患者1例にmethylphenidate 20mg,または40mg単回投与したときの活性体(＋)異性(d体)の血漿中濃度推移と薬物動態パラメータ(ノバルティスファーマ株式会社,リタリン®錠10mg医薬品インタビューフォーム[25])
20mg投与と40mg投与の非線形性は初回通過代謝の飽和によるものと考えられている。

以上の成績から,投与開始用量は海外同様,前治療時のmethylphenidate製剤の用量を参考に決定すること,methylphenidate製剤の服薬経験のないADHD患児には18mg/日を開始用量とすることは適切で,必要に応じて1週ごとに1日量を9mgまたは18mgずつ増量するか,適切な用量に減量することが推奨されるものと考えられている。OROS methylphenidateの確かな有効性と安全性がつかめている。後に述べるように第Ⅲ相のpivotal studyはランダム化治療中止試験の形式をとっており,そのための十分な予備的な成績が得られたということであった。

3．OROS methylphenidateのADHD患児を対象とした第Ⅲ相試験—ランダム化治療中止試験

本試験は全国22施設で2004年9月から2005年7月にかけて89例の6〜12歳のADHD患児を対象として実施された[15]。

試験のスケジュールは図13に示したように,Wash-in期ののち,JNS001の用量調整期で18mg/日〜54mg/日の範囲内で各ADHD患児に適切な用量を決定し,そこで実薬群とplacebo群の2群に無作為割付けを行い,1週間(最短4日間)の二重盲検期でのランダム化治療中止試験を実施している。

主要評価項目の二重盲検期とベースライン(Wash-in期)でのADHD RS-Ⅳ-Jのトータルスコア変化量は図14のように親評価(家庭版),教師評価(学校版)とも高い有意差(それぞれp＝0.0008,p＜0.0001)をもってJNS001群がplacebo群より優れる成績が得られている。

副次評価項目の1つである医師評価のCGIでも

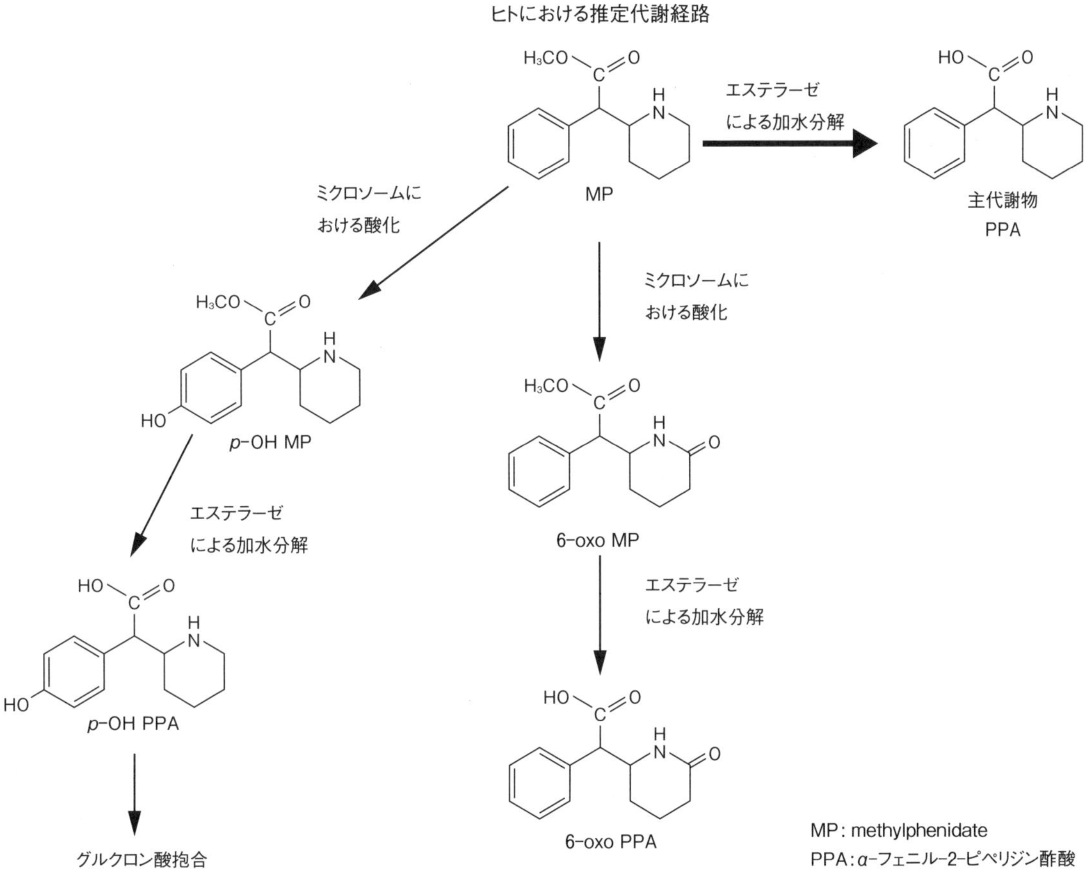

図11 Methylphenidate のヒトにおける推定代謝経路（ヤンセンファーマ株式会社，コンサータ®錠医薬品インタビューフォーム[13]）

JNS001 群が placebo 群より有意に優れている。

安全性については，用量調整期に 2% 以上にみられた副作用を表3に示した。食欲不振・食欲減退と初期不眠・不眠症，体重減少，悪心が多かったが，二重盲検期にはほとんど消失しており，いずれも軽度と考えられた。

以上の成績より，JNS001 の 18～54mg/日の3～6週間経口投与で ADHD 患児の症状の有意な改善効果を示し，忍容性も一過性に食欲に対する影響が多く認められたが全体に良好といえる。よって，JNS001 は ADHD の治療薬として有用な薬剤であると考えられている。

なお，わが国での OROS methylphenidate の pivotal study がランダム化治療中止試験になった事情を説明しておきたい。2003年当時，わが国では成人対象の抗うつ薬や抗精神病薬の placebo 対照試験を実施することは困難で，ADHD という小児対象の試験で数週間の placebo 投与による不利益は甚大であり，とうてい親の同意を得ることは困難な状況にあった。ヤンセンファーマ社と医薬品医療機器総合機構（機構）との話し合いの中で，機構側は methylphenidate 製剤のオープン試験のみでの承認は難しいと考えていた。そこで，ヤンセンファーマ社はランダム化治療中止試験を提案し，機構も了承した。当時，ICH-E10（International Conference on Harmonization-E10）ではこの試験も placebo との有意差を出すことで実薬の効果を示すことができる試験とみなしていた。ただし，この試験では失敗したものがなく，有意差が出るのは当然との判断から，1つの試験とし

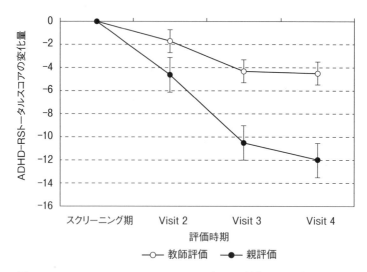

図12　OROS methylphenidate の ADHD 患児を対象とした第Ⅱ相試験における ADHD RS-Ⅳ-J のトータルスコアの変化量（LS Mean ±SE）（ヤンセンファーマ株式会社，社内資料 JNS001-JPN-02[14]）

表2　OROS methylphenidate の ADHD 患児を対象とした第Ⅱ相試験における副作用（ヤンセンファーマ株式会社，社内資料 JNS001-JPN-02[14] より作成）

副作用項目	合計：例数（全25例中の％）
食欲減退・不振	9　（36.0）
初期不眠症	2　（8.0）
チック	2　（8.0）
尿蛋白陽性	2　（8.0）
血圧上昇	1　（4.0）
頭痛	1　（4.0）
鎮静	1　（4.0）
腹痛	1　（4.0）
下痢	1　（4.0）
嘔吐	1　（4.0）

てはあり得ても，pivotal study にはなり得ないとの考え方が強く，筆者も同意見である．親の同意が必須の OROS methylphenidate の場合，当時としては精一杯で，OROS methylphenidate で治療してきて，飲み続けている状態と飲まなかったときの状態を比較する，との主旨で二重盲検期は長くて1週間としたのである．なお，わが国でこのランダム化治療中止試験で承認されたのは selective serotonin reuptake inhibitor（SSRI）の sertraline が第1号で，承認後いろいろ物議を醸したことは本シリーズでも取りあげた[23]．一瞬の隙をつかれた思いをしたものである．また，lamotrigine の双極性障害に対する試験でも本試験が採用された[24]．

米国では，統合失調症患者を対象とする抗精神病薬の試験の1つに本試験が実施されて報告されている．日常の臨床で口を酸っぱくして服薬の重要性を説き，アドヒアランスの向上が再発防止の大きなテーマとなっている中で，ランダム化治療中止試験が実施されることは倫理的に大きな問題であり，とうてい Helsinki 宣言をクリアしているとは思えない．OROS methylphenidate の場合，当時としてはやむをえない仕儀であったと理解している．

かくして，ヤンセンファーマ社は後に述べる長期投与試験を完了して2006年4月27日に小児の ADHD を対象とする OROS methylphenidate を当局に申請し，2007年10月26日製造販売の承認が降りたのである．なお，Concerta® の発売は2007年12月19日となった．わが国での貴重な ADHD 患児への臨床試験は本薬の臨床試験に反対するグローバルなグループが強い力を示していた時期で，論文化されていないのは残念である．

時期	Wash-in 期			JNS001 の用量調整期				二重盲検期
項目等	同意取得日	Visit 1	Visit 2	Visit 3	Visit 4	Visit 5		Visit 6 (中止時A)
来院	—	−4～−10日目	0日目	6～16日目	Visit 3 + 6～16日目	Visit 4 + 6～16日目	～	Visit 5 + 4～10日目
許容来院時期								
JNS001 の用法・用量と実薬と placebo のランダム化割付け				JNS001 18mg 錠 1 錠／日で開始し，54mg／日までの適切な用量を決定する．Methylphenidate 製剤服用者では用量調整を行う ●ランダム化				決定された左記用量と placebo にランダム化割付けでの服薬
ADHD RS-IV-J [親]			●	●	●	●		●
ADHD RS-IV-J [教師]			●	●	●	●		●
Global Assessment [親，教師]，PSQ [親]						●		●
CGI [医師]						●		●

図13 OROS methylphenidate の ADHD 患児を対象とした第Ⅲ相 placebo 対照試験の試験スケジュール (ヤンセンファーマ株式会社，社内資料 JNS001-JPN-03-2[15]より作成)

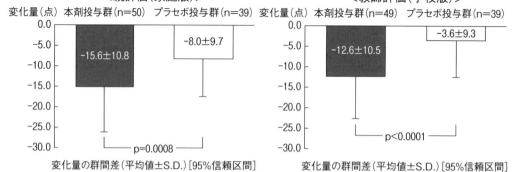

図14 OROS methylphenidate の ADHD 患児を対象とした第Ⅲ相 placebo 対照ランダム化治療中止試験における二重盲検期とベースラインでの ADHD RS-Ⅳ-J のトータルスコアの変化量（ヤンセンファーマ株式会社，コンサータ®錠医薬品インタビューフォーム[13]）

表3 OROS methylphenidate の ADHD 患児を対象とした第Ⅲ相試験の用量調節期にみられた2%以上の副作用（ヤンセンファーマ株式会社，社内資料 JNS-001-JPN-03-2[15] より作成）

副作用項目	被験者数（%）
食欲不振	33 (35.9)
食欲減退	11 (12.0)
初期不眠症	9 (9.8)
体重減少	8 (8.7)
悪心	7 (7.6)
不眠症	6 (6.5)
腹痛	5 (5.4)
嘔吐	3 (3.3)
頭痛	3 (3.3)
チック	2 (2.2)
易刺激性	2 (2.2)
尿中ケトン体陽性	2 (2.2)

4. OROS methylphenidate の ADHD 患児に対する長期投与試験

本試験は JNS001 の前期第Ⅱ相試験（JPN-02試験）あるいは第Ⅲ相試験（JPN-03試験）を完了した ADHD 患者を対象に JNS001 を長期経口投与したときの安全性および有効性を検討するためのもので，2004年9月から2005年7月にかけて全国22施設で実施された[16]。

試験スケジュールは12ヵ月の［試験期Ⅰ］とさらにそれを完了した ADHD 患児を対象とするもう12ヵ月の［試験期Ⅱ］から成っている。

［試験期Ⅰ］での主要評価項目である ADHD RS-Ⅳ-J のトータルスコアの変化量は，親評価で-16.8±12.4 で開始前より有意に減少して ADHD 患児の症状改善が認められている（p＜0.0001）（表4）。その推移をみたのが図15であり，安定した効果の持続が12ヵ月まで維持されている。なお，副次評価項目としての ADHD RS-Ⅳ-J ［教師評価］のトータルスコアの変化量でも高い有意差がみられている（p＜0.0001）。この間にみられた有害事象のうち，副作用と判定された事象で3%以上のものを表5に示した。食欲不振，体重減少，初期不眠症，頭痛が10%を越えているが，いずれも軽度のものが多く，高度のものはなく，まず忍容性は良好といえる。

［試験期Ⅱ］における主要評価項目の ADHD RS-Ⅳ-J ［親評価］のトータルスコアの変化量を表6に，その推移を図16に示した。治験開始時に比べて有意の減少がみられ，23ヵ月まで効果の持続が認められている。この間にみられた副作用は，好酸球増加4例（5.8%），頭痛5例（7.2%），抑うつ気分と気分変動が2例ずつ（2.9%），発熱2例（2.9%）となり，いずれも軽度であり，［試験期Ⅰ］で高い発現率を示した食欲不振，体重減少，初期不眠症などは認められていない。

以上，先行する2試験を完了した解析対象例99例での12ヵ月の長期投与［試験期Ⅰ］およびさら

表4 OROS methylphenidate の ADHD 患児を対象とした長期投与試験の試験期 I における ADHD RS-IV-J［親評価］のトータルスコアの変化量（最終評価時－治験開始時）［FAS］（ヤンセンファーマ株式会社，社内資料 JNS001-JPN-04[16]）

項目		例数	平均値	標準偏差	95% CI	p値（対応のあるt検定）
親評価	治験開始時（①）	99	31.2	11.4	－	－
	最終評価時（②）	99	14.4	10.2	－	－
	変化量（②－①）	99	－16.8	12.4	［－19.3, －14.4］	＜0.0001

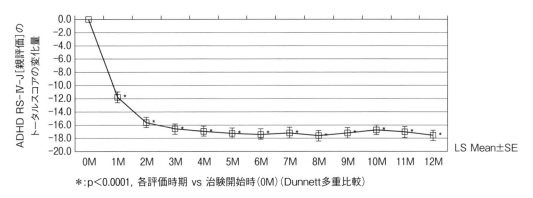

図15 OROS methylphenidate の ADHD 患児を対象とした長期投与試験の試験期 I における ADHD RS-IV-J［親評価］のトータルスコアの変化量（LS Mean±SE）［FAS］の推移（ヤンセンファーマ株式会社，社内資料 JNS001-JPN-04[16]）

表5 OROS methylphenidate の ADHD 患児に対する長期投与試験の試験期 I にみられた3％以上の副作用（ヤンセンファーマ株式会社，社内資料 JNS001-JPN-04[16] より作成）

	被験者数（％）
食欲不振	35（35.4）
体重減少	17（17.2）
初期不眠症	17（17.2）
頭痛	10（10.1）
発熱	9（9.1）
チック	7（7.1）
腹痛	6（6.1）
悪心	5（5.1）
鼻咽頭炎	4（4.0）
血中クレアチンフォスフォキナーゼ増加	4（4.0）
胃腸炎	3（3.0）
下痢	3（3.0）
嘔吐	3（3.0）
発疹	3（3.0）
尿中蛋白陽性	3（3.0）
尿中ケトン体増加	3（3.0）

に12ヵ月へと進んだ69例の［試験期 II］を通して OROS methylphenidate の改善効果が維持され，安全性でも［試験期 II］での副作用の少なさが示しているように忍容性は良好であることが示されており，ADHD 患児の症状を長期的にコントロールする上で，有用性の高い薬剤であることが確認されている。

これまでに述べてきた国内の試験をもって2006年4月27日に当局に申請し，2007年10月26日に製造・販売の承認が下りた。

5．承認の条件

Methylphenidate 製剤（Ritalin®）の乱用が社会問題化したこともあり，機構は承認の条件として本剤の投与については，ADHD の診断・治療に精通し，本剤のリスク等について十分に理解している医師のもとのみで行われるよう，製造販売にあたって必要な措置を講じることとした[18]。それに対してヤンセンファーマ社は「適正使用ガイドラ

表6 OROS methylphenidate の ADHD 患児を対象とした長期投与試験の試験期Ⅱにおける ADHD RS-Ⅳ-J［親評価］のトータルスコアの変化量（最終評価時－治験開始時）［FAS］（ヤンセンファーマ株式会社，社内資料 JNS001-JPN-04[16]）

	項目	例数	平均値	標準偏差	95％CI	p値（対応のあるt検定）
親評価	治験開始時（①）	69	30.5	11.2	-	-
	最終評価時（②）	69	12.4	7.8	-	-
	変化量（②－①）	69	－18.0	12.6	［－21.0, －15.0］	＜0.0001

被験者識別コード13-102Lでは，13ヵ月中止時評価が治験薬未服薬時の評価であったため，代わりに直前の12ヵ月のデータを用いた。

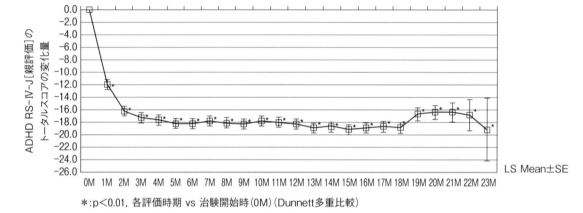

＊：p＜0.01, 各評価時期 vs 治験開始時（0M）（Dunnett多重比較）

図16 OROS methylphenidate の ADHD 患児を対象とした長期投与試験の試験期Ⅱにおける ADHD RS-Ⅳ-J［親評価］のトータルスコアの変化量（LS Mean±SE）［FAS］（ヤンセンファーマ株式会社，社内資料 JNS001-JPN-04[16]）

イン」を作成するとともに Ritalin® の登録制と同様に第三者からなる「コンサータ®錠適正流通管理委員会」を組織し，Concerta®錠の適正使用および薬物依存に関する研究プログラムを E-ラーニング受講した医師および管理薬剤師（調剤責任者）の登録制を採用したのである。

6．OROS methylphenidate の成人期 ADHD 患者への placebo 対照比較試験

本剤（Concerta®）が小児期 ADHD に対して2007年12月に上市された3年2ヵ月後の2011年2月から2012年4月にかけて18～64歳の成人期 ADHD 患者283例を対照とする placebo 対照比較試験が全国39施設において実施された[40]。

試験のデザインは，1～2週間のスクリーニング期ののち8週間の placebo 対照の二重盲検期に入っている。最初の4週間は用量調整期で，18mg/日から1日1回投与で開始し，1週間ごとに18mg/日単位で増量し，各被験者ごとに至適用量を決め，次の4週間はその用量での継続による用量固定期とした。なお，後観察として1週間をおいている。

主要評価項目の Conners' Adult ADHD Rating Scale-Observer Screening Version（CAARS-O：SV）の DSM-Ⅳ ADHD 症状全体サブスケール18項目のベースラインからの変化量（平均値±SD）は，図17にみるように本剤群－12.5±8.3に対してplacebo 群－7.9±9.6となり，本剤群が有意に優れる成績となっている（p＜0.0001）。週別の推移を図18に示した。

安全性については，治験薬との因果関係が否定できない3％以上の有害事象を図19に挙げたが，食欲低下，動悸，鼻咽頭炎，悪心，口渇，不眠が10％を越えている。Methylphenidate製剤投与時にADHD患者で特徴的に認められる有害事象のうち，食欲低下・体重減少および成長に関連する有害事象の割合は本剤群40.6％，placebo群7.1％，心血管系に関連する有害事象は本剤群21.0％，placebo群1.4％で，いずれも本剤群でplacebo群に比べて発現割合が高かった。一方，入眠および睡眠維持に関連する有害事象の割合は本剤群11.9％，placebo群10.6％，精神症状に関連するものでは本剤群6.3％，placebo群4.3％とほぼ同様であった。

以上の成績から，日本人成人ADHD患者に対してOROS methylphenidateは18〜72mgの範囲内でplacebo群に対して統計学的に有意な改善効果が確認されている。安全性では，食欲減退，動悸，体重減少などの有害事象が多く認められたが，臨床的に重要な安全性の問題は認められておらず，忍容性も良好とされている。

ADHD患児を対象としたランダム化治療中止試験と違って成人期ではplaceboとの差しの勝負に挑戦して堂々の勝利を獲得し，論文化もされたのである。

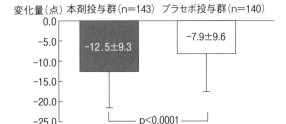

図17 OROS methylphenidateの成人期ADHD患者を対象とした第Ⅲ相placebo対照比較試験における最終評価時とベースラインでのCAARS-O:SV（日本語版）のDSM-Ⅳ総合ADHD症状スコアの変化量（ヤンセンファーマ株式会社，コンサータ錠®医薬品インタビューフォーム[13]）

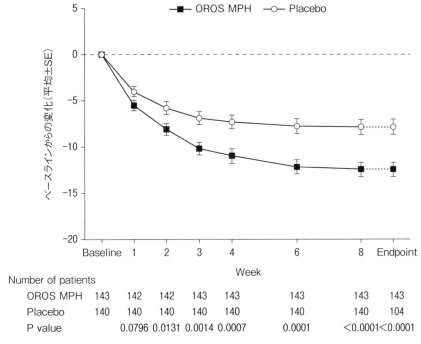

図18 OROS methylphenidateの成人期ADHD患者を対象とした第Ⅲ相placebo対照比較試験におけるCAARS-O：SVのDSM-Ⅳ総合ADHD症状スコアの平均変化の推移（FAS）（Takahashiら，2014[40]）

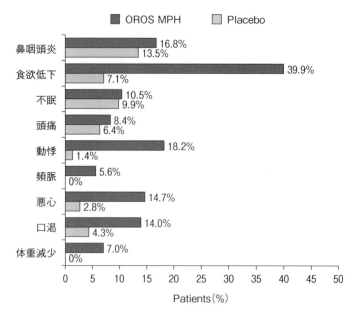

図19 OROS methylphenidate の成人期 ADHD 患者を対象とした placebo 対照比較試験における治療薬との因果関係が否定できない 3% 以上の有害事象（Takahashi ら，2014[40]）

7. OROS methylphenidate の成人期 ADHD 患者への長期投与試験

本試験は先行する第Ⅲ相 placebo 対照比較試験を完了して本試験への移行が適切と判断された253例の成人期 ADHD 患者を対象として，2011年5月から2013年3月にかけて全国39施設で実施された[41]。対象253例の内訳は，先行試験で実薬を投与されていた者124例，placebo を投与されていた者129例である。

用量調整期に OROS methylphenidate（JNS001）18mg/日から開始し，被験者ごとに至適用量を18〜72mg の範囲内とし，用量調整期終了後，44週間の維持治療期へ移行している。なお，安全性の追加データを収集するため，後観察期1週間を設定している。

主要評価項目の1つ，有効性では CAARS-O：SV の DSM-Ⅳ 総合 ADHD 症状スコアの平均変化量の推移を図20に示した。ベースラインからの平均変化量±SD は，4週時 -14.7 ± 8.76，12週時 -15.8 ± 9.36，24週時 -16.7 ± 9.80，36週時 -17.5 ± 9.75，48週時および最終評価時 -18.3 ± 9.85 および -17.2 ± 9.91 となっている。スコアは投与開始後4週以内に速やかに低下し，以降48週まで維持されている。

もう1つの主要評価項目である安全性では，因果関係が否定できない有害事象は 70.8%（179/253例）で，いずれも軽度または中等度であった（表7）。

以上から，本剤の ADHD 症状の改善効果は投与開始後4週以内から認められ，第48週まで維持されたこと，また，臨床的に重要な安全性上の問題は認められず，18〜72mg/日を可変用量とする本剤の長期投与は成人期 ADHD 患者の治療に有用であると考えられた。

以上の成人期 ADHD に対する OROS methylphenidate の臨床試験は成功裏に終了し，ヤンセンファーマ社は2013年3月19日に当局に申請し，2013年12月20日に成人期 ADHD への適応の承認を得たのである。

Ⅷ．わが国への methylphenidate の導入後の経緯

ここで，methylphenidate のわが国への導入後

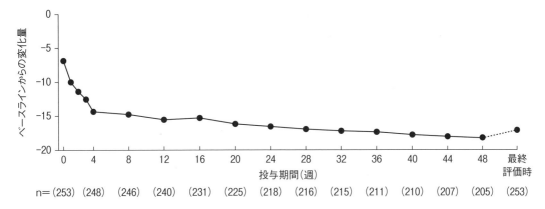

図20 OROS methylphenidate の成人期 ADHD 患者を対象とした長期投与試験における各評価時(LOCF)での CAARS-O：SV の DSM-IV ADHD 症状全体サブスケールスコアのベースラインからの平均変化量(±SE)の推移(FAS)(高橋ら，2014[41])

表7 OROS methylphenidate の成人期 ADHD 患者を対象とした長期投与試験における主な因果関係が否定できない有害事象(高橋ら，2014[41]，一部改変)

有害事象項目	被験者数（％）
有害事象発現例	179（70.8）
食欲減退	76（30.0）
体重減少	49（19.4）
動悸	40（15.8）
悪心	35（13.8）
不眠症	33（13.0）
口渇	26（10.3）
頭痛	23（9.1）
頻脈	18（7.1）
下痢	9（3.6）
筋骨格硬直	6（2.4）

の経緯を書いておく。1957年 Ritalin® の商品名で導入されたさいの適応症はうつ病と抑うつ神経症である。意外にもナルコレプシーの適応は1978年と遅い。1979年の第一次再評価により，軽症うつ病，抑うつ神経症とナルコレプシーに改められたが，1998年にはさらに抗うつ薬による効果が不十分な難治性うつ病，遷延性うつ病への併用療法とナルコレプシーになっている。なお，ナルコレプシーについてはわが国でもオープンラベルの報告[10,11,42]や placebo 対照試験が実施されて優越性が検証されている[43]。しかし，うつ病に関しては海外には Rickels ら[32]の報告があるが，わが国での報告はない。Methylphenidate の今でいう ADHD に対しては，米国では amphetamine への処方制限が FDA より出されて，1960年代以降は methylphenidate が中心に処方されていったのに対して，わが国でも適応外とはいえ容認されて用いられてきていた。ナルコレプシーやうつ病の病名を借りることもあったという。Methylphenidate の依存性，乱用の危険性は dopamine の活性を高めることもありよく知られており，一部に不適切な方法で methylphenidate を入手するケースや安易に処方する医療施設もあって，2007年9月にマスコミの大々的な報道とともに社会問題化した。ノバルティスファーマ社は厚生労働省医薬食品審査管理課の指導に基づき，methylphenidate の適応症から難治性うつ病，遷延性うつ病を削除し，ナルコレプシーのみを残すことに成功した。2007年10月26日のことで，Ritalin® の適正流通委員会を組織し，登録医師，登録管理薬剤師の制度を導入した。Ritalin® の適応をナルコレプシーのみに限定したことで最も困ったのは ADHD 患児に Ritalin® を処方していた児童精神医学を専門とされている先生方であったが，厚生労働省は2007年9月18日には Concerta® を承認して差し支えないとしており，2007年12月19日の上市までの間の3ヵ月の空白はナルコレプシーの病名を借りるなどで何とかしのげるとの目処はたっていたのである。なお，

ヤンセンファーマ社がConcerta®を上市するに当ってRitalin®と同じくConcerta®適正流通管理委員会を設けて対応していることはすでに説明してある。

IX. OROS methylphenidateの依存性，乱用への懸念

OROS methylphenidateの依存性，乱用についての懸念としては，とくに思春期のADHD患者は自己への処方薬の不正使用のリスクが高いとの報告があるように[50]，思春期から青年期にかけてのADHD患者や物質依存や乱用歴のある患者へのOROS methylphenidateの処方について懸念された[17]。その後の調査で，とくにNational Institute on Drug Abuse (NIDA) の助成金のもとに実施されたRiggsらの報告[33]やWinhusenら[51]の優れた調査では，OROS methylphenidateの安全性が確認されている。

X. おわりに

ADHDの薬物療法で最も優れた効果と安全性を示すmethylphenidateは半減期の短さからいろいろな不都合を生じ，時に社会問題化していた。その泣き所の克服に成功したOROS methylphenidateの創製は米国でのADHD患児を対象とした臨床試験を終えてALZA社の薬物送達の技術の高さを実証した。それを高く評価したJ&J社は居抜きで買収し，以後の臨床開発を傘下のJanssen Pharma社が引き継ぎ，成人期のADHDへの適応も獲得した。

わが国では，ヤンセンファーマ社が最初からOROS methylphenidateの開発に取り組み，まずADHD患児を対象とした試験に，それも当時としては精一杯のランダム化治療中止試験を成功させ，わが国初のADHD治療薬の承認を得た。後に成人期ADHDへも適応を得て，ADHD治療の場で貴重な存在となっている。Methylphenidate製剤として，速放錠のナルコレプシー治療薬のRitalin®と同じく適正流通管理委員会を組織して登録制を採用し，適正に運営されている。

本稿を書くことで筆者のADHDへの理解を深められてありがたかったが，「臨床精神薬理」誌の編集委員の同僚として岡田 俊先生に多くの教えを乞い，またヤンセンファーマ社で開発を担当された高 忠石氏から資料の提供を含め多くのことを教えて戴いた。両氏に厚く御礼を申しあげたい。

文献

1) Barkley, R. A. : A review of stimulant drug research with hyperactive children. J. Child Psychol. Psychiat., 18 : 137-165, 1977.
2) Barkley, R. A. : Defiant Children : A Clinician's Manual for Parent Training. Guilford Press, New York, 1987.
3) Berridge, C. W., Devilbiss, D. M., Andrzejewski, M. E. et al. : Methylphenidate preferentially increases catecholamine neurotransmission within the prefrontal cortex at low doses that enhance cognitive function. Biol. Psychiatry, 60 : 1111-1120, 2006.
4) Bradley, C. : The behavior of children receiving benzedrine. Am. J. Psychiatry, 94 : 577-585, 1937.
5) Brown, W. A. : Charles Bradley. Am. J. Psychiatry, 155 : 968, 1998.
6) Clements, S. D., Peters, J. E. : Minimal brain dysfunctions in the school-age child. Arch. Gen. Psychiatry, 6 : 185-197, 1962.
7) Devilbiss, D. M., Berridge, C. W. : Cognitive-enhancing doses of methylphenidate preferentially increases prefrontal cortical neuronal responsiveness. Biol. Psychiatry, 64 : 626-635, 2008.
8) 福井 進：Methylphenidate (Ritalin) の依存．昭和58年度向精神剤実態調査事業報告書，23-34頁，1984.
9) Gatley, S.J., Pan, D., Chen, R. et al. : Affinities of methylphenidate derivatives for dopamine, norepinephrine and serotonin transporters. Life Sci., 58 : 231-239, 1996.
10) 菱川泰夫，杉田義郎，飯島寿佐美：ナルコレプシーに対するmethylphenidate (Ritalin) の治療効果．薬理と治療，6：2166-2178, 1978.
11) 本多 裕：ナルコレプシーに対するリタリンの長期使用経験．薬理と治療，6：2149-2165, 1978.
12) ヤンセンファーマ株式会社：コンサータ錠の

第Ⅰ相試験成績（社内資料 JNS001-JPN-01），2007．

13) ヤンセンファーマ株式会社：コンサータ®錠 医薬品インタビューフォーム．2016年3月（第10版）

14) ヤンセンファーマ株式会社：コンサータ錠の第Ⅱ相試験成績（社内資料 JNS001-JPN-02），2007．

15) ヤンセンファーマ株式会社：コンサータ錠の第Ⅲ相試験成績（社内資料 JNS001-JPN-03-2），2007．

16) ヤンセンファーマ株式会社：コンサータ錠の長期投与試験成績（社内資料 JNS001-JPN-04），2007．

17) Katsusic, S. K., Barbaresi, W. J., Colligan, R. C. et al. : Psychostimulant treatment and risk for substance abuse among young adults with a history of attention-deficit/hyperactivity disorder : a population-based, birth cohort study. J. Child Adolesc. Psychopharmacol., 15 : 764-776, 2005.

18) 厚生労働省 医薬食品局審査管理課：コンサータ錠 審議結果報告書．平成19年9月18日．

19) Leonard, B. E., McCartan, D., White, D. et al. : Methylphenidate : a review of its neuropharmacological, neuropsychological and adverse clinical effects. Hum. Psychopharmacol. Clin. Exp., 19 : 151-180, 2004.

20) 村崎光邦：第二世代抗精神病薬の開発物語—その1．Risperidone への道—序章—．臨床精神薬理，17：1457-1468, 2014．

21) 村崎光邦：Butyrophenone 系抗精神病薬の開発の歴史—総集編—．臨床精神薬理，14：1995-2005, 2011．

22) 村崎光邦：わが国初の placebo 対照試験を実施した新規抗精神病薬 paliperidone の開発物語．臨床精神薬理，19：1225-1250, 2016．

23) 村崎光邦：SSRI の開発物語—その7．波瀾万丈の sertraline の開発物語：その2—．臨床精神薬理，17：441-449, 2014．

24) 村崎光邦：新規抗てんかん薬の開発物語—その3：抗マラリア薬開発の中から創製された lamotrigine（2）双極性障害への大開発物語—．臨床精神薬理，20：841-852, 2017．

25) ノバルティスファーマ株式会社：リタリン®錠10mg 医薬品インタビューフォーム．2017年4月（改訂8版）．

26) 岡田 俊：児童期の AD/HD に対する methylphenidate 速放錠・徐放錠のエビデンス．臨床精神薬理，11：609-620, 2008．

27) 尾崎 茂：Methylphenidate の薬理，乱用と依存．臨床精神薬理，8：891-898, 2005．

28) Pan, D., Gatley, S. J., Dewey, S. L. et al. : Binding of bromine-substituted analogs of methylphenidate to monoamine transporters. Eur. J. Pharmacol., 264 : 177-182, 1994.

29) Panizzon, L. : La preparazione di piridil-e piperidil arilacetonitrili e di alcuni prodotti di transformazione. Helv. Chim. Acta, 27 : 1748-1756, 1944.

30) Patrick, K. S., Caldwell, R.W., Ferris, R.M. et al. : Pharmacology of the enantiomers of threo-methylphenidate. J. Pharmacol. Exp. Ther., 241 : 152-158, 1987.

31) Rapoport, J., Quinn, P., Lamprecht, F. : Minor physical anomalies and plasma dopamine beta-hydroxylase activity in hyperactive boys. Am. J. Psychiatry, 131 : 386-390, 1974.

32) Rickels, K., Gingrich, R. L., McLaughlin, F. W. et al. : Methylphenidate in mildly depressed outpatients. Clin. Pharmacol. Ther., 13 : 595-601, 1972.

33) Riggs, P. D., Winhusen, T., Davies, R. D. et al. : Randomized controlled trial of osmotic-release methylphenidate with CBT in adolescents with ADHD and substance use disorders. J. Am. Acad. Child Adolesc. Psychiatry, 50 : 903-914, 2011.

34) Schweri, M. M., Skolnick, P., Rafferty, M. F. et al. : [^{3}H]Threo-(±)-methylphenidate binding to 3,4-dihydroxyphenylethylamine uptake sites in corpus striatum : correlation with the stimulant properties of ritalinic acid esters. J. Neurochem., 45 : 1062-1070, 1985.

35) Solanto, M. V. : Neuropsychopharmacological mechanisms of stimulant drug action in attention-deficit hyperactivity disorder : a review and integration. Behav. Brain Res., 94 : 127-152, 1998.

36) Sulzer, D., Pothos, E., Sung, H. M. et al. : Weak base model of amphetamine action. Ann. NY Acad. Sci., 654 : 525-528, 1992.

37) Sulzer, D., Sonders, M. S., Poulsen, N. W. et al. : Mechanism of neurotransmitter release by amphetamines : a review. Prog. Neurobiol., 75 : 406-433, 2005.

38) Swanson, J., Gupta, S., Lam, A. et al. : Development of a new once-a-day formulation of methylphenidate for the treatment of attention-

deficit/hyperactivity disorder : proof-of-concept and proof-of-product studies. Arch. Gen. Psychiatry, 60 : 204-211, 2003.

39) Swanson, J. M., 小枝達也, 山下 洋 他：注意欠陥/多動性障害（AD/HD）：MTA 研究と OROS MPH の開発. 小児科臨床, 62：535-546, 2009.

40) Takahashi, N., Koh, T., Saito, Y. et al. : A Randomized, Double-blind, Placebo-controlled, Parallel-group Study to Evaluate the Efficacy and Safety of Osmotic-Controlled Release Oral Delivery System Methylphenidate HCl in Adults with Attention-Deficit/Hyperactivity Disorder in Japan. World J. Biol. Psychiatry, 15 : 488-498, 2014.

41) 高橋長秀, 高 忠石, 冨永裕慎 他：成人期の注意欠陥/多動性障害患者を対象としたJNS001（メチルフェニデート塩酸塩徐放錠, コンサータ®錠）18, 27, 36, 45, 54, 63または 72mg/日の非盲検可変用量長期投与試験. Prog. Med., 34：101-114, 2014.

42) 高橋康郎：ナルコレプシーに対する Ritalin 長期投与の臨床経験. 薬理と治療, 6：2179-2200, 1978.

43) 高橋康郎：ナルコレプシーに対する Ritalin, Sp-732, placebo の二重盲検交叉比較試験. Clin. Eval., 7：49-81, 1979.

44) The MTA cooperative group : Moderators and mediators of treatment response for children with attention-deficit/hyperactivity disorder. Arch. Gen. Psychiatry, 56 : 1088-1096, 1999.

45) Volkow, N. D., Fowler, J. S., Wang, G. et al. : Mechanism of action of methylphenidate : insights from PET imaging studies. J. Affect. Disord., 6 (Suppl. 1) : S31-S43, 2002.

46) Volkow, N. D., Wang, G. J., Fowler, J. S. et al. : Relationship between blockade of dopamine transporters by oral methylphenidate and the increases in extracellular dopamine : Therapeutic implications. Synapse, 43 : 181-187, 2002.

47) Volkow, N. D., Wang, G. J., Newcorn, J. et al. : Depressed dopamine activity in caudate and preliminary evidence of limbic involvement in adults with attention-deficit/hyperactivity disorder. Arch. Gen. Psychiatry, 64 : 932-940, 2007.

48) Wilens, T. E., McBurnett, K., Bukstein, O. et al. : Multisite controlled study of OROS methylphenidate in the treatment of adolescents with attention-deficit/hyperactivity disorder. Arch. Pediatr. Adolesc. Med., 160 : 82-90, 2006.

49) Wilens, T., McBurnett, K., Stein, M. et al. : ADHD treatment with once-daily OROS methylphenidate : final results from a long-term open-label study. J. Am. Acad. Child Adolesc. Psychiatry, 44 : 1015-1023, 2005.

50) Wilens, T. E., Gignac, M., Swezey, A. et al. : Characteristics of adolescents and young adults with ADHD who divert or misuse their prescribed medications. J. Am. Acad. Child Adolesc. Psychiatry, 45 : 408-414, 2006.

51) Winhusen, T. M., Lewis, D. F., Riggs, P. D. et al. : Subjective effects, misure, and adverse effects of osmotic-release methylphenidate treatment in adolescent substance abusers with attention-deficit/hyperactivity disorder. J. Child Adolescent. Psychopharmacol., 21 : 455-463, 2011.

52) Wolraich, M. L., Greenhill, L. L., Pelham, W. et al. : Randomized, controlled trial of oros methylphenidate once a day in children with attention-deficit/hyperactivity disorder. Pediatrics, 108 : 883-892, 2001.

53) Zimmerman, F., Burgemeister, B. : Action of methyl-phenidylacetate (Ritalin) and reserpine in behavior disorders of children and adults. Am. J. Psychiatry, 115 : 323-328, 1958.

§79

新たに登場したADHD治療薬の開発物語

——その2：眠っていたatomoxetine，ADHDで目覚める——

I. はじめに

わが国で注意欠如多動症（Attention Deficit/Hyperactivity Disorder）の治療薬として開発された第二弾は選択的なnoradrenaline再取り込み阻害薬のatomoxetineである。合成されたatomoxetineは抗うつ薬として開発され，1984年にその成績の一端が報告されており，その後の臨床成績も決して悪くなかったとされるが，1990年に抗うつ薬としての開発を中止し，早々にお蔵入りしていた。

ところが，前稿で触れたようにADHDの治療薬として広く用いられていたmethylphenidateの徐放製剤としてOROS methylphenidate（Osmotic-Controlled Release Oral System）の開発にALZA社が成功するとともにADHDの病態生理も明らかにされて，前頭前野のdopamineやnoradrenalineの機能不全によるとの考え方が支配的となり[2,7,10,38]，これらのcatecholamineを前頭前野で増加させるnoradrenaline再取り込み阻害作用の強い三環系抗うつ薬のdesipramineやnortriptylineの有効性も報告されてきた[32,33]。そこで米国Eli Lilly社は蔵の中に眠っていたatomoxetineの出番がやってきたと，Bymasterら[3]の非臨床試験のデータとともに，米国では1996年から小児期および青年期，ならびに成人期のADHD患者を対象とした臨床開発が同時に進められ，2002年11月26日に承認されたのである。

本稿ではatomoxetineの開発物語を書いていく。

II. Atomoxetine ADHD治療薬として目覚める

米国Eli Lilly社はDavid Wongを中心とする強力な研究陣がdiphenhydramineのハロゲン化からfluoxetineを合成した。Wongは世界初のselective serotonin reuptake inhibitor（SSRI）と豪語し[34]，fluoxetineはProzac®として大爆発を起こし，抗うつ薬が経済的に見合うことを世界に知らしめた。それまでは，抗うつ薬はminorな領域で開発のpriorityは低かった。のちに，かのArvid Carlssonから，世界初のSSRIは仲間のCorrodiが創ったzimelidineであると教えられて，Wong先生はそれに同意して自分の意見を引っこめた。なお，筆者がこのzimelidineの臨床試験に参加した話は本シリーズでも触れている[22]。さて，米国Eli Lilly社は次の抗うつ薬はSSRIとは正反対のselective noradrenaline reuptake inhibitor（selective NRI）のnisoxetineである[36]とし，そのnisoxetineのsuccessorとして合成されたのが，当初

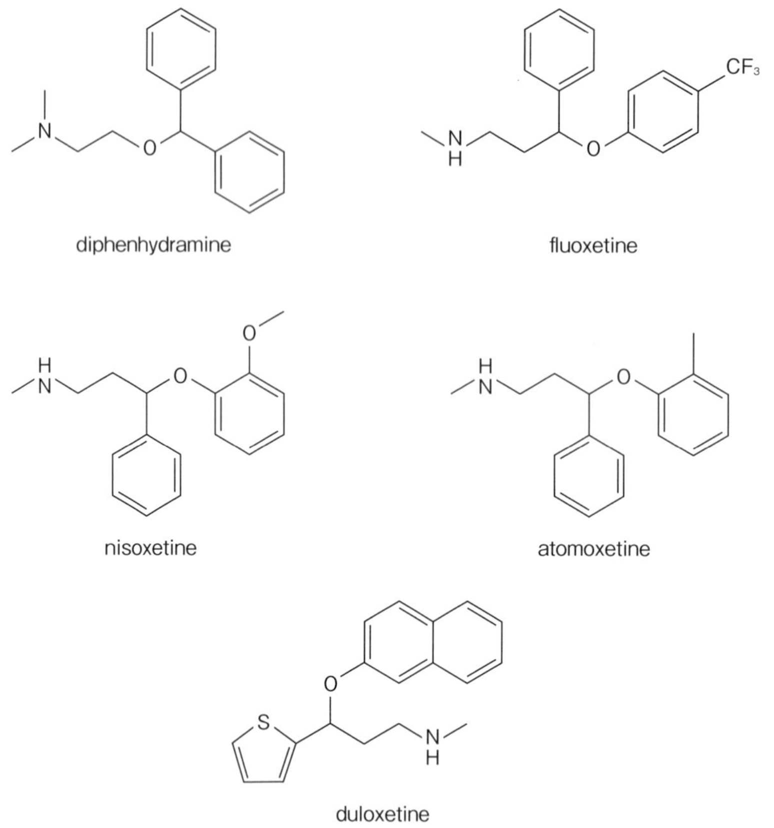

図1 米国 Eli Lilly 社創製の抗うつ薬関連物質

tomoxetine と呼ばれていた atomoxetine なのである（図1）。1982年に最初の薬理学的報告を Wong ら[35]が報告していることから，atomoxetine の合成は1980年早々のことか。直ちに臨床試験に入って1984年 Chouinard ら[9]による前期第Ⅱ相試験の成績が発表され，第Ⅲ相試験に入ったとされる。そこそこの成績を挙げたとされるが，なぜか米国 Eli Lilly 社は atomoxetine の開発を断念してお蔵入りさせてしまったのである[17]。海外へ導出しなかったのか話題にもなっていない。Atomoxetine に続いて米国 Eli Lilly 社によって創製されたのがかの serotonin noradrenaline reuptake inhibitor (SNRI) の duloxetine で[37]，これには Wong も大きな期待をかけていて，わが国へも導入された。紆余曲折の末，米国 Eli Lilly 社のドル箱となったのであるが[23-25]，わが国で duloxetine を単独開発した塩野義製薬の研究所で1995年の昔に Kihira と Ikeda[14] は microdialysis 法を用いた実験でラットの前頭前野で duloxetine は serotonin, noradrenaline のみならず dopamine の細胞外濃度を上昇させることを発見していた。筆者は duloxetine のこの薬理作用こそが新しい世代の抗うつ薬の中で最も優れる効果を発揮する原動力であるとして高く評価していたし，その信念は今にも続いている。ここで atomoxetine の話にもどそう。ほとんど話題にもならずにお蔵入りしていた atomoxetine が脚光を浴びるきっかけを作ったのが，かの Bymaster[3] である。英国 Eli Lilly 社の Chakrabarti[8] が clozapine を下敷きにして創製した olanzapine に Multi Acting Receptor Targeted Antipsychotic (MARTA) なる名称を奉った[26]。Bymaster[4] は，duloxetine の serotonin-noradrenaline 取り込み阻害作用の比を1対9と同定もした[5]。筆者が類推するに，Bymaster は塩野義製薬の Kihira と Ikeda[14] による duloxetine が前頭前野の serotonin, noradrenaline, dopamine を増加させるとのデータが頭の片隅にあり，atomoxetine は noradrenaline の再取り込み阻害薬である以上は，前頭前野で noradrenaline と dopamine の濃度を高めるはずとの確信のもとに一連の実験を重ね，見事にそれを実証した（図2, 3）。こうなればしめたもので，この薬理作用は ADHD に奏効すると話はつながり，atomoxetine に陽の目を見させることになったと考える。Amphetamine や methylphenidate が ADHD に奏効するのは，これらの精神刺激薬が前頭前野の dopamine と norepinephrine を増加させるためであり，また，これらの成績から，ADHD では catecholamine，とりわけ dopamine 神経系の機能不全が生じているとされていたからである[30]。

三環系抗うつ薬のうち，noradrenaline の再取り込み阻害作用の強い desipramine や nortriptyline も，前頭前野の noradrenaline と dopamine の細胞外濃度を高める作用を有して ADHD への改善効果を示すことが知られていた。筆者の北里大学時代の同僚で児童精神医学の専門家である佐藤喜一郎子どもメンタルクリニック院長は methylphenidate を中心に，三環系抗うつ薬として clomipramine，そして筆者ら北里大学の精神科医が最も高く評価していた amoxapine を ADHD によく処方していたのを思い出す。いずれも優れた効果を示すが，三環系抗うつ薬は muscarinic acetylcholine 受容体への拮抗作用が強く，$α_1$ adrenaline 受容体拮抗作用を有するという泣き所があり，その点，選択的な noradrenaline 再取り込み阻害薬である atomoxetine は抗うつ薬としての臨床試験を貫徹しなかったが，ADHD 治療としての開発に成功することになったのである。前頭前野には dopamine transporter がほとんどなく，dopamine の再取り込みには豊富な noradrenaline transporter が受け持つとの発見は極めて貴重であったのである[6, 21]。

III. Atomoxetine の ADHD 治療薬としての再開発

米国 Eli Lilly 社は，学童期の小児の6〜10%が ADHD に罹患し[1]，amphetamine や methylphenidate などの精神刺激薬がよく奏効するものの，依存や乱用の問題を抱えていること，また，noradrenaline 取り込み阻害作用の強い三環系抗うつ薬も有効ではあるが muscarinic acetylcholine 受容体拮抗作用に基づく副作用を抱えて ADHD 治療薬としての承認を得ていない事実に着目し，選択的な noradrenaline 取り込み阻害薬である atomoxetine の出番がやってきたと判断して1996年に再開発に着手した。Bymaster らの理論的根拠に基づくデータに後押しされて，臨床試験はものの見事に成功し，2002年11月に小児期および青年期の ADHD 治療薬としての承認を FDA (Food and Drug Administration) より得た。同時に実施された成人期 ADHD を対象とした試験にも成功して承認されている。ここでは，小児期・青年期 ADHD 対象の pivotal study と成人期 ADHD 対象の pivotal study，ならびに atomoxetine の位置づけを明らかにするために承認後に実施された OROS methylphenidate との比較試験を紹介する。

1. Atomoxetine の小児期および青年期 ADHD 患者に対する placebo 対照用量反応試験

本試験は8〜18歳未満の ADHD 患者297例を対象として全米13施設で実施されている[19]。期間は2000〜2001年と推測される。

試験のデザインは12〜18日の評価と washout 期ののち，atomoxetine 0.5mg/kg/日群，1.2mg/kg/日群，1.8mg/kg/日群および placebo 群の4群への無作為割付けを行い，8週間の治療期を置いている（図7参照）。Atomoxetine 群は0.5mg/kg/日の1日2分服から開始し，1週間単位で漸増している。8週終了後は1年間の継続長期投与試験への移行を予定している。

主要評価項目の ADHD Rating Score の総スコアのベースラインから最終評価時までの変動は図4のように用量反応性を示して1.2mg/kg/日群と

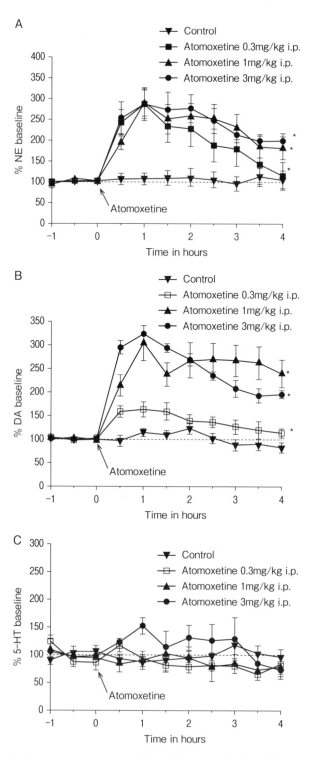

図2 Atomoxetine のラット腹腔内投与による前頭葉前野皮質の細胞外 noradrenaline（A），dopamine（B），serotonin（C）の各濃度に及ぼす影響（Bymaster ら，2002[3]）

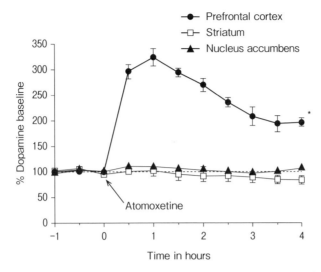

図3 Atomoxetine（3mg/kg腹腔，前頭前野皮質と側坐核および10mg/kg腹腔線条体）の投与時の細胞外dopamine濃度の推移（Bymasterら，2002[3]）

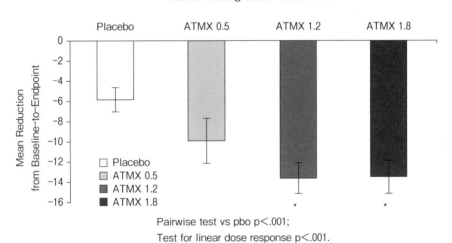

図4 Atomoxetineの小児期および青年期ADHD患者を対象とするplacebo対照用量反応試験におけるADHD RS総スコア変化量（Michelsonら，2001[19]，ADHD RS総スコアのみを抜き出し）

1.8mg/kg/日群で有意差が認められている。副次評価項目のCGI-S（Clinical Global Impression-Severity）でもその傾向は認められているが，有意差はついていない。

安全性については，いずれかの群で5％以上の治療関連性有害事象を表1に示した。傾眠と食欲低下が用量依存的に高くなっているが，有意差はなく，忍容性は良好であった。

以上の成績から，atomoxetineは小児期および青年期ADHD患者に対して用量反応的に効果を示し，1.2mg/kg/日は1.8mg/kg/日とほぼ同じ成績でplaceboに対して有意に優れており，1.2mg/

表1 Atomoxetineの小児期および青年期ADHD患者を対象とするplacebo対照用量反応試験における有害事象（Michelsonら，2001[19]）

事象	Placebo (n=83) n(%)	Atomoxetine (mg/kg/day) 0.5 (n=44) n(%)	1.2 (n=84) n(%)	1.8 (n=83) n(%)
頭痛	19 (22.9)	11 (25.0)	20 (23.8)	20 (24.1)
鼻炎	18 (21.7)	7 (15.9)	10 (11.9)	12 (14.5)
腹痛	9 (10.8)	5 (11.4)	12 (14.3)	12 (14.5)
咽頭炎	12 (14.5)	4 (9.1)	9 (10.7)	9 (10.8)
食欲減退	4 (4.8)	3 (6.8)	10 (11.9)	10 (12.0) †
嘔吐	5 (6.0)	3 (6.8)	6 (7.1)	9 (10.8)
咳の増加	4 (4.8)	6 (13.6)	6 (7.1)	7 (8.4)
傾眠	3 (3.6)	2 (4.5)	6 (7.1)	9 (10.8) †
不眠	5 (6.0)	4 (9.1)	5 (6.0)	4 (4.8)
発疹	3 (3.6)	3 (6.8)	5 (6.0)	7 (8.4)
悪心	5 (6.0)	2 (4.5)	6 (7.1)	4 (4.8)
神経質	4 (4.8)	3 (6.8)	5 (6.0)	5 (6.0)
発熱	5 (6.0)	1 (2.3)	7 (8.3)	3 (3.6)
疼痛	5 (6.0)	4 (9.1)	2 (2.4)	5 (6.0)
事故による外傷	7 (8.4)	1 (2.3)	3 (3.6)	3 (3.6)
無気力	4 (4.8)	3 (6.8)	2 (2.4)	4 (4.8)
感染	1 (1.2)	0	5 (6.0)	6 (7.2) ‡
浮動性めまい	1 (1.2)	4 (9.1)*	2 (2.4)	4 (4.8)
下痢	5 (6.0)	0	4 (4.8)	0 †
うつ病	5 (6.0)	1 (2.3)	0 (0.0)*	2 (2.4) †
掻痒症	0	0	1 (1.2)	5 (6.0) ‡

*p＜0.5 対placebo，†p＜1.0 用量反応傾向，‡p＜0.5 用量反応傾向

kg/日が最初の目標用量と考えられた．安全性，忍容性には特記すべき問題は認められていない．

こうして，米国では継続長期投与試験にも成功し，世界初の非精神刺激薬系のADHD治療薬として2002年に承認・上市されたのである．

2．Atomoxetineの成人期ADHD患者を対象とした2本のplacebo対照比較試験

本試験は，18歳以上の成人期ADHD患者を対象とした北米17施設280例のStudy Iと，14施設256例のStudy IIから成っている同じプロトコルによるplacebo対照比較試験で，atomoxetineの小児期および青年期ADHDへの適応獲得に引き続いて実施されている[20]．

試験のデザインは，1週間の薬物washoutと評価期を経て2週間のplacebo lead-in期に入る．ここで重症度に変化のなかった被験者が無作為下にatomoxetine群とplacebo群に割付けられて10週間の二重盲検比較試験に入っている．Atomoxetine群では60mg/日2分服から開始し，2週間ごとに漸増し，最大120mg/日まで増量可能となっている．

主要評価項目は，Conners' Adult ADHD Rating Scales-Investigator Rated and Scored (CAARS-INV)でのADHD総スコアのベースラインから最終評価時への変化で表2にその成績を示してある．Study I，Study IIともatomoxetineはplaceboに対して高い優越性を示し（それぞれp=0.005，p=0.002），副次評価項目の不注意サブスケールスコア，多動性−衝動性サブスケールスコアともい

表2 Atomoxetine の成人期 ADHD 患者を対象とした2つの placebo 対照試験（Study Ⅰ および Study Ⅱ）における CAARS-INV スコアのベースラインからの変化量（Michelson ら，2003[20]，CAARS-INV のみを抜き出し）

	Study Ⅰ				Study Ⅱ			
	Placebo (n = 134)	Atomoxetine (n = 133)	(95% CI)	p Value[a]	Placebo (n = 124)	Atomoxetine (n = 124)	(95% CI)	p Value[a]
ADHD 症状総スコア	−6.0 (9.3)	−9.5 (10.1)	(−5.61, −.99)	.005	−6.7 (9.3)	−10.5 (10.9)	(−6.40, −1.49)	.002
不注意サブスケールスコア	−3.1 (5.8)	−5.0 (5.7)	(−3.21, −.45)	.010	−3.5 (5.3)	−5.8 (6.5)	(−3.84, −.94)	.001
多動性・衝動性サブスケールスコア	−2.9 (4.9)	−4.5 (5.1)	(−2.67, −.27)	.017	−3.2 (4.7)	−4.7 (5.3)	(−2.78, −.33)	.013

a：analysis of variance

表3 Atomoxetine の成人期 ADHD 患者を対象とした2つの placebo 対照試験（Study Ⅰ および Study Ⅱ）における有害事象（atomoxetine 群で5%以上のもの）（Michelson ら，2003[20]）

事象	Placebo (N = 263) n (%)	Atomoxetine (N = 269) n (%)	p Value[a]
口渇	18 (6.8)	57 (21.2)	<.001
不眠	23 (8.7)	56 (20.8)	<.001
悪心	13 (4.9)	33 (12.3)	.003
食欲減退	9 (3.4)	31 (11.5)	<.001
便秘	10 (3.8)	29 (10.8)	.002
精力低下	5 (1.9)	19 (7.1)	.006
浮動性めまい	5 (1.9)	17 (6.3)	.015
射精あるいは勃起の持続困難[b]	2 (1.2)	17 (9.8)	<.001
発汗	2 (.80)	14 (5.2)	.004

a：Fisher's Extract Test
b：男性被験者での%（placebo n = 172，atomoxetine n = 174）

ずれも atomoxetine は placebo に対して高い優越性を示している。

安全性については，2試験を総合した有害事象が表3にまとめられている。項目的には，口渇，不眠，食欲低下，男性被験者での射精，勃起の持続の困難に placebo との有意差が認められているが，全体的には忍容性は良好であり，乱用への危険性がないとの報告と合わせて成人期 ADHD への有効性と安全性への有利な点が強調されている。

以上の成績をもって米国では atomoxetine の成人期 ADHD への適応が2002年11月26日に承認されたのである。

3．Atomoxetine と OROS methylphenidate との比較試験

本試験は世界初の atomoxetine と OROS methylphenidate の大規模群間平行 placebo 対照試験で，両 ADHD 治療薬の効果と安全性の位置づけを明らかにしようと意図されたもので米国 Eli Lilly 社の支援による。Atomoxetine の優越性を証明しようとしたものとも考えられる。Atomoxetine 上市後の試験で，6～16歳の ADHD 患者516例を対象とし，米国20施設で実施された[27]。

試験のデザインは atomoxetine 0.8～1.8mg/kg/日，OROS methylphenidate 18～54mg/kg/日，placebo の3群比較で，6週間としている。

主要評価項目は ADHD Rating Scale のスコアの

表4 小児期および青年期ADHD患者を対象としたatomoxetineとOROS methylphenidateのplacebo対照群間平行比較試験におけるADHD Rating Scale Scoresのベースラインからの変動（Newcornら，2008[27]，ベースライン値を省略）

ADHD Rating Scale Measure	Atomoxetine (N = 222) Change in Score Mean	SD	OROS methylphenidate (N = 220) Change in Score Mean	SD	Placebo (N = 74) Change in Score Mean	SD	AtomoxetineとMethylphenidateの平均変化の差
総スコア							
全患者（N = 492）	−14.4	12.7	−16.9	13.1	−7.3	11.5	0.02
精神刺激薬使用歴有（N = 301）	−12.4	12.2	−15.1	13.1	−6.2	11.5	0.04
精神刺激薬使用歴無（N = 191）	−17.9	13.0	−19.7	12.6	−9.0	11.6	0.26
不注意サブスケール							
全患者（N = 492）	−7.3	7.1	−9.0	7.7	−4.1	6.9	0.006
精神刺激薬使用歴有（N = 301）	−5.9	6.8	−7.8	7.8	−3.3	6.5	0.02
精神刺激薬使用歴無（N = 191）	−9.7	7.1	−11.0	7.2	−5.2	7.4	0.19
衝動性／多動性サブスケール							
全患者（N = 492）	−7.1	6.9	−7.9	6.8	−3.2	5.8	0.09
精神刺激薬使用歴有（N = 301）	−6.5	6.6	−7.3	6.7	−2.8	6.0	0.17
精神刺激薬使用歴無（N = 191）	−8.2	7.2	−8.7	7.0	−3.8	5.5	0.42

ベースラインからの変化量で，表4に示した．Atomoxetine, OROS methylphenidateともにplaceboより有意な変動を見せたが，OROS methylphenidateが−16.9対−14.4でatomoxetineより有意の変動を示した（p = 0.02）．有効性ではOROS methylphenidateが優れると出たのである．なお，精神刺激薬使用歴のある被験者では同様の差を示したが，未使用の被験者に限ると，変動値−19.7対−17.9と両者間に差がない．

もう1つの評価項目であるADHD Rating Scale 総スコアのベースラインから40％以上減少した反応率をみた割合では，atomoxetine群45％，OROS methylphenidate群56％，placebo群24％となり，両実薬群の反応率はplacebo群より有意に高かったが（それぞれp = 0.003, p ≦ 0.001），OROS methylphenidate群の反応率はatomoxetine群のそれより有意に高かった（p = 0.02）．ここでも，精神刺激薬の使用歴のない被験者での反応率は両群に統計学的有意差は認めていない（p = 0.43）．

次に6週間の試験を完了したOROS methylphenidate群のうち178例を，二重盲検下でatomoxetineに切り替えてもう6週間の投与を行った．その結果，OROS methylphenidateに反応しなかった70例のうち30例（43％）がatomoxetineに反応した．また，178例のうち，OROS methylphenidateまたはatomoxetineのどちら一方にのみ反応した被験者は60例（34％）であり，いずれかの薬剤に選択的に反応する患者群が1/3程度存在することが示唆された．

安全性の面では，有害事象を表5に示したが，傾眠はatomoxetine群（p < 0.05），不眠はOROS methylphenidate群（p < 0.05）に発現率が高かった．

以上の成績から，atomoxetine, OROS methylphenidateの両薬剤ともADHDに対して有効であるが，後者の有効性が有意に高いことを明確にした．しかし，精神刺激薬の使用歴のない被験者では両薬群に有効性の差がなくなることと，いずれかの薬剤に選択的に反応する患者群が1/3程度存在することが示唆された．安全性では，不眠と傾眠でプロファイルが異なることが示されている．いずれにせよ，米国ではOROS methylphenidateがADHD治療のfirst-lineに入り，atomoxetineはsecond-lineとなっている理由がここにも明示されている．

表5 小児期および青年期ADHD患者を対象としたatomoxetineとOROS methylphenidateのplacebo対照群間平行比較試験における有害事象（Newcornら，2008[27]，検査所見など省略）

忍容性測定	Atomoxetine N＝221	OROS methylphenidate N＝219	Placebo N＝74
治療時出現有害事象	N（％）	N（％）	N（％）
何らかの事象	149（67）	146（67）	40（54）
頭痛	39（18）	25（11）	7（10）
食欲減退	31（14）	17（17）	2（3）
上腹部痛	24（11）	22（10）	4（15）
何らかの不眠症	15（7）	29（13）	1（1）
焦燥	14（6）	13（6）	1（1）
悪心	9（4）	13（6）	6（8）
不眠症	9（4）	17（8）	1（1）
嘔吐	15（7）	8（4）	4（5）
傾眠	14（6）	4（2）	3（4）
咳	7（3）	8（4）	4（5）
疲労	12（5）	5（2）	1（1）
入眠困難	6（3）	12（6）	0（0）

Ⅳ．Atomoxetine のわが国での開発

米国での atomoxetine の小児期および青年期 ADHD 患者に対する臨床試験がものの見事に成功し，2002年には承認を取得した．わが国での開発は2000年の第Ⅰ相試験から始まった．以下に開発の手順で行われた各臨床試験を紹介していく．

1．Atomoxetine の第Ⅰ相試験

本試験は2000年4月から2003年10月にかけて男子成人健康被験者を対象に atomoxetine の薬物動態と安全性を中心に実施され，Matsui ら[18]によってその詳細が報告されている．ここではその一部を紹介する．

単回投与時の薬物動態について，CYP2D6 extensive metabolizer（EM）健康成人に atomoxetine 10mg，40mg，90mg，120mg を空腹時に経口投与したとき，atomoxetine は速やかに吸収され，投与後1〜2時間で最高血漿中濃度（C_{max}）に達し，C_{max} および血漿中濃度曲線下面積（AUC）は，体重当たりの投与量に比例して増加した（図5）[18,28]．

反復投与時の薬物動態については，同様被験者に空腹時に1回40mgまたは60mgを1日2回，7日間反復経口投与したときの平均血漿中 atomoxetine 濃度推移（平均値），および初回投与時および定常状態の薬物動態パラメータを図6に示した．反復投与開始から約24時間で定常状態に達すると予測され，以後，トラフ値濃度はほぼ一定であった．CYP2D6EM 健康成人では atomoxetine の半減期は4時間前後と短いことが注目される．

安全性については有害事象による試験の中止例が3例（悪心・浮動性めまい，血流感覚，尿失禁各1例）にみられている[15]．因果関係が否定されない有害事象として悪心，心拍数増加，血圧上昇などが主なものであったが，いずれも軽症のものが多く，忍容性は良好でADHD患児あるいは成人ADHD患者を対象とした第Ⅱ相試験以降へ進むことに問題のない成績であった．なお，残念ながらここでも筆者が望む精神運動機能への影響については実施されていない．

なお，atomoxetine の代謝酵素は CYP2D6 であり，日本人では poor metabolizer の割合は1%未満と少なく[29]，臨床的には問題にならないとされる．

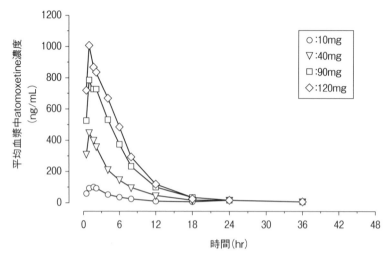

投与量 (mg)	AUC₀₋∞ (μg・hr/mL)	Cmax (ng) mL)	Tmax (hr)注1)	T₁/₂ (hr)注2)	CL/F (L) hr)	CL/F (L/hr) kg)
10 (n = 22)	0.574 (70.2)	110.53 (3) .2)	1.25 (0.50〜2) 00)	3.46 (1.85〜6) 61)	22.93 (4) .0)	0.377 (43.4)
40 (n = 21)	2.51 (68.5)	478.36 (3) .5)	1.00 (0.50〜4) 00)	4.12 (2.09〜7) 06)	21.18 (4) .0)	0.347 (47.4)
90 (n = 20)	5.30 (54.2)	920.03 (3) .1)	1.75 (0.50〜6) 00)	4.01 (2.16〜7) 03)	20.50 (3) .3)	0.337 (40.1)
120 (n = 19)	6.43 (37.5)	1086.23 (3) .6)	1.00 (0.50〜4) 00)	4.27 (2.86〜6) 23)	21.43 (3) .7)	0.348 (38.5)

算術平均値（CV%）　注1）Tmax：中央値（範囲）　注2）T₁/₂：算術平均値（範囲）

図5　第Ⅰ相試験における単回投与時のatomoxetineの血漿中濃度推移と薬物動態パラメータ（Matsuiら，2012[18]，日本イーライリリー株式会社，ストラテラ医薬品インタビューフォーム[28]）

2．Atomoxetineの小児期および青年期ADHDを対象とした用量反応探索試験

本試験は，6歳から18歳未満のADHD患者37例を対象として2003年4月から2003年10月まで実施された[28]。試験は12〜35日のscreening，washoutの試験期間Ⅰと非盲検下での8週間の漸増投与期間の試験期間Ⅱから成っている。Atomoxetineは，0.5mg/kg/日から2週間ごとに0.8, 1.2, 1.8mg/kg/日まで漸増投与としている。1日用量を午前（登校前）および午後（下校後）に2回に分割投与としている。

主要評価項目は，最初の患者対象の試験のため安全性（副作用）としており，37例における副作用発現率は73%（27/37例）で，主なものとして10%以上にみられたのは食欲減退（18.9%），体重減少（13.5%），腹痛（10%），食欲不振（10.8%），頭痛（10.8%）であった。臨床検査上，特記すべきものはなく，副作用で3例が中止しているが，重篤な副作用は報告されていない。

副次評価項目はADHD RS-Ⅳ日本語版（教師用）総スコアの変化量で，表6のようにベースラインから最終評価時までの変化量は−18.6であり，ベースラインに比べて有意な減少を示している（p<0.001）。

以上の成績から，atomoxetine 0.5mg/kg/日から1.8mg/kg/日の範囲で安全性，忍容性に特別の問題はなく，有効性にも確かな手ごたえが得られており，次のpivotal studyへの移行が可能と判断されている。

3．Atomoxetineの小児期および青年期ADHDを対象とした二重盲検placebo対照比較試験

本試験は6歳から18歳未満のADHD患者245例を対象として，全国41施設で2005年2月から2006年9月まで実施されたわが国でのpivotal studyである[31]。試験のデザインはMichelsonら[19]

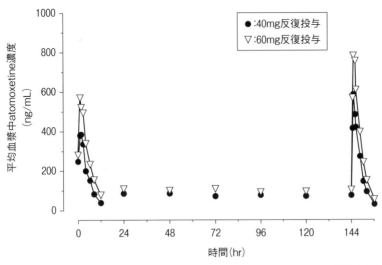

図6 第I相試験における反復投与時のatomoxetineの血漿中濃度推移と薬物動態パラメータ（Matsuiら, 2012[18]，日本イーライリリー株式会社，ストラテラ医薬品インタビューフォーム[28]）

表6 Atomoxetineの小児期および青年期ADHDを対象とした用量反応探索試験におけるADHD RS-IV日本語版（医師用）総スコアの変化量（日本イーライリリー株式会社，ストラテラ医薬品インタビューフォーム[28]）

Visit	n	ベースライン 平均値	SD	評価時点 平均値	SD	変化量 平均値	SD	p値*	p値**
総スコア									
最終観察時点（LOCF）	36	35.0	9.5	16.4	12.2	−18.6	12.3	<0.001	<0.001

＊：Wilcoxonの符号付き順位検定，＊＊：対応のあるt検定

のそれと同じであり，図7に示したように約14日間のスクリーニング，ウォッシュアウト期の試験期間Iと漸増期を含めた8週間の二重盲検比較試験期から成っている。Atomoxetine 0.8mg/kg/日群，1.2 mg/kg/日群，1.8mg/kg/日およびplacebo群の4群比較試験である。

主要評価項目はADHD RS-IV日本語版（医師用）総スコアのベースラインから最終評価時までの変化量で，その成績は表7に，推移は図8に示した。Placebo群の−8.1に対してatomoxetine 1.2mg/

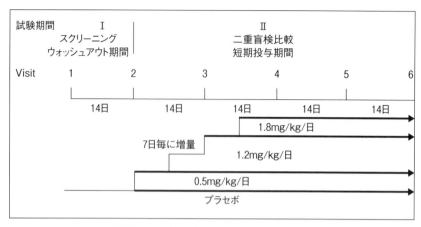

図7 Atomoxetineの小児期および青年期ADHD患者を対象とした二重盲検placebo対照試験のデザイン（Takahashiら，2009[31]，日本イーライリリー株式会社，ストラテラインタビューフォーム[28]より引用）

表7 Atomoxetineの小児期および青年期ADHD患者を対象とした二重盲検placebo対照試験におけるADHD RS-IV日本語版（医師用）総スコアの変化量（Takahashiら，2009[31]，一部抜き出し）

	n	ベースライン Mean	SD	最終観察時 Mean	SD	変化量 Mean	SD	差	95%信頼区間 下限	上限	p値
Placebo	61	32.3	9.6	24.2	11.4	-8.1	7.1				
atomoxetine 0.5	62	32.3	8.4	22.7	11.4	-9.6	9.1	-1.5	-4.3	1.3	—
atomoxetine 1.2	58	33.3	8.7	22.5	10.3	-10.8	6.8	-2.5	-5.4	0.3	0.037
atomoxetine 1.8	60	31.5	7.8	19.8	9.0	-11.6	8.8	-3.7	-6.5	-0.8	0.010

Dose-response　Linear：p=0.008；Quadratic：p=0.837

kg/日群および1.8mg/kg/日群はそれぞれ-10.8，-11.6であり，1.8mg/kg/日群ではplacebo群に比べて有意な改善を示している（p=0.01）。なお，副次評価項目である評価尺度の不注意サブスケールと多動-衝動性サブスケールでは1.8mg/kg/日群はplacebo群に対して有意となっている（それぞれp=0.030，p=0.014）。

安全性では，5%以上の治療時有害事象を表8に示したが，食欲低下，嘔吐が実薬群で有意に多かったが，いずれも軽度ないし中等度のものであった。

以上の成績から，atomoxetineは0.5mg/kg/日を開始用量として1.8mg/kg/日までの用量でADHD患児に優れた有効性を示し，安全性，忍容性に大きな問題もないことを実証し，ADHD治療での有用性が検証されたのである。OROS methylphenidate（Concerta®）のpivotal studyではランダム化治療中止試験が精一杯であったのに対して，わずか2年後でのatomoxetineのpivotal studyでは堂々のplaceboとの差しの勝負の対照比較試験が可能となっていたのである。両薬剤の薬理作用の違いもあるが，時代の流れも大きかったと考えられる。それでも，当時日本イーライリリー社でatomoxetineの開発責任者として活躍された高橋道宏高橋心療クリニック院長のお話では，まだまだplacebo対照試験の実施は容易ではなく，母親が同意して帰られたあと，父親に拒否されるといったことが少なくなく，症例のエントリーに苦労が絶えなかったという。しかし，その苦労の甲斐があって2009年に世界初の非精神刺激薬系のADHD治療薬としてわが国でも承認され，ADHD薬物治療の領域で大きな福音をもたらしたのである。

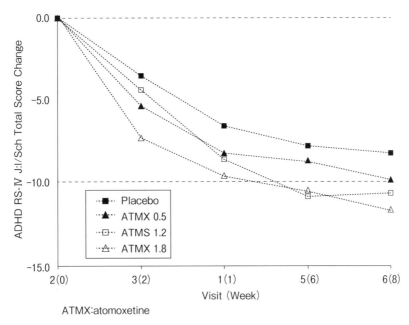

図8 Atomoxetineの小児期および青年期ADHD患者を対象とした二重盲検placebo対照試験におけるADHD RS Ⅳ日本語版（医師用）総スコアの推移（Takahashiら，2009[31]）

表8 Atomoxetineの小児期および青年期ADHD患者を対象とした二重盲検placebo対照試験における有害事象（Takahashiら，2009[31]，鼻咽頭炎など省略）

事象	Placebo (n=62)	ATMX 0.5 (n=62)	ATMX 1.2 (n=60)	ATMX 1.8 (n=61)	ATMX 全例 (n=183)	p値
1件以上の有害事象が認められた症例数（%）	43 (69.4)	49 (79.0)	47 (78.3)	48 (78.7)	144 (78.7)	0.284
頭痛, n (%)	4 (6.5)	7 (11.3)	10 (16.7)	9 (14.8)	26 (14.2)	0.108
食欲減退, n (%)	2 (3.2)	3 (4.8)	6 (10.0)	13 (21.3)	22 (12.0)	<0.001
傾眠, n (%)	4 (6.5)	4 (6.5)	6 (10.0)	8 (13.1)	18 (9.8)	0.142
悪心, n (%)	3 (4.8)	4 (6.5)	6 (10.0)	6 (9.8)	16 (8.7)	0.222
嘔吐, n (%)	0 (0.0)	3 (4.8)	7 (11.7)	5 (8.2)	15 (8.2)	0.022
腹痛, n (%)	5 (8.1)	5 (8.1)	4 (6.7)	2 (3.3)	11 (6.0)	0.257
下痢, n (%)	2 (3.2)	1 (1.6)	6 (10.0)	4 (6.6)	11 (6.0)	0.133

ATMX：atomoxetine

4．Atomoxetineの小児期および青年期ADHDを対象とした長期投与試験

本試験は先行した8週間のplacebo対照比較試験を完了した被験者のうちの241例を対象として，全国41施設において2005年2月から2009年8月31日のデータカットオフ時までの最長4年間の長期投与による有効性と安全性を検討するために実施された貴重な試験である[11]。試験のデザインは図9に示した。

主要評価項目の1つ，ADHD RS-Ⅳ日本語版（医師用）総スコアおよび変化量は，評価期間別にみると図10のように，いずれの時期もベースライン時よりも有意のスコアの減少を認めている。図11にみる経時的推移でも，総スコアは3ヵ月まで大きくADHD症状の改善が見られ，その後緩やかに改善し，24ヵ月以降も症状の改善の持続が認め

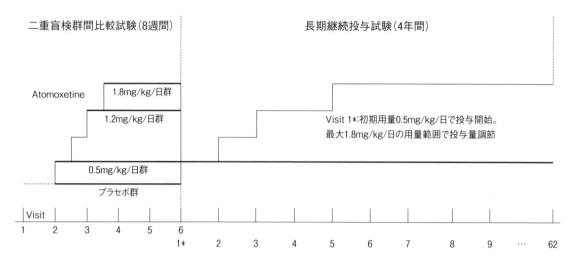

図9 Atomoxetineの小児期および青年期ADHD患者を対象とした第Ⅲ相placebo対照試験および継続長期投与試験のデザイン（後藤ら，2010[11]）

*：Visit 1に測定された体重を基に，0.5mg/kg/日の用量範囲から投与を開始した．Visit 5までに1.2mg/kg/日の用量範囲まで増量し，Visit 5以降は1.8mg/kg/日の用量範囲まで増量した．

用量の維持または調整に際しては，最高用量が1.8mg/kg/日の用量範囲または120mg/日のいずれか少ない方を超えないこととした．

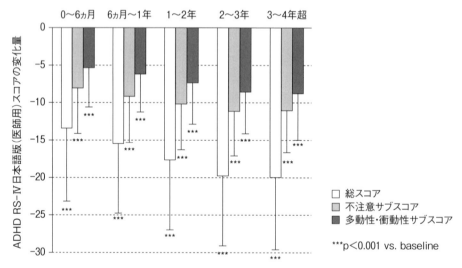

図10 Atomoxetineの小児期および青年期ADHD患者を対象とした第Ⅲ相継続長期投与試験におけるADHD RS-Ⅳ日本語版（医師用）総スコア，不注意サブタイプスコア，多動性・衝動性サブタイプスコアの投与期間別の平均変化量（後藤ら，2010[11]）

られている．

もう1つの主要評価項目の安全性では，atomoxetineとの関連性が否定できない有害事象（副作用）発現率は75.5％（182/241例）で，表9のように，10％以上にみられた主な副作用は頭痛（24.1％），食欲減退（14.9％），傾眠（14.9％），腹痛（12.4％），悪心（10.4％）であった．臨床検査値については，臨床的に重要な変動は認められず，241例中18例が有害事象のために試験を中止している．

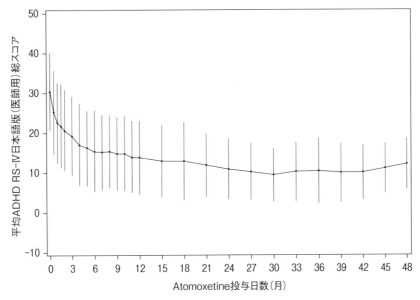

対象:Atomoxetine投与例
表示:平均±SD
観察時点(n):0ヵ月(241),3ヵ月(221),6ヵ月(178),12ヵ月(158),18ヵ月(95),24ヵ月(105),
30ヵ月(70),36ヵ月(79),42ヵ月(34),48ヵ月(10)

図11 Atomoxetine の小児期および青年期 ADHD 患者を対象とした第Ⅲ相継続長期投与試験における全症例の ADHD RS-Ⅳ総スコア（医師用）の経時的推移（後藤ら, 2010[11]）

表9 Atomoxetine の小児期および青年期 ADHD 患者を対象とした第Ⅲ相継続長期投与試験において 5%以上の有症率が認められた副作用の期間別有症率（後藤ら[11], 2010）

副作用	全体 (N=241) n (%)	6ヵ月 (N=241) n (%)	6ヵ月〜1年 (N=191) n (%)	1〜2年 (N=158) n (%)	2〜3年 (N=106) n (%)	3〜4年超 (N=74) n (%)
1件以上の副作用が認められた症例数	182 (75.5)	151 (62.7)	91 (47.6)	83 (52.5)	43 (40.6)	21 (28.4)
頭痛	58 (24.1)	38 (15.8)	24 (12.6)	20 (12.7)	13 (12.3)	7 (9.5)
食欲減退	36 (14.9)	34 (14.1)	5 (2.6)	5 (3.2)	2 (1.9)	1 (1.4)
傾眠	36 (14.9)	29 (12.0)	11 (5.8)	9 (5.7)	2 (1.9)	1 (1.4)
腹痛	30 (12.4)	18 (7.5)	9 (4.7)	8 (5.1)	6 (5.7)	2 (2.7)
悪心	25 (10.4)	17 (7.1)	7 (3.7)	9 (5.7)	1 (0.9)	1 (1.4)
嘔吐	21 (8.7)	12 (5.0)	5 (2.6)	4 (2.5)	3 (2.8)	1 (1.4)
下痢	20 (8.3)	12 (5.0)	3 (1.6)	7 (4.4)	3 (2.8)	2 (2.7)
鼻咽頭炎	19 (7.9)	15 (6.2)	6 (3.1)	4 (2.5)	2 (1.9)	1 (1.4)
便秘	15 (6.2)	9 (3.7)	5 (2.6)	6 (3.8)	1 (0.9)	0 (0.0)
発熱	13 (5.4)	6 (2.5)	1 (0.5)	2 (1.3)	4 (3.8)	0 (0.0)
倦怠感	12 (5.0)	6 (2.5)	3 (1.6)	5 (3.2)	1 (0.9)	0 (0.0)

N：各投与期間において1回以上の投与を受けた患者数．n：各投与期間において有害事象を有する患者数

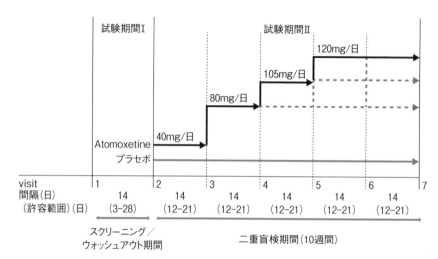

Visit 4以降，CGI-ADHD-Sスコアが3以上であり忍容性に問題がなければ用量を漸増する。

図12　Atomoxetine の成人期 ADHD 患者を対象とした第Ⅲ相 placebo 対照国際共同試験のデザイン（Goto ら，2017[12]，日本イーライリリー株式会社，ストラテラ医薬品インタビューフォーム[28]より引用）

投与期間中に18歳を超えた12症例において，18歳を超えた後も安全性，有効性に関するプロファイルに変化はみられていない。

以上の成績から日本人の小児期および青年期のADHD 患者において，atomoxetine の最長約4年間にわたる長期投与による ADHD 症状改善の維持および忍容性が認められている。

5．Atomoxetine の成人期（18歳以上）ADHD 患者を対象とした臨床試験

わが国における atomoxetine の小児期および青年期（18歳未満）ADHD 患者を対象とする臨床試験は2003年4月から開始され，2007年6月27日には申請に至り，2009年4月22日にはめでたく承認が降りている。この頃にはすでに次の18歳以上の成人期 ADHD 患者を対象とする試験が準備され，始まっていたのである。ここでは，アジア三国で実施された第Ⅲ相 placebo 対照国際共同試験と，その試験に参加した日本人被験者を対象として行われた継続長期投与試験の成績を紹介する。

本試験は，18歳以上の ADHD 患者391例を対象とする日本，韓国，台湾3ヵ国の国際共同試験である。日本29施設，韓国10施設，台湾6施設の合計45施設で2009年8月から2011年2月にかけて実施されている[12,16]。

試験デザインは図12に示したように3～28日間の screening，washout 期を経て10週間の二重盲検投与期間に入っている。この際，atomoxetine 群（195例），placebo 群（196例）のいずれかに無作為割り付けし，atomoxetine 群は40mg/日，1日1回から投与開始し，2週間隔で80mg/日，105mg/日，120mg/日へと増量する方式をとっている。

主要評価項目の CAARS-INV：SV の ADHD 症状総スコアのベースラインから最終観察時点までの変化量（平均）は表10のように，placebo 群 －8.8に対して atomoxetine 群 －14.3であり，両群間に高い有意差が認められた（$p<0.001$）。この ADHD 症状総スコアの経時推移を示したのが図13で，服薬開始2週時にすでに有意差がみられ，10週後まで推移している。

本試験の有効性解析対象患者386例中64%（247例）を占める日本人被験者集団について主要評価項目の成績を表10に示したが，同様に atomoxetine 群は placebo 群に対して高い優越性を示している。なお，日本人集団での CAARS-INV：SV サブスケールスコア（不注意および多動性／衝動性）の変化量はいずれも高い有意差を示している。

表10 Atomoxetineの成人期ADHD患者を対象とした第Ⅲ相placebo対照国際共同試験におけるCAARS-Inv：SVのADHD症状総スコアの変化量（Goto ら, 2017[12], CAARS-Inv：SVのADHD症状総スコアの一部および日本人被験者の成績を抜粋）

	被験者数	ベースライン平均（SD）	変化量平均（SD）	差	p値
CAARS-Inv：SV					
Total ADHD symptoms score					
atomoxetine	191	33.2 (7.8)	−14.3 (10.4)	−5.78	<.001
placebo	195	33.9 (7.5)	−8.8 (9.6)		
日本人被験者					
atomoxetine	123	32.0 (7.5)	−12.6 (9.5)	−5.98	<.001
placebo	124	32.8 (7.6)	−6.8 (8.5)		

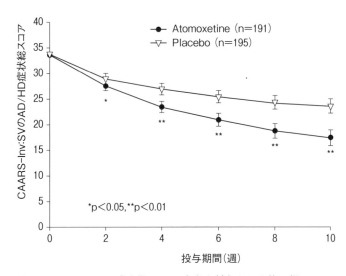

図13 Atomoxetineの成人期ADHD患者を対象とした第Ⅲ相placebo対照国際共同試験におけるCAARS-Inv：SVのADHD症状総スコアの推移（Goto ら, 2017[12]）

　安全性については，成人期ADHD患者に対する審査結果報告書[16]に掲載された表11で説明すると，悪心，食欲減退，傾眠，頭痛，口内乾燥，口渇などが多く，小児期および青年期ADHD患者の場合に比して，悪心，食欲減退，疲労，口内乾燥・口渇および排尿困難などが多かった。この傾向は成人期ADHD患者を対象とした海外臨床試験においても認められているという。また，本試験の中で実施されたDRQ（Drug Rating Questionnaire）による評価で本剤の依存性および乱用の可能性ならびに本剤の投与中止に伴う離脱症候群発現の可能性も低く，全体としてatomoxetineの安全性，忍容性に問題ないとの結論に達している。

　以上から，atomoxetineの成人期ADHD患者に対する有効性と安全性が確認され，本試験の中核をなした日本人被験者についても同様な成績が示されている。

6．Atomoxetineの成人期ADHD患者を対象とした第Ⅲ相継続長期投与試験

　前期アジア三国での国際共同第Ⅲ相試験を完了した日本人成人期ADHD患者211例を対象として

表11 Atomoxetine の成人期 ADHD 患者を対象とした第Ⅲ相 placebo 対照国際共同試験および小児期および青年期 ADHD 患者を対象とした第Ⅲ相試験における主な有害事象（厚生労働省医薬食品局審査管理課，審議結果報告書[16]）

	成人期 AD/HD 患者[a]		小児期 AD/HD 患者[b]	
	プラセボ群	本剤群	プラセボ群	本剤群
評価例数	195	193	62	183
有害事象	53.8 (105)	80.8 (156)	69.4 (43)	78.7 (144)
悪心	5.1 (10)	42.0 (81)	4.8 (3)	8.7 (16)
食欲減退	1.0 (2)	23.3 (45)	3.2 (2)	14.8 (27)
傾眠	11.3 (22)	15.0 (29)	6.5 (4)	9.8 (18)
頭痛	10.3 (20)	12.4 (24)	6.5 (4)	14.2 (26)
口内乾燥	2.6 (5)	10.9 (21)	0.0 (0)	0.0 (0)
口渇	1.5 (3)	10.9 (21)	0.0 (0)	0.5 (1)
便秘	4.6 (9)	8.8 (17)	0.0 (0)	3.3 (6)
嘔吐	1.0 (2)	6.7 (13)	0.0 (0)	8.2 (15)
体重減少	0.5 (1)	6.7 (13)	0.0 (0)	3.3 (6)
浮動性めまい	1.5 (3)	5.7 (11)	0.0 (0)	1.1 (2)
疲労	4.6 (9)	5.2 (10)	1.6 (1)	0.0 (0)
排尿困難	0.0 (0)	5.2 (10)	0.0 (0)	0.0 (0)

発現割合（%）（発現例数）
a) 国際共同第Ⅲ相試験（Goto ら，2017参照）
b) 小児期 AD/HD 患者を対象とした国内臨床試験（Takahashi ら，2009参照）

2009年11月から2012年1月にかけて atomoxetine の長期投与時の有効性および安全性を評価している[13,16,28]。

試験デザインは図14に示したように，前期試験を完了した全ての日本人患者に対し，atomoxetine を1日1回40mg/日から開始し，最大120mg/日まで増量している。非盲検期間の48週間終了後の2週間を観察期間としている。

主要評価項目の有害事象による試験中止率は13.7%（29/211例）で，2例以上の患者が試験中止に至った有害事象は悪心（4.3%，9/211例），便秘，頭痛（それぞれ，0.9%，2/211例）であり，atomoxetine の長期投与による安全性が示されている[28]。副次評価項目の有効性については，CAARS-Inv：SV の ADHD 症状総スコアのベースラインから最終評価時点までの変化量（平均）は−7.3であり，ベースラインと比べて統計学的に有意な減少が認められた（p＜0.001）（表12）。

安全性では，副作用の発現率は65.9%（139/211例）で，10%以上のものは悪心42.2%（89例），口渇12.8%（27例）であった。

以上から，日本人の成人期 ADHD 患者における atomoxetine の12ヵ月投与までの安全性および忍容性が示された。また，有効性評価では，atomoxetine による有効性が長期にわたって維持されることが示唆されている。

以上に紹介した継続長期投与試験の成績は申請資料を含めた最新のデータから作成されたと考えられるストラテラ医薬品インタビューフォーム[28]によっているが，本試験のデータを用いて Hirata ら[13]は2014年に論文化している。査定前のものか，対象症例数など微妙に数値が異なっており，あくまで参考資料となるが，貴重な論文であり，CAARS-Inv：SV の ADHD 症状総スコアの推移を図15に，有害事象を表13に示しておいた。

以上の成人期 ADHD 患者を対象とする2本の

§79 新たに登場したADHD治療薬の開発物語　1245

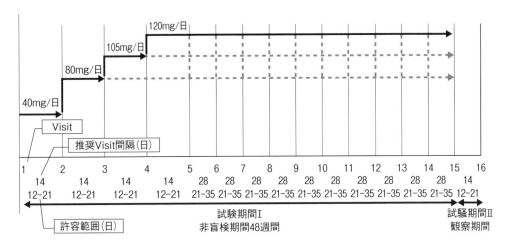

図14 Atomoxetineの成人期ADHD患者を対象とした第Ⅲ相継続長期投与試験のデザイン（日本イーライリリー株式会社，ストラテラ医薬品インタビューフォーム[28]）

表12 Atomoxetineの成年期ADHD患者を対象とした第Ⅲ相継続長期投与試験におけるCAARS-Inv：SVの症状総スコアの変化量（日本イーライリリー株式会社，ストラテラ医薬品インタビューフォーム[28]）

項目	Visit	n	観察値 平均	SD	変化量 平均	SD	p値
総スコア	ベースライン	211	22.2	10.9			
	最終観察時点	211	14.9	10.2	−7.3	8.1	<0.001

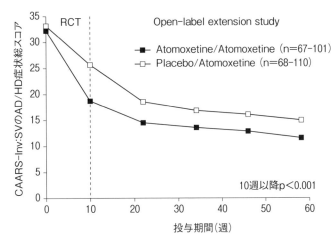

図15 Atomoxetineの成人期ADHD患者を対象とした第Ⅲ相継続長期投与試験におけるCAARS-Inv：SVの症状総スコアの推移（Hirataら，2014[13]）

表13 Atomoxetineの成年期ADHD患者を対象とした継続長期投与試験における有害事象（5％以上）（Hirataら，2014[13]，全体の有害事象症例を抜粋）

	被験者数 n = 233 全体の症例数（％）
1件以上の有害事象を呈した被験者	218 (93.6)
悪心	131 (56.2)
鼻咽頭炎	59 (25.3)
口渇	45 (19.3)
頭痛	40 (17.2)
食欲減退	38 (16.3)
傾眠	30 (12.9)
便秘	25 (10.7)
嘔吐	19 (8.2)
排尿障害	15 (6.4)
体重減少	15 (6.4)
腹部不快感	14 (6.0)
頻脈	13 (5.6)

第Ⅲ相試験をもって日本イーライリリー社は厚生労働省に2011年10月12日に申請し，2012年8月24日に成人期ADHD患者に対する適応が下りたのである．

V．おわりに

Atomoxetineは選択的なnoradrenaline再取り込み阻害作用を有する抗うつ薬として出発した．かなりの成績を挙げながらも昨今の状況因性うつ病が主流となっている世界ではserotonin系への作用を持たない抗うつ薬は不利と判断したか，米国Eli Lilly社は早々とお蔵入りさせてしまった．しかし，米国で学童期の6～10％がADHDを呈するという高い罹病率を示すことと，その脳内機序が明らかにされて，米国Eli Lilly社は今こそatomoxetineの出番であると機敏に判断して精神刺激薬系のADHD治療薬しかなかった世界に打って出た．これが図に当って世界で初めての非精神刺激薬系のADHD治療薬の地位を獲得した．Reboxetineやbupropionも十分にADHDへの適応を得る資格を有しながら動かなかった中で，Bymasterを中心とする，米国Eli Lilly社研究陣の積極性の勝利といえる．米国Eli Lilly社が仕掛けたか，OROS methylphenidateとの比較試験では，総合的成績では及ばなかったものの，精神刺激薬未処方例でのatomoxetineの役割の重要性を証明することができたし，とくにわが国ではfirst-line中のfirst choiceの座を獲得してトップシェアを誇っている．ADHD治療の輪を拡げた功績も大きい．小児期および青年期ADHDの概念をより厳しくしていく中でのatomoxetineの活躍を期待してこの稿を終えたい．多くの資料を集めて戴いた日本イーライリリー株式会社の方々に感謝申しあげる．

文　献

1) American Academy of Pediatrics. Commitee on Quality Improvement and Subcommittee on attention-Deficit/Hyperactivity Disorder : Clinical practice guideline : diagnosis and evaluation of the child with attention-deficit/hyperactivity disorder. Pediatrics, 105 : 1158-1170, 2000.
2) Berridge, C. W., Devilbiss, D. M., Andrzejewski, M. E. et al. : Methylphenidate preferentially increases catecholamine neurotransmission within the prefrontal cortex at low doses that enhance cognitive function. Biol. Psychiatry, 60 : 1111-1120, 2006.
3) Bymaster, F. P., Katner, J. S., Nelson, D. L. et al. : Atomoxetine increases extracellular levels of norepinephrine and dopamine in prefrontal cortex of rat : a potential mechanism for efficacy in attention deficit/hyperactivity disorder. Neuropsychopharmacology, 27 : 699-711, 2002.
4) Bymaster, F. P., Moore, N. A., 中澤隆弘 : MARTA系抗精神病薬olanzapineの薬理学的基礎．臨床精神薬理，2 : 885-911, 1999.
5) Bymaster, F. P., Dreshfield-Ahmad, L. J., Threlkeld, P. G. et al. : Comparative affinity of duloxetine and venlafaxine for serotonin and norepinephrine transporters in vitro and in vivo, human serotonin receptor subtypes, and other neuronal receptors. Neuropsychopharmacology, 25 : 871-880, 2001.
6) Carboni, E., Tanda, G. L., Frau, R. et al. : Blockade of the noradrenaline carrier increases extracellular dopamine concentrations in the prefrontal cortex : evidence that dopamine is taken up

in vivo by noradrenergic terminals. J. Neurochem., 55 : 1067-1070, 1990.
7) Castellanos, F. X., Elia, J., Kruesi, M. J. et al. : Cerebrospinal fluid homovanillic acid predicts behavioral response to stimulants in 45 boys with attention deficit/hyperactivity disorder. Neuropsychopharmacology, 14 : 125-137, 1996.
8) Chakrabarti, J. K., Horsman, L., Hotten, T. M. et al. : 4-piperazinyl-10H-thieno[2,3-b][1,5] benzodiazepines as potential neuroleptics. J. Med. Chem., 23 : 878-884, 1980.
9) Chouinard, G., Annable, L., Bardwejn, J. : An early phase Ⅱ clinical trial of tomoxetine (LY139603) in the treatment of newly admitted depressed patients. Psychopharmacology, 83 : 126-128, 1984.
10) Gatlay, S. J., Pan, D., Chen, R. et al. : Affinities of methylphenidate derivatives for dopamine, norepinephrine and serotonin transporters. Life Sci., 58 : 231-239, 1996.
11) 後藤太郎, 多喜田保志, 高橋道宏：日本人小児期及び青年期AD/HDに対するatomoxetineの最長4年間の長期継続投与非盲検試験における有効性及び安全性. 臨床精神薬理, 13：1759-1770, 2010.
12) Goto, T., Hirata, Y., Takita, Y. et al. : Efficacy and safety of atomoxetine hydrochloride in Asian adults with ADHD : a multinational 10-week randomized double-blind placebo-controlled Asian study. J. Atten. Disord., 21 : 100-109, 2017.
13) Hirata, Y., Goto, T., Takita, Y. et al. : Long-term safety and tolerability of atomoxetine in Japanese adults with attention deficit hyperactivity disorder. Asia Pac. Psychiatry, 6 : 292-301, 2014.
14) Kihara, T., Ikeda, M. : Effects of duloxetine, a new serotonin and norepinephrine uptake inhibitor, on extracellular monoamine levels in rat frontal cortex. J. Pharmacol. Exp. Ther., 272 : 177-183, 1995.
15) 厚生労働省医薬食品局審査管理課：ストラテラ審議結果報告書. 平成21年2月13日.
16) 厚生労働省医薬食品局審査管理課：ストラテラ審議結果報告書. 平成24年8月8日.
17) Ledbetter, M. : Atomoxetine : a novel treatment for child and adult ADHD. Neuropsychiatr. Dis. Treat., 2 : 455-466, 2006.
18) Matsui, A., Azuma, J., Witcher, J. W. et al. : Pharmacokinetics, safety, and tolerability of atomoxetine and effect of CYP2D6*10/*10 genotype in healthy Japanese men. J. Clin. Pharmacol., 52 : 388-403, 2012.
19) Michelson, D., Faries, D., Wernicke, J. et al. : Atomoxetine in the treatment of children and adolescents with attention-deficit/hyperactivity disorder : a randomized, placebo-controlled, dose-response study. Pediatrics, 108 : e83-e91, 2001.
20) Michelson, D., Adler, L., Spencer, T. et al. : Atomoxetine in adults with ADHD : two randomized, placebo-controlled studies. Biol. Psychiatry, 53 : 112-120, 2003.
21) Morón, J. A., Brockington, A., Wise, R. A. et al. : Dopamine uptake through the norepinephrine transporter in brain regions with low levels of the dopamine transporter : evidence from knock-out mouse lines. J. Neurosci., 22 : 389-395, 2002.
22) 村崎光邦：SSRIの開発物語―その1. SSRIの誕生とその時代的背景―. 臨床精神薬理, 16：1405-1415, 2013.
23) 村崎光邦：SNRIの開発物語―その2. 波瀾万丈の末に世界制覇に成功したduloxetineの開発物語：前編 海外での開発の経緯. 臨床精神薬理, 17：915-924, 2014.
24) 村崎光邦：SNRIの開発物語―その3. 波瀾万丈の末に世界制覇に成功したduloxetineの開発物語：中編 わが国での開発 その1―. 臨床精神薬理, 17：1057-1072, 2014.
25) 村崎光邦：SNRIの開発物語―その4. 波瀾万丈の末に世界制覇に成功したduloxetineの開発物語：後編 試行錯誤の末に大成功したわが国での開発の経緯―. 臨床精神薬理, 17：1199-1216, 2014.
26) 村崎光邦：第二世代抗精神病薬の開発物語―大olanzapineの登場 その1：Olanzapineの合成とその薬理学的プロフィール―. 臨床精神薬理, 18：813-831, 2015.
27) Newcorn, J. H., Kratochvil, C. J., Allen, A. J. et al. : Atomoxetine and osmotically released methylphenidate for the treatment of attention deficit hyperactivity disorder : acute comparison and differential response. Am. J. Psychiatry, 165 : 721-730, 2008.
28) 日本イーライリリー株式会社：ストラテラ医薬品インタビューフォーム. 2015年11月（改訂第10版）.
29) Shimizu, T., Ochiai, H., Asell, F. et al. : Bioinformatics research on inter-racial difference in

drug metabolism I. Analysis on frequencies of mutant alleles and poor metabolizers on CYP2D6 and CYP2C19. Drug Metab. Pharmacokinet., 18 : 48-70, 2003.

30) Solanto, M. V. : Neuropsychopharmacological mechanisms of stimulant drug action in attention-deficit hyperactivity disorder : a review and integration. Behav. Brain Res., 94 : 127-152, 1998.

31) Takahashi, M., Takita, Y., Yamazaki, K. et al. : A Randomized, Double-Blind, Placebo-Controlled Study of Atomoxetine in Japanese Children and Adolescents with Attention-Deficit/Hyperactivity Disorder. J. Child Adolesc. Psychopharmacol., 19 : 341-350, 2009.

32) Wilens, T. E., Biederman, J., Geist, D. E. et al. : Nortriptyline in the treatment of ADHD : a chart review of 58 cases. J. Am. Acad. Child Adolesc. Psychiat., 32 : 343-349, 1993.

33) Wilens, T. E., Biederman, J., Prince, J. et al. : Six-week, double-blind, placebo-controlled study of desipramine for adult attention deficit hyperactivity disorder. Am. J. Psychiatry, 153 : 1147-1153, 1996.

34) Wong, D. T., Bymaster, F. P., Engleman, E. A. : Prozac (fluoxetine, Lilly 110140), the first selective uptake inhibitor and an antidepressant drug : twenty years since its first publication. Life Sci., 57 : 411-441, 1995.

35) Wong, D. T., Threlkeld, P. G., Best, K. L. et al. : A new inhibitor of norepinephrine uptake devoid of affinity for receptors in rat brain. J. Pharmacol. Exp. Ther., 222 : 61-65, 1982.

36) Wong, D. T., Horng, J. S., Bymaster, F. P. : dl-N-Methyl-3-(o-methoxyphenoxy)-3-phenylpropylamine hydrochloride, Lilly 94939, a potent inhibitor for uptake of norepinephrine into rat brain synaptosomes and heart. Life Sci., 17 : 755-760, 1975.

37) Wong, D. T., Robertson, D. W., Bymaster, F. P. et al. : LY227942, an inhibitor of serotonin and norepinephrine uptake biochemical pharmacology of a potential antidepressant drug. Life Sci., 43 : 2049-2057, 1988.

38) Zametkin, A. J., Rapoport, J. L. : Noradrenergic hypothesis of attention deficit disorder with hyperactivity : a critical review. In : Psychopharmacology : the Third Generation of Progress (ed. by Meltzer, H. Y.), pp. 837-842, Raven Press, New York, 1987.

§80

新たに登場した ADHD 治療薬の開発物語

――その3：降圧薬からその作用機序を利して転身に成功した guanfacine――

I. はじめに

注意欠如/多動症（attention deficit/hyperactivity disorder：ADHD）治療薬開発物語の第3弾は guanfacine 徐放錠である。Guanfacine は当初，Ciba-Geigy 社（現 Novartis AG 社）によって clonidine に続く中枢作用性の降圧剤として 1984 年に導入された（図1）。しかし，降圧作用は緩和で降圧薬としての評価が低く，処方頻度が伸びないまま，2005 年には市場からの撤退を余儀なくされている。

一方，ドイツの Boehlinger Ingelheim 社で開発され 1966 年に世に出た clonidine は α_2 adrenoceptor 作動薬として広く用いられ，その作用機序から米国の Yale 大学の生理学および神経生物学教室のお家芸である精神機能活動の中枢としての前頭前野に作用して working memory を改善することが明らかにされるとともに，依存性薬物の離脱症状や Gille de la Tourette 症候群，さらには ADHD にも有効との報告がされて注目を浴びていた[2]。そして，降圧薬としては鳴かず飛ばずの guanfacine も同じ中枢作用性の降圧薬としてその作用機序の詳細が明らかにされ，clonidine よりも選択的にポストシナプスの α_{2A} 受容体作動作用を示すことが判明し，Yale 大学での Arnsten を中心とするグループによって前頭前野への作用をより強力に示すとされ[3]，そこから ADHD への優れた有効性の報告が相次いだ。

この事実に最も強い関心を抱いたのが Shire 社* で，1990 年終盤のことである。同社による guanfacine の徐放化とともに ADHD 治療薬としての本格的な開発活動が始まったのである。

本稿では，降圧薬としては失格した guanfacine が誰もが予期しなかった強力なポストシナプスの α_{2A} 受容体に選択的に作用することが幸いして，ADHD 治療薬として輝かしい復活を遂げていく物語を書くことになる。

---

*脚注

Shire 社：1986 年英国の南中央部 Hamphire 州の Basingstoke に稀少疾患に関する医薬品の開発・製造を行う会社として4人の起業家によって設立された。同種，同業の会社の戦略的買収をも積極的に行い，巨大化し，多国籍企業に発展して今や稀少疾患や特殊疾患の治療薬の領域でグローバルなバイオテクノロジーのリーディングカンパニーとなっている。Dextroamphetamine の prodrug, lisdexamfetamine（Vyvanse®）を ADHD 治療薬として開発中の New River Pharmaceutical 社を 2007 年 4 月，その上市直前に買収したことは有名。当時，降圧剤 guanfacine の ADHD への適応を取得するための臨床試験の終盤にあり，最終的には精神刺激薬および非精神刺激薬の2つの ADHD 治療薬を手にした。2008 年税制上の問題からかアイルランドの Doublin に本拠を移している。2008 年に日本に事務所を開設し，2013 年 4 月東京にシャイアー・ジャパン株式会社を設置した。

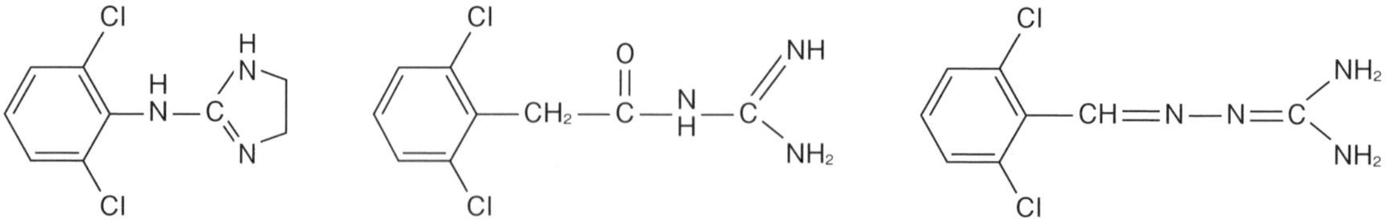

clonidine (Catapres®)　　guanfacine (Estulic®) (Intuniv®)　　guanabenz (Wytens®)

図1　わが国に導入された中枢作用性降圧薬（guanidine 誘導体）の化学構造（いずれも α_2 受容体作動薬）

Ⅱ．Guanfacine の ADHD 治療薬としての開発物語――guanfacine の生みの母 Amy Arnsten

Yale 大学の Amy Arnsten と Lu Jin は "Guanfacine for the treatment of cognitive disorders：A century of discoveries at Yale" なる論文を書いている[2]。Yale 大学の生理学および神経生物学の研究の歴史が詳細に語られており，その中に clonidine とそれに続いた guanfacine の基礎的研究から臨床的研究にまで触れていて，その内容は極めて格調高い。ここではその一部を紹介しながら guanfacine の ADHD の治療薬としての開発物語の一端を述べていく。

1930年 John Fulton が Yale 大学の生理学の教授に就任したのがすべての始まりで，ここからヒトの精神機能の中枢として前頭前野皮質の研究が Yale 大学の生理学領域の研究テーマの中心となった。Fulton といえば，筆者が慶應での生理学の講義のさい，林　髞教授が Fulton の書いた「世界の生理学史上最も重要な100の発見」の中に弱冠27歳にして慶應の生理学の教授になられた加藤元一先生の仕事がかの不減衰学説を含めて２つ含まれており，加藤元一教授はノーベル賞を授与されてしかるべきと言われていたことを60年ぶりに思い出す。

さて，Yale 大学では，Patricia Goldman-Rakic が背外側前頭前野ニューロンへの dopamine のインプットが working memory に重要な影響を及ぼすことを1979年に発表していた[8,24]。のちに，dopamine のみならず，noradrenaline の重要性を見い出し，Arnsten と Goldman-Rakic とは老齢のサルを用いた研究で前頭前野皮質での α_2 adrenergic mechanism の重要性にたどりついている[4]。

これとは別に，Boehlinger-Ingelheim 社は1966年の昔に imidazolidine 誘導体の高血圧症治療を開発して世に出しており，その作用機序が α_2 adrenoceptor に関係することが Kobinger ら[21]によって明らかにされていた。そして，Yale 大学の George Aghajanian[1]は opiate 依存ラットで α_2 adrenergic receptor の作用を調べており，青斑核の noradrenaline 細胞が opiate 離脱時に過活動状態になっていることから，プレシナプスの α_2 受容体作動作用を有する clonidine がその作用を通して opiate の離脱症状を鎮めるとの結果を出していた。こうして clonidine は青斑核の細胞発火を減退させるとして opiate のみならず，依存性薬物の離脱症状の改善をもたらすとの報告がなされて[14]，benzodiazepines の離脱症状にも clonidine が有効とされたことがあった。それと同時に clonidine はポストシナプスの α_2 受容体作動作用をも有しており，Aghajanian は Yale 大学小児疾患治療センター長の Donald Cohen に opiate 離脱症状に似ている重症型の Gill de la Tourette 症候群に clonidine を使用することを勧めた。そして Cohen らは clonidine が Gill de la Tourette 症候群によく奏効することを発表するという大きな成果につながった[10,11]。さらに話は前頭前野の過覚醒状態にあると考えられた ADHD にも clonidine が有効性を示す可能性にまで話は発展し，現に Hunt ら[17,18]は1990年に clonidine の ADHD への有

効性を発表したのである。Clonidine の有する薬理学的プロフィールから，降圧作用のみならず，opiate 依存を初めとする多くの依存性薬物の離脱症状への効果や Gille de la Tourette 症候群，そしてついには ADHD への有効性を明らかにしていったのは，ひとえに Yale 大学の生理学教室および神経生物学教室の背外側前頭前野を精神活動の中枢とし，dopamine や noradrenaline の活動性さらには，α_2 adrenoceptor に的をしぼってきた研究の賜物といえよう。

Arnsten と Goldman-Rakic[4]は前頭前野の認知機能を最も劇的に改善させたのは dopamine 作動薬ではなく，clonidine であったことに強い興味を抱き，ポストシナプスの α_2 adrenoceptor への作動作用を高く評価していた[4]。

そうした中で，Ciba-Geigy 社は clonidine と同じ中枢性の α_2 adrenoceptor に作動作用を示す guanfacine を降圧薬として1979年に欧州で上市した。薬理学的プロフィールとして clonidine はプレシナプスの α_2 adrenoceptor への親和性が強いとともに，ポストシナプスの α_{2A}，α_{2B}，α_{2C} の各受容体への親和性が強いのに対して[12,33]，guanfacine はより選択的にポストシナプスの α_{2A} adrenoceptor への親和性が強い点でその差は際立っていた[5,13,34]。Arnsten らは guanfacine は clonidine よりも working memory を含めた前頭前野の機能を改善すること，衝動性活動を抑制することなどの事実を彼女の得意とする老齢のサルを用いた行動薬理学的実験を通して明らかにしていったのである[5]。臨床的には Yale Child Study Center で Hunt ら[19]や Chappell ら[9]が ADHD と Tourette 症候群への最初の症例報告を行っている。1995年のことで，同じ年に Horrigan と Barnhill[16]も guanfacine の ADHD への効果を報告している。その後，いくつかのオープンラベルの臨床報告や小規模な placebo 対照試験が報告された。

Guanfacine の世界初の tic と ADHD を合併する患児34例（男児31例，女児3例，平均年齢10.4歳）を対象とした8週間の placebo 対照試験も Yale Child Study Center の Scahill ら[25]によって実施されており，ADHD 評価尺度（教師用）での合計スコアの改善率は placebo 群の8％に対して guanfacine 群で37％，Clinical Global Improvement Scale での「著明改善」と「かなり改善」が guanfacine 群で53％（9/17例）に認められたが，placebo 群17例では0％であった。安全性では特に血圧および脈拍の変動をみているが，問題となる所見を認めず，この小規模 placebo 対照試験では tic と ADHD を有する患児に対して安全性と有効性が示唆されている。

以上述べてきたように，guanfacine は imidazolidine 系の降圧剤 clonidine の流れを汲み，同じ dichlorophenyl 基を有し，中枢性の α_2 adrenoceptor へ作用する降圧薬として世に出た。薬理学的プロフィールとして clonidine よりも狭く，ポストシナプスの α_{2A} 受容体に選択的に作用することからか，降圧薬としては作用が緩和で評価は低かったが，開発当初には誰もが予期しなかった ADHD への優れた治療効果を示すことが確認された。Arnsten らの前頭前野への α_{2A} 受容体への作動作用から working memory を改善させる作用の強さは，ADHD のみならず，その認知機能改善作用はより広い適応疾患への効果も期待されよう。

さて，guanfacine が ADHD 治療薬として陽の目を見るにはもう1つの工夫が必要であった。Guanfacine の徐放化である。そこに目をつけたのが Shire 社で，1990年代終盤に guanfacine 徐放錠の合成にとり組み，2001年から本格的な臨床試験に入り，その成功によって Shire 社の名をさらに高らしめたのである。なお，Shire 社は guanfacine の開発に際しては Yale 大学の Arnsten の指導を受けており，文字通り Arnsten は guanfacine の生みの母といえる存在であったのである。

Ⅲ．Guanfacine の作用機序

中枢作用性降圧薬として世に出た guanfacine は noradrenaline 受容体である α_{2A} adrenoceptor に対して強い選択的作動作用を示すことが知られている[5,34]。同効薬の clonidine は α_{2A}，α_{2B}，α_{2C} の各受容体に親和性を示し，プレシナプス側の α_2 adrenoceptor への親和性を有する点で guanfacine と異なっている[6]。

ADHD では前頭前野皮質の catecholamine 系の

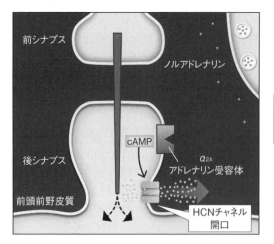 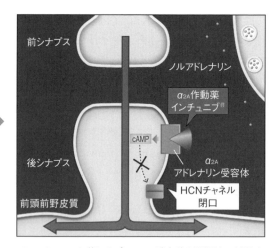

後シナプスのα2A受容体の活性化レベルが低い条件下では,cAMPの産生量が高く,HCNチャネルが開口することにより,前頭前野皮質におけるシグナル伝達が減弱する。

Guanfacineは,後シナプスのα2A受容体を選択的に刺激することで,cAMPの産生が阻害されてHCNチャネルが閉じ,前頭前野皮質のシグナル伝達が増強されると考えられる。

cAMP：cyclic AMP
HCN チャネル：Hyperpolarization-activated Cyclic Nucleotide-gated channels

図2　Guanfacine の作用機序仮説（Arnsten と Pliszka，2011[3]）および Wang ら，2007[35]）から塩野義製薬が作図，塩野義製薬株式会社，インチュニブ錠医薬品インタビューフォーム[26]）より引用）

機能不全が生じているとされ,精神刺激薬性および非精神刺激薬性のすべての ADHD 治療薬は catecholamine 系の機能を増強させることが知られており,guanfacine も α2A 受容体を選択的に刺激することで noradrenaline 系のシグナル伝達を増強させることが非臨床研究から示唆されている[6]）。

前頭前野皮質の生理学的研究から入り,老齢サルを用いた研究から ADHD の病態を明らかにしてきた Arnsten は guanfacine は前頭前野皮質のポストシナプスの α2A 受容体で noradrenaline 性シグナル伝達を増強するとしている。ADHD に対する guanfacine の作用機序はまだ完全には解明されていないが,Arnsten と Pliszka[3]）の作用機序仮説を模式的に示したのが図2であり,ここには Wang ら[35]）の cAMP-HCN チャネルの抑制作用がとり入れられている。

IV. 海外での guanfacine 徐放製剤による開発

Yale 大学の Arnsten を中心とする guanfacine の行動薬理学的研究から ADHD への有効性が示唆され,Yale Child Study Center での臨床研究から guanfacine の ADHD への有効性と安全性が最初に報告され,さらに Scahill ら[25]）によって最初の placebo 対照試験が報告された。こうした中で Shire 社は guanfacine の本格的な ADHD 治療薬としての開発に取り組み,その徐放化製剤の作成に成功して2001年の第Ⅰ相試験以来[32]），着々と臨床試験が実施され,2009年には FDA（Food and Drug Administration）の承認を受け,atomoxetine に続く第2の非精神刺激薬性 ADHD 治療薬として登場した（Intuniv®）。

本稿では Shire 社が実施した Biederman ら[7]）の pivotal study と承認後に実施された Hervas らによる atomoxetine を参照薬とした placebo 対照試験[15]）を紹介する。なお,この試験は欧州での承認を得るためのものでもあり,主に欧州で実施されている。

1. Guanfacine 徐放錠の小児期および青年期の ADHD 患者を対象とした placebo 対照試験

本試験は guanfacine 徐放錠の最初の pivotal

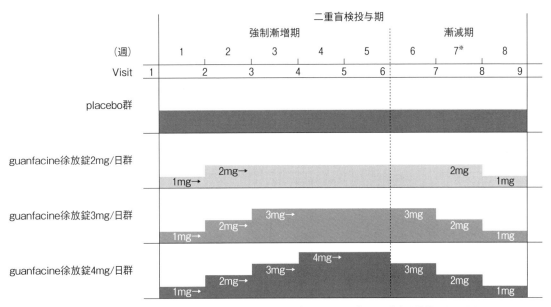

図3 Guanfacine徐放錠の小児期および青年期のADHD患者を対象としたplacebo対照試験のデザイン（Biermanら，2008[7]，塩野義製薬株式会社，インチュニブ錠医薬品インタビューフォーム[26]より引用）

studyで，6〜17歳のADHD患者345例を対象として2003年1月から同年8月にかけて米国48施設で実施された[7]。

試験のデザインは図3に示したようにguanfacine 2mg/日群，3mg/日群，4mg/日群およびplacebo群の4群比較試験で，二重盲検投与期は6週間の強制漸増期と3週間の漸減期からなっている。

主要評価項目の1つ，有効性はADHD-RS-IV合計スコアの最終評価時におけるベースラインからの変化量のplacebo群との差で，図4のようにguanfacineの実薬3群はいずれもplaceboに有意差を示している。ADHD-RS-IV合計スコアの変化の推移は図5のようにguanfacine 2mg/日群は2週時から，3mg/日群と4mg/日群は3週時から最終評価時にかけてplacebo群に有意差をつけている。

もう1つの主要評価項目である安全性については，治験開始後に出現したいずれかの群で5%以上およびplacebo群の2倍以上の率で出現した有害事象を表1に示した。Guanfacine群の主な有害事象は傾眠，疲労，上腹部痛，鎮静，浮動性めまいなどであった。いずれも軽度から中等度のもので忍容性は良好であった。

収縮期血圧および拡張期血圧は一過性に低下したが，投与中に元へもどっており，臨床的に意味のあるものでなかったとしている。

以上の成績から，guanfacine徐放錠は1mg/日から4mg/日の範囲でADHD患者に対して十分な有効性と忍容性が認められている。

ちなみに，guanfacineのADHDへの有効性を導く源となったclonidineは長らくオフラベルでADHDの治療に用いられていたが，米国でAddrenex Pharmaceuticals社がclonidine extended-release（clonidine XR）を用いて臨床試験を実施し[20]，2010年FDAの承認を受けて目出度くKapvay®として上市されている。なお，塩野義製薬の子会社Sciele Pharma社はFDA承認直前の2009

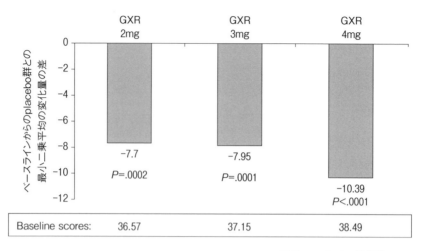

図4 Guanfacine徐放錠の小児期および青年期ADHD患者を対象とした第Ⅲ相試験におけるADHD RS Ⅳ平均合計スコアの変化量の実薬群とplacebo群との差（Biedermanら，2008[7]）

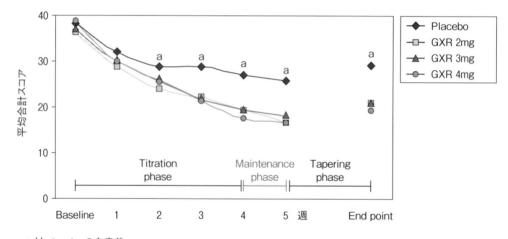

a：対placeboの有意差
　2週時　GXR 2mg群　p＜0.05
　3週時－5週時　全実薬群　p＜0.05
　最終評価時　全実薬群　p＜0.001　GXR：guanfacine徐放錠

図5 Guanfacine徐放錠の小児期および青年期ADHD患者を対象とした第Ⅲ相試験におけるADHD RS Ⅳ平均合計スコアの変化量の推移（Biedermanら，2008[7]）

年Addrenex Pharmaceuticals社を買収しており，米国でのKapvay®の販売はShionogi Pharma（Sciele Pharmaから名前変更）が2013年まで行っていたが，その後Concordia Pharmaceuticals社が販売権を継承して現在に至っている。興味ある巡り合わせがここにもあったのである。

2．Guanfacine徐放錠の小児期および青年期のADHD患者を対象とし，atomoxetineを参照薬に置いた第Ⅲ相試験

本試験は，guanfacine徐放錠の2本のpivotal studyで2009年米国で承認を受けたのち，2011年1月から2014年5月にかけて13ヵ国58施設（欧州

表1 Guanfacine 徐放錠の小児期および青年期 ADHD 患者を対象とした第Ⅲ相試験における5%以上および placebo 群の2倍以上の有害事象（TEAE）（Biederman ら，2008[7]）

Parameter	Placebo ($n=86$), n (%)	GXR 2mg ($n=87$), n (%)	GXR 3mg ($n=86$), n (%)	GXR 4mg ($n=86$), n (%)
TEAE を呈した全被験者数	55 (64.0)	67 (77.0)	76 (88.4)	75 (87.2)
上腹部痛	5 (5.8)	9 (10.3)	14 (16.3)	14 (16.3)
口渇	1 (1.2)	2 (2.3)	8 (9.3)	5 (5.8)
悪心	2 (2.3)	6 (6.9)	5 (5.8)	5 (5.8)
疲労	3 (3.5)	16 (18.4)	18 (20.9)	13 (15.1)
嗜眠	3 (3.5)	5 (5.7)	7 (8.1)	8 (9.3)
発熱	3 (3.5)	2 (2.3)	0 (0.0)	6 (7.0)
食欲減退	2 (2.3)	5 (5.7)	8 (9.3)	5 (5.8)
浮動性めまい	2 (2.3)	4 (4.6)	5 (5.8)	9 (10.5)
鎮静	3 (3.5)	8 (9.2)	11 (12.8)	14 (16.3)
傾眠	3 (3.5)	21 (24.1)	29 (33.7)	33 (38.4)
焦燥	3 (3.5)	9 (10.3)	2 (2.3)	5 (5.8)

TEAE：treatment emergent adverse events. 治験開始後出現した有害事象
GXR：guanfacine 徐放錠

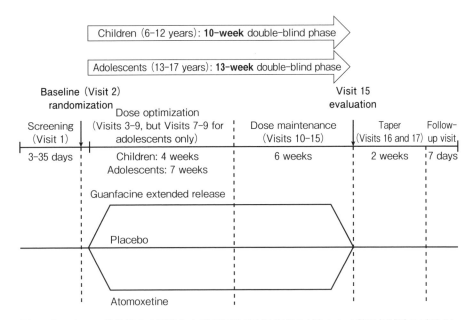

図6 Guanfacine 徐放錠の小児期および青年期 ADHD 患者を対象とした第Ⅲ相試験のデザイン（参照薬 atomoxetine）（Hervas ら，2014[15]）

11ヵ国と米国とカナダ）で6〜17歳の ADHD 患者338例（その7割は欧州）を対象として，guanfacine の位置づけを明らかにするためと，欧州での承認を得るために atomoxetine を参照薬に置いた placebo 対照試験である[15]。

試験のデザインおよび guanfacine 徐放錠と ato-moxetine の投与方法を図6に示した。

主要評価項目の ADHD-RS-Ⅳ合計スコアの最終評価時（10または13週後）におけるベースラインからの変化量は図7のように guanfacine 群の−23.9 は placebo 群の−15.0 に対して有意な低下が認められている（p＜0.001）。Atomoxetine の

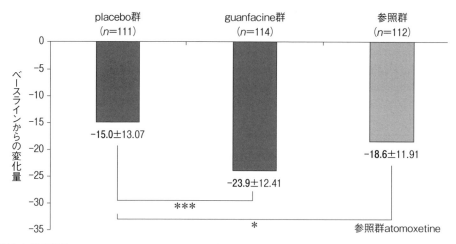

平均値 ± 標準偏差
***：p＜0.001　*：p=0.017（多重性を考慮していない名目上のp値）
〔ベースラインからの変化量のプラセボ群との群間差（プラセボ調整後最小二乗平均値）の比較〕
ANCOVA〔投与群，年齢区分及び実施国を固定効果，ベースラインにおけるADHD-RS-Ⅳ合計スコアを共変量〕

図7　Guanfacine 徐放錠の小児期および青年期 ADHD 患者を対象とした第Ⅲ相試験（参照薬 atomoxetine）における ADHD-RS-Ⅳ合計スコアの最終評価時の変化量（Hervas ら，2014[15]，塩野義製薬株式会社，シャイアー・ジャパン株式会社，総合製品情報概要[28]の図を引用）

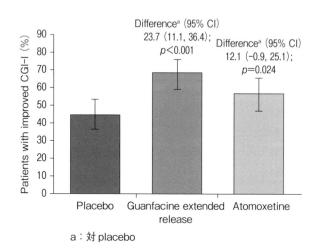

a：対 placebo

図8　Guanfacine 徐放錠の小児期および青年期 ADHD 患者を対象とした第Ⅲ相試験（参照薬 atomoxetine）における CGI-I の変動（Hervas ら，2014[15]）

－18.6 も placebo 群に対して有意差を示した（p=0.017）。なお，副次評価項目の CGI-I（Clinical Global Impression-Improvement）の変動を図8に示すように，guanfacine，atomoxetine ともに placebo に対して有意差を示した。

安全性については，本試験における治療中に出現した有害事象は表2に示したが，20％以上のものは guanfacine 群では傾眠43.9％，頭痛26.3％，疲労25.4％，atomoxetine 群では食欲減退27.7％，悪心26.8％，疲労21.4％，placebo 群では頭痛の

表2 Guanfacine徐放錠の小児期および青年期ADHD患者を対象とした第Ⅲ相試験（atomoxetine参照薬）における有害事象（Hervasら，2014[15]）

有害事象項目	guanfacine (n=114) 患者数(%)	有害事象数	atomoxetine (n=112) 患者数(%)	有害事象数	placebo (n=111) 患者数(%)	有害事象数
何らかの有害事象	88 (77.2)	509	76 (67.9)	424	73 (65.8)	322
傾眠	50 (43.9)	94	20 (17.9)	32	16 (14.4)	18
頭痛	30 (26.3)	51	22 (19.6)	36	27 (24.3)	46
疲労	29 (25.4)	45	24 (21.4)	32	20 (18.0)	22
腹痛	19 (16.7)	29	19 (17.0)	31	20 (18.0)	32
悪心	18 (15.8)	19	30 (26.8)	54	11 (9.9)	13
食欲減退	15 (13.2)	20	31 (27.7)	44	12 (10.8)	23
浮動性めまい	14 (12.3)	18	17 (15.2)	24	9 (8.1)	9
不眠	13 (11.4)	21	8 (7.1)	10	7 (6.3)	7
食欲増進	12 (10.5)	15	4 (3.6)	4	9 (8.1)	11
下痢	10 (8.8)	16	2 (1.8)	3	15 (13.5)	18
不安	9 (7.9)	16	7 (6.3)	18	8 (7.2)	15
上腹部痛	7 (6.1)	7	2 (1.8)	3	6 (5.4)	6
発熱	7 (6.1)	9	3 (2.7)	4	4 (3.6)	4
鼻咽頭炎	6 (5.3)	7	3 (2.7)	3	6 (5.4)	7
神経質	6 (5.3)	7	6 (5.4)	6	6 (5.4)	7
嘔吐	6 (5.3)	8	18 (16.1)	29	8 (7.2)	9

有害事象：試験薬服用後に出現あるいは増悪した事象 = treatment emergent adverse events

24.3%であった．

以上の成績から，guanfacineは小児期および青年期のADHDに十分な有効性と忍容性を示している．

本試験は被験薬guanfacine徐放錠と参照薬atomoxetineの比較をする試験ではないが，ADHD-RS-Ⅳの合計スコアの変化量をみると，guanfacine徐放錠群の−23.9±12.41に対してatomoxetine群では−18.6±11.91となり，guanfacine徐放錠群の方が変化量の数値が大きく，placebo群との差も大きい．Effect sizeも0.76対0.32とguanfacine徐放錠群に大きい．また，ADHD-RS-Ⅳの合計スコアの変化の推移をみると，guanfacine徐放錠群では1週時点でplacebo群に有意差をつけているのに対して（p=0.001），atomoxetine群では3週時点で初めてplacebo群に有意差をつけているように（p=0.024），guanfacine徐放錠群の効果発現の速いのが目につく．そして，visit 15でのADHD-RS-Ⅳ合計スコアのベースラインからの最小二乗平均変化の差を解析して，guanfacineに有効とする有意差が認められたのである

（95% CI，p値，effect size）；−5.1（−8.2，−2.3，p>0.001；0.440）．なお，同様の成績を示す両薬剤の比較試験が2編報告されている[30,31]．

以上の成績から，guanfacine徐放錠は小児期および青年期のADHDに確かな有効性を示しており，忍容性も良好であるといえる．本試験をもって2015年9月，guanfacineは欧州での承認を得たと聞いている．

V．わが国でのguanfacineの開発

Clonidineは，わが国に中枢作用性降圧薬（$α_2$ adrenoceptor作動薬）として1970年にBoehlinger-Ingelheim社によって導入された．期待の新規降圧薬であったと思われ，この系統の降圧薬としては1984年にはCiba-Geigy社（現Novartis AG社）によってguanfacineが，1985年にはWyeth社（現Pfizer社，販売はアルフレッサ・ファーマ社）によってguanabenzが導入された（図1）．しかし，降圧薬としてはβ遮断薬系降圧薬，Ca拮抗薬系降圧薬，renin-angiotensin系降圧薬など優れた降

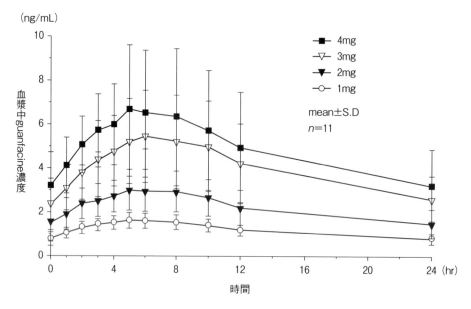

図9　Guanfacine 徐放錠の第Ⅰ相試験における反復経口投与時の各投与量の5日目の血漿中濃度推移（塩野義製薬株式会社，インチュニブ錠医薬品インタビューフォーム[26]）

圧薬が次々と導入される中で，中枢作用性降圧薬はいずれも苦戦を強いられ，clonidine と guanabenz は今も命脈を保っているが，本稿の主題である guanfacine は2005年には商業上の理由ということで市場から撤退してしまっている（わが国での販売会社は持田製薬）．

こうした中で，すでに述べてきたように米国では Yale 大学での基礎的研究の中から，clonidine や guanfacine の有する adrenaline $α_{2A}$ 受容体への親和性の強さが前頭前野に作用して working memory を改善させることに大きな注目が集まり，多くの臨床研究の結果，clonidine と guanfacine は ADHD への優れた効果を有することが明らかにされていった．とくに guanfacine に強い興味を抱いた Shire 社はその徐放製剤を作製し，2001年12月に臨床試験を開始し，2009年9月には ADHD 治療薬としての承認を受けている．しかも，Shire 社は guanfacine の徐放錠による臨床開発を進めるかたわら，米国の New River Pharmaceuticals 社が dextroamphetamine の prodrug である lisdexamfetamine を ADHD 治療薬として開発し，それが承認される直前の2007年に会社ごと買収しており，2つの ADHD 治療薬を手にしていた．そして，日本での両剤の臨床開発を意図し，2011年には両剤の共同開発に応じる製薬会社を探していた．ここで麻薬の製造・研究に実績を有し，かつ中枢神経薬の開発に積極的である塩野義製薬が浮上し，2011年11月に塩野義製薬と Shire 社は lisdexamfetamine と guanfacine の国内共同開発・商業化のライセンスを締結して，2つの ADHD 治療薬の臨床試験が始められたのである．

こうして塩野義製薬はまず guanfacine の臨床試験を開始した．ここからはわが国での guanfacine の開発物語を書いていく．ちなみに，片方の lisdexamfetamine も臨床試験を開始してすべての試験を終了しており，申請されている．早期の承認を願っている．

1．第Ⅰ相試験

わが国での第Ⅰ相試験は東京のピーワンクリニックで2012年5月から2012年7月にかけて，健康成人男性を対象に薬物動態学的検討と安全性を検討している[22,26]．

12例に guanfacine 徐放錠1mg を投与1日目に空腹時単回経口投与後，続いて11例に1，2，3，4mg を投与4～23日目にそれぞれ1日1回5日

表3 Guanfacine徐放錠の第Ⅰ相試験における空腹時単回及び反復経口投与後の薬物動態パラメータ（健康成人）（塩野義製薬株式会社，インチュニブ錠医薬品インタビューフォーム[26]）

	投与量 (mg)	例数	C_{max} (ng/mL)	AUC[注1] (ng·hr/mL)	T_{max}[注2] (hr)	$T_{1/2,z}$ (hr)	CL/F[注3] (L/hr)
単回	1	12	0.915 (0.182)	25.90[注4] (6.377)	5 (3-8)	18.4[注5] (7.52)	41.0[注4] (10.9)
反復	1	11	1.66 (0.355)	27.61 (5.802)	5 (4-10)	−	38.1 (10.1)
	2		3.05 (0.948)	52.11 (18.25)	5 (4-8)	−	42.8 (14.7)
	3		5.60 (2.13)	94.24 (36.61)	5 (4-10)	−	38.0 (18.3)
	4		7.06 (2.98)	114.7 (50.45)	5 (3-8)	−	41.1 (17.2)

算術平均値（標準偏差）
注1：単回投与時はAUC$_{0-inf}$，反復投与時はAUC$_{0-τ}$を表示
注2：中央値（最小値−最大値）
注3：CL/F：みかけの全身クリアランス
注4：10例
注5：11例
測定法：LC/MS/MS（Liquid Chromatography/Tandem Mass Spectrometry；液体クロマトグラフィー/タンデム質量分析法）

間，計20日間空腹時漸増反復経口投与した。反復投与時の各投与量における投与5日目の血漿中濃度を図9に，単回投与および反復投与時の薬物動態パラメータを表3に示した。反復投与時の終末相消失半減期（$t_{1/2,z}$）は18.4時間，反復投与時は各投与量でいずれも投与後5時間でC_{max}に達し，C_{max}およびAUCは1〜4mgの用量範囲で用量に比例して増加した。また，反復投与開始後約5日間で定常状態に到達している。

食事の影響では，空腹時投与に比べて食後投与ではC_{max}およびAUC$_{0-inf}$は，1mg錠×3錠投与ではそれぞれ約1.2倍，3mg錠×1錠投与ではそれぞれ1.4倍および1.3倍であった。

なお，guanfacineの酸化的代謝に関する主な代謝酵素はCYP3A4/5と推定されている。

安全性に関しては特記すべき有害事象は認められておらず忍容性良好であり，次の段階への進行に問題ない成績となっている。

第Ⅰ相試験は必要最低限の薬物動態学的検討と安全性の検討に終始しており，筆者の望むようなヒトの精神運動機能への影響は検討対象から除外されており，とても残念である。

ところでごく最近（2017年9月5日），降圧薬Esturic®の市場から撤退直前の2004年12月改訂の医薬品インタビューフォーム[23]を入手することができた。それによると，第Ⅰ相試験での健康成人8例にguanfacine速放錠2mg1回経口投与時の薬物動態パラメータと血漿中濃度推移が挙げられている（図10）。$t_{1/2}$は8.3時間と短く，朝と就寝前の1日2回投与となっている。Guanfacine徐放錠との比較がよく判り興味深い。

なお，作用機序は中枢性α-刺激作用による末梢の交感神経緊張を抑制し，末梢血管抵抗を減じるとある。

2．Guanfacine徐放錠の小児期ADHD患者を対象とした第Ⅱ/第Ⅲ相試験

本試験は6〜18歳ADHD患者266例を対象に全

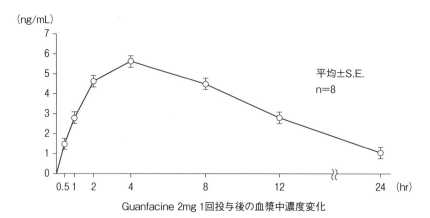

図10 Guanfacine 速放錠の第Ⅰ相試験における 2mg を 1 回経口投与したさいの薬物動態パラメータと血漿中濃度推移（持田製薬株式会社，エスタリック 0.5mg 医薬品インタビューフォーム[23]）

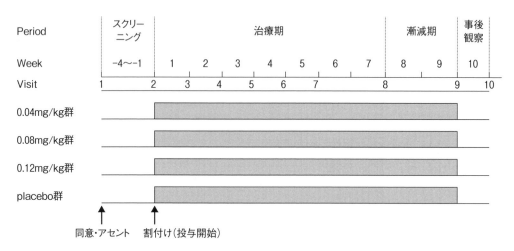

図11 Guanfacine 徐放錠の小児期 ADHD 患者を対象とした第Ⅱ/Ⅲ相試験のデザイン（塩野義製薬株式会社，申請用資料[27]）

国72施設で2013年5月から2014年12月にかけて市川宏伸医学専門家，斉藤万比古，宮島 祐，山下裕史郎 3 調整医師のもとに実施された placebo 対照用量反応試験の pivotal study である[23]。

試験のデザインは図11のように1〜4週のスクリーニング期ののち7週間の治療期は0.04mg/kg/日，0.08mg/kg/日，0.12mg/kg/日と placebo の4群比較試験である。

主要評価項目の ADHD-RS-Ⅳ合計スコアのベースラインから最終評価時への変化量では，0.04mg/kg 群で-10.73で placebo 群に有意差（p= 0.0148）を示しており，0.08mg/kg 群では-14.60，0.12mg/kg 群では-16.89であり，ともに placebo 群より高い有意差（ともに p＜0.001）を示し，ス

表4 Guanfacine徐放錠の小児期ADHD患者を対象とした第Ⅱ/Ⅲ期試験におけるADHD-RS-Ⅳ合計スコアのベースラインからの変化量（塩野義製薬株式会社，申請資料[27]，7週時点の成績を抜き出し）

投与群	例数	ベースライン 平均値（標準偏差）	例数	投与7週後 平均値（標準偏差）	変化量 調整平均値（標準誤差）	プラセボとの比較 調整平均値の差 [95%信頼区間]	p値
プラセボ	67	36.57 (8.57)	62	29.95 (12.19)	−6.70 (1.24)	−	−
0.04 mg/kg	66	36.08 (7.86)	61	24.92 (11.77)	−10.73 (1.24)	−4.03 [−7.26, −0.79]	0.0148
0.08 mg/kg	65	36.95 (8.17)	61	22.41 (10.94)	−14.60 (1.25)	−7.89 [−11.14, −4.65]	<0.0001
0.12 mg/kg	66	35.98 (8.70)	54	18.31 (11.81)	−16.89 (1.29)	−10.19 [−13.48, −6.89]	<0.0001

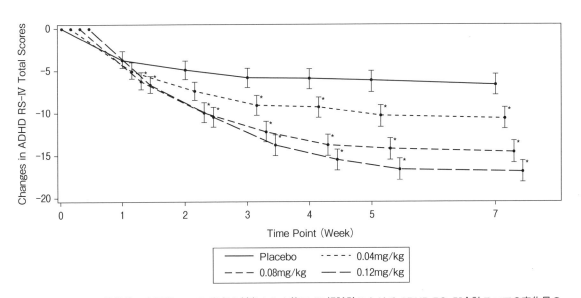

図12 Guanfacine徐放錠の小児期ADHD患者を対象とした第Ⅱ/Ⅲ相試験におけるADHD-RS-Ⅳ合計スコアの変化量の推移（調節平均±標準誤差，MMRM）（塩野義製薬株式会社，申請用資料[27]）

コア改善には用量反応性があると考えられている（表4）．変化量の推移をみると，0.08mg/kg群と0.12mg/kg群は1週目以降にplaceboより有意に減少し，0.04mg/kg群も3週目以降にplaceboより有意差を認めている（図12）．

年齢区分別にADHD-RS-Ⅳ合計スコアの変化量をみてみると（表5），6〜12歳ではいずれの実薬群でもplacebo群より有意な改善が認められたが，13〜17歳では実薬群でも改善傾向は認めながら統計学的有意差は認められていない．13〜17歳の症例数が少なかったことと，この年齢区分でのplacebo群の変化量が比較的大きかったことが理由と考えられた．

副次評価項目のADHD-RS-Ⅳ不注意サブスケールスコアの変化量では，0.12mg/kg群ではすべての評価時点で，0.08mg/kg群ではWeek 2〜Week 7でplacebo群と比較して有意な改善が認められ，0.04mg/kg群ではWeek 5でplacebo群に対して有意な改善が認められた．また，多動性−衝動性サブスケールスコアの変化量では，0.08mg/kg群

表5 Guanfacine徐放錠の小児期ADHD患者を対象とした第Ⅱ/Ⅲ相試験における年齢区分別のADHD-RS-Ⅳ合計スコアの変化量（塩野義製薬株式会社，申請資料[27]）

Age Category	Treatment Group	Baseline n	Mean (Standard Deviation)	Observed Value n	Mean (Standard Deviation)	Change from Baseline LS Mean (Standard Error)	vs Placebo Difference of LS Mean [95% Confidence Interval]	p-value
<13	Placebo	56	37.96 (8.49)	51	31.84 (12.30)	−6.24 (1.27)		
	0.04mg/kg	55	36.65 (8.26)	50	25.74 (12.03)	−10.53 (1.28)	−4.29 [−7.86, −0.72]	0.0187
	0.08mg/kg	55	37.75 (8.01)	51	22.63 (11.03)	−15.14 (1.27)	−8.91 [−12.44, −5.37]	<.0001
	0.12mg/kg	56	37.07 (8.60)	44	19.05 (12.57)	−17.06 (1.33)	−10.82 [−14.42, −7.22]	<.0001
>=13	Placebo	11	29.45 (4.70)	11	21.18 (6.85)	−9.44 (3.18)		
	0.04mg/kg	11	33.18 (4.71)	11	21.18 (10.17)	−12.74 (3.21)	−3.31 [−11.67, 5.05]	0.4279
	0.08mg/kg	10	32.60 (8.02)	10	21.30 (10.93)	−12.31 (3.19)	−2.87 [−11.41, 5.68]	0.5004
	0.12mg/kg	10	29.90 (6.77)	10	15.10 (7.23)	−15.39 (3.35)	−5.95 [−14.55, 2.65]	0.1693

表6 Guanfacine徐放錠の小児期ADHD患者を対象とした第Ⅱ/Ⅲ相試験における副作用（塩野義製薬株式会社，申請資料[27]より作成）

	placebo群 N=67（%）	0.04mg/kg/日群 N=66（%）	0.08mg/kg/日群 N=65（%）	0.12mg/kg/日群 N=66（%）
副作用全体	12 (18)	30 (46)	29 (45)	45 (68)
傾眠	4 (6)	20 (30)	20 (31)	33 (50)
頭痛	2 (3)	4 (6)	6 (9)	7 (11)
腹痛	0	3 (5)	2 (3)	3 (5)
食欲減退	0	2 (3)	1 (2)	2 (3)
中期不眠症	0	2 (3)	1 (2)	2 (3)
遺尿	1 (2)	2 (3)	1 (2)	3 (5)
倦怠感	2 (3)	2 (3)	1 (2)	5 (8)
徐脈	1 (2)	2 (3)	2 (3)	7 (11)
低血圧	0	1 (2)	2 (3)	6 (9)
血圧低下	0	1 (2)	2 (3)	8 (12)

および0.12mg/kg群ではすべての評価時点でplacebo群に対して有意な改善が認められ，0.04mg/kg群では，Week 3～Week 7でplacebo群より有意な改善が認められた。

CGI-I改善率では，0.08mg/kg群および0.12mg/kg群では，Week 2～Week 7および最終観測時点でplacebo群と比較して有意に改善率が高かった。

安全性では，治験薬投与下の有害事象（treatment emergent adverse events：TEAE）のうち治験薬との因果関係があると判定されたTEAE（副作用）を表6に示した。副作用発現率はすべての実薬群でplacebo群に比べて統計学的に有意に高かった。海外で実施された試験で特に注目された有害事象は傾眠であったが，本試験では全実薬群で副作用としての傾眠は30％を超えていた。あとは頭痛と0.12mg/kg/日群での徐脈，低血圧，血圧低下がやや高かった。いずれも軽度ないし中程度で忍容性に大きな問題はなかった。

以上の成績から，わが国でのpivotal studyとしての本試験で，各種換算用量群（0.04mg/kg，0.08mg/kg，0.12mg/kg）のplacebo群に対する優越性が検証され，小児期ADHD患者に対するguanfacineの有効性が示された。また，重篤な有害事象および高度の有害事象の発現はなく，有害事象の発現傾向は海外で実施された試験と同様で

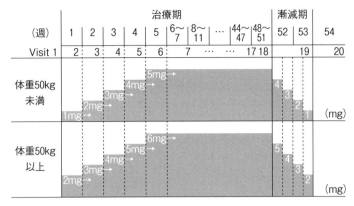

図13 Guanfacine徐放錠の小児期ADHD患者を対象とした継続投与試験のデザイン（塩野義製薬株式会社，インチュニブ錠医薬品インタビューフォーム[26]）

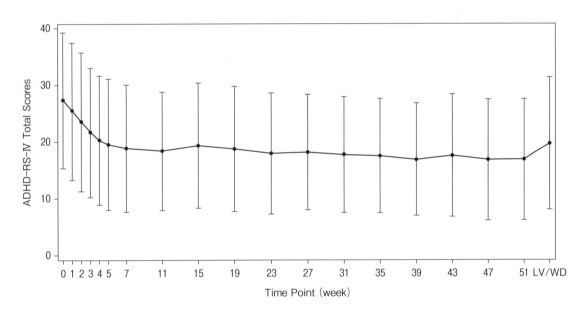

図14 Guanfacine徐放錠の小児期ADHD患者を対象とした継続投与試験におけるADHD-RS-Ⅳ合計スコアの変化量の推移（平均値±標準偏差）（塩野義製薬株式会社，申請用資料[29]）

あり，日本人特有の有害事象はみられず，安全性に大きな懸念はないと考えられた．

3. Guanfacine徐放錠の小児期ADHD患者を対象とした継続投与試験

本試験は小児期ADHD患者を対象とした第Ⅱ/第Ⅲ相試験の患者のうち222例を対象とする継続投与試験で，全国72施設において2013年5月から2014年12月にかけて実施され，guanfacine長期投与（51週間）時の安全性および有効性が評価された[29]．

治験デザインは図13のように51週の治療期と2週の漸減期および1週の事後観察期よりなっている．

まず，有効性評価では，ADHD-RS-Ⅳ合計スコアのベースラインからの変化量の推移を図14に示したように，Week 1からWeek 51にかけてベースランと比較して有意にスコアが減少している．

表7 Guanfacine徐放錠の小児期ADHD患者を対象とした継続投与試験における2%以上の副作用（塩野義製薬株式会社，申請資料[29]より作成）

項目	症例数（%）
傾眠	120 (54.1)
頭痛	21 (9.5)
血圧低下	18 (8.1)
倦怠感	13 (5.9)
中期不眠症	10 (4.5)
低血圧	8 (3.6)
腹痛	8 (3.6)
浮動性めまい	6 (2.7)
遺尿	6 (2.7)
起立性低血圧	6 (2.7)

ADHD-RS-IV合計スコアの平均値はWeek 11までは維持的に減少した後，改善が維持されている。ADHD-RS-IVの不注意サブスケールスコア，多動性-衝動性サブスケールスコアのベースラインからの変化量も同様の推移を示している。なお，CGI-I改善率もWeek 1からWeek 51にかけて徐々に上昇し，Week 51のCGI-I改善率は64.2%であった。

安全性では，副作用（臨床検査値異常変動含む）は，安全性評価対象例222例中156例（70.3%）に363件認められ，2%以上のものを表7に示した。10%を越えたのは傾眠の54.1%のみであった。

以上の成績から，有効性ではADHDの症状および重症度の軽減ならびに社会機能の改善が長期にわたって持続し，安全性についても重篤な有害事象は認められず，傾眠が54.1%にみられているが，安全性上の大きな問題はないと考えられている。

これまで述べてきた小児期ADHD患者を対象としたわが国でのguanfacine徐放錠開発の優れものとして特筆されることは，試験の途中で18歳を越えた症例に対して1年以上の継続投与を実施してその効果と安全性を確認したことである。この対応のおかげで，承認された後も日常の臨床場面で服用途中で18歳を越えた症例に対して継続使用が認められている。

なお，海外ではguanfacine徐放錠の成人期ADHDに対する臨床試験は特許の関係もあって行われていない。現在実施されているわが国での成人期ADHDへの適応のための開発が完了し，承認されれば，guanfacine徐放錠の成人期ADHDへの適応は世界初となる予定である。

VI. おわりに

降圧薬としてのguanfacineは鳴かず飛ばずで，わが国では早々に市場から撤退した。ところが，芸は身を助くというか，持って生まれた作用機序，選択的なα_{2A}受容体作動作用がYale大学のArnstenに見込まれて，前頭前野の認知機能の障害，とりわけworking memoryを改善させることから出発してADHDに有効であることが明らかにされた。Clonidineという先達がいたことも幸いしたか，米国では罹病率6〜10%といわれるADHDの治療薬としての開発にShire社が目をつけ，その徐放製剤化を実施して臨床試験に成功し，2009年FDAから承認された。Shire社はその前にdextroamphetamineのprodrugであるlisdexamfetamineを開発して承認直前にあったNew River Pharmaceuticals社を買収して2つのADHD治療薬を手にしたのである。わが国への導入に当っては，この2剤をほぼ同時に開発しうる能力を有する製薬会社として塩野義製薬を選び，これも見事に成功させ，まず2017年にguanfacineの承認を獲得させ，lisdexamfetamineも審査の段階にある。

本稿ではguanfacine徐放錠の開発物語を書いてきたが，Arnstenの老齢サルを用いた基礎的研究のあり方がとても興味深く，その後の臨床試験の成績とともに，筆者のADHDへの理解を深めてくれて，ありがたくも楽しくもあった。

多くの資料を集めて下さった塩野義製薬の方々，とりわけ直接御指導を戴いた開発担当の濱口知行，奥津大樹両氏に深く感謝したい。

なお，奇しくも本稿を書き終えた日の2017年9月20日，シャイアー・ジャパン株式会社と塩野義製薬はプレスリリースでIntuniv®の成人ADHD患者を対象とした第III相試験で主要評価項目を達成と発表した。Guanfacineにおける世界初の快挙

に拍手である．早速，大車輪での準備ののち，申請し，承認の下りるのを待っている段階にある．

文献

1) Aghajanian, G. K. : Central noradrenergic neurons : a locus for the functional interplay between alpha-2 adrenoceptors and opiate receptors. J. Clin. Psychiatry, 43 : 20-24, 1982.
2) Arnsten, A. F. T., Jin, L. E. : Guanfacine for the treatment of cognitive disorders : A century of discoveries at Yale. Yale J. Biol. Med., 85 : 45-58, 2012.
3) Arnsten, A. F. T., Pliszka, S. R. : Catecholamine influences on prefrontal cortical function : relevance to treatment of attention deficit hyperactivity disorder and related disorders. Pharmacol. Biochem. Behav., 99 : 211-216, 2011.
4) Arnsten, A. F. T., Goldman-Rakic, P. S. : Alpha-2 adrenergic mechanisms in prefrontal cortex associated with cognitive decline in aged nonhuman primates. Science, 230 : 1273-1276, 1985.
5) Arnsten, A. F. T., Cai, J. X., Goldman-Rakic, P. S. : The alpha-2 adrenergic agonist guanfacine improves memory in aged monkeys without sedative or hypotensive side effects. J. Neurosci., 8 : 4287-4298, 1988.
6) Arnsten, A. F. T., Li, B. M. : Neurobiology of executive functions : Catecholamine influences on prefrontal cortical functions. Biol. Psychiatry, 57 : 1377-1384, 2005.
7) Biederman, J., Melmed, R. D., Patel, A. et al. : A randomized, double-blind, placebo-controlled study of guanfacine extended release in children and adolescents with attention-deficit/hyperactivity disorder. Pediatrics, 121 : e73-84, 2008.
8) Brozoski, T., Brown, R. M., Rosvold, H. E. et al. : Cognitive deficit caused by regional depletion of dopamine in prefrontal cortex of rhesus monkey. Science, 205 : 929-931, 1979.
9) Chappell, P. B., Riddle, M. A., Scahill, L. et al. : Guanfacine treatment of comorbid attention-deficit hyperactivity disorder and Tourette's syndrome : preliminary clinical experience. J. Am. Acad. Child Adolesc. Psychiatry, 34 : 1140-1146, 1995.
10) Cohen, D. J., Detlor, J., Young, J. G. et al. : Clonidine ameliorates Gilles de la Tourette syndrome. Arch. Gen. Psychiatry, 37 : 1350-1357, 1980.
11) Cohen, D. J. : Sterling Lecture, February 27, 2001 "Into Life : Autism, Tourette's Syndrome and the Community of Clinical Research." Isr. J. Psychiatry Relat. Sci., 38 : 226-234, 2001.
12) Coupry, I., Lachaud, V., Podevin, R. A. et al. : Different affinities of alpha 2-agonists for imidazoline and alpha 2-adrenergic receptors. Am. J. Hypertens, 2 : 468-470, 1989.
13) Engberg, G., Eriksson, E. : Effects of alpha-2-adrenoceptor agonists on locus coeruleus firing rate and brain noradrenaline turnover in EEDQ-treated rats. Naunyn-Schmiedebergs Arch. Pharmacol., 343 : 472-477, 1991.
14) Gold, M. S., Redmond, D. E. Jr., Kleber, H. D. : Clonidine in opiate withdrawal. Lancet, 29 : 929-930, 1978.
15) Hervas, A., Huss, M., Johnson, M. et al. : Efficacy and safety of extended-release guanfacine hydrochloride in children and adolescents with attention-deficit/hyperactivity disorder : A randomized, controlled, phase III trial. Eur. Neuropsychopharmacol., 24 : 1861-1872, 2014.
16) Horrigan, J. P., Barnhill, L. J. : Guanfacine for treatment of attention-deficit hyperactivity disorder in boys. J. Child Adolesc. Psychopharmacol., 5 : 215-223, 1995.
17) Hunt, R. D., Minderaa, R. B., Cohen, D. J. : Clonidine benefits children with Attention Deficit Disorder and Hyperactivity : Report of a double-blind placebo-crossover therapeutic trial. J. Am. Acad. Child Psychiatry, 24 : 617-629, 1985.
18) Hunt, R. D., Capper, L., O'Connell, P. : Clonidine in child and adolescent psychiatry. J. Child Adolesc. Psychopharmacol., 1 : 87-102, 1990.
19) Hunt, R. D., Arnsten, A. F. T., Asbell, M. D. : An open trial of guanfacine in the treatment of attention deficit hyperactivity disorder. J. Am. Acad. Child Adolesc. Psychiatry, 34 : 50-54, 1995.
20) Jain, R., Segal, S., Kollins, S. H. et al. : Clonidine extended-release tablets for pediatric patients with attention-deficit/hyperactivity disorder. J. Am. Acad. Child Adolesc. Psychiatry, 50 : 171-179, 2011.
21) Kobinger, W. : Central blood pressure regulation. Involvement of presynaptic or postsynaptic a_1- or a_2-adrenoceptors? Chest, 83 : 296-299, 1983.

22) Matsuo, Y., Okita, M., Ermer, J. et al. : Pharmacokinetics, safety, and tolerability of single and multiple doses of guanfacine extended-release formulation in healthy Japanese and Caucasian male adults. Clin. Drug Investig., 37 : 745-753, 2017.
23) 持田製薬株式会社：エスタリック 0.5mg 医薬品インタビューフォーム．2004年12月改訂．
24) Sawaguchi, T., Goldman-Rakic, P. S. : D1 dopamine receptors in prefrontal cortex : Involvement in working memory. Science, 251 : 947-950, 1991.
25) Scahill, L., Chappell, P. B., Kim, Y. S. et al. : A placebo-controlled study of guanfacine in the treatment of children with tic disorders and attention deficit hyperactivity disorder. Am. J. Psychiatry, 158 : 1067-1074, 2001.
26) 塩野義製薬株式会社：インチュニブ錠 医薬品インタビューフォーム．2017年5月改訂（第2版）．
27) 塩野義製薬株式会社：インチュニブ錠 申請資料，日本人小児 ADHD 患者を対象とした第2/3相試験（A3122）．
28) 塩野義製薬株式会社，シャイアー・ジャパン株式会社：インチュニブ錠 総合製品情報概要．
29) 塩野義製薬株式会社：インチュニブ錠 申請資料，日本人小児 ADHD 患者を対象とした継続投与試験（A3122 から継続）（A3131）．
30) Signorovitch, J., Erder, M. H., Xie, J. et al. : Comparative effectiveness research using matching-adjusted indirect comparison : an application to treatment with guanfacine extended release or atomoxetine in children with attention-deficit/hyperactivity disorder and comorbid oppositional defiant disorder. Pharmacoepidemiol. Drug Saf., 21（Suppl. 2）: S130-S137, 2012.
31) Sikirica, V., Findling, R. L., Signorovitch, J. et al. : Comparative efficacy of guanfacine extended release versus atomoxetine for the treatment of attention-deficit/hyperactivity disorder in children and adolescents : applying matching-adjusted indirect comparison methodology. CNS Drugs, 27 : 943-953, 2013.
32) Swearingen, D., Pennick, M., Shojaei, A. et al. : A phase I, randomized, open-label, crossover study of the single-dose pharmacokinetic properties of guanfacine extended-release 1-, 2-, and 4-mg tablets in healthy adults. Clin. Ther., 29（4）: 617-625, 2007.
33) Uhlén, S., Porter, A. C., Neubig, R. R. : The novel alpha-2 adrenergic radioligand [3H]-MK912 is alpha-2C selective among human alpha-2A, alpha-2B and alpha-2C adrenoceptors. J. Pharmacol. Exp. Ther., 271 : 1558-1565, 1994.
34) Uhlén, S., Wikberg, J. E. : Delineation of rat kidney alpha 2A- and alpha 2B-adrenoceptors with [3H]RX821002 radioligand binding : computer modelling reveals that guanfacine is an alpha 2A -selective compound. Eur. J. Pharmacol., 202 : 235-243, 1991.
35) Wang, M., Ramos, B., Paspalas, C. et al. : Alpha2A-adrenoceptors strengthen working memory networks by inhibiting cAMP-HCN channel signaling in prefrontal cortex. Cell, 129 : 397-410, 2007.

§81

残された大物 zotepine の開発物語

――Clozapine に続く非定型抗精神病薬――

I. はじめに

ようやく zotepine の開発物語を書く順番がやって来た。わが国での創薬の順番からは，iminodibenzyl 系抗精神病薬（carpipramine, clocapramine, mosapramine）の次に書く予定であったが，本シリーズの掉尾を飾るのは clozapine と決めていたことからその直前に書くことになったのである。

Zotepine は藤沢薬品工業（現 アステラス社）独自の創製による dibenzothiepin 系抗精神病薬で，創薬後の薬理学的研究では，抗 dopamine（DA）作用に目を向けられ，serotonin（5-HT）作用についての検討は行われていなかった。1972年からの臨床試験を通して，抗幻覚・妄想作用のほかに無為・自閉，活動性の低下，非疎通性などいわゆる陰性症状への賦活作用に優れ，錐体外路症状惹起作用の弱いことが気付かれている。当時，強力な抗 5-HT 作用を有する clozapine に類似しているとされ，1970年代後半から本格的な抗 5-HT 作用についての研究が実施され，成果を挙げていった。こうして，1981年承認，1982年上市され，高い評価を受けていったが，その当時はわが国に非定型抗精神病薬の概念が伝わっておらず，zotepine の非定型性は1996年の risperidone の導入の後に認定されたのである。

本稿では，わが国創製にして，わが国初の非定型抗精神病薬 zotepine の開発物語を書いていく。

II. 植田育男大阪大学名誉教授と zotepine の創薬

1952年 chlorpromazine が統合失調症の治療薬として導入され，わが国でも1955年以来，臨床の場で用いられている。その当時からわが国の製薬企業も抗精神病薬の開発に目覚めて新薬合成に没頭していったのであるが，海外からの強力な新規抗精神病薬としての butyrophenone 誘導体が導入され，1950年代後半から1960年代にかけては Paul Janssen の圧倒的な創薬活動によって世界中が席巻されていった[21]。しかし，そうした中でも着々と次世代の新規抗精神病薬の開発は進められ，まずは1960年代にスイスは Bern の Wander 研究所から3つの化合物（筆者のいう Wander 三兄弟）がわが国へ導入された（図1）[22]。そして，吉富製薬が iminodibenzyl 誘導体の抗精神病薬の開発に成功し[23]，藤沢薬品工業の dibenzothiepin 誘導体の zotepine が続いたのである。

本稿では，まず zotepine の創薬の物語を書いていく。後からふり返ってみると，zotepine こそ 5-HT$_{2A}$ 受容体の拮抗作用を有する serotonin-do-

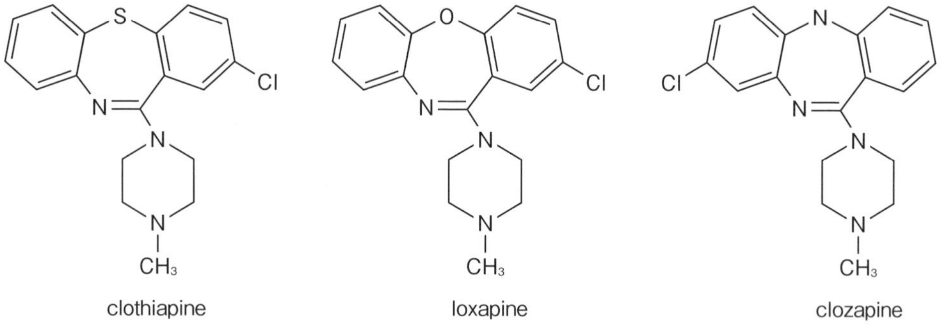

図1　Wander 社が合成した 3 つの化合物（Wander 3 兄弟）

pamine antagonist（SAD）[24]の先駆をなすものであり，同時に clozapine に続く MARTA（multi-acting receptor targeted antipsychotics）[3]の走りでもあったのである．

藤沢薬品工業の中央研究所では新規抗精神病薬の開発は chlorpromazine からスタートし，いくつかの化合物を作ったが，当時すでに chlorprothixene や haloperidol が世に出ていた時代であり，1965年に研究陣に参加した植田の眼には当時の研究は明らかに me-too 新薬研究開発の範疇に入るものであった[45]．そこで植田らは発想を転換すべく，1957年に Albert Szent-Györgyi（Vitamin C の発見者で1937年ノーベル賞生理学医学賞を受賞したハンガリー出身のセーケイ人で米国に移住した生理学者）の言う統合失調症は脳内部分の電子の欠乏に基づく，したがって新しい治療薬を見出す1つの指針として電子を放出しやすい分子，すなわち分子軌道法の計算によって最高被占順位のエネルギーの高い分子を合成すればよい，との予測に従って chlorpromazine 様作用を持つ化合物の探索研究を開始したのである．上記の考え方は合成の門外漢である筆者の理解をはるかに越えているが，まず，植田らは chemical abstract を中心に多くの benzen 結合三環性化合物をリストアップし3つの化合物を発表した（図2）[46-49]．この図の3化合物が Wander 三兄弟（図1）の clothiapine, loxapine, そして一部 clozapine に類似していることに筆者は目を釘付けにされたのである．とくに，clothiapine に酷似している化合物Ⅰから図2の化合物Ⅳを経て化合物4の zotepine が合成されていった経緯をみると，植田らが chemical abstract の中から dihydrozibenzo［b,e］［1,4］thiazepine を研究の第一候補に選んださい，Wander 社の clothiapine がモデルになった可能性を捨てきれないでいる．

ちなみに，図3の化合物（4）-2-chloro-11-（4'-methyl-piperazino）dibenzo［b,f］thiepin はマウスやラットでは chlorpromazine の数十倍に相当する抗精神病作用を示したが，サル，ビーグル犬，ヒトでは体内に吸収される前に胃内で胃酸により不活性化されることが判明し，（4）の代替え化合物として 2-chloro-11-（2'-dimethylaminoethoxy）dibenzo［b,f］thiepin（5）を合成した[45]．これこそ zotepine で，1968年頃とされる．Zotepine は化学的に安定となったが，活性は chlorpromazine のそれと同等か，少し上回る程度の力価であった．後に述べるように多くの生物学的ならびに臨床的試験を経て1981年に統合失調症治療薬として承認されている．この年に福井謙一京都大学名誉教授らは"化学反応過程の理論的研究"でノーベル化学賞を受賞されている．Zotepine の研究において，この理論の一部が利用されていたこともあって，この朗報は zotepine の拡宣にも影響したようで，予想以上の販売実績を上げたと聞いていると植田は書いている[45]．

しかし，zotepine の真価はそうしたことではなく，後に Shimomura ら[36-39,51]によって明らかにされた zotepine の持つ強力な抗 5-HT 作用を併せ持つことであったのである．

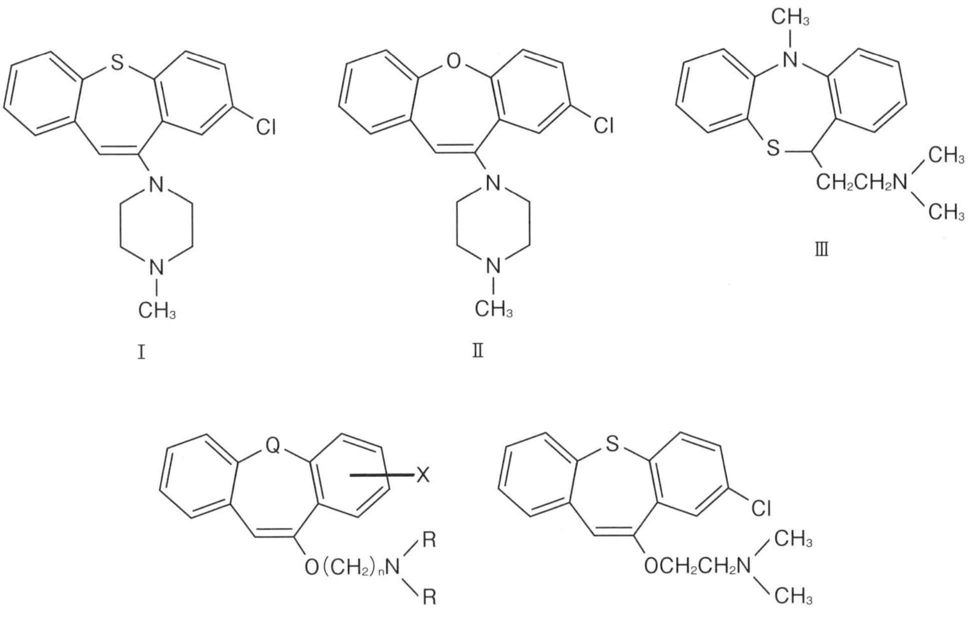

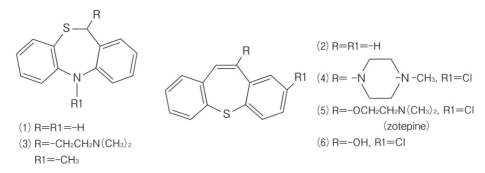

図2 藤沢薬品工業と Ueda らがリストアップした化合物 I，II，III とリード化合物 IV から合成した化合物 4（zotepine）（Ueda ら，1978[49]）

図3 藤沢薬品工業が合成した dihydro-dibenzothiazepine および dibenzothiepin 誘導体（植田，2013[45]）

III. Zotepine の特異な薬理学的プロフィール —Shimomura らによる貴重な発見

当初，zotepine の抗精神病作用は抗 DA 作用でみており，ラットでの apomorphine 投与による強制咀嚼行動作用をみた試験で，表1にみるように thioridazine より明らかに強く，propericiazine や chlorpromazine より強いとの成績が得られている[44]。当時はこの抗 DA 作用に基づいて1972年から臨床試験に入っていったのであるが，第 II 相試験で症例を重ねるうちに，優れた抗精神病作用とともに従来の抗精神病薬（今でいう定型抗精神病薬）に比して，明らかに錐体外路症状の惹起作用が弱いことに気付かれていた。その頃，1969年オーストリアで上市されていた clozapine は錐体外路症状惹起作用が極めて弱いことが注目されており，併せ持つ強力な抗 5-HT 作用と関連して

いるのではないかとのSulpicioら[42]の報告がされていた。Clozapineはわが国では，大日本製薬（現大日本住友製薬）によって1960年代後半から臨床試験が開始され，1973年には時の厚生省へ申請されていた。その試験の中でも錐体外路症状惹起作用の弱いことが強調されていた。残念ながら，フィンランドからclozapineによる無顆粒球症での死亡例が報告され[14,15]，わが国での申請は取り下げられていた。この間の詳細は次稿以降のclozapineの開発物語で述べる。ところで，藤沢薬品工業社の中央研究所では，Shimomuraが中心となってzotepineの抗5-HT作用についての研究が始められていた。Zotepineは5-HT作動作用を有するLSD, mescaline, DOM (2,5-dimethoxy-4-methylamphetamine) などの幻覚誘発剤によって惹起される動物の異常行動を明らかに抑制する作用を有することから抗5-HT作用を有することが考えられた。Shimomuraら[39]は強力な5-HT作動薬であるfenfluramineによる体温上昇作用をzotepineがchlorpromazine, propericiazine, cyproheptadieneより10倍以上強力に抑制することを報告した（図4）。なお，thioridazineにはこの作用がなく，haloperidolは体温上昇を賦活するとしている。すなわち，zotepineは抗DA作用よりも10倍以上強い抗5-HT作用を有することを明らかにした。Shimomuraら[39]はこの報告の中で大脳皮質への[^{3}H]-5-HT結合の強さも併せみている。こうしてzotepineの抗5-HT作用は確認されて，1979年11月の承認申請のさいにはその成績が記載されている。当時，5-HT受容体のサブタイプの分類は十分に明らかにされておらず，抗5-HT作用と一括されている。

Shimomuraらによるこの抗DA作用より10倍以上強い抗5-HT作用を有するとの報告は，Paul Janssenがbutyrophenone系のpipamperoneにこの作用のあることに気付き，1984年にSDAとしてrisperidoneの合成に成功して一躍有名となった事実[24]よりも数年前の話なのである。Shimomuraらのこの貴重な発見は，zotepineの薬理学的プロフィールと臨床効果のあり方から後年になってzotepineの非定型性が明らかにされ，zotepineはclozapineに続くMARTA型の非定型抗

表1 Zotepineの強制咀嚼行動抑制作用（ラット，経口投与）(Uchidaら，1979[44])

薬物	ED$_{50}$ (mg/kg)	効力比※
Zotepine	20.9	1.3
Chlorpromazine	26.6	1.0
Propericiazine	50.5	0.53
Thioridazine	>500	<0.06
Haloperidol	1.2	21.6

※ chlorpromazineを1.0とした場合の効力比

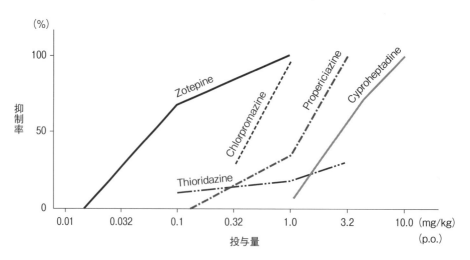

図4 Zotepineのfenfluramineによる体温上昇に対する作用（ラット，経口投与）(Shimomuraら，1982[39]，表と図にしたアステラス製薬株式会社ロドピンインタビューフォーム[1]より引用)

表2 Serotonin (5-HT) 受容体サブタイプへの Zotepine の作用力価 (Needham ら, 1996[29])

	5-HT$_{1A}$	5-HT$_{1D}$	5-HT$_{2A}$	5-HT$_{2C}$	5-HT$_3$	5-HT$_4$	5-HT$_6$	5-HT$_7$
Zotepine	>1000	220±37	2.5±0.3	1.2±0.3	>1000	>1000	6.8±0.5	7.0±0.7
Clozapine	415±33	460±16	8.3±2.3	2.1±0.4	330±55	>1000	13±2.0	37±3.0
Haloperidol	>1000	>1000	51±12	>1000	>1000	>1000	>1000	556±63

上記の値は平均 Ki 値 (nM) ± s.e. (n=3)

表3 Zotepine の健常男子志願者を対象とした第Ⅰ相試験のスケジュール (アステラス株式会社, 社内資料[2])

1 スケジュール1:3例 (43～45歳), 1日1回投与

投与\症例	第1日	第2日	第3日	第4日	第5日	第6日
1	5mg	−	−			
2	5	5	5	−	−	−
3	5	5	5	10	10	20

2 スケジュール2:4例 (24～38歳), 1日1回投与

	第1日	第2日	第3日	第4日	第5日	第6日	第7日
朝食後				5	5	5	5
昼食後						5	5
就寝時	5mg	5	5	5	5	5	5
1日量	5mg	5	5	10	10	15	15

精神病薬であることの証となっている。

なお，同じ時期に米国の Washington 大学の Lai ら[20]や Horita[13]による Shimomura らと同様な研究データが発表されており，一部は zotepine の申請資料として用いられていることから，藤沢薬品工業からの依頼によるものと考えられる。

Zotepine の 5-HT 受容体サブタイプへの作用力価の詳細は1996年 Needham ら[29]が発表している (表2)。

Ⅳ. わが国での zotepine の臨床開発

1968年に合成されて特許申請をされ，1971年に特許登録された zotepine の臨床開発は第Ⅰ相試験をもって始まった。

1. 第Ⅰ相試験

まず低用量の忍容性の検討として，1972年10月から1973年6月まで男子健常志願者3例に表3のスケジュール1で，次いで4例のスケジュール2で 5mg/日，1日1回から開始して，20mg/日まで投与している。数例に軽度の倦怠感と眠気がみられたのみであった[2]。

薬物動態学的検討は Noda ら[32]によって実施されたラット，イヌ，ヒトでの研究の中で紹介されている。それによると，入院中の5例の女性統合失調症患者 (27～47歳) で3日間服薬中の抗精神病薬を washout した後，zotepine 100mg の1回経口投与後の血清中濃度推移が示されている (図5)。消化管からの吸収は良好であり，血清中濃度は投与1～4時間後にピーク (0.03～0.24 μg/mL，平均0.129 μg/mL) に達することと，zotepine の消失半減期は約8時間とある。

Noda ら[32]の研究の共著者に M. Nishiura (西浦政中，京阪病院，当時) と N. Nishiura (西浦信博，大阪医科大学，当時) の御兄弟がおられることから，京阪病院に入院中の患者を対象とした試験であることが推測される。なお，西浦信博氏とは，1974年にアルゼンチンは Buenos Aires での第1回世界生物学的精神医学会議に参加して以来の

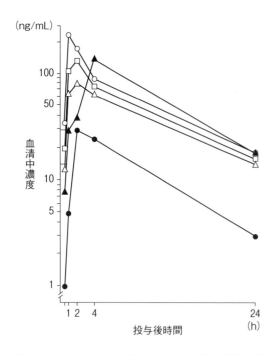

図5　Zotepine 100mg を入院中の統合失調症患者5例に単回投与したさいの血清中濃度推移（Noda ら，1979[32]）

盟友で，ここにその名前をみつけて懐しんでいる。

なお，ヒト肝ミクロゾームにおける zotepine の代謝経路は図6のようになり，主な代謝酵素は CYP3A4 である。さらに後年明らかにされた主要代謝物の norzotepine は zotepine と同様の薬理活性を示すとともに，強力な noradrenaline 再取り込み阻害作用を有している。2000年に藤沢薬品工業が導入した，zotepine と類似骨格を有する quetiapine は筆者らが開発を担当したのであるが，その quetiapine も MARTA の一員とされ，活性代謝物の norquetiapine にも強力な noradrenaline の再取り込み阻害作用があり，双極性うつ病への治療効果に貢献していると考えられている[22]。Zotepine は clozapine と同様にいまだすべてが解明されていない奥の広い向精神薬なのである。

参考までに1998年，海外で24例の健康成人を対象とした第Ⅰ相試験（単回投与試験）が実施されており，そのさいの薬物動態パラメータを表4に示しておく[11]。

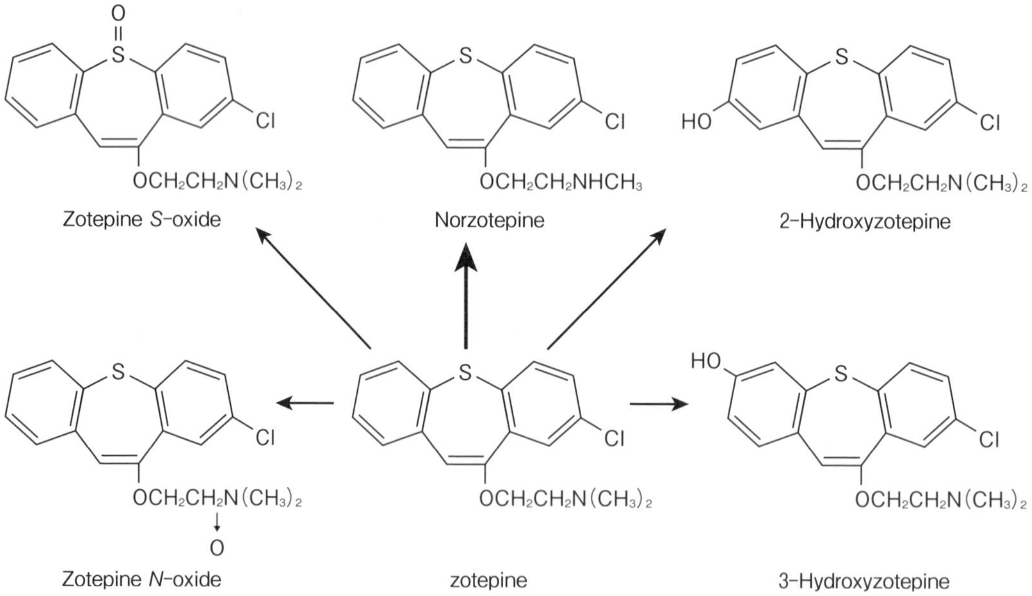

図6　ヒト肝ミクロソームにおける zotepine の代謝経路（Shiraga ら，1999[40]）

表4 外国人健康成人24例にzotepine 3用量を単回投与したさいのzotepineとnorzotepineの薬物動態パラメータ（Hindら，1998[11]）

Parameter		Zotepine			Norzotepine		
		25mg	50mg	100mg	25mg	50mg	100mg
C_{max}	ng/ml	7.8	13.2	30.9	0.9	2.1	5.0
T_{max}	h	2.1	2.2	2.0	5.2	2.9	2.4
AUC (0-∞)	ng.h/ml	123.0	159.0	316.3	36.5	48.3	93.4
$t\frac{1}{2}$	h	14.1	12.8	13.0	16.9	16.4	18.7

h：時間

表5 Zotepineの統合失調症患者666例を対象とした一般臨床試験の最終全般改善度の概略（アステラス製薬株式会社，ロドピン錠医薬品インタビューフォーム[1]）

	著明改善	中等度改善	軽度改善	不変	悪化	計
単独投与群	92 (22.1)	82 (41.7)	81 (61.2)	130	32 [7.7]	417
併用投与群	12 (4.8)	41 (21.3)	83 (54.6)	81	32 [12.9]	249
計	104 (15.6)	123 (34.1)	164 (58.7)	211	64 [9.6]	666

（累積％）［％］

2．第Ⅱ相試験

わが国では，1973年6月から1974年10月までの前期第Ⅱ相試験，1975年5月から1979年8月までの筆者が集め得た14本の後期第Ⅱ相試験が実施されている。ロドピン錠医薬品インタビューフォーム[1]によると，統合失調症患者666例を対象にした一般臨床試験の概略として最終全般改善度の一覧表（表5）が示されている。それによると，単独投与群417例中，「中等度改善」以上の改善率は41.7％，「軽度改善」以上で61.2％と高い改善率が得られている。なお，本剤投与前のどの薬剤にも反応しなかった，いわゆる難治症例の20％に「中等度改善」以上の改善が認められている。

筆者が集めた14本の第Ⅱ相試験での有効な症状としては，鎮静および静穏化作用による興奮・衝動性の改善と抗幻覚・妄想作用が中心で，自閉・無為，自発性欠如などに対する賦活性の作用，疎通性の改善，活動性の向上など陰性症状への効果を思わせる成績が挙げられている。

安全性については，錐体外路症状の出現が少ないとの報告が多いのが特筆される。抗コリン性の副作用は少なくない。血中prolactin値を調べた試験ではchlorpromazineよりその上昇作用が強く（図7）[19]，棘徐波複合や徐波バーストなど脳波異常の報告がある。300～800mgの高い用量ではけいれん発作が認められている[30]。

以上をまとめると，今にして考えれば抗DA作用よりはるかに強い抗5-HT作用を有し，脳内各種受容体への親和性を有するプロフィールからして，clozapineに近いMARTA型の非定型抗精神病薬の性質を示しているといえようか。これら前・後期第Ⅱ相試験の成績が集積されて，zotepineの抗5-HT作用の重要性が浮かび上り，Shimomuraらを中心とする研究陣の研究に拍車がかかったかにみえる。下村恭一氏に直接お聞きしたが，その通りで，1970年代終盤から本格的なzotepineの抗5-HT作用の研究を実施し，承認・申請までに完了したのである。

Ⅴ．Zotepineの二重盲検比較試験

第Ⅱ相試験に相当する数多くの臨床試験（使用

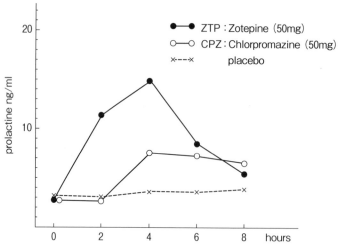

図7 Zotepine および chlorpromazine 1 回経口投与後の血清プロラクチン濃度の経時的推移（児玉ら，1980[19]）

経験や薬物動態学的試験を含む）により，zotepine の効果と安全性が示唆されたのち，それを客観的に評価するために 3 本の二重盲検比較試験が実施されている。対照薬は幻覚・妄想への効果とともに，意欲減退や疎通性の改善に有効とされる perphenazine と propericiazine と tiotixene である。3 本の報告のうち，2 本で試験期間が明示されていないが，第 II 相試験が終了した直後の 1977 年から 1979 年にかけて実施されたと考えられる。なお，当局への申請は 1979 年 9 月 28 日に行われている。

1．Perphenazine を対照とした比較試験

本試験は京都府立大学病院を中心として①急性期を過ぎ，慢性期に移行しつつある症例，②意欲減退，感情障害（感情鈍麻，抑うつ），接触障害が前景にあるもの，③幻聴ならびに系統的でない妄想を持つもの，に該当する入院中の統合失調症患者 95 例を対象としている[16]。なお，コントローラーは伊藤 斉，水島 裕両先生が務められている。

試験のデザインは，zotepine 25mg 錠，perphenazine 4mg 錠を用いて，3〜7 日の washout 後，3 日間は両群ともに 3 錠（3 回毎食後）から開始し，6 錠まで適宜増減しうる fixed-flexible 法による 8 週間の試験である。評価は慶大式統合失調症症状評価尺度（医師用）を用いている。

最終評価は表 6 のようになり，最終全般改善度では「改善」以上が zotepine 群 17％，perphenazine 群 14％で両群間に有意差を認めないが，perphenazine 群に悪化率がやや高いのが目につく。症状別薬効比較では，悪化率で「動きの増加」の 6 週目（p = 0.0583），8 週目（p = 0.0329）と perphenazine 群に高く，「思路の障害」の 2 週目（p = 0.0621），「幻覚および自我障害」の 2 週目ならびに最終週（p = 0.0828，p = 0.0828），「疎通性」の最終週（p = 0.0968）で，いずれも perphenazine 群に悪化率が高い傾向を示している。症状別薬効比較を改善度でみると，「動きの増加」「思路の障害」「幻覚および自我障害」「病識」でいずれかの時期で zotepine が優れる傾向を示している。

概括安全度は，両群ほぼ同等であり，有用度でも「やや有用」以上の症例は zotepine 群 72％，perphenazine 群 67％と zotepine 群がやや多く，「使用にたえない」と評価された症例は zotepine 群 7％，perphenazine 群 12％と zotepine 群でやや少なかった。

安全性については，アカシジアとパーキンソニズムが両群にほぼ 10％の発現率で認められている。自律神経症状として zotepine 群に便秘が有

表6 Zotepine と perphenazine との二重盲検比較試験における最終評価（今井ら，1980[16]，2表を1表に合成）

全般改善度

薬剤	著しい改善	改善	やや改善	不変	やや悪化	悪化	著しい悪化	脱落	計	Uテスト
ZT	0	8 (17%)	15 (33%)	15 (33%)	3 (7%)	4 (9%)	1 (2%)	0	46	Z = 0.501 NS
PP	0	7 (14%)	18 (37%)	10 (20%)	3 (6%)	7 (14%)	3 (6%)	1 (2%)	49	

概括安全度

薬剤	副作用なし	軽症	中等症	重症	脱落	計	Uテスト
ZT	21	11	12	2	0	46	Z = 0.249 NS
		_____(54%)_____					
PP	21	14	9	5	0	49	
		_____(57%)_____					

有用性

薬剤	きわめて有用	かなり有用	やや有用	有用と思われない	使用にたえない	脱落	計	Uテスト
ZT	1 (2%)	6	26	10	3 (7%)	0	46	Z = 0.084 NS
	(15%)							
	(72%)							
PP	0	10	23	8	6 (12%)	2	49	
	(20%)							
	(67%)							

ZT：zotepine，PP：perphenazine

意に多く認められている（発現率17%）。焦燥と不安が perphenazine 群に多く認められたが有意差はなかった。投与量別に比較すると，5錠までは焦燥，不眠に有意差は認められないが6錠（zotepine で150mg，perphenazine で24mg）で有意に perphenazine 群に多く認められた。

本試験では，急性期を過ぎ慢性期に移行しつつある症例を対象としたが，実際に組み入れられた症例は10年以上の症例が zotepine 群で54%，perphenazine 群で59%を占め，自発性欠如，感情鈍麻II（荒廃状態，末期状態など）が中心となっている。そうした症例に対して zotepine は「動きの増加」「思路の障害」「幻覚および自我障害」などに優れ，perphenazine に優るとも劣らない効果を示した。副作用面では錐体外路症状の出現頻度に差はみられなかったが，焦燥，不眠は少なく，便秘が多いという perphenazine と異なるプロフィールを示している。本試験から非定型抗精神病薬 zotepine の片鱗は窺いうるが，全貌は明らかになっていない。

2．Propericiazine を対照とした比較試験

本試験は順天堂大学病院を中心として，発病後5年以上経過し，慢性期の病像を呈する20〜50歳の入院中の統合失調症患者93例を対象としている[17]。

表7 Zotepine と propericiazine との二重盲検比較試験における最終評価（岩永ら，1980[17]）

1) 最終全般改善度

	著しい改善	改善	不変	悪化	計	改善率	U-test
ZOT	5	15	17	7	44	45.5%	N.S.
PPC	6	17	19	7	49	46.9%	

2) 概括安全度

	副作用なし	軽症（無処置）	中等症（何らかの処置）	重症（中止）	計	発現率	U-test
ZOT	25	13	6	0	44	43.2%	P<0.01
PPC	10	13	26	0	49	79.6%	Z=4.276

3) 有用性

	きわめて有用	有用	有用でない	不適当	計	有用率	U-test
ZOT	3	16	20	5	44	43.2%	N.S.
PPC	1	19	21	8	49	40.8%	

ZOT：zotepine，PPC：propericiazine

試験のデザインは，zotepine 25mg/錠，propericiazine 10mg/錠を用いて，3〜7日間の washout 後，3日間は1日3錠（3回毎食後）から開始し，4日目以降は12錠まで適宜増減しうる fixed-flexible 法による6週間の試験である。評価は順天堂大学で作製された統合失調症用症状評価尺度を用いている。

最終評価は表7のようになり，最終全般改善度は「改善」以上が zotepine 群45.5％，propericiazine 群46.9％となり，両群間に有意差を認めず，「不変」および「悪化」群についても同様であった。改善率の推移をみると（図8），zotepine 群に効果発現が早い傾向がみられたが有意差はない。用量別で，6錠までとそれ以上の2層に分けて比べたが，有意差はなく，zotepine 群では投与量の増加によって改善率の上昇はなく，propericiazine ではむしろ低下していた。

精神症状項目別では，「言語増加」の4週目，「挙動増動」の2週目，「感情障害（2）」の4週目でいずれも zotepine 群が有意（p<0.05）に高い改善率を示した。

安全性では，副作用の種類と件数を表8に示した。錐体外路系副作用と判断されるものとそれ以外を分けて記載したが，件数は20件対62件と propericiazine 群に多く，「アカシジア」「パーキンソニズム」「錐体外路症状」の項目で有意差がついている。その他の副作用では，「焦燥」と「不眠」で，いずれも有意傾向をもって propericiazine 群に多い。「眠気」については，zotepine 群に多いが有意差を認めていない。これらの所見から判断された概括安全度では副作用発現率が43.2％対79.6％と propericiazine 群に有意（p<0.01）に高い（表7）。Zotepine 群に錐体外路系副作用が有意に少ないことは特筆される。通常，概括安全度は「安全である」と「安全でない」とで評価されるが，本試験では副作用発現率で示されている。そして，最終全般改善度とこの概括安全度から有用度（ここでは有用性）が判定されるが，本試験では，概括安全度は有用性の評価に反映されていないようである。

以上の成績から zotepine は慢性統合失調症に対し，propericiazine と同等の効果を示し，不穏多動状態に特徴的効果をもつ薬剤で錐体外路系副作用が有意に少ないことが示されている。本試験では，zotepine は錐体外路症状惹起作用が弱いということを実証して，非定型性の1つの課題をク

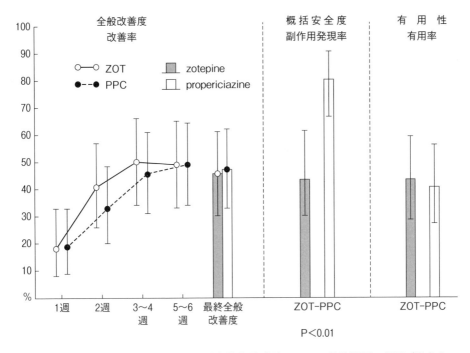

図8 Zotepine と propericiazine との二重盲検比較試験における最終評価の推移(岩永ら,1980[17])

表8 Zotepine と propericiazine との二重盲検比較試験における副作用(岩永,1980[17], 大幅に並び換え, 一部改変と省略)

副作用項目	zotepine (44例) 件数 (%)	propericiazine (49例) 件数 (%)	P値
錐体外路症状			
アカシジア	3 (7)	11 (22)	<0.05
ジスキネジア	1 (2)	4 (8)	NS
パーキンソニズム	3 (7)	15 (31)	<0.01
流涎	2 (5)	4 (8)	NS
構音障害	1 (2)	4 (8)	NS
関節痛硬直感	1 (2)	0	
足がガクガクする	1 (2)	0	
錐体外路症状	8 (18)	24 (49)	<0.01
その他の副作用			
不眠	8 (18)	17 (35)	<0.15
食欲減退	7 (16)	11 (22)	NS
倦怠感	6 (14)	5 (10)	NS
眠気	6 (14)	4 (8)	NS
悪心・嘔吐	6 (14)	10 (20)	NS
焦燥	3 (7)	7 (10)	<0.10
めまい・ふらつき	4 (9)	8 (18)	NS

表9 Zotepine と tiotixene との統合失調症を対象とした二重盲検比較試験における最終全般改善度（岡田ら，1980[33]，最終評価のみ抜き出し）

	改善	やや改善	不変	やや悪化	悪化	計	やや改善以上の%	Test
zotepine	6	18	11	8	2	45	53	Z = 0.038
tiotixene	9	14	9	9	3	44	52	N.S.

リアしている。

3. Tiotixene を対照とした比較試験

本試験は広島大学を中心とした自発性減退が前景に出ている統合失調症患者94例を対象とし，1977年3月から1978年11月にかけて実施されている[33]。

試験のデザインはwashout期間を設けず，zotepine（25mg錠）と tiotixene錠（5mg錠）を3日間1日3錠3回毎食後投与で開始し，最高12錠までとする fixed-flexible 法による8週間の試験である。症状評価は BPRS（Brief Psychiatric Rating Scale）を用いている。

最終全般改善度は表9のように zotepine 群53%，tiotixene 群52%で差はなく，BPRSによる精神症状の改善率は，運動制止，猜疑心，衒奇症と奇妙な動作では zotepine 群の方が高く，幻覚体験，身体的概念，不安，罪責感，緊張，抑うつ気分，非協力性では tiotixene 群の方が高かったが，有意差はなかった。

安全性では，副作用の発現状況で，zotepine 群に不眠が，tiotixene 群に口渇が有意に少なく，賦活剤にありがちな不眠が zotepine 群に有意に少ないことは大きな特徴といえよう（表10）。なお，錐体外路症状惹起副作用は両薬剤に差がみられず，zotepine 群に少ないとはいえない成績であった。

以上の成績から，zotepine は賦活，抗異常体験の両面の作用を有することが確認され，安全性では賦活剤にありがちな不眠が少ない特徴を示している。

VI.「臨床精神薬理」誌でとり上げられた zotepine の非定型性

これまで述べてきたように zotepine の薬理学的

表10 Zotepine と tiotixene との統合失調症を対象とした二重盲検比較試験における副作用（いずれかの群で5例以上）（岡田ら，1980[33]，一部改変）

	zotepine	tiotixene	Test
不眠	17	27	P<0.05
不安・焦燥	13	11	
不穏・興奮	12	9	
食欲不振	9	6	
便秘	11	7	
アカシジア	7	6	
眠気	10	6	
悪心・嘔吐	7	6	
めまい	3	5	
口渇	7	0	P=0.012
心悸亢進	5	0	
アカシジア以外の錐体外路症状	21	24	

プロフィールと臨床上の効果から zotepine は clozapine を源流とする MARTA 型の非定型抗精神病薬であるが，わが国での認知は1990年ドイツで開発・上市された欧州より遅れた。1つには，わが国で1960年代から開発が始められた clozapine が1973年には一旦，承認申請にまで至りながら無顆粒球症惹起などのため取り下げて以来，再開発が大きく遅れたことにある。

さて，最初に「臨床精神薬理」誌で zotepine の非定型性を明言したのは1998年の原田による"Zotepine の誕生秘話"である[4]。Zotepine 上市直後にその抗躁病作用が明らかにされていった経緯と非定型薬としての今日的位置づけを書いておられる。Risperidone が SDA 型の非定型として鳴物入りでわが国へ導入された1996年の2年後のことである。「非定型」という言葉がわが国でポピュラーとなったのは risperidone の導入以来である。

表11 ヒト脳内受容体に対する抗精神病薬の結合親和性（RichelsonとSouder, 2000[35]，一部改変とわが国へ導入された非定型抗精神病薬の成績のみを抜き出し）

Compound	α_1-adrenergic	α_2-adrenergic	Dopamine D_2	Histamine H_1	Muscarinic	5-HT$_{1A}$	5-HT$_{1D}$	5-HT$_{2A}$	5-HT$_{2C}$
clozapine	6.8 ± 0.8	15.0 ± 0.6	210 ± 30	3.1 ± 0.5	9 ± 1	160 ± 20	130 ± 10	2.59 ± 0.01	4.8 ± 0.4
olanzapine	44 ± 4	280 ± 30	20 ± 3	0.087 ± 0.005	36 ± 5	610 ± 80	150 ± 20	1.48 ± 0.05	4.1 ± 0.2
asenapine	1.1 ± 0.1	16 ± 1	2.0 ± 0.3	9.3 ± 0.8	7000 ± 300	15 ± 2	10.2 ± 0.7	0.77 ± 0.03	0.27 ± 0.03
quetiapine	8.1 ± 0.9	80 ± 10	770 ± 30	19 ± 1	1400 ± 200	300 ± 20	560 ± 90	31 ± 4	3500 ± 500
risperidone	2.7 ± 0.3	8 ± 1	3.77 ± 0.04	5.2 ± 0.5	34000 ± 3000	190 ± 20	3.9 ± 0.5	0.15 ± 0.02	32 ± 4
paliperidone	10.1 ± 0.8	80 ± 10	2.8 ± 0.3	3.4 ± 0.4	8800 ± 600	480 ± 40	19 ± 1	1.21 ± 0.06	48 ± 5
zotepine	7.3 ± 0.3	180 ± 8	8 ± 1	3.3 ± 0.4	330 ± 80	280 ± 20	80 ± 10	2.6 ± 0.1	3.2 ± 0.3

原田は総説の中で，ともにWander研究所の創薬によるclothiapine（Deliton®）とperlapine（Hypnodine®）の2剤が発売中止となり，その存在がないのは名残惜しいと述べている。まったく同感で，とくにperlapineにfluorineを付けて続いたfluperlapineは新規抗精神病薬の大本命になると確信していただけに，ここでも無顆粒球症の惹起という悲劇に見舞われたことはかえすがえすも残念である[25]。

2番目の指摘は，武田と兼子[43]による2005年の"非定型抗精神薬としてのzotepine—臨床と基礎"である。当時，まだzotepineの非定型性についての理解が足りていない点を指摘され，Richelsonら[35]の受容体結合プロフィールを引用し（表11），自身の症例報告を紹介して，その非定型性を強調している。とくに興味があるのがzotepineのnoradrenaline（NA）transporterへの親和性の高さと，NA再取り込み阻害作用の強さを指摘していることである。後に活性代謝物のnorzotepineの作用によることが明らかにされて，その将来性が期待されたこともあった。このことは後に述べたい。

そして3番目の指摘は2012年の岩瀬[18]の"見過ごされた「非定型」薬をめぐって"である。Amisulpride, sulpiride, loxapine/amoxapineとともにzotepineが取り上げられている。この中で，"risperidone上市以前に世界に先駆けてclozapine様の「安全な」非定型抗精神病薬を開発・販売したのは我が国の製薬会社で，それはzotepineだということになる"と書かれている。これも同感である。筆者がZeneka社（現Astra Zeneka社）から依頼されて臨床開発を担当したquetiapineの販売権を藤沢薬品工業は現在のMeiji Seikaファルマ社と争って獲得し，わが国では2000年に承認されたこともあり，特許の切れたzotepineやその活性代謝物のnorzotepineに力を入れにくくなっていたことは残念なことではあった。

以上のように，zotepineは創薬の当初から歴とした非定型抗精神病薬なのであるが，わが国へのclozapineの導入の遅れもあって，非定型と公にされたのはrisperidoneの導入の後になってしまっている。藤沢薬品工業がquetiapineを中枢神経薬の中心に据えたこととも関連していよう。

Ⅶ．Zotepineと気分障害

1．抗躁効果

Zotepineの臨床試験に入って，多くの第Ⅱ相試験が実施されていった中で，興奮状態にある統合失調症や躁状態への優れた効果を示すことがかねてから西園によって強調されており，1982年に上市された翌年には西園ら[31]や氏家ら[50]によって強力な抗躁作用のあることが報告されている。その後も大月らや原田ら岡山大学のグループによる報告が続いた[5-8, 34]。Zotepineが上市される前から始まっていたこうした動きに対して当時の藤沢薬品工業社としては1つの宿題的事項になっていたという。

こうした中で，躁状態への作用が抗躁作用と呼べるのか，あるいは抗精神病薬の鎮静作用の延長

線上にあるものかについて決着をつけるべく，zotepine と lithium の二重盲検比較試験が実施されて，極めて興味ある所見が得られている[9]。

この試験は1991年11月から1993年10月にかけて全国54施設で，16歳〜65歳未満の躁病患者88例を対象とする大規模な28日間の試験で，コントローラーは田中久敏久留米大学薬理学教授（当時）が務めておられる。

試験のデザインは表12のような用法・用量によ

表12 二重盲検法による zotepine と lithium の躁病に対する比較試験における用法・用量（原田ら，1994[9]より筆者作成）

用量	zotepine (mg)	lithium (mg)
1	50	400
2	75	600
3	150	800
4	225	1,000
5	300	1,200

表13 Zotepine と lithium の躁病を対象とした二重盲検比較試験における最終評価（原田ら，1994[9]，4表を1表に合成）

効果発現日

薬剤	1〜3日	4〜7日	8〜14日	15〜21日	22日〜	無効	計	検定
Z	16 (34.8)	10 (56.5)	12 (82.6)	4	0	4	46	U：Z>L+ ($p_0 = 0.068$) χ^2：N.S.
L	9 (21.4)	8 (40.5)	12 (69.0)	4	1	8	42	

+：$p<0.10$　（ ）：累積%

概括安全度

薬剤	全く問題なし	やや問題あり	問題あり	かなり問題あり	計	検定
Z	17 (37.0)	16 (34.8)	11 (23.9)	2 (4.3)	46	U：N.S. χ^2：N.S.
L	21 (50.0)	13 (31.0)	5 (11.9)	3 (7.1)	42	

（ ）：%

最終全般改善度

薬剤	著明改善	中等度改善	軽度改善	不変	悪化	計	検定
Z	21 (45.7)	13 (73.9)	7	3	2	46	U：Z>L* ($p_0 = 0.039$) χ^2：N.S.
L	10 (23.8)	16 (61.9)	8	1	7	42	

＊：$p<0.05$　（ ）：累積%

有用度

薬剤	極めて有用	有用	やや有用	有用と思われない	好ましくない	計	検定
Z	13 (28.3)	20 (71.7)	8	4	1	46	U：Z>L* ($p_0 = 0.072$) χ^2：N.S.
L	6 (14.3)	19 (59.5)	7	8	2	42	

Z：zotepine, L：lithium　　　　　　　+：$p<0.10$　（ ）累積%

表14 Zotepine と norzotepine の脳内受容体への結合親和性（Shobo ら，2010[41]）

脳内受容体	K_i values（平均 ± SEM）	
	Zotepine	Norzotepine
	nM	
D_2	2.3 ± 0.69	6.5 ± 1.1
D_1	20 ± 2.3	31 ± 1.8
$5\text{-}HT_{1A}$	144 ± 7.6	312 ± 28
$5\text{-}HT_{2A}$	0.69 ± 0.08	1.0 ± 0.24
$5\text{-}HT_{2C}$	1.29 ± 0.12	0.9 ± 0.05
$5\text{-}HT_6$	2.9 ± 3.4	5.5 ± 0.6
$5\text{-}HT_7$	4.6 ± 0.15	3.7 ± 0.10
α_{1A}	1.2 ± 0.06	0.63 ± 0.05
α_{2A}	95 ± 8.3	123 ± 2.9
M_1	142 ± 7.0	441 ± 39.6
H_1	0.47 ± 0.02	1.6 ± 0.03

表15 Zotepine, norzotepine および抗うつ薬のマウス noradrenaline transporter および serotonin transporter に対する抑制活性（Shobo ら，2010[41]）

化合物	IC_{50} Values	
	NET	SERT
	nM	
Norzotepine	11 ± 1.4	6191 ± 327
Zotepine	71 ± 23	7270 ± 1126
Imipramine	60 ± 20	364 ± 46
Desipramine	9.4 ± 5.8	2560 ± 537
Paroxetine	375 ± 145	4.7 ± 0.1
(+)-(S,S)-Reboxetine	2.7 ± 1.1	>50,000

NET：noradrenaline transporter
SERT：serotonin transporter

り，1日目のみ用量2で固定し，2日目からは用量1～5までの範囲で適宜増減する fixed-flexible 法によっている．症状評価は臨床薬理研究会編躁病評価尺度（CPGR）と Oxford 大学版 BPRS を用いている．

成績は主要評価項目である最終全般改善度で「中等度改善」以上が73.9％対61.9％でUテストで zotepine 群が lithium 群より有意に優れており（p＝0.039），効果発現日および有用度でも有意傾向をもって zotepine 群が優れる結果となっている（表13）．とくに，zotepine の「著明改善」46％，「中等度改善」以上74％という成績はこれまでの気分安定薬や chlorpromazine などいずれの薬物と比較しても際立って高い改善率となっている．この zotepine の躁病への作用が単に抗精神病薬としての鎮静作用の延長線上にあるだけでなく，抗躁効果と呼べるものであると原田らは考察している．

なお，安全性については副作用発現件数は155件対94件と zotepine 群に多く，錐体外路症状と眠気は zotepine 群に有意に多い結果となっている．

上記試験は市販後の臨床研究ともいうべきもので，西園らや岡山大学の方々の期待に応えた宿題であり，適応症拡大のためのものでなく，治験届も出されていない．しかし，このような立派な成績が得られれば次の段階へと考えるのは当然といえる．しかし，当時の藤沢薬品工業の情勢は，1つには1997年GCP（Good Clinical Practice）の改訂で治験の実施が複雑となっていたことと，また，同社が創製した cefem 系抗生物質の cefazolin（Cefamedin®）の評価が高く，海外への導出やそのバーターで入ってきた薬物（例えば cromolyn, Intal®）の開発など，多忙を極めており，とても積極的に zotepine の適応症拡大のための活動に移るだけの人的確保も困難な中で動けないでいたのである．筆者も何度か zotepine の躁病への適応症拡大の話は聞いてはいたが，こうした状況のもとに実現しなかったのである．

2．活性代謝物 norzotepine の noradrenaline 取り込み阻害作用

Zotepine の主要活性代謝物 norzotepine は脳内の各種受容体に対する結合親和性は zotepine とほぼ同様なプロフィールを示すのであるが（表14），NA transporter に対する阻害作用が極めて強く，desipramine とほぼ同じレベルにあることが Shobo ら[41]によって明らかにされている（表15）．マウスでのデータであるが，脳内の zotepine の濃度と norzotepine の濃度の推移をみても（図9），zotepine の統合失調症患者における陰性症状やうつ病症状の改善に貢献していることが窺われる．Norzotepine は MARTA 型の非定型抗精神病薬の

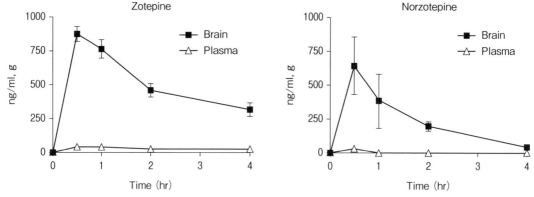

図9 Zotepine および norzotepine の血漿内および脳内濃度（マウス）（Shobo ら, 2010[41]）

プロフィールを持った抗うつ薬になりうると考えられる。

かねてから，筆者は Wander 3兄弟と呼ぶ clozapine, clothiapine, loxapine を高く評価しているが，clothiapine の流れを汲むと考えている zotepine と quetiapine の活性代謝物である norzotepine と norquetiapine がともに NA の取り込み阻害作用を有すること，さらには loxapine の活性代謝物の amoxapine も同様な作用を有することにとても強い興味を抱いている（図10）。それだけに Shobo らのデータは極めて貴重であると評価している。ちなみに，amoxapine は筆者が本格的に臨床試験に参加した最初の抗うつ薬で[26]，最もよく効いた抗うつ薬として「amoxapine の村崎」と言われるほど推奨した。また，quetiapine では norquetiapine を作用機序の本態と考え，quetiapine 徐放錠での遷延性うつ病への増強療法と双極性うつ病への適応の試験が国の内外で実施され，海外では両方とも成功したが，わが国では増強療法の試験には成功せず[27]，双極性うつ病には成功して[28]，2017年7月に承認を受けている（Bipresso®）。

さて，zotepine では norzotepine の薬理学的プロフィールから norzotepine そのものが抗うつ作用を併せ持つ抗精神病薬となることが期待された。しかし，zotepine や norzotepine を超えた新薬の創製へと向かった研究が続けられたが，残念ながらその研究は実を結ばなかった。

Ⅷ. Zotepine の思い出

1. Zotepine と脳研究会

1970代年前半のことか，筆者が北里大学の講師の時代のことである。Zotepine の臨床試験がすでに始まっている時に，zotepine の原末を頂いてネコの視床下部後部や中心灰白質に慢性的に植え込んだ電極を通して刺激して生ずる情動反応（hissing や defensive attack）への影響をみていた。ネコの情動反応に及ぼす作用は benzodiazepine 系の diazepam と抗精神病薬の haloperidol とでは著しく異なる。両薬剤とも動物の静穏化は得られるが，視床下部刺激による hissing や attack を diazepam は完全に抑制するが，haloperidol はまったく抑制しない。Zotepine はネコの静穏化作用は haloperidol より強いが，情動反応を抑制しない。この成績を脳研究会（現在の日本脳科学会）で発表しようと抄録を送って受理された。この手続きは筆者の大きなミスで，前もって藤沢薬品工業にこの旨の許可を得ていなかった。臨床試験中の極めて大切な候補薬の基礎的データを途中で発表されては困るという会社側の主張は正当であり，zotepine の合成から続いた薬理学的研究を統括されていた人見正博氏（下村恭一氏の上司）に発表を差し止められた。脳研究会からはせめてタイトルだけでも残せないかとの連絡を頂いたが，全部削ってもらえて事なきを得た。筆者の若気の至りで一言の反論もできず反省していたが，筆者の処

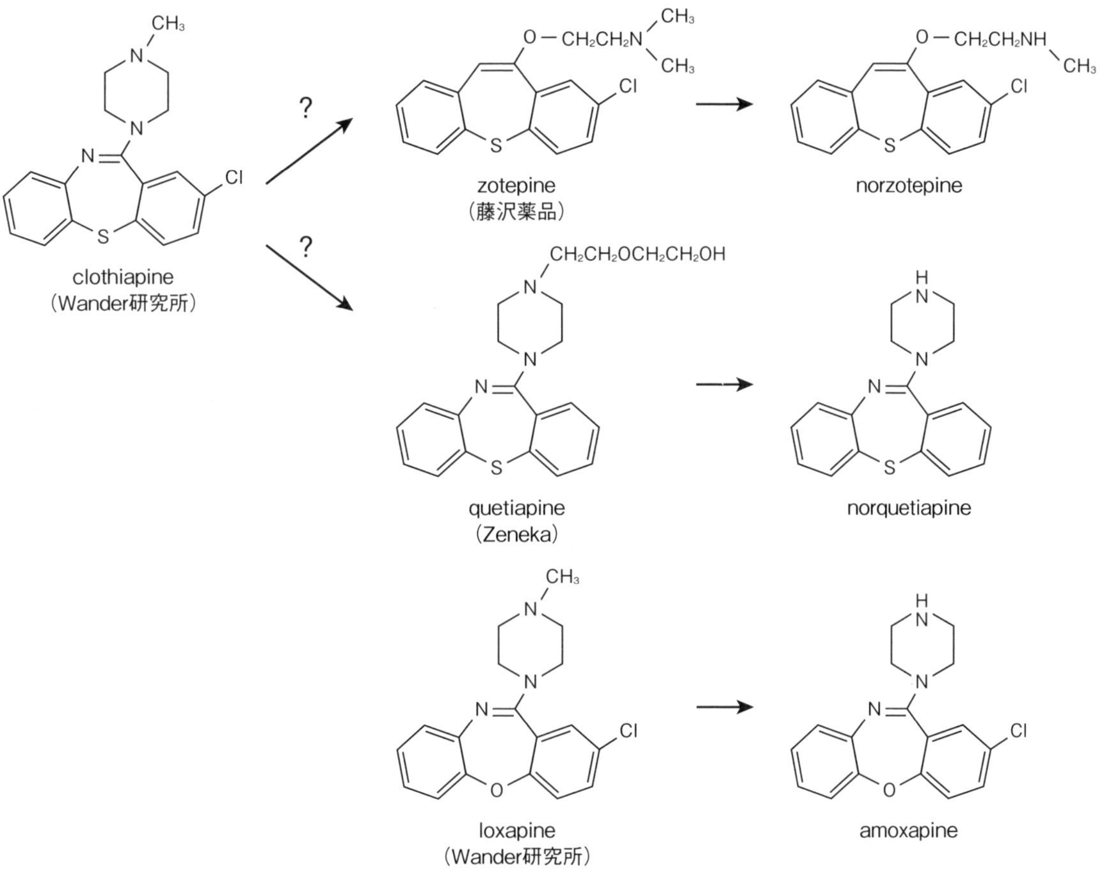

図10 3つの非定型抗精神病薬 dibenzothiepin, dibenzothiazepine, dibenzoxazepine と SDA の特徴を有しながら強力な noradrenaline transporter 阻害作用を有するそれぞれの活性代謝物

方から藤沢薬品工業の向精神薬はすべて消えた。静かに抵抗する気持があったのであろうか。その影響力はゼロと考えていたが，営業担当の方は大変困られたのか，何とかしなければと動かれて，人見正博氏を東京へ呼ばれて赤坂の料理屋で一席を設け，わだかまりの解消を計ってくれた。人見正博氏のような大物研究者にお会いすることは望外のことであり，ひたすら恐縮したものである。今となっては，貴重な思い出であり，これを書くに当ってもう一度人見氏にお会いできないかと願ったが，数年前に亡くなられたとお聞きして肩を落とした。

後に藤沢アストラ社が SSRI（selective serotonin reuptake inhibitor）の第1号で，欧州では Zelmid® として好評を博していた zimelidine の開発を行ったさいには，筆者は率先して臨床開発に参加した[12, 26]。残念ながら zimelidine は英国からの数例の Guillain-Barré 症候群のために市場からの撤退を余儀なくされた。いわゆる Astra（現 Astra Zeneka 社）の悲劇である。

2．第18回 CINP in Nice でのエピソード

1992年第18回 CINP（国際神経精神薬理学会）が Nice で開催されたさい，Sandoz 社（現 Novartis AG 社）が clozapine の再開発を日本で模索していた頃であるが，日本人参加者を集めて，clozapine 開発の大御所である München 大学の Hippius 教授と Chicago の Northwestern 大学の Meltzer 教授を中心に講演会と懇談会を開いてくれた。筆者らの質問はもっぱら無顆粒球症に向け

られていた。この時に Hippius 教授が言われた言葉は今も忘れない。「日本は無顆粒球症を来たしうる抗精神病薬をドイツに売り込んでおいて，clozapine にいろいろケチをつけるような質問ばかりするのはけしからん」といった主旨のものであった。筆者らは何とか日本で clozapine の再開発を行いたいと熱望しており，1974年の申請取り下げも無顆粒球症によるものであっただけに，失敗は許されないと，ついつい効果よりも副作用の方への質問が多く飛んだ。Hippius 教授は誤解されたのである。もともと，Hippius 教授は親日家で，1990年京都での第17回 CINP へ来られた時に偶然ではあるが，筆者は京都リーガロイヤルホテルに宿をとり，朝食時に「たん熊」で話をした間柄であっただけに，Hippius 教授の発言に驚き，日本人参加者全員は一気にしらけきって，後の懇親会に誰も出席せずに引き揚げてしまったという出来事があった。その時，Hippius 教授の言われた無顆粒球症を生じうる薬物とは zotepine のことである。Zotepine に無顆粒球症惹起作用のあることは言われていないだけに，Hippius 教授の発言の裏には zotepine が Wander 社の clozapine や clothiapine の流れを汲む薬物であり，その可能性を持っていることを意味したものと今になって納得している。

ここで zotepine の海外進出のことを紹介しておく。岩瀬[18]によると，1989年藤沢薬品工業が英国 Boots 社にライセンスした zotepine の権利の譲渡をドイツの Knoll 社が受けたこと，この薬剤の「非定型」的性質にいち早く目を付けたのは Knoll 社で，1998年 EU で「非定型」抗精神病薬として導入されているが，EU に上市するまで独自に臨床試験[10]をやり直しているのは興味深い事実である，と述べておられる。ただ，この間の細い経緯について，当時の関係者数人にコンタクトできたにもかかわらず不明の部分も多いと書いておられる。

筆者が集め得た情報では，ドイツで1990年に上市されており，Hippius 教授によると1992年にはドイツで販売されていたとのことである。わが国での zotepine の開発を担当されていた大保 同氏によると，藤沢薬品工業は München の中堅製薬会社 Klinge 社を1993年に買収してドイツ，オーストリア中心に販売しており，後にその権利を Knoll 社へ譲渡したと，岩瀬の得た情報と一部異なっている。当時の状況を正確に知ることは困難で，今後，新たな情報が得られる可能性は低いと思われる。なお，2017年10月現在，海外ではチェコ，スロバキア，ポルトガル，リトアニア，韓国，台湾，インドネシアで販売されていることは確認されている。

ところで，筆者は Nice での CINP の直前に大熊輝雄，菱川泰夫，大川匡子らの先生方とジュネーブで開催された睡眠の国際的研究会に参加していた。米国で Harcion bashing のあった直後の時で，Upjohn 社（現 Pfizer 社）の主催するものであったと記憶している。研究会の前には Chamonix 経由で Mont Blanc に登り，チーズフォンデュを楽しみ，終った後には Léman 湖のクルージングに出かけられた大熊先生方とは別行動で，菱川先生と2人で国境を超えてフランスにゴルフに出かけた。筆者は30台で回った記憶があり，その夜は2人でレストラン「Edelweiss」でミートフォンデュを食べた。そのあと菱川先生と御一緒して Nice へ飛び CINP に参加し，5題のポスター発表をし，Nice を楽しみ，Monaco へも行き，ここでもゴルフをした憶えがある。

IX. お わ り に

Zotepine には多くの思い出がある。改めて調べ直してみると，Wander 3兄弟との化学構造の類似性に思い至った。Ueda らの合成物語の3つの化合物（図2）を見た瞬間にそう思った。藤沢薬品工業が chlorpromazine から抜け出して中央の環を7員環とし，二重結合として zotepine の合成に至った独創性は高く評価されるが，Wander 社の化合物が Ueda らの創薬の参考になった可能性はあり得ると考えている。それにしても，1978年に zotepine の合成に辿りつき，D_2 受容体遮断薬としての臨床開発の途中でその成績のあり方から clozapine との類似性に気付き，zotepine にも 5-HT 拮抗作用があるのではとの研究の中で zotepine の 5-HT 拮抗作用を発見した Shimomura らの業

績は見事であった。日本初の，それも MARTA 型の非定型抗精神病薬であったのである。非定型性はわが国よりも海外で早く評価されたが，日本初の非定型であることはまぎれもない事実である。それにしても Wander 社の凄さを改めて噛みしめている。

　Zotepine のことを勉強している中で多くのことを教わった。「そうだったのか」と思うことがいくつも出てきて，興味あふれる面白さを体験させてもらった。直接お会いして創薬や薬理学的研究のお話をして下さり，5-HT 拮抗作用の発見にまつわる資料をたくさん下さった下村恭一氏，開発当時の様子を正確に伝えて下さった大保 同氏，貴重な御助言をいただいた正保美和子先生，資料をたくさん揃えて下さったアステラス社に心から感謝申しあげたい。

文　献

1) アステラス製薬株式会社：ロドピン錠医薬品インタビューフォーム，2015年7月（改訂第11版）．
2) アステラス製薬株式会社：ロドピンの第Ｉ相試験．アステラス製薬株式会社，社内資料
3) Bymaster, F.P., Moore, N.A., 中澤隆弘：MARTA 系抗精神病薬 olanzapine の薬理学的基礎．臨床精神薬理，2：885-911, 1999.
4) 原田俊樹：Zotepine ―抗躁効果の発見から非定型抗精神病薬としての今日的位置づけまで．臨床精神薬理，1 (11)：1187-1193, 1998.
5) Harada, T., Sato, M. and Otsuki, S.：Neuroleptic drugs and 5HT-1 receptor：different potencies of various neuroleptic drugs on 5HT-1 receptors in discrete regions of the rat brain. Folia Psychiatr. Neurol. Jpn., 39：551-558, 1985.
6) Harada, T. and Otsuki, S.：Antimanic effect of zotepine. Clin. Ther., 8：406-414, 1986.
7) 原田俊樹，武南克子，藤原 豊，他：躁うつ病および分裂・情動型分裂病の経過と Zotepine 治療―12症例の縦断的観察―．臨床精神医学，16：259-266, 1987.
8) 原田俊樹，大月三郎，佐藤光源，他：難治性精神病状態に対する Zotepine の治療効果について―岡山大学関連多施設共同研究―．新薬と臨床，36：1447-1459, 1987.
9) 原田俊樹，大月三郎，山下 格，他：二重盲検法による Zotepine と炭酸リチウムの躁病に対する比較試験．臨床精神医学，23：1249-1262, 1994.
10) Hasselink, J. M. K.：Review of the New Wave of Atypical Neuroleptics. German J. Psychiat., 2：69-75, 1998.
11) Hind, I. D., Mangham, J. E., Wynne, R. D. et al.：Zotepine pharmacokinetic：Effect of dose. Eur. Neuropsychopharmacol., 8 (Suppl. 2)：S306, 1998.
12) 平松謙一，高橋 良，森 温理 他：多施設協同二重盲検法による zimelidine と imipramine のうつ病に対する臨床的有効性の比較．臨床精神医学，25：1311-1350, 1983.
13) Horita, A.：Studies on zotepine. アステラス製薬株式会社，社内資料.
14) Idänpään-Heikkilä, J., Alhava, E., Olkinuora, M. et al.：Clozapine and agranulocytosis. Lancet, 2 (7935)：611, 1975.
15) Idänpään-Heikkilä, J., Alhava, E., Olkinuora, M. et al.：Agranulocytosis during treatment with clozapine. Eur. J. Clin. Pharmacol., 11：193-198, 1977.
16) 今井英彦，中村道彦，福居義久 他：二重盲検法による zotepine と perphenazine の精神分裂病に対する薬効比較．神経精神薬理，2：285-299, 1980.
17) 岩永正義，赤沢 滋，阿部輝夫 他：慢性精神分裂病に対する zotepine の臨床効果について―多施設二重盲検法による propericiazine との比較検討―．臨床精神医学，9：873-891, 1980.
18) 岩瀬利郎：見過ごされた「非定型」薬をめぐって―Sulpiride, zotepine, そして amoxapine から見た抗精神病薬の現況と展望―．臨床精神薬理，15：1221-1229, 2012.
19) 児玉隆治，徳田康年，佐藤親次 他：精神分裂病における zotepine の臨床効果について．精神医学，22：843-856, 1980.
20) Lai, H., Carino, M. A. and Horita, A.：Anti-serotonin properties of neuroleptic drugs. In：Psychopharmacology and Biochemistry of Neurotransmitter Receptors (edited by Yamamura, H., Olsen, R. M. and Usdin, E.), p. 347-353, Elsevier North Holland, Amsterdam, 1980.
21) 村崎光邦：Butyrophenone 系抗精神病薬の開発の歴史―総集編．臨床精神薬理，14：1995-2005, 2011.
22) 村崎光邦：第二世代抗精神病薬の開発物語―Olanzapine に次いで世界を征した quetiapine

の開発物語．その 1：Quetiapine への橋渡しとなった clothiapine ―忘れられた宝物といわれて―．臨床精神薬理，18：317-327, 2015.
23) 村崎光邦：わが国で花咲いた初の iminodibenzyl 系抗精神病薬の開発．臨床精神薬理，15：99-110，2012.
24) 村崎光邦：第二世代抗精神病薬の開発物語―その 2：Risperidone の開発始まる．臨床精神薬理，17：1577-1588, 2014.
25) 村崎光邦：悲運の大本命 fluperlapine にまつわる物語―その 2．Fluperlapine 物語：スイスとフランスの思い出をまじえて―．臨床精神薬理．16：295-302, 2013.
26) 村崎光邦：Amoxapine 開発に触発された臨床試験への目覚め．臨床精神薬理，11：1349-1360, 2011.
27) 村崎光邦，石郷岡 純，木下利彦 他：Quetiapine 第Ⅱ相試験：既存の抗うつ薬で効果不十分な大うつ病性障害患者を対象としたプラセボ対照二重盲検群間比較試験．臨床精神薬理，18：1613-1625, 2015.
28) Murasaki, M., Koyama, T., Kanba, S. et al.：Multi center, randomized, double-blind, placebo-controlled study of quetiapine extended-release in Japanese patients with bipolar depression. Psychopharmacology 受理．
29) Needham, P. L., Atkinson, J., Cheetham, S. C. et al：Binding of zotepine, clozapine and haloperidol to 5-HT receptor subtypes. Br. J. Pharmacol., 117 (Proc. Suppl.)：140, 1996.
30) 西浦政中，西浦信博：Zotepine の臨床薬理学的研究．薬理と治療，10：5267-5288, 1982.
31) 西園昌久，福井 敏：Thiepin 系抗精神病剤 Zotepine の作用の新しい側面―鎮静・抗躁効果と血清尿酸値低下作用について―．精神医学，25：295-309, 1983.
32) Noda, K., Suzuki, M., Okui, M. et al.：Pharmacokinetics and metabolism of 2-chloro-11-(2-dimethylaminoethoxy) dibenzo [b,f] thiepine (zotepine) in rat, mouse, dog and man. Arzneim. Forsch., 29：1595-1600, 1979.
33) 岡田正範，更井啓介，兒玉宣久 他：二重盲検法による zotepine と tiotixene の精神分裂病に対する薬効比較．精神医学，22：947-965, 1980.
34) 大月三郎，原田俊樹：Zotepine の抗躁作用について．臨床精神医学，14：309-321，1985.
35) Richelson, E., Souder, T.：Binding of antipsychotic drug to human brain receptors focus on newer generation compounds. Life Sci., 68：29-39, 2000.
36) Sato, H., Shimomura, K., Mori, Jo.：Effect of zotepine on after discharge induced by electrical stimulation of amygdaloid nucleus in rats. Japan J. Pharmacol., 32：381-383, 1982.
37) Satoh, H., Fujiwara, T., Mori, Jo. et al.：Effect of zotepine on fenfluramine-induced hyperthermia in rats. Japan J. Pharmacol., 34：261-263, 1984.
38) Shimomura, K., Mori, Jo., Honda, F.：Backward walking induced by L-5-hydroxytryptamine in mice. Japan J. Pharmacol., 31：39-46, 1981.
39) Shimomura, K., Sato, H., Hirai, O. et al.：The central anti-serotonin activity of zotepine, a new neuroleptic, in rats. Japan J. Pharmacol., 32：405-412, 1982.
40) Shiraga, T., Kaneko, H., Iwasaki, K. et al.：Identification of cytochrome P450 enzymes involved in the metabolism of zotepine, an antipsychotic drug, in human liver microsomes. Xenobiotica, 29：217-229, 1999.
41) Shobo, M., Kondo, Y., Yamada, H. et al.：Norzotepine, a major metabolite of zotepine, exerts atypical antipsychotic-like and antidepressant-like actions through its potent inhibition of norepinephrine reuptake. J. Pharmacol. Exp. Ther., 333：772-781, 2010.
42) Sulpicio, A., Fowler, P. J., Macko, E.：Antagonism of fenfluramine-induced hyperthermia：a measure of central serotonin inhibition. Life Sci., 22：1439-1446, 1978.
43) 武田 哲，兼子 直：非定型抗精神病薬としての zotepine ―臨床と基礎．臨床精神薬理，8 (6)：969-977, 2005.
44) Uchida, S., Honda, F., Otsuka, M. et al.：Pharmacological study of [2-chloro-11-(2-dimethylaminoethoxy)-dibenzo[b,f]thiepine] (zotepine), a new neuroleptic drug. Arzneim.-Forsch., 29 1588-1594, 1979.
45) 植田育男：創薬とノーベル賞．生産と技術，65：28-32, 2013.
46) Ueda, I., Sato, Y., Maeno, S. et al.：The synthesis of 10-(4-methylpiperazino)dibenzo[b,f] thiepin and related compounds. Neurotropic and psychotropic agents. Chem. Pharm. Ball., 23：2223-2231, 1975.
47) Ueda, I., Umino, S.：The synthesis of 11-(2'-dimethylaminoethyl)-5-methyl-5,11-dihydrodibenzo[b,e][1,4]thiazepin and related com-

pounds. Neurotropic and psychotropic agents. Bull. Chem. Soc. Japan, 48 : 2323-2327, 1975.

48) Ueda, I. : The rearrangement of 10-bromo-10,11-dihydrodibenzo[b,f]thiepin-11-one and related compounds in an alkaline solution. Bull. Chem. Soc. Japan, 48 : 2306-2309, 1975.

49) Ueda, I., Sato, Y., Maeno, S. et al. : Synthesis and pharmacological properties of 8-chloro-10-(2-dimethylaminoethoxy)dibenzo[b,f]thiepin and related compounds. Neurotropic and psychotropic agents III Chem. Pharm. Bull., 26 : 3058-3070, 1978.

50) 氏家 寛, 堀井茂男, 江原 嵩 他 : 躁病に対するzotepine 治療の有効性. 臨床精神医学, 12 : 1575-1586, 1983.

51) Yamamoto, T., Tazoe, N., Ueki, S. et al. : Effect of zotepine on head-twitch induced by L-5-hydroxy-tryptophan, mescaline and 2,5-dimethoxy-4-methylamphetamine in mice and rats. Japan J. Pharmacol., 33 : 319-325, 1983.

§82

究極の抗精神病薬 clozapine の開発物語

―― その1：Clozapine の創製から欧州での承認とそれに続いた
フィンランドからの無顆粒球症の報告まで ――

I. はじめに

　向精神薬の開発物語を書き始めて6年半が過ぎた。いつのころからか，棹尾を飾るのは clozapine の開発物語，という考えが固まってきていた。開発の順番からいえば，chlorpromazine の phenothiazine 誘導体，haloperidol の butyrophenone 誘導体の次に来るはずのものであるが，途中でかなり長い開発停止期間が入り，また，近代的抗精神病薬の源流となりながらいまだ十分に奥を見せていない底知れない威力と魅力を持つ clozapine は最後に書きたいということになったのである。わが国で長い長い期間を要して開発が最終的に一区切りついたのは2009年4月22日の承認であったが，その後の展開はこれからである，ということもその理由の大きな部分を占めている。

　こうして clozapine の開発物語に取り掛かれるというのは，ついにここまでたどり着いたかという感慨とともに，何としても嬉しい。何回で clozapine の話がおわるのか自分でも判らないところがまた楽しみでもある。

　本稿では，まず最初に clozapine がどのように誕生してきたのか，その誕生物語から書き始めたい。

　なお，clozapine の開発物語を書くにあたって資料を集めていた際，2007年に発表された New York の Rochester 大学の John Crilly[12] の "The history of clozapine and its emergence in the US market : a review and analysis" を見つけ出した。非常に詳細にかつ劇的に書かれており，とりわけ Sandoz 社（現 Novartis AG 社）に米国での clozapine の開発を託された Dr. Gilbert Honigfeld からの情報を含めて，通常は知り得ない裏の事情などがふんだんに書かれていて素晴らしいレビューである。本稿を含めて clozapine の開発物語のかなりの部分で Crilly のレビューを利用させていただいていることを付け加えておきたい。

II. Clozapine の創製

　1865年スイスの Bern に George Wander が創業した化学・分析などの技術を専門とする Wander 社は20世紀に至っても健在で，1950年頃には新しい向精神薬の開発に燃えていた。1950年は Rhône-Poulenc 社（現 Sanofi 社）の Charpentier が Henri Laborit の要請に応じて chlorpromazine を合成した年であり，翌1951年には Geigy 社（現 Novartis AG 社）が iminodibenzyl 骨格を用いて chlorpromazine と同じ側鎖をつけた imipramine を合成していた。当時はともに統合失調症を対象とした抗精神病薬を目指しており，前者は成功

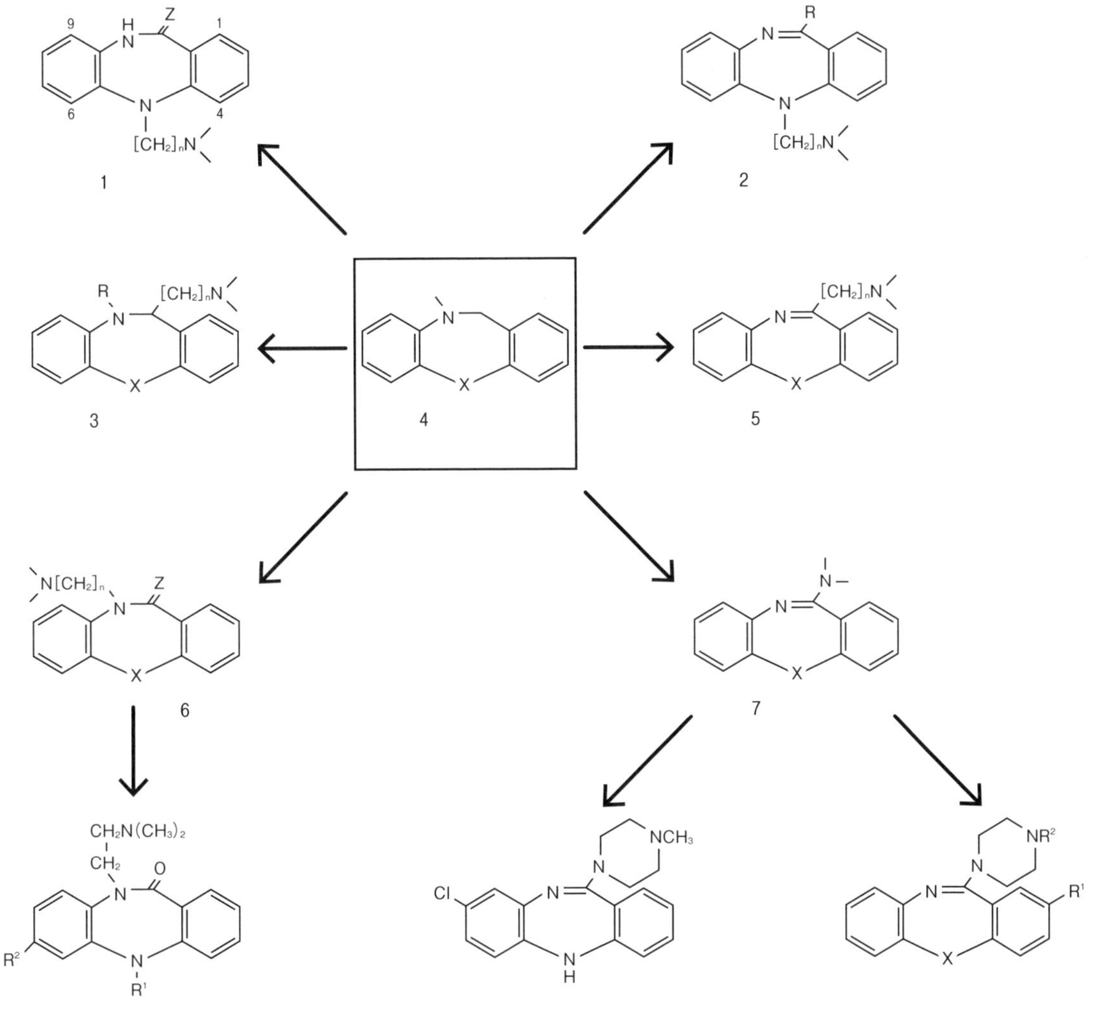

	R^1	R^2	
8	CH_3	H	dibenzepin
9	H	Cl	clobenzepam

	X	R^1	R^2	
11	S	Cl	CH_3	clotiapine
12	O	Cl	CH_3	loxapine
13	O	Cl	H	amoxapine
14	CH_2	H	CH_3	perlapine

図1　Wander 研究所が創製した新規化合物（Schmutz と Eisenberger，1982[38]）

し，後者は Roland Kuhn の業績により抗うつ作用が発見されている[24]。

Wander 研究所の Schmutz らはこの２つの三環構造を有する化合物から研究をスタートさせ，とくに中央の環を７員環とする imipramine に興味を抱き，多くの化合物を合成してはその薬理学的性質をテストするプログラムにとり組んでいた。雌伏５年というが，1955年頃までに1900以上もの化合物を合成し，それらの中から1958年に有望ないくつかの化合物が選び出された（図１，図２）[37,38]。この中に筆者が Wander ３兄弟と呼ぶ clozapine，clotiapine，loxapine（amoxapine）が存在しており，後に不肖の弟となった perlapine も含まれていたのである。何という豪華な顔ぶれであろうか。Wander 社のこの底力をみて，いつも身震いする。なお，clothiapine[28]，amoxapine[29]，

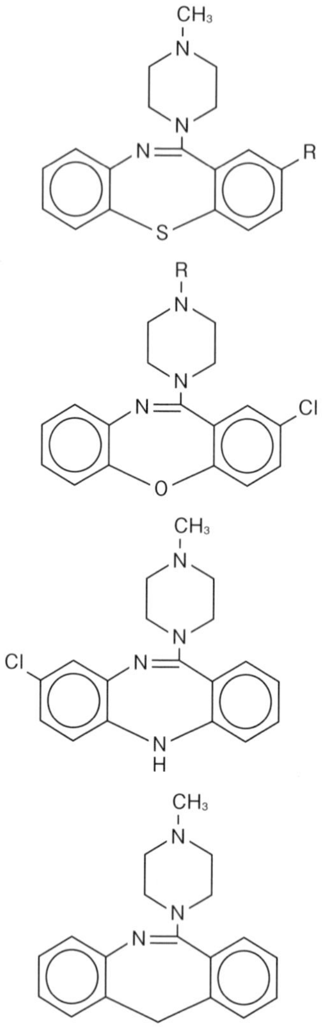

R = Cl : clotiapine(Entumin®)(Deliton®)
R = CH₃ : metiapine

R = CH₃ : loxapine
R = H : amoxapine(Amoxan®)

clozapine(Leponex®)

perlapine(Hypnodin®)

図2 Wander 研究所が創製した主要新規化合物 (Schmutz, 1975[37], 一部加筆)

perlapine[30] については本シリーズで取りあげている。

さて，Schmutz は1958年に合成した clozapine の最初の薬理学的フルレポートを1961年1月に次のように紹介している。

「Compound HF-1854（研究室の clozapine の code number）は中枢性鎮静作用を有し，強力な adrenaline, noradrenaline, acetylcholine および histamine に対する拮抗作用を有する。Chlorpromazine と同様に節遮断作用をきたすことなく交感神経系刺激の効果を抑制する。HF-1854 はマウスやウサギでの非常に強力な痛み反応の抑制作用を有する点で chlorpromazine と異なっている。さらに，chlorpromazine によってもたらされるようなカタレプシーがみられない。この化合物は強力な鎮痛性の，副交感神経および交感神経抑制性作用を有する神経遮断薬（neuroleptic）と分類されうる。ヒトでは，中枢性神経遮断作用は自律神経機能に影響するより低い用量で現われると期待されるが，この自律神経機能は副作用として現われる可能性を銘記すべきである。正常なネコでは，より高い用量でのみ精神緩和作用とともに自律神経系の効果をもたらす。我々はこの化合物をヒトで試すべきであると提案する。」

表1 Clozapine, chlorpromazine（CPZ）, haloperidol, chlordiaxepoxide（CDP）, barbiturates の薬理学的効果比較（1961年12月），（Schmutz と Eichenberger, 1982[38]）

Pharmacological effects	Clozapine	CPZ	Haloperidol	CDP	Barbiturates
Adrenolytic effects	+++	+++	0	0	0
Noradrenolytic effects	++	+	0	0	0
Sympatholytic effects（peripheral）	+++	+++	(+)	0	0
Parasympatholytic effects（peripheral）	++		+	0	0
Antihistaminic/antianaphylactic action	++	+		0	0
Antiserotonin effects（peripheral）	++	+++			0
Antinociceptive effects	+++	+	+	0	0
Decrease in spontaneous motility	Wide dose range	Wide dose range	Wide dose range	Wide dose range	Narrow dose range
Cataleptic effects	0	+	+++	0	0
Inhibition of decerebration rigidity	+++	+++	+	+(incompl.)	+
Anticonvulsive action	0	0		+++	++
Pentobarbital potentiation	+++	+++	+++	+	Additive
EEG arousal inhibition	+++	++	0	0	++
Inhibition of conditioned suppression	0	0		+++	+

以上の1961年1月に発表したフルレポートには，後に neuroleptics（ここでは抗精神病薬）のスクリーニングとして広く用いられることになった apomorphine growing test は当時は実施されておらず，clozapine もこのテストは実施していない。Clozapine にはこのテストに対する作用のないことが後に判明しているが，もし1961年の段階でこの事実が判っていたら，clozapine の開発を進めなかった可能性があり，むしろ幸運なことであったとしている。とても興味深い話ではある。

1961年12月には clozapine の薬理学的効果を chlorpromazine, haloperidol, chlordiazepoxide, barbiturates と比較したデータを示している（表1）[38]。それによると，clozapine は chlorpromazine とよく似た性質を示しているが，haloperidol とは明らかに異なるとしている。1958年，Paul Janssen によって morphine 型鎮痛薬 meperidine の操作中に発見された haloperidol が顔を出している。この clozapine の宿敵にして，定型抗精神病薬の雄として世界に羽ばたいた haloperidol の開発は clozapine より先へ進んでいったのである。

ところで，興味あることの1つとして，Schmutz が clozapine を合成し，それを臨床試験のルートへ乗せることを熱望した過程の1つに，強力な抗精神病作用を示しながらカタレプシー惹起作用のない点が強調されるが，clozapine とその 2-chloro-isomer（HF-2046）との比較が示されている（図3）[37]。これによると，8位に chlor のついた clozapine はカタレプシー惹起作用と apomorphine 拮抗作用がないのに対して，2位に chlor のついた HF-2046 は古典的な抗精神病薬と同様にカタレプシー惹起作用も apomorphine 拮抗作用も有している。Schmutz らが合成した一連の化合物で8位に chlor のついた化合物で臨床へ進んだのは clozapine のみであり，この8位の chlor が clozapine の特徴の鍵になっている。後年，英国 Eli Lilly 社の Chakrabarti が無顆粒球症をきたさない olanzapine を創製するに当って，この8位の chlor をはずした事実につながりうる話としてとても興味深いものがある[8]。

なお，clozapine はスイスで1960年に特許を獲得している。

III. Clozapine の薬理

1. Sulpicio らの発見

Clozapine の薬理学的作用については，1961年の段階で合成者 Schmutz と Eichenbager の発表した成績を表1に示したが，clozapine の抗 serotonin（5-HT）作用を発見したのは米国は Phila-

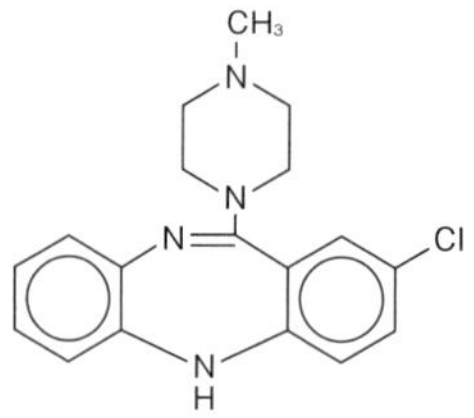

			I	II
カタレプシー	rat ED50	mg/kg s.c.	∅	1.8
apomorphine 拮抗	rat ED50	mg/kg s.c.	∅	1.7
条件回避反応の抑制	mouse ED50	mg/kg p.o.	20.0	2.0
自発運動の抑制	mouse ED50	mg/kg p.o.	2.5	3.0
脳波覚醒反応の抑制	rabbit ED150%	mg/kg i.v.	1.5	∅
Homovanillic acid, 線条体	rat ED300%	mg/kg p.o.	56	9
Dopamine, 線条体：content	rat		↑	↓
turnover	rat		↑	↑
Serotonin, 全脳：content	rat		↑	∅
turnover	rat		∅	∅

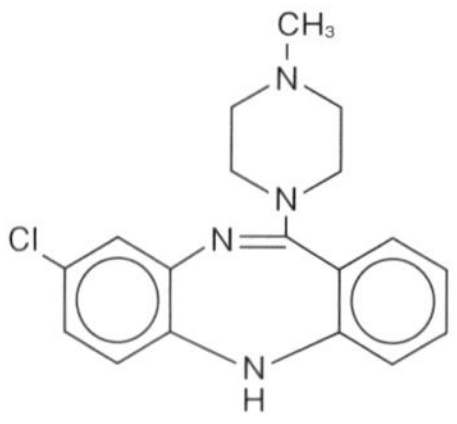

∅ = inactive, ↑ = 増加, ↓ = 減少

図3 Clozapine (HF-1854) とその 2-chloro-isomer (HF-2046) の薬理学的および生化学的効果の比較 (Schmutz, 1975[37])

delphia の Smith Kline and French 社（現 Glaxo-SmithKline 社）の Sulpicio ら[45]である。その経緯が興味深いので紹介しておく。

Fenfluramine は化学構造 amphetamine に類似し食欲抑制作用を示すが，その作用機序は主に 5-HT 系の作動作用によることが知られていた[10,15]。1963年にはフランスでやせ薬として承認され，その後，米国でも承認を得た。この fenfluramine は 26〜28℃の室温でラットの体温を上昇させる作用があることから，抗 5-HT 作用を測定するモデルに用いられていた。Sulpicio らは fenfluramine の体温上昇作用をあらかじめ測定した上で（図4），標準的抗精神病薬を含めた諸々の薬物の中枢性抗 5-HT 作用を測定していたところ，当時，ユニークな抗精神病薬とみられていた clozapine が高度の抗 5-HT 作用を有することを発見したのである。表2[45]にみるように，錐体外路症状（extrapyramidal symptoms：EPS）惹起作用の弱い thioridazine と中程度の chlorpromazine では低用量で fenfluramine による体温上昇作用を有意に抑制するのに対して，強力な抗 dopamine（DA）作用のもとに強い EPS 惹起作用を示す haloperidol と trifluoperazine にこの作用がなく，EPS を示さないことで注目されている clozapine にこの作用の著しいことに気付いたのである。

当時，clozapine が EPS を呈さない理由として，辺縁系の DA 受容体の遮断作用が線条体のそれより強いとする部位選択性説[44,51]と clozapine 自身が持つ強い muscarinic acetylcholine 受容体拮抗作用（抗 choline 作用）によるとの考え方があった[43]。Sulpicio らは自ら得たデータから，clozapine が強力な抗精神病作用を示しながら EPS を呈さないのは clozapine の中枢性の抗 5-HT 作用による可能性を提案したのである。

Clozapine の薬理学的プロフィールが少しずつ明らかにされていった中で，Sulpicio らのこの抗5-HT 作用の発見は極めて貴重であり，前稿でも紹介したが，藤沢薬品工業（現 アステラス社）の Shimomura ら[41]が zotepine に EPS 惹起作用が弱いのは，抗 5-HT 作用によるのではないかとのヒントを得たのは Sulpicio らのこのデータからであった。

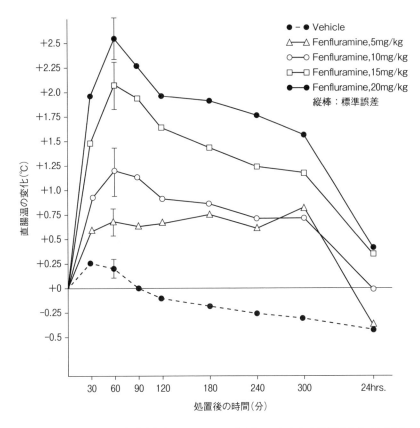

図4 Fenfluramine の腹腔内投与による 26〜28℃下でのラット直腸温の変化（Sulpicio ら，1978[45]）

2．Peroutka と Snyder の業績

米国 Maryland 州 Baltimore の Johns Hopkins 大学の Peroutka と Snyder[34]は国立精神保健研究所（National Institute of Mental Health：NIMH）の Grant のもとで抗精神病薬の尾状核の DA 受容体への ^{3}H-spiroperidol 結合親和性と臨床用量との相関を見るとともに，前頭葉の 5-HT 受容体への ^{3}H-spiroperidol 結合親和性および α 受容体と histamine H_1 受容体への結合親和性を調べている。

図5に DA 受容体と 5-HT 受容体への結合親和性のみを示した。抗精神病薬の DA 受容体結合親和性と臨床用量の相関はよく知られた有名なデータであるが，ここで興味があるのは 5-HT 受容体への親和性であり，clozapine は DA 受容体への親和性は極めて低いが，5-HT 受容体への親和性は DA 受容体に対するより10倍以上強いという事実である。ここでも clozapine の 5-HT 受容体への高い親和性が確認されている。

なお，ここでもう1つ興味を持ったのは，butyrophenone 系の pipamperone は DA 受容体親和性に対して60倍強い 5-HT 受容体親和性が示されたことである。Paul Janssen が pipamperone の非定型性（陰性症状への作用，EPS 惹起作用の弱さ，睡眠改善作用）に気付いてその薬理学的プロフィールを見直していったことから serotonin-dopamine antagonist（SDA）の第1号の risperidone の合成（1984年）に成功した物語[23]は，Peroutka と Snyder の業績の中にその糸口を見ることができる。

Peroutka と Snyder の業績は，教室の Creese ら[11]や Seeman ら[39]の有名な抗精神病薬の D_2 遮断作用の力価と臨床用量との相関を他の脳内受容体の 5-HT，α 受容体，histamine H_1 受容体への親和性（力価）と臨床用量まで拡大させたもので，

表2 各種抗精神病薬の fenfluramine による体温上昇への効果 (Sulpicio ら, 1978[45])

テスト薬物	用量	投与経路	処置前の時間	投与60分後の直腸温の変化
Clozaipne	1.0	p.o.	45min.	+ 0.7
	2.0	p.o.		+ 0.3*
	4.0	p.o.		− 0.9*
	8.0	p.o.		− 0.7*
	20.0	p.o.		− 1.3*
Vehicle	—	p.o.		+ 2.1
Thioridazine	1.0	p.o.	90min.	+ 1.4
	2.0	p.o.		+ 0.3*
	4.0	p.o.		+ 1.0
	8.0	p.o.		+ 0.7
Vehicle	—	p.o.		+ 1.6
Chlorpromazine	1.0	p.o.	90min.	+ 1.1
	2.0	p.o.		+ 0.9
	4.0	p.o.		+ 0.5*
	8.0	p.o.		+ 0.8
Vehicle	—	p.o.		+ 1.8
Haloperidol	5.0	p.o.	180min.	+ 3.4
Vehicle	—	p.o.		+ 2.8
Trifluoperazine	0.5	p.o.	180min.	+ 2.1
	5.0	p.o.		+ 1.7
Vehicle	—	p.o.		+ 1.9

* $p < 0.05$　p.o. = per os (経口)

その中で clozapine がどう位置づけられるかを明らかにもした。

その後, risperidone や olanzapine などの多くの非定型抗精神病薬が創薬され, それぞれの薬理学的プロフィールが明らかにされる中で, clozapine が対象薬の1つとされて同時に研究されてきている。Sánchez ら[36] は Lundback 社が開発した sertindole の研究で, 表3のように新規の非定型抗精神病薬と比較された clozapine のプロフィールを示している。出村ら[13] は, clozapine の前臨床薬理についてのレビューで, それまでの多くの報告から表4のように, 定型抗精神病薬である haloperidol と chlorpromazine との比較で極めて詳細にまとめている。Sánchez ら[36] の報告では, clozapine の D_2 受容体への親和性は比較的低い反面, 5-HT_2 と $α_1$ adrenoceptor 受容体およびとりわけ muscarinic 受容体への親和性の高さが目立っている。出村ら[13] はその時代の最新の情報をまとめており, とくに dopamine 受容体の中で D_4 受容体への親和性の高さを Van Tol ら[49] のデータで示している。また, Leysen ら[25] は risperidone の紹介の中で, 図6のように clozapine の受容体親和性をクリアカットに示している。

このようにして, clozapine の脳内の多くの受容体への親和性が明らかにされ, 定型および非定型の抗精神病薬との異同が明らかにされてきている。なお, 米国 Eli Lilly 社の Bymaster ら[7] は, 英国 Eli Lilly 社の Chakrabarti らが clozapine の改良型として創薬した olanzapine の薬理学的プロフィールを紹介した中で, dopamine, serotonin, muscarinic およびその他の受容体の各サブタイプへの各種抗精神病薬の親和性についての詳細を述べているが, その中でとくに興味を惹いたのは dopamine 受容体への親和性で (表5), ここでも Van Tol ら[49] と Seeman と Van Tol[40] の clozapine の D_4 受容体へのデータが引用されている。Clozapine の D_4 受容体への親和性の高さがその薬理学的プロフィールの特徴の1つということで, ここか

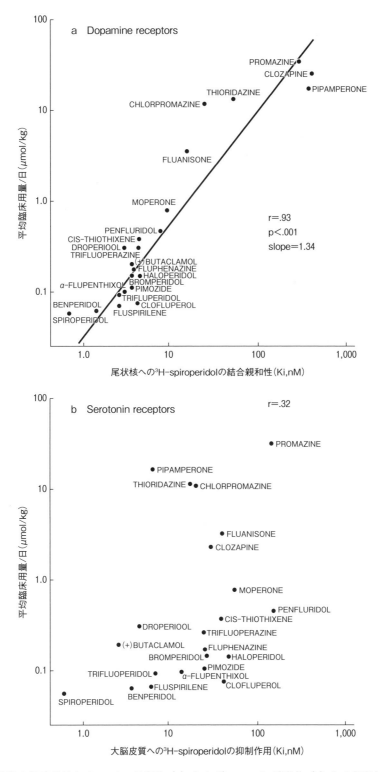

図5 各抗精神病薬の臨床用量とdopamine受容体（a）およびserotonin受容体（b）との親和性相関（PeroutkaとSnyder, 1980[34], α adrenaline受容体とhistamine H_1 受容体との相関図省略）

表3 抗精神病薬の主要脳内受容体への in vitro 結合親和性（Ki 値, nmol/L）（Sánchez ら, 1991[36]，わが国へ導入・承認された抗精神病薬のみ抜粋）

	Clozapine	Olanzapine	Risperidone	Quetiapine	Haloperidol
Dopamine D_1	53	10	21	390	15
Dopamine D_2	36	2.1	0.44	69	0.82
5-HT_{1A}	710	7100	21	>830	2600
5-HT_{2A}	4.0	1.9	0.39	82	28
5-HT_{2C}	5.0	2.8	6.4	1500	1500
$α_1$-Adrenoceptors	3.7	7.3	0.69	4.5	7.3
$α_2$-Adrenoceptors	51	140	1.8	1100	1600
Histamine H_1	17	5.6	88	21	>730
Muscarinic	0.98	2.1	>5000	56	570

表4 Clozapine, haloperidol, chlorpromazine の神経伝達物質受容体への親和性（Ki 値；nM）（出村ら, 1995[13]，データ発表各文献省略）

受容体	clozapine	haloperidol	chlorpromazine
Dopamine			
D_1	172	60	96
D_2	182	1.3	8.5
D_3	479	3 to 10	>6
D_4	9	5.1	37
D_5	250	48	133
Ki ratio (D_1/D_2)	0.95	46.15	11.29
Ki ratio (D_2/D_4)	20.22	0.25	0.23
Serotonin			
5-HT_{2A}	5	20	2
5-HT_{2C}	7.2	2320	27
5-HT_3 (pKi)	6.98	inactive	5.75
*Ki ratio (D_2/5-HT_{2A})	36.4	0.065	4.25
Muscarinic	12	24000	70
Histamine H1	2.8	1900	2.8
Adrenergic $α1$	9	6.1	2.6
Adrenergic $α2$	160	3800	750

ら生まれた1つのエピソードを次に紹介しよう。

3．Clozapine と dopamine D_4 受容体と創薬の可能性

Bymaster ら[7]が紹介した clozapine の D_4 受容体への親和性の高さから派生した1つの大きなエピソードを思い出した。Toronto 大学の Hubert Van Tol らは，clozapine のクローニングで得た D_4 受容体発現が線条体では低く，前頭葉皮質に高いことから，EPS を回避しながら強力な抗精神病作用を示す clozapine の作用機序の本体は D_4 受容体拮抗作用にあると考えた[49]。ここから選択的 D_4 受容体拮抗薬を作れば，clozapine と同様な EPS を惹起しない抗精神病薬に成り得るとの発想を基に多くの候補薬が創製され，1つのブームとなった。わが国でも大正製薬の Okuyama ら[32]によって NRA0160 が創製され，その前臨床神経薬理学的プロフィールが公表されており，その中に多くの選択的 D_4 受容体拮抗薬が紹介されている。米国では，Merck 社の L-745,870 が第二相試験まで進んだが，極めて残念なことに失敗に終わった。その後，Van Tol らの D_4 受容体への親和性も当初発表

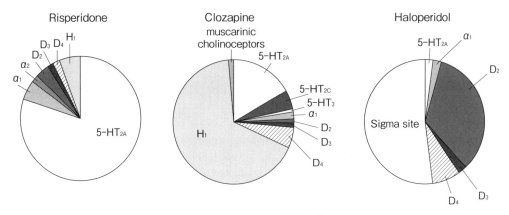

図6 Risperidone および対照薬の in vitro における各種受容体に対する親和性（Leysen ら，1994[25]）
これらの薬物の親和性は35種の受容体について試験し，親和性を示した受容体のみを図示してある。

表5 主要抗精神病薬の dopamine 受容体サブタイプ結合親和性の Ki 値（Bymaster ら，1996[7]）

Compound	K_i (nM)[a] D_1	D_2	D_4
Olanzapine	31 ± 0.7	11 ± 2	27 ± 3
Clozapine	85 ± 0.7	125 ± 20	9 ± 1[b], 21 ± 2[c]
Risperidone	75 ± 8	3 ± 0.1	7 ± 1[c]
Remoxipride	＞10,000	275 ± 180	3690 ± 360[b]
Quetiapine	455 ± 105	160 ± 15	—
Org5222	5 ± 0.1	1 ± 0.1	—
Haloperidol	25 ± 7	1 ± 0.04	5 ± 0.5[b]

a：K_i ± SE，b：Van Tol ら，1991 のデータ，c：Seeman と Van Tol，1993のデータ

されたほど高くないことが判明したこともあり，D_4 受容体拮抗薬の創薬は夢と消えた。これも clozapine の臨床効果を支える薬理学的プロフィールが大いに注目されていたことから生まれたものといえようか。ちなみに，筆者は北里大学東病院で D_4 受容体拮抗作用と 5-HT_{2A} 受容体拮抗作用を併せ持つ候補薬 fananserine の第一相試験を実施し，大いに期待したが，米国で Tamminga や Meltzer らが参加した placebo 対照試験にまで進みながら，これも失敗に終わり[48]，わが国では臨床試験にまで行けずに残念な思いをしたのである。

Tarazi と Baldessarini[47]は分子精神医学における D_4 受容体の意義を述べた報告の中で表6を示している。ここでも clozapine の D_4 受容体の親和性の高さが強調されている。

4．Clozapine の作用機序

Chlorpromazine の作用機序の本体は D_2 受容体遮断作用にあるとされているが，serotonin, histamine H_1, muscarinic, adrenergic alpha 1 など脳内各種受容体への親和性を有している。次に世に出た haloperidol では，選択的ともいうべき D_2 受容体遮断作用が中心で，抗精神病作用と EPS は密接不可分とされ，これこそが抗精神病薬であるとする neuroleptic Dogma が普及し，いわゆる定型抗精神病薬の原型となった。

一方，clozapine の作用機序について，出村[14]による詳細な解説がある。それによると，clozapine の脳内受容体への親和性をみると（表4），D_2 への親和性は低く，むしろ D_4 への高い親和性，およびそれより高い 5-TH_{2A}, histamine H_1, adrener-

表6 代表的抗精神病薬のD_4とD_2受容体への親和性（TaraziとPaldessarini, 1999[47], わが国への非導入のもの省略, 引用文献省略）

	D_4, D_2への親和性 力価		D_4対D_2選択性
clozapine	40	190	4.75
olanzaapine	28	31	1.11
quetiapine	1600	700	0.44
risperidone	16	5.9	0.37
chlorpromazine	12	1.2	0.10
fluphenazine	9	0.5	0.06
haloperidol	10	0.5	0.05

gic alpha 1 などの受容体への親和性を有している。このD_4受容体への高親和性がclozapineの作用機序を担っているとの発想のもとに，選択的D_4受容体拮抗薬が新規抗精神病薬になりうるとして，臨床開発が展開されたが，既に述べたように成功しなかった。D_2受容体にごく低い親和性しか持たないclozapineの作用機序はまだまだ解明されたとはいえないが，ひとまず，D_4受容体への高親和性とそれより高い他の脳内受容体への複合的親和性の作用が考えられてきている。それに加えて，近年，臨床的に意味のある活性を持たないとされてきたclozapineの主要代謝物であるN-desmethylclozapineがmuscarinic M_1受容体への作動作用を有して，N-methyl-D aspartate receptor（NMDA受容体）の活性化作用を示すことが報告されてきている[26,46]。Clozapine自体が側坐核や線条体に比して前頭前野皮質に選択的にacetylcholine遊離作用を有していることが明らかにされてきている[33,50]。このように，clozapineはacetylcholine系を介して，NMDA受容体作動作用を呈するというのである[27]。統合失調症の病態機序として，遺伝要因，環境要因，あるいは発達過程の障害などにより大脳皮質のNMDA受容体機能が低下することでGABA神経系が脱抑制され，そのため中脳辺縁系dopamine神経系が過剰活性化されると考えられてきている。これに基づけば，clozapineのD_2受容体遮断作用が軽微もしくは欠落していても，NMDA受容体を活性化すれば，中脳辺縁系dopamine神経の選択的抑制は説明できるという[14]。こうなれば，clozapineの作用機序はacetylcholine系を巻き込み，dopamine系とglutamate系に跨る壮大な統合失調症発症仮説が展開されることになり，clozapineの奥深さがさらにクローズアップされてくる。

IV. 欧州におけるclozapineの臨床試験

1960年代に入って，Wander社はいよいよclozapineの臨床試験を開始した。ここでは，初期のオープン試験とhaloperidolとの単盲検・クロスオーバー試験を紹介する。

1. 初期のオープン試験

欧州でのclozapineの最初の試験は1962年に2本のオープン試験から始まっている。

1本目の試験は19例を対象とし，うち12例が慢性の統合失調症患者で，前治療薬を徐々にclozapineに置き換えていく方法をとっている。Clozapineは20mgの3回投与から初めて160mgの3回投与まで増量した。この試験では，clozapineは有効な抗精神病薬としては評価されず，望ましくない多くの自律神経症状が認められた。そして，EPSは出ておらず，通常はEPSの1つの徴候とされる流涎が認められている[12]。

もう1本のオープン試験はWienのGrossとLangner[18]が1966年に報告したもので，これがclozapineの臨床試験で最初に論文化されたものの1つと考えられる。報告では，男性統合失調症患者34例を対象としており，病態別効果では表7のように幻覚・妄想型の急性期例では11例とも改善・著明改善を示し，慢性期13例でも69％が十分な改善を示している。破瓜病での症例は少ないが，病初期の4例中2例で改善が認められ，末期（いわゆる陳旧例）1例では効果を認めていない。また躁状態混合型4例では2例に効果を認めている。全体では71％（24／34例）に改善・著明改善と，優れた効果を示した。

標的症状としては表8にみるように不眠症状には100％有効で，いずれの項目にも高い有効性を示している。

安全性では，多くの症例で眠気，疲労の訴えが300〜400mg/日の投与量で認められているが，日

表7 Clozapine の統合失調症に対する効果（Gross と Langner，1966[18]）

診断	症例数	改善・著明改善	改善率（％）	疑わしい効果	不変，疑わしい効果
幻覚・妄想性経過					
急性期	2	2	100		
急性増悪期	9	9	100		
慢性期	13	9	69	3	1
破瓜病					
初期	4	2	50	1	1
末期	1	0	0		1
躁状態混合性	4	2	50	2	
統合失調症＋てんかん	1	0			1
合計	34	24	71	6	4

表8 Clozapine の標的症状への効果（Gross と Langner，1966[18]）

症状	症例数	改善（＋／＋＋）	改善率（％）
不眠症状	21	21	100
抑制	17	12	71
接触不良	16	11	69
興奮，緊張，攻撃性	10	9	90
思考障害	7	6	86
不安	10	7	70
幻覚・妄想	14	12	86

常生活上支障はない。EPS は 1 例もみられなかったが，1 例で強い流涎，1 例で口内乾燥がみられている。収縮期血圧の上昇がわずかに（10～20 mgHg）みられている。脳波上，6 例で通常の抗精神病薬でみられる軽い徐波化がみられ，1 例（20 歳の破瓜病，衰弱型）で重大な全体的変化がみられ，中止 8 日目には旧に復している。なお，1 例（65 歳の慢性幻覚妄想型，明白な中枢性の動脈の硬化症を有する）に 100mg の 3 回投与のさい，3 日間のせん妄と通過症候群を認めている。2 例でけいれん発作（うち 1 例ではてんかんのある患者）がみられている。

以上の Gross と Langner の報告では clozapine は急性期の症例に高い改善例を示し，慢性期にも比較的高い効果を認め，EPS を呈さないとなっている。なお，clozapine の用量は 100～700mg/日の範囲で 200～400mg/日の用量が多かったとしている。試験期間の記載は見当たらないが，6 ヵ月かけて実施されたと思われる。

2．単盲検クロスオーバー法による haloperidol との比較試験

本試験はデンマークは Roskilde の St. Hans 病院へ入院中の統合失調症患者を対象として実施されている[16]。選択基準は発症 2 年以上で，それまでの抗精神病薬を中止して急性増悪にて幻覚・妄想状態を呈して入院中の 19～60 歳（平均43歳）の男性患者20例である。

試験のデザインは表9に示したような Group 1 10例，Group 2 10例を単盲検にて割り付けた clozapine と haloperidol のクロスオーバー法を採用している。両薬剤の用法・用量は表10に示した。用量比はおおよそ clozapine 25mg に対して haloperidol 1mg であった。

成績は Brief Psychiatric Rating Scale（BPRS）で評価されており，図7のように clozapine は生産的統合失調症症状（陽性症状）の 7 項目と不安と緊張に高い有意差を示した。さらに，感情的引きこもりおよび感情鈍麻の陰性症状にも効果を示

表9 Clozapineとhaloperidolとの単盲検クロスオーバー比較試験のデザイン（Gerlachら，1974[16]）

	"Wash-out"	Phase 1	"Wash-out"	Phase 2
Group 1 10例	17日 (7-22)	Clozapine 82日	12日 (5-30)	Haloperidol 82日
Group 2 10例	20日 (5-51)	Haloperidol 82日	16日 (7-71)	Clozapine 82日

表10 Clozapineとhaloperidolとの単盲検クロスオーバー比較試験における薬剤の用法・用量（Gerlachら，1974[16]）

薬物	治療期（日）					
	1	3	10	20	40	82
Clozapine（mg/day）	50 (50-200)	100 (75-300)	200 (75-600)	200 (100-600)	200 (100-800)	200 (100-800)
Haloperidol（mg/day）	1 (1-7)	2 (1-10)	6 (1-24)	8 (3-24)	10 (3-32)	10 (3-32)

平均用量（用量範囲）

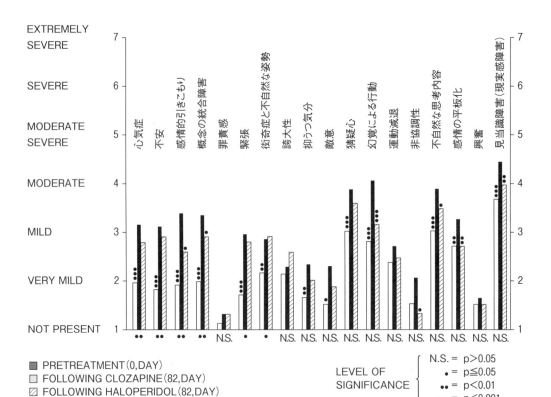

図7 Clozapineとhaloperidolの単盲検クロスオーバー比較試験におけるBPRSスコアの変動（Gerlachら，1974[16]）

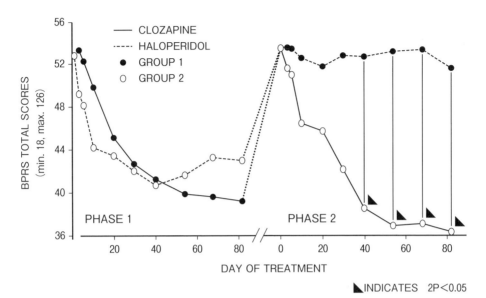

図8 Clozapineとhaloperidolの単盲検クロスオーバー比較試験におけるBPRS合計スコア（平均）の推移（Gerlachら，1974[16]）

表11 Clozapineとhaloperidolの単盲検クロスオーバー比較試験における最終全般評価（Gerlachら 1974[16]）

薬物	治療効果				忍容性				作業能力			
	Very good	Good	Fair	Failure	Very good	Good	Fair	Failure	Very good	Good	Fair	Failure
Clozapine（患者数）	1	10	8	1	5	14	1	0	0	6	4	10
Haloperidol（患者数）	0	0	10	10	2	14	3	1	0	1	7	12

した。一方，haloperidolは6項目で有意な改善を示した。Clozapineとhaloperidolの直接比較では，心気症，不安，感情的引きこもり，概念の統合障害，緊張，衒奇症と不自然な姿勢の6項目とBPRS全体の評価でclozapineが有意に優れる結果となっている。

BPRS合計スコアの時間的推移をみると（図8），phase 1では両薬剤群は同様な推移であるが，症状の重症度ではclozapine群が低い。Phase 2ではclozapine群が著しい効果を示して，両薬剤群間に明確な有意差がみられている。

両薬剤の効果と忍容性の全般評価を表11に示した。忍容性と作業能力とでは有意差はみられなかったが，治療効果ではclozapineが高い有意差（p＜0.001）を示している。

安全性では，副作用を表12に示したように，clozapine群に日中の眠気が多いことが目につき，全身の重い感じと表現されている。もう1つはclozapine群にEPSがみられなかったことで，haloperidol群の多さと対照的である。Clozapine群では抗パーキンソン薬も睡眠薬も必要としなかったのに対して，haloperidol群ではそれぞれ15例と6例が必要とした。心電図でclozapine群に洞性頻脈1例，PQ間隔の短縮1例，T波の平坦

表12 Clozapine と haloperidol の単盲検クロスオーバー比較試験における副作用（Gerlach ら，1974[16]）

症状	症例数 Clozapine	症例数 Haloperidol
眠気	17	6
睡眠障害	1	3
不穏	2	5
激越	2	3
昏迷	1	2
口渇	5	1
流涎	2	4
多汗	4	1
視力調節障害	0	1
頭痛	1	0
悪心	0	2
便秘	0	0
下痢	1	0
浮動性めまい	4	1
虚脱	3	0
ハイポキネシア*	0	2（+1）
硬直*	0	6（+1）
振戦*	1（+2）	11（+1）
アカシジア	0	5
遅発性ジスキネジア*	（4）	3（+2）

＊（　）：治験前および治験期間中に症状を示した症例数

化1例がみられたが，haloperidol 群には変化をみなかった。

臨床検査所見では，clozapine 群に7例，haloperidol 群に4例の SGOT の上昇がみられた。白血球数についての記載はない。

以上の単盲検クロスオーバー比較試験から，clozapine も haloperidol もともに統合失調症の中核症状に対して有効であったが，clozapine は BPRS の心気症，不安，感情的引きこもり，概念の統合障害，緊張，衒奇症と不自然な姿勢で haloperidol より有意に優れていた。とくに重症例にこの傾向が目立っていた。また，鎮静効果と催眠効果がとくに初期の clozapine 服用時に目立っていた。安全性では，両薬ともに良好な忍容性を示したが，clozapine 群に眠気の多いこと，EPS を惹起しないことが特徴的であった。

V. Clozapine の欧州での承認と上市

こうした一連の臨床試験の一方で，Wander 社は Hans Hippius（当時，Berlin 自由大学，のち München 大学教授として欧州の臨床薬理学の第一人者となる。Clozapine のパイオニアの一人）を欧州での clozapine 開発の指導者として依頼し[12]，ここから多くの Wander 社の創薬による薬物の臨床研究が発表されている[2-6,19,20]。とくに，clozapine については，Zürich 大学の Angst 教授らの報告が知られている[2,3]。ところがなんと，1967年に Wander 社は Sandoz 社に吸収されたのである。Thioridazine の開発を手掛け，抗精神病薬に高い関心を抱いていた Sandoz 社は次々とユニークな創薬を発表していく Wander 社とその優れたスタッフを傘下に収めて，自社のさらなる発展を意図したのであろうか。Sandoz 社は clozapine を含めて Wander 社の創薬した候補薬の開発を引き継ぎ，さらに力を入れていったのである。

こうして，当初は neuroleptic Dogma のために統合失調症の治療オプションとして評価されにくい傾向があったものの，Wander 社の熱意ある開発姿勢と，何よりも clozapine の臨床効果と安全性の優れた面が次第に評価されて，1969年の終わりには，clozapine の試験被験者数がおおよそ2,200例に達し，1972年にはスイスとオーストリアで Leponex® の商品名で上市されたのである。さらに1974年にドイツで，1975年には後に大爆弾を投じたフィンランドで上市されている[12]。なお，わが国のノバルティスファーマ社のインタビューフォームには，1969年にオーストリアで最初に承認されたとある[31]。

VI. 降って湧いた clozapine による無顆粒球症の報告とその後の動向

こうして欧州で Leponex® として上市され，順調に処方を伸ばしていた矢先にフィンランドは Helsinki の National Board of Health（NBH）の Juhana Idänpään-Heikillä らは，1975年の Lancet 9月号に，突如，clozapine と関連して18例の重篤な

血液疾患が生じ，うち9例（無顆粒球症8例，おそらく白血病1例）が死亡とのレターを送り掲載された[21,22]。フィンランドでは，clozapineは1975年2月に市場に導入されており，販売承認の前に実施されたいくつかの臨床試験でも重大な副作用は生じないとされていた。1975年2月以来，clozapineによる治療患者は1,500～2,000例と見積もられている。

死亡した8例は女性3例，男性5例で，年齢は27～61歳（平均43歳），フィンランドの69精神科病院のうちの6病院で報告されている。いずれの病院もフィンランドの南部，南西部に位置している。Clozapineの用量は100～600mg/日で，最初の症状は16日と107日（平均58日）に認められている。死亡例8例中，3例はclozapine単剤で，他の5例ではclozapineに他剤が併用されている。

フィンランドのNBHは1975年7月28日にclozapineとの因果関係が解明されるまでclozapineの販売および使用を中止した。

以上の報告に対してSandoz社は詳細な調査を実施した。当時の世界的なclozapineと関連した無顆粒球症の頻度に対してフィンランドでの頻度は20倍であるとされ[17]，Finnish epidemicという言葉が生まれている。フィンランドからの報告が出るまでは無顆粒球症についての報告が公にされていなかっただけに驚きをもって迎えられた。一方で，chlorpromazineが世に出たときも，無顆粒球症の報告のあったことが文献的に調べられている[35]。当時の抗精神病薬による無顆粒球症の発現頻度は明らかでなかったが，米国でのShopsinら[42]の報告ではclozapineによる無顆粒球症の頻度は0.3％でchlorpromazineによる0.1～1.0％のそれと同様であるとされ，AndermanとGriffith[1]の標準的抗精神病薬では0.004-6.8例/1000例に対して，clozapineでは0.10-7.09/1000例とする報告もあった。非常に多くの調査が実施された様子がCrilly[12]のレビューに詳しいが，最終的には1976年，BasleのSandoz Headquartersは全世界のclozapine programmeの中止を決定し，すべての臨床的研究と開発を直ちに中止した。Clozapineの無顆粒球症惹起作用はclozapineの中毒性によるものとの判断であった。すでに上市されている国では，当局からの命令で市場から撤去されなかった場合には制限された製剤（courtesy product，無料製品など）としてのみ残されることになった。また，オープンラベル試験を実施していた治験医師らはclozapineでなくてはならない症例に対して，人道的立場から恒久的プログラムを設けることを要求し，Sandoz社はこれに同意した。このように，clozapineの臨床的研究と開発はすべて中止されたが，米国や欧州ではclozapineの使用が一部に存続し，これらの経験が後のclozapineの再開発に生きたのである[12]。

わが国では，すでにすべての試験を終了して1973年に当時の厚生省へ申請していたが，次稿で詳述する無顆粒球症がらみの事情でFinnish epidemicの発表される前の1974年12月に取り下げを決意して，1975年6月に取り下げている。米国ではpivotal studyとしてのClaghorn trialが丁度真中にさしかかっていたが（300症例の予定で151例がエントリー），途中で中止された[9]。

Finnish epidemicといわれたIdänpään-Heikkiläらの報告は世界を驚かせ，Sandoz Headquartersの決定は世界を失望させた[12]。しかし，clozapineの開発物語はこれで終ったわけでない。どっこい，生きていたのである。話は次稿以後に続く。

Ⅶ．おわりに

Henri Laboritから始まった1952年のchlorpromazineの統合失調症治療薬としての発見は歓呼をもって迎えられた。さらに優れた抗精神病薬の発見へと沸き立つ中で，まず花開いたのはPaul Janssen率いるグループのhaloperidolを始めとするbutyrophenone系抗精神病薬であった。そしてそれに続いてBernのWander研究所からclozapineを始め，多くの有望な化合物が発表された。欧州のclozapineの開発のリーダーであったHans Hippiusをして"十分効果的な抗精神病作用を発揮しながらEPSを出さないclozapineの作用を驚きをもって発見した"と言わしめたclozapineの登場である。当時はまだ非定型なる用語はなく，ユニークな抗精神病薬として1969年オーストリアで承認された。その独特の薬理学的プロフィール

も次第に明らかにされ，世界中の開発も順調に進み，わが国ではすべての臨床試験を終えて当局へ申請されていた。米国では pivotal study も丁度中葉にさしかかっていた。ところが，1975年9月27日の Lancet にフィンランドから後に Finnish epidemic と呼ばれた無顆粒球症とそれによる死亡が報告された。この報告は世界中を驚かせ，また1976年 Sandoz Headquarters の clozapine の開発の中止は世界中を失望させた。

本稿はここで終るが，clozapine の開発物語はこれからが佳境を迎え，まだまだ続くのである。

稿を終えるにあたり，膨大な資料を集めて戴いたノバルティスファーマ社の井ノ上博司氏，梅村一郎氏，鳥山和宏氏に厚く感謝する。

文　献

1) Anderman, B., Griffith, R. W. : Clozapine-induced agranulocytosis : a situation report up to August 1976. Eur. J. Clin. Pharmacol., 11 : 199-201, 1977.
2) Angst, J., Bente, D., Berner, P. et al. : Das klinische Wirkungsbild von Clozapin (Untersuchung mit dem AMP-System). Pharmacopsychiatry, 4 : 201-211, 1971.
3) Angst, J., Jaenicke, U., Padrutt, A. et al. : Ergebnisse eines Doppelblindversuches von HF 1854 (8-Chlor-11-(4-methyl-1-piperazinyl)-5H-dibenzo (b, e) (1,4) diazepin) im Vergleich zu Levomepromazin. Pharmakopsychiatrie, 4 : 192-200, 1971.
4) Bente, D., Pöldinger, W., Stach, K. et al. : Chemische Konstitution und klinische Wirkung von antidepressiven Pharmaka. Arzneimittelforschung/Drug Res., 14 : 486-490, 1964.
5) Bente, D., Engelmeier, M. -P., Heinrich, K. et al. : Klinische Untersuchungen mit einem neuroleptisch wirksamen Dibenzothiazepin-Derivat. Arzneim. Forsch., 16 : 314-316, 1966.
6) Bente, D., Engelmeier, M. -P., Heinrich, K. et al. : Klinische Untersuchungen über eine neue Gruppe tricyclischer Neuroleptika (Substanzen mit 7gliedrigen heterocyclischen Zentralringen). 5th CINP, Washington, D.C., 1966.
7) Bymaster, F. P., Calligaro, D. O., Falcone, J. F. et al. : Radioreceptor binding profile of the atypical antipsychotic olanzapine. Neuropsychopharmacology, 14 : 87-96, 1996.
8) Chakrabarti, J. K., Horsman, L., Hotten, T. M. et al. : 4-piperazinyl-10H-thieno [2,3-b][1,5] benzodiazepines as potential neuroleptics. J. Med. Chem., 23 : 878-884, 1980.
9) Claghorn, J., Honigfeld, G., Abuzzahab, F. S. et al. : The risks and benefits of clozapine versus chlorpromazine. J. Clin. Psychopharmacol., 7 : 377-384, 1987.
10) Costa, E., Groppetti, A., Revuelta, A. : Action of fenfluramine on monoamine stores of rat tissues. Br. J. Pharmacol., 41 : 57-64, 1971.
11) Creese, I., Burt, D. R., Snyder, S. H. : Dopamine receptor binding predicts clinical and pharmacological potencies of antischizophrenic drugs. Science, 192 : 481-483, 1976.
12) Crilly, J. : The history of clozapine and its emergence in the US market : a review and analysis. Hist. Psychiatry, 18 : 39-60, 2007.
13) 出村信隆，深谷公昭，妹尾直樹：Clozapine の前臨床薬理．神経精神薬理，17：665-672, 1995.
14) 出村信隆：抗精神病薬開発における clozapine 研究の意義．臨床精神薬理，10：2091-2106, 2007.
15) Garattini, S., Buczko, W., Jori, A. et al. : The mechanism of action of fenfluramine. Postgrad. Med. J., 51 (Suppl 1) : 27-35, 1975.
16) Gerlach, J., Koppelhus, P., Helweg, E. et al. : Clozapine and haloperidol in a single-blind crossover trial : therapeutic and biochemical aspects in the treatment of schizophrenia. Acta Psychiatr. Scand., 50 : 410-424, 1974.
17) Griffith, R. W. and Saameli, K. : Clozapine and agranulocytosis. Lancet, 2 (7936, 4 Oct) : 657, 1975.
18) Gross,V. H. and Langner, E. : Das Wirkungsprofil eines chemisch neuartigen Breitbandneuroleptikums der Dibenzodiazepingruppe. Wien. Med. Wochenschr., 40 : 814-816, 1966.
19) Hippius, H. : The history of clozapine. Psychopharmacology, 99 : S3-5, 1989.
20) Hippius, H. : A historical perspective of clozapine. J. Clin. Psychiatry, 60 (Suppl. 12) : 22-23, 1999.
21) Idänpään-Heikkilä, J., Alhava, E., Olkinuora, M. et al. : Clozapine and agranulocytosis. Lancet, 2 (7935, 27 Sept.) : 611, 1975.
22) Idänpään-Heikkilä, J., Alhava, E., Olkirnuora, M.

et al. : Agranulocytosis during treatment with clozapine. Eur. J. Clin. Pharmacol., 11 : 193-198, 1977.
23) Janssen, P. A. J.（諸川由実代 翻訳）：半世紀におよぶ抗精神病薬研究を経て—精神分裂病と抗精神病薬についての再考．臨床精神薬理, 4：307-316, 2001.
24) Kuhn, R. : Über die Behandlung depressiver Zustände mit einem Iminodibenzylderivat (G22355). Schweiz. Med. Wochenschr., 87 : 1135-1140, 1957.
25) Leysen, J. E., Janssen, P. M. E., Megens, A. A. et al. : Risperidone : a novel antipsychotic with balanced serotonin-dopamine antagonism, receptor occupancy profile, and pharmacologic activity. J. Clin. Psychiatry, 55 (Suppl) : 5-12, 1994.
26) Marino, M. J., Rouse, S. T., Levey, A. I. et al. : Activation of the genetically defined M1 muscarinic receptor potentiates N-methyl-D-aspartate (NMDA) receptor currents in hippocampal pyramidal cells. Proc. Natl. Acad. Sci. USA, 95 : 11465-11470, 1998.
27) Millan, M. J. : N-Methyl-D-aspartate receptors as a target for improved antipsychotic agents : novel insights and clinical perspectives. Psychopharmacology (Berl), 179 : 30-53, 2005.
28) 村崎光邦：Olanzapine に次いで世界を征した quetiapine の開発物語 その1：Quetiapine への橋渡しとなったか clothiapine—忘れられた宝物といわれて—. 臨床精神薬理, 18：317-327, 2015.
29) 村崎光邦：Amoxapine 開発に触発された臨床試験への目覚め．臨床精神薬理, 14：1349-1360, 2011.
30) 村崎光邦：悲運の大本命 fluperlapine にまつわる物語—その1：3-hydroxy benzodiazepine, temazepam から perlapine まで—. 臨床精神薬理, 16：103-109, 2013.
31) ノバルティスファーマ株式会社：クロザリル錠 医薬品インタビューフォーム．2016年9月改訂（改訂第11版）．
32) Okuyama, S., Kawashima, N., Chaki, S. et al. : A selective dopamine D$_4$ receptor antagonist, NRA0160 : A preclinical neuropharmacological profile. Life Sci., 65 : 2109-2125, 1999.
33) Parada, M. A., Hernandez, L., Puig de Parada, M. et al. : Selective action of acute systemic clozapine on acetylcholine release in the rat prefrontal cortex by reference to the nucleus accumbens and striatum. J. Pharmacol. Exp. Ther., 281 : 582-588, 1997.
34) Peroutka, S. J., Snyder, S. H. : Relationship of neuroleptic drug effects at brain dopamine, serotonin, α-adrenergic, and histamine receptors to clinical potency. Am. J. Psychiatry, 137 : 1518-1522, 1980.
35) Pisciotta, A. V., Ebbe, S., Lennon, E. J. et al. : Agranulocytosis following administration of phenothiazine derivatives. Am. J. Med., 25 : 210-223, 1958.
36) Sánchez, C., Arnt, J., Dragsted, N. et al. : Neurochemical and in vivo pharmacological profile of sertindole, a limbic-selective neuroleptic compound. Drug Dev. Res., 22 : 239-250, 1991.
37) Schmutz, J. : Neuroleptic piperazinyl-dibenzoazepines. Arzneim. Forsch., 25 : 712-720, 1975.
38) Schmutz, J., Eichenberger, E. : Clozapine. In: Chronicles of Drug Discovery, Vol 1. (ed. by Bindra, J.S., Lednicer, D.) pp. 39-59, John Wiley & Sons, New York, 1982.
39) Seeman, P., Lee, T., Chau-Wong, M. et al. : Antipsychotic drug doses and neuroleptic/dopamine receptors. Nature, 261 : 717-719, 1976.
40) Seeman, P., Van Tol, H. H. : Dopamine receptor pharmacology. Curr. Opin. Neurol. Neurosurg., 6 : 602-608, 1993.
41) Shimomura, K., Sato, H., Hirai, O. et al : The central anti-serotonin activity of zotepine, a new neuroleptic, in rats. Japan J. Pharmacol., 32 : 405-412, 1982.
42) Shopsin, B., Klein, H., Aaronsom, M. et al. : Clozapine, chlorpromazine, and placebo in newly hospitalized, acutely schizophrenic patients : a controlled double-blind comparison. Arch. Gen. Psychiatry, 36 : 657-664, 1979.
43) Snyder, S., Greenberg, D., Yamamura, H. : Antipsychotic drugs and brain cholinergic receptors. Affinity for muscarinic sites predicts extrapyramidal effects. Arch. Gen. Psychiatry, 31 : 58-61, 1974.
44) Stawarz, R. J., Hill, H., Robinson, S. E. et al. : On the significance of the increase in homovallinic acid (HVA) caused by antipsychotic drugs in corpus striatum and limbic forebrain. Psychopharmacologia, 43 : 125-130, 1975.
45) Sulpicio, A., Fowler, P. J., Macko, E. : Antagonism of fenfluramine-induced hyperthermia : A measure of central serotonin inhibition. Life

Sci., 22 : 1439-1446, 1978.
46) Sur, C., Mallorga, P. J., Wittmann, M. et al. : N-desmethylclozapine, an allosteric agonist at muscarinic 1 receptor, potentiates N-methyl-D aspartate receptor activity. Proc. Natl. Acad. Sci. U. S. A., 100 : 13674-13679, 2003.
47) Tarazi, F. I., Baldessarini, R. J. : Dopamine D_4 receptors : Significance for molecular psychiatry at the millennium. Mol. Psychiatry, 4 : 529-538, 1999.
48) Truffinet, P., Tamminga, C. A., Fabre, L. F. et al. : Placebo-controlled study of the D4/5-HT_{2A} antagonist fananserin in the treatment of schizophrenia. Am. J. Psychiatry, 156 : 419-425, 1999.
49) Van Tol, H. H. M., Bunzow, J. R., Guan, H-C. et al. : Cloning of the gene for a human dopamine D4 receptor with high affinity for the antipsychotic clozapine. Nature, 350 : 610-614, 1991.
50) Young, C. D., Meltzer, H. Y. and Deutch, A Y. : Effects of desmethylclozapine on Fos protein expression in the forebrain : in vivo biological activity of the clozapine metabolite. Neuropsychopharmacology, 19 : 99-103, 1998.
51) Zivkovic, B., Guidotti, A., Revuelta, A. et al. : Effect of thioridazine, clozapine and other antipsychotics on the kinetic state of tyrosine hydroxylase and on the turnover rate of dopamine in striatum and nucleus accumbens. J. Pharmacol.. Exp. Ther., 194 : 37-46, 1975.

§83 究極の抗精神病薬 clozapine の開発物語

――その2：わが国における第Ⅰ期開発物語――

Ⅰ．はじめに

　欧州での clozapine の臨床開発が佳境に入り，その成績が発表され始めた1960年代中頃に clozapine は clothiapine, perlapine とともにわが国へスイスは Bern の Wander 社から導入された。当時は，わが国では phenothiazine 誘導体に加えて butyrophenone 誘導体の抗精神病薬が続々と導入されていた時代であり，そこへまだまだ非定型という名称こそないが，従来のものとは一味も二味も異なるユニークな dibenzodiazepine 系の抗精神病薬として clozapine は入って来たと考えられる。わが国では大日本製薬（現 大日本住友製薬）が導入したのである。

　本稿では，clozapine のわが国への導入の経緯と早速開始された臨床試験の成績を紹介し，1973年の申請とその後に報告されたフィンランドからの無顆粒球症により申請が取り下げられるまでの顛末を書いていく。

Ⅱ．Clozapine がわが国へ導入された経緯

　Clozapine のわが国での開発がスタートしたのは欧州での開発の1962年より少し遅れて1968年である。当時，大日本製薬で開発を担当され，haloperidol のわが国への導入に活躍され，Paul Janssen による haloperidol の発見物語を書かれた市川一男氏[7]に特にお願いして新宿の京王プラザホテルでインタビューさせて戴いたことがある。1960年代，thalidomide 禍に喘ぐ当時の大日本製薬を haloperidol の導入によって立ち直らせた話は有名で，市川氏はその功労者の御一人であった。

　市川氏の言うには，1960年代中頃のことか haloperidol の導入を終えて一息ついたところへ，スイスは Bern の Wander 研究所（現 Novartis AG 社）から3つの新規化合物を持ってこられた。当時，向精神薬御三家筆頭であった大日本製薬へまず話が来たというのである（ちなみに，他の二家は塩野義製薬と吉富製薬）。その時の話で，正確な記憶ではないが三環構造の真中が N のものと，S のものと O のものであったという。筆者は N のものとは clozapine，S のものとは clothiapine，O のものとは loxapine，amoxapine であると理解した。大日本製薬としては，N のものと S のものを採用し，O のものは抗 dopamine 作用が弱いのでことわったという。その O のものは武田薬品工業が採用したはずだと聞かされた。その時は，筆者のいう Wander 3兄弟がわが国へもたらされた時の話であると思いこんで，すでに本シリーズでも書いている[13]。しかし，改めて clozapine の導入の経緯を書くに当って，ハタと気付いたことがある。市

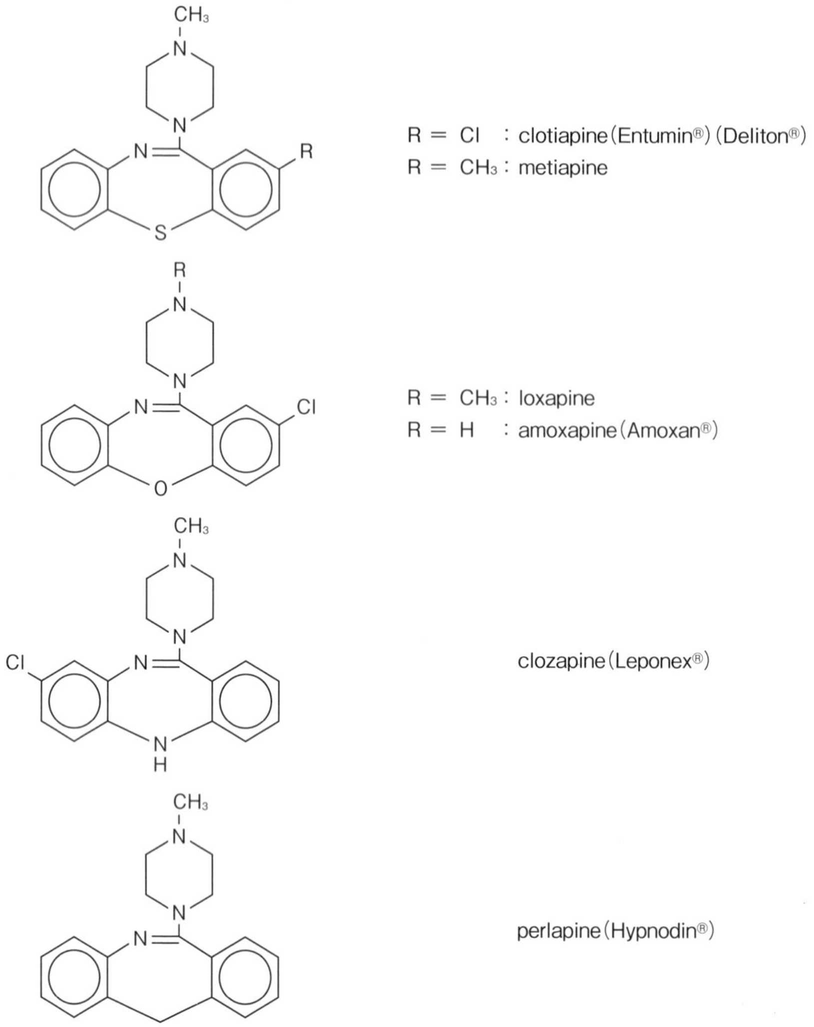

R = Cl ：clotiapine(Entumin®)(Deliton®)
R = CH₃：metiapine

R = CH₃：loxapine
R = H ：amoxapine(Amoxan®)

clozapine(Leponex®)

perlapine(Hypnodin®)

図1　Wander 研究所が創製した主要新規化合物（Schmutz, 1975[20]，一部加筆）

川氏の言われた O のもの，というのは C のものとの言い間違いだったのか，筆者が聞き間違えたのではないかということである。O のものとしては，わが国では1970年代後半になって，日本 Lederle 社が開発した amoxapine で，筆者はその時は武田・Lederle 社ということで話が合うと考えたのである。しかし，amoxapine は American Cyanamid 社（Lederle 社の親会社）が開発したのであって，武田薬品工業とは直接関係がないことに気づいた。真中が C のものであれば Wander 3兄弟の不肖の弟 perlapine で，これは確かに1960年代に武田薬品工業が睡眠薬（Hypnodin®）として開発している（図1）。ちなみに Hypnodin® は1974年2月から Sandoz 社（1967年に Wander AG を吸収し，clozapine の開発を続行し，後に Ciba-Geigy 社と合併して Novartis AG となった）が製造を中止した1996年5月までわが国で販売され，筆者も統合失調症患者の不眠に愛用していた。

さて，話はやや逸れたが，Wander 社が欧州で開発を進めていた clozapine, clothiapine, perlapine を1960年代中頃にわが国へ売り込みに来た。そして，当時の大日本製薬が clozapine と clothiapine を採用し，はねられた perlapine は武田薬品工業が睡眠薬として開発したということである。

こうして，わが国ではclozapineの開発は正式には1968年に始められている。なお，欧州で1962年にclozapineの開発を始めていたWander AG社は1967年Sandoz社に吸収されており，以後の欧州や米国でのclozapineの開発はSandoz社が継続して実施している。

ところで，Sandoz社に吸収されたWander研究所のSchmutzやStilleら主要メンバーはperlapineにfluorineをつけたfluperlapineを創製した。Sandoz社はその優れた薬理学的プロフィールに注目し，開発に入った。わが国でも筆者らが第I相試験を実施し，第II相試験に進んだが，わが国から無顆粒球症の第1号が発生し，極めて残念ながら，世界中でのfluperlapineの開発が中止された。その顛末は本シリーズでも取り上げている[14]。2013年のことで，あれからすでに5年が経過しているとは驚きである。

III. わが国でのclozapineの第I期開発物語

Wander研究所からもたらされた2つの抗精神病薬clozapineとclothiapineの臨床開発はほぼ同じ時期に始められている。大日本製薬によるclozapineの第I期の開発は1968年とされる。当然のことながら，これが第I期と呼ばれるものになるとは夢にも考えておらず承認まで一気にとの考えであったはずである。1968年といえば欧州での臨床試験がすでにかなり進んで終盤に入っており，強力な抗精神病作用とともに今でいう陰性症状にも有効で，難治例に対する効果が高く，錐体外路症状（EPS）惹起作用が極めて弱いといったユニークな抗精神病薬としての情報は入っていたと考えてよい。

当時は，被験薬を健康成人男子被験者に投与する第I相試験は行われておらず，clozapineの薬物動態学的研究は実施されないまま一般臨床試験（今でいう第II相試験）に入り，わが国では10編が報告されている。そして，それに続いて2本の実薬対照二重盲検比較試験が実施されている。ここでは，一般臨床試験とpivotal studyとしての二重盲検比較試験を論文が公表された順に紹介しておきたい。

表1 Clozapineの臨床試験その1における最終改善度（乾ら，1970[10]）

	著効	改善	不変	中断	計
全例	8 (11.9)	26 (38.8)	28 (41.8)	5 (7.5)	67
	34 (50.7)				

（　）：%

なお，この項はノバルティスファーマ社による"クロザピン治験薬概要書"[17]と，それに基づいて書かれた石郷岡による"Clozapineの国内臨床試験の総括"[12]とかなりの部分で重なっている。

1．一般臨床試験の報告
1）乾らの報告—その1[10]
山本病院入院中の，多くは他剤無効の慢性陳旧性統合失調症患者67例を対象とし，一部に急性増悪期の症例を含んでいる。Clozapineの投与量は100〜200mg/日より開始し，500〜600mg/日までの漸増・漸減法による。750mg/日を越える症例も認められている。

最終改善度は表1のように「改善」以上が50.7％と高い改善率が得られている。病態別改善率では，急性増悪期では100％改善し，陳旧例にはかなりの，慢性無為欠陥群にも比較的高い改善率を示している（表2）。

安全性では，随伴症状が43例（64％），94件にみられ，主なものとして発熱17件，流涎11例，全身倦怠感9例，下痢7件，便秘7件，頻脈6例，ねむ気5件，起立性低血圧4例であり，EPSとしては振戦3件，筋強剛2件と極めて少ない。なお発作が1件認められているが，白血球減少は認めていない。

以上，急性増悪期には，投薬早期の特異な催眠効果とともに優れた抗精神病作用のもとに全例改善を示し，他剤無効例の陳旧例や慢性無為欠陥例にも比較的高い改善率を示して，陰性症状への効果が期待される。安全性では発熱例が多く，その半数は350〜400mg/日の投与量でみられており，投薬開始当初，短時日に急激に増量した症例に多いことから，投薬方法についての検討が必要としている。さらに，流涎，全身倦怠感と続くが，

表2 Clozapineの臨床試験その1における病態別改善率（乾ら，1970[10]）

病態	「改善」以上の症例	改善率
Ⅰ．再発急性状態群（n=7）	7例	100%
Ⅱ．陳旧（異常体験活発）（n=23）	17例	73.9%
Ⅲ．慢性無為欠陥群（n=24）	9例	37.5%
Ⅳ．慢性無為荒廃群（n=13）	1例	7.7%

表3 Clozapineの臨床試験その3における最終改善度（佐藤ら，1972[19]，原文ママ）

	著効	有効	やや有効	無効	悪化	計
全例	4 (10.0)	9 (22.5)	17 (42.5)	8 (20.0)	2 (5.0)	40
	13 (32.5)					
	30 (75.0)					
精神分裂病	4 (12.5)	7 (21.9)	13 (40.6)	6 (18.8)	2 (6.3)	32
	11 (34.4)					
	24 (75.0)					

（　）：%

EPSは軽くて少ない特徴を示している．発作1例は留意する点である．

　2）乾らの報告―その2[11]

　前記の報告で著効を示し，clozapineより他剤に変更すると症状が再燃，悪化するため，clozapineを中止できず1年以上を経過した統合失調症8症例について，clozapine長期投与の臨床効果を検討している．8症例中5例は他剤にて抵抗を示した症例で，clozapineが劇的な効果を発揮した．他の3例はclozapineを減量するとただちに悪化がみられる症例であった．これらの症例に共通する点としては，①幻聴・妄想が活発にあり，攻撃性，衝動性のため入院が長期に至った症例，②既存薬剤からclozapineに置換しても症状は悪化せず，clozapineから他剤へ変更すると症状が再燃する，③副作用は投与開始後2～3ヵ月以内に認められ，一過性であるが，一過性の発熱をみる症例では白血球増多を伴うこともあり，慎重な血液検査が必要である，④EPSを発現しないことは特異的である，などであった．

　以上の成績から，clozapineは長期投与をしても安全な抗精神病薬で，chlorpromazine以来ともいうべき，優れた統合失調症治療薬であると結論している．

　3）佐藤らの報告[19]

　弘前大学病院および安積保養園に入院中の統合失調症患者32例，神経症2例，てんかんなど6例（計40例）を対象として，個人別用量可変方式によるオープン試験で，clozapineの効果を検討している．投与量は，統合失調症で100～600mg/日（平均維持量150mg/日），神経症，不眠，てんかんなどで25～75mg/日（平均維持量50mg/日）で，投与期間は18～72日（平均42日）であった．

　成績については，情動安定化作用と思考調整・行動調整効果がほぼ平行的に認められ，その効果発現は複相・波状的な効果の段階的な発現傾向が認められた．最終的な効果判定結果は表3に示したように，全例での検討で75.0%に何らかの改善効果が認められ，統合失調症でも75.0%の効果が認められている．統合失調症の病型別に効果を検討した結果，緊張症，妄想型，破瓜型の順で高い効果が認められた．諸症状別の効果では，とくに

表4 Clozapineの臨床試験その4における最終改善度（渡辺ら，1972[23]，原文ママ）

	著効	有効	やや有効	無効	不明	計
全例	12 (14.5)	29 (34.9)	20 (24.1)	17 (20.5)	5 (6.0)	83
	41 (49.4)					
	61 (73.5)					
精神分裂病	9 (12.3)	29 (39.7)	17 (23.3)	13 (17.8)	5 (6.8)	73
	38 (52.1)					
	55 (75.3)					

（ ）：%

大きかったものとして感情障害，異常体験，不眠があげられ，意志障害，思考障害にもかなりの効果がみられ，接触性障害，病識にも比較的高い効果が認められている．17例でKraepelin精神作業検査を実施しており，9例（53%）に改善が認められている．

安全性では，体重の増加（10例），流涎・便秘（それぞれ9例），腹部不快感（6例），眠気・流涎（それぞれ4例），倦怠感・頭重感・めまい・下痢・発汗・悪心・食欲不振（それぞれ3例）であった．EPSについては下肢のムズムズ感（akathisia, tasikinesia）の1例を除いて皆無であった．血液検査では明らかな異常は認めていない．

以上より，本剤は極めて速効性で，統合失調症に対して75%という高い有効性を示した．諸種のタイプの不眠状態に極めて速効的かつ強力な治療効果をおさめた．強力な抗精神病作用とともに情動安定化作用と思考調整・効果をほぼ平行的に認め，脱自閉化効果もかなり期待できる結果を得た．EPSを認めることなしに精神運動賦活効果がみられ，従来の他種トランキライザーとは作用機序の面でかなりニュアンスの異なる新向精神薬といえると結論している．

4）渡辺らの報告[23]

対象患者は，河田病院，慈圭病院，笠岡病院，福山仁風荘病院，高見病院および県立岡山病院に入院中の患者83例で，その内訳は統合失調症73例（うち5例は1年未満の新鮮例で他は慢性陳旧性），双極性障害4例，心因反応2例，精神発達遅滞2例，その他2例である．初期投与量は1日75～400mg/日で，大多数は漸増法によって，1日最高量は900mgで，最長投与期間は210日間であった．

その成績は，全例における検討で，83例中61例（73.5%）に何らかの改善効果が認められ，統合失調症例でも73例中55例（75.3%）に改善効果が認められている（表4）．強力な鎮静静穏化作用が認められ，効果の発現は多くの症例で投与後2週間以内に認められた．とくに，抗幻覚・妄想作用は有症状例の60～70%に有効で，意欲減退，無欲状態に対しても有効であった．

安全性では，随伴症状ないし副作用が表5のように認められている．強い流涎と脳波異常と嘔気・嘔吐の頻度が高く，けいれん発作は4例，造血機能障害は2例であった．とくに後者では顆粒白血球減少症で（表6），2例ともACTH，副腎皮質ホルモンおよび新鮮血輸血などで寛解している．この2例の顆粒白血球減少症がclozapineによって生じたかどうかを断定することは容易ではないが，いずれ別に詳細を報告する予定であるとし，「渡辺昌祐，藤原二郎，和気 章：Clozapine使用中に併発した顆粒白血球減少症の2例，投稿準備中」としている．この続きは後に述べる．なお，EPSは少数例で，軽微であった．

以上の成績からclozapineの特徴の第1は強力な鎮静静穏化作用であり，第2は抗幻覚・妄想作用でともに速効性を示す．意欲減退，無欲状態にも有効で自発性，積極性の改善に役立つ．副作用として自律神経症状が目立ち，けいれん発作，脳波異常あるいは造血機能障害があり，充分な臨床

表5 Clozapineの臨床試験その4における随伴症状ないし副作用（渡辺ら，1972[23]）

流涎	30	嘔気嘔吐	13
心悸亢進	1	食欲不振	6
起立性虚脱	4	腹部膨満感	4
顔面蒼白	2	体重減少	2
眩暈	2	下痢	2
歩行障害	2		
脱力感	8	発熱	4
倦怠感	8	発疹	1
		造血機能障害	2
言語障害	6	脳波異常	29
不眠傾眠	7	肝機能障害	5
振せん	3		
筋強剛	4		
頭痛頭重	3		
けいれん発作	4		(例)

表6 Clozapineの全臨床試験における無顆粒球症・顆粒球減少症発現症例（ノバルティスファーマ社，クロザピン治験薬概要書[17]，原文ママ）

症例	経過	白血球数投与前値→最小値（／ml）（検査日）	予後
症例1 精神分裂病 男，51歳	1日100〜200mg，77日間投与。総投与量は9,250mg，投与中止4日後に死亡。	8,850 → 400（投与77日目）	死亡
症例2 精神分裂病 女，32歳	1日75〜300mg，57日間投与。総投与量は15,500mg。Chlorpromazineで発疹の既往を有する症状でchlorpromazine, levomepromazineにclozapineを併用して著効を認め，clozapineを中止した。投与中止8日目から39〜40℃の発熱があり，顆粒白血球減少症と診断（投与中止時の白血球数は欠測）。	9,750 → 200（投与中止14日目）	寛解
症例3 躁うつ病 躁状態 男，54歳	1日300mg，投与81日目に頸部リンパ腺腫張があり中止。好中球減少症と診断。総投与量は24,300mg。	不明 → 1,000（投与78日目）	寛解

検査を行いながら投与することが望ましいと締めくくっている。

5）本田らの報告[6]

札幌医科大学円山分院と札幌市立長野病院へ入院中の発症後5年以上経過した慢性または陳旧性の統合失調症患者（発症後5〜32年）で，phenothiazine系の薬剤を投与されている21例を対象にオープン試験を実施した。本試験ではphenothi-

表7 Clozapineの臨床試験その5における最終改善度
(本田ら, 1972[6])

	症状改善	症状不変	症状悪化	計
全例	5 (23.8)	14 (66.7)	2 (9.5)	21
	19 (90.5)			

( ): %

表8 Clozapineの臨床試験その6における最終改善度
(桜井ら, 1972[18], 原文ママ)

	著効	有効	軽快	無効	計
全例	5 (21.7)	5 (21.7)	4 (17.4)	9 (39.1)	23
	10 (43.5)				
	14 (60.9)				
てんかん 精神薄弱	4 (40.0)	3 (30.0)	1 (10.0)	2 (20.0)	10
	7 (70.0)				
	8 (80.0)				

( ): %

azine薬剤よりclozapineに切り換え，両者のコントロール状況を比較した。Clozapineの1日最高投与量は150～400mgで，症状悪化により中止した2例を除き40～100日間投与した。

その結果，切り換え後2～3週で症状の改善が認められ，とくに不眠，不安，緊張を伴う症例に改善が認められた。前薬投与時と本剤投与時の効果判定を比較すると（表7），90.5％の症例でphenothiazine系薬剤と同じか，それ以上の効果が認められ，症状改善例の中には退院または外勤作業に参加可能となった症例が含まれている。一方，妄想，幻覚に直接効果は認められず，欠陥荒廃の強い症例には，あまり有効でないと考えられた。

安全性では，随伴症状として眠気13例，流涎9例，倦怠感7例，血圧低下6例に認められ，EPSは出現していない。血液検査でも異常を認めていない。

以上から，clozapineは不眠，不安，緊張状態に対しとくに有効であると考えられ，thioridazineとchlorpromazineの間に位置するとの印象が強かったとしている。

6) 桜井らの報告[18]

九州大学病院，井口野間病院，久留米大学病院に入院中の統合失調症患者10例，てんかん5例，精神発達遅滞5例，非定型精神病2例，精神病質1例の計23例を対象として，オープン試験を実施した。初回投与量は原則として75mg/日としたが，てんかんおよび精神発達遅滞の症例は，その症状に応じて25mg/日より開始している。最高投与量は125～350mg/日であった。

最終的な効果判定結果は表8に示したが，統合失調症例はいずれも難治の陳旧例で，精神運動興奮，拒絶症，衒奇症，意志の阻害，徘徊などの緊張型の症状に対して有効で，不機嫌で他人との協

表9 Clozapineの臨床試験その6における副作用(桜井ら, 1972[18])

副作用	例数	
倦怠感	23例中	13例
流涎	〃	13
ねむ気	〃	8
立ちくらみ・低血圧	〃	8
悪心	〃	5
虚脱	〃	3
てんかん発作の増加	5例中	2

調性欠如といった症状にも優れた効果が認められている。Clozapineの奏効する目標症状については，精神病質の1例を除いて，精神運動興奮，刺激性，攻撃性の精神症状に対して優れた鎮静効果を発揮し，他に類を認めない程に強力としている。統合失調症の自発性や能動性についての効果と妄覚への効果は認めておらず，今回は結論を保留するとしている。

安全性では，副作用を表9に示したが，他に発熱が2例にみられ，白血球数減少（2800～4000未満）が6例にみられている。うち4例はdiphenhydramineやcarbamazepineなどの抗けいれん剤を併用しており，clozapine中止のあとで4000以上に回復している。EPSはまったく認めていない。

以上から，強力な鎮静効果を発揮し，流涎，低血圧など自律神経系の副作用を呈してEPSを出さない点は従来のphenothiazineやbutyrophenoneなどとは異なる新しいタイプのneurolepticaとし

表10 Clozapine の臨床試験その7における罹病期間と効果（新里ら，1972[16]）

	PES 改善	PES 不変	PES 増悪	BRS 改善	BRS 不変	BRS 増悪
	例	例	例	例	例	例
慢性群	9	4	2 (2)	5	7	3 (2)
急性群	4	1	0	3	2	0
計	13	5	2 (2)	8	9	3 (2)

（　）内は，2W以内中止例数
PES：九大式精神症状評価尺度，BRS：三大学法行動評価尺度

表11 Clozapine の臨床試験その7における病型と効果（新里ら，1972[16]）

	PES 改善	PES 不変	PES 増悪	BRS 改善	BRS 不変	BRS 増悪
	例	例	例	例	例	例
幻覚妄想型	10	1	0	7	4	0
情意鈍麻型	3	4	2 (2)	1	5	3 (2)
計	13	5	2 (2)	8	9	3 (2)

（　）内は，2W以内中止例数
PES：九大式精神症状評価尺度，BRS：三大学法行動評価尺度

ている。なお，発熱や白血球減少を認める症例もあり，25〜75mg/日の少量から始めることが望ましいと考察している。

7）新里らの報告[16]

県立鹿児島保養院に入院中の20例の統合失調症患者を対象とした。初回投与量は50mg/日とし，2日目100mg/日，3日目150mg/日と増量し，その後は2日ごとに50mgずつ増量し，300mg/日を平均維持量としている。

効果判定には，精神症状については「九大式」精神症状評価尺度（PES）を，日常行動については「三大学法行動評価尺度（BRS）」を用いている。罹病期間1〜3年の急性群と5〜25年の慢性群に大別したさいの効果を表10に，幻覚妄想型と情意鈍麻型に分けたさいの効果を表11に示した。急性群に80％と高い精神症状の改善率を認めたが，平均罹病期間が14年という慢性群でも60％の改善率を認めている点は特筆される。病型別では，幻覚妄想型での精神症状，日常行動とも改善率は高く，情意鈍麻型ではともに低い。目標症状について，興奮，奇妙な動作，不安・緊張，接触

表12 Clozapine の臨床試験その7における2例以上の副作用一覧（新里ら，1972[16]）

症状	発現例数
	例
頻脈	15
傾眠	9
発熱	7
高血圧	6
倦怠感	6
低血圧	4
立ちくらみ	4
悪心	4
口渇	4
流涎	3
いらいら	3
不整脈	2

障害，言語による交流の障害の順で，前3者は早期に，後2者は8週以降に消退し，2方向性の作用を示した。

安全性では，20例中19例に副作用がみられ（表12），頻脈，血圧の変動，傾眠，発熱，倦怠感の

表13 Clozapineの臨床試験その8における効果判定（疋田ら，1972[5]，原文ママ）

	著効	有効	軽快	不変	計
全例	54 (54.0)	13 (13.0)	15 (15.0)	18 (18.0)	100
	67 (67.0)				
	82 (82.0)				
精神分裂病	30 (41.7)	12 (16.7)	13 (18.1)	17 (23.6)	72
	42 (58.3)				
	55 (76.4)				

( ): %

表14 Clozapineの臨床試験その8における副作用一覧（疋田ら，1972[5]）

項目	破瓜型 63例	妄想型・緊張型 9例	躁状態・非定型精神病23例	その他 5例	計
倦怠感	53	6	21	3	83
傾眠	51	7	21	2	81
流涎	48	8	18	4	78
悪心・嘔吐	23	5	9	3	40
眩暈	20	3	8	2	33
便秘	16	1	3		20
口渇	15		1		16
頻脈	12		1		13
虚脱	3				3
発汗	3		1		4
下痢				1	1
発熱	1				1

順であり，EPSはまったくみられていない。

　以上から，clozapineは急性群のみならず慢性群に対しても高い改善率を示すこと，情意鈍麻を主体とする群への効果は低いが，目標症状で接触障害と言語による交流障害への効果は8週以降にみられていることを含めて，従来の向精神薬でとり残された分野に効果を示したと考えている。Clozapineはneurolepticaの範疇に属すが，これまでの向精神薬と異なる作用機序を持つ薬剤らしいことを考察している。

8）疋田らの報告[5]

　主に疋田病院入院中の統合失調症72例，非定型精神病20例，躁状態3例，その他5例の計100例を対象としており，初回投与量を75mg/日とし，症状改善まで適宜増量するものとした。1日用量の範囲は50～1,000mgであり，通常の症例では150～300mg/日程度で効果が認められ，500mg/日以上を必要とした症例は全体の18%であった。

　効果判定結果は表13にみられるように，全体では67.0%に「有効」以上の効果がみられた。統合失調症では58.3%となっており，その内訳では緊張型は4例中4例に著効，妄想型は5例中4例に著効，不変1例であったが破瓜型では63例中著効22例（35%），有効12例（19%），軽快13例（21%），不変16例（25%）であった。躁状態の3例はいずれも著効，非定型精神病の20例では著効19例で，軽快1例であった。なお，破瓜型での罹病期間別成績では，著効率は1年以内では43%，

表15 Clozapineの躁状態に対する臨床試験における効果（渡辺ら，1972[24]）

	著効	有効	やや有効	無効	悪化	計
全例	8 (32.0)	10 (40.0)	6 (24.0)	1 (4.0)	0	25
	\multicolumn{2}{c}{18 (72.0)}				
	\multicolumn{3}{c}{24 (96.0)}			

（　）：％

3年以内では40％，3年以上では28％であり，有効例までも考慮すると，それぞれ57％，60％，49％となり，陳旧例にもよく奏効している。

大多数の症例では15日以内に効果が発現し，とくに対人接触の障害に対して極めて有効で，静穏作用，抗異常体験作用，抗不安・抑うつ作用が認められ，自我意識障害に対してもかなり有効で，不眠に対しても効果的であった。一方，感情鈍麻，自発性減退に対しては無効に近い印象であった。

安全性では，表14に副作用一覧を示したが，他に発熱が何例かにみられており，clozapineによるものは1例としている。EPSはまったくみられず，血液像にも異常はなかった。

以上から，clozapineの有効性は高く，はげしい興奮，錯乱，異常体験，慢性期の不機嫌，刺激性，ひねくれ，衝動性，攻撃性などの症状を持つ症例に対して有効で，症状の軽い温和な患者に用いるには不適当であるとしている。

9）渡辺らの躁状態への報告[24]

福山仁風荘病院，津山市高見病院，笠岡病院，岡山大学病院に入院中の躁状態患者25例（躁病8例，躁うつ病躁状態10例，統合失調症情動型7例）を対象としている。一般臨床試験（渡辺らの報告[23]）でclozapineが躁状態に対して有効であることが示唆されたため，新たに20例を追加して確認したものである。初期投与量は1日25～300mg（平均144mg/日）とし，症状に応じて1週ごとに200～400mgずつ増量した。投与期間は14～293日（平均82日）であった。

最終的な効果の判定結果は表15のように，clozapineの投与により25例中24例（96％）に症状の改善を認めている。

安全性では，副作用ないし随伴症状を表16に示

表16 Clozapineの躁状態に対する臨床試験における副作用ないし随伴症状（渡辺ら，1972[24]）

副作用ないしは随伴症状	発現頻度
脳波異常	11
流涎	9
倦怠感	5
発熱	3
起立性低血圧	1
発語困難	1
下痢	1
痙攣	1
嘔気	1
ふらつき	1
食思不振	1
めまい	1
脱力感	1
睡気	1
顆粒白血球減少	1
延数	39

した。この表にみる顆粒白血球減少は既報告の1例である。

以上から，clozapineはphenothiazine系，butyrophenone系薬剤による鎮静効果に比べ，易刺激性，興奮性，精神運動興奮に対し優るとも劣らない鎮静作用があり，躁状態に対する治療薬として臨床的に有効な薬剤であると考えている。

10）福井と高室の報告[4]

国立国府台病院精神科（現 国立研究開発法人国立国際医療研究センター国府台病院）に入院中の難治性の統合失調症患者11例，躁うつ病患者1例の計12例を対象として，9例では使用中の薬剤にclozapineを追加して投与し，3例では単独使用と

表17 Clozapineの臨床試験その10における効果
（福井と高室，1973[4]）

	著効	有効	無効	計
全例	4 (33.3)	4 (33.3)	4 (33.3)	12
	8 (66.7)			

（　）：％

表18 Clozapineの臨床試験その10における副作用（福井と高室，1973[4]）

発熱	3例
悪心	2
下痢（下腹部痛）	1
流涎	1
眠気	1
不穏	1

した．対象の内訳は，①入院以来6年から10年の間，慢性統合失調症患者で，各種薬物療法や電気ショック療法，インシュリンショック療法などに抵抗し，症状が固定した慢性統合失調症群5例，②入院治療が183〜200日に及ぶも各種精神症状を呈している再発群4例（うち1例は躁うつ病で周期をくりかえしている例），および③治療期間が32〜79日に及ぶも治療効果の得られない3例である．Clozapineの使用量は75〜300mg/日であり，使用期間は40〜580日であった．

効果の総合印象では，有効以上が12例中8例（66.7％）に及び（表17），罹病期間別にみると，1年未満では100％，1〜5年では75％，5年以上は40％となり，罹病年数が増すにつれて有効率が減少する傾向を示した．症状別効果は，精神運動興奮，衝動行為，易刺激・易怒性，拒絶，不安・焦燥感などへの有効例が多く，これらの症状に対する静穏・鎮静効果が著しい．異常体験に対する有効率も高く，罹病期間が4年以下ではすべて著効を示し，陳旧例では無効ないしやや有効であった．情意鈍麻には無効例が多いが，異常体験に基づく意欲減退に対して有効である．対人接触の障害に対する有効率は高く，これまで慢性例で得られなかった効果が本剤に認められたのは印象的であったとしている．効果の発現は速く，精神運動興奮と異常体験に基づく不安・不穏に対する鎮静・静穏効果は多くは7日以内であった．

安全性では，表18のように3例に発熱が認められている．この発熱はclozapineの投与方法と関連しており，投与開始からclozapineが150〜300mg/日で，併用薬の量が多い症例に認められたとしている．

以上から，clozapineには優れた抗幻覚・妄想作用と鎮静・静穏作用があり，とくに対人接触の改善が本剤の特長であり，かつ速効性であるとしている．

11）Clozapineの一般臨床試験のまとめ

ここで公表された10編の一般臨床試験の成績をまとめておく．

試験は，399例を対象としたオープンラベルの試験で，その内訳は，統合失調症321例，躁うつ病26例，非定型精神病22例，てんかん11例，精神発達遅滞7例，神経症2例，心因反応2例，精神病質1例，その他7例である．

Clozapineの用量は50〜150mg/日から開始して150〜300mg/日，あるいは150〜600mg/日を維持量とし，750mg/日を越えた症例も少なくない．

効果において，第一に挙げられるのは速効性の鎮静・静穏化作用で，精神運動興奮，不安，緊張，攻撃性に対して優れた効果を示す．情動安定化作用と睡眠障害をも改善する．次には，強い抗精神病作用で，幻覚・妄想への効果と自我意識の改善をもたらす．対人関係の改善として接触性，疎通性，不機嫌，協調性欠如を軽減させ，脱自閉作用をもたらす．

陳旧型，荒廃型にみる感情鈍麻，自発性欠如への効果は薄いとする報告もあるが，これまでの抗精神病薬で効果のみられなかった症例への有効性，例えば，意識減退，無欲状態への優れた効果を認めたとの報告があり，幅の広い適応力を有する抗精神病薬ともされる．

なお，躁うつ病（双極性障害）への有効性は高く，rapid cyclerの1例に著効を奏したとの報告もある．

安全性において，発熱と流涎が多く，起立性低血圧，自律神経症状，けいれん発作，倦怠感も多

表19 Clozapineとthioridazineとの二重盲検比較試験における病状総合改善度（谷向ら，1973[21]，一部改訂）

群	著明改善	かなり改善	やや改善	不変	悪化	判定不能	計	検定結果
clozapine群	1 (2.2)	19 (42.2)	11 (24.4)	8 (17.8)	2 (4.4)	4 (8.9)	45 (100)	「やや改善」以上 P<0.10/χ^2検定
	20 (44.4)							
	31 (68.9)							
thioridazine群	2 (4.5)	14 (31.8)	8 (18.2)	19 (43.2)	0 (0.0)	1 (2.3)	44 (100)	
	16 (36.4)							
	24 (54.5)							

( )：％

いが，とくに発熱は初期用量の高さ，急激な増量，高用量他剤との併用時などに多いとされる。EPSについてはまったく認められなかったとする報告が多いことが特筆され，全体として振戦と筋強剛が各6例にすぎず，clozapineは海外の報告でもneuroleptic dogmaを超えたユニークな抗精神病薬とされているが，わが国でもこれが実証されている。

なお，造血機能障害の2例の報告があった。後に詳述する。

2．実薬対照による二重盲検比較試験
1）Thioridazineを対照薬とした二重盲検比較試験[21]

本試験は主に関西の8施設に入院中の統合失調症患者89例を対象としたthioridazineとの二重盲検比較試験である。Thioridazineが対照薬として選ばれた理由は，強力安定剤（抗精神病薬）としての歴史も古く，広く使用されて標準的な薬剤とみなしうることと，強力安定剤のなかで最もEPS惹起作用が弱いとされていることからである。

試験方法は，試験参加者の合議に基づいて決定されており，無作為割付けされたclozapine群は45例，thioridazine群は44例であった。Clozapineの投与量は150mg/日から開始され，4日目より200mg/日，その4日後から適宜増減した。Thioridazineは180mg/日から開始し，4日目より240mg/日，その4日後から適宜増減とするfixed-flexible方式をとっている。Clozapineは600mg/日，thioridazineは720mg/日を最大量とし，10週間にわたり観察を行った。

評価方法は，慶大式簡便型精神症状評価尺度（統合失調症用）を用い，投与開始2週後，4週後および10週後（終了時）に，12項目の精神症状の重篤度を5段階に評価する方法を採用し，最終判定時には病状の総合改善度判定（著明改善，かなり改善，やや改善，不変，悪化）も行った。本試験の総合改善度判定結果（いわゆる最終全般改善度）を表19に示した。Clozapine群では「かなり改善」以上が44.4％，「やや改善」以上が68.9％であり，thioridazine群の36.4％，54.5％よりも数値的に上回り，「やや改善」以上でclozapine群がthioridazine群より優れる傾向を示した（χ^2検定 p<0.10）。病型別，状態像別，経過類型別等の検討では，罹病期間3〜5年の症例ではclozapine群がthioridazine群より有意に優れており（p=0.024），慢性欠陥（荒廃）移行型の症例においては優れる傾向が認められている（p<0.10）。各精神症状については，「改善」と「不変または悪化」とに分けて比較すると，clozapine群の改善率は，言語数異常（4週/p<0.05，10週/p<0.10），疎通性（2週/p=0.05，4週/p=0.10），接触性（10週/p<0.10）についてthioridazine群に優れる傾向を示し，ある時点では統計学的に有意であった。Thioridazine群の改善率が有意に高かった症状あるいは高い傾向の認められた症状はなかった。

安全性では，副作用発現率は表20に示したように，clozapine群において91.1％（41/45例），thioridazine群においては65.9％（29/44例）であり，clozapine群に有意に高かった（p=0.01）。副作用のため投薬を中止した症例はclozapine群で4例

表20 Clozapineとthioridazineとの二重盲検比較試験における clozapine 群で4例以上の副作用（谷向ら，1973[21]）

		clozapine	thioridazine
総症例数		45例	44例
副作用	なし	4	15
	あり	41（91.1%）*	29（65.9%）
食欲減退		19件 **	9件
めまい，ふらつき，たちくらみ		17 ***	2
全身倦怠感		17 **	7
発熱		16 *	4
便秘		16	10
流涎		15 **	5
ねむけ		12	6
パーキンソニズム		10 *	0
頭痛・頭重		10	3
嘔吐		9	6
脱力感		9 **	1
悪心		8	12
眼症状		5	0
運動失調		5	0
腹痛		5	1
発汗		4	1
口渇		4	7

* $P<0.01$，** $P<0.05$，*** $P<0.001$（その他は有意差なし）

（発熱3例，めまい・ふらつき1例）に対してthioridazine 群にはなかった。副作用の内訳では，食欲減退，めまい・ふらつき・たちくらみ，全身倦怠感，発熱，流涎，パーキンソニズム，脱力感の7項目で clozapine 群に有意に高かった。これらの副作用のうち，clozapine 群に10件のパーキンソニズムと5件の運動失調が報告されており，clozapine は EPS をほとんど起こさないとの国の内外の報告と異なっている。この理由として，①clozapine で時にみられる手指振戦，筋強剛などのパーキンソニズム様症状が記録された，②clozapine に特異な副作用である流涎が EPS の1つと判断された，③clozapine の投薬が開始される以前に使用されていた強力安定剤の影響が試験中に出現した，などの可能性が考えられる。しかし，9週目になって初めて歯車現象のみられた症例や全経過を通して筋強剛，手指振戦，歯車現象が記録された

症例があり，clozapine にも EPS 系の副作用が出現しうるという可能性は否定できないとしている。なお，臨床検査所見で白血球数の減少を認めた症例はなかった。

以上から，全般的な統合失調症像の改善率において，clozapine 群が thioridazine 群より危険率10%水準で有意に優れており，病型や罹病期間のいくつかの項目で有意に優れていて，clozapine は極めて優れた抗精神病薬であり，病的体験の盛んな新鮮例はもとより，従来の薬物療法では改善を得られなかった症例にも効果の期待できる適応範囲の広い薬剤であるとされている。ただ，希ながら顆粒球減少症の報告があるので，発熱症例については血液検査を中心とする臨床検査を行い，充分注意して使用する必要があるとつけ加えている。

なお，本試験のコントローラーに筆者の尊敬する工藤義雄大阪警察病院神経科部長（当時）の名

表21　Clozapine と haloperidol との二重盲検比較試験における全般改善度（八木ら，1974[25]，一部改訂）

群	群	著明改善	改善	やや改善	不変	悪化	計	解析結果	
								改善率	悪化率
4週	C群	0 (0.0)	4 (08.5)	17 (36.2)	20 (42.6)	6 (12.8)	47 (100)	N.S.	N.S.
	H群	0 (0.0)	8 (18.2)	9 (20.5)	24 (54.5)	3 (6.8)	44 (100)		
8週	C群	1 (2.1)	8 (17.0)	16 (34.0)	16 (34.0)	6 (12.8)	47 (100)	N.S.	N.S.
	H群	1 (2.3)	5 (11.4)	15 (34.1)	16 (36.4)	7 (15.9)	44 (100)		
12週	C群	3 (6.4)	9 (19.1)	12 (25.5)	16 (34.0)	7 (14.9)	47 (100)	N.S.	N.S.
		12 (25.5)							
		24 (51.1)							
	H群	1 (2.3)	6 (13.6)	13 (29.5)	16 (36.4)	8 (18.2)	44 (100)		
		7 (15.9)							
		20 (45.5)							

C群：clozapine 群，H群：haloperidol 群，（　）：%

がみえて懐しい。

2）Haloperidol を対照薬とした二重盲検比較試験[25]

本試験は東京都内の7施設に入院中の統合失調症患者91例を対象とした haloperidol との二重盲検比較試験である。Haloperidol が対照薬として選ばれた理由は，butyrophenone 誘導体に属する neuroleptica で，同誘導体の prototype としてわが国で統合失調症の治療に最も多く使用されているものの1つであり，標準的な薬剤と考えられており，試験参加者の合議により選ばれている。また，clozapine の統合失調症に対する臨床効果，随伴症状およびその特徴を確認すること以外に，試験方法についても種々検討して，今後の統合失調症における臨床試験の方法の改良をも意図している。なお，clozapine 群は47例，haloperidol 群は44例であった。Clozapine の投与量は75mg/日から開始し，その後は適宜増減し，最大投与量は500mg/日とした。Haloperidol は2.25mg/日から開始し，以後適宜増減し，15mg/日を最大投与量として12週にわたり観察を行っている。

評価方法は，全般改善度については投与開始4週後，8週後および12週後（終了時）に，著明改善，改善，やや改善，不変，悪化の5段階で評価した。精神症状の評価については，慶大式簡便型精神症状評価尺度（統合失調症用），BPRS（Overall and Gorham）の2種を併用し，看護師用として三大学式 BRS および慶大式 BRS を併用している。

評価時別の全般改善度を表21に示した。どの評価時でも両群間に統計学的有意差を認めず，最終全般改善度をみると，clozapine 群は「改善」以上が25.5％，「やや改善」以上が51.1％に対して haloperidol 群はそれぞれ15.9％，45.5％と数値的には clozapine 群の方が高かった。病型別の検討では，破瓜型の症例において投与終了時の改善率が clozapine 群35.7％，haloperidol 群5.6％であり，clozapine 群が有意に優れていた（p = 0.038）。また，妄想型の症例においては，投与8週後に haloperidol 群が clozapine 群に優れる傾向がみられたが，有意ではなかった。経過類型別の検討では両群間に差はなかった。また，抗パーキンソン薬併用群と非併用群との比較では両群間に差はみられなかったが，抗パーキンソン薬併用症例数は clozapine 群では47例中7例，haloperidol 群では44例中20例と，haloperidol 群に有意に多かった。

各精神症状については，BPRS による評価で改善率に有意差の認められたのは，表22のように，「心気的訴え」および「不安」については，clozapine 群の改善率が優れ，「感情鈍麻」については haloperidol 群が優れていた。慶大式簡便型精神症状評価尺度による各症状の改善率に有意差の認められた項目はなかったが，「心気症」および「妄想」についての悪化率が haloperidol 群で有意

表22 Clozapine と haloperidol との二重盲検比較試験における BPRS による各精神症状の改善率—2群間に統計学的有意差がみられた項目—（八木ら，1974[25]）

精神症状の種類	群	4週 改善率	4週 検定結果	8週 改善率	8週 検定結果	12週 改善率	12週 検定結果
心気的訴え	C群 H群			13 (61.9) 2 (15.4)	p = 0.018*	12 (54.5) 2 (14.2)	p = 0.034*
不安	C群 H群			11 (57.9) 4 (20.0)	p = 0.034*		
感情鈍磨	C群 H群	5 (10.9) 14 (32.6)	p < 0.05**	11 (23.9) 22 (51.2)	p = 0.020*	14 (29.8) 24 (55.8)	p < 0.025**

*：Fisher の直接確率計算法，**：χ^2 検定
C群：clozapine 投与群，H群：haloperidol 投与群，（ ）：%

表23 Clozapine と haloperidol との二重盲検比較試験における副作用（いずれかの群で5件以上のもの）（八木ら，1974[25]，一部改訂）

症状項目	Clozapine 件数	47例中の%	Haloperidol 件数	44例中の%	統計解析
頭痛・頭重	15	31.9	7	15.9	P < 0.20
浮動性めまい・起立性低血圧	16	34.0	10	22.7	P > 0.30 N.S.
焦燥	4	8.5	15	34.1	P < 0.10
眠気	19	40.4	12	27.3	P < 0.30
不眠	6	12.8	18	40.9	P < 0.10
脱力・倦怠	9	19.2	4	9.1	P < 0.30
口渇	6	12.8	11	25.0	P > 0.30 N.S.
便秘	12	25.5	11	25.0	N.S.
悪心・嘔吐	11	23.4	6	13.6	P > 0.30 N.S.
食欲減退	9	19.2	8	18.2	
胸内苦悶	8	17.0	3	6.8	P < 0.30
心悸亢進	8	17.0	3	6.8	P < 0.30
発汗	9	19.2	2	4.6	P < 0.10
その他	31	66.0	24	54.5	
合計	163		134		

に上回っており，clozapine 群の優位性が示された。三大学式 BRS および慶大式 BRS による各種精神症状の改善率については，2群間に有意差の認められた項目はなかった。

安全性について，副作用は clozapine 群で計163件，haloperidol 群に134件みられ，どちらかの群に5件以上認められたものを表23に示した。Clozapine 群に多くみられた副作用は頭痛，ねむけ，脱力・倦怠，胸内苦悶，心悸亢進，発汗があり，haloperidol 群に多いのは焦燥，睡眠障害であっ

た。発熱については別にまとめており，clozapine 群では46例中21例（45.7％）にみられ，うち4例がそのために投薬中止したのに対して，haloperidol 群では41例中11例（26.8％）にみられ，中止した症例はなかった。また，EPS については錐体外路症状評価尺度を利用して表24に示した。本試験では clozapine 群で51.1％，haloperidol 群で59.1％の出現率を示しており，"歩行時の上肢懸振性"" アカシジア""（総合判定としての）運動亢進"については haloperidol 群に出現率が高く，

表24 Clozapine と haloperidol との二重盲検比較試験における神経学的評価スケールによる錐体外路症状（八木ら，1974[25]）

	項目	Haloperidol	Clozapine	統計解析
1	Muscle Rigidity	13 29.6%	13 28.3%	N.S.
2	Wrist Swing	15 34.1	11 23.9	N.S.
3	Gait	10 22.7	6 13.0	N.S.
4	Arm Swing in Walking	14 31.8	8 17.4	$P<0.20$
5	Countenance	11 25.0	8 17.4	
6	Dysarthria	7 15.9	6 13.0	N.S.
7	Salivation	6 13.6	15 32.6	$P<0.10$
8	Tremor	20 45.5	24 52.2	N.S.
9	Akathisia	19 43.2	17 15.2	$P<0.01$
10	Dyskinesia	8 18.2	5 10.9	N.S.
最終評価	Hyertonia	18 40.9	13 27.7	N.S.
	Hyperkinesia	22 50.0	12 25.5	$P<0.05$
	General	26 59.1	24 51.1	N.S.
	症例数	44	47	

"唾液分泌過多"は clozapine 群に高かった以外，錐体外路症状評価尺度の上では筋強剛，振せん，その他において両群での EPS の出現率は同程度であった。ただし，抗パーキンソン病薬併用の頻度をみると，haloperidol 群が clozapine 群より有意に高く，clozapine により惹起される EPS はその重症度からすると軽度のものであることが示された。

以上から，clozapine は全般改善度で haloperidol と差のない効果を示し，病型別では破瓜型に有意に優れた効果を示した。評価尺度からは，心気症状，不安，行動異常，攻撃性（敵意），妄想については改善率あるいは悪化率の点からみて haloperidol より有意に優れており，情意鈍麻については haloperidol の方が優れていた。安全性において，clozapine は EPS 惹起作用が極めて弱いとされているが，本試験では haloperidol よりも頻度はやや低く，程度も軽いとはいえ，51.1%と高率に認められている。発熱は clozapine 群に有意に高く出現しており，4例の脱落例はすべて発熱によるものであった。顆粒球減少症はみられなかったが，clozapine の使用に際しては発熱および血液所見の変化に十分注意する必要があるとしている。

本試験のコントローラーおよびデータの解析は慶應義塾大精神神経科 伊藤 斉助教授（当時）が当たっており，試験担当医に三浦貞則，八木剛平（筆頭著者），上島国利らわが国の臨床精神薬理をリードした先生方が名を連ねて，豪華な顔ぶれによる臨床試験が実施されている。

IV. Clozapine 第 I 期開発時の無顆粒球症の詳細

第 I 期開発時の全公表論文12編の中で，渡辺ら[23]は2例の顆粒白血球減少症を報告し，うち1例については辻ら[22]が学会報告している。診断は顆粒白血球減少症としているが，実質的には無顆粒球症であり，渡辺らはこの2例が clozapine によるものか断定するのは容易ではないが，いずれ別に詳細を報告する予定であるとし，「渡辺昌祐，藤原二郎，和気 章：Clozapine 使用中に併発した顆粒白血球減少症の2例，投稿準備中」としている。長い長い停止期間ののち，2000年から clozapine の本格的な第 II 期開発をノバルティスファーマ社が決意して立ち上り，筆者が治験総括医師として後期第 III 試験を実施したさい，全34例を「臨床精神薬理」誌8巻12号に掲載した。この間の詳細は，"Clozapine の開発物語 その4"に書くつもりであるが，この時，わが国における clozapine

開発の経緯を書く必要性から，大日本製薬時代に公表された全12編の論文を読んで，渡辺らの2症例のことが頭にあった[15]。2009年9月4日，あの楽しかった第18回箱根シンポジウムが石郷岡純東京女子医科大学教授（現 CNS 薬理研究所主幹）が代表世話人として開催されたさい，出席されていた渡辺昌祐先生にお会いすることができた。筆者の数年先輩で学識・経験ともに優れる先生に恐る恐るお聞きしたのである。"あの2症例はどうなりましたか"と。「会社との話し合いで止められて発表できなかったのだよ」とおっしゃられた。「原稿はすぐに書き終えて投稿しようとしたが，会社の意向もあって発表を差し控えることになった。つい最近まで原稿をずっと保管していたが，もう要らないだろうと捨ててしまった」と。筆者はそれをお聞きして茫然自失した。わが国初のclozapine使用中に併発した無顆粒球症の報告になったはずのものが人目に触れずに永遠に失われてしまったのである。渡辺昌祐先生の書かれた原稿は世界に誇るべき内容のものであったと確信する筆者にとっても極めて残念なことであった。こんなことがあっていいのかと，渡辺先生の心中察してあまりある。

さて，ここでわが国のclozapine第Ⅰ期開発時の無顆粒球症によると思われる死亡例について触れておかねばならない。先に触れたノバルティスファーマ社が作成した「クロザピン治験薬概要書」[17]に表6が示されている。症例2と症例3の2例は渡辺ら[23]によるものであるが，死亡した1例は公表された臨床試験論文に見当たらない。死亡例は関西医科大学精神科での臨床試験中の1例であると耳にしていたので，筆者の若き学問とゴルフの盟友としても親しい木下利彦教授にお話を伺った。木下教授が入局される前のことで，実際目にはしていないが，筆者のよく知る3名の先生方によるclozapineの一般臨床試験中の死亡であることに間違いないとのことであった。なお，死亡例が出たためか，関西医科大学での臨床試験報告は論文化されたとは思うが，公表（出版）されていない。これもまことに残念である。

あと1例，国府台病院において臨床試験終了後の継続投与中に突然死した症例のあることが記録に残っている。死因は同定されていないが，無顆粒球症によるものでないことは確認されている。

当時，大日本製薬はわが国で2例の死亡例が出たさい，一旦試験を停止してスイスのSandoz社に海外での臨床試験で同様なことがなかったかと問い合わせたところ，全世界で4例の死亡例が報告されているが，いずれもclozapineとの因果関係は否定されているとの解答をもらっている。

筆者が想像するに，臨床試験の中で無顆粒球症を含めて原因不明の死亡例の報告が何例かあり，米国でもNew York CityのBellevue病院からの無顆粒球症の1例報告もあって[1]，Sandoz社にとってフィンランドのJuhana Idänpään-Heikkiläらの報告[8,9]はその数の多さに仰天したものの寝耳に水のものではなかったのではないかということである。Finnish epidemicと呼ばれ，かつ，フィンランドの南西部に片寄った報告であるとの批判はあったものの，Sandoz社のHeadquartersはかねがねclozapineの無顆粒球症惹起作用には容易ならざるものがあり，chlorpromazineの比ではないことを把握しており，ここで一旦はすべてのclozapineのR&D（Research and Development）を停止する必要があるとの判断を下したのではないかと考える。この間の経緯は§82 "Clozapineの開発物語—その1"で触れてきた。

Ⅴ．わが国におけるclozapineの承認申請とその後の顚末

これまで紹介してきた10編の一般臨床試験と2編の実薬対照二重盲検比較試験の成績を中心に作成された新薬承認のための総括報告書をもって大日本製薬は1973年，時の厚生省に申請した。当時，すでに欧州ではスイス，オーストリアで1972年に上市されており，のちに1974年にドイツ，1975年にフィンランドで上市されている。

ここで本稿で最も重要と考えられる物語を書いておく。当時，大日本製薬にあってclozapineの開発の責任者として活躍されていた市川一男氏から直接お伺いした話である。1973年に大日本製薬がclozapineを申請したさい，当時，中央薬事審議会の新薬審査担当の委員としてclozapineの総

括報告書を読まれる立場におられた佐藤倚男東京医科大学教授（当時）から，clozapineの効果については十分認めるにしても，安全性が担保されていない，危険性の高い薬物である，したがって大日本製薬はclozapineの申請を取り下げるべきであると強く言われていたという．

佐藤教授の臨床精神薬理学に対する見識は極めて高い，と筆者の恩師にして佐藤教授の後任として中央薬事審議会の委員になられた三浦貞則北里大学名誉教授が常々言われていたことを思い出すにつけ，Idänpään-Heikkiläらの報告が出る前の段階で，clozapineの安易な申請はまかりならないとした佐藤教授の慧眼ぶりは高く評価されるべきものであった．

こうして，大日本製薬としては，一般臨床試験の中での無顆粒球症による死亡例が出た試験論文は公表（出版）せず，また，2例の無顆粒球症と考えられる顆粒白血球減少症についての詳細な報告の発表を抑え込み，申請に漕ぎつけたものの，中央薬事審議会での審査の中で躓いたのである．審査の過程の中で安全性の問題を含めた討議で保留となった．そして，大日本製薬は1974年の終りに申請の取り下げを決意し，翌1975年6月に取り下げた．Finnish epidemicと言われたフィンランドからの報告の数ヵ月前のことであった．この大日本製薬の英断は正しかったのである．Sandoz Headquartersのclozapineの全世界でのR＆Dを停止するとの決定前のことであったのである．

筆者がいざ，clozapineの開発物語を書くさいにはもう一度，ゆっくり市川氏にお会いしていろいろ教えて戴く予定になっていたのであるが，その前に亡くなられたことをお聞きして，残念無念と臍を咬んでいる．市川氏健在ならば，無顆粒球症の話や，申請を取り下げたあたりの事情をもっと明確にすることができたはずであった．氏の冥福を祈っている．

なお，後にわが国でのclozapineの再開発が進み，最終的な申請を2007年12月21日に行ったことに対する2009年2月10日付の独立行政法人医薬品医療機器総合機構からの審査報告書には[3]，1973年の申請に対しては，海外での無顆粒球症が報告されて取り下げたと書かれている．

VI. おわりに

Wander研究所で創製された異能のclozapineはそれまでのneuroleptic dogmaの高い壁を乗り超えて，ユニークな抗精神病薬として欧州では1972年に正式に承認・上市された．その臨床開発の輪は欧州，日本，米国へと拡がり，用意周到な準備のもとに進められた臨床試験は順調に進み，わが国では1973年に申請にまで漕ぎつけていた．ユニークという言葉は強力な抗精神病作用を発揮しながら，陰性症状への効果を示し，EPSを出さないという，まさに非定型性を意味するが，当時はまだこの言葉はなかった．順調な開発の進行にみえた経緯の中にじわじわと無顆粒球症という暗雲が次第に大きな拡がりを見せ始めていたのである．当初は単発的で，因果関係を否定できるとの立場で対応してきていたが，1975年に承認・上市されたフィンランドで爆発的な症例報告と，多くの死亡者の報告がなされた．当初，Sandoz社は詳細な調査のもとに対応策を練ったが，clozapineと無顆粒球症との関係は容易ならざるものがあり，chlorpromazineによる無顆粒球症との比ではないと判断し，Sandoz社のHeadquartersは1976年にすべてのR＆Dを停止する決定をしたのである．欧州ではすでに承認されている国々では倫理的使用が認められ，また，米国では小規模ながら多くのオープンラベルの臨床試験が行われていて，突如clozapineの提供が止まったわけでなく，細々ながらclozapineの安全な使い方の試行錯誤のもとに少しずつclozapineの生きていくべき道が模索されていった[2]．それに対してわが国では，いち早くすべての臨床試験を終了して，1973年に時の厚生省に申請していた．審査の過程で安全性に問題があるとされて難航する中，取り下げるのが望ましいとの判断のもとに大日本製薬は1975年6月に申請を取り下げ，以後のclozapineの開発を断念した．Sandoz社のHeadquartersの決定よりも先であったことは評価された．一方で，欧州や米国ではわが国と異なり，R＆Dの停止のあともじわじわと使い続けられていった．この違いはとても大きく，欧州やとくに米国ではこうした中か

ら治療抵抗性統合失調症を対象とした clozapine の再開発の道筋がついていったのに対して，わが国では長い長い暗闇の時代へと入りこんでいってしまったのである。Clozapine の使えない国，日本は世界の恥といわれながら，再開発に入り，米国から20年遅れて2009年4月22日に承認に至った苦闘の物語は，§85，§86の"Clozapine の開発物語"その4とその5で述べる予定である。

本稿は大日本製薬時代の全12編の臨床試験論文とクロザピン治験薬概要書および市川一男氏へのインタビューに基づいて書いた。市川氏に深謝するとともに，改めて御冥福をお祈りする。そして，国立精神保健研究所におられた頃からの筆者の親しく古い友人である福井 進先生に正確な情報を与えて下さったことに厚く感謝する。また，膨大な資料を集めて戴いたノバルティスファーマ社の井ノ上博司氏，梅田一郎氏，鳥山和宏氏に深謝する。

文 献

1) Claghorn, J. L., Abuzzahab, F. S., Wang, R. et al. : The current status of clozapine. Psychopharmacol. Bull., 19 : 138-140, 1983.
2) Crilly, J. : The history of clozapine and its emergence in the US market : a review and analysis. His. Psychiatry, 18 : 39-60, 2007.
3) 独立行政法人医薬品医療機器総合機構：クロザピン審査報告書．平成21年2月10日．
4) 福井 進，高室昌一郎：W-801（Clozapine）の臨床的検討．新薬と臨牀，22：425-440, 1973.
5) 疋田平三郎，向笠宏昭，新福尚隆 他：精神科領域における W-801 の使用経験．新薬と臨牀，21：1358-1379, 1972.
6) 本田 修，山本 明，柳生 雋 他：Phenothiazine 誘導体との比較による W-801 の陳旧性精神分裂病に対する臨床治験．新薬と臨牀，21（5）：777-784, 1972.
7) 市川一男：ハロペリドール誕生への道．精神科・治療の発見（大原健士郎，渡辺昌祐 編），pp.139-155，星和書店，東京，1988.
8) Idänpään-Heikkilä, J., Alhava, E., Olkinuora, M. et al. : Clozapine and agranulocytosis. Lancet, 2 : 611, 1975.
9) Idänpään-Heikkilä, J., Alhava, E., Olkinuora, M. et al. : Agranulocytosis during treatment with clozapine. Eur. J. Clin. Pharmacol., 11 : 193-198, 1977.
10) 乾 正，北村陽英，田中清一 他：新しい向精神薬 Clozapine の精神分裂病に対する使用経験．新薬と臨牀，19：1493-1501, 1970.
11) 乾 正，谷向 弘，田中清一：精神分裂病患者に対する Clozapine（W-801）の長期投与について．診療と新薬，8：2787-2795, 1971.
12) 石郷岡純：Clozapine の国内臨床試験の総括．臨床精神薬理，12：1319-1347, 2009.
13) 村崎光邦：Amoxapine にまつわる新しい展開．臨床精神薬理，14：1511-1520, 2011.
14) 村崎光邦：悲運の大本命 fluperlapine にまつわる物語―その2 Fluperlapine 物語：スイスとフランスの思い出をまじえて―．臨床精神薬理，16：295-302, 2013.
15) 村崎光邦：わが国における clozapine の開発の経緯．臨床精神薬理，8：1968-1974, 2005.
16) 新里邦夫，上津原申一，佐保威彦 他：Clozapine の使用経験―主として慢性分裂病の長期観察．新薬と臨牀，21：1349-1356, 1972.
17) ノバルティスファーマ株式会社：クロザピン治験薬概要書．
18) 桜井図南男，山内万寿美，中沢洋一：新しい向精神薬 W801（Clozapine）の使用経験．新薬と臨牀，21：1339-1347, 1972.
19) 佐藤時治郎，本間俊行，佐久間有寿 他：新向精神薬 W801（Clozapine）の臨床治験―精神分裂病に対する効果を中心として．新薬と臨牀，21：743-759, 1972.
20) Schmutz, J. : Neuroleptic piperazinyl-dibenzoazepines. Arzneim. Forsch., 25 : 712-720, 1975.
21) 谷向 弘，乾 正，高橋尚武 他：二重盲検法による Clozapine の精神分裂病に対する薬効検定．精神医学，15：269-284, 1973.
22) 辻 孝夫，木津裕州，野﨑 肇：（タイトル名不明）第5回日本肝臓病学会，名古屋，7月10-11日，1969.
23) 渡辺昌祐，藤原二郎，松田 清 他：Clozapine の臨床薬理学的検討．新薬と臨牀，21：763-775, 1972.
24) 渡辺昌祐，久保信介，枝松一安 他：Clozapine による躁状態の治療．新薬と臨牀，21：1383-1391, 1972.
25) 八木剛平，三浦貞則，田代 厳 他：二重盲検法による clozapine と haloperidol の精神分裂病に対する薬効の比較．臨床評価，2：169-206, 1974.

究極の抗精神病薬 clozapine の開発物語

——その３：米国で復活を遂げた clozapine——

I. はじめに

米国での clozapine の開発は1972年とされる。もともと，米国では新規の向精神薬の導入が欧州より遅れる傾向がある。スイスの Wander 社（現 Novartis AG 社）は1958年から始まった自社創薬の自慢の化合物を直ちに米国へ持って行かなかったのは不思議である。スイスとオーストリアで clozapine が上市された1972年になって Sandoz 社（現 Novartis AG 社）が米国での開発に乗り出したのである。

そして，Sandoz 社は米国での clozapine の研究・開発（Research and Development：R&D）の責任者（Director）として Academic Clinical Psychologist である Dr. Gilbert Honigfeld を採用し，その指導のもとにすべての臨床開発が進められていった[3]。

米国では，第Ⅰ相試験，第Ⅱ相試験を経て第Ⅲ相試験で pivotal study としての Claghorn trial[2] の進行中に，フィンランドからの無顆粒球症の報告が入り[5,6]，1976年にすべての R&D が中止された。しかし，当時実施されていた草の根的な小規模のオープンラベルの試験は中止されずに続行され，その成果が最終的には Sandoz 社をして clozapine の再開発へと駆りたてた原動力となり，治療抵抗性統合失調症の治療薬として奇蹟の復活を遂げることになったのである。

本稿では，その米国での clozapine の開発物語を書いていく。なお，ここでも John Crilly[3] のレビューを大いに利用させて頂いている。

II. 初期の臨床試験成績

Clozapine の開発が始まった1972年当時の米国では，すでに米国食品医薬品局（Food and Drug Administration：FDA）が新薬の開発・承認を担当していた。まず，Investigational New Drugs（IND）Application を提出させ，第Ⅰ相試験として健康者対象の安全性試験から始めることになっていた。ここでは，順を追って初期の臨床試験の成績を紹介していく。

1. 第Ⅰ相試験[3]

被験者は刑務所内の身体的に健康な囚人であった。当時，米国では第Ⅰ相試験が刑務所内の囚人を対象に行われていた。1991年に起きた Upjohn 社（現 Pfizer 社）の triazolam の Halsion Bashing のさい，第Ⅰ相試験で囚人に triazolam 1mg を投与したときの様子などが英国 BBC 放送で取りあげられていたことで筆者はこのことを知った[11]。

欧州での臨床試験の経験から clozapine は chlorpromazine と同様に低力価の抗精神病薬であると考えられていたことから，米国では100mg/日か

らスタートして増量できるくらいに安全とされていた。しかし，Honigfeld のチームは 25mg の初回用量で心拍数増加を経験して，健康被験者ではそうはいかないことに気づいたという。75mg でスタートした被験者は文字通り床に倒れこんだとある。この現象は，失見当，嗜眠あるいは錐体外路症状（EPS）のためではなく，拡張期血圧が測定できないほどの重度の起立性低血圧によるものとされた。一時中止して，再挑戦したが同じ現象が認められた。Honigfeld は12年近い欧州での臨床試験で低血圧を来たすことは承知していたが，そこまでのものが出現するとは考えていなかった。統合失調症患者と健康被験者では抗精神病薬に対する感受性が大きく異なることを理解していなかったのであろう。筆者が OPC-4392 の第Ⅰ相試験を実施したさい，対照薬の chlorpromazine を 5mg から開始したことを思い出す[12]。

刑務所での第Ⅰ相試験から，初期に高い用量を投与すると，低血圧を増大させることから，低用量から開始してゆっくりと治療用量へ上げるという標準的投与方法が確立されたのである。なお，薬物動態については触れられていない。

後に実施された clozapine の薬物動態学的検討について，ここで簡単に紹介しておく。ヒトにおける clozapine の推定代謝経路は図１のように多くの代謝物が産生される[15]。主要代謝経路は N-oxidation と N-demethylation で（図２）[4,17]，前者には主に CYP3A4 が，後者には CYP1A2 と CYP3A4 が働いている。なお，これらの代謝物の脳内受容体への活性は低く（表１），clozapine の代謝物が clozapine の薬効や副作用にほとんど影響しないと考えられている[16]。しかし，近年，desmethylclozapine が muscarinic M1 受容体の作動作用を示し，NMDA 受容体を活性化することで，clozapine 全体の作用機序に強く関わってくるとの報告がある[9,21]。このことは"Clozapine の開発物語—その１"でもすでに触れている[13]。

2．前期第Ⅱ相試験

米国で最初に報告された Simpson と Varga の成績[19]を紹介する。

New York 州 Rockland 州立病院に入院中の９例の男性慢性期統合失調症患者（32〜58歳，平均44歳）を対象としている。実施前の情報としては，非臨床試験で，①カタレプシーを惹起しない，②apomorphine 拮抗作用を示さない，③条件回避反応を選択的に抑制する，④強力な網様体活動の抑制などであり，臨床的には，強力な抗精神病作用と EPS を呈さないことであった。

試験のデザインは，４週間の washout のための placebo 期と12週の clozapine 服用期，あとの４週間の後観察用の placebo 期からなり，最初の１週間は 25mg，１日２回投与とし，あとは 800mg/日を上限とする fixed-flexible 法をとっている。

評価は Brief Psychiatric Rating Scale（BPRS），Clinical Global Impression（CGI），Nurse' Observation Scale for Inpatient Evaluation（NOSIE），Simpson-Angus Scale などを用いている。

成績については，まず表２にみる全般的精神医学的評価は有意に改善している。４週の washout 期の間に前薬による治療期に比べて悪化したものが，clozapine による治療期に入って進行性に改善し，５週目と６週目の間に元のレベルに達している。この時の clozapine の用量はおおよそ 200mg/日であった。以後，８週から12週にかけてはさらなる改善を認めているが，clozapine と placebo に切り替えた後観察期には症状悪化して再び元へもどってしまっている。

BPRS では，18項目中，感情的引きこもり，衒奇症と不自然な姿勢，非協調性，感情の平板化，運動減退，猜疑心および合計スコアに有意の改善がみられた。有意差のみられない項目でも改善への傾向がみられた。

CGI でも NOSIE でも有意の改善を認めている。

副作用では，Simpson-Angus Scale の総スコアは有意に改善方向へ変化し，ベースライン時の筋強剛は進行性に減少した。Clozapine 服用以後には EPS の出現を認めていない。

他には流涎と眠気がみられている。

血圧の変動は小さいものであった。体重は観察期と後観察期の placebo 服用時には７ポンド減少し，clozapine 服用期には約９ポンド増加して有意の変化となっている。

甲状腺機能で PBI が小さく減少したが，T_4 は正

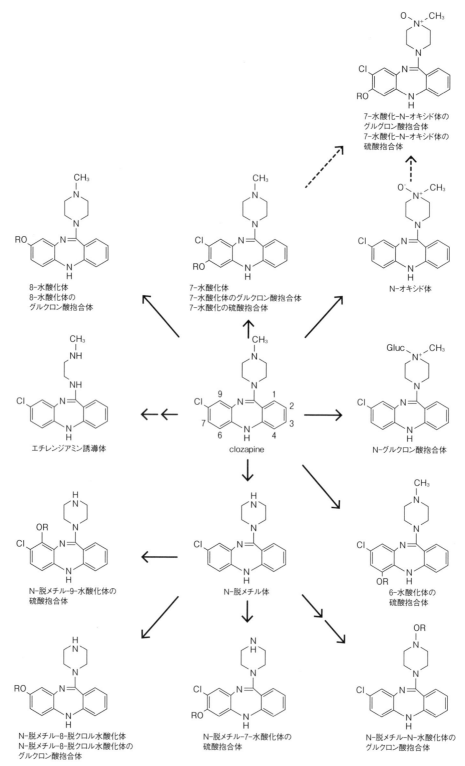

図1 ヒトにおける clozapine の推定代謝経路（ノバルティスファーマ株式会社　クロザリル錠医薬品インタビューフォーム[15]より引用）

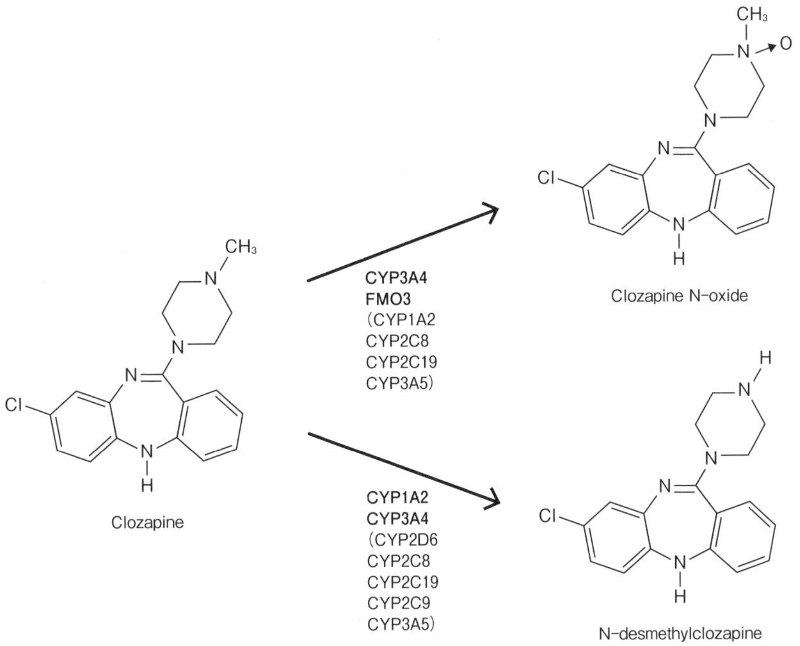

図2 Clozapineの主要代謝経路に作用する代謝酵素（Fangら，1998[4]）

表1 ClozapineとN-desmethyl体とN-oxide体の脳内各種受容体への親和性〔IC$_{50}$値（nM）〕（ノバルティスファーマ株式会社，クロザピン治験薬概要書[16]）

	D$_1$	D$_2$	5-HT$_2$	M	α$_1$
クロザピン	279	834	7.5	13.0	2.1
N-脱メチル体	1318	1052	8.5	121	36
N-オキシド体	>10,000	>10,000	>10,000	6252	3169

常であった．1例で白血球減少がみられた．

以上から，clozapineは優れた抗精神病作用を示し，BPRSでの陰性症状に関連した項目での改善が認められている．安全性ではEPSを呈していた症例もclozapine治療期に軽減し，前治療薬で出現していた遅発性ジスキネジアが消失している．新たにEPSが出現した症例はなかった．9例という小規模な試験であるが，clozapineの特徴が十分に認められている．

3．米国初のclozapine, chlorpromazine, placeboの二重盲検比較試験

New York大学のShopsinら[18]は，急性増悪を呈してBellevue Psychiatric Hospitalに入院して来た統合失調症患者31例を対象に無作為に3群（clozapine 13例，chlorpromazine 12例，placebo 6例）に割り付け，二重盲検比較試験を実施している．

試験のデザインは3〜7日のplacebo投与による前薬のwashout期ののち，1週間はclozapine 0〜75mg/日，chlorpromazine 0〜150mg/日から開始して7日目にはclozapine 300mg/日へ，chlorpromazine 600mg/日へあげていく．次の4週間は効果と安全性から前者は900mg/日，後者は1,600mg/日を上限とするflexibleな用量とする．

成績は，BPRS評価で図3のように，clozapine群は罪悪感，誇大性，運動減退の3項目を除いた15項目で開始前に比して有意の改善を認めたのに対し，chlorpromazine群は18項目中の6項目での

表2 全般的精神医学的評価：各カテゴリーの患者数の変化（SimpsonとVarga，1974[19]）

	Week	2	4	6	8	10	12	後観察期
+4						1		
+3					1		1	
+2					4	3	3	
+1			4	4	1	1	2	
0	1		3	1	3	2	4	2	4
-1	2		3	2	2	1		1	4
-2	6		3	2					1

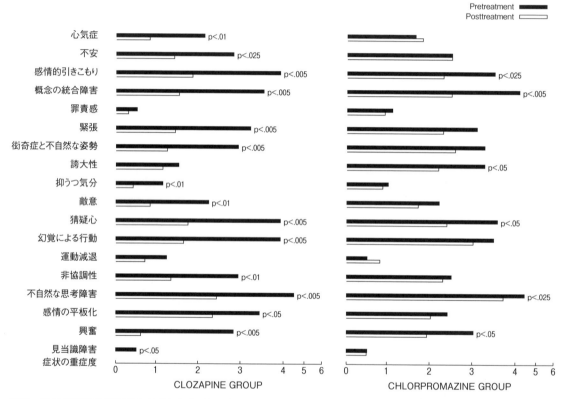

図3 急性増悪期入院患者を対象としたclozapine, chlorpromazine, placeboの二重盲検比較試験におけるclozapine群とchlorpromazine群の治療前後のBPRS評価スコアの変動（Shopsinら，1979[18]）

み有意の改善を示した。また，BPRSでの不安・抑うつ気分，運動減退，不自然な思考内容，興奮，敵意・猜疑心の5項目と合計スコアの変動を3群間で比較すると，clozapine群では全項目で有意差を示し，placebo群にも有意差を示した。Chlorpromazine群では2項目のみ，改善を示した。一方，placebo群では逆に興奮，敵意・疑惑で有意に悪化をきたしている（図4）。なお，placebo群の6例はすべて途中で脱落している。

また，CGIとNOSIEでは，clozapine群で有意の改善を示し，placebo群では悪化を示した。

安全性では，clozapine群にEPSを認めず，chlorpromazine群では42％（5/12例）でEPSによる抗パーキンソン薬を要した。頻脈と低血圧は

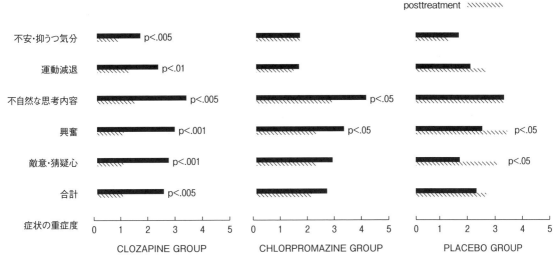

図4 急性増悪期入院患者を対象とした clozapine, chlorpromazine, placebo の二重盲検比較試験における治療前後の BPRS 評価スコアの変動（Shopsin ら，1979[18]）

両群でみられたが，clozapine 群にその程度は強く，平均15拍/分の増加がみられた。低血圧は経過中に旧に復し，これによる脱落例はなかった。Clozapine 群の1例に 90/60mmHg の起立性低血圧がみられたが，24時間休薬し，回復ののち，低用量に下げて再開した。初期の鎮静作用は clozapine により多かった。長びく日中の眠気は chlorpromazine 群に多かったが，clozapine にみられた眠気は治療とともに消えていった。また，clozapine は優れた催眠作用を示して睡眠薬の付加が不要であった。流涎は clozapine 群により著しく（11/13例対 1/12例），朝の覚醒時に枕をべっとり濡らしていた。一方で，口渇も認められている。血球計算では3群間で差はなかった。Clozapine 群に見られていた遅発性ジスキネジアは治験中に軽減し，1例ではジスキネジアが消失していった。

以上の成績から，clozapine は統合失調症患者の急性増悪期の症状に対して chlorpromazine より優れた治療効果を示し，陽性症状のみならず陰性症状を思わせる項目にも優れた効果を示している。安全性では，EPS を認めず，日中の眠気は強いが，治療中に軽減している。流涎は著明で一方で口渇を呈する。催眠効果が持続して睡眠薬の併用を必要としない。2例に認められていた遅発性ジスキネジアが改善している点は特筆される。

Ⅲ．第Ⅲ相試験：Claghorn trial の最中の出来事とその後の展開

米国での clozapine の臨床開発は Honigfeld の指揮のもとに順調に進められ，いよいよ pivotal study としての Claghorn trial[2] に入っていった。そして，症例エントリーが300例中151例に達して，まさに中間地点にさしかかった段階の1975年9月にあの Finnish epidemic と呼ばれる Idän-pään-Heikkilä らの "Clozapine and agranulocytosis" と題するレターが Lancet 誌に掲載されたのである[5]。その後の顛末は "Clozapine の開発物語—その1" で詳しく述べた[13]。

米国では，FDA が無顆粒球症についての警告を発したわけでなく，また，開発過程の変更を要求したわけでもなかったが，1976年に Basel の Sandoz Headquarters は全世界の clozapine programme を clozapine の毒性のために停止することを決定し，すべての臨床的な研究と開発を直ちに止めた。すでに上市されていた国では国が市場からの撤退を命じなかった場合に限り，限られた無料製品（courtesy product）のみが残されること

になった。わが国では，1973年に申請された総括報告書での審査で安全性面で保留となり，Idänpään-Heikkiläらの報告の前の1974年12月に申請を取り下げ，長い休眠状態に入っていた[14]。

問題は米国であった。Haloperidolの導入のさいは，各国の後塵を拝して，世界の七不思議と言われた米国はclozapineの開発に対しては違った。Claghorn trial[2]は中止されて大きな失望を味わったが，国中で比較的多く実施されていたオープンラベル試験の研究者達（investigators）は，clozapineでなくてはならない症例への人道的配慮から引き続いての試験の継続を願い，Sandoz社はこれに同意した。こうして，Honigfeldのclozapine開発チームは別のプロジェクトへ方向を転じたが，残ったclozapineの管理責任を有していた。米国の精神科医はHonigfeldを通してclozapineを入手し得たし，Sandoz社は欧州で引き続いてclozapineを販売していた。オープンラベルでの試験を通してclozapineは従来の抗精神病薬とは違って，最も治療困難な症例に効果を示すとの話が徐々に拡がり，1976年から1982年にかけてclozapineを処方する医師の数も患者数も増加し，clozapineの使用が徐々に増大していった[3]。

こうした中で，clozapineを支持する立場にとって都合のいい2つの報告がなされた。1つは米国の国立衛生研究所（National Institutes of Health：NIH）のCaineら[1]が1970年代中頃の研究でclozapineのTourette症候群患児への有効性を報告した。Clozapineは当時，開発が停止されていたことと，対象が統合失調症でない適応外の試験ではあったが，clozapineには味方となる報告であった。もう1つは，米国でのclozapine開発当時のFDAの神経薬理学部門の長であったPaul Leber[8]が1981年に抗精神病薬服用中の患者での突然死についての重要な発表を行った。抗精神病薬が原因とされているが，その因果関係は不明であり，根拠がないことの可能性に言及したのである。これはフィンランドで生じた出来事に対する異なった見方ができることを示した。この報告はFDAの地位から離れた立場でのものであったが，Leberの公的立場での考え方を示すものととることもできたのである。

Clozapineでなくてはならないという症例への人道的使用は増加し続ける一方で，無顆粒球症への理解も進み，この血液疾患は致命的ではありうるが，早期に発見し，早期に対応すれば救出できるとの考え方が一般的となり，この草の根的な米国での活動が実を結び1982年Sandoz社はclozapineを再評価する道を選択したのである。

IV. Clozapine再開発の決定後の動向

これまで述べてきた経緯から，1982年にSandoz社がclozapine再開発の実施を決定してからの動きは2つに分けられる[3]。

1. FDAへのNDAの提出

Sandoz社は，新たに試験を行うのではなく，それまでの米国で得られた資料でNDA（New Drug Application）を作成し，承認を得る可能性を考慮して，Honigfeldと新たに再召集したclozapine teamによって1975年当時まで実施していたClaghorn trialをまとめ，それと，それまでに行われて目覚ましい成績を示している多くのオープンラベルの試験成績を組み合わせてNDAを作成し，FDAに申請した。1983年のことである。Sandoz社はclozapineはリスク・ベネフィットの計算から他のどの抗精神病薬にも反応しなかった統合失調症患者に限定使用されるべきであることと，EPSを惹起しないただ1つの薬剤であることが申請の後押しをしてくれる可能性に期待していたという。Claghorn trialの成績は後に紹介するが，症例数は151例とかなり多かったのであるが，好ましい傾向は示したもののclozapineがchlorpromazineより有意に優れていることを示すのに十分な統計学的検出力をもたらさなかった。予想どおり十分な臨床試験が行われていないとしてFDAに却下されたが，ここのプロセスはclozapineを再び軌道に乗せるためには必要なものであった。1984年にFDAの諮問委員会はclozapineを重要な新薬と考え，Sandoz社に開発を継続するよう働きかけたのである。

ここで，Claghorn trial[2]の概略を紹介しておく。本試験のデザインは表3に示したように，pla-

表3 Clozapine と chlorpromazine の二重盲検比較試験のデザイン（Claghorn ら，1987[2]）

	Baseline	Study days							
		1	2	3	4	5	6	7	8－28
Clozapine	Placebo[a]	25	50	75	100	150	225	300	150－900
Chlorpromazine	Placebo[a]	50	100	150	200	300	450	600	300－1,800

a：1日3回投与　　　　　　　　　　　　　　　　　　　　　　　　　　　　　　　　mg

cebo baseline ののち1週間で clozapine 群は 300 mg/日，chlorpromazine 群は 600mg/日へ漸増し，あとの3週間は clozapine は 900mg/日まで，chlorpromazine は 1,800mg/日までとする fixed-flexible 法を取っている．対象は18〜66歳（中央値，30歳）の入院6ヵ月以内の統合失調症患者である．

BPRS 合計スコアの推移と CGI Scale のスコアの推移は図5のようになり，BPRS 合計スコアでは2週時と3週時で clozapine 群が有意差をしめしたが，4週時では有意差がなくなっている．CGI Scale では，数値では clozapine 群が勝っているが，3週時以外では有意差は認めていない．

Simpson-Angus Scale でみた合計スコアの推移（流涎を除いた数値）で各評価時点でゼロであった症例を除いたものをプロットすると，図6のように clozapine 群が高い．その他の有害事象では，流涎が clozapine 群に30例と chlorpromazine 群の8例より多く，鎮静は16例対14例，便秘は16例対8例と clozapine 群に多かった．口渇は12例対5例と chlorpromazine 群に多かった．不眠は chlorpromazine 群にのみ見られ，また，chlorpromazine 群にけいれん発作1例，乳汁分泌2例，インポテンス1例がみられた．

白血球数では，正常値より低くなった症例は，clozapine 群で3例，chlorpromazine 群で8例で，無顆粒球症はともになかった．

以上の成績から，clozapine は BPRS 合計スコアでは chlorpromazine より優れ，2，3週時に有意差を示し，CGI Scale でも数値的には優れているものの，3週時以外有意差は示さなかった．EPSについて，clozapine にその惹起作用は弱く，流涎は多かったが，高い認容性を示した．全体に clozapine は chlorpromazine より優れた成績を示しているが，明確に統計学的に優れることを示すだけのパワーはなかった．なお，本報告では，当初計画した pivotal study の半分の時点での解析であることについては，いっさい触れられていない．

2．新たな pivotal study への挑戦

Sandoz 社の clozapine チームは，FDA の諮問委員会の要望に応じて最終的な pivotal study のプロトコールの作成を開始した．FDA の要求する，①治療抵抗性患者集団における clozapine の有効性の証明と，② clozapine が他の標準的な抗精神病薬よりも有効であることの証明，の2点を達成すべくいろいろな案を作成した．Clozapine 開発チームの長として試験デザインに関して，FDA と折衝する責任を担っていた Honigfeld は試験デザインを設定して FDA との話し合いを終えて，いよいよ最終の試験の実施が決定した．1984年のことで，米国での clozapine の開発が停止された1976年から8年たっていた．最終的試験の主要メンバーとして New York の Zucker Hillside Hospital-Long Island Jewish Medical Center を率いる John Kane を中心に据え，Honigfeld と同僚の Jack Singer が Sandoz 社側の代表となり，4人目の主要人物として，長年にわたって Honigfeld と clozapine の研究を続けて来ていた Cleveland の Case Western Reserve University School of Medicine の Herbert Meltzer（現 Chicago の Northwestern 大学教授）が選ばれた．そして新たに組織された Clozaril Collaborative Study Group によって1984年に米国内の16施設で開始された．この時，各試験実施施設には選択基準をみたした被験者を平均20例エントリーすることが課せられた[3]．こうして始められた pivotal study について次項でやや詳しく紹介したい．

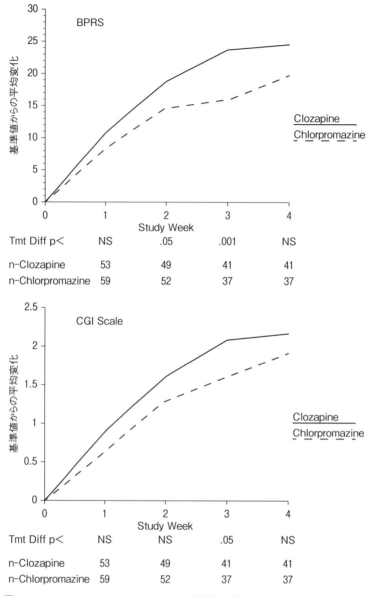

図5 Clozapine と chlorpromazine の二重盲検比較試験における BPRS 合計スコア（上段）および CGI Scale（下段）の推移（Claghorn ら，1987[2]，2図を1図に合成）

V. 最終的 pivotal study となった Kane らの clozapine 再発見——Chlorpromazine との比較試験[7]

本試験の対象はこれ以上厳しくはできないと言われ，後々 Kane らの criteria として名を馳せた表4に該当し，BPRS 合計スコア45以上と CGI Scale 評価で4（中等度）の病態にあり，少なくとも BPRS の陽性症状としての概念の統合障害，猜疑心，幻覚による行動，不自然な思考内容の4項目のうち2つが中等度以上である統合失調症患者としている。

試験のデザインは表5にみるように4期から成

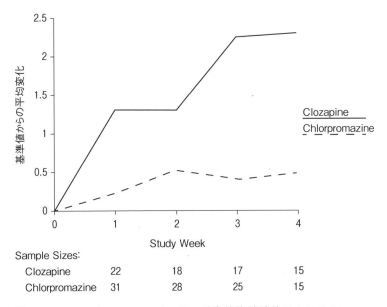

図6 Clozapine と chlopromazine の二重盲検比較試験における Simpson-Angus Scale の平均合計スコアの推移（各評価時点でゼロスコアであった全患者を除く）（Claghorn ら，1987[2]）

表4 治療抵抗性統合失調症に対する clozapine と chlorpromazine との比較試験の症例選択基準（Kane ら，1988[7]，内田ら，2003[20]の翻訳を引用）

1．過去5年間に少なくとも2種類の化学的クラスから選択された3種類以上の抗精神病薬を，6週間にわたり，chlorpromazine 相当で1,000mg／日以上投与されたか，精神症状が十分に改善したことがない。
2．過去5年間良好な機能を呈したことがない。

り，特に注目すべきは placebo による2週間の基準期ののち 60mg／日以上の haloperidol + benztropine mesylate（6mg／日）の6週間投与の反応者〔BPRS 合計スコアの20％以上低下した者か CGI Scale が3（軽度）あるいは BPRS 合計スコアが35以下となった者〕を除いたことである。Haloperidol 反応者は5例（1.6％）であった（表6）。最終の二重盲検期に入ったのは268例で，clozapine 群126例，chlorpromazine + benztropine mesylate 群142例であった。二重盲検期は6週間で，最初の2週間では clozapine 500mg／日まで，chlorpromazine 1,000mg／日（+6mg／日の benztropine mesylate）まで上げていき，あとの4週間は flexible に clozapine 900mg／日，chlorpromazine 1,800mg／日（+6mg／日までの benztropine mesylate）としている。なお，chlorpromazine 群に最初から benztropine mesylate を併用しているのは，EPS の出現による二重盲検の鍵が破れないためのものである。

成績は図7にみるように，主要評価項目の BPRS 合計スコアの変動では1週目から有意に clozapine 群が優れ（p＜0.001），図8にみるように CGI Scale でも同様な変動（p＜0.003）を示している。BPRS の陽性症状クラスター4項目の変動では1週時より有意に clozapine 群が優れ，陰性症状クラスター（anergia：情動的引きこもり，情動の平板化，運動減退，見当識障害）では2週目から有意差を示している。NOSIE でも2週目

表5 治療抵抗性統合失調症に対するclozapineとchlorpromazineとの比較試験のデザイン（Kaneら, 1988[7], ノバルティスファーマ株式会社, クロザピン治験薬概要書[16]より引用）

試験方法：Haloperidolとbenztropineを単盲検法により6週間投与し，不反応であった症例をclozapine（CLZ）とchlorpromazine（CPZ）+benztropineの二重盲検比較試験に組み入れる。なお，benztropineは錐体外路症状を抑えることにより，盲検性を確保するために使用された。

1期	2期	3期	4期	5期
Baseline Placebo 2週間 319例	Haloperidol治療期 Haloperidol + Benztropine 6週間 305例	Wash out期 Placebo 1週間 272例	Double-Blind（DB）期 Clozapine vs Chlorpromazine + Benztropine 6週間 268例	漸減期 Placebo 2週間

DB期の投与方法：投与量は，CLZ群，CPZ群とも，投与開始後2週間漸増（CLZ群は600mg，CPZ群は1200mgまで）し，その後は適宜増減とした。最高投与量は，CLZ群は900mg，CPZ群は1800mgまでとし，6週間にわたり観察した。

DB期の評価方法：BPRS（Brief Psychiatric Rating Scale）score
　　　　　　　　CGI（Clinical Global Impression）scale
　　　　　　　　NOSIE-30（the 30-item Nurses' Observation Scale for Inpatient Evaluation）
　　　　　　　　Simpson-Angus Scale for Extrapyramidal Side Effects

表6 治療抵抗性統合失調症に対するclozapineとchlorpromazineとの比較試験におけるhaloperidol治療期の成績（Kaneら, 1988[7]）

	総被験者305例中の患者（％）
Holoperidol反応者	5（1.6）
非反応者	248（81.3）
途中で中止した患者	52（17.0）
haloperidolの有害事象	22（7.2）
非協調	15（4.9）
プロトコル違反	4（1.3）
薬物とは無関係の身体条件	5（1.6）
その他（発作，心電図異常，同意の撤回など）	6（2.0）

から有意差を認めている。

BPRS合計スコアが20％以上減少し，CGI Scaleが3（軽度）以下になったか，BPRS合計スコアが35以下となった症例の割合（いわゆる改善率）はclozapine群で30％であったのに対してchlorpromazine + benztropine群では4％にすぎず，圧倒的な有意差（p<0.001）を示した（図9）。

安全性では，表7のように低血圧と口渇はchlorpromazine群に多く，発熱，流涎，高血圧がclozapine群に多かった。EPSは，第2期（haloperidol + benztropine mesylate）と第3期（placebo washout期）では両群同じような推移を示しているが，第4期（二重盲検期）と第5期（placebo washout期）ではclozapine群にSimpson-Angus Scaleの平均合計スコアの減少が著しい（図10）。なお，白血球数が3.9×10^9/L以下になった割合はclozapine群で4.9％，chlorpromazine群で3.3％で両群に差はなく，好中球が全白血球数の0.50以下になった割合は13％対20％と数値上はchlorpromazine群に多かった。

以上のKaneら[7]による歴史的試験はclozapineの圧勝に終り，厳密な意味での治療抵抗性統合失

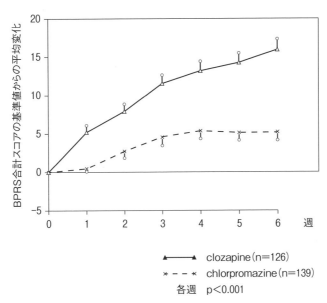

図7 治療抵抗性統合失調症に対する clozapine と chlorpromazine との比較試験における BPRS 合計スコアの変動（Kane ら，1988[7]）

調症患者に対して clozapine の有効性が検証されたのである．本試験で判明したことは，Kane らの criteria で選び出された被験者に対して 60mg/日以上の haloperidol の 6 週間投与で改善したのは 5 例（1.6%）にすぎなかったことと，二重盲検期での反応率は clozapine は 30%，chlorpromazine は 4% と大きく水をあけたことである．EPS に関しては，clozapine は benztropine mesylate を併用した haloperidol や chlorpromazine よりも EPS を減少させており，EPS 惹起作用はないか，あっても極めて弱いと考えられた．無顆粒球症については，短期の試験で 1 例も出ていないが，過去の報告からその可能性があることは事実であり，対象は治療抵抗性統合失調症に限定することでこうした患者の長期入院を減らし，社会適応への道を可能ならしめるとして clozapine の適切な使用は危険性を凌駕するといえる．なお，本試験では血液モニタリングの具体的方法を述べていないが，週 1 回の血液検査のもとに無顆粒球症の兆候を早期に察知して，clozapine の投与を直ちに中止して適切な処置を行えば，身体的障害を残すことなく回復しうるとしている．

こうして，本試験により"Kane のクライテリア"と呼ばれる厳密な意味での治療抵抗性統合失調症の概念が確定され，そうした患者への大きな福音として clozapine が 1989 年米国で承認されるという歴史的瞬間を迎えたのである．

VI. Sandoz 社，clozapine を FDA に申請

こうして見事に FDA の要望通りの試験に成功した Sandoz 社は 1987 年の終わりに FDA に Clozaril の商品名のもとに clozapine の NDA を提出したのである．そして，FDA は 1989 年 9 月に治療抵抗性統合失調症を適応症として承認した．1972 年に開発を開始して 17 年を経ていた．残るは clozapine の投与による安全性の確保の問題であった．

当時，欧州で承認されていた国々では clozapine が細々と使用されていた．その際の clozapine による無顆粒球症の発生頻度は 1〜2% とされており，85〜90% は最初の 18 週に生じ，1 年以内に約 95% が生ずるとされていた．それに基づいて，最初の 18 週は毎週 1 回の採血を行い，以降は月 1 回としていた．そこで，米国での承認にあたって

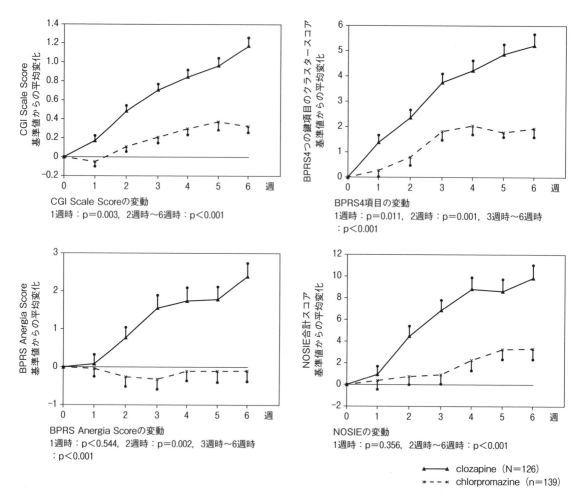

図8 治療抵抗性統合失調症に対する clozapine と chlorpromazine との比較試験における CGI, BPRS4 項目, BPRS Anergia Score, NOSIE の変動（Kane ら, 1988[7]）

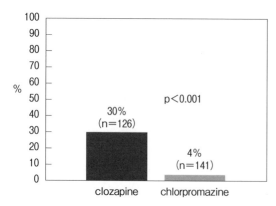

図9 治療抵抗性統合失調症に対する clozapine と chlorpromazine との比較試験における改善率（Kane ら, 1988[7]）

Sandoz 社は綿密な計画のもとに，採血は週1回を継続する安全性システムを採用し，Clozaril National Registry（CNR）のもとに clozapine は米国では唯一の登録性の薬剤となった。Sandoz 社は家庭健康ケア会社の Caremark Homecare 社および Roche Biomedical Laboratories 社と契約し，clozaril® の配達は前者に，週1回の白血球検査を後者に依頼することとした。Roche Biomedical Laboratories 社による検査値が各 clozapine 処方医のもとへ届けられ，白血球数が正常範囲内の場合のみ次の週の clozaril® がもらえるという no blood no drug's policy のシステムを貫いたのである。FDA もこの安全性確保のモニタリングシステムを

表7 治療抵抗性統合失調症に対する clozapine と chlorpromazine との比較試験における有害事象（Kane ら，1988[7]）

有害事象	Clozapine (n=126) 例数（％）	Chlorpromazine (n=142) 例数（％）	p値*
眠気	26（21）	18（13）	.098
頻脈	21（17）	16（11）	.218
便秘	20（16）	17（12）	.380
浮動性めまい	18（14）	23（16）	.735
血圧低下	16（13）	54（38）	<.001
発熱（hyperthermia）	16（13）	6（4）	.014
流涎	17（13）	2（1）	<.001
血圧上昇	15（12）	7（5）	.045
頭痛	13（10）	14（10）	.999
悪心／嘔吐	12（10）	17（12）	.560
口渇	6（5）	28（20）	<.001

*Fisher's exact test

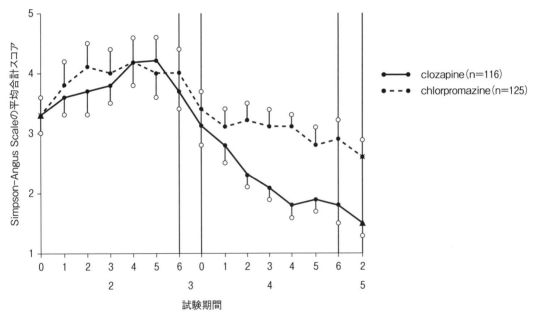

試験期間　2：haloperidol+benztropine mesylate
　　　　　3：placebo washout
　　　　　4：二重盲検期
　　　　　5：placebo washout

図10　治療抵抗性統合失調症に対する clozapine と chlorpromazine との比較試験における錐体外路症状（流涎を除く）の Simpson-Angus Scale の合計スコアの変動（Kane ら，1988[7]）

強く支持した。Clozaril® の費用とモニタリングの費用がパッケージされたのである[3]。

こうして，1990年2月5日，Clozaril は上市された。当時，抗精神病薬はほとんどすべてが generic となっており，安価であったのに対して，Clozaril® に関わる費用は週172ドル，年約8,900ドルとされた。Medicaid も私的保険会社もこの高価な費用をカバーしないとしたことから，多くの州で家族は自分で支払わねばならなかった。このため，1990年3月に Minnesota 州でこのパッケージに対して最初の独占禁止法に関わる裁判が起こされ，1990年12月には29の州が参加したとされている[3]。ここでは詳細は省略するが，最終的には患者あるいは家族が支払うべきものとなったのである。

なお，2002年には Meltzer ら[10]による検証試験に基づいて，「統合失調症に対する自殺行動の抑制」への適応について承認されている。

Ⅶ. おわりに

米国での clozapine の開発は1972年に開始された。Wander 社が clozapine を米国に持っていかずに，まず，わが国へ来たのは大変興味深い。Sandoz 社になって7年ほど遅れて米国に入ったのである。当初の開発は順調にすすみ，pivotal study の Claghorn trial に入っていた。ちょうど半分の過程に進行した段階で，1975年にかのフィンランドからの無顆粒球症の爆弾が落とされ，Sandoz 社の Headquarters の指令のもとに世界各国のすべての R&D が停止された。しかし，米国では小規模のオープンラベルの試験が継続され，おもに治療抵抗性統合失調症への優れた成績のもとに使用症例数が徐々に増加していった。こうしたなかで，Sandoz 社と FDA との話し合いが進み，clozapine の再開発の話が持ち上がった。ひとまず，Sandoz 社は，途中までの Claghorn trial を中心に優れものののオープンラベルの成績などを纏めて，clozapine の NDA を作成したが，FDA の思惑とは異なっており，却下された。そこで，Sandoz 社は真の意味の治療抵抗性統合失調症を対象とした chlorpromazine + benztropine mesylate との最終的な pivotal study を計画し，ここにかの有名な Kane らの二重盲検比較試験が実施され，圧勝したのである。そして，1989年に FDA の承認が降りたのである。米国における clozapine の開発物語はひとまずこれで終わるが，世界各国の R&D が停止された中で，脈々と続けられたオープンラベルの試験のおかげで生き返ることができたのである。これもひとえに clozapine の異能な力と Sandoz 社の執念によるものであったと考えられる。

次稿ではわが国での clozapine の再開発物語を書いていく。

なお，本稿を書くに当って，貴重な資料を集めて下さったノバルティスファーマ社の井ノ上博司氏，梅村一郎氏，鳥山和宏氏に深く感謝する。

文　献

1) Caine, E. D., Polinsky, R. J., Kartzinel, R. et al. : The trial use of clozapine for abnormal involuntary movement disorders. Am. J. Psychiatry, 136 : 317-320, 1979.
2) Claghorn, J., Honigfeld, G., Abuzzahab, F. S. et al. : The risk and benefits of clozapine versus chlorpromazine. J. Clin. Psychopharmacol., 7 : 377-384, 1987.
3) Crilly, J. : The history of clozapine and its emergence in the US market : a review and analysis. Hist. Psychiatry, 18 : 39-60, 2007.
4) Fang, J., Coutts, R. T., McKenna, K. F. et al. : Elucidation of individual cytochrome P450 enzymes involved in the metabolism of clozapine. Naunyn-Schmiedeberg's Arch. Pharmacol., 358 : 592-599, 1998.
5) Idänpään-Heikkilä, J., Alhava, E., Olkinuora, M. et al : Clozapine and agranulocytosis. Lancet, 2 (7935, 27 Sept.) : 611, 1975.
6) Idänpään-Heikkilä, J., Alhava, E., Olkinuora, M. et al. : Agranulocytosis during treatment with clozapine. Eur. J. Clin. Pharmacol., 11 : 193-198, 1977.
7) Kane, J., Honigfeld, G., Singer, J. et al. : Clozapine for the treatment-resistant schizophrenic. A double-blind comparison with chlorpromazine. Arch. Gen. Psychiatry, 45 : 789-796, 1988.
8) Leber, P. : Sudden death as a risk of neuroleptic treatment : (a continuing controversy). Psycho-

pharmacol. Bull., 17 : 6-9, 1981.
9) Li, Z., Huang, M., Ichikawa, J. et al. : N-desmethylclozapine, a major metabolite of clozapine, increases cortical acetylcholine and dopamine release in vivo via stimulation of M1 muscarinic receptors. Neuropsychopharmacology, 30 : 1986-1995, 2005.
10) Meltzer, H. Y., Alphs, L., Green, A. I. et al. : Clozapine treatment for suicidality in schizophrenia : International Suicide Prevention Trial (InterSePT). Arch. Gen. Psychiatry, 60 : 82-91, 2003.
11) 村崎光邦：短時間作用型睡眠薬の動向―Halcion storyを通して―．精神医学レビュー，4: 89-92, 1992.
12) 村崎光邦，石郷岡純，高橋明比古 他：OPC-4392の第I相試験．臨床評価，16 : 149-195, 1988.
13) 村崎光邦：究極の抗精神病薬clozapineの開発物語―その1．Clozapineの創製から欧州での承認とそれに続いたフィンランドからの無顆粒球症の報告まで．臨床精神薬理，21 : 697-715, 2018.
14) 村崎光邦：究極の抗精神病薬clozapineの開発物語―その2．わが国における第I期開発物語．臨床精神薬理，21 : 849-967, 2018.
15) ノバルティスファーマ株式会社：クロザリル錠医薬品インタビューフォーム．2016年9月改訂（改訂第11版）．
16) ノバルティスファーマ株式会社：クロザピン治験薬概要．
17) Pirmohamed, M., Williams, D., Madden, S. et al. : Metabolism and bioactivation of clozapine by human liver in vitro. J. Pharmacol. Exp. Ther., 272 : 984-990, 1995.
18) Shopsin, B., Klein, H., Aaronsom, M. et al. : Clozapine, chlorpromazine, and placebo in newly hospitalized, acutely schizophrenic patients : a controlled, double-blind comparison. Arch. Gen. Psychiatry, 36 : 657-664, 1979.
19) Simpson, G. M., Varga, E., : Clozapine - a new antipsychotic agent. Curr. Ther. Res., 16 : 679-686, 1974.
20) 内田裕之，渡邊衡一郎，八木剛平：治療抵抗性概念を軸としたclozapineの歴史的意識．臨床精神薬理，6 : 3-9, 2003.
21) Weiner, D. M., Meltzer, H. Y., Veinbergs, I. et al. : The role of M1 muscarinic receptor agonism of N-desmethylclozapine in the unique clinical effects of clozapine. Psychopharmacology, 177 : 207-216, 2004.

究極の抗精神病薬 clozapine の開発物語

―― その４：わが国における clozapine の再開発
：前期第Ⅱ相試験から後期第Ⅱ相試験まで ――

Ⅰ. はじめに

わが国における clozapine の開発は，1974年に大日本製薬が申請を取り下げ，開発権をサンド社（現　ノバルティスファーマ社）に返して以来，前に進まないままいたずらに時間が経過していた。この間，米国では治療抵抗性統合失調症患者を対象とした臨床試験が進められ，1988年に Kaneら[4]の有名な clozapine の再発見と呼ばれる chlorpromazine との二重盲検比較試験の衝撃的な成績が発表された。米国では1989年に治療抵抗性統合失調症を適応症とする承認が降り，西欧諸国でも承認され，世界ははるかに前に進む中，わが国ではなんの動きも見せていなかった。1990年を何年か過ぎた頃か，サンド社の内外でそろそろわが国でも clozapine の再開発をとの機運が高まり始めていた。サンド社内で clozapine の臨床開発の妥当性を検討し，1995年に世話人会が組織され，筆者も呼ばれた。ここで clozapine の場合は健康成人を対象とした第Ⅰ相試験を行うことは困難として治療抵抗性統合失調症患者を対象とする10例規模の薬物動態学的検討を兼ねた前期第Ⅱ相試験が計画された。

本稿では，いよいよ始まった clozapine の再開発物語を書いていく。途中で再びサンド社の決意が揺らいで何年かの空白期間が続き，本格的再開発は2001年の後期第Ⅱ相試験まで待たねばならなかった話である。

Ⅱ. Clozapine の再開発始まる

1995年に clozapine 再開発のために世話人会が招集された。その場で clozapine の早期開発を願われていた大月三郎岡山大学名誉教授から，現状で clozapine 再開発を実施するには北里大学が中心になるべきで，ぜひやって欲しいと激励されて，非常に感激した記憶がある。

まず，安全性と薬物動態学的検討を兼ねた前期第Ⅱ相試験の計画案が練られ，その試験の成績を見た上で次の後期第Ⅱ相試験へ進むというコンセンサスが得られた。ここで前期第Ⅱ相試験を紹介するが，1974年からの長い中断期間があり，第１期開発期に無顆粒球症による死亡を経験していることから，治験中副作用が発現した場合の対処の詳細なガイドラインが作成されて，治験担当医に配布されている。この時の血液モニタリングは安全性を期してかなり厳しいもので，採血は４日ごとに実施している。治験薬中止基準を表１に示しておく[10]。

なお，再開発のサンド社の責任者は東　昌成氏で，前に fluperlapine の開発時に被験者となられ，筆者がフランスの Rouffach での国際学会に招待されたさい，同道して下さり，Bern の Wander 研

表1　前期第Ⅱ相試験における治験薬剤投与中止基準（ノバルティスファーマ株式会社，Clozapine 治験薬概要書[10]）

1) 白血球数 6000/mm³ 以上である場合：1週間以内に白血球数又は顆粒球数に40％以上の減少を認めた場合，ただちに投与を中止する。
2) 白血球数 4500/mm³ 以上 6000/mm³ 未満である場合：1週間以内に白血球数又は顆粒球数に30％以上の減少を認めた場合，ただちに投与を中止する。
3) 3週間以内に白血球数に 3000/mm³ 以上の減少を認めた場合，ただちに投与を中止する。
4) 白血球数 4000/mm³ 未満あるいは顆粒球数 2000/mm³ 未満の値を認めた場合，ただちに投与を中止する。
5) その他，治験担当医師の判断により白血球数あるいは顆粒球数の変動に異常を認めた場合，投与を中止する。

究所や Basel の Sandoz 本社へ案内して戴いており，旧知の間柄で筆者にはとても心強いものがあった[6]。

Ⅲ．Clozapine の前期第Ⅱ相試験の成績

本試験は治療抵抗性統合失調症患者に対する clozapine の臨床効果，安全性および体内薬物動態に関する情報を得ることを目的とし，1996年2月16日から1996年12月23日にわたって実施された[4]。北里大学東病院，北海道大学病院，長崎大学病院，大分大学病院の4施設で治験総括医師は三浦貞則北里大学医療衛生学部長（現 北里大学名誉教授）のもとに行われた多施設共同，非対照，非盲検試験である。

対象患者は Kane ら[4]のクライテリアに相当する治療抵抗性統合失調症患者と錐体外路系副作用（extrapyramidal symptom：EPS）などのための耐容性不良の患者，延べ組入れ患者11例とし，有効性および安全性解析対象症例は9例であった。

試験のデザインは，薬物動態検討期として，12.5，25，50mg の単回投与期と 50，100，150mg を1日2回（朝・夕）8日間（最終日は朝のみ）の反復投与期を置き，以後を至適用量検索期として適宜増減期を最長12週間とし，最高投与量は 900mg/日とした。

まず，薬物動態学的成績を示す。8例に clozapine 50mg/日の単回投与時，および3～8例に 50mg，100mg，150mg を1日2回，8日間反復投与した時の血漿中未変化体の薬物動態パラメータを表2に示した。消失半減期は14～16時間となっている。

有効性の主要評価項目，BPRS（Brief Psychiatric Rating Scale）合計スコアの変化幅の推移は表3に示したように，投与前の54.0±3.05（平均値±標準誤差）から投与2週後より減少が認められ，その後，経時的に減少し，最終評価時には 14.56±2.08 の減少が認められている。

BPRS 症状別合計スコアの変化として，「陽性症状」「陰性症状」「一般症状」とも終了時まで改善傾向がみられ，「陽性症状」および「一般症状」は最終評価において有意な改善が認められた（表4）。また，個別症状としては，陽性症状である「衒奇症と不自然な姿勢」「敵意」「猜疑心」「幻覚による行動」，および「不自然な思考内容」の5項目において，3段階の改善を示した症例がみられた。また，「情動的引きこもり」「運動減退」および「情動の平板化」等の陰性症状およびすべての一般症状に改善がみられた。

BPRS 合計スコアが20％以上減少した症例の割合（改善率）の推移は図1のように投与2週後で 33.3％（3/9例）であり，その後経時的に上昇し，各症例の最終評価では 66.7％（6/9例）であった。

EPS に関しては，副次的評価項目として DIEPSS（Drug Induced Extra-Pyramidal Symptoms Scale）を用いてその推移および概括重症度の段階改善度を図2に示した。概括重症度および段階改善度とも投与前に比し，投与終了時に悪化した症例はなかった。また，AIMS（Abnormal Involuntary Movement Scale）では異常運動の重症

表2 Clozapineの前期第Ⅱ相試験における単回及び反復投与後の血漿中未変化体薬物動態パラメータ（ノバルティスファーマ株式会社，総括報告書[11]）

		C_{max} (ng/mL)	t_{max} (h)	AUC_{0-12} (ng・h/mL)	AUC_{0-24} (ng・h/mL)	$t_{1/2}$ (h)	CL_p/F (L/h/kg)	V_z/F (L/kg)
単回投与	50mg (n=8)	168±56	1.8±1.4	908±166	1260±224	16±4.5	0.47±0.15	10±2.8
反復投与[a]	50mg (n=8)	453±167	1.8±1.0	3540±1590	-	15±5.1	0.27±0.11	5.5±2.0
	100mg (n=7)	728±277	4.7±8.5	5440±2610	-	16±9.0[b]	0.36±0.16	6.7±1.5[b]
	150mg (n=3)	1140±363	1.3±0.6	7820±3780	-	14±4.4	0.32±0.14	6.0±1.2

a）：反復投与8日目のデータ，b）：n=6

表3 Clozapineの前期第Ⅱ相試験におけるBPRS合計スコア/変化幅の推移（ノバルティスファーマ株式会社，Clozapine総括報告書[11]）

	時期	例数	平均	標準偏差	paired t p値
	投与前	9	54.0	3.05	—
変化幅	1週後	9	-1.56	0.93	0.133
	2週後	9	-6.22	1.71	0.007
	4週後	9	-8.78	1.65	0.001
	6週後	8	-10.63	1.95	0.001
	8週後	4	-13.25	4.50	0.060
	10週後	7	-13.00	2.14	0.001
	12週後	5	-13.80	3.48	0.017
	最終評価時	9	-14.56	2.08	0.000

表4 Clozapineの前期第Ⅱ相試験におけるBPRS症状別合計スコアの最終評価時における変化幅（ノバルティスファーマ株式会社，Clozapine総括報告書[11]）

分類	時期	例数	平均	標準誤差	paired t p値
陽性症状	投与前	9	23.56	1.47	-
	最終評価時変化幅	9	-6.56	1.11	0.000
陰性症状	投与前	9	15.89	1.31	-
	最終評価時変化幅	9	-3.67	1.75	0.069
一般症状	投与前	9	14.56	1.63	-
	最終評価時変化幅	9	-4.33	0.76	0.000

度が「軽微（不確実）」以上の症例は9例中4例であったが，いずれの症例においても重症度は改善を示し，うち2例では消失している。

安全性については，clozapineとの関連性が否定できない有害事象（副作用）の発現頻度一覧を表5に示した。発現頻度の高かった傾眠，鎮静，めまい，起立性低血圧および頻脈の多くは投与初期に，唾液増加および便秘は投与初期〜漸増期に発現している。ほとんどの副作用はclozapine投与中，あるいは投与終了後に軽減または消失し，投

与の継続は可能であった．なお，発熱の2例は軽度で無処置で消失している．臨床検査では，白血球の増多が6件に，プロラクチン上昇が2例に認められている．

以上の成績から，clozapineは治療抵抗性統合失調症患者に対して，低用量（12.5mg/日）から開始し，忍容性に十分留意しながら患者ごとに適宜用量を増減して治療を行うことにより，諸症状の改善が期待できる有用な薬剤である可能性が示されている．なお，症例ごとの至適用量および最高投与量を表6に示した．

なお，治験終了後もclozapineの継続投与を受けていた3例と治験外提供を受けていた1例の計4例について長期投与試験（2001年4月～継続中：データカットオフ：2006年12月31日）が実施されている．前期第Ⅱ相試験投与開始からの投与日数の中央値（最小値～最大値）は3924.5日（77日～4642日）で，BPRS合計スコアは各患者で安定して推移し，とくに長期投与時に悪化する傾向は認められていない．なお，1例で因果関係の否定されない重篤な有害事象として強迫障害が認められて中止している．長期に及ぶ患者モニタリングシステムの運用でclozapineの安全性が確保されている．

Ⅳ．前期第Ⅱ相試験の思い出

本試験は筆者が初めて参加したclozapineの臨床試験で，健康成人では実施が不可能な薬物動態学的検討を含めて計画された．筆者が井之頭病院に勤務していた1969年から1971年にかけて，同院で慶應の薬理研究班の先生方が前々稿で紹介したclozapineとhaloperidolとの二重盲検比較試験[14]を実施しているのを横眼で見ながら，うらやましい思いをしていたものである．ようやく自分達の番がまわってきたと張りきったのである．当時，北里大学東病院にはKaneら[4]の基準に該当する症

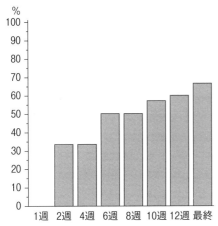

図1 Clozapineの前期第Ⅱ相試験における改善率（BPRS合計スコアが20％以上改善した症例の割合）の推移（ノバルティスファーマ株式会社，Clozapine総括報告書[11]）

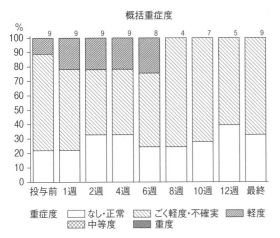

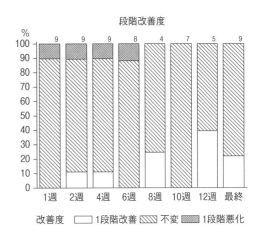

図2 Clozapine前期第Ⅱ相試験におけるDIEPSS概括重症度及び段階改善度の推移（ノバルティスファーマ株式会社，Clozapine総括報告書[11]）

表5 Clozapineの前期第Ⅱ相試験における治験薬との関連性が否定できない有害事象（副作用）の発現頻度一覧（ノバルティスファーマ株式会社，Clozapine総括報告書[11]）

	程度	軽度	中等度	高度	合計
	件数	29	16	6	51
中枢神経系	アカシジア	1			1
	傾眠（眠気）	1	6	2	9
	鎮静	3	2		5
	振戦	1			1
	脱力感	2			2
	めまい（ふらつき）	1	3	1	5
自律神経系	口内乾燥（口渇）	3			3
	唾液増加（流涎）	4	1		5
心血管系	起立性低血圧	3		1	4
	心悸亢進		1		1
	低血圧（血圧低下）	1			1
	頻脈	4		1	5
	不整脈	1	1		2
消化器系	便秘	2	1	1	4
その他	EEG異常		1		1
	発熱	2			2

注：随伴症状において，程度が推移している場合は，より高度の事象として集計した．

表6 Clozapineの前期第Ⅱ相試験における症例ごとの至適用量及び最高投与量（ノバルティスファーマ株式会社，Clozapine総括報告書[11]）

症例番号	至適用量	最高投与量
1	50mg/日～	75mg/日
2	200mg/日～300mg/日	400mg/日
3	300mg/日～400mg/日	550mg/日
4	100mg/日～	100mg/日
5	100mg/日～200mg/日	350mg/日
6	400mg/日～	400mg/日
9	75mg/日～100mg/日	200mg/日
10	100mg/日～	200mg/日
11	200mg/日～300mg/日	400mg/日

例は入院していなかったため，関連の精神科病院に入院中で，選択基準に該当する3例の患者に対して本人および家族によく説明して同意をいただき，北里大学東病院へ転院の上，試験に参加していただいた．週1回の回診のさいの診察時には就眠していることが多く，流涎が著明で，好転している気配を認めなかったが，担当医の説明では治験開始前より接触性や疎通性が格段に改善しており，家族の方々もこんなに良くなったのは初めてであると感謝されているとのことであった．なお，1例の方が12週間の治験終了後に長期投与試験に移行した．この前期第Ⅱ相試験は少ない被験者数ではあったが，clozapineの特徴がよく現われていると考えていた．本試験の成績は1997年のHawaiiでの第36回の米国神経精神薬理学会（American Collegium of Neuropsychopharmacology：ACNP）と[7]，1998年の東京都での第28回日本神経精神薬理学会で発表した[8]．とくに，HawaiiはHawaii島のHilton Waikoloa Villageが会場で，その時のノバルティスファーマ社（1997年4月にチバ・ガイギー社とサンド社が合併して新しい会社名となっていた）の担当者と昼食をと出かける途中でばったりとHubert Meltzer教授とお会いした．日本もいよいよclozapineの再開発に乗り出

したかと喜ばれたのであるが，実はこの時点では，ノバルティスファーマ社の新任の開発部長がclozapineの開発には乗り気ではなく，せっかく盛り上って，後期第Ⅱ相試験を実施すべく，プロトコルも作成され，開発のための施設の選定も終り，1997年6月10日に，医薬品医療機器総合機構（機構）へ相談に行った段階で冷水を浴びせるような事態が生じていたのである．以下にその後の経緯を説明しよう．

なお，この時のACNPには，Hawaiiということもあって日本からの参加者が多く，北里からは，これも筆者が開発に力を入れていたSNRI（serotonin noradrenaline reuptake inhibitor）のduloxetineの発表[13]と，その他の多くの研究発表のために多くの同僚が参加して極めて楽しい学会であったことを記憶している．強風の中，Hawaii島でのゴルフを時間の許す限り満喫したことはいうまでもない．

Ⅴ．Orphan drug への転向と申請への模索

1997年4月にノバルティスファーマ社となった時点で就任された新任の開発部長はclozapineの開発に乗り気でなかったと書いたが，実は開発を停止してしまっていたのである．1998年2月，ノバルティスファーマ社の開発担当として入社された品川丈太郎先生（筆者の慶應の精神科の後輩で69回生，筆者は40回生）が北里へ訪ねてこられた．新任開発部長によって停止させられているclozapineの治験を再開したいというのである．筆者はもちろん乗り気にはなったが，開発部長にここでも反対されて品川先生は退社されてしまった．これでclozapineがわが国で日の目を見る機会が失われたかと思われたが，意外な展開を見せたのである．停止を決定した開発部長がさすがにclozapineの存在を無視できなくなったのか，新たな臨床試験を実施することなくorphan drugとして申請できないかと思い至ったのである．そして，その対策の1つとして1998年7月に「治療抵抗性精神分裂病の診断と治療」と題する座談会が企画され，精神科医として工藤義雄浅香山病院長（当時，故人），八木剛平慶應義塾大学助教授（現

あおぞらクリニック）と筆者，内科医として平嶋邦猛埼玉医科大学教授（当時）が招集され，石井淳埼玉医科大学名誉教授（当時は「臨床医薬」誌の編集委員）が司会された[5]．工藤先生は統合失調症の疫学を，八木先生は診断，とくに治療抵抗性統合失調症の基準のお話と，筆者は治療について，平嶋先生は専門（内科血液学）の立場から無顆粒球症とその対策についてそれぞれ話をされ，種々討論の末，石井先生は，①日本における治療抵抗性統合失調症患者数は，厳しい基準で6,500人程度，穏やかな基準で20,000人程度と推定される，②本疾患の治療は，わが国では患者の症状に合わせて処方が出されているが，現在承認されている抗精神病薬の使用のみでは十分な効果は得られていない，③海外における本疾患に対する薬物療法では，risperidone, olanzapine, quetiapineなどがあるが，中でも強力なclozapineが最終的に処方され，それなりの効果をあげている，④日本においてもrisperidoneは既に発売されているが，clozapine, olanzapine, quetiapineなども本疾患の治療薬として必要な薬剤であり，早期の開発，承認が待たれる，⑤clozapine特有の無顆粒球症等の副作用があり得るが，現代の医学では十分な管理のもとに投薬すれば解決できる問題である，とまとめられた．

本座談会がclozapineのorphan drug申請にどう役立つかは疑問であるが，その内容はそれなりの水準にあるものと考えられた．ところが，1998年12月にノバルティスファーマ社内に生じたある問題のために，開発部長は退社に追いこまれ，皮肉なことにclozapineの再開発のための障害がとり除かれることになった．そこで新たに任命された開発担当者のもとでの再開発は前進することになったが，orphan drugとしての申請の可能性を探る方針は継続されていた．

1999年11月に新しく開発担当となられた秋葉達彦氏〔前に日本レダリー社（現 Pfizer社）でZ-drug, zaleplonの開発で一緒に仕事をした旧知の方〕がclozapineのorphan指定活動について，関連学会から要望書を出して貰う件に関して相談に来られた．この時，全国精神障害者家族会連合会（全家連）からの要望書はどうかと助言した憶え

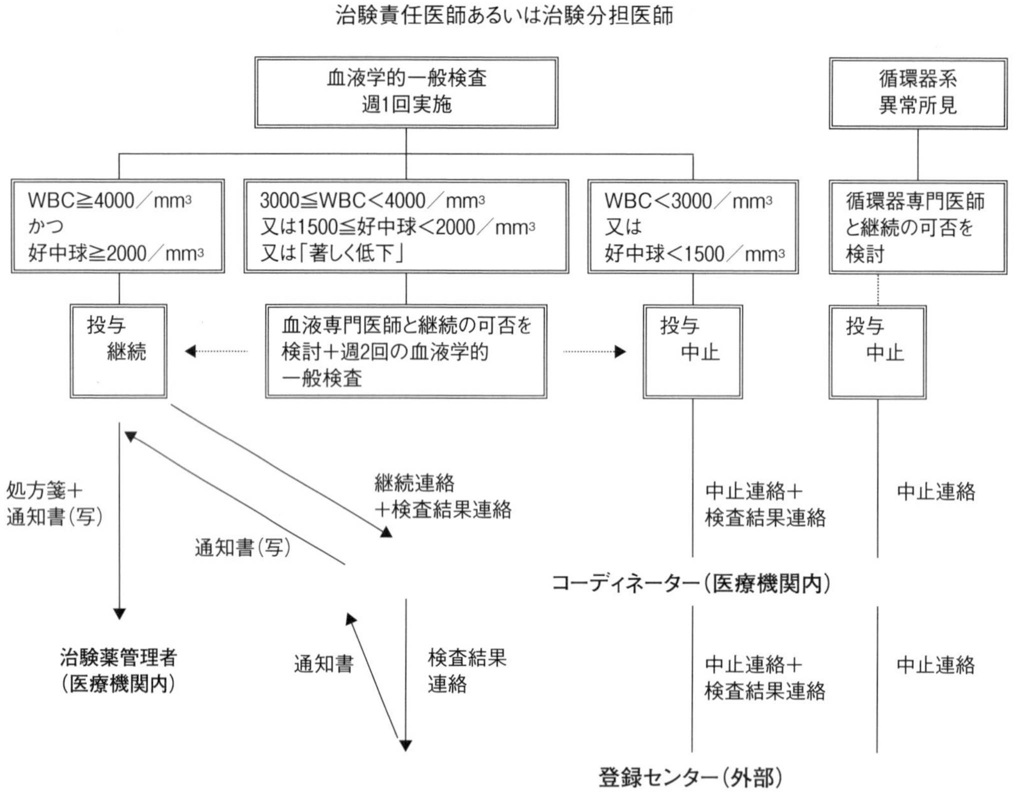

図3 後期第Ⅱ相試験における Clozapine 患者モニタリングシステム（ノバルティスファーマ株式会社，Clozapine の治験実施計画書[12]）

がある．すでに全家連の川崎支部長をされていた当時の小松正泰会長は何回かノバルティスファーマ社へ訪ねているとのことで，早速秋葉氏が全家連を訪れ，2000年6月に全家連からの要望書が提出された（学会からの要望書は断念）．小松正泰会長とは川崎支部長時代から新規抗精神病薬の話をして欲しいと頼まれて，何回か川崎の全家連支部へ行っており，筆者はよく存じあげていた．

こうしてノバルティスファーマ社の clozapine 治験の態勢は整い，2000年7月7日会社側専門家として石郷岡 純（当時，北里大学講師，東京女子医科大学教授を経て，現 CNS 薬理研究所主幹），稲垣 中（現 青山学院大学教授）両先生とともに機構相談に出かけた．この時の機構側見解は，海外検証試験成績を評価資料として承認申請は行えないこと，臨床現場からは精神科医側からも，患者側からも非常に期待の大きい薬剤であることは理解していること，ただし命に関わる重大な副作用が発現する可能性が高いこともあり，副作用による被害を最小限に抑え，効果を最大限に発揮させるには日本の今の医療体制の中でどうしたら良いか，以上の点を踏まえた上で1つの臨床試験を実施し，その結果が出た段階でもう一度相談をかけること，ということであった．この見解が出ることは十分に予測できていたノバルティスファーマ社は Kane ら[4]の基準に則った25例規模の臨床試験の案を作成しており，それを提示している．そして，血液学専門医，循環器専門医の協力のもとに，Clozaril 患者モニタリングシステム（Clozaril Patient Monitoring System-Japan, CPMS-J, 以後CPMS）（図3[12]）を構築して orphan drug としてではなく，正規の抗精神病薬として後期第Ⅱ相試験へと向かったのである．なお，ノバルティスファーマ社もこの試験に関わった筆者らもこれが pivotal

表7 後期第Ⅱ相試験における治験薬中止基準（ノバルティスファーマ株式会社，Clozapine の治験実施計画書[12]）

ⅰ）白血球数 3000/mm³ 未満
ⅱ）好中球数 1500/mm³ 未満
ⅲ）その他―白血球数あるいは好中球数の変動に異常を認め，治験責任医師，治験分担医師あるいは血液専門医師が中止すべきと判断した場合。

表8 Clozapine の後期第Ⅱ相試験における評価基準（ノバルティスファーマ株式会社，Clozapine 総括報告書[11]）

評価基準：
有効性：
（1）主要評価項目
　　BPRS（Brief Psychiatric Rating Scale）
　　PANSS（Positive and Negative Symdrome Scale）
（2）副次的評価項目
　　遅発性ジスキネジア・錐体外路系症状（DIEPSS：Drug Induced Extra-Pyramidal Symptoms Scale，AIMS：Abnormal Involuntary Movement Scale）
　　clozapine 及びその代謝物（N 脱メチル体，N-oxide 体）の血漿中濃度
安全性：
　　有害事象，体重，体温，血圧・脈拍数，血液学的一般検査，HbA₁c，グルコース，血液生化学検査，尿検査，内分泌検査，心電図，心エコー

---

study であると考えていた。

Ⅵ. Clozapine の後期第Ⅱ相試験

本試験は治療抵抗性統合失調症患者に対するclozapine の有効性および安全性ならびに臨床推奨用量を検討する目的で2001年6月21日から2003年4月16日にかけて，筆者を調整医師として全国13施設（12大学病院と国立精神・神経センター国府台病院）で実施された。副次的目的として被験者の安全性を確保するためのシステム（血液モニタリング，各医療機関における血液専門医師，循環器専門医師の本治験へ関与「副作用の診断，治療や助言」）が支障なく機能するかについて検討された。

対象患者は，chlorpromazine 換算 1,000mg/以上の薬物を少なくとも6週以上投与する薬物治療を過去5年間に3回以上受けており，使用された薬剤は3剤以上で，かつ少なくとも2剤は異なるchemical class に属している。また，既存の薬剤に遅発性ジスキネジア・EPS が発現して増量できなかった抗精神病薬が過去に2剤以上ある耐容性不良の症例をも対象としている。これらは Kane ら[4]の基準に準拠している。有効性および安全性解析対象例は30例である。

試験のデザインは，1週間以上の前治療薬漸減終了後，1日以上の休薬期間を設け，初回投与日は12.5mg を1回投与する。その後，原則として3週間かけて 200mg/日まで増量する。臨床効果と耐容性を観察しながら，適宜増減し，被験者毎に至適用量を探索する。治験薬投与期間は26週（漸減期として2週間を加える）とした。なお，採血は毎週1回実施し，白血球数/好中球数が3,000～4,000/mm³/1,500～2,000/mm³ の場合は週2回以上とした。中止基準は表7とした。

評価基準には，表8の各項目を用いた。

有効性の結果について，まず主要評価項目のBPRS 合計スコアの推移を表9に示した。投与前のBPRS 合計スコア62.2±8.35（平均±標準偏差）から2週後より減少が認められ，その後経時的に減少し，最終評価時では14.2±10.76の減少が認められ，投与26週後では16.0±10.32減少した。BPRS

表9 Clozapineの後期第Ⅱ相試験におけるBPRS合計スコア/変化幅の推移（ノバルティスファーマ株式会社，Clozapine総括報告書[11]）

	時期	例数	平均	標準偏差	中央値	最小値	最大値	paired t p値	両側95% 下限	信頼区間 上限
	投与前	30	62.2	8.35	62.5	41	79	-	-	-
変化幅	1週後	30	-2.4	8.81	-1.5	-24	19	0.147	-5.7	0.9
	2週後	30	-5.8	9.30	-4	-28	13	0.002	-9.3	-2.3
	4週後	29	-9.2	9.93	-6	-31	10	0.000	-13.0	-5.4
	8週後	27	-11.4	10.34	-13	-29	10	0.000	-15.5	-7.4
	12週後	24	-13.7	9.58	-14.5	-32	5	0.000	-17.8	-9.7
	16週後	24	-14.2	9.90	-15.5	-34	10	0.000	-18.4	-10.0
	20週後	22	-13.3	10.44	-14	-38	9	0.000	-17.9	-8.7
	26週後	22	-16.0	10.32	-18	-43	1	0.000	-20.6	-11.4
	最終評価時	30	-14.2	10.76	-16.5	-43	2	0.000	-18.2	-10.2

表10 Clozapineの後期第Ⅱ相試験におけるBPRS合計スコア20％以上改善例の推移（ノバルティスファーマ株式会社，Clozapine総括報告書[11]）

時期	例数	BPRS変化率 20％未満	BPRS変化率 20％以上	改善率 ％	両側95％信頼区間（正確法）下限	上限
1週後	30	28	2	6.7	0.8	22.1
2週後	30	22	8	26.7	12.3	45.9
4週後	29	17	12	41.4	23.5	61.1
8週後	27	13	14	51.9	31.9	71.3
12週後	24	9	15	62.5	40.6	81.2
16週後	24	9	15	62.5	40.6	81.2
20週後	22	10	12	54.5	32.2	75.6
26週後	22	8	14	63.6	40.7	82.8
最終評価時	30	13	17	56.7	37.4	74.5

個別症状の合計スコアでは，「陽性症状」「陰性症状」「一般症状」の減少幅は最終評価時でそれぞれ7.2±6.09，3.2±3.72，3.8±4.09であり，いずれも投与前に比し有意な減少を示した．最終評価時における各項目別スコアの変化では，「誇大性」と「見当識障害」を除くすべての項目で，有症状例の半数以上に改善がみられた．症状の消失が多く認められたのは，敵意9例（34.6％），興奮8例（30.8％），見当識障害4例（30.8％），緊張8例（27.6％），非協調性7例（25.9％）であった．

投与前のBPRS合計スコアが20％以上減少した症例を改善例とし，改善例数および改善率（評価例数に占める改善例数の割合）の推移を表10に示した．1週後にすでに2例（6.7％）存在し，最終評価時では17例（56.7％），投与26週後では22例中14例（63.6％）であった．代表的な非定型抗精神病薬であるolanzapine, risperidoneあるいはquetiapineのいずれか1剤あるいは複数例が主剤として使用され，反応性不良20例中，clozapine投与により7例が改善例となり，olanzapineに対して反応不良であった10例のうち4例が改善例であった．また，非定型抗精神病薬に対し，耐容性不良であった4例では全例が改善例となった．

同じく主要評価項目であるPANSSの合計スコアの変化幅の推移をみると（表11），投与前の112.6±15.38（平均値±標準偏差）から投与4週後より減少を示し，最終評価時では22.9±18.95の減少を示した．PANSS個別尺度でみると，減少幅

表11 Clozapineの後期第Ⅱ相試験におけるPANSS合計スコア/変化幅の推移（ノバルティスファーマ株式会社，総括報告書[11]）

	時期	例数	平均	標準偏差	中央値	最小値	最大値	paired t p値	両側95% 下限	信頼区間 上限
	投与前	30	112.6	15.83	112.5	72	146	-	-	-
変化幅	4週後	29	-14.9	17.01	-11	-44	20	0.000	-21.3	-8.4
	8週後	27	-19.5	18.08	-18	-53	16	0.000	-26.6	-12.3
	12週後	24	-22.3	17.04	-24	-63	9	0.000	-29.4	-15.1
	16週後	24	-23.3	17.43	-22.5	-67	15	0.000	-30.6	-15.9
	20週後	22	-22.7	19.56	-23	-74	14	0.000	-31.4	-14.1
	26週後	22	-26.5	18.37	-25	-81	3	0.000	-34.6	-18.4
	最終評価時	30	-22.9	18.95	-24	-81	10	0.000	-30.0	-15.8

表12 Clozapineの後期第Ⅱ相試験における副作用（発現率20%以上）（ノバルティスファーマ株式会社，Clozapine総括報告書[11]）

System Organ Class (SOC)	Preferred Term (PT)	計 N	%
		30	100.0
臨床検査	ALT増加	13	43.3
	白血球数増加	11	36.7
	TSH減少	8	26.7
	AST増加	7	23.3
	γ-GTP増加	7	23.3
	Al-p NOS増加	6	20.0
	体重増加	6	20.0
胃腸障害	流涎過多	16	53.3
	嘔気	8	26.7
	嘔吐NOS	7	23.3
神経系障害	傾眠	13	43.3
血管障害	起立性低血圧	9	30.0

は「陽性尺度」6.4±5.38,「陰性尺度」6.1±5.70,「総合精神病理尺度」10.4±9.55でいずれも有意の減少を示し,「陰性尺度」が「陽性尺度」と同程度のスコアの減少を示した.

副次的評価項目のDIEPSSの合計スコアは,投与前に比し最終評価時は0.6±2.79（平均値±標準偏差）減少したが,有意差は認めなかった.「流涎」を除いた場合には最終評価時点で0.8±2.43減少したが,有意差は認められなかった.また,AIMS合計スコアでは,投与前に比し最終評価時は0.5±1.55減少したが,有意差は認められなかった.

至適用量について有効性解析対象30例について,投与開始26週後の平均投与量は355.0±122.09（平均値±標準偏差）であり,最低投与量は150 mg/日,最高投与量は600mg/日であった.最頻投与量は200mg/日が8例と最も多く,次いで400mg/日が6例,600mg/日が4例の順であった.治験担当医が判断した至適用量は150mg/日から600mg/日の範囲にあり,各例での至適用量下限についてみると,150mg/日～400mg/日が14例,400mg/日以上が6例であった.

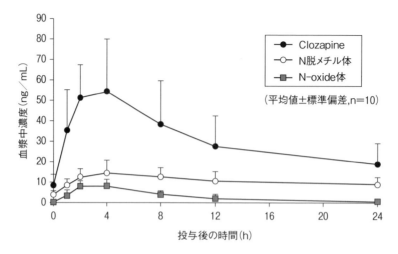

	t_{max} (h)	C_{max} (ng/mL)	AUC_{0-24} (ng・h/mL)	AUC_{0-inf} (ng・h/mL)	$t_{1/2}$ (h)	CL_p/F (L/h/kg)	V_z/F (L/kg)
Clozapine	3.1 ± 2.1	62.0 ± 24.0	761.0 ± 349.3	1244.8 ± 737.7	16.1 ± 7.2	0.44 ± 0.30	8.6 ± 3.2
N-脱メチル体	4.2 ± 2.2	15.4 ± 6.2	257.5 ± 92.0	812.2 ± 517.6[a]	36.7 ± 24.9[a]		
N-oxide 体	3.0 ± 1.1	9.2 ± 3.6	69.5 ± 31.2	86.4 ± 37.9[a]	6.2 ± 3.0[a]		

平均値±標準偏差, n = 10 ([a] n = 9)

図4 治療抵抗性統合失調症患者に clozapine 25mg を単回投与した時の clozapine と主要代謝物の血漿中濃度推移と薬物動態パラメータ（ノバルティスファーマ株式会社, Clozapine 総括報告書[11]）

安全性については，副作用は30例中30例に289件認められ，発現率20％以上の事象を表12に示した。発現率20％未満であったが，clozapine の副作用として知られている頻脈 NOS が4例（13.3％），けいれん NOS が1例（3.3％），発熱が5例（16.7％），耐糖能障害が1例（3.3％）に認められた。白血球数減少について，好中球減少症は3例（10.0％），無顆粒球症は1例（3.3％），白血球減少症 NOS は1例（3.3％）であった。なお，血中プロラクチン増加とジスキネジーはそれぞれ5例（16.7％）と4例（13.3％）に発現している。

本治験で1例に無顆粒球症が発症したが，CPMS の中止基準に従い，clozapine の投与は中止され，次項で述べるように血液学専門の内科医との連携のもとでの治療により患者は回復した。その他，5例に好中球減少症あるいは白血球減少症が認められたが，血液モニタリングにより早期に発見され，投与を中止することにより回復した。

以上の後期第Ⅱ相試験の成績をまとめると，BPRS，PANSS いずれにおいても本薬の臨床効果が示され，非定型抗精神病薬が無効であった症例にも効果が認められた。本薬の維持用量は200 mg/日から400mg/日の範囲にあり，症例によっては600mg/日が必要であると考えられた。

本薬の使用に際しては，血液モニタリングによる白血球数，好中球数の頻回な測定と，検査結果に応じた対応が必須であり，今回の試験で患者モニタリングシステムが国内医療機関でも運用可能であることが示された。

副作用症状としては，流涎過多，傾眠，起立性低血圧，嘔気，嘔吐などが多くみられたが，緩徐な増量を行い，忍容性を確認しつつ投与することで本薬600mg/日まで長期にわたり安全に使用し得ることが示された。なお，程度は多くで軽度であるが，中性脂肪や肝酵素の増加がみられていることから，本薬の使用にあたっては，体重や耐糖能とともに留意する必要があると考えられた。

なお，参考までに本試験の中で実施した clozapine 25mg 単回投与時の薬物動態学的検討の結果を示しておく（図4）。

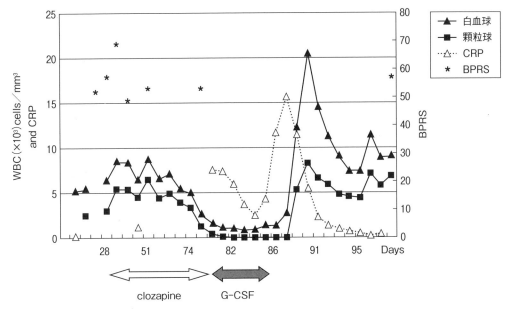

図5 Clozapineにより無顆粒球症を呈した症例の白血球数と顆粒球数の推移（原口ら，2005[2]）

Ⅶ. 後期第Ⅱ相試験における無顆粒球症の1例[2]

罹病歴25年の46歳男性，幻覚・妄想，衝動性，自閉傾向著明な病像にて千葉大学病院入院，haloperidol, risperidone, olanzapineにそれぞれlevomepromazineを併用した治療に反応せず。Clozapineの治験開始，12.5mg/日から開始して600mg/日へ漸増，投与開始8週後の血液検査で白血球2,700/mm^3，好中球1,229/mm^{3}となり治験中止。その翌日には白血球1,600/mm^3，好中球464/mm^{3}となり無顆粒球症と診断され，血液内科医との相談の上filgrastin（G-CSF製剤）中心の治療開始。その翌日には白血球1,400/mm^3，好中球69/mm^{3}とさらに減少し，無菌管理のため個室へ。無顆粒球症発症4日目の白血球800/mm^3，好中球0/mm^{3}となる。懸命な治療により7日目に白血球2,700/mm^3，好中球81/mm^{3}と改善傾向，8日目に白血球12,100/mm^3，好中球5,324/mm^{3}となり，10日目に一般病室管理となる。15日目に白血球7,400/mm^3，好中球4,400/mm^{3}となり抗菌薬はすべて終了となる（図5）。患者は内科的治療に比較的協力的で身体拘束は行われなかった。

以上，本事例は大学病院に入院中の症例で，同一病院内の血液内科医との速やかな連携のもとに無顆粒球症発症から15日で回復しており，よくCPMSが作動している。とくに血液内科スタッフの強い協力性が得られたことが良い結果につながっている。一方で，双方の医療スタッフの負担は極めて強かったという。

なお，本症例の無顆粒球症発生の後，ノバルティスファーマ社は機構に呼ばれて，一時新規症例のエントリーをストップした。そして，週2回検査の基準として，①好中球数1,500-2,000/mm^{3}を追加し，②白血球数3,000-3,500/mm^{3}を3,000-4,000/mm^{3}に変更することで症例組み入れの再開が了承された経緯があった。

Ⅷ. Clozapineの継続投与試験（後期第Ⅱ相試験）

Clozapineの後期第Ⅱ相試験に参加した被験者のうち19例（安全性解析対象18例，有効性解析対象17例）を対象とし，clozapineの長期投与における安全性および有効性を2001年12月13日から2006年12月31日（本中間集計カットオフ日）にかけて検討した。なお，ここでも被験者の安全性を確保

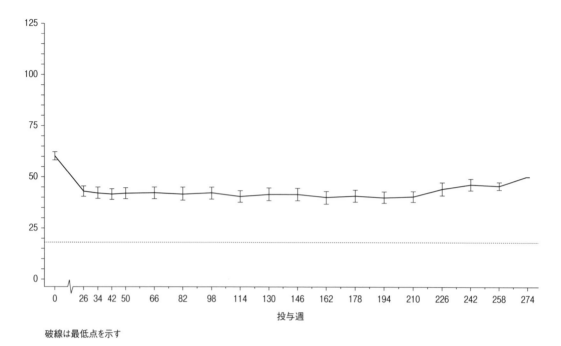

破線は最低点を示す

図6 Clozapine の継続投与試験（後期第Ⅱ試験後）の BPRS 合計スコアの推移（ノバルティスファーマ株式会社，Clozapine 総括報告書[11])

するためのシステム（血液モニタリングなど）が支障なく機能するかについて検討されている。

Clozapine の用法・用量は先行試験のそれを継続し，その後必要に応じて適宜増減している。

有効性の成績は BPRS 合計スコアの推移を図6に示した。先行試験の開始時は60.4±1.89（平均値±標準誤差）が終了時（26週後）には42.9±2.51となり，投与210週後のスコアは40.4±2.61と，投与約4年後までほぼ一定に推移している。BPRS 合計スコアが20％以上低下した被験者の割合（改善率）は投与26週後で70.6％（12/17例），投与210週後で84.6％（11/13例）と投与約4年後までほぼ一定に推移している。

PANSS 合計スコアの推移は図7のように，先行試験の投与前が106.9±3.90（平均±標準誤差），投与終了時（26週後）が78.9±4.99であり，投与210週後のスコアは73.5±5.45と，投与約4年後までほぼ一定に推移している。

DIEPSS 合計スコアの推移では，先行試験の投与前が3.3±0.93（平均±標準誤差），終了後（26週後）が2.3±0.52，投与210週後が1.3±0.35とスコアの低下を示し，AIMS 合計スコアも2.2±0.95，1.7±0.90，0.8±0.77と同様にスコアの低下を示している。

安全性では，副作用は18例全例に認めた。とくに発現率が高かった事象は，白血球数増加14例（77.8％），傾眠13例（72.2％），アラニン・アミノトランスフェラーゼ増加12例（66.7％），流涎過多10例（55.6％）の順であった。特記すべき重篤な有害事象はなく，有害事象により投与を中止した被験者は3例で，好中球減少症2例，白血球減少症 NOS 1例で，いずれも血液モニタリングの中止基準に合致したものであった。

以上の継続投与試験の成績から，忍容性に問題なく，精神症状の改善は維持され，4年以上にわたって本剤の投与を継続することが可能であった。また，本治験で実施した CPMS はほぼ問題なく稼働し，患者の安全性を確保する上で適用可能なモニタリングシステムであると考えられた。

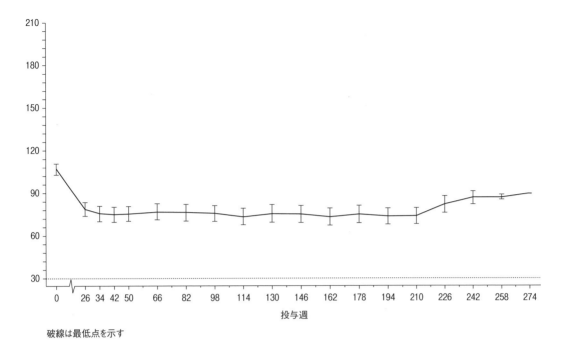

図7 Clozapine の継続投与試験（後期第Ⅱ相試験後）の PANSS 合計スコアの推移（ノバルティスファーマ株式会社，Clozapine 総括報告書[11]）

Ⅸ．初回申請から追加試験の指示まで

前項で紹介した後期第Ⅱ相試験の成績をもって2004年1月に厚生労働省へ申請した．初回とあるが，1973年の大日本製薬（現 大日本住友製薬）の申請を入れれば2回目ということになる．2004年3月には日本臨床精神神経薬理学会の上島国利理事長（現 昭和大学名誉教授）から「クロザリルの早期承認に関する要望書」が坂口 力 厚生労働大臣宛に提出された．この時，全家連からも再度，早期承認の要望書が提出されている．

そして，2004年5月，申請後の機構との初回面談に臨んだ．ノバルティスファーマ社の clozapine 申請資料作成に関わった全スタッフと医学アドバイザーの樋口輝彦国立精神・神経センター総長（現 国立精神・神経医療研究センター名誉理事長）と調整医師を担当した筆者が参加した．長時間の面談ではあったが，機構側の見解は試験参加施設のすべてが大学病院とそれに準ずる病院であり，実際にほとんどの治療抵抗性統合失調症患者が入院している単科の精神科病院で CPMS が十分に機能するかどうかを確認する必要があること，試験の対象患者が30例という小規模の非盲検，非対照試験であることから，規模を拡大し，可能な限り客観的評価に則った試験が必要であること，などから今回の申請は一旦取り下げて，もう1本の pivotal study を実施するよう指示されたのである．2000年7月に orphan drug としての申請が可能かとの機構相談の時に，まず小規模な試験を実施し，その次に pivotal study をとの見解を出されたことを思い出すにつけ，この申請で承認が降りる可能性が低かったということになる．なお，可能な限り客観的評価をということに対して，ノバルティスファーマ社は clozapine を世に出すことは社会的使命であると考えている．しかし，二重盲検比較試験をということになれば，あまりにも負担が大きいので，以後の開発を断念するしかないと，強く主張しており，これは機構側も了解していたと考えている．こうして，もう1本の最後の pivotal study としての試験を実施することになった．

筆者は，後期第Ⅱ相試験の成績をまとめたもので申請することに1つの危惧を感じていた。30例のオープンラベルの試験の成績では，それがいかに優れたものであっても迫力に欠ける。米国でもSandoz社（現 Novartis AG 社）が1983年に pivotal study としてのClaghornら[1]の半分での成績といくつかのオープンラベル試験の成績をまとめて申請したさい，米国の食品医薬品局（Food and Drug Administration：FDA）はこれを退けている。30例の症例で申請するのであれば，成績をまとめたもののみではなく，全30例の1例1例でclozapineがいかに血みどろになって戦ったかの症例報告集を作成して申請書につけるべきであると考えて，これを提案していた。しかし，当時のノバルティスファーマ社には人的ならびに時間的余裕がなかったか，申請前には実現しなかった。そして，もう1本の試験を実施することが決定された1年後の2005年の「臨床精神薬理」誌8巻12号に「Clozapine症例集」として全30例と前期第Ⅱ相試験からの継続投与例4例を加えたものが発表されたのである。この見事な症例集を読むにつけ，1例1例の症例報告を書いて下さった治験担当医の先生方とノバルティスファーマ社の担当者の御苦労に涙するのである。

Ⅹ．英国へのCPMS視察旅行

　承認後のclozapineの臨床使用に当って，必要不可欠とされる英国のClozaril Patient Monitoring Service（CPMS）*のあり方の実際を勉強するために，後期第Ⅱ相試験が実施されている最中の2002年4月28日から5月1日にかけて英国へ旅立った。医師側は調整医師を務めている筆者と石郷岡純先生，ノバルティスファーマ社側からclozapine開発チームの3名（塚原喜久男，秋葉達彦，黒澤淳の3氏）の合計5名であった。

　London到着の翌日の4月29日は英国Novartis社の会議室で終日，clozapine開発の経緯や英国でのCPMSなどのレクチャーを受け，夜はRoyal Festival Hallでディナーを楽しんだ。2日目の4月30日は午前中からLondon近郊のEssexにある1901年創立のGoodmayes病院の精神科病棟と薬局へ見学に出かけた。そこでのレクチャーで最も記憶に残っているのは精神科の女性医師の話で，統合失調症に対するclozapineの効果を極めて高く評価しており，ガイドラインに沿って可及的早期にclozapineを処方している旨の説明であった。例えば，risperidoneで4週間，olanzapineで4週間治療してともに十分な反応が得られない場合にはclozapineを処方するとのことで，入院から8週間でもうclozapineに到達する。この話にはさすがに驚いたものである。

　そのあと，広大なGoodmayes病院のFlorence Wardの塀の外に設置されている同病院のClozaril Clinicにバスで移動した。毎週火曜日に約40名のclozapine服用患者が受診する様子を見学した。そこでは男性のClinic Nurseが極めて要領よく診察，検査を実施している姿に感嘆した。そこでのClinic Nurseの役割は表13のように，ほぼClozaril Clinicのすべてを取り仕切っており，その日は精神科医の姿は見かけなかった。わが国にはないClinic Nurseの存在とその活躍ぶりに眼を見張ったものである。このClozaril Clinicについては石郷岡[3]の紹介に詳しい。

　3日目の5月1日はRoyal Horseguards Hotelに場所を移して，Bethlem病院，Maudsley病院，国立精神病ユニットの精神科医，主任薬剤師，Clinic Nurseから改めてclozapine，CPMS，Clozaril Clinicのおさらいのレクチャーを受け，その後のランチでCPMS視察旅行を終えた。

　英国視察の全行程が終った段階で筆者は視察団一行と別れてWalesのSwanseaに住む弟を訪ねるべくLondonからの特急列車に乗った。Swansea訪問は2回目で，前回は第21回国際神経精神薬理学会でGlasgowへ出かけた際のことで，この時のことは本シリーズでも書いている[9]。弟の家に泊めてもらった翌日は弟夫婦と車で東部NewportのChristchurch HillにあるCeltic Manor Resort（2010年 Ryder Cupが開催された超名門コース）でゴルフを楽しんだ。その時，義妹から贈られた同コースのゴルフ帽は今も相模原ゴルフクラブのロッ

＊脚注：わが国でもclozapine承認後は，同義であるが，Clozaril Patient Monitoring Service（CPMS）と表現する。以後のCPMSはこの用語に従う。

表13 Clozaril Clinic における1日の手順

Clinic の Sector Medical Team
  Clinic Nurse
  Clinic Nurse Manage
  Clinic Consultant（Dr 2名）
  Pharmacy Manager
業務内容（Clinic Nurse の業務）
1. 毎週火曜日 10：30—14：00
  clozapine 服用外来患者のみ，約40名/日
2. Clinic Nurse が患者の身体的，精神的状態をチェック
3. 採血して CPMS Courier Service へ，結果は至急転送
4. 患者の身体的，精神的状態に問題があれば担当の Dr へ連絡（通常は Dr は3ヵ月に1回診療）
5. 次回の予約確認
6. 診察時の状況を Sector Medical Team へ，とくに Pharmacy へ CPMS の結果を知らせる
7. Pharmacy，CPMS の結果を受けて Clozaril®を手渡す

表14 クロザピン検討委員会

【委員長】村崎光邦
【委員】石郷岡純, 冨高辰一郎, 西村勝治（東京女子医科大学）
　　　　久住一郎（北海道大学）
　　　　村竹辰之（新潟大学）
　　　　諸川由実代（聖マリアンナ医科大学）
　　　　稲垣中（慶應義塾大学）
　　　　宮津健次（金沢大学）
　　　　榎本哲郎（精神神経センター国府台病院）
【事務局】東京女子医科大学神経精神科

カー内に鎮座している．そのあと，Rome 時代の浴場遺跡のある Bath へ立ち寄って見学し，夕方 London は Thames 河畔の視察時と同じホテルに泊った．翌日，National Gallery や Madam Tussauds 館へ，さらには大英博物館へと London を満喫した．これもまた良き時代の1コマであった．

XI. クロザピン検討委員会発足

2004年5月の clozapine 初回申請に対する機構とノバルティスファーマ社との初回面談会議が開かれた時の模様はすでに述べたが，もう1本の臨床試験をとの指導とともに，①clozapine 使用ガイドラインを学会指導のもと，できるだけ早く作成すること，②clozapine 使用に関わる医療従事者（とくに医師）の登録において当会のオーソライズを受ける仕組みを検討すること，の2点が指摘された．これに基づいてノバルティスファーマ社は日本臨床精神神経薬理学会の上島国利理事長（当時）にクロザピンワーキングチーム結成を依頼し，同学会の全理事によって表14のようなクロザピン検討委員会の結成が了承された．そして早速，2004年9月に第1回クロザピン検討委員会が開催され，同委員会の主な役割として，①Clozapine 適応患者選択のためのガイドラインの提案，②Clozapine 認定医制度の提案（clozapine の講習会の実施と Clozapine 認定医，認定薬剤師および施設の認定），③医療従事者，患者/家族に対する教育プログラムの監修などを行うこととし，clozapine 使用ガイドラインおよび Clozapine 認定医制度についての委員会案が作成された．これらの

案は日本臨床精神神経薬理学会理事会，日本精神神経学会理事会，精神科七者懇談会（七者懇）の順でオーソライズを得るととり決めていた。そして，第Ⅲ相試験が実施されている最中の2006年10月25日に第16回日本臨床精神神経薬理学会（中村純産業医科大学教授大会長）でクロザピン検討委員会事務局の運営で「Clozapine 講習会」が開催され265名の出席者を得て盛会であった。ところが，これが大きな物議をかもし，機構からの申し入れでやらなかったことにした幻の「Clozapine 講習会」となり，日本精神神経学会からの申し入れもあってクロザピン検討委員会の活動のあり方が変っていった詳細は次稿に書く。

XII. おわりに

Clozapine が治療抵抗性統合失調症への適応を得て，1990年代は米国や欧州でその威力をまざまざと見せ付けていた。鳴りを潜めていたわが国でも，1995年に入ってようやく再開発の機運が高まり，1996年に前期第Ⅱ相試験が実施された。そして次の後期第Ⅱ相試験のプロトコルが作成され，試験実施施設が選定された時点で，1996年 Ciba-Geigy 社と Sandoz 社が合併し，Novartis AG 社となり，翌1997年わが国でもノバルティスファーマ社となった。そして新任の開発部長はあろうことか clozapine の開発を停止したのである。その後，必要に迫られてか orphan drug への申請を模索し，座談会が開催された。ところが，ここで1つ目の予期せぬ出来事で開発部長が退社することとなり，再び clozapine の開発が前進することとなったのである。そして機構との相談の中で，かねてからの要望の次の試験が実施されることになった。2001年から2003年にかけて実施された後期第Ⅱ相試験のなかで，30例の治療抵抗性統合失調症にたいして clozapine は異能ぶりを発揮し，1例に認められた無顆粒球症にたいしても CPMS に則った迅速な対応のもとに事なきを得た。ここで本試験を pivotal study とみなしてノバルティスファーマ社は初回申請を行った。しかし，機構側はまだまだ検討しなければならない事項が多いとして，更なる試験の実施と安全に使用するためのシステムの構築を求めた。そこで，それに応じて，ノバルティスファーマ社は一旦申請を取り下げ，日本臨床精神神経薬理学会のもとに「クロザピン検討委員会」を立ち上げ，活動を開始し始めた。

次稿は，いよいよ pivotal study となった第Ⅲ相試験を実施するまでの経緯とその試験の成績を詳しく紹介するとともに，clozapine の承認にかかわる諸々の問題点を述べ，承認後の動向を書いて，本シリーズの最終稿とする予定である。

ここでも多くの資料を集めてくださった井ノ上博司氏と clozapine の再開発の詳しい経緯や CPMS の実務を担当されて懇切な解説を頂いた秋葉達彦氏に厚く感謝する。

文　献

1) Claghorn, J., Honigfeld, G., Abuzzahab, F. S. et al. : The risk and benefits of clozapine versus chlorpromazine. J. Clin. Psychopharmacol., 7 : 377-384, 1987.
2) 原口 正，渡邉博幸，浅香琢也 他：Clozapine により無顆粒球症を呈し，G-CSF 製剤により回復した1例．臨床精神薬理，8：2066-2070, 2005.
3) 石郷岡純：海外における clozapine の副作用モニタリングシステム．臨床精神薬理，6：45-53, 2003.
4) Kane, J., Honigfeld, G., Singer, J. et al. : Clozapine for the treatment-resistant schizophrenic : a double-blind comparison with chlorpromazine. Arch. Gen. Psychiatry, 45 : 789-796, 1988.
5) 工藤義雄，村崎光邦，八木剛平 他：治療抵抗性精神分裂病の診断と治療（座談会）．臨床医薬，15：31-51, 1999.
6) 村崎光邦：悲運の大本命 fluperlapine にまつわる物語—その2．Fluperlapine 物語：スイスとフランスの思い出をまじえて．臨床精神薬理，16：295-302, 2013.
7) Murasaki, M., Koyama, T., Yagi, G. et al. : Pharmacokinetic investigation of clozapine in Japanese patients. 36th ACNP, Hawaii, 1997.
8) 村崎光邦，小山 司，三浦貞則 他：精神分裂病患者における clozapine の薬物動態学的検討—効果と安全性をふまえて—．第28回日本神経精神薬理学会，東京，1998.
9) 村崎光邦：非 benzodiazepine 系睡眠薬の開発

物語―その2．Zolpidem の開発の経緯とその後の展開―．臨床精神薬理，15：1873-1886，2012．
10) ノバルティスファーマ株式会社：Clozapine 治験薬概要書．
11) ノバルティスファーマ株式会社：Clozapine 総括報告書．
12) ノバルティスファーマ株式会社：Clozapine の治療抵抗性精神分裂病患者に対する臨床試験―治験実施計画書―．2003年1月17日（7版）．
13) Takahashi, A., Wakatabe, H., Kumagai, Y. et al.：Safety and pharmacokinetics after 7-days repeated administration of 200mg and 40mg of LY248686（duloxetine）in healthy subjects. 36th ACNP, Hawaii, 1997.
14) 八木剛平，三浦貞則，田代 厳 他：二重盲検法による clozapine と haloperidol の精神分裂病に対する薬効の比較．臨床評価，2：169-206, 1974.

§86

究極の抗精神病薬 clozapine の開発物語

――その５：わが国における clozapine の再開発：第Ⅲ相試験と夢にまで見た承認――

Ⅰ．はじめに

　ノバルティスファーマ社が pivotal study として実施した後期第Ⅱ相試験の成績をもって2003年7月に申請した際，医薬品医療機器総合機構（機構）から，実際に治療抵抗性統合失調症患者のほとんどが入院している単科の精神科医療機関で Clozaril Patient Monitoring System（以後，承認後の名称 Clozaril Patient Monitoring Service, CPMS に統一）が十分に機能するかどうかを見ることと，可能な限り客観的評価を行うこととの指示のもとに，一旦，申請が取り下げられ，もう一本の最終的な第Ⅲ相試験が実施されることになった。当初は，実薬対照の二重盲検比較試験をとの要求がなされたが，かねてからノバルティスファーマ社の主張していたように，clozapine の特殊性から非盲検・非対照の試験となった。

　本稿では，第Ⅲ相試験を実施するまでの経緯，その成績，CPMS を含めた clozapine の承認にまつわるもろもろの問題点，クロザピン検討委員会の動向，承認の条件，承認後の動向とその普及への工夫などについて書き，長かった clozapine の開発物語を締めくくりたい。

Ⅱ．第Ⅲ相試験の遅れ

　Pivotal study とみなして実施した後期第Ⅱ相試験の成績に基づいて申請された後の初回面談の段階で，もう１本の試験が必要と機構に要求された際，ノバルティスファーマ社は clozapine の開発は社会的使命として実施しており，社の難しい状況の中で二重盲検比較試験が必要となれば，以後の開発を断念するしかない，と，時の開発部長が啖呵を切る如く断言するのを同席していた筆者は胸のすく思いで聴いていた。それに対して，機構はそれを了解したかのようにみえた。ところが，その後のやり取りで第Ⅲ相試験には二重盲検比較試験が必要との話が出てきた。その頃，機構のアドバイザーをされていた聖マリアンナ医科大学の青葉安里教授が"clozapine といえども実薬対照の比較試験が必要である"と主張されており，それに基づいた機構側の態度の表明であった，と筆者には考えられた。そうなると，ノバルティスファーマ社は開発から降りて，clozapine が日本に入らなくなり，筆者らの悲願は雲散霧消することになる。これは困ったことになったと頭を抱えた。

　青葉教授は，"clozapine は日本になくてもよいのでは"との考えからか，2004年の7月に開催されたある全国規模の大きな講演会で座長を努められた際，海外から招待されて来日された著名な講師にそのことを質問された。それに対して，その

先生は"海外でのclozapineの評価はきわめて高く，なくてはならない薬物である"と答えを返されたと筆者にはとれた。この時の青葉教授の真意は，clozapineが例外的に比較試験を実施しないで導入されるのにはやむを得ない事情があることと，clozapineの必要性をよく知ってもらうことにあり，むしろclozapineの導入への道を拓くものであった，と後に聞いている。

そのことを含めて，ノバルティスファーマ社や筆者らの働きかけもあって，青葉教授の態度の軟化がみられたか，機構相談の中で二重盲検比較試験でなくてもよい，との判断が示され，2004年12月の機構面談で第Ⅲ相試験の大筋の合意がみられたのである。可能な限り客観的評価をとの機構側の要望に対しては，同意の得られた症例で治験の前と後の診察場面をビデオ撮影し，3名の第三者がブラインドでClinical Global Impression-Severity（CGI-S）を評価することと，全例で看護師のCGI-Change（CGI-C）を評価することで了解された。

こうしてかねてから準備していたプロトコルに従って2005年11月から第Ⅲ相試験が実施されることになった。2004年5月の機構面談から1年以上，間が空いたのはこうした経緯があったのである。

筆者にとってのみならず，時の臨床精神薬理学にとっての不幸は，1998年1月の「臨床精神薬理」誌の創刊時から筆者が懇請して編集委員になっていただき，同誌の発展に多大な貢献を果たされた青葉教授の急死であった[21,23]。2006年1月24日のことで，享年59歳という若さであった。ここで改めて青葉教授のご冥福をお祈りする。

Ⅲ．Clozapineの第Ⅲ相試験の成績

本試験は，後期第Ⅱ相試験で用いられたのと同じCPMSの一般化の可能性を含め，治療抵抗性統合失調症患者に対するclozapineの有効性と安全性を検討するため，2005年11月15日から2007年5月15日にかけて全国11施設（5大学病院，6単科精神科医療機関）で筆者を調整医師として実施された[27]。有効性の評価をBPRS（Brief Psychiatric Rating Scale）としたが，同時に非盲検，非対照試験の中で可能な限り客観的に評価するために，治験前と治験修了時の診察場面を患者および代諾者から同意の得られた被験者でビデオ撮影し，それを3名の第三者精神科医（稲田俊也晴和病院副院長，現名古屋大学准教授，田島治杏林大学教授，現同大学名誉教授，堤祐一郎恩方病院院長，五十音順）がブラインドでCGI-Sを評価する方式をとった。さらに，全例で看護師によるCGI-Cの評価を行った。

対象患者は，risperidone 4mg/日以上，perospirone 24mg/日以上，olanzapine 15mg/日以上，quetiapine 400mg/日以上の治療のうち，2つ以上に反応が見られなかった治療抵抗性の入院患者で，GAF（Global Assessment of Functioning）評点が41点以上，BPRS合計スコアが45点以上とし，その内訳を表1に示した。

試験方法は，4週間以内のスクリーニング期に被験者の適格性を確認し，1週間以上の前治療薬漸減期に前治療薬を終了した。治療期は24週間で，最初の3週間は漸増期で，投与初日は12.5mgから開始し，200mg/日まで増量することとしている。次の21週間は状況に応じた漸増・維持期とし，600mg/日を上限とした。その後2週間の漸減期を置き，4週間の後観察期を設けている。また，本治験の治療期に続く132週間の任意の継続投与

表1 Clozapineの第Ⅲ相試験における被験者の内訳（ノバルティスファーマ株式会社，総括報告書[27]）

	n（％）
組入れられた被験者	54
治験薬が投与された被験者	43（100.0）
24週間の治療期完了例	35（81.4）
継続投与期移行例	34（79.1）
完了例	1（2.3）
中止例	8（18.6）
中止理由	
有害事象	8（18.6）
FAS（最大解析対象集団）	43（100.0）
Safety（安全性解析対象集団）	43（100.0）

％は治験薬が投与された被験者数を分母として算出した。

表2 Clozapineの第Ⅲ相試験におけるBPRS合計スコア変化量の推移（ノバルティスファーマ株式会社，総括報告書[27]）

Visit	N	平均値	標準偏差	中央値	最小値	最大値
1（ベースライン）	43	64.4	10.90	64.0	45	97
2[a]（投与前）	43	2.8	9.07	2.0	−26	26
6[a]（4週後）	43	−6.7	11.09	−5.0	−40	19
10[a]（8週後）	40	−11.4	12.17	−11.0	−44	19
14[a]（12週後）	38	−14.0	11.33	−14.0	−39	13
18[a]（16週後）	36	−16.5	12.93	−16.0	−54	6
22[a]（20週後）	35	−19.9	11.92	−19.0	−57	−1
26[a]（24週後）	34	−21.2	11.11	−20.0	−48	−1
LOCF[a]	43	−17.2	13.78	−18.0	−48	19

a）各評価時点のベースライン（Visit 1）からの変化量
LOCF：last observation carried forward

表3 Clozapineの第Ⅲ相試験におけるBPRS合計スコア改善例の推移（ノバルティスファーマ株式会社，総括報告書[27]）

Visit	N	−20%＜ n（%）	−20%＞＝ n（%）	（95% LCL − 95% UCL）
2（投与前）	43	41（95.3）	2（4.7）	（ 0.57 − 15.81）
6（4週後）	43	34（79.1）	9（20.9）	（10.04 − 36.04）
10（8週後）	40	23（57.5）	17（42.5）	（27.04 − 59.11）
14（12週後）	38	17（44.7）	21（55.3）	（38.30 − 71.38）
18（16週後）	36	13（36.1）	23（63.9）	（46.22 − 79.18）
22（20週後）	35	10（28.6）	25（71.4）	（53.70 − 85.36）
26（24週後）	34	7（20.6）	27（79.4）	（62.10 − 91.30）
LOCF	43	14（32.6）	29（67.4）	（51.46 − 80.92）

LCL：下方管理限界線，UCL：上方管理限界線，LOCF：last observation carried forward

期が設定されている。

有効性の成績では，BPRS合計スコア変化量の推移を表2に示したが，投与4週後から経時的に低下し，最終評価時のスコアの変化量は−17.2±2.10（平均値±標準誤差）であり，ベースラインと比較して有意に低下している（t検定，$p<0.0001$）。BPRS症状別の合計スコアの変化については，ベースラインでの陽性症状が30.8±7.09から最終評価時には−7.9±8.77，陰性症状が17.9±5.07から−4.2±3.96，一般症状が15.8±5.71から−5.1±4.70への変化量を示している。

BPRS合計スコア改善例（合計スコアが20%以上低下した被験者）の推移をみると（表3），4週後には9例（20.9%），最終評価時で29例（67.4%）にまで達している。

CGI-C評価では，投与12週後では「中等度改善」以上が38例中17例（44.7%），投与24週後には，26例中14例（53.8%）に達しており，悪化した症例は認められていない（表4）。

CGI-S評価は，適格なビデオ撮影が行われた14例で，盲検下で評価者A，BおよびCによって実施されている（表5）。ベースラインからスコアが改善した被験者は，評価者A，B，およびCで，それぞれ8例（57.1%），10例（71.4%），7例（50.0%）で，スコアが悪化した被験者はそれぞれ3例（21.4%），4例（28.6%），2例（14.3%）であった。

なお，投与12週後でのBPRS合計スコアのベースラインからの変化率，CGI-C評価，CGI-S評価

表4 Clozapineの第Ⅲ相試験におけるCGI-C評価（ノバルティスファーマ株式会社，総括報告書[27]）

			CGI-C						
			著明改善	中等度改善	軽度改善	不変	軽度悪化	中等度悪化	著明悪化
Visit		N	n（%）	n（%）	n（%）	n（%）	n（%）	n（%）	n（%）
14（12週後）		38	4 (10.5)	13 (34.2)	13 (34.2)	5 (13.2)	2 (5.3)	1 (2.6)	0 (0.0)
26（24週後）		26	5 (19.2)	9 (34.6)	9 (34.6)	3 (11.5)	0 (0.0)	0 (0.0)	0 (0.0)

表5 Clozapineの第Ⅲ相試験におけるCGI-S評価のベースラインからの変化量（ノバルティスファーマ株式会社，総括報告書[27]）

			CGI-S評価のベースラインからの変化量[a]								
			≤−4	−3	−2	−1	0	1	2	3	4≤
評価者	Visit[b]	N	n（%）	n（%）	n（%）	n（%）	n（%）	n（%）	n（%）	n（%）	n（%）
A	14	14	0 (0.0)	0 (0.0)	4 (28.6)	4 (28.6)	3 (21.4)	2 (14.3)	0 (0.0)	1 (7.1)	0 (0.0)
B	14	14	0 (0.0)	1 (7.1)	2 (14.3)	7 (50.0)	0 (0.0)	2 (14.3)	1 (7.1)	1 (7.1)	0 (0.0)
C	14	14	0 (0.0)	0 (0.0)	3 (21.4)	4 (28.6)	5 (35.7)	1 (7.1)	1 (7.1)	0 (0.0)	0 (0.0)

a) CGI-Sは「1. 正常」～「7. 非常に重度の精神疾患」の計7段階で評価しており，スコアが高いほど重度の精神症状を示す．
ベースライン＝Visit 1
b) Visit 14 ＝投与12週後

について，各スコア間で相関は認められていない．

本試験の主目的である安全性について，5％以上の副作用発現例数および発現率を表6に示した．43例中42例（97.7％）に発現し，とくに発現率が高かったのは，傾眠（74.4％），流涎過多（41.9％），便秘（34.9％），アラニン・アミノトランスフェラーゼ増加（25.6％），悪心（23.3％），嘔吐（20.9％），白血球数増加（20.9％）であった．

重篤な有害事象は3例に認められ（表7），うち1例は無顆粒球症であった．

重篤・非重篤を問わず，血球減少関連の有害事象として，無顆粒球症が1例（2.3％），好中球減少症，好中球数減少症が各3例（7.0％），白血球数減少が6例（14.0％）に認められ，うち無顆粒球症は重篤な有害事象として報告され，好中球減少症を発現した2例は血液モニタリングの投与中止基準（最低週1回の測定で白血球数3,000/mm³未満，あるいは好中球数1,500/mm³未満）に合致し，治験薬の投与を中止した．

以上の第Ⅲ相試験の成績をまとめると，第2世代を含めた既存の抗精神病薬による治療で反応がみられなかった治療抵抗性統合失調症患者を対象に，clozapineを24週間投与した結果，有害事象の内容，そのプロフィールとも，これまでに得られている知見と同様であり，CPMSでの規定を遵守し，被験者ごとに症状に応じて投与量を適宜増減することにより，clozapineの忍容性は検証された．また，CPMSは問題なく稼動し，患者の安全性を確保する上で総合病院のみならず単科の精神科病院でも汎用できる有用なモニタリングシステムであった．さらに，他科専門医，または緊急時搬送先医療機関との連携により，clozapineは単科の精神科病院でも使用できる薬剤であると考えられた．可能な限り客観的評価を用いた有効性では，BPRS，CGI-CおよびCGI-Sのいずれの評価指標でもclozapineの効果が認められ，治療抵抗性統合失調症患者に対する治療において，有用な薬剤であると考えられた．

以上の全41例の生々しい，血と汗の滲むclozapineの奮闘振りは，「臨床精神薬理」誌の13巻1号と3号に症例報告されている．なお，個人輸入での長期使用例4例を含めて合計42例が継続長期試験に移行している．

表6 Clozapineの第Ⅲ相試験における副作用発現率（合計で発現率が5％以上）（ノバルティスファーマ株式会社，総括報告書[27]，一部省略・合成）

器官別大分類 　基本語	合計 n （％）
合計	42 （97.7）
心臓障害	9 （20.9）
頻脈	8 （18.6）
胃腸障害	33 （76.7）
流涎過多	18 （41.9）
便秘	15 （34.9）
悪心	10 （23.3）
嘔吐	9 （20.9）
胃不快感	3 （ 7.0）
全身障害および投与局所様態	13 （30.2）
発熱	7 （16.3）
倦怠感	5 （11.6）
臨床検査	33 （76.7）
アラニン・アミノトランスフェラーゼ増加	11 （25.6）
白血球数増加	9 （20.9）
体重増加	6 （14.0）
白血球数減少	6 （14.0）
血圧低下	5 （11.6）
好酸球数増加	5 （11.6）
γ-グルタミルトランスフェラーゼ増加	5 （11.6）
アスパラギン酸アミノトランスフェラーゼ増加	4 （ 9.3）
血中ブドウ糖増加	3 （ 7.0）
血中乳酸脱水素酵素増加	3 （ 7.0）
心電図T波逆転	3 （ 7.0）
神経系障害	34 （79.1）
傾眠	32 （74.4）
浮動性めまい	8 （18.6）
振戦	8 （18.6）
アカシジア	4 （ 9.3）
構語障害	4 （ 9.3）
頭痛	3 （ 7.0）
腎および尿路障害	9 （20.9）
尿失禁	8 （18.6）

Ⅳ．第Ⅲ相試験における無顆粒球症の1例[18]

罹病歴24年の41歳男性，破瓜型統合失調症にて山梨県立北病院へ入院。空笑，幻聴，自発性低下，感情の平板化，人格の崩れに対してperphenazine, fluphenazine, haloperidol, risperidone, olanzapine（40mgまで）を順次投与するも反応せず，個室対応。Clozapineの治験開始，12.5mg/日より漸増，125mg/日の頃より改善傾向，250mg/日まで増量しさらに改善認めた。Clozapine投与104日目に白血球数/顆粒球数が2,500/1,029となりclozapine投与中止。その翌日より精神症状の悪化を考えolanzapine投与とともに血液内科専門医の指導によりlenograstim（G-CSF）投与開始，感染症防止に抗生剤を投与。Clozapine中止翌日の白血球数/顆粒球数1,900/684，3日目には1,200/24と無顆粒球症として共済立川病院の精神科合併症ユニット（MPU）へ転院。骨髄穿刺で顆粒球0，翌日より発熱あり，無菌室へ移室。順調に経過して9日目に白血球数/顆粒球数9,000/7,000となり，10日目にG-CSF投与終了，12日目に無菌室からMPUへ移室。その後白血球数/顆粒球数3,000台/1,500台を推移し，血液所見の回復は遅延。無顆粒球症発症7日目にclozapine治験・医療専門家アドバイザー稲垣 中医師（現 青山学院大学教授）より，olanzapineがclozapineによる無顆粒球症の回復を遷延させる，との文献[1]が寄せられたが，当時はolanzapine中止できず，転院27日目に中止し，その後血液所見も徐々に改善し，転院41日目に北病院へ帰院可能となった。

当事例は単科精神科病院での国内初の発症ケースで，韮崎市から立川市の連携病院への移送および連携病院での対応は円滑であり，早期に無顆粒球症の回復をみたが，olanzapineへの切り替えのため一旦改善してからの回復が遷延した（図1）。CPMS自体は十分に機能することが検証された。ただし，治験担当医の精神的・身体的負担は大きかった。

Ⅴ．クロザピン検討委員会の動向とclozapineの承認

2004年5月，clozapine初回申請時の機構面談の際，①clozapineの使用ガイドラインを学会指導のもとに作成すること，②clozapine使用に関わる医

表7 Clozapine の第Ⅲ相試験における重篤な有害事象一覧（ノバルティスファーマ株式会社, 総括報告書[27]）

被験者番号	性別/年齢	事象(PT)	発現時投与量(mg/日)	発現時期(日目)	消失時期(日目)	発現期間(日)	重篤性	重症度	処置[a]	関連性
0031_00108	F/42	イレウス	325	99	111	13	Yes	中等度	3,4	疑われる
		イレウス	400	136	163	28	Yes	中等度	3,4	疑われる
0033_00105	F/60	腸炎	25	4	49	46	Yes	重度	1,2,3,4	疑われる
		発熱	150	17	39	23	Yes	重度	1,2,3,4	疑われる
		腎機能障害	200	24	—[b]	—[b]	Yes	重度	2,3	疑われる
0041_00103	M/41	無顆粒球症	300	91	115	25	Yes	重度	2,3	疑われる

a) 0＝なし, 1＝治験薬の用量変更又は休薬, 2＝治験薬の投与中止, 3＝薬物治療, 4＝非薬物治療, 5＝入院又は入院の延長
b) 最終観察日以降の追加報告にて軽快

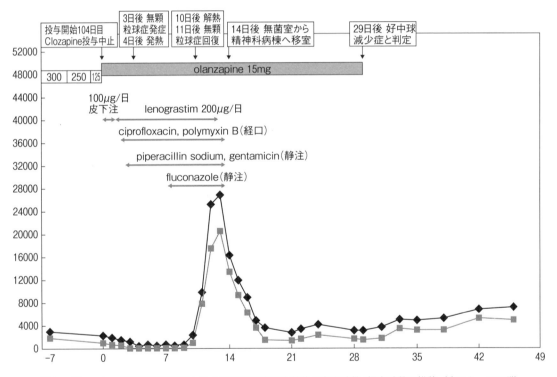

図1 Clozapine の第Ⅲ相試験における無顆粒球症発症前後の白血球数／好中球数の推移（宮田ら, 2010[18]）

療従事者（医師，薬剤師）および施設の登録，について学会のオーソライズを受ける仕組みを検討すること，の2点が指示された．これに基づいてノバルティスファーマ社は日本臨床精神神経薬理学会に依頼して，クロザピン検討委員会が結成された（表8）．早速，第1回クロザピン検討委員会が同年9月に開催されて，作業を進め，2006年7月の第4回の検討委員会では clozapine の適正使用ガイドラインの案の骨子も固まってきていた．この時，委員長は筆者から石郷岡純東京女子医科大学教授（現 CNS 薬理研究所主幹）に交代している．ここで2006年の日本臨床精神神経薬理

表8 2004年7月日本臨床精神神経薬理学会内に設置されたクロザピン検討委員会のメンバー（当時）

委員長	村崎光邦（CNS薬理研究所）
委員	石郷岡純，冨高辰一郎， 　西村勝治（東京女子医科大学） 久住一郎（北海道大学） 村竹辰之（新潟大学） 諸川由実代（聖マリアンナ医科大学） 稲垣　中（慶應義塾大学） 宮津健次（金沢大学） 榎本哲郎（国立精神・神経センター国府台病院）
事務局	東京女子医科大学神経精神科

学会学術大会で「クロザピン講習会」を開きたいとの考えの下に，同年6月に日本精神神経学会にその旨を伝え，将来的に，協力頂ける他の学会でも「クロザピン講習会」を実施して頂きたいことなどの要請を行っている。同年9月に機構とクロザピン検討委員会の協議が持たれ，clozapineの講習会についての理解を得て，第Ⅲ相試験が実施されている最中の2006年10月25日に第16回日本臨床精神神経薬理学会（中村純産業医科大学教授大会長）でクロザピン検討委員会事務局の運営のもと「クロザピン講習会」が開かれた。265名の出席を得て盛会であり，次回講習会の開催時期と場所や学会員または医師でなくとも受講できるのか，clozapineの販売時期は？などの問い合わせも多く，clozapineに関心を持つ方々が多い，との実感を持てた。ところが，講習会の内容が認定医制度や医療機関の要件の基準など当時では未決定なことが触れられており，機構から強いお叱りを受け，この講習会はなかったことにするように，との指示のもとに，幻の講習会となったのである。2006年12月に第5回クロザピン検討委員会が開かれ，機構から宇山佳明氏，日本精神神経学会から三國雅彦理事（現 群馬大学名誉教授）の参加を頂いた。この時か，筆者は宇山氏にclozapineの糖尿病患者についての適応についてお伺いしたさいには，とんでもない，と却下された記憶がある。日本臨床精神神経薬理学会のクロザピン検討委員会が独走しているかの印象を与えたのか，日本精神神経学会でもクロザピン特別委員会（三國雅彦委員長）を2007年2月に立ち上げ，clozapine市販後の血液モニタリングを初めとする体制の構築を検討している。他の学会からも問い合わせが多く，あくまでもクロザピン検討委員会はclozapine上市後に安全で円滑に使用されていくための叩き台をノバルティスファーマ社からの依頼の下に作成しているのであって，機構と協議しながら進めている旨を各学会や組織に説明をし，また，協力を求めたのである。2007年1月の第11回委員会では，日本糖尿病学会から渥美義仁理事の参加を仰ぎ，極めて懇切，丁寧な説明と説得の下に，clozapineは糖尿病患者には禁忌とされることになっていたのが，原則禁忌となったことは大きな前進であり，日本糖尿病学会にはいくら感謝してもし足りない思いを強くしたものである。

2007年4月の第13回委員会をもってclozapine上市後のCPMSを初めとするすべての案を練り上げ，最終回となった[2]。そして，ノバルティスファーマ社は2007年6月15日に第Ⅲ相試験を終了し，評価資料として後期第Ⅱ相試験とそれに続いた継続長期投与試験および第Ⅲ相試験を，参考資料として前期第Ⅱ相試験をもって2007年12月21日に厚生労働省へ承認・申請したのである。なお，クロザピン検討委員会は任務を終えたが，講習会のための「クロザピン（クロザリル）適正使用のガイダンス」[25]を作成するなどのために，日本臨床精神神経薬理学会内に「クロザピン（クロザリル）委員会」が組織化されて，活動している。第1回講習会は2009年6月27日に治験に参加された先生方を対象に実施され，以後，月1回，東京で開催されている。その後，2010年11月13日からDVD上映による，そして2013年10月31日からはWebによる講習会となっている。テキストには「クロザピン（クロザリル）適正使用ガイドライン」と「好中球減少症/無顆粒球症対処マニュアル」[11]が用いられている。

こうして，clozapineは2009年4月22日に製造販売承認が降り，2009年5月29日に上市された。なお，2009年5月29日，ノバルティスファーマ社は表9に示すような業務を委託するために有識者（医師，薬剤師，生命倫理，法律の専門家など）

表9　クロザリル適正使用委員会の業務（ノバルティスファーマ株式会社，CPMS運用手順，2017[28]）

①CPMS登録，取り消しおよび再登録にかかわる審査およびその承認
②医療従事者の登録要件にかかわるWeb講習の実施
③CPMS運用の適正性の監視および指導
　定期的にCPMSセンターの患者登録時の対応やデータ管理などの記録をチェックし，医療機関，保険薬局およびCPMSセンターが『CPMS運用手順』を遵守することにより，CPMSが適正に運用されるよう指導する
④『CPMS運用手順』の承認
　本手順を改訂する場合，ノバルティスファーマは必ずクロザリル適正使用委員会に検討を依頼し，承認を得る

からなる第三者委員会として，クロザリル適正使用委員会を創立・組織し，clozapine上市後の適正使用に努めている（表10）。創立以来，筆者が日ごろから尊敬してやまない山内俊雄埼玉医科大学学長（現名誉学長）が厳然と務めておられて，極めて心強いのである。

VI. Clozapine審査報告書[3]にみる承認の条件

機構からの「審査報告書」[3]には，わが国でのclozapine承認の条件が，細かく規定されている。こうしたことは滅多にないことであり，ここに全文を紹介しておく。

表10　2009年5月設立のクロザリル適正使用委員会のメンバー（当時）

委員長	山内俊雄（埼玉医科大学学長）
委員	三國雅彦（日本精神神経学会）
	石郷岡純（日本臨床精神神経薬理学会）
	住吉太幹（日本統合失調症学会）
	神田善伸（日本血液学会）
	渥美義仁（日本糖尿病学会）
	島田光明（日本薬剤師会）
	松田光子（日本病院薬剤師会）
	樋口範雄（生命倫理）
	畠澤保（弁護士）

Ⅰ　効能・効果：治療抵抗性統合失調症
Ⅱ　用法・用量：通常，成人にはクロザピンとして初日は12.5mg（25mg錠の半分），2日目は25mgを1日1回経口投与する。3日目以降は症状に応じて1日25mgずつ増量し，原則3週間かけて1日200mgまで増量するが，1日量が50mgを超える場合には2〜3回に分けて経口投与する。維持量は1日200〜400mgを2〜3回に分けて経口投与することとし，症状に応じて適宜増減する。ただし，1回の増量は4日以上の間隔をあけ，増量幅としては1日100mgを越えないこととし，最高用量は1日600mgまでとする。
Ⅲ　承認条件：
1．本剤による無顆粒球症等の重篤な有害事象に対して，他の医療機関との連携も含めて十分に対応できる体制が確認できた医療機関・薬局において，統合失調症の診断，治療に精通し，本薬の適正使用について十分に理解している医師によって，白血球数，好中球数，血糖値等の定期的な検査が実施されるとともに，その結果を評価した上で本剤の処方が行われ，これら検査が適正に行われたことを確認した上で調剤が行われるよう，製造販売にあたって本剤に関する管理者の設置も含め必要な措置を講じること。
2．本剤の投与が適切と判断される患者を対象に，あらかじめ患者または代諾者に安全性および有効性が文書によって説明され，文書による同意を得た後のみに本剤の投与が開始されるよう，厳格かつ適正な措置を講じること。
3．国内での治験症例が限られていることから，製造販売後，一定数の症例に係るデータが集積されるまでの間は，全症例を対象とした使用成績調査を実施することにより，本剤使用患者の患者背景を把握するとともに，本剤の安全性および有効性に関するデータを早期に収集し，本剤の適正使用に必要な措置を講じること。

Ⅶ. 承認の条件に応えた clozapine 適正使用の骨子

Clozapine の適正使用に関わる取り決めは，2004年9月に組織された Clozapine 検討委員会によって行われていった。ここでは，その大筋を紹介しておく。詳細は「クロザピン（クロザリル）適正使用ガイダンス」[25]と「CPMS運用手順」[28]に拠る。

まず，対象患者は「反応性不良」および「耐容性不良」の治療抵抗性統合失調症患者となる（図2）。医療者の基準として講習を受け，登録された精神科医，管理薬剤師，コーディネート業務担当者が必要となる。精神科医の条件は表11に示されている。そして，clozapine 使用に対応し得る施設の基準としては，表12のような厳しい条件が付されている。講習会は，現在では Web 講習会により，講習会用のテキストが用意されている。

Clozapine 使用は全例登録性で，患者本人，あるいは本人に同意能力のない場合には代諾者の文書同意が必要である。Clozapine 投与に際しては，無顆粒球症などの副作用の早期発見のための血液モニタリングが必須であり，ここで CPMS 概念図（図3）と CPMS 規定による血液モニタリングフローチャートと clozapine の投与開始基準と中止基準を示しておく（図4）。CPMSはノバルティスファーマ社内に置かれた CPMS センターがクロザリル適正使用委員会を通して，一手に対応しており，CPMS 登録医の登録の流れを図5に例示しておく。

Clozapine の用法・用量は，機構が承認の際に提示したとおりとなっている。こうして，ノバルティスファーマ社は機構の提示した承認の条件にすべて適正に応えたのである。なお，以上に述べた業務をとり行う「CPMSセンター」はノバルティスファーマ社内に設置され（表13），「CPMSニュース」をも発刊している。

Ⅷ. Clozapine 承認後の動向

待ちに待った clozapine の発売は2009年7月29日に開始された。前・後期第Ⅱ相試験と第Ⅲ相試験からの継続長期試験の被験者および個人輸入の症例を含めて新規の治療抵抗性統合失調症患者への投与がいよいよ始まったのである。スタート時の CPMS 登録医は98名，登録医療施設数は15施設であった。その後，徐々に増加して，現在（2018年3月時点）では登録医2,313名，登録医療施設数は444施設，登録患者数は約6,500名に及んでいるものの，諸外国に比べるとまだまだすべてが少ない。とはいえ，登録医，登録医療施設ともここへきてかなりの勢いで増加してきている。ここでは，まず clozapine が発売されてからどのように処方され，どのような成績を挙げているかを紹介していく。

1. 製造販売後調査（中間集計）の成績

Clozapine 承認の条件として「一定数の症例に係るデータが集計されるまでの間は全症例を対象とした使用成績の実施」[3]が義務づけられていた。それに基づいて clozapine 製造販売開始の2009年7月29日から2014年10月31日時点で調査票が固定された1,193例についての中間集計がノバルティスファーマ社から発表され，興味深い成績を示している[7]。

対象は1,193例のうち，安全性評価1,192例，有効性評価1,174例（BPRS評価1,059例）となっている。Clozapine 使用理由は，反応性不良1,109例（93.04％），耐容性不良44例（3.69％），反応性不良＋耐容性不良37例（3.10％），不明・未記載2例（0.17％）である。

投与中止は260例（21.81％）で，中止理由内訳は有害事象発現が153例（12.84％）と最も高かった（表14）。

副作用発現率は79.4％（947/1,192例）で，表15のように流涎過多が最も高く，便秘，傾眠が続き，白血球数減少も多くみられている。無顆粒球症は16例（1.34％）にみられ，全例で回復した（表16）。

Clozapine 投与中の死亡例は11例（0.92％）で，因果関係ありとされたのは，心筋梗塞2例，多臓器不全，自殺既遂，心筋虚血，誤嚥性肺炎，間質性肺炎各1例の7例であった。

有効性については，最終評価時点の CGI-C は

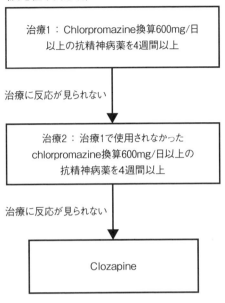

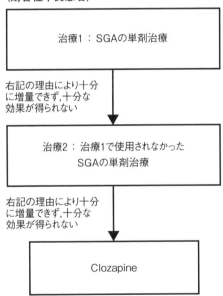

図2 わが国における clozapine 投与対象患者（日本臨床精神神経薬理学会クロザピン検討委員会：クロザピン（クロザリル）適正使用ガイダンス．協和企画，東京，2009．より引用した稲垣，2009[10]の2図を1図に合成）
GAF：Global Assessment of Functioning，SGA：新規抗精神病薬

著明改善 21.7%，中等改善以上 55.6%，軽度改善以上 82.7% と抜群の成績を示している。悪化以下は 2.1% と極めて低い（図6）。また，最終時点の BPRS 評価結果では，図7のようにどの項目でも優れた成績を示して，基準値との間に高い有意差を示している。

表11 CPMS登録医の要件（ノバルティスファーマ株式会社，CPMS運用手順，2017[28]）

以下のすべてを満たす医師
1）日本国の医師免許を有すること
2）統合失調症の診断・治療に十分な経験を持つこと*
　＊精神保健指定医とする。ただし，この資格を有さない場合は，精神科の実務経験が3年以上あること
3）精神科専門医（日本精神神経学会）または臨床精神神経薬理学専門医（日本臨床精神神経薬理学会）あるいはそれと同等以上とクロザリル適正使用委員会が判断した医師であること
4）Web講習を受講し，理解度確認テストに合格していること

表12 ノバルティスファーマ社が提示したclozapine使用の医療機関の条件（医薬品医療機器総合機構，クロザピン審査報告書[3]）

① CPMSの規定を遵守する旨に署名すること
② クロザリル登録医，クロザリル管理薬剤師，CPMSコーディネート業務担当者が各々2名以上確保できること（クロザリル管理薬剤師はCPMSコーディネート業務担当者と兼務可能）
③ 原則として投与開始から18週までは入院治療が可能であること
④ 採血日当日に血液検査結果を得られること
⑤ 無顆粒球症等の有害事象に対して適切な対応が可能であること（常に血液内科医のアドバイスが受けられ，必要に応じて血液内科による治療を受けられる体制が確保されている，緊急時にはすぐに個室の確保が可能であり，感染症対策について知識のあるスタッフ（看護師等）がいる，G-CSF製剤の緊急投与が可能である，抗菌剤等の感染症に対する薬剤が常備されている）
⑥ 自施設で無顆粒球症に対する緊急対応が困難な場合には，患者を緊急搬送する他の医療機関が文書による契約で予め確保されており，その医療機関において入院下で，無顆粒球症の治療を行いながら，必要な内科治療や精神科治療の実施が可能であること
⑦ パーソナルコンピューターでインターネットに接続し，CPMSをIT化したシステムであるeCPMSを導入し適切に運用可能であること

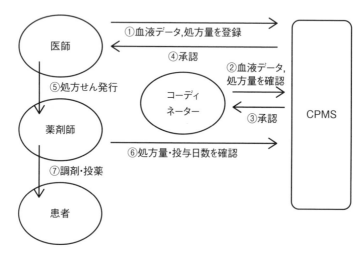

図3　CPMSの概念図（稲田ら，2014[8]）

以上の中間集計の報告から，①適切な患者が選択されて，②適切な用法・用量でclozapineが投与され，③無顆粒球症に対してCPMSの運用で早期発見，早期対処がなされたことが推測され，CPMSは安全確保の中核となる血液・血糖モニタリングの確実な実施で大きな役割を果たしている

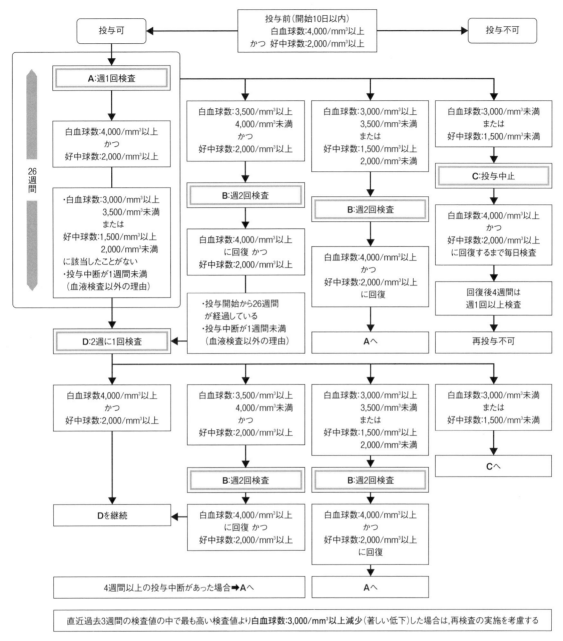

図4 CPMS運用における血液検査結果の流れ（ノバルティスファーマ株式会社，CPMS運用手順，2017[28]）

と考えられている。それにしても，他の抗精神病薬に対して反応性不良あるいは耐容性不良の症例に対するclozapineの効果には凄まじいものがあり，CPMSによる早期発見・早期対処により無顆粒球症が全例回復したこととともに特筆される。なお，全体集計は2018年末に報告されると聞いている。

2．稲田らによる上市後のCPMS登録3,780例の解析

東京女子医科大学のInadaら[9]は，clozapine上市後の2009年7月29日から2016年1月20日までの

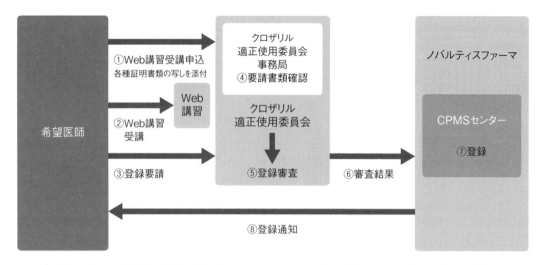

図5 CPMS登録医の登録の流れ（ノバルティスファーマ株式会社，CPMS運用手順，2017[28]）

表13 CPMSセンターの業務（ノバルティスファーマ株式会社，CPMS運用手順，2017[28]）

①本剤を使用する医療従事者，医療機関および保険薬局をCPMSに登録する
②白血球数・好中球数減少により中止した患者の再投与防止のため，「登録された医療機関において登録された患者」と「白血球数・好中球数減少により本剤を中止した患者」を照合し，一致した場合には医療機関に確認する
③血液モニタリングが，CPMS規定に従って実施されていることを確認する
④血糖モニタリングが，CPMS規定に従って適切な頻度で実施されていることを確認する
⑤『CPMS運用手順』の不遵守が認められた場合には当該医療従事者に警告を発する

表14 Clozapineの市販後調査（中間集計）における投与中止及び中止理由の内訳（飯塚ら，2016[7]）

	患者数	中止率（％）
安全性解析対象患者	1192	－
中止	260	21.81
中止理由内訳[a]		
有害事象発現	153	12.84
症状改善	4	0.34
効果不十分	49	4.11
退院後，来院せず	4	0.34
転院・転科	47	3.94
その他	39	3.27

a) 中止理由を複数有していた患者は，それぞれの理由でカウントした。

約6年半に及ぶわが国のCPMSに登録された全症例3,780例における使用状況と有害事象についての調査を解析している。

それによると，①症状改善，有効性欠如，有害事象，検査値異常などによる中止率は23.9％（869/3,780例）であり（図8），②平均使用期間±SDは234.9±306.9日（中央値115日）であった。③平均1日用量±SDは186.41±151.6mg/日であり，④全中止例からみた治療継続率は78.2％（1年後）および72.9％（2年後）であった。⑤中止に至った白血球/好中球減少例の頻度は5.4％（206/3,780例）で，中止前clozapine平均用量±SDは233.36±168.15mg（平均値200mg，範囲4-600mg）であり，全例で回復している。⑥clozapine使用開始後に耐糖能異常に至った症例は12.8％（485/3,780例）で，うち17.5％に当る85例はclozapine投与中止となっている。

以上から，他の抗精神病薬にみられない高い継続率はclozapineの高い有効率を示すものとして

表15 Clozapineの市販後調査（中間集計）における副作用の発現状況（発現率2％以上）（安全性解析対象患者）（飯塚ら，2016[7]）

副作用（MedDRA PT）	患者数（％）
評価例数	1192（100.0）
副作用発現例数（合計）	947（79.45）
流涎過多	460（38.59）
便秘	221（18.54）
傾眠	169（14.18）
白血球数減少	102（8.56）
発熱	91（7.63）
倦怠感	85（7.13）
体重増加	83（6.96）
悪心	70（5.87）
白血球数増加	69（5.79）
頻脈	68（5.70）
鎮静	67（5.62）
血中ブドウ糖増加	63（5.29）
振戦	59（4.95）
好中球数減少	57（4.78）
運動緩慢	54（4.53）
好酸球数増加	54（4.53）
好中球減少症	53（4.45）
体重減少	50（4.19）
白血球減少症	45（3.78）
痙攣	38（3.19）
肝機能異常	35（2.94）
高血糖	30（2.52）
起立性低血圧	26（2.18）
アカシジア	25（2.10）
グリコヘモグロビン増加	25（2.10）

表16 Clozapineの市販後調査（中間集計）における無顆粒球症発現例の一覧（安全性解析対象患者）（飯塚ら，2016[7]，一部省略）

患者登録番号	性別	年齢	発現時期（日）	転帰までの日数（日）	転帰
0015-022	男	34	76	9	回復
0019-008	男	26	123	8	回復
0021-021	男	50	140	20	回復
0021-031	女	56	55	16	回復
0023-041	男	46	50	8	回復
0044-001	男	37	146	17	回復
0047-001	女	24	110	7	軽快
0047-015	女	72	56	3	回復
0062-004	女	68	45	15	回復
0064-003	女	44	56	11	回復
0068-005	女	49	51	10	回復
0127-031	男	61	296	9	回復
0133-013	女	56	53	31	回復
0137-005	男	36	81	13	回復
0160-013	男	46	76	5	回復
0187-001	男	41	85	21	回復

いる．白血球減少症が諸外国のそれより高いのは，基準を白血球数3000/mm³以下（海外では3,500/mm³以下）としていることと，遺伝的要因を挙げている．なお，投稿誌のreviewerからわが国でのclozapineの普及率の低さを指摘されたという．ただし，前記の製造販売後調査時[7]から1年3ヵ月後に2,587例の増加を認めており，かなり早い速度での普及を見せてはいる．

3．琉球病院からの報告

わが国で最も豊富なclozapineの使用経験を誇る単科の精神科病院の1つである琉球病院の木田ら[14]は貴重な報告を行っている．それによると，2010年から2016年9月までのclozapine治療を行った179例について，まずその転帰では，表17のようになっており，中止例は36例（21％）で，多くは有害事象によるが，凄まじいのは効果不十分によるものはわずか1例しかない点である．Kaplan-Meier法による2年間の治療継続率とBPRSを指標とした有効性を検討しており，治療開始時に隔離，身体拘束が必要であった52例は3ヵ月以内に行動抑制を解除している．また，88例（49.2％）は退院している．継続率は図9のように，12ヵ月で81.7％，24ヵ月で78.6％と，きわめて高い率を示している．BPRS総点の平均値は投与開始時の61.1から12ヵ月後34.5，24ヵ月後30.9と有意に低下し，治療期間が長いほど高い効果を示している（図10）．厳しいCPMSの規定による大きい負担にもかかわらず，clozapineの継続率の高い理由として，患者自身が精神症状が改善し，退院して地域生活をしながら，自信をつけ，病識を次第に獲得

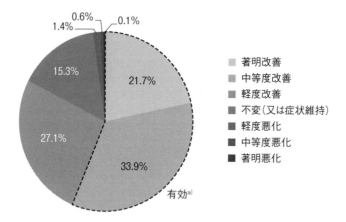

有効性解析対象患者を解析対象とした(n=1174)。
a) CGI-Cの「中等度改善」以上を有効とした。

図6 Clozapine の市販後調査（中間集計）における最終時点の CGI-C 評価結果（飯塚ら, 2016[7]）

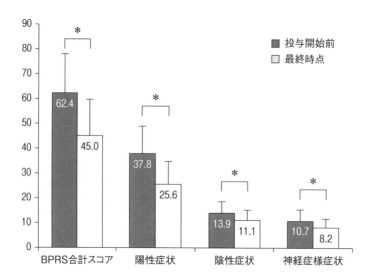

図中の数値は平均値，バーは標準偏差を示す。
BPRS 解析対象患者（安全性解析対象患者から適応外使用，本剤投与期間不明，及び BPRS 評価が得られなかった患者を除外）のうち，投与開始前及び最終時点で評価が得られた患者を本解析の対象とした（BPRS 合計スコア：1051名，陽性症状：1053名，陰性症状：1054名，神経症様症状：1057名）。
＊：$p < 0.0001$, paired t-検定

図7 Clozapine の市販後調査（中間集計）における最終時点の BPRS 評価結果（飯塚ら, 2016[7]）

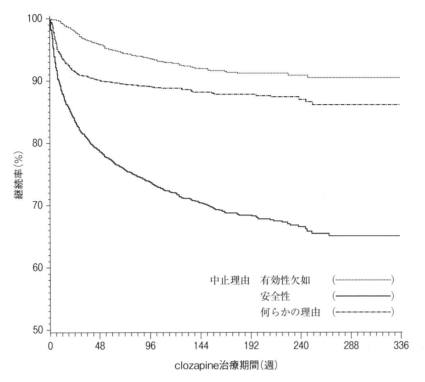

図8　Kaplan-Meier plot による clozapine 治療継続率（Inada ら，2018[9]）

表17　琉球病院での clozapine 179例の転帰（2016年9月）（木田ら，2017[14]）

転帰	CLZ 継続／入院中	47例（26％）（開始時からの隔離・拘束継続：0例）
	CLZ 継続／退院	88例（49％）
	CLZ 休薬後に CPMS 再登録し再開	7例（4％）
	CLZ 中止	36例（21％）
中止理由	有害事象（CLZ との関連の有無を問わない）	27例
	白血球減少症・好中球減少症　　10例 　無顆粒球症　　　　　　　　　　 7例 　反復性肺炎　　　　　　　　　　 1例 　心囊液の少量貯留　　　　　　　 1例 　心房細動　　　　　　　　　　　 1例 　心機能一時的低下　　　　　　　 1例 　ミオクローヌス　　　　　　　　 1例 　てんかんの悪化　　　　　　　　 1例 　腎機能障害　　　　　　　　　　 1例 　肝機能障害　　　　　　　　　　 1例 　転倒による骨折　　　　　　　　 1例 　大腸がん　　　　　　　　　　　 1例	
	同意撤回（再同意を得た症例は除く）	7例
	主診断名の変更	1例
	効果不十分	1例

CLZ：clozapine

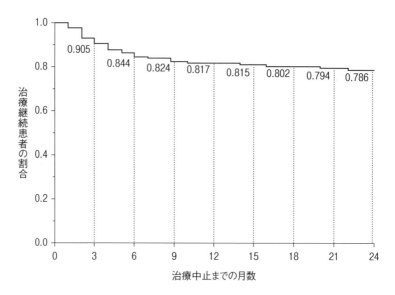

図9 琉球病院でのclozapine治療開始後24ヵ月までの治療継続率（Kaplan-Meier法）（木田ら，2017[14]）

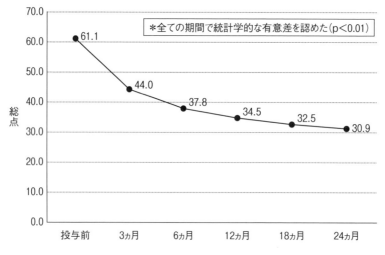

図10 琉球病院でのBPRS総点の経時的な平均値の推移（木田ら，2017[14]）

し，clozapineの内服を続けたいと考えていることの証左である，としている．Meltzer[16]も服薬継続率が高い理由として，錐体外路症状が少なくなり，精神症状が改善され，再入院率が低くなり，QOLが改善されていることを挙げている．米国のThe Texas Medication Algorithm Project（TMAP）では，初回エピソードであれば，Stage 1，Stage 2で単剤の抗精神病薬で治療反応性が乏しいときに，Stage 3でclozapineを導入するが，自殺企図や暴力行為を反復している患者に対しては，より早期にclozapine治療を検討するよう求めている（図11）[20]，と紹介している．木田ら[14]も，治療抵抗性例に対しては抗精神病薬の長期多剤併用療法になる前にclozapine治療を早期に開始することの重要性を強調している．筆者らが2002年4月に，英国へCPMS視察に出かけた際，Goodmayes病

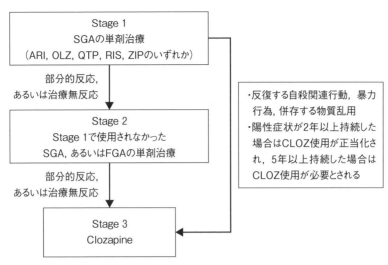

図11 2006年版 TMAP アルゴリズム概要図 (Moore ら, 2007[20] より引用した, 稲垣, 2009[10] の図を引用)
FGA：従来型抗精神病薬, SGA：新規抗精神病薬, ARI：aripiprazole, OLZ：olanzapine, QTP：quetiapine, RIS：risperidone, ZIP：ziprasidone, CLOZ：clozapine

院のドクターが可及的早期に clozapine 投与へ持っていくと言われていたことを思い出す[24]。

4. 国立国際医療研究センター国府台病院からの報告

Clozapine の臨床試験（後期第Ⅱ相試験および第Ⅲ相試験）の時から clozapine の導入に熱心であった国立国際医療研究センター国府台病院の榎本ら[4] は, 2012年10月までに55例に clozapine を処方し, 優れた使用経験を報告している。それによると, 多くの施設では最初は上乗せ使用から入るのにたいして, 同院では clozapine の単剤への切り替えを励行している。1ヵ月以上継続した51例について BPRS 総点の平均値の推移を見ている（図12）。1ヵ月後には有意の減少を認め, 6ヵ月後および12ヵ月後には1ヵ月後の成績より有意の減少を認めている。BPRS 総点の改善率を見ても（図13）, clozapine の高い治療効果と継続性が認められている。12ヵ月継続した33例の BPRS 総点の平均値の推移も, 図12と同様な成績を示している。Clozapine を中止せざるを得なかった副作用は, 白血球減少2例, 好中球減少2例, 心嚢液貯留による左心室収縮機能低下1例, 薬疹1例, 空腹感1例であった。Clozapine の効果の有無を決めるには, 少なくとも6ヵ月, できれば12ヵ月は継続してみること, また, clozapine は単剤で投与し, 緩徐な増量で副作用の軽減をはかり, 必要最低限の用量で治療効果を得ることが肝要である, と締めくくっている。

なお, 榎本と柳澤[5] は日本神経精神薬理学会による「統合失調症薬物治療ガイドライン」[26]の作成に参加し, その第4章で治療抵抗性を取り上げ, clozapine 使用を強く推奨している。また, 2016年10月までの国府台病院での108例の clozapine 治療（全例単独使用）の成果について触れ, 82例（76％）が継続中としてその有用性を評価し, 上記のガイドラインが治療抵抗性統合失調症患者に最善の治療として役立つことを願っている。

5. 若草病院の取り組み

宮崎市の市街地に位置する民間の単科精神科病院である若草病院では, clozapine 治療を極めて積極的に取り入れ, 病院の機構改革にまで発展した。まず, 2009年12月に CPMS 登録医療機関となって, clozapine 治療を導入し, その効果を認めていた[31]。2010年同院の理事長に就任された水野

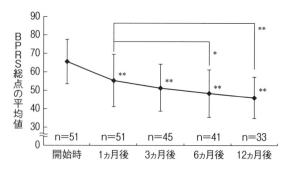

図12 Clozapine を 1 ヵ月以上継続できた症例の BPRS 総点の平均値の推移（n＝51）（榎本ら，2013[4]）
*p＜0.05，**p＜0.01，ANOVA，Tukey-Kramer 法
Clozapine を導入し 1 ヵ月以上継続できた 51 例を Intention-to-treat 原理に基づき，LOCF（last observation carried forward）を行った上で統計学的検定を行った。投与期間が満たないまたは投与中止となったために 6 ヵ月後以後のデータが得られていない場合，3 ヵ月後のデータを，6 ヵ月後，12 ヵ月後のデータとみなして検定した。

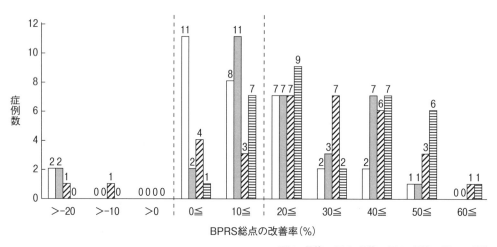

図13 Clozapine 開始後の BPRS 総点の改善率別症例数（n＝33）（榎本ら，2013[4]）
Clozapine を 1 ヵ月以上継続したのは 51 例（93％）である。その 18 例（35％）は改善例であり，clozapine 開始 1 ヵ月後に BPRS 総点が 20％以上改善している。未改善例は 33 例（65％）であり，その内訳は 4 例（8％）が悪化例で，残る 29 例（57％）は不変例である。3 ヵ月後に 18 例（54％）が，BPRS 総点の 20％以上改善を得た。3 ヵ月後では不変例が 13 例（39％），悪化例が 2 例（6％）である。6 ヵ月後に 24 例（73％）が，BPRS 総点の 20％以上改善を得た。6 ヵ月後では不変例が 7 例（21％），悪化例が 2 例（6％）である。12 ヵ月後に 25 例（76％）が，BPRS 総点の 20％以上改善を得た。12 ヵ月後では不変例が 8 例（24％），悪化例が 0 例（0％）である。特に 12 ヵ月後では BPRS 総点が 40％以上改善した症例が 14 例（42％）存在する。

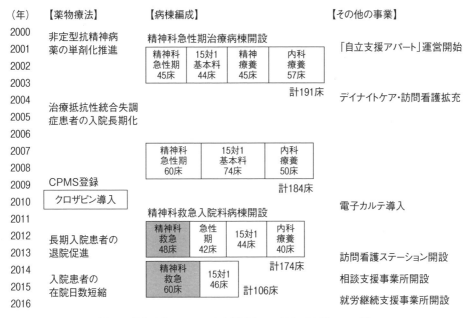

図14 若草病院における病床削減までの流れ（水野，2017[19]）

謙太郎氏はもともとその頃にわが国に導入されたolanzapineを高く評価していたが，それでも単剤治療が困難で多剤併用のもとに長期にわたる入院患者の多い現実にぶつかっていた。そこで，olanzapineの生みの親ともいうべきclozapineに大いなる関心を抱き，白土俊明院長とともに長期入院患者にclozapine療法を始めたところ，病態の改善のもと退院にいたる患者が続出し，2010年からの5年間で稼動病床数を174床から106床まで削減するに至った（図14）[19]。そして，病床削減による人的資源を退院患者の生活支援に活用することで，精神科救急病棟化や訪問看護ステーション開設などの病院の機構改革に成功したのである。2016年5月時点でclozapine服用患者は150例で，同院で治療を受けている統合失調症患者の約3割に相当しており，clozapineの究極の処方率に達している。その後もclozapineを積極的に処方し，2018年3月現在で280例に達して，一病院としてはわが国で最も多い。この間の無顆粒球症の発症は8例（2.86％）とやや多いが，宮崎大学病院との連携のもと早期に対応して，そのための転院は1例に留まっている。急激な入院患者の減少は一時的な赤字に至るが，病院の機構改革のもと，他部門の事業を展開することで黒字に転じたという。同病院の動向は厚生労働省の「精神保健医療福祉の改革ビジョン」の意向に合致している。なお，clozapine治療での退院患者に対するケアを充実させないと，「クロザピン難民問題」が発生する恐れがあり，CPMS登録医療機関がかかりつけ病院として外来，時間外入院対応の機能を保有することが必要とし，clozapineの普及において精神科救急病棟に期待する役割は大きいとしている。

IX．わが国でのclozapineの普及化の遅れとその対策

諸外国に大幅に遅れてclozapineの承認を受けたわが国では，それまでの遅れを取り戻すべく急ピッチでclozapineの使用症例が増えていくことへの期待はそう高いものではなかったものの，現状では予想をかなり下回っている。わが国での発売2年後のデータを諸外国のclozapine処方率と比較した図15を見ると，個々の調査，研究の背景，条件などが異なっており，発表年や外来患者，入院患者，総患者などの違いがあって，正確な比較はできないものの，いわゆるclozapine先

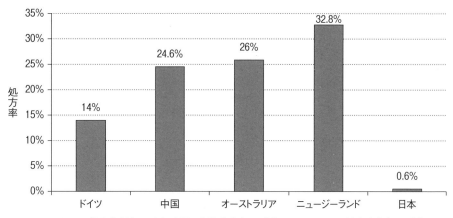

図15　統合失調症患者に対するclozapineの処方率の各国比較
（厚生労働省平成25年度障害者総合福祉推進事業「精神病床に入院している難治性患者の地域移行の推進に向けた支援の在り方に関する実態調査について」平成26年3月公益社団法人全国自治体病院協議会）

進国の処方率25〜30%程度に比べて0.6%とはあまりにも低い。

Clozapineの普及を妨げている要因として，①副作用（無顆粒球症，心筋炎など）が怖い，②CPMSに則った登録制（登録医，登録医療機関など）の煩わしさ，③全例登録のために患者や代諾者からの文書同意を取ることの煩わしさ，④頻繁な検査とその結果をみての処方の煩わしさ，⑤登録医療機関の条件，とくに血液内科学専門医を擁する精神科病床のある総合病院との連携の困難さ，などを考えると，効果の凄まじさは判ってはいても，日常の多忙な診療業務の中で，ついつい敬遠してしまうというものである。ちなみに，製造販売後の調査によるわが国での無顆粒球症の発現率は1.34%で[7]，海外での0.1〜1.1%よりやや高いとされており[29]，アジア人は白人と比較して無顆粒球症の発現リスクは2.4倍との報告があるので注意が必要であるが，承認後，無顆粒球症による死亡例はない。海外でのclozapineがもたらす無顆粒球症の死亡リスクは0.01%と見積もられており，統合失調症患者の生涯における自殺リスク10%よりはるかに低く，一方，clozapineの自殺低下作用はよく知られている[17]。

効果の凄まじさを体験しないままclozapineの使用を見送っていることのほうがはるかに多いと考えられるが，効果を身をもって体験していてもclozapineの処方はそうは容易ではない。このことは，米国で最も古くからclozapineの基礎的研究に取り組み，clozapineの開発および普及化の最大の功労者であるHerbert Meltzer教授をしても自分の管理下の施設でもその傾向がある，と述懐されていると聞いている。

そのMeltzer先生が2009年11月に京都の国際会議場で第39回日本神経精神薬理学会，第19回日本臨床精神神経薬理学会および第1回アジア神経精神薬理学会の合同大会が開催された際にわが国へ来られた。その折，Meltzer先生を囲んで「Clozapineの実像に迫る」と題した座談会が開催されて[12]，筆者も出席した。その席上，筆者らはMeltzer先生から大目玉を食ったことを鮮明に憶えている。機構にこのような難しい条件を付けられては処方する精神科医も二の足を踏む，といった内容であった。当時はclozapineの承認間際であり，その条件を飲む以外に道はなかったのであり，難しい条件の中で処方を重ね，症例数を伸ばし，改良すべき点はゆっくり，急がず，着実に改めていくのが本筋である，と考えていた。そのことはMeltzer先生が一番良く承知しておられたはずで

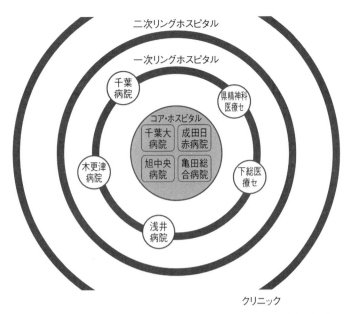

図16 千葉クロザピン・サターンプロジェクト（2014年現在）（伊豫, 2014[4]）, 一部書き入れ）

あった。

この座談会に出る前に, 筆者は高松での講演会に呼ばれて, 四国に渡り, 講演の後, 久しぶりの金毘羅山に登り, 伊藤若冲の襖絵を見たり, 讃岐うどんを食べたりした。その後に京都入りしたのであるが, 京都は有名な紅葉の真っ盛りで, 帰りに曼殊院や永観堂, さらには南禅寺で紅葉を満喫したものである。

X. Clozapine 普及化への対策

Clozapine の普及化を妨げている最も大きな問題は, 実際に治療抵抗性統合失調症患者が多く入院している単科の精神科病院が CPMS に見る登録制医療施設の件で, 血液内科学専門医が迅速に対応しうる精神科病棟を有する総合病院との連携をいかに確保するか, という点である。それに対して, いくつかの画期的な試みがなされてきている。ここでは, 千葉県の「クロザピン・サタンプロジェクト」と琉球病院を拠点とした沖縄連携モデルを紹介しておく。

1. 千葉クロザピン・サターン・プロジェクト

千葉では, 伊豫雅臣千葉大学教授の発案と強いリーダーシップのもとに4つの連携総合病院（コアホスピタル, 土星 Saturn）である千葉大学病院, 旭中央病院, 亀田総合病院, 成田赤十字病院を中心に回りを単科の精神科病院（リングホスピタル）が取り巻くいわゆる千葉クロザピン・サターン・プロジェクトを発案し, 実施してきている（図16）[13]。一次リングホスピタルの精神科病院で不安なく clozapine を使用できるよう工夫したもので, 無顆粒球症などの重篤な副作用が出現した場合に, コアホスピタルのいずれかが必ず受け入れるという体制を作り上げて, 2012年にスタートした。この方式に則って, 2013年7月には clozapine 使用患者は全国の 7.2%〔128/1,774例〕を占め, 内71例がこのプロジェクト病院により治療されている。その後, 年々リングホスピタルの参加を促し, 佐々木[30]の報告によると, 2018年3月の時点では一次リングホスピタルの数は12に増え, プロジェクト全体の登録患者数は315例にも上っており, 活発な活動が展開されている（図17）。また, clozapine を使用できない単科精神科病院（二次リングホスピタル）に入院中の clozap-

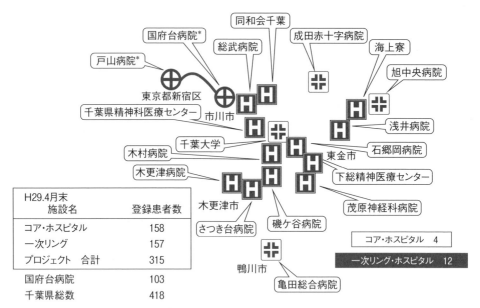

図17　千葉クロザピン・サターンプロジェクト（2018年3月現在）（佐々木，2018[30]，千葉県の地図省略）

ine 適応者を一次リングホスピタルに転院させて clozapine 投与を行い，さらに退院後の clozapine 服用患者を受け入れるクリニックを三次リングに組み込んでいくという将来計画が含まれている。なお，千葉県では国府台病院が東京の戸山病院を連携病院として積極的に clozapine 治療を展開している。

2．沖縄モデル

2014年7月から CPMS 登録通院医療機関という施設基準が当局の指示で新たに設置され，精神科病院・クリニックが CPMS 登録医療機関と連携することで通院移行後の患者の治療ができるようになった。これを契機に鉄道がなく，公共交通機関が乏しい沖縄県では患者・家族の負担を軽減するためもあって，2014年9月に琉球病院を基幹病院とする「Clozapine 地域連携沖縄モデル」を立ち上げた（図18）[15]。このネットワークで県内のすべての精神科病院・クリニックから適応患者の紹介を受けて琉球病院で clozapine の導入を行い，退院後は患者の交通の便に合わせて通院先を決めていく。無顆粒球症などの有害事象発生時には琉球病院が窓口となり，連携先の総合病院の血液内科と連絡をとり，入院も受け入れる。このモデルにおける紹介患者の割合の推移は図19のようになっている。

この連携は2015年3月に国が進めている難治性精神疾患地域連携体制整備事業のモデル事業として承認されている。沖縄モデルの目標は県内のどこに住んでいても clozapine 治療を受けることができ，退院後も自宅近くの施設で通院と治療を継続させることであり，本島だけでなく，石垣島，宮古島などの離島地域にもこの連携を拡げていきたいとしている。なお，琉球病院では2015年7月にわが国初の clozapine 治療専門病棟（56床）を新設している。

3．その他の取り組み

ほかにも秋田大学，藤田保健衛生大学，大阪大学，東京女子医科大学などの大学病院が中核となり，単科精神科病院やクリニックとの医療連携が形成されてきている。

こうした本格的な取り組みとは別に，CPMS 上の煩わしさの軽減として，登録制の簡素化は進められている。また，採血頻度の減少化として，clozapine 治療後，1～2年を経て安定した病態を

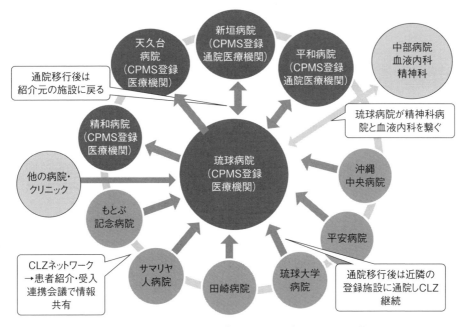

図18 Clozapine 地域連携「沖縄モデル」（木田ら，2016[29])）

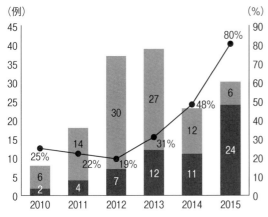

図19 沖縄モデルにおける紹介患者の割合の推移（2010〜2015年まで）（木田ら，2016[15)]）

示し，血液学上の所見も安定している場合には，2週間に1回を4週間に1回に減らすなどが期待される。

また，近年の無顆粒球症の治療学的進歩は目覚しく，血液内科学専門医でなくても対応可能として，無顆粒球症対応可能内科医とするようクロザピン適正使用委員会から当局へ要望書が提出されている。

一度，白血球数が $3000/mm^3$ を割って中止した場合でも症例にとっては再使用が可能となるシステムの工夫もなされている。

さらに，診療報酬上の改定として，「平成24年度診療報酬」改定により clozapine 加算が認められている。平成30年4月から療養型病棟での包括医療費から clozapine が除かれる予定である。

こうした考え得るあらゆる手段を通して clozapine の普及率が徐々にでも上昇し，より多くの治療抵抗性統合失調症の患者や家族にとって福音となることを clozapine の開発に苦労してきた一人として願うばかりである。

XI．おわりに

1960年代半ばに，スイスの Wander 社が clozapine をはじめとする3つの化合物を携えて大日本製薬（現 大日本住友製薬）を訪れたのが clozapine 開発物語の始まりとなった。1968年の第1期開発時代からこれまでに長々と書いてきたが，2009年4月22日の製造販売承認をもって，開発物

語自体は終了となった。なんと41年を要したのである。このようなことは他に類を見ない。筆者が精神科医としてやっと物心がついた頃の1968年（33歳時）に開発が始められ，大学を退官して9年後（74歳時）までかかった。米国に遅れること20年あまりである。究極の抗精神病薬であり，最後の切り札とも言われながら，何度も断念の危機に見舞われ，それでもしぶとく開発が進められて，ここにようやく，clozapine がない国―日本，世界の恥―日本と言われてきたことに終止符を打つことができた。これで形のうえで世界の仲間入りが叶ったのである。この開発物語を本シリーズの最後にもってきたのは筆者の思い入れの強さであった。Clozapine について筆者は Wander 研究所が開発した，というだけでその独創性を高く評価していた。Wander 社は"Wonder"なのである。ここから clothiapine, amoxapine, perlapine, fluperlapine に始まり，第二世代抗精神病薬の花形となった olanzapine, quetiapine を生み，さらには zotepine にもつながった。Clozapine の開発物語を書くにはこれまでの中で最も多くのことを勉強しなくては，と覚悟していたが，さいわい多くの方々のご協力の下に，資料を調べ，これまで何も知らなかったことがすこしずつ明らかになっていくという喜びを感じて，幸せであった。

Clozapine が上市されて，すでに9年が過ぎた。治療抵抗性統合失調症にたいして，他の抗精神病薬の追随を許さない効果を発揮し，適切な CPMS に従うことにより安全性をも確保し得ることが検証されてきている。一人でも多くの精神科医が clozapine の卓抜性に目覚めてもっともっと普及してもらいたいと考えているが，まだまだ制約が多く，わが国での普及率は低い。今後の CPMS の改良とともに，より多くの普及化の努力によって治療抵抗性統合失調症患者やご家族の福音となることを願ってやまない。

本シリーズを書くにあたって，最後は clozapine だから，とノバルティスファーマ社の方々に資料集めを前々からお願いしていたが，筆者の予想以上に皆さんが頑張ってくださって，書き上げることができた。とくに，井ノ上博司氏，梅村一郎氏，鳥山和弘氏，さらに最低7回はお会いして解説を頂いた秋葉達彦氏，それに古屋雅子氏に厚く御礼を申し上げる。

シリーズを終えるにあたって

2011年8月号からスタートした本シリーズ（向精神薬開発の道）は今回をもって終了する。7年2ヵ月に及んで86回となった。このように長くなるとは考えもせず，呆け防止の一環になるかとの軽い気持ちで始めたものである。初めに3回分を書き溜めておいて，あとは月1編のペースを維持し，楽しみながら書くことができた。他の原稿は極力お断りしたが，避けられない場合も余裕を持って書けた。筆者が新薬の開発に関与した数は優にギネスものである，申請しないか，と言ってくださる方がおられて，開発秘話を書く勇気，原動力にもなった。主に，開発をした製薬会社の担当の方々に資料を集めて戴いて，自分の記憶とつき合わせながら書いた。無筆，無学な筆者にとって非常に勉強になった。取って置きの秘話も，これだけは書かないでくださいよ，と言われて，涙を呑んだこともあり，また，秘話らしいものも何もないこともあった。当時の担当の方々の多くは退社されており，電話をかけたり，伝を頼って会いに行ったことも何回かあって懐かしんだものである。昔，一緒に仕事をした仲間と会うのは楽しいことであった。わざわざ会いに来て下さったことも少なからずあって恐縮したものである。皆，とても親切に対応してくださった。その意味でもとても幸せであった。多くのことを教えていただいたことを含めて，ここで改めて厚く御礼申しあげたい。あまり長いので，いい加減に終えろ，という声があるのでは，と気にかけることもあったが，筆者にしか書けないことなのだから書きたいだけ書け，というお墨付きを戴いていた。このシリーズを読むのが楽しみ，といって下さる声にも励まされた。とくに，倉知正佳富山大学名誉教授には，これを読むために本誌を再び購入し始めた，と言って戴いて涙が出た。まだまだ書き足りない点もあるが，一応，本シリーズを終え，機会あれば開発余話でも，と考えたりしている。長いこと読んで下さった読者の方々に，まず御礼を申し上げたい。じっと我慢して見守って下さった編

集委員の先生方にも厚く御礼申し上げたい。ありがとうございました。

文献

1) オーストラリア治療ガイドライン委員会（医薬品・治療研究会，医薬ビジランス研究所（JIP），名古屋市立大学医学部精神医学教室 編訳）：向精神薬治療ガイドライン（原著4版改訂増補版）．医薬ビジランスセンター（通称：NPOJIP），大阪，2004.
2) クロザピン検討委員会（大下隆司，西村勝治，久住一郎 他）：Clozapineによる治療．臨床精神神経薬理学テキスト改訂第2版（日本臨床精神神経薬理学会専門医制度委員会 編），pp.253-261，星和書店，東京，2008.
3) 独立行政法人医薬品医療機器総合機構：クロザピン審査報告書．2009.
4) 榎本哲郎，伊藤寿彦，関根慶輔 他：治療抵抗性統合失調症55例に対するclozapine使用経験．精神経誌，115：953-966, 2013.
5) 榎本哲郎，柳澤雄太：統合失調症薬物治療ガイドライン「治療抵抗性統合失調症への対応」の特徴と実践的使用法．臨床精神薬理，20：1461-1467, 2017.
6) Flanagan, R. J., Dunk, L. : Haematological toxicity of drugs used in psychiatry. Hum. Psychopharmacol., 23 : 27-41, 2008.
7) 飯塚幸彦，宮城島久海，笹島隆義：治療抵抗性統合失調症患者を対象としたclozapineの製造販売後調査結果（中間集計）．臨床精神薬理，19：859-876, 2016.
8) 稲田 健，高橋結花，石郷岡純：日本におけるclozapineの使用実態とその問題点—東京女子医科大学病院における自験例を踏まえて．臨床精神薬理，16：463-473, 2013.
9) Inada, K., Oshibuchi, H., Ishigooka, J. et al. : Analysis of clozapine use and safety by using Comprehensive National Data from Japanese Clozapine Patient Monitoring System. J. Clin. Psychopharmacol.（印刷中）.
10) 稲垣 中：治療抵抗性統合失調症の歴史的変遷．臨床精神薬理，12：1349-1361, 2009.
11) 猪口孝一，山口博樹 編，日本臨床精神神経薬理学会クロザピン（クロザリル）委員会 監修：クロザピン（クロザリル）による好中球減少症／無顆粒球症対処マニュアル，改訂第5版．2016.
12) 石郷岡純，Meltzer, H. Y., 村崎光邦 他：Clozapineの実像に迫る—Meltzer先生を囲んで—（座談会）．臨床精神薬理，13：1799-1812, 2010.
13) 伊豫雅臣：千葉クロザピン・サターン・プロジェクト．クロザピン100のQ&A—治療抵抗性への挑戦—（藤井康男 編），pp.248-250，星和書店，東京，2014.
14) 木田直也，村上 優，大鶴 卓 他：Clozapineの治療継続性と有効性．臨床精神薬理，20（1）：59-66, 2017.
15) 木田直也，大鶴 卓，高江洲慶 他：Clozapine治療の現在と将来—Clozapineの有効性と地域連携「沖縄モデル」への取り組み．精神科治療学，31（増刊）：133-138, 2016.
16) Meltzer, H. : Dimensions of Outcome with Clozapine. Br. J. Psychiatry Suppl., 17 : 46-53, 1992.
17) Meltzer, H. Y., Alphs, L., Green, A. I. et al. : Clozapine treatment for suicidality in schizophrenia : International Suicide Prevention Trial (InterSePT). Arch. Gen. Psychiatry, 60 : 82-91, 2003.
18) 宮田量治，川上宏人，藤井康男 他：精神科単科病院で発生したclozapineによる無顆粒球症：総合病院との診療連携を要し，olanzapineにより回復遅延を来した1例．臨床精神薬理，13：654-665, 2010.
19) 水野謙太郎：当院における病床削減の取り組み—クロザピン治療と精神科救急病棟の相乗効果—．精神科救急，20：55-58, 2017.
20) Moore, T. A., Buchanan, R. W., Buckley, P. F. et al. : The Texas Medication Algorithm Project antipsychotic algorithm for schizophrenia : 2006 update. J. Clin. Psychiatry, 68 : 1751-1762, 2007.
21) 諸川由実代：多剤・大量療法からの脱却に向けて—第二世代抗精神病薬単剤治療のメリット．特集にあたり．臨床精神薬理，9：2175, 2006.
22) Munro, J., O'Sullivan, D., Andrews, C. et al. : Active monitoring of 12,760 clozapine recipients in the UK and Ireland. Beyond pharmacovigilance. Br. J. Psychiatry, 175 : 576-580, 1999.
23) 村崎光邦：「臨床精神薬理」と青葉安里先生．臨床精神薬理，9：2276-2277, 2006.
24) 村崎光邦：究極の抗精神病薬clozapineの開発物語—その4：わが国におけるclozapine再開発：前期第Ⅱ相試験から後期第Ⅱ相試験まで—．臨床精神薬理，21（8）：1129-1146, 2018.
25) 日本臨床精神神経薬理学会クロザピン（クロザリル）委員会 編：クロザピン（クロザリル）適正使用ガイダンス．改訂第11版．協和企画，東京，2017.

26) 日本神経精神薬理学会 編：統合失調症薬物治療ガイドライン．医学書院，東京，2016．
27) ノバルティスファーマ株式会社：総括報告書．国内における臨床試験成績：第Ⅲ相試験．社内資料．
28) ノバルティスファーマ株式会社：CPMS運用手順，改訂第41版．2017．
29) ノバルティスファーマ株式会社：社内資料（1990年1月5日～2008年10月31日までに収集・分析したデータ）．
30) 佐々木剛：千葉県クロザピン治療連携システム―千葉クロザピンサターンプロジェクトとは―．千葉クロザピンサターンプロジェクト研究会，千葉市，2018．
31) 白土俊明：若草病院におけるクロザピンの使用経験．精神経誌，115：677, 2013．

初出一覧
（本書の §1 ～ §86 は『臨床精神薬理』誌に掲載された論文です）

§1	第 14 巻 8 号 pp. 1349-1360, 2011
§2	第 14 巻 9 号 pp. 1511-1520, 2011
§3	第 14 巻 10 号 pp. 1721-1731, 2011
§4	第 14 巻 11 号 pp. 1869-1882, 2011
§5	第 14 巻 12 号 pp. 1995-2005, 2011
§6	第 15 巻 1 号 pp. 99-110, 2012
§7	第 15 巻 2 号 pp. 227-246, 2012
§8	第 15 巻 3 号 pp. 405-416, 2012
§9	第 15 巻 4 号 pp. 591-600, 2012
§10	第 15 巻 5 号 pp. 849-864, 2012
§11	第 15 巻 6 号 pp. 977-993, 2012
§12	第 15 巻 7 号 pp. 1241-1250, 2012
§13	第 15 巻 8 号 pp. 1407-1416, 2012
§14	第 15 巻 9 号 pp. 1561-1572, 2012
§15	第 15 巻 10 号 pp. 1723-1734, 2012
§16	第 15 巻 11 号 pp. 1873-1886, 2012
§17	第 15 巻 12 号 pp. 1985-1994, 2012
§18	第 16 巻 1 号 pp. 103-109, 2013
§19	第 16 巻 2 号 pp. 295-302, 2013
§20	第 16 巻 3 号 pp. 443-452, 2013
§21	第 16 巻 4 号 pp. 619-627, 2013
§22	第 16 巻 5 号 pp. 779-793, 2013
§23	第 16 巻 6 号 pp. 949-958, 2013
§24	第 16 巻 7 号 pp. 1097-1109, 2013
§25	第 16 巻 8 号 pp. 1245-1262, 2013
§26	第 16 巻 9 号 pp. 1405-1415, 2013
§27	第 16 巻 10 号 pp. 1545-1559, 2013
§28	第 16 巻 11 号 pp. 1703-1711, 2013

§29	第16巻12号 pp. 1863-1875, 2013
§30	第17巻1号 pp. 135-151, 2014
§31	第17巻2号 pp. 287-300, 2014
§32	第17巻3号 pp. 441-449, 2014
§33	第17巻4号 pp. 615-628, 2014
§34	第17巻5号 pp. 763-776, 2014
§35	第17巻6号 pp. 915-924, 2014
§36	第17巻7号 pp. 1057-1072, 2014
§37	第17巻8号 pp. 1199-1216, 2014
§38	第17巻9号 pp. 1317-1336, 2014
§39	第17巻10号 pp. 1457-1468, 2014
§40	第17巻11号 pp. 1577-1588, 2014
§41	第17巻12号 pp. 1737-1752, 2014
§42	第18巻1号 pp. 97-110, 2015
§43	第18巻2号 pp. 213-224, 2015
§44	第18巻3号 pp. 317-327, 2015
§45	第18巻4号 pp. 483-501, 2015
§46	第18巻5号 pp. 655-667, 2015
§47	第18巻6号 pp. 813-831, 2015
§48	第18巻7号 pp. 949-967, 2015
§49	第18巻8号 pp. 1089-1100, 2015
§50	第18巻9号 pp. 1213-1232, 2015
§51	第18巻10号 pp. 1347-1366, 2015
§52	第18巻11号 pp. 1481-1493, 2015
§53	第18巻12号 pp. 1639-1667, 2015
§54	第19巻1号 pp. 89-119, 2016
§55	第19巻2号 pp. 213-244, 2016
§56	第19巻3号 pp. 361-383, 2016
§57	第19巻4号 pp. 497-516, 2016
§58	第19巻5号 pp. 677-691, 2016
§59	第19巻6号 pp. 901-920, 2016

§60 ……………………………………………	第19巻7号 pp. 1057-1076, 2016
§61 ……………………………………………	第19巻8号 pp. 1225-1250, 2016
§62 ……………………………………………	第19巻9号 pp. 1373-1396, 2016
§63 ……………………………………………	第19巻10号 pp. 1505-1528, 2016
§64 ……………………………………………	第19巻11号 pp. 1633-1655, 2016
§65 ……………………………………………	第19巻12号 pp. 1767-1787, 2016
§66 ……………………………………………	第20巻1号 pp. 99-111, 2017
§67 ……………………………………………	第20巻2号 pp. 215-231, 2017
§68 ……………………………………………	第20巻3号 pp. 341-358, 2017
§69 ……………………………………………	第20巻4号 pp. 467-484, 2017
§70 ……………………………………………	第20巻5号 pp. 589-607, 2017
§71 ……………………………………………	第20巻6号 pp. 711-732, 2017
§72 ……………………………………………	第20巻7号 pp. 841-852, 2017
§73 ……………………………………………	第20巻8号 pp. 947-968, 2017
§74 ……………………………………………	第20巻9号 pp. 1079-1096, 2017
§75 ……………………………………………	第20巻10号 pp. 1203-1220, 2017
§76 ……………………………………………	第20巻11号 pp. 1389-1400, 2017
§77 ……………………………………………	第20巻12号 pp. 1501-1513, 2017
§78 ……………………………………………	第21巻1号 pp. 111-133, 2018
§79 ……………………………………………	第21巻2号 pp. 257-278, 2018
§80 ……………………………………………	第21巻3号 pp. 419-436, 2018
§81 ……………………………………………	第21巻4号 pp. 563-583, 2018
§82 ……………………………………………	第21巻5号 pp. 697-715, 2018
§83 ……………………………………………	第21巻6号 pp. 849-867, 2018
§84 ……………………………………………	第21巻7号 pp. 983-998, 2018
§85 ……………………………………………	第21巻8号 pp. 1129-1146, 2018
§86 ……………………………………………	第21巻9号 pp. 1265-1291, 2018

「向精神薬開発秘話」刊行会

代　表

石郷岡　純

発起人

稲田俊也	稲垣　中	井上　猛	伊豫雅臣	岩田仲生
内山　真	岡田　俊	大森哲郎	尾崎紀夫	兼子　直
上島国利	木下利彦	岸本年史	久住一郎	倉知正佳
坂元　薫	下田和孝	染矢俊幸	武田雅俊	田島　治
堤祐一郎	寺尾　岳	中込和幸	中村　純	中山和彦
鍋島俊隆	樋口輝彦	樋口　久	藤井康男	諸川由実代
山内俊雄	吉尾　隆	吉村玲児	米田　博	渡邊衡一郎

（五十音順に記載）

著者略歴

村崎　光邦（むらさき　みつくに）

1935年，徳島県生まれ。慶應義塾大学医学部を卒業後，同大学精神神経科，井之頭病院での勤務歴を経て，北里大学医学部精神科教授，北里大学東病院院長等を長く勤め，2000年に退職。現在は，北里大学名誉教授，CNS薬理研究所所長。「臨床精神薬理」には創刊時から初代編集長として携わり，現在は名誉編集委員を務める。専門は，精神薬理学，電気生理学（てんかん，睡眠）。向精神薬の開発治験に携わった件数は一精神科医としてはおそらく世界一といわれる。著書は，『精神治療薬大系』（編著，星和書店），『現代精神薬理学の軌跡』（星和書店），『睡眠の正しい知識』（南江堂），『うつがわかる本』（ごま書房）など多数。また，『リスペリドン持効性注射剤（RLAI）100の報告』『RLAIブック』『ブロナンセリンブック』『ブロナンセリン100の報告』（以上，星和書店）を編集。「臨床精神薬理」には，「展望」10編，「特集」9編，「原著論文」16編，「総説」2編，「NEW DRUG」11編などの論文を寄稿。

向精神薬開発秘話

2018年10月29日　初版第1刷発行

著　者　村崎光邦
発行者　石澤雄司
発行所　株式会社 星　和　書　店
　　　　〒168-0074　東京都杉並区上高井戸1-2-5
　　　　電話　03（3329）0031（営業部）／03（3329）0033（編集部）
　　　　FAX　03（5374）7186（営業部）／03（5374）7185（編集部）
　　　　http://www.seiwa-pb.co.jp
印刷所　双葉工芸印刷株式会社
製本所　株式会社松岳社

Printed in Japan　　　　　　　　　　　　　　　　　ISBN978-4-7911-0995-1

・本書に掲載する著作物の複製権・翻訳権・上映権・譲渡権・公衆送信権（送信可能化権を含む）は（株）星和書店が保有します。
・ JCOPY 〈（社）出版者著作権管理機構 委託出版物〉
本書の無断複製は著作権法上での例外を除き禁じられています。複製される場合は，そのつど事前に（社）出版者著作権管理機構（電話 03-3513-6969，FAX 03-3513-6979，e-mail：info@jcopy.or.jp）の許諾を得てください。

新しい精神科薬物治療をめざして

現代精神薬理学の軌跡

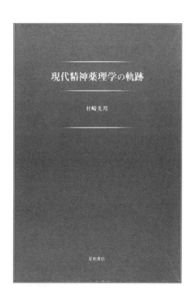

〈著〉村崎光邦

2002年発行
B5判函入 上製 636頁 定価：本体14,000円＋税
ISBN 978-4-7911-0471-0

日本における精神薬理学の第一人者、村崎光邦氏の珠玉の論集。日本の精神薬理学界に計りしれない貢献をしつづけてきた村崎氏が『神経精神薬理』『精神科治療学』『臨床精神薬理』の三誌に執筆した38の主要論文を一挙収載。特に、最近日本で認可されたSSRI、SNRI、SDA等の各新規向精神薬の基礎と臨床が満載。まさにわが国の精神薬理学の歴史と進歩の濃縮版といえる論文集。

◆主な目次

ベンゾジアゼピン系薬剤と抗けいれん効果／てんかん性もうろう状態／うつ病治療における MAO 阻害薬復活の可能性／非ベンゾジアゼピン系抗不安薬／抗うつ薬による錐体外路症状／ベンゾジアゼピン受容体に作用しない抗不安薬／1990年代の新しい向精神薬一覧／成人の Status Epilepticus の治療／精神運動興奮の薬物療法／Benzodiapine 受容体作動性新規睡眠薬 zolpidem のヒト記憶機能に及ぼす影響 －triazolam, nitrazepam を対照とした二重盲検比較試験－／てんかんの重積状態の治療／SSRI とうつ病／抗不安薬，睡眠薬の薬物相互作用 －特に benzodiazepine 系薬物を中心として－／新規睡眠薬の開発／非定型抗精神病薬 Risperidone／選択的セロトニン再取り込み阻害薬塩酸セルトラリンのうつ病およびうつ状態に対する臨床評価 －塩酸イミプラミンを対照薬とした用量設定試験－／うつ病治療における MAO 阻害薬の役割／新しい精神科薬物治療の展開 －新規向精神薬の開発を通して－／Tandospirone の基礎と臨床／選択的セロトニン再取り込み阻害薬 SME3110 (fluvoxamine maleate) のうつ病，うつ状態に対する前期臨床第Ⅱ相試験／SNRI 開発の現状／躁うつ病圏の薬物療法の実際／睡眠薬の薬物相互作用／SSRI への期待／Fluvoxamine の基礎と臨床／強迫性障害と抗不安薬 (Benzodiazepine と 5－HT1A agonist)／Sulpiride／Milnacipran の基礎と臨床／Quanzepam の基礎と臨床／Paroxetine の基礎と臨床／わが国における向精神薬の現状と展望－21世紀を目指して／精神分裂病に対するフマル酸クエチアピンの臨床評価 －Haloperidol を対照薬とした二重盲検比較調査／Quetiapine の基礎と臨床／睡眠薬開発の歴史と展望／Zolpidem の基礎と臨床／Perospirone の基礎と臨床／Olanzapine の基礎と臨床／向精神薬開発の経験と今後の展望

星和書店　〒168-0074　東京都杉並区上高井戸1-2-5　TEL 03-3329-0031
URL http://www.seiwa-pb.co.jp/　FAX 03-5374-7186